SpringerWienNewYork

Albrecht Falkenbach
(Hrsg.)

Morbus Bechterew

Beratung – Betreuung – Behandlung

SpringerWienNewYork

Primarius Univ.-Prof. Dr. med. Albrecht Falkenbach
Sonderkrankenanstalt – Rehabilitationszentrum Bad Ischl-Lindau
Pensionsversicherungsanstalt
Bad Ischl
Österreich

Springer-Verlag Wien New York ist ein Unternehmen von
Springer Science + Business Media
springer.at

Umschlagbild: getty images / man's back
with spine illustration outside / Stephen Simpson
Satz: Composition & Design Services, Minsk 220027, Belarus
Druck: Druckerei Theiss GmbH, A-9431 St. Stefan im Lavanttal
Gedruckt auf säurefreiem, chlorfrei gebleichtem Papier – TCF
SPIN: 80083907

Mit zahlreichen, teils farbigen Abbildungen

Bibliografische Information der Deutschen Bibliothek
Die Deutsche Bibliothek verzeichnet diese Publikation in der Deutschen Nationalbibliografie; detaillierte bibliografische Daten sind im Internet über http://dnb.ddb.de abrufbar.

ISBN 978-3-211-00808-9 Springer-Verlag Wien New York

Geleitwort

Selten hatte eine Krankheit soviel Mutlosigkeit hervorgerufen wie die Spondylarthritis ankylosans: bei den Betroffenen, weil viele einem unausweichlich scheinenden Schicksal entgegengingen, das zwar unterschiedliche Facetten aufwies, aber zumeist unangenehme und in ihrem Ausmaß nicht vorhersagbare; und bei den Ärzten durch das bisherige Bewusstsein einer therapeutischen Ohnmacht (zugleich dadurch verknüpft mit diagnostischer Abgestumpftheit, die zu mehrjähriger Verzögerung in der Krankheitserkennung führte).

Eine „junge" Krankheit, die – man mag es angesichts der vielfältigen historischen Skelettfunde mit Zeichen der Erkrankung und dem vermutlich ersten Bericht aus 1691 gar nicht glauben – erst nach einer Veröffentlichung des Petersburger Arztes Vladimir Bechterew aus dem Jahre 1893 in medizinischen Kreisen zur Kenntnis genommen und nach ihm benannt wurde. Ursache: unbekannt; Prädisposition: eine der höchsten genetischen Assoziationen in der Medizin – und doch enigmatisch; Pathogenese: ein wenig Licht im Dunkel; Diagnose: viel Dunkel im Lichte frühdiagnostischer Bestrebungen; Verlauf: wie gesagt – (bisher) „schicksalhaft"; Therapie: ja wieso ging denn bis vor kurzem so wenig?

Bisher schicksalhaft, bisher so wenig, bisher so dunkel. Bisher therapeutische Ohnmacht. Bisher.

Es ist so lohnend, Zeuge zu sein von bahnbrechenden Fortschritten. Und diese haben sich im Verlaufe des letzten Jahrzehnts in therapeutischer Hinsicht für viele rheumatische Erkrankungen, ausgehend von der rheumatoiden Arthritis, ergeben und vor kurzem auch den M. Bechterew erreicht – wir alle sind Zeugen dieser Entwicklung, der Entwicklung zielgerichteter Behandlungen bei chronischen Entzündungen, die aus der Rheumatologie kommend auch so viele andere Fachgebiete eroberten – die Dermatologie, die Gastroenterologie, die Ophthalmologie, um nur einige zu nennen, Fachgebiete, die häufig mit M. Bechterew-Patienten konfrontiert sind, weil die ankylosierende Spondylitis eine Systemerkrankung ist.

Zeit also, das Wissen um das Spektrum der Krankheit neu aufzubereiten, Zeit also, die neuen Erkenntnisse um den M. Bechterew auszubreiten, die Möglichkeiten und die (heutigen) Grenzen. Zeit, wieder einmal darauf aufmerksam zu machen, dass diese Erkrankung oft in jungen Jahren und meist mit „banalen" Kreuzschmerzen beginnt, die der Rheumatologe entsprechend dem *state of the art* differenzieren kann.

Es ist Herrn Prof. Falkenbach herzlich zu diesem Unterfangen zu gratulieren: ein zeitgerechtes Buch mit vielfältigen, oft herausragend ausgewiesenen Autoren, spannenden, die Breite der Thematik erfassenden Beiträgen, wobei im Sinne einer solchen Breite auch nicht immer nur auf Evidenz basierenden Schlüssen Raum gegeben wird. Ein Handbuch, dem die verdiente Leserschaft herzlich gewünscht sei.

Josef Smolen
Klinische Abteilung für Rheumatologie
Medizinische Universität Wien

Vorwort

Es ist erstaunlich und erfreulich, wie schnell das Interesse der Ärzte an Morbus Bechterew in den vergangenen Jahren zugenommen hat. Sicherlich beruht diese Entwicklung zum Teil auf neuen medikamentösen Therapiemöglichkeiten. Zudem zeigt sich aber auch generell die große klinische, soziale und ökonomische Bedeutung dieser Erkrankung immer deutlicher.

Ein praktisch tätiger Rheumatologe oder Orthopäde sollte heute auf die vielfältigen Fragen seines Patienten mit Morbus Bechterew die richtigen Antworten kennen und eine umfassende Beratung, Betreuung und Behandlung anbieten können. Der Patient darf auch erwarten, dass ein von ihm konsultierter Ophthalmologe, Gastroenterologe, Dermatologe, Pneumologe oder Kardiologe in der Lage ist, die in sein Fachgebiet fallenden Symptome und Befunde der Spondylarthropathien sicher zu bewerten und entsprechend einzuordnen. Die größte Herausforderung stellen der Morbus Bechterew und die assoziierten Erkrankungen jedoch für einen Allgemeinmediziner dar, der täglich eine Vielzahl von Patienten mit Beschwerden sieht, die mit einem Morbus Bechterew im Zusammenhang stehen könnten.

In all diesen Belangen ermöglicht in erster Linie die ärztliche Fachkompetenz eine optimale Betreuung, sie trägt maßgeblich zu einem intakten Vertrauensverhältnis zwischen Arzt und Patient bei und gewährleistet die beste und zugleich kostengünstigste Versorgung. Die stürmische Vermehrung des Wissens über den Morbus Bechterew erfordert ein außergewöhnliches Engagement in der Fortbildung, um auf dem neuesten Stand zu bleiben.

Die Fachliteratur bietet dem interessierten Arzt viele Informationen über Morbus Bechterew, vor allem über die Ätiologie, Pathogenese und die Diagnostik. Schwieriger gestaltet sich die Suche nach Antworten auf relevante Fragen aus der täglichen Praxis. Hierauf gehen die Patientenratgeber und die Zeitschriften der äußerst aktiven Selbsthilfeorganisationen ausführlich ein. Sie sind zumeist von hoher Qualität, können ihrer Intention entsprechend jedoch medizinisch-wissenschaftliche Fragen nicht detailliert abhandeln.

Als Herausgeber stand für mich von Anfang an das Ziel im Vordergrund, diese Lücke mit dem vorliegenden Buch bestmöglich zu schließen. Der suchende Arzt soll hier eindeutige Antworten auf die vielen Fragen finden, die sich aus der klinischen Betreuung eines Patienten mit Morbus Bechterew ergeben können.

Dabei haben sich die Autoren dieses Buches in dankenswerter Weise auf eindeutige Empfehlungen für die Praxis festgelegt, selbst dann, wenn – wie bei den meisten klinischen Problemen – keine randomisierten kontrollierten Studien zu der betreffenden Fragestellung vorliegen. Ihre umfangreiche Erfahrung mit den Patienten und mit der Erkrankung bildet die Grundlage für die Mehrzahl der in diesem Buch angeführten Richtlinien und Ratschläge.

Derartige Festlegungen sind in der heutigen Zeit ein mutiger Schritt, zu dem nicht mehr alle Publizierenden bereit sind, denn mit schriftlich fixierten eindeutigen Aussagen, die nicht durch umfangreiche Studien abgesichert sind, ist der betreffende Autor immer leicht kritisierbar. Worauf aber sollten klinische Empfehlungen für die tägliche Praxis besser gründen als auf der klinischen Erfahrung aus der Praxis?

Insbesondere für diesen Mut möchte ich allen Autoren herzlich danken. Ich bin überzeugt, dass sie damit den Patienten mit Morbus Bechterew den größten Dienst erwiesen haben. All jene Autoren, die ich dabei durch zu viele Rückfragen und meine penetranten Wünsche um eindeutige praxisorientierte Festlegungen allzu sehr belästigt habe, bitte ich nochmals um ihr Verständnis.

Mein Dank gilt auch den Kollegen und Patienten, die mit vielfältigen Hinweisen und durch lange Erörterungen zu dem Gelingen dieses Buches beigetragen haben. Gleichzeitig erlaube ich mir, alle Leser zur offenen Kritik aufzufordern. Alle Autoren waren in jeglicher Hinsicht äußerst engagiert, die bestmöglichen Empfehlungen für die Betreuung der Patienten in der Praxis niederzuschreiben. Als Herausgeber würde ich mich dennoch freuen, wenn die Aussagen und Empfehlungen zu konstruktiver Kritik und weiteren kompetenten Diskussionen stimulieren könnten, die letztendlich mit Sicherheit am meisten zu einer Weiterentwicklung dieses Buches beitragen können.

Das Buch widmen möchte ich jedoch allen Patienten mit Morbus Bechterew, die in der Mehrzahl mit ihrer chronischen Erkrankung, mit ihren Schmerzen und den vielfältigen krankheitsbedingten Einschränkungen im täglichen Leben in bewundernswerter Weise umgehen, die Einschränkungen nicht akzeptieren wollen und deren imponierende Aktivität und soziale Partizipation oftmals extrem reichhaltig erscheint. Ich verbinde damit die Hoffnung, dass der Inhalt dieses Buches zu einer weiteren Verbesserung der Beratung, Betreuung und Behandlung der Patienten mit Morbus Bechterew beitragen kann, um somit deren Lebensqualität zu steigern. Allen Leserinnen und Lesern möchte ich auch im Namen unserer Patienten für ihr Interesse herzlich danken.

Bad Ischl, im September 2004 Albrecht Falkenbach

Inhaltsverzeichnis

Grundlagen

Manifestationen des Morbus Bechterew

Assoziierte Erkrankungen, Komplikationen

Besonderheiten auf Grund von Alter und Geschlecht

Die Therapie aus Patientensicht

Medikamentöse Therapie

Therapie mit ionisierenden Strahlen

Physikalische Therapie, unkonventionelle Behandlungen

Notfalltherapie, orthopädisch-chirurgische Behandlung

Beratung und Schulung, soziale Fragen

Autorenadressen

Prof. Dr. med.
Yuko Agishi
Hokkaido University School of Medicine
und
Research Institute of Health Resort Medicine
Shibuya-Ku, Hatsudai 1-50-4-1406
Tokyo, 151-0061
Japan
y-agishi@remus.dti.ne.jp

Prof. Dr. med., PhD
Kurt Ammer
Ludwig-Boltzmann-Forschungsstelle für
Physikalische Diagnostik
Hanuschkrankenhaus
Heinrich-Collin-Straße 30
A-1140 Wien
und
Thermal Physiology Laboratory
School of Computing
University of Glamorgan
Pontypridd CF37 1DL
United Kingdom
KAmmer1950@aol.com

Dr. med.
Stefan Bachmann
Klinik für Rheumatologie und Rehabilitation
des Bewegungsapparates
Rehabilitationszentrum
CH-7317 Valens
s.bachmann@klinik-valens.ch

Dr. phil. II (PhD)
Heinz Baumberger
Schweizerische Vereinigung Morbus
Bechterew
Röntgenstrasse 22
CH-8005 Zürich
hbaumberger@bluewin.ch

Dr. med., PhD
Tamás Bender
Physiotherapeutical Department
Hospitaller Brothers of St. John of God
Hospital
Árpád fejdelem street 7
Budapest 1023
Ungarn
bender.tamas@irgalmas.hu

Prof. Dr. med.
Thomas Berger
Universitätsklinik für Neurologie
Anichstrasse 35
A-6020 Innsbruck
thomas.berger@uibk.ac.at

Dipl.-Psych.
Angelika Bönisch
Internistisch-rheumatologische Klinik
Rehazentrum Bad Eilsen
LVA Hannover
Harrlallee 2
D-31707 Bad Eilsen
angelika.boenisch@lva-hannover.de

René Bräm
Schweizerische Vereinigung Morbus
Bechterew
Röntgenstraße 22
CH-8005 Zürich
mail@bechterew.ch

Prof. Dr. med.
Jürgen Braun
Rheumazentrum Ruhrgebiet
und
Freie Universität Berlin
St. Josefs-Krankenhaus
Landgrafenstraße 15
D-44652 Herne
J.Braun@rheumazentrum-ruhrgebiet.de

Prof. Dr. med.
Hans-Peter Brezinschek
Klinische Abteilung für Rheumatologie
Medizinische Universitätsklinik Graz
Auenbruggerplatz 15
A-8036 Graz
hans-peter.brezinsek@meduni-graz.at

Dr. med.
Christian Burchardi
Rheuma-Einheit
Medizinische Poliklinik
Klinikum Innenstadt
Ludwig-Maximilians-Universität
Pettenkoferstraße 8a
D-80336 München
christian.burchardi@med.uni-muenchen.de

Prof. Dr. med.
Peter Deetjen
Institut für Physiologie und Balneologie
Universität Innsbruck
Fritz-Pregl-Straße 3
A-6010 Innsbruck
peter.deetjen@chello.at

Dr. med.
Christina Duftner
Universitätsklinik für Innere Medizin
Anichstrasse 35
A-6020 Innsbruck
christina.duftner@uibk.ac.at

Dr. med.
Inge Ehlebracht-König
Internistisch-rheumatologische Klinik
Rehazentrum Bad Eilsen
LVA Hannover
Harrlallee 2
D-31707 Bad Eilsen
Inge.ehlebracht-koenig@lva-hannover.de

Prim. Prof. Dr. med.
Albrecht Falkenbach
Sonderkrankenanstalt –
Rehabilitationszentrum Bad Ischl-Lindau
Pensionsversicherungsanstalt
Lindau 78
A-4820 Bad Ischl
albrecht.falkenbach@pva.sozvers.at

Prof. Dr. rer. nat.
Ernst Feldtkeller
Ankylosing Spondylitis International
Federation
Michaeliburgstr. 15
D-81671 München
E.Feldtkeller@t-online.de

Prof. Dr. med.
Gerd Finkenstedt
Abteilung für Allgemeine Innere Medizin
Universitätsklinik für Innere Medizin
Medizinische Universität Innsbruck
Anichstraße 35
A-6020 Innsbruck
gerd.finkenstedt@uibk.ac.at

Franz Gadenz
Deutsche Vereinigung Morbus Bechterew
Adelstetten 55
D-83404 Ainring
franz.gadenz@t-online.de

Irene Giner
EURAK/EWZ
Edward-Wallnöfer-Platz 1
A-6060 Hall in Tirol
irene.giner@maz.or.at

Martina Grave
Kaiserallee 32
A-9201 Krumpendorf

Prof. Dr. phil.
Verena Günther
Abteilung für Klinische Psychologie
und
Psychotherapeutische Ambulanz
Universitätsklinik für Psychiatrie
Anichstraße 35
A-6020 Innsbruck
verena.guenther@uklibk.ac.at

Prof. Dr. med.
Christoph Gutenbrunner
Institut für Balneologie und Klimatologie
Abteilung für Physikalische Medizin und
Rehabilitation
Medizinische Hochschule Hannover
Carl-Neuberg-Straße 1
D-30625 Hannover
Gutenbrunner.Christoph@mh-hannover.de

Dr. med.
Wolfgang Halder
Landeskrankenhaus Hochzirl
A-6170 Zirl
halder.wolfgang@tilak.at

Ludwig Hammel
Deutsche Vereinigung Morbus Bechterew
Metzgergasse 16
D-97421 Schweinfurt
DVMB@bechterew.de

Dr. med.
Gerhart Handle
Orthopädische Praxis
Franz-Fischer-Straße 10
A-6020 Innsbruck
Dr.g.handle@orthopaedie–tirol.at

Dr. med.
Frank Hartig
Universitätsklinik für Innere Medizin
Anichstraße 35
A-6020 Innsbruck
frank.hartig@chello.at

Priv.-Doz. Dr. med.
Bernd Hartmann
Institut für Balneologie
Universität Freiburg
Herbert-Hellmann-Allee 13a
D-79189 Bad Krotzingen
physiomed@iuk3.ukl.uni-freiburg.de

Dr. med.
Josef Hermann
Klinische Abteilung für Rheumatologie
Medizinische Universitätsklinik Graz
Auenbruggerplatz 15
A-8036 Graz
josef.hermann@meduni-graz.at

Prof. Dr. med. Dr. phil.
Manfred Herold
Universitätsklinik für Innere Medizin
Anichstraße 35
A-6020 Innsbruck
manfred.herold@uibk.ac.at

Priv.-Doz. Dr. med.
Guido Hildebrandt
Klinik und Poliklinik für Strahlentherapie und Radioonkologie
Universität Leipzig
Stephanstraße 9a
D-04103 Leipzig
hilg@medizin.uni-leipzig.de

Walter Huber
Schweizerische Vereinigung Morbus Bechterew
Rennweg 1
CH-8304 Wallisellen

Prim. Univ.-Doz. Dr. med.
Christian Huemer
Abteilung für Kinderheilkunde
Landeskrankenhaus Bregenz
Carl-Pedenz-Straße 2
A-6900 Bregenz
christian.huemer@lkhb.at

Dr. med.
Kay Jörgens
Klinik für Physikalische und Rehabilitative Medizin
Rosentrittklinik
Salinenstraße 20
D-74906 Bad Rappenau
info@rosentritt-klinik.de

Prof. Dr. med.
Christian M. Kähler
Klinische Abteilung für Allgemeine Innere Medizin
Universitätsklinik für Innere Medizin
Anichstraße 35
A-6020 Innsbruck
C.M.Kaehler@uibk.ac.at

Prof. Dr. med.
Franz Kainberger
Universitätsklinik für Radiodiagnostik
Medizinische Universität Wien
Währinger Gürtel 18–20
A-1090 Wien
franz.kainberger@billrothhaus.at

Prof. Dr. med.
Müfit Zeki Karagülle
Abteilung für Medizinische Ökologie und Hydroklimatologie
Medizinische Fakultät
Universität Istanbul
Millet cad. 126
34390 Istanbul
Türkei
mzkaragulle@tnn.net

Prim. Dr. med.
Angelika Karner-Nechvile
Institut für Physikalische Medizin und Rehabilitation
Schwerpunktkrankenhaus Wiener Neustadt
Corvinusring 3–5
A-2700 Wiener Neustadt
karner_a@kh-wrn.ac.at

Prof. Dr. med.
Herbert Kellner
Praxisklinik
Bahnhofplatz 1
D-80335 München
h.kellner@praxisklinik-muenchen.com

Prof. Dr. med.
Johann F. Kinzl
Klinische Abteilung für Psychosomatische Medizin
Universitätsklinik für Psychiatrie
Anichstrasse 35
A-6020 Innsbruck
johann.kinzl@uklibk.ac.at

Petra Kirchner
Schule für Physiotherapie
Städtische Kliniken Frankfurt am Main – Höchst
Gotenstraße 6–8
D-65929 Frankfurt am Main
Physiotherapie-Schule@skfn.de

Dr. med.
Otto Knüsel
Klinik für Rheumatologie und Rehabilitation des Bewegungsapparates
CH-7317 Valens
o.knuesel@klinik-valens.ch

Prof. Dr. med.
Alfons Kreczy
Institut für Pathologie
Klinikum Coburg
Ketschendorferstraße 33
D-96450 Coburg
alfons.kreczy@klinikum-coburg.de

Prof. Dr. med.
Sjef van der Linden
Abteilung für Innere Medizin/Rheumatologie
Universitätskrankenhaus Maastricht
P.O. 5800
NL-6202-AZ Maastricht
sli@sint.azm.nl

Dr. med.
Istvan Magyarosy
Institut für Balnologie und Klimatologie
Ludwig-Maximilians-Universität
Marchioninistraße 17
D-81377 München

Prof. Dr. med.
Hans Meffert
Chausseestraße 17
D-10115 Berlin
hans.meffert@web.de

Peter Meglic
Österreichische Vereinigung Morbus Bechterew
Pestalozzistraße 11
A-4840 Vöcklabruck
peter.meglic@gmx.at

Prof. Dr. med.
Christian Mucha
Medizinische Rehabilitation und Prävention
Deutsche Sporthochschule
Carl-Diem-Weg 6
D-50933 Köln

Univ.-Doz. Dr. med.
Erich Mur
Physikalische Medizin und Rheumaambulanz
Abteilung für Allgemeine Innere Medizin
Universitätsklinik für Innere Medizin
Anichstraße 35
A-6020 Innsbruck
erich.mur@uibk.ac.at

Prof. Dr. med.
Monika Østensen
Klinik für Rheumatologie und Klinische Immunologie/Allergologie
Inselspital
CH-3010 Bern
monika.oestensen@insel.ch

Dr. med.
Peter Josef Panholzer
Abteilung für Nuklearmedizin und Endokrinologie
Landeskrankenhaus Linz
Seilerstätte 4
A-4020 Linz
praxis-dr.panholzer@aon.at

Dr. med.
Philipp Peloschek
Universitätsklinik für Radiodiagnostik
Medizinische Universität Wien
Währinger Gürtel 18–20
A-1090 Wien
philipp.peloschek@meduniwien.ac.at

Prof. Dr. med.
Michael Quittan
Institut für Physikalische Medizin
Sozialmedizinisches Zentrum Süd
Kaiser-Franz-Josef-Spital
Kundratstraße 3
1100 Wien
michael.quittan@wienkav.at

Univ.-Doz. Dr. med.
Franz Rachbauer
Universitätsklinik für Orthopädie
Anichstraße 35
A-6020 Innsbruck
franz.rachbauer@uibk.ac.at

Prim. Prof. Dr. med.
Franz Rainer
Allgemeines Krankenhaus der Barmherzigen Brüder
Bergstraße 27
A-8020 Graz

Prim. Dr. med.
Reinhard Resch
Institut für Physikalische Medizin und Rehabilitation
Landesschwerpunkt-Krankenhaus der Stadt Krems
Mitterweg 10
A-3500 Krems an der Donau
reinhard.resch@khkrems.at

Priv.-Doz. Dr. med.
Martin Rudwaleit
Medizinische Klinik I
Charité – Campus Benjamin Franklin
Hindenburgdamm 30
D-12200 Berlin
martin.rudwaleit@charite.de

Dr. med.
Michaela Sailer-Höck
Universitätsklinik für Kinder- und Jugendheilkunde
Anichstraße 35
A-6020 Innsbruck
michaela.sailer@uibk.ac.at

Prof. Dr. med.
Michael Schirmer
Universitätsklinik für Innere Medizin
Anichstraße 35
A-6020 Innsbruck
michael.schirmer@uibk.ac.at

Prof. Dr. med.
Wolfgang Schnizer
Agnes-Bernauer-Str. 170
D-80687 München

Prof. Dr. rer. biol. hum. Dr. med. habil.
Angela Schuh
Institut für Balneologie und Klimatologie
Ludwig-Maximilians-Universität
Marchioninistraße 17
D-81377 München

Dr. med.
Siegfried Seidl
Landesklinik für Anästhesiologie
Müllner Hauptstr. 48
A-5020 Salzburg
s.seidl@lks.at

Dr. med.
Annette Seiler
Medizinische Klinik IV
Universitätsklinikum
Theodor-Stern-Kai 7
D-60590 Frankfurt
an.seiler@web.de

Prof. Dr. med.
Jochen Sieper
Medizinische Klinik I
Charité – Campus Benjamin Franklin
Hindenburgdamm 30
D-12200 Berlin
hjsieper@zedat.fu-berlin.de

Prof. Dr. med.
Konrad Spesshardt
Max Grundig Klinik
Schwarzwaldhochstrasse 1
D-77815 Bühl/Baden
spesshardt@grundig-klinik.de

Prof. Dr. med. Dr. oec. troph.
Jürgen Stein
Gastroenterologie und klinische Ernährung
Zentrum der Inneren Medizin
Universitätsklinikum
Theodor-Stern-Kai 7
D-60590 Frankfurt am Main
j.stein@uni-frankfurt.de

Jasmin Stroß
Schule für Physiotherapie
Städtische Kliniken Frankfurt am Main – Höchst
Gotenstraße 6–8
D-65929 Frankfurt am Main
Physiotherapie-Schule@skfn.de

Priv.-Doz. Dr. med.
Stephan R. Thurau
Universitäts-Augenklinik
Mathildenstr. 8
D-80336 München
stephan.thurau@med.uni-muenchen.de

Dr. rer. nat.
Ernestine Trefalt
Klinische Abteilung für Psychosomatische Medizin
Universitätsklinik für Psychiatrie
Anichstrasse 35
A-6020 Innsbruck
ernestine.trefalt@uibk.ac.at

Prof. Dr. med.
Klaus-Rüdiger Trott
St. Bartholomew's and the Royal
London School of Medicine and Dentistry
Queen Mary College
University of London
Charterhouse Square
London EC1 M6BQ
United Kingdom
Trott@graylab.ac.uk

Dr. med. Dr. rer. nat.
Bernhard Uehleke
Abteilung für Naturheilkunde
Charité Universitäts-Medizin Berlin
Campus Benjamin Franklin
Immanuel-Krankenhaus
Königstr. 63
D-14109 Berlin
uehleke@t-online.de

Dr. rer. med.
Astrid Wächtershäuser
Zentrum der Inneren Medizin
Theodor-Stern-Kai 7
D-60590 Frankfurt am Main
a.wachtershauser@uni-frankfurt.de

Prim. Dr. med.
Ernst Wagner
Rheumasonderkrankenanstalt Baden der
Niederösterreichischen Gebietskrankenkasse
Ludwig-Boltzmann-Forschungsstelle für
Epidemiologie rheumatischer Erkrankungen
Institut für Rheumatologie der Kurstadt Baden
Sauerhofstraße 9–15
A-2500 Baden
ernst.wagner@noegkk.sozvers.at

Dr. med.
Claudia Weidekamm
Universitätsklinik für Radiodiagnostik
Medizinische Universität Wien
Währinger Gürtel 18–20
A-1090 Wien
claudia.weidekamm@meduniwien.ac.at

Prof. Dr. med.
Thomas Wendt
Rehabilitationszentrum Bad Nauheim der BfA
Zanderstr. 30–32
D-61231 Bad Nauheim
tom.wendt@t-online.de

Dr. med.
Marius Wick
Rheumatology Unit
Department of Medicine
Karolinska Hospital D2:01
S-17176 Stockholm
marius.wick@ks.se

Prof. Dr. med.
Cornelius Wimmer
Universitätsklinik für Orthopädie
Anichstraße 35
A-6020 Innsbruck
cornelius.wimmer@uibk.ac.at

Prof. Dr. med.
Henning Zeidler
Abteilung für Rheumatologie
Medizinische Hochschule Hannover
Carl-Neuberg-Str. 1
D-30625 Hannover

Dr. med.
Tamas Zilahi
Värnamo Sjukhus
S-33185 Värnamo
Schweden
tamas.zilahi@lj.se

Prof. Dr. Ing. Dr. med. h.c.
Manfred Zimmermann
Neuroscience and Pain Research Institute
Berliner Straße 14
D-69120 Heidelberg
manzimm@aol.com

Grundlagen

Kapitel 1

Das Krankheitsbild

Albrecht Falkenbach

Fallbericht

H.S., 29 Jahre, weiblich: Bis vor 5 Monaten war ich topfit und gesund. Die Geburt meines Sohnes vor 2 Jahren war schon schwierig, aber ich hatte mich gut davon erholt. Stillen und überhaupt die ganze Versorgung des Kindes – alles ging ohne Probleme. An Ostern waren wir sogar für zwei Wochen mit der ganzen Familie, d.h. mein Mann und ich zusammen mit den beiden Kindern, im Urlaub in der Türkei. Ein herrlicher Urlaub, bis auf den Durchfall an den beiden letzten Tagen, der uns alle ziemlich mitgenommen hatte. Eigentlich fingen meine Probleme danach erst richtig an. Während alle anderen in der Familie sich nach der Rückkehr rasch erholten, hatte ich noch für 3 Wochen Durchfall und Darmkrämpfe, für einige Tage sogar leichtes Fieber. Nachdem mir mein Hausarzt Antibiotika verordnet hatte, kam der Darm endlich zur Ruhe. Aber das Schwitzen in der Nacht und die tiefen, dumpfen Kreuzschmerzen wurden immer schlimmer. Inwischen werde ich fast jede Nacht so gegen 3 Uhr vor Schmerzen wach. Ich kann dann nicht mehr im Bett liegen bleiben, stehe auf, wechsele mein durchgeschwitztes Pyjama. Oft nehme ich eine heiße Dusche, das tut mir gut. Ich bleibe dann einige Zeit im Sessel sitzen und versuche zu lesen, aber meistens komme ich doch nur ins Grübeln, was die Ursache für meine Schmerzen sein könnte. Aber bisher waren alle Untersuchungen unauffällig, auch im Blut und im Röntgen. Aber ich bilde mir die Schmerzen doch nicht nur ein. Manchmal geht es ja auch wieder besser und ich fühle mich ganz fit. Aber meistens bin ich morgens wie gerädert, total müde und irgendwie ganz steif. Die Hausarbeit und die Kinder machen mich dann total fertig. Mein Mann ist schon verständnisvoll und hilft mir oft, aber er versteht auch nicht, was auf einmal mit mir los ist.

1. Beschwerden

Nächtliche tiefsitzende, dumpfe, schlecht lokalisierbare *Schmerzen* im unteren Lendenwirbelsäulen- und Beckenbereich sind das Leitsymptom des frühen Morbus Bechterew. Die Schmerzen nehmen nach einigen Stunden *in Ruhe* zu. Nachts wecken sie den Patienten, zumeist in den frühen Morgenstunden. Typisch ist das *Steifigkeitsgefühl* am Morgen nach dem Aufstehen, das mehrere Stunden anhalten kann. Während sich die Beweglichkeit dann in der Regel bessert, schränken im weiteren Verlauf des Tages die Abgeschlagenheit und Müdigkeit des Patienten seine Aktivitäten ein.

In der Regel wechselt die Krankheitsaktivität über Tage, Wochen und Monate. Unerträgliche Perioden werden von Zeiten weitgehender Beschwerdefreiheit abgelöst, wobei mehr als zwei Drittel der Patienten eine Abhängigkeit ihrer Beschwerden von der Wetterlage angeben (Falkenbach et al. 1998). Was ein *„aktiver Morbus Bechterew"* für den Patienten selbst bedeutet, ist aus Tabelle 1 ersichtlich.

2. Arthritis und Enthesitis

Auslöser der Beschwerden, die zumeist im dritten Lebensjahrzehnt beginnen, sind *Arthritiden* – insbesondere die charakteristische Entzündung in den *Sakroiliakalgelenken* – sowie die *Enthesitis*, die alle Sehnen-, Band- und Kapselansätze betreffen kann (siehe Kap. 9). Nicht selten zuvor, zumeist begleitend oder im späteren Verlauf kommt es vor allem in denjenigen Bereichen von Wirbelsäule und Thorax zu schmerzhaften Entzündungen, wo Knochen und Faserknorpel zusammentreffen. Neben der Sakroiliitis manifestieren sich dann eine Spondylitis, Spondylodiszitis, Spondyloarthritis sowie Entzündungen im Bereich der Costovertebral-, Sternocostal- und Sternoclaviculargelenke. Eine entzündliche Beteiligung *peripherer Gelenke*, insbesondere der großen Gelenke, findet sich bei etwa einem Drittel der Patienten mit Morbus Bechterew (siehe Kap. 8).

3. Schweregrad der Erkrankung bei Männern und Frauen

Die Entzündungen in den Wirbelsäulengelenken und Enthesen (siehe Kap. 9) stimulieren gleichzeitig Verknöcherungsvorgänge, die zur Ausbildung von Knochenspornen und *Syndesmophyten* bzw. zur kompletten *Ankylosierung* von Gelenken führen können. *„Bambusstab"* und komplette *Thoraxstarre* sind die Endstadien dieser entzündlich-destruktiven und der gleichzeitigen oder nachfolgenden reaktiv-reparativen Prozesse. Nach der knöchernen Durchbauung des Gelenks lässt die lokale Entzündungsaktivität zumeist nach. Der Patient berichtet dann von einer deutlichen Besserung der Ruheschmerzen, weshalb Rheumatologen früher von einer *„heilsame Verknöcherung"* sprachen.

Eine komplette Ankylosierung der Wirbelsäule tritt nur selten auf. Welcher der Patienten jedoch mit einem extrem schweren Verlauf der Erkrankung rechnen muss, ist nicht vorhersehbar. Es gibt zwar einige Parameter, die auf eine eher rasche Progression hinweisen können, sie erlauben jedoch keine sichere Prognose für den individuellen Patienten (siehe Kap. 5).

Die Tendenz zur Verknöcherung ist bei Männern im Durchschnitt größer als bei Frauen, so dass bis vor wenigen Jahren von einem allgemein schwereren Krankheitsverlauf des Morbus Bechterew bei Männern gesprochen wurde. Diese Aussage beruht darauf, dass das Ausmaß der Ankylosierung im Röntgenbild mit dem Schweregrad der Erkrankung gleichgesetzt wurde. Bei dieser Bewertung findet jedoch die persistierende Entzündung, die bei einer fehlenden oder geringen Verknöcherung aktiver bleibt, nicht die notwendige Beachtung. Dies ist aber gerade bei *Frauen* häufiger der Fall, die über längere Jahre Entzündungsschmerzen und schmerzbedingte Funktionsverluste erleiden müssen, ohne dass sich eine massive Progression der Erkrankung im Röntgenbild zeigt. Wenn nicht allein die radiologisch dargestellte Verknöcherung, sondern die krankheits- und vor allem schmerzbedingten Einschränkungen von Aktivität und Partizipation der Patienten betrachtet werden, so ist von einem etwa gleich schweren Krankheitsverlauf bei Männern und Frauen auszugehen (siehe auch Kap. 20).

Ähnlich ist die immer wieder postulierte höhere Inzidenz des Morbus Bechterew bei Männern zu erklären, die ebenfalls auf der Überbewertung der Veränderungen im Röntgenbild beruht. Das *Geschlechterverhältnis* hängt selbstverständlich auch von der Definition der Erkrankung ab. Bei alleiniger Betrachtung der radiologisch nachweisbaren Verknöcherung sind die früheren Schätzungen eines Verhältnisses von Männern zu Frauen von 10 : 1 verständlich. Zieht man

Tabelle 1.

a) Nennungen im Wortlaut des Patienten (von zumindest zwei Patienten) auf die Frage:
Aus Ihrer eigenen Erfahrung: Was ist ein aktiver Bechterew?

99 x Schmerzen
19 x Bewegungseinschränkung
10 x Muskelverspannung
6 x nicht liegen können
5 x Einengung im Brustbereich
5 x Atemnot
3 x schlechter Allgemeinzustand
3 x man krümmt sich
2 x Schwindel
2 x Hörsturz
2 x die Stimmung sinkt
2 x Müdigkeit
2 x Sehstörungen

b) Nennungen im Wortlaut des Patienten (von zumindest zwei Patienten) auf die Frage:
Was stört Sie, wenn der Bechterew aktiv ist?

77 x Schmerzen
55 x Bewegungseinschränkung
20 x soziale Folgen
18 x berufliche Folgen
17 x Schlafstörungen
16 x erschwerte Atmung
12 x Unselbständigkeit
12 x Nebenwirkungen der Medikamente
10 x die Meinung anderer
8 x man fühlt sich behindert
6 x schlechte Allgemeinverfassung
6 x die psychische Belastung
6 x Wetterfühligkeit
5 x Steifigkeit
4 x geringe Leistungsfähigkeit
4 x nicht Auto fahren können
3 x die Medikamente helfen nicht
3 x man ist nicht fröhlich
3 x Depression
3 x Müdigkeit
2 x die Tabletteneinnahme
2 x Durchfall
2 x die Famile leidet
2 x Angst vor Folgeerscheinungen
2 x fehlende Ausgeglichenheit
2 x man ist aggressiv
2 x man ist psychisch nicht belastbar
2 x gereizt sein
2 x Wut
2 x Unverständnis der Ärzte
2 x Unkenntnis der Ärzte
2 x man kann nichts dagegen tun
2 x die Angst, die Krankheit vererbt zu haben

In einem offenen Interview wurden 100 Patienten mit Morbus Bechterew befragt. Ohne Einflussnahme wurden sie gebeten, spontan zu beschreiben, was ein aktiver Morbus Bechterew für sie bedeutet (aus: Falkenbach und Curda 2001).

die heute zumeist verwendeten modifizierten New York-Kriterien (van der Linden et al. 1984) zur Festlegung der Diagnose heran (siehe Kap. 3), so wird von der Mehrzahl der Autoren von einem Verhältnis zwischen 2 : 1 und 1 : 1 ausgegangen. Bei zunehmender Beachtung von Anamnese, Schmerzausmaß und Funktionsverlust sowie unter Berücksichtigung von Frühfällen, die noch nicht die modifizierten New York-Kriterien erfüllen, nähert sich das Verhältnis jedoch eher an 1 : 1. Bei breiterer Akzeptanz eines wohl doch ausgeglichenen Verhältnisses ist zu hoffen, dass die besonders bei den Frauen noch immer viel zu lange *Diagnoseverzögerung* (Feldtkeller und Lemmel 1999) in Zukunft weiter abnehmen wird.

4. Fehlhaltung, Fehlbewegung

Entsprechend der modifizierten New York-Kriterien (Van der Linden et al. 1984) vermindert körperliche Bewegung die Ruheschmerzen, so dass die Patienten nachts aufstehen, umhergehen und zum Teil sogar gymnastische Übungen durchführen. Am Tag stehen dagegen oft die bewegungs- und belastungsabhängigen Schmerzen auf Grund der Enthesitis im Vordergrund. Der Patient versucht, diese Schmerzen zu vermeiden, indem er die betroffenen Sehnen, Bänder und Kapseln entspannt.

Bereits in frühen Krankheitsphasen tritt neben der *Entzündung im Sakroliakalgelenk* häufig eine *Enthesitis* im Bereich des *sakroiliakalen Bandapparates* auf. Der Patient erreicht eine geringere Spannung dieser Bänder zwischen Kreuzbein und Darmbein durch eine Steilstellung des ansonsten nach ventral geneigten und von den Bändern gehaltenen Sakrums (*Gegennutation*). Diese Rotation des Beckens nach dorsal mit einer „Verkeilung" des Sakrum zwischen den Darmbeinschaufeln und die resultierende Aufhebung der LWS-Lordose bringen dem Patienten offensichtlich eine Linderung seiner Beschwerden (Abb. 1). Dieses „Ausweichen von dem Schmerz" steht aber auch am Anfang der typischen *Haltungsveränderungen* des Morbus Bechterew.

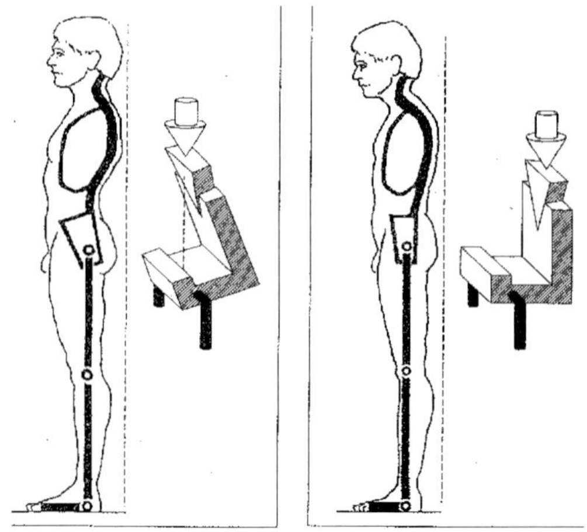

Abb. 1. Die physiologische Vorneigung des Sakrums gegenüber den Darmbeinschaufeln bedeutet beim Stehen eine große Kraft nach ventral, die von dem sakroiliakalen Bandapparat gehalten werden muss. Zur Entspannung dieser Bänder kippt der Patient bewusst oder unbewusst (zur Schmerzvermeidung) das Becken nach dorsal. Das Sakrum wird wie ein Keil zwischen die Darmbeinschaufeln „geklemmt". Diese Haltungsveränderung bringt dem Patienten mit Sakroiliitis offensichtlich eine Linderung seiner Schmerzen (aus: Becker-Capeller 1994; Schemazeichnung von E. Feldtkeller, modifiziert nach A. Seyfried)

Durch die Kippung des Beckens nach dorsal und die *Aufhebung der LWS-Lordose* wird der Schwerpunkt des Patienten nach dorsal verschoben (der Patient würde nach hinten umfallen). Aus diesem Grunde kommt es zu einer *verstärkten BWS-Kyphose* mit Ventralisierung der Schultern, letztlich um das Gleichgewicht zu halten. Während aktiver Entzündungen im BWS-Bereich bringt diese kyphotische Haltung dem Patienten zudem eine Linderung seiner Schmerzen. Da bei dieser Stellung der BWS in der Kyphose – bei unveränderter Haltung der HWS – der Blick auf den Boden gerichtet wäre, ermöglicht erst die *Hyperlordosierung der HWS* den Blick in die Horizontale. Bei einer progredienten Erkrankung kann die Wirbelsäule dann in dieser Fehlstellung ankylosieren (Abb. 2).

Die wichtigste Aufgabe der *Schmerztherapie* und der *regelmäßigen Bewegungstherapie* ist es, diesem Haltungsverlust zu be-

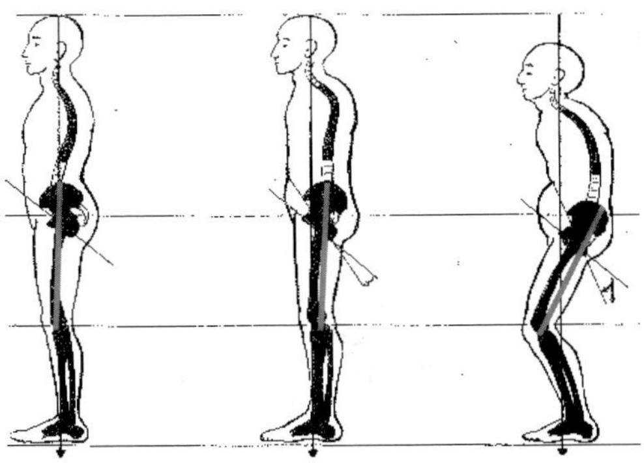

Abb. 2. Typischer Haltungsverlust im Verlauf eines Morbus Bechterew (modifiziert nach: Heyse et al. 1995, mit freundlicher Genehmigung des Thieme-Verlag Stuttgart)

gegnen. Eine optimale Beratung, Betreuung und Behandlung, insbesondere die konsequente Übungstherapie des Patienten selbst, kann die Schmerzen lindern und sehr wahrscheinlich der Kyphosetendenz während der progredienten Ankylosierung entgegenwirken. Bereits nach Diagnosestellung, am besten sehr lange bevor es zu ausgeprägteren Ankylosierungen kommt, müssen alle Interventionen darauf abzielen, dass die zukünftigen Verknöcherungen in einer möglichst physiologischen Position stattfinden. Dies ist für die langfristige Lebensqualität des Patienten ein enorm wichtiges Therapieziel, für das es sich lohnt, große Mühen auf sich zu nehmen. Ob die bisher zur Verfügung stehenden Behandlungsmöglichkeiten überhaupt zum Erhalt der Beweglichkeit beitragen können, ist derzeit noch ungeklärt.

Eine *fixierte BWS-Kyphose und Thoraxstarre* schränken die Ausdehnungsfähigkeit der Lungen zunehmend ein. Nach kompletter Thoraxfusion bestimmt allein die Zwerchfellatmung die Vitalkapazität, die somit auch von einer freien Entfaltungsmöglichkeit des Zwerchfells in den Abdominalraum abhängig ist. Die eingeschränkte Beweglichkeit der LWS, die Aufhebung der LWS-Lordose oder gar eine Kyphosierung der LWS bedeuten dabei eine zunehmende Einschränkung der Zwerchfellatmung. Dementsprechend finden sich Hinweise auf eine Abhängigkeit der *Vitalkapazität* von dem Schober-Wert (Falkenbach 2001). Als Einflussfaktoren sind zudem die Adipositas oder auch der Meteorismus zu beachten, der in dieser Situation rasch zur Dyspnoe beitragen kann. Auf eine entsprechende diätetische Beratung ist großen Wert zu legen.

Mit der Dorsalkippung des Beckens und der Kyphose der BWS kommt es zu dem so genannten *Kugel- oder Fußballbauch*, da sich Brustkorb und Symphyse einander annähern und die geraden Bauchmuskeln somit relativ zu lang werden. Insgesamt wird der Raum für die Thorax- und Abdominalorgane enger, so dass ein Ausweichen nach caudal und ventral resultiert. Der Kugelbauch darf nicht als Zeichen von Übergewicht fehlinterpretiert werden. Übergewicht kann jedoch den Kugelbauch und die „Enge" im Abdominalbereich verstärken und somit die Zwerchfellatmung noch mehr einschränken. Auch aus diesem Grunde erscheint somit ein besonderes Augenmerk auf die Gewichtsentwicklung von Patienten mit Morbus Bechterew geboten.

Bei einem stehenden Menschen geht die Dorsalkippung des Beckens mit einer *Überstreckung der Hüftgelenke* einher. Ist diese Dorsalkippung durch eine Ankylosierung von LWS, Sakrum und Ilium fixiert, so ist der Patient beim Stehen und Gehen andauernd auf eine Überstreckung und damit auf eine *Überstreckbarkeit* der Hüftgelenke angewiesen. Damit kann er bis zu einem gewissen Grade die Fehlhaltung kompensieren. Stehen und Gehen wird jedoch weitgehend unmöglich, wenn eine Koxitis im Rahmen des Morbus Bechterew den Bewegungsumfang im Hüftgelenk einschränkt. Dieser Zusammenhang begründet (u.a.) die große Bedeutung der Hüftgelenkbeteiligung für die langfristige Prognose eines Patienten mit Morbus Bechterew (Amor et al. 1994).

Mit der Dorsalkippung des Beckens wird der für Stehen und Gehen biomechanisch äußerst bedeutsame *Tractus iliotibialis* funktionell nach dorsal verlagert, was mit einem ständigen Zug in die *Außenrotation des Hüftgelenks* einhergeht. Diese Außenrotation erleichtert dem Patienten mit seinen funktionellen Einschränkungen im Hüftgelenk zudem das Gehen (Abb. 3). Es kommt

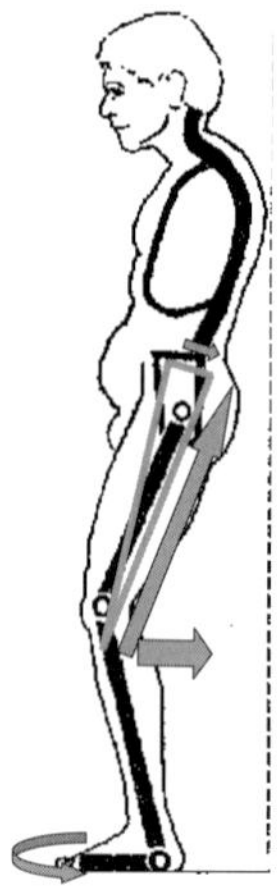

Abb. 3. Der Vektor verdeutlicht die Dorsalkippung des Beckens, die Dorsalverlagerung des Traktus iliotibialis und den Zug des Tractus iliotibialis dorsal der physiologischen Achse als Ursache für die Außenrotation im Hüftgelenk (modifiziert nach Becker-Capeller 1994; Schemazeichnung von E. Feldtkeller, mod. nach A. Seyfried)

zum *typischen Gangbild*, das noch durch die fehlende Rotationsmöglichkeit in der Wirbelsäule verstärkt wird. Zum Ausgleich holt der Patient bei jedem Schritt „Schwung mit den Armen". Der Energieaufwand für das Gehen ist dementsprechend erhöht.

Bei einer ausgeprägten Kyphosierung verzichtet der Patient oftmals auf dieses Schwingen der Arme zugunsten der Schwerpunktverlagerung nach dorsal, indem er die Arme auf den Rücken legt. Wenn Lasten zu tragen sind, bevorzugt dieser Patient verständlicherweise einen Rucksack, zu dem ihm auch in der Regel geraten werden sollte.

Schmerz, *Entzündung* und *Verknöcherung* sind also die maßgeblichen Komponenten der Krankheitsprogression, die zu dem – nur bei einem geringen Anteil der Patienten zu erwartenden – „Vollbild" des Morbus Bechterew führen können. Es gilt, diese einzelnen Komponenten in jeder Krankheitsphase optimal zu behandeln.

5. Morbus Bechterew und begleitende Erkrankungen

In Bezug auf den Schmerz ist der Patient selbst mit Sicherheit die beste Auskunftsperson. Schmerz ist in erster Linie eine subjektive Wahrnehmung, so dass auch die individuelle Wertung und Beurteilung des Schmerzes durch den Patienten selbst erfolgen muss. Der Patient wird primär – bewusst oder unbewusst – alles versuchen, um den Schmerz zu vermeiden, zum Beispiel indem er seine Haltung und Bewegung modifiziert. Er wird alle ihm erreichbaren Interventionen austesten, um zu erfahren, was ihm seine Schmerzen lindern kann. Wenn diese Bestrebungen nicht rasch den gewünschten Erfolg bringen, spätestens dann wird er die Beratung, Betreuung und Behandlung seines Arztes suchen.

Der Arzt ist nun aufgefordert, nach adäquater Diagnostik eine dem Befund und dem Therapieziel angepasste Behandlung einzuleiten. Zur Behandlung von Schmerz und Entzündung steht eine Vielzahl nichtmedikamentöser und medikamentöser Therapien zur Verfügung (siehe Kap. 7, 23).

Ob es auch eine Behandlung gibt, die die progrediente Ankylosierung vermindern kann, ist – wie bereits oben erwähnt – noch immer offen und Gegenstand kontroverser Diskussionen. Da zudem keine Klarheit herrscht, ob und wie der Langzeitverlauf durch gezielte Interventionen verbessert werden kann, und es hierzu auch keine prospektive kontrollierte klinische Studie gibt, muss im Einzelfall noch immer der behandelnde Arzt auf Grund seiner eigenen Erfahrung die individuell erfolgversprechendsten Interventionen festlegen.

Neben der primären Behandlung von Schmerz, Entzündung und Verknöcherung gilt es jedoch auch, nach häufigen Begleiterkrankungen zu fahnden und diese adäquat zu therapieren. Etwa 40% der Patienten mit Morbus Bechterew leiden im Verlauf der Erkrankung einmal oder rezidivierend unter einer Iritis (siehe Kap. 10), die der Spondylitis jedoch auch vorausgehen kann (Monnet et al. 2004). Häufig sind Psoriasis (siehe Kap. 11), Morbus Crohn oder Colitis ulcerosa (siehe Kap. 12). Es besteht eine enge pathogenetische Verwandtschaft zum Reiter-Syndrom und damit allgemein zu Infektionen und Entzündungen im kleinen Becken (siehe Kap. 11). Diese Gemeinsamkeiten in der Pathogenese werden in Kapitel 2 ausführlicher erläutert. Bezüglich der jeweiligen Diagnosekritierien und der präzisen Nomenklatur sei auf Kapitel 3 verwiesen.

Extraskeletale Manifestationen umfassen neben den oben genannten in erster Linie kardiale (Kap. 14), pulmonale (siehe Kap. 13) und nephrologische Erkrankungen (siehe Kap. 15).

Daneben sei in Erinnerung gerufen, dass auch ein Patient mit Morbus Bechterew selbstverständlich unter Krankheiten leiden kann, die nicht im Zusammenhang mit dem Morbus Bechterew stehen. Diese im Grunde genommen gänzlich überflüssige Bemerkung sei gestattet, da Patienten immer wieder von *„übersehenen Erkrankungen"* berichten, was in den meisten Fällen der alleinigen Fokussierung auf den Morbus Bechterew anzulasten war.

Letztendlich sind für einen Arzt, der einen Patienten mit Morbus Bechterew betreut, fundierte Kenntnisse in der Ophthalmologie, Gastroenterologie, Kardiologie, Pulmologie, Dermatologie, Nephrologie und Osteologie unbedingt notwendig. Zumindest muss er das jeweilige klinische Problem erkennen können und gegebenenfalls für die Abklärung und Behandlung durch den spezialisierten Fachkollegen Sorge tragen. Dabei bleibt es aber eine der wichtigsten Aufgaben des primär betreuenden Arztes (der Arzt des Vertrauens), auf eine vernünftige Koordination dieser Versorgungen in den Spezialgebieten zu achten. Er muss – im ursprünglich positiven Sinne des Wortes – der Ganzheitsmediziner sein und die Interventionen in den Spezialgebieten in das Gesamtkonzept der Betreuung und Behandlung einbauen.

6. Psychosoziale Aspekte

Während bis vor wenigen Jahren die primär somatischen Symptome und Befunde immer im Vordergrund standen, wird jetzt zunehmend klarer, dass Kontextfaktoren und Umweltaspekte, psychische und soziale Einflüsse die Aktivität und Partizipation des Patienten maßgeblich mitbestimmen. Da das bedeutsamste Ziel aller Interventionen eine möglichst uneingeschränkte Aktivität und Teilhabe des chronisch kranken Menschen ist (siehe Kap. 21), verdienen die psychosozialen Aspekte eine viel größere Aufmerksamkeit als bisher. In diesem Zusammenhang sei die große Bedeutung der Selbsthilfegruppen betont (siehe Kap. 53), die sowohl auf somatischer als auch auf psychosozialer Ebene eine wertvolle Hilfe für den Patienten mit Morbus Bechterew leisten.

10 Fragen zum Thema

1. „Warum gerade ich?"

Diese Frage stellt sich wahrscheinlich jeder Patient mit Morbus Bechterew irgendwann im Laufe seiner Erkrankung. Eine befriedigende Antwort wird er nie finden. Als Antwort will er auch nicht den akademischen Exkurs des Arztes über genetische Prädisposition, mögliche infektiöse Trigger und dringlichen Forschungsbedarf hören. Es ist mehr ein Philosophieren über Schuld und Schicksal, Strafe und Religion, letztlich ein Umherirren zwischen Ratio, Emotion und reaktiver Depression. Der Arzt muss seinem Patienten auch solche Fragen zugestehen. Es gilt, dieses allzu verständliche Grübeln in Akzeptanz der Erkrankung und aktives Wehren umzuwandeln.

2. Könnte Morbus Bechterew einen „Sinn" haben?

Philosophisches soll hier nicht im Vordergrund stehen, aber solch eine Frage kann durchaus zum Nachdenken stimulieren. Der Versuch tröstender Worte an einen Patienten, dass er besonders viel „Rückgrat zeigt", ist ein frustraner Versuch einer positiven Sinnübertragung und eine Wortspielerei, die den Patienten aber wohl mehr verärgern dürfte. Anregender könnte es sein, über die Ankylosierung der Wirbelsäule als einen (Fehl-)Versuch der Evolution zu spekulieren, die allzu flexible und anfällige Wirbelsäule durch etwas „Festeres" zu ersetzen und den aufrechten Gang des Menschen zu stabilisieren. So könnte bei positiver Interpretation auch die hohe HLA-B27-Prävalenz bei den Eskimos als mögliche positive Selektion auf Grund vermuteter Vorteile in der Infektabwehr gedeutet werden. Die Ankylosierung selbst könnte den Sinn haben, durch die Ruhigstellung der schmerzhaften Entzündung entgegenzuwirken. Letztlich muss die Sinnfrage aber wohl unbeantwortet bleiben.

3. Welches Symptom ist für die Diagnosestellung wegweisend?

Die heute für die Diagnose üblicherweise verwendeten modifizierten New-York Kriterien nennen den tiefen Kreuzschmerz über mehrere Monate, der sich nicht in Ruhe, jedoch durch Bewegung bessert, als erstes Diagnosekriterium. Dieser entzündliche Rückenschmerz sollte immer an eine Spondylarthropathie denken lassen und zur entsprechenden Diagnostik Anlass geben.

4. Kann ein Trauma einen Morbus Bechterew auslösen?

Hierfür gibt es keinen Hinweis. Oftmals wird ein Morbus Bechterew jedoch (zufällig) diagnostiziert, wenn nach einem Trauma eine Röntgenaufnahme angefertigt wird. Früher waren Berichte häufiger, dass sich im Rahmen einer Ruhigstellung zur Frakturbehandlung die typischen Ruheschmerzen des Morbus Bechterew verschlimmerten und dann zur Diagnosestellung führten, was einen zeitlichen Zusammenhang zwischen Trauma und Diagnosestellung erklären kann. Ein kausaler Zusammenhang wurde nie nachgewiesen.

5. Gibt es einen Morbus Bechterew ohne Schmerzen?

Einige wenige Patienten mit den typischen Röntgenveränderungen eines Morbus Bechterew (Ankylosierungen) berichten, dass sie nie unter Rückenschmerzen gelitten haben. Vielleicht hatten sie aber auch eine andere Einstellung zum Schmerz oder unbewusst eine Möglichkeit gefunden, ihn erfolgreich zu verdrängen. Dass es Verlaufsformen mit mehr oder mit weniger Schmerzen gibt, daran gibt es keinen Zweifel. Der Schmerz sagt auch nicht sehr viel über die Progredienz der Ankylosierung aus. Gerade Frauen klagen häufig über sehr starke Schmerzen, ohne dass es zu ausgeprägten Verknöcherungen kommt.

6. Nimmt im langfristigen Verlauf des Morbus Bechterew die Schmerzintensität immer zu?

Schmerzausmaß und Schmerzcharakter dieser in aller Regel schubweise verlaufenden Erkrankung können sich immer wieder ändern. Zu Beginn der Erkrankung dominiert zumeist der schlecht lokalisierbare, tiefe, dumpfe (nächtliche) Ruheschmerz. Oftmals berichten die Patienten mit zunehmender Ankylosierung später über eine Besserung der „dumpfen" Schmerzen. Dann können Fehlhaltung und Fehlbelastung eher zu bewegungsabhängigen, besser lokalisierbaren Schmerzen führen.

7. Muss ein Patient mit Morbus Bechterew im Laufe seines Lebens immer mit der Entwicklung eines „Bambusstabs" rechnen?

Wahrscheinlich entwickeln weniger als 10% der Patienten im weiteren Krankheitsverlauf eine komplette Ankylosierung der Wirbelsäule. Unter Berücksichtigung der „milderen" Erkrankungen und unter Einbeziehung der noch immer viel zu häufig übersehenen Erkrankungen ohne die deutlichen Zeichen der Verknöcherung (besonders häufig bei Frauen) dürfte dieser Prozentsatz noch viel niedriger liegen.

8. Kann der Patient auf eine Spontanheilung hoffen?

Bei vielen Patienten kommt der Morbus Bechterew nach vielen Jahren „zur Ruhe". Die krankheitstypischen Ankylosierungen sind dann nicht mehr progredient. Es ist jedoch niemals sicher, dass der Morbus Bechterew für den Rest des Lebens „ruhig" bleibt. Ein Wiederauftreten von Entzündungen und eine erneute Progression der Verknöcherung sind zu keinem Zeitpunkt sicher auszuschließen. Die Erfahrung zeigt, dass das Wiederauftreten von Entzündungsschüben mit zunehmendem Alter immer weniger wahrscheinlich wird.

9. Gibt es Morbus Bechterew überall auf der Welt?

Die Erkrankung kommt wahrscheinlich überall auf der Welt vor. Die Prävalenz in unterschiedlichen ethnischen Gruppen variiert jedoch beträchtlich. In Europa besteht eine klare Abhängigkeit von der *Prävalenz* des HLA-B27 in der Bevölkerung, die ein deutliches Nord-Süd-Gefälle zeigt.

10. Beginnt ein Morbus Bechterew immer mit tiefsitzenden Kreuzschmerzen?

Nein! Vielleicht sogar insgesamt häufiger sind primär Symptome in anderen Bereichen des Körpers, z.B. im Bereich der HWS oder des thorakolumbalen Übergangs oder in den Sternocostal- oder Sternoclaviculargelenken, in der Ferse oder in Form einer Knie- oder Sprunggelenk-Arthritis.

Literatur

Amor B, Silva Santos R, Nahal R, Listrat V, Dougados M (1994) Predictive factors for the long term outcome of spondyloarthropathies. J Rheumatol 21:1883–1887

Becker-Capeller D (1994) Die Haltung des Bechterew Patienten. ÖVMB 11, Nr. 42:20–23

Falkenbach A (2001) Mobility and lung function in elderly patients with a rigid thorax suffering from spondyloarthropathy: implications for therapy. Eur J Ger 3:192–195

Falkenbach A, Curda B (2001) Aktiver Morbus Bechterew: Symptomatik, Einschränkung der Lebensqualität, Therapiebeurteilung und Therapieerwartung aus Sicht des Patienten. Rehabilitation (Stuttg) 40:275–279

Falkenbach A, Schuh A, Wigand R (1998) Pain in ankylosing spondylitis – the impact of the weather. Int J Environm Health Res 8:85–89

Feldtkeller E, Lemmel EM (1999) Zur Situation von Spondyloarthritis-Patienten. Novartis Pharma, Nürnberg, pp 19–44

Heyse B, Maier P, Miehle W, Ockl C, Rudolph K, Schicker S (1995) Funktionsorientierte Krankengymnastik der Spondylitis ankylosans. Akt Rheumatol 20:184–196

Monnet D, Breban M, Hudry C, Dougados M, Brezin AP (2004) Ophthalmic findings and frequency of extraocular manifestations in patients with HLA-B27 uveitis: a study of 175 cases. Ophthalmology 111:802–809

van der Linden S, Valkenburg HA, Cats A (1984) Evaluation of diagnostic criteria for ankylosing spondylitis: a proposal for modification of the New York criteria. Arthritis Rheum 27: 361–368

Kapitel 2

Immunologie und Pathogenese

Jochen Sieper

1. Einleitung

In den Vorstellungen zur Pathogenese der ankylosierenden Spondylitis spielt die Interaktion zwischen *Bakterien und HLA-B27* eine entscheidende Rolle. Darüber hinaus müssen weitere genetische Faktoren postuliert werden, die zum jetzigen Zeitpunkt jedoch noch nicht genauer definiert sind. Da am Ort der primären Entzündung (Sakroiliakalgelenke, Wirbelkörper) es bisher nicht gelungen ist, Bakterien oder bakterielle Bestandteile nachzuweisen, wird heute am ehesten davon ausgegangen, dass eine *bakterielle Stimulation* am Anfang des pathologischen Immunprozesses steht, im weiteren Verlauf dann jedoch eine *Immunantwort* auf ein bisher noch nicht näher definiertes Selbstantigen besteht. Eine solche *Autoimmunantwort* wird möglicherweise durch eine *Kreuzreaktivität* zwischen bakteriellen Antigenen und Autoantigenen ausgelöst (Sieper und Braun 1995).

2. Die Bedeutung von Bakterien in der Pathogenese der ankylosierenden Spondylitis

Die ankylosierende Spondylitis ist Teil der Gesamtgruppe der *Spondylarthropathien*. Hierzu zählen außerdem noch die *reaktive Arthritis* nach einer vorausgegangenen Infektion des Gastrointestinaltraktes mit Enterobakterien oder des Urogenitaltraktes mit Chlamydia trachomatis, die *Arthritis/Spondylitis bei chronisch-entzündlichen Darmerkrankungen* und die *Psoriasis-Arthritis*. Bei ca. 10% der Patienten mit einer ankylosierenden Spondylitis ist eine reaktive Arthritis vorausgegangen oder liegt eine chronisch-entzündliche Darmerkrankung (siehe Kap. 12) oder eine Psoriasis (siehe Kap. 11) vor.

Es ist jedoch postuliert worden, dass bei einer größeren Anzahl oder eventuell sogar bei allen Patienten mit einer so genannten *primären ankylosierenden Spondylitis* eine dieser Erkrankungen in verdeckter Form vorliegt. So ist bekannt, dass bei der reaktiven Arthritis die Ausgangsinfektion gerade mit *Chlamydia trachomatis* oder *Yersinien* oft asymptomatisch sein kann. Die belgischen Kollegen um Mielants haben zeigen können, dass bei bis zu 50% der Patienten mit einer primären ankylosierenden Spondylitis bei Koloskopien makroskopisch und/oder mikroskopisch Darmläsionen vorliegen, die an einen Morbus Crohn erinnern (Mielants et al. 1995).

Bei den chronisch-entzündlichen Darmerkrankungen liegt eine Störung der Barriere der Darmmukosa vor, so dass das Immunsystem durch ortsständige Darmbakterien kontinuierlich stimuliert werden kann. Von daher ist anzunehmen, dass eine kontinuierliche Interaktion zwischen den Darmbakterien und dem Immunsystem eine wichtige Rolle in der Pathogenese der rheumatischen Manifestation spielt. So konnten May et al. (2000) zeigen, dass identische CD8-positive T-Zellen sowohl in der Darmmukosa als auch in der Synovialflüssigkeit bei Patienten mit chronisch-entzündlicher Darmerkrankung nachweisbar waren.

Der Zusammenhang zwischen Bakterien und der Pathogenese ist bei der *Psoriasis-Arthritis* nicht so eindeutig. Aber auch hier wird spekuliert, dass vorwiegend *Streptokokken* eine wichtige Rolle für die Auslösung der Psoriasis und damit eventuell auch für die Psoriasis-Arthritis spielen könnten (Sieper und Braun 1995).

Die große Bedeutung der Bakterien wird auch durch die HLA-B27-transgenen Tiermodelle belegt. Sowohl die HLA-B27-transgene Ratte als auch die HLA-B27-transgene Maus (ohne β2-Mikroglobulin) erkranken nicht, wenn sie in einer keimfreien Umgebung aufwachsen (Taurog et al. 1994). Dies bedeutet, dass (im Tiermodell) die *Darmbakterien essentiell* für die Auslösung dieser Erkrankung sind.

Trotz der vermuteten hervorragenden Rolle von Bakterien in der *Immunpathogenese* der ankylosierenden Spondylitis gibt es keine Hinweise dafür, dass auch andere chronische bakterielle Infektionen oder bakterielle Persistenzen eine ursächliche Rolle spielen. So gibt es z.B. bei Infektionen mit Borrelien, Mykobakterien oder auch Streptokokken kein gehäuftes Auftreten einer ankylosierenden Spondylitis. Insbesondere gibt es auch keine Hinweise darauf, dass chronische Infektionen im Rachen-/Mund-/Zahn-Bereich ein erhöhtes Risiko für das Auftreten dieser Erkrankung darstellen.

Interessanterweise gibt es trotz dieser angenommenen Zusammenhänge zwischen bakterieller Exposition und Auftreten der Erkrankung keinen Hinweis dafür, dass eine kurzfristige oder langfristige Therapie mit Antibiotika den Krankheitsverlauf beeinflusst. Diese Evidenz beruht vor allem auf Studien bei der reaktiven Arthritis, bei der durch eine dreimonatige Gabe von Antibiotika die Schwere und Chronizität der Arthritis nicht gemildert werden konnten (Sieper et al. 1999). Studien zur Therapie der ankylosierenden Spondylitis mit Antibiotika liegen nicht vor. Dies dürfte jedoch auch wenig erfolgversprechend sein, da die Erkrankung ja vermutlich erst Monate bis Jahre nach der initialen bakteriellen Triggerung manifest wird.

3. Ankylosierende Spondylitis und HLA-B27

Die herausragende Rolle des *HLA-B27* wird nicht nur dadurch deutlich, dass 90–95% der Patienten mit einer ankylosierenden Spondylitis positiv sind, sondern auch an dem Fakt, dass es vorwiegend die *HLA-B27-positiven Patienten* mit einer reaktiven Arthritis, einer chronisch-entzündlichen Darmerkrankung und einer Psoriasis sind, die im weiteren Verlauf ihrer Erkrankung dann das *Vollbild einer ankylosierenden Spondylitis* entwickeln. Dies ist bei 20–50% der Patienten in dieser Gruppe der Fall, während weniger als 5% der HLA-B27-negativen Patienten aus diesen Erkrankungsgruppen eine ankylosierende Spondylitis entwickeln (Leirisalo-Repo 1998, Purrmann et al. 1988, Suarez-Almazor und Russell 1990). Zudem ist es möglich, dass bei Patienten mit einer HLA-B27-positiven primären ankylosierenden Spondylitis auch andere chronische bakterielle Expositionen eine Rolle spielen könnten, die bisher noch nicht identifiziert worden sind.

Seit der Entdeckung der Assoziation zwischen HLA-B27 und der ankylosierenden Spondylitis im Jahr 1973 wurde in den letzten drei Jahrzehnten intensiv geforscht, um diesen Zusammenhang aufzuklären. Diese Frage hat nicht nur das Interesse von Rheumatologen geweckt, sondern auch von vielen Immunologen, insbesondere da die HLA-B27-Assoziation die größte bekannte HLA-Assoziation mit einer Erkrankung darstellt.

Die einzig bekannte Funktion der HLA-Moleküle ist die *Präsentation von Peptiden* gegenüber T-Zellen. Hierbei präsentieren die HLA-Klasse-I-Moleküle, zu denen HLA-B27 zählt, in der Regel Nonamere (Peptide mit einer Länge von 9 Aminosäuren) gegenüber CD8-positiven Zellen, während HLA-Klasse-II-Moleküle etwas längere Peptide gegenüber CD4-positiven T-Zellen präsentieren (Sieper und Braun 1995). Für viele Forscher war die reaktive Arthritis hierbei der Ausgangspunkt, da dort die auslösenden Erreger bekannt sind.

In der Tat konnte gezeigt werden, dass HLA-B27-restringierte CD8-positive T-Zellen bei Patienten mit reaktiver Arthritis vorhanden sind (Hermann et al. 1993). Es ist in den letzten Jahren zudem auch gelungen, immundominante Peptide aus *Yersinia enterocolitica* und aus *Chlamydia trachomatis* für diese CD8-positive T-Zellantwort zu beschreiben (Ugrinovic et al. 1997, Kuon et al. 2001). Diese so genannte *arthritogene Peptidhypothese* geht davon aus, dass HLA-B27-präsentierte Peptide in der Pathogenese der Erkrankung eine ganz entscheidende Rolle spielen, entweder direkt über eine Induktion einer Immunantwort gegen bakterielle Antigene oder aber durch die Auslösung einer so genannten Kreuzreaktion z.B. gegenüber Peptiden von Autoantigenen.

Diese Hypothese wird unterstützt durch die Tatsache, dass zwei HLA-B27-Subtypen, *HLA-B*2706* und *HLA-B*2709*, nicht oder nur gering mit dem Auftreten einer ankylosierenden Spondylitis assoziiert sind (Khan 2000). Da sich diese Subtypen nur in einer bzw. zwei Aminosäuren am Boden der Peptid-bindenden Grube von den mit der Krankheit assoziierten HLA-B27-Typen unterscheiden, legt dieser Befund nahe, dass in der Tat ein möglicherweise arthritogenes Peptid von diesen HLA-B27-Typen nicht präsentiert werden kann.

Darüber hinaus gibt es im Wesentlichen zwei weitere Hypothesen, die versuchen, die *HLA-B27-Assoziation* mit der ankylosierenden Spondylitis zu erklären. Die erste dieser beiden Hypothesen geht davon aus, dass es über ein so genanntes *„Misfolding"* nur zu einer Expression des HLA-B27 mit seiner schweren Kette *ohne* das ß2-Mikroglobulin an der Zelloberfläche kommt (Colbert 2000). Es wurde weiterhin im Zusammenhang mit dieser Theorie spekuliert, dass zwei schwere Ketten des HLA-B27 dann ein HLA-Klasse-II-ähnliches Molekül darstellen können, das dann Peptide gegenüber CD4-positiven T-Zellen präsentieren könnte (Allen et al. 1999, Boyle et al. 2001). Diese präsentierten Peptide könnten dann sogar von dem HLA-B27-Molekül selbst abstammen (Märker-Hermann et al. 1997).

Die zweite dieser beiden Hypothesen postuliert, dass HLA-B27-positive Zellen sich von anderen Zellen durch die Aufnahme von Bakterien oder durch das intrazelluläre Überleben von Bakterien von HLA-B27-negativen Zellen unterscheiden (Ekman et al. 2002). Der Autor favorisiert zurzeit die *arthritogene Peptid-Hypothese*. Hier müssen jedoch die Forschungen der nächsten Jahre abgewartet werden, um zu entscheiden, welche Hypothese die richtige ist.

4. Andere genetische Faktoren

Zwillingsstudien haben wichtige Aufschlüsse bezüglich der Rolle von Genen für die Pathogenese der ankylosierenden Spondylitis gegeben. So beträgt die Konkordanzrate für monozygote Zwillinge für das Auftreten der ankylosierenden Spondylitis 63%, für dizygote 12,5% und für HLA-B27-positive dizygote Zwillinge auch nur 23%. Aufgrund dieser Ergebnisse wurde angenommen, dass der genetische Anteil an der ankylosierenden Spondylitis bis zu 90% beträgt, der Anteil des HLA-B27 an dem gesamtgenetischen Einfluss aber nur ca. 1/3 ist (Brown et al. 1997).

Ausführliche genetische Untersuchungen haben jedoch kein einzelnes weiteres (neben HLA-B27) wichtiges Gen identifizieren können. So könnte es sein, dass weitere genetische Prädispositionen für die *bereits bekannten Erkrankungen* eine Rolle spielen, die das Auftreten einer ankylosierenden Spondylitis begünstigen, wie die chronisch-entzündlichen Darmerkrankungen, die Psoriasis oder aber auch die Persistenz von Bakterien.

Die bisher berichteten Assoziationen mit MHC-Klasse II-Antigenen wie HLA-DR1 sind nicht sehr ausgeprägt. Es gab jedoch Hinweise dafür, dass HLA-B60 oder ein weiteres, stark an HLA-B60 gekoppeltes Gen zu einer etwas höheren Assoziation führen (Robinson et al. 1989).

Studien zu *TNF-Promoter-Polymorphismen* haben zeigen können, dass ein bestimmter TNF-Polymorphismus, TNF-308, mit der ankylosierenden Spondylitis assoziiert ist (Höhler et al. 1998). Es wurde weiterhin gefunden, dass das TNF-308.2-Allel bei HLA-B27-positiven Individuen mit einer höheren *TNF-Produktion* einhergeht, was möglicherweise einen protektiven Effekt darstellen könnte (Rudwaleit et al. 2001). Die stärkste Koppelung außerhalb des MHC-Lokus wurde jedoch auf dem Chromosom 16q gefunden.

Derzeit sind intensive Untersuchungen im Gange, um diese Gene zu identifizieren (Laval et al. 2001). Die nächste Dekade wird zeigen müssen, inwieweit die Genforschung und die Beschreibung neuer Gene wesentlich zur Aufklärung der pathogenetischen Mechanismen beitragen können.

5. TNFα und andere Zytokine in der Pathogenese der ankylosierenden Spondylitis

Zytokine spielen als Effektoren und in der Regulation der Immunantworten eine ganz wesentliche Rolle. Von daher wurde auch in den letzten Jahren intensiv untersucht, ob sich Unterschiede vor allen Dingen auf der Ebene der so genannten T-Helfer-I-Zytokine (TNFα, Interferon γ) und der T-Helfer-II-Zytokine (IL-4, z.T. auch IL-10) bei der ankylosierenden Spondylitis und anderen Spondylarthropathien im Vergleich zu Kontrollen finden würden.

Es konnte gezeigt werden, dass bei Patienten mit *reaktiver Arthritis* hier ein *relativer Mangel* an *T-Helfer-I-Zytokinen* vorhanden ist (Yin et al. 1997, Braun et al. 1999). Dieser Mangel könnte erklären, dass die Bakterien bei diesen Patienten länger persistieren und von daher eher chronisch-rheumatische Manifestationen bedingen. Selbst bei Patienten mit ankylosierender Spondylitis herrscht ein relativer Mangel an TNFα-positiven T-Zellen (Rudwaleit et al. 2001).

Dieser Befund steht in Diskrepanz zu der nachgewiesenen *starken Expression von TNFα* in Biopsien aus dem Sakroiliakalgelenk (Braun et al. 1995) und dem sehr guten klinischen Ansprechen von Patienten mit ankylosierender Spondylitis auf eine *TNFα-Blocker-Therapie* (Braun et al. 2002). Eventuell hat ja der nur relative TNFα-Mangel eine Bedeutung bei der initialen Triggerung durch Bakterien, die dadurch schlechter von dem Immunsystem eliminiert würden und von daher eher zu einer chronischen Stimulation des Immunsystems führen können. Eine weitere Erklärung könnte darin liegen, dass die im peripheren Blut bei der ankylosierenden Spondylitis gemessene TNFα-Produktion nicht die lokale TNFα-Produktion am Ort der Entzündung widerspiegelt. Auf jeden Fall ist davon auszugehen, dass bei der lokalen Immunpathologie das TNFα als Effektor-Zytokin von großer Relevanz ist.

6. Was ist das primäre Target der Immunantwort bei der ankylosierenden Spondylitis?

Die vorwiegend epidemiologischen (und teilweise tierexperimentellen) Beweise für die wichtige Rolle der Bakterien und des HLA-B27 für die Pathogenese beantworten noch nicht die Fragen, wo sich die primäre Immunpathologie bei der ankylosierenden Spondylitis abspielt und was das primäre Antigen ist.

Wenngleich *bakterielle Antigene* z.B. bei der reaktiven Arthritis in peripheren Gelenken nachgewiesen werden konnten, gibt es keine Hinweise dafür, dass diese Erreger in den Wirbelsäulenstrukturen vorhanden sind, die ja bei der ankylosierenden Spondylitis in erster Linie befallen sind (Braun et al. 1997).

In der Vergangenheit sind fälschlicherweise immer wieder Parallelen zwischen der relativ gut bekannten Erkrankung *rheumatoide Arthritis* und der *ankylosierenden Spondylitis* gezogen worden. Während bei der *rheumatoiden Arthritis* die *Synovitis* und die von der Synovitis ausgehende *Zerstörung des Knorpels* ganz im Vordergrund der Immunpathologie stehen, sind gerade in den letzten Jahren frühere Befunde (Ball 1971) nochmals bestätigt worden, dass bei der ankylosierenden Spondylitis eine Synovitis höchstens eine sekundäre Rolle spielt.

Der primäre Ort der Entzündung und damit der Immunpathologie scheint an der *Grenzzone zwischen Knorpel und Knochen* zu liegen. Dabei handelt es sich vorwiegend um Faserknorpel, der in Form von Sehnen, Bändern und Kapseln am Knochen ansetzt, oder aber auch z.B. um die Berührungsfläche zwischen Bandscheibe und Wirbelkörper (Maksymowych 2000, Braun et al. 2000).

Zu diesen Erkenntnissen hat in den letzten Jahren ganz wesentlich auch die *Kernspintomographie* beigetragen (Braun et al. 1994). Durch die Gabe von Kontrastmittel oder aber durch die so genannte TIRM-Technik (ein T2-gewichtetes Bild mit Fett-Suppression) konnte an so gut wie allen betroffenen Stellen die *subchondrale Entzündung* (*Osteitis*) sehr schön nachgewiesen werden. In einer kürzlich publizierten Arbeit konnte auch gezeigt werden, dass parallel zu dem in kernspintomographischen Aufnahmen sichtbaren akuten Ödem bei den gleichen Patienten in Biopsien aus den Sakroiliakalgelenken *mononukleäre Zellen*, die aus dem Knochenmark stammen, den Knorpel infiltrieren (Bollow et al. 2000, Francois et al. 2000). Als Quelle der immunkompetenten mononukleären Zellen müssen neben dem Knochenmark auch im Knochenmark verlaufende Blutgefäße angenommen werden (Benjamin und McGonagle 2001). Von daher sind die interessantesten *Autoantigenkandidaten* Antigene, die sich aus dem Knorpel ableiten.

Hier kommen neben den *Kollagenen* vorwiegend die *Proteoglykane* in Frage. *Robin Poole* aus Kanada konnte zeigen, dass in der Balb/c-Maus das *Aggrekan* und hier vorwiegend die G1-Domain des Aggrekans eine Spondylitis mit peripherer Arthritis auslösen kann, die sowohl der ankylosierenden Spondylitis als auch der rheumatoiden Arthritis ähnelt (Poole 1998, Zhang et al. 1998), während Tiere, die mit dem *Versican*, einem anderen Proteoglykan immunisiert wurden, nur eine spinale Manifestation entwickeln (R. Poole, persönliche Mitteilung). Von daher scheinen diese beiden Proteoglykane im Augenblick die interessantesten potentiellen Autoantigene zu sein, vor allem, da sie sich auch an den anderen Manifestationsorten der Spondylarthropathien finden lassen wie in der Aorta und im Auge (Poole 1998). In der Tat zeigt die Mehrzahl der Patienten mit ankylosierender Spondylitis sowohl auf der CD4- als auch der CD8-Ebene eine deutliche Antwort im peripheren Blut auf das G1-Protein vom Aggrekan (Zou et al. 2003). Andere Knorpelantigene sollten jedoch im Augenblick nicht von der möglichen Liste gestrichen werden. Die Gesamtheit der möglichen *Knorpelantigene* ist derzeit Gegenstand von Untersuchungen der T-Zellantwort auf diese Antigene.

Ein zusätzlicher triggernder Faktor für den Beginn der Immunantwort könnten *Mikrotraumen* sein, die an Stellen bevorzugter mechanischer Belastung zu Knochenumbaumaßnahmen und Kontakt mit Blutgefäßen führen (McGonagle et al. 2002). Gerade die häufig betroffenen Sehnenansatzpunkte, z.B. an den unteren Extremitäten, an der Wirbelsäule und an der Ferse, sind ja ständigen mechanischen Belastungen ausgesetzt. Ein *initialer bakterieller Kontakt* könnte so möglicherweise über eine Kreuzreaktivität oder auch über eine unspezifische Entzündung zu einer Reaktion von spezifischen T-Zellen auf örtliche Antigene führen. Ob ein einmaliger bakterieller Kontakt oder eine kontinuierliche bakterielle Exposition erforderlich sind, kann bisher nicht endgültig beantwortet werden.

Die Tatsache, dass bei chronisch-entzündlichen Darmerkrankungen mit einer chronischen Läsion der Darmschleimhaut eine *chronische Exposition* des Immunsystems gegenüber Darmbakterien vorliegt und dass bei der reaktiven Arthritis die auslösenden Bakterien oft Monate bis Jahre persistieren, spricht dafür, dass eine *wiederholte bakterielle Stimulation* für die Immunpathologie erforderlich ist.

7. Zusammenfassung

Neuere Erkenntnisse in der T-Zellimmunologie, in der molekularen Aufklärung der Struktur von HLA-B27 und dessen Funktion, aus epidemiologischen Untersuchungen, aus bildgebenden Verfahren und aus immunhistologischen Untersuchungen am Ort der Entzündung haben in den letzten Jahren zu einem klareren Verständnis der Pathogenese der ankylosierenden Spondylitis geführt.

Für die Initiierung und eventuell auch für die kontinuierliche Restimulation der Erkrankung wird am Anfang eine *bakterielle Exposition* postuliert, die vor allen Dingen bei einer HLA-B27-Positivität (und vermutlich anderen genetischen Prädispositionen) dann die Erkrankung auslösen kann. Als potentielles Autoantigen bieten sich vorwiegend *Knorpelantigene* an.

Die Aufklärung der Rolle von *Zytokinen* wie TNFα in der Pathogenese rheumatischer Erkrankungen wie der ankylosierenden Spondylitis hat bereits zu sehr effektiven neuen Therapien geführt. Die Identifizierung verantwortlicher Antigene für die chronische Immunantwort würde in Zukunft die Möglichkeit eröffnen, über eine antigenspezifische Toleranzinduktion die Entzündung dauerhaft und nebenwirkungsarm abzuschalten.

10 Fragen zum Thema

1. Welche Bedeutung hat HLA-B27 für die Entstehung des Morbus Bechterew?

90–95% der Patienten mit Morbus Bechterew sind HLA-B27 positiv (in der gesunden Bevölkerung im deutschsprachigen Raum nur 8%). HLA-B27 ist somit ein wichtiger Faktor, der einen Teil (etwa 1/3) der gesamten genetischen Prädisposition erklärt. Die so genannte arthritogene Peptidhypothese geht davon aus, dass HLA-B27-präsentierte Peptide in der Pathogenese der Erkrankung eine ganz entscheidende Rolle spielen, entweder direkt über eine Induktion einer Immunantwort gegen bakterielle Antigene oder aber durch die Auslösung einer so genannten Kreuzreaktion z.B. gegenüber Peptiden von Autoantigenen.

2. Welche Rolle spielen Bakterien als „Auslöser"?

Die große Bedeutung der Bakterien wird durch die HLA-B27-transgenen Tiermodelle aufgezeigt. HLA-B27-transgene Ratten oder Mäuse erkranken nicht an den Symptomen einer Spondylarthropathie, wenn sie in einer keimfreien Umgebung aufwachsen. Dies bedeutet, dass Bakterien essentiell für die Auslösung dieser Erkrankung im Tiermodell sind. Bei der reaktiven Arthritis und bei den chronisch-entzündlichen Darmerkrankungen spielen die Bakterien eine wahrscheinlich entscheidende Rolle für die Immunpathogenese.

3. Sind beim Impfen oder bei Empfehlungen vor Fernreisen Besonderheiten zu beachten?

Bei Impfungen mit Lebendimpfstoffen muss die aktuelle Medikation beachtet werden (Immunsuppressiva; TNFα-Blocker). Wegen der Medikation könnte auch der Impfschutz nur ungenügend sein. Es gibt keine besonderen Empfehlungen für Patienten mit Morbus Bechterew, die man nicht auch anderen Reisenden geben würde, jedoch sollte der Patient (z.B. unter TNFα-Blocker-Therapie) beraten werden, wie er sich im Falle von Infektionen verhalten sollte. Eine kompetente medizinische Versorgung sollte rasch angestrebt werden.

4. Können Antibiotika die Manifestation des Morbus Bechterew verhindern?

Nein. Es gibt keine Belege, dass eine häufigere oder großzügigere Gabe von Antibiotika die Entstehung oder den Verlauf des Morbus Bechterew beeinflussen könnte.

5. Was kann Krankheitsschübe auslösen?

Bisher wurden keine sicheren „Auslöser" von Krankheitsschüben bei Patienten mit Morbus Bechterew identifiziert. Akute Infekte könnten theoretisch über eine Stimulation von Immunprozessen eine Rolle spielen, ohne dass sich daraus klinisch relevante Konsequenzen ableiten ließen. Über Stress oder Trauma als Auslöser von Krankheitsschüben wird immer wieder spekuliert. Fundierte Studien hierzu liegen nicht vor.

6. Gibt es sinnvolle Präventivmaßnahmen bei HLA-B27 positiven Kindern von Patienten?

Nein. Die Mehrzahl der Kinder von Patienten mit Morbus Bechterew bleibt ohnehin gesund. Es ist nicht sinnvoll, bei den Kindern häufiger oder großzügiger Antibiotika mit dem Ziel zu verordnen, die Manifestation eines Morbus Bechterew zu verhindern.

7. Ist eine „Herdsuche" und eventuell eine „Herdsanierung" sinnvoll?

Es gibt keinen Hinweis darauf, dass „Herde", zum Beispiel im Zahnbereich, ein Risiko für das Auftreten des Morbus Bechterew oder für häufigere Krankheitsschübe darstellen. Herde gehören saniert, aber ein Einfluss auf den Verlauf des Morbus Bechterew ist nicht zu erwarten.

8. Wie kommt es bei Morbus Bechterew zur Enthesiopathie und zur Verknöcherung?

In dem Bereich, wo insbesondere Faserknorpel (Sehnen, Bänder, Gelenkkapsel) am Knochen ansetzt, finden sich vermehrt Entzündungszellen, die wahrscheinlich über die Freisetzung von Zytokinen den Verknöcherungsprozess initiieren. Möglicherweise spielen auch Mikrotraumen in diesem mechanisch belasteten Bereich eine wichtige Rolle.

9. Warum ist gerade das Sakroiliakalgelenk bevorzugt betroffen?

Das ist nicht bekannt. Sowohl die örtliche Nähe von Bakterien im Urogenital- und im Gastrointestinaltrakt als auch die hohe mechanische Belastung des Sakroiliakalgelenks werden als mögliche Erklärungen diskutiert.

10. Wo bieten die neuesten Erkenntnisse Ansatzpunkte für zukünftige Therapien?

Die Identifikation der Bedeutung von TNFα hat bereits zur Entwicklung effektiver Medikamente geführt. Weitere Medikamente, die auf beteiligte Zytokine einwirken, sind in den kommenden Jahren zu erwarten. Sollten für die chronische Immunantwort verantwortliche (Auto-)Antigene identifiziert werden, könnte eine antigenspezifische Toleranzinduktion angestrebt werden. Klinisch einsetzbare gentherapeutische Interventionen werden in den nächsten 10 bis 20 Jahren mit großer Wahrscheinlichkeit nicht zur Verfügung stehen.

Literatur

Allen RL, O'Callaghan CA, McMichael AJ, Bowness P (1999) Cutting edge: HLA-B27 can form a novel beta 2-microglobulin-free heavy chain homodimer structure. J Immunol 162:5045–5048

Ball J (1971) Enthesopathy of rheumatoid and ankylosing spondylitis. Ann Rheum Dis 30:213–223

Benjamin M, McGonagle D (2001) The anatomical basis for disease localisation in seronegative spondyloarthropathy at entheses and related sites. J Anat 199:503–526

Bollow M, Fischer T, Reisshauer H, Backhaus M, Sieper J, Hamm B, Braun J (2000) Quantitative analyses of sacroiliac biopsies in spondyloarthropathies: T cells and macrophages predominate in early and active sacroiliitis- cellularity correlates with the degree of enhancement detected by magnetic resonance imaging. Ann Rheum Dis 59:135–140

Boyle LH, Goodall JC, Opat SS, Gaston JS (2001) The recognition of HLA-B27 by human

CD4(+) T lymphocytes. J Immunol 167:2619–2624

Braun J, Bollow M, Eggens U, Konig H, Distler A, Sieper J (1994) Use of dynamic magnetic resonance imaging with fast imaging in the detection of early and advanced sacroiliitis in spondylarthropathy patients. Arthritis Rheum 37:1039–1045

Braun J, Bollow M, Neure L, Seipelt E, Seyrekbasan F, Herbst H, Eggens U, Distler A, Sieper J (1995) Use of immunohistologic and in situ hybridization techniques in the examination of sacroiliac joint biopsy specimens from patients with ankylosing spondylitis. Arthritis Rheum 38:499–505

Braun J, Brandt J, Listing J, Zink A, Alten R, Golder W, Gromnica-Ihle E, Kellner H, Krause A, Schneider M, Sorensen H, Zeidler H, Thriene W, Sieper J (2002) Treatment of active ankylosing spondylitis with infliximab: a randomised controlled multicentre trial. Lancet 359:1187–1193

Braun J, Khan MA, Sieper J (2000) Enthesitis and ankylosis in spondyloarthropathy: what is the target of the immune response? Ann Rheum Dis 59:985–994

Braun J, Tuszewski M, Ehlers S, Häberle HJ, Bollow M, Eggens U, Distler A, Sieper J (1997) Use of a nested PCR strategy simultaneously targeting DNA sequences of multiple bacterial species in inflammatory joint diseases. II. Examination of sacroiliac and knee joint biopsies of patients with spondyloarthropathies and other arthritides. J Rheumatol 24:1101–1105

Braun J, Yin Z, Spiller I, Siegert S, Rudwaleit M, Liu L, Radbruch A, Sieper J (1999) Low secretion of tumor necrosis factor alpha, but no other Th1 or Th2 cytokines, by peripheral blood mononuclear cells correlates with chronicity in reactive arthritis. Arthritis Rheum 42:2039–2044

Brown MA, Kennedy LG, MacGregor AJ, Dark C, Duncan E, Shatford JL, Taylor A, Calin A, Wordsworth P (1997) Susceptibility to ankylosing spondylitis in twins: the role of genes, HLA, and the environment. Arthritis Rheum 40:1823–1828

Colbert RA (2000) HLA-B27 misfolding: a solution to the spondyloarthropathy conundrum? Mol Med Today 6:224–230

Ekman P, Saarinen M, He Q, Gripenberg-Lerche C, Gronberg A, Arvilommi H, Granfors K (2002) HLA-B27-transfected (Salmonella permissive) and HLA-A2-transfected (Salmonella nonpermissive) human monocytic U937 cells differ in their production of cytokines. Infect Immun 70:1609–1614

Francois RJ, Gardner DL, Degrave EJ, Bywaters EG (2000) Histopathologic evidence that sacroiliitis in ankylosing spondylitis is not merely enthesitis. Arthritis Rheum 43:2011–2024

Hermann E, Yu DT, Meyer zum Büschenfelde KH, Fleischer B (1993) HLA-B27-restricted CD8 T cells derived from synovial fluids of patients with reactive arthritis and ankylosing spondylitis. Lancet 342:646–650

Höhler T, Schaper T, Schneider PM, Meyer zum Büschenfelde KH, Märker-Hermann E (1998) Association of different tumor necrosis factor alpha promoter allele frequencies with ankylosing spondylitis in HLA-B27 positive individuals. Arthritis Rheum 41:1489–1492.

Khan MA (2000) HLA-B27 polymorphism and association with disease. J Rheumatol 27:1110–1114

Kuon W, Holzhutter HG, Appel H, Grolms M, Kollnberger S, Traeder A, Henklein P, Weiss E, Thiel A, Lauster R, Bowness P, Radbruch A, Kloetzel PM, Sieper J (2001) Identification of HLA-B27-restricted peptides from the Chlamydia trachomatis proteome with possible relevance to HLA-B27-associated diseases. J Immunol 167:4738–4746

Laval SH, Timms A, Edvards S, Bradbury L, Brophy S, Rubin L, Siminovitch KA, Weeks D, Calin A, Wordsworth BP, Brown MA (2001) Whole genome screening in ankylosing spondylitis – evidence of non-MHC genetic susceptibility loci. Am J Hum Genet 68:918–926

Leirisalo-Repo M (1998) Prognosis, course of disease, and treatment of the spondyloarthropathies. Rheum Dis Clin North Am 24:737–751

Maksymowych WP (2000) Ankylosing spondylitis – at the interface of bone and cartilage. J Rheumatol 27:2295–2301

Märker-Hermann E, Meyer zum Büschenfelde KH, Wildner G (1997) HLA-B27-derived peptides as autoantigens for T lymphocytes in ankylosing spondylitis. Arthritis Rheum 40:2047–2054

May E, Märker-Hermann E, Wittig BM, Zeitz M, Meyer zum Büschenfelde KH, Duchmann R (2000) Identical T-cell expansions in the colon mucosa and the synovium of a patient with enterogenic spondyloarthropathy. Gastroenterology 119:1745–1755

McGonagle D, Marzo-Ortega H, O'Connor P, Gibbon W, Pease C, Reece R, Emery P (2002) The role of biomechanical factors and HLA-B27 in magnetic resonance imaging-determined bone changes in plantar fascia enthesopathy. Arthritis Rheum 46:489–493

Mielants H, Veys EM, Cuvelier C, De Vos M, Goemaere S, De Clercq L, Schatteman L, Gyselbrecht L, Elewaut D (1995) The evolution of spondyloarthropathies in relation to gut histology. III. Relation between gut and joint. J Rheumatol 22:2279–2284

Poole AR (1998) The histopathology of ankylosing spondylitis: are there unifying hypotheses? Am J Med Sci 316:228–33

Purrmann J, Zeidler H, Bertrams J, Juli E, Cleveland S, Berges W, Gemsa R, Specker C, Reis HE (1988) HLA antigens in ankylosing spondylitis associated with Crohn's disease. Increased frequency of the HLA phenotype B27,B44. J Rheumatol 15:1658–1661

Robinson WP, van der Linden SM, Khan MA, Rentsch HU, Cats A, Russell A, Thomson G (1989) HLA-Bw60 increases susceptibility to ankylosing spondylitis in HLA-B27+ patients. Arthritis Rheum 32:1135–1142

Rudwaleit M, Siegert S, Yin Z, Eick J, Thiel A, Radbruch A, Sieper J, Braun J (2001) Low T cell production of TNFalpha and IFNgamma in ankylosing spondylitis: its relation to HLA-B27 and influence of the TNF-308 gene polymorphism. Ann Rheum Dis 60:36–42

Sieper J, Braun J (1995) Pathogenesis of spondylarthropathies. Persistent bacterial antigen, autoimmunity, or both? Arthritis Rheum 38:1547–1554

Sieper J, Fendler C, Laitko S, Sörensen H, Gripenberg-Lerche C, Hiepe F, Alten R, Keitel W, Groh A, Uksila J, Eggens U, Granfors K, Braun J (1999) No benefit of long-term Ciprofloxacin treatment in patients with reactive arthritis and undifferentiated oligoarthritis. Arthritis Rheum 42:1386–1396

Suarez-Almazor ME, Russell AS (1990) Sacroiliitis in psoriasis: relationship to peripheral arthritis and HLA-B27. J Rheumatol 17:804–808

Taurog JD, Richardson JA, Croft JT, Simmons WA, Zhou M, Fernandez-Sueiro JL, Balish E, Hammer RE (1994) The germfree state prevents development of gut and joint inflammatory disease in HLA-B27 transgenic rats. J Exp Med 180:2359–2364

Ugrinovic S, Mertz A, Wu P, Braun J, Sieper J (1997) A single nonamer from the Yersinia 60-kDa heat shock protein is the target of HLA-B27-restricted CTL response in Yersinia-induced reactive arthritis. J Immunol 159:5715–5723

Yin Z, Braun J, Neure L, Wu P, Liu L, Eggens U, Sieper J (1997) Crucial role of interleukin-10/interleukin-12 balance in the regulation of the type 2 T helper cytokine response in reactive arthritis. Arthritis Rheum 40:1788–1797

Zhang Y, Guerassimov A, Leroux JY, Cartman A, Webber C, Lalic R, de Miguel E, Rosenberg LC, Poole AR (1998) Arthritis induced by proteoglycan aggrecan G1 domain in BALB/c mice. Evidence for t cell involvement and the immunosuppressive influence of keratan sulfate on recognition of t and b cell epitopes. J Clin Invest 101:1678–1686

Zou JX, Yiping Z, Thiel A, Rudwaleit M, Shi SL, Radbruch A, Poole R, Braun J, Sieper J (2003) Predominant cellular immune response to the cartilage autoantigenic G1 aggrecan in ankylosing spondylitis and rheumaoid arthritis. Rheumatology 42 :846–855

Kapitel 3

Diagnosestellung

Franz Rainer, Martin Rudwaleit

1. Spondyloarthritiden*

Zu den *Spondyloarthritiden (SpA)* zählen der *Morbus Bechterew* (ankylosierende Spondyilitis, AS), das *Reiter-Syndrom* und die ihm ähnlichen *reaktiven Arthritiden*, die *Arthritis psoriatica*, die Spondyloarthritiden bei den *chronisch-entzündlichen Darmerkrankungen* (Morbus Crohn, Colitis ulcerosa) und die *undifferenzierten Spondyloarthritiden*, die sich nicht einem der vorher angeführten *Spondyloarthritis-Subtypen* zuordnen lassen.

Als Synonyme der *Spondyloarthritis* im Gebrauch sind *Spondylarthritis, Spondarthritis* und auch *Spondyloarthropathie*. Um den entzündlichen Charakter dieser Erkrankungen auch im Namen besser zum Ausdruck zu bringen, setzt sich im deutschsprachigen Raum zunehmend der Begriff *Spondyloarthritis* durch.

Spondyloarthritiden sind nicht ausschließlich Erkrankungen von Erwachsenen, sondern beginnen bei einem Teil der Patienten bereits im Kindesalter (nach dem 8. Lebensjahr) mit einer Symptomatik, die in vielen Aspekten der Spondyloarthritis des Erwachsenen sehr ähnlich ist. Die *juvenile Spondyloarthritis* ist innerhalb der *International League Against Rheumatism (ILAR)-Klassifikationskriterien* als sog. *Enthesitis related arthritis (ERA)* abgebildet (siehe Kap. 18).

Die Gruppe der *Spondyloarthritiden* zeichnet sich durch eine Reihe klinischer, serologischer und immungenetischer Merkmale aus (Tabelle 1), wodurch sie von anderen entzündlich-rheumatischen Erkrankungen abgegrenzt werden können, vor allem von der klassischen chronischen Polyarthritis (*rheumatoide Arthritis*).

Das klinische Erscheinungsbild der Spondyloarthritiden ist vielfältig. Es existieren verschiedene überlappende extraartikuläre Manifestationen. Übergänge zwischen den einzelnen Spondyloarthritiden sind zu beobachten (z.B. reaktive Arthritis mit Übergang in Morbus Bechterew). Manche Symptome, wie z.B. die *Enthesitis* (siehe Kap. 9), die *Uveitis anterior* (siehe Kap. 10) oder der *entzündliche Kreuzschmerz* (s.u.) können bei jedem der angeführten Subtypen auftreten, ohne dass eine klare Zuordnung möglich ist. Dementsprechend schwierig kann in Einzelfällen oder in Frühstadien eine eindeutige *Diagnosestellung* sein.

Aufgrund dieser klinischen Beobachtungen und der serologischen Gemeinsamkeiten wurde das Konzept der *Spondyloarthritiden* entwickelt, wobei der Morbus Bechterew der Prototyp dieser Krankheitsgruppe ist. Innerhalb dieser Gruppe weisen der *Morbus Bechterew* und die *undifferenzierte Spondyloarthritis* die *höchste Prävalenz* auf (Brandt et al. 1999).

Der *Morbus Behçet*, der *Morbus Whipple*, der *Morbus Still* und das *SAPHO-Syndrom* werden heute *nicht* mehr zu den *Spondyloarthritiden* gezählt. Sie sollten aufgrund von Unterschieden in der klinischen Manifestation und der Pathogenese sowie aufgrund unterschiedlicher Therapiekonzepte von der Gruppe der Spondyloarthritiden abgegrenzt werden.

---

* Synonym: Spondylarthropathien.

Tabelle 1. Gemeinsame häufige Merkmale der Spondyloarthritiden

Manifestationen am Achsenskelett	
– Sakroiliitis	
– Spondylitis	*„Entzündlicher Rückenschmerz"*
– Spondylodiszitis	
Athritiden und Enthesiopathien	
– Kostovertebralarthritis	
– Sternoclaviculararthritis	*„Thorakodynie"*
– Synchondritis sternalis	
– Manifestationen an den peripheren Gelenken:	
– asymmetrische Oligoarthritis bevorzugt an der unteren Extremität	
– selten Mon- und noch seltener asymmetrische Polyarthritis	
– Daktylitis	
– Enthesiopathien	
– vor allem Achillessehnenansatz, Ansatz der plantaren Ligamente (*„Fersenschmerz"*)	
Schmerzen im Bereich von	
– Tuber ossis ischii	
– Os pubis	
– Spina iliaca anterior superior (*"Beckenschmerz")*	
– Crista iliaca	
– Trochanter major/minor	
– Synchondrosis sternalis	*„Thorakodynie"*
– Synchondrose der Rippen	
Extraartikuläre Manifestationen	
– Augenentzündungen (akute anteriore Uveitis, Konjunktivitis)	
– Hautveränderungen (Psoriasis vulgaris, Erythema nodosum, Pyoderma gangraenosum)	
– Schleimhautveränderungen (Mund- und Genitalulzera)	
– Darmentzündungen: vorausgehende Infektionen; asymptomatische, makroskopische und mikroskopische Veränderungen bis zu den typischen Veränderungen der chronisch-entzündlichen Darmerkrankung (Morbus Crohn und Colitis ulcerosa)	
– urogenitale Symptome: vorausgehende Infektionen, Urethritis, Prostatitis, Zervizitis, Balanitis	
– positive Familienanamnese für Spondyloarthropathie – hohe Assoziation mit HLA-B27	
– mögliche Überlappung einzelner Krankheitsbilder	
– Rheumafaktor–Negativität, Fehlen von immunologischen Befunden	

Für diese Krankheitsgruppe der *Spondyloarthritiden* werden derzeit vor allem zwei Kriterienkataloge angewandt:

- Klassifikationskriterien der *Europäischen Spondyloarthropathie-Studiengruppe* (*ESSG*) (Tabelle 2)
- *Amor-Kriterien* (Tabelle 3)

Bei beiden Klassifikationskriterien kommt den *klinischen* Merkmalen eine große Bedeutung zu.

Die *ESSG-Kriterien* sind unterteilt in 2 Hauptkriterien und 7 Nebenkriterien. Die ESSG-Kriterien gelten als erfüllt, wenn *ein Hauptkriterium* und mindestens *eines der 7 Nebenkriterien* vorliegen (Dougados et al. 1991). Mittels der *ESSG-Kritierien* kann eine

Tabelle 2. Klassifikationskriterien der Europäischen Studiengruppe für Spondyloarthropathien (ESSG, Dougados et al. 1991)

Hauptkriterien (aktuell oder anamnestisch)

ENTWEDER – entzündlicher Rückenschmerz	ODER	– Arthritis: asymmetrisch oder die untere Extremität betonend

UND
mindestens eines oder mehrere der nachfolgenden Nebenkriterien:
- positive Familienanamnese für Morbus Bechterew, Psoriasis, Uveitis, reaktive Arthritis, Morbus Crohn oder Colitis ulcerosa

Aktuell oder anamnestisch
- Psoriasis
- chronisch-entzündliche Darmerkrankung
- beidseits wechselnde Gesäßschmerzen
- Enthesiopathie (Fersenschmerz, Achillessehnen- oder Plantaraponeurose-Insertionsschmerz)
- nicht-gonorrhoische Urethritis oder Zervizitis oder akute Diarrhö jeweils innerhalb eines Monats vor Beginn der Arthritis
- Sakroiliitis (bilateral Grad 2–4 oder unilateral Grad 3–4)

Tabelle 3. Kriterien für Spondyloarthropathien (Amor et al. 1990)

Kriterien	Punkte
A. *Aktuell oder anamnestisch*	
1. Nächtliche Kreuz- oder Rückenschmerzen und/oder Morgensteifigkeit im Kreuz oder Rücken	1
2. Asymmetrische Oligoarthritis	2
3. Unbestimmter Gesäßschmerz *oder*	1
alternierende Gesäßschmerzen	2
4. Wurstfinger oder –zehe	2
5. Fersenschmerz oder jede andere Enthesiopathie	2
6. Iritis	2
7. Nicht-Gonokokken-Urethritis oder –Zervizitis innerhalb eines Monats vor Beginn der Arthritis	1
8. Akute Diarrhoe innerhalb von 1 Monat vor Beginn der Arthritis	1
9. Psoriasis, Balanitis oder chronisch entzündliche Darmerkrankung	2
B. *Röntgenbefunde*	
10. Sakroiliitis bilateral Grad 2–4 oder unilateral Grad 3–4	3
C. *Genetischer Hintergrund*	
11. Nachweis von HLA-B27 und/oder positive Familienanamnese für Morbus Bechterew, reaktive Arthritis, Uveitis, Psoriasis oder chronisch entzündliche Darmerkrankung	2
D. *Ansprechen auf die Therapie*	
12. Deutliche Schmerzabnahme innerhalb von 48 Stunden durch nichtsteroidale Antiphlogistika und/oder Schmerzzunahme (innerhalb 48 Stunden) nach deren Absetzen	2

Bewertung: Spondyloarthritis bei einer Gesamtpunktezahl von ≥ 6, wahrscheinliche Spondyloarthritis bei 5 Punkten

Spondyloarthritis bereits relativ früh diagnostiziert werden, selbst wenn sich noch keine radiologischen Hinweise auf eine Sakroiliitis finden. Damit einhergehend ist auch erstmals die Möglichkeit gegeben, eine sog. *undifferenzierte Spondyloarthritis (uSpA)* zu definieren. Unter einer *undifferenzierten Spondyloarthritis* versteht man ein Krankheitsbild einer Spondyloarthritis, das sich nicht einem der vier definitiven Subtypen zuordnen lässt.

Die *Amor-Kriterien* sind ebenso wie die *ESSG-Kriterien* als *Klassifikationskriterien* konzipiert (Amor et al. 1990), d.h. sie waren ursprünglich nicht zur Verwendung als *Diagnosekriterien* vorgesehen. *Klassifikationskriterien* sollen eine hohe *Spezifität* aufweisen, um so eine große Sicherheit in der Benennung eines Krankheitsbildes zu gewährleisten (z.B. im Rahmen von wissenschaftlichen Studien). Sie werden heute dennoch häufig zur Diagnosestellung verwendet.

Die *Amor-Kritierien* bestehen aus 12 Merkmalen mit unterschiedlicher Punktezuordnung (Tabelle 3). Eine *sichere Spondyloarthritis* liegt ab einer Gesamtpunktezahl von 6 vor, eine *wahrscheinliche Spondyloarthritis* bei 5 Punkten. Die Amor-Kriterien haben den Vorteil, dass eine Zuordnung zu den Spondyloarthritiden auch selbst dann möglich ist, wenn eines der zwei Leitsymptome der ESSG-Kriterien nicht vorliegt, z.B. bei einer Enthesitis. Bei den Amor-Kriterien wird neben der positiven Familienanamnese auch eine HLA-B27-Positivität als genetische Prädisposition berücksichtig (2 Punkte!), ebenso ein gutes Ansprechen der Rückenschmerzen auf NSAR-Einnahme.

Beide *Kriterien-Sets* helfen, die Symptome des Patienten der definierten Krankheitsgruppe der Spondyloarthritiden zuzuordnen und können somit auch zur Diagnosefindung beitragen. Von großer praktischer Bedeutung für die Differentialdiagnose einer peripheren Arthritis ist dabei die frühzeitige Abgrenzung zu einer beginnenden chronischen Polyarthritis. Es sei aber nochmals betont, dass die ESSG- und die Amor-Kriterien ursprünglich nicht als Diagnose-Kriterien konzipiert wurden, in Ermangelung besserer Instrumente jedoch so verwendet werden.

2. Morbus Bechterew

Der *Morbus Bechterew* (ankylosierende Spondylitis, AS), der „Prototyp" der Spondyloarthritiden, ist eine entzündliche Systemerkrankung mit chronischem Verlauf und wechselhafter Krankheitsaktivität. Das Erscheinungsbild ist außerordentlich variabel. Es kann von einer leichten Verlaufsform mit isolierter Sakroiliitis bis hin zur kompletten Ankylose der gesamten Wirbelsäule mit Befall der peripheren Gelenke und einer Beteiligung innerer Organe reichen.

Der Krankheitsverlauf kann durchaus mild sein, mit unterschiedlich langen beschwerdearmen bis symptomfreien Episoden. Zudem kann die Krankheit in jedem Stadium zum Stillstand kommen. Bei ca. 5% der Fälle beobachtet man einen rasch progredienten Verlauf, der innerhalb weniger Jahre in eine komplette Ankylose mündet.

Die Ursache der Erkrankung ist nicht bekannt. Auffällig ist die Assoziation mit dem humanen Leukozyten-Antigen HLA-B27. Die Krankheit manifestiert sich bei ca. 90% der Patienten zwischen dem 15. und 40. Lebensjahr; nur bei 4% der Patienten beginnt die Erkrankung vor dem 15. Lebensjahr und bei 6% der Patienten nach dem 40. Lebensjahr (Feldtkeller 1999).

Die *Prävalenz* liegt in Europa zwischen 0,2% und 1,4% und korreliert stark mit der Häufigkeit von HLA-B27 in der Allgemeinbevölkerung (Haibel et al. 2002; Braun et al. 1998). *Männer* werden wahrscheinlich etwas häufiger von der Krankheit betroffen als *Frauen*. Diese Einschätzung hängt jedoch sehr davon ab, welche Kriterien für die Diagnosestellung angewandt werden. Bei Berücksichtigung von Erkrankungen mit nur gering ausgeprägten radiologischen Veränderungen beträgt das Verhältnis von Männern zu Frauen wohl eher 2 : 1. Frühere Berichte über ein Verhältnis von 10 : 1 sind mit Sicherheit falsch.

Bevorzugt befallen wird das *Achsenskelett* unter Einschluss der Becken- und Brustkorbverbindungen. Die Krankheit beginnt

Tabelle 4a. Entzündlicher Rückenschmerz nach Calin et al. (1977)

- Beginn vor dem 40. Lebensjahr
- Langsamer, allmählicher Beginn
- Dauer über 3 Monate
- Morgensteifigkeit
- Besserung durch Bewegung

Beurteilung: Für die klinische Diagnose „entzündlicher Rückenschmerz" müssen 4 der 5 Kriterien erfüllt sein.

typischerweise in beiden *Sakroiliakalgelenken* und das klinisch führende Symptom ist der *entzündliche Rückenschmerz* (Tabelle 4).

Der *Entzündungsprozess* verläuft dann typischerweise von kaudal nach kranial und ist mit einer Verknöcherungstendenz des Achsenskeletts verbunden, die sich klinisch in einer zunehmenden Versteifung zeigt. Eine nicht seltene Verlaufsform ist der so genannte *„bipolare Typ"*; dabei besteht eine *Sakroiliitis* und eine *entzündliche HWS-Beteiligung*, während die BWS und die LWS nicht (oder erst sehr spät) befallen werden.

Weitere typische Merkmale sind Schmerzen durch Sehnenansatzentzündungen *(Enthesiopathien)*, am häufigsten die dorsale und plantare *Tendoostitis* des Fersenbeines.

Zum Krankheitsbild gehören auch asymmetrische periphere Arthritiden, wobei die Gelenke der unteren Extremitäten bevorzugt befallen werden. Die Form der Gelenkbeteiligung reicht von *flüchtigen Arthralgien* bis hin zu *schweren progredienten Arthritiden* mit zunehmenden Destruktionen. Bei knapp einem Drittel aller Patienten tritt die periphere Arthritis (Mon- oder asymmetrische Oligoarthritis, selten auch Polyarthritis) als *Erstsymptom* vor den wegweisenden Rückenschmerzen auf (siehe Kap. 8). Ein besonderes Problem stellt ein Befall der *Hüftgelenke* dar, denn diese Veränderungen machen oft schon in frühen Jahren eine prothetische Versorgung notwendig und sind insgesamt mit einer schlechteren Prognose verbunden (siehe Kap. 5).

Extraskelettale Manifestationen sind möglich. Häufig und typisch ist die akute *anteriore Uveitis*, die auch das erste Symptom der Erkrankung sein kann. Seltener betroffen sind das Herz (Aortitis mit Aorteninsuffizienz, Reizleitungsstörungen) und die Lungen (restriktive Ventilationsstörung, zystische Oberlappenfibrose).

Das Spät- oder Endstadium der Erkrankung ist durch eine Ankylose der Wirbelsäule und der Sakroiliakalgelenke charakterisiert. Als sekundäre Komplikation nach jahrelanger aktiver systemischer Entzündung kann eine generalisierte *Amyloidose* auftreten, über die in den letzten Jahren jedoch nur noch selten berichtet wird.

3. Der entzündliche Rückenschmerz

Ein Leitsymptom des Morbus Bechterew und auch der anderen Spondyloarthitiden ist der *„entzündliche Rückenschmerz" (ERS)* (Tabelle 4a,b). Im Gegensatz zu Rücken-

Tabelle 4b. Charakteristika des entzündlichen Rückenschmerzes

Wichtige Symptome sind:

- Besserung der Schmerzen durch Bewegung, keine Besserung durch Ruhe
- mit der Schmerzsymptomatik verbunden ist eine Steifigkeit und Bewegungseinschränkung der Wirbelsäule, die über mehrere Stunden anhalten kann
- Auftreten häufig in der zweiten Nachthälfte bzw. in den frühen Morgenstunden, nächtliches Erwachen – so genannter „aufweckender Kreuzschmerz"
- Alternierender Gesäßschmerz – zu Beginn häufig intermittierend, tiefsitzend und einseitig, im weiteren Verlauf persistierend und bilateral (in 10% der Fälle alleinige Ursache für den Arztbesuch)
- Gutes Ansprechen der Schmerzen auf NSAR
- Ausstrahlung in die Rückseite der Oberschenkel bis hin zum Knie, sehr selten noch weiter nach distal, im Gegensatz zur Ischialgie sind andauernd oder wechselseitig beide Seiten betroffen, „beidseitiger Ischias"
- Fehlende neurologische Symptome

schmerzen auf der Grundlage degenerativer Wirbelsäulenveränderungen verstärkt sich der *entzündliche Rückenschmerz* bei Ruhigstellung des Achsenskelettes, d.h. vor allem während des Schlafes in der Nacht und bessert sich durch körperliche Bewegung. Patienten mit Rückenschmerzen nicht-entzündlicher Genese (z.B. Bandscheibenschaden, Osteoporose u.a.) erfahren häufiger eine Schmerzzunahme durch Bewegung und eine Besserung in Ruhe.

Der *entzündliche Rückenschmerz* wurde bereits 1949 von F. Dudley Hart und Mitarbeitern klinisch präzise beschrieben (Hart et al. 1949). Die von Hart beschriebenen Patienten mit *ankylosierender Spondylitis* berichteten über Schmerzen *lumbosakral* oder auch im Bereich der Gesäßhälften, begleitet von Steifigkeit. Der Krankheitsverlauf war gekennzeichnet von Schüben, die sich mit Phasen von Remissionen abwechselten. Ein häufig beobachtetes Phänomen war eine Verschlimmerung des Schmerzes und der Steifigkeit durch eine *Immobilisation* des Patienten. Ferner berichteten die Patienten, dass sie morgens schmerzgeplagt und steif aufwachten und sich Schmerz und Beweglichkeit erst allmählich im Tagesverlauf besserten. Ein Patient konnte durch regelmäßige Bewegungsübungen seinen Schmerzzustand gut kontrollieren; ein anderer weckte sich nachts alle zwei Stunden auf, um körperliche Übungen durchzuführen, damit die Schmerzen am Morgen erträglich waren. Bei anderen Patienten wiederum verschlimmerten sich die Rückenschmerzen auch nach allzu intensiven Bewegungsübungen. Hart et al. (1949) berichteten aber auch von einigen (wenigen) Patienten, deren Schmerzen sich durch Ruhe besserten.

Calin et al. definierten erstmals 1977 ein *Set* von Charakteristika, die auf einen *entzündlichen Rückenschmerz* hinweisen (Tabelle 4a). Für die klinische Diagnose *„entzündlicher Rückenschmerz"* müssen 4 der angeführten Kriterien erfüllt sein (Calin et al. 1977). Wie aus Tabelle 4a ersichtlich ist, haben die typischen Symptome, z.B. Morgensteifigkeit oder Besserung durch Bewegung, die bereits Hart beschrieben hatte, in die von Calin et al. genannten Kriterien Eingang gefunden. Andere Charakteristika wiederum, z.B. der nächtliche Schmerz oder auch die fehlende Besserung oder gar Verschlimmerung durch Ruhigstellung, sind dagegen nicht mehr enthalten. Auf die Bedeutung des nächtlichen Aufstehens wies Gran in seiner Untersuchung hin (Gran 1985). In den wenigen Folgestudien lag die Sensitivität der *Calin-Kriterien* allerdings nur zwischen 38–75% bei einer Spezifität von ca. 75% (van der Linden et al. 1984; Gran 1985; van der Linden und Fahrer 1988).

In einer eigenen Studie zeigte sich, dass sich der entzündliche von dem nicht-entzündlichen Rückenschmerz am besten durch die Symptome (1.) *Morgensteifigkeit*, (2.) *Besserung durch Bewegung und nicht durch Ruhe*, (3.) *Schmerz in der zweiten Nachthälfte* und (4.) *wechselnder Gesäßschmerz* (bei Vorliegen von zwei dieser vier Kriterien) unterscheiden lässt. Mit diesem leicht modifizierten *Set* von Kriterien für den entzündlichen Rückenschmerz ist eine moderate bis ausreichende *Sensitivität* von 70% und eine *Spezifität* von 81% zu erreichen (Rudwaleit et al. 2002). Dies bedeutet für die tägliche Praxis, dass nicht alle Patienten mit ankylosierender Spondylitis den typischen entzündlichen Rückenschmerz angeben (!), sondern nur etwa 70–80% der Patienten.

Andererseits weisen etwa 20–25% der Patienten mit Rückenschmerzen anderer Genese die typischen Charakteristika des *entzündlichen Rückenschmerzes* auf (Calin et al. 1977; van der Linden und Fahrer 1988; Rudwaleit et al. 2002). Daraus leitet sich ab, dass der *entzündliche Rückenschmerz* zwar ein wichtiges diagnostisches Merkmal ist, der *entzündliche Rückenschmerz* allein aber niemals zur Diagnose einer *Spondyloarthritis* oder einer *ankylosierenden Spondylitis* ausreicht. Zusammenfassend bleibt festzuhalten, dass *Besserung durch Bewegung und nicht durch Ruhe* und die *Morgensteifigkeit von >30 Minuten* die wichtigsten Elemente des *entzündlichen Rückenschmerzes* darstellen. Weitere häufige Symptome des *entzündlichen Rückenschmerzes* sind in der Tabelle 4b angeführt.

Die Ursache des *entzündlichen Rückenschmerzes* ist zumeist eine *Sakroiliitis*. Der

Schmerz kann aber auch durch eine *Enthesitis, Spondylitis* oder *Spondyloodiszitis* bedingt sein. In der ESSG-Studie (Dougados et al. 1991) zeigte sich der *entzündliche Rückenschmerz* bei 70% aller Patienten mit einer Spondyloarthritis. Bei etwa 75% der Patienten ist der *entzündliche Rückenschmerz* das erste Symptom der Erkrankung.

Bei der körperlichen Untersuchung sind sehr oft ein positives *Mennell'sches Zeichen*, ein *positiver Vierer-Test (Patrick-Test)* und eine *eingeschränkte Beweglichkeit* der unteren Wirbelsäule zu finden (s.u.).

Die *radiologische* Untersuchung der *Sakroiliakalgelenke* ist in den Anfangsstadien häufig ohne eindeutig pathologischen Befund. Mit Hilfe der *MRT-Untersuchung* lässt sich eine *Synovitis* oder ein entzündliches gelenknahes Knochenödem wesentlich früher nachweisen, so dass die MRT bei der Diagnostik früher Fälle inzwischen eine wichtige Rolle spielt.

Liegen dann noch weitere Symptome der *Spondyloarthropathien* vor oder lassen sich solche anamnestisch eruieren, so ist die Zuordnung der Symptomatik zu einer der Spondyloarthritiden leichter möglich (s.u.).

4. Periphere Arthritiden

Das klinische Erscheinungsbild der peripheren Gelenkbeteilung reicht von vorübergehenden Arthralgien, über episodisch und transitorisch auftretende Arthritiden bis hin zu chronisch destruierenden Gelenkentzündungen (siehe Kap. 8). Die Häufigkeitsangaben für eine *periphere Arthritis* im Rahmen einer *Spondyloarthropathie* schwanken sehr stark und reichen von 10% bis 50% (Gamp et al. 1963; Mathies und Goshen 1969; Resnick 1974; Luthra et al. 1976).

Bei etwa 20 bis 30% der Patienten mit Morbus Bechterew tritt die *periphere Arthritis* als *Erstsymptom* noch *vor* den Rückenschmerzen auf. Am häufigsten wird eine akute, episodisch auftretende oder rezidivierende *Monarthritis* beobachtet, zumeist im Kniegelenk oder Sprunggelenk.

Bei einem jungen Menschen mit rezidivierenden, nur mäßig schmerzhaften *Knie- oder Sprunggelenkergüssen* sollte man immer an einen beginnenden Morbus Bechterew oder eine andere Spondyloarthropathie denken. Typisch ist eine *asymmetrische Oligoarthritis*, wobei die Gelenke der unteren Extremität bevorzugt befallen werden.

Bei Beginn des Morbus Bechterew vor dem 15. Lebensjahr bestehen periphere Arthritiden bei nahezu 100% der Patienten, bei Beginn zwischen dem 17. und 20. Lebensjahr beträgt die (periphere) Arthritishäufigkeit ca. 75%. Bei den jungen Patienten ist die Bevorzugung der großen Gelenke der unteren Extremitäten noch ausgeprägter (Keitel 1993).

Diffentialdiagnostisch ist an eine beginnende *rheumatoide Arthritis* zu denken, die aber bei diesen Befunden nur sehr selten als Ursache in Frage kommt. Schilling (1981) unterscheidet 4 Typen des arthritischen Befallsmusters: (1.) die stammnahe sog. *„rhizomelische"* Verlaufsform mit Befall der Schulter- und Hüftgelenke, die vor allem bei Krankheitsbeginn im frühen Erwachsenenalter zu finden ist (ca. 30%), (2.) den vorwiegenden Befall der *unteren Extremitäten* (ca. 45%), (3.) die *periphere Lokalisation – polyarthritischer Typ* (ca. 7%) und (4.) die seltene *Panarthritis*. Fließende Übergänge und Überschneidungen sind häufig.

Das gleichzeitige Auftreten von Morbus Bechterew und einer chronischen Polyarthritis ist äußerst selten, soll aber vorkommen (Fallet et al. 1976).

Ein Drittel der peripheren Gelenkentzündungen tritt im Rahmen einer Spondyloarthropathie nur episodisch auf und klingt folgenlos ab. Die Arthritis der *Hüftgelenke* hingegen verläuft fast immer *chronisch-destruierend* und führt zu beträchtlichen Behinderungen des Patienten. Oft ist bereits in jungen Jahren eine Hüftgelenkersatzoperation mit einer *totalendoprothetischen* Versorgung erforderlich.

Eine *Daktylitis* findet sich bei Patienten mit Morbus Bechterew nur selten. In diesem Falle sollte nach einer begleitenden Psoriasis gefahndet werden.

Bei einer *ätiologisch nicht eindeutig* zuzuordnenden peripheren Arthritis ist die Diagnose des Morbus Bechterew dann in Betracht zu ziehen, wenn ein oder mehrere der in Tabelle 5 angeführten anamnestischen

Tabelle 5. Prozentuale Häufigkeit bestimmter Beschwerden bei Patienten mit Morbus Bechterew (Keitel 1993)

Dorsolumbaler Schmerz (98%)
Bewegungseinschränkung der LWS (75%)
Einschränkung der Atemexkursion (50%)
Wechselseitige Ischialgie (50%)
Interkostalneuralgie (50%)
Periostschmerz im Bereich der Sehnenansätze an Ferse, Sitzbein, Schambein, Tibia, Beckenschaufel (35%)
Anamnese oder Nachweis einer Uveitis, Iritis oder Iridozyklitis (30%)

Symptome oder Befunde vorliegen. Die Zahlen in Klammern geben die Häufigkeit der Symptome bei Patienten mit Morbus Bechterew im Vergleich zu einer Kontrollgruppe in Prozent an. Wenn ein peripher-arthritisches Vorstadium der spondylitischen Manifestation um Monate oder Jahre vorausgeht und keine weiteren für die Spondyloarthritiden typischen Symptome vorliegen, kann zu diesem Zeitpunkt oft nur die Diagnose einer *undifferenzierten Oligoarthritis* oder *undifferenzierten Spondyloarthropathie* gestellt werden. Ob sich daraus nach einigen Jahren ein Morbus Bechterew entwickelt, muss dann der Verlauf zeigen.

5. Enthesiopathien

Die *Enthesiopathie* ist definiert als eine unspezifische, im Krankheitsverlauf häufig destruierende Entzündung im Bereich von *Sehnen*, *Ligamenten* und *Insertionen* in den Knochen, wobei die Genese bislang nicht bekannt ist. Reaktiv kann es zur *Knochenneubildung* mit knöchernem Ersatz der Enthese kommen (Hartl 1990).

Eine *Enthesitis* kann prinzipiell an allen Ansätzen von Sehnen und Bändern auftreten. Sie findet sich nicht nur bei Morbus Bechterew, sondern auch bei den anderen Spondyloarthropathien, insbesondere bei den *reaktiven Arthritiden* und bei der *Arthritis psoriatica*. Sie sollten möglichst gut von den *degenerativen* Enthesiopathien abgegrenzt werden (siehe Kap. 9). Gemeinsame Symptome einer *entzündlichen* und einer *nichtentzündlichen Enthesiopathie* sind ein lokaler Schmerz mit Ausstrahlung in die dazugehörige Muskulatur und die Zunahme der Schmerzen bei Bewegung, Belastung oder Druck. Eine Besserung tritt bisweilen durch kurzfristige Ruhe auf, ohne dass dies diagnostisch überbewertet werden sollte.

Die am häufigsten bei Morbus Bechterew, aber auch bei den anderen Spondyloarthropathien zu beobachtenden Enthesiopathien sind die dorsale und plantare *Tendoostitis des Fersenbeines*, die sich klinisch als *Calcaneodynie* äußert, und die *Achillodynie*, bedingt durch eine *Tendinitis* der Achillessehne, oft begleitet von einer *Bursitis*. Beide Enthesiopathien verursachen Schmerzen beim Gehen; die Mobilität des Betroffenen kann stark eingeschränkt sein.

Schmerzen beim Sitzen entstehen durch Enthesiopathien an den verschiedenen Sehnenansatzstellen am knöchernen Becken, insbesondere an der *Tuberositas* des *Os ischii*.

Kennzeichnend ist auch die *„Thorakodynie"*, bedingt durch eine Enthesitis im costovertebralen und sternocostalen Bereich sowie durch eine *Synchondritis sternalis*. Klinisch schwierig davon zu unterscheiden sind die Arthritiden der Kostotransversal- und der Kostovertebralgelenke, die ebenfalls zu gürtelförmigen Thoraxschmerzen mit Verstärkung bei tiefer Inspiration oder bei Husten und Niesen führen können. Auch die Entzündung der *Sternoklavikulargelenke* – in 25% bilateral –, der *Acromioklaviculargelenke* und der *Synchondrosis manubriosternalis* führt zu Schmerzen im vorderen Thoraxbereich. In der Tabelle 6 sind die wichtigsten Lokalisationen der Enthesiopathien angeführt.

6. Die klinische Untersuchung

6.1. Inspektion und Palpation

Im frühen Krankheitsstadium des Morbus Bechterew ergibt auch die klinische Untersuchung zumeist nur diskrete Hinweise, aber keine Beweise für das Vorliegen der Erkrankung. Die körperliche Untersuchung gliedert sich in die *Inspektion*, *Palpation* sowie *Funktionsprüfung* und wird durch eine

Tabelle 6. Häufige Lokalisationen der Enthesiopathien bei Morbus Bechterew

Achillessehnenansatz Ansatz der plantaren Ligamente
Tuber ossis ischii Os pubis Spina iliaca anterior superior Crista iliaca Trochanter major/minor
parasternal Synchondrosis sternalis Synchondrose der Rippen
Tuberositas tibiae

neurologische Untersuchung mit Prüfung der Motorik, der Sensibilität und der Reflexe vervollständigt.

Eine genaue *Dokumentation* der klinischen Untersuchungsergebnisse ist die Voraussetzung für die notwendige *Verlaufsbeurteilung*. Erforderlich ist ein exakter physikalischer Status mit Untersuchungen der Sakroiliakalgelenke, der gesamten Wirbelsäule, des Brustkorbs, der stammnahen und peripheren Gelenke, der Muskulatur und der Sehnenansätze.

Man beginnt die Untersuchung mit der Inspektion des Patienten von hinten (Abbildung 1) und von der Seite (Abbildung 2), wobei besonders auf die in den Abbildungen angegebenen Merkmale zu achten ist.

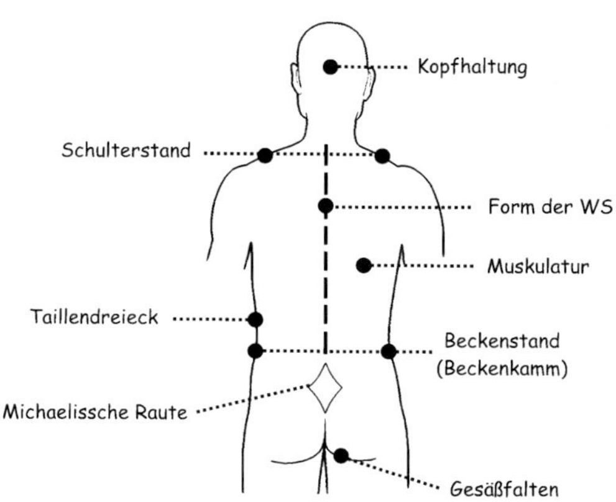

Abb. 1. Darstellung des Körpers von hinten mit einer Auswahl besonders zu beachtender Merkmale

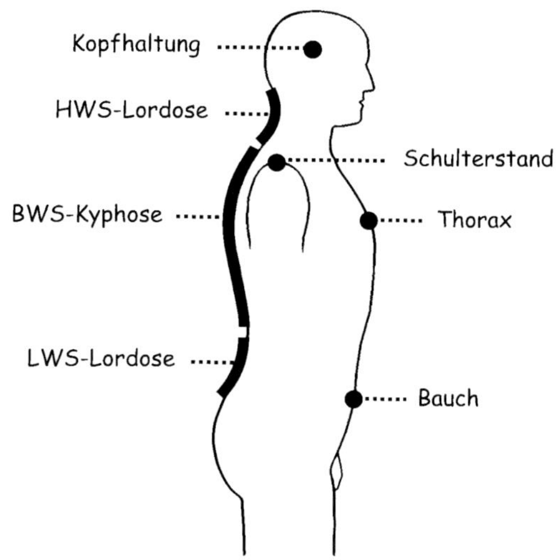

Abb. 2. Darstellung des Körpers von der Seite mit einer Auswahl besonders zu beachtender Merkmale

Beurteilt wird die Haltung vor allem auch in Hinblick auf Abweichungen von der physiologischen *BWS-Kyphose* bzw. der *HWS- und LWS-Lordose*. Man achte zudem auf einen Beckenschiefstand bzw. eine Asymmetrie der Schultern. Bei der *Palpation* wird die *Druckschmerzhaftigkeit* der verschiedenen Gewebestrukturen des Rückens, des Brustkorbs und des Beckens untersucht.

Inspektion und Palpation gehen über in die *Funktionsuntersuchungen*, bei denen sowohl klinisch relevante Kriterien für die Diagnose untersucht als auch Daten für die individuelle Verlaufsbeobachtung erhoben werden.

6.2. Funktionsuntersuchungen

6.2.1. Die Halswirbelsäule

Gemessen wird der gesamte Bewegungsumfang der HWS in der Sagittalebene mit Hilfe des *Kinn-Jugulum-* und des *Hinterhaupt-Wand-Abstands* (Abbildung 3, 4). Die Dokumentation des *Hinterhaupt-Wand-Abstands* sollte klar darstellen, ob eine *Hyperlordosierung* der HWS bei der Messung erlaubt oder eine *horizontale Blickrichtung* gefordert war (siehe Kap. 6). Bei der Mes-

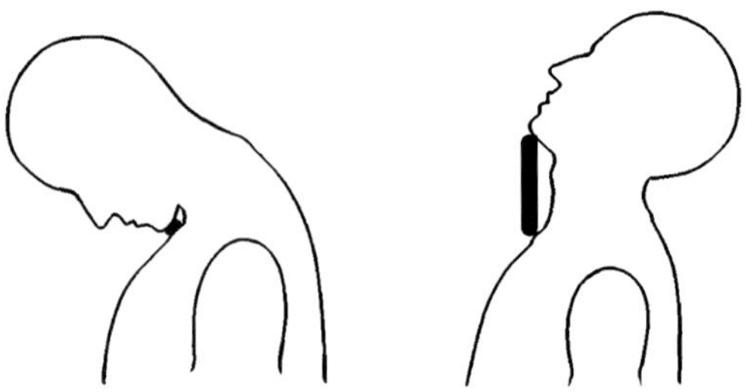

Abb. 3. Kinn – Jugulum – Abstand bei maximaler Flexion und Reklination

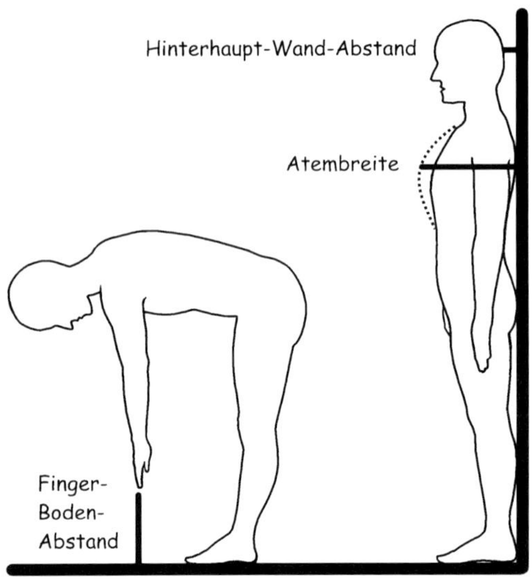

Abb. 4. Hinterhaupt – Wand – Abstand, Atembreite, Finger – Boden – Abstand (siehe Text)

sung des *Hinterhaupt-Wand-Abstands* steht der Patient so gerade wie möglich mit dem Rücken und den Fersen an der Wand; gemessen wird der geringste mögliche Abstand zwischen Hinterhaupt und Wand. Beim Gesunden beträgt der Abstand 0 cm. Mit diesem Maß werden Bewegungseinschränkungen der HWS und der oberen BWS sowie das Ausmaß des Haltungsverlustes quantitativ erfasst.

Nicht selten ist bereits in einem frühen Stadium der Erkrankung eine Einschränkung der *Rotation* im Bereich der HWS zu beobachten (die Betroffenen berichten z.B. über Schwierigkeiten beim Rückwärtsfahren mit dem Auto). Die Messung der Rotation erfolgt zumeist im Sitzen. Ein Mitbewegen der Schultern und des Rumpfes sollte vermieden werden, um allein die Rotationsfähigkeit der oberen Wirbelsäule zu erfassen. Beim Gesunden beträgt die Rotationsfähigkeit nach beiden Seiten 90°.

6.2.2. Brustwirbelsäule und Thorax

Man achtet zuerst auf eine mögliche verstärkte Kyphose und insbesondere darauf, ob diese fixiert ist oder nicht; dazu wird der Patient aufgefordert, sich nach vorne zu beugen und dann nur den kranialen Teil des Oberkörpers aufzurichten. Bei einer nicht-fixierten Kyphose kommt es zu einer Streckhaltung der BWS, bei einer bereits fixierten Kyphose bleibt diese sichtbar bestehen (Abbildung 5a und 5b).

Das *Ott-Zeichen* (auch als oberes Schober–Zeichen bekannt) erfasst die Beweglichkeit der BWS in der sagittalen Ebene. Am aufrecht stehenden Patienten wird vom Dornfortsatz des 7. HWK *(Vertebra prominens)* eine 30 cm lange Strecke nach kaudal gemessen und diese Stelle markiert. Dann wird der Patient aufgefordert eine maximale Rumpfbeugung durchzuführen, wobei dann die Verlängerung dieser Strecke gemessen wird. Normwerte: > 3–4 cm; eine Differenz von weniger als 3 cm ist sicher pathologisch (Abbildung 6).

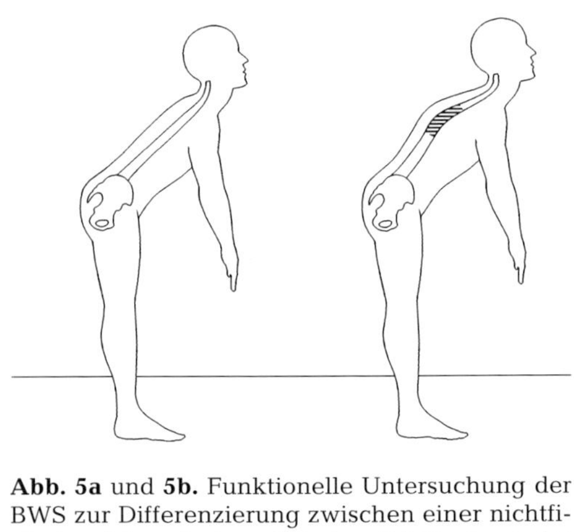

Abb. 5a und **5b.** Funktionelle Untersuchung der BWS zur Differenzierung zwischen einer nichtfixierten (a) und einer fixierten (b) Kyphose der BWS

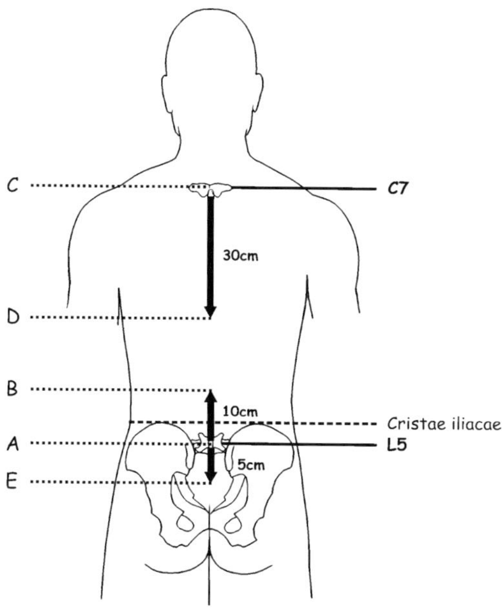

Abb. 6. Schober-Zeichen und Modifikation nach Macrae und Wright, Ott- und Stibor-Zeichen (ausführlich im Text beschrieben): A – B Markierungen für das Schober-Zeichen; E – B modifizierter Schober nach Macrea und Wright; C – D Ott-Zeichen; C – A Stibor-Zeichen

Die *Atembreite* wird üblicherweise in Höhe des vierten Intercostalraums bei maximaler Inspiration und Exspiration gemessen (Abb. 4). Bei Männern liegt der Normwert bei 5–8 cm (bei Frauen etwas darunter), niedrigere Werter gelten als pathologisch. Die Atembreite kann auch *subscapulä*r oder im Bereich der unteren *Thoraxapertur* gemessen werden. Meist ist die eingeschränkte Atembreite schmerzlos, aber bei Befall der *Costotransversal- und Costoverterbralgelenke* wird auch eine zunehmende und schmerzhafte Einschränkung der Atembreite angegeben. Die meist gürtelförmigen Schmerzen verstärken sich bei tiefer Inspiration bzw. beim Husten oder Niesen. Durch eine manuelle *Thoraxkompression* in der Frontalebene (Untersucher steht hinter dem Patienten) oder in der Sagittalebene (Untersucher steht seitlich vom Patienten) ist der Schmerz zu provozieren und eine klinisch noch latente Thoraxbeteiligung nachweisbar.

6.2.3. Lendenwirbelsäule

Das *Schober-Zeichen* quantifiziert die Flexionsfähigkeit im Bereich der LWS. Am aufrecht stehenden Patienten wird vom Dornfortsatz des 5. LWK ausgehend 10 cm nach kranial gemessen (üblicherweise der Abstand bis zum Dornfortsatz des 1. LWK) und diese Stelle markiert. Es wird dann die Verlängerung dieser Strecke bei maximaler Rumpfbeugung des Patienten erfasst. Die Differenz sollte zumindest 5 cm betragen.

In der *Modifikation* nach Macrae und Wright (1969) wird 5 cm unterhalb der Markierung des Dornfortsatzes LWK 5 eine dritte Markierung angezeichnet (Abb. 6). Beim Vorbeugen findet sich normalerweise eine Verlängerung der 15 cm langen Strecke um zumindest 8 cm.

Beim *Stibor-Zeichen* (Abb. 6) wird beim aufrecht stehenden Patienten der Dornfortsatz des 7. HWK und des 5. LWK markiert. Beim Vorbeugen sollte sich die Distanz zwischen beiden Punkten um mehr als 10 cm vergrößern.

Das *Franke'sche Drehzeichen* ist ein sehr frühes klinisches Merkmal der Erkrankung, das eine Einschränkung der Rotation der LWS und BWS bei fixiertem Becken quantifiziert (Franke et al. 1972). Bei der Untersuchung sitzt man hinter dem stehenden Patienten und umfasst mit beiden Händen dessen Beckenkämme bis zur *Spina iliaca anterior superior.* Dann fordert man den Patienten auf, sich maximal nach einer Seite zu drehen. Die normale Rotationsmöglichkeit beträgt nach Franke und Mitarbeiter 45–55° nach jeder Seite (Franke et al. 1972). Bei richtiger Durchführung des Tests verspürt man einen Druck an der anderen Beckenseite; ein Mitbewegen des Beckens muss verhindert werden.

Der *Finger-Boden-Abstand* (Abb. 4) erfasst eine Kombinationsbewegung, an der neben der Wirbelsäule auch die Hüftgelenke und die ischiocrurale Muskulatur beteiligt sind. Gut bewegliche Hüftgelenke können Versteifungen der Wirbelsäule kompensieren; auch lange Arme können eine gute Beweglichkeit der Wirbelsäule vortäuschen. Umgekehrt kann eine verkürzte ischiocrurale Muskulatur fälschlicherweise auf eine schlechte Beweglichkeit der Wirbelsäule hinweisen. Der Wert ist daher unspezifisch, eignet sich aber gut zur Verlaufsbeobachtung und zur Beurteilung der funktionellen Gesamtsituation des Patienten.

6.2.4. Sakroiliakalgelenke

Die Untersuchung der *Sakroiliakalgelenke* kann auf unterschiedliche Arten erfolgen; das Prinzip besteht in einer Verschiebung des Kreuzbeines gegen eine oder beide Darmbeinschaufeln. Diese Untersuchung ist allerdings nicht spezifisch für eine Sakroiliitis. Auch Arthrosen der Sakroiliakalgelenke oder Blockierungen können bei Provokation schmerzhaft sein und die (geringgradige) Beweglichkeit behindern.

Beim Testen des *Mennell-Zeichens* befindet sich der Patient in *Bauchlage*. Nach *Fixierung* des *Sakrum* mit einer Hand wird das gestreckte Bein mit der anderen Hand rasch nach oben gezogen. Dabei kommt es zu einer *Scherbewegung* des Sakroiliakalgelenks auf der Seite des nach oben geführten Beines. Bei Entzündungen in diesem Gelenk gibt der Patient Schmerzen an (positives Mennell-Zeichen). Ein negatives Testergebnis schließt jedoch pathologische Veränderungen der Sakroiliakalgelenke nicht sicher aus.

Zur Untersuchung des *Mennell-Zeichens in Seitenlage* (Abb. 7) beugt der Patient das unten liegende Bein in der Hüfte und im Knie und zieht es mit beiden Händen maximal zum Körper. Der Untersucher steht hinter dem Patienten und zieht das gestreckte Bein rasch nach dorsal. Liegt der Patient auf der linken Seite so wird durch diesen Test das rechte Sakroiliakalgelenk untersucht und umgekehrt.

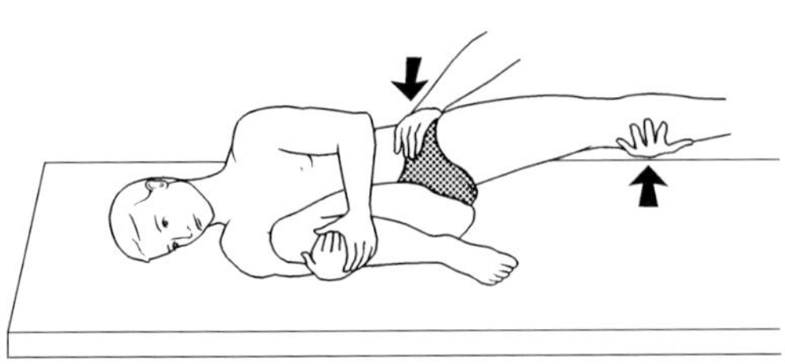

Abb. 7. Mennell-Zeichen in Seitenlage

Zur Testung des *Psoas–Phänomens* liegt der Patient auf dem Rücken und beugt aktiv das gestreckte Bein im Hüftgelenk. Der Untersucher übt einen plötzlichen Druck auf den distalen Oberschenkel aus. Dadurch erfolgt ein reflektorisches Anspannen des *M. iliopsoas* mit einem Zug an den Querfortsätzen der LWS. Eine deutliche Schmerzangabe weist auf Affektionen der *LWS* oder der *Sakroiliakalgelenke* hin.

Beim *Hyperabduktionstest (Patrick-Phänomen)* liegt der Patient auf dem Rücken. Er beugt für die Prüfung des gleichseitigen Sakroiliakal- oder Hüftgelenks ein Bein und legt die Ferse dieses Beines auf das kontralaterale Knie. Das gebeugte Bein wird dann maximal abduziert. Gemessen wird der Abstand zwischen der Patella des gebeugten Beins und der Untersuchungsliege. Wichtig ist dabei die Fixierung des gegenseitigen Beckenkammes. Nach Testung der Gegenseite erfolgt ein Seitenvergleich. Seitendifferenzen finden sich bei einseitigen entzündlichen oder nicht-entzündlichen Veränderungen im *Sakroiliakal-* oder *Hüftgelenk*.

7. Laborbefunde

Da spezifische Laborparameter für den Morbus Bechterew noch nicht verfügbar sind, beschränken sich die Laboruntersuchungen auf die Bestimmung der unspezifischen Entzündungsparameter und eventuell des HLA-B27. Bei Verdacht auf Organbeteiligungen oder Komplikationen (z.B. Nebenwirkungen der Therapie, sekundäre Amyloidose) werden die entsprechenden Parameter ausgewählt.

Eine mäßige bis mittelgradige BSG-Erhöhung kann differentialdiagnostisch als ein Hinweis auf Morbus Bechterew gewertet werden, findet sich aber nur bei ca. 40 bis (maximal) 80% aller Patienten. Mit anderen Worten, aktive schmerzhafte Krankheitsphasen ohne eine deutliche BSG-Erhöhung können sehr häufig beobachtet werden. Dies trifft besonders auf die rein axialen Verlaufsformen der Erkrankung zu.

Nach Schilling (1981) lassen etwa 20% aller Patienten mit Morbus Bechterew auch im Langzeitverlauf humorale Entzündungszeichen gänzlich vermissen. Nach eigenen Erfahrungen dürfte diese Zahl jedoch noch deutlich höher sein. Das Fehlen erhöhter Entzündungsparameter führt leider immer wieder dazu, dass bei Patienten mit entzündlichem Rückenschmerz *nicht* an die Diagnose *„Morbus Bechterew"* gedacht wird.

Der Zusammenhang zwischen der *BSG und der Krankheitsaktivität* ist – im Gegensatz zur chronischen Polyarthritis – bei Morbus Bechterew nur gering. Die BSG ist für sich alleine nicht für klinische Entscheidungen zu verwerten. Darüber hinaus verlangt eine deutlich erhöhte BSG immer wieder differentialdiagnostische Überlegungen hinsichtlich anderer entzündlicher oder auch maligner Erkrankungen.

Das C-reaktive Protein reagiert schneller als die BSG und kann bisweilen auch bei Patienten mit normaler BSG positiv sein. Es bietet aber im Vergleich zur BSG kaum Vorteile.

Nach Miehle (2000) korreliert das *Haptoglobin* am besten mit der Krankheitsaktivität.

Bei 4–5% der Patienten mit Morbus Bechterew ist nach Schilling (1974) eine ausgeprägte *Hypergammaglobulinämie* nachweisbar, die dann auf eine *hohe Krankheitsaktivität*, einen rasch progredienten Verlauf und eine insgesamt ungünstige Prognose hinweisen soll. Diesen sog. *„Gamma-Typ"* findet man bevorzugt bei jüngeren Erwachsenen. Deutlich erhöhte Entzündungsparameter gelten ebenso wie ein frühzeitiger Krankheitsbeginn als Hinweis (aber kein Beweis!) für eine ungünstige Prognose.

HLA-B27 ist bei fast allen Patienten mit Morbus Bechterew nachweisbar, in der Normalbevölkerung jedoch nur bei ca. 5–10% (Scherak und Fischer 2000). Etwa 2–6% der HLA-B27-positiven Bevölkerung und etwa 20% der Verwandten von HLA-B27-positiven Patienten erkranken selbst an einem Morbus Bechterew oder einer reaktiven Arthritis (Braun et al. 1998; Scherak und Fischer 2000). Daraus folgt, dass der alleinige Nachweis dieses Merkmals bei fehlender Klinik keinesfalls die Diagnosestellung eines *Morbus Bechterew* erlaubt.

HLA-B27 ist in Kombination mit anderen Parametern jedoch ein diagnostisch extrem wertvoller Test (siehe unten: Frühdiagnose). Ist bei einem Patienten mit entzündlichem Rückenschmerz HLA-B27 nachweisbar, so steigt die Wahrscheinlichkeit, dass ein Morbus Bechterew vorliegt von 14% auf ca. 60% an. Zeigt der Patient zudem weitere Bechterew-typische Symptome, z.B. Enthesitis, gutes Ansprechen auf NSAR, erhöhte Entzündungsparameter oder andere, so steigt die Wahrscheinlichkeit für das Vorliegen eines Morbus Bechterew auf über 90% (Rudwaleit 2003a; Rudwaleit et al. 2004). Eine HLA-B27-Negativität schließt einen Morbus Bechterew nicht aus, erfordert aber eine genaue Überprüfung der Diagnose.

Besteht eine *periphere Arthritis* als Leitsymptom, so ist die Bestimmung von *HLA-B27* zu diagnostischen Zwecken weniger hilfreich als bei einer *axialen* Beteiligung (entzündlicher Rückenschmerz), da die *Sensitivität* bei einer peripheren Arthritis im Rahmen einer Spondyloarthropathie bei nur 50% liegt im Vergleich zu etwa 90% bei einer axialen Beteiligung.

Bei der konventionellen Bestimmung von HLA-B27 muss man im Vergleich zur PCR-Technologie wegen der geringeren Sensitivität in 2–3 von 100 Bestimmungen mit falsch negativen Ergebnissen rechnen (Kirveskari et al. 1997), d.h. in Einzelfällen kann bei klinischen Hinweisen eine Wiederholung der HLA-B27-Bestimmung sinnvoll sein, obwohl sich der genetische Marker selbstverständlich nicht ändert. Eine Bestimmung der HLA-B27-*Subtypen* ist aus klinischer Sicht nicht notwendig, da die in Mitteleuropa vorherrschenden Subtypen HLA-B*2705 und B*2702 gleichermaßen mit der Erkrankung assoziiert sind.

Viel seltener als bei Patienten mit chronischer Polyarthritis tritt eine mäßiggradige, zumeist *normochrome normozytäre Anämie* oder entzündungsbedingt auch eine *hypochrome mikrozytäre Anämie* auf. Die Analyse des Blutbildes ist für die Diagnosestellung einer Spondyloarthropathie wenig hilfreich. Ihr kommt zur Erfassung von Nebenwirkungen der medikamentösen Therapie jedoch eine enorme Bedeutung zu.

Die *Analyse der Synovialflüssigkeit* ergibt unspezifische entzündliche Veränderungen und dient mehr dem Ausschluss anderer Gelenkerkrankungen (z.B. einer Gicht).

Der endgültige Stellenwert des Spondarthritis-Antikörpers (Lakomek et al. 1984) ist noch in der Diskussion und muss noch weiter evaluiert werden.

8. Diagnostik mit bildgebenden Verfahren

8.1. Konventionelles Röntgen

Die ankylosierende Spondylitis beginnt in der Regel in den *Sakroilialkalgelenken*. Zumeist kommt es erst im weiteren Verlauf *„aszendierend"* zum Befall der Wirbelsäule bis hin zum seltenen Bild des *„Bambusstabs"*.

Zur Objektivierung einer klinisch vermuteten *Sakroiliitis* gilt die Röntgenaufnahme des *Beckens in pa-Projektion* als Standardverfahren. Die Beurteilung der Sakroiliitis stützt sich auf eine Gradeinteilung, die 1966 von einem internationalen Expertengremium festgelegt wurde (Bennett und Burch 1966) und die auch in den derzeit angewandten *modifizierten New York Kriterien* zur Klassifizierung und Diagnostik der ankylosierenden Spondylitis (van der Linden et al. 1984) Eingang gefunden haben (Tabelle 7).

Demnach sind Grad 0 (Normalbefund) und Grad 1 (verdächtige Veränderungen) diagnostisch nicht ausreichend, erst Grad 2 (eindeutige minimale Veränderungen, z.B. Erosionen oder Sklerosierungen ohne Veränderung der Gelenkspaltweite) beidseits oder Grad 3 (ausgedehnte Erosionen, Sklerosierungen, partielle Ankylose) oder Grad 4 (komplette Ankylose der Sakroiliakalgelenke) werden als ausreichende radiologische Kriterien angesehen (Abb. 8 und 9).

Die *radiologische Beurteilung* der Sakroiliitis erfordert eine gewisse Übung, wobei die Extreme, nämlich einerseits der Normalbefund (Grad 0) und andererseits die partielle (Grad 3) oder komplette (Grad 4) Ankylose selbst für den wenig Erfahrenen

Tabelle 7. Radiologische Gradeinteilung der Sakroiliitis (New York 1966)

Grad	Pathologische Veränderungen im Röntgenbild
0	Normal
1	Verdächtige Veränderungen
2	Minimale definitive Veränderungen (umschriebene Erosionen oder Sklerosierungen ohne Veränderungen der Gelenkspaltweite)
3	Moderate oder fortgeschrittene Sakroiliitis mit Gelenksspalterweiterung oder –verengung, Erosionen, Sklerosierung oder partieller Ankylosierung
4	Totale Ankylose

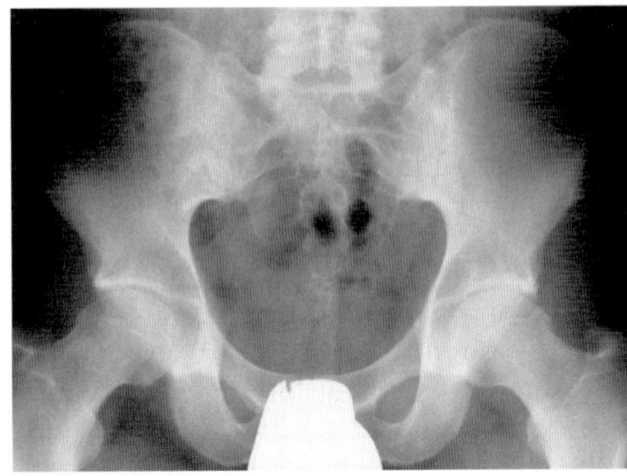

Abb. 8. Röntgen pa-Beckenübersicht eines Patienten mit langjähriger ankylosierender Spondylitis. Sakroiliitis Grad 3-4 rechts, Grad 3 links

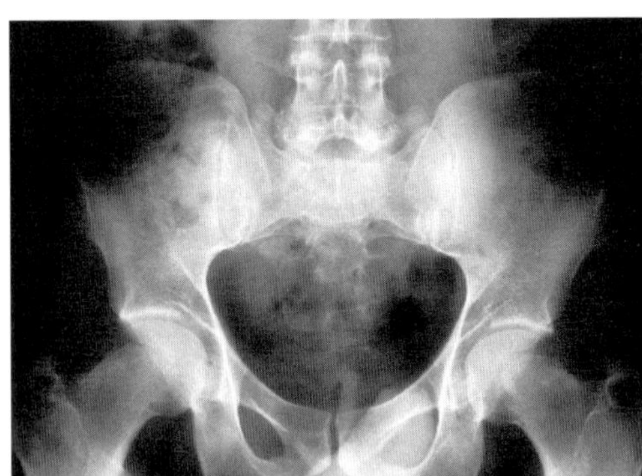

Abb. 9. Röntgen pa-Beckenübersicht: Sakroiliitis Grad 2 bds. (zahlreiche kleinere Erosionen, relativ schmaler Sklerosesaum)

gut erkennbar sind. Schwierig ist in der Regel die Unterscheidung zwischen Grad 1 (allenfalls verdächtige Veränderungen) und Grad 2 (minimale, jedoch definitive Veränderungen). Problematisch ist, dass gerade diese Unterscheidung für die Einstufung des Vorhandenseins oder Nichtvorhandenseins einer radiologischen Sakroiliitis gemäß der modifizierten New York Kriterien relevant ist.

Grund für die gelegentlich schwierige Beurteilung ist unter anderem die Anatomie des Sakroiliakalgelenkes und die im Röntgen zwangsläufig auftretenden *Überlagerungseffekte*. In einer aktuellen Untersuchung wurden 15–25% der Röntgenbilder von Patienten mit oder ohne Sakroiliitis falsch beurteilt. Leider ließ sich dieses Problem der Unterscheidung Grad 0–1 oder Grad 2 auch durch ein Training der Begutachter nicht überwinden (van Tubergen et al. 2003).

Eine *Röntgenzielaufnahme nach Barsony* (gewinkelte ap-Aufnahme) kann in einigen Fällen Klärung schaffen. Leider existieren nur wenige Studien, die eine mögliche Überlegenheit der Barsony-Technik gegenüber einer konventionellen pa-Projektion untersucht haben. In einer Arbeit konnte mittels einer Serie von 4 Röntgenaufnahmen (pa-Aufnahme, gewinkelte Aufnahme nach Barsony und schräge Aufnahmen jedes einzelnen Sakroiliakalgelenkes) die Diskordanz bei der Interpretation der Röntgenbilder etwas reduziert werden, dieses natürlich um den Preis einer deutlich höheren Strahlenbelastung (Ryan et al. 1983).

Neuere Wege zur Frühdiagnose der ankylosierenden Spondylitis und anderer axialer Spondyloarthritiden berücksichtigen diese Problematik (Rudwaleit et al. 2004) und sind daher insbesondere bei den schwierigen radiologischen Befunden (Unterscheidung der Sakroiliitis Grad 1 und Grad 2) hilfreich (s.u.).

Die früher häufig angewandte *Tomographie der Sakroiliakalgelenke* muss heute aufgrund der erheblichen Strahlenbelastung (50- bis 60-fach höher als eine pa-Röntgen-Beckenübersicht) und aufgrund der Verfügbarkeit anderer Verfahren als *obsolet* angesehen werden.

8.2. Szintigraphie

Die *Szintigraphie der Sakroiliakalgelenke* wurde zwischen 1970 und 1985 eingeführt. Zahlreiche Studien haben eine insgesamt nur mäßige Spezifität ergeben, insbesondere bei der beidseitigen Sakroiliitis, die bei der ankylosierenden Spondylitis häufiger als die einseitige vorkommt, weshalb diese Untersuchung angesichts der geringen Aussagekraft und auch der ebenfalls vorhandenen Strahlenbelastung nicht mehr angewendet werden sollte (Miron et al. 1983; Goei The et al. 1985).

8.3. Computertomographie

Die *konventionelle Computertomographie (CT)* der Sakroiliakalgelenke ist recht strahlenbelastend und sollte daher nur in begründeten Fällen (möglichst nicht bei jungen Frauen mit Kinderwunsch) zur Anwendung kommen. Im Vergleich zur konventionellen Röntgenaufnahme lassen sich durch die CT Überlagerungseffekte eliminieren und daher *Erosionen* und *Sklerosierungen* besser darstellen (Kozin et al. 1981). Eine CT-Variante zur Reduktion der Strahlenbelastung ist das sog. *Low-dose-CT* (Friedman et al. 1993). Die geringere Strahlenbelastung wird vor allem durch weniger Aufnahmen (nur 4!) und etwas dickere (5–8 mm) Schichten erreicht (Abb. 10). Während ein konventionelles CT mit einer 15- bis 20-fach

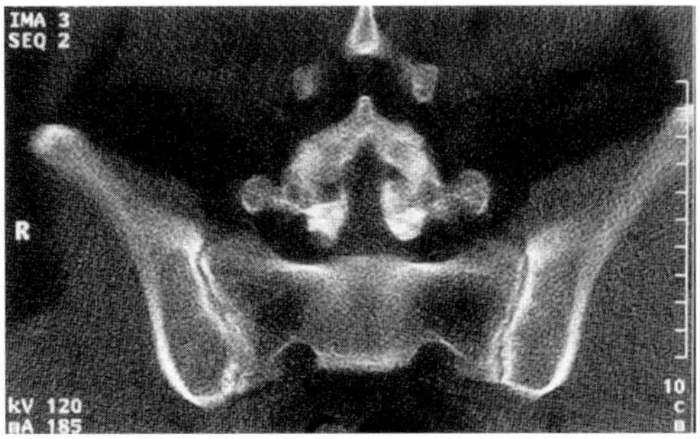

Abb. 10. Low dose CT desselben Patienten wie in Abb. 9: Vor allem im linken Sakroiliakalgelenk einwandfreie Darstellung der zahlreichen Erosionen; wie im Röntgen ist auch im Low Dose CT die Sklerosezone nur schmal vorhanden

höheren Strahlenbelastung als eine pa-Röntgenaufnahme des Beckens einhergeht, beträgt dieser Faktor beim *Low-Dose-CT* nur 3–4. Bisher hat sich die *Low-dose-CT-Technik* jedoch nicht in der Routine etablieren können.

Die jüngsten Weiterentwicklungen (z.B. Spiral-CT) werden eine deutliche Verbesserung in der Diagnostik bei gleichzeitiger Verminderung der Strahlenbelastung bringen (siehe auch Kap. 4).

8.4. Magnetresonanztomographie

Die *Magnetresonanztomographie (MRT)* der Sakroiliakalgelenke hat sich seit Mitte der 1990er Jahre in der Diagnostik der *Sakroiliitis* fest etabliert (Braun et al. 2000). Während Röntgen und CT in erster Linie knöcherne Veränderungen (Erosionen, Syndesmophyten) abbilden, ist die MRT als einzige Methode in der Lage, akut-entzündliche Veränderungen aufzuzeigen und diese auch anatomisch zuzuordnen. Dies gelingt durch Anwendung spezieller Fett-supprimierender Techniken (TIRM/STIR, stark fettunterdrückte T2-Aufnahmen) oder durch die Gabe des Kontrastmittels *Gadolinium*. Unter Anwendung dieser Techniken lassen sich akute Entzündungszustände entweder als *Kontrastmittelenhancement* (erhöhte Durchblutung) oder als *Knochenödem* (als Ausdruck einer zugrunde liegenden Entzündung) darstellen (Abb. 11).

Aus verschiedenen Studien wurden zur Detektion einer floriden Sakroiliitis *Sensitivitäten* und *Spezifitäten* der MRT von jeweils 80–100% berichtet (Braun et al. 1994; Hanly et al. 1994; Bollow et al. 1995; Blum et al. 1996). Eindrucksvoll ist ferner, dass die Rückbildung der akuten Entzündungszustände unter einer effektiven Therapie mit *TNF-alpha-Blockern* mittels MRT visualisiert werden kann (Braun et al. 2003). Ein weiterer großer Vorteil ist die fehlende Strahlenbelastung, weshalb die Untersuchung auch beliebig oft wiederholt werden kann.

Ähnlich wie das Röntgen ist auch das MRT nicht immer einfach zu interpretieren, besonders bei Patienten mit einem nur dis-

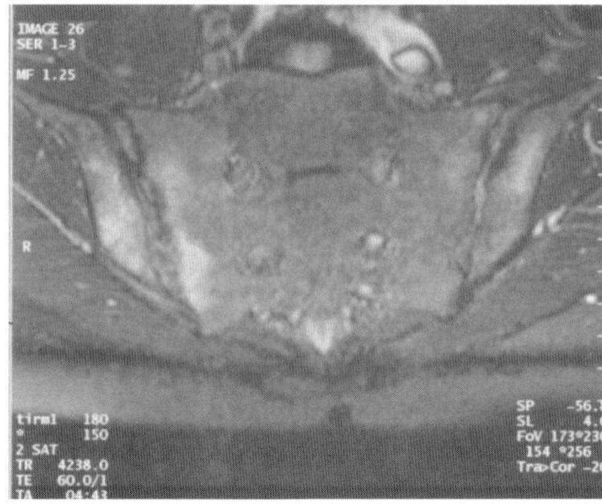

Abb. 11. MRT der Sakroiliakalgelenke (TIRM-Technik zur Unterdrückung von Signalen, die aus dem Fettgewebe stammen). Knochenödem (kommt hell zur Darstellung) im Bereich beider Sakroiliakalgelenke sowohl im Os ilium als auch im Os sacrum (linksseitig fast nur im Os ilium). Die akute Sakroiliitis ist rechts stärker als links ausgeprägt

kreten entzündlichen Rückenschmerz bzw. mit minimalen Entzündungskorrelaten in der MRT oder auch bei Auftreten von Artefakten. Weitere Studien zur abschließenden Beurteilung der Wertigkeit der MRT sind daher sinnvoll. Bezüglich der Interpretation knöcherner Veränderungen (Syndesmophyten) im Bereich der Wirbelsäule ist das MRT dem konventionellen Röntgen möglicherweise unterlegen (vor allem im LWS- und HWS-Bereich), kann aber in allen Wirbelsäulenabschnitten akute Veränderungen (Knochenödem, Spondylodiszitis) gut abbilden.

Die flächendeckende Anwendung der MRT-Technologie ist derzeit aufgrund einer nur begrenzten Verfügbarkeit und aufgrund der hohen Kosten (200–400 € pro Untersuchung) eingeschränkt. Ungeachtet dieser Limitierung stellt die MRT die wichtigste Neuerung und eine signifikante Verbesserung in der *Bildgebung der Spondyloarthritiden* dar.

9. Diagnosekriterien

Formal gesehen gibt es *keine diagnostischen* Kriterien. Allgemein eingesetzt als Diagnosekriterien für den Morbus Bechterew werden jedoch die *modifizierten New*

Tabelle 8. Modifizierte New-York-Kriterien, die heute zumeist für die Diagnosestellung eines Morbus Bechterew verwendet werden (van der Linden et al. 1984)

Klinische Kriterien
- tief lokalisierter Kreuzschmerz und Steifigkeit von mehr als 3 Monaten Dauer, Besserung der Kreuzschmerzen durch Bewegung, aber nicht durch Ruhe
- Bewegungseinschränkung der Lendenwirbelsäule in sagittaler und frontaler Ebene
- alters- und geschlechtsadaptierte Einschränkung der Atembreite in der Höhe des 4. Interkostalraumes ($\leq$ 2,5 cm gilt immer als pathologisch)

Radiologisches Kriterium
bilaterale Sakroiliitis, mindestens Grad 2 oder unilaterale Sakroiliitis, Grad 3–4

Bewertung: *Gesicherte Diagnose:* wenn das radiologische Kriterium und zumindest ein klinisches Kriterium erfüllt sind. *Wahrscheinliche Diagnose:* a) wenn 3 klinische Kriterien erfüllt sind; b) wenn nur das radiologische Kriterium erfüllt ist (ohne klinische Kriterien)

Tabelle 9. Rom-Kriterien für die Diagnosestellung eines Morbus Bechterew (Kellgren et al. 1962)

- Schmerzen und Steifigkeit im Kreuz ohne Besserung in Ruhe seit mehr als 3 Monaten
- Schmerzen und Steifigkeit in der Thorakalregion
- eingeschränkte Beweglichkeit der Lendenwirbelsäule
- eingeschränkte Atembreite
- Anamnese oder objektive Symptome von Iritis oder Folgezustand
- Röntgenbefund mit der für Morbus Bechterew charakteristischen doppelseitigen Sakroiliitis

Bewertung: Sichere Diagnose bei Vorliegen einer der folgenden Kombinationen:
- beidseitige Sakroiliitis und mindestens ein klinisches Kriterium
- mindestens 4 der 5 klinischen Kriterien

York-Kriterien (van der Linden et al. 1984) (Tabelle 8), obwohl es sich dabei streng genommen um Klassifikationskriterien handelt, wie auch bei den ESSG- und Amor-Kriterien für die Gesamtgruppe der Spondyloarthropathien (s.o.).

Für das Erfüllen der modifizierten New York Kriterien müssen mindestens *ein klinisches* Kriterium sowie das radiologische Kriterium einer *Sakroiliitis* (mindestens Sakroiliitis Grad 2 beidseits oder Grad 3 einseitig) vorliegen (Tabelle 7). Die geforderten radiologischen Veränderungen treten aber meist erst nach einigen Jahren auf und können in Einzelfällen mit einer Latenz von bis zu 11 Jahren (Lehtinen 1983; Mau et al. 1988; Feldtkeller 1999) nach Auftreten der ersten klinischen Symptome einhergehen.

Erschwerend kommt hinzu, dass die Beurteilung der röntgenologischen Sakroiliitis Grad 2 mit Unsicherheiten behaftet ist: etwa 15–25% der Röntgenbilder werden falsch beurteilt (s.o.), sowohl falsch positiv als auch falsch negativ (van Tubergen et al. 2003).

Daraus ergibt sich bei vielen Patienten – trotz typischer Symptomatik – innerhalb der ersten Krankheitsjahre häufig eine diagnostische Unsicherheit, da ohne eine radiologisch nachweisbare Sakroiliitis eine definitive Diagnosestellung nach den modifizierten New York-Kriterien nicht möglich ist. Die New York-Kriterien sind daher für die wünschenswerte Frühdiagnose des Morbus Bechterew nicht geeignet.

Die mögliche, viele Jahre andauernde Latenz vom Auftreten der ersten klinischen Symptome bis zum radiologischen Nachweis einer Sakroiliitis wird sowohl von den alten Rom-Kriterien (Tab. 9) als auch von den Frühdiagnosekriterien nach Mau und Mitarbeitern (Tab. 10) berücksichtigt (Mau et al. 1990). Beide Kriterienkataloge ermöglichen die Diagnose des Morbus Bechterew auch ohne den radiologischen Nachweis einer Sakroiliitis, haben dafür aber andere

Tabelle 10. Frühdiagnosekriterien des Morbus Bechterew nach Mau et al. (1990)

	Punkte
Genetisch:	
– HLA B27 positiv	1,5
Klinisch:	
– Wirbelsäulenschmerz (Entzündungstyp)	1
– Ischialgiformer Spontanschmerz u./o. positives Mennell-Zeichen	1
– Spontan- o. Kompressionsschmerz im knöchernen Thorax u./o. eingeschränkte Atembreite (≤ 2,5 cm)	1
– Periphere Arthritis u./o. Fersenschmerz	1
– Iritis / Iridozyklitis	1
– Eingeschränkte Beweglichkeit der Hals- u./o. Lendenwirbelsäule in allen Ebenen	1
Laborchemisch:	
– Erhöhte BSG: Alter < 50 J.: M > 15 mm/h, F > 20 mm/h; Alter ≥ 50 J.: M > 20 mm/h, F > 30 mm/h	1
Röntgenologisch:	
– Wirbelsäulenzeichen: Syndesmophyten, Kastenwirbel, Tonnenwirbel, Romanus- o. Andersson Läsion, Arthritis der Kostovertebral- u./o. der Intervertebralgelenke	1
Frühdiagnose der Spondylitis Ankylosans bei ≥ 3.5 Punkten	
Ausschlusskriterien:	
– Traumatische, degenerative oder andere nicht entzündliche Wirbelsäulenerkrankung	
– Arthritis psoriatica oder reaktive Arthritis	
– Maligne, infektiöse, metabolische oder endokrinologische Erkrankung	
– Andere Ursachen einer erhöhten BSG	
– Positiver Rheumafaktor	

Nachteile (Rom-Kriterien) bzw. konnten sich nicht durchsetzen (Mau-Kriterien), weshalb sie heute kaum mehr verwendet werden.

Das klinische Bild des forgeschrittenen Morbus Bechterew ist oftmals so charakteristisch, dass es eine Diagnose *prima vista* ermöglicht. Es besteht aber immer noch ein Wissensdefizit über das vielfältige klinische Erscheinungsbild der Frühformen und über die Abgrenzung von Rückenschmerzen anderer Genese. Trotz der frühen Manifestationen – bevorzugt im 3. Lebensjahrzehnt – und des meist chronischen Verlaufs wird die Diagnose leider noch immer sehr spät – im Durchschnitt erst nach 5 bis 10 Jahren gestellt (Haibel et al. 2002).

Für Patienten mit Erkrankungsbeginn in den 1950er Jahren betrug der Zeitraum bis zur Diagnosestellung noch 15 Jahre, bei Erkrankungsbeginn zwischen 1975 bis 1979 lag dieses Intervall bei 7½ Jahren (Feldtkeller 1999). Feldtkeller (1999) konnte anhand der Ergebnisse einer großen Befragung unter den Mitgliedern der *Deutschen Vereinigung Morbus Bechterew* zeigen, dass der mittlere Zeitraum vom Auftreten der ersten Symptome bis zur Diagnosestellung bei Männern 8,4 Jahre und bei Frauen 9,8 Jahre betrug.

Innerhalb der letzten 20 Jahre ist es somit noch nicht gelungen, bei Patienten mit Morbus Bechterew das Zeitintervall vom Auftreten der ersten Beschwerden bis hin zur endgültigen Diagnosestellung wesentlich zu verkürzen. Auch wenn die Daten der *deutschen rheumatologischen Kerndokumentation* suggerieren, dass die Diagnoseverzögerung *„nur mehr 4,9 Jahre“* beträgt (Zink et al. 2000), muss man dabei berücksichtigen, dass hier nur jene Patienten erfasst wurden, welche von internistischen Rheumatologen betreut werden, wobei nur 40% dieser Patienten den Rheumatologen im ersten Jahr ihrer Symptome aufsuchten. Die Diagnosestellung des Morbus Bechterew dauert immer noch zu lange, wobei Frauen stärker betroffen sind als Männer.

10. Reiter-Syndrom

Das *Reiter–Syndrom* und die *reaktive Arthritis* hängen sehr eng zusammen. Die klassische *Symptomen-Trias* des Reiter-Syndroms besteht aus einer *peripheren Arthritis, Konjunktivitis* und *Urethritis*. Dieses Krankheitsbild wurde 1916 von *Hans Reiter* bei einem an Dysenterie leidenden Offizier beschrieben, daher die Namensgebung. Der direkte kausale Zusammenhang zwischen der vorangegangenen *Shigellen*-Infektion (Dysenterie) und nachfolgenden Arthritis war jedoch Hans Reiter nicht bewusst, sondern wurde erst 1948 von dem Finnen Paronen beschrieben. Der Begriff *reaktive Arthritis* wurde von Aho et al. in den 1970er Jahren geprägt (Aho et al. 1974) und bezeichnet das Auftreten einer Arthritis nach einer bestimmten Infektion des Gastrointestinaltrakts oder auch des Urogenitaltrakts. Zu dieser Zeit wurde erstmalig auch die Assoziation mit HLA-B27 entdeckt (Aho et al. 1974).

Liegt die klassische Symptom-Trias von *Arthritis, Konjunktivitis* und *Urethritis* nach einem vorangegangenen Infekt vor, besteht an der Diagnose *Reiter-Syndrom* wenig Zweifel. Liegt nur ein Teil dieser Trias vor, spricht man auch von einem *inkompletten Reiter-Syndrom*. Neben der *Urethritis* können auch ein *Keratoderma blenorrhagicum* der Haut oder eine *Balanitis* auftreten (siehe auch Kap. 11). Im angelsächsischen Sprachraum werden *Reiter-Syndrom* und *reaktive Arthritis* häufig synonym benutzt.

11. Reaktive Arthritis

Die *reaktive Arthritis* wie auch das Vollbild des *Reiter-Syndroms* (siehe oben) tritt innerhalb von 4–6 Wochen nach einer Infektion des Gastrointestinaltrakts oder des Urogenitaltrakts auf. In der Regel handelt es sich bei den Erregern um *Shigellen, Salmonellen, Campylobacter* oder *Yersinien* (Gastrointestinaltrakt) bzw. *Chlamydia trachomatis* (Urogenitaltrakt), aber auch andere mit einer *reaktiven Arthritis* assoziierten Erreger sind beschrieben worden (z.B. *Chlamydia pneumoniae*). Die Arthritis wird als sterile Arthritis angesehen, da sich aus der Synovialflüssigkeit betroffener Gelenke keine Bakterien anzüchten lassen. Dennoch gelang mittels verschiedener Methoden der Nachweis bakterieller Bestandteile aus dem Gelenk, weshalb von einer sich im Gelenk abspielenden Immunreaktion auf die vorangegangene Infektion ausgegangen wird.

Die Arthritis ist typischerweise *oligoartikulär* und betrifft bevorzugt die *untere Extremität*. Andere, für die Spondyloarthritiden typische Manifestationen, die auch bei der *reaktiven Arthritis* vorkommen können, sind die *Enthesitis* (typischerweise der Ferse; Ansatz der Achillessehne oder der Plantaraponeurose), *Daktylitis, Konjunktivitis* und der *entzündliche Rückenschmerz* (oft temporär). HLA-B27 findet sich bei der *reaktiven Arthritis* bei 40 – 80% der Patienten. Bei etwa 10 – 20% nimmt die *reaktive Arthritis* einen chronischen Verlauf. Bei einigen dieser Patienten kommt es nach Jahren zur Entwicklung eines klassischen Morbus Bechterew.

Für die Diagnose werden einerseits die typische *periphere Arthritis* (oligoartikulär, vorwiegend die untere Extremität betreffend) und andererseits der zeitliche Zusammenhang mit einer vorher (maximal 4–6 Wochen) stattgehabten eindeutigen Infektion gefordert. Ist die Anamnese bezüglich der durchgemachten Infektion nicht eindeutig, wird die Diagnosestellung wesentlich erschwert. Die typischen Darmerreger lassen sich bei Fehlen einer Diarrhöe in der Regel aus dem Stuhl nicht anzüchten, so dass dementsprechende Untersuchungen dann auch nicht mehr angefordert werden sollten. Gelegentlich gelingt bei Verdacht auf eine urogenital bedingte reaktive Arthritis auch bei asymptomatischen Personen der Nachweis von *Chlamydien* im Morgenurin. Da der positive Nachweis von *Chlamydien* eine Antibiotikatherapie zur Folge haben sollte (die ansonsten bei der reaktiven Arthritis bezüglich der Therapie der Arthritis keinen Effekt hat), ist die *Untersuchung des Morgenurins* bei allen Patienten mit unklarer Oligoarthritis sinnvoll.

Bei der Beurteilung der serologischen Untersuchung auf *Chlamydien*, *Yersinien* oder *Campylobacter* sei Vorsicht geboten, da die Durchseuchung in der Bevölkerung recht hoch ist. Der Nachweis von IgG allein genügt nicht, es sollten zusätzlich entweder IgM oder IgA positiv sein. Höhergradige Titer sind aussagekräftiger als niedrig positive Titer. Besser noch ist ein eindeutiger Titerabfall oder Titeranstieg. Der Nachweis aus der Synovialflüssigkeit von *Chlamydia*-DNA mittels Polymeraseketten-Reaktion (PCR), die leider nur in spezialisierten Laboren angeboten wird, kann die Diagnose einer urogenital bedingten *reaktiven Arthritis* unterstützen (Sieper et al. 2002).

12. Psoriasisarthritis, Psoriasisarthropathie, Spondyloarthritis bei Psoriasis

Von einer *Psoriasis-Arthritis* spricht man, wenn eine seronegative (Rheumafaktor negativ) Arthritis in Verbindung mit dem Nachweis oder anamnestischen Angaben einer *Psoriasis vulgaris* oder einer anderen Psoriasis-Form auftritt und andere Gelenkerkrankungen ausgeschlossen wurden (siehe Kap. 11). Typische Gelenkmuster sind der Befall der distalen Interphalangealgelenke (*Transversaltyp*) und die Arthritis *„im Strahl"* mit Beteiligung von Grund-, Mittel- und Endgelenken eines Fingers bzw. Zehs. Klinisch kann die Abgrenzung der reinen Arthritis von einer Daktylitis (Wurstfinger, Wurstzeh), bei der auch das Weichteilgewebe (Sehnenscheiden, -ansätze) mitbetroffen ist, gelegentlich schwierig sein. Nach Untersuchungen von Moll und Wright (1973) fand sich am häufigsten eine *asymmetrische Oliogoarthritis* (70%). Die *Arthritis mutilans* kommt nur bei etwa 5% der Patienten vor und eine *Wirbelsäulenbeteiligung mit Sakroiliitis* oder auch eine *Spondylitis mit Bildung von Syndesmophyten* bei etwa 25% der Patienten mit Psoriasisarthritis. In jüngeren Untersuchungen fand sich gehäuft eine *symmetrische Polyarthritis*, die sich klinisch nicht von einer *rheumatoiden Arthritis* unterscheiden lässt.

Die Beteiligung der Wirbelsäule weist bei der *Psoriasis-Spondyloarthritis* einige Besonderheiten auf. So tritt die Sakroiliitis bei etwa 30% der Patienten einseitig auf, und auch die Spondylitis verläuft häufig asymmetrisch, d.h. es finden sich *einseitige*, oft ausladende *Syndesmophyten*. Interessanterweise kommt HLA-B27 bei der peripheren Psoriasis-Arthritis nicht gehäuft vor, sondern nur, wenn die Wirbelsäule mitbetroffen ist: bei axialer Beteiligung sind bis zu 50% der Patienten HLA-B27 positiv, d.h. deutlich mehr als bei der alleinigen peripheren Arthritis, aber immer noch weniger als beim klassischen Morbus Bechterew (85–95%).

Die Autoren dieses Buchbeitrages sind der Ansicht, dass nicht alle Formen von Gelenkbeteiligung bei Psoriasis zu den Spondyloarthritiden gezählt werden sollten, insbesondere nicht die symmetrische Polyarthritis, die klinisch kaum von der rheumatoiden Arthritis zu unterscheiden ist. Zur Gruppe der Spondyloarthritiden sollten vielmehr nur die *asymmetrische Oligoarthritis* und die *axialen Manifestationen* bei einem Patienten mit Psoriasis gezählt werden. Diese Einschätzung spiegelt sich auch in den *ESSG-Klassifikations-Kriterien* und in den *Amor-Kriterien* wider. Eine abschließend gültige Klassifikation steht derzeit aber noch aus.

13. Enteropathische Spondyloarthritis

Der *Morbus Crohn* und die *Colitis ulcerosa* werden als chronisch entzündliche Darmerkrankungen bezeichnet und können beide mit einer Gelenkbeteiligung einhergehen, deren Muster historisch als (1.) periphere, oft asymmetrische Arthritis und (2.) Spondyloarthritis ähnlich dem Morbus Bechterew beschrieben wurde (siehe auch Kap. 12). In jüngerer Zeit wurde die periphere Arthritis bei *M. Crohn/Colitis ulcerosa* in zwei Typen unterteilt: der Typ 1 ist charakterisiert durch einen *pauciartikulären* Gelenkbefall (< 5

Gelenke), der selbstlimitierend (< 10 Wochen Dauer) ist, gehäuft zusammen mit anderen extraintestinalen Manifestationen vorkommt und mit der Darmaktivität einhergeht. Der Typ 2 hingegen zeigt einen *polyartikulären* Befall über Monate oder auch Jahre und ist von der Darmaktivität unabhängig (Orchard et al. 1998). Eine periphere Arthritis findet sich bei etwa 15–30% der Patienten und eine axiale Beteiligung (Morbus Bechterew) bei bis zu 10% der Patienten.

Die Verbindung zwischen M. *Crohn/Colitis ulcerosa* und *Spondyloarthritiden* wird nicht nur aufgrund des gehäuften Vorkommens Spondyloarthritis-typischer Gelenkmanifestationen bei M. *Crohn/Colitis ulcerosa* deutlich, sondern auch umgekehrt durch ein gehäuftes Vorkommen von Veränderungen an der Darmmukosa bei Patienten mit Spondyloarthritiden. Diese Veränderungen der Darmmukosa weisen histologisch *Crohn*-ähnliche Aspekte auf, treten zumeist aber klinisch nicht in Erscheinung. Ähnlich wie bei der *Psoriasis-Spondyloarthritis* liegt der Anteil der HLA-B27 positiven *Crohn/Colitis*-Patienten mit axialer Beteiligung (isolierte Sakroiliitis oder Vollbild des Morbus Bechterew) mit 25–70% deutlich unter den 85–95%, die sich bei Morbus Bechterew ohne gleichzeitig bestehende chronisch-entzündliche Darmerkrankung finden.

Zur Klassifikation und auch Diagnostik erscheinen die ESSG-Kriterien und auch die Amor-Kriterien gut brauchbar, d.h. das Vorkommen einer peripheren, asymmetrischen Oligoarthritis vorwiegend der unteren Extremität oder einer axialen Manifestation (entzündlicher Rückenschmerz mit radiologischer Sakroiliitis) bei Patienten mit M. Crohn/Colitis ulcerosa macht eine enteropathische Spondyloarthritis sehr wahrscheinlich.

14. Undifferenzierte Spondyloarthritis

Die *undifferenzierte Spondyloarthritis (uSpA)* kann in vielen Fällen als eine Frühform der ankylosierenden Spondylitis betrachtet werden, da ein größerer Anteil der Patienten später einen Morbus Bechterew entwickelt. Der heute verwendete Name *„undifferenzierte Spondyloarthritis"* wurde erstmals in den *ESSG-Klassifikationskriterien* von 1991 erwähnt und beschreibt das Vorliegen einer *Spondyloarthropathie*, die sich nicht einer der definierten Spondyloarthropathie-Subtypen (ankylosierende Spondylitis, reaktive Arthritis, Arthritis assoziiert mit chronisch-entzündlichen Darmerkrankungen, Arthritis assoziiert mit Psoriasis) zuordnen lässt (Dougados et al. 1991).

Bereits 1983 wurde von Prakash et al. bei 25 Patienten ein der *undifferenzierten Spondyloarthritis* sehr nahe kommendes Krankheitsbild beschrieben, das seinerzeit als *HLA-B27-assoziierte nicht-klassifizierbare seronegative Spondyloarthropathie* bezeichnet wurde (Prakash et al. 1983). Die überwiegend männlichen Patienten litten an einer Mon- oder Oligoarthritis (60%), vorwiegend der unteren Extremität (60%), mit einem zumeist asymmetrischen Befall von Knie-, Hüft- und/oder Sprunggelenken. 13 der Patienten litten an tiefsitzenden Rückenschmerzen und 4 hatten röntgenologisch eine minimale Sakroiliitis. HLA-B27 war bei 84% der Patienten positiv. Aus neueren epidemiologischen Untersuchungen ist bekannt, dass die *undifferenzierte Spondyloarthritis* innerhalb der Gruppe der Spondyloarthritiden mit einer *Prävalenz* von etwa 0,7–0,8% in der Allgemeinbevölkerung nach der ankylosierenden Spondylitis die zweithäufigste Untergruppe ist (Braun et al. 1998).

Die beiden Leitsymptome *entzündlicher Rückenschmerz* und *asymmetrische Oligoarthritis*, vorwiegend der unteren Extremität, kommen bei der *undifferenzierten Spondyloarthritis* isoliert oder auch kombiniert vor, wobei der *entzündliche Rückenschmerz* insgesamt häufiger als die *Arthritis* ist und bei der Mehrzahl der Patienten mit einer *undifferenzierten Spondyloarthritis* (ca. 70%) vorkommt (Schattenkirchner und Krüger 1987; Uppal et al. 1995; Brandt et al. 1999).

Der Verlauf der *undifferenzierten Spondyloarthritis* ist häufig chronisch und zeigt nur in einem geringen Prozentsatz eine Spontanremission. In der *2-Jahres-Nachbe-*

obachtung von Sampaio-Barros et al. (2001) von 68 Patienten mit *undifferenzierter Spondyloarthritis*, die die *ESSG-Kriterien* erfüllten, hatten nur 13% eine Krankheitsremission, 10% hatten bereits eine *ankylosierende Spondylitis* entwickelt und 75% hatten weiterhin eine *undifferenzierte Spondyloarthritis* (Sampaio-Barros et al. 2001). Schattenkirchner und Krüger beobachteten 119 Patienten mit *HLA-B27 positiver Oligoarthritis*. Nach 6 Jahren hatten 30 dieser 119 Patienten (25%) eine *ankylosierende Spondylitis* entwickelt (Schattenkirchner und Krüger 1987).

In der wichtigen Studie von Mau et al. (1990) wurden 88 Patienten mit *tiefsitzendem (entzündlichem) Rückenschmerz* und einem weiteren Symptom (periphere Arthritis, Fersenschmerz, anteriore Uveitis oder erhöhte BSG) bei fehlendem röntgenologischem Nachweis einer Sakroiliitis über 10 Jahre prospektiv verfolgt. HLA-B27 fand sich bei 69% der Patienten. Nach 5 Jahren hatten bereits 36% das röntgenologische Bild einer *ankylosierenden Spondylitis* entwickelt, nach 10 Jahren knapp 59% der noch erreichbaren Patienten (n=54). Eine chronische *undifferenzierte Spondyloarthritis* hatten immerhin noch 20% der Patienten und nur 20% hatten nach 10-jährigem Verlauf eine andere Diagnose. Interessant ist die Verteilung des HLA-B27 bei den Patienten nach 10-jähriger Beobachtung. Von den Patienten, bei denen im Verlauf eine *ankylosierende Spondylitis* diagnostiziert werden konnte, waren 91% HLA-B27 positiv, von den Patienten mit chronischer *Spondyloarthritis* waren 80% positiv, wohingegen von den Patienten mit anderen Diagnosen nach 10 Jahren nur 33% HLA-B27 positiv waren (Mau et al. 1988). Anhand dieser Studien wird deutlich, dass ein Großteil der Patienten mit einer *undifferenzierten Spondyloarthritis* und *entzündlichem Rückenschmerz* im Laufe der Zeit das Vollbild einer *ankylosierenden Spondylitis* entwickelt und HLA-B27 diesbezüglich also ein wichtiger prognostischer Parameter ist.

15. Neue Ansätze zur frühen Diagnose der axialen Spondyloarthritis

Im Hinblick auf eine frühe Diagnose *der ankylosierenden Spondylitis* (Morbus Bechterew) ist es konzeptionell relevant, davon auszugehen, dass die initial zum *entzündlichen Rückenschmerz* führende Entzündung (*Sakroiliitis*) erst nach einiger Zeit (häufig erst nach Jahren) radiologisch erkennbar wird. Da zu dieser frühen Zeit weder knöcherne Ankylosen noch Spondylitiden im Röntgenbild erkennbar sind, führt der Begriff *„ankylosierende" Spondylitis* bei den Frühformen häufig zur Verwirrung.

Aus diesem Grunde erscheint die Bezeichnung *„axiale Spondyloarthritis"* angemessener, da hierunter alle *Spondyloarthritiden mit vorwiegend axialer Beteiligung* subsummiert werden können, nämlich sowohl Patienten *ohne* eindeutige röntgenologische Sakroiliitis als auch Patienten *mit* definitiver radiologischer Sakroiliitis oder auch mit Syndesmophyten der Wirbelsäule (Vollbild des Morbus Bechterew).

Diesem Konzept zufolge stellen die *röntgenologischen Veränderungen* (Sakroiliitis oder Syndesmophyten der Wirbelsäule/Bambusstab) eher einen Marker für die Dauer und/oder den Schweregrad der Erkrankung dar, analog zu den röntgenologischen Veränderungen (Erosionen) bei der *rheumatoiden Arthritis*. Unterstützt wird dieses Konzept durch die Ergebnisse der oben bereits vorgestellten Langzeituntersuchung von Patienten mit entzündlichem Rückenschmerz und weiteren Merkmalen einer frühen Spondyloarthropathie (ohne Röntgenveränderungen), von denen nach 10 Jahren etwa 60% eine radiologisch eindeutige Sakroiliitis entwickelt hatten und damit die Kriterien für eine *ankylosierende Spondylitis* erfüllten, während 20% weiterhin eine *chronische Spondyloarthropathie* und nur 20% eine *andere* Diagnose als eine *Spondyloarthropathie* hatten (Mau et al. 1988).

Unterstützt wird das Konzept der *„axialen Spondyloarthritis"* ferner durch Daten der in Deutschland etablierten *Inzeptionskohorte für Spondyloarthritiden*, die klar zeigen, dass Patienten mit einer frühen axialen Spondyloarthritis (ohne röntgenologische Sakroiliitis) bezüglich Krankheitslast (Krankheitsaktivität, Schmerzen, Einschränkungen etc.) und Therapiebedarf nicht weniger betroffen sind als Patienten mit einer definitiven röntgenologischen Sakroiliitis (Rudwaleit et al. 2003b).

Die von Mau et al. (1990) vorgeschlagenen diagnostischen Kriterien zur frühen Diagnose haben sich ebenso wenig durchsetzen können wie die Amor-Kriterien – wahrscheinlich aufgrund der Komplexität und der damit verbundenen schlechten Handhabbarkeit im klinischen Alltag.

Im Gegensatz dazu wurden die 1991 publizierten *ESSG-Klassifikationskriterien* (Dougados 1991) international allgemein akzeptiert und in den letzten Jahren auch häufig als diagnostisches Instrument eingesetzt (obgleich hierfür nicht geschaffen) – möglicherweise, weil die ESSG-Kriterien im klinischen Alltag leichter anwendbar sind.

Eine spanische Studie zum diagnostischen Einsatz der ESSG-Kriterien bei Patienten mit einer möglichen Spondyloarthropathie und kurzer Krankheitsdauer ergab jedoch einen prädiktiven Wert von nur 46,6%. Mit anderen Worten, etwa jeder zweite Patient, der die ESSG-Kriterien erfüllte, hatte nach 5 Jahren Nachbeobachtung aus Sicht des Rheumatologen *keine* Spondyloarthritis (Collantes et al. 2000). Dies muss als Hinweis auf eine unzureichende Spezifität der ESSG-Kriterien interpretiert werden, die sich somit als nicht optimal für die Diagnosestellung bei frühen Fällen erwiesen haben.

Eine neue Herangehensweise zur frühen Diagnose mit sowohl hoher Sensitivität als auch hoher Spezifität bei Patienten mit entzündlichem Rückenschmerz, die keine eindeutigen röntgenologischen Befunde aufweisen, ergibt sich aus Wahrscheinlichkeitsberechnungen für das Vorliegen der Erkrankung (Rudwaleit et al. 2004). Basierend auf dem *Bayerschen Theorem* ergibt sich abhängig von der *Sensitivität und Spezifität* eines jeden Test-Parameters die Wahrscheinlichkeit (*Posttest-Wahrscheinlichkeit*) für das Vorliegen der vermuteten Erkrankung. Erforderlich hierzu ist die Kenntnis der Prävalenz *(Prätest-Wahrscheinlichkeit)* der Erkrankung, d.h. wie häufig eine *axiale Spondyloarthritis* bei Patienten mit chronischem Rückenschmerz vorkommt. Des Weiteren werden Sensitivität und Spezifität der einzelnen „Testparameter" benötigt.

Für die axiale Spondyloarthritis *relevante Testparameter* sind *entzündlicher Rückenschmerz, alternierender Gesäßschmerz, periphere asymmetrische Arthritis, Enthesitis der Ferse, Daktylitis, akute anteriore Uveitis, Psoriasis, Morbus Crohn/Colitis ulcerosa, positive Familienanamnese für Spondyloarthritis, erhöhte BSG/CRP, HLA-B27*, das *gute Ansprechen des Rückenschmerzes auf NSAR* und die *Magnetresonanztomographie* (MRT).

Die *Prävalenz* (Prätest-Wahrscheinlichkeit) *axialer Spondyloarthritiden* bei Patienten mit chronischem Rückenschmerz beträgt etwa 5% (Underwood und Dawes 1995). Die Sensitivitäten und Spezifitäten der für die *axiale Spondyloarthritis* relevanten Test-Parameter sind aus großen Studien zur *ankylosierenden Spondylitis* und *Spondyloarthritis* hinreichend bekannt. Repräsentative Zahlen aus Sicht der Autoren zu den einzelnen Parametern sind in Tabelle 11 zu finden. Der *kumulative Wahrscheinlichkeitswert* für das Vorliegen der Erkrankung ergibt sich aus der Kombination der einzelnen Testparameter und zwar dahingehend, dass die *Posttest-Wahrscheinlichkeit* des 1. Tests zur *Prätest-Wahrscheinlichkeit* des 2. Tests wird (und so weiter). Eine Krankheitswahrscheinlichkeit von 90% oder mehr wird als ausreichend angesehen, um die Diagnose *axiale Spondyloarthritis* mit hinreichender Sicherheit stellen zu können.

Berichtet ein Patient mit *chronischem Rückenschmerz* über die typischen Zeichen des *entzündlichen* Rückenschmerzes, so erhöht sich die Wahrscheinlichkeit des Vorliegens einer *axialen Spondyloarthritis* von 5% auf nur 14% (Abb. 12). Diese geringe Wahrscheinlichkeit von 14% macht erneut deutlich, dass der entzündliche Rückenschmerz, auch wenn klinisch überzeugend, als alleiniges Kriterium zur Diagnosestellung nicht ausreicht.

Um eine Krankheitswahrscheinlichkeit von 90% oder mehr zu erreichen, müssen

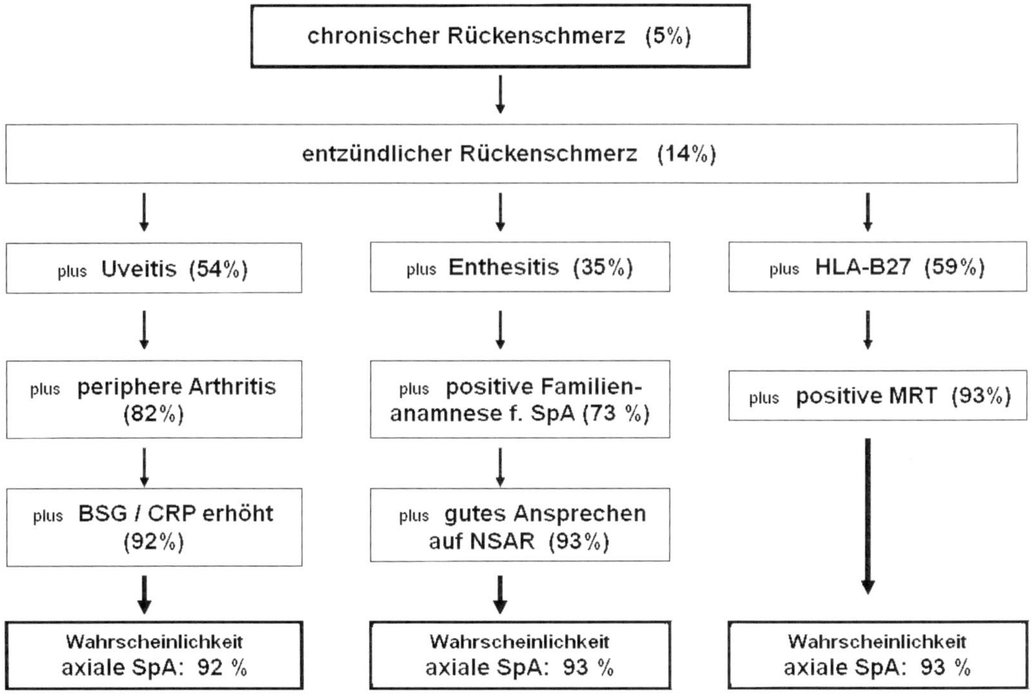

Abb. 12. Wahrscheinlichkeit für das Vorliegen einer axialen Spondyloarthritis (SpA) in Abhängigkeit vom Vorliegen klinischer oder anderer SpA-assoziierter Parameter bei Patienten mit unauffälligem oder fraglichem Röntgenbefund der Sakroiliakalgelenke. Etwa 5% aller Patienten mit chronischem Rückenschmerz haben eine SpA. Liegt entzündlicher Rückenschmerz vor, steigt die Krankheitswahrscheinlichkeit auf ca. 14%. Um auf eine Wahrscheinlichkeit von 90% oder mehr zu kommen, müssen in der Regel zusätzlich zum entzündlichen Rückenschmerz mindestens (2-) 3 weitere Manifestationen vorliegen. Die Abbildung zeigt 3 Beispiele solch möglicher Kombinationen.

zusätzlich zum entzündlichen Rückenschmerz in der Regel *3 weitere Spondyloarthritis-Merkmale* (siehe oben) vorliegen. Diese können klinische Spondyloarthritis-Manifestationen, aber auch Laborbefunde (BSG/CRP oder HLA-B27) oder akute Entzündungszeichen im MRT sein. Beispiele für mögliche Kombinationen von Spondyloarthritis-Manifestationen sind in Abb. 12 dargestellt.

Der Einsatz von HLA-B27 als diagnostischem Instrument wurde in der Vergangenheit sehr kontrovers diskutiert. Die Wahrscheinlichkeitsberechnungen zeigen nunmehr, dass HLA-B27 als diagnostischer Test sehr wohl brauchbar ist und zusammen mit der MRT den höchsten diagnostischen Wert aufweist. Daher sei generell empfohlen, HLA-B27 frühzeitig bei Patienten mit chronischem Rückenschmerz zu bestimmen, um dann die HLA-B27 positiven Patienten mit chronischen Rückenschmerzen einer weiteren Abklärung durch einen Rheumatologen zuzuführen.

In Kenntnis der relevanten Test-Parameter (Tabelle 11) können diese Berechnungen auch selbstständig *online* durchgeführt werden (http://www.rheumatologie-berlin.de/web/de/med_pre.htm).

Die Anwendung der Wahrscheinlichkeitsberechnung erlaubt bei individuellen Patienten die frühe Diagnose einer axialen Spondyloarthritis mit einem hohen Grad an Sicherheit, was gerade bei Patienten mit einem unauffälligen Röntgenbild bzw. einer fraglichen röntgenologischen Sakroiliitis von großer Bedeutung ist, damit einerseits richtige Therapien frühzeitig eingeleitet werden

Tabelle 11. Sensitivität und Spezifität verschiedener Symptome und Befunde in Hinblick auf das Vorliegen einer axialen Spondyloarthritis (SpA)*

	Sensitivität	Spezifität
SpA-Parameter		
Entzündlicher Rückenschmerz	75%	76%
Alternierender Gesäßschmerz	40%	90%
Enthesitis der Ferse	37%	89%
Periphere Arthritis	40%	90%
Dactylitis	18%	96%
Anteriore akute Uveitis	22%	97%
Psoriasis	10%	96%
M. Crohn/Colitis ulcerosa	4%	99%
Positive Familienanamnese für SpA (AS, reaktive Arthritis, Uveitis, M. Crohn, Psoriasis)	32%	95%
Erhöhte Entzündungsparameter (BSG/CRP)	50%	80%
HLA-B27	90%	90%
Gutes Ansprechen auf NSAR	77%	85%
Positives MRT**	90%	90%

* Die angegebenen Werte sind als Durchschnittswerte für Sensitivität und Spezifität zu verstehen, die sich aus zahlreichen publizierten Studien ergaben und daher repräsentativ erscheinen (Rudwaleit et al. 2004).
** Ein MRT wird als positiv gewertet, wenn sich Zeichen akuter Entzündung (Knochenödem, Anreicherung in Kontrastmittelaufnahme) im Bereich der Sakroiliakalgelenke finden.

können, andererseits Patient und Arzt diagnostische Sicherheit erfahren und unnötige Untersuchungen oder Therapieversuche vermieden werden können (Rudwaleit et al. 2004). Dieses Vorgehen wird gegenwärtig in klinischen Studien validiert.

16. Differentialdiagnose des Morbus Bechterew

16.1. Axiale Manifestationen

Die Liste der Differentialdiagnosen des chronischen Rückenschmerzes ist naturgemäß lang. Am häufigsten ist der so genannte *unspezifische „mechanische" Rückenschmerz* aufgrund von muskulären Dysbalancen, Fehlhaltungen oder Muskelverspannungen, für die sich morphologisch/röntgenologisch häufig kein richtiges Korrelat finden lässt.

Abzugrenzen sind ferner *degenerative* Veränderungen von Wirbelkörpern und Bandscheiben (Spondylosis, Osteochondrose), Bandscheiben-Prolaps (evtl. mit neurologischen Ausfällen), Übergangsanomalien (Hemisakralisation des 5. Lendenwirbels), Spinalkanalstenose (typischerweise Claudicatio der Beine), Scheuermann`sche Erkrankung (Adoleszentenkyphose), Fibromyalgie (Ganzkörperschmerz, *Tender points* positiv) oder die diffuse idiopathische skelettale Hyperostosis (DISH, M. Forrestier). Letztere tritt typischerweise im höheren Lebensalter auf, während die ankylosierende Spondylitis im jungen Erwachsenenalter beginnt. Der Morbus Forrestier ist im Gegensatz zur ankylosierenden Spondylitis nicht mit HLA-B27 assoziiert und weist keinen entzündlichen Rückenschmerz auf.

Bei der Anamneseerhebung ist bei Verdacht auf einen Morbus Bechterew oder eine axiale Spondyloarthritis daher besonderes Augenmerk auf die Charakteristika des entzündlichen Rückenschmerzes zu legen (siehe dort), da das Vorhandensein des entzündlichen Rückenschmerzes ein starker Hinweis auf eine axiale Spondyloarthritis ist, allerdings auch bei 25% der Patienten mit Rückenschmerzen anderer Genese vorkommt.

Bezüglich der radiologischen Veränderungen im Bereich der Sakroiliakalgelenke sind differentialdiagnostisch zu nennen: die *Osteitis triangularis ilii* (häufig Zufallsbefund bei Frauen mittleren Alters, selten Beschwerden), die Sakroiliakalgelenksarthrose (schmaler Sklerosesaum entlang der Sakroiliakalgelenke), der M. Paget (erhöhte alkalische Phosphatase, Knochenveränderungen an anderer Lokalisation), die Fluorose (heute selten), hypophosphatämische Osteomalazie (ebenfalls heute selten), bakterielle Sakroiliitiden (Patienten „kränker", insgesamt akuteres Krankheitsgeschehen, Weichteilmitbefall im MRT) durch Staphylokokken, Streptokokken, Brucellen (im Zweifelsfall Gelenkpunktion) und die diffuse idiopathische skelettale Hyperostosis (DISH, M. Forrestier).

Bei der DISH kommt es zu einer Verkalkung der Ligamente entlang der Wirbelkörper und *nicht* zur Bildung von Syndesmophyten. Radiologisch findet sich bei der DISH daher in der Regel eine schmale Aufhellung zwischen Wirbelvorderkante und verknöchertem vorderen Längsband. Die Sakroiliakalgelenke sind bei der DISH häufig nicht betroffen, was die Abgrenzung zur ankylosierenden Spondylitis erleichtert. Kommt es im Rahmen der DISH jedoch zur Verkalkung der ventralen Bänder der Sakroiliakalgelenke, sind diese Veränderungen radiologisch nicht von einer Bechterew-assoziierten Sakroiliitis zu unterscheiden. Hier kann zur weiteren Differenzierung eine CT der Sakroiliakalgelenke weiterhelfen. Die Syndesmophyten der Wirbelsäule lassen sich gelegentlich nur schwer von sehr ausgeprägten degenerativen Veränderungen der Wirbelsäule (Spondylophyten) abgrenzen. Als Faustregel kann gelten, dass *Syndesmophyten* generell vertikal wachsen, wohingegen *Spondylophyten* sich horizontal ausdehnen und wie ausladende „Syndesmophyten" imponieren können.

Auch das *Behcet-Syndrom* und das *SAPHO-Syndrom* können mit dem radiologischen Bild einer Sakroiliitis einhergehen. Differentialdiagnostisch sind das Vorhandensein extraspinaler artikulärer und anderer Manifestationen (Haut-/Schleimhautbeteiligung) und die fehlende Assoziation mit HLA-B27 wegweisend. Sehr selten sind diese Erkrankungen nicht von einem Morbus Bechterew oder einer axialen Spondyloarthritis abzugrenzen, weshalb in solchen Fällen auch an eine Koexistenz dieser Krankheiten gedacht werden kann.

Sehr selten können auch neoplastische Erkrankungen (siehe auch Conaghan und Brooks 1995) sowohl klinisch als auch radiologisch eine Sakroiliitis vortäuschen.

16.2. Differentialdiagnose bei isoliertem Gelenkbefall

Liegt nur eine Mon- oder Oligoarthritis ohne den wegweisenden entzündlichen Rückenschmerz (bei ungefähr 20–30% der Patienten mit Morbus Bechterew) vor, müssen praktisch alle entzündlich bedingten rheumatischen Erkrankungen bei den differentialdiagnostischen Überlegungen berücksichtigt werden. Eine genaue und sorgfältige Anamnese hilft dabei, die möglichen Diagnosen einzugrenzen.

In erster Linie sind die reaktiven Arthritiden bzw. die anderen Erkrankungen aus der Gruppe der Spondyloarthritiden zu nennen. Hier ist die gezielte Anamnese von größter Bedeutung, da der Patient eine *Diarrhoe*, eine *urogenitale Infektion* oder eine *Iritis* und die nach einer zeitlichen Latenz aufgetretenen *Beschwerden im Bereich des Bewegungsapparates* oftmals nicht in Zusammenhang bringt.

Eine durchgemachte Urethritis oder Zervizitis bzw. eine akute Diarrhoe innerhalb der letzten vier Wochen sprechen eher für das Vorliegen einer reaktiven Arthritis. Wenn möglich, sollte ein Erregernachweis an der Eintrittsstelle angestrebt werden. Am wichtigsten ist der Nachweis von *Chlamydia trachomatis* (mittels PCR) aus der ersten Portion des Morgenurins (nicht Mittelstrahlharn!) bzw. aus dem Urethral- oder Zervixabstrich. Bei Verdacht auf das Vorliegen einer reaktiven Arthritis sollte im Urogenitalsystem immer nach *Chlamydia trachomatis* gesucht werden, da rund die Hälfte der Patienten asymptomatisch infiziert ist. Der Erregernachweis bei gastrointestinalen Infektionen wird entscheidend dadurch erschwert, dass die Diarrhoe zum Zeitpunkt der Arthritis in den allermeisten Fällen nicht mehr besteht und damit mögliche Erreger im Stuhl nicht mehr nachweisbar sind. Die Sensitivität und Spezifität serologischer Untersuchungen sind für die individuelle Diagnostik reaktiver Arthritiden eher unbefriedigend (Sieper et al. 2002).

Gibt es anamnestische Hinweise auf eine *entzündliche Darmerkrankung* (Morbus Crohn bzw. Colitis ulcerosa), so sind entsprechende endoskopische Untersuchungen angezeigt. Eine stattgehabte Iritis gilt als möglicher Hinweis für eine Spondyloarthropathie, auch wenn noch keine weiteren typischen Symptome vorliegen.

Eine positive Familienanamnese (Morbus Bechterew, Psoriasis vulgaris, Arthritis urica) ist ebenso ein wichtiger Mosaikstein bei der Zuordnung unklarer Mon- oder Oligoarthritiden.

Wichtig ist auch die sorgfältige Suche nach einer möglichen *Psoriasis vulgaris*, wobei dem Patienten kleinste Hautveränderungen an versteckten Stellen nicht immer bewusst sein müssen, das heißt *„fragen allein genügt nicht!"* Bei Befall der Hände oder Vorfüße ist das typische Gelenkbefallsmuster – Endgelenkarthritis oder Strahlbefall – zusätzlich hilfreich.

Bei den differentialdiagnostischen Überlegungen von unklaren Mon- oder Oligoarthritiden ist auch der positive Nachweis von HLA-B27 von Bedeutung (Tabelle 12).

Ebenso können die *Amor-Kriterien* (Tabelle 3) bei der Differentialdiagnostik unklarer Mon- oder Oligoarthritiden hilfreich sein. Eine Zuordnung zur Gruppe der Spondyloarthritiden ist möglich, wenn 6 oder mehr Punkte des Amor-Kriterien-Kataloges erfüllt sind. Ob die Spezifität der Amor-Kriterien ausreichend ist, kann noch nicht abschließend beurteilt werden. In der og. spanischen Studie (Collantes et al. 2000) war der positive prädiktive Wert der Amor-Kriterien mit 76% deutlich höher als der der ESSG-Klassifikationskriterien mit einem prädiktiven Wert von 46,6%.

Tabelle 12. Krankheitsassoziationen mit HLA-B27 (nach Scherak und Fischer 2000)

Krankheit	HLA-B27-positiv [%]
Normalbevölkerung	5–10
Spondylitis ankylosans	88–96
Reaktive Arthritis	50–80
Arthritis psoriatica	
– Periphere Gelenke	11–24
– Mit Achsenskelett-Befall	35–83
Arthritis bei Morbus Crohn oder Colitis ulcerosa	
– Periphere Gelenke	8–15
– Mit Achsenskelett-Befall	33–72

Bei Vorliegen einer Monarthritis ist, wenn immer möglich, eine diagnostische Gelenkpunktion mit *Synovia-Analyse* angezeigt. Diagnostisch und therapeutisch relevant ist dabei die Differenzierung einer septischen Arthritis von einer „rheumatischen" – entzündlichen Arthritis, weiters können durch die Synoviaanalyse Kristallarthropathien oder die seltene Synovitis villonodularis ausgeschlossen bzw. diagnostiziert werden.

Die *chronische Polyarthritis* kann in typischen Fällen durch ihr symmetrisches Befallsmuster an den Händen und Füssen, durch den Nachweis von *Rheumafaktoren* und/oder *anti-Citrullin-Antikörpern* sowie durch das *Fehlen* von HLA-B27 abgegrenzt werden.

Differentialdiagnostische Probleme können das Löfgren-Syndrom, die Arthritis im Rahmen einer Borreliose, die atypische Verlaufsform einer beginndenden chronischen Polyarthritis und sehr selten Kollagenosen bereiten. Besonders die Diagnose einer Lyme-Arthritis (auch hier wird das Kniegelenk bevorzugt befallen) ist wichtig, da dabei eine antibiotische Therapie notwendig ist.

17. Verzögerung der Diagnose – Fehldiagnosen

Das Nicht-an-die-Diagnose-*Morbus-Bechterew*-Denken und banale Fehldiagnosen sind die Hauptursache für die Verzögerung der Diagnosestellung „Morbus Bechterew".

So denkt man vor allem bei weiblichen Patienten noch immer zu selten an die mögliche Diagnose „Morbus Bechterew", die Erkrankung besitzt immer noch das Image einer „Männerkrankheit".

Auch unauffällige Entzündungsparameter (normale BSG und negatives CRP) werden fälschlicherweise als Argument gegen das Vorliegen eines beginnenden Morbus Bechterew verwendet; normale Entzündungsparameter schließen einen beginnenden Morbus Bechterew jedoch nicht aus.

Zusammen mit den normalen Entzündungsparametern werden sehr oft die häufigen, zumeist unspezifischen radiologischen Befunde wie zum Beispiel Osteochondrose, Spondylose, Spondyloarthrose oder Morbus Scheuermann zur Diagnose herangezogen. Auch eine im MRT diagnostizierte Bandscheibenprotrusion oder ein Bandscheibenvorfall ohne neurologische Symptomatik führt nicht selten zur Fehldiagnose *„Lumbago mit Bandscheibenprotrusion oder Bandscheibenprolaps"*, obwohl eine neurologische Symptomatik nicht vorliegt. Mit solchen „Beschreibungen" darf nicht versucht werden, alle möglichen Beschwerden zu erklären. Insbesondere bei persistierenden entzündlichen Rückenschmerzen (in Ruhe) sollte auch im weiteren Verlauf immer wieder an die Möglichkeit des Vorliegens einer *Spondyloarthropathie* gedacht werden.

Vor allem bei den nachfolgend angeführten klinischen Befunden oder anamnestischen Angaben sollte immer auch ein Morbus Bechterew differentialdiagnostisch in Erwägung gezogen werden:

- Entzündlicher Rückenschmerz (siehe Tabelle 4)
- Schmerzen in der zweiten Nachthälfte bzw. in den frühen Morgenstunden, nächtliches Erwachen – so genannter „aufweckender Kreuzschmerz"
- alternierender Gesäßschmerz – zu Beginn häufig intermittierend, tiefsitzend und einseitig, im weiteren Verlauf persistierend und bilateral; in 10% der Fälle die alleinige Ursache für den Arztbesuch
- „Wechselseitige Ischialgie"
- gutes Ansprechen der Schmerzen auf NSAR
- fehlende neurologische Symptome
- Morgensteifigkeit im Wirbelsäulenbereich mit einer Einschränkung der Beweglichkeit
- eingeschränkte Rotationsfähigkeit der LWS und BWS
- Bewegungseinschränkung der HWS in allen Richtungen
- pathologisches Schober-Zeichen
- positives Mennell'sches Zeichen
- Schmerzen im Thoraxbereich mit Zunahme beim Husten und Niesen
- verminderte Atemexkursion
- Thoraxkompressionsschmerz
- Fersenschmerzen
- Periostschmerz im Bereich der Sehnenansätze, an Ferse, Sitzbein, Schambein, Tibia, Beckenschaufel
- Schmerzen am Sitzknochen beim Sitzen auf harter Unterlage
- Monarthritis des Kniegelenkes (symptomarm)
- Oligoarthritis (asymmetrisch) bei Bevorzugung der unteren Extremität
- positive Familienanamnese
- Iritis (anamnestisch oder aktuell)
- HLA-B27-Positivität

10 Fragen zum Thema

1. Bei welchen Symptomen und Befunden sind die Diagnosekriterien des M. Bechterew erfüllt?

Die modifizierten New York Kriterien sind erfüllt, wenn ein klinisches Kriterium (meist der entzündliche Rückenschmerz mit Morgensteifigkeit und Besserung bei Bewegung *oder* eine Einschränkung der Beweglichkeit der Wirbelsäule in 2 Ebenen *oder* eine Einschränkung der Thoraxexkursion) *und* radiologisch eine Sakroiliitis mindestens Grad 2 beidseits oder Grad 3 einseitig vorliegen.

2. Welche Bedeutung hat die Anamnese für die Diagnosestellung?

Wie bei vielen Krankheitsbildern in der Rheumatologie ist das Erfragen des entzündlichen Rückenschmerzes (Besserung durch Bewegung, nicht durch Ruhe, nächtlicher Schmerz, Morgensteifigkeit) ganz besonders wichtig. Dennoch gilt, dass der entzündliche Rückenschmerz allein nicht die Diagnosestellung erlaubt! Auch eine früher stattgehabte Iritis, Gonarthritis oder Fersenschmerzen (Enthesitis) können wichtige Hinweise sein.

3. Kann man M. Bechterew im Blut diagnostizieren? Wann ist die HLA-B27-Bestimmung sinnvoll?

Nein. Es gibt keinen diagnostischen Bluttest für den Morbus Bechterew. Etwa 6–9% der Bevölkerung im deutschsprachigen Raum sind HLA-B27 positiv. Nur etwa 6% dieser Patienten entwickeln einen Morbus Bechterew. Dennoch steigert bei einem Patienten mit entzündlichem Rückenschmerz ein positives HLA-B27 die Wahrscheinlichkeit der Erkrankung von 14% auf ca. 59%; ist HLA-B27 negativ, fällt die Wahrscheinlichkeit auf <2%.

4. Unauffällige Sakroiliakalgelenke im Röntgen bei Verdacht auf M. Bechterew: was dann?

Besteht ein begründeter Verdacht für das Vorliegen eines Morbus Bechterew (z.B. Patient mit entzündlichem Rückenschmerz und positivem HLA-B27 oder anderen Spondyloarthritis-Manifestationen), so kann trotz unauffälligem Röntgenbild ein Frühstadium der Erkrankung vorliegen. Zur definitiven Klärung ist in solchen Fällen ein MRT sehr hilfreich, da es akute Entzündungen gut abbilden kann.

5. Welche Rolle spielt die Szintigraphie in der Diagnostik des Morbus Bechterew?

Die Szintigraphie spielt für die Diagnosestellung eines Morbus Bechterew nur eine untergeordnete Rolle. Grund hierfür ist eine ebenfalls mögliche Nuklid-Anreicherung in den Sakroiliakalgelenken bei Gesunden oder Patienten mit anderen Erkrankungen, was in Hinblick auf den Morbus Bechterew eine unbefriedigende Spezifität der Szintigraphie bedeutet.

6. Ist der Morbus Bechterew eine Spondyloarthropathie?

Der Morbus Bechterew gilt als der Prototyp der Spondyloarthropathien (Spondyloarthritiden). Andere Spondyloarthropathien sind die reaktive Arthritis, Spondyloarthropathien bei Psoriasis oder chronisch-entzündlichen Darmerkrankungen und die so genannte undifferenzierte Spondyloarthropathie.

7. Kann ein Patient mit Morbus Reiter auch einen Morbus Bechterew haben?

Es gibt fließende Übergänge zwischen den Erkrankungen. Ein Patient mit Morbus Bechterew kann einen Morbus Reiter oder eine reaktive Arthritis entwickeln. Aus einem Morbus Reiter kann sich bei chronischem Verlauf umgekehrt auch ein Morbus Bechterew entwickeln.

8. Ein Patient mit Morbus Bechterew und Psoriasis: wie lautet dann die Diagnose?

Hierzu gibt es keine klaren Vorgaben. Die Diagnose aus unserer Sicht wäre Morbus Bechterew bei Psoriasis, andere Rheumatologen oder auch Dermatologen würden dieses Krankheitsbild möglicherweise aber als Psoriasis-Spondyloarthropathie bezeichnen.

9. Bei welchen Befunden ist eine MRT, wann eine CT der Sakroiliakalgelenke indiziert?

Die große Überlegenheit der MRT besteht in der Abbildung akut entzündlicher Veränderungen in den Sakroiliakalgelenken bzw. in den angrenzenden Knochen und weniger in der Einschätzung chronischer Veränderungen. Dies kann relevant sein bei ganz frühen Formen mit kurzer Krankheitsdauer, wenn das Röntgenbild noch unauffällig ist oder zur aktuellen Aktivitätseinschätzung einer Sakroiliitis (aktiv oder inaktiv). Im Gegensatz zur MRT bildet die CT knöcherne Veränderungen wie Erosionen und Sklerosierungen besonders gut ab, die akute Entzündung hingegen kaum. Ein weiterer Nachteil der CT ist die relativ hohe Strahlenbelastung des Beckens, woran gerade bei jungen Frauen zu denken ist. Eine CT kann zum Einsatz kommen, wenn kein MRT zur Verfügung steht oder bei älteren Patienten in der Abgrenzung anderer Krankheitsbilder (z.B. DISH, Morbus Paget, Osteiitis triangularis ilii).

10. Was sind häufige Fehler in der Diagnostik des Morbus Bechterew?

Der häufigste Fehler ist das „nicht an den Morbus Bechterew denken". Dann werden die typischen Symptome, obwohl sie vorliegen, nicht adäquat erfragt oder eingeordnet. Beispielsweise lässt sich der entzündliche Rückenschmerz nur durch ausführliches Befragen des Patienten herausarbeiten und sollte dann eine weitergehende Diagnostik nach sich ziehen. Die Interpretation des Röntgenbildes kann bei beginnendem Morbus Bechterew schwierig sein, besonders in der Abgrenzung einer Sakroiliitis Grad I von Grad II. Ein zu häufiges Diagnostizieren kommt kaum vor, aber es sei daran erinnert, dass nicht jeder Patient mit entzündlichem Rückenschmerz oder einer Iritis und nicht jeder HLA-B27 positive Patient automatisch einen Morbus Bechterew hat.

Literatur

Aho K, Ahvonen P, Lassus A, Sievers K, Tiilikainen A (1974) HLA-B27 in reactive arthritis: a study of Yersinia arthritis and Reiter's disease. Arthritis Rheum 17:521–6

Amor B, Dougados M, Mijiyawa M (1990) Critères de classification des spondyloarthropathies. Rev Rhum 57:85–89

Bennett PH, Burch TA (editors) (1966) Population Studies of the Rheumatic Diseases. Amsterdam. Excerpta Medica Foundation. International Congress Series 148:456–7

Blum U, Buitrago-Tellez C, Mundinger A, Krause T, Laubenberger J, Vaith P, et al (1996) Magnetic resonance imaging (MRI) for detection of active sacroiliitis–a prospective study comparing conventional radiography, scintigraphy, and contrast enhanced MRI. J Rheumatol 23:2107–2115

Bollow M, Braun J, Hamm B, Eggens U, Schilling A, Konig H, et al (1995) Early sacroiliitis in patients with spondyloarthropathy: evaluation with dynamic gadolinium-enhanced MR imaging. Radiology 194:529–536

Brandt J, Bollow M, Haberle J, Rudwaleit M, Eggens U, Distler A, et al (1999) Studying patients with inflammatory back pain and arthritis of the lower limbs clinically and by magnetic resonance imaging: many, but not all patients with sacroiliitis have spondyloarthropathy. Rheumatology 38:831–836

Braun J, Bollow M, Eggens U, König H, Distler A, Sieper J (1994) Use of dynamic magnetic resonance imaging with fast imaging in the detection of early and advanced sacroiliitis in spondyloarthropathy patients. Arthritis Rheum 37:1039–1045

Braun J, Bollow M, Remlinger G, Eggens U, Rudwaleit M, Distler A, et al (1998) Prevalence of spondyloarthropathies in HLA-B27 positive and negative blood donors. Arthritis Rheum 41:58–67

Braun J, Sieper J, Bollow M (2000) Imaging of sacroiliitis. Clin Rheumatol 19:51–57

Braun J, Baraliakos X, Golder W, Brandt J, Rudwaleit M, Listing J, et al (2003) Magnetic resonance imaging examinations of the spine in patients with ankylosing spondylitis, before and after successful therapy with infliximab: evaluation of a new scoring system. Arthritis Rheum 48:1126–1136

Calin A, Porta J, Fries JF, Schurman DJ (1977) Clinical history as a screening test for ankylosing spondylitis. JAMA 237:2613–2614

Collantes E, Veroz R, Escudero A, Munoz E, Munoz MC, Cisnal A, et al (2000) Can some cases of 'possible' spondyloarthropathy be classified as 'definite' or 'undifferentiated' spondyloarthropathy? Value of criteria for spondyloarthropathies. Spanish Spondyloarthropathy Study Group. Joint Bone Spine 67:516–520

Conaghan PG, Brooks PM (1995) Rheumatic manifestations of malignancy. Curr Opin Rheumatol 6:105–110

Dougados M, van der Linden S, Juhlin R, Huitfeldt B, Amor B, Calin A, et al (1991) The European Spondyloarthropathy Study Group preliminary criteria for the classification of spondyloarthropathy. Arthritis Rheum. 34:1218–1227

Fallet GH, Mason M, Berry H, Mowat AG, Boussina I, Gerster JC (1976) Rheumatoid arthritis and ankylosing spondylitis occuring together. Br Med J (1) 804–807

Feldtkeller E (1999) Age at disease onset and delayed diagnosis of spondyloarthropathies. Z Rheumatol 58:21–30

Franke J, Wanka CH, Salewski H, Runge H (1972) Die Rotationseinschränkung des Rumpfes – ein einfaches klinisches Frühzeichen der Spondyloarthritis ankylopoetica (Strümpell – Bechterew – Marie). Dtsch Ges wesen 27:1326–1331

Friedman L, Silberberg PJ, Rainbow A, Butler R (1993) A limited, low-dose computed tomography protocol to examine the sacroiliac joints. Can Assoc Radiol J 44:267–272

Gamp A, Bopp A, Schacherl M, Schilling F (1963) Klinische und röntgenologische Beobachtungen bei der Spondylitis ankylopoetica. Z Rheumaforsch 22:332–338

Goei The HS, Lemmens AJ, Goedhard G, Lokkerbol H, Rahmy A, Steven MM, et al (1985) Radiological and scintigraphic findings in patients with a clinical history of chronic inflammatory back pain. Skeletal Radiol 14:243–248

Gran JT (1985) An epidemiological survey of the signs and symptoms of ankylosing spondylitis. Clin Rheumatol 4:161–169

Haibel H, Rudwaleit M, Braun J, Sieper J (2002) Epidemiologie und Versorgung im Bereich der Spondyloarthropathien. Z Rheumatol 61:30–38

Hanly JG, Mitchell MJ, Barnes DC, MacMillan L (1994) Early recognition of sacroiliitis by magnetic resonance imaging and single photon emission computed tomography. J Rheumatol 21:2088–2095

Hart FD, Robinson KC, Allchin FM, Maclagan NF (1949) Ankylosing spondylitis. Q J Med 18:217–238

Hartl PW (1990) Ankylosierende Spondylitis. Med Welt 41:1017–1025

Keitel W (1993) Differentialdiagnostik der Gelenkerkrankungen (4. Auflage). Fischer, Stuttgart

Kellgren JH, Jeffrey MR, Ball J (1962) The epidemiology of chronic rheumatism. Blackwell, Oxford

Kirveskari J, Kellner H, Wuorela M, Soini H, Frankenberger B, Leirisalo-Repo M, Weiss EH, Granfors K (1997) False-negative serological HLA-B27 typing results may be due to altered antigenic epitopes and can be detected by polymerase chain reaction. Br J Rheumatol 36:185–189

Kozin F, Carrera F, Ryan LM, Foley D, Lawson T (1981) Computed tomography in the diagnosis of sacroiliitis. Arthritis Rheum 24:1479–1485

Lakomek HJ, Will H, Zech M, Krüskemper HL (1984) A new serologic marker in ankylosing spondylitis. Arhritis Rheum 27:961–967

Lehtinen K (1983) 76 patients with ankylosing spondylitis seen after 30 years of disease. Scand J Rheumatol 12:5–11

Luthra HS, Ferguson RH, Conn DL (1976) Coexistence of ankylosing spondylitis and rheumatoid arthritis. Arthritis Rheum 19:111–114

Macrae LF, Wright V (1969) Measurement of back movement. Ann Rheum Dis 27:584–589

Mathies H, Goshen P (1969) Die Spondylitis ankylopoetica. Z Allgemeinmed 4:133–139

Mau W, Zeidler H, Mau R, Majewski A, Freyschmidt J, Stangel W, Deicher H (1988) Clinical features and prognosis of patients with possible ankylosing spondylitis. Results of a 10-year follow-up. J Rheumatol 15:1109–1114

Mau W, Zeidler H, Mau R, Majewski A, Freyschmidt J, Stangel W, Deicher H (1990) Evaluation of early diagnostic criteria for ankylosing spondylitis in a 10 year follow-up. Z Rheumatol 49:82–87

Miehle W (2000) Spondarthritiden. In: Miehle W, Fehr K, Schattenkirchner M, Tillmann K (Hrsg) Rheumatologie in Praxis und Klinik (2. Auflage), Thieme, Stuttgart, pp 629–679

Miron SD, Khan MA, Wiesen EJ, Kushner I, Bellon EM (1983) The value of quantitative sacroiliac scintigraphy in detection of sacroiliitis. Clin Rheumatol 2:407–414

Moll JM, Wright V (1973) Psoriatic arthritis. Semin Arthritis Rheum 3:55–78

Orchard TR, Wordsworth BP, Jewell DP (1998) Peripheral arthropathies in inflammatory bowel disease: their articular distribution and natural history. Gut 42:387–91

Prakash S, Mehra NK, Bhargava S, Malaviya (1983) HLA B27 related 'unclassifiable' seronegative spondyloarthropathies. Ann Rheum Dis 42:640–643

Resnick D (1974) Temporomandibular joint involvement in ankylosing spondylitis. Comparison with rheumatoid arthritis and psoriasis. Radiology 112:587–591

Rudwaleit M, Metter A, Listing J, Sieper J, Braun J (2002) Clinical parameters in the differentiation of inflammatory back pain from non-inflammatory back pain. Ann Rheum Dis 61, Suppl 1:57

Rudwaleit M (2003a) Frühdiagnose der ankylosierenden Spondylitis. Z Rheumatol 62:106–107

Rudwaleit M, Listing J, Märker-Hermann E, Zeidler H, Zink A, Braun J, Sieper J (2003b) Disease activity, severity, and function in patients with early ankylosing spondylitis and undifferentiated axial spondyloarthritis. Arthritis Rheum 48, Suppl:S174

Rudwaleit M, van der Heijde D, Khan MA, Braun J, Sieper J (2004) How to diagnose axial spondyloarthritis early? Ann Rheum Dis 63:535–543

Ryan LM, Carrera GF, Lightfoot RW Jr, Hoffman RG, Kozin F (1983) The radiographic diagnosis of sacroiliitis. A comparison of different views with computed tomograms of the sacroiliac joint. Arthritis Rheum 26:760–763

Sampaio-Barros PD, Bertolo MB, Kraemer MHS, Marques-Neto JF, Samara AM (2001) Undifferentiated spondyloarthropathies: a 2-year follow-up study. Clin Rheumatol 20:201–206

Schattenkirchner M, Krüger K (1987) Natural course and prognosis of HLA-B27 positive oligoarthritis. Clin Rheumatol 6 (Suppl 2):83–86

Scherak O, Fischer GF (2000) Immungenetik. In: Miehle W, Fehr K, Schattenkirchner M, Tillmann K (Hrsg) Rheumatologie in Praxis und Klinik (2. Auflage), Thieme, Stuttgart, pp 27–37

Schilling F (1974) Spondylitis ankylopoetica: Die sogenannte Bechterew'sche Krankheit und ihre Differentialdiagnose (einschl. Spondylitis hyperostotica, Spondylitis psoriatica und chronischem Reiter Syndrom). In: Diethelm L (Hrsg) Handbuch der medizinischen Radiologie, Springer, Berlin, pp 452–689

Schilling F (1981) Die Spondylitis ankylosans (sog. Bechterew'sche Krankheit) – eine aktuelle Übersicht. Immun Infekt 9:189–203

Sieper J, Rudwaleit M, Braun J, van der Heijde D (2002) Diagnosing reactive arthritis. Role of clinical setting in the value of serologic and microbiologic assays. Arthritis Rheum 46:319–327

Underwood MR, Dawes P (1995) Inflammatory back pain in primary care. Br J Rheumatol 34:1074–1077

Uppal SS, Pande I, Singh G, Kailash S, Kakker R, Kumar A, Mehra NK, Giri TK, Sekharan NG, Malviya AN (1995) Profile of HLA-B27-reled 'unclassifiable' seronegative spondyloarthropathy in females and its comparison with the profile in males. Br J Rheumatol 34:137–140

van der Linden S, Valkenburg HA, Cats A (1984) Evaluation of diagnostic criteria for ankylosing spondylitis. A proposal for modification of the New York criteria. Arthritis Rheum 27:361–368

van der Linden SM, Fahrer H (1988) Occurrence of spinal pain syndromes in a group of apparently healthy and physically fit sportsmen (orienteers). Scand J Rheumatol 17:475–481

van Tubergen A, Heuft-Dorenbosch L, Schulpen G, Landewe R, Wijers R, van der Heijde D, et al (2003) Radiographic assessment of sacroiliitis by radiologists and rheumatologists: does training improve quality? Ann Rheum Dis 62:519–525

Zink A, Braun J, Listing J, Wollenhaupt J (2000) Disability and handicap in rheumatoid arthritis and ankylosing spondylitis – results from the German rheumatological database. German Collaborative Arthritis Centers. J Rheumatol 27:613–622

Kapitel 4

Bildgebende Diagnostik

Franz Kainberger, Philipp Peloschek, Claudia Weidekamm, Marius Wick

1. Einleitung

Röntgenaufnahmen der Wirbelsäule und der Sakroiliakalgelenke sind, da charakteristische Verkalkungen und Sklerosierungen damit gut dokumentiert werden können, seit Jahrzehnten etablierte Verfahren zur Diagnostik des Morbus Bechterew. Um auch geringgradige Manifestationen der Erkrankung frühzeitig zu erfassen, wandte man schon bald tomographische Verfahren an, wobei die konventionelle Röntgentomographie seit Anfang der achtziger Jahre sukzessive durch die Computertomographie (CT) abgelöst wurde (Dihlmann und Bandick 1995).

Heute stehen uns mit der *Multidetektor-CT*, der *Magnetresonanztomographie (MRT)* und der *Sonographie* bildgebende Verfahren mit einer Strukturauflösung im Submillimeterbereich und der multiplanaren Darstellbarkeit in variablen Raumebenen zur Verfügung. Diese moderne multimodale Bildgebung erfordert eine differenzierte Indikationsstellung sowie speziell entwickelte Untersuchungsstrategien und -techniken.

Zur Bildinterpretation ist ein profundes Verständnis der normalen und pathologischen radiologischen Anatomie zu fordern. Zusätzlich zur *primären* Diagnostik ist heute auch eine *quantitative* Erfassung der Krankheitsaktivität möglich, die konkrete Überlegungen zu gezielten Therapiemaßnahmen (z.B. Infiltrationen) nach sich ziehen kann.

2. Indikation

In den offiziellen, im europäischen Raum auf der Strahlenschutzgesetzgebung basierenden Empfehlungen zur Indikationsstellung sind grundsätzliche Richtlininien zur Wahl des probaten radiologischen Verfahrens bei klinischem Hinweis auf Morbus Bechterew zu finden (Czembirek et al. 2002; RCR Working Party 2003).

Konventionell-radiologische Aufnahmen der Lendenwirbelsäule (LWS) mit Darstellung der Sakroiliakalgelenke und – soweit von klinischer Relevanz – aller weiteren symptomatischen Gelenke bzw. Knochenverbindungen werden als bildgebende Primäruntersuchungen empfohlen (Calin 1996; Hermann und Bollow 2002; Jurik und Ostergaard 2001).

Als weiterführendes Verfahren ist, wenn es um die Früherkennung der Erkrankung und insbesondere um die quantitative morphologische Erfassung der *Entzündungsaktivität* geht, die MRT als Methode der Wahl anzusehen (Blum et al. 1996; Bollow et al. 1995; Puhakka et al. 2003; Remy et al. 1996; Yu et al. 1998).

Die CT wird in einer Reihe von Studien aufgrund der detaillierten Darstellbarkeit auch kleiner ossärer Veränderungen besonders an den Sakroiliakalgelenken als Verfahren mit hoher diagnostischer Sicherheit eingestuft und wird zur Dokumentation charakteristischer Veränderungen eingesetzt (Abb. 1) (Braun et al. 2000; Dimov et al. 1990; Fewins et al. 1990; Geijer et al. 1998; Wittram et al. 1996).

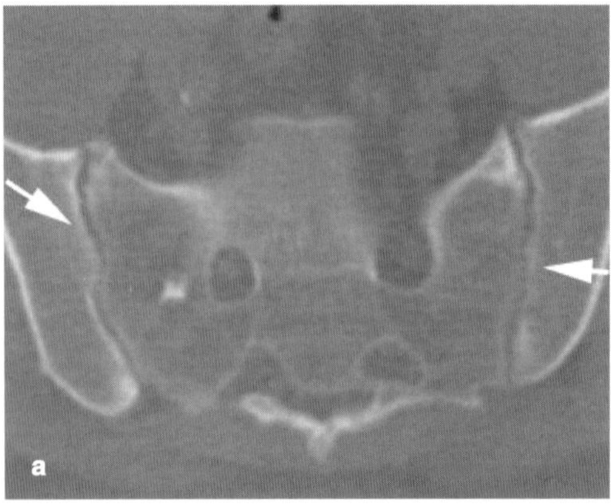

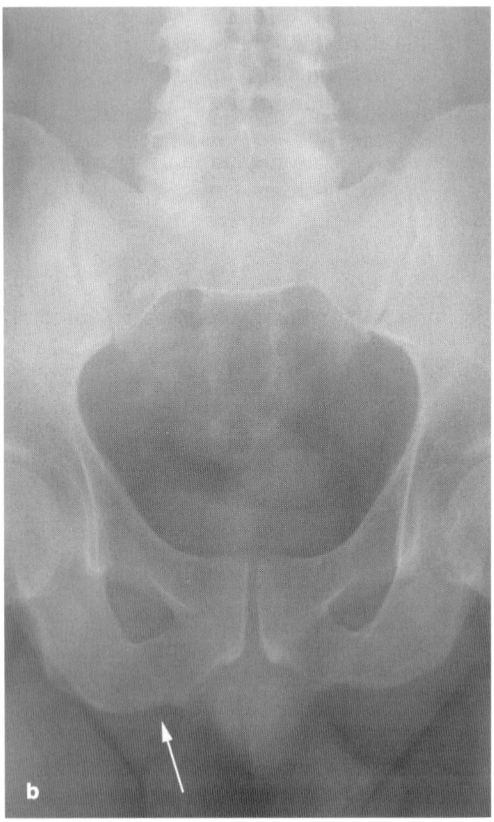

Abb. 1. a Typische mittels CT nachweisbare Erosionen (Pfeile) bei Sakroiliitis; **b** auf konventionellen Röntgenbildern waren sie nicht erkennbar, hier war als einziges diagnostisch hilfreiches Zeichen eine produktive Fibroostose an den unteren Schambeinästen (Pfeil) nachzuweisen

Andere bildgebende Verfahren wie die Osteodensitometrie zur Bestimmung des Knochenmineralgehaltes, die Szintigraphie zum Nachweis okkulter Frakturen oder zur Planung einer gezielten Schmerztherapie bzw. die Sonographie zur Darstellung einer Arthritis, Fibroostitis oder gegebenenfalls zur Ultraschall-gesteuerten Infiltrationstherapie sind speziellen klinischen Fragestellungen vorbehalten (Arslan et al. 1999).

Hinsichtlich der Strahlenexposition, die in Abhängigkeit von der Untersuchungstechnik stark variieren kann, beträgt die effektive Dosis von konventionellen Aufnahmen der Sakroiliakalgelenke 0,25 Millisievert für weibliche bzw. 0,04 Millisievert für männliche Patienten, für CT-Untersuchungen liegen die Werte zwischen 0,1 und 0,7 (weiblich) sowie 0,1 bis 0,4 (männlich mit Gonadenschutz) Millisievert (Jurik et al. 2002). Bei modernen Multidetektor-CT-Geräten liegen die Dosiswerte nach eigenen Erfahrungen deutlich niedriger und konnten innerhalb des letzten Jahrzehnts auf einen Bruchteil früherer Werte reduziert werden (Friedman et al. 1993). Somit ist bei adäquater Untersuchungstechnik die Strahlenexposition einer CT der SI-Gelenke der von konventionellen Aufnahmeserien, mit denen meist die gesamte Wirbelsäule und das Becken abgebildet werden, weitgehend vergleichbar.

Ein bisher wenig beachteter Aspekt betrifft radiologische Zufallsbefunde bei klinisch bis dato nicht bekannten Fällen eines meist moderat verlaufenden Morbus Bechterew. Bei einer systematischen Bildanalyse sind in diesen seltenen Situationen anhand eigener Erfahrung fast immer charakteristische Röntgenzeichen vorzufinden (Abb. 2).

Im Gegensatz dazu sind positive Befunde der *Knochenszintigraphie* aufgrund von *Traceranreicherungen* in den Sakroiliakalgelenken aus nicht-entzündlicher Ursache sehr häufig und daher *nicht geeignet*, als deutlicher Hinweis auf einen Morbus Bechterew gewertet zu werden (Blum et al. 1996; Braun et al. 2000).

Da die Diagnoseverzögerung noch immer viel zu lang ist und im Mittel mehrere Jahre beträgt (Feldtkeller 1999), sollte bei

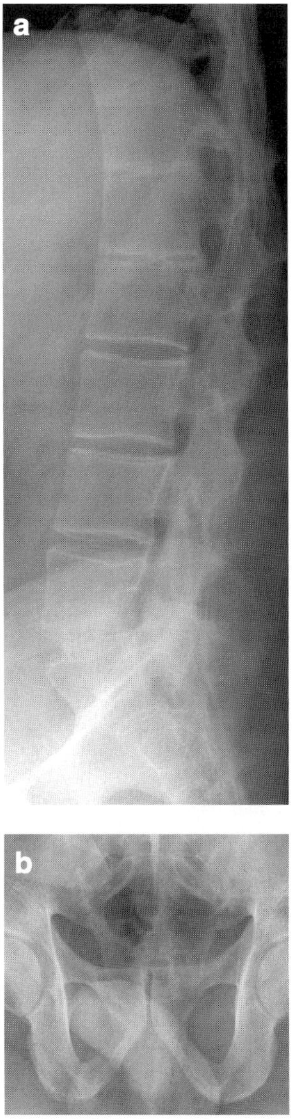

Abb. 2. Typische Manifestationsstellen an Wirbelsäule und Becken mit **a** typischen vorderen Längsbandverkalkungen am thorakolumbalen Übergang und **b** chronischen produktiven Fibroostitiden an beiden unteren Schambeinästen

entsprechenden klinischen Hinweiszeichen (*inflammatory back pain*) bald die Indikation zur konventionellen Röntgenuntersuchung und – bei nicht eindeutigen Befunden – in weiterer Folge zur MRT bzw. CT gestellt werden.

3. Untersuchung

3.1. Konventionelle Röntgenaufnahmen

Aufgrund des typischen anatomischen Verteilungsmusters und der charakteristischen, meist stadienhaft ablaufenden entzündlichen Veränderungen ist die Einhaltung bestimmter Regeln („Untersuchungsprogramm") eine notwendige Voraussetzung für eine zielführende Diagnostik und Dokumentation (Dihlmann und Bandick 1995; Freyschmidt 2003).

Bei der konventionellen Röntgendiagnostik stehen heute neben *Film-Folien*-Kombinationen *digitale* Aufnahmetechniken zur Verfügung, mit denen alle qualitativen Erfordernisse in gleichem Maße erfüllt werden. Bei *digitalen* Bildern ist zwar die Ortsauflösung etwas geringer, ihr wesentlicher Vorteil liegt jedoch in der *optimalen Bildhelligkeit* und im höheren *Kontrastumfang*. Dadurch können die bei rheumatischen Erkrankungen primär betroffenen *Weichteilstrukturen* besser abgebildet werden.

Entscheidend ist die Bild- und Befunddokumentation aller relevanten anatomischen Regionen, was bei Verdacht auf Morbus Bechterew obligaterweise die *Sakroiliakalgelenke*, den *thorakolumbalen Übergang* (Abb. 2a) und die *LWS* umfasst. In Abhängigkeit vom klinischen Erscheinungsbild werden ergänzend die übrigen Wirbelsäulenabschnitte, das Becken sowie symptomatische periphere Extremitätenregionen untersucht. Zusatz- und Spezialaufnahmen sind in Anbetracht der Nutzbarkeit von Sonographie, CT und MRT heute nicht mehr nötig. Insbesondere die Schrägaufnahmen („Einschauaufnahmen") der Sakroiliakalgelenke sind wegen der geringen diagnostischen Zusatzinformation obsolet geworden (Abb. 3) (Battistone et al. 1998).

3.2. Computertomographie

Gerätetechnisch wurde die CT nach Einführung der Spiraltechnologie durch bessere Detektoren und Softwareauswerteverfahren zu *Multidetektorspiral-CT-Systemen* weiterentwickelt, mit denen heute pro Ex-

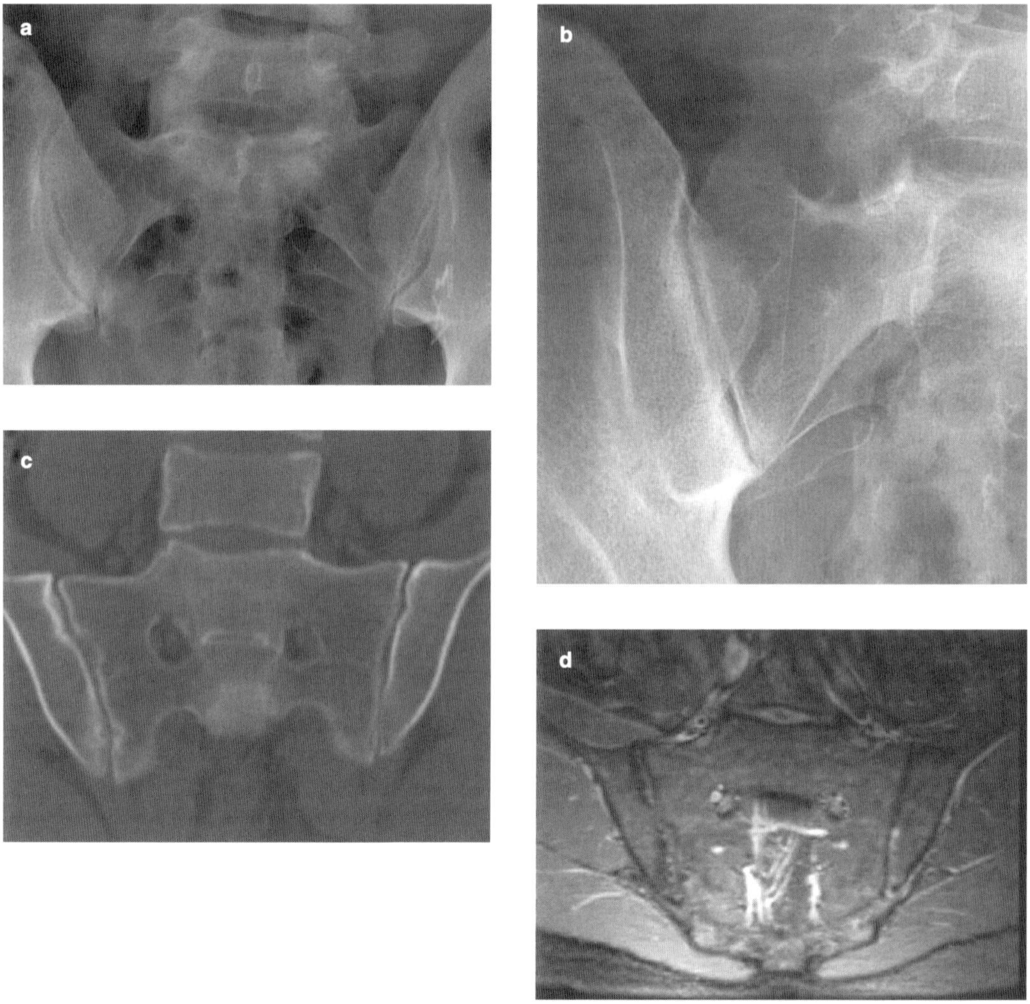

Abb. 3. Junger männlicher Patient mit typischen entzündlichen Rückenschmerzen; **a** auf den Übersichtsaufnahmen der Sakroiliakalgelenke keine Auffälligkeiten; **b** auch die Einschauaufnahmen waren negativ, während vor allem auf der rechten Seite **c** mittels CT typische Erosionen und **d** mittels MRT auf T2-gewichteten Bildern zusätzlich charakteristische Ödemzeichen zu finden waren

position mehrere Bildzeilen generiert und berechnet werden können. Neben kürzeren Untersuchungszeiten mit weniger Bewegungsartefakten kann vor allem eine höhere Ortsauflösung in allen Raumebenen bei gleichzeitig geringerer Strahlenexposition erreicht werden. So ist bis zu einem gewissen Grad auch eine Beurteilbarkeit der Sakroiliakalgelenke aus Datensätzen einer CT-Untersuchung des Abdomens möglich, wodurch die radiologische Abklärung insbesondere bei *enterogenen Spondylarthropathien* rationeller als bisher gestaltet werden kann.

Die Untersuchungstechnik an den Sakroiliakalgelenken sollte, verwendet man ein Gerät älterer Bauart mit Einzelschicht- oder Spiraltechnologie, mit einer Schichtdicke von 5 mm, besser jedoch von 3 mm (bei einem Pitch von 1) erfolgen, wobei die Schichten parallel zur Längsachse des kranialen Teils des Os sacrum zu legen sind (Lawson et al. 1982). Mit *Multidetektor-CT-Geräten* kann die Schichtführung axial in einer für den Patienten angenehmeren Rückenlage erfolgen, wobei achsenparallel zum Sakrum orientierte Schichten sekundär aus dem gewonnenen Volumendatensatz rekonstruiert werden (Abb. 3c).

Bei Wirbelsäulenveränderungen ist die *CT* vor allem zum Nachweis *osteodestruktiver Diskusschäden* und *nach einem Trauma* sinnvoll.

Zum Nachweis *pulmonaler* Veränderungen ist die CT im *High-resolution*-Modus hilfreich (Kiris et al. 2003). Im Gegensatz zu Thoraxübersichtsaufnahmen, die bei einer frühen Krankheitsmanifestation meist negativ sind, können interstitielle und alveoläre Strukturveränderungen in Form eines Mosaikmusters, subpleuraler Knötchen und bandartiger Parenchymverdichtungen nachgewiesen werden. In einigen Fällen sind CT-Veränderungen auch bei Patienten mit einer normalen Lungenfunktionsprüfung zu finden.

3.3. Magnetresonanztomographie

Verwendet werden heute üblicherweise MRT-Geräte mit Feldstärken von 1,0 bis 1,5 Tesla, verbunden mit entsprechender Hard- und Softwareausstattung und speziell dafür geeigneten Spulensystemen.

Die Untersuchungstechnik sollte auf jeden Fall *T1-gewichtete* Spinechosequenzen zur *„anatomiegetreuen"* Darstellung und *T2-gewichtete wassersensitive Fettunterdrückungssequenzen* (besonders *Short Tau Inversion Recovery*-Sequenz, STIR) zur Dokumentation eines *entzündlichen Ödems* beinhalten (Hermann und Bollow 2002; Wittram et al. 1996). An den Sakroiliakalgelenken kann eine *T2*-gewichtete Gradientenechosequenz* sinnvoll zur *Knorpeldarstellung* eingesetzt werden (Hermann und Bollow 2002). Zusätzlich sollte paramagnetisches *Kontrastmittel* (Gadolinium-DTPA 0,1 mmol/kg Körpergewicht) intravenös appliziert werden, um *anschließend T1-gewichtete Sequenzen mit Fettunterdrückung (SPIR)* anzufertigen (Puhakka et al. 2003).

3.4. Sonographie

Die *Ultraschall*-Untersuchung des muskuloskelettalen Systems wird heute mit Schallkopffrequenzen von 7–15 MHz durchgeführt. Bursitiden, Tendopathien, Gelenkergüsse und synoviale Verdickungen sowie erosive Irregularitäten der Knochenoberfläche können mit einer hohen Ortsauflösung dargestellt werden. Zunehmende Bedeutung gewinnt die *Farbdopplersonographie*, mit der bei einer hochsensitiven Gerätetechnik, z.B. einer Powerdoppler-Applikation, auch eine vermehrte Vaskularisation der Synovialis dokumentiert werden kann.

Da an den Sakroiliakalgelenken häufig die dorsalen Gelenkabschnitte und das sie umgebende paraartikuläre Gewebe in das entzündliche Geschehen mit einbezogen sind, ist eine sonographische Erfassung mit *farbdopplersonographischer Quantifizierung* möglich (Arslan et al. 1999).

4. Interpretation radiologischer Befunde

4.1. Radiologische Anatomie

Das *radiologische* Bild des Morbus Bechterew ist vielgestaltig, sowohl hinsichtlich des topographisch-anatomischen Verteilungsmusters als auch in Bezug auf die Art der Röntgenzeichen und ihre Abgrenzung zu anderen rheumatischen Entzündungsprozessen. In den vergangenen Jahrzehnten konnten klar definierte und mit pathologisch-anatomischen Befunden korrelierende regel- bzw. stadienhafte *„Bildmuster"* definiert werden, für die auch die Nomenklatur modernisiert werden muss (Barozzi et al. 1998; Braun et al. 2000; Dihlmann und Bandick 1995; Freyschmidt 2003; Vinson und Major 2003).

Die Prädilektionsstellen des Morbus Bechterew sind neben den Sakroiliakalgelenken verschiedene Band- und Sehnenansätze, vornehmlich an der Wirbelsäule im Bereich der Fixationsstellen des *Lig. longitudinale anterius* und sakroiliakal an den dorsal gelegenen *Ligg. iliosacralia interos-*

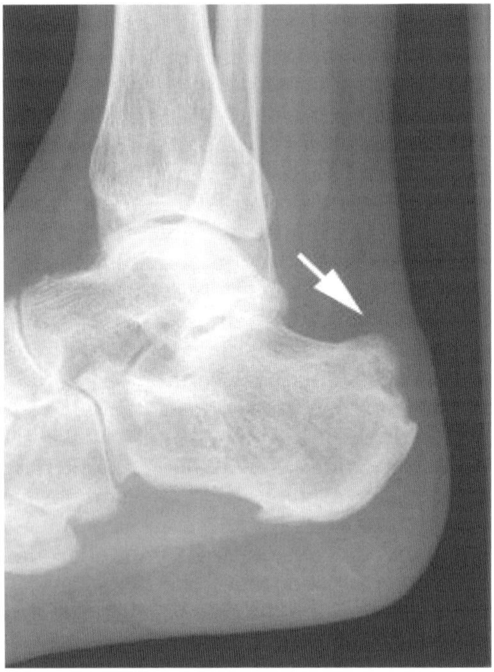

Abb. 4. Calcaneopathia rheumatica mit einem undulierenden Achillobursitisdefekt und einer unscharfen Weichteilverdichtung (Pfeil) durch eine entzündete Achillobursitis bei einer peripheren Befallsform eines Morbus Bechterew

sea. Daneben sind es die Ursprungs- bzw. Ansatzstellen großer peripherer Sehnen wie die der Adduktorenmuskulatur (Abb. 1b, 2b) an Sitz- und Schambeinen sowie der Achillessehne (Abb. 4) und der Ursprungszone der Plantarfaszie (*Calcaneopathia rheumatica*, Olivieri et al. 1998). Durch den fehlenden Periostüberzug zwischen Bursa und Knochen können Entzündungsprozesse hier direkt übergreifen (Kainberger et al. 1999).

An den Sakroiliakalgelenken sind radiologisch-anatomisch eine Reihe von Normvarianten zu berücksichtigen, insbesondere akzessorische Gelenkanteile und persistierende Ossikel sowie Formatypien (z.B. inkomplette Teilung oder halbmondförmige Oberfläche) der iliumseitigen Gelenkfläche (Prassopoulos et al. 1999).

Der Gelenkspalt des Sakroiliakalgelenks ist 4 mm breit. Die Dicke des *Hyalin- und Faserknorpels* ist sakralseitig etwa dreimal so groß wie iliumseitig, zudem ist der iliumseitige Knorpelbelag irregulär konturiert und von einzelnen Spalten durchzogen. Möglicherweise sind diese Faktoren zusammen mit der Tatsache, dass der Knorpel lateral mehr hyalin und medial mehr fibrös zusammen gesetzt ist, eine Erklärung dafür, warum Erosionen eher lateral als medial zu beobachten sind (Resnick 2002).

4.2. Charakteristische Befunde

4.2.1. Allgemeines

Typisch bei Morbus Bechterew ist die bei allen Formen der seronegativen Spondylarthropathien zu beobachtende frühzeitig beginnende ossäre Entzündungsreaktion, die (rheumatische) Ostitis (McGonagle und Emery 2000). Je nach dem Ausmaß der Krankheitsaktivität kommt es zu *osteoresorptiven* Veränderungen mit einer umschriebenen Demineralisation bzw. Erosion oder zu *osteoproliferativen* Prozessen mit periostalen Appositionen (auch Protuberanzen genannt) oder artikulären Ankylosen. Dem typischen Krankheitsverlauf entsprechend ist radiologisch fast immer ein *Nebeneinander* von mehr oder weniger ausgeprägter *Resorption und Proliferation* zu beobachten. Gemeinsam mit postentzündlich-degenerativen Veränderungen (z.B. Fettmarkkonversion oder Sekundärarthrose) und der Manifestation zusätzlicher systemischer Krankheitsprozesse wie z.B. einer Osteoporose oder einer entzündlichen Lungengerüsterkrankung kommt es zu äußerst vielgestaltigen radiologischen Bildern.

4.2.2. Sakroiliitis

Das erwähnte, zumeist bilateral auftretende Nebeneinander von *Erosionen, subchondraler Sklerosierung* und *Ankylose* wird bei der Entzündung der Sakroiliakalgelenke als *„buntes Bild"* (Abb. 5) bezeichnet (Dihlmann und Bandick 1995).

Subchondrale Ostitiden sind in Frühstadien mittels MRT als fleck- oder bandförmi-

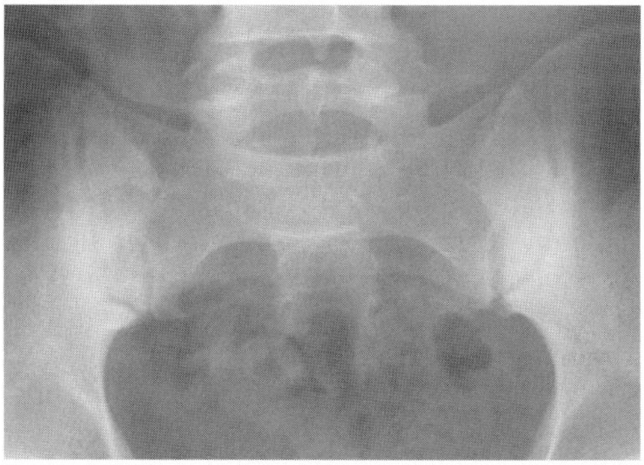

Abb. 5. Vollbild einer bilateralen Sakroiliitis mit ausgeprägten iliumseitigen Sklerosierungen, Erosionen, einer rechtsseitigen Ankylosierung und einer linksseitigen Pseudoerweiterung des Gelenkspalts

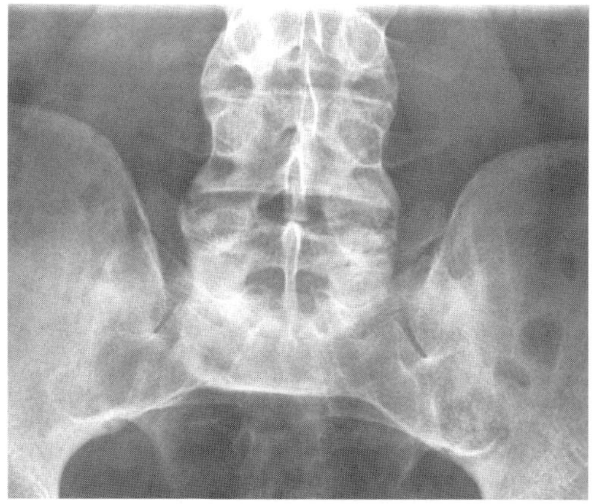

Abb. 6. Spätstadium einer Sakroiliitis mit kompletter Ankylose. An der teilweise mit abgebildeten kaudalen LWS findet man die typischen Zeichen des „Bambusstabs"

ge Ödeme (Typ I) zu erkennen, nach Kontrastmittelgabe kommt es zu einer signifikanten Anreicherung (Muche et al. 2003). Später sind breitflächige Sklerosierungen mit einer magnetresonanztomographisch inhomogenen Signalintensität (Typ II) und später auf MRT-Bildern postentzündlichen Fettmarkkonversionen (Typ III) zu finden (Ahlstrom et al. 1990; Yu et al. 1998).

An der subchondralen Grenzlamelle findet man vereinzelte oder multiple kleine Erosionen, die vor allem mittels CT sehr gut nachweisbar sind, während kleine erosive Defekte magnetresonanztomographisch wegen der geringen Kontrastdifferenzen zum benachbarten Knochen etwas weniger gut perzipierbar sind (Lingg et al. 2000). Ausgedehntere, nebeneinander liegende und konfluierende Erosionen führen zu einer Pseudoerweiterung des Gelenkspalts. *T2-gewichtet* hyperintense Signalveränderungen im Gelenkspalt entsprechen einer Ergussbildung, Ödembildungen im Knorpel oder Entzündungsgewebe, ein radiologisch *nur mittels MRT* nachweisbares Phänomen (Braun et al. 1994).

Ankylosierende Veränderungen (Abb. 6) entwickeln sich aus spornartigen, den Gelenkspalt überbrückenden Verknöcherungen (*Bridging*). Spätstadien, in denen nur mehr die Gelenkkonturen schemenhaft erkennbar sind, bezeichnet man als *Phantomgelenke*.

4.2.3. Spondylitis, Diszitis und Spondylarthritis

An der Wirbelsäule ist der Morbus Bechterew vornehmlich in den ventralen Abschnitten in Form einer *Spondylitis anterior* oder *vertebralen Osteitis* zu beobachten. Das stark vaskularisierte und hoch immunkompetente lockere Bindegewebe zwischen dem *Lig. longitudinale anterius* und der ventralen Wirbelkörperkante wird als Ausgangspunkt für das Entzündungsgeschehen angesehen. In vielen Fällen ist die Erstmanifestation am thorakolumbalen Übergang zu finden, bei milden Verlaufsformen können an dieser Stelle manchmal die einzigen radiologischen Veränderungen, auch noch nach vielen Jahren, zu beobachten sein.

Röntgenmorphologische Manifestationsformen der *Spondylitis anterior* sind (1) an der ventralen Wirbelkörperfläche eine Verdickung (mit Ausbildung eines *„Tonnen- bzw. Kastenwirbels"*) oder eine wellige Kontur, (2) an den ventralen Wirbelkörperecken eine Erosion (*Romanus-Läsion*) oder eine Sklerosierung („glänzende Ecken" bzw. *„shiny corners"*) und (3) am vorderen Längsband

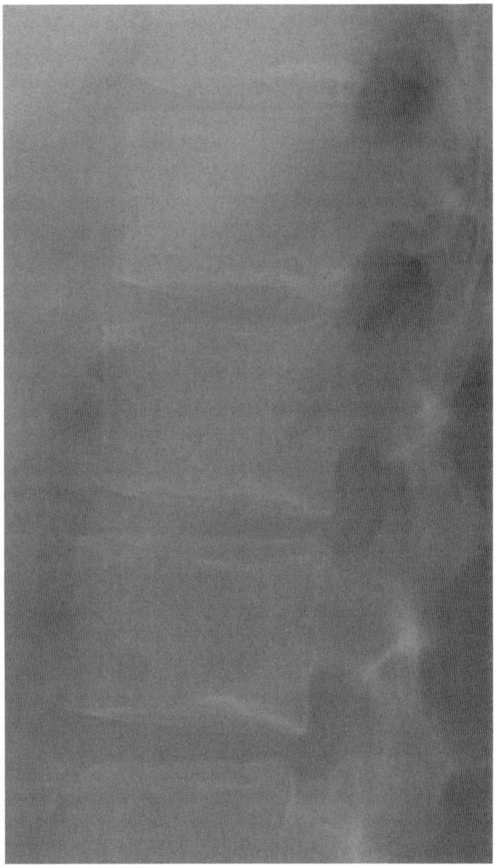

Abb. 7. „Glänzende Ecken" an den ventralen Kanten der Wirbelkörper

eine beginnende Verkalkung in Form eines *Syndesmophyten* (Abb. 7) (Jevtic et al. 2000). Aus ihnen entsteht im fortgeschrittenen Stadium die charakteristische *„Bambusstabwirbelsäule"* (Abb. 6).

Auf *MRT-Bildern* sind je nach der Entzündungsaktivität Zeichen des *Ödems* oder der *Sklerosierung* zu beobachten (Hermann und Bollow 2002; Jevtic et al. 2000). Auch an den dorsalen Wirbelkörperkanten sind all diese Phänomene, wenngleich meist weniger prominent, zu beobachten.

Eine rheumatische *Diszitis*, auch entzündliche *Andersson-Läsion* genannt, wird als Ausdruck eines segmentalen, foudroyant verlaufenden Entzündungsschubs des diskovertebralen Komplexes angesehen (*Andersson-Läsion vom entzündlichen Typ*) und ist vor allem im ersten Jahrzehnt der Erkrankung zu beobachten (Andersson 1937). Erosive Deckplattendestruktionen und Diskusraumverschmälerungen, in der MRT mit einem subchondralen Spongiosaödem einhergehend, sind die entsprechenden Befunde. Auch Diskusverkalkungen sind ein typischer Befund. Später können sich *transdiskale Ankylosen* entwickeln.

Die Facettengelenke und die Kostotransversal- bzw. Kostovertebralgelenke sind vor allem im späteren Krankheitsverlauf befallen, wobei *primär Erosionen* und erst später ausgedehnte Ankylosen zu beobachten sind. Seltener als im Rahmen einer *rheumatoiden Arthritis* können in späten Stadien auch Veränderungen in den *Atlantodentalgelenken* zu beobachten sein.

4.2.4. Fibroostitis (Enthesitis) und Bursitis

Je nach dem Ausprägungsgrad der Entzündung kommt es zu *unscharfen Erosionen* an der Band- bzw. Sehneninsertionsstelle, in typischen Fällen begleitet von diskreten *„fahnenartigen" Verkalkungen* der distalen *Kollagenfasern*. Die Erosionen sind meist flach und verursachen an Stellen breiter Sehnenfixation, wie an den Adduktoren des Oberschenkels, eine *undulierende Knochenoberfläche*. In Spätstadien dominiert das Bild der *Sklerosierung* mit der Ausbildung von *Knochenspornen* (Abb. 8).

4.2.5. Periphere Arthritis und Entzündungen synchondraler Knochenverbindungen

Häufig befallen sind, im Gegensatz zur rheumatoiden Arthritis, die eher *stammnah* lokalisierten Gelenke, d.h. Knie, Hüfte und Schulter, zusätzlich auch die Fußgelenke (Abb. 4, 8, 9) (Barozzi et al. 1998). Typisch sind eine generalisierte Gelenkspaltverschmälerung (ohne Osteophyten, subchondrale Sklerosierung bzw. andere Arthrosezeichen) und auf MRT-Bildern ein ausgeprägtes subchondrales Knochenmarködem (Haller und Hofmann 1998). In späteren Krankheitsstadien besteht eine ausgepräg-

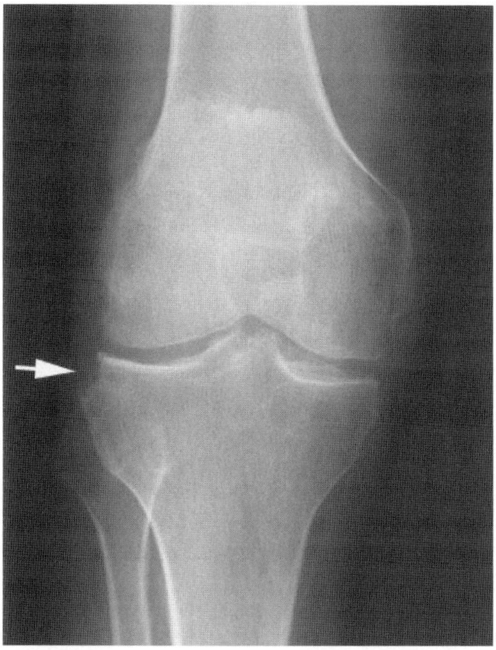

Abb. 8. Arthritis des Kniegelenks bei einem peripheren Befallsmuster mit einer Fibroostitis am Ansatz der Quadricepssehne und einer tiefen Erosion (Pfeil) am lateralen Tibiaplateau

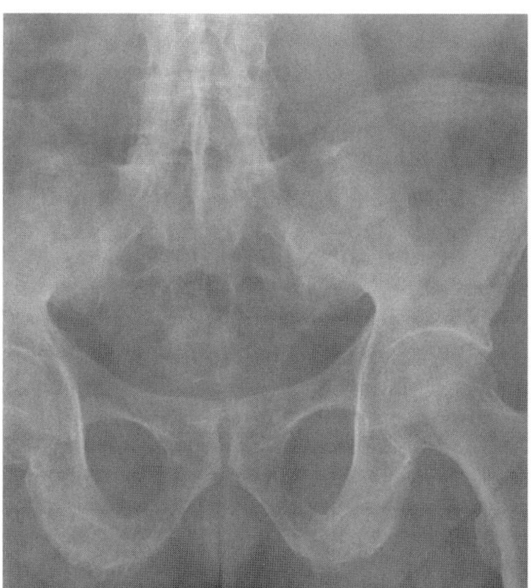

Abb. 9. Homogene geringe Gelenkspaltverschmälerung am linken Hüftgelenk als Folge einer Koxitis bei fortgeschrittenem Morbus Bechterew

te Neigung zur Gelenkankylose. An der *Symphysis pubis* treten Entzündungen in etwa einem Viertel der Fälle von Spondylitis ankylosans auf und führen bald zur kompletten Ankylose.

4.2.6. Osteoporose und Muskelatrophie

Eine generalisierte Osteoporose (Abb. 10, siehe auch Kap. 16), die von der gelenknahen, durch ein Entzündungsödem verursachten Demineralisation zu unterscheiden ist, wird vor allem an der Wirbelsäule und dem knöchernen Beckenring beobachtet (Speden et al. 2002). Ein erhöhter *Bone-turnover* wird als die wesentliche Ursache angesehen (Grisar et al. 2002). Vor allem an der Rückenmuskulatur ist in Spätstadien mittels CT oder MRT eine deutliche *Atrophie* zu beobachten, die durch die Immobilisation und/oder eventuell durch eine – pathologisch-anatomisch nachgewiesene – fibrosierende Entzündung entsteht (Vinson und Major 2003).

4.2.7. Frakturen

Frakturen der Wirbelsäule, wenn sie in Form eines osteoporotisch veränderten Bambusstabs versteift ist, sind nicht ungewöhnlich und treten vor allem an den Krümmungsscheitelpunkten auf. Meist sind es transdiskale oder transvertebrale Insuffizienzfrakturen bzw. Pseudarthrosen mit irregulärer segmentaler Unterbrechung des *„Bambusstabs"* (*nichtentzündliche Anderssen-Läsion*), die unbehandelt zu schweren Achsenfehlstellungen führen können (Metz-Stavenhagen et al. 2001). Durch die Demineralisation können zudem porotische Wirbeleinbrüche auftreten (Abb. 10).

Als Folge eines *Traumas*, vielfach im Rahmen von Verkehrsunfällen, können schwere Formen *instabiler Frakturen* auftreten, die überzufällig häufig mit Rückenmarkverletzungen assoziiert sind, da der *Bambusstab* als Ganzes bricht, d.h. inklusive der Wirbelbögen und des kalzifizierten Bandapparates. Da derartige Läsionen typisch am zervikothorakalen Übergang lokalisiert sind und wegen der nicht selten schwierigen Auf-

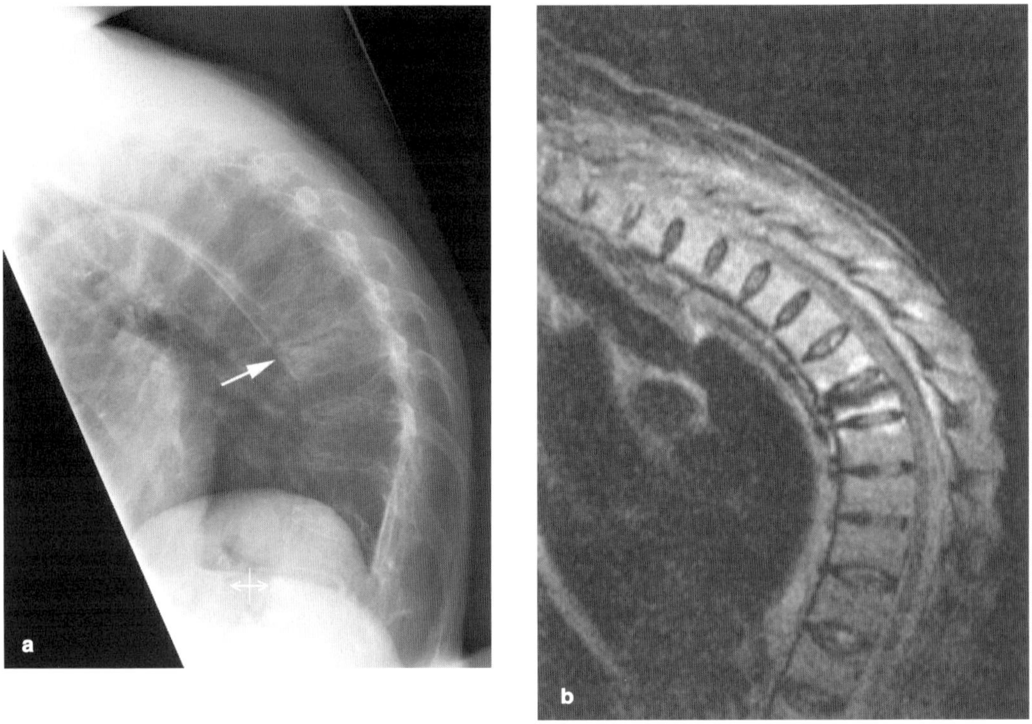

Abb. 10. Wirbelkompressionsfraktur (Pfeil) als Folge einer Osteoporose bei ausgeprägter Hyperkyphose. Zusätzlich ist auf dem T2-gewichteten MRT-Bild eine Ventralverschiebung des kranial davon gelegenen Wirbelkörpers im Sinne einer transdiskalen Insuffizienzfraktur zu erkennen (**a**, **b**)

nahmebedingungen konventionell-radiologisch leicht übersehen werden, ist – auch bei nur vagem Verdacht – die baldige Durchführung einer CT sinnvoll.

4.2.8. Cauda-equina-Syndrom

Die bildgebende Diagnostik dieser seltenen Komplikation, die wohl durch eine *Arachnoiditis* als Folge einer benachbarten Spondylarthritis ausgelöst wird, erfolgt vor allem mittels MRT. Thekale Divertikel, irreguläre Erweiterungen des Duralsacks und narbig bedingte Verlagerungen neurogener Strukturen können beobachtet werden (Charlesworth et al. 1996).

4.3. Differentialdiagnose

Die Differentialdiagnose des Morbus Bechterew beinhaltet einerseits die Abgrenzung zu anderen Formen der seronegativen Spondylarthropathien und Erkrankungen des rheumatischen Formenkreises, andererseits zu röntgenmorphologisch ähnlichen Infektionen bzw. Osteopathien (McEniff et al. 1995; Mester et al. 2000).

Andere Spondylarthropathien sind radiologisch anhand des Verteilungsmusters (z.B. dem eher einseitigen Befall der Sakroiliakalgelenke bei enterogener Ursache) sowie unter anderem an der Form vertebraler Phyten zu differenzieren. Neben dem für den Morbus Bechterew typischen *Syndesmophyten* sind bei der *Psoriasis* „stierhornförmige" *Parasyndesmophyten* zu finden. Beim Älteren sind die *degenerativ* verursachten *Osteo- oder Spondylophyten* mit entzündlichen Appositionen „vermischt", es entwickelt sich der *Mixtaosteophyt* (Dihlmann und Bandick 1995).

Fibroostitiden sind in ihrer chronischen Form morphologisch oft nur schwer von *de-*

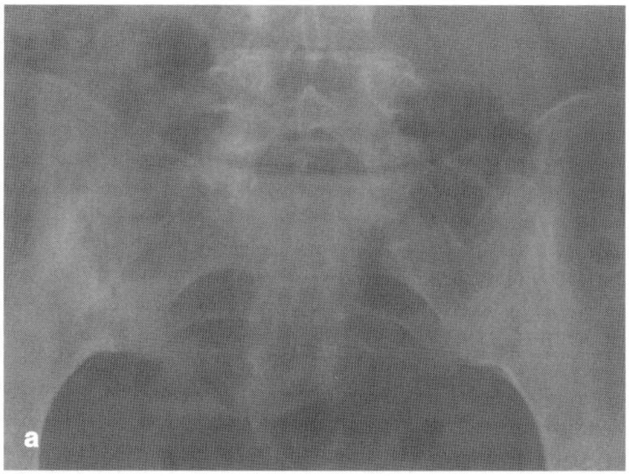

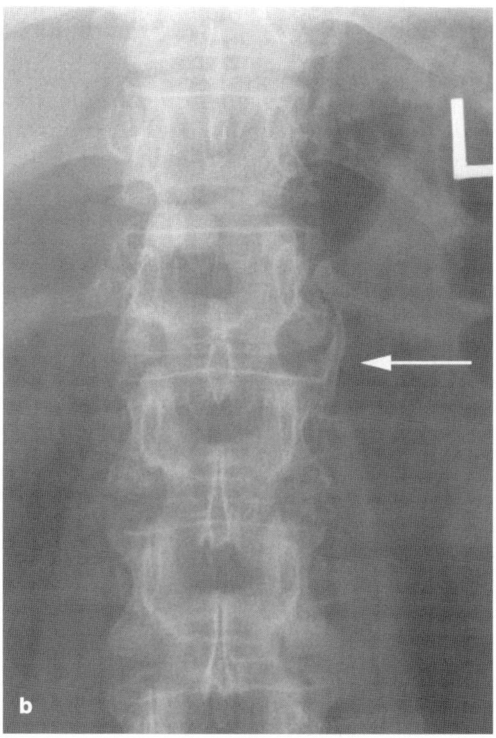

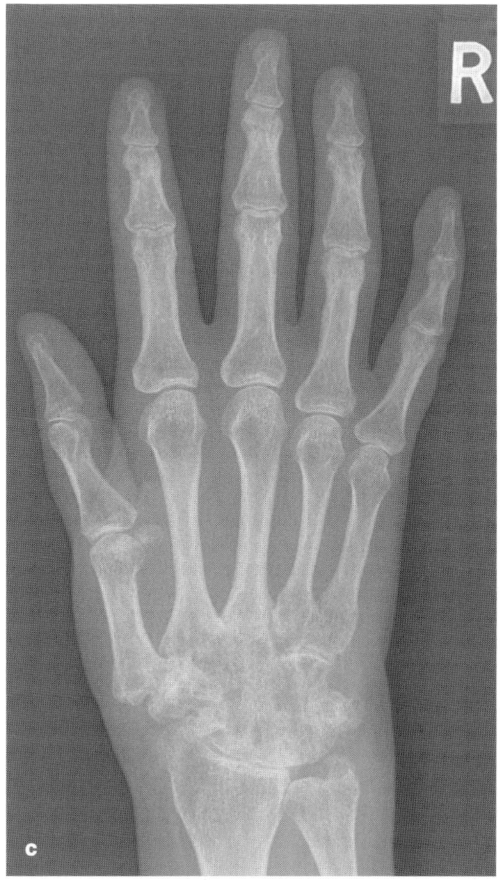

Abb. 11. **a** Bilaterale Sakroiliitis, **b** ausgeprägter Parasyndesmophyt und **c** ankylosierende Karpalarthritis (sog. Os carpale) bei Spondylarthropathie

generativen Fibroostosen abzugrenzen. Ihre typischen Lokalisationen und das meist erst im späteren Krankheitsverlauf zu beobachtende Auftreten sind für die Differentialdiagnose hilfreich. Praktisch schwierig kann die Unterscheidung zur vorwiegend degenerativen Verkalkung des vorderen Längsbandes, der *Hyperostosis Forestier*, sein, wobei normale Verhältnisse am thorakolumbalen Übergang und an den Sakroiliakalgelenken, fehlende Zeichen einer Spondylitis anterior und eine Verkalkung von weniger als vier Bewegungssegmenten eher gegen eine Spondylitis ankylosans und für den *Morbus Forestier* sprechen.

Ungewöhnliche anatomische Verteilungsmuster, ein besonderer Ausprägungsgrad oder bestimmte Kombinationen von Röntgenzeichen können Hinweise auf ein *SAPHO-Syndrom*, eine *chronische rekur-*

rente multifokale Osteomyelitis (CRMO) oder ähnliche Krankheitsbilder sein.

Infektionen in Form einer Sakroiliitis oder Spondylodiszitis sind, wenn nicht iatrogen verursacht, meist mit einem *phlegmonösen Ödem* oder in schwereren Fällen mit einer *Abszedierung* des *M. iliopsoas* assoziiert. In beiden Fällen ist eine kontinuierliche Ausbreitung der Entzündung in den ventral gelegenen Weichteilstrukturen des *M. iliopsoas* zu finden. Nach Applikation von Kontrastmittel kommt es im MRT zu einem kräftigen *Enhancement*; davon abgrenzbare umschriebene Aussparungen sind Ausdruck einer Abszedierung.

Verschiedene Osteopathien können mit Röntgenbefunden einhergehen, die auch im Rahmen eines Morbus Bechterew zu beobachten sind. Bei der *Osteomalazie* sind *Looser'sche Umbauzonen* des Sakrumkörpers charakteristisch. Ihre subchondralen Ödeme können auf MRT-Bildern solchen entzündlicher Genese ähnlich sein (Staebler et al. 1996).

Bei anderen seronegativen Spondylarthropathien (z.B. *Psoriasis, Morbus Reiter, enterogene Spondylarthritis*) können ebenfalls Erosionen im Sakroiliakalgelenk beobachtet werden, in seltenen Fällen auch bei einer *rheumatoiden Arthritis*.

Hyperparathyreoidismus, M. Gaucher, Gicht, paraplegische Zustände oder eine *rezidivierende Polychondritis* sind sehr selten zu beobachtende Krankheitsbilder, die mit *Erosionen* bzw. *Resorptionen* der *Sakroiliakalgelenke* einhergehen können. Flächige ossäre Sklerosierungen (vor allem am *Os ilium*) können bei *Morbus Paget* beobachtet werden oder bei der *Ostitis condensans ilii*, auch *Hyperostosis triangularis ilii* genannt, die heute als eine Folge *degenerativer* Gelenkveränderungen angesehen wird (Bezza et al. 1999; Olivieri et al. 1990).

5. Frühdiagnostik und Aktivitätsbeurteilung

Bei der *radiologischen Primärdiagnostik* stehen zwei Aspekte im Vordergrund, nämlich die baldige *Früherfassung* und die möglichst hohe *diagnostische Sicherheit*. Es ist anzunehmen, dass die Frühdiagnostik durch die konsequente Anfertigung konventioneller Röntgenaufnahmen, gegebenenfalls ergänzt durch eine MRT, verbessert werden kann.

Die Sicherheit eines auf konventionell-radiologischen Aufnahmen beruhenden Befundes ist vor allem bei der Sakroiliitis aufgrund der hier komplexen Anatomie, aber auch bei Spondylitis und Enthesitis wegen der hier oft nur diskreten Veränderungen nicht immer ausreichend hoch (Hollingsworth et al. 1983; van Tubergen et al. 2003). In diesen Fällen sind die CT und zum Teil auch die MRT hilfreich.

Nicht zu unterschätzen ist die zunehmende Zahl vor allem *magnetresonanztomographischer* Untersuchungen bei Patienten, die wegen eines *„unklaren Schmerzsyndromes"* zugewiesen werden, dem eine klinisch *unerkannte Spondylarthropathie* zugrunde liegt. Durch striktes Befolgen der in diesem Beitrag skizzierten formalen Diagnostik ist dann in der Regel eine Diagnosestellung möglich.

Eine zunehmende Bedeutung erlangt die radiologische *Quantifizierung*, einerseits in Form einer stadienhaften Erfassung des Krankheitsbildes im Langzeitverlauf anhand konventioneller Röntgenaufnahmen, andererseits durch die Bestimmung der Entzündungsaktivität auf der Basis der Durchblutung des synovialen Gewebes. Durch die multimodale Bildgebung ist das Krankheitsgeschehen *in vivo* heute verlässlich darstellbar und dokumentierbar. Die konventionellen radiologischen Kriterien sind Teil der etablierten und einfach anwendbaren Stadieneinteilung als Teil der *modifizierten New-York-Kriterien*, in Form des *Bath Ankylosing Spondylitis Radiology Index (BASRI)* oder anderer Quantifizierungssysteme (Calin et al. 1999; Dawes 1999; MacKay et al. 1998).

Mittels MRT ist das Ausmaß der *Entzündungsaktivität* anhand des Verhältnisses von Ödembildung und Sklerosierung sehr gut darzustellen und kann in Form mehrerer Stadieneinteilungen neueren Datums erfasst werden (Braun et al. 2002; Puhakka et al. 2003; van der Heijde et al. 1999). Durch eine Analyse des *dynamischen Kontrastmittel-Enhancement* ist das inflammatorische Geschehen auch bereits bei Frühformen der Erkrankung quantifizierbar (Bollow et al. 1996). Möglich ist dies auch mittels Sonographie und Szintigraphie (Arslan et al. 1999).

6. Interventionell-radiologische Maßnahmen

Bildgesteuerte Injektionen und *Infiltrationen* zur Schmerztherapie und Entzündungshemmung werden, da die Nadel präziser eingebracht werden kann, allgemein als therapeutisch effektiver als bei *„Frei-Hand-Technik"* angesehen. Zudem kann die Nadelposition bildmäßig *dokumentiert* werden. *Infiltrationen der Sakroiliakalgelenke* sind mittels CT und Sonographie beschrieben, grundsätzlich ist auch eine MRT-gezielte Technik möglich, allerdings aus Kostengründen nicht probat (Braun et al. 1996; Pulisetti und Ebraheim 1999).

Durch den gezielten Einsatz des jeweils geeigneten radiologischen Verfahrens ist die Diagnose eines Morbus Bechterew auch bei einer nur diskreten Ausprägung charakteristischer Zeichen gut zu erfassen und es ist abzusehen, dass dadurch auch in Frühstadien der Erkrankung die Sensitivität und die Spezifität der Diagnostik sowie die nachfolgende gezielte Therapie verbessert werden können.

10 Fragen zum Thema

1. Wie sicher ist die Röntgendiagnostik der Sakroiliitis Grad I oder II?

Für konventionelle Röntgenbilder, auf die sich vornehmlich die Einteilung in Schweregrade bezieht, ist die Diagnose in diesen Stadien limitiert, ihre Aussagekraft hängt sehr von der Interpretation im klinischen Kontext ab. Die CT ist das Verfahren mit der höchsten Ortsauflösung und daher vorzuziehen, um die Diagnose anhand typischer Erosionen bzw. Ankylosen zu sichern. Mit der MRT sind die Veränderungen in ihrer Komplexität bzw. Vielgestaltigkeit besser erfassbar.

2. Ist die konventionelle röntgentomographische Untersuchung bei Verdacht auf Sakroiliitis noch zeitgemäß?

Nein. Die Aussagekraft des an sich nicht ungeeignete Verfahren ist hinsichtlich Orts- und Kontrastauflösung heute der CT wie auch der MRT klar unterlegen.

3. Gibt es eine sonographische Diagnostik der Sakroiliitis?

Ja, sie wird jedoch nur an ganz wenigen Zentren ausgeübt.

4. Mit welcher Strahlendosis geht die CT-Diagnostik der Sakroiliitis einher?

Das hängt sehr vom verwendeten Gerät und der Untersuchungstechnik ab. Daher gibt es keine allgemein anerkannten Referenzwerte und auch keine offiziellen Empfehlungen. Als Faustregel kann gelten, dass heute die Dosis einer CT-Untersuchung nur unwesentlich höher als die einer konventionellen Röntgenuntersuchungsserie ist.

5. Diagnostik bei unklaren Wirbelsäulenbefunden: wann CT? wann MRT?

An der Wirbelsäule ist die MRT deshalb der CT vorzuziehen, weil die verschiedenen Ödeme, vor allem der Spondylitis anterior, besser erkennbar sind. Der Vorteil der CT ist, dass damit Kalzifikationen der Ligamente, Diszi und anderer Weichteilstrukturen besser darstellbar sind; dies kann in Einzelfällen diagnostisch hilfreich sein.

6. Spontane andauernde lokalisierte Wirbelsäulenschmerzen nach langjährigem Morbus Bechterew: bildgebende Diagnostik?

Konventionelle Röntgenaufnahmen können der Übersichtlichkeit halber optional angefertigt werden. Das sinnvollste Verfahren ist die MRT, mit der das Ausmaß der Entzündung und etwaiger Destruktionsprozesse gut dokumentierbar ist.

7. Knochendichtemessung bei einem Patienten mit Morbus Bechterew: welches Messverfahren ist reliabel?

Allgemein akzeptiert sind heute die quantitative CT und die Dual-energy X-ray-Absorptiometrie (DXA). Bevorzugt wird generell die DXA, mit der am proximalen Femur und der LWS gemessen wird. Wegen der typischen Verkalkungen sind die Messergebnisse an der LWS nur mit Einschränkung zu beurteilen. Auf jeden Fall sollten die densitometrischen Resultate mit denen einer konventionellen Röntgenuntersuchung abgeglichen werden.

8. Sinnvolles diagnostisches Vorgehen bei Fersenschmerzen?

Grundsätzlich kann die Abklärung mit konventionellen Röntgenaufnahmen, der Sonographie oder der MRT erfolgen. Sinnvoll ist eine Abklärung in dieser genannten Reihenfolge.

9. Bildgebende Diagnostik nach Trauma bei „Bambusstab": Procedere?

In diesen Fällen ist die CT das Verfahren der ersten Wahl, da damit die Stabilität bzw. Instabilität der Wirbelsäule diagnostiziert werden kann; heute sollte die Untersuchung bei dieser Fragestellung in einem Traumazentrum mit einem Multidetektor-CT-Gerät durchgeführt werden, um Veränderungen in verschiedenen Ebenen sowie mittels dreidimensionaler Rekonstruktion erfassen zu können. Mit einer anschließenden MRT-Untersuchung ist die Situation des Rückenmarks abzuklären.

10. Welche Bildgebung kann die aktuelle Krankeitsaktivität am besten erfassen?

Eingeführt ist die konventionelle Röntgendiagnostik. Großes Potential steckt in der MRT-Diagnostik, die gegenwärtig Thema aktueller Forschungstätigkeit ist.

Literatur

Ahlstrom H, Feltelius N, Nyman R, Hallgren R (1990) Magnetic resonance imaging of sacroiliac joint inflammation. Arthritis Rheum 33:1763–1769

Andersson O (1937) Röntgenbilden vid spondylarthrits ankylopoetica. Nord Med Tidskr 14:2000

Arslan H, Sakarya ME, Adak B, Unal O, Sayarlioglu M (1999) Duplex and color Doppler sonographic findings in active sacroiliitis. Am J Roentgenol 173:677–680

Barozzi L, Olivieri I, De Matteis M, Padula A, Pavlica P (1998) Seronegative spondylarthropathies: imaging of spondylitis, enthesitis and dactylitis. Eur J Radiol 27, Suppl 1:S12–17

Battistone MJ, Manaster BJ, Reda DJ, Clegg DO (1998) Radiographic diagnosis of sacroiliitis – are sacroiliac views really better? J Rheumatol 25:2395–2401

Bezza A, Lechevalier D, Monreal M, el Maghraoui A, Magnin J, Eulry F (1999) Sacroiliac involvement in the course of Paget disease. Report of 6 cases. Presse Med 28:1157–1159

Blum U, Buitrago-Tellez C, Mundinger A, Krause T, Laubenberger J, Vaith P, Peter HH, Langer M (1996) Magnetic resonance imaging (MRI) for detection of active sacroiliitis – a prospective study comparing conventional radiography, scintigraphy, and contrast enhanced MRI. J Rheumatol 23:2107–2115

Bollow M, Braun J, Hamm B, Eggens U, Schilling A, Konig H, Wolf KJ (1995) Early sacroiliitis in patients with spondyloarthropathy: evaluation with dynamic gadolinium-enhanced MR imaging. Radiology 194:529–536

Bollow M, Braun J, Taupitz M, Haberle J, Reibhauer BH, Paris S, Mutze S, Seyrekbasan F, Wolf KJ, Hamm B (1996) CT-guided intraarticular corticosteroid injection into the sacroiliac joints in patients with spondyloarthropathy: indication and follow-up with contrast-enhanced MRI. J Comput Assist Tomogr 20:512–521

Braun J, Bollow M, Eggens U, König U, Distler A, Sieper J (1994) Use of dynamic magnetic resonance imaging with fast imaging in the detection of early and advanced sacroiliitis in spondylarthropathy patients. Arthritis Rheum 34:1039–1045

Braun J, Bollow M, Seyrekbasan F, Haberle HJ, Eggens U, Mertz A, Distler A, Sieper J (1996) Computed tomography guided corticosteroid injection of the sacroiliac joint in patients with spondyloarthropathy with sacroiliitis: clinical outcome and followup by dynamic magnetic resonance imaging. J Rheumatol 23:659–664

Braun J, Golder W, Bollow M, Sieper J, van der Heijde D (2002) Imaging and scoring in ankylosing spondylitis. Clin Exp Rheumatol 20:S178–184

Braun J, Sieper J, Bollow M (2000) Imaging of sacroiliitis. Clin Rheumatol 19:51–57

Calin A (1996) Radiology and spondylarthritis. Baillieres Clin Rheumatol 10:455–476

Calin A, Mackay K, Santos H, Brophy S (1999) A new dimension to outcome: application of the Bath Ankylosing Spondylitis Radiology Index. J Rheumatol 26:988–992

Charlesworth C, Savy L, Stevens J, Twomey B, Mitchell R (1996) MRI demonstration of arachnoiditis, in cauda equina syndrome of ankylosing spondylitis. Neuroradiology 38:462–465

Czembirek H, Frühwald F, Kainberger F (2002) Orientierungshilfe Radiologie. Anleitung zum optimalen Einsatz der klinischen Radiologie. Verlag der Österreichischen Ärztekammer, Wien, pp 44–51

Dawes PT (1999) Stoke Ankylosing Spondylitis Spine Score. J Rheumatol 26:993–996

Dihlmann W, Bandick J (1995) Die Gelenksilhouette – das Informationspotential der Röntgenstrahlen. Springer-Verlag, Heidelberg Berlin, pp 477–536

Dimov DM, Tonchev Z, Zhutev I, Pisev I (1990) Computed tomography in the diagnosis of the spondylarthritic syndrome. Vutr Boles 29:85–88

Feldtkeller E (1999) Age at disease onset and delayed diagnosis of spondyloarthropathies. Z Rheumatol 58:21–30

Fewins HE, Whitehouse GH, Bucknall RC (1990) Role of computed tomography in the evaluation of suspected sacroiliac joint disease. J R Soc Med 83:430–432

Freyschmidt J (2003) Skeletterkrankungen. Springer, Heidelberg Berlin, pp 433–457

Friedman L, Silberberg PJ, Rainbow A, Butler R (1993) A limited, low-dose computed tomography protocol to examine the sacroiliac joints. Can Assoc Radiol J 44:267–272

Geijer M, Sihlbom H, Gothlin JH, Nordborg E (1998) The role of CT in the diagnosis of sacro-iliitis. Acta Radiol 39:265–268

Grisar J, Bernecker PM, Aringer M, Redlich K, Sedlak M, Wolozcszuk W, Spitzauer S, Grampp S, Kainberger F, Ebner W, Smolen JS, Pietschmann P (2002) Ankylosing spondylitis, psoriatic arthritis, and reactive arthritis show increased bone resorption, but differ with regard to bone formation. J Rheumatol 29:1430–1436

Haller J, Hofmann J (1998) Spondylitis ankylosans. In: Bohndorf K, Imhof H (Hrsg) Radiologische Diagnostik der Knochen und Gelenke. Thieme, Heidelberg, pp 346–349

Hermann K, Bollow M (2002) Magnetresonanztomographie bei Spondylarthropathien. Akt Rheumatol 27:323–331

Hollingsworth PN, Cheah PS, Dawkins RL, Owen ET, Calin A, Wood PH (1983) Observer variation in grading sacroiliac radiographs in HLA-B27 positive individuals. J Rheumatol 10:247–254

Jevtic V, Kos-Golja M, Rozman B, McCall I (2000) Marginal erosive discovertebral "Romanus" lesions in ankylosing spondylitis demonstrated by contrast enhanced Gd-DTPA magnetic resonance imaging. Skeletal Radiol 29:27–33

Jurik AG, Hansen J, Puhakka KB (2002) Effective radiation dose from semicoronal CT of the sacroiliac joints in comparison with axial CT and conventional radiography. Eur Radiol 12:2820–2825

Jurik AG, Ostergaard M (2001) Diagnostic imaging of inflammatory rheumatic joint diseases. Part II: techniques and axial joints. Ugeskr Laeger 163:6891–6896

Kainberger F, Bitzan P, Erlacher L, Herneth A, Bader T, Wanivenhaus A (1999) Rheumatic diseases of the ankle joint and tarsus. Radiologe 39:60–67

Kiris A, Ozgocmen S, Kocakoc E, Ardicoglu O, Ogur E (2003) Lung findings on high resolution CT in early ankylosing spondylitis. Eur J Radiol 47:71–76

Lawson TL, Foley WD, Carrera GF, Berland LL (1982) The sacroiliac joints: anatomic, plain roentgenographic, and computed tomographic analysis. J Comput Assist Tomogr 6:307–314

Lingg G, Jevtic V, Kos-Golja M (2000) Bildgebende Diagnostik der Psoriasisarthropathie. Akt Rheumatol 25:123–131

MacKay K, Mack C, Brophy S, Calin A (1998) The Bath Ankylosing Spondylitis Radiology Index (BASRI): a new, validated approach to disease assessment. Arthritis Rheum 41:2263–2270

McEniff N, Eustace S, McCarthy C, O'Malley M, O'Morain CA, Hamilton S (1995) Asymptomatic sacroiliitis in inflammatory bowel disease. Assessment by computed tomography. Clin Imaging 19:258–262

McGonagle D, Emery P (2000) Enthesitis, osteitis, microbes, biomechanics, and immune reactivity in ankylosing spondylitis. J Rheumatol 27:2302–2304

Mester AR, Mako EK, Karlinger K, Gyorke T, Tarjan Z, Marton E, Kiss K (2000) Enteropathic arthritis in the sacroiliac joint. Imaging and differential diagnosis. Eur J Radiol 35:199–208

Metz-Stavenhagen P, Krebs S, Volpel HJ (2001) Surgical method in treatment of total kyphosis in ankylosing spondylitis. Orthopade 30:988–995

Muche B, Bollow M, Francois RJ, Sieper J, Hamm B, Braun J (2003) Anatomic structures involved in early- and late-stage sacroiliitis in spondylarthritis: a detailed analysis by contrast-enhanced magnetic resonance imaging. Arthritis Rheum 48:1374–1384

Olivieri I, Barozzi L, Padula A, De Matteis M, Pierro A, Cantini F, Salvarani C, Pavlica P (1998) Retrocalcaneal bursitis in spondyloarthropathy: assessment by ultrasonography and magnetic resonance imaging. J Rheumatol 25:1352–1357

Olivieri I, Gemignani G, Camerini E, Semeria R, Christou C, Giustarini S, Pasero G (1990) Differential diagnosis between osteitis condensans ilii and sacroiliitis. J Rheumatol 17:1504–1512

Prassopoulos PK, Faflia CP, Voloudaki AE, Gourtsoyiannis NC (1999) Sacroiliac joints: anatomical variants on CT. J Comput Assist Tomogr 23:323–327

Puhakka KB, Jurik AG, Egund N, Schiottz-Christensen B, Stengaard-Pedersen K, van Overeem Hansen G, Christiansen JV (2003) Imaging of sacroiliitis in early seronegative spondylarthropathy. Assessment of abnormalities by MR in comparison with radiography and CT. Acta Radiol 44:218–229

Pulisetti D, Ebraheim NA (1999) CT-guided sacroiliac joint injections. J Spinal Disord 12:310–312

RCR Working Party (2003) Making the best use of a department of clinical radiology: Guidelines for Doctors (5th edition). The Royal College of Radiologists, ISBN 1 872599 37 0, London

Remy M, Bouillet P, Bertin P, Leblanche AF, Bonnet C, Pascaud JL, Boncoeur-Martel MP, Treves R (1996) Evaluation of magnetic resonance imaging for the detection of sacroiliitis in patients with early seronegative spondylarthropathy. Rev Rhum Engl Ed 63:577–583

Resnick D (2002) Ankylosing Spondylitis. In: Resnick D (Hrsg) Diagnosis of Bone and Joint Disorders. Saunders, Philadelphia, pp 1023–1081

Speden DJ, Calin AI, Ring FJ, Bhalla AK (2002) Bone mineral density, calcaneal ultrasound, and bone turnover markers in women with ankylosing spondylitis. J Rheumatol 29:516–521

Staebler A, Steiner W, Kohz P, Bartl R, Berger H, Reiser M (1996) Time-dependent changes of insufficiency fractures of the sacrum: intraosseous vacuum phenomenon as an early sign. Eur Radiol 6:655–657

van der Heijde D, van der Linden S, Bellamy N, Calin A, Dougados M, Khan MA (1999) Which domains should be included in a core set for endpoints in ankylosing spondylitis? Introduction to the ankylosing spondylitis module of OMERACT IV. J Rheumatol 26:945–947

van Tubergen A, Heuft-Dorenbosch L, Schulpen G, Landewe R, Wijers R, van der Heijde D, van Engelshoven J, van der Linden S (2003) Radiographic assessment of sacroiliitis by radiologists and rheumatologists: does training improve quality? Ann Rheum Dis 62:519–525

Vinson EN, Major NM (2003) MR imaging of ankylosing spondylitis. Semin Musculoskelet Radiol 7:103–113

Wittram C, Whitehouse GH, Williams JW, Bucknall RC (1996) A comparison of MR and CT in suspected sacroiliitis. J Comput Assist Tomogr 20:68–72

Yu W, Feng F, Dion E, Yang H, Jiang M, Genant HK (1998) Comparison of radiography, computed tomography and magnetic resonance imaging in the detection of sacroiliitis accompanying ankylosing spondylitis. Skeletal Radiol 27:311–320

Kapitel 5

Prognose

Sjef van der Linden, Albrecht Falkenbach

1. Einleitung

Die Prognose des Morbus Bechterew ist von einer Vielzahl von Faktoren abhängig. Es handelt sich um eine HLA-B27-assoziierte chronische Erkrankung unbekannter Ursache.

In der Regel zeigen sich die ersten *Manifestationen* im Bereich der Sakroiliakalgelenke. Im weiteren Verlauf kann die Wirbelsäule ebenfalls betroffen sein. Periphere Gelenkentzündungen treten bei etwa 30% der Patienten mit Morbus Bechterew auf. Bei einem Drittel der Patienten kommt es zu einer Uveitis anterior, die zumeist sehr gut mit steroidhaltigen Augentropfen behandelt werden kann. Seltenere *Begleiterkrankungen* sind die entzündlichen Darmerkrankungen, Hauterkrankungen, Aorteninsuffizienz, Herzrhythmusstörungen (vor allem Erregungsleitungsstörungen), neurologische Komplikationen, apikale Lungenfibrose oder renale Amyloidose.

Für die Mehrzahl der Patienten stellt der Morbus Bechterew eine relativ leicht verlaufende und selbstlimitierende Erkrankung mit einer – hinsichtlich der Funktion – *zumeist guten Prognose* dar. Der Verlauf ist in der Regel wellenförmig, das heißt aktive und inaktive Krankheitsphasen wechseln einander ab. Der Morbus Bechterew kann jedoch auch über Jahre hinweg aktiv bleiben. Die *Lebenserwartung* ist wahrscheinlich geringgradig eingeschränkt (s.u.).

Wie weit lässt sich nun bei einem individuellen Patienten nach der Diagnosestellung der Verlauf und der *Outcome* voraussagen? Für Studien zur Frage der Prognose sind zuerst geeignete Untersuchungsinstrumente erforderlich, es sind also an erster Stelle methodische Fragen zu klären.

2. Methodische Aspekte

Studien, die sich mit der Langzeitprognose von chronischen Erkrankungen befassen, sind eine wirkliche Herausforderung. Zur Untersuchung von *Einflussfaktoren* und *Prädiktoren* für die Prognose bietet freilich auch hier die randomisierte kontrollierte Studie, das Paradigma aller klinischen Untersuchungen, die besten Voraussetzungen zur Sicherung von „Beweismaterial" (*Evidence*). Dies wird durch die Randomisierung erreicht, die eine zufallsmäßige Verteilung aller (bekannten und unbekannten) Einflussfaktoren – außer dem zu untersuchenden – auf die (zumindest zwei) Vergleichsgruppen ermöglicht.

Aber gerade bei Studien zur Prognose gibt es in der Durchführbarkeit wesentliche Probleme, denn einige der potentiellen Einflussfaktoren (zum Beispiel Geschlecht) sind fixiert oder es gibt ethische Bedenken, die eine Randomisierung verbieten. Aus diesem Grunde ist man zumeist auf weniger aussagekräftige Studien angewiesen, vor allem auf *Beobachtungsstudien*.

Zur Qualitätbeurteilung einer Studie zur Prognose sind die an der McMaster-Universität von Hamilton, Kanada, entwickelten Kriterien (Tabelle 1) sehr hilfreich (Boers 1994). Beispielsweise ist es wichtig, dass

Tabelle 1. Kriterien für die methodische Beurteilung von Studien zur Prognose (nach Boers 1994)

Wurde eine Anfangs-Kohorte (*inception cohort*) gebildet?
Wurden die Patienten in einer frühen Phase und zum gleichen Zeitpunkt der Erkrankung erfasst?
Wurden die Diagnosekriterien, die Schwere der Erkrankung (*severity*), die Begleiterkrankungen (*comorbidity*) und die demographischen Daten der Gruppen eindeutig genannt?

Wurde die Art der Zuweisung der Patienten deutlich beschrieben?
Ist bei den Autoren ein *bias* möglich?
Könnte es eine Patientenauswahl auf Grund der Zuweisung geben (*referral filter bias*)?
Konnten die Autoren einen ungleichen Zugang zum Gesundheitsvorsorgesystem ausschließen (*diagnostic access bias*)?

Waren die Nachkontrollen (*follow-up*) für alle Beteiligten gleich und vollständig?
Wurden alle zu Studienanfang eingeschlossenen Patienten auch am Ende berücksichtigt?
Wurden am Ende der Studie die klinischen Befunde aller Patienten erhoben?
Wurden objektive Kriterien für die Endergebnisse (*outcome*) entwickelt und verwendet?
Sind diese Kriterien reproduzierbar und verlässlich?
Wurden die Endresultate in Unkenntnis der Gruppenzugehörigkeit erfasst (*blinded*)?
Wurden mögliche diagnostische Vermutungen (*diagnostic suspicion bias*) oder Erwartungen beim Erfassen der Endresultate vermieden?
Wurden Anpassungen in Bezug auf störende Prognosefaktoren vorgenommen?

alle Patienten möglichst früh und bei gleicher Dauer der Erkrankung in die Untersuchung eingeschlossen werden. Anhand der in Tabelle 1 angeführten Kriterien soll im Folgenden die Aussagekraft der wichtigsten publizierten Untersuchung zur Prognose bei Morbus Bechterew bzw. Spondylarthropathie ausführlich besprochen werden.

3. Langzeitprognose bei Morbus Bechterew

Eine französische Studie befasst sich mit der wichtigen Frage, welche Faktoren die *Langzeitprognose* beeinflussen (Amor et al. 1994). Untersucht wurden insgesamt 151 Patienten, die die ESSG- bzw. Amor-Kriterien für Spondylarthropathien (siehe Kap. 3) erfüllten und seit mehr als 10 Jahren erkrankt waren. Die Patienten wurden in Abhängigkeit von dem Schweregrad der Spondylarthropathie eingeteilt: geringe (81 Patienten), mässige (42 Patienten) oder schwere (28 Patienten) Krankheitsausprägung. Zudem wurden dann – also retrospektiv – mittels Fragebogen oder aus den Krankenakten möglichst viele Informationen aus den beiden ersten Krankheitsjahren gewonnen und die Variablen mit einem möglichen Einfluss auf den Krankheitsverlauf erfasst.

Sieben Faktoren aus den beiden ersten Krankheitsjahren zeigten einen signifikanten Zusammenhang mit der *Schwere des Krankheitsverlaufs*. Das Risiko für einen schweren Krankheitsverlauf wurde in der Studie als *Odds ratio* (OR) angegeben. Die OR sagt aus, um welchen Faktor das Risiko im Verhältnis zu einer Vergleichsgruppe durch die betreffende Variable erhöht wird. Beispielsweise bedeutet OR = 7, dass bei Vorhandensein der betreffenden Variable (z.B. hohe BSG) die Wahrscheinlichkeit eines schweren Verlaufs für den Patienten mit dieser Variable 7-mal höher ist als in der Vergleichsgruppe.

Die in der Studie identifizierten *signifikanten Einflussfaktoren* waren: Coxitis (OR = 23), BSG >30mm/1.Stunde (OR = 7), ungenügendes Ansprechen auf nicht-steroidale Antirheumatika (OR = 8), eingeschränkte Beweglichkeit der LWS (OR =7), wurstförmige Schwellung der Finger oder Zehen (OR = 8), Oligoarthritis (OR = 4) und Krankheitsbeginn vor Vollendung des 17. Lebensjahres (OR = 3). Falls keiner dieser sieben Faktoren in den ersten zwei Jahren nach Anfang der Krankheit auftritt, kann mit einem milden Verlauf gerechnet werden (Sensitivität = 93%, Spezifität = 78%). Wenn jedoch in einer frühen Krankheitsphase schon eine Coxitis oder drei der anderen oben genannten Faktoren vorhanden sind, muss mit großer Wahrscheinlichkeit (Sensitivität = 50%) mit einem schweren Verlauf gerechnet werden und ein milder Verlauf ist praktisch ausgeschlossen (Spezifität 97%).

Betrachtet man die Aussagekraft dieser Studie so sind jedoch einige Einschränkungen zu besprechen. Die vorliegende Untersuchung stammt aus nur einer Klinik und von nur einer Gruppe von Experten. Somit ergibt sich die Frage, ob die Ergebnisse ohne weiteres auf andere Patienten in anderen Kliniken, die von anderen Ärzten betreut werden, übertragen werden können. Diese Frage ist eindeutig zu verneinen.

Es sei nochmals betont, dass die vorliegende Veröffentlichung die wohl beste publizierte Untersuchung zur Prognose bei Spondylarthropathie darstellt; aber man muss sich dennoch der methodischen Schwächen bewusst sein. In die Studie eingeschlossen wurden nur Patienten mit einer Krankheitsdauer von mehr als 10 Jahren. Es bleibt somit unklar, welche Patienten bereits zuvor aus der Kontrolle entlassen wurden und weshalb dies der Fall war. Die Patienten könnten im Durchschnitt einen milderen Verlauf gezeigt haben, so dass nur ausgewählte Patienten mit einem eher schweren Krankheitsverlauf eingeschlossen wurden. Andererseits waren die Patienten vielleicht sogar schon verstorben, so dass diese Patienten überhaupt nicht berücksichtigt werden konnten. Diese nicht auszuschließenden Möglichkeiten verdeutlichen, dass die untersuchten Patienten eine Selektion besonders leichter oder besonders schwerer Krankheitsverläufe darstellen könnten, so dass die Aussagen der Studie nicht auf *alle* Patienten mit Spondylarthropathie uneingeschränkt übertragbar sind.

Zudem ist nicht ausgeschlossen, dass die Zuweisung der Patienten zur Betreuung durch einen Experten, der ja die Untersuchung durchgeführt hat, eine weitere Selektion bedeutet. Ebenso ließe sich über die Einteilung in die Gruppen entsprechend dem Schweregrad der Erkrankung diskutieren, die von anderen Untersuchern möglicherweise anders gesehen würde. Auch das Erinnerungsvermögen der Patienten und die Präzision ihrer Angaben wären in Frage zu stellen. All diese Kritikpunkte müssen erörtert werden, bevor die Ergebnisse als repräsentativ für *alle* Patienten mit Spondylarthropathie angesehen werden.

Da obendrein Patienten aus dem gesamten Spektrum der Spondylarthropathien in die Studie eingeschlossen wurden, muss selbstverständlich offen bleiben, ob die Aussagen gleichermaßen für Patienten mit definitivem Morbus Bechterew gelten.

Wenn klare Aussagen zur Prognose bei Morbus Bechterew das Ziel sind, so müsste ein möglichst repräsentatives Kollektiv von Patienten mit gesichertem Morbus Bechterew prospektiv über zumindest 10 Jahre beobachtet werden, unabhängig davon, ob die Patienten weitere Kontrollen oder Behandlungen benötigen oder nicht. Eine solche Studie liegt nicht vor, so dass die oben angeführte Publikation von Amor et al. (1994) doch noch immer die beste Quelle für Aussagen zur Prognose darstellt.

Weitere Studien zur Prognose liegen lediglich zu einzelnen ausgewählten potentiellen Einflussfaktoren vor. So kann sich zum Beispiel Rauchen negativ auf den Verlauf des Morbus Bechterew auswirken (Averns et al. 1996). Bei den Rauchern waren mehrere krankheitsassoziierte Befunde signifikant ausgeprägter als bei den Nichtrauchern (Finger-Boden- und Kopf-Wand-Abstand, Wirbelsäulenbeweglichkeit, Funktionsindex, Steifigkeit, Radiologischer Befund). Dagegen zeigte die in den ersten 10 Krankheitsjahren bevorzugte Körperposition in der Nacht (flach, flach mit Kissen, Oberkörper erhöht) keinen Einfluss auf den Haltungsverlust (Kopf-Wand-Abstand), der bei Patienten mit Morbus Bechterew im Alter von mehr als 60 Jahren beurteilt wurde (Falkenbach et al. 1997).

In einer Studie mit 10 Jahren Beobachtungszeit (Mau et al.1987, 1988) wurden Patienten untersucht, bei denen Hinweise auf einen Morbus Bechterew bestanden, die aber die Diagnosekriterien nicht erfüllten und radiologisch normale oder allenfalls verdächtige Veränderungen der Sakroiliakalgelenke zeigten. Nach 10 Jahren erfüllten etwa zwei Drittel dieser Patienten dann doch die modifizierten New York-Kriterien für Morbus Bechterew. Im Röntgenbild zeigte sich bei den Patienten mit Morbus Bechterew eine Sakroiliitis nach einer mittleren Krankheitsdauer von 11 Jahren, eine spinale Beteiligung nach 18 Jahren. Nach 18 Jahren Dauer des Morbus Bechterew waren 78% der 32 Patienten funktionell nicht oder nur wenig eingeschränkt, was für eine relativ gut Prognose hinsichtlich der Funktion spricht.

Einen weiteren Hinweis auf Faktoren, die den Krankheitsverlauf positiv oder negativ beeinflussen können, liefert eine kürzlich publizierte eigene *Querschnittsuntersuchung* (Falkenbach et al. 2003), die 1.538 Patienten mit Morbus Bechterew berücksichtigte, die sich zur kurmedizinischen Behandlung im Gasteiner Heilstollen vorstellten. Die oben genannten Kritikpunkte treffen auch auf diese Studie zu (Patientenselektion, keine prospektive Untersuchung, etc.). 40 potenzielle Einflussfaktoren wurden erfasst und deren Assoziation mit dem BASFI bzw. mit dem Ausmaß der Bewegungseinschränkung mittels *multipler Regressionsanalyse* errechnet. Der *BASFI* zeigte einen *signifikanten Zusammenhang* mit dem Finger-Boden-Abstand (standardisierter Regressionskoeffizient β positiv, +0,28), der Kopfrotation (–0,16), der Beschwerdedauer (–0,13), dem Alter des Patienten (+0,12), dem Größenverlust (+0,11), der maximalen früheren Größe des Patienten (–0,08), der Diagnoseverzögerung (+0,08), einer Hüftgelenkersatzoperation (+0,07), regelmäßigem Sport (–0,06), der Thoraxexkursion (–0,06), dem Geschlecht (höherer BASFI bei Frauen, β = 0,06), der früheren Exposition gegenüber Nässe und Kälte (+0,05) und der regelmäßigen Teilnahme an der Bechterew-Gruppengymnastik (+0,04). Zudem wurden der Kopf-Wand-Abstand, die Thoraxexkursion, die Kopfrotation, der Finger-Boden-Abstand und der modifizierte Schober-Wert (siehe Kap. 6) zur Quantifizierung der Bewegungseinschränkung und des Haltungsverlustes zu einem *Komplexparameter* zusammengefasst. Dieser Komplexparameter (höher Wert bedeutet größere Einschränkung) zeigte eine *signifikante Assoziation* mit dem Größenverlust (β = +0,46), dem Geschlecht (größere Einschränkung bei Männern, β = 0,25), einer aktiven Entzündung im HWS-Bereich (+0,16), dem Alter (+0,13), der maximalen früheren Größe des Patienten (–0,09), einer aktiven Entzündung der Hüfte (+0,08), einer Schulterbeteiligung (+0,07), der Beschwerdedauer (+0,07), einer früheren oder bestehenden Urethritis (–0,06), regelmäßigem Sport (–0,06), einer Beteiligung der Füße (–0,06) und einer stattgehabten Hüftgelenkersatzoperation (+0,04). Sowohl für den BASFI als auch für den Komplexparameter erklärte dieses Modell 47% der Varianz.

Diese Ergebnisse helfen, mögliche Einflussfaktoren auf die Funktions- und Aktivitätseinschränkung des Patienten sowie auf das Ausmaß von Haltungsverlust und Beweglichkeitseinschränkung zu identifizieren. Da prospektive Untersuchungen kaum zu realisieren sind, können solche Querschnittsuntersuchungen zum besseren Verständnis der Einflussfaktoren beitragen. Ähnliche Studien in anderen Zentren mit einer anderen Patientenselektion erscheinen wünschenswert.

4. Der natürliche Verlauf des Morbus Bechterew

Aussagen zum natürlichen Verlauf der Erkrankung sind sehr schwierig. Wenn nämlich ein Patient in der heutigen Zeit Beschwerden verspürt, dann wird er mit den verfügbaren Behandlungen therapiert, die hoffentlich den Verlauf auch günstig beeinflussen. Somit gibt es keine Möglichkeit mehr, den unbeeinflussten "natürlichen" Verlauf zu erfassen.

Allerdings muss man umgekehrt auch zugeben, dass es bisher keine Intervention gibt, von der ein günstiger Einfluss auf den Langzeitverlauf und *Outcome* mit Sicherheit nachgewiesen wäre. Bei vielen Behandlungen (z.B. Gymnastik, nicht-steroidale Antirheumatika) ist das zwar sehr wahrscheinlich und die meisten Rheumatologen glauben daran, aber der wissenschaftliche Beweis steht weiterhin aus.

Einen Hinweis auf den natürlichen Verlauf des Morbus Bechterew und den Einfluss von Interventionen kann eventuell ein Vergleich krankheitsassoziierter Aspekte in früheren Zeiten und heute geben. Generell wurde wiederholt postuliert, dass sich verschiedene Manifestationen (z.B. heute weniger Amyloidose) oder der zeitliche Ablauf der Krankheit (z.B. späterer Krankheitsbeginn in den "sterilen" Industrieländern) in den vergangenen Jahrzehnten geändert haben könnten. Diese Vermutungen ließen sich jedoch nicht bestätigen (Calin et al. 1988; Little 1988; Fries et al. 1989; Carbone et al. 1992; Kennedy et al. 1993).

Eine Studie aus der Mayo-Klinik hat sich sowohl mit der *Inzidenz* des Morbus Bechterew als auch mit etwaigen Veränderungen des Beschwerdebildes und der klinischen Präsentation im Zeitraum zwischen 1935 bis 1989 befasst (Carbone et al. 1992). Die jährliche Inzidenz beträgt danach etwa gleichbleibend 7,3 neue Patienten pro 100.000 Einwohner. Auch gab es kaum Veränderungen im *Alter bei Symptombeginn* oder Diagnosestellung. Die *Lebenserwartung* der Patienten war nicht wesentlich erniedrigt, jedenfalls nicht in den ersten 28 Jahren nach der Diagnosestellung. Zusammengefasst gibt es derzeit keinen sicheren Beleg dafür, dass sich das Krankheitsbild oder der Krankheitsverlauf in den letzten Jahrzehnten geändert haben.

5. Familienanamnese als Risikofaktor

HLA-B27 stellt einen wichtigen Risikofaktor für das Auftreten des Morbus Bechterew dar und ist auch einer der Gründe für die familiäre Häufung der Erkrankung. Der genetische Einfluss auf die Schwere der Erkrankung ist bedeutsamer als Umwelteinflüsse (Hamersma et al. 2001). Von englischen Patienten wurde berichtet, dass sie bei einer *positiven Familienanamnese* einen leichteren Krankheitsverlauf hatten als Patienten mit einer *negativen Familienanamnese* (Calin et al. 1993). Dieser Befund konnte in anderen Studien aus Mitteleuropa jedoch nicht bestätigt werden. Das Manifestationsalter, das Alter bei Krankheitsbeginn oder Diagnosestellung sowie die Häufigkeit von peripherer Arthritis oder Iritis zeigten in den Gruppen mit positiver bzw. negativer Familienanamnese keinen Unterschied (van der Paardt et al. 2002). Bei 148 deutschen und österreichischen Patienten mit einer Krankheitsdauer von mehr als 20 Jahren zeigten die Messparameter für Wirbelsäulenbeweglichkeit und Haltungsverlust bei den *sporadischen* und *familiären* Fällen keinen wesentlichen Unterschied (Falkenbach et al. 1998). Derzeit ist hinsichtlich des Verlaufs des Morbus Bechterew eher davon auszugehen, dass es *keinen nennenswerten Unterschied* zwischen Patienten mit *positiver* und *negativer* Familienanamnese gibt.

6. Der Bedeutung des Geschlechts

In epidemiologischen Studien findet sich in der allgemeinen Bevölkerung eine radiologisch nachweisbare *Sakroiliitis* bei Männern und Frauen in gleicher Häufigkeit (van der Linden et al. 1984). Obwohl klinisch Frauen mit Morbus Bechterew genauso stark eingeschränkt sein können wie Männer, geht man hinsichtlich der Wirbelsäulenveränderungen im Durchschnitt von einem milderen Verlauf bei Frauen aus.

Eine Studie aus Norwegen zeigte bei 50 Frauen und 82 Männern keinen wesentlichen Unterschied in Bezug auf die Veränderungen der Sakroiliakalgelenke, aber die Männer wiesen häufiger eine radiologisch nachweisbare Beteiligung der Lendenwirbelsäule auf. Bei den Männern war die Beweglichkeit der Wirbelsäule und des Thorax deutlich mehr eingeschränkt als bei den Frauen (Gran et al. 1984). In einer retrospektiven Studie gab es keinen Unterschied zwischen Männern (n = 82) und Frauen (n = 44) in Hinblick auf das Erkrankungsalter, das Beschwerdebild zu Beginn der Erkrankung oder die Häufigkeit von peripherer Arthritis oder Uveitis (Gran et al. 1985).

Obwohl die Wirbelsäulenveränderungen im Mittel bei Männern ausgeprägter sind als bei Frauen, leiden beide in etwa gleichem Maße unter den allgemeinen Beschwerden (Kidd et al. 1988). In einer großen Befragungsstudie unter den Mitgliedern der Patienten-Vereinigung Morbus Bechterew in Deutschland litten Frauen sogar signifikant mehr unter Schmerzen als Männer (Feldtkeller und Lemmel 1999).

Die oben angeführte Regressionsanalyse (Falkenbach et al. 2003) gab Hinweise darauf, dass die Bewegungseinschränkung und der Haltungsverlust bei Männern größer sind als bei Frauen. Die Frauen zeigten jedoch eine größere Funktions- und Aktivitätseinschränkung als die Männer.

7. Prognose der radiologischen Veränderungen

Radiologisch sind bei Morbus Bechterew im Bereich der Wirbelsäule sowohl erosive (z.B. Romanus-Läsion) als auch proliferative Veränderungen (z.B. Syndesmophyten) nachweisbar, wobei die letzteren zumeist im Vordergrund stehen. Die radiologische Darstellung ist ein wichtiges objektives Maß für die Beurteilung der Schwere der Erkrankung, auch wenn der Röntgenbefund nicht sehr eng mit der Beweglichkeit der Wirbelsäule oder der Funktion zusammenhängt.

Die *radiologische Progredienz* im Bereich der HWS zeigt eine Abhängigkeit von der Krankheitsdauer, ist aber auch mit dem Ausmaß der Hüftgelenk- und LWS-Beteiligung sowie mit dem Auftreten einer *Uveitis anterior* assoziiert. Das Ausmaß der Röntgenbefunde an der LWS zeigt einen Zusammenhang mit einer Beteiligung der Hüfte und der HWS. Obwohl im Allgemeinen die Progredienz langsam ist, gibt es diesbezüglich große interindividuelle Unterschiede. In der Regel nehmen die radiologischen Veränderungen mit der Dauer der Erkrankung zu (Brophy et al. 2002), wobei das Ausmaß der Progredienz weitgehend während der ersten 10 Jahre der Erkrankung bestimmt wird.

Eine Beteiligung des *Hüftgelenks* beeinträchtet sowohl bei frühem als auch bei späterem Krankheitsbeginn maßgeblich die Prognose. Wenn sich Veränderungen der Hüftgelenke finden, dann sind auch häufiger pathologische Befunde im Bereich der Wirbelsäule zu erwarten (Brophy und Calin 2001).

8. Funktionelle Prognose

Die *funktionellen Einschränkungen* nehmen mit der Dauer der Erkrankung zu. Es sei nochmals daran erinnert, dass die radiologisch fassbaren strukturellen Veränderungen kein sicheres Urteil zur Funktion oder zur Beweglichkeit der Wirbelsäule erlauben. Da hier kein enger Zusammenhang besteht, sollte auch bei Begutachtungsfragen der Röntgenbefund nicht allzu sehr im Vordergrund stehen (siehe Kap. 55). Patienten mit normalen Röntgenbefunden der Wirbelsäule können eine ausgeprägte Einschränkung der Beweglichkeit zeigen, aber umgekehrt sind auch Patienten mit ausgeprägten Röntgenbefunden bisweilen in ihren Alltagstätigkeiten nur sehr wenig behindert. Einige Patienten mit Morbus Bechterew sind erst dann im täglichen Leben nennenswert eingeschränkt, wenn eine zusätzliche Beteiligung der Hüftgelenke hinzukommt (siehe Kap. 1).

Im Allgemeinen sind die in den ersten 10 Jahren der Erkrankung ablaufenden Veränderungen für den späteren *Outcome* des Morbus Bechterew am wichtigsten. In dieser frühen Krankheitsphase ist die größte Progredienz der radiologischen Veränderungen der Wirbelsäule zu verzeichnen und in dieser Zeit zeigt es sich zumeist auch, ob es zu einer Beteiligung der peripheren Gelenke kommt.

Immer wieder wird die Frage diskutiert, ob der Morbus Bechterew „ausbrennen" kann. Die Erfahrung zeigt, dass die Probleme auf Grund der entzündlichen Prozesse bei den meisten Patienten abnehmen (weniger Ruheschmerzen im Alter), die sekundären Probleme durch die stattgefundenen Veränderungen in Haltung und Bewegung aber zu mehr bewegungsabhängigen Schmerzen im Alter führen. Zwanzig Jahre nach Krankheitsbeginn leiden immerhin noch mehr als

80% der Patienten an Schmerzen und Steifigkeit und sind dadurch auch funktionell eingeschränkt. Mehr als 60% der Patienten brauchen noch täglich Medikamente zur Behandlung von Beschwerden, die im Zusammenhang mit dem Morbus Bechterew stehen (Gran und Skomsvoll 1997). Offensichtlich gibt es in der Regel kein wirkliches „Ausbrennen" der Erkrankung.

9. Arbeitsfähigkeit und Kosten

Neueste Untersuchungen von Boonen et al. (2001a,b; 2002) haben gezeigt, dass die langfristige Arbeitsfähigkeit durch den Morbus Bechterew mehr beeinträchtig wird als bisher angenommen. Nach Korrektur für Alter und Geschlecht ist bei Patienten mit Morbus Bechterew das Risiko der Arbeitsunfähigkeit 3-mal höher als in der Allgemeinbevölkerung.

Nach einer Krankheitsdauer von 20 Jahren sind etwa 30% der Patienten arbeitsunfähig. Höheres Alter, manuelle Tätigkeit, geringerer Ausbildungsstand und eine Krankheitsbewältigungsstrategie (Coping), die durch Aktivitätsverminderung und Anpassung gekennzeichnet ist, gehen mit einem höheren Arbeitsunfähigkeitsrisiko einher. Die Häufigkeit der Arbeitsunfähigkeit ist mit dem Ausmaß der Krankheitsaktivität assoziiert. Dabei betragen die Gesamtkosten (medizinische Kosten und Produktivitätsverluste) im Durchschnitt jährlich etwa € 6.700 bis € 9.500 pro Patient (Boonen et al. 2001a,b; Boonen et 2002, Boonen et al 2003, Chorus et al. 2002).

Eine vor kurzem in Deutschland durchgeführte Studie zeigt, dass sich die direkten Kosten auf etwa € 2.700 pro Patient mit Morbus Bechterew belaufen (zum Vergleich: rheumatoide Arthritis [RA] € 3.000; Psoriasisarthritis [PsA] € 2.300). Die entsprechenden Produktivitätsausfallskosten betragen bei Morbus Bechterew € 6.300, bei RA € 7.600 und bei PsA € 4.600 (Huscher et al. 2002).

Berufsberatung und Maßnahmen der beruflichen Rehabilitation (siehe Kap. 52) können bei Patienten mit Morbus Bechterew die Wahrscheinlichkeit der Langzeitarbeitsunfähigkeit reduzieren (Guillemin et al. 1990). Arbeit im Sitzen ist hinsichtlich einer frühzeitigen Arbeitsunfähigkeit als relativ günstig zu betrachten, dagegen wirken sich Arbeit im Stehen oder in Kälte eher negativ aus. Patienten mit peripherer Gelenkbeteiligung werden häufiger arbeitsunfähig als Patienten mit alleinigem Wirbelsäulenbefall. Männer haben ein höheres Risiko einer Arbeitsunfähigkeit als Frauen (Guillemin et al. 1990).

10. Der Einfluss der medikamentösen Therapie

Können die therapeutischen Maßnahmen den spontanen Verlauf des Morbus Bechterew wirklich beeinflussen? Obwohl die medikamentösen Behandlungen – ebenso wie die physikalische Therapie oder die Kurortbehandlung – symptomatisch eindeutig wirksam sind, gibt es bisher keinen Beweis, dass Pharmaka die Krankheitsprogredienz beeinflussen können. Weder eine Verzögerung oder eine Prävention der radiologischen Progredienz (z.B. Syndesmophytenbildung) noch eine Verbesserung des *Outcome* sind sicher belegt. Dies gilt insbesondere auch für Methotrexat und Sulfasalazin. Lediglich für die periphere Arthritis ist eine positive Wirkung von Sulfasalazin wiederholt belegt worden (siehe Kap. 24).

Derzeit bestehen große Hoffnungen, dass die jetzt auch bei Morbus Bechterew eingesetzten Biologicals die Progredienz des Morbus Bechterew aufhalten oder zumindest deutlich verzögern können (siehe Kap. 25). Möglicherweise ist die anti-TNFα-Therapie die erste Behandlung, die den *Outcome* wirklich verbessern kann. Kurzzeitstudien unterstützen diese Hoffnung (Braun und Sieper 2004), aber der Beweis für die positive Langzeitwirkung steht bei diesen erst seit wenigen Jahren verfügbaren Medikamenten selbstverständlich noch aus. Gerade jetzt wäre es aber umso bedeutsamer, zuverlässige Prädiktoren für den individuellen Verlauf und den *Outcome* des Morbus Bechterew zu erarbeiten. Damit wären dann diejenigen Patienten zu identifizieren, die von den kostspieligen Biologicals am meisten profitieren könnten und bei denen der zu erwartende Nutzen das Eingehen bestimmter Behandlungsrisiken (z.B. Infektionen) rechtfertigt.

11. Prognose nach Hüftgelenkersatz

Die Langzeitergebnisse nach chirurgischem Ersatz des Hüftgelenkes (Endoprothese) sind bei Patienten mit Morbus Bechterew sehr gut. Nach endoprothetischer Versorgung der Hüftgelenke (150 Operationen, darunter 12 Revisionen) war das Resultat bei 89% der Patienten gut bis sehr gut, wobei in 63% sogar Schmerzfreiheit erreicht werden konnte. Auch die Gelenkbeweglichkeit wurde 7,5 Jahre (Bereich 1 bis 34 Jahre) nach der Operation bei 44% der Patienten als gut oder sehr gut beurteilt. Insgesamt waren 69% der männlichen Patienten im Alter von weniger als 60 Jahren zum Zeitpunkt der Untersuchung arbeitsfähig (Calin und Elswood 1989).

12. Osteoporose

Eine Osteoporose kann bei Morbus Bechterew schon in sehr frühen Krankheitsphasen vorkommen. Sie erhöht das Risiko für Frakturen und damit verbundene neurologische Komplikationen, erhöht also die Wahrscheinlichkeit für einen schwereren Krankheitsverlauf und einen schlechteren *Outcome*. Das Ausmaß der Osteoporose wird maßgeblich von der Entzündungsaktivität bestimmt, so dass diese also auch selbst einen relevanten Faktor für eine schlechtere Prognose darstellt (siehe Kap. 16).

13. Lebensqualität

Morbus Bechterew kann die *Lebensqualität* des Patienten erheblich beeinträchtigen. In einer Untersuchung von 175 Patienten (Durchschnittsalter 51 Jahre, Krankheitsdauer 24 Jahre) war die Lebensqualität insbesondere durch Steifigkeit, Schmerzen, Müdigkeit, Schlafstörungen, Sorgen um das Aussehen („*Appearance*"), Zukunftsangst und Medikamentennebenwirkungen negativ beeinflusst. Allgemein haben die Patienten nur geringe Probleme mit zwischenmenschlichen Beziehungen, obwohl nicht selten auch eine Depression vorliegen kann (siehe Kap. 47). Vor allem Patienten mit einer schlechteren Schulbildung verspüren häufiger eine niedrigere Lebenqualität (Ward 1999). Für die Erfassung der Lebensqualität von Patienten mit Morbus Bechterew ist der neu entwickelte ASQoL geeignet (Doward et al. 2003).

Die Lebensqualität der Patienten kann durch schmerzlindernde Medikamente erheblich verbessert werden. Das gleiche gilt auch für Kuraufenthalte, die sich zudem auf Grund des in der Folge verringerten Medikamentverbrauchs und der geringeren Arbeitsausfallszeiten als kostengünstig erwiesen haben (van Tubergen et al. 2001, 2002).

14. Mortalität

Eine Untersuchung von 836 Patienten mit Morbus Bechterew (Radford et al. 1977), die – zur damaligen Zeit – keine Röntgenbehandlung erhalten hatten und über im Mittel 13 Jahre ambulant betreut wurden, zeigte bei den Männern eine erhöhte Mortalität, die insbesondere mit begleitenden Erkrankungen wie Colitis, Nephritis, Tuberkulose oder anderen Lungenerkrankungen im Zusammenhang stand. Häufiger zu beobachtende Todesursachen waren zudem Unfälle, Suizid und zerebrovaskuläre Erkrankungen.

In einer weiteren Studie wurden 56 jüngere Patienten mit Morbus Bechterew im mittleren Alter von 35 Jahren über im Durchschnitt 22 Jahre beobachtet. Die Überlebensraten dieser Patienten wurden unter Verwendung von Überlebenstabellen mit der Allgemeinbevölkerung verglichen. Während sich in den ersten 10 Krankheitsjahren keine Erhöhung der Mortalität zeigte, war sie in den danach folgenden Jahren geringgradig erhöht (Khan et al. 1981)

In einer finnischen Studie wurden 398 Patienten (mittleres Alter 37 Jahre, 88% Männer) über im Durchschnitt fast 26 Jahre kontrolliert. Die Mortalität war 1,5-mal höher als bei gleichaltrigen Personen gleichen Geschlechts. Todesursachen waren neben dem Morbus Bechterew sekundäre Komplikationen wie Amyloidose, kardiovaskuläre Probleme oder Frakturen der Wirbelsäule, aber auch gastrointestinale und renale Erkrankungen (Lehtinen 1993).

10 Fragen zum Thema

1. Gibt es Symptome oder Befunde, die sichere Aussagen zur Prognose zulassen?

Bisher wurden keine Merkmale identifiziert, die eine sichere Aussage zur individuellen Prognose zulassen. Mit einem schweren Krankheitsverlauf ist zu rechnen, wenn während der beiden ersten Krankheitsjahre bestimmte Symptome zu finden sind: Coxitis, BSG >30mm/1.Stunde, unbefriedigende Wirkung von NSAR, wurstförmige Schwellung der Finger oder Zehen, Oligoarthritis, Krankheitsbeginn vor Vollendung des 17. Lebensjahres.

2. Haben Männer mit einem schwereren Krankheitsverlauf zu rechnen als Frauen?

Bei Männern finden sich im Durchschnitt ausgeprägtere Veränderungen der Wirbelsäule. Das Ausmaß der Beschwerden im Alltag ist jedoch bei beiden Geschlechtern annähernd gleich, vielleicht sogar bei Frauen etwas größer als bei den Männern.

3. Beeinflusst das Alter bei Krankheitsbeginn die Prognose?

Bei Krankheitsbeginn vor Vollendung des 17. Lebensjahres ist die Wahrscheinlichkeit für einen schweren Krankheitsverlauf 3-mal höher als bei späterem Beginn.

4. Welcher Patient kann mit großer Wahrscheinlichkeit mit einem milden Verlauf rechnen?

Siehe Antwort zur Frage 1. Falls keiner der dort genannten sieben Faktoren in den ersten zwei Jahren nach Anfang der Krankheit auftritt, kann mit einem milden Verlauf gerechnet werden (Sensitivität = 93%, Spezifität = 78%).

5. Nach welcher Dauer der Erkrankung kann noch eine relevante Verschlechterung auftreten?

Im Allgemeinen sind die Veränderungen in den ersten 10 Jahren der Erkrankung für den *Outcome* am bedeutsamsten. Ein weiteres Fortschreiten der krankheitsspezifischen Veränderungen kann zu keinem Zeitpunkt sicher ausgeschlossen werden. Die Wahrscheinlichkeit hierfür nimmt aber mit zunehmendem Alter des Patienten ab.

6. Ist die Lebenserwartung von Patienten mit Morbus Bechterew vermindert?

In den ersten 10 Jahren der Erkrankung ist nicht mit einer erhöhten Mortalität zu rechnen. Danach ist die Mortalität etwa 1,5-mal höher als in der Allgemeinbevölkerung.

7. Wie sieht die Prognose hinsichtlich der Arbeitfähigkeit bis in das Rentenalter aus?

Die Prognose hinsichtlich der Arbeitsfähigkeit ist weniger gut als bisher angenommen. Unter Berücksichtigung von Alter und Geschlecht tritt bei Patienten mit Morbus Bechterew eine Arbeitsunfähigkeit 3-mal häufiger ein als in der Allgemeinbevölkerung.

8. Kann die Berufswahl die Arbeitsfähigkeit beeinflussen?

Wissenschaftliche Studien zur Beantwortung dieser Frage liegen leider nicht vor. Es ist zu vermuten, dass eine körperlich weniger anstrengende Arbeit längerfristiger ausgeübt werden kann. Für Patienten mit Morbus Bechterew sind insbesondere Berufe mit körperlich schwerer Arbeit in nass-kalter Umgebung nicht zu empfehlen.

9. Wie ist die Prognose hinsichtlich der Lebensqualität des Patienten mit Morbus Bechterew?

Die Lebensqualität des Patienten mit Morbus Bechterew kann erheblich beeinträchtigt sein, insbesondere durch negative Faktoren wie Steifigkeit, Schmerz, Müdigkeit, Schlafstörungen, Sorgen um das Aussehen, Zukunftssorgen oder Medikamentennebenwirkungen. Therapeutische Maßnahmen (Medikamente, physikalische Therapie, Kuraufenthalte) können erheblich zur Verbesserung der Lebensqualität beitragen.

10. Wird sich die Prognose des Patienten mit Morbus Bechterew in Zukunft verbessern?

Die Behandlung mit den neuen Biologicals (Etanercept, Infliximab) hat sich als sehr effektiv erwiesen. Mit diesen Medikamenten steht wahrscheinlich erstmals eine Behandlung zur Verfügung, die die Langzeitprognose der Patienten mit Morbus Bechterew wirklich verbessern kann.

Literatur

Amor B, Silva Santos R, Nahal R, Listrat V, Dougados M (1994) Predictive factors for the long term outcome of spondyloarthropathies. J Rheumatol 21:1883–1887

Averns HL, Oxtoby J, Taylor HG, Jones PW, Dziedzic K, Dawes PT (1996) Smoking and outcome in ankylosing spondylitis. Scand J Rheumatol 25:138–142

Boers M (1994) Predicting outcome of ankylosing spondylitis: prognosis or hindsight? J Rheumatol 21:1789–1790

Boonen A, Chorus A, Miedema H, van der Heijde D, van der Tempel H, van der Linden S (2001a) Employment, work disability, and work days lost in patients with ankylosing spondylitis: a cross sectional study of Dutch patients. Ann Rheum Dis 60:353–358

Boonen A, Chorus A, Miedema H, van der Heijde D, Landewe R, Schouten H, van der Tempel H, van der Linden S (2001b) Withdrawal from labour force due to work disability in patients with ankylosing spondylitis. Ann Rheum Dis 60:1033–1039

Boonen A, van der Heijde D, Landewe R, Spoorenberg A, Schouten H, Rutten van Mölken M, Guillemin F, Dougados M, Mielants H, de Vlam K, van der Tempel H, van der Linden S (2002) Work status and productivity costs due to ankylosing spondylitis: comparison of three European countries. Ann Rheum Dis 61:429–437

Boonen A, van der Heijde D, Landewé R, Guillemin F, Rutten-van Mölken M, Dougados M, Mielants H, de Vlam K, van der Tempel H, Boesen S, Spoorenberg A, Schouten H (2003) Direct costs of ankylosing spondylitis and its determinants. An analysis among three European countries. Ann Rheum Dis 62:732–740

Braun J, Sieper J (2004) Biological therapies in the spondyloarthritides – the current state. Rheumatology (Oxford) [Epub ahead of print]

Brophy S, Mackay K, Al-Saidi A, Taylor G, Calin A (2002) The natural history of ankylosing spondylitis as defined by radiological progression. 29:1236–1243

Brophy S, Calin A (2001) Ankylosing spondylitis: interaction between genes, joints, age at onset, and disease expression. J Rheumatol 28:2283–2288

Calin A, Elswood J, Rigg S, Skevington SM (1988) Ankylosing spondylitis – an analytical review of 1500 patients: the changing pattern of disease. J Rheumatol 15:1234–1238

Calin A, Elswood J (1989) The outcome of 138 total hip replacements and 12 revisions in anky-

losing spondylitis: High success rate after a mean followup of 7.5 years. J Rheumatol 16:955–958
Calin A, Kennedy LG, Edmunds L, Will R (1993) Familial versus sporadic ankylosing spondylitis – two different diseases? Arthritis Rheum 36:676–681
Carbone LD, Cooper C, Michet CJ, Atkinson EJ, O'Fallow Wm, Melton LJ 3rd (1992) Ankylosing spondylitis in Rochester, Minnesota, 1935–1989. Is the epidemiology changing? Arthritis Rheum 35:1476–1482
Chorus AMJ, Boonen A, Miedema HS, van der Linden S (2002) Employment perspectives of patients with ankylosing spondylitis. Ann Rheum Dis 61:693–699
Doward LC, Spoorenberg A, Cook SA, et al (2003) Development of the ASQoL: a quality of life instrument specific to ankylosing spondylitis. Ann Rheum Dis 62:20–26
Falkenbach A, Franke A, van der Linden S (2003) Factors associated with body function and disability in patients with ankylosing spondylitis: a cross-sectional study. J Rheumatol 30:2186–2192
Falkenbach A, Griessmayer H, Tripathi R (1998) Effect of a positive family history on the prognosis in patients with Bechterew disease. Wien Klin Wochenschr 110:20–22
Falkenbach A, Tripathi R, Griessmayer H (1997) Primary ankylosing spondylitis: is it important to sleep flat? (Abstrakt) Br J Rheumatol 36, Suppl.1:129
Feldtkeller E, Lemmel E-M (1999) Zur Situation von Spondyloarthritis-Patienten. Novartis Pharma pp 61–76
Fries JF, Singh G, Bloch DA, Calin A (1989) The natural history of ankylosing spondylitis: is the disease really changing? J Rheumatol 16:860–863
Gran JT, Husby G, Hordvik M, Stormer J, Romberg-Anderen O (1984) Radiological changes in men and women with ankylosing spondylitis. Ann Rheum Dis 43:570–575
Gran JT, Ostensen M, Husby G (1985) A clinical comparison between males and females with ankylosing spondylitis. Br J Rheumatol 12:126–129
Gran JT, Skomsvoll JF (1997) The outcome of ankylosing spondylitis: a study of 100 patients. Br J Rheumatol 36:766–771
Guillemin F, Briancon S, Pourel J, Gaucher A (1990) Long-term disability and prolonged sick leaves as outcome measurements in ankylosing spondylitis. Possible predictive factors. Arthritis Rheum 33:1001–1006
Hamersma J, Cardon LR, Bradbury L, Brophy S, van der Horst-Bruinsma I, Calin A Brown MA (2001) Is disease severity in ankylosing spondylitis genetically determined? Arthritis Rheum 44:1396–1400
Huscher D, Thiele K, Merkesdal S, Zeidler H, Zink A (2002) Comparison of the annual direct and indirect costs in rheumatoid arthritis, ankylosing spondylitis and psoriatic arthritis. Arthritis Rheum 46(Abstract):S93
Khan MA, Khan MK, Kushner I (1981) Survival among patients with ankylosing spondylitis: a life-table analysis. J Rheumatol 8:86–90
Kennedy LG, Edmund L, Calin A (1993) The natural history of ankylosing spondylitis: does it burn out? J Rheumatol 20:688–692
Kidd B, Mullee M, Frank A, Cawley M (1988) Disease expression of ankylosing spondylitis in males and females. J Rheumatol 15:1407–1409
Lehtinen K (1993) Mortality and causes of death in 398 patients admitted to hospital with ankylosing spondylitis. Ann Rheum Dis 52:174–176
Little H (1988) The natural history of ankylosing spondylitis. J Rheumatol 15:1179–1180
Mau W, Zeidler H, Mau R, Majewski A, Freyschmidt J, Stangel W, Deicher H (1988) Clinical features and prognosis of patients with possible ankylosing spondylitis. Results of a 10-year followup. J Rheumatol 15:1109–1114
Mau W, Zeidler H, Mau R, Majewski A, Freyschmidt J, Deicher H (1987) Outcome of possible ankylosing spondylitis in a 10-year follow-up study. Clin Rheumatol 6(Suppl 2)60–66
Radford EP, Doll R, Smith PG (1977) Mortality among patients with ankylosing spondylitis not given X-ray therapy. N Engl J Med 297:572–576
van der Linden SM, Valkenburg HA, de Jongh BM, Cats A (1984) The risk of developing ankylosing spondylitis in HLA-B27 positive individuals: A comparison of relatives of spondylitis patients with the general population. Arthritis Rheum 27:241–249
van der Paardt M, Dijkmans B, Giltay E, van de Horst-Bruinsma I (2002) Dutch patients with familial and sporadic ankylosing spondylitis do not differ in disease phenotype. J Rheumatol 29:2583–2584
van Tubergen A, Landewé R, van der Heijde D, et al (2001) Combined spa-exercise therapy is effective in patients with ankylosing spondylitis: a randomized controlled trial. Arthritis Rheum 45:430–438
van Tubergen A, Boonen A, Landewé R, et al (2002) Cost-effectiveness of combined spa-exercise therapy in ankylosing spondylitis: a randomized controlled trial. Arthritis Rheum 47:459–467.
Ward MM (1999) Health-related quality of life in ankylosing spondylitis: a survey of 175 patients. Arthritis Care Res 12:247–255

Kapitel 6

Parameter zur Beurteilung von Krankheitsverlauf und Therapieerfolg

Manfred Herold, Albrecht Falkenbach

Abkürzungen

BASDAI	Bath Ankylosing Spondylitis Disease Activity Index,
BASFI	Bath Ankylosing Spondylitis Funktional Index,
BASMI	Bath Ankylosing Spondylitis Metrology Index,
BASRI	Bath Ankylosing Spondylitis Radiology Index,
BASRI-h	Bath Ankylosing Spondylitis Radiology Index der Hüfte,
BASRI-s	Bath Ankylosing Spondylitis Radiology Index der Wirbelsäule,
BASRI-t	Bath Ankylosing Spondylitis Radiology Index total,
BSG	Blutkörperchensenkungsgeschwindigkeit,
CRP	C-reaktives Protein,
CT	Computertomographie,
DFI	Dougados Funktionsindex,
FBA	Finger-Boden-Abstand,
HAQ	health assessment questionnaire,
HAQ-S	health assessment questionnaire for spondylarthropathies,
HKW	Hinterkopf-Wand-Abstand,
HWS	Halswirbelsäule,
LWS	Lendenwirbelsäule,
LWK	Lendenwirbelkörper,
MEI	Mander Enthesis Index,
MRT	magnetic resonance imaging (Magnetresonanztomographie),
SASSS	Stoke Ankylosing Spondylitis Spine Score,
WK	Wirbelkörper,
WS	Wirbelsäule

1. Schmerz und Krankheitsaktivität

Die *Symptome* und der *Krankheitsverlauf* der Spondylitis ankylosans sind nicht einheitlich. Die klinische Symptomatik variiert zwischen Phasen hoher Krankheitsaktivität begleitet von Schmerzen und Bewegungseinschränkung und Phasen weitgehender klinischer Remission. Auch das Befallsmuster ist sehr variabel. Zwar ist der tiefsitzende, vor allem in Ruhe auftretende *Rückenschmerz* infolge einer floriden Sakroiliitis das Kardinalsymptom, aber auch Hüftgelenk, Schulter und periphere Gelenke können beteiligt sein (Ginsburg und Cohen 1983) oder *Enthesiopathien* können als vordergründiges Krankheitssymptom imponieren. Wegen dieser großen Variabilität ist es äußerst schwierig, den klinischen Status oder den Krankheitsverlauf objektiv mit wenigen Parametern zu dokumentieren (Calin 2002).

Untersuchungen an Patienten mit Spondylitis ankylosans zeigen, dass die *Lebensqualität* vorwiegend durch die Symptome *Steifheit* (92,2% der Patienten), *Schmerz* (83,1%), *Müdigkeit* (62,4%) und *schlechter Schlaf* (54,1%) beeinträchtigt wird (Ward 1999). Im akuten Schub der Erkrankung sind aus der Sicht des Patienten die wesentlichen Symptome *Schmerzen* (100% der befragten Patienten), *Immobilität* (90%), *Müdigkeit* (80%) und *Gemütssymptome* (75%) wie *Depression*, *Zurückgezogenheit* und

1) Welchen Einfluss hatte die Krankheit auf Ihr Wohlbefinden während der vergangenen Woche?

keine [0] [1] [2] [3] [4] [5] [6] [7] [8] [9] [10] **extrem stark**

2) Welche Auswirkung hatte die Krankheit auf Ihr Wohlbefinden während der letzten 6 Monate?

keine [0] [1] [2] [3] [4] [5] [6] [7] [8] [9] [10] **extrem stark**

Abb. 1. Fragebogen zum Einfluss der Krankheit auf das Allgemeinbefinden des Patienten, beruhend auf der Originalfassung BAS-G (Bath Ankylosing Spondylitis Patient Global score). Der BAS-G ergibt sich als Mittelwert der angekreuzten Punkte

Angst (Brophy und Calin 2002; Falkenbach und Curda 2001). Neben *Schmerz* und *Steifigkeit* sind *Schlaflosigkeit* und *Müdigkeit* sowie Probleme bei der *Atmung* beachtenswerte Symptome, die bei Patientenvisiten hinterfragt werden sollten.

Die Intensität und der Charakter des *Schmerzes* sowie das Ausmaß der *Bewegungseinschränkung* im Bereich der Wirbelsäule und der großen Gelenke sollten als die wesentlichsten und häufigsten Symptome bei jeder Patientenvisite erfragt und dokumentiert werden.

Die *Quantifizierung* von Schmerzen gelingt am ehesten mit Hilfe einer *visuellen Analogskala (VAS)* in Form einer 100 mm langen Linie, auf der von dem Patienten zwischen 0 mm (*kein Schmerz*) und 100 mm (*unerträglicher Schmerz*) das Schmerzausmaß angegeben werden kann. Gefragt werden sollte sowohl nach den *Wirbelsäulenschmerzen während der Nachtruhe* als auch nach den anhaltenden, von der Wirbelsäule ausgehenden *Dauerschmerzen* während der letzten Woche (van der Heijde et al. 1999). Immer sollte eine möglichst klare Differenzierung zwischen bewegungsabhängigen Schmerzen und Ruheschmerzen angestrebt werden. Die *morgendliche Steifigkeit* der Wirbelsäule wird durch die geschätzte *Dauer der Morgensteifigkeit* während der letzten Woche angegeben.

Die Gesamtbeurteilung der momentanen *Krankheitsaktivität* und deren Einfluss auf das subjektive Befinden wird durch den *BAS-G (Bath Ankylosing Spondylitis Global Score)* gut und einfach erfasst (Jones et al. 1996). Im BAS-G wird sowohl nach dem *aktuellen Kankheitszustand* als auch nach der *Krankheitsbelastung* für den Patienten während der letzten 6 Monate gefragt. Der *BAS-G* korreliert gut mit anderen Maßen der Krankheitsaktivität und krankheitsbedingten Funktionseinschränkungen.

2. Befunderhebung

2.1. Klinische Messwerte

Die Spondylitis ankylosans befällt in erster Linie die Gelenke und Bänder im Bereich der Wirbelsäule und kann bereits in der Frühphase der Erkrankung zu Funktionsausfällen führen, vorwiegend in der Wirbelsäule und ihren benachbarten Gelenken.

Die Einschränkung der Wirbelsäulenbeweglichkeit ist mit einfachen Messmethoden gut zu erfassen (Viitanen et al. 2000; Haywood et al. 2004). Die geeignetsten Messinstrumente zur umfassenden Beurteilung der *Wirbelsäulenfunktion* und *Brustkorbbeweglichkeit* sind nach Meinung einer internationalen Expertengruppe die *Thoraxbeweglichkeit*, der *modifizierte Schober-Test* und der *Hinterkopf-Wand-Abstand* (van der Heijde et al. 1999).

Ein gutes Maß für die Einschränkung der Thoraxbeweglichkeit und die Mitbeteiligung der Brustwirbelsäule am Krankheitsgeschehen ist die *Differenz* des Brustumfangs zwischen *forcierter Inspiration* und

Tabelle 1. BASMI (Bath Ankylosing Spondylitis Metrology Index) zur Beurteilung des Krankheitsstatus. Der BASMI ergibt sich aus der Summe der Einzelwertungen, d.h. das Ergebnis liegt zwischen 0 (sehr guter Zustand) und 10 (sehr schlechter Zustand)

		Punkte		
Meßgröße	Dimension	0	1	2
Halsrotation*	Grad	> 70	20–70	< 20
Tragus-Wand-Abstand*	cm	< 15	15–30	> 30
Lumbale Seitneigung*	cm	> 10	5–10	< 5
modifizierter Schober Test	cm	> 4	2–4	< 2
Intermalleolarer Abstand	cm	> 100	70–100	< 70

* Mittelwert aus rechts und links

Exspiration. Gemessen wird der Brustumfang in der Höhe des 4. Intercostalraums (ICR), der bei Männern üblicherweise in der Mamillarlinie liegt. Bei Frauen verläuft das Maßband über beide Mammae etwa in Höhe des unteren Sternumdrittels. Am aufrecht stehenden Patienten mit hängenden Armen und nicht angespannter Brustmuskulatur wird mit einem Maßband der Thoraxumfang bei maximaler Expiration und anschließend maximaler Inspiration bestimmt.

Die *Differenz* beträgt beim gesunden Mann üblicherweise 5 bis 8 cm, bei Frauen etwas weniger. Die *in-/expiratorische Differenz* ist ein guter Parameter für die Gesamtbeurteilung der Thoraxbeweglichkeit eines Patienten mit Spondylitis ankylosans, wird aber in der Praxis aus einfachen Überlegungen nicht regelmäßig bei wiederholten Kontrolluntersuchungen genutzt. Um die Messung der thorakalen Atemexkursion möglichst reproduzierbar durchzuführen, muss sie am nackten Oberkörper erfolgen, was bei den üblichen Kontrolluntersuchungen im Zeitdruck einer niedergelassenen Praxis oftmals als zu aufwendig angesehen wird.

Die hier dargestellte Messung in Höhe des 4. ICR ist die am weitesten verbreitete und die international empfohlene Methode. Umfassendere Aussagen zur Brustkorbbeweglichkeit und genauere Verlaufsmessungen im Rahmen von klinischen Studien lassen sich durch mehrere Messungen in verschiedenen Höhen erzielen (sieh Kap. 13, Atemtherapie). Bei bereits fusioniertem Thorax erlauben die in-/expiratorischen Messungen *kaudal des Rippenbogens* und in Höhe des *Bauchnabels* eher Rückschlüsse auf die Atemfunktion. Diese Mehrfachmessungen sind jedoch sehr aufwendig, sind bisher nicht standardisiert, haben ebenfalls eine hohe Interobservervariabilität und sind speziellen Fragestellungen vorbehalten.

Bei allen Messungen der Brustkorbbeweglichkeit ist darauf zu achten, dass nicht ein Anspannen der Muskulatur (insbesondere des *M. latissimus dorsi*) höhere Differenzwerte vortäuscht. Die Muskulatur muss immer möglichst entspannt sein. Alle Messungen der Thoraxexkursion sind von der *Mitarbeit* des Patienten abhängig.

Der *Schober-Test* ist die am häufigsten angewendete Untersuchung zur Beurteilung der LWS-Beweglichkeit (Schober 1937). Die Strecke zwischen dem *Processus spinosus* des ersten und des fünften LWK beträgt etwa 10 cm und verlängert sich bei Vorwärtsbeugung um mehrere Zentimeter. Obwohl grundsätzlich einfach durchzuführen, können sich Schwierigkeiten ergeben, die Messgrenzen genau zu positionieren, weshalb auch *Modifikationen* des Schober-Tests beschrieben wurden.

Am aufrecht stehenden Patienten wird die Höhe des Dornfortsatzes des fünften Lendenwirbelkörpers und des ersten Sakralwirbelkörpers angezeichnet (L5/S1; entspricht der Verbindungslinie zwischen der linken und der rechten *Spina iliaca posterior superior*, erkennbar als die kraniale Begrenzung der „Lumbalgrübchen"). Davon ausgehend wird 10 cm kranialwärts eine zweite Stelle markiert, die anatomisch etwa dem Dornfortsatz des ersten Lendenwirbelkörpers entspricht. Im Anschluss beugt sich der Patient mit gestreckten Knien soweit wie möglich nach vorne. Bei maximal möglicher Vorwärtsbeugung wird der Abstand zwischen den beiden Marken gemessen. Bei normaler LWS-Beweglichkeit kommt es durch die Flexion zu einer Aufdehnung der Strecke zwischen den beiden Marken um zumindest 5 cm (siehe Kap. 3, Abb. 6).

Im *modifizierten Schober-Test* (Macrae und Wright 1969; Moll und Wright 1973) wird – ebenfalls beim stehenden Patienten – ausgehend vom lumbosakralen Übergang L5/S1 der erste Messpunkt 5 cm kaudal davon, der zweite Messpunkt 10 cm kranial davon in der Interspinallinie markiert und wiederum bei maximaler Ventralflexion die Distanz zwischen den beiden Markierungen gemessen. Bei einer gesunden Wirbelsäule kommt es zu einer Distanzzunahme von mindestens 8 cm.

Gleichzeitig mit dem Schober-Test lässt sich der *Finger-Boden-Abstand (FBA)* als *Distanz* zwischen dem ausgestreckten *Mittelfinger* beider Hände und dem *Boden* bei maximaler Ventralflexion mit gestreckten Knien messen. Der FBA wird vordergründig durch die Mobilität der gesamten Wirbelsäule aber auch durch die Beweglichkeit in beiden Hüften beeinflusst.

Für eine vollständige Beurteilung der Wirbelsäulenbeweglichkeit ist zusätzlich die Seitneigung von Interesse. Bei aufrechter Körperhaltung mit gestreckten, an die Oberschenkel angelegten Armen wird die Höhe der Fingerspitze am lateralen Oberschenkel markiert oder der Abstand zwischen Fingerspitze und Boden notiert. Anschließend wird bei maximaler Seitneigung nach rechts und nach links und bei einer möglichst geraden Haltung des Körpers und gestreckten Knien erneut die Höhe der Fingerspitzen am lateralen Oberschenkel markiert oder der Abstand zwischen Fingerspitze und Boden notiert. Die Strecke zwischen den beiden Markierungen oder die Differenz zwischen den beiden Bodenmessungen einer Seite gibt ein Maß für die Fähigkeit zur Seitneigung. Normal ist eine Differenz zwischen der Ausgangsstellung und der maximalen Seitneigung zwischen 12 und 15 Zentimeter, unter 10 Zentimeter gilt als pathologisch.

Bei diesen Normwerten wird allerdings die Körpergröße nicht berücksichtigt, die den Absolutwert der Seitneigemessung sicherlich beeinflusst. Eine Verzerrung des *Seitneigeabstands* durch eine Vorbeugung des Oberkörpers kann verhindert werden, indem der Oberkörper während der Durchführung des Tests an eine glatte Wand angelehnt wird. Der *Seitneigeabstand* ist eine einfache Hilfe zur Überprüfung der Diagnosekriterien, in denen die Einschränkung der Wirbelsäulenbeweglichkeit in zwei Ebenen gefordert wird. Bezüglich der Notwendigkeit einer regelmäßigen Messung bei klinischen Kontrollen gibt es unterschiedliche Auffassungen. In den Richtlinien internationaler Experten wird der Seitneigeabstand nicht erwähnt (van der Heijde et al. 1999), wohl aber in anderen Empfehlungen (z.B. im Rahmen des BASMI, s.u.).

Der *Hinterkopf-Wand-Abstand* (HKW-Abstand) ist ein klinisches Maß der *HWS-Beweglichkeit* und des *kyphotischen Haltungsverlustes*. Der HKW, der bei Gesunden 0 cm beträgt, wird als Abstand zwischen *Hinterkopf (Occiput)* und *Wand* gemessen. Für die Bestimmung steht der Patient an einer senkrechten Wand, wobei beide Fersen und der Rücken die Wand berühren müssen. Die meisten Messmethoden erlauben eine HWS-Lordosierung nur so weit, dass es zu einer horizontalen Blickrichtung kommt. Bei einer weiteren Lordosierung mit Blick an die Decke verringert sich oftmals der Kopf-Wand-Abstand, was dann aber nicht dem *Occiput-Wand-Abstand* entspricht. Zur Beurteilung des Haltungsverlustes erscheint die erste Messmethode mit Blick horizontal aussagekräftiger. Die Messmethode, die eine maximale Hyperlordosierung mit Blick an die Decke erlaubt, ist möglicherweise besser geeignet, um zusammen mit der Seitneigung und Rotationsmessung die HWS-Beweglichkeit zu bewerten.

Weniger anfällig für das Ausmaß der HWS-Lordosierung während der Messung ist der *Tragus-Wand-Abstand*, der bei kleinen Distanzen auch einfacher zu bestimmen ist. Beim aufrecht an der Wand stehenden Patienten wird bei horizontaler Blickrichtung der Abstand zwischen dem *Tragus* (hautüberzogener Knorpelvorsprung der *Lamina tragi* vor der äußeren Gehörgangsöffnung) und der *Wand* bestimmt.

Zur Beurteilung des *Istzustandes* bei *Spondylitis ankylosans* wurde aus 20 Messparametern, die direkt oder indirekt durch eine Störung der Wirbelsäulenmobilität und -statik beeinflusst werden, 5 aussagekräftige und gut reproduzierbare Messparameter ausgewählt und zu *einem* Messindex zusammengefasst, dem *Bath Ankylosing Spondylitis Metrology Index* (BASMI, Jenkinson et al. 1994; Jones et al. 1995) (Tabelle 1). Die Einzelwerte werden in Abhängigkeit von ihrer *Abweichung von der Norm* mit Punkten von 0 (normal) bis 2 (deutliche Abweichung von der Norm) bewertet. Der BASMI (Tabelle 1) ergibt sich aus der Summe der einzelnen Punkte und kann Werte zwischen 0 und 10 erreichen. Für den BASMI ist nach den Erstbeschreibern ein Zeitaufwand von 7 Minuten erforderlich. Neben *Tragus-Wand-Abstand, modifiziertem Schobermaß* und *Seitneigeabstand* werden zusätzlich die *Halswirbelsäulenrotation* mit der Neutral-Null-Methode und der *intermalleolare Abstand* gemessen. Zur Bestimmung des *intermalleolaren Abstands* liegt der Patient auf dem Rücken und spreizt die Beine mit gestreckten Knien und ohne Hüftbeugung soweit wie möglich auseinander.

Der BASMI zeigt *nach Angaben der Erstbeschreiber* eine gute Übereinstimmung und Reproduzierbarkeit der Ergebnisse nicht nur bei wiederholten Messungen durch *einen* Beobachter, sondern auch im Vergleich zwischen *verschiedenen* Untersuchern. Obwohl der BASMI ein einfaches und zur Festlegung des Krankheitszustandes gut vergleichbares Maß zwischen einzelnen Patienten darstellt, hat er sich in der praktischen Patientenbetreuung nur wenig durchgesetzt. Ursache ist vermutlich der relativ hohe Arbeitsaufwand und der Informationsverlust durch die Klassifizierung und Mittelung der einzelnen Messdaten.

Nach eigenen Erfahrungen zeigt die wiederholte Messung der angeführten und mit einfacher Methode bestimmbaren Parameter eine relativ hohe Schwankung sowohl bei wiederholter Messung durch eine Person (*Intra-Observer-Variabilität*) als auch in noch deutlicherem Ausmaß bei wiederholten Messungen durch verschiedene Untersucher (*Inter-Oberserver-Variabilität*). Die im klinischen Alltag wohl eher schlechte Reproduzierbarkeit beruht zum Teil auf der Schwierigkeit, an lebenden Personen Messpunkte eindeutig festzulegen.

Besonders wichtig für die Verlässlichkeit einer Messung ist die Mitarbeit des Patienten. Bei eher depressiver Stimmungslage (siehe auch Hider et al. 2002) sind Patienten mit Morbus Bechterew oftmals nicht in der Lage, ein Maximum an möglicher Bewegung zu versuchen. Die Patientenmotivation zur Mitarbeit und zum Versuch, die zu messende Körperfunktion so gut wie möglich auszuführen, ist ein wichtiger Bestandteil einer jeden Statuserhebung.

2.2. Laborwerte

Laborwerte spielen für die Diagnosestellung und Verlaufsbeobachtung bei Morbus Bechterew nur eine untergeordnete Rolle. Die in der Rheumatologie am häufigsten verwendeten *serologischen Entzündungsparameter* wie *Blutkörperchensenkungsgeschwindigkeit (BSG)* und *C-reaktives Protein (CRP)* sind häufig nicht erhöht und korrelieren nur geringgradig mit der Krankheitsaktivität (Ruof und Stucki 1999a; Spoorenberg et al. 1999a). In der Beurteilung von Patienten mit Spondylitis ankylosans scheinen BSG und CRP gleichwertig zu sein, keine der beiden Bestimmungen zeigt spezifische Vorteile.

Eine gewisse Bedeutung kommt diesen Entzündungsparametern bei der Indikationsstellung für eine *anti-TNFα-Therapie* zu. Aus den Untersuchungsergebnissen bisheriger Studien resultierten internationale und nationale Empfehlungen, nur Patienten mit erhöhten Entzündungszeichen (BSG oder CRP) einer anti-TNFα-Therapie zuzuführen. Erfahrungen mit bereits behandelten Patienten zeigen, dass hohe serologische Entzündungszeichen positive Prädiktoren für ein gutes Ansprechen auf eine anti-TNFα-Therapie darstellen.

Ein sensitiverer und noch rascher reagierender Akute-Phase-Messparameter ist das Zytokin *Interleukin-6*, das unter anderem die Bildung von CRP in der Leber stimuliert. Die Serumkonzentration von *Interleukin-6* zeigt erwartungsgemäß erhöhte Werte bei Patienten mit erhöhten BSG- und CRP-Werten (Falkenbach et al. 2000). Ein Vorteil für eine routinemäßige Bestimmung im Rahmen der Patientenbetreuung konnte nicht gezeigt werden. *Interleukin-6* wies keine Korrelation mit klinischen Veränderungen auf und scheint auch nicht die *Krankheitsaktivität* widerzuspiegeln, wie früher postuliert worden war (Gratacós et al. 1994). *Interleukin-6* zeigte sogar noch eher einen Zusammenhang mit der *Krankheitsschwere* (Beweglichkeitseinschränkung und Haltungsverlust) als mit der aktuellen *Krankheitsaktivität* (Falkenbach und Herold 1998).

Im Unterschied zu anderen chronisch-entzündlichen rheumatischen Erkrankungen ist auch das Blutbild einschließlich des Differentialblutbildes bei Morbus Bechterew üblicherweise unauffällig.

Im Zusammenhang mit Spondylitis ankylosans wird häufig das HLA-B27 bestimmt. Es stellt eine diagnostische Hilfe dar und ist ein zusätzliches Kriterium in der Frühdiagnose. Etwa 97% der Patienten mit Spondylitis ankylosans sind HLA-B27 positiv. Im Vergleich dazu sind in der gesunden Bevölkerung zwischen 6,7 und 13,6% der untersuchten Personen HLA-B27 positiv, ohne jeglichen Hinweis auf eine Spondylitis ankylosans. Somit stellt der positive Nachweis von HLA-B27 kein pathognomonisches Merkmal dar und die routinemäßige Bestimmung ist ohne einen klinischen Hinweis auf eine Spondylarthropathie nicht indiziert. Die wiederholte Bestimmung ist überflüssig, da sich ein genetisches Merkmal durch den Krankheitsverlauf nicht ändert.

2.3. Bildgebende Verfahren

2.3.1. Nativröntgen

Neben der klinischen Symptomatik kommt den bildgebenden Verfahren sowohl für die Frühdiagnostik als auch in der objektiven Verlaufsbeurteilung der Erkrankung eine wesentliche Bedeutung zu (siehe Kap. 4). Das bildgebende Standardverfahren zur Diagnosestellung und Dokumentation des Krankheitsverlaufs ist die *Röntgenübersichtsaufnahme*, die eine Summation der abgelaufenen krankheitsbedingten Veränderungen an den knöchernen Strukturen wiedergibt.

Das Hauptaugenmerk ist auf den Bereich der Sakroiliakalgelenke gerichtet, deren radiologische Veränderungen die Voraussetzung für die Diagnosestellung sind (van der Linden et al. 1984; Rigby und Silman 1991). Für die quantitative Beurteilung der Veränderungen der Sakroiliakalgelenke hat sich die Gradeinteilung der Sakroiliitis nach den *modifizierten New York Kriterien* (van der Linden et al. 1984) durchgesetzt (Tabelle 2). Dennoch ist diese Stadieneinteilung als allgemeine Beurteilung des Krankheitsverlaufs ungeeignet, da die Sensitivität zu gering ist, um kurzfristige Veränderungen erkennen zu können, und krankheitsbedingte Änderungen an anderen knöchernen Strukturen unberücksichtigt bleiben.

Als verlässliche und sensitive Methoden zur Beurteilung von radiologisch erkennbaren Veränderungen gelten international das 1991 in Stoke-on Trent, England, erarbeitete und validierte Verfahren SASSS (*Stoke Ankylosing Spondylitis Spine Score*) und der in Bath, England, formulierte BASRI (*Bath Ankylosing Spondylitis Radiology Index*).

Zur Beurteilung von Veränderungen an Hals- und Lendenwirbelsäule scheint der SASSS die verlässlichere Methode darzustellen in Bezug auf Reproduzierbarkeit und Übereinstimmung der Bewertung sowohl durch einen einzelnen wie auch durch verschiedene Beobachter (Spoorenberg et al. 1999b). Der BASRI ist in der *Intra- und Inter-Observervariabilität* dem SASSS unterlegen, zeigt aber dennoch akzeptable Variati-

Tabelle 2. Einteilung der Sakroiliitis nach den modifizierten New York Kriterien

Punkte	Veränderung
0	keine; normale Sakroiliakalgelenke
1	fragliche Veränderungen
2	geringgradige Veränderungen; umschriebene Erosionen, subchondrale Sklerosierungen
3	deutliche Veränderungen; Erosionen, Sklerosierungen, Gelenkspalterweiterungen und/oder -verschmälerungen, Ankyloseknospen
4	Ankylose

onskoeffizienten und wird wegen seiner einfacheren Handhabung zumeist bevorzugt.

Beim SASSS (Averns et al. 1996) werden alle 24 Wirbel einzeln bewertet und jedem Wirbelkörper anhand der Veränderungen in den Konturecken auf der *anteriorposterioren* und der *seitlichen* Aufnahme eine Note zwischen 0 und 3 gegeben (Tabelle 3), so dass maximal 72 Punkte resultieren können. Der SASSS zeigt eine hohe Korrelation zu den klinisch erfassbaren Maßen der Wirbelsäulenbeweglichkeit wie der Thoraxbeweglichkeit (in-/expiratorische Differenz), HKW, FBA, Schober-Test und der gesamten Wirbelsäulenbeweglichkeit. Es hat sich allerdings gezeigt, dass die Bewertung nach SASSS durch die Erfahrung des Beobachters beeinflusst wird. Die Reproduzierbarkeit der Beurteilung kann durch ein entsprechendes Training verbessert werden (Dawes 1999).

Der BASRI ist ein einfaches radiologisches Bewertungssystem für Veränderungen der Wirbelsäule und der Hüfte bei Patienten mit Spondylitis ankylosans. Der BASRI wird in insgesamt drei Formen angewendet: der BASRI-t (Bath Ankylosing Spondylitis Radiology Index total) fasst die Veränderungen an Wirbelsäule und Hüfte zusammen. Der BASRI-s (MacKay et al. 1998) summiert die Punkte, die aus der Beurteilung der *Sakroiliakalgelenke* nach den *modifizierten New York Kriterien* resultieren (Tabelle 2), und die Punkte, die nach ähnlichen Bewertungskriterien aus der Beurteilung der Hals- und

Tabelle 3. Einteilung der röntgenologischen Veränderungen an den Ecken der Wirbelkörper nach SASSS

Punkte	Veränderung
0	keine, normaler Wirbelkörper
1	Erosionen, Sklerosierung, Eckenbildung = *Squaring*
2	Syndesmophyten
3	Knochenbrücken, totale Verknöcherung

Tabelle 4. Einteilung der röntgenologischen Veränderungen im Rahmen des BASRI-s

Punkte	Bewertung	Veränderungen
0	normal	keine
1	verdächtig	fraglich
2	mild	Erosionen, *Squaring*, Sklerosierung ± Syndesmophyten an ≥ 2 Wirbelkörper
3	moderat	Syndesmophyten an ≥ 3 Wirbelkörper ± Fusion von 2 Wirbelkörper
4	stark	Fusion von ≥ 3 Wirbelkörper

Lendenwirbelsäule nach BASRI-s (Tabelle 4) erhalten werden. Für den BASRI-s werden die Punkte der drei beurteilten Regionen HWS, LWS und der Sakroiliakalgelenke addiert, so dass maximal 12 Punkte resultieren können. Im BASRI-h wird die Hüfte bewertet, die maximale Punktezahl ist 4 (Tabelle 5). Der Gesamtindex BASRI-t resultiert aus der Summe von BASRI-s und BASRI-h.

Der BASRI ist ein einfaches Bewertungssystem mit hoher intraindividueller (86% Übereinstimmung) und interindividueller (78% Übereinstimmung) Reproduzierbarkeit. Der BASRI ist einfach anzuwenden und wenig zeitaufwendig. Von den Ärzten, die mit dem BASRI vertraut sind, wird der Zeitaufwand zur Beurteilung aller erforderlichen Röntgenbilder mit 30 Sekunden angegeben (Calin et al. 1999a). Zulasten der

Tabelle 5. Einteilung der röntgenologischen Veränderungen bei BASRI-h (Beurteilung der Hüftgelenke)

Punkte	Bewertung	Veränderungen
0	normal	keine
1	verdächtig	fokale Gelenkspaltverschmälerung
2	mild	umschriebene Gelenkspaltverschmälerungen > 2 mm
3	moderat	umschriebene Gelenkspaltverschmälerungen < 2 mm oder Knochen-zu-Knochen Appositionen < 1mm
4	stark	Knochendeformitäten oder Knochen-zu-Knochen Appositionen ≥ 1mm

einfachen Handhabung geht *Sensitivität* verloren. Minimale radiologische Veränderungen bewirken keine Änderungen im BASRI-Wert. Trotz Zunahme von einzelnen Erosionen oder Sklerosierungen bleibt der Wert 2 oder „mildes" Krankheitsstadium. Erst wenn 2 Wirbelkörper verschmelzen oder Syndesmophyten an 3 oder mehr Wirbelkörpern erkennbar sind, steigt der Index. Der BASRI kann Änderungen nach einer zweijährigen Krankheitsprogredienz erfassen, weshalb auch die röntgenologische Kontrolle in Abständen von zwei oder mehr Jahren empfohlen wird (Calin et al. 1999a).

2.3.2. Magnetresonanztomographie (MRT)

Die im Röntgen erkennbaren Bechterew-typischen Veränderungen an den Sakroiliakalgelenken sind ein essentieller Bestandteil der Diagnosekriterien. Bei unauffälligen oder gleich bleibenden *Röntgenbefunden* der Sakroiliakalgelenke, aber dringendem klinischem Verdacht auf eine *floride Sakroiliitis* oder *Enthesitis* ist die *Magnetresonanztomographie* die aussagekräftigste Untersuchung mit der höchsten *Sensitivität* (95%) und *Spezifität* (100%) von allen bildgebenden Verfahren (Blum et al. 1996).

Mit der MRT können neben ossären Veränderungen auch akute Entzündungsreaktionen an Knochen und Weichteilen durch die gute Darstellung von Weichteilkontrasten erkannt werden (Ostendorf et al. 2003). Chronisch fixierte Schäden werden durch die TSE (*T1-weighed turbo spin-echo*) -Aufnahmen festgehalten, Entzündungsreaktionen durch Unterdrückung des Fettsignals mit Hilfe der STIR (*short tau inversion recovery*) -Technik dargestellt. Mit der STIR-Technik sind in der Umgebung von entzündlichen Arealen *subchondrale Flüssigkeitseinlagerungen* nachweisbar, die als *Knochenmarksödem* beschrieben und als Ausdruck einer *akuten Entzündungsreaktion* interpretiert werden. Im Unterschied zum konventionellen Röntgen können daher akute Entzündungsreaktionen und rasche Besserungen auf erfolgreiche Therapieanwendungen gut dokumentiert werden (zur Übersicht: Levine et al. 2004).

Ein Bewertungssystem ähnlich den radiologischen Kriterien sowohl zur Beurteilung der Entzündungsaktivität als auch der Chronizität wurde beschrieben (Braun et al. 2003). Inwieweit sich dieses auf MRT-Untersuchungen der Wirbelsäule basierende Bewertungssystem für *Krankheitsaktivität* und langfristige *Krankheitsprogredienz* bewährt und in der täglichen Betreuung von Patienten anwendbar ist, muss sich erst zeigen. Der Vorteil der MRT-Untersuchung ist die hohe Sensitivität bei fehlender Strahlenbelastung, der Nachteil liegt im hohen Zeitaufwand und in den hohen Kosten einer MRT-Untersuchung.

2.3.3. Computertomographie

Die *Computertomographie* (CT) ist eine sensitive Methode zum Nachweis feinster Erosionen und Sklerosierungen am Knochen, wobei es ähnlich wie bei der konventionellen Röntgenaufnahme zu Fehlinterpretationen mit falsch positiven Befunden kommen kann. Gelenkveränderungen müssen nicht zwangsläufig krankheitsassoziiert sein und sind vor allem bei älteren Menschen häufig im Rahmen der altersentsprechenden Norm.

Die CT zeigt mit höherer Sensitivität, ansonsten aber gleich wie das Röntgen, den

Istzustand der eingetretenen Veränderungen. In der Beurteilung von akuten Entzündungszeichen sowie in der Bewertung von Knorpelveränderungen ist sie der MRT unterlegen. Zusätzlich ist die Strahlenbelastung im Vergleich zu den anderen bildgebenden Verfahren eher hoch. Die CT spielt in der Verlaufsbeurteilung der Spondylitis ankylosans eine untergeordnete Rolle, allgemein akzeptierte und validierte Bewertungsschemata zur Verlaufsdokumentation liegen nicht vor.

2.3.4. Szintigraphie

Die *Skelettszintigraphie* ist ein weiteres Hilfsmittel zur Erfassung einer *frühen Sakroiliitis* (Übersicht bei Peh et al. 1997). Phosphatverbindungen, die mit kurzlebigem, radioaktiv markiertem Technetium angereichert sind, werden intravenös verabreicht. Die Substanz reichert sich verstärkt in Bezirken mit einer erhöhten Knochendurchblutung und gesteigertem Knochenumbau an. In Bezug auf Anreicherungen in den Sakroiliakalgelenken und dem richtigen Erkennen einer Sakroiliitis zeigt die Skelettszintigraphie zwar eine *hohe Sensitivität* von 97%, aber nur eine *geringe Spezifität* von 48% (Esdaile et al. 1979; Blum et al. 1996).

Der Vorteil der Skelettszintigraphie gegenüber den anderen bildgebenden Verfahren ist die Möglichkeit zur Erhebung eines *Gesamtkörperstatus*, bei dem in einem Untersuchungsgang Entzündungsreaktionen auch an anderen Gelenken und Weichteilstrukturen erfasst werden. Dennoch ist die Szintigraphie keine Methode zur Beurteilung des Krankheitsverlaufs oder des Therapieerfolgs. Die Szintigraphie ist eine sinnvolle Ergänzung bei der Frühdiagnostik oder bei unklaren Krankheitsverläufen, wenn die sonstigen bildgebenden Verfahren zu keinem eindeutigen Befund führen.

2.4. Beurteilung der Krankheitsaktivität und Krankheitsprogredienz

2.4.1. Beurteilung der Krankheitsaktivität

Der aktuelle Krankheitszustand mit einer Beurteilung der Krankheitsaktivität und des Krankheitsverlaufs sowie einer Dokumentation der irreversiblen Veränderungen, mit einer Beurteilung von Therapieerfolg oder Misserfolg und einer Einschätzung der Prognose ist schwierig zu definieren und mit objektiven Messparametern nicht sicher fassbar. Es wurden daher *Fragebogen* entwickelt, mit deren Hilfe die Betroffenen selbst Symptome und krankheitsbedingte Einschränkungen beurteilen, um daraus das Ausmaß ihrer aktuellen Krankheitssituation abzuleiten.

Die Erfassung der *Krankheitsaktivität* bei Spondylitis ankylosans ist mit verschiedenen Parametern versucht worden (Creemers et al. 1996). Blutwerte, die bei anderen chronisch-entzündlichen Erkrankungen sehr gut die Krankheitsaktivität anzeigen, sind bei der Spondylitis ankylosans nur von geringem Nutzen. Auf die Krankheitsaktivität wird daher vor allem durch die Selbsteinschätzung der Betroffenen geschlossen.

Letztendlich durchgesetzt und etabliert hat sich der in England entwickelte Fragebogen (Garrett et al. 1994; Calin et al. 1999b) zur Erhebung des Aktivitätsindex BASDAI (Bath Ankylosing Spondylitis Disease Activity Index), dessen deutsche Fassung von zwei verschiedenen Arbeitsgruppen validiert wurde (Bönisch und Ehlebracht-König 2003; Brandt et al. 2003).

Der BASDAI ist ein Patientenfragebogen, in dem die Patienten in 6 Fragen nach 5 wesentlichen klinischen Symptomen der Erkrankung, nämlich *Müdigkeit*, *Rückenschmerz*, *periphere Arthritis*, *Enthesitis* und *Morgensteifigkeit* gefragt werden (Abbildung 2). Für jede Frage resultiert ein Wert zwischen 0 (= günstigster Wert) und 10 (schlechtester Wert). Der BASDAI ist der Mittelwert der 6 Einzelergebnisse und kann daher Werte zwischen 0 und 10 annehmen.

Im Ursprung war für jede Antwort eine Analogskala vorgesehen (100 mm lange Linie), auf der der geschätzte Wert ange-

1) Wie ausgeprägt war Ihre Erschöpfung/Müdigkeit in der letzten Woche insgesamt?

keine [0] [1] [2] [3] [4] [5] [6] [7] [8] [9] [10] **totale**
Erschöpfung/Müdigkeit Erschöpfung/Müdigkeit

2) Wie ausgeprägt waren Ihre durch den Morbus Bechterew bedingten Nacken-, Rücken- oder Hüftschmerzen in der letzten Woche insgesamt?

keine [0] [1] [2] [3] [4] [5] [6] [7] [8] [9] [10] **unerträgliche**
Schmerzen Schmerzen

3) Wie ausgeprägt waren Ihre Schmerzen/Schwellungen in anderen Gelenken (außer Nacken/Rücken/Hüften) in der letzten Woche insgesamt?

keine [0] [1] [2] [3] [4] [5] [6] [7] [8] [9] [10] **unerträgliche**
Schmerzen Schmerzen

4) Wie ausgeprägt waren Ihre Beschwerden in den Bereichen, die bei Berührung oder Druck empfindlich reagiert haben, in der letzten Woche insgesamt?

keine [0] [1] [2] [3] [4] [5] [6] [7] [8] [9] [10] **unerträgliche**
Beschwerden Beschwerden

5) Wie ausgeprägt war die Morgensteifigkeit nach dem Aufwachen in der letzten Woche insgesamt?

keine [0] [1] [2] [3] [4] [5] [6] [7] [8] [9] [10] **unerträgliche**
Morgensteifigkeit Morgensteifigkeit

6) Wie lange dauerte die Morgensteifigkeit nach dem Aufwachen in der letzten Woche im Durchschnitt an?

keine [0] [¼] [½] [¾] [1] [¼] [1½] [1¾] [2] [>2] **über 2 Stunden**

Abb. 2. Fragebogen zur Beurteilung der Krankheitsaktivität bei Spondylitis ankylosans, beruhend auf der Originalfassung BASDAI (Bath Ankylosing Spondylitis Disease Activity Index) in der deutschen Fassung (Bönisch und Ehlebracht-König 2003; Brandt et al. 2003)

kreuzt wurde und vom Arzt beliebig genau ausgemessen werden konnte. Diese Messgenauigkeit ist aber ohne Bedeutung, da die Betroffenen nicht in der Lage sind, die Symptome in so feiner Differenzierung anzugeben. Dazu kommt noch, dass der Fragebogen mit ganzzahliger Stufeneinteilung (Likert-Skalen) schneller auszuwerten ist als ein Fragebogen mit Analogskalen, in denen jeder Wert mit dem Lineal ausgemessen werden muss.

Der BASDAI ist ein einfacher, aussagekräftiger, verlässlicher und schnell auszufüllender Fragebogen zur Selbstbeurteilung der Krankheitsaktivität durch den Betroffenen und kann ohne Zeitverlust bei jeder Patientenvisite ausgefüllt werden. Der BASDAI ist ausreichend sensitiv auf eine *Änderung der Krankheitsaktivität*, wie sie zum Beispiel nach einer erfolgreichen Therapieeinleitung gesehen wird.

2.4.2. Beurteilung der Enthesiopathie

Die begleitende Enthesitis zählt zu den häufigen klinischen Befunden bei Sondylitis ankylosans. Zur Beurteilung des Ausmaßes der Enthesiopathie wurde ursprünglich ein Untersuchungsbogen entwickelt (Mander et al. 1987), der 66 Sehnenansatzpunkte durch lokalen Druck und Beurteilung des ausgelösten Schmerzes anhand einer dreiteiligen Skala (0 = kein Schmerz, 3 = unerträglicher Schmerz) erfasste. Den *Mander Enthesis Index* (MEI) zu erheben ist jedoch außerordentlich zeitaufwendig. Der MEI hat sich in seiner Originalform daher weder in der klinischen Praxis durchgesetzt noch wurde er in klinischen Studien verwendet.

	rechts	**links**
Costosternalgelenk II	☐	☐
Costosternalgelenk VII	☐	☐
Spina iliaca anterior superior	☐	☐
Spina iliaca posterior superior	☐	☐
Crista iliaca	☐	☐
Achillessehne	☐	☐
Processus spinosus LWK V	☐	

Abb. 3. Komprimierter Mander Enthesis Index (MEI) zur Beurteilung der begleitenden Enthesiopathie

Eine komprimierte Form des MEI (Heuft-Dorenbusch et al. 2003) beurteilt 13 Sehnenansatzpunkte, wobei nur eine bestehende Druckschmerzhaftigkeit bewertet wird, nicht aber die Intensität des Schmerzes. Die betroffenen Sehnenansatzpunkte werden gezählt. Der komprimierte MEI kann Werte zwischen 0 und 13 annehmen (Abbildung 3).

2.4.3. Beurteilung der Funktionseinschränkung

Für die Beurteilung der krankheitsbedingten Funktionseinschränkung stehen mit dem DFI

KÖNNEN SIE	**ja, ohne** Schwierigkeiten	**ja, mit** Schwierigkeiten	**nein**
1) Ihre Schuhe anziehen	0	1	2
2) eine Hose anziehen	0	1	2
3) einen Pullover anziehen	0	1	2
4) in eine Badewanne steigen	0	1	2
5) 10 Minuten stehen	0	1	2
6) Treppen steigen (ca. 8 Stufen)	0	1	2
7) laufen	0	1	2
8) sich hinsetzen	0	1	2
9) von einem Stuhl aufstehen	0	1	2
10) in ein Auto steigen	0	1	2
11) sich bücken, um etwas aufzuheben	0	1	2
12) in die Hocke gehen	0	1	2
13) sich hinlegen	0	1	2
14) sich im Bett umdrehen	0	1	2
15) aus dem Bett aufstehen	0	1	2
16) auf dem Rücken schlafen	0	1	2
17) auf dem Bauch schlafen	0	1	2
18) Ihre Arbeit oder Hausarbeit verrichten	0	1	2
19) husten oder niesen	0	1	2
20) tief durchatmen	0	1	2

Abb. 4. Fragebogen zur Beurteilung der Funktionseinschränkung bei Alltagstätigkeiten bei Spondylitis ankylosans, beruhend auf der Originalfassung des Dougados Functional Index (DFI)

Bitte tragen Sie in den untenstehenden Skalen für jede Frage ein, wie Sie die jeweiligen Tätigkeiten während der letzten Woche ausführen konnten.

1) ohne Hilfe und Hilfsmittel (zum Beispiel Strumpfanzieher) Socken oder Strümpfe anziehen

einfach [0] [1] [2] [3] [4] [5] [6] [7] [8] [9] [10] **unmöglich**

2) ohne Hilfe von der Hüfte aus nach vorn beugen, um einen Kugelschreiber vom Boden aufzuheben

einfach [0] [1] [2] [3] [4] [5] [6] [7] [8] [9] [10] **unmöglich**

3) ohne Hilfe (zum Beispiel Greifzange) etwas von einem hohen Regal nehmen

einfach [0] [1] [2] [3] [4] [5] [6] [7] [8] [9] [10] **unmöglich**

4) von einem Wohnzimmerstuhl ohne Armlehne aufstehen, ohne dabei die Hände oder eine andere Hilfe in zu benutzen

einfach [0] [1] [2] [3] [4] [5] [6] [7] [8] [9] [10] **unmöglich**

5) ohne Hilfe vom Boden aufstehen, wenn Sie auf dem Rücken liegen

einfach [0] [1] [2] [3] [4] [5] [6] [7] [8] [9] [10] **unmöglich**

6) ohne Schmerzen während 10 Minuten stehen, ohne sich anzulehnen

einfach [0] [1] [2] [3] [4] [5] [6] [7] [8] [9] [10] **unmöglich**

7) ohne Benutzung eines Geländers oder von Gehhilfen 12 - 15 Treppenstufen steigen, 1 Fuß pro Stufe

einfach [0] [1] [2] [3] [4] [5] [6] [7] [8] [9] [10] **unmöglich**

8) über die Schulter schauen, ohne dabei den Körper abzudrehen

einfach [0] [1] [2] [3] [4] [5] [6] [7] [8] [9] [10] **unmöglich**

9) körperlich anstrengende Tätigkeiten verrichten (zum Beispiel krankengymnastische Übungen, Gartenarbeit oder Sport)

einfach [0] [1] [2] [3] [4] [5] [6] [7] [8] [9] [10] **unmöglich**

10) zu Hause oder bei der Arbeit den ganzen Tag aktiv sein

einfach [0] [1] [2] [3] [4] [5] [6] [7] [8] [9] [10] **unmöglich**

Abb. 5. Fragebogen zur Beurteilung der Funktionseinschränkung bei Alltagstätigkeiten bei Spondylitis ankylosans, beruhend auf der Originalfassung des Bath Ankylosing Spondylitis Functional Index (BASFI)

(*Dougados Funktional Index*) und dem BASFI (*Bath Ankylosing Spondylitis Funktional Index*) zwei relativ gleichwertige und ausreichend validierte Fragebögen zur Verfügung

Sind Sie in der Lage	**ohne**	**einige**	**große**	**nein**
		Schwierigkeiten		
1) – sich anzukleiden inkl. Binden von Schnürsenkel, Schließen von Knöpfen, – Haare waschen	0	1	2	3
2) – von einem Stuhl ohne Lehne aufzustehen – sich ins Bett zu legen und wieder aufzustehen	0	1	2	3
3) – Fleisch zu schneiden – ein volles Glas an den Mund zu heben – einen neuen Milchkarton oder einen neuen Waschpulverkarton zu öffnen	0	1	2	3
4) – auf ebener Fläche zu gehen – fünf Treppen zu steigen	0	1	2	3
5) – Ihren ganzen Körper zu waschen und zu trocknen, ein Bad zu nehmen – sich auf die Toilette zu setzen und wieder aufzustehen	0	1	2	3
6) – sich zu bücken um Kleidungsstücke aufzuheben – einen 2 kg schweren Gegenstand (zum Beispiel einen Sack Kartoffel) in einem knapp über Ihrem Kopf befindlichen Regal zu nehmen und herunterzuheben	0	1	2	3
7) – Autotüren zu öffnen – Gläser zu öffnen, die schon vorher aufgemacht wurden – Wasserhähne auf- und zuzudrehen	0	1	2	3
8) – Besorgungen zu machen – ins Auto zu steigen und auszusteigen – Hausarbeiten zu machen wie zum Beispiel Saugen, leichte Haus- und Gartenarbeit	0	1	2	3
9) – schwere Gegenstände zu tragen zum Beispiel Einkaufstaschen – für lange Zeit zu sitzen (zum Beispiel bei der Arbeit) an einem flachen, nicht geneigten Tisch zu arbeiten	0	1	2	3
10) – in den Rückspiegel Ihres Autos zu sehen – den Kopf zu drehen, um rückwärts zu fahren	0	1	2	3

Abb. 6. Fragebogen zur Beurteilung der Funktionseinschränkung bei Alltagstätigkeiten bei Spondylitis ankylosans, beruhend auf der Originalfassung des Health Assessment Questionnaire for Spondylarthropathies (HAQ-S). Jedes der 10 Items enthält mehrere Funktionen (Subitems). Die Tätigkeit mit der größten Einschränkung geht in die Auswertung ein.

(Dougados et al. 1988; Calin et al. 1994; Ruof et al. 1999; Ruof und Stucki 1999b; Spoorenberg et al. 1999c). Beide Fragebögen sind von dem Patienten leicht auszufüllen. In vergleichenden Untersuchungen wurde von Seiten der Patienten keiner der beiden Fragebögen bevorzugt, obwohl der BASFI im Vergleich zum DFI nur halb so viele Fragen enthält.

Der DFI (Dougados et al. 1988) besteht aus 20 Fragen, die sich auf die Ausführbarkeit von Alltagstätigkeiten beziehen. Als Antwort stehen 3 Möglichkeiten zur Verfügung, die mit den Punkten 0 (ohne Schwierigkeiten), 1 (mit Schwierigkeiten) und 2 (nicht möglich) bewertet werden. Der DFI ist die *Summe der Einzelwerte* und liegt zwischen 0 und 40 (Abbildung 4). Das Ausfüllen des Fragebogens erfordert etwa 3 bis 5 Minuten.

Der BASFI (Abbildung 5) wurde sechs Jahre nach dem DFI entwickelt (Calin et al. 1994) und konnte in Bezug auf Art und Anzahl der Fragen bereits auf Erfahrungen mit dem DFI aufbauen. Der BASFI erfasst in 10 Fragen die Fähigkeit der Betroffenen, unterschiedliche Tätigkeiten im täglichen Leben auszuführen. 7 der 10 Fragen des BASFI sind nahezu ident mit dem DFI. Neu sind 3 Fragen, mit denen speziell Einschränkungen der HWS (Frage 8), allgemeine Wirbelsäulen-Einschränkungen an Hand einer Alltagstätigkeit (Frage 3) und Einschränkungen von angestrebten körperlichen Bewegungen (Frage 9) hinterfragt werden. Das Ausfüllen dauert etwa 3 Minuten. Der BASFI wird als Mittelwert aus den 10 Einzelfragenbewertungen berechnet und kann daher Werte zwischen 0 und 10 aufweisen.

Die beiden Fragebögen sind gleichwertig in der Einschätzung der Krankheitsaktivität und in der Empfindlichkeit bei der Erfassung von Therapieeffekten. Mit anderen messbaren Krankheitsparametern wie zum Beispiel *Schober-Test*, *FBA*, *HKW* und *Länge der schmerzbedingten nächtlichen Wachphasen* bestehen zum Teil hochsignifikante Korrelationen.

Bei entzündlich-rheumatischen Erkrankungen wird zur Beurteilung der krankheitsbedingten Funktionseinschränkung bei Tätigkeiten im täglichen Leben häufig der HAQ (*Health Assessment Questionnaire*) angewendet (Fries et al. 1982). Eine modifizierte Form des HAQ ist der HAQ-S (HAQ for Spondylarthropathies), der neben den Fragen des HAQ zwei weitere *Items* beinhaltet, die speziell auf Probleme der Patienten mit *Spondylarthropathien* eingehen. Im HAQ-S (Daltroy et al. 1990) wird in 10 Fragengruppen beurteilt, ob Alltagstätigkeiten ausführbar sind. Jede Frage wird zwischen 0 (ohne Schwierigkeiten) und 3 (nicht in der Lage) bewertet. Der HAQ-S ist nur in der englischen Version validiert. Die Fragen sind aber einfach und vermutlich auch in der (bisher nicht validierten) deutschen Übersetzung (Abbildung 6, Falkenbach et al. 2002) aussagekräftig anwendbar.

3. Verlaufsparameter im Rahmen klinischer Studien und in der täglichen Praxis

Die Spondylitis ankylosans ist eine chronische Erkrankung mit langsamer und oft nur schwer erkennbarer Zunahme von irreversiblen krankheitsbedingten Veränderungen. Die hohe Schmerzintensität zwingt zu intensiven Therapieversuchen, aber häufig bleibt der Therapieerfolg aus. Entsprechend wichtig ist daher die objektive Bewertung des Krankheitszustands bei ärztlichen Konsultationen, wobei ein vernünftiges Maß zwischen *wünschenswerten* und im Routinebetrieb *machbaren* Untersuchungen gefunden werden muss.

Von einer international zusammengesetzten Expertengruppe (OMERACT IV 1998) wurde eine Liste von Untersuchungen zusammengestellt, die in Abhängigkeit von der Fragestellung im Rahmen der ärztlichen Kontrolle durchgeführt werden sollten (Tabelle 6). Beim Großteil der Untersuchungen besteht Einigkeit über das Messinstrument und die Auswertungsmethode, bei einigen Parametern fehlt die Einigkeit bezüglich der anzuwendenden Methode (Messung der Enthesiopathie, Beurteilung der Müdigkeit) oder bezüglich der quantitativen Bewertung der Untersuchungsmethode (Röntgen).

In der täglichen Routine ergibt sich der Umfang der Untersuchung vordergründig aus dem *Grund der ärztlichen Konsultation*. Geplante Kontrollen, wie sie bei klinischen Studien in der Evaluierung von neuen Therapieverfahren durchgeführt werden, müssen eher umfangreich ausfallen, um ausreichende Argumente und statistisch relevante Aussagen für oder gegen das neue Therapieverfahren zu erhalten. Bei *Verlaufskontrollen in*

Tabelle 6. Empfohlene Untersuchungen (modifiziert nach van der Heijde et al. 1999) zur Überprüfung der Krankheitsaktivität unter kausaler, den Krankheitsprozess beeinflussender medikamentöser antirheumatischer Therapie (kausale Therapie, kTh), symptomatischer antirheumatischer medikamentöser oder physikalischer Therapie (symptomatische Therapie, sTh) und klinischer Verlaufskontrolle bei zufrieden stellendem Allgemeinzustand (Verlaufskontrolle, VKo)

Untersuchung	Methode	kTh	sTh	VKo
körperliche Funktion	BASFI, DFI	✓	✓	✓
Schmerz	VAS letzte Nacht	✓	✓	✓
	VAS letzte Woche	✓	✓	✓
WS-Beweglichkeit	Thoraxexkursion	✓	✓	✓
	Schober Test	✓	✓	✓
	HKW	✓	✓	✓
Globale Bewertung	VAS letzte Woche	✓	✓	✓
Steifheit	Morgensteifigkeit in der letzten Woche	✓	✓	✓
Periphere Gelenke	Anzahl geschwollene G.	✓		✓
Tendinopathien	Methode unklar	✓		✓
Laborwerte	BSG	✓		✓
Röntgen WS	LWS ap und lateral			
	HWS			
Röntgen Hüfte	Beckenübersicht (Hüfte, SI)			
Müdigkeit	Methode unklar			

Tabelle 7. Empfehlenswerte Untersuchungen eines Patienten oder einer Patientin mit Spondylitis ankylosans im Rahmen der klinischen Routine in Abhängigkeit von der Ursache des Arztbesuchs: Erheben des Istzustands (Ist), langfristige Verlaufskontrolle (Verl) oder kurzfristige Kontrolluntersuchung bei insgesamt zufrieden stellendem Zustandsbild (KoU)

Untersuchung	Methode	Ist	Verl	KoU
Allgemeinbefinden	BAS-G	✓	✓	✓
Schmerz an WS	VAS letzte Nacht	✓	✓	✓
	VAS letzte Woche	✓	✓	✓
körperliche Funktion	BASFI, DFI	✓	✓	
WS-Beweglichkeit	Thoraxexkursion	✓	✓	
	Schober Test	✓	✓	✓
	Lumbale Seitneigung	✓	✓	
	HKW	✓	✓	

(Fortsetzung auf Seite 98)

Tabelle 7. (Fortsetzung)

Untersuchung	Methode	Ist	Verl	KoU
Steifheit	Morgensteifigkeit in der letzten Woche	✓	✓	✓
Periphere Gelenke	Anzahl geschwollener Gelenke	✓	✓	
Tendinopathien	MEI komprimiert	✓	✓	
Laborwerte	BSG, CRP	✓	✓	✓
Röntgen WS	LWS ap und lateral	✓		
	HWS	✓		
Röntgen Hüfte	Beckenübersicht (Hüfte, SI)	✓		
Müdigkeit	verbale Beurteilung	✓	✓	

größeren Abständen (1 Jahr und länger) sollten zumindest die klinischen Untersuchungen in einem Ausmaß stattfinden, dass eine progrediente Krankheitssituation erkannt wird und ausreichend Gründe vorliegen, um zur Fortsetzung einer erfolgreichen Therapie zu motivieren oder einen Therapiewechsel zu veranlassen. Kurzfristige Kontrollen bei einem zufrieden stellenden Zustandsbild werden in den meisten Fällen mit der einfachen Frage nach dem Befinden auskommen.

10 Fragen zum Thema

1. Wie lässt sich bei Morbus Bechterew die Krankheitsaktivität erfassen?

Die validierte Methode ist der BASDAI. Auch BASFI, DFI, HAQ-S und MEI sind z.T. Ausdruck der Krankheitsaktivität und der daraus resultierenden Funktionseinschränkung. Von den Laborwerten spiegeln in einigen Fällen die BSG und das CRP die Krankheitsaktivität wider, sind aber nicht allgemein verlässlich. Niedrige BSG- oder CRP-Werte schließen bei Morbus Bechterew eine hohe Krankheitsaktivität nicht aus. Das MRT erlaubt auch Aussagen zur lokalen Entzündungsaktivität.

2. Gibt es sinnvolle, aussagekräftige, klinisch relevante und praktikable Verlaufparameter?

Bei ausreichender Motivation des Patienten zur Mitarbeit sind es die vom Patienten auszufüllenden Bewertungsbögen BASDAI und BASFI, die Schmerzbeurteilung mittels VAS, der Schober-Test und in größeren Abständen bildgebende Verfahren, wobei das MRT die Methode der Wahl wäre, aus Kostengründen aber nicht sein kann.

3. Welche Aussagekraft hat die BSG bei Morbus Bechterew?

Bei erhöhten Werten ist sie ein guter Marker der Entzündungsaktivität, bei Normalwerten bringt sie keinen großen Erkenntnisgewinn und ist ohne therapeutische Konsequenzen.

4. Womit lässt sich bei Morbus Bechterew die Funktionseinschränkung quantifizieren?

BASFI, DFI und HAQ-S sind die am besten validierten Messinstrumente. Sie erfassen jedoch nicht allein Funktionen, sondern auch Aktivitäten des Patienten. Der Schober-Test misst die lumbale Beweglichkeit.

5. Womit lässt sich die Aktivitätseinschränkung des Patienten am besten quantifizieren?

Der HAQ-S erfasst krankheitsbedingte Einschränkungen bei Alltagstätigkeiten. Obwohl der BASFI und der DFI als Funktionsindex bezeichnet werden, beziehen sich viele der Fragen doch eher auf Aktivitätseinschränkungen des Patienten.

6. Ist in der Praxis Partizipation messbar?

Bisher ist die präzise Anamnese der wichtigste Wegweiser zur Erfassung von Störungen der Teilhabe. Ein neuer Versuch der Quantifizierung von Partizipation ist der WHO-DASS II, der kürzlich auch bei Patienten mit Morbus Bechterew angewandt wurde (van Tubergen et al. 2003).

7. Welchen Nutzen bringen die validierten Messinstrumente für die Praxis?

Sie sind relativ einfach erhebbare Methoden zur Erfassung, Quantifizierung und Dokumentation des Istzustands der Erkrankung.

8. Welche validierten Parameter können bei Therapieentscheidungen am besten weiterhelfen?

Die Schmerzangabe des Patienten (Quantifizierung mittels VAS), die Funktionseinschränkung (BASFI, DFI, HAQ-S), der Leidensdruck des Patienten gemessen mit BAS-G, Zeichen der floriden Erkrankung (BASDAI) oder einzelne Messparameter im Verlauf sowie hohe Entzündungszeichen (BSG, CRP) sind für die Therapieentscheidungen wegweisend.

9. Wie sind in der Praxis Beweglichkeit und Haltung am besten zu quantifizieren?

Durch den BASMI und die individuellen Änderungen der einzelnen Maße für die Wirbelsäulenbeweglichkeit

10. Wie ist in der Praxis das Schmerzausmaß am besten zu quantifizieren?

Durch visuelle Analogskalen (VAS). Wie bei allen VAS oder Fragebogen muss eine gute Mitarbeit des Patienten vorausgesetzt werden.

Literatur

Averns HL, Oxtoby J, Taylor HG, Jones PW, Dziedzic K, Dawes PT (1996) Radiological outcome in ankylosing spondylitis: use of the Stoke Ankylosing Spondylitis Spine Score (SASSS). Br J Rheumatol 35:373–376

Blum U, Buitrago-Tellez C, Mundinger A, Krause T, Laubenberger J, Vaith P, Peter HH, Langer M (1996) MRI for detection of active sacroiliitis – a prospective study comparing conventional radiography, scintigraphy, and contrast enhanced MRI. J Rheumatol 23:2107–2115

Bönisch A, Ehlebracht-König I (2003) Der BASDAI-D – ein Fragebogen zur Erfassung der Krankheitsaktivität bei Spondylitis ankylosans und verwandten Erkrankungen. Z Rheumatol 62:251–263

Brandt J, Westhoff G, Rudwaleit M, Listing J, Zink A, Braun J, Sieper J (2003) Validierung einer deutschen Version des Fragebogens BASDAI zur Messung der Krankheitsaktivität bei ankylosierender Spondylitis. Z Rheumatol 62:251–263

Braun J, Baraliakos X, Golder W, Brandt J, Rudwaleit M, Listing J, Bollow M, Sieper J, van der Heijde D (2003) Magnetic resonance imaging examinations of the spine in patients with ankylosing spondylitis, before and after successful therapy with infliximab. Evaluation of a new scoring system. Arthritis Rheum 48:1126–1136

Brophy S, Calin A (2002) Definition of disease flare in ankylosing spondylitis: the patients' perspective. J Rheumatol 29:954–958

Calin A, Garrett S, Whitelock H, Kennedy LG, O'Hea J, Mallorie P, Jenkinson T (1994) A new approach to defining functional ability in ankylosing spondylitis: the development of the Bath Ankylosing Spondylitis Functional Index. J Rheumatol 21:2281–2285

Calin A, MacKay K, Santos H, Brophy S (1999a) A new dimension to outcome: application of the Bath Ankylosing Spondylitis Radiology Index. J Rheumatol 26:988–992

Calin A, Nakache JP, Gueguen A, Zeidler H, Mielants H, Dougados M (1999b) Defining disease activity in ankylosing spondylitis: is a combination of variables (Bath Ankylosing Spondylitis Disease Activity Index) an appropriate instrument? Rheumatology 38:878–882

Calin A (2002) Defining outcome in ankylosing spondylitis. Where have we been, where are we and where do we go from here? Joint Bone Spine 69:101–104

Creemers MC, van 't Hof MA, Franssen MJ, van de Putte LB, Gribnau FW, van Riel PL (1996) Disease activity in ankylosing spondylitis: selection of a core set of variables and a first set in the development of a disease activity score. Br J Rheumatol 35:867–873

Daltroy LH, Larson MG, Roberts N, Liang MH (1990) A modification of the health assessment questionnaire for the spondylarthopathies. J Rheumatol 17:946–950

Dawes PT (1999) Stoke Ankylosing Spondylitis Spine Score. J Rheumatol 26:993–996

Dougados M, Gueguen A, Nakache JP, Nguyen M, Mery C, Amor B (1988) Evaluation of a functional index and an articular index in ankylosing spondylitis. J Rheumatol 15:302–307

Esdaile J, Hawkins D, Rosenthall L (1979) Radionuclide joint imaging in the seronegative spondyloarthropathies. Clin Orthop 143:46–52

Falkenbach A, Herold M (1998) In ankylosing spondylitis serum interleukin-6 correlates with the degree of mobility restriction, but not with short-term changes in the variables for mobility. Rheumatol Int 18:103–106

Falkenbach A, Herold M, Wigand R (2000): Interleukin-6 serum concentration in ankylosing spondylitis: a reliable predictor of disease progression in the subsequent year? Rheumatol Int 19:149–151

Falkenbach A, Curda B (2001) Aktiver Morbus Bechterew: Symptomatik, Einschränkung der Lebensqualität, Therapiebeurteilung und Therapieerwartung aus Sicht des Patienten. Rehabilitation 40:275–279

Falkenbach A, Franke A, van Tubergen A, van der Linden S (2002) Assessment of functional ability in younger and older patients with ankylosing spondylitis. Am J Phys Med Rehabil 81:416–420

Fries JF, Spitz PW, Young DY (1982) The dimensions of health outcomes: the health assessment questionnaire, disability and pain scales. J Rheumatol 9:789–793

Garrett S, Jenkinson T, Kennedy LG, Whitelock H, Gaisford P, Calin A (1994) A new approach to defining disease status in ankylosing spondylitis: the Bath Ankylosing Spondylitis Disease Activity Index. J Rheumatol 21:2286–2291

Ginsburg WW, Cohen MD (1983) Peripheral arthritis in ankylosing spondylitis. A review of 209 patients followed up for more than 20 years. Mayo Clin Proc 58:593–596

Gratacós J, Collado A, Filella X, Sanmartí R, Canete J, Llena J, Molina R, Ballesta A, Munos-Gómez J (1994) Serum cytokines (IL-6, TNFα, IL-1β, and IFN-γ) in ankylosing spondylitis: a close correlation between serum IL-6 and disease activity and severity. Br J Rheumatol 33:927–931

Haywood KL, Garratt AM, Jordan K, Dziedzic K, Dawes PT (2004) Spinal mobility in ankylosing spondylitis: reliability, validity and responsiveness. Rheumatology (Oxford) 43:750–757

Heuft-Dorenbusch L, Spoorenberg A, van Tubergen A, Landewe R, van der Tempel H, Mielants H, Dougados M, van der Heijde (2003) Assessment of enthesitis in ankylosing spondylitis. Ann Rheum Dis 62:127–132

Hider S, Wong M, Ortiz M, Dulku A, Mulherin D (2002) Does a regular exercise program for ankylosing spondylitis influence body image? Scand J Rheumatol 31:168–171

Jenkinson TR, Mallorie PA, Whitelock HC, Kennedy LG, Garrett SL, Calin A (1994) Defining spinal mobility in ankylosing spondylitis (AS). The Bath AS Metrology Index. J Rheumatol 21:1694–1698

Jones SD, Porter J, Garrett SL, Kennedy LG, Whitelock H, Calin A (1995) A new scoring system for the Bath Ankylosing Spondylitis Metrology Index (BASMI) J Rheumatol 22:1609

Jones SD, Steiner A, Garrett SL, Calin A (1996) The Bath ankylosing spondylitis patient global score. Br J Rheumatol 35:66–71

Levine DS, Forbat SM, Saifuddin A (2004) MRI of the axial skeletal manifestations of ankylosing spondylitis. Clin Radiol 59:400–413

MacKay K, Mack C, Brophy S, Calin A (1998) The Bath Ankylosing Spondylitis Radiology Index (BASRI): a new, validated approach to disease assessment. Arthritis Rheum 41:2263–2270

Macrae I, Wright V (1969) Measurement of back movement. Ann Rheum Dis 28:584–589

Mander M, Simpson JM, McLellan A, Walker D, Goodacre JA, Dick WC (1987) Studies with an enthesis index as a method of clinical assessment in ankylosing spondylitis. Ann Rheum Dis 46:197–202

Moll JM, Wright V (1973) The pattern of chest and spinal mobility in ankylosing spondylitis. An objective clinical study of 106 patients. Rheumatol Rehabil 12:115–134

OMERACT IV (1998) Proceedings of the OMERACT IV Conference, Cancun, Mexico, April 16–20, Part 4. Ankylosing spondylitis: core set and response. J Rheumatol 26:945–1006

Ostendorf B, Scherer A, Backhaus M, Edelmann E, Kellner H, Scham J, Rau R (2003) Bildgebende Verfahren in der Rheumatologie: Magnetresonanztomographie bei rheumatoider Arthritis. Z Rheumatol 62:274–286

Peh WC, Ho WY, Luk KD (1997) Applications of bone scintigraphy in ankylosing spondylitis. Clin Imaging 21:54–62

Rigby S, Silman A (1991) Outcome assessment in clinical trials of ankylosing spondylitis [editorial]. Br J Rheumatol 1991:321–325

Ruof J, Sangha O, Stucki G (1999) Evaluation einer deutschen Version des Bath Ankylosing Spondylitis Functional Index (BASFI) und Dougados Functional Index (D-FI). Z Rheumatol 58:218–225

Ruof J, Stucki G (1999a) Validity aspects of erythrocyte sedimentation rate and C-reactive protein in ankylosing spondylitis: a literature review. J Rheumatol 26:966–970

Ruof J, Stucki G (1999b) Comparison of the Dougados Functional Index and the Bath Ankylosing Spondylitis Functional Index. A literature review. J Rheumatol 26:955–960

Schober P (1937) Lendenwirbensäule und Kreuzschmerzen. Münch Med Wschr 84:336–338

Spoorenberg A, van der Heijde D, de Klerk E (1999a) Relative value of erythrocyte sedimentation rate and C-reactive protein in assessment of disease activity in ankylosing spondylitis. J Rheumatol 26:980–984

Spoorenberg A, de Vlam K, van der Heijde D (1999b) Radiological scoring methods in ankylosing spondylitis. Reliability and sensitivity to change over one year. J Rheumatol 26:997–1002

Spoorenberg A, van der Heijde D, de Klerk E, Dougados M, de Vlam K, Mielants H, van der Tempel H, van der Linden S (1999c) A comparative study of the usefulnes of the Bath Ankylosing Spondylitis Functional Index and the Dougados Functional Index in the assessment of ankylosing spondylitis. J Rheumatol 26:961–965

van der Heijde D, van der Linden S, Dougados M, Bellamy N, Russell AS, Edmonds J (1999) Ankylosing spondylitis: plenary discussion and results of voting on selection of domains and some specific instruments. J Rheumatol 26:1003–1005

van der Linden S, Valkenburg HA, Cats A (1984) Evaluation of diagnostic criteria for ankylosing spondylitis. A proposal for modification of the New York criteria. Arthritis Rheum 27:361–368

van Tubergen A, Landewé R, Heuft-Dorenbosch L, Spoorenberg A, van der Heijde D, van der Tempel H, van der Linden S (2003) Assessment of disability with the World Health Organisation Disability Assessment Schedule II in patients with ankylosing spondylitis. Ann Rheum Dis 62:140–145

Viitanen JV, Heikkila S, Kokko ML, Kautiainen H (2000) Clinical assessment of spinal mobility measurements in ankylosing spondylitis: a compact set for follow-up and trials? Clin Rheumatol 19:131–137

Ward MM (1999) Health-related quality of life in ankylosing spondylitis: a survey of 175 patients. Arthritis Care Res 12:247–255

Manifestationen des Morbus Bechterew

Kapitel 7

Schmerz und Schmerztherapie

Manfred Zimmermann

1. Der Schmerz, eine erstrangige Beschwerde bei Morbus Bechterew

1.1. Häufigkeit und Schwere der Schmerzen

In einer Befragung von Patienten mit Morbus Bechterew (Falkenbach und Curda 2001) nach dem *subjektiven Erleben* von *Krankheitsschüben* gaben 99% spontan den *Schmerz* an, 19% die *Bewegungseinschränkung*. Als die am meisten *störenden Erfahrungen* während der aktiven Phasen des Morbus Bechterew wurden *Schmerzen* (77%) und *Bewegungseinschränkung* (55%) genannt.

In einer Erhebung in Kalifornien (Ward 1999) gaben 83,1% von 175 befragten Patienten mit Morbus Bechterew an, dass der *Schmerz* ihre Lebensqualität beeinträchtigt.

Chronische Schmerzen führen zu massiven körperlichen, seelischen und sozialen Behinderungen. Bei ungenügender therapeutischer Kontrolle besteht das Risiko der fortschreitenden *Schmerzchronifizierung* (Zimmermann 2004a,b). Der Deutsche Ärztetag 1996 hat deshalb anerkannt, dass *chronischer Schmerz* als eine *eigenständige Krankheit* anzusehen ist. Eine professionelle Schmerztherapie hat deshalb nicht nur symptomatische, sondern auch kurative und präventive Wirkungen. Sie ist somit bei der Versorgung von Patienten mit Morbus Bechterew unverzichtbar.

Unter den rheumatologischen Krankheiten ist die Häufigkeit von Schmerzen bei *Morbus Bechterew* mit am höchsten. In einer großen Prävalenzstudie (Zink 1995) an Rheumazentren in Deutschland gaben mehr als 80% der Patienten mit Morbus Bechterew *Schmerzen* an (Abb. 1). Bei 30% der Männer und 37% der Frauen hatten die Schmerzen eine Stärke von 7 oder mehr auf einer numerischen Skala mit den Werten 0 bis 10 – trotz der anzunehmenden optimalen Versorgung nach dem Standard an Rheumazentren. In einer anderen repräsentativen Befragung von Patienten mit Morbus Bechterew (Feldtkeller und Lemmel 2000, Abb. 2a) stuften 27% der Männer und 33% der Frauen ihre Schmerzen in die verbalen Kategorien *"stark"* oder *"sehr stark"* ein. Die Ergebnisse der beiden Befragungen zeigen somit eine gute Übereinstimmung.

Die moderne *Algesiologie* lehrt, dass Schmerzen einer Stärke von 7 und mehr auf einer numerischen Schmerzskala mit den Stufen 0–10 *unbedingt behandlungsbedürftig* sind. Somit müssten entsprechend der oben genannten Erhebung (Abb. 1) mehr als 30% der Patienten mit Morbus Bechterew und etwa 26% *aller Rheumapatienten* zusätzlich analgetisch behandelt werden.

Nach einer neueren Studie (Zink et al. 2001) werden bei einem Rheumatologen jedoch lediglich 6,8% der Patienten (mit rheumatoider Arthritis) mit Analgetika behandelt; bei anderen Ärzten lag der Anteil bei nur 4,5%. Daraus kann geschlossen werden, dass bei den Patienten mit hohen Schmerzwerten das mögliche Repertoire der Schmerzbehandlung bei weitem nicht ausgeschöpft wurde, was für die Patienten *unnötiges Leiden* und das *Risiko der weite-*

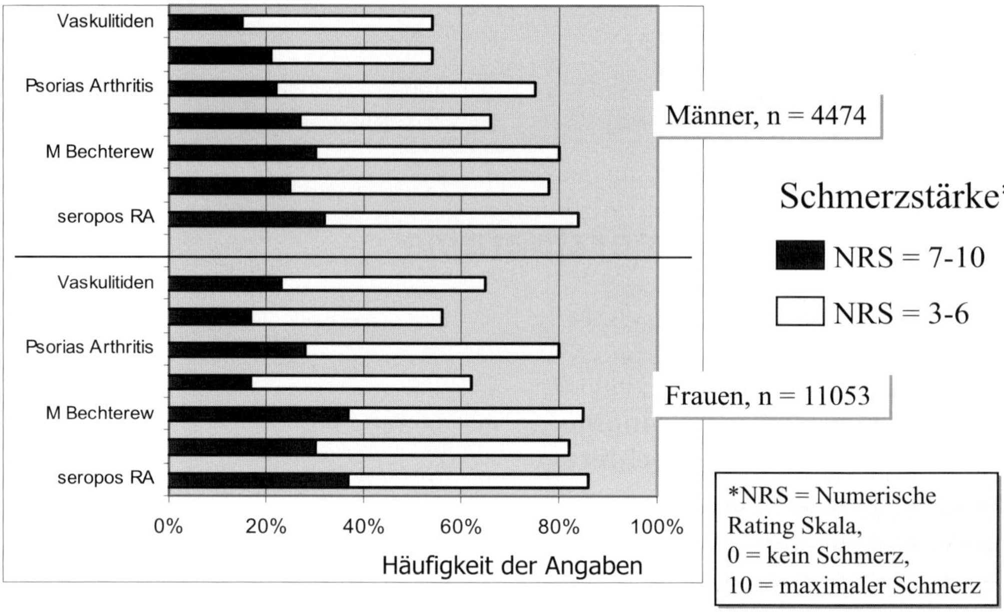

Abb. 1. Häufigkeit von Schmerzen bei Rheumapatienten. Erhebungen mit standardisierten Fragebögen an 4471 Männern und 11053 Frauen mit 7 rheumatologischen Krankheitsdiagnosen. Die Patienten gaben die Stärke ihrer Schmerzen auf einer 11stufigen Numerischen Rating Skala (NRS) an. Zwischen 17% und 37% der Patienten gaben Schmerzen der Stärken 7 bis 10 an, das sind starke bis sehr starke Schmerzen, die nach den heutigen Standards gezielt gegen die Schmerzen behandelt werden müssen, zusätzlich zur rheumatologischen Therapie. Bei Patienten mit M. Bechterew sind die Häufigkeiten dieser starken Schmerzen mit 37% (Frauen) und 30% (Männer) mit am häufigsten. – Aus: Daten einer Untersuchung an Deutschen Rheumazentren, Broschüre (Zink et al. 1997)

ren Chronifizierung ihrer Schmerzen bedeutet.

Als weiterführenden Lektüre zu Fragen der Schmerztherapie soll hier eine kleine Auswahl von Lehr- und Taschenbüchern genannt werden: Sorge 2001; Stiehl 2001; Wörz 2001; Zenz und Jurna 2001.

1.2. Verlauf von Schmerzen und Versteifung

Die Schmerzen bei Morbus Bechterew betreffen in der Regel zuerst die *Wirbelsäule*. Häufiges Frühsymptom sind Schmerzen, die von den Sakroiliakalgelenken ausgehen und in Rücken und Oberschenkel ausstrahlen. Die *Wirbelsäulenschmerzen* breiten sich dann meistens langsam nach kranial aus. Die *Versteifung* und *Verknöcherung* erfassen zunehmend die Wirbelgelenke und schreiten in den Folgejahren weiter fort. Dabei wird zumeist eine *schmerzreduzierende Schonhaltung* der Wirbelsäule *"eingefroren"*. Der Bewegungs- und Haltungsverlust bleibt dann als ein typisches Krankheitszeichen des Morbus Bechterew bestehen (siehe Kap. 1).

Als Folge der eingeschränkten Beweglichkeit kommt es zu kompensatorischen Haltungsfehlern, häufig mit einer *Kyphose der Brustwirbelsäule*. Auch hier führt die Erkrankung schließlich zu einer Versteifung, die *Kyphose* wird dann zu einer bleibenden *Fehlstellung*. Ebenso wie die Wirbelgelenke können auch die Rippengelenke versteifen – mit der Folge einer restriktiven Atmungsstörung. Auch dieser Prozess ist oftmals mit beträchtlichen *Thoraxschmerzen* verbunden.

1.3. Schmerzcharakteristik bei Morbus Bechterew

Im aktiven Krankheitsstadium stehen offensichtlich die *Entzündungsschmerzen* im Vordergrund, im späteren Stadium eher die Schmerzen durch die Einschränkung der Beweglichkeit, Verkrümmung der Wirbelsäule und die dadurch bedingten *Fehlbelastungen* des skelettmotorischen Systems. Im Unterschied zur *rheumatoiden Arthritis* kommt es als Folge der Entzündungsaktivität nicht zu einer Gelenkzerstörung, sondern vor allem zu einer fortschreitenden Versteifung der Gelenke durch *Verknöcherung* der beweglichen Gelenkstrukturen. Wahrscheinlich tritt mit dem Abschluss des *Verknöcherungsprozesses* auch die Entzündung in ein Stadium *verringerter Aktivität* ein (siehe Kap. 1).

Die abnehmende Beweglichkeit und die Fehlstellung der Wirbelsäule führen kompensatorisch zu einer erhöhten *Beanspruchung der posturalen Muskulatur.* So entstehen sekundär auch vor allem bewegungsabhängige *Muskel- und Gelenkschmerzen*, die zu den initialen Entzündungsschmerzen hinzukommen und – besonders im fortgeschrittenen Stadium der Erkrankung, bei nachlassender Entzündungsaktivität – in den Vordergrund treten können. Bei einem Teil der Patienten kommt im höheren Lebensalter eine *Osteoporose* hinzu (siehe Kap. 16), die infolge der Wirbelfrakturen eine zusätzliche Ursache starker Schmerzen darstellen kann.

Typischerweise nehmen die Schmerzen bei Bewegung ab und in Ruhe zu, im Gegensatz zu den Schmerzen bei Arthrose oder degenerativen Rückenschmerzen. Entsprechend verstärken sich die Schmerzen während des *Nachtschlafs* (Jajic et al. 1994) und wecken den Patienten in der zweiten Nachthälfte auf. Einschlafschwierigkeiten und eine schlechte Schlafqualität gehen mit stärkeren Schmerzen einher (Jamieson et al. 1995). Die Schmerzen sind *am Morgen* besonders stark und gehen erst langsam nach dem Aufstehen und unter Bewegung zurück. Auch nach längeren *Ruhepausen* während des Tages sind die Beschwerden oftmals stärker und bessern sich wiederum bei Bewegung.

Tabelle 1. Kriterien des Kreuzschmerzes bei Morbus Bechterew (modifiziert nach DGRh 1995)

- Krankheitsbeginn zwischen dem 15. und 30. Lebensjahr
- Schleichender Beginn der schmerzhaften Beschwerden über mehrere Wochen
- Dauer der Schmerzen mindestens drei Monate
- Auftreten von Schmerzen und Steifigkeit vor allem in den frühen Morgenstunden, Erwachen in der zweiten Nachthälfte
- Besserung der Schmerzen bei Bewegung und Verstärkung bei Ruhe

Rückenschmerzen, insbesondere im Bereich der Sakroiliakalgelenke, gehören zu den ersten klinischen Zeichen in der *Frühphase* eines Morbus Bechterew. In Tabelle 1 sind die Kriterien des *Kreuzschmerzes* zusammengestellt, die eine Verdachtsdiagnose für einen Morbus Bechterew begründen (DGRh 1995, siehe auch Kap. 3).

Die Bewegungstherapie, die unter anderem auf die Prävention der fortschreitenden Immobilität der Wirbelsäule abzielt, kann – insbesondere bei falscher Ausführung – zu einer weiteren Verstärkung der Schmerzen führen. Diese therapiebedingten Schmerzspitzen müssen bei der medikamentösen Schmerztherapie gesondert berücksichtigt werden.

Gelegentliche Angaben eines *"pelzigen Gefühls"* durch Patienten lassen auch an *neuropathische Schmerzen* denken, etwa durch Engpässe oder Entzündungen der *Spinalnerven* im Bereich der Wirbelsäule. Neuere Erkenntnisse zur Entstehung von radikulären Rückenschmerzen weisen auch auf eine direkte Reizwirkung von *TNF-*α an den *Spinalnerven und –wurzeln* hin (Olmarker 2001). Der Verdacht drängt sich auf, dass TNF-α als wichtiger Entzündungsmediator bei Morbus Bechterew auch *neuropathische Schmerzen* auslösen kann. Klinische Untersuchungen und umfassende Schmerzanalysen hierzu sind nicht bekannt, erscheinen jedoch zur weiteren Aufklärung des pathogenetischen Spektrums der Schmerzen wünschenswert und sinnvoll.

1.4. Häufigkeit und Schwere von Schmerzen und schmerzbedingten Behinderungen

1.4.1. Geschlechtsspezifische Unterschiede der Schmerzen und schmerzbedingten Belastungen

Eine wertvolle Quelle von statistischen Angaben zu Morbus Bechterew ist die Monographie von Feldtkeller und Lemmel (2000). Die Häufigkeitsverteilung der *Schmerzstärke* in Abhängigkeit von der *Krankheitsdauer* ist in Abb. 2a wiedergegeben. Demnach haben im Durchschnitt 30% aller Patienten *starke bis sehr starke Schmerzen.*

Die Langzeitverläufe zeigen jedoch auffällige *geschlechtsspezifische Unterschiede*: nach 30 Jahren Krankheitsdauer geben nur noch ca. 20% der Männer, jedoch ca. 40% der Frauen *starke* und *sehr starke* Schmerzen an. Die Häufigkeit von *sehr starken* Schmerzen nimmt im Durchschnitt mit dem radiologischen Krankheitsstadium zu. Dass Frauen nach einer langen Krankheitsdauer am meisten unter *Schmerzen* leiden, wurde in der Erhebung der *Deutschen Rheumazentren* bestätigt (Zink et al. 2000).

Die Bewertungen der *Behinderungen bei Alltagsverrichtungen* entsprechen im Lebenszeitverlauf ziemlich genau den Schmerzangaben (Abb. 2b). Bei den *Männern* zeigt sich nach 40 Jahren Krankheitsdauer ein *Rückgang* der Angaben *"ziemlich/sehr behindert"* von ca. 30% auf 20%, bei den *Frauen* dagegen ein *Anstieg* auf 60%! Dieser Unterschied wird unter anderem der langsamer verlaufenden und seltener vollständigen Versteifung der Wirbelsäule bei weiblichen Patienten zugeschrieben.

Bei 57% der Patienten sind zusätzlich auch Hüft- und/oder Kniegelenke vom Schmerz betroffenen. Aus der Literatur ist nicht klar, ob es sich dabei um eine Ausbreitung der Entzündungsaktivität zu den extravertebralen Strukturen handelt oder ob die Schmerzen durch eine verstärkte Belastung dieser Gelenke infolge der Wirbelsäulenversteifung zu verstehen sind.

1.4.2. Zusammenhang zwischen Schmerzen und Schulbildung/Beruf

Ein bemerkenswerter Unterschied in der Häufigkeitsverteilung der Schmerzen besteht im Hinblick auf die *Schulbildung*: *starke* bis *sehr starke* Schmerzen treten bei 36% der Hauptschulabsolventen auf, jedoch nur bei 18% der Patienten mit Abitur (Feldtkeller und Lemmel 2000). Diesen Sachverhalt kann man auf zweierlei Weise deuten. (1.) Bei Patienten mit einer höheren Schulbildung wird der schmerztherapeutische Wert der Bewegungstherapie besser erkannt und diese konsequenter in Anspruch genommen und durchgeführt oder (2.) mit der höheren Schulbildung verbessern sich die subjektiven Krankheitsmodelle und damit auch die Krankheitsbewältigung der Betroffenen.

In der Erhebung von Feldtkeller und Lemmel (2000) ergab sich ein signifikanter Einfluss der *Berufstätigkeit* nur bei Patienten mit schwerer und bewegungsreicher *körperlicher* Arbeit. Hier lag die Prävalenz der *starken* bis *sehr starken* Schmerzen bei 45%, gegenüber 26% bei *allen* Erwerbstätigen. Auffällig war jedoch, dass bei diesen Patienten das Stadium IV auch nach 30 Krankheitsjahren nicht erreicht wurde. Dies kann als Hinweis darauf betrachtet werden, dass intensive körperliche Aktivität die Versteifung aufhalten kann, jedoch auf Kosten vermehrter Schmerzen. Hier wird ganz besonders deutlich, wie eine *effiziente Schmerztherapie* zur Optimierung der *Lebensqualität* beitragen kann.

1.4.3. Psychosoziale Faktoren und Schmerzbewältigung

Mehrere Untersuchungen beschrieben Patienten mit Morbus Bechterew als *arbeitssam, seltener krank* und in der Beziehung zum Arzt als besonders *kooperativ.* Mehr als 50% der Patienten haben eine stabile Selbstwertregulation und meistern ihre Krankheit auch bei hoher Krankheitsaktivität viel besser als z.B. Patienten mit einer *rheumatoiden Arthritis.* Dabei dürfte auch das sehr effiziente *Selbsthilfesystem* eine Rolle spie-

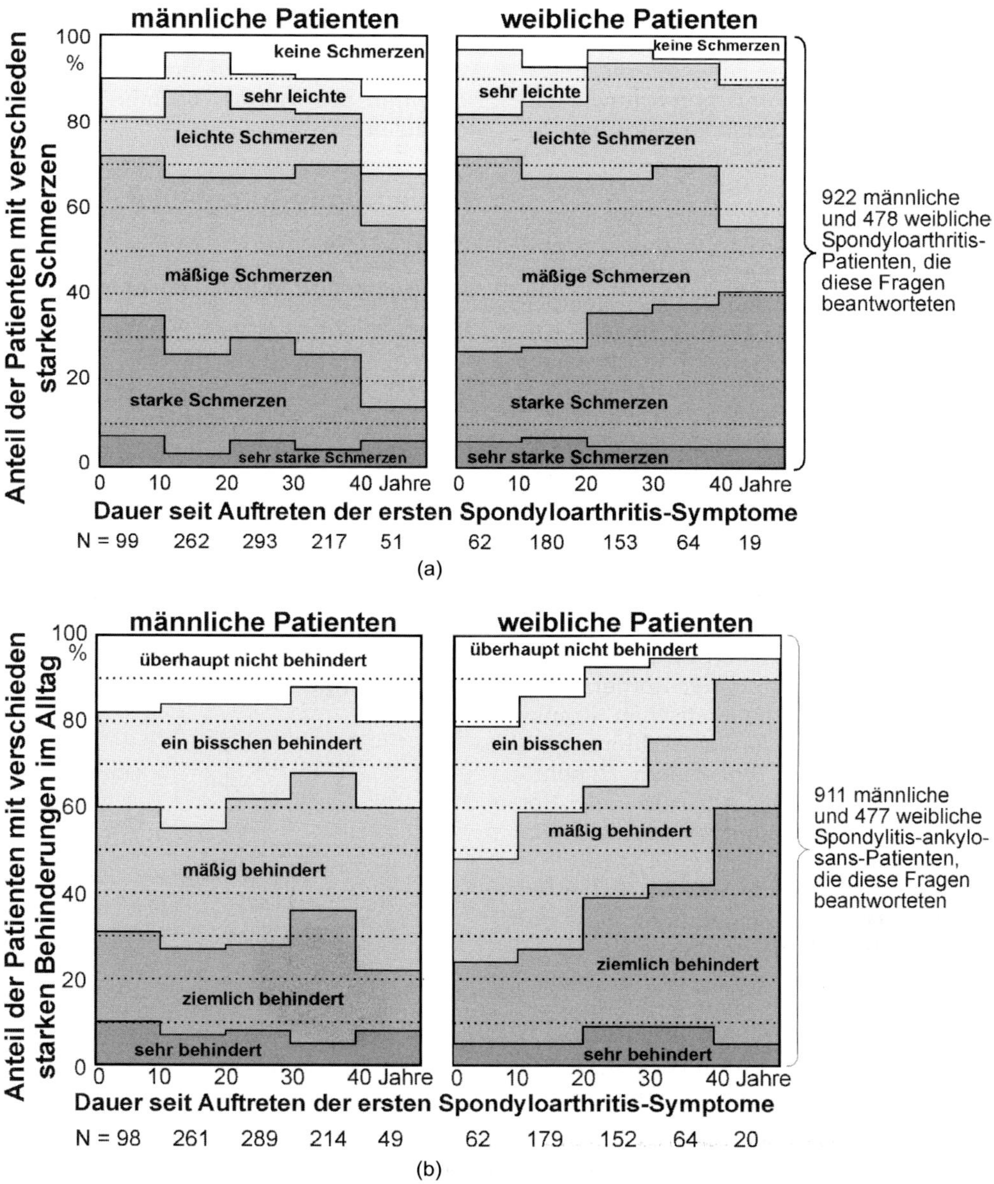

Abb. 2. Zeitverlauf der Schmerzstärke (**a**) und des Ausmaßes der Behinderung (**b**) bei Männern und Frauen mit M. Bechterew (aus: Lemmel und Feldtkeller 2000)

len, das die Kranken mit Morbus Bechterew als selbstbestimmte und einflussnehmende Patientengruppe zeigt (siehe Kap. 47 und 53).

Lediglich bei 13% der Patienten mit Morbus Bechterew besteht ein *instabiles Selbstwertgefühl* mit einer erheblichen *Funktionseinschränkung* bereits bei geringer Krankheitsaktivität.

Das Kapitel über die *"Psychologische Betreuung und Behandlung"* (Kap. 47) stellt ein differenziertes Bild der psychosozialen

Faktoren dar und geht auf die vielfältigen Belastungsbereiche ein. Es zeigt sich, dass bei einem großen Teil der Patienten die Belastungen durch den *chronischen Schmerz* und die schmerzbedingte *Schlaflosigkeit* und *Müdigkeit* im Vordergrund stehen. Dabei wird besonders die problematische psychische Situation der *älteren* Patienten und der Patienten mit eher *schlechter Schulbildung* erkennbar, bei denen die Fähigkeit zur Krankheits- und Schmerzbewältigung eingeschränkt ist. Diese zum Glück eher kleine Gruppe benötigt eine besonders sorgfältige Zuwendung bei den Angeboten zur *Schmerztherapie*.

1.4.4. Experimentelle Schmerzschwellen bei Patienten mit Morbus Bechterew

Zur Charakterisierung des Schmerzsystems wird z.B. versucht, bei Patienten die Schmerzschwelle mit *experimentellen Druckreizen* an verschiedenen Körperstellen quantitativ zu erfassen (*Druck-Algesimetrie*). Erwartungsgemäß ist in der *erkrankten* Körperregion bei verschiedenen rheumatischen Krankheiten, so auch bei Morbus Bechterew, die Schmerzschwelle im Sinne einer *Hyperalgesie* erniedrigt – als Ausdruck z.B. der durch die Entzündungsprozesse *sensibilisierten* Nozizeptoren.

Als Besonderheit wurde bei Patienten mit Morbus Bechterew gefunden, dass die *Druckschmerzschwellen* an 6 ausgewählten Körperstellen (Kopf, Arme, Beine; *außerhalb* der aktiven Krankheitsregion) im Vergleich zu Gesunden signifikant *erhöht* sind (Gerecz-Simon et al. 1989; Incel et al. 2002). Mit diesem Befund unterscheiden sich Patienten mit Morbus Bechterew signifikant von Patienten mit rheumatoider Arthritis, Fibromyalgie oder Migräne, die an vielen Körperregionen *erniedrigte* Schmerzschwellen haben. Die bei diesen Erkrankungen ubiquitär erniedrigte Schmerzschwelle wird als Zeichen einer *generell erhöhten Empfindlichkeit des Nervensystems* und als wichtiger Teilmechanismus für die Schmerzchronifizierung und die Entstehung einer Schmerzkrankheit gedeutet.

Demnach ist zu erwarten, dass Patienten mit Morbus Bechterew *keine Diathese* zu einer generell erhöhten *Schmerzempfindlichkeit* haben. Dieser Befund müsste sich z.B. beim Schmerzbewältigungstraining für Patienten mit Morbus Bechterew günstig umsetzen lassen.

2. Neurophysiologie des Schmerzes

2.1. Nozizeptoren und Neuropeptide

Alle *Gelenkstrukturen* der Wirbelsäule haben – ganz ähnlich wie die Gelenke der Extremitäten – eine vielfältige sensorische Innervation. Die Nervenfasern werden nach Durchmesser/Leitungsgeschindigkeit in 3 Gruppen eingeteilt (Abb. 3): Dicke myelinisierte *Aß-Fasern* (10 µm, 50 m/s), dünne myelinisierte *Aδ-Fasern* (5 µm, 15 m/s) und – zahlenmäßig weitaus am häufigsten – sehr dünne *nicht-myelinisierte C-Fasern* (1 µm, 1 m/s).

Aus der Neurophysiologie ist bekannt, dass die peripheren Endigungen der dicken

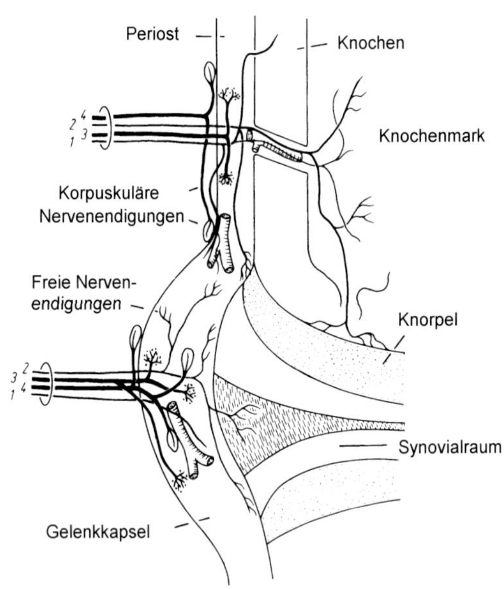

Abb. 3. Innervation des Kniegelenks. Dicke myelinisierte Fasern mit korpuskulären Endigungen sind mechanosensitiv und dienen der Propriozeption. Dünne myelinisierte und nicht-myelinisierte Fasern mit freien Nervenendigungen sind überwiegend nozizeptiv (aus: Polacek 1966)

und schnell leitenden *Aß-Fasern* niederschwellige *Mechanorezeptoren* bilden, die beim Gelenk und Muskel der *Propriozeption* dienen. Schmerzen entstehen durch Erregungen von *Nozizeptoren*, die morphologisch durch *freie Nervenendigungen von Aδ- und C-Fasern* gebildet werden. Diese *nozizeptiven Endigungen* liegen in der Gelenkkapsel, im Periost, im Knochen, in Bandscheiben sowie periartikulär in den Sehnenansätzen, Muskeln und Bändern.

In einem großen Anteil der *periartikulären C-Faser-Neurone* werden die *Neuropeptide Substanz P* und/oder *CGRP (Calcitonin Gene-Related Peptide)* gebildet. Diese werden an den peripheren und zentralen Endigungen freigesetzt. Die periphere Freisetzung bewirkt eine *„neurogene Entzündung"*. Am anderen Ende der C-Fasern, nämlich den *Synapsen* im Rückenmark, wirken beide Neuropeptide als *erregende Neurotransmitter* bei der zentralen Weiterleitung von Schmerzinformationen mit. Die *C-Faser-Neurone* haben somit *sensorische* (afferente) und *sekretorische* Funktionen.

2.2. Erregungsmechanismen an Nozizeptoren

2.2.1. Akute und chronische Erregung

Nozizeptoren sprechen normalerweise erst auf starke mechanische oder thermische Reize an, z.B. Nozizeptoren der Gelenkkapsel auf Überbeanspruchung eines Gelenks, Muskelnozizeptoren auf Kontraktion des Muskels (vor allem unter Ischämie), Hautnozizeptoren auf Erhitzung der Haut. Mit Beendigung eines solchen physikalischen Schadensreizes hört auch die Erregung der Nozizeptoren auf, ein *akuter Schmerz* ist beendet.

Bei *chronischen Schmerzen* dagegen wirken immer Mediatoren des Nerven- und/ oder des Immunsystems (*„Schmerzmediatoren"*) oder Nervenverletzungen mit. Sie führen dann zu langdauernden Erregungen und

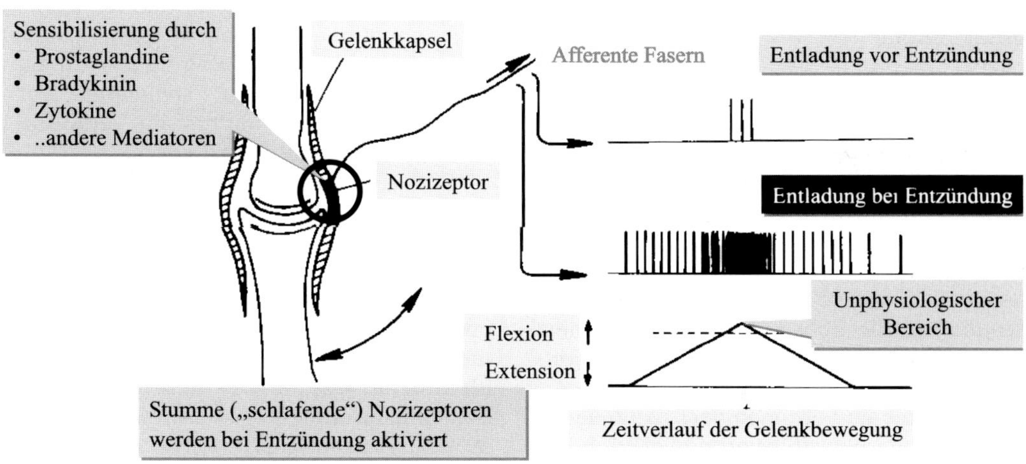

Abb. 4. Entladung des Gelenknozizeptors. Rechts sind Entladungen eines Nozizeptors der Gelenkkapsel bei einer standardisierten Gelenkbewegung dargestellt, oben am normalen Gelenk, darunter etwa 2 Stunden nach Induktion einer Gelenkentzündung durch Injektion von Kaolin in den Kapselraum. Ganz unten ist der Zeitverlauf der durchgeführten Gelenkbewegung dargestellt, eine Flexion gefolgt von einer Extension. Der Nozizeptor des normalen Gelenks antwortet nur, wenn die Flexion einen extremen Anschlag erreicht hat. Am entzündeten Gelenk antworten viele Nozizeptoren während des gesamten Bewegungsablaufs, die Nozizeptoren sind durch Entzündungsmediatoren sensibilisiert. Während der Entzündung werden 30% „schlafende" Nozizeptoren aktiviert, die ohne Entzündung nicht auf mechanische Reize reagieren (schematisiert nach Arbeiten von Schaible und Schmidt 1983–1998)

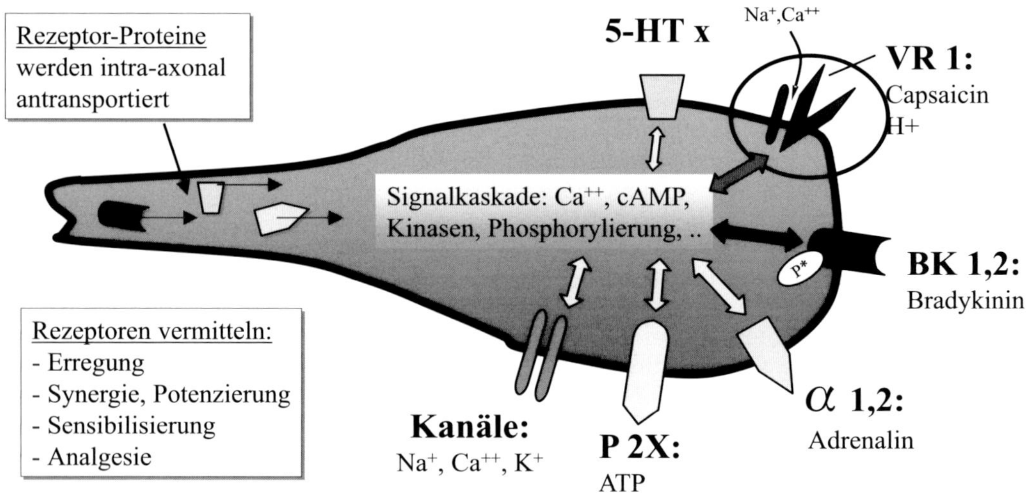

Abb. 5. Molekulare Rezeptoren für Schmerzmediatoren am Nozizeptor. Durch biochemische Modifikationen des Rezeptors, v.a. über intrazelluläre Vorgänge der biochemischen Signaltransduktion und Phosphorylierung des Rezeptorproteins, kommt es zur Sensibilisierung des Nozizeptors, die einen peripheren Mechanismus für Allodynie und Hyperalgesie darstellt (nach Zimmermann 2001)

Sensibilisierungen des nozizeptiven Nervensystems.

2.2.2. Nachhaltige Sensibilisierung der Nozizeptoren

Bei vielen Schmerzen sind *Entzündungsvorgänge* unterschiedlicher Genese (traumatisch, infektiös, immunologisch) beteiligt, vor allem auch bei den entzündlichen Gelenkerkrankungen. Dabei werden *endogene Schmerz- und Entzündungsmediatoren* verstärkt gebildet oder freigesetzt. Eine wichtige Quelle für diese Substanzen sind die *Makrophagen*, die über Lymphokine aktiviert werden und vermehrt *Prostaglandine*, *Leukotriene* und *Zytokine* bilden. Diese erregen Nozizeptoren und erhöhen nachhaltig deren Erregbarkeit (*„Sensibilisierung"*). Durch Zusammenwirken von zwei oder mehr Entzündungsmediatoren, z.B. von Prostaglandin E2 und TNF-α, kommt es zu einer *überadditiven Sensibilisierung*. Dies dürfte bei entzündlichen Erkrankungen der Normalfall sein, da hier meistens mehrere Entzündungsmediatoren beteiligt sind.

Die Mechanismen der Sensibilisierung wurden bei *Gelenkentzündungen* im Tierexperiment ausgiebig untersucht. So sprechen die Nozizeptoren in der Gelenkkapsel infolge der Sensibilisierung bereits auf geringe Gelenkbewegungen an oder werden sogar spontan aktiv (Abb. 4). Etwa 30% der Nozizeptoren sind vor Beginn der Entzündung völlig unerregbar (*"schlafende Nozizeptoren"*) und werden erst im Verlauf der Entzündung *sensibilisiert* und *aktiviert*.

2.2.3. Membranphysiologie der Nozizeptoren

An der *Membran* der nozizeptiven Nervenendigungen konnten für fast alle Schmerzmediatoren pharmakologische *Rezeptoren* identifiziert werden. Die für Erregungs- und Sensibilisierungsprozesse wichtigsten sind in Abb. 5 zusammengestellt.

Die *Rezeptoren* bestehen aus *Proteinkomplexen*, die in die Lipidmembran der Nervenendigung eingebaut sind und in den *Intra- und Extrazellulärraum* hinausragen.

Binden sich *Liganden* an ihre *Rezeptoren*, z.B. Bradykinin an den BK1-Rezeptor, dann kommt es zur *Erregung der Nozizeptoren*. Dieser Vorgang ist ein grundlegender Mechanismus der *Schmerzauslösung*.

Die *Rezeptoren* sind zum Teil mit einem Ionenkanal assoziiert, wie z.B. der P2X-Rezeptor für ATP. Bindet ein Ligand an den Rezeptor, wird der Ionenkanal geöffnet (oder geschlossen), was sich direkt auf das Membranpotential und den Erregungsprozess auswirkt. Andere Rezeptoren sind über Signalproteine (G-Proteine) an die intrazellulären biochemischen Signalkaskaden angekoppelt (in Abb. 5 durch Doppelpfeile angedeutet). Diese wirken bei der Sensibilisierung der Nozizeptoren entscheidend mit. Dabei kommt es durch das Zusammenwirken bestimmter Proteinkinasen (z.B. PKC) mit Ca^{2+} -Ionen und cAMP zur *Phosphorylierung von Rezeptorproteinen* in der Nervenendigung. Die phosphorylierten Rezeptorproteine reagieren dann auf geringere Konzentrationen ihrer spezifischen Liganden, der Nozizeptor ist sensibilisiert, der Patient erlebt eine *Hyperalgesie* und/oder *Dauerschmerzen*. Solche Sensibilisierungsprozesse gehen z.B. auch von pH-sensitiven Rezeptoren (*ASICs, Acid Sensing Ion Channels*) aus, denen eine Rolle beim Muskelschmerz und bei der perichondrialen Innervation (Edoff und Granseth 2001) zugeschrieben wird.

2.2.4. Zytokine als Entzündungsmediatoren

Zytokine sind Botenstoffe des Immunsystems, die eine *hohe Affinität* zu ihren *spezifischen Rezeptoren* haben und deshalb in extrem niedrigen Konzentrationen (pico- bis nanomolar) wirksam sind. Ihre Rezeptoren finden sich nicht nur an Entzündungs- und Immunzellen, sondern auch an Zellen des peripheren (Abb. 5) und zentralen Nervensystems.

Für die *Sensibilisierung* im Schmerzsystem sind vor allem die *pro-inflammatorischen Interleukine (IL-6, IL-1ß)* sowie *TNF-α* bedeutsam. Diese Zytokine und ihre Rezeptoren wirken an Entzündungs- und Sensibilisierungsmechanismen mit. Sie spielen eine besondere Rolle bei chronischen Entzündungskrankheiten der Gelenke, des Gastrointestinaltraktes und des Nervensystems.

Neuerdings hat die Einführung von *TNF-α*-hemmenden Medikamenten (Etanercept, Infliximab, Adalumimab) zu teilweise sensationellen therapeutischen Erfolgen bei Morbus Bechterew und anderen schweren rheumatologischen Erkrankungen geführt (Toussirot und Wendling 2003, siehe Kap. 25). Viele Anzeichen sprechen für einen kausaltherapeutischen Mechanismus gegen die Eskalation der Entzündung. Die langdauernde schmerztherapeutische Wirkung zeigt, dass *TNF-α* bei Morbus Bechterew eine zentrale pathobiologische und schmerzverstärkende Funktion hat (siehe auch Kap. 2).

2.2.5. Neurogene Entzündung – Teufelskreis zwischen Nerven- und Immunsystem?

Erkenntnisse der Schmerzforschung geben neuerdings Hinweise auf eine *"Chronifizierungsspirale"* von Entzündung und Schmerz, in die man sowohl mit *Schmerztherapie* als auch mit *Entzündungstherapie* nachhaltig therapeutisch dämpfend eingreifen kann. Ein besonderes Potential für eine solche fehl-

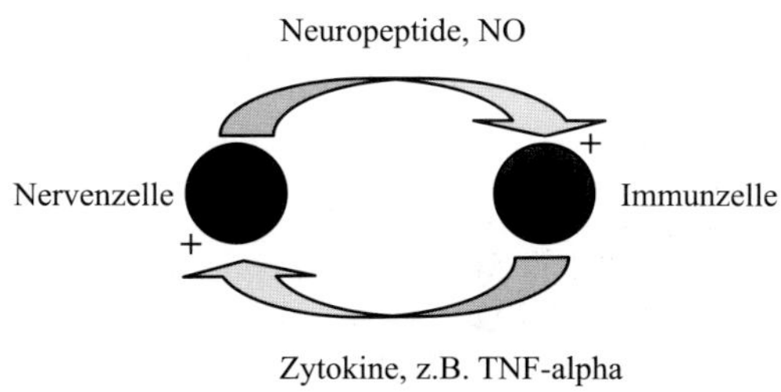

Abb. 6. Stimulierende Wechselwirkungen zwischen Nervensystem und Immunsystem. Aus Immunzellen freigesetzte Mediatoren des Immunsystems, z.B. Zytokine wie TNF-α, wirken z.T. direkt erregend auf Nozizeptoren ein. Die erregende Wirkung der Zytokine wird über Zytokinrezeptoren auf Nozizeptoren und auch Neurone des Zentralnervensystems vermittelt. Nervenzellen können mit ihren Neuromediatoren auch auf Immunzellen einwirken und bei diesen zur gesteigerten oder abgeschwächten Aktivität beitragen. Dabei spielen besonders Neuropeptide wie Substanz P, CGRP* und endogene Opioide eine Rolle. Solche Interaktionen sind v.a. bei entzündlichen Krankheiten beteiligt. * CGRP = Calcitonin Gene-Related Peptide, ein Neuropeptid, das u.a. auch in nozizeptiven Neuronen enthalten ist und aus diesen bei physiologischen und pathophysiologischen Prozessen freigesetzt wird (aus: Zimmermann 2004b)

regulierende Interaktion wird zunehmend bei der *neurogenen Entzündung* gesehen.

Neuropeptide wie Substanz P und CGRP (*calcitonin gene-related peptide*) werden aus den peripheren Endigungen der nozizeptiven Neurone freigesetzt, also aus den Nozizeptoren, die bisher ausschließlich als neuronale Schmerzfühler mit afferenten sensorischen Funktionen angesehen wurden. Diese Neuropeptide vermitteln innerhalb von Minuten eine *lokale neurogene Entzündung* im Bereich eines Schmerzreizes, bestehend aus Aktivierungen von Entzündungs- bzw. Immunzellen (z.B. Mastzellen, Langerhans-Zellen, Synoviozyten, Fibroblasten, Endothelzellen). Diese Wechselwirkungen werden durch spezifische Neuropeptidrezeptoren auf Immunzellen vermittelt. Immunzellen wiederum können über Zytokine und Zytokinrezeptoren stimulierend auf Nervenzellen (hier also die Nozizeptoren) einwirken.

Die unter dem Gesichtspunkt einer *integrierten Abwehrfunktion* primär nützliche Koaktivierung von Nerven- und Immunsystem impliziert das Risiko der Fehlregulation, nämlich einen sich aufschaukelnden *Circulus vitiosus* von *Entzündung* und *Schmerz*, wie schematisch in Abb. 6 gezeigt ist. Es gibt klinische Hinweise darauf, dass dieses Prinzip bei der Pathophysiologie chronischer Schmerz- und Entzündungsprozesse mitwirkt. Falls dieses Konzept stimmt, müsste die pharmakologische Hemmung sowohl der Zytokine als auch der Neuropeptide zu einer *De-eskalation* solcher pathophysiologischer Fehlregulationen beitragen können.

Experimentelle und klinische Befunde haben solche Fehlregulationen bestätigt. Sie spielen eine *schmerz- und krankheitsverstärkende* Rolle z.B. bei entzündlichen Gelenkerkrankungen, Morbus Sudeck und Migräne.

2.3. Spinale Mechanismen des Schmerzes

2.3.1. Weiterleitung der Schmerzinformation

Die Verarbeitung im *Rückenmark* stellt für die von den Nozizeptoren kommenden Entladungen ein variables *Filter* dar. Das Zusammenspiel von *Erregung* und *Hemmung* bestimmt das Ausmaß der zum Gehirn weitergeleiteten Schmerzinformation (Abb. 7). Auch hier kann es durch *Sensibilisierung*

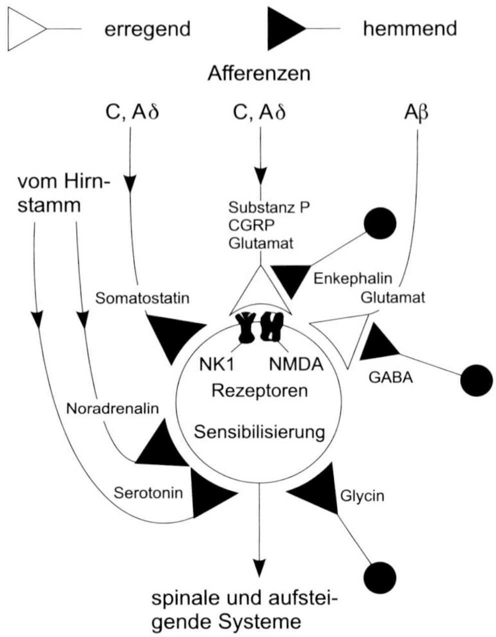

Abb. 7. Übersicht über erregende und hemmende Neurotransmitter im Hinterhorn. Als erregende Mediatoren in den nozizeptiven Afferenzen wurden v.a. Substanz P, CGRP und Glutamat identifiziert, die über postsynaptische Rezeptoren (NK_1, NMDA, u.a.) die Hinterhornneurone erregen. Dabei kann es zu Langzeitveränderungen der Erregbarkeit in Richtung einer Sensibilisierung und Hyperalgesie kommen (s. Text), wobei meistens NK1- und NMDA-Rezeptoren gleichzeitig aktiviert werden. Hemmung wird durch lokale spinale Neurone (hier mit Enkephalin, GABA und Glyzin als hemmende Transmitter) sowie durch deszendierende Bahnen (hier mit Serotonin und Noradrenalin als hemmende Transmitter) ausgeübt. Die funktionelle Bedeutung der Hemmung durch Somatostatin aus Afferenzen ist noch ungeklärt. Das Hinterhorn-Neuron hat die Funktion eines Eingangsfilters des Schmerzsystems, mit folgenden Eigenschaften: Balance von Erregung und Hemmung, Schmerzmodulation durch segmentale und deszendierende Hemmung, Sensibilisierung erregender Synapsen, Schwächung hemmender Systeme, Allodynie durch Aß-Input, Langdauernde Plastizität (nach: Zimmermann 2004a,b)

der Neurone, jedoch auch durch *Abschwächung der Hemmungsmechanismen*, zur *Hyperalgesie* kommen.

Die Impulse aus den *Nozizeptoren* werden im Rückenmark synaptisch auf *Hinterhornneurone* umgeschaltet (Abb. 7). Als *erregende Transmitter* wirken hier vor allem *Glutamat* und *Substanz P* mit, die aus den präsynaptischen afferenten Nervenendigungen freigesetzt werden. *Postsynaptisch*, also am Hinterhornneuron, gibt es für diese Transmitter die entsprechenden *Rezeptoren*, z.B. *N-Methyl-D-Aspartat (NMDA)-Rezeptoren* für *Glutamat* und *NK1-Rezeptoren* für *Substanz P.* Bei Aktivierung dieser postsynaptischen Rezeptoren werden die Neurone erregt, die Schmerzinformation wird vom Hinterhorn aus zum Gehirn weitergeleitet und löst dort eine Vielfalt von Wahrnehmungen, Affekten und Kognitionen aus, die unser Schmerzerlebnis bilden.

2.3.2. *Hemmende Kontrolle der Schmerzinformation im Rückenmark*

Bereits unter normalen physiologischen Bedingungen bestimmt vor allem das Ausmaß der hemmenden Prozesse im Hinterhorn, wie stark die vom Rückenmark zum Gehirn geleitete Schmerzinformation ist. *Hemmende Transmitter* sind z.B. Enkephalin, GABA, Glyzin, Serotonin oder Noradrenalin, die über *inhibitorische Synapsen* die Erregungsübertragung der nozizeptiven Neurone im Rückenmark hemmen (Abb. 7).

Ein wichtiger Mechanismus der Schmerzhemmung ist die *deszendierende Hemmung*, die über absteigende Hemmungsbahnen von verschiedenen Bereichen des Gehirns die Schmerzverarbeitung auf spinaler Ebene steuert. Am besten untersucht wurden die absteigenden hemmenden Bahnen vom Hirnstamm zum Rückenmark, deren Ursprungsneurone im *Periaquäduktalen Grau* (PAG) oder dessen Umgebung liegen.

Die hemmende Kontrolle des Schmerzsystems ist ständig aktiv und passt die Empfindlichkeit des nozizeptiven Systems an wechselnde Erfordernisse an. Bekannt ist eine Vielzahl von *Einflüssen des täglichen Lebens*, die die Hemmung verstärken und dadurch die Schmerzintensität dämpfen können, z.B. körperliche Anstrengung, mentale Ablenkung oder die Erwartung, die auf Vorerfahrungen und Lernvorgängen beruhen. Viele schmerztherapeutische Ansätze verstärken die Hemmung auf der spinalen Ebene, z.B. TENS oder Schmerzmedikamente einschließlich der Opioide. Die beschriebenen schmerzhemmenden Effekte eines Ergometertrainings bei Morbus Bechterew (Carbon et al. 1996) können durch solche Mechanismus erklärt werden.

2.3.3. *Sensibilisierung der spinalen nozizeptiven Neurone, ein Mechanismus der Schmerzchronifizierung*

Für die Entstehung und Aufrechterhaltung von *chronischen Schmerzen* ist die Beobachtung bedeutsam, dass wiederholte experimentelle Schmerzreize oft zu *persistierenden Sensibilisierungen* spinaler Neurone führen. Diese beruhen auf einer langdauernden *Plastizität* der erregenden Synapsen, wodurch auch die Übertragung der Schmerzinformation zum Gehirn nachhaltig verstärkt wird.

Ein Mechanismus, der unter anhaltenden experimentellen Schmerzen beobachtet wurde, ist die zunehmende Rekrutierung von spinalen *NMDA-Rezeptoren* für den Neurotransmitter *Glutamat*. Der Name leitet sich von der Aminosäure *N-Methyl-D-Aspartat* ab, dem Liganden mit der höchsten Affinität zu diesem Rezeptor. Schmerzbedingte Erregungen werden im Experiment dadurch mit immer stärkeren und länger anhaltenden Entladungen beantwortet, ein Vorgang, der als *"wind-up"* bezeichnet wird.

An den sensibilisierten Synapsen kommt es zur Langzeitpotenzierung (*"long term potentiation", LTP*). In Abb. 8 ist eine LTP gezeigt, wie sie tierexperimentell gemessen werden kann. Durch eine kurzzeitige hochfrequente Reizung vieler Schmerzafferenzen wird die synaptische Übertragung bleibend auf ca. 200% erhöht (Sandkühler und Liu 1998).

Die *Sensibilisierung der spinalen Neurone* ist ein komplexer Vorgang, bei dem noch viele andere erregende Mediatoren

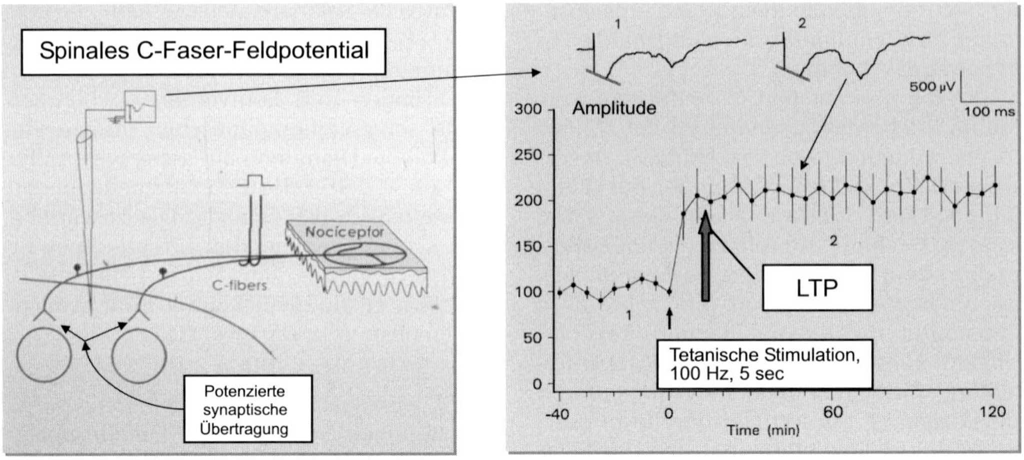

Abb. 8. Langzeit-Potenzierung (LTP) von C-Faser-evozierten Rückenmarkpotentialen bei der Ratte. Nach elektrischer Einzelreizung des N. ischiadicus mit einer Intensität, die auch die nicht-myelinisierten afferenten C-Fasern (zum größten Teil sind dies Schmerzfasern) erregt, werden im Hinterhorn postsynaptische Potentiale registriert, die eine stabile Amplitude haben. Nach einer kurzzeitigen hochfrequenten (tetanischen) Reizung der C-Fasern sind die postsynaptischen Potentiale auf Einzelreize um ca. 100% erhöht, diese Potenzierung bei der synaptischen Übertragung hält im Tierexperiment Stunden bis Tage an. Funktionell bedeutet diese Verstärkung der synaptischen Übertragung von noxischen afferenten Signalen eine zentrale Sensibilisierung des Schmerzsystems, wie sie auch bei klinischen Schmerzen auftreten und dadurch eine Hyperalgesie und Schmerzchronifizierung bewirken kann (modifiziert nach Sandkühler und Liu 1998)

(z.B. Substanz P, NO) und intrazelluläre Signalmechanismen (z.B. cAMP, Proteinkinasen) mitwirken können. Auf der Ebene der Schmerzwahrnehmung kann sich die Sensibilisierung als Hyperalgesie sowie Verstärkung und Perpetuierung von Dauerschmerzen manifestieren. Die Sensibilisierungen des Nervensystems in der Peripherie und im Rückenmark gelten als neurophysiologische Teilmechanismen der fortschreitenden *Schmerzchronifizierung*. Viele Anzeichen sprechen dafür, dass solche *Sensibilisierungsprozesse* bei klinischen Schmerzverläufen zur *Chronifizierung* beitragen.

2.3.4. Prävention der Schmerzchronifizierung

In der Verhinderung solcher Sensibilisierungsprozesse wird heute die Möglichkeit der *Prävention* chronifizierender Schmerzen gesehen. Eine besondere Rolle spielen dabei Antagonisten am NMDA-Rezeptor, z.B. *Ketamin* (siehe Tabelle 2), das seit langem als Bestandteil der Narkose und als Analgetikum in der Notfallmedizin Verwendung findet. Die analgetische Wirkung des Ketamins tritt bereits bei subanästhetischen Dosierungen auf. Erste klinische Studien zeigen, dass durch Ketamin als Bestandteil der perioperativen Schmerztherapie die Wahrscheinlichkeit für die Entstehung späterer chronischer Schmerzen reduziert werden kann.

Tabelle 2. Analgetisch wirkende Medikamente mit antagonistischer Wirkung am NMDA-Rezeptor

- Ketamin
- Flupirtin
- Dextromethorphan
- Memantine
- L-Methadon

2.3.5. Genetik des Schmerzes

Die *individuellen Unterschiede* in der Ausprägung des Schmerzes bei Mensch und Tier sind zu einem erheblichen Teil genetisch bedingt. So konnten z.B. die unterschiedlichen genetischen Hintergründe identifiziert werden, die bei Ratten und Mäusen die Anfälligkeit für das Entstehen von neuropathischen Schmerzen bestimmen.

Die Forschung arbeitet derzeit intensiv an der Aufklärung *genetischer Faktoren* für die Schmerzempfindlichkeit, die Risiken der Schmerzchronifizierung und das individuell unterschiedliche Ansprechen auf eine analgetische Behandlung (Mogil 2004). Ein Ziel solcher Ansätze ist einmal die bessere *Prädiktion* für Erfolg oder Mißerfolg einer schmerztherapeutischen Option und letztendlich die Entwicklung von *"maßgeschneiderten"* Schmerzmitteln auf der Basis von genotypisch identifizierten Besonderheiten der Patienten.

3. Erkenntnisse und Überlegungen zur medikamentösen Langzeittherapie chronischer Schmerzen

3.1. Internationale Empfehlungen

3.1.1. WHO-Schema zur Tumorschmerztherapie

Zur medikamentösen Behandlung chronischer Schmerzen bei Tumorpatienten wurde von einer Expertenkommission der WHO 1986 ein Therapieschema vorgeschlagen, dessen Wirksamkeit und Brauchbarkeit vielfach belegt ist. Mehrere Anwendungsstudien haben weltweit die hohe Erfolgsquote der Schmerztherapie nach diesem Schema bewiesen. Bei 85% der Tumorpatienten konnten damit auch schwere Schmerzen kontrolliert werden.

Das *WHO-Schema* zur Schmerztherapie wurde mittlerweile an den Fortschritt der Medikamente und Erkenntnisse angepasst und erweitert (Tabelle 3a), es besteht aus dem Stufenschema zur Medikamentenauswahl und mehreren Anwendungsprinzipien, die hier als ein Satz von 7 Anwendungsregeln formuliert werden (Tabelle 3b).

Das WHO-Schema wurde seither, grundsätzlich erfolgreich, auch auf nicht-tumorbedingte chronische Schmerzen angewandt. Auch die *Deutsche Gesellschaft für Rheumatologie* hat es als Empfehlung zur Therapie rheumatologischer Schmerzen in ihr Handbuch der Qualitätssicherung aufgenommen (DGRh 1995).

Tabelle 3. Aktualisiertes WHO–Schema für die Therapie chronischer Schmerzen

a) Stufenschema
- Stufe 1: Nicht-Opioid-Analgetika + Co-Analgetika
- Stufe 2: Schwache Opioide + Nicht-Opioide + Co-Analgetika
- Stufe 3: Starke Opioide + Nicht-Opioide + Co-Analgetika

b) Anwendungsregeln
- Orale Applikation
- Einnahme nach Zeitschema
- Dosistitration an der Schmerzstärke
- Rechtzeitiger Wechsel zur nächsten Stufe
- Retardpräparate verwenden
- Zusatzmedikation mit Co-Analgetika je nach Pathophysiologie
- Prophylaktische Behandlung von Nebenwirkungen

3.1.2. Stufenschema zur systematischen Präparateauswahl

Die Schmerzbehandlung beginnt auf der *1. Stufe* mit *Nichtopioid-Analgetika*, z.B. NSAR oder Metamizol. Bei unzureichender Wirkung werden – auf der *2. Stufe – schwache Opioide** eingesetzt, z.B. Tramadol. Falls diese bei der Maximaldosis keine ausreichende Analgesie bewirken, wird mit Analgetika der *Stufe 3* behandelt. Das sind ausnahmslos *starke Opioide* wie z.B. Morphin, die dem Betäubungsmittelrecht unterliegen (Tabelle 3a).

Auf den Stufen 2 und 3 soll grundsätzlich ein Analgetikum der Stufe 1 beibehalten werden. Auf allen Stufen können und sollen symptomspezifische Zusatz- oder Be-

* *Opioid* ist die heute weltweit bevorzugte Bezeichnung für alle natürlichen und synthetischen Agonisten der *Opioidrezeptoren.* Diese Namen ersetzen die früher verwendeten Begriffe „Opiat" und „Opiatrezeptor".

gleitmedikamente (Co-Analgetika oder Adjuvantien) eingesetzt werden.

3.1.3. *Anwendungsregeln für Analgetika nach WHO (Tab. 3b)*

1. Die *orale Applikation* ersetzt die traditionelle *"Schmerzspritze"*, also die früher vom Arzt bevorzugte und vom Patienten erwartete Injektionsbehandlung mit Analgetika, die heute nur noch bei der *Akutschmerzbehandlung* unter der Erfordernis eines schnellen Wirkungseintritts angemessen ist. Die orale Medikation kann, nach Anweisung durch den Arzt, vom Patienten selbständig ausgeführt werden, was seine Eigenverantwortung stärkt.

2. Eine *Einnahme nach Zeitschema*, d.h. in regelmäßigen Zeitabständen entsprechend der Wirkungsdauer des Analgetikums, gewährleistet einen dauerhaft ausreichend hohen Plasmaspiegel und damit auch eine andauernde Analgesie. Die Einnahme nach Bedarf, also erst bei (Wieder-) Auftreten des Schmerzes, führt zu unnötigem Leiden und kann über eine Verstärkung durch operante Konditionierung Abhängigkeits- und Suchtverhalten fördern.

3. Eine *Titration der Dosis an der Schmerzstärke* ist notwendig. Alle Analgetika, vor allem die Opioide, haben dosisabhängige Wirkungsstärken, die jedoch individuell variieren. Deshalb muss die Dosis individuell entsprechend der vom Patienten wahrgenommenen und protokollierten Analgesie eingestellt werden.

4. Der *Wechsel zur nächsten Stufe* ist angezeigt, falls die Maximaldosis des Medikaments auf Stufe 1 oder 2 keine ausreichende Analgesie bewirkt.

5. Die *Verwendung von Retardpräparaten* ermöglicht längere Einnahmeintervalle, z.B. von 12 Stunden. Schwankungen des Plasmaspiegels bleiben geringer und verlaufen langsamer als bei Präparaten mit schneller Freisetzung. Der Patient muss nur zweimal täglich an die Einnahme denken, die Analgesie während der Zeit des Nachtschlafs ist sichergestellt.

6. Entsprechend der Pathophysiologie sollte eine *Zusatzmedikation mit Co-Analgetika* erfolgen, z.B. mit *Antidepressiva bei neuropathischen Schmerzen* oder mit *Kortikoiden bei starken Entzündungsschüben*.

7. Nebenwirkungen können und müssen behandelt werden, die *prophylaktische* Gabe von Abführmitteln zur Behandlung der opioidbedingten Obstipation ist zwingend erforderlich.

3.2. Orale Opioide zur Therapie chronischer Schmerzen

Die *Opioide* als wirksame Analgetika erlebten ab etwa 1980 eine Renaissance, nachdem sie zuvor wegen der unangemessenen bis panischen Überbewertung der Nebenwirkungen (z.B. Atemdepression) und des Suchtpotentials gänzlich aus der Schmerztherapie verschwunden waren – mit Ausnahme der Versorgung von postoperativen oder unfallbedingten Akutschmerzen.

Orales Morphin wurde seit etwa 1965 als *"Brompton Cocktail"* im *Christopher's Hospice* in London angewandt und führte zur Neubewertung des Morphins als Analgetikum. Die Bilder von Patienten sind unvergesslich, die *Dame Cicely Saunders*, Leiterin dieses *Hospice* und Protagonistin der Palliativmedizin, beim *1. Internationalen Cancer Pain Congress 1978* in Venedig zeigte. Sie belegten eindrucksvoll die Wohltat der *Analgesie durch Morphin*: selbst solche Tumorpatienten, die unter schwersten Schmerzen völlig zermürbt und verzweifelt, scheinbar bereits im Zustand der Agonie, in das *Hospice* eingeliefert wurden, kehrten unter der Schmerzbehandlung mit Morphin wieder in das Leben zurück.

Gegen alle Voraussagen der Pharmakologie bewirkte Morphin auch bei der oralen Anwendung eine verlässliche Analgesie, wenn die Dosis gegenüber der parenteralen Anwendung um den Faktor 3 erhöht wurde, entsprechend der Bioverfügbarkeit von 0,3 bei der oralen Anwendung.

Die *orale Gabe* wurde bald als das entscheidend neue Paradigma bei der Therapie chronischer Schmerzen mit Morphin erkannt und in den Empfehlungen der WHO zur Tumorschmerztherapie 1986 weltweit verbreitet. Mehrere Anwendungsbeobachtungen belegten, dass mit der WHO-Empfehlung etwa 85% der Tumorpatienten wirkungsvoll ambulant schmerztherapeutisch versorgt werden können.

Entgegen vieler Befürchtungen zeigte sich vor allem, dass oral verabreichtes Morphin in der ambulanten Daueranwendung ein *sicheres* und *wirkungsvolles Analgetikum* ist und dass sowohl bei der Kurzzeit- als auch der Dauerbehandlung chronischer Schmerzen das Risiko der Suchtentstehung als sehr niedrig einzustufen ist. Alle positiven Aspekte der Schmerztherapie mit Morphin wurden durch die ab 1983 in Deutschland verfügbaren *Retardpräparate* weiter verbessert.

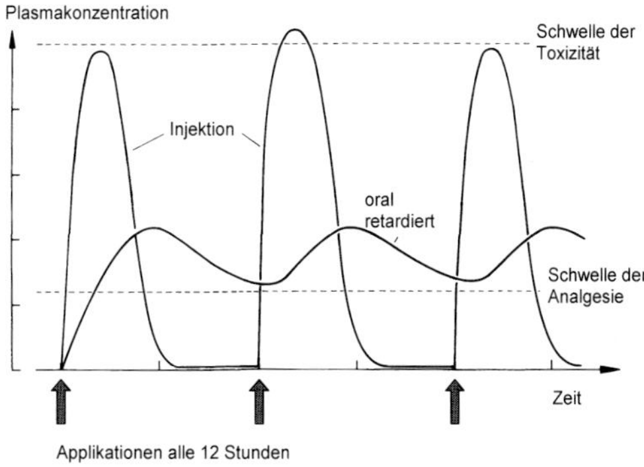

Abb. 9. Zeitverlauf der Plasmakonzentration von Morphin nach Injektion und oraler Gabe eines Retardpräparats (Zimmermann et al. 1984)

3.3. Retardierte Opioide zur Langzeittherapie chronischer Schmerzen

3.3.1. Keine Suchtgefahr bei retardierten Opioiden!

Mit der *Morphin Sulfat Tablette (MST®)* konnte durch eine Galenik der kontrollierten langsamen Freisetzung des Morphins (*"slow release"*) die analgetische Wirkung auf 12 Stunden verlängert werden. Die Anwendungspraxis zeigte, dass mit dieser *Retardgalenik* die bislang gefürchteten Risiken der Sucht und der Atemdepression praktisch überwunden waren.

Dieser Fortschritt lässt sich aus der Pharmakokinetik des Morphins bei der *oralen Therapie* mit *retardierter Galenik* verstehen, im Vergleich zu der früher ausschließlich angewandten parenteralen Anwendung des Morphins (Abb. 9):

- bei der oralen Gabe des retardierten Medikaments bleiben die maximal erreichten Plasmaspiegel weit unter den Spitzenwerten nach intravenöser Gabe
- die Anflutung des Morphins im Gehirn, d.h. die Geschwindigkeit des Konzentrationsanstiegs, geschieht um Größenordnungen langsamer als nach der i.v. Injektion
- auch der Rückgang der Konzentration verläuft wegen der langdauernden Nachlieferung des Medikaments aus dem galenischen Depot bedeutend langsamer als bei Injektion.

Diese *langsame Kinetik* beugt dem Risiko der Suchtentstehung unter Morphintherapie vor. Zur Befriedigung der Opiatsucht wird nämlich die schnelle Anflutung im Gehirn benötigt, nur dann kommt es zur Euphorie, einem Zustand, der zu einer immer häufigeren Einnahme bis zum *"Craving"*, dem Suchtverlangen, führen kann. Infolge der langsamen Freisetzung aus dem *Retardpräparat* bleibt auch die maximale Konzentration des Morphins im Gehirn niedrig. Deshalb werden bei bestimmungsgemäßer Morphintherapie mit einem Retardpräparat *keine akut toxischen Konzentrationen* im Gehirn erreicht, vor allem besteht *keine Gefahr einer Atemdepression*. Diese zunächst theoretischen Voraussagen decken sich voll mit pharmakokinetischen Untersuchungen und den praktischen Erfahrungen bei der Schmerzbehandlung.

Die Wirksamkeit und Sicherheit von oralem Morphin zur Schmerzbehandlung bei Tumorpatienten ist weltweit durch eine große Zahl von Veröffentlichungen belegt. Mindestens 85% der Tumorpatienten, bei denen starke Schmerzen aufgetreten waren, konnten ein weitgehend schmerzfreies Leben führen und ohne Schmerzen sterben. Mit diesen Erfahrungen wurden viele Vorurteile gegen Opioide (*"Morphinmythos"* und *"Opiophobie"*) abgebaut.

3.4. Retardierte Opioide in der Behandlung chronischer nicht-tumorbedingter Schmerzen

3.4.1. Ausweitung der Indikation für Opioide auf chronische Nicht-Tumor-Schmerzen

Lässt sich die Wohltat des Morphins und der anderen Opioide auch auf starke Schmerzen übertragen, die *nicht durch eine Tumorerkrankung* bedingt sind? Diese Frage kann man heute grundsätzlich mit *Ja* beantworten, jedoch sind Detailfragen im Hinblick auf die Langzeitanwendung noch klärungsbedürftig.

Seit den ersten Berichten zum Einsatz von Opioiden in der Therapie chronischer *Nicht-Tumor-Schmerzen* (Portenoy und Foley 1986; Zenz et al. 1990) gab es mehrere Studien, die sich mit dieser Thematik befassten. Ein konsistentes Ergebnis ist, dass die *Erfolgsrate* mit Werten um 50–70% deutlich niedriger angegeben wird als bei der Opioidtherapie von Tumorschmerzen (85%). Neueste internationale Empfehlungen zur Opioidtherapie bei Nicht-Tumor-Schmerzen finden sich bei Kalso et al. (2003).

3.4.2. Wirksamkeitsstudien mit Opioiden bei chronischen Nicht-Tumorschmerzen

In der *Doppelblindstudie MONTAS* aus der Schmerzambulanz der Universität Kiel (Maier et al. 2002) wurden 49 ausgewählte Patienten, deren Schmerzen gegen alle bisherigen Behandlungsversuche refraktär geblieben waren, eine Woche lang mit *Morphin retard* behandelt. Die Tagesdosis wurde bis 180 mg am Schmerz titriert, die Schmerzintensität mit einer numerischen Skala (0–10) dokumentiert. Bei 17 Patienten (35,4%) war die Opioidtherapie sehr wirksam („*Responder*"), die Schmerzintensität ging von 7,4 auf 2,9 zurück. Weitere 17 Patienten (35,4%) waren *"Partial responder"* mit einem durchschnittlichen Schmerzrückgang von 7,8 auf 5,6, und 14 Patienten (29,2%) waren *"Non-responder"*, d.h. die Schmerzintensität war von 8,2 auf 7,7 praktisch nicht verändert.

In einer Übersicht (Strumpf et al. 2001) wurden *10 randomisierte Studien* (veröffentlicht zwischen 1991 und 2000) aufgeführt. Die eingesetzten Opioide waren Codein, Tramadol, Oxycodon und Morphin, überwiegend in Retardform. Die Studiendauer lag zwischen einer und sechs Wochen. Bei der *Hälfte* der Studien wurden *Arthritis- und Arthroseschmerzen* behandelt. Dabei zeigte sich übereinstimmend, dass Opioide bei einem Teil der Patienten (*"Responder"*) schmerztherapeutisch sehr gut wirksam sind.

3.4.3. Langzeitstudien zur Opioidtherapie bei Nicht-Tumorschmerzen

Die *Langzeit-Therapie* mit Opioiden wurde in 18 Fallserien mit insgesamt 1400 Patienten und einer mittleren Therapie-Dauer von 22 Monaten untersucht (zur Übersicht siehe Strumpf et al. 2001). Die Studien zeigten, dass bei einem Teil der Patienten die Dauerbehandlung von chronischen Schmerzen über mehrere Jahre erfolgreich durchgeführt werden kann. Zu erweiterten Zielkriterien wie Lebensqualität, Rückkehr an den Arbeitsplatz und körperliche oder geistige Leistungsfähigkeit unter Opioidtherapie gibt es bei allen Studien kaum Aussagen.

In einer *retrospektiven* Langzeitstudie zur Opioidtherapie in einer Londoner Schmerzambulanz wurde bei 104 Patienten mit Nicht-Tumor-Schmerzen die praktische Anwendung von starken Opioiden erfragt (Cowan et al. 2003). Die Patienten, überwiegend im Rentenalter, waren zwischen 1995 und 1999 nach den Grundsätzen *"WHO Stufe 3"* auf die Dauertherapie mit Morphin Retardtabletten oder/und Fentanylpflaster eingestellt worden. Alle Patienten erhielten als Zusatzmedikation Amitriptylin oder Paracetamol in Kombination mit einem schwachen Opioid, NSAR oder Benzodiazepin. Die Schmerzdiagnosen waren degenerative Erkrankungen des Skeletts, Bandscheibenvorfall, erfolglose LWS-Operation oder *Complex Regional Pain Syndrome (CRPS)*.

Die Opioidtherapie wurde von 57% der Patienten beendet, 43% führten sie bis zu vier Jahren (im Durchschnitt über 2,1 Jahre)

Tabelle 4. Hauptgründe für die Unterbrechung oder permanente Beendigung der Opioidtherapie (nach: Cowan et al. 2003)

Grund für Abbruch bzw. Unterbrechung nach Patientenangabe, nur eine Nennung pro Patient	Abbruch (N=59) Angaben in %	Zeitweilige Unterbrechung (N=31) Angaben in %
Neuropsychologische Nebenwirkungen, einschließlich Schläfrigkeit ("Somnolence")	23,5	0
Nausea und/oder Obstipation	20	0
Minimale oder keine analgetische Wirkung	18,5	0
Angst vor Sucht	10	22
Dauerhafte Schmerzreduktion durch die Opioidtherapie	8,5	0
Verbesserung der Mobilität	8,5	0
Andere wirksame Schmerztherapie	5	19
Medikament nicht verfügbar oder vergessen		19
Neugier	0	10
Krankenhausaufenthalt	0	10
Absichtliche Medikationspause	0	10

fort, z.T. mit einer kurzen Unterbrechung. Die Gründe für Abbruch/Unterbrechung sind in Tab. 4 zusammengestellt. Zum Abbruch führten hauptsächlich die subjektiv erlebten Nebenwirkungen (43,5%), eine ungenügende Analgesie (18,5%) oder die Angst vor Sucht (10%), bei dieser Untersuchung sind dies also insgesamt 72% aller Therapieabbrüche. Bei der temporären Unterbrechung wurden vor allem Angst vor Sucht, eine andere wirksame Schmerztherapie oder zeitweilige Nichtverfügbarkeit des Opioids angegeben.

Bei der *Dauertherapie* mit Opioiden kann ein erheblicher Teil der Abbrüche durch gezielte Maßnahmen wie Opioidwechsel, Obstipationsbehandlung, Abwarten und Beratung (vor allem über das Sucht- und Schädigungspotential) vermieden werden. Es wird deshalb unterstellt, dass durch ein zielgerichtetes Betreuungsangebot der Anteil der *Responder* bei der Opioidtherapie beträchtlich hätte erhöht werden können.

Bei drei Patienten waren in der Vorgeschichte unter Therapie mit nicht-retardierten Opioiden *Dosiseskalationen* aufgetreten, die als potentielles *Suchtverhalten* gedeutet wurden. Während der Behandlung und Betreuung in der Schmerzambulanz konnten die Probleme jedoch gemeistert werden.

Eine *prospektive* Langzeitstudie zur Opioidtherapie wurde bei ambulanten Patienten mit schweren Lumbalschmerzen am *San Francisco Spine Institute* durchgeführt (Schofferman 1999). Die 33 ausgewählten Patienten, von denen mehr als die Hälfte erfolglos an der Wirbelsäule operiert worden war, wurden zunächst über 6–12 Wochen auf ein *Retard-Opioid* eingestellt, wobei bis zu drei verschiedene Präparate *„ausgetestet"* wurden. Die wirksame Dosierung wurde durch Titration an der Schmerzintensität individuell ermittelt. Die Behandlung erfolgte in gleichbleibenden Zeitintervallen, bei Schmerzspitzen konnte ein schnell wirksames Opioid zusätzlich eingenommen werden. Alle Patienten erhielten Zusatzmedikationen wie Antidepressiva, NSAR und/oder Laxantien.

Bei 5 Patienten (15%) musste die Therapie bereits in der Einstellungsphase wegen starker Nebenwirkungen abgebrochen werden. Bei den weiterbehandelten 28 Patienten (85%) gingen die Schmerzen auf der *Numerischen Schmerzskala* (Stufen 0 bis 10) von 8,6 auf 5,9 zurück. Während der anschließenden Langzeitstudie schieden weitere 7 Patienten aus, 21 Patienten (64% der anfangs rekrutierten Gruppe) führten die Schmerztherapie weiter. Bei diesen Patienten betrug die durchschnittliche Behandlungsdauer 32 Monate (Bereich 12–60 Monate).

Bei diesen *langdauernd* Behandelten gingen die Schmerzwerte von 8,45 auf 4,90 zurück, die Funktionseinschränkungen (ermittelt mit dem *Oswestry-Fragebogen*) von 64 auf 50 Punkte. Die Dosierungen blieben während der Therapie stabil, es traten keine Anzeichen für Opioidmissbrauch oder Organtoxizität auf. Die Schmerz- und Funktionswerte dieser Langzeitgruppe waren signifikant besser als in der Gruppe der 12 Studienabbrecher, die anderweitig behandelt wurden. Der Autor dieser wertvollen Studie hebt die Notwendigkeit einer *ständigen Betreuung und Beratung* der Patienten unter Opioidtherapie hervor.

3.4.4. Umfang der Opioidverordnung in Deutschland

Der Verbrauch an Morphin für therapeutische Zwecke wird – weltweit vergleichend – aus Daten des *International Narcotic Control Board* (INCB, eine UN-Behörde mit Sitz in Wien) ermittelt. Nach diesen Daten kam es in Deutschland zwischen 1983 und 2000 zu einer starken relativen Zunahme des Morphinverbrauchs von 0,7 auf 20 kg Morphin pro Jahr und 1 Mio. Einwohner, also um den Faktor 30. Dennoch besteht weiterhin ein erhebliches *Defizit* in der Versorgung von Schmerzpatienten. Rechnerisch reicht diese Menge lediglich für die Dauerbehandlung von ca. 25% der Tumorpatienten mit *"opioidpflichtigen"* Schmerzen aus.

Mittlerweile übersteigt der Verbrauch an *neuen Opioidpräparaten*, vor allem Oxycodon, Hydromorphon sowie an *transdermalen Pflastern* mit Fentanyl und Buprenorphin (in Morphinäquivalenz ausgedrückt) deutlich den Verbrauch von Morphin, so dass derzeit ein Verbrauch von starken Opioiden in Deutschland äquivalent mit mindestens 50 kg Morphin pro Jahr und 1 Mio. Einwohner geschätzt werden kann. Diese Zahlen zeigen an, dass derzeit eine rapide Verbesserung der bisherigen Mangelsituation abläuft. Neuere Zahlen der *AOK Hessen* zur Verordnungshäufigkeit von Opioiden zeigen einen entsprechenden Trend (Sabatowski et al 2003).

3.4.5. Konsensusempfehlungen zur Opioidtherapie

Bei der Anwendung von Opioiden müssen immer die oben genannten *WHO-Empfehlungen* umgesetzt werden. Durch einen Konsensusprozess wurden in Deutschland weitergehende Aussagen und Empfehlungen erarbeitet, die nachfolgend verkürzt wiedergegeben sind (Sorgatz et al. 2002).

- Bei schweren Schmerzen, bei denen die schmerztherapeutischen Optionen ohne befriedigendes Ergebnis bleiben, muss der Einsatz von Opioiden geprüft werden.
- Schmerzen bei entzündlichen und degenerativen Wirbelsäulen- und Gelenkerkrankungen (hier wird auch der Morbus Bechterew genannt) haben eine gute Prognose für eine erfolgreiche Opioidtherapie.
- Vor allem solche Patienten, die bereits bei einer niedrig dosierten Opioidtherapie deutliche Schmerzminderungen erfahren, haben eine gute Prognose für eine erfolgreiche Langzeitbehandlung.
- Patienten mit einer psychischen Komorbidität haben eher keine gute Prognose für eine erfolgreiche Opioidtherapie.
- Die schmerztherapeutische Wirksamkeit und die Nebenwirkungen der Opioidbehandlung müssen dokumentiert werden (Schmerztagebuch mit Schmerzskala).
- Muss die Dosierung im Verlauf der Behandlung erheblich erhöht werden, treten erfahrungsgemäß subjektiv belastende Wirkungen auf, die häufig zum Therapieabbruch führen.
- Bei der analgetischen Wirksamkeit und den belastenden Nebenwirkungen bestehen erhebliche individuelle und präparatspezifische Unterschiede. Durch Präparatewechsel (*Opioidrotation*) soll ein individuell optimales Präparat ermittelt werden.
- Der Patient sollte vor und während der Opioid-Therapie interdisziplinär in einem Schmerzkonzil oder einer Schmerzkonferenz vorgestellt werden.

- Mit dem Patienten und der Bezugsperson sollen die Prinzipien und Ziele der Behandlung sowie der Verlaufskontrolle erörtert und schriftlich fixiert werden.
- Die zeitweilige Einschränkung der Verkehrstüchtigkeit – besonders initial und bei Dosis- bzw. Präparatewechsel – muss dem Patienten (auch schriftlich) erklärt werden.
- Bei Unterbrechung der Opioidtherapie soll die Dosierung ausschleichend reduziert werden, um ein Entzugssyndrom zu vermeiden

3.4.6. Fazit

Trotz der erheblichen Erfahrungs- und Wissensfortschritte beim Einsatz von Opioiden in der Schmerztherapie ist der Langzeiteinsatz von Opioiden noch nicht als ärztliche Routine anzusehen. Die ausführliche Information des Patienten als Basis für eine vertrauensvolle Kooperation mit dem betreuenden Arzt einerseits und die regelmäßige oder bedarfsweise Konsultation eines einschlägig erfahrenen Schmerztherapeuten sind unverzichtbare Erfordernisse für Erfolg und Sicherheit dieser Therapie.

4. Schmerztherapie bei Morbus Bechterew

4.1. Einführende Überlegungen

4.1.1. Bedarf an Schmerztherapie

Die im Abschnitt 1 vorgestellten Daten (Feldkeller und Lemmel 2000) zeigen, dass ca. 30% der Patienten mit Morbus Bechterew starke bis sehr starke Schmerzen erleiden, die offensichtlich nicht nach dem heutigen Stand der Erkenntnis und den modernen Therapieempfehlungen behandelt werden.

Bei Schmerzen des muskuloskelettalen Systems stützt sich die effiziente Schmerztherapie auf die 4 Säulen:

- Medikamentöse Therapie
- Physikalische Therapie und Elektrostimulation
- Bewegungstherapie
- Psychotherapie und Schmerzbewältigung

Der folgende Abschnitt befasst sich ausschließlich mit der medikamentösen Schmerztherapie unter Verwendung von Analgetika, die weiteren Ansätze sind in anderen Kapiteln dieses Buches dargestellt.

4.1.2. Analgetika und Bewegungstherapie müssen kombiniert werden

Man kann davon ausgehen, dass durch eine effiziente medikamentöse Schmerztherapie auch das therapeutische *Potential der Bewegungstherapie* besser ausgeschöpft werden kann. Die therapeutisch indizierte Bewegungstherapie zur Vermeidung oder Verzögerung der Versteifung sollte bei Patienten mit Morbus Bechterew möglichst nicht durch Schmerzen behindert werden. Andererseits kann ein – insbesonders falsch dosiertes – Bewegungstraining zu einer Verstärkung der Schmerzen führen. Diese müssen deshalb durch eine vorübergehende zusätzliche Schmerztherapie abgefangen werden.

Die Bewegungstherapie hat mehrfache Wirkungen auf den Schmerz:

- Vermeidung bzw. Verzögerung der Versteifung der Wirbelsäule und den aus den Fehlstellungen resultierenden Schmerzen
- Kräftigung der Muskulatur und Verminderung der Schmerzen durch muskuläre Über- und Fehlbelastungen
- Unmittelbare Dämpfung von Schmerzen, z.B. durch Freisetzung schmerzhemmender Neurotransmitter

Die *medikamentöse Schmerztherapie* und die *Bewegungstherapie* unterstützen sich gegenseitig. Dementsprechend müssen sie nicht alternativ, sondern gleichzeitig und synergistisch angewandt werden.

4.1.3. Erfüllen NSAR den Bedarf an Schmerztherapie?

Die Mehrzahl der Patienten mit Morbus Bechterew wird lebenslang oder zumindest über lange Lebensabschnitte mit den klassischen entzündungshemmenden Antirheumatika (*NSAR*) behandelt (siehe Kap. 23). Die NSAR haben alle auch eine *analgetische* Wirkung, zu der primäre neurophysiologische Mechanismen (z.B. durch Hemmung der neuronalen Schmerzverarbeitung im ZNS) und sekundäre Mechanismen (über die Entzündungshemmung) beitragen.

In vielen Fällen starker Schmerzen ist die analgetische Wirkung der NSAR jedoch *nicht ausreichend*, es verbleibt ein hoher Anteil von mindestens ca. 30% der Patienten mit starken und sehr starken Schmerzen, der im Hinblick auf den Schmerz unterversorgt ist (s. Abb. 1). Die Anwendung der NSAR hat außerdem ihre Grenzen, vor allem bei älteren Menschen, bei denen das Risiko für schwere bis lebensbedrohliche gastrointestinale und nephrotoxische Wirkungen rapide ansteigt.

Die *Schmerztherapie mit Analgetika* ist also unverzichtbar. Sie gehört zum Standard der Versorgung von Patienten mit Morbus Bechterew und darf *nicht* als *"adjuvante Therapie"* eingestuft und deklassiert werden. Der nachfolgende Abschnitt soll die Grundsätze der medikamentösen Schmerztherapie (s. o.) auf Morbus Bechterew anwenden.

4.2. Stufenplan und Medikamentenauswahl für die Schmerztherapie bei Morbus Bechterew

Aus den Erfahrungen der Analgetikabehandlung von Schmerzen des muskuloskelettalen Systems, insbesondere bei entzündlichen rheumatischen Krankheiten, wird eine *Adaptierung* des *WHO-Stufenschemas* zur Schmerzbehandlung bei Morbus Bechterew vorgeschlagen (Tabelle 5). Für den Einstieg in die Therapie mit Analgetika wurde hierbei bewusst nur eine begrenzte Anzahl der verfügbaren Analgetika ausgewählt. Mit zunehmender Erfahrung kann der Arzt seine Medikamentenpalette erweitern und anpassen.

Grundsätzliche und theoretische Aspekte, vor allem zu den Opioiden, findet der Leser im Abschnitt 3 dieses Kapitels. Eine umfangreiche Darstellung der NSAR, die größtenteils

Tabelle 5. Stufenplan zur Schmerzbehandlung bei Morbus Bechterew

Stufe 1
Nicht-Opioide (hierzu gehören auch NSAR, siehe Kap. 23)
- Paracetamol
- Metamizol
- Flupirtin
- Coxibe (Rofecoxib, Celecoxib, Valdecoxib, s. Kap. 23)

Stufe 2
Schwache Opioide, jeweils zuzüglich Präparat der Stufe 1
- Tramadol retard
- Tilidin/Naloxon retard

Stufe 3
Starke Opioide, jeweils zuzüglich Stufe 1 -Präparat
- Morphin (Retard-Tablette)
- Hydromorphon (Retard-Tablette)
- Oxycodon retard (Retard-Tablette)
- Buprenorphin TTS (Pflaster)
- Fentanyl TTS (Pflaster)

den und dort auch eingesetzt werden können, findet sich in Kap. 23 dieses Buches.

Wenn die Schmerzen unter Therapie mit *NSAR* und den nachstehend erörterten *Nicht-Opioid-Analgetika* der Stufe 1 persistieren oder wenn NSAR sich wegen eines erheblichen Risikos gastrointestinaler oder nephrologischer Nebenwirkungen verbieten, sind *Opioide der Stufe 2* indiziert. Die unter Anwendungs-Gesichtspunkten wichtigsten Substanzen sind Tramadol und Tilidin (mit Naloxon). Zur Dauerbehandlung von Schmerzen sind die *Retard–Präparate* einzusetzen, bei denen die opioid-typischen Nebenwirkungen nur abgeschwächt auftreten.

Der Gebrauch von Opioiden zur Behandlung rheumatischer Schmerzen wurde lange Zeit abgelehnt, mittlerweile liegen jedoch einige positive Berichte (z.B. Dellemijn 2001) und Anwendungsstudien vor (s. Abschnitte 3.4.1 bis 3.4.3). Der *WHO-Stufenplan* empfiehlt grundsätzlich, *Opioide* insbesondere mit solchen Stufe 1-Analgetika zu *kombinieren*, die individuell bei einem Patienten bereits ihre schmerztherapeutische Wirksamkeit gezeigt haben.

4.3. Nicht-Opioid-Analgetika (WHO Stufe 1)

4.3.1. Paracetamol

Paracetamol ist als Tablette oder i.v.-Lösung (Perfalgan®) anwendbar. Letztere ist für die individuelle fallbezogene akute Testung der schmerztherapeutischen Wirksamkeit geeignet. Die Tabletten sind nicht verschreibungspflichtig. Ein typisches Dosierungsschema ist 8 x 0,5 g pro Tag.

In Vergleichsstudien bei postoperativen Schmerzen entspricht die Wirkungsstärke von 1 g Paracetamol der von 10 mg Morphin.

Seit Jahrzehnten ist Paracetamol ein in der Selbstmedikation bewährtes rezeptfreies Analgetikum, das auch im Alter und in der Kinderheilkunde bevorzugt zum Einsatz kommt. Insgesamt wird Paracetamol bei Einhaltung einer maximalen Tagesdosis von 4 g als das *sicherste Nichtopioid* angesehen. In diesem Dosisbereich treten praktisch keine Nebenwirkungen auf, insbesondere keine toxischen Wirkungen auf Leber oder Nieren.

Bei Dosierungen ab 8 g pro Tag kommt es jedoch zur Leberschädigung infolge der Bildung toxischer Metabolite. Diese Situation ist durch eine Begrenzung der täglichen Gesamtdosis auf 4 g sicher vermeidbar. Überdosierungen können innerhalb 12 Stunden durch das Antidot N-Acetylcystein behandelt („entgiftet") werden. Bei Alkoholkrankheit und akuter Virushepatitis kann man von einer Vorschädigung der Leber ausgehen, weshalb in der gängigen Sekundär- und Lehrbuchliteratur empfohlen wird, die Tagesdosis zu reduzieren, allerdings ohne konkrete Angaben. Eine kritische Übersichtsarbeit (Dart et al. 2000) fand jedoch weder klinische noch pharmakologische Evidenz für die Empfehlung einer Dosisreduktion bei Patienten mit Leberzirrhose verschiedener Ursache (einschließlich chronischem Alkoholabusus) oder mit Hepatitiden. Diese Autoren halten deshalb auch bei Alkoholkranken die längerdauernde Schmerztherapie mit Paracetamol für vertretbar, besonders auch im Hinblick auf das Schadensrisiko bei der Langzeitanwendung von NSAR.

4.3.2. Metamizol

Metamizol (Tropfen, Tablette, Ampulle) ist verschreibungspflichtig. Ein typisches Dosierungsschema ist 12 x 0,5 g pro Tag. Bei einer Tagesdosis von 8 g ist die maximale Wirkungsstärke erreicht. *Metamizol* hat die *stärkste analgetische Wirkung* unter den in Tabelle 5 aufgeführten Präparaten der Stufe 1. Wegen der *kurzen Halbwertszeit* muss es bei Dauerschmerzen alle 2 bis 3 Stunden gegeben werden – für Metamizol wäre die Entwicklung eines Retardpräparats dringend erforderlich!

Bis etwa 1982 war Metamizol ein rezeptfreies Analgetikum. Infolge einer eskalierenden Fehleinschätzung, die vor allem durch einen prominenten Pharmakologen ausgelöst wurde, kam Metamizol in den Verdacht, häufig Agranulozytosen zu verursachen. Durch die *Bostonstudie* wurde jedoch festgestellt, dass dieses Risiko mit ca. 1 Fall pro 1 Million Behandlungen extrem niedrig ist und deshalb nicht zu einer Einschränkung der schmerztherapeutischen Anwendung von Metamizol führen darf. Dieses Beispiel zeigt, wie eine eher irrational begründete Kampagne in der Fach- und Laienpresse ein sicheres, bewährtes und wirksames Schmerzmedikament ungerechtfertigt in Verruf bringen kann, so dass es über Jahre den Patienten vorenthalten wurde (Zimmermann 1988).

4.3.3. Coxibe

Coxibe sind gezielt entwickelte Medikamente, die selektiv die *Cyclo-Oxygenase-2* (COX-2) hemmen. Die *COX-2* wird vor allem bei Entzündungsprozessen exprimiert, und ist für die *Prostaglandin-Synthese* bei Entzündungen zuständig (siehe Kap. 23). Coxibe zeigen bei Morbus Bechterew eine gute Wirksamkeit (Dougados et al. 2001).

Die *COX-1* dagegen hat vielfältige physiologische Aufgaben, sie wird konstitutiv exprimiert. Die klassischen NSAR hemmen sowohl die COX-1 als auch die COX-2. Infolge der Hemmung der COX-1 interferieren die NSAR mit wichtigen physiologischen Prozessen, was zu den unerwünsch-

Tabelle 6. Richtlinien für den Einsatz von Coxiben – NICE Kriterien*

- Alter der Patienten ≥ 65 Jahre
- Gastroduodenale Ulzera, Blutungen oder Perforationen in der Vorgeschichte
- (Schwere) Begleiterkrankungen
- Ausmaß der Beschwerden erfordert hohe Dosis des Antiphlogistikums
- Begleitmedikation mit oralen Kortikosteroiden
- Therapie mit Antikoagulantien

* Quelle: Guidance on the use of cyclooxygenase (Cox) II selective inhibitors, celecoxib, rofecoxib, meloxicam and etodalac for osteoarthritis and rheumatoid arthritis. National Institute for Clinical Excellence (NICE), London, July 2001

ten und z.T. auch gefährlichen Nebenwirkungen der NSAR führt.

Die *Coxibe* sind vor allem unter Sicherheitsaspekten den konventionellen NSAR überlegen, denn das Risiko für schwere gastrointestinale Nebenwirkungen ist um mehr als 50% abgesenkt. Ihr therapeutisches Einsatzgebiet ist deshalb vor allem der Risikopatient für die typischen NSAR-Nebenwirkungen, also insbesondere der *ältere* Patient, bei dem die Langzeitbehandlung mit NSAR häufiger z.B. zu schweren Magenblutungen bis zur Perforation führen kann. Bei jüngeren Patienten mit Morbus Bechterew können dagegen die klassischen NSAR meistens ohne ein erhebliches Risiko auch in der Langzeittherapie eingesetzt werden. Für den Einsatz von Coxiben wurden 2001 die NICE-Kriterien erarbeitet, die in Tab. 6 wiedergegeben sind.

Ein besonderer Vorteil der *Coxibe* ist ihre *lange Wirkungsdauer*, die z.B. beim *Rofecoxib* 24 Stunden beträgt. Mit diesen Medikamenten kann der Patient mit Morbus Bechterew vor allem auch den Nacht- und Morgenschmerz therapeutisch unter Kontrolle bringen, falls erforderlich zusammen mit einem retardierten Opioid. Hierüber liegen zahlreiche Erfahrungsberichte vor. So wird beispielsweise *Rofecoxib* 1–2x täglich als Tablette (12,5 oder 25 mg) appliziert und als Abendmedikation zur Prävention des Nachtschmerzes empfohlen.

4.3.4. Flupirtin

Flupirtin (z.B. Katadolon®) ist in Form von Kapseln, auch in Retardform, Suppositorien oder Kinder-Suppositorien anwendbar. Die Tageshöchstdosis beträgt bei Erwachsenen 600 mg. Bei der Langzeit-Anwendung ist Flupirtin unproblematisch. Die Wirkungsdauer des nicht-retardierten Präparats beträgt 4–6 Stunden, kann aber bei älteren Menschen wegen der reduzierten Ausscheidung bis auf 15 Stunden zunehmen, so dass bei dieser Patientengruppe wegen der Kumulationsgefahr eine reduzierte Dosierung empfohlen wird.

Aus den bisherigen Erfahrungen ergeben sich die sinnvollen Indikationen, nämlich Rückenschmerzen, vor allem solche mit Muskelverspannungen, sowie Kopfschmerzen (Wörz 2001). Wegen der *muskelrelaxierenden* Eigenschaft kann man einen besonderen Nutzen von Flupirtin *im späteren Stadium* des Morbus Bechterew erwarten, wenn die Schmerzen mit Muskelverspannungen assoziiert sind.

Flupirtin ist ein Nicht-Opioid, für das experimentell *multiple neuropharmakologische Wirkungen* nachgewiesen wurden. Die folgenden Mechanismen im ZNS werden für die Analgesie als relevant herausgestellt (siehe auch Abschnitt 2.3. über spinale Mechanismen):

- Flupirtin verstärkt die *GABAerge Hemmung*, wodurch es muskelrelaxierend und antispastisch wirkt.
- Die Substanz hat antagonistische Wirkungen am *NMDA-Rezeptor*, was auf ein präventives Potential gegen neurophysiologische Chronifizierungsmechanismen hinweist.
- Flupirtin ist ein *Kalium-Kanal-Öffner* in Neuronen, wodurch das Ruhepotential stabilisiert und die neuronale Erregbarkeit generell herabgesetzt wird.

Der Synergismus dieser multiplen Mechanismen scheint für die wirkungsvolle *Analgesie* und *Muskelrelaxation* (bei wenig Nebenwirkungen) verantwortlich zu sein. Mit diesem Spektrum von Wirkungsmechanismen wird dem Medikament eine *antichroni-*

Tabelle 7. Stufe 2- Opioide

Substanz	Galenik/ Dosis	Anfangs-dosierung	Wirkungs-dauer	Maximal-dosis	Bioverfüg-barkeit	Potenz relativ zu Morphin
Tramadol retard	Tablette Kapsel	2 x 50 mg	8–12 h	600 mg/Tag	70%	1/10
Tilidin/Nalo-xon retard	Tablette	2 x 50 mg	8–12 h	600 mg/Tag	98%	1/10

fizierende Wirkung auf Schmerzen zugeschrieben, die jedoch klinisch bisher nicht sicher nachgewiesen ist.

Klinische Studien haben bisher eine gute Wirksamkeit des Flupirtin bei allen Arten von *Rückenschmerzen* sowie bei *Kopfschmerzen* belegt. Das Medikament ist für die Langzeit-Behandlung chronischer Schmerzen und Muskelverspannungen zugelassen.

Das Spektrum an Wirkungsmechanismen lässt Flupirtin als *interessantes Langzeit-Analgetikum* bei Morbus Bechterew erscheinen. Es kann sowohl mit Entzündungshemmern (einschließlich der Coxibe) als auch mit Opioiden kombiniert werden, wegen der unterschiedlichen Mechanismen kann man additive Wirkungen erwarten.

4.4. Opioide der WHO Stufe 2

4.4.1. Schnell wirksame und retardierte Opioide

Zwei bewährte *Retardpräparate*, nämlich *Tramadol retard* und *Tilidin/Naloxon retard*, sind in Tabelle 7 mit ihren pharmakologischen Eigenschaften dargestellt. Beide haben sich vor der Einführung der *Retardgalenik* bereits als *schnell wirksame Analgetika* in der Behandlung chronischer Schmerzen bewährt, mussten jedoch 6–8 mal täglich eingenommen werden. Die Präparate mit schneller Galenik sind nach wie vor verfügbar und werden bei chronischen Schmerzen zur Ermittlung einer notwendigen Dosisanpassung oder zur vorübergehenden Behandlung von Schmerzspitzen eingesetzt.

4.4.2. Tramadol retard

Tramadol (z.B. Tramal®) ist ein *Opioid-Agonist* am *μ-Rezeptor*, hat jedoch zusätzlich noch eine *deszendierende noradrenerge Hemmungswirkung* und bewirkt eine leichte Hemmung der Wiederaufnahme monoaminerger Transmitter, ähnlich wie die trizyklischen Antidepressiva. Als maximale Tagesdosis werden 600 mg genannt, darüber hinaus gehende Dosierungen lassen keine weitere Wirkungssteigerung mehr erwarten. Atemdepression und Obstipation wurden unter Therapie mit Tramadol nicht beobachtet, jedoch können am Beginn der Therapie Übelkeit, Schwindel und Koordinationsstörungen auftreten. Eine kontrollierte klinische Studie belegte die Effektivität bei chronischen unspezifischen Rückenschmerzen (*low back pain*, Schnitzer et al. 2000).

Entsprechend der WHO-Empfehlung, Opioide mit Stufe 1 – Analgetika zu kombinieren, wurde neuerdings ein retardiertes Kombinationspräparat mit Tramadol (37,5 mg) *und* Paracetamol (325 mg) europaweit zugelassen, Handelsname z.B. Zaldiar®.

4.4.3. Tilidin/Naloxon retard

Tilidin/Naloxon retard (z.B. Valoron N®) gilt als das stärkste Opioid außerhalb der Betäubungsmittel-Verschreibung. Die Analgesie wird meistens als stärker angegeben als die mit Tramadol. Das Naloxon wurde dieser Präparation beigegeben, um dem Missbrauch durch Suchtkranke vorzubeugen. Mit dem Retard-Präparat lässt sich unter zweimal täglicher Gabe eine anhaltende Analgesie erreichen. Mit Dosierungen oberhalb 600 mg täglich lässt sich die Analgesie

Tabelle 8. WHO-Stufe 3: Retardierde Opioide mit BTM-Pflicht

Substanz	Galenik Dosis	Anfangs-dosierung	Wirkungs-dauer	BTM-Limit für 30 Tage	Bioverfüg-barkeit oral	Potenz relativ zu Morphin
Oxycodon retard	Tablette 10/20/40/80 mg	2×10 mg pro Tag	8–12 h	15.000 mg	60–90%	2
Hydromorphon retard	Retardkapsel 4/8/16/24 mg	2×4 mg pro Tag	8–12 h	5.000 mg	30–50%	5
Morphin retard	Tablette u.a. 10 bis 200 mg	2×10mg proTag	8–12 h	20.000 mg	30%	1
Buprenorphin sublingual	Tablette s.l. 0,2/0,4 mg	3×0,2 mg	6–8 h	150 mg	50%	
Buprenorphin transdermal	Pflaster 35 bis 70 µg/h	35µg/h	48–72 h	150 mg		40
Fentanyl transdermal	Pflaster 25 bis 100 µg/h	25 µg/h	48–72 h	1.000 mg		100

nicht steigern. Die analgetisch wirksame Substanz ist der Metabolit *Nortilidin*, der eine Bioverfügbarkeit von 99% hat.

4.4.4. Wann WHO-Stufe 3 – Opioide?

Tramadol und Tilidin sind in ihrer Wirkungsstärke begrenzt. Oberhalb einer Tagesdosis von 400 mg lässt sich die Analgesie nur wenig steigern, weshalb erfahrene Anwender es vorziehen, bereits bei Erreichen dieses Dosisbereichs auf Stufe 3 Opioide zu wechseln, anstatt den oberen Dosisbereich der Stufe 2 Opioide auszuschöpfen.

4.5. Opioide der WHO-Stufe 3 (BTM-pflichtig)

Die Palette der starken Opioide, die zur Dauertherapie geeignet sind, wurde in den letzten Jahren stark erweitert. Eine Auswahl ist in Tabelle 8 zusammengestellt.

Alle Substanzen, mit Ausnahme von Buprenorphin, sind reine *Agonisten am µ-Rezeptor.* Ihre analgetische Wirkung lässt sich mit der Dosis kontinuierlich steigern. Buprenorphin ist ein kombinierter Agonist/Antagonist. Die Wirkungsstärke erreicht ein Maximum und nimmt bei weiter ansteigender Dosierung wieder ab (*"ceiling-effect"*). Dieser Effekt ist in der Anwendungspraxis jedoch ohne Bedeutung.

Wirkungen und Nebenwirkungen der starken Opioide sind individuell sehr unterschiedlich. Zur individuellen Optimierung der Schmerztherapie ist es durchaus gerechtfertigt, das Opioid in längeren Zeitabständen zu wechseln (Opioidrotation), bis der Patient sein Medikament der Wahl gefunden hat.

4.6. Eigenschaften und Anwendung der WHO-Stufe 3 Opioide

4.6.1. Oxycodon retardiert

Oxycodon ist ein BTM-pflichtiger *Opioidagonist am µ-Rezeptor.* Es ist ein Derivat von Codein. Die Basisdaten sind in Tabelle 8 zusammengefasst. Oxycodon ist als Retardtablette (z.B. Oxygesic®) in den Dosierungen 10, 20, 40, 80 mg zur Behandlung aller starken Schmerzen zugelassen. Die Wirkungsdauer beträgt 12 Stunden, die Anfangsdosis zweimal täglich 10 mg. Dann kann bei gegebener Notwendigkeit täglich um 50% erhöht und am Schmerz titriert werden.

Das auf dem deutschen Markt verfügbare *Retardpräparat* (Oxygesic®) hat durch eine Galenik mit zwei Komponenten die Besonderheit eines schnellen Wirkungseintritts (ca. 1 Stunde) *und* einer protrahierten Freisetzung. Wegen der anfänglich schnellen Anflutung kann direkt mit den Tabletten eine Dosistitration durchgeführt werden.

Oxycodon bildet keine analgetisch aktiven Metabolite und ist deshalb auch bei eingeschränkter Leber- und Nierenfunktion anwendbar. Es hat deutlich weniger Nebenwirkungen als Morphin, insbesondere liegt die Inzidenz einer Obstipation unter 10% und ist damit weit geringer als bei Morphin.

Oxycodon ist als injizierbares Analgetikum (Eukodal®) bereits seit langem im klinischen Gebrauch. Auf die Dosis bezogen hat Oxycodon eine 10-fach höhere analgetische Wirksamkeit als Morphin. Auch die Bioverfügbarkeit ist mit 60–90% wesentlich höher als die von Morphin.

4.6.2. Hydromorphon retardiert

Hydromorphon, ebenfalls ein BTM-pflichtiger *Opioidagonist am μ-Rezeptor,* ist als Retardkapsel (z.B. Palladon®) in den Dosierungen 4, 8, 16, 24 mg zur Behandlung aller starken Schmerzen bis zu einer Höchstmenge von 5.000 mg in 30 Tagen zugelassen (Basisdaten in Tabelle 8). Die Bioverfügbarkeit beträgt bei oraler Aufnahme ca. 30–50%, die Wirkungsdauer 12 Stunden. Die Anfangsdosis ist zweimal täglich 4 mg, dann kann gegebenenfalls täglich um 50% erhöht und an der Schmerzstärke titriert werden. Der Wirkungseintritt ist nach 1–2 Stunden zu erwarten.

Hydromorphon ist als injizierbares Analgetikum (Dilaudid®) bereits seit langem im klinischen Gebrauch. Auf die Dosis bezogen hat Hydromorphon eine 10-fach höhere analgetische Wirksamkeit als Morphin. Die Bioverfügbarkeit ist mit 60–90% wesentlich höher als die von Morphin.

4.6.3. Morphin retardiert

Retardiertes Morphin (z.B. MST®) ist ein BTM-pflichtiger *Opioidagonist am μ-Rezeptor.* Es kann bis zu einer Höchstmenge von 20.000 mg in 30 Tagen verordnet werden. Als Retardpräparat (Tablette, Granulat, Suspension, Mikropellets) ist es von mehreren Herstellern in Dosiereinheiten von 10 mg bis 200 mg für die orale Applikation verfügbar. Die Bioverfügbarkeit beträgt bei oraler Aufnahme ca. 30%, d.h. 30 mg Morphin p.o. entsprechen etwa 10 mg Morphin i.v. (Basisdaten in Tabelle 8).

Die Anfangsdosis liegt bei zweimal täglich 10 mg p.o.. Der Wirkungseintritt ist um mehrere Stunden verzögert, die Wirkungsdauer beträgt ca. 12 Stunden, bei einigen Präparaten bis zu 24 Stunden.

Nicht-retardierte Präparate von Morphin stehen als wässrige Lösung zur oralen (z.B. Tropfen) oder parenteralen Anwendung sowie als Tabletten oder Suppositorien zur Verfügung. Diese haben einen *schnellen Wirkungseintritt, sie* werden besonders zur Behandlung kurzzeitiger Schmerzspitzen (z.B. bei Bewegungstherapie) und zur schnellen Ermittlung des wirksamen Dosisbereichs für Morphin retard benötigt (Titrieren der wirksamen Dosis an der Schmerzstärke). Die Wirkung tritt bei i.v. Applikation innerhalb weniger Minuten ein, die Wirkungsdauer beträgt 2–4 Stunden.

Morphin wird u.a. in den Metaboliten Morphin-6-Glucuronid (M6G) umgewandelt, der ebenfalls als Agonist an den μ-Rezeptor bindet und so zur Analgesie, bei Akkumulation jedoch auch zur Toxizität, beitragen kann. Zur Akkumulation des M6G kommt es v.a. bei älteren Menschen mit eingeschränkten Ausscheidungsfunktionen (Niere, Leber). Bei älteren Patienten müssen deshalb niedrigere Anfangsdosierungen und kleinere Dosissteigerungen für Morphin gewählt werden.

Morphin ist der *„Klassiker"* unter den starken Opioidanalgetika. Es ist in Deutschland seit 1983 als Retardtablette verfügbar und hat in dieser Form wesentlich zur Neubewertung der Langzeittherapie von starken Schmerzen beigetragen (s Abschnitte 3.2 bis 3.4).

4.6.4. Buprenorphin

Buprenorphin (z.B. Temgesic®) ist ein *Partial-Agonist am μ-Rezeptor* (Basisdaten siehe Tabelle 8). Bei steigender Dosis treten zunehmend antagonistische Effekte auf, weshalb die Analgesie bei einer Dosis von 3–4 mg pro Tag einen Maximalwert erreicht (*"ceiling effect"*). Es ist deshalb sinnlos, die Dosierung über diesen Wert hinaus zu erhöhen. Diese Anwendungsbegrenzung besteht nicht bei den anderen hier aufgeführten Opioiden der Stufe 3.

Buprenorphin ist BTM-pflichtig und bis zu einer Höchstmenge von 150 mg in 30 Tagen anwendbar. Die Applikation erfolgt bei chronischen Schmerzen als Sublingualtablette oder Pflaster. Zur Akutschmerztherapie ist Buprenorphin auch als Injektionslösung verfügbar.

Die Obstipation ist deutlich geringer als bei Morphin. Buprenorphin bildet keine analgetisch aktiven Metabolite und ist deshalb auch bei eingeschränkter Leber- und Nierenfunktion anwendbar. Besonders diese Vorteile haben zur Weiterentwicklung der Substanz als Pflaster (*transdermales therapeutisches System, TTS*) geführt.

Mit der Sublingualtablette (*Buprenorphin-Sublingualtablette* à 0,2 mg oder 0,4 mg, z.B. Temgesic®) wird die Substanz direkt über die Mundschleimhaut schnell in den Blutkreislauf aufgenommen und erreicht unter Umgehung des hepatischen Kreislaufs (d.h. keine metabolischen Verluste durch den *"first pass effect"*) direkt das ZNS.

Die Bioverfügbarkeit bei sublingualer Applikation beträgt ca. 50%, die Wirkungsdauer 6–8 Stunden. Von der Anfangsdosis dreimal täglich 0,2 mg ausgehend kann die Dosis gegebenenfalls täglich um eine Tablette erhöht und bis zum Erreichen einer befriedigenden Analgesie an der Schmerzstärke titriert werden.

Auf die Dosis bezogen hat Buprenorphin eine 40-fach höhere analgetische Wirksamkeit im Vergleich zu Morphin. Die Bioverfügbarkeit ist mit 60–90% wesentlich höher als die von Morphin.

Buprenorphin-Pflaster (Transtec®, ein Transdermales Therapeutisches System, TTS) ist ein Matrixpflaster, bei dem die Wirksubstanz in die Klebeschicht eingearbeitet wurde. Das Pflaster reicht für eine Analgesiedauer von 3 Tagen und muss dann erneuert werden. Die vom Pflaster über die Haut in den Körper abgegebene Menge des Medikaments ist genau proportional zur Fläche des Pflasters. Es ist nur bei Dauerschmerzen einsetzbar. Die beste Indikation ist Dauerschmerz mit gleich bleibender Intensität. Bei variabler Schmerzintensität, z.B. im Tagesverlauf, kann man über das Pflaster keine Therapieanpassung vornehmen. Dazu müssen zusätzlich Sublingualtabletten mit Buprenorphin eingesetzt werden.

Ein wenig beachteter Nachteil ist, dass bei längerer Erhöhung der Hauttemperatur (z.B. durch Sauna, Fango, Sonnenbestrahlung) die Freisetzungsrate um bis 30% ansteigt.

Der Vorteil des Matrixpflasters gegenüber einem transdermalen Reservoirsystem (wie beim Fentanylpflaster bis 2004, s. Abschnitt 4.6.5) ist, dass es bei Beschädigung nicht zu einer unkontrollierten Freisetzung (und Überdosierung) kommen kann. Außerdem kann man das Pflaster zerschneiden, um eine proportional zur Fläche reduzierte Dosisrate einzustellen.

4.6.5. Fentanyl-Pflaster

Fentanyl ist ein *synthetischer Agonist am µ-Rezeptor* (Basisdaten siehe Tabelle 8). Das Opioid ist lipidlöslich und verteilt sich sehr schnell im ZNS. Auch die Diffusion durch die Haut und die Aufnahme in den Blutkreislauf wird durch die Lipidlöslichkeit begünstigt. Das Hauptanwendungsgebiet von injizierbarem *Fentanyl* war bisher die perioperative Akutschmerztherapie.

Bei dem für chronische Schmerzen entwickelten *Fentanylpflaster* (z.B. Durogesic®) handelt es sich um ein flaches Flüssigkeitsreservoir aus weichem Kunststoff, das auf die Haut aufgeklebt wird. Zur Haut hin bestimmt eine Membran mit definierter Diffusionsfähigkeit die Abgaberate. Seit Frühjahr 2004 bietet der Hersteller des Fentanylpflasters dieses auch als Matrixpflaster an, mit Freisetzungseigenschaften wie in Abschnitt 4.6.4 dargestellt.

Die Freisetzung von Medikamenten aus einem Pflaster ist zeitlich sehr konstant, die Abgabemenge pro Stunde ist genau proportional zur Fläche des Pflasters. Wegen seiner grossen Trägheit ist das Fentanylpflaster besonders gut einsetzbar zur Therapie gleichbleibender Schmerzen, bei stark wechselnden Schmerzen und plötzlichen Schmerzspitzen muss zusätzlich ein schnell freisetzendes Opioid oral gegeben werden. Hierfür wird eine Art Lutschbonbon mit Fentanyl – Actiq® – angeboten, aus dem das Fentanyl durch den Speichel herausgelöst und über die Mundschleimhaut schnell resorbiert wird.

Falls die Pflasteranwendung durch eine orale Opioidtherapie ersetzt wird, darf nach Entfernen des Pflasters erst nach ca. 24 Stunden die erste Dosis des oralen Folgepräparats gegeben werden. Weitere Besonderheiten zum transdermalen Pflaster s. Abschnitt 4.6.4.

Dieses erste *"Schmerzpflaster"* in Deutschland wurde nach seiner Einführung 1999 zu einem „Renner". Im Gesamtverbrauch (gemessen in Morphinäquivalenten pro Jahr und 1 Mio. Einwohner) hat es längst das retardierte Morphin überholt. Schmerzpatienten schätzen vor allem die langen Applikationsintervalle (3 Tage), die Entlastung von der oralen Medikamenteneinnahme und die Illusion, dass es sich dabei um eine „äusserliche" und damit risikofreie Anwendung handelt.

4.7. Behandlung der Opioid-induzierten Obstipation und Übelkeit

Die *Obstipation* ist eine häufige und oft auch schwerwiegende Folge der Opioidtherapie. Im Unterschied zu anderen Opioid-Nebenwirkungen wie Nausea und Tagesmüdigkeit zeigt sie *keine Toleranzentwicklung*. Die Häufigkeit und Schwere der Obstipation steigen mit dem Lebensalter an. Deshalb muss die Prävention oder Behandlung der Obstipation von Anfang an in das Konzept einer Opioidtherapie eingebunden werden.

Die Erfahrungen der letzten Jahre mit einer immer reichhaltigeren Palette von Opioiden zur Langzeitanwendung haben gezeigt, dass das Obstipationsrisiko der Opioide große Unterschiede zeigt. Eher häufiger ist die Obstipation bei Morphin und Dihydrocodein, seltener bei Oxycodon oder Hydromorphon. Sehr selten soll die Obstipation bei Buprenorphin sein. Bei den Stufe 2-Opioiden Tramadol und Tilidin (mit Naloxon) wird die Obstipation als ein eher seltenes Ereignis angegeben. Es lohnt sich, bei der individuellen Opioidrotation zur Optimierung von Analgesie und Nebenwirkungen besonders auf die Entwicklung oder den Rückgang einer Obstipation zu achten.

Zur Prophylaxe und Therapie der opioidbedingten Obstipation wird in Tabelle 9 das leicht modifizierte *Stufenschema Obstipation* wiedergegeben, das an der Schmerzambulanz der Universität Erlangen erprobt wurde (Sittl R et al, Lernprogramm Schmerztherapie, Universität Erlangen-Nürnberg 2002, Mitteilung bei Vortrag).

Zur Verringerung von Obstipationsproblemen können auch einfache Änderungen der Ernährung beitragen, z.B. ballaststoffreiche Nahrungsmittel und viel Flüssigkeitszufuhr, am einfachsten in Form von Wasser oder Mineralwasser.

Übelkeit bis zum *Erbrechen* ist eher eine vorübergehende Erscheinung bei Beginn oder Umstellung der Opioidtherapie. Sie klingt zumeist innerhalb einer Woche ab. Zur Behandlung hat sich *Metoclopramid* (3 x 30 Tropfen) bewährt, das am besten 20 Minuten vor dem Opioid eingenommen wird.

Tabelle 9. Stufenschema zur Therapie der opioidbedingten Obstipation

Stufe I – Natriumpicosulfat (Laxoberal®), abends 10–20 Tropfen oder – Macrogol (Isomol®) 2–4 Beutel tägl.
Stufe II (zusätzlich zu Stufe I) – Paraffin (Obstinol® mild) 10–20 ml oder – Sennosid (Liquidepur®) 2 x 5 ml
Stufe III (zusätzlich zu Stufe II) – Sorbitol (Mikroklist®) als Klistier – Einläufe – digitale Mastdarmausräumung

Quelle: R. Sittl, Schmerzambulanz Universität Erlangen, Vortragsmaterialien 2002, leicht modifiziert

Heidelberger Schmerztagebuch – Tagesprotokoll

Name/Code **Datum:**

Geben Sie auf den Skalen unter **A** die ***augenblickliche Stärke*** Ihrer Schmerzen an, jeweils mit Uhrzeit. Unter **B** notieren Sie bitte stichwortartig, was Sie gerade vorher gegen die Schmerzen getan haben.

A. Skalen für die Schmerzstärke

B. Schmerzbehandlung
Medikamente, Wärme, Ablenkungen, sonstige Aktivitäten

Uhrzeit **0** keine Schmerzen — stärkste vorstellbare **100** Schmerzen

morgens

vormittags:

mittags:

nachmittag

abends:

nachts:

C. Erträglichkeit
Bei welcher Schmerzstärke wären die Schmerzen für Sie erträglich?

0 — 100

D. Schmerzbild

Bitte zeichnen Sie die Schmerzregion(en) in das Körperschema ein, am besten mit einem farbigen Stift. Kennzeichnen Sie Ihren ***Hauptschmerz*** mit roter Farbe!

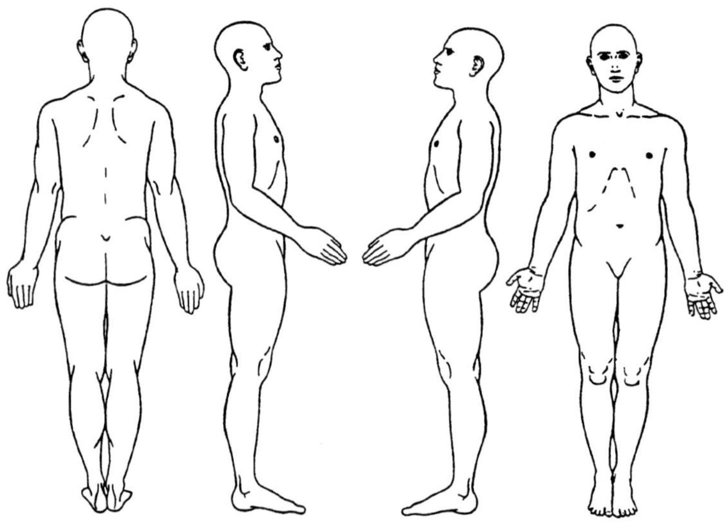

Abb. 10. Heidelberger Schmerztagebuch: **A.** Dokumentation der Schmerzstärke im Tagesverlauf. Das Schmerztagebuch kann beliebig an die benötigte zeitliche Auflösung bei der Dokumentation der Schmerzstärke angepasst werden. **B.** Angaben zu zeitgleichen Maßnahmen der Schmerztherapie. **C.** Schmerzskala zur Angabe des Erträglichkeitswerts eines Patienten, mit dem sich z.B. die Zielvorgabe des Patienten für eine Schmerztherapie visualisieren und dokumentieren lässt. **D.** Lokalisation und Ausbreitung des Schmerzes, vom Patienten in die verschiedenen Ansichten des Körperschemas eingezeichnet (Quelle: Schmerztherapeutisches Kolloquium, verändert aus der ursprüngliche Version des Heidelberger Schmerztagebuchs von Seemann und Zimmermann 1984)

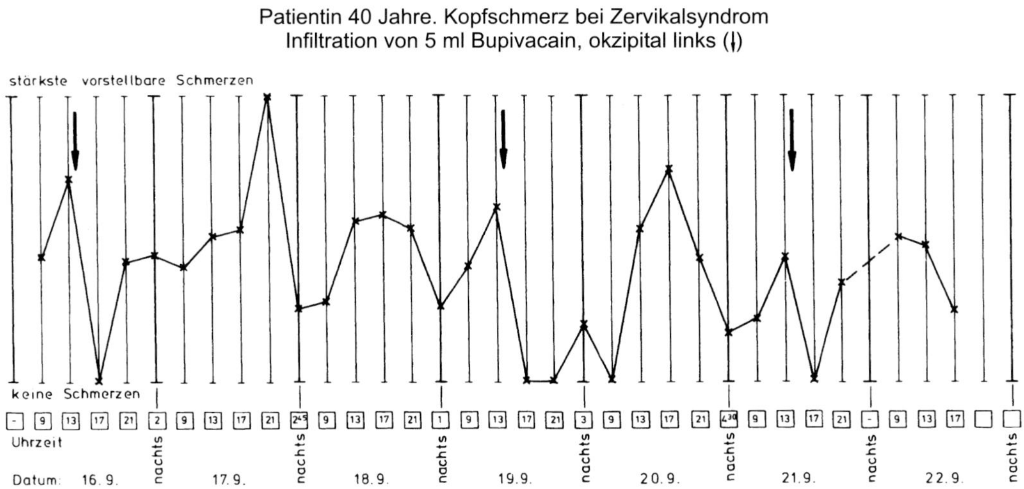

Abb. 11. Beispiel für den Zeitverlauf der Schmerzstärke und die Wirkung einer Schmerztherapie, mit dem Heidelberger Schmerztagebuch dokumentiert (Quelle: Seemann 1984)

4.8. Schmerzdokumentation zum Nachweis der analgetischen Wirksamkeit

Zum Nachweis der Wirksamkeit der Schmerztherapie müssen die Schmerzen dokumentiert werden. Dazu dienen vor allem Angaben, die der Patient selbst in einen Fragebogen und ein Schmerztagebuch einträgt (Seemann und Nilges 2001).

Die fortlaufende *Dokumentation* des Schmerzes muss mindestens die folgenden Parameter einbeziehen:

- Schmerzlokalisation
- Schmerzintensität
- Schmerzqualität
- schmerzbedingte Beeinträchtigungen

Bei chronischen Schmerzen sind Schmerzqualität und -lokalisation meistens stabil und brauchen nur in größeren Zeitabständen aufgezeichnet werden, z.B. bei Beginn und Ende einer Behandlung, deren Wirksamkeit geprüft werden soll. Für die *Schmerzqualität* werden Listen von Schmerzadjektiven verwendet, die die sensorischen, affektiven und bewertenden Aspekte des Schmerzerlebnisses charakterisieren (Seemann und Nilges 2001). Für die *Schmerzlokalisation* werden standardisierte Umrisszeichnungen des Körpers verwendet, in die der Patient selbst den Ort und die Ausbreitung seiner Schmerzen einzeichnet (Abbildung 10).

Der wichtigste Parameter zur Schmerzdokumentation im Hinblick auf die Therapiekontrolle ist die *Schmerzintensität*. Zur Erhebung eignen sich Skalen, z.B. die *"Numerische Rating Skala (NRS)"* mit den Stufen 0 (kein Schmerz) bis 10 (maximal vorstellbarer Schmerz), oder die *„Visuelle Analogskala"* (VAS), bei der der Patient die Schmerzstärke auf einer 10 cm langen Linie angibt.. Ein Schmerztagebuch enthält Skalen für wiederholte Angaben zur Schmerzstärke pro Tag. Die meisten Patienten lernen schnell, ihre subjektive Schmerzstärke auf der *NRS oder VAS* anzugeben.

Aus den wiederholten Patientenangaben mit einer *(NRS oder VAS)* kann der Zeitverlauf des Schmerzes über eine längere Periode zusammengestellt werden (Abb. 11). Aus solchen Aufzeichnungen kann man z.B. sehen, ob der Schmerz einen Tagesrhythmus hat (z.B. Exazerbation in der 2. Nachthälfte, wie für Patienten mit Morbus Bechterew typisch sein soll), ob eine Therapie anschlägt oder wie sich zwei verschiedene Therapien in ihrer Wirksamkeit unterscheiden.

Für den Patienten ist diese Darstellung *„seines Schmerzes"* im Zeitverlauf meistens sehr eindrucksvoll (Schülin et al. 1989). Sie hilft ihm, seine Wahrnehmungsfähigkeit für Veränderungen des Schmerzes zu schärfen. Auch die Kommunikation zwischen Arzt und Patient wird beim Gespräch über die dokumentierten Schmerzen differenzierter.

4.9. Teilnahme am Straßenverkehr unter Opioidbehandlung

4.9.1. Beratung des Patienten über Vigilanz und Reaktionsvermögen

Es ist lange bekannt, dass Opioide und andere zentralnervös ansetzende Medikamente *schlaffördernd* wirken und die *Vigilanz* und das *Reaktionsvermögen beeinträchtigen* können. Diese Effekte können bereits durch geringen Alkoholkonsum *potenziert* werden.

Die Erfahrung bei der *Dauerbehandlung* mit Opioiden hat gezeigt, dass *Müdigkeit*, *Benommenheit* und *Schwindel* bei den meisten Patienten nur auftreten

- bei Beginn der Opioidtherapie
- bei Dosiserhöhung
- bei Änderungen des Präparats

Nach solchen *Änderungen der Opioidtherapie* ist mit hoher Wahrscheinlichkeit von einer *zeitweiligen Fahruntüchtigkeit* auszugehen. Einschränkungen können z.B. auch bei der Arbeit an Maschinen mit Verletzungsgefahr bestehen.

Bei der weiteren regelmäßigen Einnahme des Opioids, insbesondere unter Verwendung eines Retardpräparats oder transdermalen Pflasters, gehen diese Nebenwirkungen und Einschränkungen im Verlauf von etwa 2 Wochen meistens stark zurück oder verschwinden völlig.

Der Arzt muss seinen Patienten vor Beginn einer Opioidbehandlung über diese möglichen Einschränkungen der Vigilanz, des Reaktionsvermögens und der Fahrtüchtigkeit *aufklären*. Das Gespräch sollte in einer Weise erfolgen, die beim Patienten keine Verunsicherungen oder Ängste auslöst. Zu der gesprächsweisen Erörterung sollte der Arzt dem Patienten ein inhaltlich gleichlautendes Merkblatt übergeben.

Die Empfehlung an den Patienten sollten vor allem beinhalten:

- kein Führen eines Kfz während mindestens 2 Wochen nach Beginn oder Umstellung der Therapie
- Dokumentation des Therapieerfolgs, der Nebenwirkungen der Opioidbehandlung und des physischen und psychischen Zustands des Patienten während und nach Ablauf der zweiwöchigen Anfangs- bzw. Umstellungsphase
- kein Führen eines Kfz auch nach Ablauf dieser Zeit bei schlechtem Allgemeinzustand des Patienten
- Hinweis des Arztes an den Patienten auf seine Pflicht zur kritischen Selbstprüfung
- in unklaren Fällen Empfehlung an den Patienten zur Überprüfung des Reaktionsvermögens durch den TÜV oder ein testpsychologisches Institut

Bei der Entscheidung über die Verkehrsteilnahme besteht in jedem Fall die volle Eigenverantwortlichkeit des Patienten.

4.9.2. Rechtslage, Untersuchungen und Informationen zur Verkehrstüchtigkeit unter Medikamenten

Nach dem *Straßenverkehrsgesetz* wird das Führen eines Kfz unter Einfluss berauschender Mittel als Ordnungswidrigkeit eingestuft. Nach einer Gesetzesänderung (StVG § 24a, vom 28.4.1998) gilt dies jedoch nicht, wenn die Substanz aus der bestimmungsgemäßen Einnahme eines für einen konkreten Krankheitsfall verschriebenen Arzneimittels herrührt (Bundesgesetzblatt 1998).

Für den Fall, dass ein mit Opioiden behandelter Schmerzpatient in einen Verkehrsunfall verwickelt ist, wird er wie jeder andere Verkehrsteilnehmer auch für eventuelles Fehlverhalten zur Rechenschaft gezogen. Entsprechend der vorstehenden Rechtslage ist jedoch die Tatsache, dass er ein ärztlich verordnetes Opioid eingenommen hat, für sich allein kein schuldhaftes Verhalten. In Zweifelsfällen muss die Frage der Fahrtüchtigkeit retrospektiv durch einen Gutachter bewertet werden.

Wissenschaftliche Untersuchungen zur *Fahrtüchtigkeit* unter Opioidtherapie wurden durch Messungen von Reaktionszeiten, z.B. einem Test am PC, und von Bremsvorgängen unter Zielvorgabe im Fahrsimulator durchgeführt (Mörike und Gleiter 2002; Strumpf et al. 1997). Dabei konnten qualitative subjektive Erfahrungen bestätigt und ergänzt werden: Im Hinblick auf die Reaktionen bestehen nur geringe oder keine signifikante Unterschiede zwischen Schmerzpatienten unter einer stabilen Dauerbehandlung mit einem Opioid und Gesunden. *Stärkere Einschränkungen* ergaben sich unter Behandlung mit *Benzodiazepinen*.

In einer sehr sorgfältigen prospektiven Studie bei 23 Patienten (Alter 18–67 Jahre) mit nicht-tumorbedingten chronischen Schmerzen, bei denen eine Therapie mit Fentanylpflaster (Dosierung bis 75 µg/Stunde) begonnen wurde, traten nach einer Einstellungsphase von 2 Monaten keinerlei Verschlechterungen von kognitiven Variablen, Parametern der Fahrtüchtigkeit und des posturalen Gleichgewichts auf.

Bei der Auswertung von Verkehrsunfällen im Hinblick auf die Mitbeteiligung von Medikamenten (durch Blutproben nach dem Unfall ermittelt) ergab sich eine geringe Risikoerhöhung durch Opioide (Mörike und Gleiter 2002), wobei jedoch nicht festgestellt wurde, ob die Opioide missbräuchlich oder zur Schmerztherapie benutzt wurden. Auch zur Frage einer Langzeit- oder Akuttherapie mit dem Opioid enthält die Arbeit keine Angaben.

Bei den Verkehrsunfällen mit Medikamentenbeteiligung waren *Benzodiazepine* mit Abstand die meistgenannte Gruppe. Es konnte ein relatives (erhöhtes) Risiko von ca. 1,6 errechnet werden (Mörike und Gleiter 2002). Bei einer der ausgewerteten Untersuchungen ergab sich für die trizyklischen Antidepressiva bei *älteren* Patienten ein stark erhöhtes relatives Risiko von 5 für die Verwicklung in einen Verkehrsunfall. Aus dem dabei angegebenen höheren Dosisbereich kann man schließen, dass die Trizyklika zur Depressionsbehandlung eingesetzt wurden.

Durch weitere Arbeiten sollten die Bedingungen eingeschränkter Handlungsfähigkeit unter Opioidtherapie und deren Vermeidung noch besser erforscht werden, damit Schmerzpatienten nicht durch eine wirksame Schmerztherapie Einbußen in ihrer Lebensqualität ertragen müssen.

10 Fragen zum Thema

1. Wie beschreibt der Patient den typischen Bechterew-Schmerz?

Dumpfe und tief lokalisierte Schmerzen, die in körperlicher Ruhe, v.a. beim Nachtschlaf, erheblich stärker werden. Die Zunahme während der Nachtruhe führt häufig zum Aufwachen in der 2. Nachthälfte. Bei der täglichen Bewegungsaktivität dagegen geht die Schmerzintensität innerhalb von typischerweise 2 Stunden zurück. Die Schmerzen werden meistens zunächst im unteren Rücken lokalisiert, mit dem Fortschreiten der Erkrankung breiten sie sich schleichend zum Thorax und zur Halswirbelsäule aus. Viele Patienten berichten zusätzlich über ausstrahlende Muskel- und Gelenkschmerzen in den Beinen bis zu den Knien, auch Fersenschmerzen werden häufig angegeben. Starke Schmerzen sind für die meisten Patienten der stärkste Behinderungsgrund.

2. Wie entsteht der typische Bechterew-Schmerz?

Der Schmerz entsteht in Folge einer Entzündung im Gelenkbereich, wobei auch Zytokine als Entzündungs- und Schmerzmediatoren mitwirken. Im fortgeschrittenen Stadium der Erkrankung, wenn eine Versteifung der WS eingetreten und die Entzündungsaktivität zurückgegangen ist, überwiegen allmählich sekundäre (Muskel-)Schmerzen in Folge der eingetretenen Fehl- und Korrekturhaltungen. Zusätzlich kommt es bei vielen älteren Patienten zu einer begleitenden Osteoporose, die wegen der Wirbelfrakuren und –sinterungen ebenfalls Schmerzen auslösen.

3. Wie lässt sich in der Praxis der Bechterew-Schmerz von anderen Schmerzen unterscheiden?

Der Bechterew-Schmerz im Lumbalbereich entwickelt sich anfangs schleichend über mehrere Monate. Er geht bei körperlicher Aktivität zurück und nimmt v.a. bei der Nachtruhe zu, was häufig dazu führt, dass der Patient am frühen Morgen wegen der Schmerzen aufwacht.

4. Welche diagnostischen Maßnahmen sind aus Sicht des Algesiologen bei Schmerzen notwendig?

Eine gezielte Schmerzdiagnostik, unter Einbeziehung von

- Topographie (Rücken, auch periphere Gelenke, auch Thorax)
- Zeitverlauf (z.B. Nachtschmerz?)
- schmerzbedingte Behinderungen (Schlafmangel, Depression, Schonhaltungen)

5. Ist bei Morbus Bechterew eine „Schmerzprävention" möglich?

Ja! Durch Anwendung eines individuell wirksamen Analgetikums in regelmäßigen Zeitintervallen kann der Schmerz dauerhaft kontrolliert werden. Die Zeitintervalle zwischen den Anwendungen müssen so gewählt werden, dass die nächste Dosis gegeben wird, bevor die Wirkung der vorausgehenden Applikation abgeklungen ist.

6. Gibt es bei Morbus Bechterew therapierefraktäre Schmerzen?

Nein, nicht wenn die Schmerztherapie nach dem WHO-Stufenschema durchgeführt wird. Das Prinzip dabei ist, bei ungenügender Wirksamkeit eines Analgetikums zunächst die Dosis zu erhöhen und bei weiterhin unzureichender analgetischer Wirkung auf ein (stärkeres) Analgetikum der nächsten Stufe zu wechseln und erneut die Dosierung zu bestimmen. Bei diesem Einstellungsvorgang (Dosistitration) ist es notwendig, die Schmerzstärke wiederholt mit einer Schmerzskala zu dokumentieren.

7. Welche nicht-medikamentösen Therapiemöglichkeiten bestehen?

Hier sind ganz besonders die verschiedenen Formen der Bewegungstherapie (Physiotherapie, Medizinische Trainingstherapie, Sport) wirksam, die zu jeder anderen Form der Schmerztherapie synergistisch wirken. Wichtige Grundsätze sind dabei:

- möglichst aktive Formen der Bewegung wählen
- die Motivation des Patienten zur mehrfachen, abwechslungsreichen und hinreichend langdauernden regelmäßigen Aktivität im Tagesablauf bestärken
- auch bei der Bewegungstherapie ist eine ausreichende Dosierung erforderlich

Schmerztherapeutisch wirksam sind außerdem noch:

- Physikalische Therapie, z.B. TENS
- Entzündungshemmende Therapie, z.B. NSAR, TNF-α-Hemmer
- Radontherapie

8. Gibt es bei der medikamentösen Schmerzbehandlung ein sinnvolles „Stufenschema"?

Ja, das WHO-Stufenschema, das jedoch noch besser an die Besonderheiten des Schmerzes bei Patienten mit Morbus Bechterew angepasst werden müsste.

9. Schmerzbehandlung in der Praxis: welche Fehler sollte man vermeiden?

A) Behandlung von Dauerschmerzen nicht „bei Bedarf", sondern prophylaktische Gabe des Analgetikums in regelmäßigen Zeitintervallen. B) Das Analgetikum nicht nach dem Grundsatz „so wenig wie möglich" verordnen, sondern die Dosis an der Schmerzstärke titrieren

10. Was lässt die Zukunft für die Schmerzbehandlung bei Morbus Bechterew erwarten?

Beseitigung aller traditionellen Vorurteile von Patienten und Ärzten gegen den Gebrauch von Analgetika einschließlich der Opioide („Opiophobie"); rationale Anwendungsregeln für die Ausnutzung der Synergien aller auf den Schmerz wirkenden Behandlungs- und Selbstbehandlungsmethoden

Literatur

Bundesgesetzblatt 1998 Teil I Nr. 25, ausgegeben zu Bonn am 8. Mai 1998

Carbon RJ, Macey MG, McCarthy DA, Pereira FP, Perry JD, Wade AJ (1996) The effect of 30 min cycle ergometry on ankylosing spondylitis. Br J Rheumatol 35:167–177

Cowan DT, Wilson-Barnett J, Griffiths P, Allan LG (2003) A survey of chronic noncancer pain patients prescribed opioid analgesics. Pain Med 4:340–351

Dart RC, Kuffner EK, Rumack BH (2000) Treatment of pain or fever with paracetamol (acetaminophen) in the alcoholic patient: a systematic review. Am J Ther 7(2):123–134

Dellemijn PL (2001) Opioids in non-cancer pain: a life-time sentence? Eur J Pain 5:333–339

DGRh, Deutsche Gesellschaft für Rheumatologie (Hrsg.) (1995) Qualitätssicherung in der Rheumatologie. Steinkopf, Darmstadt

Dougados M, Behier JM, Jolchine I, Calin A, van der Heijde D, Olivieri I, Zeidler H, Herman H (2001) Efficacy of celecoxib, a cyclooxygenase 2-specific inhibitor, in the treatment of ankylosing spondylitis: a six-week controlled study with comparison against placebo and against a conventional nonsteroidal antiinflammatory drug. Arthritis Rheum 44:180–185

Edoff K, Granseth B (2001) Neuropeptide content and physiological properties of rat cartilage-projecting sensory neurones co-cultured with perichondrial cells. Neurosci Lett 315:141–144

Falkenbach A, Curda B (2001) Aktiver Morbus Bechterew: Symptomatik, Einschränkung der Lebensqualität, Therapiebeurteilung und Therapieerwartung aus Sicht des Patienten. Rehabilitation (Stuttg.) 40:275–279

Feldtkeller E, Lemmel E-M (2000) Zur Situation von Spondyloarthritis-Patienten. Ergebnisse einer Repräsentativbefragung der Deutschen Vereinigung Morbus Bechterew. Novartis Pharma, Nürnberg, S. 1–215

Gerecz-Simon EM, Tunks ER, Heale JA, Kean WF, Buchanan WW (1989) Measurement of pain threshold in patients with rheumatoid arthritis, osteoarthritis, ankylosing spondylitis, and healthy controls. Clin Rheumatol 8:467–474

Incel NA, Erdem HR, Ozgocmen S, Catal SA, Yorgancioglu ZR (2000) Pain pressure threshold values in ankylosing spondylitis. Rheumatol Int 22:148–150

Jajic Z, Jajic I, Dubravica M, Sisek M, Serbo B (1994) [Analysis of the location of pain related to sacroiliitis in ankylosing spondylitis] [Article in Croatian]. Reumatizam 41:1–3

Jamieson AH, Alford CA, Bird HA, Hindmarch I, Wright V (1995) The effect of sleep and nocturnal movement on stiffness, pain, and psychomotor performance in ankylosing spondylitis. Clin Exp Rheumatol 13:73–78

Kalso E, Allan L, Dellemijn PL, Faura CC, Ilias WK, Jensen TS, Perrot S, Plaghki LH, Zenz M, European Federation of Chapters of the International Association for the Study of Pain (2003)

Recommendations for using opioids in chronic non-cancer pain. Eur J Pain 7:379–380

Maier C, Hildebrandt J, Klinger R, Henrich-Eberl C, Lindena G, MONTAS Study Group (2002) Morphine responsiveness, efficacy and tolerability in patients with chronic non-tumor associated pain – results of a double-blind placebo-controlled trial (MONTAS). Pain 97:223–233

Menefee LA, Frank ED, Crerand C, Jalali S, Park J, Sanschagrin K, Besser M (2004) The effects of transdermal Fentanyl on driving, cognitive performance, and balance in patients with chronic non-malignant pain conditions. Pain Medicine 5:42–49

Mörike K, Gleiter CH (2002) Beeinflussung der Fahrtüchtigkeit durch Arzneimittel. Internist 43:889–898

Mogil JS (Ed) (2004) The Genetics of Pain. Progr Pain Res Manag Vol 28. IASP Press, Seattle, 352 pp

Olmarker K (2001) Radikuläre Schmerzen – Aktuelle pathophysiologische Konzepte und therapeutische Implikationen. Der Schmerz 15:425–429

Polacek P (1966) Receptors of the joints, their structure, variability and classification. Lekarska Fakulta, Universitat J.E. Purkyne V. Brno 23:1–107

Portenoy RK, Foley KM (1986) Chronic use of opioid analgesics in non-malignant pain: report of 38 cases. Pain 25:171–186

Sabatowski R, Ihle P, Schubert I, Elsner F, Radbruch L (2003) Zur Verordnungsweise von Opioiden: eine Untersuchung auf der Basis einer regionalen Versichertenstichprobe. Der Schmerz 17, Suppl 1:69

Sandkühler J, Liu X-G (1998) Induction of long-term potentiation at spinal synapses by noxious stimulation or nerve injury. Eur J Neurosci 10:2476–2480

Schnitzer TJ, Gray WL, Paster RZ, Kamin M (2000) Efficacy of tramadol in treatment of chronic low back pain. J Rheumatol 27:772–778

Schofferman J (1999) Long-term opioid analgesic therapy for severe refractory lumbar spine pain. Clin J Pain 15:136–140

Schülin C, Seemann H, Zimmermann M (1989) Erfahrungen mit der Anwendung von Schmerztagebüchern in der ambulanten Versorgung von Patienten mit chronischen Schmerzen. Der Schmerz 3:133–139

Seemann H (1984) Schmerzdokumentation für den ambulanten Patienten. In: Zimmermann M, Handwerker HO (Hrsg) Schmerz – Konzepte und ärztliches Handeln. Springer Verlag Heidelberg, S. 249–259

Seemann H, Nilges P (2001) Schmerzdokumentation. In: Zenz M, Jurna I (Hrsg) Lehrbuch der Schmerztherapie, 2. Aufl., Wissenschaftliche Verlagsgesellschaft, Stuttgart, S 159–174

Sorgatz H, Hege-Scheuing G, Kopf A, Maier C, Sabatowski R, Schäfer M, Stein C, Tölle TR, Willweber-Strumpf A (2002) Langzeitanwendung von Opioiden bei Nicht-Tumorbedingten Schmerzen. Dtsch Ärzteblatt p 33

Sorge J (2001) Medikamentöse Schmerztherapie. In: Zenz M, Jurna I (Hrsg) Lehrbuch der Schmerztherapie, 2. Aufl., Wissenschaftliche Verlagsgesellschaft, Stuttgart, pp 457–473

Stiehl M (2001) Schmerztherapie in der Hausarztpraxis. ComMed Healthcare Verlagsagentur, Basel, 112 S

Strumpf M, Köhler A, Zenz M, Willweber-Strumpf A, Dertwinkel R, Donner B (1997) Opioide und Fahrtüchtigkeit. Der Schmerz 11:233–240

Strumpf M, Linstedt U, Wiebalck A, Zenz M (2001) Medikamentöse Therapie bei Rückenschmerzen – Bedeutung, Prinzipien und Gefahren. Der Schmerz 15:453–460

Toussirot E, Wendling D (2003) Recent progress in ankylosing spondylitis treatment. Expert Opin Pharmacother 4:1–12

Ward MM (1999) Health-related quality of life in ankylosing spondylitis: a survey of 175 patients. Arthritis Care Res 12:247–255

WHO (1996) Therapie tumorbedingter Schmerzen. 2. Aufl., Kilian Verlag, Marburg

Wörz R (Hrsg) (2001) Differenzierte medikamentöse Schmerztherapie. 2. Aufl., Urban & Fischer Verlag München, 376 S

Zenz M, Strumpf M, Willweber-Strumpf A (1990) Orale Opioidtherapie bei Patienten mit "nicht-malignen" Schmerzen. Der Schmerz 4:14–21

Zenz M, Jurna I (Hrsg), (2001) Lehrbuch der Schmerztherapie, 2. Aufl, Wissenschaftliche Verlagsgesellschaft Stuttgart, 970 S

Zimmermann M (1988) Behinderungen der medikamentösen Schmerztherapie. Der Schmerz 2:181–182

Zimmermann M (2001) Pathobiology of neuropathic pain. Eur J Pharmacol 429: 23–37

Zimmermann M (2004a) Physiologie von Nozizeption und Schmerz. In: Basler H-D, Franz C, Kröner-Herwig B, Rehfisch H-P (Hrsg) Psychologische Schmerztherapie, 5. Aufl., Springer, Heidelberg, pp 17–58

Zimmermann M (2004b) Neuronale Mechanismen der Schmerzchronifizierung. Der Orthopäde 33, 515–524

Zimmermann M, Drings P, Wagner G (Eds) (1984) Pain in the cancer patient. Recent Results in Cancer Research Vol 89, Springer Verlag Heidelberg, pp 1–238

Zink A (1995) Epidemiology of rheumatologic health care in Germany. Z. Rheumatol 54:184–191

Zink A, Listing J, Niewerth M, Ziemer S und Arbeitsgemeinschaft Regionaler Kooperativer Rheumazentren in der Deutschen Gesellschaft für Rheumatologie (1997) Rheumatologische Kerndokumentation in den BMG-geförderten Rheumazentren im Jahr 1995. Epi-Report No. 6, Deutsches Rheuma-Forschungszentrum Berlin, Forschungsbereich Epidemiologie

Zink A, Braun J, Listing J, Wollenhaupt J (2000) Disability and handicap in rheumatoid arthritis and ankylosing spondylitis–results from the German rheumatological database. J Rheumatol 27:613–622

Zink A, Listing J, Niewerth M, Zeidler H, German Collaborative Arthritis Centres (2001) The national database of the German Collaborative Arthritis Centres: II. Treatment of patients with rheumatoid arthritis. Ann Rheum Dis 60:207–213

Kapitel 8

Periphere Arthritis

Hans-Peter Brezinschek

1. Einleitung

Spondylarthropathien sind durch entzündliche Veränderungen des Sakroiliakalgelenks und der Wirbelsäule charakterisiert. In unterschiedlichem Ausmaß kommt es zu einer Mitbeteiligung peripherer Gelenke (Tabelle 1).

Die Häufigkeit bei Morbus Bechterew ist geringer als zum Beispiel bei der Arthritis psoriatica, aber auf Grund der stark schwankenden Angaben in der Literatur (19–78%, Tabelle 2) ist es schwierig, eindeutige Aussagen zur Prävalenz der peripheren Arthritis bei der Spondylarthropathie oder bei Morbus Bechterew zu machen. Die Ursache für diese großen Unterschiede zwischen den Studien könnte in der unterschiedlichen Definition einer Arthritis oder aber in der Patientenauswahl liegen.

Das Vorhandensein einer peripheren Arthritis hat eine große Bedeutung für die Lebensqualität von Patienten mit Morbus Bechterew. Die Patienten mit einer peripheren Arthritis haben eine wesentlich höhere Wahrscheinlichkeit für lange Krankenstände und Arbeitsunfähigkeit als Patienten mit einem alleinigen Befall der Wirbelsäule (Guillemin et al. 1990; Amor et al. 1994; Dalyan et al. 1999). Darüber hinaus haben Patienten mit Morbus Bechterew eine signifikant höhere Krankheits-Aktivität als Patienten mit einem rein axialen Befall (Heuft-Dorenbosch et al. 2004).

Tabelle 1. Durchschnittliche Frequenz der peripheren Arthritis bei Spondylarthropathien

Arthritis psoriatica	96%
Reaktive Arthritis	90%
SAPHO-Syndrom	30%
Morbus Bechterew	25%
Enteropathische Arthropathie	20%

Tabelle 2. Frequenz der peripheren Arthritis bei Morbus Bechterew in der Literatur ab 1990

Autoren	Periphere Arthritis
Al-Amayreh und Zaidat 2000	19%
Askari et al. 2000	44%
Gran und Skomsvoll 1997	40%
Jimenez-Balderas und Mintz 1993	78%
Lee et al. 2002	70%
Louthrenoo und Sukitawut 1998	55%
Van der Paardt et al. 2002	34%

Darüber hinaus spielt eine periphere Arthritis auch für die Diagnosestellung eines Morbus Bechterew eine Rolle (Kettering et al. 1996; Barozzi et al. 1998), so dass auch aus diesem Grunde eine genauere Betrachtung der Symptome und Befunde an den peripheren Gelenken sinnvoll ist. Im Rahmen des Morbus Bechterew können auch gelenknahe Bindegewebsstrukturen wie Sehnen und Sehnenscheiden entzündlich verändert werden (Barozzi et al 1998). Diese werden in Kap. 9 ausführlich besprochen.

2. Ätiologie und Pathogenese der peripheren Arthritis

Wie bei den meisten chronisch-entzündlichen Gelenkerkrankungen ist die Ätiologie der peripheren Arthritis im Rahmen des Morbus Bechterew noch immer nicht geklärt. Bei Morbus Bechterew scheinen bakterielle Infektionen, insbesonders mit Enterobakterien, eine Rolle zu spielen. Ob für das Auftreten einer peripheren oder axialen Arthritis wirklich unterschiedliche bakterielle Subspezies verantwortlich sind, ist derzeit noch weitgehend spekulativ. Serologische Untersuchungen bei Patienten mit einem *isolierten axialen* oder einem *axialen und peripheren* Gelenkbefall ergaben aber unterschiedlich erhöhte Antikörpersspiegel gegen Klebsiellen. Im Gegensatz zu Patienten mit einer rein axialen Beteiligung fanden sich bei peripherer Mitbeteiligung auch IgM-Antikörper (Maki-Ikola et al. 1995).

Neben Infektionen als Trigger für eine Bechterew-Arthritis werden auch Traumata als Auslöser diskutiert. Olivieri et al. (1991) berichteten über Patienten, die in Folge eines Gelenktraumas eine Arthritis entwickelten. Betroffen waren in dieser Arbeit die Hüftgelenke, die distalen Interphangealgelenke sowie die Sternoclaviculargelenke.

Histologische Untersuchungen von Kniegelenksbiopsien zeigen, dass die Veränderungen an der Synovialmembran im Wesentlichen vergleichbar mit denen der *rheumatoiden Arthritis* sind. Beide Erkrankungen weisen eine Vermehrung der Synovialzellen, eine Zunahme der Deckzellschicht sowie eine Anhäufung von Makrophagen und Lymphozyten auf. Bei Morbus Bechterew ist lediglich die Deckzellschicht der Synovialmembran geringer ausgeprägt (nur ca. 3–5 Zelllagen) und die synoviale Vaskularität größer als bei der rheumatoiden Arthritis (Cunnane et al. 1998; Baeten et al. 2001). Darüber hinaus ist die Anzahl von T-Helferzellen (CD3+/CD4+) und CD20+ B Lymphozyten sowie das Verhältnis von CD4:CD8 positiven Zellen bei *Spondylarthropathien* geringer als bei *rheumatoider Arthritis* (Baeten et al. 2000). Einschränkend muss jedoch vermerkt werden, dass eine isolierte Betrachtung der Histologie der peripheren Arthritis bei Morbus Bechterew nicht wirklich möglich ist, da die meisten diesbezüglichen Studien auch Patienten mit einer undifferenzierten Spondylarthropathie oder Arthropathia psoriatica in die Untersuchung einbezogen.

3. Klinisches Bild der peripheren Arthritis

3.1. Symptome und Befunde

Klinisch findet sich kein Unterschied zwischen der Entzündung eines Gelenkes im Rahmen des Morbus Bechterew oder einer anderen chronisch-entzündlichen Gelenkerkrankung. Im Vordergrund stehen die klassischen Zeichen einer Arthritis wie Gelenkschwellung, Druckschmerz und Überwärmung. Die Gelenkschmerzen treten typischerweise in Ruhe oder nachts auf und lassen sich dadurch auch gut von den – typischerweise belastungsabhängigen – arthrotischen Gelenkbeschwerden unterscheiden (Tabelle 3). Bei der Arthritis ist oftmals nicht nur die aktive sondern auch die passive Beweglichkeit schmerzbedingt eingeschränkt, was bisweilen zur Abgrenzung von periartikulären Störungen herangezogen werden kann.

Ein wesentliches Charakteristikum der peripheren Arthritis bei Morbus Bechterew ist das Befallsmuster (Abbildung 1). Meist äußert sich die Gelenkentzündung als asymmetrische Oligoarthritis (maximal 4 Gelenke) und betrifft bevorzugt die unteren Extremitäten (Gladman 1998).

Tabelle 3. Differentialdiagnostisch relevante Hinweise auf eine Arthritis bzw. Arthrose

	Arthritis	Arthrose
Schmerz	nachts in Ruhe	abends bei Belastung
Schwellung	fluktuierend weich	derb
Überwärmung	+	–
Gelenksteifigkeit	> 1 Stunde	< 1 Stunde

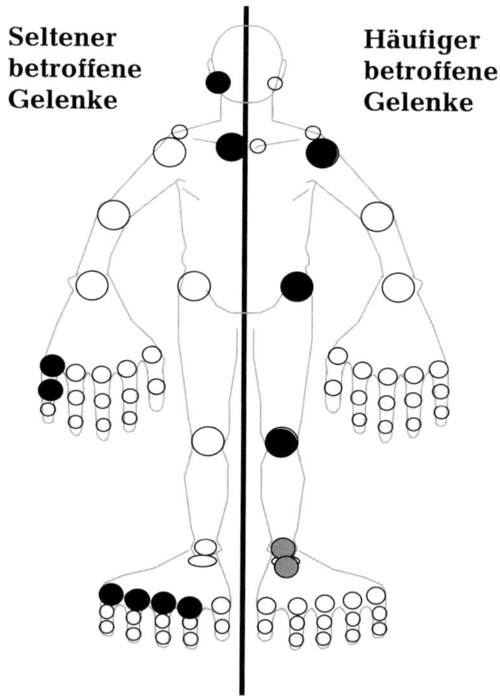

Abb. 1. Im Rahmen des Morbus Bechterew betroffene periphere Gelenke

Tabelle 4. Kriterien der Europäischen Studiengruppe für Spondylarthropathie

Hauptkriterien	entzündlicher Rückenschmerz
	asymmetrische periphere Arthritis mit Betonung der unteren Extremität
Nebenkriterien	alternierende Gesäßschmerzen
	Sakroiliitis
	Enthesiopathie
	positive Familienanamnese
	Psoriasis
	entzündliche Darmerkrankungen
	Urethritis
	akute Diarrhoe

Die ESSG-Kriterien einer Spondylarthropathie sind erfüllt, wenn ein Haupt- und ein Nebenkriterium vorliegen.

Der klinische Verlauf ist nicht einheitlich. Oft tritt die periphere Gelenkentzündung nur flüchtig auf und/oder geht Jahre einer radiologisch nachweisbaren Sakroiliitis voraus (Olivieri et al. 1997). Dies war einer der Gründe, weshalb die *European Spondylathropathy Study Group* (ESSG) auch die *Synovitis* in ihre Klassifikation der Spondylarthropathien inkludierte (Tabelle 4). Auch in der Beurteilung der Krankheitsaktivität mittels des *Bath Ankylosing Spondylitis Disease Activity Index* (BASDAI) werden Schwellungen und Druckschmerzen peripherer Gelenke berücksichtigt (Garrett et al. 1994; Olivieri et al. 1997).

Prinzipiell kann primär jede Mon- oder Oligoarthritis eine Manifestation eines Morbus Bechterew sein und sollte immer einer genauen Abklärung zugeführt werden (Olivieri et al. 1997). Dies gilt auch für jeden – vor allem männlichen – Patienten mit rezidivierenden Kniegelenkergüssen. Besonders die *juvenile-onset* Spondylitis beginnt meist mit einer peripheren Arthritis, zum Beispiel einer Koxitis (Lee et al. 2002; Sieper et al. 2002).

In einer Analyse einer *Early Arthritis Clinic* entwickelten 25% der HLA-B27 positiven Patienten mit einer Gelenkentzündung einen Morbus Bechterew (Schattenkirchner und Krüger 1987). Umgekehrt zeigten 70% der Patienten mit Morbus Bechterew, die eine Früh-Arthritis-Ambulanz aufsuchten, eine Oligoarthritis und 30% eine Monarthritis (Hülsemann und Zeidler 1995).

3.2. Geschlechtsspezifische Unterschiede

Bei Frauen beginnt der Morbus Bechterew häufiger mit einer peripheren Arthritis und zeigt insgesamt häufiger eine periphere Gelenkbeteiligung als bei Männern. Das Ausmaß der Ankylosierung ist im Durchschnitt weniger ausgeprägt als bei Männern (Kettering et al. 1996; Lee et al. 2002; Sieper et al. 2002). Ob dieser Unterschied durch hormonelle Faktoren bedingt ist (Tapia-Serrano et al. 1991; Masi 1992) oder auf die größere Gelenkbelastung durch die vermehrte manuelle Arbeit der Männer zurückzuführen ist, muss derzeit noch spekulativ bleiben. In einer Arbeit von Gran und Østensen (1998) wird zwar auf eine höhere Prävalenz einer peripheren Arthritis bei Frauen hingewiesen (23–87% versus 17–75% bei Männern), aber dieser Unterschied war nicht signifikant.

In einer prospektiven Untersuchung von schwangeren Patientinnen mit Morbus Bechterew zeigte sich, dass es insbesondere im ersten und beginnenden zweiten Trimester zu einer erhöhten Krankheitsaktivität kommt, die unter anderem mit einer Gonarthritis verbunden sein kann (Østensen und Husby 1983). Insgesamt aber tritt eine periphere Arthritis häufiger *nach* als *während* einer Schwangerschaft auf (Østensen et al. 1982; Østensen und Husby 1984; Østensen und Østensen 1998). Hinsichtlich der Gelenkmanifestationen ist es nicht möglich, auf Grund vorangegangener Schwangerschaften auf den Verlauf bei einer erneuten Schwangerschaft zu schließen. Dieselbe Patientin zeigt während verschiedener Schwangerschaften häufig einen gänzlich anderen Verlauf, auch was die periphere Gelenkbeteiligung und -aktivität betrifft (Østensen et al 1982; Husby et al. 1988).

4. Spezieller Gelenkbefall

Von den peripheren Gelenken ist das Hüftgelenk am häufigsten betroffenen und manifestiert sich bei 20 bis 30% der Patienten mit Morbus Bechterew. Bei einem Befall des Hüftgelenks besteht fast immer eine hinsichtlich der Funktion und Aktivität des Patienten insgesamt schlechtere Prognose. Für den Betroffenen hat eine Coxitis oft schwerere Folgen als der Wirbelsäulenbefall (Amor et al. 1994; Olivieri et al. 1998; Braun und Pincus 2002).

Die Hüftgelenkentzündung kann in zwei Formen auftreten (Kettering et al. 1996). Die erste manifestiert sich vor dem 40. Lebensjahr, ist meist bilateral und zeichnet sich radiologisch durch nicht-erosive Veränderungen aus, die im MRT als Verdickung der Synovialmembran mit geringem Erguss sichtbar sind. Im weiteren Verlauf kommt es sehr häufig zur Ankylosierung, wodurch Patienten mit dieser Form der Coxitis im weiteren Krankheitsverlauf zumeist eine Hüft-Totalendoprothese benötigen (Sieper et al. 2002). Die zweite Form tritt bei älteren Patienten initial als erosive Arthritis auf, die eine oder beide Hüften befallen kann. Auch bei dieser zweiten Form der Coxitis kann es zur Ankylosierung kommen, aber in einem wesentlich geringeren Ausmaß als bei der ersten Form. Wesentlich wichtiger als das Alter, im dem eine Coxitis auftritt, ist die Zeitspanne von dem Beginn des Morbus Bechterew bis zur ersten Coxitis, da mit der Dauer der Erkrankung die Wahrscheinlichkeit abnimmt, dass es zum Auftreten einer Hüftgelenkentzündung kommt. Zehn Jahre nach Beginn des Morbus Bechterew ist eine Manifestation der Erkrankung im Bereich der Hüften sehr unwahrscheinlich (Kettering et al. 1996). Hüftgelenkveränderungen bei dieser Gruppe von Patienten beruhen im Wesentlichen auf degenerativen Mechanismen, die vor allem durch die Fehlhaltung des Beckens und der Wirbelsäule bedingt sind. Die Wirbelsäulengymnastik stellt deshalb eine äußerst wichtige therapeutische Maßnahme dar, um ein vorzeitiges Verschleißen des Hüftgelenks zu verhindern.

Wie bei den meisten Gelenkveränderungen ist es nur bedingt möglich zu bestimmen, ob die Zerstörung durch degenerative oder entzündliche Mechanismen bedingt ist. Da aber bei Patienten mit Morbus Bechterew das Hüftgelenk sehr früh durch die Becken- und Wirbelsäulenfehlhaltung unphysiologisch beansprucht wird, handelt es sich meist um eine Kombination aus *entzündlichen und degenerativen* Prozessen.

Auch der Befall des Schultergelenks hat – wie eine Coxitis – einen großen Einfluss auf die Lebensqualität und führt oftmals zu einer starken Behinderung (Barozzi et al. 1998). Sehr häufig findet sich ein Schulterbefall bei Patienten mit einem frühen Beginn der Spondylitis ankylosans (Vinje et al. 1985).

Eine Gonarthritis ist, wie oben erwähnt, häufig das Erstsymptom eines Morbus Bechterew und kann Jahre vor einer Sakroiliitis auftreten. Die Kniegelenkergüsse sind oft voluminös, aber zumeist nur wenig schmerzhaft. Die Angaben bezüglich der Häufigkeit variieren in den verschiedenen Studien zur Prävalenz bei Morbus Bechterew. Bei Patienten aus Korea war das Kniegelenk das initial am häufigsten betroffene Gelenk (Lee et al. 2002). In einer Arbeit aus Jordanien hatten alle untersuchten Patienten mit peripherer Arthritis auch eine Gonarthritis (Askari et al. 2000). Bei thailändischen Patienten mit Morbus Bechterew war das Kniegelenk häufiger mitbetroffen als das Hüftgelenk (Louthrenoo und Sukitawut 1998). Ob die erhöhte Prävalenz der Gonarthritis in diesen Publikationen nur auf unterschiedlichen Beurteilungskriterien oder möglicherweise auf ethnischen Unterschieden beruht, lässt sich derzeit nicht beantworten.

Das Sprunggelenk gehört ebenfalls zu den häufig betroffenen Gelenken. Wie beim Hüftgelenk ist es auch bei diesem Gelenk schwierig, zwischen einer primär entzündlichen oder degenerativen Genese zu differenzieren.

Kleine periphere Gelenke (Zehen, Finger, Hand, Ellenbogen) sind im Rahmen des Morbus Bechterew nur selten und dann in einem eher geringen Ausmaß entzündlich verändert. Üblicherweise ist ein Befall der Fingergelenke immer mit einer Psoriasis assoziiert. In einer Untersuchung von 122 Patienten mit HLA-B27-positiver ankylosierender Spondylitis wiesen 23% der Patienten eine Arthritis der Fingergelenke auf (Vinje et al. 1985). Entweder werden die Gelenke asymmetrisch befallen oder alle Gelenke eines Fingers sind – im Sinne eines Strahlbefalls – entzündet. Eine Mitbeteiligung der Zehengelenke ist eher selten, und kann dann aber – laut Untersuchungen aus den 1970er Jahren – auch zu einer Ankylosierung führen (Resnik 1974; Dekker-Saeys et al. 1978).

Bei ca. 10% der Patienten ist im Rahmen des Morbus Bechterew auch das temporomandibulare Gelenk betroffen. Im Vordergrund der Beschwerden stehen Schmerzen, Schwellung und Bewegungseinschränkung (Olivieri et al. 1998). Interessanterweise herrscht eine Diskrepanz zwischen den objektiv fassbaren Befunden und der subjektiven Behinderung durch einen Befall des Kiefergelenks. In einer Untersuchung aus der Schweiz litten anamnestisch 4% der Patienten mit Morbus Bechterew unter Kieferschmerzen, aber bei fast der Hälfte der Patienten konnten Veränderungen festgestellt werden, die im Sinne einer Mitbeteiligung im Rahmen des Morbus Bechterew interpretiert wurden. 1% der Patienten gaben an, unter Schmerzen oder einer Einschränkung der Mundöffnung zu leiden, aber klinisch waren bei 8% eine verminderte Mundöffnung und bei 12% eine Behinderung im Vor- und Seitenhub nachweisbar. Bei 40% der Patienten wurde eine druckschmerzhafte Kaumuskulatur als Ausdruck einer Kiefergelenkpathologie beschrieben. Bei 22% fanden sich radiologisch Hinweise auf eine entzündliche Veränderung der Kiefergelenke (Locher und Felder 1996). Diese Daten legen nahe, dass auch das Kiefergelenk im Rahmen der Bechterewabklärung mit zu beurteilen ist und die Aufmerksamkeit des betreuenden Arztes verdient.

5. Diagnostik

5.1. Konventionelles Röntgen

Wirklich typische radiologische Veränderungen, wie sie von anderen chronisch-entzündlichen Gelenkerkrankungen bekannt sind, finden sich bei Morbus Bechterew nicht (Sieper et al. 2002). Die Coxitis ist durch die Bildung von Randosteophyten sowie eine Gelenkspaltverminderung mit Migration des Femurkopfes nach medial gekennzeichnet (Barozzi et al. 1998). Die Osteophyten beginnen meist am lateralen Rand im Femurkopfbereich und breiten sich im weiteren Verlauf ringförmig aus. Erosionen finden sich zumeist bei einer Coxitis älterer Patienten (s.o.), während bei der Coxitis im frühen Erwachsenenalter in der Regel keine Erosionen nachweisbar sind (Kettering et al. 1996).

Die Veränderungen am Schultergelenk sind denen der Coxitis ähnlich. Meist sind beide Schultern betroffen. Es finden sich radiologisch eine gelenknahe Osteoporose,

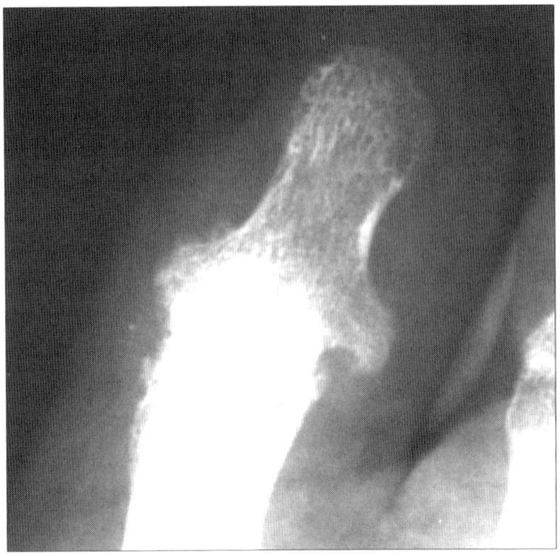

Abb. 2. Typische Periostanlagerungen am Fingerendglied eines Patienten mit Arthritis psoriatica (Mit freundlicher Genehmigung von Frau Dr. Elisabeth Uitz, LKH Mürzzuschlag)

eine Gelenkspaltverminderung sowie Erosionen, wobei diese typischerweise am Ansatz der Rotatorenmanschette auftreten und eine Ruptur verursachen können (Resnick 1979).

Die distale Arthritis bei Morbus Bechterew verursacht Bilder, die entweder einer *rheumatoiden Arthritis* oder einer *Arthritis psoriatica* ähnlich, zumeist aber nicht so stark ausgeprägt sind. Neben den Zeichen einer Arthritis wie Osteoporose, Weichteilschwellung und Gelenkspaltverschmälerung finden sich auch osteoproliferative Veränderungen. Im Bereich der Finger kann es zu irregulären Periostreaktionen kommen (Lingg und Soltesz 1997).

5.2. Magnetresonanztomographie (MRT)

Durch den Einsatz der MRT ist es möglich, sehr früh – neben den Knochenveränderungen – auch eine Mitbeteiligung von Sehnen und Bindegewebsstrukturen zu beurteilen (Bollow 2002). Insbesondere bei einer fehlenden Übereinstimmung zwischen dem klinischen Befund und dem konventionellen Röntgenbild sollte die MRT großzügig eingesetzt werden.

Typischerweise findet man neben den Erosionen auch ein Knochenmarksödem, das durch lokale pathologische Prozesse wie eine reaktive Flüssigkeitsvermehrung, eine Perfusionssteigerung und/oder eine Gefäßproliferation bedingt sein kann. Insbesondere bei Schmerzen im Hüftgelenk oder ausstrahlenden Schmerzen in den Bereich der Kniegelenke sollte vor allem bei jungen Patienten eine MRT durchgeführt werden, da – wie oben erwähnt – die klassischen Röntgenzeichen einer Entzündung fehlen können und sich bei jüngeren Patienten mit Morbus Bechterew eine Coxitis anfangs oftmals nur durch eine Verdickung der Synovialmembran zeigt.

5.3. Szintigraphie

Die Szintigraphie hat nur einen beschränkten Stellenwert in der diagnostischen Abklärung peripherer Arthritiden. Durch die Ganzkörperaufnahme mit Registrierung der Frühphase ist es möglich, das Befallsmuster und die Aktivität der Arthritis darzustellen. Erschwert wird die Beurteilung aber durch die geringe Spezifität der Anreicherungen, die ebenso durch eine intensive physikalische Therapie, Gymnastik oder medikamentöse Behandlung verursacht werden können. Aus diesem Grunde ist es beispielsweise auch nicht sinnvoll, eine Szintigraphie während oder unmittelbar nach einer Cortisonstoßtherapie durchzuführen.

5.4. Ultraschall

Die Sonographie bietet eine schnelle Möglichkeit der Überprüfung von peripheren Gelenken und Bindegewebsstrukturen. Ein großer Nachteil liegt darin, dass die Qualität und Reproduzierbarkeit der Untersuchung sehr von der Erfahrung des Untersuchers abhängt. Die Ultraschalldiagnostik sollte immer erst im Anschluss an die klinische Untersuchung stattfinden und zur weiteren Spezifizierung der erhobenen Befunde herangezogen werden. Bei jedem nachgewiesenen Erguss eines Gelenkes sollte, wenn möglich, zumindest eine diagnostische Punktion durchgeführt werden. Nach

Ausschluss einer Infektion und bei ausgeprägten Beschwerden und Entzündungszeichen ist eine intraartikuläre Applikation von Kortison indiziert.

5.5. Laboruntersuchungen

Bis jetzt sind keine spezifischen Labormarker identifiziert worden, die das Ausmaß, die Aktivität oder die Verteilung der peripheren Arthritis im Rahmen des Morbus Bechterew widerspiegeln. Weder der HLA-B27-Status noch die Entzündungsparameter wie BSG oder CRP haben eine diagnostische Bedeutung (Sieper et al. 2002). Einzig ein positiver Rheumafaktor könnte ein Hinweis darauf sein, dass diese Patienten mit einer ankylosierenden Spondylitis häufiger eine periphere Arthritis erleiden werden, aber auch insgesamt einen milderen Verlauf ihrer Grunderkrankung erwarten dürfen (Jimenez-Balderas et al. 1997).

6. Medikamentöse Therapie

6.1. Beurteilung der Effektivität

Eine Beurteilung der Effektivität medikamentöser Behandlungen ist schwierig, da große Studien mit genau definierten und validierten Endpunkten, z.B. der radiologischen Progression, bisher fehlen. Meist wird die Verbesserung der Symptomatik als Endpunkt zur Beurteilung herangezogen, wodurch subjektive Faktoren stärker in die Bewertung einfließen. Darüber hinaus steht bei den meisten untersuchten Therapien der Effekt auf die Wirbelsäule im Vordergrund. Nur wenige Studien vergleichen *getrennt* den Einfluss auf die *axialen* bzw. *peripheren* Gelenkveränderungen.

6.2. Nicht-steroidale Antirheumatika (NSAR)

Die NSAR sind noch immer ein fester Bestandteil der Behandlung des Morbus Bechterew und gehören zur ersten medikamentösen Behandlungsoption. Sie führen zumeist zu einer guten Besserung sowohl der axialen als auch der peripheren Gelenkbeschwerden, haben aber wahrscheinlich keinen Einfluss auf den grundlegenden Krankheitsverlauf. In einigen Fällen können die Beschwerden refraktär gegenüber den NSAR sein (Dougados et al. 2002).

Tabelle 5. Risikofaktoren für ein Magen- oder Darmulkus unter NSAR

Alter über 65 Jahre
Positive Ulkusanamnese
NSAR- und gleichzeitig Steroideinnahme
Maximale NSAR-Dosis über 14 Tage
Antikoagulationstherapie oder Thrombozytenaggregationshemmer
Multimorbidität

Die gefürchteten bekannten Nebenwirkungen auf den Magen-Darm-Trakt (siehe Kap. 12), die alle konventionellen NSAR verursachen können, treten bei Verwendung der Cyclooxygenase-2-Hemmer (Coxibe) seltener auf. Es liegen bereits erste Daten vor, die auch für diese neue Medikamentengruppe einen positive Effekt bei Morbus Bechterew belegen (Dougados et al. 2001). Insbesondere Personen mit einem erhöhten Risiko für Magenulzera (Tabelle 5) können von den Coxiben profitieren.

Zurzeit gibt es in der Rheumatologie noch keinen Konsens, ob die NSAR kontinuierlich gegeben oder nach Erreichen der Beschwerdefreiheit abgesetzt werden sollten, um sie danach lediglich als Bedarfsmedikation einzusetzen. Wenn ein NSAR auch in der Höchstdosis keine befriedigende Wirkung zeigt, empfiehlt es sich, auf eine andere NSAR-Wirkstoffgruppe überzugehen. Bei weiterer Beschwerdepersistenz, insbesondere bei im Vordergrund stehenden Schmerzen in den peripheren Gelenken, sollte zur nächsten Behandlungsebene (siehe unten) gewechselt werden (Dougados et al. 2002).

6.3. Konventionelle Basistherapeutika

Die nächste Behandlungsebene besteht aus Medikamenten, die bei der rheumatoiden Arthritis als so genannte Basistherapeutika oder *disease modifying antirheumatic drugs*

(DMARDs) eingesetzt werden. Leider gibt es bei Morbus Bechterew keine überzeugenden Studien, die einen vergleichbaren krankheitsbeeinflussenden Effekt (*disease modification*) nachweisen. Zum Einsatz sollten diese Therapeutika am ehesten bei persistierenden peripheren Gelenkentzündungen kommen.

Die meisten Studien, die entweder Sulfasalazin oder Methotrexat untersuchten, zeigten zumindest einen positiven Effekt auf die periphere Arthritis (Amor et al. 1984; Clegg et al. 1996; Sampaio-Barros et al. 2000). Dieses Ergebnis wurde für Sulfasalazin auch in einer Meta- bzw. einer Re-Analyse bestätigt (Ferraz et al. 1990; Clegg et al. 1999).

Für die Behandlung einer peripheren Arthritis sollten die gleichen Dosierungen wie bei der rheumatoiden Arthritis herangezogen werden. Die häufigsten Nebenwirkungen einer Sulfasalazin-Therapie betreffen den Magen-Darm-Trakt und äußern sich in Übelkeit, Erbrechen, Appetitlosigkeit und Sodbrennen. Männer sollten unbedingt auf eine mögliche Beeinträchtigung der Spermatogenese und eine damit reduzierte Fertilität hingewiesen werden (Birnie et al. 1981; Hanauer und Stathopoulos 1991).

Ein Wechsel zwischen den einzelnen Basistherapeutika sollte erst nach ca. 3 Monaten erfolgen, da diese Medikamente einen langsamen Wirkungseintritt aufweisen. Die typische Dosierung für Sulfasalazin beträgt 2 x 1 g und kann bei zu geringem Ansprechen auf 3 x 1 g erhöht werden. Sollte diese Therapie zu keinem Erfolg führen, kann man auf Methotrexat umsteigen. Die Anfangsdosierung liegt bei 15 mg 1x pro Woche und kann bis auf 25 mg erhöht werden. Beide oben genannte Therapien sollten nur unter den entsprechenden Kontrollen (Blutbild, Leberfermente, Nierenparameter) verabreicht werden. Bezüglich einer Kombinationstherapie wie bei der chronischen Polyarthritis liegen noch keine verlässlichen Daten vor.

6.4. Biologicals

Die Einführung von Tumor-Nekrose-Faktor α-(TNF)-Antagonisten wie Infliximab oder Etanercept in die Behandlung des Morbus Bechterew haben eine deutliche Verbesserung in der Therapie gebracht. In ihrer Übersichtsarbeit weisen Braun und Pincus (2002) auf das gute Ansprechen bei Patienten sowohl mit axialer als auch peripherer Arthritis hin. In der Zwischenzeit sind beide Medikamente zur Behandlung des Morbus Bechterew unter folgengen Bedingungen zugelassen: 1. Die Diagnose muss gesichert sein. 2. Die Erkrankung muss für mindestens 4 Wochen aktiv sein (BASDAI $\geq$ 4) und durch einen Spezialisten bestätigt sein. 3. Es müssen zumindest 2 NSAR für 3 Monate erfolglos eingesetzt gewesen sein oder intraartikuläre Steroidinjektionen keine Besserung gebracht haben.

Bei Patienten mit peripherer Arthritis muss eine Therapie mit Sulfasalazin versagt haben (Braun et al. 2003).

Wahrend Etanercept in der selben Dosierung wie bei der rheumatoiden Arthritis verabreicht wird (2 x 25 mg pro Woche), ist die Dosierung von Infliximab etwas höher (5 mg pro kg Körpergewicht). Interessanterweise scheinen beide Medikamente besser wirksam bei der Behandlung von Spondylarthropathien als bei der rheumatoiden Arthritis zu sein (Braun und Sieper 2004). Vor einer Therapie mit einem TNF-Antagonisten sollte immer eine mögliche Tuberkuloseinfektion oder eine demyelinisierende Erkrankung ausgeschlossen werden. Patienten mit einer manifesten Herzinsuffizienz sollten diese Therapie nicht erhalten.

6.5. Glucocorticoide

Eine kurzzeitige Besserung im Rahmen eines Krankheitsschubes kann durch eine Cortisonstoßtherapie erreicht werden, aber einen langdauernden Effekt scheint es nicht zu geben (Dougados et al. 2002). Die Erfahrung zeigt, dass eine kontinuierliche orale Therapie mit Glucocorticoiden die peripheren Gelenkbeschwerden besser lindern kann als die Schmerzen im Bereich der

Wirbelsäule. Dennoch sind die Behandlungserfolge nicht überragend und bei einer Langzeitanwendung mit den bekannten Nebenwirkungen verbunden. Eine gute Alternative ist bei Befall nur weniger Gelenke die intraartikuläre Glucocorticoidapplikation (siehe Kap. 26).

6.6. Bisphosphonate

Auf Grund von tierexperimentellen Untersuchungen mit Bisphosphonaten, die eine Reduktion der Entzündung und der Gelenkerosionen bewirkten, wurden diese Substanzen auch bei Patienten mit chronisch-entzündlichen Gelenkerkrankungen eingesetzt. In offenen Studien bei Patienten mit Morbus Bechterew bewirkte Pamidronat (60 mg oder 10 mg einmal monatlich für insgesamt sechs Monate) eine Besserung der Arthritis (Maksymowych et al. 1998). Bezüglich der Höhe der Dosierung herrscht noch Unklarheit. In dem Vergleich zwischen 10 mg und 60 mg Pamidronat fand sich kein signifikanter Unterschied im Ansprechen der peripheren Arthritis (Maksymowych et al. 2002).

7. Nicht-medikamentöse Therapie der peripheren Arthritis

Wie bei den Wirbelsäulenveränderungen gilt auch für die periphere Arthritis, dass durch die Medikamente allein die Gelenkbeweglichkeit nicht erhalten werden kann. Die nicht-medikamentöse Behandlung schließt die physikalische Therapie, Physiotherapie und Kurbehandlung ein. Patienten sollten frühzeitig diese therapeutische Option erfahren, da diese Maßnahmen wesentlich zur Verbesserung der peripheren Gelenkfunktionen beitragen können.

Sehr häufig kommt es durch die Wirbelsäulenveränderungen zu einer unphysiologischen Belastung der peripheren Gelenke, die dann wiederum als Trigger für weitere entzündliche Veränderungen diskutiert wird. Insbesondere die Gelenke der unteren Extremitäten sind durch eine eingeschränkte Becken- und Wirbelsäulenbeweglichkeit unphysiologisch belastet.

Generell muss gesagt werden, dass nur bei einer hochakuten Entzündung das Gelenk ruhig gestellt werden sollte, um eine Verstärkung des Entzündungsprozesses zu verhindern. Nach dem Abklingen der akuten Symptomatik (Nachtschmerz, Überwärmung) sollte möglichst bald eine gezielte Bewegungstherapie eingeleitet werden. Am Beginn stehen passive Bewegungsübungen, die im weiteren Verlauf in aktive übergeleitet werden.

Die chirurgischen Maßnahmen wie Synovektomie und Gelenkersatz sind in den Kapiteln 44 und 45 ausführlich dargestellt. Die Indikation für eine Synovektomie ist nur nach Versagen der medikamentösen Behandlung – inklusive der topischen Applikation eines Korticoids – gegeben. Der Gelenkersatz ist vor allem bei starker Gelenkzerstörung und einer massiven Einschränkung der Beweglichkeit indiziert.

10 Fragen zum Thema

1. Unklare periphere Arthritis: wann ist an Morbus Bechterew als Ursache zu denken?

Prinizipiell kann jede Arthritis eine Erstmanifestation eines Morbus Bechterew sein. Besonders Entzündungen der großen Gelenke oder der Gelenke der unteren Extremität sollten eine genaue Abklärung hinsichtlich eines Morbus Bechterew veranlassen. Die häufigste Manifestation ist eine asymmetrische Oligoarthritis.

2. Wie häufig ist eine periphere Arthritis bei Morbus Bechterew?

Die Prävalenz wird in der Literatur unterschiedlich angegeben und liegt im Durchschnitt bei 20–30%. Besonders häufig sind Hüft-, Schulter- oder Kniegelenke betroffen, seltener die Sprung-, Zehen und Fingergelenke sowie das Temporomandibulargelenk.

3. Wie lassen sich Bechterew-assoziierte von Gelenkveränderungen anderer Genese unterscheiden?

Im Gegensatz zur rheumatoiden Arthritis sind vor allem die Gelenke der unteren Extremitäten betroffen und manifestieren sich als asymmetrische Oligoarthritis. Im Vergleich zur Arthritis psoriatica ist die Progression der Gelenkdestruktion geringer.

4. Welche diagnostischen Maßnahmen zur Abklärung einer Arthritis sind sinnvoll?

Jede periphere Arthritis sollte zumindest radiologisch abgeklärt werden, um das Ausmaß der Gelenkveränderungen zu erfassen und den Befund auf osteolytische wie auch osteoproliferative Veränderungen zu überprüfen. Bei weiterhin unklarem Befund sollten eine Szintigraphie oder besser gleich eine MRT durchgeführt werden. Insbesondere bei Schmerzen im Hüftgelenk ist eine MRT indiziert, da die klassischen Zeichen einer Arthritis hier oft nur gering ausgeprägt sind. Labordiagnostische Maßnahmen sind vor allem zur Quantifizierung der entzündlichen Aktivität (BSG, CRP, Blutbild) und zur Differentialdiagnose notwendig (Rheumafaktor, anti-cyklisches citrulliniertes Peptid, antinukleäre Antikörper).

5. Welchen Informationsgewinn können Szintigraphie oder Gelenksonographie bringen?

Durch die Szintigraphie ist es möglich abzuklären, welcher Gelenkbefall und welches Verteilungsmuster (asymmetrisch, untere Extremitäten, große Gelenke) vorliegt. Der Ultraschall bietet die Möglichkeit, eine Entzündung im Gelenkbereich zu verifizieren. Noch erfolgversprechender ist der Einsatz des Ultraschalls (verbunden mit Powerdoppler) in der Diagnostik einer peripheren Enthesitis.

6. Bei welchen Befunden ist eine Basistherapie indiziert?

Die Einleitung einer Basistherapie ist indiziert, wenn die NSAR in Höchstdosierung keine befriedigende Besserung bringen. Eine periphere Gelenkbeteiligung spricht eher für eine frühe Behandlung mit einem Basistherapeutikum, zum Beipiel mit Sulfasalazin oder Methotrexat.

7. Welche Interventionen können eine Ankylosierung des Hüftgelenks vermeiden helfen?

Neben einer ausreichenden medikamentösen Therapie ist eine adäquate Physiotherapie und der Einsatz physikalischer Maßnahmen wichtig. Unabhängig vom Erkrankungsstadium sollten alle Gelenke durch regelmäßige krankengymnastische Übungen behandelt werden. Durch die intraartikuläre Gabe von Steroiden kann zumindest bei einigen Patienten mit einer Coxitis eine Hüftoperation hinausgezögert werden. Auch das Vermeiden von belastender Arbeit scheint dem Erhalt des Gelenks zuträglich zu sein.

8. Therapie der peripheren Arthritis bei Morbus Bechterew und bei RA: Unterschiede?

Es gibt kaum Unterschiede in der Therapie beider Erkrankungsformen. Wie bei der RA sollte zuerst ein NSAR eingesetzt werden und ein Basistherapeutikum hinzugenommen werden. Im Gegensatz zur RA haben sich nur wenige der Basistherapeutika in der Behandlung der peripheren Arthritis bei Morbus Bechterew bewährt. Die besten Erfolge wurden bisher mit Sulfasalazin erzielt. Von den TNFα-Antagonisten sind weitere Fortschritte in der Behandlung der Bechterew-assoziierten peripheren Arthritis zu erwarten.

9. Wann ist eine Gelenkersatzoperation indiziert?

Die Indikation für eine Operation sind der Verlust der Gelenkbeweglichkeit sowie Schmerzen, die durch eine konservative Behandlung nicht beherrschbar sind. Insbesondere für Patienten mit einer Versteifung der Wirbelsäule ist ein Hüftgelenkersatz oftmals die einzige Möglichkeit, um mobil zu bleiben und eine befriedigende Statik aufrecht erhalten zu können. Eine Synovektomie kann bei Befall weniger Gelenke differentialtherapeutisch in Erwägung gezogen werden, nicht jedoch bei dem Hüftgelenk (Gefahr der Durchblutungsstörung).

10. Behandlung der peripheren Arthritis bei Morbus Bechterew: welche Fehler sollte man vermeiden?

Die periphere Gelenkbeteiligung kann maßgeblich die Lebensqualität und die Langzeitprognose beeinflussen. Eine nicht ausreichende Beachtung der peripheren Manifestationen kann somit gravierende negative Folgen für den Patienten haben. Deshalb sollten nach der Diagnosestellung einer peripheren Arthritis alle notwendigen Schritte veranlasst werden, um die Entzündung zu dämpfen und die Beweglichkeit zu erhalten. Dies inkludiert sowohl die akute Lokaltherapie mit Kälte (besonders im Bereich der Schulter) oder langfristig auch mit Wärme, die Physiotherapie, die Infiltrationsbehandlung sowie die medikamentöse Therapie mit NSAR, Glucocorticoiden, konventionellen Basistherapeutika und mit Biologicals.

Literatur

Al-Amayreh IA, Zaidat B (2000) Ankylosing spondylitis in Northern Jordan. Saudi Med J 21:950–952

Amor B, Kahan A, Dougados M, Delrieu F (1984) Sulfasalazine and ankylosing spondylitis. Ann Intern Med 101:878

Amor B, Silva R, Nahal R, Listrat V, Dougados M (1994) Predictive factors for the longterm outcome of spondylarthropathies. J Rheumatol 21:1883–1887

Askari A, Al-Bdour MD, Saadeh A, Sawalha AH (2000) Ankylosing spondylitis in northern Jordan: descriptive and analytical study. Ann Rheum Dis 59:571–573

Baeten D, Demetter P, Cuvelier C, van den Bosch F, Kruithof E, van Damme N, Verbruggen G, Mielants H, Veys EM, De Keyser F (2000) Comparative study of the synovial histology in rheumatoid arthritis, spondyloarthropathy, and osteoarthritis: influence of disease duration and activity. Ann Rheum Dis 59:945–953

Baeten D, Kruithof E, Van den Bosch F, Demetter P, Van Damme N, Cuvelier C, De Vos M, Mielants H, Veys EM, De Keyser F (2001) Immunomodulatory effects of anti-tumor necrosis factor alpha therapy on synovium in spondylarthropathy: histologic findings in eight patients from an open-label pilot study. Arthritis Rheum 44:186–195

Barozzi L, Olivieri I, De Matteis M, Padula A, Pavlica P (1998) Seronegative spondylarthropathies: imaging of spondylitis, enthesitis and dactylitis. Eur J Radiol 27, Suppl 1:S12–S17

Birnie GG, McLeod TI, Watkinson G (1981) Incidence of sulphasalazine-induced male infertility. Gut 22:452–455

Bollow M (2002) Magnetresonanztomographie bei ankylosierender Spondylitis (Morbus Strümpell-Marie-Bechterew. Rofo Fortschr Geb Rontgenstr Neuen Bildgeb Verfahr 174:1489–1499

Braun J, Pincus T (2002) Mortality, course of disease and prognosis of patients with ankylosing spondylitis. Clin Exp Rheumatol. 20, Suppl 27:S16–S22

Braun J, Pham T, Sieper J, Davis J, van der Linden S, Dougados M, van der Heijde D (2003) International ASAS consensus statement for the use of anti-tumour necrosis factor agents in patients with ankylosing spondylitis. Ann Rheum Dis 62:817–824

Braun J, Sieper J (2004) Biological therapies in the spondyloarthritides. The current state. Rheumatology (Oxford) (e-publication ahead of print)

Clegg DO, Reda DJ, Weisman MH, Blackburn WD, Cush JJ, Cannon GW, Mahowald ML, Schumacher HR Jr, Taylor T, Budiman-Mak E, Cohen MR, Vasey FB, Luggen ME, Mejias E, Silverman SL, Makkena R, Alepa FP, Buxbaum J, Haakenson CM, Ward RH, Manaster BJ, Anderson RJ, Ward JR, Henderson WG (1996) Comparison of sulfasalazine and placebo in the treatment of ankylosing spondylitis. A Department of Veterans Affairs Cooperative Study. Arthritis Rheum 39:2004–2012

Clegg DO, Reda DJ, Abdellatif M (1999) Comparison of sulfasalazine and placebo for the treatment of axial and peripheral articular manifestations of the seronegative spondylarthropathies: a Department of Veterans Affairs cooperative study. Arthritis Rheum 42:2325–2329

Cunnane G, Bresnihan B, FitzGerald O (1998) Immunohistologic analysis of peripheral joint disease in ankylosing spondylitis. Arthritis Rheum 41:180–182

Dalyan M, Guner A, Tuncer S, Bilgic A, Arasil T (1999) Disability in ankylosing spondylitis. Disabil Rehabil 21:74–79

Dekker-Saeys BJ, Meuwissen SG, van den Berg-Loonen EM, de Haas WH, Agenant D, Tytgat GN (1978) Ankylosing spondylitis and inflammatory bowel disease. II. Prevalence of peripheral arthritis, sacroiliitis, and ankylosing spondylitis in patients suffering from inflammatory bowel disease. Ann Rheum Dis 37:33–35

Dougados M, Behier JM, Jolchine I, Calin A, van der Heijde D, Olivieri I, Zeidler H, Herman H (2001) Efficacy of celecoxib, a cyclooxygenase 2-specific inhibitor, in the treatment of ankylosing spondylitis: a six-week controlled study with comparison against placebo and against a conventional nonsteroidal antiinflammatory drug. Arthritis Rheum 44:180–185

Dougados M, Dijkmans B, Khan M, Maksymowych W, van der Linden S, Brandt J (2002) Conventional treatments for ankylosing spondylitis. Ann Rheum Dis 61, Suppl 3:iii40–50

Ferraz MB, Tugwell P, Goldsmith CH, Atra E (1990) Meta-analysis of sulfasalazine in ankylosing spondylitis. J Rheumatol 17:1482–1486

Garrett S, Jenkinson T, Kennedy LG, Whitelock H, Gaisford P, Calin A (1994) A new approach to defining disease status in ankylosing spondylitis: the Bath Ankylosing Spondylitis Disease Activity Index. J Rheumatol 21:2286–2291

Gladman DD (1998) Clinical aspects of the spondylarthropathies. Am J Med Sci 316:234–238

Gran JT, Østensen M (1998) Spondyloarthritides in females. Baillieres Clin Rheumatol 12:695–715

Gran JT, Skomsvoll JF (1997) The outcome of ankylosing spondylitis: a study of 100 patients. Br J Rheumatol 36:766–771

Guillemin F, Briancon S, Pourel J, Gaucher A (1990) Long-term disability and prolonged sick leaves as outcome measurements in ankylosing spondylitis. Possible predictive factors. Arthritis Rheum 33:1001–1006

Hanauer SB, Stathopoulos G (1991) Risk-benefit assessment of drugs used in the treatment of inflammatory bowel disease. Drug Saf 6:192–219

Heuft-Dorenbosch L, van Tubergen A, Spoorenberg A, Landewe R, Dougados M, Mielants H, van der Tempel H, van der Heijde D (2004) The influence of peripheral arthritis on disease activity in ankylosing spondylitis patients as measured with the Bath Ankylosing Spondylitis Disease Activity Index. Arthritis Rheum 51:154–159

Hülsemann JL, Zeidler H (1995) Undifferentiated arthritis in an early synovitis out-patient clinic. Clin Exp Rheumatol 13:37–43

Husby G, Østensen M, Gran JT (1988) Ankylosing spondylitis and pregnancy. Clin Exp Rheumatol 6:165–167

Jimenez-Balderas FJ, Martinez-Osuna P, Arellano J, Lara C, Yanez-Sanchez P, Camargo-Coronel A, Fuentes J, Bravo-Gatica C, Fraga A (1997) Does serum rheumatoid factor have an influence on the clinical picture of ankylosing spondylitis? Clin Exp Rheumatol 15:289–293

Jimenez-Balderas FJ, Mintz G (1993) Ankylosing spondylitis: clinical course in women and men. J Rheumatol 20:2069–2072

Kettering JM, Towers JD, Rubin DA (1996) The seronegative spondylarthropathies. Semin Roentgenol 31:220–228

Lee JH, Jun JB, Jung S, Bae SC, Yoo DH, Kim TY, Kim SY, Kim TH (2002) Higher prevalence of peripheral arthritis among ankylosing spondylitis patients. J Korean Med Sci 17:669–673

Lingg G, Soltesz I (1997) Periphere Gelenksbeteiligung bei seronegativen Spondarthritiden. Röntgenpraxis 50:305–312

Locher M, Felder M (1996) Beeinträchtigung des Kiefergelenks beim Morbus Bechterew. Bechterew Brief 66:23–25

Louthrenoo W, Sukitawut W (1998) A clinical study of Thai patients with spondylarthropathy. J Med Assoc Thai 81:986–992

Maki-Ikola O, Nissila M, Lehtinen K, Leirisalo-Repo M, Toivanen P, Granfors K (1995) Antibodies to Klebsiella pneumoniae, Escherichia coli and Proteus mirabilis in the sera of patients with axial and peripheral form of ankylosing spondylitis. Br J Rheumatol 34:413–417

Maksymowych WP, Jhangri GS, Leclercq S, Skeith K, Yan A, Russell AS (1998) An open study of pamidronate in the treatment of refractory ankylosing spondylitis. J Rheumatol 25:714–717

Maksymowych WP, Jhangri GS, Fitzgerald AA, LeClercq S, Chiu P, Yan A, Skeith KJ, Aaron SL, Homik J, Davis P, Sholter D, Russell AS (2002) A six-month randomized, controlled, double-blind, dose-response comparison of intravenous pamidronate (60 mg versus 10 mg) in the treatment of nonsteroidal antiinflammatory drug-refractory ankylosing spondylitis. Arthritis Rheum 46:766–773

Masi AT (1992) Do sex hormones play a role in ankylosing spondylitis? Rheum Dis Clin North Am 18:153–176

Olivieri I, Gemignani G, Christou C, Semeria R, Giustarini S, Pasero G (1991) The triggering role of physical injury in the onset of peripheral arthritis in seronegative spondyloarthropathy. Rheumatol Int 10:251–253

Olivieri I, Cantini F, Salvarani C (1997) Diagnostic and classification criteria, clinical and functional assessment, and therapeutic advances for spondylarthropathies. Curr Opin Rheumatol 9:284–290

Olivieri I, Barozzi L, Padula A, De Matteis M, Pavlica P (1998) Clinical manifestations of seronegative spondylarthropathies. Eur J Radiol 27:S3–S6

Østensen M, Romberg O, Husby G (1982) Ankylosing spondylitis and motherhood. Arthritis Rheum 25:140–143

Østensen M, Husby G (1983) A prospective clinical study of the effect of pregnancy on rheumatoid arthritis and ankylosing spondylitis. Arthritis Rheum 26:1155–1159

Østensen M, Husby G (1984) Pregnancy and rheumatic disease. A review of recent studies in rheumatoid arthritis and ankylosing spondylitis. Klin Wochenschr 62:891–895

Østensen M, Østensen H (1998) Ankylosing spondylitis–the female aspect. J Rheumatol 25:120–124

Resnick D (1974) Patterns of peripheral joint disease in ankylosing spondylitis. Radiology 110:523–532

Resnick D (1979) Radiology of seronegative spondyloarthropathies. Clin Orthop 143:38–45

Sampaio-Barros PD, Costallat LT, Bertolo MB, Neto JF, Samara AM (2000) Methotrexate in the treatment of ankylosing spondylitis. Scand J Rheumatol 29:160–162

Schattenkirchner M, Krüger K (1987) Natural course and prognosis of HLA-B27-positive oligoarthritis. Clin Rheumatol 6, Suppl 2:83–86

Sieper J, Braun J, Rudwaleit M, Boonen A, Zink A (2002) Ankylosing spondylitis: an overview. Ann Rheum Dis 61:iii8–iii18

Tapia-Serrano R, Jimenez-Balderas FJ, Murrieta S, Bravo-Gatica C, Guerra R, Mintz G (1991) Testicular function in active ankylosing spondylitis. Therapeutic response to human chorionic gonadotrophin. J Rheumatol 18:841–848

van der Paardt M, Crusius JB, Garcia-Gonzalez MA, Baudoin P, Kostense PJ, Alizadeh BZ, Dijkmans BA, Pena AS, van der Horst-Bruinsma IE (2002) Interleukin-1beta and interleukin-1 receptor antagonist gene polymorphisms in ankylosing spondylitis. Rheumatology (Oxford) 41:1419–1423

Vinje O, Dale K, Moller P (1985) Radiographic evaluation of patients with Bechterew's syndrome (ankylosing spondylitis). Findings in peripheral joints, tendon insertions and the pubic symphysis and relations to non-radiographic findings. Scand J Rheumatol 14:279–288

Kapitel 9

Enthesiopathie

Frank Hartig, Alfons Kreczy

1. Definition

Ball (1979) nannte die knöchernen Spangen und Sporne an Ansatzstellen von Bändern und Sehnen *Enthesen*. Unter *Enthesen* verstehen wir heute den Ansatz von Sehnen und Bändern am Knochen. Zusammen mit den periartikulären Hilfseinrichtungen wie Schleimbeutel, Sesambeine, Sehnenscheiden und *Retinacula* wird die Enthese auch als *Enthesen-Organ* beschrieben (Benjamin et al. 2002).

Dementsprechend werden Erkrankungen dieser Strukturen als *Enthesopathie* oder *Enthesiopathie* bezeichnet. *Enthesiopathie* ist der im deutschen Sprachraum häufiger verwendete Begriff, *Enthesopathie* die im Englischen verbreitetere Version.

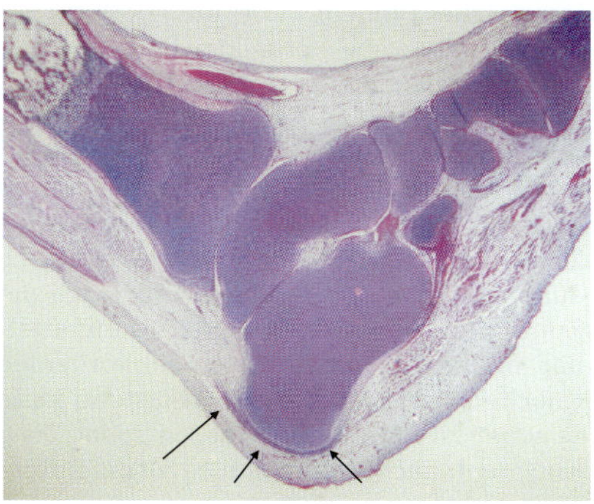

Abb. 1a. HE Färbung, Lupenvergößerung, Ferse eines Feten der 15. SSW, Pfeile markieren die Achillessehne

Das Auftreten einer Enthesiopathie ist unabhängig vom Geschlecht des Patienten. Mit zunehmendem Alter kommen *Enthesiopathien* gehäuft vor. Bei Menschen im Alter von mehr als 60 Jahren findet man oftmals *Enthesiophyten* als Zeichen für eine *Enthesiopathie*, die aber nach Ansicht einiger Autoren im Alter als physiologisch anzusehen sind (Almekinders 1998; Shaibani et al. 1993). *Enthesitis* bezeichnet einen entzündlichen Prozess in einer Enthese.

2. Anatomie

Für ein besseres Verständnis von Anatomie und Physiologie der *Enthesen* ist ein Blick auf die Entwicklung der beteiligten Strukturen sehr hilfreich. Die Knochenansätze von Sehnen und Bändern verändern in Ab-

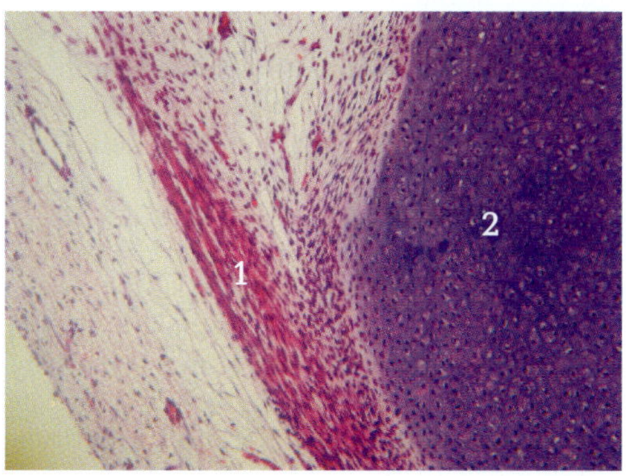

Abb. 1b. HE Färbung 200x Vergrößerung der Achillessehne (1: Sehne, 2: Calcaneus)

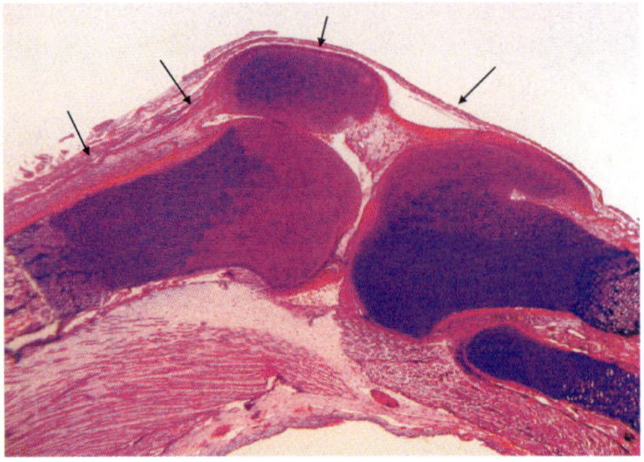

Abb. 2. HE Färbung, Lupenvergrößerung vom Knie, Fetus 15. SSW, Pfeile markieren Patellasehne

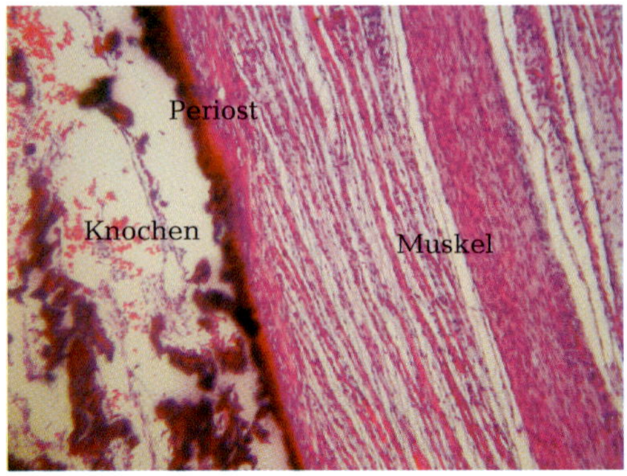

Abb. 3. HE Färbung, 400x Vergrößerung, Fetus 15. SSW, Muskelansatz am Knochen über Periost

hängigkeit von der Krafteinwirkung ihre Form.

Abbildung 1a zeigt die Ferse eines Feten der 15. Schwangerschaftswoche (SSW). Die Achillessehne ist noch eine dünne bindegewebige Struktur und zieht um das Fersenbein herum, um sich dann in die Plantaraponeurose fortzusetzen. Der zellreiche, unreife knorpelig präformierte Knochen ist noch durch eine hellere Linie von der späteren Sehne getrennt. Diese Linie entspricht dem späteren Periost. Bei der Betrachtung dieser Region in einer stärkeren Vergrößerung (Abbildung 1b) kommt dies noch deutlicher zum Ausdruck.

Bei demselben Feten der 15. SSW (Abbildung 2) ist auch die Patellasehne noch sehr dünn. Auch sie scheint der Kniescheibe eher aufzuliegen. In diesem Alter wird auch noch die Funktion der Patella als Umlenkpunkt der Sehne deutlich. Etwa in der 15. SSW beginnt der Fetus sich zu bewegen. Bis zu diesem Zeitpunkt haben keine wesentlichen mechanischen Kräfte eingewirkt, die die Form mitbestimmt hätten. Diese kommen erst im weiteren Verlauf zum Tragen.

Eine zweite Form der Enthese ist durch einen breiten Ansatz von Sehnen und Muskeln am Knochen gekennzeichnet. Hier erfolgt die Verankerung über die Vermittlung des Periosts (Abbildung 3). Der Muskel geht dabei in Bindegewebe über, das durch das Periost im Knochen verankert wird.

Später finden sich beim *Erwachsenen* zwei Formen der Enthesen, nämlich die *Sehneninsertion über das Periost* und die *Sehneninsertion direkt in den Knochen* (Benjamin et al. 2002).

Während sich die Sehnen- und Muskelinsertionen über Vermittlung des Periosts nicht wesentlich von der Situation in der Fetalzeit unterscheiden, findet sich bei Enthesen mit großer Kraftübertragung auf eine kleine Knochenoberfläche ein gänzlich anderes Bild (Abbildung 4). Hier dominieren beim Erwachsenen die faserknorpeligen Enthesen, die einen charakteristischen Aufbau in 4 Zonen zeigen (Benjamin und Ralphs 2001; Francois et al. 2001): straffes kollagenfaserreiches Bindegewebe; unverkalktes Faserknorpelgewebe; verkalktes Faserknorpelgewebe; Knochen (Abbildung 4).

Faserknorpelige Enthesen sind strukturell, chemisch und biochemisch eine Zwischenstufe zwischen Sehne und Knorpel (Benjamin und Ralphs 1998; Francois et al. 2001). Es handelt sich um eine mechanisch äußerst stabile Verbindung, wobei sich die Zugrichtung der Sehne zum Teil unmittelbar in die Trajektorien des subkortikalen Knochens fortsetzt. Bei Überbelastung kann es sogar zu Frakturen in diesen spongiösen Knochenbälkchen kommen *bevor* die Enthese zerreißt.

Bei der Bewegung in einem Gelenk ändert sich der Winkel zwischen der Sehne und dem Knochen, wodurch im Bereich der

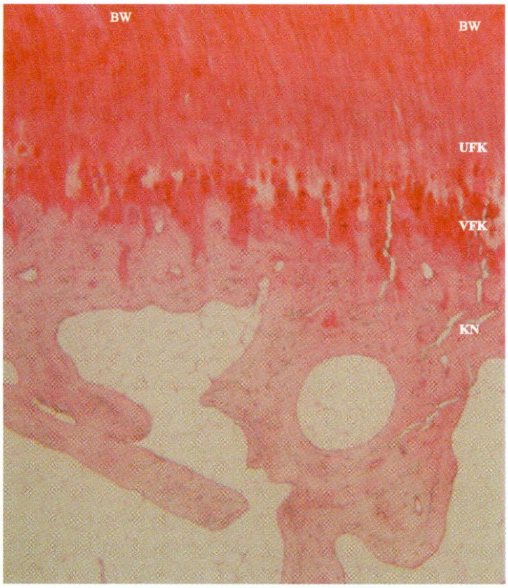

Abb. 4. HE Färbung, 200x Vergrößerung einer faserknorpeligen Enthese: BW, straffes kollagenfaserreiches Bindegewebe; UFK, unverkalktes Faserknorpelgewebe; VFK, verkalktes Faserknorpelgewebe; KN, Knochen

Enthesen ausgeprägte Scher- und Kompressionskräfte entstehen. Die in der Extrazellulärmatrix von Sehnen enthaltenen *Proteoglykane* (zum Beispiel knochennah das Proteoglykan *Aggrecan)* verbessern die mechanische Toleranz und wirken funktionell wie ein mechanischer Puffer (Benjamin und Ralphs 1998, 2001; Poole 1998).

3. Entzündliche und nicht-entzündliche Enthesiopathie

Grundsätzlich lassen sich *entzündliche* und *nicht-entzündliche* Enthesiopathien unterscheiden. Diese Differenzierung ist von großer Bedeutung, da sie für die nachfolgenden Therapiemaßnahmen wegweisend ist. Für beide Formen der Enthesiopathie kommt eine Vielzahl von Auslösern in Frage (s.u.).

Die häufigsten und klinisch bedeutsamsten entzündlichen Enthesiopathien entstehen im Rahmen von Spondylarthropathien, ebenso bei Sklerodermie, Rheumatoider Arthritis, Dermatomyositis oder auch begleitend zu chronisch-entzündlichen Darmerkrankungen (siehe Kap. 12), selbst wenn sie nicht die ESSG-Kritierien (Dougados et al. 1991) der Spondylarthropathie erfüllen.

Entzündliche Enthesiopathien können mono-, oligo- oder polylokulär vorkommen. Die typischen Lokalisationen der Enthesiopathien sind Tabelle 1 zu entnehmen (s. u.).

Bei einer Spondylarthropathie ist zumeist die untere Extremität betroffen, vor allem die Enthesen im Bereich der Sprunggelenke mit *Bursitis subachillea* und *Achillodynie* (Lehtinen et al. 1995; Olivieri et al. 1998a,b). Sie sind für die häufigen Fersenschmerzen bei einem beginnenden Morbus Bechterew mitverantwortlich. In fortgeschrittenen Stadien kommen die Enthesiopathien generalisiert vor. Entzündungen und Ossifikationen betreffen im Bereich der Wirbelsäule das vordere, seltener das hintere Längsband, die *Ligamenta flava*, *Ligamentum iliolumbale* sowie alle Sehnen der autochtonen Muskulatur.

Abbildung 5 zeigt die im Rahmen des Morbus Bechterew häufig involvierten Regionen der unteren Extremität (Fersen-/Sprunggelenk-Region). Neben einer *Arthritis* des oberen und unteren Sprunggelenkes kann es zu *Bursitis subachillea*, *Fasciitis*, *Tendinitis*, *Enthesiophytenbildung* und *Periostitis* kommen.

Diese primär entzündlichen Veränderungen an den Enthesen, die durch eine konventionelle Basistherapie nicht beein-

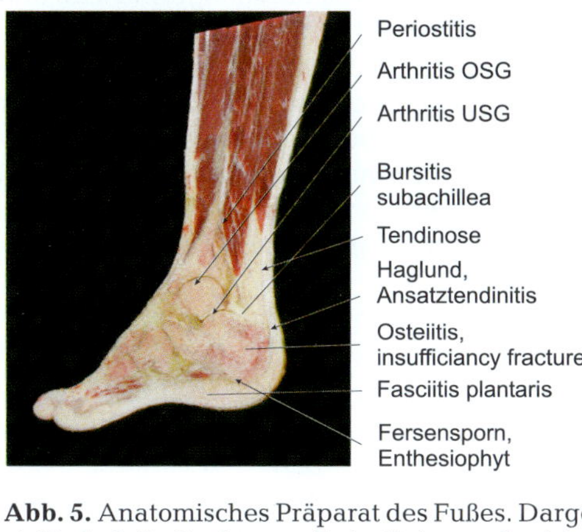

Abb. 5. Anatomisches Präparat des Fußes. Dargestellt sind die Regionen, die im Rahmen des Morbus Bechterew am häufigsten pathologisch verändert sind

flusst werden können, sind mitverantwortlich für die meisten Beschwerden der Patienten mit Morbus Bechterew, d.h. für die Schmerzen, Bewegungseinschränkungen und – indirekt – den Kraftverlust (Lehtinen et al 1994, 1995).

Die Ursache ist noch nicht geklärt. Bei den Spondylarthropathien scheint eine generalisierte Krankheitsanfälligkeit der Enthesen vorzuliegen, die eine mögliche genetische Prädisposition (z.B. im Zusammenhang mit HLA-B 27) oder eine pathogenetische Assoziation mit der synovialen Entzündung als Ursache hat (Khan 2002). Die Läsionen finden sich bei der Spondylarthropathie signifikant häufiger als bei der rheumatoiden Arthritis (Paolaggi et al. 1984). Bei den Spondylarthropathien stehen generell die entzündlichen Prozesse im Bereich faserknorpeliger Strukturen im Vordergrund, was also auch den *Faserknorpel der Enthesen* einschließt.

Selbstverständlich können auch Patienten mit einer Spondylarthropathie unter einer *degenerativen* Enthesiopathie (s.u.) leiden, die in der Bevölkerung sehr häufig ist und allgemein die Hauptursache bewegungsabhängiger Schmerzen darstellt. Hierbei besteht ein Ungleichgewicht zwischen der *Belastung* und der *Belastbarkeit* der Enthese, was zu den degenerativen Veränderungen führt, die im weiteren Verlauf (sekundär) aber durchaus auch Zeichen der Entzündung aufweisen können.

In Abbildung 6 ist die sonographische und röntgenologische Bildgebung der Schulter einer Patientin mit Morbus Bechterew dargestellt. Man sieht gut die Verkalkung in der Rotatorenmanschette als Zeichen einer degenerativen Enthesiopathie, die ebenso bei Patienten ohne Morbus Bechterew auftreten kann und somit nicht krankheitsspezifisch ist.

Beispiele für die Folgen einer *übermäßigen lokalen Belastung* der Enthese sind die *Achillodynie* nach langen Märschen bei Rekruten, die *Epikondylitis humeri lateralis* bei Tennisspielern („falsche Rückhand", Almekinders 1998; Almekinders und Temple 1998) oder die *Epikondylitis* auf Grund von *Mikrotraumata* nach exzessivem Mausklicken am PC. Externer Druck auf die Enthese

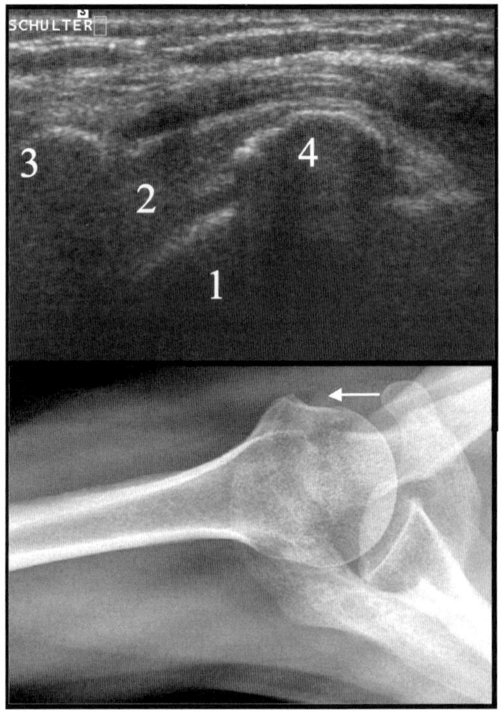

Abb. 6. Verkalkung der Rotatorenmanschette bei einer Patientin mit Morbus Bechterew als Zeichen einer degenerativen Enthesiopathie. 1: Humerus; 2: Rotatorenmanschette; 3: Acromion; 4 und Pfeil: Verkalkung)

verschlechtert die Situation noch weiter (z.B. Druck auf die Sehne des M. supraspinatus).

Im Rahmen von degenerativen Gelenkerkrankungen kommt es oft – wahrscheinlich auf Grund der Fehlbewegung und Fehlbelastung – zu einer Mitbeteiligung der Sehnen, zum Beispiel zur Enthesiopathie des *Ligamentum iliolumbale* bei einer Arthrose des Sakroiliakalgelenkes (Almekinders 1998).

Eine *verminderte Belastbarkeit* der Enthese findet sich vor allem bei Stoffwechselerkrankungen (Hyperurikämie, Diabetes mellitus, Hyperlipidämie), die dann oftmals auch Zeichen der Verkalkung aufweisen. Der Morbus Forestier (DISH) ist wahrscheinlich auch in diesem Zusammenhang zu sehen (siehe auch Kap.19).

Daneben finden sich schmerzhafte Enthesiopathien bei nicht-entzündlichen rheumatischen Erkrankungen wie der Fibromyalgie, die unter dem Begriff „Weichteilrheumatismus" zusammengefasst werden.

Seltener sind die *metabolisch bedingten* Insertionstendinosen bei *Chondrocalcinose*, die Enthesiopathie auf Grund einer *Infektion* (zum Beispiel Bursitis und Tendovaginitis bei floriden Chlamydieninfekten) oder die *medikamentenassoziierten* Insertionstendinosen (bei Therapie mit z.B. Makroliden, Chinolonen, Lipidsenkern).

4. Pathogenese

4.1. Entzündliche Enthesiopathie bei Spondylarthropathie

Die Pathogenese unterscheidet sich bei entzündlichen und nicht-entzündlichen Enthesiopathien in vielen Aspekten, wobei inzwischen – in Abhängigkeit von der Ursache – mehrere pathogenetische Modellvorstellungen diskutiert werden. Bei *entzündlich-rheumatischen* Erkrankungen vermutet man gänzlich andere Entstehungsmechanismen, z.B. eine *subchondrale Osteitis* (Laloux et al. 2001), als bei *degenerativen* Enthesiopathien, wo *Mikrotraumen* und *Sehneneinrisse* als primäre Phänomene angenommen werden (Mohr 2000).

Bei Morbus Bechterew wird in der Genese einer Enthesiopathie als erste Veränderung eine *subchondrale Knochenentzündung* angenommen, die dann zu einer *Enthesitis* führt und im weiteren Verlauf die *lokale Ossifikation* stimuliert. Die primäre Ursache dieser subchondralen Osteitis ist noch nicht sicher identifiziert, nach neueren Untersuchung spielen vor allem CD3+CD8+ -T-Zellen (Francois et al. 2001; Laloux et al. 2001) und Makrophagen (McGonagle et al. 2002a,b) eine wichtige Rolle. Auch Darm-, Haut-, Urogenital- oder respiratorische Keime werden als Auslöser der primären Veränderungen einer Enthesitis diskutiert (McGonagle et al. 1998; Mc Gonagle und Emery 2000). Derzeit am meisten favorisiert wird die Theorie, dass die Entzündung vom subchondralen Knochen ausgeht und weniger von den Sehneninsertionen selbst, also eine primäre Osteitis mit Knochenmarködem und zellulären Infiltraten (CD3+CD8+) vorliegt (Mc Gonagle et al. 2002a; Mc Gonagle 2003; Laloux et al. 2001).

Möglicherweise haben zudem Antigen-Antikörperreaktionen für die Entstehung einer Enthesitis eine Bedeutung. Am ehesten kommen hierfür das *Typ II-Kollagen* und die G1-Domäne von *Aggrecan*, einem Proteoglykan aus dem Knorpel- und Sehnenbindegewebe, in Frage (Benjamin und Ralphs 2001; Francois et al. 2001; Poole 1998, siehe auch Kap. 2).

Auch die Zytokine *Tumor-Nekrose-Faktor α (TNF-α)*, *Transforming growth factor β (TGF-β)* und *Bone morphogenic protein 6 (bmp-6)* scheinen in der Pathogenese eine wichtige Rolle zu spielen. Im Tierexperiment zeigen transgene Mäuse mit einer Überexpression einer dieser Faktoren ausgeprägte Enthesiopathien (Marzo-Ortega et al. 2001; McGonagle et al. 1999). Unter TNFα-Blockade mit Infliximab konnte gezeigt werden, dass Interferon γ und TNFα signifikant gesenkt wurden, was mit einer deutlichen Besserung der Beschwerden einherging (Zou et al. 2003)

Es ist noch immer nicht geklärt, warum gerade das Sakroiliakalgelenk bei 99% der Patienten mit Morbus Bechterew (Dihlmann 1979) verändert ist. Man vermutet, dass die Ursache im *faserknorpeligen* Gelenkaufbau liegen könnte (Bellamy et al. 1983). Das Sakroiliakalgelenk weist also hier strukturelle Gemeinsamkeiten mit den Enthesen auf, die pathogenetisch relevant sein könnten (McGonagle et al. 2002a). Immunologische Reaktionen am Faserknorpel, der die iliakale Gelenkfläche auskleidet, könnten subchondrale Entzündungen und die Bildung von Granulationsgewebe induzieren, wodurch die Ossifikation eingeleitet wird (Maksymowich 2000). Hierfür spricht auch, dass im MRT schon sehr früh im Krankheitsverlauf eine subchondrale Osteitis zu sehen ist (Ahlström et al. 1990; Bollow et al. 1995).

Für die Entstehung der Spondylitis wird eine proliferative Synovialitis diskutiert (Eulderink 1990), die über Granulationsgewebe zu einer Knorpelflächenfusion führt, welche dann später vom Knochen umgeben wird. Andere Autoren (z.B. Ball 1979) meinen, dass primär durch eine *Enthesitis der Kapselinsertionen* eine Ossifikation der Wirbelgelenke entsteht, die später dann den Gelenkknorpel umschließt. Also auch bei der Ankylosierung der Wirbelbogengelenke könnte die Enthesiopathie eine wichtige pathogenetische Rolle spielen.

Die Entzündung der Sehnenanteile ist oft begleitet von einer peritendinösen Inflammation, z.B. einer Peritendinitis, Bursitis und Tendovaginitis oder auch im Bereich der Sehnenansätze am Periost im Sinne einer Periostitis (Danda et al. 2001; McGonacle und Emery 1999; Olivieri et al. 1998b). Zur Synovitis kommt es bei Morbus Bechterew erst im weiteren Verlauf, d.h. *nach* der Enthesitis. Sie hat eine deutlich bessere Prognose als eine primäre Synovitis, wie sie typischerweise im Rahmen einer *rheumatoiden Arthritis* vorkommt (Mc Gonagle et al. 1998).

An mehreren Stellen setzt die Sehne nicht am Periost an, sondern strahlt mit den kollagenen Fasern direkt in den Knochen, zum Beispiel an der Achillessehne und der Patellarsehne. Hier kommt es ebenfalls häufig zu Ansatzschmerzen (Patellaspitzensyndrom, Insertionstendinitis der Achillessehne).

4.2. Degenerative Enthesiopathie

Eine *Belastung* führt in faserknorpeligen Enthesen zu einer physiologischen Adaptation, indem die Zone des unverkalkten Faserknorpels zunimmt (Benjamin und Ralphs 1998; Benjamin et al. 2002). Bei *Überlastung* kommt es jedoch zu einer *mukoiden Degeneration* der Grundsubstanz der Sehnen, die sekundär *dystrophe Kalzifikationen* zeigen, d.h. Kalkeinlagerungen in den Muskel-Sehnenübergängen, den Sehnen-Knochenübergängen sowie in der Sehne selbst. Durch kleinste Einrisse in den geschwächten Sehnen werden lokal reparative entzündliche Prozesse in Gang gesetzt, die sich als zelluläre Abräumreaktionen, Kapillareinsprossungen und Bildung von Granulationsgewebe darstellen. Dies kann wiederum einen Knochenumbau mit Aktivierung von Osteoklasten und Osteoblasten verstärken (Mohr 2000). Eine lokale *Mindervaskularisation* wird für eine verminderte Belastbarkeit der Sehne verantwortlich gemacht, die dann auch die Entstehung einer degenerativen Enthesiopathie begünstigt (Almekinders 1998).

Bei chronischen Enthesiopathien finden sich radiologisch gut darstellbare knöcherne Ausziehungen, die so genannten *Enthesiophyten*, z.B. Fersensporn, Wirbelsäulenenthesiophyten, etc. (Mazieres und Rovensky 2000; Shaibani et al. 1993). Die Ausbildung dieser Enthesiophyten wird von der sog. *„formativen Sehnenkraft"* (Mohr 2000) unterstützt.

Diese Enthesiophyten sind aber nicht unbedingt als pathologisch anzusehen und haben zumeist keinen Krankheitswert. Sie kommen bei symptomlosen Menschen – vor allem im Alter – häufig vor und stehen nicht im Zusammenhang mit entzündlich-rheumatischen Erkrankungen oder anderen Entitäten (Shaibani et al. 1993). Bei massiver Ausprägung der Enthesiophyten, die bei Stoffwechselerkrankungen häufiger zu finden sind, spricht man von einem Morbus Forestier (DISH, siehe Kap. 19).

Abbildung 7 zeigt eine Röntgenzielaufnahme des Calcaneus eines 67-jährigen Patienten, der klinisch keine Beschwerden verspürte. Man sieht gut die ausgeprägten Enthesiophyten als Zeichen einer degenerativen Enthesiopathie.

5. Diagnostik

5.1. Anamnese und manuelle Untersuchung

Wegweisend für die Diagnosestellung einer Enthesiopathie sind eine ausführliche Anamnese, eine gezielte klinische Untersuchung sowie bildgebende Verfahren (Sonographie, Röntgen, MRT, CT). Einen klinisch verwertbaren Zusammenhang zwischen dem Ausmaß einer Enthesitis und den laborchemischen Entzündungsparametern gibt es nicht (Balint et al. 2002).

Typischerweise gibt der Patient bei einer Enthesiopathie bewegungsabhängige

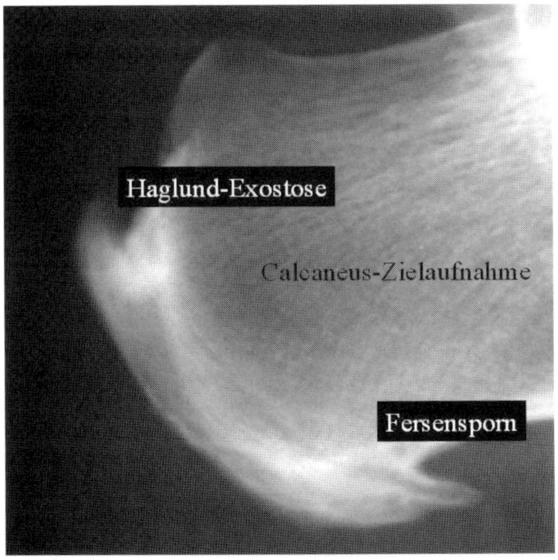

Abb. 7. Die Röntgenzielaufnahme des Calcaneus zeigt degenerative Enthesiophyten bei einem 67jährigen Patienten ohne Beschwerden in dieser Region.

Schmerzen an, die mehr oder weniger präzise auf Sehnen-, Band oder Muskelansätze bzw. -ursprünge lokalisiert werden können. Differentialdiagnostisch gilt es herauszufinden, ob eine Überbelastung (z.B. „Epicondylitis nach exzessivem Tennistraining"), ein Trauma (z.B. „wuchtiger Tennisaufschlag" als einmaliges Ereignis), eine beginnende Arthrose (z.B. Rhizarthrose bei *Tendovaginitis de Quervain*) oder eine chronisch-entzündliche rheumatologische Erkrankung (z.B. Achillodynie bei Morbus Bechterew) vorliegt.

Zudem finden sich oft schon bei der Anamneseerhebung Hinweise darauf, ob es sich um eine *entzündliche Enthesiopathie* oder eine *degenerative Enthesiopathie* handeln könnte. Hier muss jedoch nochmals erwähnt werden, dass Übergänge möglich sind und eine eindeutige Differenzierung nicht immer gelingt. Ebenso gilt es zu bedenken, dass selbstverständlich auch ein Patient mit Morbus Bechterew – wie jeder andere Mensch – z.B. eine degenerative (nicht-entzündliche) *Supraspinatus-Enthesiopathie* bekommen kann, was aber nicht mit einer Aktivierung des Morbus Bechterew gleichzusetzen ist und daher auch keine Änderung der Medikation erfordert. Dagegen wäre z.B. beim gleichen Patienten eine *Bursitis subacromialis* mit einer zusätzlichen schmerzhaften *Bursitis subachillea*, einer *Insertionstendinitis der Pectoralismuskulatur* und des *Pes anserinus superficialis* sowie der *Crista iliaca* eher als Aktivierung des Morbus Bechterew zu deuten. Dies kann dann durchaus auch eine Anpassung der Medikation notwendig machen.

Die anamnestischen Merkmale der degenerativen und entzündlichen Enthesiopathien sind sehr vielfältig. Im Folgenden soll dennoch versucht werden, die degenerativen von den primär entzündlichen Enthesiopathien anhand möglicher anamnestischer Hinweise zu differenzieren.

Bei lokal degenerativen Enthesiopathien geben die Patienten in der Regel bewegungsabhängige Schmerzen an, die gut auf Sehnenansätze oder -ursprünge lokalisiert werden können. Sie sind provozierbar und reproduzierbar und haben zumeist – entsprechend der anatomischen Struktur – ein punktuelles Schmerzmaximum. Eine Ausstrahlung in den betroffenen Muskel wird oft beschrieben. Meist ist kein bis allenfalls ein leichter Ruhe- oder Nachtschmerz vorhanden. Häufiger finden sich Angaben über eine andauernde oder rezidivierende Schwellung und/oder Überwärmung und eine subjektiv empfundene Besserung auf Kälte. Als Auslöser können in der Regel Überbelastungen, Zerrungen, Schonhaltungen oder eine zunehmend dolente Arthrose eruiert werden. Zumeist waren die Patienten vor dem Beginn der Enthesiopathie aktiv, im Gegensatz zu den multilokulären entzündlichen Enthesiopathien, die häufiger in Phasen der Inaktivität beginnen.

Die Enthesiopathien bei Spondylarthropathie haben meistens einen diffuseren Charakter. Oft sind mehr als 4 Regionen gleichzeitig betroffen. Einen eindeutigen Auslöser (z.B. eine bestimmte Bewegung) kann der Patient in der Regel nicht angeben. Die Schmerzen betreffen ein größeres Areal, d.h. sie sind nicht auf einen eindeutig abgrenzbaren *Locus dolendi* beschränkt. Zusätzlich bestehen in dieser Region oftmals Knochenschmerzen, z.B. ein Calcaneusklopfschmerz bei *Bursitis subachillea*.

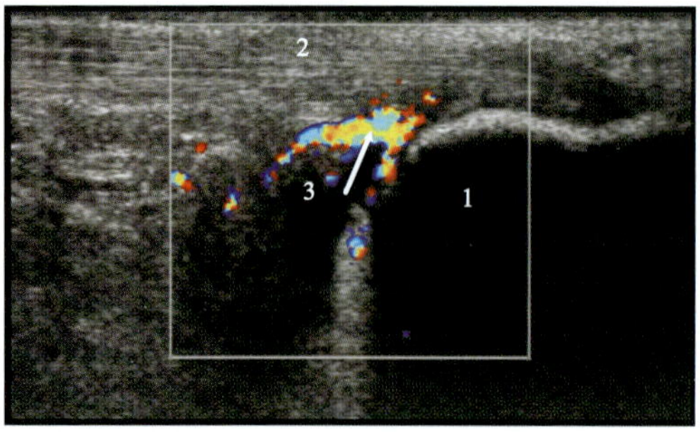

Abb. 8. Patientin mit Morbus Bechterew und diffusen Fersenschmerzen bei Belastung und in Ruhe. Bursitis subachillea (entzündliche Enthesiopathie). 1: Calcaneus; 2: Achillessehne; 3 und Pfeil: Bursitis subachillea

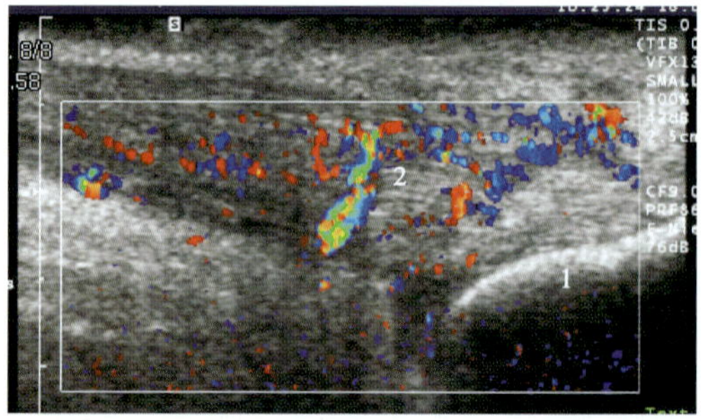

Abb. 9. Patient mit Morbus Bechterew im akuten Schub. Hochgradige Entzündung des gesamten Enthesenorgans der Ferse. Entzündliche Enthesiopathie. 1: Calcaneus; 2: Achillessehne

Der „zugehörige" Muskel kann ebenfalls schmerzhaft sein, wobei die Beschwerden oftmals nicht von bestimmten Bewegungen abhängig sind, sondern sich sowohl in Ruhe als auch bei passiver oder aktiver Bewegung verstärken können. Auch der Schmerzcharakter und der Schmerzauslöser können sich im weiteren Verlauf ändern (initial Schmerzen bei Streckung, später bei Beugung des Gelenks).

In Abbildung 8 ist die Ferse einer Patientin mit Morbus Bechterew gezeigt, die über diffuse Schmerzen bei Belastung und in Ruhe klagte. Man erkennt eine typische *Bursitis subachillea* als Zeichen einer *entzündlichen Enthesiopathie*.

Bei einem gleichzeitigen multilokulären Befall bestehen häufiger ausgeprägte Ruhe- und nächtliche Schmerzen sowie ein allgemeines Krankheitsgefühl. Entsprechend dem sehr variablen und eher diffusen Beschwerdebild sowie der nur ungenauen Provozierbarkeit ergibt auch die gezielte manuelle Untersuchung bei den entzündlichen Enthesiopathien oftmals keinen eindeutigen Befund (Schmerzen *überall* im betroffenen Areal, auch mit Ausstrahlung, im gesamten *„Enthesenorgan"*, „alles tut weh").

Abbildung 9 zeigt die Fersenregion eines Patienten mit Morbus Bechterew im akuten Schub. Es bestehen starke Schmerzen am ganzen Körper, sowohl am Tage als auch in der Nacht, auch in der dargestellten Fersenregion. Man erkennt eine hochgradige Entzündung des gesamten Enthesenorgans (entzündliche Enthesiopathie).

Die manuelle Untersuchung von Patienten mit einer bekannten Enthesiopathie hat unter Studienbedingungen zwar eine hohe Spezifität von 80%, aber nur eine geringe Sensitivität von 23% (Balint et al. 2002). Oftmals weist also die Anamnese auf eine Enthesiopathie hin, die durch die anschließende manuelle Untersuchung nicht diagnostiziert werden kann. In diesem Falle sind bildgebende Verfahren zur weiteren Abklärung notwendig.

5.2. Bildgebende Verfahren

Die bildgebenden Verfahren stellen einen unverzichtbaren Bestandteil in der Diagnostik der Enthesiopathie dar. Die größte Aussagekraft hat das MRT (Barozzi et al. 1998; Olivieri et al. 1998a,b), das nativ und mit Kontrastmittel Anwendung findet. Die hohen Kosten und die eingeschränkte Verfügbarkeit des MRT stehen jedoch einem häufigeren Einsatz entgegen.

In Abbildung 10a+b ist eine MRT-Aufnahme der Sprunggelenkregion eines Patienten mit Morbus Bechterew dargestellt. Klinisch bestehen kaum Beschwerden, lediglich bei Belastung ab und zu punktuelle Schmerzen mit einem Maximum zwei Querfinger proximal des Achillessehnenansatzes. Man erkennt eine verdickte und

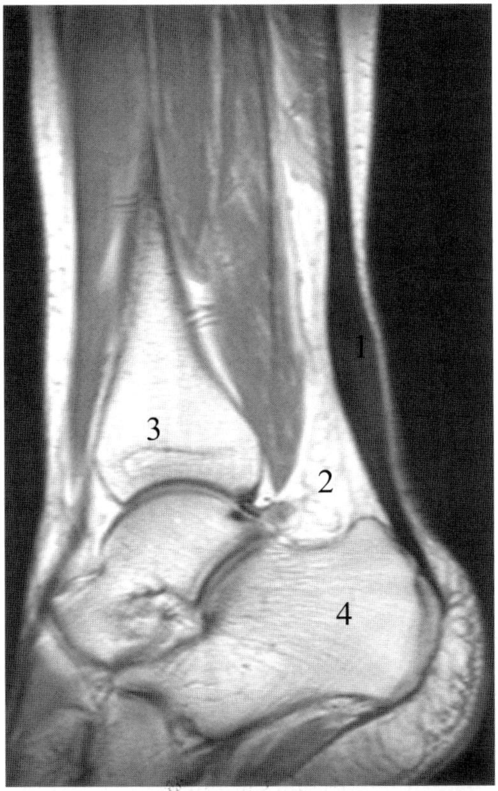

Abb. 10a. Der MRT-Längsschnitt zeigt bei einem Patienten mit Morbus Bechterew eine verdickte, spindelförmige Auftreibung der Achillessehne (degenerative Enthesiopathie). 1: verdickte Achillessehne; 2: subachilläres Fettgewebe ohne Hinweis für Bursitis; 3: Malleolus; 4: Calcaneus

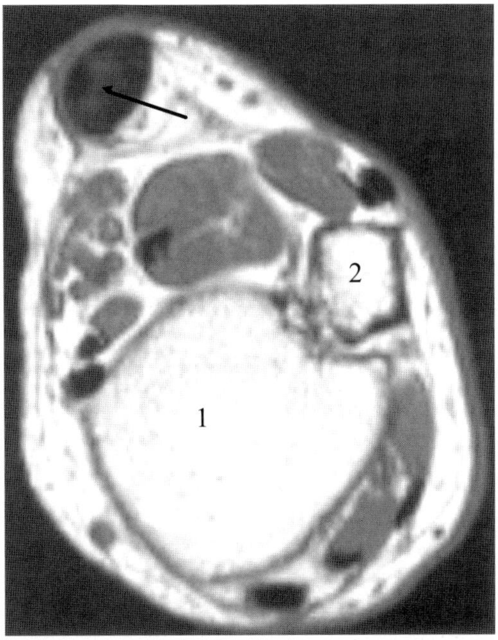

Abb. 10b. Der MRT-Querschnitt verdeutlicht die Auftreibung der Achillessehne und die Inhomogenität der Sehnenstruktur 1:Tibia; 2: Fibula; Pfeil: inhomogene Achillessehne (degenerative Enthesiopathie)

spindelförmig aufgetriebene Achillessehne und im Querschnitt ein inhomogenes Muster der Sehnenstruktur als Zeichen einer degenerativen Enthesiopathie.

Die konventionellen Röntgenaufnahmen können Weichteilverkalkungen und knöcherne Veränderungen einer weit fortgeschrittenen Enthesiopathie aufzeigen. Sie werden vor allem zum Ausschluss anderer Skeletterkrankungen angefertigt.

Im Klinikalltag hat sich der Einsatz der *Sonographie* durchgesetzt, die inzwischen fast überall verfügbar und leicht handhabbar ist. Die Ultraschalldiagnostik hat eine bessere *Interobserver-Reliabilität* als die manuelle Untersuchung (Balint et al. 2002; Lehtinen et al. 1995; Olivieri et al. 1998a; Francois et al. 2001).

Bei der Sonographie werden mit hochauflösenden Schallköpfen und mittels Farbdoppler die *Enthesenmorphologie und -perfusion* beurteilt. Neue Verfahren nutzen zusätzlich intravenös zu applizierende Kontrastverstärker, um die Perfusion besser beurteilen zu können. Diese sind jedoch noch nicht etabliert und müssen ihre Reliabilität erst noch unter Beweis stellen.

In Abbildung 10c+d ist die Achillessehne von og. Patienten (siehe Abb 10a+b) sonographisch dargestellt. Die beschriebenen Veränderungen sind auch hier gut zu erkennen. Bei der manuellen Untersuchung waren bei diesem Patienten keine pathologischen Befunde zu erheben. Eine zusätzliche Information gibt das mittels Farbdoppler zu erfassende Ausmaß der Perfusion, das die Entzündungsaktivität widerspiegelt.

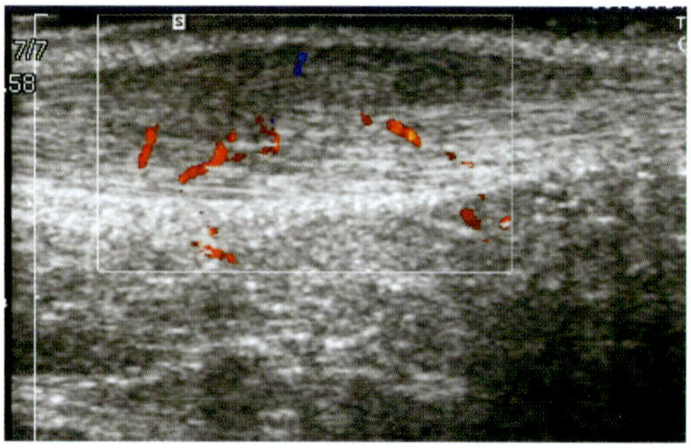

Abb. 10c. In der Sonographie finden sich ebenfalls die spindelförmige Auftreibung und eine annähernd normale Perfusion in der Doppler-Untersuchung

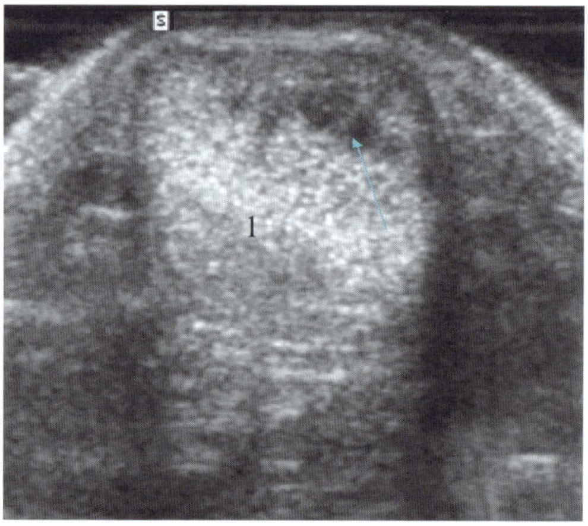

Abb. 10d. Bei der Sonographie im Querschnitt zeigt sich eine Inhomogenität der Sehnenstruktur. 1: Achillessehne quer; Pfeil: Inhomogenität

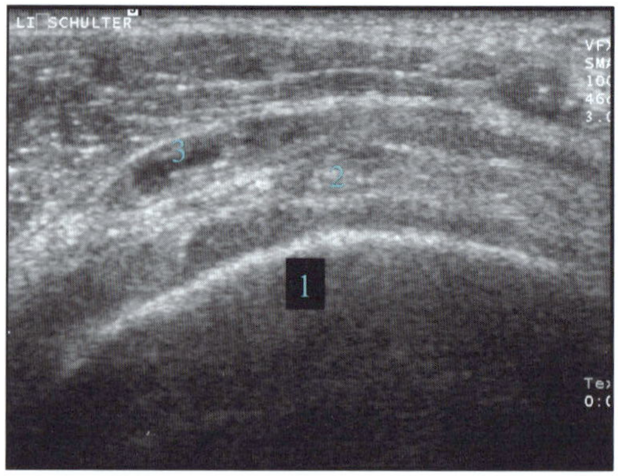

Abb. 11. Patient mit Morbus Bechterew und linksseitigen Schulterschmerzen nachts und bei Abduktion: Bursitis subacromialis, entzündliche monolokuläre Enthesiopathie. 1: Humerus; 2: Rotatorenmanschette; 3: Bursitis

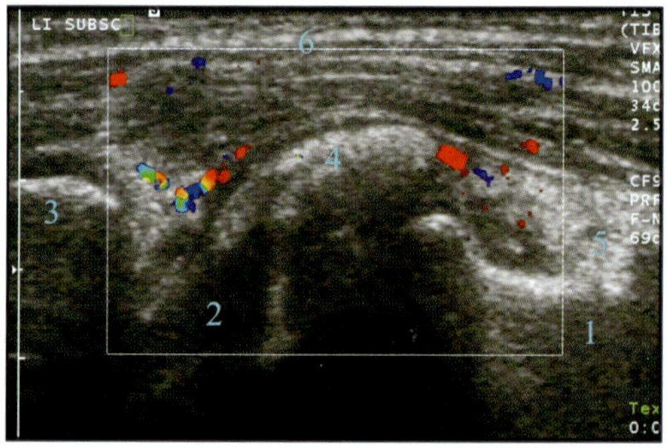

Abb. 12. Tendinitis calcarea der Rotatorenmanschette bei einer Patientin mit Morbus Bechterew (entzündliche Enthesiopathie, aufgenommen während eines akuten Schubes der Grundkrankheit). 1: Humerus; 2: Rotatorenmanschette; 3: Processus coracoideus; 4: Verkalkung; 5: Sulcus bicipitalis; 6: Musculus deltoideus

Abbildung 11 und 12 zeigen Beispiele einer entzündlichen Enthesiopathie der Schulter bei Patienten mit Morbus Bechterew. Im Ultraschall sind hier sehr gut die verschiedenen Pathologien wie *Verkalkung*, *Bursitis*, *Hypervaskularisation* und *Sehnendegeneration* zu erkennen.

Die Weiterentwicklungen der neuen bildgebenden Verfahren haben zu einer immer größeren Sensitivität geführt. Oftmals werden nun auch Zeichen einer Enthesiopathie beschrieben, ohne dass der Patient über entsprechende Beschwerden klagt oder bei der manuellen Untersuchung ein pathologischer Befund erhoben wird.

Diese „subklinischen" Befunde sollten nicht überbewertet werden („den Patienten noch kranker machen?") und auch nicht zu gezielten lokalen Behandlungen Anlass geben. Sie können jedoch – insbesondere bei einem multilokulären Auftreten und bei deutlichen Entzündungszeichen – als Hinweis auf eine zugrunde liegende entzündlich-rheumatische Erkrankung (z.B. eine

Spondylarthropathie) gewertet werden und dann – indirekt – auch therapeutische Konsequenzen haben.

6. Differentialtherapeutische Überlegungen und Therapieempfehlungen

Die häufigsten Lokalisationen entzündlicher und nicht-entzündlicher Enthesiopathien sowie die – erfahrungsgemäß – empfehlenswerte Behandlung sind in Tabelle 1 zusammengefasst. Als Grundsatz gilt, dass man immer mehrere Verfahren miteinander kombinieren sollte. Die degenerativen Enthesiopathien werden vor allem *lokal* behandelt, die systemisch-entzündlichen Enthesiopathien werden zumeist *systemisch und lokal* therapiert.

Da es keine kontrollierten klinischen Untersuchungen zu den Therapiemöglichkeiten bei Enthesiopathie gibt, können die in Tabelle 1 angeführten Behandlungsempfehlungen selbstverständlich *keinen* „Absolutheitsanspruch" geltend machen. Sie beruhen allein auf der Erfahrung und Sichtweise der Autoren, auf der Plausibilität entsprechend der pathogenetischen Modellvorstellungen sowie auf Übertragungen von Therapierichtlinien bei anderen Krankheitsmanifestationen. Dennoch sollen sie hier angeführt und zur Diskussion gestellt werden, um zu einer vermehrten Aufmerksamkeit und umfassenderen Erörterung anzuregen.

Tabelle 1. Häufigste Lokalisationen der Enthesiopathie und aus Erfahrung empfehlenswerte Interventionen

Region	häufigste Ursache	Anatomie	Pathologie	Therapievorschläge
Wirbelsäule	D	M. levator scapulae	Insertionstendinose	1a, 2b+c+d, 3, 4b
	E	M. erector trunci (rotatores, semispinalis etc.)	Insertionstendinose	1a-c, 3, 4a
	D	Lig. iliolumbale	Ligamentäre Enthesiopathie	2a+d, 3, 4b, 5
	D	Mm. rhomboidei	Insertionstendinose, Ursprungsenthesiopathie	1a-c, 2b+c+d, 4b
	D	M. subscapularis	Scapulothorakales Krachen	3, 4b, 6
	E	Linea nuchae	Ligamentäre Enthesiopathie	2b+c, 3, 4b, 5
	E	Ligg. flava	Ligamentäre Enthesiopathie	1b+c, 2d, 3, 4b, 5
	E	Ligg. interspinalia	Ligamentäre Enthesiopathie	1b+c, 2d, 3, 4b, 5
	D, E	Ligg. longitudinale ant./post.	Ligamentäre Enthesiopathie	2c+d, 5
Thorax und Abdomen	E	Articulatio sternocostalis	Tietze-syndrom	1a+b, 2c+d, 3, 4b, 5
	E, D	Articulatio sternoclavicularis	Sternoclav. Syndrom	1a+b, 2c, 3, 4a
	E	M. pectoralis major	Ursprungsenthesiopathie	1a, 2b-d, 4b, 5
	E	Symphysis pubis	Symphysitis	3, 4a, 5

Tabelle 1. Häufigste Lokalisationen der Enthesiopathie und aus Erfahrung empfehlenswerte Interventionen

Region	häufigste Ursache	Anatomie	Pathologie	Therapievorschläge
	E	M. pectineus	Ursprungsenthesiopathie	1a+b, 2c, 3, 4b
Obere Extremität	D	M. supraspinatus	Meist Tendinitis calcarea	1a-c, 2b+d, 3, 4a, (6), 8
	D	M. deltoideus	Insertionstendinose tuberositas deltoidea	1a-c, 2b+c, 3, 4a, 5, (7), 8
	E	M. coracoideus	Ursprungsenthesiopathie	1b, 2b+c, 4b, 5
	D	Bursa subacromialis	Bursitis subacromialis	3, 4a, (7)
	D	Ventrale Unterarmbeuger	Epicondylitis med. humeri	1a-c, 2a-d, 3, 4a, 5, (6)
	E, D	Bursa olecrani	Bursitis olecrani	3, 4a, (6)
	D	Radiale Unterarmmuskulatur	Epicondylitis lateralis humeri	1a-c, 2a-d, 3, 4a, 5, (6), 7, 8
	D, E	M. abductor pollicis longus und M. ext. poll. brevis	Tendovaginitis de Quervain	1c, 2c+d, 3, 4a, 5, (6)
	D, E	Processus styloideus radii	Styloiditis radii	3, 4a
	D, E	M. extensor digitorum	Tendovaginitis	1c, 2c+d, 3, 4a, 5, (6)
Untere Extremität	E, D	Trochanter minor	Insertionstendinose	1a,2a-c, 3, 7, 4a
	E, D	Crista iliaca	Insertionstendinose	1a, 2a-c, 3, 4b
	E	Tuber ossis ischii	Insertionstendinose	1a, 2a-c,3, 7, 4a
	D	Trochanter major	Insertionstendinose	1a+b, 2a-d, 3, 4b, 5, 7
	E, D	M.piriformis	Piriformis-Syndrom	1a+b, 2a-d, 3, 4b, 5, (7)
	E	Mm. adductores	Ursprungsenthesiopathie, Insertionstendinose	1a, 2a-d, 3, 4a
	D	Bursa trochanterica	Bursitis trochanterica	1a-c, 3, 4a, (6), (7)
	D, E	Lig. patellae	Patellaspitzensyndrom	1a-c, 2a-d, 3, 4b, 5
	E	Pes anserinus superficialis	Insertionstendinose	1a, 2b+d, 3, 4b, 5
	D, E	Bursa präpatellaris	Bursitis präpatellaris	1c, 3, 4a, (6)
	D	Margo medialis tibia	M. tibialis posterior-Syndrom	1a-c, 2a-d, 3, 4a, 5
	D, E	Bursa subachillea	Bursitis subachillea	2c, 3, 4a, 5
	D, E	Tendo achillea	Insertionstendinose, Achillodynie	1a-c, 2b-d, 3, 4(a)+b, 5, 7

Tabelle 1. Häufigste Lokalisationen der Enthesiopathie und aus Erfahrung empfehlenswerte Interventionen

Region	häufigste Ursache	Anatomie	Pathologie	Therapievorschläge
	D	Calcaneus	Fersensporn, Haglund-Exostose	1a, 3, 6, 8
	E	Plantaraponeurose	Fasciitis plantaris	1a, 2c+d, 3, 4(a)+b, 8

Therapie:

1a-d:	physikalische Therapie	a: Elektrotherapie, b: Ultraschalll c: Kryo-/Thermotherapie
2a-c:	Physiotherapie	a: Massage b: Querfriktion c: Muskeldehnung d: Heilgymnastik, Muskelkräftigung
3:	NSAR	
4a-b:	Infiltrationen	a: mit Steroid b: ohne Steroidzusatz
5:	Akupunktur	
6:	Operation	
7:	Röntgenbestrahlung	
8:	Stoßwelle	

D: eher degenerative Ursache
E: eher systemisch-entzündliche Ursache

Wenn Anamnese und Untersuchung einen Auslöser der Enthesiopathie identifiziert haben, so muss das primäre Ziel aller Interventionen die Ausschaltung dieser Noxe sein.

Bei lokaler Überlastung ist ergotherapeutisch zu beraten (Almekinders 1998), Schon- und Fehlhaltungen sind zu vermeiden und durch Kräftigung der Muskeln ist ein stabiles Gleichgewicht zwischen Agonisten und Antagonisten aufzubauen (z.B. Kräftigung der ischiokruralen Muskulatur bei Patellaspitzensyndrom). Die degenerativen Enthesiopathien sind also die Domäne der Krankengymnastik und Ergotherapie, die durch zusätzliche beschwerdelindernde physikalische Therapiemaßnahmen unterstützt werden können. Kurzfristige Besserungen sind durch lokale Infiltrationen zu erzielen (siehe Kap. 26).

Wenn entzündliche Veränderungen im Vordergrund stehen und die Enthesiopathie im Zusammenhang mit einer zugrunde liegenden Spondylarthropathie oder einer anderen systemischen entzündlich-rheumatischen Erkrankungen gesehen wird, so steht die antiinflammatorische Behandlung im Vordergrund. Bei multilokulärem Auftreten ist dann eine medikamentöse Therapie mit Antiphlogistika indiziert. Sie werden ergänzt durch die oftmals hilfreichen nichtmedikamentösen Maßnahmen, z.B. in Form von Überwärmungsbädern, Saunaanwendungen, Infrarotbestrahlungen oder Radonbehandlungen. Bei den Spondylarthropathien werden von den Patienten Wärmebehandlungen eindeutig bevorzugt. Nur selten wird lokale Kälte präferiert, z.B. bei Enthesiopathien im Bereich der Schulter.

Leider gibt es auch hierzu keine aussagekräftigen Studien. Die Patienten berichten nach physikalischen Maßnahmen jedoch sehr häufig über eine Beschwerdelinderung, so dass ein „Therapieversuch" (z.B. tägliche Anwendung für zwei Wochen) gerechtfertigt erscheint. Die individuelle Reaktion auf diese Behandlungen ist jedoch nicht sicher voraussehbar. Aus diesem Grunde ist eine zeitnahe Wiedervorstellung des Patienten zur Überprüfung des Verlaufs notwendig.

Multiple entzündliche Enthesiopathien im Rahmen einer Spondylitis ankylosans können die Lebensqualität des Patienten erheblich beeinträchtigen. In diesem Falle sollte die inflammatorische Komponente *lokal und systemisch* therapiert werden. Auch die Einleitung, Intensivierung oder Umstellung der Basistherapie muss dann überdacht werden. Die neuen *Biologicals* bedeuten für die Behandlung multilokulärer entzündlicher Enthesiopathien im Rahmen der Spondylarthropathien einen enormen Fortschritt.

Einige Therapieoptionen sollen im Folgenden ausführlicher dargestellt und diskutiert werden.

In der Regel versucht der Patient bereits selbst seine Beschwerden zu lindern, indem er lokale *Wärme* oder *Kälte* appliziert (Wärmflasche, Heizkissen, warmes oder kaltes Wasser, warmer oder kalter Kirschkernsack, Kryobeutel, Eis, etc.). Wie bereits oben erwähnt, bevorzugen Patienten mit einer Spondylarthropathie zumeist die Wärme, auch wenn es sich um eine *entzündliche* Enthesiopathie handelt. Da ein Einfluss von Wärme bzw. Kälte auf den langfristigen Verlauf einer Enthesiopathie nicht nachgewiesen ist, sollte in erster Linie das subjektive Empfinden des Patienten entscheiden, ob Wärme oder Kälte eingesetzt wird.

Die Behandlung in der *Kältekammer* soll eine generalisierte Schmerzlinderung und ein besseres allgemeines Wohlbefinden bewirken. Metzger et al. (2000) beschreiben gute Kurzzeitergebnisse bei einem allerdings sehr kleinen Patientenkollektiv. Langzeitergebnisse liegen nicht vor. Das gleiche gilt für *Saunaanwendungen* oder *Überwärmungsbäder*, die viele Patienten aus eigenem Antrieb regelmäßig durchführen (siehe Kap. 22).

Physikalische Behandlungen in Form von *Elektrotherapie* und *Ultraschallanwendungen* bringen dem Patienten oftmals eine große Linderung. Lokale Strom- oder Ultraschallanwendungen haben sich bewährt und werden zumeist als erste Therapiemaßnahme von dem Arzt verordnet. Die Anwendung ist bei fachgerechter Durchführung weitgehend nebenwirkungsfrei und relativ kostengünstig. Zur Applikation können auch antiphlogistische Salben verwendet werden. Die *Iontophorese* kann die transkutane Einbringung der antientzündlichen Wirkstoffe unterstützen (siehe Kap. 37).

Massagen mit tiefen Querfriktionen und lokalen Dehngriffen gehören zur „Standardbehandlung" (siehe Kap. 40). Sie werden von den Patienten zumeist positiv bewertet, auch wenn die Behandlung selbst schmerzhaft sein kann. Nach der Massage sollten die Beschwerden bei richtiger Dosierung jedoch rasch nachlassen, ansonsten muss die Massagetherapie beendet werden. Das Literaturreview von Brousseau et al. 2002 ergab allerdings *keinen* Hinweis auf einen Benefit der Querfriktion in Hinblick auf *Schmerz*, *Kraft* und *funktionellen Status*. Die Massagen können ohne Probleme mit der Krankengymnastik kombiniert werden.

Die *individuelle Krankengymnastik und Ergotherapie* zielen darauf ab, Fehlbewegungen und Fehlbelastungen der Enthesen zu vermindern. Bei überlastungsbedingten Enthesiopathien sollte eine ergonomische Beratung am Arbeitsplatz angestrebt werden. Die meisten klinischen Untersuchungen zeigen bei Morbus Bechterew allgemein positive Effekte und ein günstiges Nutzen-Kosten-Verhältnis einer geleiteten oder selbständig durchgeführten individuellen Krankengymnastik (Dagfinrud und Hagen 2001; van der Linden et al. 2002). Kontrollierte Studien hinsichtlich des Nutzens der Krankengymnastik zur Therapie oder Prävention der Enthesiopathie bei Spondylarthropathie gibt es jedoch bisher nicht.

Mittels *Akupunktur* der lokal schmerzhaften Enthesiopathien (*Locus dolendi*-Nadelung) und unter Zuhilfenahme von sog. Fernpunkten sollen die Beschwerden gelindert und der Heilungsprozess beschleunigt werden (siehe Kap. 41). Über die Akupunktur bei degenerativen oder überlastungsbedingten Insertionstendopathien gibt es einige Studien, die einen kurzfristigen klinischen Erfolg – jedoch keine Langzeitergebnisse – beschreiben (Fink et al. 2002; Targino et al. 2002). Bezüglich der Akupunktur bei

Enthesiopathien im Rahmen entzündlich-rheumatischer Erkrankungen liegen keine Untersuchungen vor. Zum Nutzen von Maßnahmen der Traditionellen Chinesischen Medizin existieren lediglich einige (positive) Fallberichte (z.B. Koh 1982).

Umfragen zeigen, dass etwa jeder dritte Patient mit Morbus Bechterew Erfahrungen mit *lokalen Infiltrationen* gemacht hat (Falkenbach et al. 2002). Meistens werden *Lokalanaesthetika* mit oder ohne *Steroidzusatz* an die peritendinösen Weichteile oder direkt in die Bursa injiziert (siehe Kap. 26). Der kurzfristige Nutzen scheint unbestritten. Auch langfristige Besserungen sind in Einzelfällen möglich (Luukkainen et al. 1999).

Der *Steroidzusatz* birgt bei einer versehentlichen Infiltration in die Sehne die Gefahr einer Nekrosenenstehung und erhöht das Rupturrisiko (Paavola et al. 2002; McLauchlan und Handoll 2001). Bei Einhaltung der Hygienekriterien sind lokale Infektionen sehr selten (2 bis 4 pro 100000 Infiltrationen, Owen 1997). Studien über den mittel- und langfristigen Nutzen einer Infiltration mit Steroiden kommen zu einem eher negativen Ergebnis (Paavola et al. 2002; McLauchlan und Handoll 2001). Kurzfristige Wiederholungen der Steroidinfiltrationen an derselben Stelle sind unbedingt zu vermeiden. Nach eigenen Erfahrungen sollte nicht mehr als 3mal pro Jahr in demselben Areal infiltriert werden.

Eine systemische Behandlung mit Steroiden bringt dem Patienten mit Morbus Bechterew bei dominierenden Wirbelsäulenbeschwerden kaum eine Besserung. Bei peripherer Beteiligung können eher positive Effekte erwartet werden. Systemische Corticosteroide zur alleinigen Therapie der Enthesiopathie sind in der Regel nicht angezeigt und sollten auf therapierefraktäre multilokuläre Enthesiopathien mit ausgeprägten Entzündungszeichen beschränkt bleiben. In diesem Falle sind in der Regel höhere Dosierungen notwendig.

Nicht-steroidale Antirheumatika (NSAR) gehören zur Standardtherapie einer Enthesitis bei Morbus Bechterew, insbesondere bei multilokulärem Auftreten. Zumeist werden retardierte Präparate verordnet, die frühmorgens – in schweren Fällen zusätzlich abends – eingenommen werden. Die antiphlogistische Wirkung kann die Enthesiopathie-Beschwerden rasch lindern, vor allem wenn es sich um eine entzündliche Enthesiopathie handelt. Die Dauer der Enthesiopathie wird durch die NSAR jedoch nicht verkürzt (Green et al. 2002; Almekinders 1998). Die meisten Veröffentlichungen zur Therapie der Enthesiopathie mit NSAR stammen aus der Sport- und Arbeitsmedizin (Huang et al. 2000). Zu den NSAR-Wirkungen bei einer Enthesiopathie im Rahmen des Morbus Bechterew liegen bisher keine überzeugenden Daten aus kontrollierten Untersuchungen vor. Dennoch gelten die NSAR allgemein als medikamentöse Therapie der ersten Wahl (siehe Kap. 23).

Die *extrakorporale Stoßwellentherapie* wird bei *Fasciitis plantaris* sowie bei einer Enthesiopathie im Bereich der Schulter und des Ellenbogens angewendet (Buchbinder 2004). Meistens bedarf es einer vorhergehenden Lokalanästhesie. Chung und Wiley (2002) beurteilen die Stoßwellentherapie als sicher und wirksam und empfehlen die Anwendung bei therapierefraktären Enthesiopathien. Es gibt andererseits jedoch auch einen Bericht einer Studie bei *Fasciitis plantaris*, die die *extrakorporale Stoßwellentherapie* als ineffektiv bezeichnet (Speed et al. 2003). Als Wirkmechanismen werden eine lokale Mehrdurchblutung oder eine lokale Zerstörung feiner sensibler Nervenäste diskutiert. Über einen möglichen Langzeitbenefit gibt es noch keine Untersuchungen.

Die *externe Röntgenbestrahlung* erlebt seit einigen Jahren wieder eine Renaissance (siehe Kap. 29). Insbesondere bei hartnäckigen und langjährig bestehenden Enthesiopathien kann eine Röntgenbestrahlung eine deutliche Besserung der Beschwerden bewirken. Bestrahlt werden insbesondere Schulter- und Ellenbogenenthesiopathien sowie hartnäckige Bursitiden der Hüfte. Dabei ist das mutagene Risiko als äußerst gering anzusehen. Die externe Radiatio stellt eine kostengünstige Form der Behandlung dar (Seegenschmiedt und Keilholz 1998).

Die *Radiumtherapie* (SpondylAT®, 224-Ra) kann zur Behandlung therapierefraktärer multilokulärer Enthesiopathien bei Morbus Bechterew „versucht" werden. Sie sprechen oftmals erstaunlich gut an, was angesichts der Knochenaffinität des Radiums die Bedeutung der *Osteitis* für die Enthesiopathie bestätigt. Tiepolt et al. (2002) bewerten die Radiumbehandlung als effektiv und sicher. Es werden 10 Injektionen in wöchentlichem Abstand intravenös appliziert (siehe Kap. 28).

Eine neuere klinische Studie zeigte nachhaltige positive Effekte der speläotherapeutischen *Radonbehandlung* auf die Beschwerden bei Morbus Bechterew (van Tubergen et al. 2001). Da die Enthesiopathie das Beschwerdeausmaß bei Morbus Bechterew in großem Umfang mitbestimmt (Lehtinen et al. 1994), könnte indirekt auch eine positive Wirkung auf die Enthesiopathie vermutet werden. Die Enthesiopathie war jedoch kein Untersuchungsparameter dieser Studie, so dass der Radoneffekt auf die Enthesiopathie derzeit noch nicht als wissenschaftlich gesichert angesehen werden kann.

Bisphosphonate können bei Morbus Bechterew mit Erfolg eingesetzt werden und zeigten in rezenten Untersuchungen (moderate) Verbesserungen der Funktions- und Schmerz-*Scores* (Dougados et al. 2002). Über die Wirkung auf die Enthesiopathie im Speziellen liegen keine Daten vor.

Dies gilt auch für die konventionellen Basistherapien mit *Sulfasalazin*, *Methotrexat*, *Hydroxychloroquin*, *Cyclosporin A* und neuerdings auch *Leflunomid*. Während sich hierdurch die Gelenkentzündung in Einzelfällen bessern kann, ist ein Einfluss auf die Enthesiopathie eher nicht zu erwarten (Lehtinen et al. 1994; McGonagle et al. 2002a).

In klinischen Studien bewirkten die *TNFα-Inhibitoren* bei Morbus Bechterew *Response*-Raten bis zu 90%. Die Enthesiopathien konnten bei 86% der Patienten entweder ausgeheilt oder deutlich verbessert werden (Marzo-Ortega et al. 2001). Bei differentialtherapeutischen Überlegungen würde also eine ausgeprägte Enthesiopathie die Entscheidung für eine Behandlung mit *TNFα-Inhibitoren* unterstützen. Auch die Knochendichte steigt während der Behandlung mit TNF-alpha Antagonisten (Demis et al. 2002), was anlässlich der häufig zu beobachtenden Osteopenie der Patienten mit Morbus Bechterew einen weiteren Vorteil der Biologica bedeutet (siehe Kap. 25).

In Abhängigkeit von der Lokalisation kann bei einer therapierefraktären Enthesiopathie eine Operation indiziert sein (Marzo-Ortega et al. 2001). Oftmals handelt es sich um Enthesiopathien im Bereich der größeren Gelenke (Ellenbogen, Schulter, Handgelenk, Sprunggelenk). Meistens werden die Sehnenansätze versetzt, damit der Muskelzug nachlässt, oder es werden peritendinöse Sehnenscheiden „aufgespleißt". Die Ergebnisse werden unterschiedlich bewertet, so dass auch die Indikation kontrovers diskutiert wird. Außerdem ist nicht jede Enthesiopathie für eine Operation geeignet (z.B. Enthesitis im Bereich der Wirbelsäule). Gerade bei den entzündlichen Enthesiopathien im Rahmen des Morbus Bechterew besteht in der Regel keine Indikation für einen chirurgischen Eingriff. Lediglich bei therapierefraktären chronisch-entzündlichen Bursitiden ist bisweilen die chirugische Exstirpation des betroffenen Schleimbeutels angezeigt.

Orthesen werden sehr häufig bei Enthesiopathien im distalen Bereich der oberen und unteren Extremitäten verwendet. Schienung und Ruhigstellung haben eine Entlastung der Enthese zum Ziel. Diese Orthesen können bei überlastungsbedingten Enthesiopathien mit Erfolg eingesetzt werden. Bei entzündlichen Enthesiopathien im Rahmen einer Spondylarthropathie ist der Nutzen sehr fraglich. Nach eigenen Erfahrungen ist eine Ruhigstellung nicht indiziert. Hierdurch wird weder die Heilung beschleunigt noch die Entzündung gebessert, dafür aber eine Inaktivitätsatrophie induziert, die erst mit einer intensiven *physikalischen Therapie* wieder ausgeglichen werden muss.

7. Prognose

Leider gibt es keine Longitudinalstudien zur Entwicklung der Enthesiopathie bei Morbus Bechterew. Bei einer nicht-entzündlichen Enthesiopathie, die auf einer lokalen Überlastung beruht, kann nach Ausschalten des Auslösers mit einer Heilung gerechnet werden.

Schlechter ist die Prognose der primär entzündlichen Enthesiopathien, die bei den Spondylarthropathien sogar das Beschwerdebild dominieren können. Lokale Behandlungen, z.B. die kombinierte Infiltration mit einem Lokalanästhetikum und einem Glukokorticoid, können zumeist die Beschwerden bei mono- oder oligolokulären Enthesiopathien kurzfristig lindern, bringen oftmals aber keine nachhaltige Besserung.

Bezüglich des mittel- und langfristigen Erfolgs stellen die Enthesiopathien eine klinisch äußerst relevante Herausforderung dar, denn laut vielfacher Patientenangaben stehen die Enthesiopathien an erster Stelle als Verursacher von reduziertem Allgemeinzustand und Krankheitsgefühl (Lehtinen et al 1994). Insbesondere bei multilokulärem Auftreten und im Vordergrund stehenden entzündlichen Veränderungen sollten alle zur Verfügung stehenden Therapiemaßnahmen ausgeschöpft werden. Nach dem aktuellen Kenntnisstand versprechen bei schweren Verlaufsformen die *TNFα-Inhibitoren* den größten Erfolg, haben aber neben den hohen Kosten den Nachteil, dass eine Dauerbehandlung notwendig ist.

10 Fragen zum Thema

1. Welche anatomischen Strukturen sind bei einer Enthesiopathie pathologisch verändert?

Alle Strukturen des sog. Enthesenorgans können verändert sein, d.h. der Sehnen/Knochenübergang (Insertionstendinose/-itis), die Sehne selbst (Tendinose), der Muskel/Sehnenübergang (Myotendinose), das Periost (Periostitis), der Knochen des Sehnenansatzes (subchondrale Osteitis) und die sog. Hilfseinrichtungen wie Schleimbeutel (Bursitis), Sehnenscheiden (Tendovaginitis, Peritendinitis) und Bänder („Ligamentitis“).

2. Was ist der typische pathologische Befund einer Enthesitis bei Morbus Bechterew?

Vorwiegend sind Ferse und Sprunggelenk (Bursitis subachillea, Peritendinitis achillea, Achillodynie, Fasciitis plantaris, etc.) betroffen. Man findet histologisch eine subchondrale Osteitis dieser Enthesen sowie ausgeprägte entzündliche Infiltrate (vor allem CD3+CD8+ T-Zellen und Makrophagen).

3. Wie unterscheidet sich klinisch eine entzündliche von einer nicht-entzündlichen Enthesiopathie?

Nicht-entzündliche Enthesiopathien haben meist bewegungsabhängige Schmerzen, die nach chronischen Überbelastungen, Zerrungen oder Schonhaltungen auftreten. Sie können in der Regel bestimmten Sehnen und Muskeln zugeordnet werden. Sie weisen meist ein punktuelles Schmerzmaximum und wenig Ruhe- oder Nachtschmerz auf („sonst geht's gut“). Entzündliche Enthesiopathien haben einen eher diffusen Charakter und treten oft an mehreren Stellen gleichzeitig auf. Es schmerzt flächenhaft das gesamte Enthesenorgan bei allen aktiven und passiven Bewegungen sowie oft auch in Ruhe oder nachts. Die Betroffenen berichten über einen reduzierten Allgemeinzustand („alles tut weh“).

4. Was spricht für einen Zusammenhang der Enthesiopathie mit dem Morbus Bechterew?

Wenn mehrere Enthesen (>4) gleichzeitig diffus schmerzhaft sind, ohne dass eine Abhängigkeit von bestimmten Bewegungen zu finden ist und zusätzlich auch von Seiten der Gelenke vermehrt Beschwerden angegeben werden, handelt es sich wahrscheinlich um eine systemische Enthesitis im Rahmen der Grundkrankheit. In der Bildgebung (v.a. Farbdopplersonographie) sieht man dann Entzündungszeichen der gesamten Enthese mit Peritendinitis, Bursitis, evtl. auch Synovialitis.

5. Welche Informationen sind zur Einordnung einer Enthesiopathie bei einem Patienten mit Morbus Bechterew notwendig?

Wichtig zur Einordnung sind die Angaben über die *Auslöser* (Überbelastung?, Zerrung?, bewegungsabhängig?, kein Auslöser?), die *Anzahl* der betroffenen Enthesen (mono-?, oligo-?, polylokulär?), der *manuelle Befund* (Lokalisation?, punktuelle oder diffuse Schmerzen?) und das Untersuchungsergebnis der bildgebenden Verfahren (vermehrte Perfusion?, Sehnendegeneration?, Begleitbursitis/-peritendinitis?).

6. Wann sind bildgebende Verfahren indiziert?

Bei eindeutiger Anamnese und dem entsprechenden klinischen Untersuchungsbefund mit Verdacht auf eine nicht-entzündliche Enthesiopathie ist eine Bildgebung nicht zwingend notwendig. Bei Verdacht auf eine entzündliche Enthesiopathie oder bei sämtlichen therapierefraktären Enthesiopathien sollte immer eine Bildgebung durchgeführt werden.

Zur Erstdiagnostik ist das MRT sehr hilfreich, meistens gelingt aber bereits mit der Sonographie (mit Farbdoppler) eine ausreichende diagnostische Eingrenzung. Bei Verlaufskontrollen von entzündlichen Enthesiopathien hat sich die Sonographie bewährt, bei nichtentzündlichen komplikationslosen Enthesiopathien ist die sonographische Kontrolle weniger wichtig. Röntgen- und CT-Aufnahmen sind heutzutage nur noch bei besonderen Fragestellungen indiziert.

7. Enthesiopathie ohne Beschwerden: eine Indikation für eine Therapie?

Nein. In Einzelfällen Verlaufskontrollen mittels Sonographie (z.B. bei Achillessehnentendinose).

8. Empfehlenswerte Therapie einer singulären schmerzhaften entzündlichen Enthesiopathie bei Morbus Bechterew?

Systemische Therapie mit NSAR, lokale Therapie mit Infiltration (eventuell mit Steroidzusatz), physikalische Therapie. Zusätzlich sonographische Verlaufskontrollen mit Response-Beurteilung. Nur als *Ultima ratio* Bestrahlung, Operation oder TNFα-Antagonisten.

9. Gibt es bei Enthesiopathie eine Indikation für eine Ruhigstellung?

Eine absolute Ruhigstellung (Eingipsen) ist nicht zu empfehlen. Eine partielle Ruhigstellung mit der Möglichkeit einer passiven Mobilisation kann bei einer schweren Enthesiopathie erfolgreich sein, besonders wenn sie durch eine Überlastung ausgelöst wurde.

10. Wie werden multiple Enthesiopathien bei Morbus Bechterew am besten behandelt?

In erster Linie medikamentös systemisch (NSAR, evtl. Biologica). Zusätzlich sollten immer auch nicht-medikamentöse Maßnahmen zum Einsatz kommen, z.B. Überwärmungsbäder, Saunaanwendungen, Radonheilstollen, etc. in Abhängigkeit von dem Befund und den persönlichen Erfahrungen des Patienten. Zusätzlich konsequente Heilgymnastik und gezielte lokale aktive und passive Mobilisationen der betroffenen Enthesen.

Literatur

Ahlström H, Feltelius N, Nyman R, Hällgren R (1990) Magnetic resonance imaging of sacroiliac joint inflammation. Arthritis Rheum 33:1763–1768

Almekinders LC (1998) Tendinitis and other chronic tendinopathies. J Am Acad Orthop Surg 6:157–164

Almekinders LC, Temple JD (1998) Etiology, diagnosis, and treatment of tendonitis: an analysis of the literature. Med Sci Sports Exerc 30:1183–1190

Balint PV, Kane D, Wilson H, McInnes IB, Sturrock RD (2002) Ultrasonography of entheseal insertions in the lower limb in spondylarthropathy. Ann Rheum Dis 61:905–910

Ball J (1979) Articular pathology of ankylosing spondylitis. Clin Orthop143:30–37

Barozzi L, Olivieri I, De Matteis M, Paduala A, Pavlica P (1998) Seronegative spondyloarthropathies: imaging of spondylitis, enthesitis and dactylitis. Eur J Radiol 27, Suppl 1: S12–S17

Bellamy N, Park W, Rooney PJ (1983) What do we know about the sacroiliac joint? Semin Arthritis Rheum 12:282–313

Benjamin M, Kumai T, Milz S, Boszczyk BM, Boszczyk AA, Ralphs JR (2002) The skeletal attachment of tendons – tendon „entheses". Comp Biochem Physiol A Mol Integr Physiol 133:931–945

Benjamin M, Ralphs JR (1998) Fibrocartilage in tendons and ligaments—an adaptation to compressive load. J Anat 193:481–494

Benjamin M, Ralphs JR (2001) Entheses – the bony attachments of tendons and ligaments. Ital J Anat Embryol 106, Suppl.1:151–157

Bollow M, Braun J, Hamm B, Eggens U, Schilling A, König H, Wolf KJ (1995) Early sacroiliitis in patients with spondylarthropathy: evaluation with dynamic gadolinium-enhanced MR imaging. Radiology 194:529–536

Brosseau L, Casimiro L, Milne S, Robinson V, Shea B, Tugwell P, Wells G (2002) Deep transverse friction massage for treating tendinitis. Cochrane Database Syst Rev;(4):CD003528

Buchbinder R (2004) Clinical practice. Plantar fasciitis. N Engl J Med 350:2159–2166

Chung B, Wiley JP (2002) Extracorporal shockwave therapy: a review. Sports Med 32:851–865

Dagfinrud H, Hagen K (2001) Physiotherapy interventions for ankylosing spondylitis. Cochrane Database Syst Rev, CD002822

Danda D, Shyam Kumar NK, Cherian R, Cherian AM (2001) Enthesopathy: clinical recognition and significance. Natl Med J India14:90–92

Demis E, Roux C, Breban M, Dougados M (2002) Infliximab in spondylarthropathy – influence on bone density. Clin Exp Rheumatol 20, Suppl 28:185–186

Dihlmann W (1979) Current radiodiagnostic concept of ankylosing spondylitis. Skeletal Radiol 4:179–188

Dougados M, Dijkmans B, Khan M, Maksymowych W, van der Linden S, Brandt J (2002) Conventional treatments for ankylosing spondylitis. Ann Rheum Dis 61, Suppl.3:40–50

Dougados M, van der Linden S, et al. (1991) The European Spondylarthropathy Study Group preliminary criteria for the classification of spondylarthropathy. Arthritis Rheum 34:1218–1227

Eulderink F (1990) Pathology of ankylosing spondylitis. In: Khan MA (ed) Spine. Ankylosing spondylitis and related spondylarthropathies. State of the art reviews, vol 4. Hanley & Belfus, Philadelphia, pp 507–528

Falkenbach A, Toennemann J, Mur E (2002) Von Patienten mit Morbus Bechterew beibehaltene und aufgegebene konventionelle und unkonventionelle Maßnahmen zur Beeinflussung der Erkrankung. Z Rheumatol 61:271–278

Fink M, Wolkenstein E, Karst M, Gehrke A (2002) Acupuncture in chronic epicondylitis: a randomized controlled trial. Rheumatology (Oxford) 41:205–209

Francois RJ, Braun J, Khan MA (2001) Entheses and enthesitis: a histopathologic review and relevance to spondyloarthritides. Curr Opin Rheumatol 13:255–264

Green S, Buchbinder R, Barnley L, Hall S, White M, Smidt N, Assendelft W (2002) Non-steroidal anti-inflammatory drugs (NSAIDs) for treating lateral elbow pain in adults. Cochrane Database Syst Rev (2):CD003686

Ham PS, Strayer S (2002) Shock wave therapy ineffective for plantar fasciitis. J Fam Pract 51:1364–1372

Huang HH, Ashfaq A, Biundo JJ (2000) Sports and other soft tissue injuries, tendinitis, bursitis, and occupation-related syndromes. Curr Opin Rheumatol 12:150–154

Khan MA (2002) Update on spondyloarthropathies. Ann Intern Med 136:896–907

Koh TC (1982) Tai Chi and ankylosing spondylitis–a personal experience. Am J Chin Med 10:59–61

Laloux L, Viosin MC, Allain J, Martin N, Kerboull L, Chevalier X, Claudepierre P (2001) Immunohistological study of entheses in spondylarthropathies: comparison in rheumatoid arthritis and osteoarthritis. Ann Rheum Dis 60:316–321

Lehtinen A, Leirisalo-Repo M, Taavitsainen M (1995) Persistence of enthesopathic changes in patients with spondyloarthropathy during 6-month follow-up. Clin Exp Rheumatol 13:733–736

Lehtinen A, Taavitsainen M, Leirisalo-Repo M (1994) Sonographic analysis of enthesopathy in the lower extremities of patients with spondyloarthropathy. Clin Exp Rheumatol 12:143–148

Luukkainen R, Nissila M, Asikainen E, Sanila M, Lehtinen K, Alanaatu A, Kautiainen H (1999) Periarticular corticosteroid treatment of the sacroiliac joint in patients with seronegative spondylarthropathy. Clin Exp Rheumatol 17:88–90

Maksymowych WP (2000) Ankylosing spondylitis – at the interface of bone and cartilage. J Rheumatol 27:2295–2301

Marzo-Ortega H, McGonagle D, O´Connor P, Emery P (2001) Efficacy of etanercept in the treatment of the entheseal pathology in resistant spondyloarthropathy: a clinical and magnetic resonance imaging study. Arthritis Rheum 44:2112–2117

Mazieres B, Rovensky J (2000) Non-inflammatory enthesopathies of the spine: a diagnostic approach. Baillieres Best Pract Res Clin Rheumatol 14:201–217

McGonagle D (2003) Diagnosis and treatment of enthesitis. Rheum Dis Clin North Am 29:549–560

McGonagle D, Emery P (1999) Achilles tendinitis in spondyloarthropathy. J Rheumatol 26:754–755

McGonagle D, Khan MA, Marzo-Ortega H, O´Connor P, Gibbon W, Emery P (1999) Enthesitis in spondyloarthropathy. Curr Opin Rheumatol 11:244–250

McGonagle D, Benjamin M, Marzo-Ortega H, Emery P (2002a) Advances in the understanding of entheseal inflammation. Curr Rheumatol Rep 4:500–506

McGonagle D, Emery P (2000) Enthesitis, osteitis, microbes, biomechanics, and immune reactivity in ankylosing spondylitis. J Rheumatol 27:2302–2304

McGonagle D, Marzo-Ortega H, O´Connor P, Gibbon W, Hawkey P, Henshaw K, Emery P (2002b) Histological assessment of the early enthesitis lesion in spondyloarthropathy. Ann Rheum Dis 61:534–537

McGonagle, Gibbon W, Emery P (1998) Classification of inflammatory arthritis by enthesitis. Lancet 352:1137–1140

McLauchlan GJ, Handoll HH (2001) Interventions for treating acute and chronic Achilles tendinitis. Cochrane Database Syst Rev (2):CD000232

Metzger D, Zwingmann C, Protz W, Jäckel WH (2000) Whole body cryotherapy in rehabilitation of patients with rheumatoid diseases – pilot study. Rehabilitation (Stuttg) 39:93–100

Mohr W (2000) Gelenkpathologie. Historische Grundlagen, Ursachen und Entwicklungen von Gelenkleiden und ihre Pathomorphologie. Springer, Berlin

Olivieri I, Barozzi L, Padula A (1998a) Enthesiopathy: clinical manifestations, imaging and treatment. Baillieres Clin Rheumatol 12:665–681

Olivieri I, Barozzi L, Padula A, De Matteis M, Pierro A, Cantini F, Salvarini C, Pavlica P (1998b) Retrocalcaneal bursitis in spondyloarthropathy: assessment by ultrasonography and magnetic resonance imaging. J Rheumatol 25:1352–1357

Owen DS jr (1997) Aspiration and injection of joints and soft tissues. In: Kelley WN, Harris EDjr, Ruddy S, Sledge CB (eds) Textbook of Rheumatology. Saunders, Philadelphia, pp 591–608

Paavola M, Kannus P, Jarvinen TA, Jarvinen TL, Jozsa L, Jarvinen G (2002) Treatment of tendon disorders. Is there a role for corticosteroid injection? Foot Ankle Clin 7:501–513

Paolaggi JB, Struz P, Goutet MC, Le Parc JM, Siaud JR, Auquier L (1984) Systematic research on enthesopathies in chronic rheumatism. Results and pathological significance. Relation to erosive spondylitis and other tendinous or synovial lesions. Rev Rhum Osteoartic 51:451–456

Poole AR (1998) The histopathology of ankylosing spondylitis: are there unifying hypotheses? Am J Med Sci 316:228–233

Seegenschmiedt MH, Keilholz L (1998) Epicondylopathia humeri (EPH) and peritendinitis humeroscapularis (PHS): evaluation of radiation therapy long-term results and literature review. Radiother Oncol 47:17–28

Shaibani A, Workman R, Rothschild BM (1993) The significance of enthesopathy as a skeletal phenomenon. Clin Exp Rheumatol 11:399–403

Speed CA, Nichols D, Wies J, Humphreys H, Richards C, Burnet S, Hazleman BL (2003) Extracorporeal shock wave therapy for plantar fasciitis. A double blind randomised controlled trial. J Orthop Res 21:937–940

Targino RA, Imamura M, Kaziyama HH, Souza LP, Hsing WT, Imamura ST (2002) Pain treatment with acupuncture for patients with fibromyalgia. Curr Pain Headache Rep 6:379–383

Tiepolt C, Gruning T, Franke WG (2002) Renaissance of 224 Ra for the treatment of ankylosing spondylitis: clinical experiences. Nucl Med Commun 23:61–66

van der Linden S, van Tubergen A, Hidding A (2002) Physiotherapy in ankylosing spondylitis: what is the evidence? Clin Exp Rheumatol 20, Suppl:60–64

van Tubergen AS, Landewe R, van der Heijde D, Hidding A, Wolter N, Asscher M, Falkenbach A, Genth E, Goei The H, van der Linden S (2001) Combined spa-exercise therapy is effective in patients with ankylosing spondylitis: a randomized controlled trial. Arthritis Rheum 45:430–438

Zou J, Rudwaleit M, Brandt J, Thiel A, Braun J, Sieper J (2003) Down-regulation of the nonspecific and antigenspecific T cell cytokine response in ankylosing spondylitis during treatment with infliximab. Arthritis Rheum 48:780–790

Assoziierte Erkrankungen, Komplikationen

Kapitel 10

Ophthalmologische Erkrankungen

Stephan R. Thurau

1. Einführung

Das Auge ist nicht selten bei Erkrankungen des Bewegungsapparates mitbeteiligt. Aus der Sicht des Augenarztes stellt die Differenzierung verschiedener Grunderkrankungen, die unter dem Begriff Rheuma zusammengefasst werden, eine Herausforderung dar.

Umgekehrt ist nicht jede Entzündung des Auges einfach nur eine *Iritis* oder *Konjunktivitis*. In diesem Kapitel werden daher die Erkrankungen des Auges, die bei einem Morbus Bechterew auftreten können, zusammen mit ihren Therapieoptionen dargestellt.

Im Rahmen eines Morbus Bechterew finden sich als klassische Assoziation einer Augenerkrankung eine *Iritis* (*Uveitis anterior*, Regenbogenhautentzündung) (Brewerton et al. 1973). Wesentlich seltener sind *Skleritis* (Lederhautentzündung) oder eine eigenständige *Konjunktivitis*. Letztere findet sich vor allem im Rahmen eines reaktiven *Reiter-Syndroms*. Nur selten (1%) werden bei Spondylarthropathien Beteiligungen des hinteren Augenpols (*Uveitis posterior*) oder eine *Panuveitis* beobachtet.

2. Einteilung der Uveitiden

Einem Vorschlag der *International Uveitis Study Group* folgend werden die Uveitiden (intraokuläre Entzündungen) entsprechend dem anatomischen Schwerpunkt der Entzündung im Auge eingeteilt (Tab. 1, Abb. 1, Bloch Michel und Nussenblatt 1987). Obwohl diese Einteilung nur anatomischen Gegebenheiten folgt, hat sie auch eine ätiologische Bedeutung.

Die HLA-B27-assoziierten Entzündungen finden fast ausschließlich im vorderen Augenabschnitt als *Iritis* statt. Obwohl man diese statistische Assoziation zwischen Spondylarthropathien, Iritis und HLA-B27 seit langem kennt, ist die Ursache für diesen Zusammenhang trotz eines großen Forschungsaufwandes bisher unklar geblieben.

Tabelle 1. Anatomische Klassifikation der Uveitis (International uveitis study group)

Anatomische Klassifikation	Beschreibung
Uveitis anterior	Iritis, vordere Cyclitis, Iridocyclitis
Uveitis intermedia	Vitritis, pars planitis
Uveitis posterior	Retinitis, Neuroretinitis, retinale Vaskulitis, Chorioiditis
Panuveitis	Alle Abschnitte der Uvea

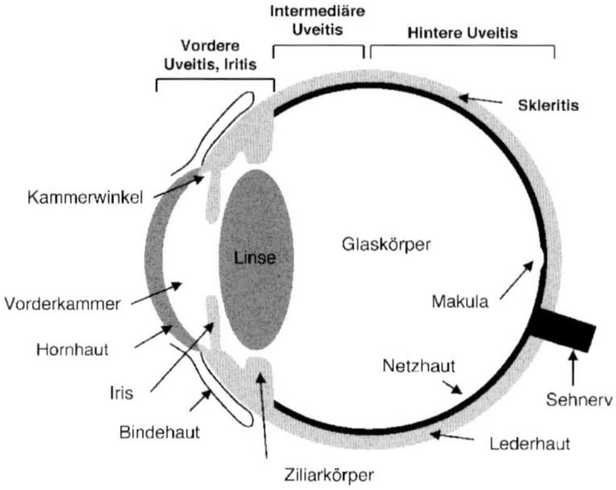

Abb. 1. Schematische Darstellung des Auges mit den wichtigsten Strukturen. Entsprechend des Schwerpunkts der intraokularen Entzündung werden die Uveitiden in vordere, intermediäre und hintere Uveitis eingeteilt

3. Pathogenese

T-Lymphozyten spielen bei der Regulation der autoimmunen *Uveitis* eine entscheidende Rolle. Sie werden in der Peripherie, d.h. irgendwo im Körper – z. B. im Rahmen eines Infektes – unspezifisch aktiviert. Neuere experimentelle Untersuchungen deuten darauf hin, dass Peptide des HLA-B27-Moleküls selbst als Antigen von HLA-Klasse II präsentiert werden und eine kreuzreaktive entzündliche Immunantwort auslösen, die sich gegen bestimmte Autoantigene in Gelenk, Bindegewebe oder dem Auge richtet (Wildner und Thurau 1994; Wildner et al. 2002).

Diese *aktivierten T-Zellen* können dann die funktionelle *Blut-Retina-Schranke* überwinden und ins Auge eindringen. Erkennt eine solche T-Helferzelle mit ihrem T-Zell-Rezeptor im Auge ein kreuzreaktives, passendes, organspezifisches Antigen, so führt das zu einer Reaktivierung und Sekretion von verschiedenen Zytokinen, die andere Entzündungszellen wie Makrophagen, Lymphozyten und Granulozyten ins Auge locken (*Chemotaxis*). Die weitere Zytokinsekretion und Prostaglandin-Synthese verursachen die entzündlichen Exsudationen der Gefäße, die z.B. mit Hilfe der *Fluoreszenzangiographie* am Auge dargestellt werden können.

Diese Ereignisse imponieren klinisch als intraokulare Entzündung (Uveitis) und sind mit einer Funktionseinbuße verbunden. Ist auch die Netzhaut betroffen, kann unter Umständen eine dauernde Sehverschlechterung resultieren.

4. Iritis

4.1. Klinisches Bild

Bei der Iritis handelt es sich um eine intraokulare Entzündung, die bevorzugt den vorderen Augenabschnitt betrifft. Die beteiligten Strukturen sind Vorderkammer, Iris (Regenbogenhaut), Ziliarkörper und vorderer Glaskörper (Abb. 2). Die Patienten klagen über flottierende Pünktchen im Gesichtsfeld, Nebelsehen sowie eine generelle Sehverschlechterung. Häufig treten Schmerzen auf, die aber nur selten sehr stark ausgeprägt sind.

Meist handelt es sich um ein *Organgefühl*, das der Iritis mehrere Tage vorausge-

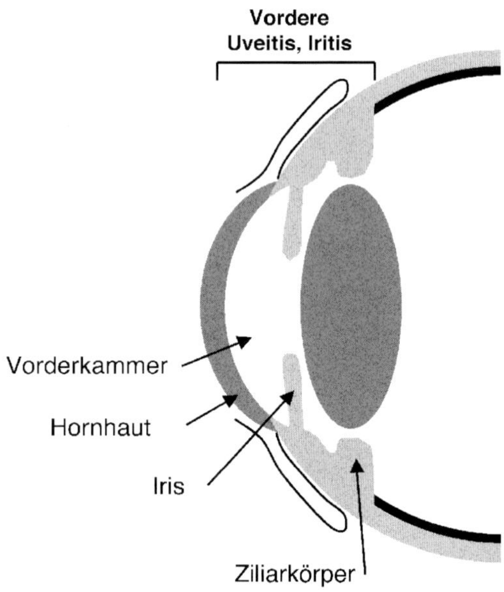

Abb. 2. Schematische Darstellung des vorderen Augenabschnitts. An einer Iritis (vordere Uveitis) sind Vorderkammer, Iris, Ziliarkörper und vorderer Glaskörper beteiligt

hen kann und als Prodromalstadium auch dann schon behandelt werden sollte, wenn noch keine klassischen Entzündungszeichen bei der Spaltlampenuntersuchung oder eine Konjunktivitis feststellbar sind.

Die Iritis bei HLA-B27 positiven Patienten beziehungsweise bei Patienten mit Morbus Bechterew weist einige Charakteristika auf. Sie beginnt meist einseitig und plötzlich mit einem Schmerzgefühl. Rasch folgen Rötung und ein ausgeprägter Vorderkammerbefund mit deutlichem *Tyndallphänomen* (Übertritt von Serum-Proteinen aus dem Blut in die klare Flüssigkeit der Vorderkammer), Fibrin, Entzündungszellen und feinen Endothelbeschlägen (Abb. 3).

Ein *Hypopyon* (Leukozytenansammlung im unteren Bereich der Vorderkammer) oder eine *Hyphäma* (Blutung in die Vorderkammer) treten nur selten auf. Die Iris ist verwaschen und kann heller werden (*Heterochromie*), was sich im Seitenvergleich erkennen lässt. Im Rahmen der Iritis ist nicht selten auch der vordere Glaskörper mitbeteiligt, da es auf Grund seiner engen anatomischen Beziehung zu Iris und Ziliarkörper zum Einwandern von Entzündungszellen und Trübungen im vorderen Glaskörper kommen kann. Diese Beteiligung stellt kein eigenes Krankheitsbild dar und ist in der Regel auch nicht therapiebedürftig.

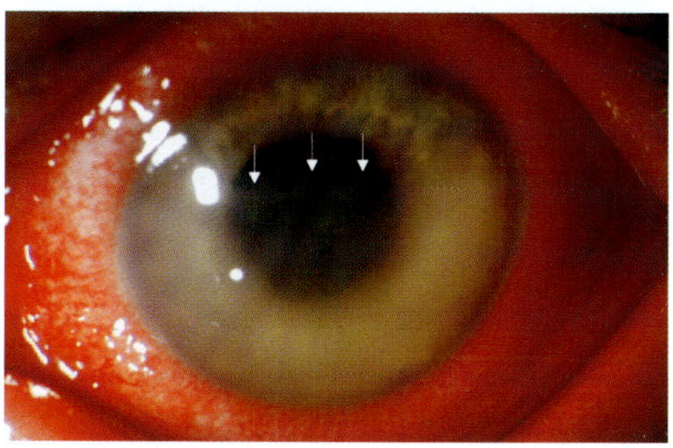

Abb. 3. Fibrinöse Iritis: Die Bindehaut ist stark gerötet und leicht geschwollen (Chemosis). Die Vorderkammer ist zu 2/3 mit Fibrin gefüllt (Pfeile). Einzelheiten der Irisstruktur sind durch die Fibrinwolke nicht mehr erkennbar. Auch oberhalb der Fibrinwolke zeigt sich die Irisstruktur aufgrund der Entzündung leicht verwaschen

Die Iritis klingt meist innerhalb von wenigen Wochen wieder ab. Rezidive sind häufig und können auf das zweite Auge übergehen. Nur selten (7%) sind beide Augen gleichzeitig betroffen.

Eine Iritis im Rahmen eines Morbus Bechterew tritt typischerweise erstmals in der zweiten oder dritten Lebensdekade auf. Nach dem 45. Lebensjahr sind Erstmanifestationen ungewöhnlich, Rezidive werden im Alter zunehmend seltener, weniger heftig und eher chronisch.

Nach neueren Untersuchungen entwickeln 40% der Patienten mit Morbus Bechterew im Verlauf ihrer Erkrankung mindestens einmal eine *akute anteriore Uveitis*, wobei Männer etwas häufiger betroffen sind als Frauen. Die Zahl der Iritisattacken im Erkrankungsverlauf schwankt zwischen 1 und über 100, wobei im statistischen Mittel 1,5 bis 3 Attacken auftreten. Ein zeitlicher Zusammenhang zwischen Arthritisaktivität und Iritis ist zufällig. In einzelnen Fällen kann die Iritis den Arthritissymptomen lange Zeit vorausgehen oder nachfolgen.

Auch Kinder können eine *anteriore Uveitis* entwickeln. Sie steht meist im Zusammenhang mit einer *oligoartikulären juvenilen idiopatischen Arthritis*, selten mit einer *Enthesitis assoziierten juvenilen Arthritis* (siehe Kap. 18). Bei der kindlichen Arthritis gibt es zwei klassische Konstellationen, wobei häufig Übergangsformen beobachtet werden: 1.) Mädchen mit einem frühen Uveitisbeginn (2. bis 4. Lebensjahr) und positiven antinukleären Antikörpern sind meist negativ für HLA-B27. Im Gegensatz dazu stehen (typischerweise) Jungen mit einem späteren Erkrankungsbeginn (im Gipfel 4. bis 7. Lebensjahr), die meist keine antinukleären Antikörper haben, aber dafür HLA-B27 positiv sind. Während der Verlauf bei Mädchen meist chronisch ist, zeigt sich die Iritis bei Buben akut und rezidivierend und die Erkrankung kann nach der Pubertät in einen typischen Morbus Bechterew übergehen.

In der Tabelle 2 sind die Befunde zusammengefasst, die dafür sprechen, dass eine Iritis mit HLA-B27 assoziiert ist (Rothova et al. 1987).

Tabelle 2. Befunde, die für eine HLA-B27 positive Iritis sprechen. Sind alle sechs Kriterien erfüllt, so ist zu 100% HLA-B27-Positivität anzunehmen. Liegen mehr als 4 Kriterien vor, so ist noch bei 88 % der Patienten HLA-B27 zu erwarten

Einseitige, akute anteriore Uveitis
Fibrin oder Zellen in der Vorderkammer (mehr als Grad 3)
Rezidivierende Erkrankung
Alter < 40 Jahre bei Erkrankungsbeginn
Fehlen von granulomatös-speckigen Endothelbeschlägen
Begleitend Morbus Bechterew oder Reiter-Syndrom

4.2. Komplikationen

4.2.1. Hintere Synechien

Komplikationen einer Iritis können zu erheblichen Funktionsstörungen des Auges führen. Die häufigste Komplikation ist die *hintere Synechie* (Verklebung der Regenbogenhautrückfläche mit der Linsenvorderfläche). Als Folge der Verklebungen geht das Pupillenspiel verloren, die Pupille ist zipfelig entrundet (Abb. 4). Es entwickelt sich leichter eine Katarakt (Linsentrübung). Bei vollständigen Verklebungen kann es zu einem *Anstieg des Augeninnendrucks* kommen.

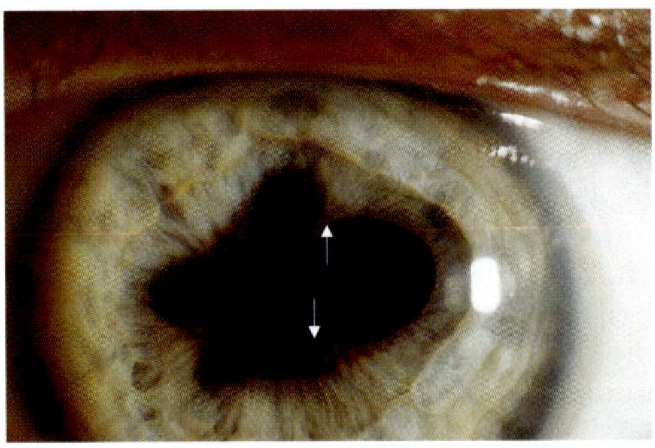

Abb. 4. Hintere Synechien bei Zustand nach rezidivierender Iritis. Zirkulär ist es zu Verklebungen der Regenbogenhaut mit der Linse gekommen. An einigen Stellen haben sich die Verklebungen wieder gelöst (s. Pfeil)

4.2.2. Katarakt

Vor allem rezidivierende Entzündungen führen zu einer Schädigung des Linsenepithels und damit zur Bildung *irregulärer Linsenfasern*. Da sich im Laufe des Lebens ständig Linsenfasern der Linse auflagern, führt eine Störung dieses Prozesses zu Trübungen, die betont auf der Rückseite der Linse auftreten. Diese so genannte Sekundärkatarakt kann zu einer erheblichen Einschränkung des Sehvermögens und besonders zur Blendung führen.

Steroidhaltige Augentropfen sind die zweite wesentliche Ursache einer *Sekundärkatarakt* und sollten daher möglichst niedrig dosiert werden. Eine systemische Steroidtherapie hat ein wesentlich geringeres kataraktogenes Potenzial, da im Auge niedrigere Wirkspiegel erreicht werden als bei der Tropfentherapie.

4.2.3. Glaukom

Zu Beginn eines Iritisschubes ist der Augeninnendruck häufig erniedrigt. Die Ursache dafür ist eine Funktionsstörung des Ziliarkörpers, so dass weniger Kammerwasser produziert wird und damit der Augeninnendruck etwas sinkt. Im weiteren Verlauf kommt es zu einer Verlegung des Abflusssystems (Kammerwinkel) aus dem Auge, so dass wegen des erhöhten Abflusswiderstandes der Augendruck ansteigt. Bei chronischem oder häufig rezidivierendem Verlauf kann es zur narbigen Verlegung des Kammerwinkels durch Zelldebris oder periphere Iris kommen, die zu einem schwer therapierbaren *Glaukom* führt (Abb. 5).

4.2.4. Beteiligung des hinteren Pols

Gelegentlich kommt es zu einer entzündlichen Begleitreaktion des hinteren Pols. Sie äußert sich in einer Schwellung der Papille (*Papillitis*) oder einem *Makulaödem*. Beide Komplikationen können zu einer weiteren Sehverschlechterung beitragen. Eine besondere Form ist das *cystoide Makulaödem*. Es besteht aus kleinen, bläschenförmigen Ansammlungen von Ödemflüssigkeit in der

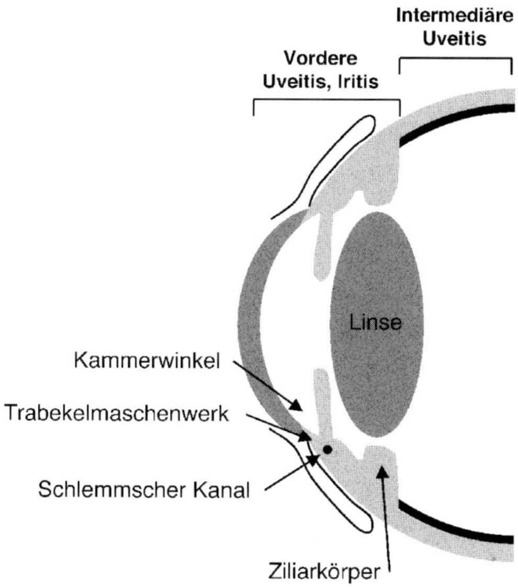

Abb. 5. Schema des vorderen Augenabschnitts mit den wichtigen Strukturen für die Druckregulierung. Kammerwasser wird vom Ziliarkörper produziert und fließt an Linse und Iris vorbei in die Vorderkammer. Im Kammerwinkel wird es durch die schwammartige Struktur des Trabekelmaschenwerks in den Schlemm'schen Kanal drainiert, der mit dem benachbarten Venenplexus in Verbindung steht. Der intraokulare Druck wird durch das Gleichgewicht zwischen Kammerwasserproduktion und -abfluss reguliert

Netzhaut, die zirkulär um die *Fovea* herum im Bereich der *Makula* lokalisiert sind. Sie sind vor allem die Folge der Prostaglandinproduktion in der Augenvorderkammer (Iris).

4.2.5. *Bandförmige Keratopathie*

Bei der *bandförmigen Keratopathie* handelt es sich um oberflächliche kalkhaltige Einlagerungen unter dem Hornhautepithel. Sie liegen typischerweise im Bereich der Lidspalte, beginnen am Limbus und trüben bei Zunahme auch die Hornhautmitte ein. Die bandförmige Keratopathie findet man nur selten beim Erwachsenen, häufiger aber bei der kindlichen Iritis, bei der sie gelegentlich auch die einzige Manifestation der Iritis sein kann.

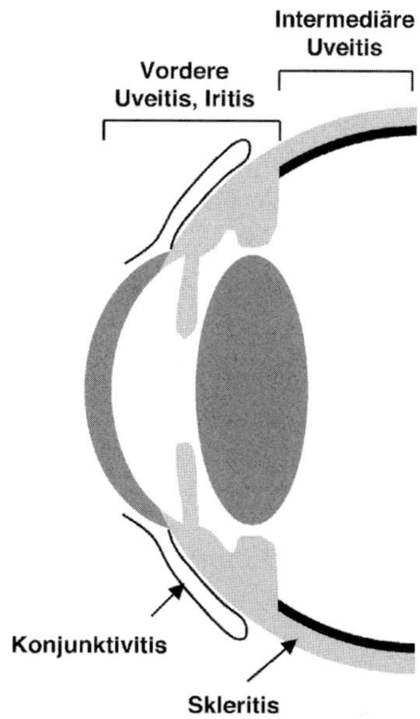

Abb. 6. Schematische Darstellung des vorderen Augenabschnitts. Bei der Konjunktivitis ist die Bindehaut beteiligt. Die darunter liegende Lederhaut ist bei einer Skleritis entzündet und in aller Regel ist dann auch die Bindehaut mitbeteiligt, so dass eine Skleritis leicht übersehen werden kann

4.2.6. *Skleritis*

Selten ist im Rahmen einer Iritis die Lederhaut mitbeteiligt. Die *Skleritis* ist sehr schmerzhaft, das Auge gerötet, wobei vor allem bei der Spaltlampenuntersuchung die Erweiterung der Skleragefäße auffällt (Abb. 6). Pathophysiologisch liegt der Skleritis eine Entzündung der kleinen Lederhautgefäße zugrunde. Daher findet man eine Skleritis häufig auch bei *systemischen Vaskulitiden* bzw. *Kollagenosen*, so dass gegebenenfalls eine entsprechende weiterführende Diagnostik sinnvoll sein kann. Bei der *Episkleritis* ist die vaskulitische Entzündung etwas oberflächlicher, weniger schmerzhaft und meist von kürzerer Dauer.

4.2.7. *Konjunktivitis*

Die Entzündung der Bindehaut wird als *Konjunktivitis* bezeichnet (Abb. 6). Sie geht meist mit nur geringen Beschwerden einher. Bei der akuten Iritis ist die begleitende Konjunktivitis typischerweise *perilimbal* lokalisiert und zeigt eine leicht bläuliche Färbung. Die Schwellung ist häufig nur gering ausgeprägt. Wegen der Lokalisation der Rötung über dem Ziliarkörper wird sie häufig auch als *„ziliäre Injektion"* bezeichnet.

4.3. Differenzialdiagnosen

Bei *Morbus Reiter* sind meist beide Augen betroffen. Hier imponiert vor allem die *Konjunktivitis*, die nur langsam einsetzt und geringe Beschwerden verursacht (Kratzen, Juckreiz). Die Konjunktivitis ist meist selbstlimitierend. Die Iritis ist bei Morbus Reiter nicht so stark ausgeprägt wie bei einem Morbus Bechterew, auch wenn ein beidseitiges Auftreten häufig ist. Bei Morbus Reiter kann auch die Hornhaut im Sinne einer *Keratitis* mitbeteiligt sein.

Die Iritis hat viele weitere Ursachen. Sie kann z.B. auch im Rahmen einer systemischen Autoimmunerkrankung wie einer Sarkoidose, einem Morbus Behcet, den Kollagenosen und entzündlichen Darmerkrankungen auftreten. Häufig lässt sich aber keine assoziierte Grunderkrankung identifizieren und somit ist die Iritis dann eine isolierte Autoimmunerkrankung des Auges.

Infektiöse Ursachen wie bakterielle Erkrankungen (z. B. Lues, Borrelien), Toxoplasmosen, Mykosen oder virale Infektionen aus der Familie der Herpes-Viren müssen abgegrenzt werden. Verschiedene maligne Erkrankungen (Lymphome, Retinoblastome, Leukämien und Retikulumzellsarkome) oder okuläre Ischämien, die unter dem Bild einer Iritis ablaufen können (sog. Maskerade-Syndrome), stellen Raritäten dar.

Die differenzialdiagnostische Abklärung kann letztlich nur durch den Augenarzt erfolgen. Patienten mit Morbus Bechterew, die schon mehrere Iritisrezidive erlebt haben, können aufgrund der Charakteristik der Beschwerden meist gut die Iritis von anderen Augenentzündungen unterscheiden und gegebenenfalls die Iritis selbst behandeln.

4.4. Empfehlungen für die Praxis: rotes Auge bei Morbus Bechterew

4.4.1. Starke Schmerzen/ Sehverschlechterung

Grundsätzlich gilt, dass Patienten mit starken *okulären Schmerzen* oder einer deutlichen Sehverschlechterung, die sich nicht kurzfristig (in Stunden) wieder bessert, schnellstens dem Augenarzt vorgestellt werden sollten, damit akute Entzündungen, ein Glaukom oder andere schwere Erkrankungen ausgeschlossen werden können.

4.4.2. Erstmanifestationen/erste Iritisrezidive

Ebenso sollten Patienten mit Morbus Bechterew, die noch keine Iritis oder erst wenige Attacken gehabt haben, kurzfristig (innerhalb eines Tages) augenärztlich untersucht werden. Die mit weitem Abstand häufigste Augenentzündung bei Patienten mit Morbus Bechterew ist die *akute Iritis*. Wegen des plötzlichen Beginns der Erkrankung sollte nicht wertvolle Zeit für die Therapie verloren gehen.

4.4.3. Häufige Iritisrezidive

Patienten mit Morbus Bechterew mit häufigen Iritisrezidiven können die Symptome oft sehr präzise deuten. Da der klinisch erkennbaren Iritis (Entzündungszellen und Tyndallphänomen) oft für mehrere Tage ein *„Organgefühl"* vorausgeht, bevor die charakteristischen Schmerzen und Entzündungszeichen beginnen, sollten diese Patienten mit dem Einsetzen der Symptomatik die Therapie mit *steroidhaltigen Augentropfen* und gegebenenfalls mit *Mydriatika* anfangen. Eine augenärztliche Kontrolle kann dann zu einem späteren Zeitpunkt erfolgen.

4.4.4. Häufige Iritisrezidive bekannt „... aber diesmal ist es irgendwie anders!"

Sind die subjektiven Beschwerden anders, als der Patient sie in der Vergangenheit erlebt hat, dann sollte umgehend ein Augenarzt aufgesucht werden. Das schließt auch ein verändertes Ansprechen auf die begonnene Selbstmedikation oder das Fehlen von vorher regelmäßig aufgetretenen Symptomen (z.B. Organgefühl, Schmerzen) mit ein.

4.4.5. Juckreiz oder oberflächliches Kratzen („Fremdkörpergefühl")

Hier handelt es sich meist um Störungen der Augenoberfläche, ein trockenes Auge, eine bakterielle Konjunktivitis (sollte innerhalb von 3 Tagen spontan ausheilen) oder die Manifestation einer Allergie. Eine Überweisung zum Augenarzt wird nicht notfallmäßig erfolgen müssen. Eine Chlamydienkonjunktivitis ist insgesamt selten, kann nur durch den bakteriellen Bindehautabstrich diagnostiziert werden und steht nicht mit einer reaktiven Iritis im Zusammenhang.

4.4.6. Reaktive Iritis bei Verdacht auf Morbus Reiter

Bei einem Morbus Reiter ist eine augenärztlich Vorstellung spätestens am folgenden Tag angezeigt, um die entsprechende Therapie einleiten zu können. Zur Differentialdiagnose zwischen Morbus Reiter und Morbus Bechterew kann der Augenarzt nur selten entscheidend beitragen.

4.4.7. Iritisschub schon seit mehreren Tagen (oder bereits abklingend)

Zum Ausschluss von Begleiterkrankungen und Komplikationen sollte sich der Patient augenärztlich untersuchen und beraten lassen. Eine notfallmäßige Vorstellung bei dem Augenarzt ist nicht indiziert.

4.4.8. Ein Patient mit Morbus Bechterew ohne ophthalmologische Beschwerden

Eine regelmäßige augenärztliche Routineuntersuchung ist nicht sinnvoll.

4.5. Verlauf und Kontrollen

4.5.1. Erwachsene

Die Iritis bei der Spondylarthropathie verläuft typischerweise akut und rezidivierend. Der Begriff „akut" bezieht sich in diesem Zusammenhang auf die zwei Aspekte „Beginn" und „Dauer": Die Iritis beginnt plötzlich und häufig über Nacht, auch wenn der klinisch erkennbaren Entzündung Prodromalstadien vorangehen. In der Regel kann der Patient einen genauen Zeitpunkt angeben, zu dem der Schub begonnen hat. Ein Schub dauert länger selten als 3 Monate, meist klingt er schon nach 6 bis 8 Wochen wieder ab.

Das Auftreten von Rezidiven ist sehr variabel und nicht obligatorisch. Zwischen den einzelnen Schüben kommt es in der Regel zu völliger Entzündungsfreiheit, das heißt es lassen sich keine Zellen und auch keine Tyndallphänomene im Auge nachweisen. Ebenso geht auch die Bindehautentzündung wieder vollständig zurück.

Die bei dieser Iritisform häufige Fibrinbildung kann *hintere Synechien* verursachen. Da Patienten gerade mit Erstmanifestation einer Iritis den Augenarzt oft nur verzögert aufsuchen, sind dann hintere Synechien häufig. Nach deren medikamentöser Lösung bleiben oft pigmentierte Zellbeschläge auf der Linsenvorderfläche zurück. Im schubfreien Intervall sind diese dann der einzige Hinweis auf eine abgelaufene Iritis.

Da eine Iritis immer mit Symptomen wie Sehverschlechterung oder Schmerzen einhergeht, ist eine *ophthalmologische Untersuchung nur bei entsprechenden Beschwerden* sinnvoll. Ein Patient mit Morbus Bechterew, der bisher keine Iritis gehabt hat, sollte auf die Symptome aufmerksam gemacht werden, damit bei der Erstmanifestation eine rechtzeitige augenärztlicher Untersuchung und Therapie zur Vermeidung von Komplikationen und Residualschäden erfolgen kann.

Es gibt keine klinischen Symptome oder Laborparameter, die eine Augenbeteiligung vorhersagen können. Patienten, die bereits eine Iritis erlebt haben, können in aller Regel ihre Symptome richtig deuten und daher auch rechtzeitig mit einer Selbstmedikation (Steroid-Augentropfen und Mydriatika) beginnen. Lediglich das Glaukom macht in der Regel keine subjektiven Beschwerden. *Augenärztliche Druckkontrollen* sind daher im

Tabelle 3. Empfohlene ophthalmologische Kontrollintervalle für Kinder mit juveniler idiopathischer Arthritis, bei denen es noch nicht zu einer Uveitis gekommen ist (Arbeitskreis Kinderrheumatologie und Ophthalmologie NRW)

Diagnose	Augenärztliche Untersuchungsintervalle
Oligoarthritis oder RF-negative Polyarthritis	Alle 6 Wochen für 2 Jahre, danach 1/4-jährlich
Systemische oder RF-positive Polyarthritis	1/4-jährlich
Enthesitis-assoziierte Arthritis oder Psoriasis-Arthritis	1/2-jährlich

Verlauf eines Schubes, vor allem am Ende des Schubes, notwendig.

4.5.2. Kinder

Üblicherweise sind Kinder nicht in der Lage, die Symptome einer Sehverschlechterung zu realisieren. Daher werden Kinder mit einer Iritis unter Umständen erst dann auffällig, wenn die Sehverschlechterung zu einer Verhaltensänderung führt. Auch Schmerzen im Bereich der Augen werden von den Kindern selbst häufig nicht richtig erkannt und beschrieben. Kinder mit Arthritis, besonders mit juveniler idiopathischer Arthritis, müssen daher regelmäßig vom Augenarzt untersucht werden. Darüber hinaus kommt den Eltern eine besondere Funktion zu; sie müssen auf Zeichen wie Bindehautrötung, Entrundung der Pupille oder Pupillenstarre aufmerksam gemacht werden und bei entsprechenden Anzeichen das Kind rasch dem Augenarzt vorstellen.

Über die Wertigkeit von regelmäßigen augenärztlichen Kontrollen bei Kindern gibt es – v.a. beim Fehlen von Symptomen – unterschiedliche Ansichten. Vom Arbeitskreis Kinderrheumatologie und Ophthalmologie in NRW wird das in Tabelle 3 angegebene Schema empfohlen. Darüber hinaus scheint bei Kindern eine erhöhte systemische Entzündungsaktivität (BSG, Arthritisaktivität) positiv mit einer Iritis assoziiert zu sein und sollte dann zu umso konsequenteren Kontrollen führen (Kotaniemi et al. 2002; Smith 2002).

Die hier angegebenen Kontrollintervalle gelten für die ersten 7 Jahre nach Diagnosestellung der juvenilen chronischen Arthritis, sofern noch keine Uveitis aufgetreten ist. In den nachfolgenden 2 Jahren können die Kontrollabstände verdoppelt werden. Weitere Kontrollen sind dann lediglich bei HLA-B27 positiven Kindern erforderlich. Ist bereits eine Uveitis diagnostiziert worden, muss – individuell angepasst – engmaschiger nachuntersucht werden.

5. Therapie der Iritis

5.1. Ziele

Das Ziel der Therapie ist die rasche *Unterdrückung der intraokularen Entzündung.* Damit verbessern sich Sehvermögen und Schmerzen, hintere Synechien und Katarakt können vermieden werden.

Im akuten Schub muss eine Behandlung durchgeführt werden. Wird der akute Iritis-Schub nicht therapiert, so führt die Entzündung zur *Destruktion intraokulärer Strukturen* und damit zum irreversiblen Sehschaden. Dies kann durch eine rasche und konsequente Therapie zuverlässig vermieden werden.

Gute Untersuchungen zur Prognose der Iritis sind nicht verfügbar, da die meisten unkomplizierten Verläufe effizient bei dem niedergelassenen Ophthalmologen therapiert und lediglich kompliziertere Verläufe in die universitären oder tertiären Zentren überwiesen werden, aus denen Publikationen zur Frage der Prognose vorliegen. Insgesamt ist die Prognose der *„Bechterew-Iritis"* bei konsequenter Therapie gut. Das schließt nicht aus, dass es aufgrund der Behinderungen im Iritis-Schub zu wiederholter Arbeitsunfähigkeit kommen kann.

Prophylaktische Therapien sind nur in den seltenen Fällen erforderlich, bei denen mehrere Rezidive pro Jahr auftreten oder die Entzündung chronisch geworden ist. In der Regel ist eine *lokale Therapie* mit Tropfen und Salben hinreichend. *Parabulbäre Injektionen* (regionäre Therapie) oder systemische Therapien mit *Kortison* sind nur bei schweren Verläufen notwendig. Eine darüber hinausgehende *immunsuppressive Dauertherapie* ist lediglich in Einzelfällen indiziert.

Die antientzündliche Therapie stützt sich im Wesentlichen auf *Steroide*. Obwohl Prostaglandine in der Pathogenese der Iritis eine wichtige Rolle spielen, konnte eine Wirkung von nicht-steroidalen Antiphlogistika bei der Iritis bisher nicht eindeutig belegt werden. Lediglich die *Skleritis* spricht sehr gut auf lokale und systemische *nichtsteroidale Antiphlogistika* an.

Das zweite wichtige Wirkprinzip ist das Weitstellen der Pupille (*Mydriasis*). Damit wird der iritische Reiz reduziert, die Schmerzen gehen zurück und hinteren Synechien wird vorgebeugt. Bei bereits bestehenden hinteren Synechien ist unter Umständen eine maximale Mydriasis zur Lösung der Verklebungen indiziert.

5.2. Lokaltherapie

5.2.1. Antientzündliche Therapie

Kortisonhaltige Augentropfen (Prednisolonacetat, Rimexolon, Dexamethason) werden anfangs meist stündlich oder häufiger in den Bindehautsack eingebracht. Entsprechende Präparate auf Gel- oder Salbenbasis brauchen zwar nicht so häufig appliziert zu werden, bewirkten jedoch eine Sehverschlechterung. Je nach Rückgang der intraokularen Entzündung können die Augentropfen reduziert werden.

Kortison hat am Auge zwei wichtige Nebenwirkungen. Daher sollten diese Präparate auch dem Entzündungsverlauf angepasst und möglichst bald reduziert werden. Durch Veränderungen der Extrazellulärmatrix des Trabekelmaschenwerks kommt es zur Erhöhung des Abflusswiderstandes von Kammerwasser aus dem Auge und zum *Steroidglaukom*. Diese Nebenwirkung wird bei lokaler (Tropfen-) Therapie wesentlich häufiger beobachtet als bei systemischer Anwendung. Etwa 25% der Patienten reagieren bei Tropfentherapie mit einem Druckanstieg um < 10 mmHg, ca. 5% mit mehr als 10 mmHg (*„Steroidresponder"*). Wenn innerhalb der ersten 3 Monate nach Therapiebeginn kein Druckanstieg aufgetreten ist, dann wird ein Glaukom zwar zunehmend unwahrscheinlicher, ist aber nicht ausgeschlossen. Druckkontrollen müssen trotzdem durchgeführt werden. Bei Patienten mit bekanntem Glaukom (typischerweise *Glaucoma chronicum simplex* oder Offenwinkelglaukom) ist die Rate der Steroidresponder wesentlich höher.

Zur *steroidinduzierten Katarakt* kommt es, weil sich die ständig neu bildenden Kollagenfasern der Linse unter Steroiden unregelmäßig anordnen. Die Trübungen sind typischerweise auf der Linsenrückfläche lokalisiert und führen zu einer erheblichen Sehverschlechterung mit Blendung. Ein Schwellenwert ist nicht definiert. 40 mg Prednisonäquivalent täglich oder steroidhaltige Augentropfen mehr als 3 x täglich (je 1 Tropfen) sind in der Dauertherapie kataraktogen. Während das Glaukom nach Absetzen der Steroide bzw. unter Glaukommedikation meist zurückgeht, ist die Katarakt irreversibel

Da bei Morbus Bechterew die Iritis zumeist nicht länger als 3 Monate besteht, ist auf Grund der nur relativ kurz andauernden Steroidbehandlung das Risiko für eine steroidinduzierte Katarakt oder ein Steroidglaukom gering. Die potentiellen Schäden durch eine nicht behandelte persistierende oder chronisch rezidivierende Iritis sind als wesentlich höher einzuschätzen, da sie zu teilweise irreversiblen Schäden im vorderen Augenabschnitt und an der Netzhaut führen. Hierüber muss auch der Patient aufgeklärt werden.

5.2.2. Mydriatika

Das therapeutische Weitstellen der Pupille soll hinteren Synechien vorgebeugen und die Schmerzen lindern, die durch die entzündliche Reizmiosis von der Iris verursacht werden. Bei Beginn einer akuten Iritis wird typischerweise 3-mal täglich *Scopolamin* oder *Homatropin* in Form von Augentropfen gegeben. Die *Mydriasis* selbst bewirkt eine gewisse Sehverschlechterung, vermehrte Lichtempfindlichkeit und Akkommodationsprobleme. Daher ist es ratsam, die Therapie dann auf kürzer wirkende Mydriatika umzustellen, wenn der intraokulare Reizzustand bereits deutlich zurückgegangen ist. Hier bietet sich vor allem *Tropicamid* an, das bevorzugt abends eingetropft wird.

Ist bereits eine hintere Synechie aufgetreten, die sich mit Augentropfen nicht lösen lässt, kann subkonjunktival ein *Cocktail* aus *Kokainhydrochlorid, Atropin und Adrenalin* injiziert werden. Lassen sich auch damit die Verklebungen nicht lösen, so kommen operative Prozeduren in Betracht, die jedoch nur dann sinnvoll sind, wenn ohnehin eine Operation (z.B. wegen Katarakt) durchgeführt werden soll.

5.2.3. Glaukomtherapie

Das *Glaukom bei Iritis* wird mit *drucksenkenden Augentropfen* behandelt. Hier kommen die meisten klassischen Glaukomtherapeutika, vor allem Betablocker, Carboanhydrasehemmer (als Augentropfen oder systemisch), Alphaagonisten und Prostaglandin F-Agonisten zum Einsatz. *Miotika*, die zu einer Engstellung der Pupille führen, sind *streng kontraindiziert*, da sie den intraokularen Reizzustand und hintere Synechien verursachen bzw. verstärken.

Adrenalinderivate sind relativ kontraindiziert, da sie die Entwicklung eines cystoiden Makulaödems begünstigen und somit zur Sehverschlechterung beitragen. Da ähnliche Überlegungen auch auf die Prostaglandin F-Analoga zutreffen (Smith et al. 1999), sollte man diese beiden Substanzklassen nur dann verwenden, wenn andere Therapiekonzepte nicht ausreichend wirksam sind oder wegen Nebenwirkungen abgesetzt werden müssen.

Die operative Therapie des Glaukoms bei Iritis begrenzt sich auf Maßnahmen zur Reduktion der Kammerwasserproduktion. Bei der *Cyclophotokoagulation* werden mit Hilfe des Lasers und bei der *Cyclokryokoagulation* durch Vereisung von außen Teile des Ziliarkörpers destruiert. Die damit verbundene Reduktion der Kammerwasserproduktion führt zu einer Drucksenkung. Beides sind destruierende Eingriffe und daher erst bei Versagen anderer Maßnahmen indiziert. So genannte filtrierende Operationen, bei denen der Abfluss von Kammerwasser aus dem Auge unter die Bindehaut verbessert wird, haben sich nicht durchsetzen können, da es bei erneuter Entzündungsaktivität rasch zu Verklebungen und Vernarbungen der neu geschaffenen Abflusswege kommt. Die intra- und postoperative lokale Anwendung von Mitomycin C oder die Operation erst nach einem längeren entzündungsfreien Intervall kann die Prognose nur wenig verbessern.

5.3. Regionäre Therapie

Unter der regionären Therapie versteht man die *Injektion von Kortison* neben oder hinter das Auge. Bei der Iritis kann man durch die Bindehaut hindurch neben das Auge wasserlösliche Steroide wie z. B. Methylprednisolon (32 mg) injizieren. Vor allem bei sehr starken Entzündungen mit reichlich Fibrin oder unzuverlässigen Patienten ist dieses Vorgehen indiziert. *Depotsteroide* (Triamcinolon, Methylprednisolonacetat) sollten tiefer, hinter das Auge injiziert werden. Sie sind vor allem dann indiziert, wenn der hintere Augenabschnitt beteiligt ist bzw. ein cystoides Makulaödem den Visus limitiert. Ein wichtiger Vorteil dieses Therapieprinzips ist, dass auf eine systemische Steroidtherapie mit ihren Nebenwirkungen verzichtet werden kann. Bei der regionären Therapie treten dieselben Nebenwirkungen (Katarakt, Glaukom) wie bei Tropfentherapie auf, jedoch scheint ihre Häufigkeit etwas geringer zu sein.

5.4. Systemische Therapie

5.4.1. Glucocorticoide

Eine *systemische Therapie* für die Iritis im Rahmen eines Morbus Bechterew ist nur in Einzelfällen bei Chronifizierung erforderlich, wenn eine intensivierte lokale und regionäre Therapie versagt und andere Ursachen wie

Tabelle 4. Typische Dosierungsschemata bei systemischer immunsuppressiver Therapie

Wirkstoff	Dosierung, Anmerkung
Steroide (Prednisolon oder Äquivalent):	Initial 1 mg/kg KG, je nach Entzündungsaktivität wird die Dosis unter augenärztlicher Kontrolle reduziert.
Zusätzlich können folgende Immunsuppressiva mit dem Ziel der Steroid-Einsparung verabreicht werden:	
Azathioprin	2,5–4 mg/kg KG, verteilt auf 2–3 Tagesdosen. Wirkungseintritt nach 4–12 Wochen.
Methotrexat	7,5–15 (selten 25) mg pro Woche. Wirkungseintritt frühestens nach 4–8 Wochen.
Sulfasalazin	2 x 1000 mg tägl., einschleichend über 4 Wochen. Wirkungseintritt nach 2–3 Monaten.
Ciclosporin	2,5 (- 5) mg/kg KG, verteilt auf 2 Tagesdosen. Wirkungseintritt frühestens nach 4 Wochen; ein Therapieversagen (keine erkennbare Einsparung an Steroiden) kann frühestens nach 3 Monaten festgestellt werden.
Mycophenolat mofetil	1000–2000 mg, verteilt auf 2 Tagesdosen. Einschleichen über 2–4 Wochen verbessert die Verträglichkeit. Wirkungseintritt frühestens nach 4 Wochen.

Infektionen oder ein Maskeradesyndrom ausgeschlossen werden konnten. Primär werden Steroide (Prednison, initial 1 mg/kg) eingesetzt. Je nach Therapieansprechen wird die Dosis reduziert. Eine intravenöse Kortisonstoßtherapie mit Megadosen im Grammbereich hat sich für die Therapie einer Uveitis nicht etablieren können.

5.4.2. Konventionelle Basistherapie

Bei chronischem Verlauf können zusätzlich *Basistherapeutika* wie Azathioprin, Methotrexat, Sulfasalazin, Ciclosporin und Mycophenolat mofetil (Tabelle 4) gegeben werden (Benitez-Del-Castillo et al. 2000; Bridges und Burns 1992; Dougados et al. 1993; Frau 1993; Huang et al. 1997; Nussenblatt 1992; Shetty et al. 1999).

Andere in der Rheumatologie verwendet Basistherapeutika wie Chloroquin, Hydroxychloroquin, Leflunomid, Goldpräparate, Penicillamin oder Minozyklin wurden bisher in ihrer Wirkung auf okuläre Entzündungen nicht getestet oder konnten eine Wirkung nicht nachweisen.

Nicht-steroidale Antiphlogistika (systemisch oder als Augentropfen) sind zur Therapie oder Prävention einer Iritis nicht geeignet, sie haben aber einen festen Stellenwert in der Behandlung der schmerzhaften *Skleritis*.

5.4.3. Biologika

Seit einigen Jahren nehmen Biologika, die die Funktionen von TNFα inhibieren (Infliximab, Etanercept), einen wichtigen Stellenwert in der Therapie der Arthritis ein (siehe Kap. 25). Zurzeit liegen erste Beobachtungen dahingehend vor, dass sie auch bei der Therapie der *hinteren Uveitis* indiziert sein könnten (Reiff et al. 2001; Sfikakis et al. 2001). Erste Publikationen zum Wirkungsnachweis bei Iritis liegen vor (Murphy et al. 2004).

5.5. Operative Therapie

5.5.1. Katarakt-Operation

Operationen sind bei bestimmten Komplikationen indiziert. Die Therapie der Katarakt besteht in der operativen Entfernung der Linse (Kataraktextraktion). Zur Korrektur der fehlenden Brechkraft wird in der Regel eine Kunstlinse implantiert. Bei Entzündungen besteht eine relative Kontraindikation, da die Linse als Fremdkörper im Auge eine entsprechende Reaktion verursacht und somit die intraokuläre Entzündung häufig verschlechtert. Bei aktiver Entzündung sollte daher von der Implantation abgeraten werden. Bei längerer Rezidivfreiheit oder älteren Patienten, bei denen sich das Entzündungsgeschehen zumeist spontan beruhigt, ist das Risiko geringer.

Besonders problematisch ist die Situation bei Kindern mit Sekundärkatarakt. Die Entzündungsaktivität nach Linsenimplantation ist häufig so groß, dass eine schwere, irreversible Sehverschlechterung trotz maximaler Therapie resultiert.

5.5.2. *Pars plana Vitrektomie*

Bei dichten, irreversiblen Trübungen des Glaskörpers kann dieser entfernt werden (*Vitrektomie*). Der operative Zugang erfolgt über die *Pars plana* hinter dem Ziliarkörper. Die Entfernung der Trübungen verbessert das Sehvermögen, scheint aber keinen wesentlichen Einfluss auf das Entzündungsgeschehen zu haben. Ein vorbestehendes *cystoides Makulaödem* wird häufig besser therapierbar. Insgesamt wird bei Iritis eine Vitrektomie nur selten durchgeführt.

6. Beratung und Betreuung

6.1. Arbeitsfähigkeit und Berufswahl

Die Beratung eines Patienten mit Morbus Bechterew in Hinblick auf Augenerkrankungen ist abhängig davon, ob bereits eine Augenbeteiligung aufgetreten ist oder nicht. Grundsätzlich gilt, dass etwa 40% der Patienten mit Morbus Bechterew im Laufe ihrer Erkrankung mindestens eine Iritisattacke erleben. Dabei kann die Anzahl der Iritisschübe zwischen einmal bis über 100-mal im Verlaufe einer jahrzehntelangen Erkrankung variieren.

Die Wahrscheinlichkeit, dass die Iritis eine rentenberechtigende Behinderung verursacht, ist gering. Der Patient, der bisher keine Iritis gehabt hat, muss auf die möglichen Symptome und die Dringlichkeit zum Augenarzt zu gehen, hingewiesen werden. Somit kann dann rechtzeitig mit der Therapie begonnen und weiteren Komplikationen vorgebeugt werden.

Während eines Schubes besteht häufig Arbeitsunfähigkeit. Sie ergibt sich aus den *Schmerzen* und der *Sehverschlechterung*, die zum Teil auch auf die medikamentös induzierte Mydriasis zurückzuführen ist. Nach einem Schub setzt langsam eine Erholung ein, bei der das Sehvermögen noch über mehrere Wochen reduziert sein kann.

Eine unzureichende Therapie oder häufige Rezidive können trotz der insgesamt guten Prognose eine geringe bis mäßiggradige dauernde Sehverschlechterung nach sich ziehen. Daher sollten Patienten mit einer Iritis bei der Berufswahl auf diese Problematik hingewiesen werden. Berufe, die eine besonders hohe Anforderung an das Sehvermögen stellen, (z.B. Berufskraftfahrer, Goldschmied) können Probleme aufwerfen.

6.2. Allgemeine Empfehlungen

6.2.1. *Sonnenlicht, Wärme, Stress*

Ein Patient mit einer aktiven Iritis sollte starkes Sonnenlicht, äußere Wärme (Rotlichtstrahlung, Sauna) und anstrengendes Sehen (Lesen, Bildschirmtätigkeit) vorübergehend meiden.

Zur Rezidivprophylaxe sollte eine äußere Wärmeanwendung unterbleiben. Darüber hinaus gehende, weitere Empfehlungen bezüglich sportlicher Aktivität, Ernährung und Stress können nicht gegeben werden. Zwar schildern viele Patienten, dass sie als Folge eines nicht genau definierten Stresszustandes einen Iritisschub erlitten hätten, und es gibt auch aus der neuroimmunologischen Forschung viele Hinweise auf Interaktion zwischen Gehirn, Psyche und Immunsystem, jedoch konnte diesbezüglich ein Kausalzusammenhang bisher nicht bewiesen werden.

6.2.2. *Brille*

Grundsätzlich ist für Patienten mit Augenerkrankungen eine *richtige Brillenanpassung* wichtig, um einen erhöhten Akkommodationsaufwand zum Fokussieren und nachfolgende asthenopische Beschwerden zu vermeiden.

Entsprechend der Fehlsichtigkeit sollte beim Führen eines Kraftfahrzeuges eine geeignete Fernbrille getragen werden. Bei einer beruflich überwiegenden Tätigkeit am Bildschirm kann gegebenenfalls eine Brille angepasst werden, die die besonderen Belange des Arbeitsplatzes (Abstand zwischen Auge und Bildschirm bzw. Schreibtischoberfläche) berücksichtigt.

Eine Tönung ist grundsätzlich nicht erforderlich, bei schlechten Lichtverhältnissen sogar von Nachteil. Bei intensivem Sonnenlicht ist wegen der vermehrten Blendung das Tragen einer Sonnenbrille mit starker Tönung anzuraten.

Kontaktlinsen sind im freien Intervall nicht kontraindiziert. Während eines Schubes und solange Augentropfen genommen werden, dürfen keine Kontaktlinsen getragen werden, da sie eine Schädigung des Hornhautepithels nach sich ziehen können.

Bei starker Kyphose kann im Einzelfall eine Kyphosebrille sinnvoll sein. Sie lenkt über ein einseitiges System aus 2 Spiegeln oder Prismengläsern bzw. Prismenfolien den Blick (eines Auges) nach oben um (Abb. 7).

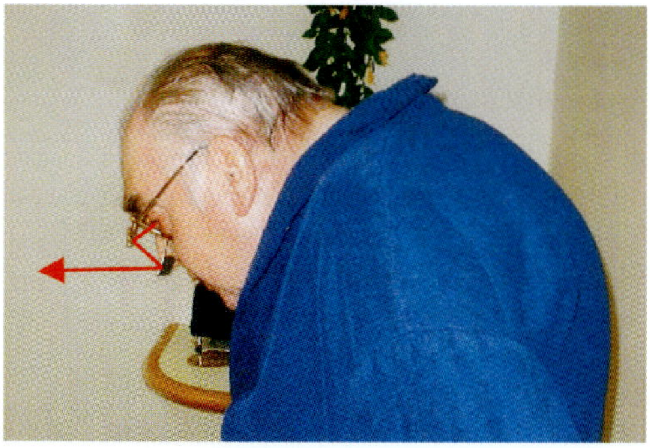

Abb. 7. Patient mit Morbus Bechterew und einer Kyphosebrille. Über einen Spiegel am Oberrand des Brillengestells und einen zweiten Spiegel am Unterrand wird der Blickwinkel nach oben erweitert, so dass auch bei starker Kyphose ein Blick nach vorne ermöglicht wird. Beide Spiegel erzeugen ein aufrechtes Bild, der Pfeil zeigt den Strahlengang

6.3. Vererbung

Eine Vererbung der Iritis oder einer Iritis bei Morbus Bechterew gibt es nicht. Auch neuere Patientenbefragungen (Feldtkeller und Lemmel 1999) zeigen, dass die Iritis in Familien, in denen ein Morbus Bechterew über mehrere Generationen beobachtet wurde, nicht gehäuft auftritt oder vererbt wird.

Der einzig bekannte Risikofaktor für die Iritis, HLA-B27, kann jedoch vererbt werden. Damit erbt das Kind ein etwa 50-fach erhöhtes Risiko gegenüber der Normalbevölkerung, eine Iritis zu entwickeln. Vergleicht man Patienten mit Morbus Bechterew untereinander, so stellt man fest, dass Kinder von Eltern mit einer *„Bechterew-Iritis"* nicht häufiger eine Iritis haben als andere Patienten mit Morbus Bechterew.

7. Nutzen-Kosten-Analyse therapeutischer Maßnahmen

Die Lokaltherapie der Augenbeteiligung bei Morbus Bechterew ist preisgünstig. Die Medikamentenkosten für die Tropfen und Salben überschreiten nicht Euro 8,- pro Verpackungseinheit. Mehr als 7 Fläschchen oder Tuben werden zur Therapie eines Schubes meist nicht benötigt.

Die Kosten für die Untersuchungen beim Augenarzt sind in Abhängigkeit von der Versicherungsart meist höher. Die höchsten Kosten werden durch die passagere Arbeitsunfähigkeit verursacht. Im Vergleich zur Therapie sind die Kosten einer erheblich längeren Arbeitsunfähigkeit bzw. einer dauerhaften Sehverschlechterung bei nicht behandelter Iritis extrem höher.

Die Gesamtkosten einer beidseitigen Erblindung, die bei einer adäquaten Therapie der Iritis im Rahmen eines Morbus Bechterew jedoch nicht zu erwarten ist, liegen für die industrialisierten Nationen in der Größenordnung von bis zu Euro 500.000,- jährlich (Arbeitsausfall, Einnahmeverluste für Sozialkassen, Steuern, Kosten für Rehabilitations- und Umschulungsmaßnahmen etc.).

8. Zukunftsaussichten

Derzeit zeichnen sich für die Therapie der Autoimmunerkrankungen des Auges keine neuen Konzepte ab. Die immunologische Grundlagenforschung hat zwar zu einem besseren Verständnis der Entzündungsgenese geführt, konnte aber die Ursachen der Autoimmunität bisher nicht klären.

Völlig neue Therapiestrategien, wie sie die orale Toleranzinduktion oder die Verschiebung der Immunreaktion von einer schädlichen Th1-Immunantwort zu einem möglicherweise weniger schädigenden Th2-Typ darstellen, sind noch in einem experimentellen Stadium. Ihre Anwendbarkeit beim Menschen ist noch nicht gesichert. Gentherapeutische Ansätze sind noch viel weniger weit entwickelt.

Eine Verbesserung der Therapie wird sich aus neuen Applikationsformen für bereits bekannte Wirkstoffe ergeben. Derzeit werden in klinischen Studien Medikamententräger getestet, die in das Auge implantiert werden, mehrere Jahre (!) eine konstante Menge von Wirkstoff freisetzen können und daher vor allem bei einem chronischen Verlauf indiziert sind. Darüber hinaus werden derzeit Hilfsstoffe entwickelt, die bei lokaler Gabe die Penetration von Wirksubstanzen in das Auge verbessern.

10 Fragen zum Thema

1. Gibt es eine gemeinsame Ursache für den Morbus Bechterew und die Iritis?

Die Ursachen für Morbus Bechterew und Iritis sind nicht bekannt. Daher werden diese Erkrankungen zur Gruppe der Autoimmunerkrankungen gezählt. Es gibt eine auffällige, seit vielen Jahren bekannte statistische Assoziation mit HLA-B27, für die ein kausaler Zusammenhang vermutet wird. Dafür verantwortliche Mechanismen konnten jedoch bisher nicht eindeutig identifiziert werden. Neuere experimentelle Befunde machen eine Hypothese wahrscheinlich, nach der Peptide aus der Sequenz des HLA-B27 Moleküls auf Klasse II präsentiert werden. Diese Peptide können T Zellen aktivieren, die mit organspezifischen Antigenen aus dem Auge oder Gelenk kreuzreagieren. Damit wird eine entzündliche Reaktion in den Zielorganen verursacht.

2. Korreliert die Schwere des Morbus Bechterew mit der Häufigkeit von Augenerkrankungen?

Zwischen der Schwere des Morbus Bechterew und der Häufigkeit von Iritis scheint es keine Korrelation zu geben. Tritt aber die Iritis vor anderen Symptomen des Morbus Bechterew auf, so ist ein schwererer Krankheitsverlauf häufiger als bei Patienten ohne diese frühen Anzeichen.

3. Gibt es eine Prävention der Iritis bei Patienten mit Morbus Bechterew?

Das Auftreten einer Iritis kann nicht durch allgemeine Maßnahmen verhindert werden. Basistherapeutika (Immunsuppressiva) können Rezidive vermeiden, allerdings ist aus der Sicht des Ophthalmologen eine solche Therapie nur bei hochfrequenten Rezidiven oder bei einer Chronifizierung mit Sehverschlechterung indiziert. Patienten mit Iritis sollten Saunagänge und starke äußere Erwärmung vermeiden. Das Risiko, ein Rezidiv auszulösen, ist hierbei deutlich erhöht.

4. Ein Patient mit Morbus Bechterew und Konjunktivitis oder Iritis: hat er dann einen Morbus Reiter?

Iritis und Konjunktivitis können als Begleiterkrankung sowohl bei Morbus Bechterew als auch bei Morbus Reiter auftreten. Der ophthalmologische Befund ist bei beiden Erkrankungen in der Regel so ähnlich, dass eine Unterscheidung nicht eindeutig getroffen werden kann. In beiden Fällen besteht darüber hinaus eine statistische Assoziation zu HLA-B27, die zwar bei der ankylosierenden Spondylitis stärker als bei der reaktiven Iritis (oder Morbus Reiter) ist, aber auch dieses Kriterium spielt bei der Differenzialdiagnose nur eine untergeordnete Rolle.

5. Wie ist eine autoimmun-bedingte von anderen Augenentzündungen zu unterscheiden?

Im Anfangsstadium der Erkrankung ist eine eindeutige Unterscheidung meist nicht möglich. Hinweise können sich aus dem klinischen Bild ergeben: Infektiös bedingte Augenentzündungen sind auf der Augenoberfläche meist putride (eitrige Konjunktivitis), die Iritis oder Vitritis (Glaskörperentzündung) ist meist zellreich und Infektionen des hinteren Augenpols können als Retinitis oder Netzhautnekrose ablaufen. Im weiteren Verlauf heilt eine eitrige Konjunktivitis in der Regel spontan innerhalb von wenigen Tagen aus. Infektiös bedingte intraokulare Entzündungen sind dagegen häufig progressiv. Schmerzen weisen eher auf eine Infektion als auf eine autoimmune Augenbeteiligung hin. All diese Kriterien können nur Hinweise geben. Im Einzelfall müssen Anamnese, das klinisch-ophthalmologische Bild und mögliche weitere Krankheitssymptome die Klärung bringen. Bei Rezidiven kann davon ausgegangen werden, dass die Ursache autoimmun ist. Erstmanifestationen müssen augenärztlich abgeklärt werden.

6. Muss jeder Patient mit Morbus Bechterew und Augensymptomen (als Notfall?) zum Augenarzt?

Eine okuläre Manifestation muss rasch behandelt werden. Daher ist eine notfallmäßige augenärztliche Vorstellung insbesondere dann erforderlich, wenn es sich um die Erstmanifestation einer Augenentzündung handelt. Bei rezidivierender Iritis kann der Patient mit Erfahrung, der seine Symptome richtig zu deuten weiß, mit der Selbstmedikation (steroidhaltige Augentropfen, Mydriatika) beginnen. Im weiteren Verlauf sollte allerdings vom Augenarzt eine Messung des intraokulären Drucks erfolgen, damit ein Sekundärglaukom (krankheitsinduziert, steroidinduziert) ausgeschlossen werden kann.

7. Sollte ein Patient mit Morbus Bechterew ohne Augensymptome augenärztlich untersucht werden?

Eine entzündliche okuläre Beteiligung ist immer mit Sehverschlechterung oder Schmerzen verbunden. Daher ist bei fehlender Symptomatik keine routinemäßige Untersuchung beim Augenarzt erforderlich. Es ist aber wichtig, den Patienten mit Morbus Bechterew auf die entsprechenden Symptome hinzuweisen, damit er dann rasch den Augenarzt aufsuchen kann, andere Ursachen der Beschwerden ausgeschlossen werden und die Therapie sofort beginnen kann. Anders ist die Situation bei Kindern. Sie bemerken eine Sehverschlechterung häufig nicht und können auch Schmerzen oft nicht richtig angeben. Zudem verläuft die Uveitis bei Kindern oft aggressiver als bei Erwachsenen. Daher ist bei Kindern mit Arthritis eine regelmäßige augenärztliche Untersuchung unerlässlich.

8. Wie oft muss der Augendruck bei Patienten mit Iritis kontrolliert werden, wann als Notfall?

Wegen des sehr variablen Verlaufs kann hierfür keine allgemein gültige Empfehlung gegeben werden. Bei längerfristiger Gabe von steroidhaltigen Augentropfen muss zum Ausschluss eines Steroidglaukoms der Druck unter Therapie kontrolliert werden. Im Rezidiv sollte immer der Augendruck gemessen werden. Ist in der Vorgeschichte oder Familienanamnese ein Glaukom bekannt, so sind häufiger Druckmessungen erforderlich als bei leerer Anamnese. Ein Notfall kann nur bei starken Schmerzen vorliegen. Druckerhöhungen bis 30 mm Hg (Norm: bis 20 mm Hg) sind in aller Regel nicht schmerzhaft und werden kurzfristig ohne Dauerschädigung vertragen. Drücke über 30 mm Hg werden zunehmend schmerzhaft und visusbedrohend, so dass der Schmerz ein wichtiges Symptom ist.

9. Kann bei notwendiger Kortisontherapie einer Kataraktbildung vorgebeugt werden?

Nein. Die einzige Möglichkeit ist eine Reduktion der Kortisondosis. Umstellung von lokalen auf systemische Steroide (wird in der Regel wegen systemischer Nebenwirkungen nicht angestrebt) oder auf andere Immunsuppressiva/Basistherapeutika können eine Kataraktbildung vermeiden helfen.

10. Können bei extremer Kyphose Prismengläser eine Hilfe sein?

Bei kyphotischer Einsteifung der LWS, BWS und/oder HWS ist der Blick nach oben eingeschränkt, so dass eine Doppelspiegel- oder Prismenbrille (mit Basis oben) helfen kann. Einzelne Patienten kommen nach einer gewissen Gewöhnungszeit damit sehr gut zurecht.

Literatur

Benitez-Del-Castillo JM, Garcia-Sanchez J, Iradier T, Banares A (2000) Sulfasalazine in the prevention of anterior uveitis associated with ankylosing spondylitis. Eye 14:340–343

Bloch Michel E, Nussenblatt RB (1987) International Uveitis Study Group recommendations for the evaluation of intraocular inflammatory disease. Am J Ophthalmol 103:234–235

Brewerton DA, Caffrey M, Nicholls A, Walters D, James DC (1973) Acute anterior uveitis and HL-A 27. Lancet 2:994–996

Bridges AJ, Burns RP (1992) Acute iritis associated with primary Sjogren's syndrome and high-titer anti-SS-A/Ro and anti-SS-B/La antibodies. Treatment with combination immunosuppressive therapy. Arthritis Rheum 35:560–563

Dougados M, Berenbaum F, Maetzel A, Amor B (1993) [Prevention of acute anterior uveitis associated with spondylarthropathy induced by salazosulfapyridine (letter)]. Rev Rhum Ed Fr 60:81–83

Feldtkeller E, Lemmel E-M (1999) Zur Situation von Spondyloarthritis-Patienten. Ergebnisse einer Repräsentativbefragung der Deutschen Vereinigung Morbus Bechterew. Novartis Pharma Verlag, Nürnberg

Frau E [An update on uveitis] (1993) Rev Prat 43:2246–2250

Huang JL, Hung IJ, Hsieh KH (1997) Sulphasalazine therapy in chronic uveitis of children with chronic arthritis. Asian Pac J Allergy Immunol 15:71–75

Kotaniemi K, Kotaniemi A, Savolainen A (2002) Uveitis as a marker of active arthritis in 372 patients with juvenile idiopathic seronegative oligoarthritis or polyarthritis. Clin Exp Rheumatol 20:109–112

Murphy CC, Ayliffe WH, Booth A, Makanjuola D, Andrews PA, Jayne D (2004) Tumor necrosis factor alpha blockade with infliximab for refractory uveitis and scleritis. Ophthalmology 111:352–356

Nussenblatt R (1992) The expanding use of immunosuppression in the treatment of non-infectious ocular disease. J Autoimmun 5, Suppl A:247–257

Reiff A, Takei S, Sadeghi S, Stout A, Shaham B, Bernstein B, Gallagher K, Stout T (2001) Etanercept therapy in children with treatment-resistant uveitis. Arthritis Rheum 44:1411–1415

Rothova A, van Veenedaal WG, Linssen A, Glasius E, Kijlstra A, de Jong PT (1987) Clinical features of acute anterior uveitis. Am J Ophthalmol 103:137–145

Sfikakis PP, Theodossiadis PG, Katsiari CG, Kaklamanis P, Markomichelakis NN (2001) Effect of infliximab on sight-threatening panuveitis in Behcet's disease. Lancet 358:295–296

Shetty AK, Zganjar BE, Ellis GS Jr, Ludwig IH, Gedalia A (1999) Low-dose methotrexate in the treatment of severe juvenile rheumatoid arthritis and sarcoid iritis. J Pediatr Ophthalmol Strabismus 36:125–128

Smith J-R (2002) Management of uveitis in pediatric patients: special considerations. Paediatr Drugs 4:183–189

Smith SL, Pruitt CA, Sine CS, Hudgins AC, Stewart WC (1999) Latanoprost 0.005% and anterior segment uveitis. Acta Ophthalmol Scand 77:668–672

Wildner G, Diedrichs-Möhring M, Thurau SR (2002) Induction of arthritis and uveitis in Lewis rats by antigenic mimicry of peptides from HLA-B27 and cytokeratin. Eur J Immunol 32:299–306

Wildner G, Thurau SR (1994) Cross-reactivity between an HLA-B27-derived peptide and a retinal autoantigen peptide: a clue to major histocompatibility complex association with autoimmune disease. Eur J Immunol 24:2579–2585

Kapitel 11

Mukokutane Manifestationen der Spondylarthropathien

Hans Meffert

1. Einführung

Einige der Spondylarthropathien können mit einem mehr oder minder stark ausgeprägten Befall der Haut, der Schleimhäute, der Augen, der Harnröhre oder des Darmes einhergehen, andere jedoch nicht oder nur selten. Die mukokutanen Erscheinungen sind *teils* direkte Manifestationen der zugrunde liegenden pathologischen Vorgänge, *teils* davon unabhängige Haut- oder Schleimhauterkrankungen anderer Genese.

Zudem ist es denkbar, dass Erkrankungen der Haut oder Schleimhäute durch Erreger wie Chlamydien oder Enterokokken, die primär nichts mit einer Spondylarthropathie zu tun haben, den Ausbruch letzterer als begünstigende Faktoren triggern können (siehe Kapitel 2 „Immunologie und Pathogenese").

Mukokutane Erscheinungen können einen erheblichen Leidensdruck auf den Patienten verursachen. Für den Rheumatologen hoch zu schätzen ist ihre differentialdiagnostische Bedeutung. Die Hautkrankheiten erlauben oft schon allein durch eine sachkundige Inspektion und wenige Fragen zur Anamnese eine sichere Einordnung und können somit auch zur präziseren Diagnosestellung rheumatologischer Erkrankungen beitragen. Diese Chancen gilt es für die Klinik zu nutzen.

Besprochen werden hier vor allem die *Schuppenflechte* und die *psoriasiformen* Hautveränderungen im Rahmen eines *Reiter-Syndroms* sowie die schmerzhaften Aphthen, die indolenten Genitalulzera, das Erythema nodosum und die differentialdiagnostisch bedeutsamen sterilen Pusteln des Morbus Behçet.

Aber auch das Fehlen charakteristischer Hauterscheinungen kann differentialdiagnostisch wertvoll sein. In dieser Hinsicht fällt bei Morbus Bechterew auf, dass gleichzeitige Erkrankungen der Haut nur selten und dann wohl eher zufällig oder sekundär vorkommen, d.h. dass das Fehlen von mukokutanen Krankheitsbildern in diesem Fall für die Diagnosestellung eines Morbus Bechterew positiv verwertbar ist. Vorhandene Hauterkrankungen dagegen können für eine andere Spondylarthropathie oder eine gänzlich andere, nicht HLA-B27-assoziierte Erkrankung sprechen.

Abgesehen vom Morbus Behçet weisen alle in Tabelle 1 angeführten Erkrankungen das Histokompatibilitätsantigen HLA-B27 wesentlich häufiger auf als Kontrollen. Zudem wurden bei Morbus Crohn und Psoriasis, die auf den ersten Blick sehr unterschiedliche Erkrankungen darstellen, überraschend starke epidemiologische und pathogenetische Gemeinsamkeiten gefunden (Najarian und Gottlieb 2003).

So ist bei beiden Erkrankungen das proinflammatorische Zytokin Tumornekrosefaktor-α (TNF-α) in den aktiven Krankheitsherden vermehrt. Und gegen beide Erkrankungen wirkt der gegen TNF-α gerichtete monoklonale Antikörper Infliximab hervor-

Tabelle 1. Haut- und Schleimhautbefall bei Spondylarthropathien und dem differentialdiagnostisch relevanten Morbus Behçet

Erkrankung	Mukokutaner Befall	
	Typische Erscheinung	Häufigkeit
Morbus Bechterew	keine!	
Arthritis psoriatica	Tüpfelnägel, Ölflecke	>80%
Reiter-Syndrom	*Balanitis circinata* *Erythema nodosum*	10–14%
Enteropathische Spondylarthropathie	Psoriasis Neurodermitis perianale und perigenitale Vegetationen telogenes Effluvium Morbus Crohn der Haut	14%
Morbus Behçet	Orale und genitale rekurrierende Ulcera Erythema nodosum Pseudofollikulitis Papulopusteln	bis zu 100%

ragend. Das lässt an gemeinsamen pathogenetischen Wegstrecken der Arthropathie, des Morbus Crohn und der Psoriasis nicht mehr zweifeln. Bestätigend sei die langjährige Erfahrung angeführt, dass das Zytostatikum Methotrexat in moderaten Dosen sowohl gegen den Gelenkbefall der *Arthritis psoriatica* als auch gegen die Hauterscheinungen der *Psoriasis vulgaris* wirkt (s.u.).

Der Diagnostiker achtet grundsätzlich eher auf Unterschiede als auf Gemeinsamkeiten. Deshalb werden im Folgenden zuerst auch die *Unterschiede* zwischen den in Tabelle 1 genannten Erkrankungen herausgestellt.

In ausgeprägten Fällen der Spondylarthropathien kann die Diagnose trotz einiger Ähnlichkeiten in der Regel rasch und sicher gestellt werden. Bei weniger eindeutigen Verläufen, die gern als „inkomplettes" Krankheitsbild, z.B. ein inkomplettes Reiter-Syndrom, bezeichnet werden, sind eine sorgfältige Inspektion der Haut und die anschließende dermatohistologische Untersuchung oft sehr hilfreich und wegweisend.

Eine der wichtigsten Fragen dieses Kapitels, nämlich wie weit der den Patienten mit einer Spondylarthropathie betreuende Arzt die mukokutanen Manifestationen alleine diagnostizieren und therapieren kann, ist selbstverständlich nicht allgemein zu beantworten. Die Antwort ist vor allem von den Erfahrungen und Kenntnissen des Arztes in der Dermatologie und Venerologie abhängig. Bei Unsicherheiten in Diagnostik und Therapie erscheint aber gerade bei den Spondylarthropathien eine oftmals klärende Vorstellung bei einem Hautarzt sehr sinnvoll. Häufig ergeben sich aus der dermatologischen Beurteilung erhebliche klinische Konsequenzen in der Beratung, Betreuung und Behandlung eines Patienten mit einer vermuteten oder bereits diagnostizierten Spondylarthropathie.

2. Morbus Bechterew

In frühen Stadien des Morbus Bechterew finden sich an Haut und Schleimhäuten in der Regel keine krankhaften Veränderungen. Somit ist bei Morbus Bechterew gerade das Fehlen suspekter Hautveränderungen differentialdiagnostisch verwertbar.

Bei Morbus Bechterew sollen auflichtmikroskopisch erkennbare Anomalien der Hautkapillaren vermehrt vorkommen. Eine differentialdiagnostische oder prognostische Bedeutung wurde diesen aber nicht zugebilligt. Sie haben insgesamt keine klinische Relevanz (Wendling und Risold 1994).

In fortgeschrittenen Stadien können Ablagerungen von Amyloid, Bewegungseinschränkungen oder auch immunsuppressive Behandlungen erregerbedingte Erkrankungen der Haut auslösen oder begünstigen. Speziell den häufigen Dermatomykosen sollte durch eine sinnvolle Hautpflege vorgebeugt werden, z.B. durch eine angemessene Körperreinigung, zweckmäßige Kleidung oder – bei Beleibten wie Diabetikern – das

Zwischenlegen von Baumwollläppchen in die großen Körperfalten.

Erregerbedingte Infekte der Urogenitalschleimhaut können natürlich auch ohne jeglichen pathogenetischen Zusammenhang bei einem Patienten mit einer Spondylarthropathie auftreten.

In der Literatur finden sich nur wenige Fälle von Hautveränderungen bei Morbus Bechterew, die aber zumeist wohl als Koinzidenzen ohne kausalen Zusammenhang aufzufassen sind:

- *Sarkoidose*
  In der Weltliteratur finden sich 14 publizierte Fälle (Abouzahir et al. 2002).
- *Vitiligo*
  Padula et al. (2001) beschrieben zwei Fälle und propagierten pathogenetische Gemeinsamkeiten von Vitiligo und Spondylarthropathien.
- *Keratoma dissipatum hereditarium palmare et plantare Buschke-Fischer-Brauer*
  Diese Erkrankung wurde bei vier Familienmitgliedern mit Morbus Bechterew beschrieben. Die Hautveränderungen wurden erfolgreich mit Etretinat behandelt (Gamborg 1988).
- *Lichen amyloidosus und Autoimmunthyroiditis*
  Das gemeinsame Auftreten wurde nur einmal beschrieben (Apaydin et al. 2000).
- *Kutane nekrotisierende Vaskulitis und Erythema nodosum*
  Ein Fall wurde publiziert (Gillott und Struthers 1999).
- *Fibromatose*
  Ein Fall wurde publiziert (Saenz 2000).

Die Psoriasis ist eine häufige Hautkrankheit und Koinzidenzen mit Morbus Bechterew sind grundsätzlich zu erwarten. In solchen Fällen erfolgt der Ausbruch der Psoriasis zumeist erst nach der Manifestation des Morbus Bechterew. Das ist ein glaubhaftes Argument *gegen* die vermutete Rolle der Psoriasis als möglicher Auslöser der ankylosierenden Spondylitis (Brophy et al. 2001).

Die Gelenkveränderungen des Morbus Bechterew können denen der *Arthritis psoriatica* stark ähneln. So erfüllt die *Spondylitis ankylosans* in 19% der Fälle zugleich die Kriterien der *Arthritis psoriatica* (Feldtkeller 1998). Schon allein aus diesem Grunde ist die sorgfältige Untersuchung der Haut und der Schleimhäute von erheblicher differentialdiagnostischer Bedeutung.

3. Arthritis psoriatica

3.1. Krankheitsbild

Wenn bei einem Patienten mit Psoriasis vulgaris Gelenkbeschwerden auftreten (Wiedow 2002), sind diese anfänglich oftmals nicht klassifizierbar (Arthralgien). Sie können von einer (Zweit-) Erkrankung herrühren (beispielsweise einer rheumatoiden Arthritis oder von degenerativen Gelenkveränderungen), die nicht mit der Psoriasis zusammenhängt, oder sie können mit der Psoriasis direkt assoziiert sein. Letzteres wird als *Arthritis psoriatica* oder *Psoriasisarthritis* bezeichnet.

In den meisten Fällen wird die *Arthritis psoriatica* zwischen dem 35. und dem 45. Lebensjahr diagnostiziert, d.h. etwa 10 Jahre nach den ersten Hautsymptomen. Nur in seltenen Fällen (wahrscheinlich <10%) geht die Gelenkentzündung den Hautveränderungen voraus. Morgendliche Steifigkeit und Anlaufschmerz bessern sich durch zunehmende Bewegung innerhalb weniger Stunden.

Der Gelenkbefall neigt zur Asymmetrie und zeigt oft ein schon durch eine einfache Inspektion unterscheidbares Befallsmuster:

- kleine Gelenke an Händen und Füßen
- große Gelenke der Extremitäten
- Achsenskelett und Sakroiliakalgelenke (vor allem bei HLA-B27-Positivität)

An den Händen können drei charakteristische klinische Formen unterschieden werden:

- Befall der distalen Interphalangealgelenke (häufig unter Einbeziehung der Fingernägel)
- Befall im Strahl („Wurstfinger", tritt bei keiner anderen Erkrankung auf)
- mutilierender Typ

Der Verlauf der *Arthritis psoriatica* ist in der Regel langsam progredient. In 5% der Fälle werden die befallenen Gelenke destruiert und oft auch mutiliert.

3.2. Hautveränderungen

Bei der *Arthritis psoriatica* sind die Hauterscheinungen der Schuppenflechte (Abbildung 1,2,3) in der Regel stark ausgeprägt. Es handelt sich dann zumeist nicht nur um die weit verbreitete leichte Verlaufsform (gewöhnliche Schuppenflechte – *Psoriasis vulgaris)*, sondern um die betont entzündliche, häu-

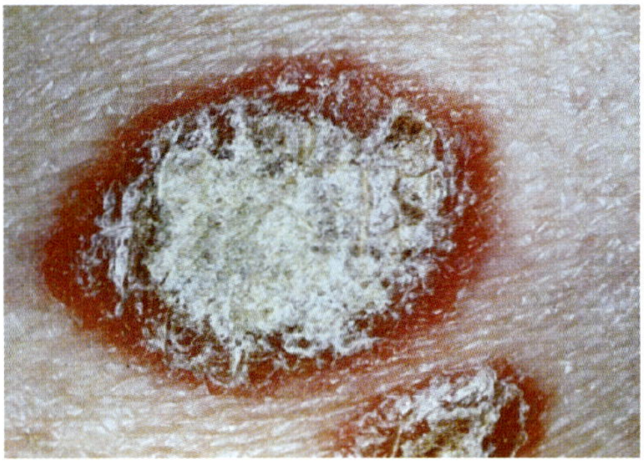

Abb. 1. Psoriasis vulgaris. Typische münzgroße (nummuläre) Herde, von silbrig-weißen, feinen Schuppen bedeckt und einem roten Randsaum umgeben

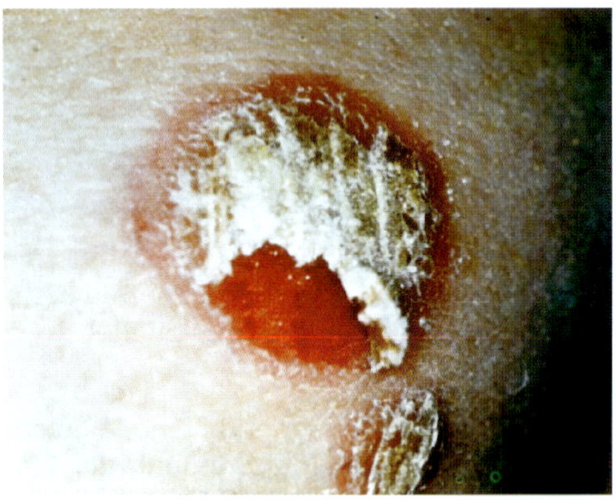

Abb. 2. Gleiche Psoriasis-Plaques wie in Abbildung 1. Durch Kratzen mit einem scharfen Löffel wurden von einem Teil des Plaques die Schuppen und nahezu die gesamte Epidermis entfernt. Aus der so punktuell freigelegten Dermis blutet es punktförmig: „Phänomen des blutigen Taus"

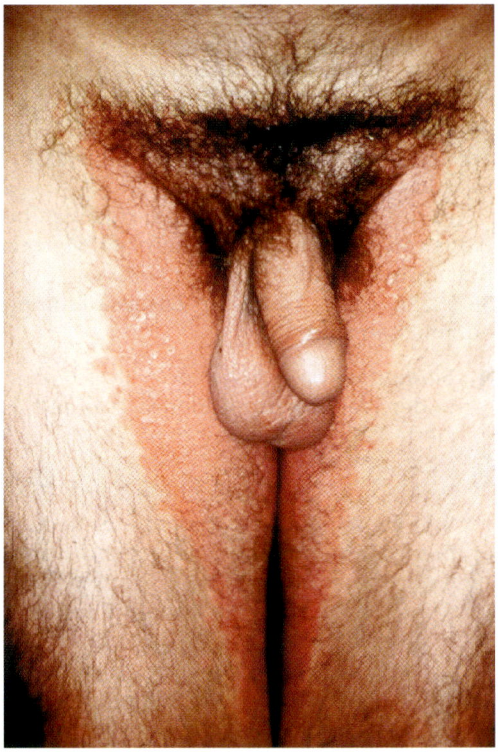

Abb. 3. Psoriasis inversa. Großflächiger, stark geröteter Befall der Leistengegend und des äußeren Genitales. Kerzenfleckphänomen. Die Schuppen wurden erst durch Darüberstreichen mit einem Holzspatel erkennbar (rechts neben dem Skrotum). Auslösend wirkte bei diesem Patienten ein ausgedehnter Pilzbefall (Tinea inguinalis) bei Diabetes mellitus

fig nur schwierig therapierbare *Psoriasis exsudativa.* Typisch für eine Psoriasisarthritis ist der Befall des Bauchnabels sowie der Knie- und Ellenbeugen, die bei der gewöhnlichen Schuppenflechte zumeist ausgespart sind.

3.3. Veränderungen an Finger- und Zehennägeln

Bei der Psoriasisarthritis besteht in mehr als 80% ein Befall der Nägel, typischerweise in Form von:

- *Tüpfelnägel*
  Maximal 1 mm durchmessende Einsenkungen der Nagelplatte, die dieser

das Aussehen eines Fingerhuts verleihen. Vereinzelte Tüpfel können bei jedem Menschen vorkommen (Abbildungen 4,5).

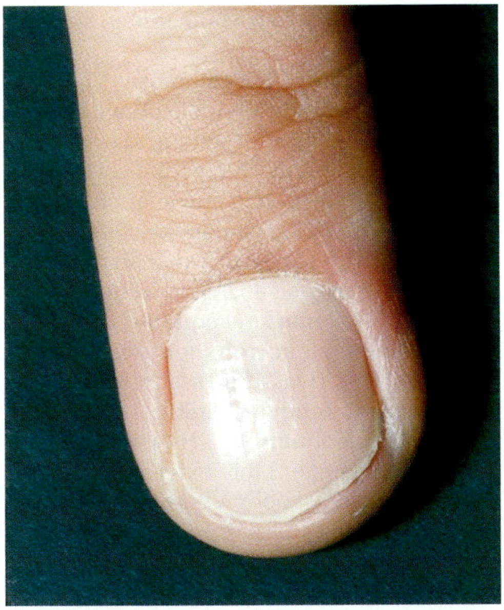

Abb. 4. Tüpfelnagel. Oberflächliche feine Tüpfelung, die bis zum Bild des "Fingerhutnagels" führen kann. Häufig bei Psoriasis, weitaus seltener bei Ekzemen, Lichen ruber, Alopecia areata oder idiopathisch

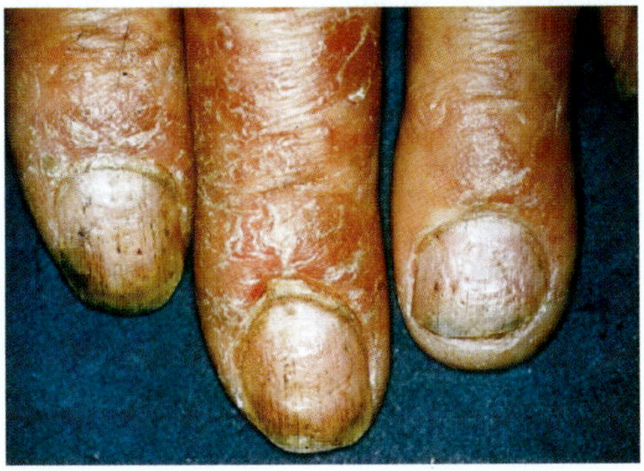

Abb. 5. Tüpfel und sogenannte Ölflecke der Fingernägel bei ausgedehnter Psoriasis. Die Tüpfel sind die Folge punktförmiger Psoriasisherde der Nagelmatrix. „Ölflecke" sind bis linsengroße subunguale Psoriasisherde des Nagelbetts. Sie schieben sich mit dem Nagel bis zu dessen freien Rand vor und entleeren sich dort als krümelige Masse

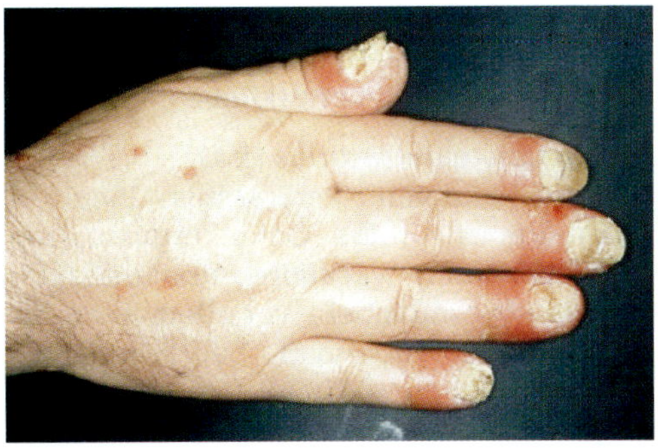

Abb. 6. Krümelnägel bei pustulöser Psoriasis vom Typ des Morbus Hallopeau. Neben der schweren Nagelzerstörung ist der massive periunguale Psoriasisbefall kennzeichnend

- *Ölflecke*
  Subunguale Psoriasisherde, die in ihrer gelblichen Eigenfarbe durch die Nagelplatte schimmern. Sie bilden sich in gewissen Abständen an verschiedenen Nägeln und werden mit der Nagelplatte zu deren freiem Rand vorgeschoben. Dort entleert sich eine krümelige Masse (Abbildung 5, 6). Der entstandene lufthaltige Spalt sorgt für das Bild einer distalen Onycholyse, der sogenannten
- *Onycholysis psoriatica*
- *Onychodystrophie*
  Zerstörung der gesamten Nagelmatrix, weniger psoriasistypisch. Differentialdiagnostisch ist vor allem eine Nagelmykose abzugrenzen
- *Querrillen*
  Weniger psoriasistypisch. Als *„Waschbrettnägel"* – besonders am Daumen – entstehen sie infolge unterschiedlicher kurzfristiger Schädigungen der Nagelmatrix, z.B. auch bei Ekzemkranken oder des als Körperpflege deklarierten gewohnheitsmäßigen Zurückschiebens des Nagelhäutchens.

3.4. Diffentialdiagnosen

Differentialdiagnostisch sind von der Psoriasisarthritis mehrere Erkrankungen aus dem rheumatologischen Formenkreis abzugrenzen:

- *Gicht*
  Schmerzattacken (besonders an den Großzehen), Hyperurikämie
- *Rheumatoide Arthritis (RA)*
  Rheumaknoten, Perikarditis, Pleuritis, punktionswürdige Gelenkergüsse, nekrotisierende Vaskulitis; Rheumafaktor (der aber auch bei – vor allem älteren – Gesunden vorkommt; bei Psoriasisarthritis seltener als bei RA)
- *Reiter-Syndrom*
  Kleinfleckige, wegen ihrer scharfen Begrenzung und eventueller Schuppung einer Psoriasis durchaus ähnelnde und deshalb gern als *„psoriasiform"* bezeichnete Exantheme kommen vor. Dagegen sind großflächige Psoriasisherde und die von der Psoriasisarthritis bekannte Nagelbeteiligung mit zahlreichen Tüpfeln, Ölflecken und Onycholysis psoriatica beim Reiter-Syndrom sehr selten. Andererseits werden Schleimhautveränderungen bei der Psoriasis nur äußerst selten beobachtet. Nicht eindeutig zuordnungsfähig können seronegative Erkrankungen mit einem Psoriasisarthritis-typischen Befall der großen Gelenke und fehlendem oder minimalem Hautbefall bleiben. Dann ist die sorgfältige Suche nach einem auch minimalen Psoriasisbefall z.B. an den Fuß- und Fingernägeln oder der gesamten Haut – auch retroaurikulär und perianal – besonders wichtig, um zwischen *Reiter-Syndrom* und *Psoriasisarthritis* abgrenzen zu können. Einige dieser diagnostisch schwierigen Fälle klärt der Verlauf, wenn nicht nur *psoriasiforme* sondern auch *Psoriasis-typische* Hautveränderungen auftauchen.
- ***SAPHO**-Syndrom* (**S**ynovitis, **A**kne, **P**ustulose, **H**yperostose, **O**steitis)
  Sehr häufig findet sich bei dem SAPHO-Syndrom eine entzündliche Beteiligung der Sterno- und Kostoklavikulargelenke, die bei *Psoriasis pustulosa palmoplantaris* nicht befallen sind. Bei Psoriasisarthritis fehlen in der Regel auch die akneiformen Effloreszenzen und der atmungsabhängige Brustschmerz.

3.5. Therapie

Die Behandlung der *Arthritis psoriatica* richtet sich nach dem klinischen Typ, dem Schweregrad und dem Beschwerdebild. Kombinationen von differenter Therapie und symptomatischen Maßnahmen sind die Regel.

Die übliche medikamentöse Therapie soll antiphlogistisch-analgetisch wirken. Es ist dabei jedoch zu beachten, dass einige nicht-steroidale Antiphlogistika wie Diclofenac oder Indometacin sowie auch andere Medikamente (z.B. Betablocker oder Lithium) die Hautveränderungen – in seltenen Fällen – auch verschlechtern können! Wesentlich ist, auf eine konsequente physikalische Therapie zu achten, beispielsweise in Form von Unterwassermassagen und individueller Krankengymnastik.

Die Behandlung der Hauterscheinungen erfolgt in erster Linie extern mit Salizylsäure-, Dithranol- oder Vitamin-D-Derivat-haltigen Zubereitungen oder mit seriellen Anwendungen ultravioletter (UV-) Strahlung (Schmalspektrumstrahler TL-01, seltener Photochemotherapie mit 8-Methoxypsoralen und langwelligem UV, Abbildung 7a,b).

Die Therapie stark ausgeprägter Hauterscheinungen ist oftmals schwierig und sollte in Zusammenarbeit mit einem Dermatologen erfolgen. In leichteren Fällen sind die Patienten für entschuppende Maßnahmen dankbar: *Rp. Acid. Salicylic. 2,0–5,0/Vaselin ad 100,0* (nur kleinflächig anwenden, Vorsicht bei Kindern).

Bei einem stärkeren Gelenk- und/oder Hautbefall ist eine systemische Therapie erforderlich, die sich dann auch auf die Hautveränderungen günstig auswirkt. Initial kann versuchsweise mit Sulfasalazin behandelt werden. Empfohlen seien Fumarsäureester (Fumaderm®) bzw. Methotrexat, in Einzelfällen Ciclosporin oder Biologica wie TNFα-Inhibitoren (Antoni und Manger 2002). Die Erfahrungen und Untersuchungsergebnisse aus den vergangenen Jahrzehnten sprechen bei einer destruierenden *Arthritis psoriatica* in erster Linie für die einmal wöchentliche Gabe von 15–

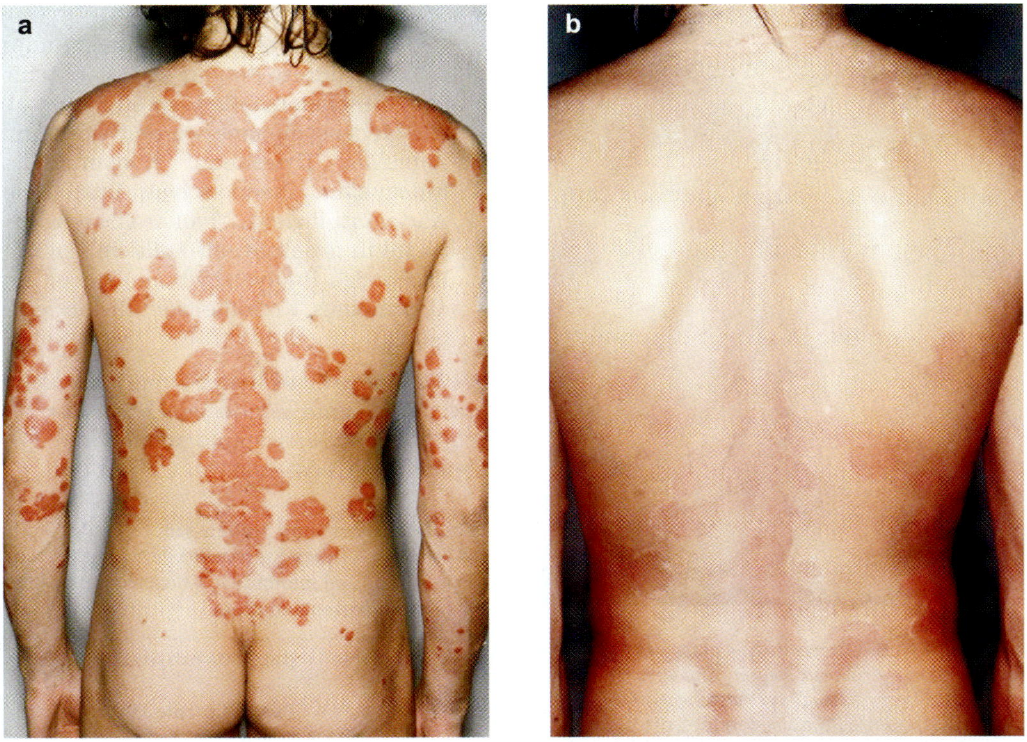

Abb. 7a. und **b.** Psoriasis vulgaris. Vor und nach 15 Sitzungen Photochemotherapie (PUVA-Therapie) mit 8-Methoxypsoralen und langwelligem Ultraviolett (UVA)

25 mg Methotrexat intravenös, intramuskulär oder oral.

Sehr umstritten ist es, ob sich auch die UV-Bestrahlungen günstig auf die *Arthritis psoriatica* auswirken können (Dawe et al. 2002). Das bei schwerer Psoriasis an der Haut gut wirksame *Fumaderm®* soll sich – wie Einzelfälle belegen – auch auf den Gelenkbefall günstig auswirken können.

4. Reiter-Syndrom

4.1. Krankheitsbild

Der Dermatovenerologe diagnostiziert diese Erkrankung zumeist bei jüngeren Männern, die er wenige Wochen zuvor wegen einer nicht-gonorrhoischen Urethritis behandelt hatte. Die klassische Trias des Reiter-Syndroms umfasst die *Arthritis*, die *Konjunktivitis/Iridozyklitis* sowie die *nicht-gonorrhoische Urethritis*. Oft finden sich weitere Erkrankungen im Urogenitalbereich, z.B. eine Prostatitis, Zystitis oder Pyelonephritis, bei Frauen auch eine Zervizitis (Schneider et al. 2003).

Für die Diagnosestellung sind neben diesen genannten Beschwerdebildern weitere *Basissymptome* wegweisend (Sterry und Paus 2000, Braun-Falco et al. 1997):

- *Balanitis circinata*
  Auf der Glans penis entstehen bis zu centstückgroße, flache, schmerzlose Erosionen, deren Grund sich stark rötet. Die Erosionen fließen zu polyzyklisch begrenzten Gebilden zusammen und bilden einen weißen Randsaum aus. Auf der nicht von Präputium bedeckten *Glans penis* können schmerzhafte, vernarbende Krusten entstehen (Abbildung 8).
- *Psoriasiforme Hautveränderungen (der Psoriasis ähnlich, aber keine Psoriasis!)*

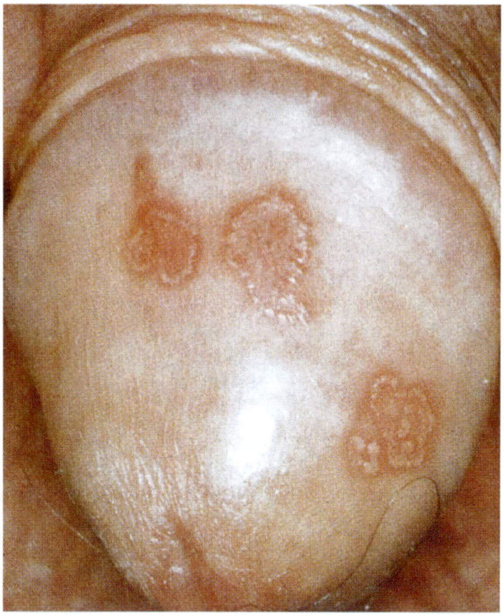

Abb. 8. Balanitis circinata. Aus glasstecknadelgroßen, flachen, geröteten Papeln und Pusteln haben sich scharf begrenzte, polyzyklische, girlandenförmige, randbetonte Plaques gebildet, die von einem entzündlich geröteten Randsaum umgeben sind. Schubweiser Verlauf, kaum subjektive Symptome

Hier ist vor allem das *Keratoderma blennorrhagicum* zu nennen, das sich bei 10–14% der Patienten mit Reiter-Syndrom findet. Beginnend mit klaren Bläschen auf gerötetem Grund, entwickelt sich eine chronisch-rezidivierende Pustulose an Handtellern und Fußsohlen. Charakteristisch sind zirzinäre (bogig begrenzte), hyperkeratotische (schwielenartige), zeitweilig auch pustulöse und erosive Herde. Außerdem entstehen kleinflächige, erythrosquamöse Plaques, vorzugsweise am behaarten Kopf, am Bauchnabel und an den Finger- und Zehenendgliedern. Hinzu kommen Paronychien und Nageldystrophien (20–30%) bis zum kompletten Nagelverlust. Die psoriasiformen Hautveränderungen sind in weniger typischen Fällen auch sogar histologisch nicht immer sicher von denen einer exsudativen oder pustulösen Psoriasis zu unterscheiden.

- *Stomatitis*
  Im Bereich der Mundschleimhaut finden sich eine diffuse Rötung und oberflächliche, oft schmerzhafte Ulzerationen.
  Als Nebensymptome werden Urethritis/Zervizitis, Dysenterie, Konjunktivitis/Iridozyklitis, Pseudoischias, Lumbalgie, Aorteninsuffizienz, Myokarditis oder Perikarditis mit atrioventrikulärem Block I.–III. Grades, Bradyarrhythmie, Fieber und allgemeines Krankheitsgefühl angegeben.

Die Diagnose eines Reiter-Syndroms gilt als gesichert, wenn mindestens zwei der beschriebenen Basissymptome und ein Nebensymptom bestehen.

Tabelle 2. Basis- und Nebensymptome des Reiter-Syndroms (nach Sterry und Paus 2000). Diagnosestellung bei zumindest 2 Basissymptomen plus einem Nebensymptom

Basissymptome	**Balanitis erosiva circinata**
	Psoriasiforme Hautveränderungen vor allem an Handflächen und Fußsohlen (*Keratoderma blenorrhagicum*), Nageldystrophie
	Stomatitis mit diffuser Rötung bis zur Ulzeration
	Arthritis asymmetrisch mit Betonung der unteren Extremitäten. Rheumafaktor ist negativ
Nebensymptome	**Urethritis bzw. Zervizitis**
	Dysenterie
	Konjunktivitis oder Iridozyklitis
	Weitere Erkrankungen Pseudoischias, Lumbalgie, Aorteninsuffizienz, Myokarditis oder Perikarditis mit AV-Block I.–III. Grades, Bradyarrhytmie, Fieber und Krankheitsgefühl

4.2. Diagnostisches Vorgehen

Bei florider Urethritis sollte zuerst eine Erregerdiagnostik durchgeführt werden. Eine gonorrhoische Urethritis ist nicht als Hinweis auf ein Reiter-Syndrom zu werten. Die Gonorrhoe-Diagnostik erfolgt durch Abstriche von Urethra bzw. Endozervix und eine mikroskopische Untersuchung nach Gram- und Methylenblaufärbung. Für weiterführende Untersuchungen (Enzymimmunoassay, Erregerkultur, gegebenenfalls auch Polymerasekettenreaktion) wird das Material in ein Speziallabor versandt.

Der häufigste Erreger der nicht-gonorrhoischen Urethritis ist Chlamydia trachomatis (40–60%), gefolgt von Ureaplasma urealyticum (30–40%), Trichomonas vaginalis (< 2%), Herpesvirus und Candida albicans (extrem selten). Zur Diagnostik empfiehlt sich der Abstrich und die Methylenblaufärbung. Wenn bei Ölimmersion mehr als vier Granulozyten im Gesichtsfeld erkennbar sind, sollte im Speziallaboratorium ein immundiagnostischer Erregernachweis (mit fluoreszenzmarkierten Antikörpern, ELISA oder PCR) veranlasst werden.

Die Anamnese sowie die klinische Untersuchung der Gelenke sind die ersten Schritte zur Abklärung von Gelenkbeschwerden (Schmerzen in Ruhe oder bei Bewegung? Entzündungszeichen? Ausmaß der Bewegungseinschränkung? u.a.). Danach erfolgen gegebenenfalls Laboruntersuchungen (BSG etc., in Abhängigkeit von der Fragestellung auch HLA-B27), Röntgenaufnahmen, CT, MRT oder Sonographie. Nur selten besteht die Indikation für eine Szintigraphie. Bei Verdacht auf eine septische Arthritis sind eine rasche (notfallmäßige) Abklärung (Punktion mit Mikroskopie und Kultur) und Therapieeinleitung unbedingt notwendig.

Bei jeglichen Augensymptomen sollte vor Einleitung einer Therapie eine ophthalmologische Untersuchung veranlasst werden. Wenn der Patient keine subjektiven Auffälligkeiten im Bereich der Augen berichtet und die Inspektion unauffällig ist, sind ophthalmologische Befunde, die für Morbus Reiter sprechen können, auch bei der Spaltlampenuntersuchung eher unwahrscheinlich (vgl. Kap. 10). Chronisch-rezidivierende okuläre Manifestationen im Rahmen eines Reiter-Syndroms können ein- oder beidseitig auftreten und sich in vielfältiger Weise präsentieren (vor allem als Uveitis). Zum Teil machen sie auch systemische Behandlungen erforderlich (Kiss et al. 2003).

Bei Dysenterie erfolgt die Abklärung durch eine Stuhlkultur sowie serologische Untersuchungen auf (insbesondere) Shigella, Salmonella (O-Antigen), Yersinien, Campylobacter und Brucella.

Die Entwicklung eines Erythema nodosum gilt bei einem Reiter-Syndrom als eindeutiger Hinweis auf eine vorangegangene Yersinia-Infektion (Fan und Yu 1997).

Der mukokutane Befall im Rahmen eines Reiter-Syndroms ist in der Regel selbstlimitierend. In späteren Stadien der HIV-Infektion kommt es bei bis zu 11% der Patienten zur Entwicklung eines oft schwer verlaufenden und als prognostisch ungünstig zu wertenden Reiter-Syndroms.

4.3. Therapie

Die Behandlung ist bei einer nachgewiesenen Infektion zunächst gezielt antibiotisch. Im akuten Schub des Morbus Reiter werden initial Kortikosteroide, im weiteren Verlauf vor allem NSAR empfohlen. Bei einer stark ausgeprägten und über mehrere Wochen persistierenden Erkrankung sollte eine Behandlung mit Acitretin oder Methotrexat (einmal wöchentlich 15 bis 25 mg, oral oder parenteral) eingeleitet werden.

5. Enteropathische Spondylarthritiden

Bei *Colitis ulcerosa* und *Morbus Crohn* kommen krankhafte Hautveränderungen in etwa 14% der Fälle vor (Christodoulo et al. 2002). Diese sind in erster Linie:

- *Psoriasis*
- *Neurodermitis*
  Dabei überrascht es, dass sich bei *Colitis ulcerosa* sowohl Atopie und Spondylar-

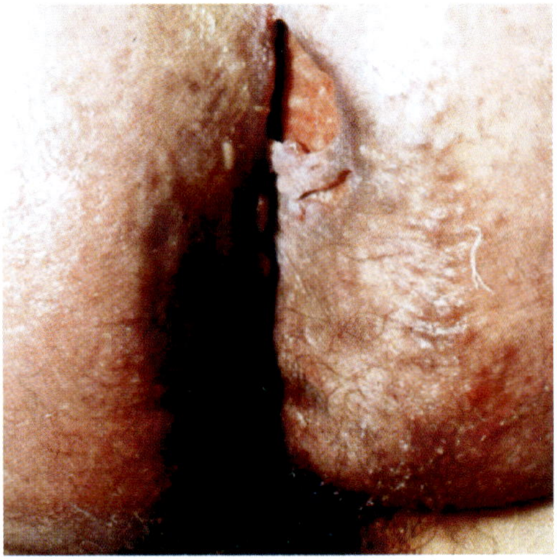

Abb. 9. Morbus Crohn der Haut. Perianale Granulationen und Pustulationen. Patient mit Morbus Crohn des Dickdarms. Histologisch granulomatöse Entzündung der gesamten Dermis, die vermutlich als Reaktion auf dort abgelagerte Antigene entstanden ist

thropathie als auch Atopie und Allergie vom Spättyp gegenseitig auszuschließen scheinen (D'Arienzo et al. 2002).

- *Perianale und perigenitale Vegetationen und Fisteln*
  Diese sind inbesondere diagnostisch wichtig (Abbildung 9).
- *Morbus Crohn der Haut*
  Dieser sollte histologisch verifiziert werden.
- *Telogenes Effluvium* (diffuser Haarausfall)

Weitaus seltener und deshalb von fraglicher pathogenetischer und diagnostischer Bedeutung sind Kombinationen mit weiteren Erkrankungen:

- *Neutrophile Pustulose* (Sweet-Syndrom, Vazquez et al. 2003)
- *Pyoderma gangraenosum* (Trager 1988)
- *Immunkomplexvaskulitis der Haut* (Peeters et al. 1990)
- *Lichen ruber planus* (Giomi et al. 2003)
- *Lineare IgA-Dermatose* (Keller et al. 2003)
- *SAPHO-Syndrom* (Schilling 2003)

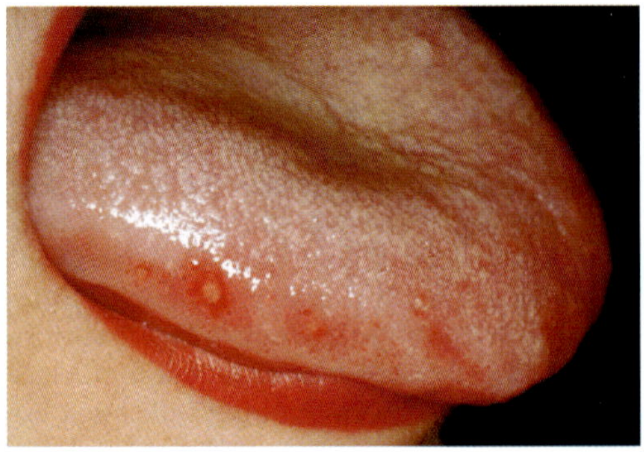

Abb. 10. Aphthen am Zungenrand. Mehrere flache, kreisrunde bis ovale, selten mehr als 5 mm durchmessende, schmerzhafte Ulzerationen. Der Ulkusgrund ist von gelblichen bis grauweißen, nicht abstreifbaren Fibrinbelägen bedeckt. Der Ulkusrand erscheint wie ausgestanzt. Die Ulkusumgebung zeigt einen ödematösen, entzündlich geröteten Randsaum

6. Morbus Behçet

Bei Patienten mit den Symptomen einer Spondylarthropathie ist häufig differentialdiagnostisch auch an einen Morbus Behçet zu denken. Diese Erkrankung, die nicht nur bei Menschen aus dem Mittelmeerraum oder Kleinasien vorkommt (!), ist nicht mit HLA-B27 assoziiert und wird auch nicht zu den Spondylarthropathien gerechnet, soll aus differentialdiagnostischen Gründen hier aber dennoch besprochen werden.

Nach den aktuellen Angaben der *International Study Group for Behcet's Disease* beruht die Diagnose Morbus Behçet auf den folgenden klinischen Kriterien (Jorizzo et al. 1995, Treudler et al. 1999):

- *Rekurrierende orale Ulzera*
  Dies sind kleinere oder größere schmerzhafte Aphthen (Abbildung 10,11) oder herpetiforme Ulzerationen (bei zumindest drei Rezidiven in 12 Monaten), *in Kombination mit zwei der vier im Folgenden angeführten Symptomen*
- *Genitale Ulzerationen*
  Als Diagnosekriterium zählen floride Ulzera oder deren Narben.
- *Uveitis oder Vaskulitis der Retina*
- *Erythema nodosum; Pseudofollikulitis bzw. Papulopusteln*

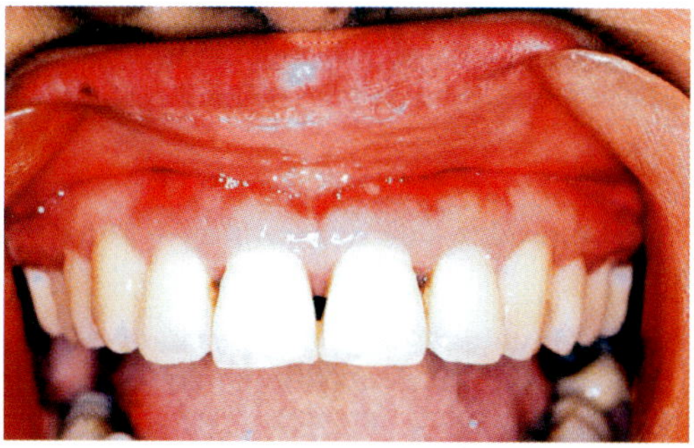

Abb. 11. Aphthen an der Gingiva. Siehe Legende Abbildung 10

Dies sind schmerzhafte subkutane Knoten an den Streckseiten der Extremitäten. Histologisch werden die akneiformen, follikulär angeordneten sterilen Knoten und Pusteln von perivaskulären Entzündungszellen dominiert.

- *positiver Pathergie-Hauttest*
  Gerötete Papel mit einem Durchmesser von >2 mm an der Einstichstelle, abgelesen 48 Stunden nach etwa 5 mm tiefem schrägen Einstich mit einer 20G-Einwegnadel.

In 47–86% der Fälle beginnt der Morbus Behçet mit schmerzenden Aphthen der Mundschleimhaut, die später bei 92–100% der Patienten auftreten. Hinzu kommen schmerzende genitale Ulzera (57–93%) und Hautläsionen (38–99%). Letztere treten bevorzugt als *Erythema nodosum* (schmerzhafte subkutane Knoten an den Streckseiten der Extremitäten; 15–78%) oder akneiforme Knoten und Pusteln (28–66%) auf (Zouboulis 1999). Eine sterile Urethritis (die sich aber auch bei Reiter-Syndrom finden kann) wird bei Morbus Behçet in 3% der Fälle beobachtet (Kirkali et al. 1991).

Akneiforme Hautveränderungen anderer Genese, meist als *Steroidakne* medikamentös induziert, sollten ausgeschlossen werden. *Herpes-simplex-Infek*tionen der Schleimhäute sollten mittels *Tzanck-Test* oder besser durch einen *Immunfluoreszenztest* gegen Virusantigen abgegrenzt werden.

Die Behandlung richtet sich nach der Art und dem Ausmaß des Befalls. In vielen Fällen wird Colchizin als Mittel der Wahl angesehen (Sterry und Paus 2000). Zur symptomatischen Behandlung der schmerzhaften Ulzerationen werden antiirritative Maßnahmen empfohlen, z.B. säure- und gewürzfreie Diät, nur wenig Salz, keine Fruchtsäuren, kein Pfeffer oder Paprika, topisch juckreizstillende Präparate, potente Kortikosteroide (als Haftcremes oder intraläsional), anästhesierende Salben etc. (Altmeyer 1998).

Weitere Informationen für Ärzte und Betroffene unter
www.derma.de – Deutsche Dermatologische Gesellschaft
www.uptoderm.de – Berufsverband Deutscher Dermatologen
www.hautstadt.de – Hermal.

10 Fragen zum Thema

1. Sind dermatologische Begleiterkrankungen bei Morbus Bechterew klinisch relevant?

Krankhafte Hautveränderungen kommen im Frühstadium des Morbus Bechterew unerwartet selten vor. Möglicherweise sind Vitiligo (Padula et al. 2001) und das sehr seltene *Keratoma dissipatum hereditarium palmare et plantare Buschke-Fischer-Brauer* (Gamborg 1988) pathogenetisch assoziiert. Gerade das Fehlen von Hauterscheinungen kann diagnostisch genutzt werden. Unmittelbare therapeutische Konsequenzen ergeben sich selten. In fortgeschrittenen Stadien des Morbus Bechterew können Bewegungseinschränkungen oder auch die Behandlung mit immunsuppressiv wirksamen Medikamenten Erkrankungen der Haut auslösen oder provozieren. Deshalb sollten Haut und Schleimhäute regelmäßig und sorgfältig inspiziert werden. Besonders muss auf infektiöse Prozesse, vom Fußpilz bis zur Hauttuberkulose, geachtet werden.

2. Was sind die gemeinsamen Ursachen für die skelettalen und dermatologischen Veränderungen bei einigen Spondylarthropathien?

Offenbar sind Gemeinsamkeiten des genetischen Hintergrundes wesentlich. Besonders auffällig sind die sehr ähnlichen genetischen Muster, das vermehrte Vorkommen von TNF-α und die therapeutische Wirksamkeit von Infliximab bei Morbus Crohn, Spondylarthropatie und Psoriasis (Najarian und Gottlieb 2003).

3. Ein Patient mit Morbus Bechterew und Urethritis: Hat er dann ein Reiter-Syndrom?

Nicht unbedingt. Erregerbedingte Infekte der Urogenitalschleimhaut können sich natürlich auch ohne jeglichen pathogenetischen Zusammenhang mit Spondylarthropathien kombinieren. Eine gonorrhoische Urethritis ist nicht als Hinweis auf ein Reiter-Syndrom zu werten. Es sollte eine abklärende Diagnostik – wie im Unterkapitel „Reiter-Syndrom" beschrieben – durchgeführt werden.

4. Urethritis und Balanitis bei Morbus Bechterew: Welche diagnostischen Maßnahmen sind notwendig?

Bei einer Urethritis sind Abstriche von Urethra und gegebenenfalls Endozervix sinnvoll, die auf Erreger untersucht werden (wie in Unterkapitel „Reiter-Syndrom" beschrieben). Hinter dem Symptom *Balanitis* können sehr unterschiedliche Ursachen stecken. Falls eine chronisch-irritative Balanitis oder eine Candida-Balanitis (Mikroskopie, Kultur) nicht sicher diagnostiziert wurden, sollte der Patient zur weiteren Abklärung zu einem Dermatologen überwiesen werden. Auch an eine HIV-Infektion ist zu denken. Im fortgeschrittenen Stadium einer HIV-Infektion entwickeln bis zu 11% der Patienten ein oft schwer verlaufendes und prognostisch ungünstig zu wertendes Reiter-Syndrom.

5. Morbus Bechterew und Urethritis: Ist dem Patienten sexuelle Karenz anzuraten?

Nur so lange bis der Erreger identifiziert und nachweislich erfolgreich behandelt worden ist.

6. Wann sollte ein(e) Patient(in) mit Urethritis (zu welchem Facharzt?) überwiesen werden?

Diagnostik und Therapie von Geschlechtskrankheiten erfordern Erfahrung. Spätestens nach dem ersten misslungenen Therapieversuch sollte die Überweisung an einen Dermatologen, Urologen oder gegebenenfalls Gynäkologen erfolgen.

7. Nagelveränderungen bei Spondylarthropathie: Welche Diagnosen sind am häufigsten?

Am häufigsten bestehen dann eine *Arthropathia psoriatica* (psoriasistypisch viele Tüpfel, Ölflecke) oder ein Reiter-Syndrom (Krümelnägel, Nageldystrophie).

8. Wie ist ein *Keratoderma blennorrhagicum* zu diagnostizieren und zu therapieren?

Wegweisend für die Diagnosestellung ist das klinische Bild (siehe Unterkapitel „Reiter-Syndrom"). Die Therapie des immer wieder zu Rezidiven neigenden Leidens ist schwierig und oft unbefriedigend. Als Mittel der Wahl gilt Methotrexat einmal wöchentlich.

9. Gibt es Besonderheiten in der Therapie der Psoriasis, wenn eine Spondylarthropathie besteht?

Oft verläuft die Psoriasis im Rahmen einer Spondylarthropathie schwer, häufig besteht eine *Psoriasis exsudativa*. Zur Behandlung dieser in therapeutischer Hinsicht oftmals diffizilen Erkrankung sollte dann ein Dermatologe hinzugezogen werden.

10. Dermatologische Erkrankungen bei Morbus Bechterew: welche Fehler sollten vermieden werden?

Gerade bei Morbus Bechterew bestehen typischerweise *keine* assoziierten mukokutanen Manifestationen. Es sollte also keine Erkrankung der Haut oder Schleimhäute mit einem „zugrundeliegenden" Morbus Bechterew „erklärt" werden, sondern eine kompetente Abklärung erfolgen. Bei einer immunsuppressiven Therapie muss vermehrt mit infektiösen Erkrankungen gerechnet werden, z.B. auch mit einer kutanen Tuberkulose.

Literatur

Abouzahir A, El Maghraoui A, Tabache F et al (2002) Sarcoidosis and ankylosing spondylitis. A case report and review of the literature. Ann Med Interne (Paris) 153:407–410

Altmeyer P (1998) Therapielexikon Dermatologie und Allergologie. Springer-Verlag, Berlin, Heidelberg, New York, pp 115–116

Antoni C, Manger B (2002) Infliximab for psoriasis and psoriatic arthritis. Clin Exp Rheumatol 20, Suppl. 28:S122–S125

Apaydin R, Bilen N, Bayrangurler D et al (2000) Lichen amyloidosis, ankylosing spondylitis and autoimmune thyreoiditis: coincidence or association? J Eur Acad Dermatol Venereol 14:135–137

Braun-Falco O, Plewig G, Wolff H (1997) Dermatologie und Venerologie. Springer, Berlin, Heidelberg, New York, pp 112–114

Brophy S, Pavy S, Lewis P et al (2001) Inflammatory eye, skin, and bowel disease in spondyloarthritis: genetic, phenotypic, and environmental factors. J Rheumatol 28:2667–2673

Christodoulo DK, Katsanos KH, Kitsanou M et al (2002) Frequency of extraintestinal manifestations in patients with inflammatory bowel disease in Northwest Greece and review of the literature. Dig Liv Dis 34:781–786

D'Arienzo A, Manguso F, Scarpa R et al (2002) Ulcerative colitis, seronegative spondyloarthropathies and allergic diseases: the search for a link. Scand J Gastroenterol 37:1156–1163

Dawe RS, Cameron H, Yule S et al (2002) UV-B phototherapy clears psoriasis through local effects. Arch Dermatol 138:1071–1076

Fan PT, Yu DTY (1997) Reiter's Syndrome. In: Kelley WN, Ruddy S, Harris EDjr, Sledge CB (eds) Textbook of Rheumatology, 5th ed, Saunders, Philadelphia, pp 983–997

Feldtkeller E (1998) Unterschiede im Krankheitsverlauf männlicher und weiblicher Spondylarthritis-Patienten. Akt Rheumatol 23:145–153

Gamborg NP (1988) Punctate palmoplantar keratoderma associated with morbus Bechterew and HLA B27. A family study. Acta Derm Venereol 68:346–350

Gillott TJ, Struthers GR (1999) Cutaneous necrotizing vasculitis, erythema nodosum and ankylosing spondylitis. Rheumatol (Oxford) 38:377–378

Giomi B, Pestelli E, Massi D et al (2003) Vulvar lichen planus associated with ulcerative colitis. A case report. J Reprod Med 48:209–212

Jorizzo JL, Abernethy JL, White WOL et al (1995) Mucocutaneous criteria for the diagnosis of Behcet's disease: analysis of clinicopathologic data from multiple international centers. J Am Acad Dermatol 32:968–976

Keller AS, Bouldin MB, Drage LA et al (2003) Linear IgA bullous dermatosis: an association with ulcerative colitis versus renal cell carcinoma. Dig Dis Sci 48:783–789

Kirkali Z, Yigitbasi O, Sasmaz R (1991) Urological aspects of Behcet's disease. Br J Urol 67:638–639

Kiss S, Letko E, Qamruddin S, Baltatzis S, Foster CS (2003) Long-term progression, prognosis, and treatment of patients with recurrent ocular manifestations of Reiter's syndrome. Ophthalmology 110:1764–1769

Najarian DJ, Gottlieb AB (2003) Connections between psoriasis and Crohn's disease. J Am Acad Dermatol 48:805–821

Padula A, Ciancio G, La Civita L et al (2001) Association between vitiligo and spondyloarthritis. J Rheumatol 28:213–214

Peeters AJ, van den Wall Bake AW, Daha MR, Breedveld FC (1990) Inflammatory bowel disease and ankylosing spondylitis associated with cutaneous vasculitis, glomerulonephritis, and circulating IgA immune complexes. Ann Rheum Dis 49:638–640

Saenz MA (2000) Fibromatosis in Bechterew disease. Familiarity with this syndrome? Münch Med Wochenschr Fortschr Med 142:16

Schilling F (2003) SAPHO syndrome, Orphanet encyclopedia, January 2003:http://orphanet.infobiogen.fr/data/patho/GB/uk-sapho.html

Schneider JM, Matthews JH, Graham BS (2003) Reiter's syndrome. Cutis 71:198–200

Sterry W, Paus R (2000) Checkliste Dermatologie. Thieme-Verlag, Stuttgart, New York, p 273 und p 295

Trager D (1988) Pyoderma gangraenosum as an orthopedic problem case. Z Orthop Grenzgeb 126:127–129

Treudler R, Orfanos CE, Zouboulis CC (1999) Twenty-eight cases of juvenile-onset Adamantiades-Behcet disease in Germany. Dermatology 199:15–19

Vazquez J, Almagro M, del Pozo J, Fonseca F (2003) Neutrophilic pustulosis and ulcerative colitis. J Eur Acad Dermatol Venereol 17:77–79

Wendling D, Risold JC (1994) Nailfold capillaroscopy and ankylosing spondylarthritis: incidence of anomalies, but absence of diagnostic and prognostic value. Rev Med Interne 15:448–451

Wiedow O (2002) Psoriasis-Arthritis. In: Christophers E, Mrowietz U, Sterry W (Hrsg) Psoriasis – auf einen Blick. Blackwell, Berlin, Wien, pp 64–70

Zouboulis CC (1999) Epidemiology of Adamantiades-Behcet's disease. Ann Med Interne (Paris) 150:488–498

Kapitel 12

Gastrointestinale Komplikationen

Jürgen Stein

Abkürzungen

5-ASA	5-Aminosalicylsäure = Mesalazin
ASS	Acetylsalicylsäure
CDAI	Crohn's Disease Activity Index
CED	chronisch entzündliche Darmerkrankungen
NSAR	Nicht-steroidale Antirheumatika
MCV	Mittleres Corpuskuläres Volumen (Erythrozyten)
MTX	Methotrexat
PPI	Protonenpumpeninhibitor
SASP	Salazosulfapyridin = Sulfasalazin

1. Einleitung

Im Jahre 1929 erkannte Bargen, dass eine bestimmte Form der *Arthritis* eine Komplikation einer *entzündlichen Darmerkrankung* darstellt (Bargen 1929). Bereits 1920 hatte der amerikanische Chirurg Smith eine Beziehung zwischen Krankheiten des Gastrointestinaltrakts und dem Auftreten arthritischer Krankheitsbilder postuliert und segmentale *Kolektomien* zur Behandlung von Patienten mit *rheumatoider Arthritis* durchgeführt (Smith 1920). 1935 beschrieb Hench eine periphere Arthritis bei Patienten mit entzündlicher Darmerkrankung und beobachtete, dass die Arthritiden stets im Rahmen der Exazerbation der Kolitis in schubartigen Verläufen auftraten (Hench 1935). Erst in den späten 1970er Jahren etablierte sich das Konzept der *Enteritis-assoziierten Spondylarthropathien* im Rahmen von *chronisch-entzündlichen Darmerkrankungen* (CED) wie *Morbus Crohn* und *Colitis Ulcerosa* sowie neueren Daten zufolge auch bei *einheimischer Sprue*.

Neben diesen Enteropathien im Zusammenhang mit den Spondylarthropathien ist den *„Therapie-assoziierten"* Gastroenteropathien quantitativ eine weitaus größere Bedeutung beizumessen. Im Vergleich zu anderen in der Therapie des Morbus Bechterew eingesetzten Medikamenten spielen die nicht-steroidalen Antirheumatika (NSAR) bzgl. Häufigkeit und Schwere hierbei eine überragende Rolle. Während ihre multiplen, z.T. lebensbedrohlichen Nebenwirkungen im Bereich des oberen Gastrointestinaltrakts seit langem bekannt sind, finden sich in neuerer Zeit zunehmend Berichte über NSAR-assoziierte Schleimhautschäden auch distal des Duodenums.

2. Häufigkeit von Spondylathropathien bei chronisch-entzündlichen Darmerkrankungen

Die Gelenkbeteiligungen *bei chronisch-entzündlichen Darmerkrankungen* lassen sich in das Konzept der Spondylarthropathien, auch als *‚kolitische Spondylitis'* bezeichnet, und in die von Orchard et al. (1998) vorgeschlagene Einteilung der Arthritis der peripheren Gelenke, deren Ausprägung mit der Aktivität der entzündlichen Darmerkrankungen zu korrelieren scheint *(„enteropathische Synovitis")*, intregrieren (Tabelle 1).

Die Prävalenz der Spondylarthropathien (SpA) bei chronisch-entzündlichen Darmerkrankungen (CED) wird mit 10–15% angegeben (de Vlam et al. 2000). Sie ist bei einer

Tabelle 1. Enteropathische periphere Arthropathie bei chronisch-entzündlichen Darmerkrankungen (Klassifikation nach Orchard et al. 1998)

Typ 1 (pauciartikulär)	– weniger als 5 Gelenke – akute, selbst-limitierende Attacken (<10 Wochen) – oft mit Schüben der CED verbunden – starke Assoziation mit extraintestinalen Manifestationen
Typ 2 (polyartikulär)	– 5 oder mehr Gelenke – Symptome persistieren über Monate/Jahre – Verlauf unabhängig vom Verlauf der CED – assoziiert mit Uveitis, aber mit keinen anderen extraintestinalen Manifestationen

geschätzten Häufigkeit in der deutschen Allgemeinbevölkerung von 1,9% bei Patienten mit CED somit deutlich erhöht. Die Kriterien der Spondylarthropathien werden von etwa 1–2% der Allgemeinbevölkerung bzw. 9% der Patienten mit CED erfüllt (Palm et al. 2002). Bei Männern mit Morbus Crohn wurde ein Morbus Bechterew bei 2,7% der Patienten beschrieben (Bernstein et al. 2001). Die Daten der von Palm et al. (2002) publizierten IBSEN-Studie belegen eine Häufigkeit einer ankylosierenden Spondylitis von 2,6% bei Patienten mit Colitis ulcerosa und von 6% bei Patienten mit Morbus Crohn (Tabelle 2).

Andererseits entwickeln bis zu 10% der Patienten mit einer initial diagnostizierten Spondylitis ankylosans eine CED (de Vos et al. 1996; Mielants et al. 1995), wobei klinisch milde oder sogar stumme Verläufe einer chronisch-entzündlichen Darmerkrankung bei diesen Patienten nicht ungewöhnlich sind und bei geeigneter Diagnostik wesentlich höhere Raten von entzündlichen Darmerkrankungen erhoben werden können (Veijs und Mielants 1994).

In einer Verlaufsbeobachtung (de Vos et al. 1996) fanden sich bei 49 von 123 Patienten mit einer „primären" Spondylarthropathie *histomorphologisch* akute entzündliche Veränderungen. In dieser Beobachtungsreihe besserten sich die Gelenkbeschwerden meist dann, wenn die entzündlichen Veränderungen im Gastrointestinaltrakt endoskopisch und histomorphologisch abgeklungen waren, was möglicherweise auch mit einer Spontanremission eines gemeinsamen primären pathologischen Geschehens erklärbar wäre. Persistierten die entzündlichen Darmveränderungen, blieben auch die Gelenkbeschwerden bestehen. Etwa 7% der Patienten entwickelten im weiteren Verlauf eine definierte chronisch-entzündliche Darmerkrankung (Colitis ulcerosa oder Morbus Crohn). Im Rahmen dieser Beobachtung verhinderte auch ein frühzeitiger Einsatz von Sulfasalazin die Entwicklung einer chronisch-entzündlichen Darmerkrankung nicht, auch wenn unter dieser Therapie die Gelenkbeschwerden zurückgingen.

Tabelle 2. Prozentuale Häufigkeit von Spondylarthropathien* bei Patienten mit Colitis ulcerosa und Morbus Crohn (ISBEN-Studie, Palm et al. 2002)

	Colitis ulcerosa n = 273	Morbus Crohn n = 133	Gesamt n = 406
Ankylosierende Spondylitis	2,6%	6,0%	3,7%
Psoriasis-Arthritis	1,1%	0,6%	0,8%
Reactive Arthritis	0,7%	0%	0,5%
Undifferenzierte Spondylarthropathie	15%	19%	17%
Spondylarthropathien (alle)	20%	26%	22%

* Periphere Arthritiden ausgeschlossen

3. Ätiopathogenese von Spondylarthropathien bei chronisch-entzündlichen Darmerkrankungen

3.1. Genetische Aspekte

Patienten mit Spondylarthropathien zeigen eine hohe Prävalenz für HLA-B27. Das Histokompatibilitätsantigen HLA-B27 findet sich bei Patienten mit ankylosierender Spondylitis im Rahmen einer chronisch-entzündlichen Darmerkrankung in etwa 35–80%, dagegen nur in 8% der Normalbevölkerung (Münch et al. 1986; Khan 2002). Patienten mit einer „primären" Spondylitis ankylosans sind zu mehr als 90% HLA-B27 positiv. Die Prävalenz von HLA-B27 ist bei Patienten mit einer alleinigen entzündlichen Darmerkrankung im Vergleich zur Normalbevölkerung nicht erhöht. Wenn der Patient mit einer entzündlichen Darmerkrankung aber HLA-B27 positiv ist, so steigt das Risiko für einen Morbus Bechterew deutlich an (Mielants und Veijs 1985).

Auch fanden sich in den letzten Jahren für beide Krankheiten, wenn auch in unterschiedlichem Maße, zunehmend Hinweise für Interaktionen zwischen genetischen Faktoren und einer Aktivierung des mukosalen Immunsystems. So konnte auf dem Locus IBD1 das NOD2-Gen identifiziert werden. Hugot et al. (2001) fanden ca. 30 verschiedene Mutationen am C-terminalen Ende des NOD2-Gens bei Subgruppen von Patienten mit Morbus Crohn; Ogura et al. (2001) beschrieben 3 verschiedene Mutationen. Das NOD2-Protein besteht aus 1040 Aminosäuren und wird ausschließlich in Monozyten exprimiert. Am N-Terminus befinden sich 2 CARD-Motive („caspase recruitment domain"), die strukturell mit den Todesdomänen des TNF-Rezeptors 1 und des Apoptoserezeptors Fas verwandt sind. Der C-Terminus des Proteins wird durch 10 LRR („leucine-rich repeats") gebildet, die Bindungsaffinität für bakterielle Lipopolysaccharide besitzen. Die physiologische Funktion von NOD2 scheint die Aktivierung des Transkriptionsfaktors NFκB auf bakterielle Antigene oder Produkte zu sein (Ogura et al. 2001). NFκB spielt eine zentrale Rolle in der Immunpathogenese chronisch-entzündlicher Darmerkrankungen. Durch die Mutationen bei Patienten mit Morbus Crohn könnte NOD2 seine Fähigkeit verlieren, eine frühe NFκB-Aktivierung auszulösen, die zur Eliminierung bakterieller Infektionen beiträgt. Dies könnte dann wiederum zu einer perpetuierten Aktivierung des mukosalen Immunsystems führen. Obwohl diese Hypothese durch weiterführende Untersuchungen zu bestätigen bleibt, sprechen diese Daten dafür, dass eine genetische Prädisposition zur Aktivierung des mukosalen Immunsystems auf bakterielle Antigene oder Produkte eine zentrale Rolle in der Pathogenese der Morbus Crohn spielt. Ähnliche Vorgänge werden bei der Manifestation der Spondylarthropathie diskutiert (siehe Kap. 2). Ein Zusammenhang zwischen bestimmten NOD2-Varianten und dem Auftreten und dem Schweregrad einer enteropathischen Spondylarthropathie wurde beschrieben (Crane et al. 2002).

3.2. Infektiöse Genese

Neben klinischen Beobachtungen zu Ähnlichkeiten und Überlappungen mit den initial durch Bakterien ausgelösten *reaktiven Arthritiden* sprechen analog zu Colitis-Modellen (IL-10- bzw. IL-2-*Knockout-Maus*) zahlreiche experimentelle Daten für eine Erregerätiologie des Morbus Bechterew. So entwickeln HLA-B27-transgene Ratten nur dann ein Spondylarthropathie-ähnliches Krankheitsbild, wenn diese Ratten nicht keimfrei gehalten werden. Ähnlich wie bei chronisch-entzündlichen Darmerkrankungen sind auch bei der ankylosierenden Spondylitis durch Bakterien bedingte entzündliche Exazerbationen dokumentiert (Übersicht in: Khan und van der Linden 1990).

Homologien von HLA-B27 mit Proteinen von Enterobakterien, z.B. von Klebsiellen, und eine dadurch bedingte Kreuzreaktivität von Seren von Patienten mit Morbus Bechterew und Anti-HLA-B27-Antikörpern für diese Peptide wurden in der Literatur mehrfach beschrieben. Weiterhin wurden Antikörper gegen *Klebsiella pneumoniae* gehäuft bei Patienten mit Morbus Bechterew und chronisch-entzündlichen Darmerkrankungen beobachtet. Diese Erreger werden, angesichts der Störung der intestinalen Barriere, als primärer *Trigger* der Spondylarthropathie oder als Auslöser von Schüben diskutiert (Dominguez-Lopez et al. 2000, 2002; Tiwana et al. 2001).

4. Symptomatik enteropathischer Spondylarthropathien

Das klinische Bild der *chronisch-entzündlichen Darmerkrankung* (CED) bei einem Patienten mit Morbus Bechterew unterscheidet sich weder klinisch noch morphologisch von der chronisch-entzündlichen Darmerkrankung eines Patienten ohne eine begleitende Spondylarthropathie. Die Leitsymptome von Morbus Crohn und Colitis ulcerosa sind, wenn auch in unterschiedlichem Ausmaß (Tabelle 3), *Durchfälle und krampfartige Bauchschmerzen*, eventuell auch *subfebrile Temperaturen*. Die Bauchschmerzen sind bei dem häufigen Befall des *terminalen Ileums* bei Morbus Crohn oft im rechten Unterbauch lokalisiert und können eine akute Appendizitis imitieren.

Im Gegensatz zur *peripheren* Arthritis gehen die entzündlichen *Wirbelsäulenveränderungen* einer Spondylarthropathie bei chronisch-entzündlichen Darmerkrankungen der Erstmanifestation der Darmsymptomatik häufig voraus und zeigen einen autarken, langsam progredienten und von der Aktivität und Therapie der Darmerkrankung unabhängigen Verlauf. Die klinische Progredienz kann jederzeit zwischen der klinischen Stufe einer asymptomatischen Sakroiliitis und einer kompletten Ankylosierung der gesamten Wirbelsäule zum Stillstand kommen. Eine Remission der chronisch-entzündlichen Darmerkrankung durch medikamentöse oder chirurgische Maßnahmen führt nicht zu einer Remission oder Rückbildung der Stammskelettarthritis. Das klinische Erscheinungsbild unterscheidet sich somit im Wesentlichen *nicht* von dem des genuinen Morbus Bechterew.

Bei peripheren Arthritiden steht die Therapie der vorliegenden entzündlichen Darmerkrankung im Vordergrund. Insbesondere bei der Colitis ulcerosa geht die Besserung der Darmsymptomatik mit einem Abklingen oder zumindest einer deutlichen Besserung der peripheren Gelenkentzündung einher. Bei Patienten, die kolektomiert werden, klingt die Arthritis meist vollständig ab.

Die Behandlung der rheumatischen Symptome mit nicht-steroidalen Antirheumatika (NSAR) ist bei einer vorliegenden chronisch-entzündlichen Darmerkrankung (relativ) kontraindiziert (s.u.). Für einen negativen Effekt nicht-steroidaler Antirheumatika auf die entzündliche Darmerkrankung sprechen die Ergebnisse einer Fall-Kontrollstudie (Felder et al. 2000) sowie einer retrospektiven Analyse (Evans et al. 1997). Erste positive Daten über ein günstigeres Neben-

Tabelle 3. Häufigkeiten von Initialsymptomen bei Morbus Crohn und Colitis ulcerosa (Stein 1999; Stein et al. 1999)

	M. Crohn [%]	Colitis ulcerosa [%]
Durchfälle	49,5	96,4
Blutbeimengungen	27,3	89,3
Schmerzen	86,9	81,3
allgemeines Unwohlsein	81,7	40,2
Gewichtsverlust	59,6	38,4
Arthralgien	29,2	27,7
Fieber	24,7	20,5
Hautveränderungen	14,2	15,2
Appetitlosigkeit	18,7	11,6
Ophthalmopathien	3,8	7,1
Übelkeit	28,1	6,3
Erbrechen	20,2	4,5
Abszesse	25,8	3,6
Fisteln	39,3	3,6
Lymphknotenschwellungen	2,6	1,8

wirkungsprofil der *Coxibe* bei chronisch-entzündlichen Darmerkrankungen liegen vor (Reinisch et al. 2003). Bei Gelenkschmerzen ist bei einer bestehenden chronisch-entzündlichen Darmerkrankung eine Therapie, z.B. mit Paracetamol, Tramadol oder Novaminsulfon, zu bevorzugen (Stange et al. 2001, 2003).

5. Morbus Crohn

5.1. Manifestationen und Verlauf

Der Morbus Crohn, auch Enteritis regionalis genannt, ist eine in Schüben verlaufende chronisch-entzündliche Erkrankung, die diskontinuierlich segmental den gesamten Gastrointestinaltrakt befallen kann. Alle Darmwandschichten können beteiligt sein (transmuraler Befall). Prädilektionsorte sind das Ileum, das Kolon sowie die Perianalregion. Epitheloidzellige Granulome und fissurale Geschwüre sind die histologischen Merkmale (Stein et al. 1999).

Die häufigste *isolierte* Manifestation des *Morbus Crohn* ist mit etwa 30% im terminalen Ileum lokalisiert. Eine isolierte *Colitis* liegt bei 30% der Patienten vor. Die meisten Patienten haben einen kombinierten Befall. Seltener sind Manifestationen im Bereich des oberen Gastrointestinaltraktes.

Eine typische Komplikation ist die Ausbildung entero-enterischer oder enterokutaner *Fisteln* sowie von *Abszessen.* Wie bei der Colitis ulcerosa ist die Erkrankung nicht auf den Intestinaltrakt begrenzt, sondern kann sich an diversen extraintestinalen Organen, insbesondere an *Gelenken*, *Haut* und *Augen* manifestieren.

Knapp die Hälfte der Patienten erlebt einen wechselhaften Krankheitsverlauf mit längeren Phasen der Remission, die durch rezidivierende Krankheitsschübe unterbrochen werden. Bei Persistenz der Symptome trotz adaequater Behandlung für mehr als ein halbes Jahr spricht man von einem *chronisch-aktiven Verlauf.* Dabei unterscheidet man den steroidrefraktären Verlauf, bei dem die Krankheitsaktivität auch durch andauernde hohe Steroidgaben nicht unterbrochen werden kann, von dem steroidabhängigen Verlauf, bei dem die Patienten eine individuell unterschiedlich hohe Dosis von Steroiden benötigen, um die Krankheitsaktivität kontrollieren zu können (Stange et al. 2003).

5.2. Diagnosestellung

Bei der *körperlichen Untersuchung* kann eventuell ein *Konglomerattumor* von Darmschlingen zu tasten sein oder es bestehen *enterokutane Fistelöffnungen.* Laborchemisch stehen die *Entzündungsparameter* (C-reaktives Protein, BSG, Leukozyten) oder eine *Mangelsituation* bei Proteinen, Vitaminen und Spurenelementen im Vordergrund. Weiterhin liegt häufig eine – unter Umständen sehr ausgeprägte – Anämie vor. Einen für den Morbus Crohn spezifischen Serumtest gibt es nicht; gelegentlich sind – im Gegensatz zur Colitis ulcerosa – *Anti-Saccaromyces-Antikörper* positiv.

Zur Abschätzung der entzündlichen Aktivität der Erkrankung sind Aktivitätsindizes entwickelt worden, die sich aus verschiedenen klinischen und laborchemischen Befunden zusammensetzen. Allgemein akzeptiert ist der *Crohn's Disease Activity Index* (CDAI, Tabelle 4). Die *gering- bis mäßiggradige* Krankheitsaktivität wird definiert durch einen *CDAI von 150 bis 300*, die *hohe Aktivität* mit einem *CDAI >300.* Die *Remission* wird klinisch definiert als *CDAI <150.*

Wichtig und gelegentlich schwierig ist die *Differentialdiagnose* der infektiösen Enteritis. Zu ihrer Abgrenzung sollten bei jedem Patienten mit Erstmanifestation und bei jedem vermeintlichen akuten Schub *Stuhlkulturen* gewonnen werden.

Ausschlaggebend für die Behandlungsstrategie ist die *Lokalisation der Erkrankung*, so dass die Indikation für eine *endoskopische Diagnostik* großzügig gestellt werden sollte; obligat ist eine Koloskopie bei der Erstmanifestation. Sie wird durch eine *Dünndarmkontrastmitteldarstellung* zur Erfassung eines eventuellen Dünndarmbefalls und eine *Gastroskopie* ergänzt. Typische endoskopische Läsionen sind *aphthöse Veränderungen* und *fissurale Ulcera.* Häufig kommt es zu *entzündlichen Stenosen.*

Tabelle 4. Aktivitätsindex bei Morbus Crohn (CDAI nach Best et al. 1979)

1	Anzahl der weichen Stühle in der letzten Woche (geformte Stühle werden nicht mitgezählt)		( ) × 2 =
2	Grad der Bauchschmerzen (Summe über eine Woche) 0 = keine Schmerzen 1 = leichte Schmerzen 2 = mäßige Schmerzen 3 = starke Schmerzen		( ) × 5 =
3	Allgemeinbefinden (Summe über eine Woche) 1 = nicht ganz gutes Allgemeinbefinden 2 = schlechtes Allgemeinbefinden 3 = sehr schlechtes Allgemeinbefinden 4 = unerträglicher Zustand		( ) × 7 =
4	Andere mit Morbus Crohn assoziierte Symptome		
	Gelenkschmerzen, Arthritis = 1		( )
	Erythema nodosum = 1		( )
	Stomatitis aphthosa = 1		( )
	andere Fisteln = 1		( )
	Temperaturen >37.5°C in der letzten Woche = 1		( )
	Iritis, Uveitis = 1		( )
	Pyoderma gangränosum = 1		( )
	Analfissur, -fisteln = 1		( )
	Abszesse = 1		( )
	Summe der zutreffenden Punkte		( ) × 20 =
5	Symptomatische Durchfallbehandlung		( ) × 20 =
6	Resistenz im Abdomen		( ) × 10 =
7	Hämatokrit der tatsächliche Hämatokrit wird von einem geschlechts-spezifischen Wert abgezogen (Frauen: 42, Männer: 47)		( ) × 6 =
8	Gewicht	( ) (1-[Gewicht/ Standardgewicht])	( ) × 100 =
	Standardgewicht	( )	
Aktivitätsindex (Summe)			=

Bewertung: CDAI >150 = akuter Schub, behandlungsbedürftig, wobei
CDAI > 300 = Schwerer Schub,
CDAI 220 – 300 = mäßig-gradiger Schub
CDAI 150 – 219 = leicht-gradiger Schub

Diagnostisch hilfreich ist weiterhin der diskontinuierliche Befall und vor allem die Beteiligung der *Ileozökalregion*. Immer sollte die Entnahme von *Stufenbiopsien* erfolgen, die *typischen Granulome* werden allerdings nur selten beobachtet (siehe auch Tabelle 5). Bei persistierenden Beschwerden trotz adäquater Therapie muss an *narbige Stenosen* oder *Abszesse* gedacht werden. Bei Fistelkomplikation und bei Verdacht auf Abszessbildung ist die *Kernspintomographie* das bildgebende Verfahren der Wahl. Für die Verlaufskontrolle stellt der *nicht-invasive Ultraschall* das beste Verfahren zur Darstellung einer Darmwandverdickung oder auch von Komplikationen (z.B. Abszesse, Stenose mit Pendelperistaltik) dar, eventuell ergänzt durch eine dopplersonographische Messung des Blutflusses in der *A. mesenterica superior.*

5.3. Therapie

5.3.1. Allgemeine Empfehlungen

Bei einem Befall der *Ileozökalregion* können Präparate mit einer Freisetzungskinetik im distalen Dünndarm zum Einsatz kommen, bei Befall von Rektum und Sigma kann eine Lokalbehandlung mit Klysmen oder Suppositorien hilfreich sein. Die Patienten mit *remittierendem* Krankheitsverlauf sollten nur eine *Schubtherapie* erhalten. Die andere Hälfte der Patienten erlebt einen *chronisch-aktiven Verlauf* der Erkrankung, das heißt, die Remission wird entweder unter Steroidtherapie nicht erreicht oder gelingt nur um den Preis einer Dauergabe von Steroiden. Bei dieser zweiten Gruppe von Patienten besteht die Indikation zu einer *immunsuppressiven Therapie*. Individuelle (gezielte) Behandlungen benötigen die Fistelkomplikation und extraintestinale Manifestationen.

Im Folgenden sollen die für die verschiedenen Indikationen etablierten Therapien auf dem Boden der aktuellen Studienlage und nach der evidenzbasierten Leitlinie der *Deutschen Gesellschaft für Verdauungs- und Stoffwechselerkrankungen* dargestellt werden. Die Wirkmechanismen und häufigsten Nebenwirkungen der einzelnen Therapeu-

Tabelle 5. Symptome und Befunde der Colitis ulcerosa und des Morbus Crohn (Stein 1999; Stein et al. 1999)

Zeichen	Colitis ulcerosa	M. Crohn
Klinisch:		
Rektalblutung	häufig	selten
Fistelbildungen	selten	häufig
Abszesse, perianal, perirektal	gelegentlich	häufig
toxisches Megakolon	gelegentlich	selten
Sigmoido-/Koloskopie:		
Rektum betroffen	95%	50%
Kontaktempfindlichkeit der Mukosa	häufig	selten
Röntgen:		
Art des Befalls	kontinuierlich	diskontinuierlich
rechtes Kolon befallen	gelegentlich	häufig
terminales Ileum	weit	eng, steif
Dünndarm	normal	oft befallen
Pathologie:		
Tiefe des Befalls	Mukosa und Submukosa	Transmural
Granulome	selten	häufig
Fissuren, Fisteln	selten	häufig
mesenteriale Lymphknoten	nicht befallen	hyperplastisch
Malignome	gelegentlich	selten

tika sowie die Dosierungen und die Evidenzgrade (Tabelle 6) der einzelnen Therapieempfehlungen sind in Tabellenform zusammengefasst.

Tabelle 6. Evidenzgrade (für die Einschätzung der Therapieempfehlungen in Tabelle 7 und 8)

Grad der Evidenz	Typ der Evidenz
Ia	mehrere randomisierte, kontrollierte Studien bzw. deren Metaanalyse
Ib	einzelne randomisierte, kontrollierte Studie
IIa	gut geplante nicht randomisierte, kontrollierte Studie
IIb	gut geplante experimentelle Studie
III	gut geplante nicht-experimentelle Studie, Vergleichsstudie, Korrelations- oder Fall/Kontroll-Studie
IV	nicht evidenzbasierte Expertenmeinung oder Konsensuskonferenz

5.3.2. Remissionsinduktion bei akutem Schub mit milder bis mäßiggradiger entzündlicher Aktivität

Der akute Schub wird definiert durch die klinische Symptomatik. Zusätzlich können inflammatorische Laborparameter hinzugezogen werden. Es erscheint sinnvoll, den Schweregrad des Schubes zu quantifizieren, wobei Aktivitätsindizes wie der CDAI hilfreich sind, nicht zuletzt auch zur Dokumentation des Verlaufs.

Beim leichten bis mäßig schweren Schub ist ein Therapieversuch mit 5-Aminosalicylaten (5-ASA) in hoher Dosierung (3–4 g/Tag) gerechtfertigt. Bei Wirkungslosigkeit muss rechtzeitig ein Therapiewechsel eingeleitet werden (Stange et al. 2003). Bei vorwiegendem Befall der Ileozökalregion stellt das vor allem topisch wirkende Budesonid (9 mg/Tag) eine nebenwirkungsarme Alternative zur Anwendung systemischer Steroide dar, ist jedoch insgesamt weniger wirksam als die systemisch gegebenen Steroide (Papi et al. 2000).

Bei einem *akuten Schub* des Morbus Crohn hat sich selbst auch die *hochdosierte* Gabe von *5-Aminosalizylaten* in vielen Studien als *wenig effektiv* erwiesen. Ähnlich wie beim Budesonid erfolgt die Freisetzung des Wirkstoffs im distalen Dünndarm. *5-Aminosalizylat* ist jedoch selbst in der hohen Tagesdosis von 4 g deutlich schwächer wirksam als das Budesonid (Thomsen et al. 1998). Somit empfiehlt sich die Gabe vor allem bei Patienten mit einer geringgradigen Aktivität und Kontraindikationen gegen eine Steroidgabe. Das klassische *Sulfasalazin* wird heute wegen der häufigen, durch den Sulfonamidanteil bedingten Nebenwirkungen kaum noch zur Therapie des Morbus Crohn eingesetzt. Wenn mit dem Morbus Crohn jedoch eine *Arthritis* assoziiert ist, besteht auch weiterhin eine Indikation für *Sulfasalazin*.

Bei Versagen dieser Therapieoptionen ist als Standardtherapie des akuten Schubes des Morbus Crohn die Gabe *systemisch wirksamer Steroide* etabliert. Durchgesetzt hat sich eine Dosis zwischen *40 und 80 mg Prednisolonäquivalent/Tag*. Wahrscheinlich ist es vorteilhaft, sich bei der Prednisolondosis am Körpergewicht zu orientieren: bei 40 mg/Tag erreichen etwa die Hälfte der Patienten innerhalb von 8 Wochen eine Remission, bei der hohen Dosis (1 mg/kg KG) etwa 90%.

Das Problem dieser Therapie ist jedoch das breite *Nebenwirkungsprofil*, das sich insbesondere mit zunehmender Therapiedauer entwickelt. In der akuten Behandlung stehen das *Cushingoid* mit Mondgesicht und Gewichtszunahme, Steroidakne und Schlaflosigkeit im Vordergrund, bei Langzeittherapie bestimmen *Osteoporose*, *Stammfettsucht* und *Infektanfälligkeit* das Bild. Daher muss eine Langzeittherapie mit systemischen Steroiden – wann immer möglich – vermieden werden und nach Erreichen der Remission eine zügige Dosisreduktion erfolgen.

Bei *distalem Befall* in Rektum und Sigmoid können zusätzlich als Lokaltherapie Klysmen, Rektalschaum oder Suppositorien eingesetzt werden. Topisch wirksame Formulierungen beinhalten entweder Steroide oder Aminosalizylate. Bei distalem Kolonbefall empfehlen sich *Klysmen*, während bei anorektalem Befall *Suppositorien* vorzuziehen sind.

Eine *Therapiealternative*, vor allem bei *Kindern* mit Wachstumsstillstand durch schwere Steroidnebenwirkungen, bei Untergewicht und bei Ernährungsdefiziten stellen *enterale bilanzierte Diäten* dar. Initial zur Behandlung von Unterernährung eingesetzt, hat sich gezeigt, dass ihre Applikation eine remissionsinduzierende Wirkung hat. Sie ist insbesondere bei Dünndarmbefall wirksam, allerdings der Gabe systemischer Steroide unterlegen (Tsujikawa et al. 2000). *Enterale bilanzierte Diäten* werden optimalerweise kontinuierlich über eine nasoduodenale Sonde appliziert und können entweder als chemisch definierte Peptiddiäten oder als nährstoffdefinierte so genannte polymere Diäten angewandt werden (Stein und Jordan 2003).

5.3.3. Akuter Schub mit hoher entzündlicher Aktivität

Die Therapie des schweren Schubes ohne Komplikationen *(CDAI >300)* unterscheidet sich zunächst nicht prinzipiell von den oben angeführten Therapiekriterien des akuten Schubes. In der Regel werden systemische Steroide in einer Dosis von 0,8–1 mg/kg Körpergewicht eingesetzt. Um beispielsweise bei einem *Subileus* eine sichere Resorption der systemischen Steroide zu gewährleisten, sollten diese zunächst intravenös appliziert werden, eine parenterale Ernährung kann erforderlich sein. Eine sichere Indikation für die *parenterale Ernährung* sind allerdings nur der Subileus/Ileus und das toxische Krankheitsbild, die schwere Malabsorption, z.B. bei Kurzdarmsyndrom, sowie symptomatische Stenosen.

5.3.4. Steroidrefraktärer Verlauf

Problematisch ist der steroidrefraktäre Verlauf. Als *steroidrefraktär* gelten Krankheitsbilder, die unter einer kontinuierlich hochdosierten Steroidtherapie (beginnend mit mindestens 1 mg/kg Körpergewicht Prednisolonäquivalent) über einen Zeitraum von mehreren Wochen keine Remission zeigen. Dieser Verlauf betrifft etwa 20% der Patienten mit Morbus Crohn. Hier besteht die Indikation zu einer immunsuppressiven Therapie. Die besten Daten liegen für *Azathioprin* vor, die empfohlene Dosis beträgt 2,5 mg/kg KG, wobei die lange Latenzzeit von zwei bis sechs Monaten bis zum Wirkungseintritt problematisch ist. Bei Therapieversagen oder Unverträglichkeit gegenüber Azathioprin kann *Methotrexat* in einer Dosierung von 25 mg/Woche als intramuskuläre Injektion oder subcutan gegeben werden, eine orale Gabe erscheint nach neueren Bioverfügbarkeitsstudien obsolet (zur Übersicht: Schröder und Stein 2003).

Einzelne unkontrollierte Studien weisen auf mögliche Vorteile einer intravenösen Gabe von *Cyclosporin* oder *Tacrolimus* hin (Lowry et al. 1999; Fellermann et al. 1998; Ierardi et al. 2001). Bei schwerstem Verlauf kann in dieser Situation die Gabe des Tumornekrosefaktor-Antikörper *Infliximab* indiziert sein (Targan et al. 1997). Als effektiv hat sich eine Dosierung von 5 mg/kg KG erwiesen. Unter dieser Therapie kann bei etwa der Hälfte der Patienten eine Remission erreicht werden (van den Bosch et al. 2000). Die Substanz sollte wegen des Nebenwirkungsprofils (infektiöse Komplikationen wie Tuberkulose und Sepsis, langfristig potenziell erhöhtes Malignom-Risiko) nur bei ansonsten therapierefraktärem Verlauf eingesetzt werden. Erste Studien mit *Etanercept* und anderen TNFα-Antikörpern verliefen enttäuschend.

Wenn sich das hochakute Krankheitsbild trotz adäquater Therapie nicht bessert, sollte man immer differentialdiagnostisch auch an Komplikationen des Morbus Crohn denken, z.B. narbig fixierte Stenosen oder Abszesse. Bei diesen schwerkranken Patienten muss eine enge Zusammenarbeit zwischen Internisten und Chirurgen gewährleistet sein. Bei einem relativ umschriebenen, regionären Befall des Morbus Crohn besteht dann in vielen Fällen die Indikation für einen chirurgischen Eingriff.

5.3.5. Steroidabhängiger, chronisch-aktiver Verlauf

Etwa ein Drittel der Patienten mit Morbus Crohn erlebt einen *chronisch-aktiven Verlauf mit Steroidabhängigkeit*, d.h. nach anfänglich induzierter Remission durch Steroide erleiden etwa 35% der Patienten bei Unterschreiten einer bestimmten, individuell unterschiedlichen Steroiddosis ein frühes Rezidiv. Die Steroidabhängigkeit ist definiert durch zwei gescheiterte Reduktionsversuche innerhalb von sechs Monaten und stellt eine Indikation für eine langfristige *Immunsuppression* dar. Das Ziel dieser Behandlung muss die effektive Remissionsinduktion und die zügige und zuverlässige *Steroidreduktion* sein.

Auch hier stellen das *Azathioprin* bzw. sein Metabolit, das *6-Mercaptopurin*, den *Goldstandard* der Therapie dar (Sandborn et al. 2000). Etwa drei von vier Patienten erreichen unter dieser Therapie eine Remission. Entscheidend für die Wirksamkeit von Azathioprin oder 6-Mercaptopurin ist die Dauer der Behandlung. Nur 10% der Patienten berichten über eine klinische Verbesserung nach vier Wochen und immerhin 20% der Patienten brauchen 4 bis 7 Monate, um auf die Therapie anzusprechen. Nach diesen Daten sollte ein Therapieversuch zur Beurteilung der Effektivität zumindest für die Dauer von sechs Monaten durchgeführt werden.

Auch das Ziel der *Steroidreduktion* wird unter der Therapie mit Azathioprin/6-Mercaptopurin zumeist erreicht. Zwei Drittel der behandelten Patienten sind in der Lage, unter dieser Therapie die Steroiddosis unter die tägliche Dosis von 10 mg Prednisolonäquivalent zu senken.

Eine durch kontrollierte Studien etablierte *Alternative* in Fällen der Azathioprinunverträglichkeit stellt die Gabe von *Methotrexat (MTX)* dar. Während die orale Applikation nach aktueller Studienlage nicht wirksam zu sein scheint, hat sich die intramuskuläre Gabe als effektiv erwiesen. Eine Therapie mit 25 mg MTX i.m. pro Woche führt bei 39% der Patienten nach 16 Wochen zu einer klinischen Remission (Feagan et al. 1995, 2000). Aufgrund des zweifelhaften Langzeiteffektes (s.u.) und der notwendigen intramuskulären Applikation stellt *Methotrexat* allerdings die Therapie der zweiten Wahl bei chronisch-aktivem Morbus Crohn dar. Nicht zu vernachlässigen ist auch das Nebenwirkungsprofil dieser Substanz mit *Leukopenie* und in seltenen Fällen *Leberfibrose*. Unter einer Methotrexattherapie sollte eine *Folsäuresubstitution* mit einer Dosis von 5 mg/Woche oder 1 mg/Tag erfolgen (Schröder und Stein 2003).

Infliximab kann als Medikament der Reserve bei therapierefraktärem Verlauf mit Unverträglichkeit oder Therapieversagen von Kortikosteroiden, Azathioprin/6-Mercaptopurin und/oder Methotrexat in einer Dosierung von 5 mg/kg KG zur Remissionsinduktion eingesetzt werden. Wiederholungsgaben sollten nur bei einer sich erneut entwickelnden *Entzündungsaktivität* erfolgen. Dies setzt ein initiales Ansprechen auf Infliximab voraus. Unter einer Infliximabtherapie sollte in der Regel eine bestehende sonstige immunsuppressive Therapie fortgesetzt werden, z.B. mit Azathioprin oder Methotrexat. Bei noch immer unbefriedigendem Ansprechen auf die medikamentöse Behandlung ist auch hier die Indikation für einen chirurgischen Eingriff zu überdenken.

5.3.6. Remissionserhaltung

30% der Patienten erleiden nach erfolgreich induzierter Remission innerhalb des ersten Jahres und weitere 40% innerhalb von zwei Jahren ein Rezidiv. Daher ist eine remissionserhaltende Therapie bei einem großen Teil der Patienten notwendig. Generell kann eine solche Therapie jedoch nicht bei jedem Patienten empfohlen werden. Sinnvoll ist es, auch hier den bisherigen Krankheitsverlauf des Patienten in Betracht zu ziehen. Als Risikofaktoren für das Auftreten eines klinischen Rezidivs gelten eine fortbestehende laborchemische Krankheitsaktivität, eine weiterbestehende dopplersonographisch nachgewiesene Entzündungsaktivität, ein schweres postoperatives endoskopisches Anastomosenrezidiv sowie das Rauchen.

Es ist wichtig zu betonen, dass sich weder systemische Steroide (Steinhart et al. 2001) noch das topisch wirksame Kortikoid Budesonid (Simms und Steinhart 2001) in der Remissionserhaltung als wirksam erwiesen haben. Eine Langzeittherapie mit Steroiden ist wegen der schwerwiegenden Nebenwirkungen ohne Einleitung einer immunsuppressiven Therapie nicht zu rechtfertigen.

Als ebenfalls *nicht wirksam* hat sich die remissionserhaltende Therapie mit *5-Aminosalizylaten* nach medikamentös induzierter Remission erwiesen. Einer Metaanalyse aus 15 kontrollierten Studien zufolge wird durch eine solche Therapie die Schubfrequenz nicht signifikant gesenkt (Camma et al. 1997). Bei bisher unkompliziertem Krankheitsverlauf ist somit in der Regel keine remissionserhaltende Therapie indiziert.

Bei einer chirurgisch induzierten Remission besitzt *Mesalazin* einen kleinen, jedoch signifikanten therapeutischen Vorteil gegenüber Plazebo von *~10% Rezidiven*, was einer *Number needed to treat (NNT)* von 10 entspricht. Hier kann mit *Aminosalizylsäure* in einer Tagesdosis von 3–4 g begonnen werden. In der postoperativen Remissionserhaltung am besten wirksam sind jedoch Azathioprin oder 6-Mercaptopurin. Die optimale Dosis sowie Therapiedauer sind unklar. Dosen von 2,0–2,5 mg/kg KG *Azathioprin* oder 1,0–1,5 mg/kg KG *6-Mercaptopurin* haben sich als wirksam erwiesen.

Eine andere Situation bietet sich bei einem chronisch aktiven *steroidrefraktären* oder *steroidabhängigen* Morbus Crohn und bei der Fistelkomplikation (s.u.). Hier ist eine immunsuppressive remissionserhaltende Therapie immer indiziert. Bei dieser Indikation hat sich *Azathioprin* bzw. *6-Mercaptopurin* als das wirksamste Medikament erwiesen.

Unter einer entsprechenden Therapie mit *Azathioprin* in einer Dosis von 2,5 mg/kg ist es möglich, zwei Drittel der Patienten dauerhaft in Remission zu halten (Pearson et al. 2000). Die Wahrscheinlichkeit, einen Rückfall zu erleiden, sinkt mit zunehmender Therapiedauer, bis nach vier Jahren keine Unterschiede mehr in der Rückfallrate zu bestehen scheinen. Daher wird derzeit für diese Indikation die immunsuppressive Therapie für einen Mindestzeitraum von 3–4 Jahren empfohlen.

Die *Alternative* stellt wiederum das *Methotrexat* dar. Eine Erhaltungstherapie wird mit 15 mg i.m. durchgeführt, womit auch hier bei etwa zwei Dritteln der ansprechenden Patienten während des ersten Jahres die Remission erhalten werden kann (Feagan et al. 1995, 2000). Allerdings scheint die Rückfallquote im weiteren Verlauf sehr hoch zu sein; die Remission kann nur bei etwa der Hälfte der Patienten für drei Jahre erhalten werden (Lemann et al. 2000). Auch in der Therapie der Remissionserhaltung stellt somit, wie in der Remissionsinduktion, *Methotrexat* nur das Mittel der zweiten Wahl bei Azathioprinunverträglichkeit oder Azathioprinversagen dar (Schröder und Stein 2003).

Der *Tumornekrosefaktor-Antikörper Infliximab* wurde auch in der Remissionserhaltung untersucht. Die zur Remissionserhaltung vorliegenden Studien zeigen, dass die wiederholte Gabe von 5 bzw. 10 mg/kg KG in Abständen von 8 Wochen bei Patienten, die initial auf die Behandlung angesprochen hatten, die Remission besser erhält als Plazeboinfusionen (Hanauer et al. 2002). Trotz der Verbesserung der Remissionsraten muss angesichts der enormen Kosten, der nicht unerheblichen Nebenwirkungen (z.T. schwere Sepsis- und Tuberkulosefälle) und der hinsichtlich der Langzeitbehandlung teilweise unbekannten Risiken die Entscheidung zur langfristigen Therapie mit Infliximab *kritisch* abgewogen werden.

5.3.7. Intestinale Komplikationen

Eine schwerwiegende Komplikation des Morbus Crohn stellt die Ausbildung von *Fisteln* dar, die etwa 40% der Patienten im Verlaufe ihrer Erkrankung entwickeln. Die Studienlage zur Therapie dieser Komplikation ist begrenzt. Die initiale konservative Basistherapie bei Analfisteln beinhaltet die Gabe von *Antibiotika*.

Metronidazol (3–4 mal 400 mg/Tag) hat sich in unkontrollierten Studien als wirksam erwiesen; bei bis zu 40% der Patienten kann ein kompletter Fistelverschluss erreicht werden. Für eine *Dauerbehandlung* kommt Metronidazol auf Grund der Resistenzentwicklung und der Gefahr der *Polyneuropathie* nicht in Frage.

Ähnliche Daten liegen zu *Ciprofloxacin* in einer Dosis von 1,5–2 g/Tag vor. Auch bei diesem Medikament wird eine hohe Rezidivrate nach Absetzen der Behandlung beobachtet. Die aufgrund des antibakteriellen Wirkspektrums häufig verwendete Kombination beider Substanzen hat sich bislang klinisch *nicht* als überlegen erwiesen.

Auf Grund der hohen Rezidivrate ist auch bei der Fistelkomplikation eine *remissionserhaltende* Therapie indiziert. *Azathioprin* und *6-Mercaptopurin* sind sowohl in der akuten Abheilung als auch in der Remissionserhaltung wirksam. Auch hier stellt die Latenz bis zum Wirkeintritt ein Problem dar. Eine Alternative in komplizierten Fällen scheint der Tumornekrosefaktor-Antikörper *Infliximab* zu sein. Unter der Dosis von 5 mg/kg KG können etwa die Hälfte der Fisteln zur Abheilung gebracht werden.

In therapierefraktären Fällen scheinen die Immunsuppressiva *Cyclosporin* oder *Tacrolimus* eine Alternative darzustellen (Sandborn et al. 2003). Die Einlage von *Fadendrainagen* bei perianalen Fisteln kann die Symptomatik verbessern, in therapierefraktären Fällen ist eine *operative Fistelexzision* zu erwägen. Auch bei der Fistelkomplikation sollte das therapeutische Vorgehen interdisziplinär erfolgen. Zur Lokalisation und zum Ausschluss von Abszessen sollte in der Regel eine Bildgebung mittels *Kernspintomographie* erfolgen.

5.3.8. Differenzialtherapie des Morbus Crohn bei gleichzeitiger Spondylarthropathie

Weder für *Mesalazin* noch für *Azathioprin* oder *Budesonid* liegen bisher positive kontrollierte Therapiestudien bei gleichzeitiger Spondylarthropathie und Morbus Crohn vor.

Für *Sulfasalazin* liegen positive plazebokontrollierte Studien bei Spondylarthropathie vor (Dougados et al. 1986, 1995, 2000), so dass diese Substanz trotz seiner Nebenwirkungen anderen 5-Aminosalicylat-Präparationen vorzuziehen ist, insbesondere bei Vorliegen einer Crohn-*Kolitis* (Stange et al. 2003).

In der Behandlung von Spondylarthropathien mit oder ohne gleichzeitigem Morbus Crohn wurden monoklonale Anti-TNF-α-Antikörper wie *Infliximab* wiederholt erfolgreich eingesetzt (Brandt et al. 2001; Braun et al. 2001; van den Bosch et al. 2000), so dass gegenüber dem alleinigen Vorhandensein eines M. Crohn eine großzügigere Indikationsstellung gerechtfertigt ist.

6. Colitis ulcerosa

6.1. Verlaufsformen

Die Entzündungsreaktion bei Colitis ulcerosa beginnt regelhaft im *Rektum* und breitet sich meist *kontinuierlich* nach proximal in das *Kolon aus*. Im Befallsmuster werden die *Proktitis*, die. sog. *Linksseitenkolitis* mit Ausdehnung bis zur linken Flexur und die ausgedehnte Kolitis, die im Falle der *Pankolitis* bis zum Zökum reicht, unterschieden. In etwa 10% (bis 20%) aller totalen Kolitiden ist das terminale Ileum im Sinne einer *Backwash-Ileitis* mitbeteiligt (in der Regel 5–25 cm, in seltenen Fällen bis zu 40 cm). Abweichungen vom typischen kontinuierlichen Befallsmuster sind jedoch nicht selten. Die in der Literatur beschriebenen segmentalen Manifestationen resultieren dabei offenbar aus einer diskontinuierlichen Remission.

Der *Verlauf* einer Colitis ulcerosa ist nicht vorhersehbar. Oft beginnt die Erkrankung schleichend mit *Durchfall* und *blutig-schleimigen Stuhlbeimengungen*, kann jedoch auch subakut oder akut verlaufen. Die klinischen Symptome sind von der Schwere und der Ausdehnung der Erkrankung abhängig. In leichteren Fällen, insbesondere bei alleinigem Befall des Rektums, stehen häufige *kleinvolumige schmerzhafte Stuhlentleerungen* (Tenesmen) mit Schleim- und Blutbeimengungen im Vordergrund. Bei ausgedehntem Kolonbefall treten *wässrig-schleimig-blutige Durchfälle* mit *Darmtenesmen* auf. Die Stuhlfrequenz kann bis zu 30 Entleerungen/Tag betragen. Die abdominellen Beschwerden lassen häufig nach der Defäkation nach. Unspezifische Symptome sind Fieber, Anorexie, Gewichtsverlust. Extraintestinale Manifestationen können wie bei Morbus Crohn bestehen.

Man unterscheidet zwischen einer *leichten, mittelschweren* und der *fulminant-toxischen Form*. Es kann zu kurz- oder langfristigen *Remissionen*, zum Übergang in eine *chronische Form* oder zu einem erneuten akuten Schub kommen.

Die *akut-fulminante Verlaufsform (toxisches Megakolon)* betrifft 1–6% aller Patienten mit Colitis ulcerosa, entweder als *primäre* akut-fulminate Attacke (25–40%) oder als akute *Exazerbation* einer bis dahin chronischen Verlaufsform. Klinisch steht dabei das 1950 erstmals beschriebene *toxisch*e *Megakolon* im Vordergrund. Das *toxische Megakolon* ist durch eine große Zahl an blutig-schleimigen Durchfällen, hohes Fieber mit septischem Krankheitsbild, Anämie, Dehydratation, Hypoproteinämie, Hypokaliämie, Distension und Druckschmerzhaftigkeit des Abdomens und eine Dilatation des Kolons mit hoher *Perforationsgefahr* gekennzeichnet. Eine totale Koloskopie sollte aufgrund der extremen *Perforationsgefahr* vermieden werden.

Differentialdiagnostisch abzugrenzen ist das toxische Megakolon, das bei einer Infektion des Intestinaltraktes mit *Salmonella, Shigella, Cytomegalievirus oder Cryptosporidium* oder bei der *intestinalen Pseudoobstruktion* auftreten kann.

Als intestinale Kompliktion ist eine *massive Blutung* zu nennen, die jedoch eher selten ist (3%) und vor allen bei Linksseitenkolitis auftritt. Im Gegensatz zum Morbus Crohn finden sich bei der Colitis ulcerosa nur selten *Strikturen* oder *Stenosen* (6–12%). Ihre Häufigkeit steigt mit zunehmender Ausdehnung (Rektum: 3,6%, Rektum und linkes Kolon: 7,5%, Rektum und Kolon: 17%). Eine *freie Perforation* ist praktisch nur beim *toxischen Megakolon* zu beobachten. Weitaus häufiger sind *gedeckte Perforationen*, die oftmals Ausgangspunkte von *periproktitischen Abszessen* und *Analfisteln* darstellen. *Prästomale Ileitis* und *Pou-*

Tabelle 7. Therapie des Morbus Crohn (Leitlinien der DGVS, Stange et al. 2003)

Therapie		Evidenzgrad der Empfehlung
A. Remissionsinduktion		
Gering- bis mäßiggradiger Schub		
Alternativ	Budesonid (oral) 9 mg morgens	Ia
	Aminosalizylate (oral) 4 g/Tag	Ia
(Obligat bei Befall von Ösophagus bis Jejunum)	Kortikosteroide (oral) 40 mg bis zu 1 mg/kgKG Prednisolonäquivalent	Ia
Distaler Dickdarmbefall	Aminosalizylate (lokal z. B. als Klysmen) 1–4 g/Tag	IIb
Bei Dünndarmbefall, *alternativ vor allem bei Kindern*	Enterale bilanzierte Diät	Ia
Schwerer Schub		
Standard	Kortikosteroide (oral oder i.v.), 1 mg/kgKG Prednisolonäquivalent, Budesonid (oral) 9 mg morgens	Ia
Steroidrefraktärer Verlauf	Azathioprin (oral) 2–2,5 mg/kgKG pro Tag	Ia
Alternativ	Methotrexat (i.m.) 25 mg pro Woche	Ia
Falls therapierefraktär	Infliximab TNF-Antikörper (i.v.) 5 mg/kgKG	Ib
Alternativ	Cyclosporin (i.v.), 4 mg/kgKG über 24 h	IIb
Steroidabhängiger, chronisch aktiver Verlauf		
Standard	Azathioprin bzw. 6-Mercaptopurin (oral) 2–2,5 bzw. 1 mg/kgKG pro Tag	Ia
Alternativ	Methotrexat (i.m.) 25 mg pro Woche	Ia
B. Remissionserhaltung bei remittierendem Verlauf		
Medikamentös induzierte Remission	Keine Therapie	Ia
Operativ induzierte Remission	5-ASA, 3–4g/Tag	Ia
Remissionserhaltung bei chronisch aktivem Verlauf		
Standard	Azathioprin (oral) 2–2,5 mg/kgKG pro Tag	Ia
Alternativ	Methotrexat (i.m.) 25 mg pro Woche	Ib
C. Fisteln		
Standard	Metronidazol (oral) 2–3x400 mg pro Tag	IIb
Falls chronisch	Azathioprin (oral) 2–2,5 mg/kgKG pro Tag	Ia
Falls therapierefraktär	Infliximab TNF-Antikörper 5 mg/kgKG in den Wochen 0, 2 und 6 (i.v.)	Ib
Alternativ	Cyclosporin (i.v.) 4 mg/kgKG/Tag	IIb
	Tacrolimus (oral) 0,1–0,2 mg/kgKG/Tag	IIb

chitis sind seltene Manifestationen einer Colitis ulcerosa.

6.2. Diagnosestellung

Neben der oft typischen Anamnese erlauben endoskopische Verfahren (*Proktorektoskopie* und *Koloskopie*) mit Biopsien, radiologische Untersuchungen (*Kolondoppelkontrasteinlauf*) und neuerdings *sonographische Methoden* die Diagnosestellung. Klinisch-chemische Untersuchungen (BSG, Leukozytose, Thrombozytose, hypochrome Anämie, Hypoproteinämie, Hypokaliämie, CRP-Erhöhung) dienen der Verlaufskontrolle und Erfassung etwaiger Komplikationen. Zur Diagnostik gehört auch bei der Colitis ulcerosa eine *mikrobiologisch-serologische* Abklärung möglicher darmpathogener Keime, so dass sowohl Stuhlkulturen als auch (indizierte) serologische Untersuchungen durchgeführt werden sollten.

Als wichtigste *Differentialdiagnose* kommt ein Morbus Crohn des Dickdarms in Betracht, der häufig schwierig abzugrenzen ist. Zunehmend problematisch erweisen sich *bakterielle und parasitäre Kolitiden*, die ein ähnliches Krankheitsbild wie die Colitis ulcerosa hervorrufen können. Besonders zu nennen sind hier Campylobacter jejuni, Shigellosen, Salmonellosen, Clostridium difficile mit pseudomembranöser Kolitis, Amöben, aber auch venerische Infektionen (Gonokokken, Chlamydien). Nicht selten sind sie aber auch für das Auslösen eines erneuten Schubes verantwortlich, da die vorgeschädigte Schleimhaut einen guten Nährboden für die infektiösen Erreger darstellt. Als weitere, wenn auch seltenere Differentialdiagnosen sind die kollagene Kolitis, die chemisch induzierten Kolitiden und die Strahlenkolitis zu nennen.

6.3. Therapie

6.3.1. Allgemeines

Eine *spezifische Therapie* der Colitis ulcerosa gibt es aufgrund der bislang noch immer ungeklärten Ätiopathogenese nicht. Die Behandlung ist symptomatisch *antiinflammatorisch* ausgerichtet, abhängig von der *Krankheitsaktivität*, dem Vorhandensein von *Komplikationen* sowie den *Lokalisationen* und der *Ausdehnung* der Erkrankung. Eine Heilung bringt nur eine *totale Proktokolektomie*.

Seit den 1950er Jahren stellen *Kortikosteroide* und *5-Aminosalicylat-freisetzende Präparate* die Medikamente der ersten Wahl in der Behandlung eines *akuten Schubes* einer Colitis ulcerosa dar. Noch deutlicher als bei Morbus Crohn bestimmen jedoch *Ausdehnung* und *Lokalisation* der Darmentzündung das therapeutische Vorgehen (Tabelle 8).

6.3.2. Proktitis/linksseitige Kolitis

Therapieform der ersten Wahl bei *distaler Kolitis* ist die *topische* Applikation in Form von *Einläufen* mit *5-Aminosalizylsäure* (5-ASA) bzw. *Kortikoiden*. Die minimale, aber auch ausreichende lokale Dosis zur Erzielung einer Remission beträgt 1 g *5-ASA* pro Tag. Höhere Dosen (bis 4 g/Tag) sind *nicht* wirksamer.

Bei gleicher Effektivität werden bei Proktitis Suppositorien mit 5-ASA (z.B. Salofalk 500 mg) oder Steroidschäume (z.B. Colifoam Rektalschaum) besser vertragen als Klysmen (z.B. Salofalk Klysmen, Betnesol). Bei *Linksseitenkolitis* wird Einläufen gegenüber dem Schaum der Vorzug gegeben. 5-ASA-Präparate können zusätzlich oral genommen werden, da neueren Studien zufolge die *Kombination* von *oraler* und *topischer* Mesalazingabe der alleinigen topischen Therapie überlegen zu sein scheint (d'Albasio et al. 1997). Bei Nichtansprechen sollte eine lokale Kombinationsbehandlung mit *5-Aminosalicylaten und Steroiden* durchgeführt werden (d'Albasio et al. 1998).

In zahlreichen Studien erwiesen sich Einläufe mit *Budesonid* (2 mg täglich) im Vergleich zu systemisch wirksamen Steroiden als mindestens gleichwertig, führen jedoch zu deutlich weniger systemischen Nebenwirkungen. Die empfohlene Behandlungsdauer liegt bei ≥4 Wochen (Lindgren et al. 2002). Erst bei Versagen der topischen Therapie sollten die Steroide oral verabreicht werden.

Tabelle 8. Therapie der Colitis ulcerosa (Leitlinien der DGGVS, Stange et al. 2001)

Therapie		Evidenzgrad der Empfehlung
A. Remissionsinduktion der distalen Colitis ulcerosa		
Distale Kolitis (leichte bis mittlere Aktivität)		
Standard	Aminosalizylate (lokal) 0,5–1,5 g/Tag Suppositorien, 1–4 g/Tag Klysmen	Ia
	Evtl. plus Aminosalizylate (oral) 3–4 g/Tag	Ib
Bei Nichtansprechen zusätzlich	Kortikosteroide (lokal) als Schaum oder Klysma, z. B. Budesonid 2 mg/Tag	Ib
Bei erneutem Nichtansprechen zusätzlich	Kortikosteroide (oral) 1 mg/kgKG Prednisolonäquivalent	IV
Distale Kolitis (schwere Aktivität)		
Zusätzlich	Kortikosteroide (oral) 1 mg/kgKG Prednisolonäquivalent	Ib
B. Remissionsinduktion der ausgedehnten Colitis ulcerosa		
Ausgedehnte Kolitis mit leichter bis mittlerer Aktivität		
Standard	Aminosalizylate (oral) 3–4,8 g/Tag	Ia
Ausgedehnte Colitis mit schwerer Aktivität bzw. fulminantem Verlauf		
Standard	Kortikosteroide (oral oder parenteral) 1 mg/kgKG Prednisolonäquivalent	Ib
	Evtl. zusätzlich Aminosalizylate 3–4,8 g/Tag (oral)	IV
Falls steroidrefraktär zusätzlich	Cyclosporin (Dauerinfusion) 4 mg/kgKG über 24 h	Ib
Alternativ	Tacrolimus, 0,1 mg/kgKG (oral) oder 0,01 mg/kgKG (intravenös)	IIb
Chronisch aktiver Verlauf		
Standard	Azathioprin (oral) 2–2,5 mg/kgKG	Ia
C. Remissionserhaltung der Colitis ulcerosa		
Standard	Aminosalizylate (oral), 1–2 g/Tag	Ia
Bei distalem Befall	Aminosalizylate (lokal) 0,5–1,5 g/Tag Suppositorien, 1–4 g/Tag Klysmen	Ia
Falls unverträglich	E. coli Nissle (oral) 200 mg/Tag	Ia
Nach fulminantem Schub und mit Cyclosporin bzw. Tacrolimus induzierter Remission	Azathioprin (oral) 2–2,5 mg/kgKG	IIb

Die Primärbehandlung des *schweren Schubes* einer distalen Kolitis sollte systemisch mit Steroiden in Kombination mit lokalen Anwendungen von Mesalazin erfolgen.

Die Steroide können oral oder intravenös verabreicht werden. Im Dosisbereich von 40–100 mg/Tag finden sich keine nennenswerten Unterschiede in der Wirkung oral oder parenteral applizierter Kortikosteroide.

6.3.3. Ausgedehnte Kolitis

Breitet sich die Erkrankung proximal über die linke Flexur hinaus aus, ist eine rektale Applikation zumeist unzureichend. Bei leichter oder mittlerer Aktivität der Colitis ulcerosa bietet sich die orale Gabe von *Salazosulfapyridin* (SASP, 3–4 g/Tag) oder *5-Aminosalizylsäure* (5-ASA, 3–4,8 g/Tag) an. Die zusätzliche Gabe von *Steroiden* richtet sich nach dem Schweregrad des Krankheitsbildes.

Bei Therapieversagen oder Unverträglichkeit der Aminosalizylate ist der Einsatz systemischer Steroide gerechtfertigt. Hierbei hat sich eine Dosis von 1 mg/kg KG Prednisolonäquivalent durchgesetzt, auch wenn eine Dosis-Wirkungs-Beziehung nicht belegt ist. Der schwere Schub einer ausgedehnten Kolitis sollte bereits primär mit systemischen Steroiden behandelt werden. Die Ansprechrate liegt bei milden bis mittelschweren Verläufen bei 80 bis 85%, bei sehr schweren Schüben allerdings nur bei ca. 50%. Eine Teilung der täglichen Steroiddosis bingt keinen Vorteil. Die Dosisreduktion richtet sich nach dem klinischen Verlauf, insbesondere dem Rückgang der blutigen Diarrhöen.

Ist innerhalb eines Zeitraumes von 10 Tagen keine Besserung zu beobachten, muss auf alternative Behandlungen gewechselt werden, wie sie für die Therapie der steroidresistenten bzw. fulminanten Colitis ulcerosa weiter unten beschrieben werden (Stange et al. 2001).

6.3.4. Fulminanter Schub, toxisches Megakolon

Der fulminante Schub ist aufzufassen als ein schwerer Schub mit systemischen Krankheitszeichen wie Fieber und Anämie. Entscheidende Symptome sind blutige Diarrhöen (>10/d), Fieber > 38,5 °C, reduzierter Allgemeinzustand sowie Gewichtsabnahme (Stange et al. 2001).

Führt eine systemische Steroidtherapie in dieser Situation zu keinem primären Behandlungserfolg, besteht die Indikation zur Therapie mit schnell wirksamen Immunsuppressiva wie Cyclosporin oder Tacrolimus, um eine Notfallkolektomie möglichst zu vermeiden.

Etabliert ist in dieser Situtation die intravenöse Dauertherapie mit *Cyclosporin*. In der bisher einzigen plazebokontrollierten Studie konnte mit Cyclosporin in einer Dosierung von 4 mg/kg KG/Tag als Dauerinfusion (oder geteilt in 2 mal 100 ml als Kurzinfusion) bei über 80% der Patienten – im Mittel nach sieben Tagen – eine Remission erreicht werden (Cohen et al. 1999). Der Vorteil gegenüber Azathioprin liegt in einem unvergleichlich schnelleren Ansprechen auf die Behandlung, im Mittel nach 7–10 Tagen, der Nachteil liegt in einer deutlich höheren Nebenwirkungsrate.

Eine Alternative zu Cyclosporin stellt das Makrolid *Tacrolimus* dar. In einem Kollektiv von 38 Patienten konnte durch die intravenöse Applikation von 0,01 mg/kg KG Tacrolimus in 80% eine Notfallkolektomie vermieden werden. Innerhalb von zwei Wochen zeigten 18 der 38 behandelten Patienten eine Verminderung der klinischen Aktivität, nach einem Monat stellte sich bei 13 Patienten eine klinische Remission ein.

Problematisch erweist sich die *Anschlusstherapie*. Neuere Untersuchungen zum Einsatz von oralem Cyclosporin zur Remissionserhaltung verliefen enttäuschend (Stange et al. 2001). Nach Überwinden der Akutphase sollte zunächst auf die orale Medikation umgestellt werden und nach dem Ansprechen dann – überlappend mit Azathioprin (2,0–2,5 mg/kg KG/Tag) – über 3–6 Monate ausgeschlichen werden (Actis et al. 2001).

Kontrollierte Studien zu Tacrolimus existieren bisher nicht.

In jedem Einzelfall muss bei einem solch kranken Patienten mit einer steroidrefraktären Colitis ulcerosa eine enge interdisziplinäre Zusammenarbeit zwischen Internisten und Chirurgen stattfinden. Unter keinen Umständen darf bei Versagen der immunsuppressiven Therapie der richtige Zeitpunkt für eine Kolektomie versäumt werden.

6.3.5. Chronisch-aktiver, steroidabhängiger Verlauf

In der Behandlung *chronisch-aktiver Verläufe* ist neben der Option einer *Kolektomie* lediglich die Gabe von *Azathioprin* bzw. bei Azathioprinunverträglichkeit von *6-Mercaptopurin* als Therapie etabliert. Die Dosis liegt bei 2,5 mg/kg KG/Tag (Kinder: 1,5 mg/kg KG/Tag) für Azathioprin bzw. bei 1,0 mg/kg KG/Tag für 6-Mercaptopurin (Kinder: 1 mg/kg KG/Tag).

Die Bedeutung einer *Dosissteuerung* von Azathioprin nach der Leukozytenzahl, dem MCV oder nach Serummetabolitenspiegeln ist derzeit noch nicht hinreichend geklärt und Gegenstand laufender klinischer Studien. Über die *Dauer* einer Azathioprin-Gabe liegen derzeit nur wenige sichere Erkenntnisse vor; empfohlen wird derzeit eine Therapiedauer von zumindest 3 Jahren (Stange et al. 2001). Bei der Gabe von Azathioprin sollten in den ersten 4 Wochen *wöchentlich*, später *monatlich* das Blutbild und die γ-GT kontrolliert werden. In den ersten 6 Wochen sollten zusätzlich die Pankreasenzyme bestimmt werden. Bei Leukozytenzahlen <3000 muss Azathioprin abgesetzt werden. Nach Normalisierung der Werte kann es in niedriger Dosierung (z.B. 1,0–1,5 mg/kg KG/Tag) erneut eingesetzt werden.

Eine nicht-cholestatische Leberschädigung, die auch nach Absetzen der Therapie für mehrere Monate anhalten kann, muss ebenfalls zur Beendigung der Therapie führen.

Bei Patienten, die trotz der Gabe von Azathioprin einen chronisch-aktiven Verlauf der Colitis ulcerosa über mehr als *6 Monate* zeigen, ist – ebenso wie bei Kindern mit einem Wachstumsstop für mehr als 12 Monate – die Operation zu erwägen (Stange et al. 2001).

6.3.6. Remissionserhaltung

Die Colitis ulcerosa weist eine hohe Rezidivrate auf. Seit den 1960er Jahren ist bekannt, dass Sulfasalazin die Rezidivrate (im Vergleich zu Plazebo signifikant) reduzieren kann. Heute gilt es als gesichert, dass die Gabe von Sulfasalazin (2 g/Tag) die Rezidivrate um bis zu 50% vermindert. Inzwischen liegen ähnlich gute Daten für neuere 5-ASA- freisetzende Präparate vor. Der Vergleich zwischen oraler 5-ASA und Sulfasalazin ergab keinen signifikanten Unterschied. Auch die rektale Applikation von 5-ASA zeichnet sich durch einen rezidivverhütenden Effekt aus. Der Vergleich verschiedener 5-ASA-freisetzender Präparate ergab bisher keine wesentlichen Unterschiede bzgl. der Rezidivraten (Marshall und Irvine 1995; Marteau et al. 1998).

Die remissionserhaltende Therapie (siehe Tabelle 8) sollte zumindest für zwei Jahre durchgeführt werden, der Nutzen einer weiteren Ausdehnung der remissionserhaltenden Therapie ist nicht belegt. Bei dieser Entscheidung sollte der bisherige Krankheitsverlauf (Anzahl der Rezidive, Dauer der Remission) berücksichtigt werden. Mittel der ersten Wahl sind Aminosalizylate oral und/oder rektal (Stange et al. 2001).

Nach einem langen Verlauf von 8 bis 10 Jahren bei Pankolitis bzw. 12 bis 15 Jahren nach Linksseitenkolitis besteht bei der Colitis ulcerosa ein erhöhtes Risiko *für ein kolorektales Karzinom*. Eine effektive konservative Therapie scheint dieses Risiko zu senken.

6.3.7. Pouchitis

Die Proktokolektomie mit *ileoanaler Pouchanlage* heilt die Colitis ulcerosa mit einer akzeptablen operationsbedingten Morbidität und einer Mortalität von unter 0,5%. Abdominelle und/oder perineale Komplikationen treten jedoch bei bis zu der Hälfte der

Patienten auf. Beim ileoanalen Pouch handelt es sich um ein operatives Verfahren zur Schaffung eines beutelförmigen Rektumersatzes aus distalen Anteilen des Ileum (siehe Lehrbücher der Chirurgie).

Nach der Operation zeigt der Großteil der Patienten eine zufriedenstellende Kontinenzfunktion und eine sehr gute Lebensqualität. Die *Kontinenz* ist jedoch häufig nicht komplett. Ein belastendes Stuhlschmieren findet sich bei einem kleineren Teil der Patienten. Etwa ein Drittel der Patienten entwickelt eine chronisch-rezidivierende Entzündung im Pouch (*Pouchitis)*, deren Ätiologie noch weitgehend ungekärt ist.

Die Inzidenz einer akuten Pouchitis wird mit bis zu 18% innerhalb des ersten Jahres nach der Operation, bis zu 30% innerhalb der ersten zwei Jahre und im Langzeitverlauf mit bis zu 50% (nach 10 Jahren) angegeben. Bei ca. 5–10% der Patienten geht die akute Pouchitis in eine chronische Form über.

Unkontrollierte Therapieversuche mit wechselhaftem Erfolg hat es mit einer Vielzahl von Medikamenten gegeben, insgesamt existieren jedoch nur vier kontrollierte Studien zur Therapie der akuten und gar nur zwei zur Therapie der chronischen Pouchitis.

Als effektiv in der Therapie der akuten Pouchitis hat sich das Antibiotikum *Metronidazol* (2–3 x 400 mg/Tag) bewährt. Hier zeigten über 70% der behandelten Patienten ein Ansprechen auf die Therapie in Form einer Abnahme der Stuhlfrequenz. In einer kleinen Studie war *Ciprofloxazin* (2 x 250–500 mg/Tag) dem Metronidazol sogar in Hinblick auf Wirksamkeit und Nebenwirkungen überlegen. Eine effektive Alternative scheinen Einläufe mit *Budesonid* darzustellen. Eine kontrollierte Studie zur remissionserhaltenden Therapie der chronischen Pouchitis mit dem *probiotischen Bakteriencocktail VSL-3* konnte die Rückfallrate im Vergleich zu Plazebo senken. Nicht empfohlen werden kann aufgrund der mangelhaften Studienlage die Applikation von Butyrat- und Glutaminsuppositorien (Stange et al. 2001).

6.3.8. Differentialtherapie der Colitis ulcerosa bei gleichzeitigem Vorliegen einer Spondylarthropathie

Hier gelten – wenn auch vergleichsweise weniger gut belegt – die gleichen Überlegungen wie für M. Crohn. Zu berücksichtigen ist allerdings, dass bei Colitis ulcerosa weder für MTX noch für Anti-TNFα-Therapien in den bisher vorliegenden Studien eine Wirksamkeit nachgewiesen werden konnte (Schröder und Stein 2003; Stange et al. 2001).

6.3.9. Fazit

Die Prävalenz der Spondylarthropathien (SpA) bei chronisch-entzündlichen Darmerkrankungen wird mit 10–15% angegeben.

Andererseits entwickeln bis zu 10% der Patienten mit einer initial diagnostizierten Spondylitis ankylosans eine CED, wobei klinisch milde oder sogar stumme Verläufe bekannt sind.

Bei bekannter Familienanamnese und Vorliegen einer chronischen (>6 Wochen) und/oder blutigen Diarrhö ist nach Ausschluss einer infektiösen Genese eine endoskopische Abklärung unbedingt erforderlich.

Die therapeutischen Maßnahmen bei Spondylitis ankylosans und gleichzeitiger CED unterscheiden sich in der Wahl der antientzündlichen bzw. immunsuppressiven Therapie gegenüber der alleinigen CED nicht entscheidend. Eine Ausnahme stellt der Einsatz vom MTX und Anti-TNFα-Stategien dar, wobei deren Wirksamkeitsnachweis bei Colitis ulcerosa fehlt.

7. Einheimische Sprue

7.1. Ätiologie und Pathogenese, Häufigkeit

Es handelt sich um eine Dünndarmerkrankung, die in erster Linie morphologisch definiert ist. Sie geht mit einer charakteristischen, diagnostisch aber unspezifischen *Zottenreduktion* und *Kryptenhyperplasie* der Dünndarmschleimhaut einher. Bei den betroffenen Individuen besteht eine Überempfindlichkeit gegenüber dem Weizenkleberprotein *Gliadin*, das in Weizen, Gerste und Roggen enthalten ist. Die strukturellen Veränderungen bilden sich nach glutenfreier Ernährung zurück und treten bei Glutenexposition erneut auf.

Ätiopathogenetisch ist die permanente Intoleranzreaktion gegenüber *Gluten* am bedeutsamsten. Weizenmehl besitzt einen Proteingehalt von 7–15%, der wiederum zu 90% aus *Gluten* besteht. Die Glutenfraktion des Weizenmehls ist *wasserunlöslich*. Durch Extraktion in Äthylalkohol lassen sich 2 Fraktionen trennen: Das alkoholunlösliche *Glutenin* und das lösliche *Gliadin*. Bei Gliadin handelt es sich um ein etwa 30–75 kD großes Glutamin- und Prolin-reiches Polypeptid, das der Gruppe der *Prolamine* zugerechnet wird. Gliadin kommt als *Secalin* im Roggen, als *Hordein* in der Gerste und als *Avenin* im Hafer vor. Letztlich werden diese Prolamine als die eigentliche toxische Komponente in den genannten Zerealien angesehen (Mowat 2003).

Die Erkrankung kommt *weltweit* vor, sie ist jedoch in den verschiedenen Ländern mit unterschiedlicher Häufigkeit anzutreffen. Die Krankheit manifestiert sich gewöhnlich nach dem Säuglingsalter mit Beginn einer glutenhaltigen Nahrung. Ein erster *Altersgipfel* liegt zwischen 9 Monaten und 3 Jahren, ein zweiter im 4. Lebensjahrzehnt. *Inzidenz* und *Prävalenz* zeigen große geographische Unterschiede. In Irland und Schottland ist die Zöliakie besonders häufig (1:300), in anderen Teilen Europas seltener (England 1:3000). In *Deutschland* dürfte die Prävalenz bei Kindern bei etwa 1:500, bei Erwachsenen bei 1:3000 liegen.

Während eine vermehrte Häufigkeit peripherer Arthritiden bei Patienten mit *Sprue* im Vergleich zur gesunden Bevölkerung bekannt ist (Bourne et al. 1985; Holden et al. 2003), fehlen genaue Zahlen zur *Ko-Inzidenz* der Sprue mit Morbus Bechterew. In der bisher einzigen Untersuchung zu diesem Thema (Kallikorm et al. 2000) an 74 Patienten mit Spondylarthropathie fanden sich bei 12% positive anti-Gliadin-Antikörpertiter, keine anti-Retikulin-Antikörper und lediglich einmal anti-Endomysium-Antikörper (EMAS). Lediglich bei diesem HLA-B8-positiven Patienten ließ sich auch histomorphologisch eindeutig eine Sprue belegen, was im Übrigen auch die hohe Spezifität des Screening-Parameters *anti-Endomysium-Antikörper* erneut unterstreicht (s.u.). TNF-Antikörper können – wie bei den Spondylarthropathien – möglicherweise auch bei der Zöliakie ein Rolle spielen; ein Fallbericht beschreibt eine gute Effektivität einer Behandlung der Zöliakie mit Infliximab (Gillet et al. 2002).

7.2. Klinik und Diagnosestellung

Beim Vollbild der *Sprue* leidet der Patient aufgrund der Malabsorption unter starkem Gewichtsverlust, Muskelschwund und Eiweißmangelödemen. Durch die fehlende Fettresorption sind die Stühle massiv, breiig und fettglänzend. Neben den Krankheitserscheinungen von Seiten des Magen-Darm-Traktes können bei der Sprue extraintestinale Symptome auftreten, die meist durch die Malabsorption wichtiger Nahrungsstoffe wie Kohlenhydrate, Fette, Proteine, Vitamine, Mineralien und Spurenelemente bedingt ist. Zusätzlich gibt es *extraintestinale* Manifestationen, die nicht direkt durch Mangelerscheinungen zu erklären sind und vermutlich durch ähnliche Immunmechanismen verursacht werden, die auch zur Schädigung der Darmmukosa geführt haben. Hierzu zählen auch entzündliche Gelenkerkrankungen (Tabelle 9).

Symptome wie Anämie oder Eisenmangel können oftmals zunächst der einzige Hinweis auf das Vorliegen einer Sprue sein (*oligosymptomatische Sprue*). Auch *Knochenschmerzen* mit Osteomalazie lassen den Patienten häufig zunächst den Orthopäden oder Rheumatologen aufsuchen. Im Blut sind dann häufig nur ein erniedrigtes Serumkalzium und eine erhöhte alkalische Phosphatase erfassbar. Des Weiteren können extraintestinale Manifestationen wie z.B. auch neurologisch-psychiatrische Krankheitsbilder oder *rheumatische Beschwerden* die einzigen Symptome einer Sprue sein.

In den 1990 erneut überarbeiteten Richtlinien der ESPGAN (*European Society of Pe-*

Tabelle 9. Extraintestinale Manifestationen der Sprue (Holtmeier und Stein 1999)

	Organe/Symptom	Ursache
Durch Mangelerscheinungen verursacht	Periphere Polyneuropathie	Thiamin- und Vitamin B12-Mangel
	perniziöse Anämie	Folsäure, Vitamin B12-Mangel
	Nachtblindheit	Vitamin A-Mangel
	Blutungsneigung	Vitamin K-Mangel
	Osteomalazie, Osteoporose	Vitamin D- und Kalziummangel
	Muskelkrämpfe	Magnesiummangel
	Ödeme	Proteinmangel, Hypalbuminämie
	Wachstumsstörungen	Malabsorption aller Nahrungsbestandteile
	Menstruationsstörungen, Impotenz	unbekannt
Mit Sprue assoziierte Erkrankungen (vermutlich immunologische Mechanismen):	Diabetes mellitus, Sjoegren Syndrom, rheumatoide Arthritis, IgA-Nephritits	
	Kuhmilchproteinintoleranz	
	chronisch-entzündliche Darmerkrankungen	
	Dermatitis herpetiformis Duhring	
	neurologisch-psychiatrische Krankheitsbilder: Depressionen, Psychopathien, Enzephalopathien, zerebelläre Syndrome, Epilepsie	

diatric Gastroenterology and Nutrition) zur Zöliakie-/Spruediagnose wird der charakteristische, nach definierten Kriterien erhobene *endoskopisch-histologische* Schleimhautbefund weiterhin als *„diagnostischer Goldstandard"* angesehen. Zudem wird gefordert, dass sich dieser Befund (flache Mukosa) unter einer strikten glutenfreien Diät normalisiert. Die endoskopisch aus den distalen Anteilen des Duodenums entnommene Biopsie ist so aussagekräftig wie die Entnahme aus dem Jejunum mittels Saugkapsel (Holtmeier und Stein 1999).

In den letzten Jahren hat die Antikörperdiagnostik durch die Einführung der *Endomysium- bzw. Transglutaminase-Antikörper* zunehmend an Bedeutung in der Diagnostik der Sprue erhalten. In der Spruediagnostik des Erwachsenen besitzt die Bestimmung spezifischer Antikörper der *IgA-Klasse im Serum* den größten Stellenwert. Hierbei ist zu beachten, dass etwa 2% aller Patienten mit Sprue einen *IgA-Mangel* aufweisen und somit die IgA-Tests negativ ausfallen können. Individuen mit einem IgA-Mangel haben gegenüber der Normalbevölkerung ein 10-fach erhöhtes Risiko, eine Sprue zu entwickeln.

7.3. Therapie und Prognose

Die *Therapie* der glutensensitiven Enteropathie besteht in der *lebenslangen Elimination* aller *Getreidearten*, die toxisches Gluten enthalten (Weizen, Roggen, Gerste, Hafer, Grünkern, Dinkel) und daraus hergestellter Produkte (Tabelle 10). Reine Stärke aus den entsprechenden Getreidearten hat einen minimalen Resteiweißgehalt von 0,3% und ist somit in der glutenfreien Diät erlaubt und zur Herstellung glutenfreier Lebensmittel zugelassen.

In der Praxis ist es meist unproblematisch, aus den betreffenden Getreidearten hergestellte Nahrungsmittel wie Brot, Brötchen, Nudeln, Kuchen, Grieß, Graupen usw.

Tabelle 10. Glutenhaltige Lebensmittel

Lebensmittel, die aus Weizen, Roggen, Hafer (?), Gerste, Dinkel oder Grünkern hergestellt werden:

- Mehl, Grieß, Graupen, Grütze
- Getreideflocken, Müsli
- Getreidestärke, Kleie, Paniermehl
- Teigwaren, z.B. Nudeln
- Brot, Brötchen, Knäckebrot, Zwiebeln usw.
- Kuchen, Kekse, Torten
- Malzkaffee (Getreidekaffee)
- Bier, Malzbier, Spirituosen aus Getreide

zu meiden. Die Lebensmittelindustrie bietet eine große Auswahl glutenfreier Mehle und Fertigprodukte (z.B. Backwaren, Nährmittel, Milchnahrungen und Breikost für Säuglinge und Kleinkinder) an, die meist aus reiner Stärke bestehen und bei denen die Backfähigkeit durch Zusatz von glutenfreiem Klebeeiweiß, z.B. aus Johannisbrotkernmehl, erreicht wird.

Problematisch ist das praktisch ubiquitäre Vorkommen von Gluten, insbesondere in Form von Weizenmehl, in verarbeiteten Lebensmitteln. Es handelt sich dabei besonders um von der Lebensmittelindustrie hergestellte *Fertigprodukte* wie Soßen, Suppen, Gemüse- und Fleischkonserven, Gewürzmischungen, verschiedene Wurst- und Käsesorten sowie Süßigkeiten. Die Zutatenliste der entsprechenden Produkte gibt meist keine ausreichenden Hinweise, um beurteilen zu können, ob es sich um ein glutenfreies Produkt handelt. Zu beachten ist ferner, dass auch manche Produkte der pharmazeutischen Industrie Gluten enthalten.

Wichtige *Auskunftquelle* für alle Fragen, die eine glutenfreie Kost betreffen, ist die *Deutsche Zöliakiegesellschaft e.V.* Sie ist Herausgeber der jährlich neu überarbeiteten *„Aufstellung glutenfreier Lebensmittel und Arzneimittel"* und des *„Zöliakiehandbuches"*, die in der Praxis eine unentbehrliche Hilfestellung bei der Umsetzung strikt glutenfreier Kost darstellen.

Die Glutenelimination führt meist innerhalb weniger Wochen zur Besserung der Krankheitssymptome. Bei Kindern und Jugendlichen ist häufiger ein schnelles Ansprechen auf eine glutenfreie Ernährung zu beobachten als bei älteren Menschen. Die Toleranzgrenze für Gluten variiert von Patient zu Patient. Es sollte deshalb berücksichtigt werden, dass bei ausgeprägter Intoleranz bereits Spuren von Gluten, wie z.B. in Weizenstärke, die Darmschädigung unterhalten können.

Die überwiegende Mehrzahl der Patienten spricht innerhalb einer Woche auf eine glutenfreie Diät an. Bei schweren Vitamin- und Mineralstoffdefiziten sollte zu Therapiebeginn auch eine entsprechende Substitutionstherapie erfolgen. Im Initialstadium muss die Diät zudem laktosefrei sein, da bei der Sprue fast immer ein *sekundärer Laktasemangel* und damit eine Laktoseintoleranz bestehen. Im Stadium der Remission wird Milch meist wieder gut vertragen.

Da bei Patienten mit einer Spondylarthropathie eine Sprue vorliegen und diese dann auch die Symptomatik beeinflussen kann, sollte bei den entsprechenden anamnestischen und klinischen Hinweisen eine Sprue-Diagnostik eingeleitet werden. Wenn eine Sprue diagnostiziert wird, ist eine konsequente Gluten-freie Diät notwendig. Da die wissenschaftlichen Berichte zur Assoziation von Spondylarthropathie und Sprue bisher noch sehr spärlich sind, sollte zwar an die Möglichkeit einer Sprue gedacht werden, aber diese mögliche Assoziation andererseits auch nicht überbewertet werden.

8. Medikamentös induzierte Gastroenteropathien bei Morbus Bechterew

8.1. Vorkommen und Häufigkeit

Bei Patienten mit Morbus Bechterew kommt in Hinblick auf durch Medikamente verursachte Schädigungen am Gastrointestinaltrakt den *nicht-steroidalen Antirheumatika* (NSAR) bzgl. der Häufigkeit und Schwere der Komplikationen eine überragende Bedeutung zu.

Die regelmäßige Einnahme von NSAR führt zu einem 4- bis 6-fach höheren Ulkusrisiko sowie zu einem höheren Risiko für Ulkuskomplikationen. Relevante gastrointestinale Probleme treten etwa bei einem von 60–600 Patienten pro Jahr auf, Todesfälle bei einem von 1.000 Patienten pro Jahr (Fries 1991; Hunt und Bazzoli 2004).

Während die multiplen, z.T. lebensbedrohlichen Nebenwirkungen der NSAR am oberen Gastrointestinaltrakt seit langem bekannt sind, finden sich in neuerer Zeit zunehmend Berichte über NSAR-induzierte *Schleimhautschäden* distal des Duodenums. Nach Schätzungen liegt die Häufigkeit der durch Einnahme von (NSAR) verursachten *Enteropathie* bei 10% aller neu diagnostizierten Kolitiden (Tanner und Raghunath 1988). Die rektale Applikation von NSAR in Form von Suppositorien führt in 10–30% der Fälle zu Schleimhautläsionen, die von leichten Entzündungen bis zu rektalen Ulzerationen und Blutungen reichen (Stein 1999).

8.2. Ätiologie und Pathogenese

8.2.1. Zyklooxygenasehemmung

Sowohl therapeutische (antiinflammatorische) als auch ein Teil der unerwünschten Wirkungen sind auf eine Hemmung der *Zyklooxygenase(n)* zurückzuführen. Zyklooxygenasen (Synonym: Prostaglandinendoperoxydasen, Prostaglandin G/H-Synthetasen) zählen neben der *5- bzw. 15-Lipoxygenase* und *Cytochrom-P450-Epoxygenase* zu den Schlüsselenzymen im Stoffwechsel der Arachidonsäure.

Derzeit kann zumindest von 2 Isoformen (COX-1, COX-2) ausgegangen werden, die beide als bifunktionelle Enzyme zunächst über den Einbau von 2 Sauerstoffatomen (Zyklooxygenaseaktivität) zur Bildung eines instabilen Intermediärproduktes (Prostaglandin G) mit nachfolgender Reduktion zu Prostaglandin H (Peroxydaseaktivität) führen, woraus dann die einzelnen zelltypischen Prostaglandine entstehen.

Die für den *Gastrointestinaltrakt* charakteristischen Prostaglandine E2, I2, und F2α weisen ausgeprägte zytoprotektive Eigenschaften auf. Neben der Stimulation der *mukosalen Bikarbonat-* und *Mukussekretion*, der Beschleunigung der *Zellproliferation* und Stimulierung oberflächenaktiver *Phospholipide* wird vor allem die Aufrechterhaltung der *mukosalen Durchblutung* als Mechanismus dieser *schleimhautprotektiven Wirkung* vermutet.

8.2.2. Lokale Toxizität

Lokal toxisch wirken in erster Linie saure NSAR. Die in der Regel schwachen organischen Säuren diffundieren im sauren Magenmilieu in protonierter Form problemlos durch die Zellmembran und Akkumulieren im basischen Zellinneren in deprotonierter Form („*Ion trapping*").

Daneben spielen eine Verminderung der Hydrophobizität der suprazellulären Mukusschicht des Magens (Magensaftbarriere) sowie eine Entkopplung der oxidativen Phosphorylierung in den epithelialen Mitochondrien eine Rolle.

Im Gegensatz zu Schleimhautblutungen und Erosionen erscheinen für die Ulkusentstehung lokal-toxische Wirkungen von untergeordneter Bedeutung zu sein, da auch parenteral und rektal applizierte NSAR ulzerogen wirken.

8.2.3. Vaskuläre Wirkungen

Für die NSAR-induzierte Beeinträchtigung des mukosalen Blutflusses sowie die beobachteten Endothelschäden zeichnet eine vermehrte Adhärenz neutrophiler Granulozyten an das vaskuläre Endothel verantwortlich, die mit der Prostaglandinsynthesehemmung zeitlich koinzident verläuft (Bjarnason et al. 1991).

8.2.4. Störung der mukosalen Wundheilung

Ständig auftretende kleinere Epithellücken werden normalerweise rasch durch Migration benachbarter Epithelzellen geschlossen („*mucosale Restitutio*"). Zuvor kommt es zu einer vorübergehenden provisorischen Abdeckung des Epithelzelldefektes durch einen sog. „*Mucoid cap*" bestehend aus Mukus, Lipiden, Zelldebris und Fibrin. Als Ausdruck einer Beeinträchtigung der Mikrozirkulation ist unter NSAR ein kritischer Abfall des pH-Wertes im *Mucoid cap* zu verzeichnen. In den späteren Phasen der Ulkusheilung hemmen die NSAR die Angiogenese.

8.3. Klinik

8.3.1. NSAR-Gastroduodenopathie

Das Spektrum gastroduodenaler Mukosaläsionen umfasst *subepitheliale Petechien* und *Hämorrhagien*, *Erosionen*, *Ulzera* sowie *ulkusassoziierte Läsionen* (Perforationen, Blutungen, Strikturen). Bereits 2–5 Stunden nach Einnahme von NSAR kommt es zu ersten subepithelialen Petechien. Für das Auftreten NSAR-induzierter Läsionen gelten besondere Risikofaktoren (Laine et al. 2002).

Diese sind vor allem

- positive Ulkusanamnese
- vorausgegangene gastrointestinale Blutung
- Alter > 60 Jahre (> 70 Jahre?)
- hohe NSAR-Dosis oder Kombination mehrerer NSAR
- begleitende Antikoagulantien- oder Kortikosteroideinnahme
- schwere Komorbidität
- hoher Alkoholkonsum

Zeitlich ereignen sich die meisten Ulkuskomplikationen innerhalb der ersten 3 Monate der NSAR-Einnahme. Die Mortalität einer Ulkusblutung ist mit und ohne NSAR etwa vergleichbar, steigt aber bei gleichzeitiger Kortikosteroideinnahme.

Als problematisch erweist sich zudem, dass unter einer Therapie mit NSAR nur ca. 1/3 der Ulzera symptomatisch werden (bei nicht NSAR-Ulzera ca. 2/3!). Demgegenüber haben gut die Hälfte der Patienten, die regelmäßig NSAR einnehmen, *dyspeptische Beschwerden*, die jedoch nicht oder nur sehr schlecht mit dem endoskopischen Befund korrelieren (Cryer 2002).

Da sowohl NSAR als auch eine Infektion mit *Helicobacter pylori* als wesentliche pathogenetisch bedeutsame Faktoren für die Entstehung peptischer Ulzera gelten, wurde wiederholt eine mögliche – zumindest additive – Risikoerhöhung beim Zusammentreffen beider Faktoren diskutiert. Bei einer Infektion mit Helicobacter pylori ist das NSAR-Ulcusrisiko verdoppelt (Aalykke et al. 1999). Die Studienlage gilt allerdings bis heute als kontrovers. Jüngere publizierte Studie weisen – im Gegensatz zur HELP-Studie (Hawkey et al. 1998b) – auf einen protektiven Effekt der *Helicobacter pylori*-Eradikation vor Naproxen-Einnahme hin (Chan 2002; Chan et al. 1997, 2001; Labenz et al. 2002).

Eine Meta-Analyse von 21 kontrollierten Studien ergab den Schluss, dass sowohl die *Helicobacter pylori*-Infektion als auch die *Einnahme von NSAR* unabhängig voneinander das Risiko für ein Ulkus bzw. eine Ulkusblutung erhöhen und beide synergistisch wirken (Huang et al. 2002).

Neben den Nebenwirkungen auf den Magen soll auch ein möglicher Zusammenhang zwischen oralen NSAR und Ösophagusbeschwerden erwähnt werden, die durch lokale Irritationen zu erklären sind und sich zumeist durch reichlich Flüssigkeitszufuhr mit der Medikamenteneinnahme vermeiden lassen (Jaspersen 2000).

8.3.2. NSAR-Enteropathie und -kolonopathie

Unter dem Begriff *NSAR-Enteropathie* bzw. *-Kolonopathie* werden distal des Duodenums auftretende unerwünschte Arzneimittelwirkungen unter der *Langzeiteinnahme* nichtsteroidaler Antirheumatika zusammengefasst. Sie manifestieren sich als Entzündungen, Ulzerationen, Blutungen, konzentrische Dünndarmstrikturen bis hin zu Perforationen (Kwo und Tremaine 1995). In bis zu 10% der Fälle tritt eine exsudative Enteropathie mit Durchfällen auf. Der zugrunde liegende Mechanismus ist unklar. Diskutiert werden NSAR-induzierte Schleimhautschädigungen mit nachfolgender bakterieller Infektion bzw. eine direkte toxische Zellschädigung durch die NSAR (Etienney et al. 2003; Lang et al. 1988; Stein 1999).

Während die Hemmung der Zyklooxygenase(n) in der Pathogenese unerwünschter Wirkungen *im oberen Gastrointestinaltrakt* von zentraler Bedeutung ist, spielt sie in der Entstehung intestinaler Läsionen *distal des Duodenum* eher eine untergeordnete Rolle. Dementsprechend blieb auch eine gleichzeitige Gabe synthetischer Prostaglandine (Misoprostol) ohne nachweisbaren protektiven Effekt.

Neben der enterohepatischen Zirkulation der jeweiligen Substanzen scheinen Störungen der intestinalen Barriere pathogenetisch wichtig zu sein. Bereits 12 Stunden nach der Einnahme von NSAR kommt es zum Anstieg der intestinalen Permeabilität. Hierbei korreliert das Ausmaß der Permeabilitätsstörung direkt mit der inhibitorischen Potenz gegenüber der Zyklooxygenase. Während jedoch eine gleichzeitige Gabe von Prostaglandinen die Permeabilitätsstörung nur teilweise aufheben kann, hebt die gleichzeitige Gabe von Glukosecitrat den Indometacineffekt im Intestinaltrakt nahezu vollständig auf.

Der genaue Pathomechanismus der Permeabilitätsveränderung ist noch nicht sicher geklärt; zumindest eine hohe lokale Konzentration der NSAR im Intestinaltrakt ist von Bedeutung, da Pro-NSAR (Nabumeton, Sulindac), deren aktive Metaboliten erst in der Leber gebildet werden, keine Veränderungen der intestinalen Permeabilität bei gesunden Erwachsenen hervorrufen. Als ein zentraler Mechanismus wird derzeit eine initiale Zellschädigung mit nachfolgender Erhöhung der parazellulären Permeabilität diskutiert, die zu einer unspezifischen Abwehrreaktion als Antwort auf den Übertritt luminaler Noxen führen soll (Stein 1999).

Klinisch manifestiert sich die NSAR-Kolitis in wässrigen, z.T. blutigen Durchfällen, Anämie, Abdominalschmerzen und oftmals Gewichtsverlust. Der Zeitraum zwischen der Medikamenteneinnahme und dem Auftreten der Kolitis ist meist sehr kurz und beträgt in der Regel 1–3 Tage (Gibson et al. 1992). Die endoskopischen Veränderungen reichen von leichten Entzündungszeichen bis hin zu einem *Colitis ulcerosa*-ähnlichen Bild. In Einzelfällen wurde eine eosinophile Kolitis (Naproxen), pseudomembranöse Kolitis (Diclofenac), aber auch eine Kollagenkolitis (Indometacin) beschrieben. Die am häufigsten in diesem Zusammenhang genannten Substanzen waren Mefenamin, Indometacin und Diclofenac. Eine Sonderform der NSAR-Kolitis tritt unter der Einnahme von Fenemat auf. Im Gegensatz zu seiner Toxizität im oberen Gastrointestinaltrakt spielt Aspirin in distalen Darmabschnitten nur eine geringe Rolle.

Hiervon abzugrenzen sind NSAR-induzierte *Exazerbationen vorbestehender Darmerkrankungen*. Eine regelmäßige Einnahme von NSAR (z.B. Diclofenac) erhöht das Risiko für Komplikationen einer Divertikulose (Perforation) um das 3- bis 5-fache (Faucheron 1999).

Ebenfalls beschrieben ist in zahlreichen Studien eine *Exazerbation chronisch-entzündlicher Darmerkrankungen*, insbesondere der *Colitis ulcerosa*. NSAR verdoppeln das Risiko für ein Rezidiv. Dies gilt für alle NSAR.

Tabelle 11 und 12 fassen die am häufigsten beschriebenen Nebenwirkungen von NSAR auf den Dünn- und Dickdarm zusammen. Es handelt sich dabei einerseits um eindeutig morphologisch erkennbare Komplikationen wie Perforation, massive Blutungen und Strikturen, andererseits finden sich lediglich funktionelle Veränderungen, die sich in einer gesteigerten intestinalen Permeabilität, Ileumfunktionsstörung (pathologischer SeHCAT-Test), D-Xyloseresorptionsstörung oder einer Steatorrhö zeigen (Stein 1999).

8.4. Prävention und Therapie

8.4.1. Absetzen der NSAR

Erster therapeutischer Schritt bei Komplikationen ist das Absetzen bzw. Umsetzen der NSAR auf andere Analgetika (Paracetamol oder Opiatanaloga sind ohne ulzerogenes Potential). Die Wahl von Substanzen mit einem niedrigeren ulzerogenen Potential stellt eine weitere, jedoch noch nicht ausreichend belegte Option dar (s.u.).

Bei erforderlicher Fortsetzung der NSAR-Therapie wird die Abheilung durch Protonenpumpenblocker (PPI) gefördert und dem-

Tabelle 11. Nebenwirkungen von NSAR auf den Dickdarm (aus Stein 1999)

Normales Kolon	Kolitis	Fenemat, Ibuprofen, ASS Naproxen, Piroxicam
	Eosinophile Kolitis	Naproxen
	Pseudomembranöse Kolitis	Diclofenac
	Kollagenkolitis	Indometacin, Fenbufen
	Kolonulzera, Perforation und Blutung	Varia
Bei vorbestehender Erkrankung	Komplikationen bei Divertikulose (Perforation, Fisteln, Blutung)	Varia
	Rezidiv von chronisch entzündlichen Darmerkrankungen	Varia

Tabelle 12. Nebenwirkungen von nichtsteroidalen Antiphlogistika auf den Dünndarm (aus Stein *1999*)

Perforation
Blutung
Strikturen
Erhöhte intestinale Permeabilität
NSAR-Enteropathie: Blutung, Proteinverlust, Ileumdysfunktion, Steatorrhö, Malabsorption

entsprechend mit einem PPI in Standarddosierung behandelt (z.B. Omeprazol 1 x 40 mg). Für eine bessere Wirkung höherer Dosierungen gibt es bisher keine Belege in Form von Studiendaten.

Zur *Sekundärprophylaxe*, d.h. nach Abheilung der NSAR-assoziierten Ulzera und bei Fortsetzung der NSAR-Therapie, ist die Gabe von *PPI* als Langzeittherapie etabliert und ist beim Magenulkus dem Prostaglandinanalogon *Misoprostol* ebenbürtig und beim Ulkus duodeni überlegen (s.u.).

Für die *Primärprophylaxe* zur Vermeidung von NSAR-induzierten Ulzera bei Risikopatienten (siehe 8.3.1) sind PPIs ebenfalls am effektivsten. Für diese Indikation ist auch Misoprostol geeignet, weist aber eine erheblich höhere Nebenwirkungsrate auf. Zum (noch) eingeschränkten Stellenwert gilt, dass die gesenkte Ulkusinzidenz bislang nur über einen Beobachtungszeitraum von sechs Monaten bestätigt ist (s.u.).

Versuche, durch galenische und/oder pharmakologische Modifikationen insbesondere die lokal toxischen Wirkungen zu vermindern, erbrachten bei längerfristiger Einnahme keine signifikante Reduktion der Nebenwirkungen.

Sucralfat erwies sich im Gegensatz zur *Stressulkusprophylaxe* in der Prophylaxe und Therapie NSAR-induzierter Ulzera als nicht bzw. nur wenig wirksam.

8.4.2. Säuresuppression

Dass keiner der derzeit verfügbaren H_2-Rezeptorantagonisten in der Lage ist, NSAR-induzierte Magen-Darm-Ulzera effektiv zu verhindern, wurde durch zahlreiche Studien gezeigt. Lediglich Famotidin in hoher Dosierung (2 x 40 mg) scheint eine Ausnahme zu machen (Taha et al. 1996).

Die große Bedeutung der *Protonenpumpeninhibitoren* (PPI) in der Akuttherapie gastroduodenaler Läsionen gilt heute als unbestritten. Neueren Untersuchungen zufolge scheint dies auch für die Ulkusprophylaxe zuzutreffen. In nahezu allen Studien erwiesen sich die eingesetzten Protonenpumpeninhibitoren sowohl H_2-Rezeptorantagonisten als auch Prostaglandinderivaten überlegen (Hawkey et al. 1998a; Raskin et al. 1996; Yeomans et al. 1998).

Tabelle 13. Prävention und Therapie NSAR-assoziierter Ulzera im Magen und Duodenum

Prävention	Therapie	Evidenzgrad
vor NSAR-Einnahme und bei Risikopatient	PPI 1-mal Standarddosis	Ia
	Misoprostol 400–800 μg/Tag	Ia
Langzeiteinnahme bei gleichzeitig bestehender H. pylori –Infektion	Eradikation	
Alternative zur PPI-Langzeiteinnahme	COX-2 selektive statt klassischer NSAR	Ib
Zur Ulkusheilung	PPI (1-mal Standarddosierung) für 8 Wochen	Ia
	Misoprostol 400–800 μg/Tag	IIa
Sekundärprävention nach Ulkuskomplikation	PPI (1-mal Standardosierung),	Ib
	bei H.pylori Infektion Eradikation zusätzlich empfohlen, aber alleine nicht ausreichend!	Ib

8.4.3. Prostaglandinderivate

Misoprostol, ein Prostaglandin E-Dimethylderivat, erwies sich in mehreren klinischen Studien in einer Dosierung von 400–800 μg/Tag in der Reduktion NSAR-induzierter Duodenalulzera den H_2-Rezeptorantagonisten zumindest ebenbürtig, in der Reduktion von Magenulzera sogar überlegen (Bocanegra et al. 1998; Silverstein et al. 1995; Raskin et al. 1996). Es ist allerdings mit Nebenwirkungen zu rechnen, die den weiteren Einsatz von Misoprostol einschränken, z.B. dosisabhängige Diarrhöen oder abdominelle Krämpfe. Ob fixe Kombinationen, z.B. Diclofenac-Misoprostol, zu einem geringeren Auftreten von Diarrhöen führen, ist sehr fraglich.

8.4.4. Helicobacter pylori-Eradikation

Trotz der synergistischen Wirkung von NSAR-Einnahme und *Helicobacter pylori*-Infektion (s.o.) bei der Entstehung gastrointestinaler Läsionen sind die Notwendigkeit und Wirksamkeit einer *Eradikationsbehandlung* zur Ulkusprimärprophylaxe bei NSAR-Einnahme angesichts widersprüchlicher Studienergebnissen derzeit noch umstritten.

Vor Beginn einer Langzeitmedikation mit NSAR empfiehlt sich zumindest bei *Risikogruppen* (Komorbidität, Antikoagulation, > 65 Jahre, häufige und/oder komplizierende Ulzera) bei Nachweis von *Helicobacter pylori* (z.B. mittels Atemtest) eine Eradikation, da nach der derzeitigen Datenlage *Helicobacter pylori* in diesen Fällen das Ulkusrisiko deutlich erhöht.

Ist es unter NSAR-Einnahme zu einer *Ulkusblutung* gekommen, schützt die alleinige *Helicobacter pylori*-Eradikation bei weiterer NSAR-Einnahme nicht ausreichend. Dann ist eine Dauertherapie mit einem Protonenpumpeninhibitor indiziert. Ob hier ein Wechsel auf einen COX-2 selektiven Inhibitor die bessere Alternative darstellt, muss sich erst noch in zukünftigen Studien erweisen.

8.4.5. COX-2-selektive NSAR

Die geringere gastrointestinale Toxizität von COX-2 selektiven Inhibitoren steht heute außer Zweifel. Bis 2002 wurde in mehreren großen randomisierten Multicenterstudien (Bombardier et al. 2000; Chan et al. 2002; Hawkey und Langman 2003; Silverstein et al. 2000; Shah et al. 2001) für *Rofecoxib* und *Celecoxib* im Vergleich zu konventionellen NSAR einheitlich ein günstigeres gastrointestinales Nebenwirkungsprofil belegt. Übereinstimmend ist aber auch deutlich geworden, dass diese neuen Substanzen nicht völlig frei von gastrointestinalen Nebenwirkungen sind. Sie reduzieren das Risiko von Ulzera und deren Komplikationen, eliminieren sie aber nicht.

Eine plazebokontrollierte randomisierte Studie (Chan et al. 2002) verglich über 6

Monate die Wirkungen und Nebenwirkungen eines COX-2 Inhibitors (Celecoxib 2 x 200 mg) mit der Einnahme eines Protonenpumpeninhibitors (Omeprazol 20 mg) plus NSAR (Diclofenac 2 x 75 mg) bei Patienten, die zuvor unter NSAR-Einahme eine Ulkusblutung erlitten hatten. Die Wahrscheinlichkeit einer Rezidivblutung lag bei 4,9% in der COX-2 Gruppe bzw. bei 6,4% in der PPI-Gruppe und zeigte somit keinen Unterschied zwischen den beiden Gruppen.

Dass COX-2 Inhibitoren das *kardiovaskuläre Risiko* negativ beeinflussen, ließ sich in einer Metaanalyse an 28.000 Patienten nicht belegen. Danach war das relative Risiko für kardiovaskuläre thrombotische Ereignisse zumindest unter Rofecoxib nicht erhöht. Das günstigere Abschneiden von Naproxen wird auf dessen Hemmung der Thrombozytenaggregation zurückgeführt (Konstam et al. 2001).

8.4.6. Neue prophylaktische Strategien

Als neuerer Versuch, die gastrointestinalen Nebenwirkungen von NSAR zu reduzieren, ist der Einsatz reiner Enantiomere statt von Racematen zu erwähnen. Ein weiterer Ansatz ist die Verwendung von NSAR-Derivaten, die mit Antioxidantien oder Phospholipiden gekoppelt sind oder Stickstoffmonoxid (NO) freisetzen (NO-NSAR).

Stickstoffmonoxid (NO) weist analog zu den Prostaglandinen zytoprotektive Eigenschaften auf und kann die Auswirkungen einer mukosalen Prostaglandindepletion zumindest partiell antagonisieren. So ließ sich in tierexperimentellen Untersuchungen wiederholt zeigen, dass NO-Derivate klassischer NSAR (Diclofenac, Naproxen, ASS) trotz Hemmung der Prostaglandinsynthese deutlich weniger mukosale Läsionen verursachen als ihre „Muttersubstanzen“. Erste klinische Studien konnten dies eindrucksvoll bestätigen (Fiorucci et al. 2003; Lanas et al. 2000).

Dass *Vitamin C* offensichtlich vor ASS-Läsionen zu schützen vermag, zeigt eine Studie an gesunden Probanden, die über drei Tage 2 x 400 mg ASS mit bzw. ohne 2 x 480 mg Vitamin C erhielten (Pohle et al. 2001). Vitamin C führte zu einer deutlichen Abschwächung der Schleimhautläsionen und reduzierte die unter ASS auftretende Abnahme der Superoxiddismutase und Glutathionperoxidase.

8.4.7. Optionen bei Enteropathie

Das therapeutische Vorgehen beinhaltet neben dem *Absetzen* des Medikamentes bzw. einer *Dosisreduktion* auch das Umsetzen auf *Pro-Drugs* (Sulindac, Nabumeton), die gleichzeitige Gabe von Prostaglandinen oder die Verabreichung von Glukose-Zitrat-Komplexen. Ob analog zum oberen Gastrointestinaltrakt COX-2-selektive NSAR auch in den distalen Darmabschnitten ein günstigeres Nebenwirkungsprofil aufweisen, ist bisher noch unsicher. Es gibt diesbezüglich jedoch bereits positive Berichte (Davies et al. 2000; Laine et al. 2003).

Basierend auf der Vorstellung einer Zyklooxygenasehemmung als verantwortlichem Pathomechanismus erschien eine gleichzeitige Gabe von Prostaglandinen als eine logische präventiv-therapeutische Maßnahme. Erste Studien verliefen jedoch enttäuschend. Dies gilt auch für die Gabe von Glukose-Zitrat-Präparationen bei einer regelmäßigen Einnahme von Indometacin.

Erfolgversprechender scheint nach ersten Kurzzeitstudien die NSAR-Gabe in Form von Pro-Drugs. Weder Sulindac noch Nabumeton führten bei Gesunden im Verlauf einer einwöchigen Einnahme zu Permeabilitätsstörungen (Davies et al. 2000).

Da es sich bei der NSAR-Enteropathie um eine ähnliche Schleimhautschädigung wie bei chronisch-entzündlichen Darmerkrankungen handelt, wurde in neueren Studien eine mögliche therapeutische Intervention mit Salazosulfapyridin (SASP) untersucht. Erste Ergebnisse weisen zumindest bezüglich des intestinalen Blutverlustes auf eine, wenn auch nicht signifikante, so doch zumindest tendenzielle Minderung dieser Nebenwirkung (Faucheron 2001).

Unter der Vorstellung luminaler Noxen (Bakterien) als *Trigger* der Enteropathie untersuchten Bjarnason et al. (1992) über

12 Wochen die gleichzeitige Gabe von *Metronidazol* (2 × 400 mg) unter Beibehaltung einer *Indometacin*-Behandlung (3 × 50 mg). Zwar blieb im Vergleich zum Kontrollkollektiv die Permeabilitätsstörung unter Indometacin erwartungsgemäß unbeeinflusst, intestinale Entzündung und intestinaler Blutverlust konnten jedoch signifikant reduziert werden.

8.4.8. Fazit

Es gibt keine nebenwirkungsfreien NSAR und alle bisher verfügbaren Präparate gehen ausnahmslos bei bis zu der Hälfte der Patienten mit gastrointestinalen Läsionen einher.

NSAR-Konsumenten haben ein 5- bis 6-fach höheres Ulkusrisiko. Bei Patienten mit Ulkuskomplikationen lässt sich in mehr als 60% der Fälle eine NSAR-Einnahme eruieren. Relevante gastrointestinale Probleme unter NSAR-Einnahme treten bei etwa jedem 60. bis 600. Patienten pro Jahr auf.

Die Überlegenheit der Protonenpumpenblocker (z.B. 20–40 mg Omeprazol) in der Akut- und Sekundärtherapie *gastroduodenaler Ulzera* gilt heute als unbestritten. Bei *„Risikopatienten"* (Komorbitität, Antikoagulantien, Alter > 65 Jahre, häufige Ulzera und/oder schwere Ulkuskomplikationen) sollte stets eine Primär- und Sekundärprophylaxe erfolgen.

Bei NSAR-Einnahme und *H. pylori*-Infektion sind Notwendigkeit und Wirksamkeit der Eradikationsbehandlung zur Ulkusprimärprophylaxe derzeit umstritten. Die *H. pylori-Eradikation* sollte aber Bestandteil jeder Ulkussekundärprophylaxe sein. Bei Patienten ohne spezielles Risiko (s.o.) ist eine Primärprophylaxe verzichtbar und die alleinige *H.pylori-Eradikation* zur Sekundärprophylaxe ausreichend.

Obwohl der obere Gastrointestinaltrakt im Brennpunkt des Interesses NSAR-induzierter Nebenwirkungen steht, sollte bei unklarer Anämie, unklarer abdomineller Symptomatik stets auch an die Nebenwirkungen am Dünndarm (NSAR-Enteropathie) und Dickdarm (NSAR-Kolonopathie) gedacht werden (Ausnahme: Aspirin). *Therapeutisch* im Vordergrund steht auch hier das Absetzen der NSAR, sofern dies möglich ist.

Metronidazol und *Sulfasalazin* reduzieren im Gegensatz zu Misoprostol die entzündlichen Darmveränderungen. *Protonenpumpenblocker* bieten nachweislich *keinen* Schutz. Der Stellenwert *COX-2 selektiver NSAR* wird z.T. konträr diskutiert und bleibt derzeit unklar. Falls eine NSAR-Einahme fortgesetzt werden muss, kann ein Wechsel auf Nabumeton versucht werden.

10 Fragen zum Thema

1. Was versteht man unter einheimischer Sprue?

Bei einheimischer Sprue handelt es sich um eine Dünndarmerkrankung, die in erster Linie morphologisch definiert ist. Sie geht mit einer charakteristischen, diagnostisch aber unspezifischen *Zottenreduktion* und *Kryptenhyperplasie* der Dünndarmschleimhaut einher. Bei den betroffenen Individuen besteht eine Überempfindlichkeit gegenüber dem Weizenkleberprotein Gliadin, das in Weizen, Gerste und Roggen enthalten ist. Die strukturellen Veränderungen bilden sich nach glutenfreier Ernährung zurück und treten bei Glutenexposition erneut auf.

2. Welchen Stellwert haben Antikörper in der Diagnostik der Sprue?

In der Primärdiagnostik wird der charakteristische, nach definierten Kriterien erhobene *endoskopisch-histologische* Schleimhautbefund weiterhin als *"diagnostischer Goldstandard"* angesehen. Zudem wird gefordert, dass sich dieser Befund (flache Mukosa) unter einer strikten glutenfreien Diät normalisiert. Die endoskopisch aus den distalen Anteilen des Duodenums entnommene Biopsie ist dabei so aussagekräftig wie die Entnahme aus dem Jejunum mittels Saugkapsel. In den letzten Jahren hat die Antikörperdiagnostik durch die Einführung der *Endomysium- bzw. Transglutaminase-Antikörper* zunehmend an Bedeutung in der Diagnose der Sprue gewonnen. In der Spruediagnostik des Erwachsenen besitzt die Bestimmung spezifischer Antikörper der *IgA-Klasse im Serum* den größten Stellenwert. Hierbei ist zu beachten, daß etwa 2% aller Spruepatienten einen *IgA-Mangel* aufweisen und dann die IgA-Tests negativ ausfallen. Die *Transglutaminase* (Endomysium)-Antikörperdiagnostik dient der Verlaufskontrolle (Diätkompliance) und unterstützt fragliche histomorphologische Befunde. Gliadin-AK spielen in der Diagnostik des Erwachsenen keine Rolle?

3. Wann muss an das Vorliegen einer Sprue gedacht werden?

Beim Vollbild der Sprue leidet der Patient aufgrund der Malabsorption unter starkem Gewichtsverlust, Muskelschwund und Eiweißmangelödemen. Durch die fehlende Fettresorption sind die Stühle massiv, breiig und fettglänzend. Neben den Krankheitserscheinungen von Seiten des Magen-Darm-Traktes können bei der Sprue extraintestinale Symptome auftreten, die meist durch die Malabsorption wichtiger Nahrungsstoffe wie Kohlenhydrate, Fette, Proteine, Vitamine, Mineralien und Spurenelemente bedingt ist. Zusätzlich gibt es *extraintestinale* Manifestationen, die nicht direkt durch Mangelerscheinungen zu erklären sind und vermutlich durch ähnliche Immunmechanismen verursacht werden, die auch zur Schädigung der Darmmukosa geführt haben. Dazu gehören auch Arthralgien und Arthritiden.

4. Gibt es gemeinsame Ursachen von Morbus Bechterew und chronisch-entzündlichen Darmerkrankungen?

Offenbar finden sich vor allem bei Morbus Crohn Gemeinsamkeiten des genetischen Hintergrundes. Besonderes auffällig sind die ähnlichen genetischen Muster, das vermehrte Vorkommen von TNFα und das gute Ansprechen auf Infliximab sowohl bei Morbus Crohn als auch bei Morbus Bechterew.

5. Warum ist eine Differenzierung der Untergruppen chronisch-entzündlicher Darmerkrankungen wichtig?

Chronisch-entzündliche Darmerkrankungen scheinen eher unterschiedliche Syndrome verschiedener genetischer Defekte als klar definierte Krankheiten zu sein. Diese genetische Veranlagung hat eventuell einen primären, noch genau zu definierenden mukosalen Barrieredefekt zur Folge, der sekundär bei entsprechender Exposition zur Ausbildung eines chronifizierten Entzündungsprozesses in verschiedenen phänotypischen Spielarten führt, deren Hauptgruppen der Morbus Crohn und die Colitis ulcerosa darstellen. Beide Entitäten weisen jedoch diverse Untergruppen auf, deren Differenzierung im Hinblick auf den Krankheitsverlauf, aber insbesondere auch für die Therapieoptimierung von entscheidender Bedeutung ist.

6. Welche Labordiagnostik ist bei chronisch-entzündlichen Darmerkrankungen wann sinnvoll?

Wie bei allen entzündlichen Erkrankungen gehören auch bei den chronisch-entzündlichen Darmerkrankungen zur Einschätzung der Krankheitsaktivität die Entzündungsparameter BSG und CRP (und Blutbild) zur Routinediagnostik. Allerdings ist die Korrelation dieser Parameter zur Krankheitsaktivität mäßig und es ist nicht möglich, hierdurch chronisch-entzündliche Darmerkrankungen von der selbstlimitierenden Kolitis zu unterscheiden. Bei schwerem Krankheitsverlauf und nach Resektionsoperationen kann ein Screening zum Ausschluss von Mangelzuständen sinnvoll sein. Hier kommen vor allem Zink, Selen und Eisen in Betracht. Bei Morbus Crohn mit Ileumbefall oder nach Ileozökalresektion sollte an die Bestimmung von Vitamin B 12 gedacht werden.

7. Welche bildgebenden bzw. endoskopischen Verfahren sind in der Diagnostik chronisch-entzündlicher Darmerkrankungen sinnvoll?

In der Erstdiagnostik ist die komplette Ileokoloskopie zur Diagnosesicherung und Beurteilung des Befallsmusters obligat. Bei Verdacht auf Morbus Crohn sollte eine Gastroskopie und eine radiologische Darstellung des Dünndarms (Rö-Sellink, MRT-Sellink) erfolgen. *Nicht jeder akute Schub erfordert eine erneute komplette endoskopische Abklärung!* Insbesondere bei Patienten mit exzessiver Kolitis (Pankolitis) oder Crohn-Kolitis und einer Krankheitsdauer von >8 Jahren ist im Sinne einer Karzinomfrüherkennung in 1- bis 2-jährigen Abständen eine komplette Koloskopie durchzuführen.

8. Welchen Stellenwert haben systemische Kortikosteroide in der Remissionserhaltung chronisch-entzündlicher Darmerkrankungen?

Es ist wichtig zu betonen, dass weder systemische Steroide noch das topisch wirksame Kortikoid Budesonid ihre Effektivität in der Remissionserhaltung bewiesen haben. Daher ist eine Langzeittherapie mit Steroiden wegen der schwerwiegenden Nebenwirkungen ohne Einleitung einer immunsuppressiven Therapie nicht zu rechtfertigen.

9. Gibt es Besonderheiten in der Therapie chronisch-entzündlicher Darmerkrankungen, wenn eine Spondylarthropathie vorliegt?

Auch bei Vorliegen von Spondylarthritiden steht die Therapie der chronisch-entzündlichen Darmerkrankung im Vordergrund. Insbesondere bei der Colitis ulcerosa geht die Besserung der Darmsymptomatik in der Regel mit einem Abklingen der Gelenkentzündung einher. Bei Patienten, die kolektomiert wurden, klingt sie meist vollständig ab. Die rein symptomatische Schmerzbehandlung mit nicht-steroidalen Antirheumatika erscheint vor dem Hintergrund einer chronisch-entzündlichen Darmerkrankung kontraindiziert. Für einen negativen Effekt von NSAR auf die entzündliche Darmerkrankung spricht eine Vielzahl von Untersuchungen. Daten über ein günstigeres Nebenwirkungsprofil der COX-2-selektiven Antagonisten bei chronisch-entzündlichen Darmerkrankungen liegen *bis dato* noch nicht ausreichend vor. Bei Arthralgien und Arthritiden, die nicht mit einem Schub der Darmentzündung assoziiert sind, wird eine adäquate Therapie mit z.B. Paracetamol, Tramadol oder Novaminsulfon empfohlen.

10. Welchen Stellwert haben H_2-Blocker in der Prophylaxe und Therapie von NSAR-Schäden im oberen Gastrointestinaltrakt?

Keiner der derzeit verfügbaren H_2-Rezeptorantagonisten (H_2-RA) ist in der Lage, NSAR-induzierte Magendarmulzera effektiv zu verhindern. Lediglich Famotidin in hoher Dosierung (2 x 40 mg) scheint eine Ausnahme zu machen. Die Überlegenheit von Protonenpumpeninhibitoren (PPI) in der Akuttherapie gastroduodenaler Läsionen gilt heute als unbestritten. Neueren Untersuchungen zufolge scheint dies auch für die Ulkusprophylaxe zuzutreffen. In nahezu allen Studien erwiesen sich die eingesetzten Protonenpumpeninhibitoren sowohl H_2-Rezeptorantagonisten als auch Prostaglandinderivaten überlegen. Derzeit fehlen noch aussagekräftige Studien zum Vergleich von Protonenpumpeninhibitoren mit hochdosiert gegebenen H_2-Rezeptorantagonisten.

Literatur

Aalykke C, Lauritsen JM, Hallas J, et al (1999) Helicobacter pylori and risk of ulcer bleeding among users of nonsteroidal anti-inflammatory drugs: a case-control study. Gastroenterology 116:1305–1309

Actis GC, Bresso F, Astegiano M, et al (2001) Safety and efficacy of azathioprine in the maintenance of cyclosporin-induced remission of ulcerative colitis. Aliment Pharmacol Ther 15:1307–1311

Bargen JA (1929) Complications and sequelae of chronic ulcerative colitis. Ann Intern Med 3:335

Best WR, Becktel JM, Singleton JW (1979) Rederived values of the eight coefficiencies of the Crohn's Disease Activity Index (CDAI) Gastroenterology 77:843–846

Bernstein CN, Blanchard JF, Rawsthorne P, Yu N (2001) The prevalence of extraintestinal diseases in inflammatory bowel disease: a population-based study. Am J Gastroenterol 96:1116–1122

Bjarnason I, Fehilly B, Smethurst P, Menzies IS, Levi AJ (1991) Importance of local versus systemic effects of non-steroidal anti-inflammatory drugs in increasing small intestinal permeability in man. Gut 32:275–277

Bjarnason I, Hayllar J, Smethurst P, Price A, Gumpel MJ (1992) Metronidazole reduces intestinal inflammation and blood loss in non-steroidal anti-inflammatory drug induced enteropathy. Gut 33:1204–1208

Bocanegra TS, Weaver AL, Tindall EA, et al (1998) Diclofenac/misoprostol compared with diclofenac in the treatment of osteoarthritis of the knee or hip: a randomized, placebo controlled trial. Arthrotec Osteoarthritis Study Group. J Rheumatol 25:1602–1611

Bombardier C, Laine L, Reicin A, et al (2000) Comparison of upper gastrointestinal toxicity of rofecoxib and naproxen in patients with rheumatoid arthritis. N Engl J Med 343:1520–1528

Bourne JT, Kumar P, Huskisson EC, et al (1985) Arthritis and coeliac disease. Ann Rheum Dis 44:592–598

Brandt J, Haibel H, Sieper J, et al (2001) Infliximab treatment of severe ankylosing spondylitis: one-year followup. Arthritis Rheum 44:2936–2937

Braun J, de Keyser F, Brandt J, et al (2001) New treatment options in spondyloarthropathies: increasing evidence for significant efficacy of anti-tumor necrosis factor therapy. Curr Opin Rheumatol 13:245–249

Camma C, Giunta M, Rosselli M, Cottone M (1997) Mesalamine in the maintenance treatment of Crohn's disease: a meta-analysis adjusted for confounding variables. Gastroenterology 113:1465–1473

Chan FKL (2002) Helicobacter pylori, NSAIDs and gastrointestinal haemorrhage. Eur J Gastroenterol Hepatol 4:1–3

Chan FKL, Sung JJY, Chung SC, et al (1997) Randomised trial of eradication of helicobacter pylori before non-steroidal anti-inflammatory drug therapy to prevent peptic ulcers. Lancet 350:975–979

Chan FKL, Chung SC, Suen BY, et al (2001) Preventing recurrent upper gastrointestinal bleeding in patients with *Helicobacter pylori* infection who are taking low-dose aspirin or naproxen. N Engl J Med 344:967–973

Chan FKL, Hung LCT, Suen BY, et al (2002) Celecoxib versus diclofenac and omeprazole in reducing the risk of recurrent ulcer bleeding in patients with arthritis. N Engl J Med 347:2104–2110

Cohen RD, Stein R, Hanauer SB (1999) Intravenous cyclosporin in ulcerative colitis: a five-year experience Am J Gastroenterol 94:1587–1592

Crane AM, Bradbury L, van Heel DA, et al (2002) Role of NOD2 variants in spondylarthritis. Arthritis Rheum 46:1629–1633

Cryer B (2002) Nonsteroidal anti-inflammatory drugs and gastrointestinal disease. In: Feldman M, Friedmann, Sleisenger MH (Hrsg) Sleisenger & Fordtran's Gastrointestinal and Liver Disease. Saunders, Philadelphia, pp 408–430

d'Albasio G, Pacini F, Camarri E, et al (1997) Combined therapy with 5-aminosalicylic acid tablets and enemas for maintaining remission in ulcerative colitis: a randomized double-blind study. Am J Gastroenterol 92:1143–1147

d'Albasio G, Paoluzi P, Campieri M, et al (1998) Maintenance treatment of ulcerative proctitis with mesalazine suppositories: a double-blind placebo-controlled trial. The Italian IBD Study Group. Am J Gastroenterol 93:799–803

Davies NM, Saleh JY, Skjodt NM (2000) Detection and prevention of NSAID-induced enteropathy. J Pharm Pharmaceut Sci 3:137–155

de Vlam K, Mielants H, Cuvelier C, et al (2000) Spondyloarthropathy is underestimated in inflammatory bowel disease: prevalence and HLA association. J Rheumatol 27:2860–2865

de Vos M, Mielants H, Cuvelier C, Elewaut A, Veijs E (1996) Long-term evolution of gut inflammation in patients with spondylarthropathy. Gastroenterology 110:1696–1703

Dominguez-Lopez ML, Cancino-Diaz ME, Jimenez-Zamudio L, et al (2000) Cellular immune response to Klebsiella pneumoniae antigens in patients with HLA-B27+ ankylosing spondylitis. J Rheumatol: 1453–1460

Dominguez-Lopez ML, Burgos-Vargas R, Galicia-Serrano H, et al (2002) IgG antibodies to enterobacteria 60 kDa heat shock proteins in the sera of HLA-B27 positive ankylosing spondylitis patients. Scand J Rheumatol 31: 260–265

Dougados M, Boumier P, Amor B (1986) Sulphasalazine in ankylosing spondylitis: a double blind controlled study in 60 patients. Brit J Med 293:911–914

Dougados M, van der Linden S, Leirisalo-Repo M, et al (1995) Sulfasalazine in the treatment of spondylarthropathy. A randomized, multicenter, double-blind, placebo-controlled study. Arthritis Rheum 38:618–627

Dougados M, van der Linden S, Leirisalo-Repo M, et al (2000) Sulfasalazine in the treatment of spondylarthropathy. A randomized, multicenter, double-blind, placebo-controlled study. Clin Exp Pharmacol Physiol 27:295–298

Etienney I, Beaugerie L, Viboud C, Flahault A (2003) Non-steroidal-anti-inflammatory drugs as a risk factor for acute diarrhoea: a case cross over study. Gut 52:260–263

Evans JM, McMahon AD, Murray FE, et al (1997) Non-steroidal anti-inflammatory drugs are associated with emergency admission to hospital for colitis due to inflammatory bowel disease. Gut 40:619–622

Faucheron JL (1999) Toxicity of non-steroidal anti-inflammatory drugs in the large bowel. Eur J Gastroenterol Hepatol 11:389–392

Feagan BG, Fedorak RN, Irvine EJ, et al (2000) A comparison of methotrexate with placebo for the maintenance of remission in Crohn's disease. North American Crohn's Study Group Investigators. N Engl J Med 42:1627–1632

Feagan BG, Rochon J, Fedorak RN, et al (1995) Methotrexate for the treatment of Crohn's disease. The North American Crohn's Study Group Investigators. N Engl J Med 332:292–297

Felder JB, Korelitz BI, Rajapakse R, et al (2000) Effects of nonsteroidal antiinflammatory drugs on inflammatory bowel disease: a case-control study. Am J Gastroenterol 95:1949–1954

Fellermann K, Ludwig D, Stahl M, et al (1998) Steroid-unresponsive acute attacks of inflammatory bowel disease: immunomodulation by tacrolimus. Am J Gastroenterol 93: 1860–1866

Fiorucci S, Santucci L, Gresele P, et al (2003) Gastrointestinal safety of NO-aspirin (NCX-4016) in healthy human volunteers: a proof of concept endoscopic study. Gastroenterology 124:600–607

Fries JF (1991) NSAID-gastropathy: the second most deadly rheumatic disease? Epidemiology and risk appraisal. J Rheumatol 18 (Suppl. 28): 6–10

Gibson GR, Whitacre EB, Ricotti CA (1992) Colitis induced by nonsteroidal anti-inflammatory drugs. Arch Intern Med 152:625–632

Gillett HR, Arnott ID, McIntyre M, et al (2002) Successful infliximab treatment for steroid-refractory celiac disease: a case report. Gastroenterology 122:800–805

Hanauer SB, Feagan BG, Lichtenstein GR, et al (2002) Maintenance infliximab for Crohn's disease: the ACCENT I randomised trial. Lancet 359:1541–1549

Hawkey CJ, Karrasch JA, Szczepanski et al (1998a) Omeprazole compared with misoprostol for ulcers associated with nonsteroidal antiinflammatory drugs. N Engl J Med 338:727–734

Hawkey CJ, Langman MJ (2003) Non-steroidal anti-inflammatory drugs: overall risks and management. Complementary roles for COX-2 inhibitors and proton pump inhibitors. Gut 52:600–608

Hawkey CJ, Tulassay Z, Szczepanski L, et al (1998b) Randomised controlled trial of Helicobacter pylori eradication in patients on non-steroidal anti-inflammatory drugs: HELP NSAIDs study. Helicobacter Eradication for Lesion Prevention. Lancet 352:1016–1021

Hench PS (1935) Acute and chronic arthritis. In: Whipple GH (ed) Nelsons Looseleaf of Ssurgery, Vol. I. Thomas Nelson Sons, New York, p 104

Holden W, Orchard T, Wordsworth P (2003) Enteropathic arthritis. Rheum Dis Clin North Am 29:513–530

Holtmeier W, Stein J (1999) Sprue/Zöliakie. In: Caspary WF, Stein J (Hrsg) Darmkrankheiten. Springer, Berlin, pp 283–294

Huang JQ, Sridhar S, Hunt RH (2002) Role of Helicobacter pylori infection and non-steroidal anti-inflammatory drugs in peptic ulcer disease. A meta-analysis. Lancet 359:14–22

Hugot JP, Chamaillard M, Zouali H, et al (2001) Association of NOD2 leucine-rich repeat variants with susceptibility to Crohn's disease. Nature 411:599–603

Hunt RH, Bazzoli F (2004) Should NSAID/low dose aspirin takers be tested routinely for H. pylori infection and treated if possible? Implications for primary risk of ulcer and ulcer relapse after initial healing. Aliment Pharmacol Ther 19:9–16

Ierardi E, Principi M, Francavilla R, et al (2001) Oral tacrolimus long-term therapy in patients with Crohn's disease and steroid resistance. Aliment Pharmacol Ther 15:371–377

Jaspersen D (2000) Drug-induced oesophageal disorders: pathogenesis, incidence, prevention and management. Drug Saf 22:237–249

Kallikorm R, Uibo O, Uibo R (2000) Coeliac disease in spondyloarthropathy: usefulness of serological screening. Clin Rheumatol 19:118–122

Khan MA, van der Linden SM (1990) Ankylosing spondylitis and other spondyloarthropathies. Rheum Dis Clin North Am 16:551–579

Khan MA (2002) Update on spondyloarthropathies. Ann Intern Med 136:896–907

Konstam MA, Weir MR, Reicin A, et al (2001) Cardiovascular thrombotic events in controlled, clinical trials of rofecoxib. Circulation 104:2280–2288

Kwo PY, Tremaine WJ (1995) Nonsteroidal anti-inflammatory drug-induced enteropathy: case discussion and review of the literature. Mayo Clin Proc 70:55–61

Labenz J, Blum AL, Bolten WW, et al (2002) Primary prevention of diclofenac associated ulcers and dyspepsia by omeprazole or triple therapy in helicobacter positive patients: a randomised, double blind, placebo controlled, clinical trial. Gut 51:329–335

Laine L, Bombardier C, Hawkey Ch J, et al (2002) Stratifying the risk of NSAID-related upper gastrointestinal clinical events: results of a double-blind outcomes study in patients with rheumatoid arthritis. Gastroenterology 123: 1006–1012

Laine L, Connors LG, Reicin A, et al (2003) Serious lower gastrointestinal events with nonselective NSAID or coxib use. Gastroenterology 124:288–292

Lanas A, Bajador E, Serrano P, et al (2000) Nitrovasodilators, low-dose aspirin, other nonsteroidal antiinflammatory drugs, and the risk of upper gastrointestinal bleeding. N Engl J Med 343:834–839

Lang J, Price AB, Levi AJ, et al (1988) Diaphragm disease: pathology of disease of small intestine induced by non steroidal anti-inflammatory drugs. J Clin Pathol 41:516–526

Lemann M, Zenjari T, Bouhnik Y, et al (2000) Methotrexate in Crohn's disease: long-term efficacy and toxicity. Am J Gastroenterol 295:1730–1734

Lindgren S, Lofberg R, Bergholm L, et al (2002) Effect of budesonide enema on remission and relapse rate in distal ulcerative colitis and proctitis. Scand J Gastroenterol 37:705–710

Lowry PW, Weaver AL, Tremaine WJ, Sandborn WJ (1999) Combination therapy with oral tacrolimus (FK506) and azathioprine or 6-mercaptopurine for treatment-refractory Crohn's disease perianal fistulae. Inflamm Bowel Dis 5:239–245

Marshall JK, Irvine EJ (1995) Rectal aminosalicylate therapy for distal ulcerative colitis: a meta-analysis. Aliment Pharmacol Ther 9:293–300

Marteau P, Crand J, Foucault M, Rambaud JC (1998) Use of mesalazine slow release suppositories 1 g three times per week to maintain remission of ulcerative proctitis: a randomised double blind placebo controlled multicentre study. Gut 42:195–199

Mielants H, Veijs EM (1985) HLA-B27 related arthritis and bowel inflammation. Part 1, Sulfasalazine (salazopyrin) in HLA-B27 related reactive arthritis. J Rheumatol 12:287–293

Mielants H, Veys EM, Cuvelier C et al (1995) The evolution of spondylarthropathies in relation to gut histology: II. Histological aspects. J Rheumatol 22: 2273–2278

Mowat AM (2003) Coeliac disease – a meeting point for genetics, immunology, and protein chemistry. Lancet 361:1290–1292

Münch H, Purrmann J, Reis HE, et al (1986) Clinical features of inflammatory joint and spine manifestations in Crohn's disease. Hepato-Gastroenterol 33:123–127

Ogura Y, Bonen DK, Inohara N et al (2001) A frameshift mutation in NOD2 associated with susceptibility to Crohn's disease. Nature 411: 603–606

Orchard TR, Wordsworth BP, Jewell DP (1998) Peripheral arthropathies in inflammatory bowel disease: their articular distribution and natural history. Gut 42:387–391

Palm O, Moum B, Ongre A, Gran JT (2002) Prevalence of ankylosing spondylitis and other spondyloarthropathies among patients with inflammatory bowel disease: a population study (the IBSEN study). J Rheumatol 29:511–515

Papi C, Luchetti R, Gili L, et al (2000) Budesonide in the treatment of Crohn's disease: a meta-analysis. Aliment Pharmacol Ther 14:1419–1428

Pearson DC, May GR, Fick G, Sutherland LR (2000) Azathioprine for maintaining remission of Crohn's disease. Cochrane Database Syst Rev 2:CD000067

Pohle T, Brzozowski T, Becker JC, et al (2001) Role of reactive oxygen metabolites in aspirin-induced gastric damage in humans: gastroprotection by vitamin C. Aliment Pharmacol Ther 15:677–687

Raskin JB, White RH, Jaszewski R (1996) Misoprostol and ranitidine in the prevention of NSAID-induced ulcers: A prospective, double blind, multicenter sudy. Am J Gastroenterol 91:223–227

Reinisch W, Miehsler W, Dejaco C, et al (2003) An open-label trial of the selective cyclo-oxygenase-2 inhibitor rofecoxib, in inflammatory bowel disease-associated peripheral arthritis and arthralgia. Aliment Pharmacol Ther 17: 1371–1380

Sandborn W, Sutherland L, Pearson D, et al (2000) Azathioprine or 6-mercaptopurine for inducing remission of Crohn's disease. Cochrane Database Syst Rev (2):CD000545

Sandborn WJ, Present DH, Isaacs KL, et al (2003) Tacrolimus for the treatment of fistulas in patients with Crohn's disease: a randomized, placebo-controlled trial. Gastroenterology 125: 380–388

Schröder O, Stein J (2003) Methotrexate in IBD. Current status and future aspects. Am J Gastroenterology 98:530–537

Shah AA, Thjodleifsson B, Murray FE, et al (2001) Selective inhibition of COX-2 in humans is associated with less gastrointestinal injury: a comparison of nimesulide and naproxen. Gut 48:339–346

Silverstein FE, Faich G, Goldstein JL, et al (2000) Gastrointestinal toxicity with celecoxib vs nonsteroidal anti-inflammatory drugs for osteoarthritis and rheumatoid arthritis: the CLASS study: a randomized controlled trial. JAMA 284:1247–1255

Silverstein FE, Graham DY, Senior JR, et al (1995) Misoprostol reduces serious gastrointestinal complications in patients in patients with rheumatoid arthritis receiving nonsteroidal anti-inflammatory drugs: a randomized, double, placebo controlled trial. Ann Intern Med 123:241–249

Simms L, Steinhart AH (2001) Budesonide for maintenance of remission in Crohn's disease. Cochrane Database Syst Rev (1):CD002913

Smith R (1920) Treatment of rheumatoid arthritis by colectomy. Ann Surg 76:515–578

Stange EF, Riemann J, von Herbay A et al (2001) Diagnosis and therapy of ulcerative colitis – results of a consensus conference of the German Society of Digestive and Metabolic Diseases. Z Gastroenterol 39:19–70

Stange EF, Schreiber S, Fölsch U, et al (2003) Diagnosis and therapy of Crohn diseases – results of a consensus conference of the German Society of Digestive and Metabolic Diseases. Z Gastroenterol 41:19–70

Stein J, Jordan A (2003) Ernährung bei Krankheiten des Gastrointestinaltraktes. In: Stein J, Jauch KW (Hrsg) Klinische Ernährung und Infusionstherapie. Springer, Berlin, pp 582–626

Stein J, Makawiec F, Starlinger RM, Caspary WF (1999) Morbus Crohn. In: Caspary W, Stein J (Hrsg) Darmkrankheiten – Klinik, Diagnostik und Therapie. Springer, Berlin, pp 439–464

Stein J (1999) NSAR-Enteropathie. In: Caspary W, Stein J (Hrsg) Darmkrankheiten – Klinik, Diagnostik und Therapie. Springer, Berlin, pp 501–506

Steinhart AH, Ewe K, Griffiths AM, et al (2001) Corticosteroids for maintaining remission of Crohn's disease. Cochrane Database Syst Rev (3) CD000301

Taha AS, Hudson N, Hawkey CJ, et al (1996) Famotidine for the prevention of gastric and duodenal ulcers caused by nonsteroidal antiinflammatory drugs. New Engl J Med 334: 1435–1439

Tanner AR, Raghunath AS (1988) Colonic inflammation and nonsteroidal anti-inflammatory drug administration. An assessment of the frequency of the problem. Digestion 41:116–120

Targan SR, Hanauer SB, van Deventer SJ, et al (1997) A short-term study of chimeric monoclonal antibody cA2 to tumor necrosis factor alpha for Crohn's disease. Crohn's Disease cA2 Study Group. N Engl J Med 337:1029–1035

Thomsen OO, Cortot A, Jewell D, et al (1998) A comparison of budesonide and mesalamine for active Crohn's disease. International Budesonide-Mesalamine Study Group. N Engl J Med 339:370–374

Tiwana H, Natt RS, Benitez-Brito R, et al (2001) Correlation between the immune responses to collagens type I, III, IV and V and Klebsiella pneumoniae in patients with Crohn's disease, and ankylosing spondylitis. Rheumatology 40:15–23

Tsujikawa T, Satoh J, Uda K, et al (2000) Clinical importance of n-3 fatty acid-rich diet and nutritional education for the maintenance of remission in Crohn's disease. J Gastroenterol 35:99–104

van den Bosch F, Kruithof E, De Vos M, et al (2000) Crohn's disease associated with spondyloarthropathy: effect of TNF-alpha blockade with infliximab on articular symptoms. Lancet 356:1821–1822

Veijs EM, Mielants H (1994) Spondyloarthropathies: Enteropathic arthropathies. In: Klippel JH, Dieppe PA (eds) Rheumatology. Mosby, St. Louis, pp 3:35.1–88

Yeomans ND, Tulassay Z, Juhász L, et al (1998) A comparison of omeprazole with ranitidine for ulcers associated with nonsteroidal antiinflammatory drugs. N Engl J Med 338:719–726

Kapitel 13

Brustkorb- und Lungenbeteiligung

Christian M. Kähler

1. Definition und Bedeutung von Lungenkrankheiten

Die internistische Pneumologie repräsentiert einen Schwerpunkt der Inneren Medizin mit großer sozioökonomischer Bedeutung. Erkrankungen der Atmungsorgane umfassen ein sehr weit gefächertes Spektrum von Gesundheitsstörungen in der Inneren Medizin. So zählen Asthma bronchiale, akute und chronische Bronchitis und das Lungenemphysem zu den bekannten großen Volkskrankheiten. Interstitielle Lungenerkrankungen mit dem Endstadium der Fibrose können durch eine Vielzahl unterschiedlichster Ätiologien provoziert werden, mit einem dementsprechend hohen Anspruch an das diagnostische und therapeutische Procedere. Neben diesen bekannten Lungenerkrankungen gibt es aber auch seltene Manifestationen, zum Beispiel im Rahmen von Systemerkrankungen wie dem Morbus Bechterew.

2. Brustkorb- und Lungenbeteiligungen bei Morbus Bechterew

Der Morbus Bechterew ist eine Erkrankung, die dem rheumatischen Formenkreis zugeordnet wird. Eine direkte Mitbeteiligung der Pleura oder der Lunge im Rahmen dieser Grunderkrankung ist seltener zu erwarten (Strimlan 2001) als z.B. eine Augenbeteiligung (vor allem Uveitis, ca. 25%) oder eine begleitende Erkrankung des Herzens (20–30%). Bei einer angenommenen Prävalenz der Erkrankung von ungefähr 1,5 bis 4,5 (je nach vorliegenden wissenschaftlichen Schätzungen) pro 10.000 Einwohnern bedeutet das zum Beispiel für Österreich mit seinen ca. 7 Millionen Einwohnern, dass von geschätzten 1.050 bis 4.700 Patienten mit Morbus Bechterew 10 bis 47 Patienten an einer direkten, bisher gesichert dokumentierten Mitbeteiligung der Lunge leiden.

Neben einer solchen direkten Beteiligung der Lunge ist aber auch an die mögliche Einbindung des knöchernen Brustkorbes zu denken, die im Rahmen des Morbus Bechterew regelmäßig vorkommt.

3. Manifestationen des Morbus Bechterew im Lungenparenchym und am Brustkorb

Zwei Erkrankungsformen stehen gesichert in Assoziation mit dem Morbus Bechterew:

- die *apikale fibro-bullöse Lungenmanifestation* und
- die *restriktive Ventilationsstörung* aufgrund von Einschränkungen in der Brustkorbbeweglichkeit

Eine dritte, äußerst seltene Manifestation im Bereich des oberen Respirationstraktes stellt eine Mitbeteiligung der Gelenke des Kehlkopfes dar, die zu Heiserkeit oder im Extremfall zu einer Obstruktion der oberen Atemwege führen kann (Libby et al. 1981).

Beide erstgenannten Manifestationen, die *apikale fibro-bullöse Lungenmanifestation* und die für die Lungenfunktion relevante

Mitbeteiligung der *Thoraxwand* scheinen laut vorliegender Literatur selten zu sein und führen in der Regel zu keinen Atembeschwerden.

Sollte eine Vorerkrankung der Lunge, z.B. eine *chronisch-obstruktive Lungenerkrankung* (COPD), ein *Emphysem* oder ein *Asthma bronchiale* bestehen, können die durch einen Morbus Bechterew verursachten Veränderungen aber frühere und deutlichere Auswirkungen für den Patienten haben.

Auch bestehende *interstitielle Lungenerkrankungen* wie eine Lungenfibrose (z.B. *idiopathische Lungenfibrose, exogen-allergische Alveolitis, fibrotische Veränderungen im Rahmen einer Sarkoidose*) können die klinische Situation verschlechtern. Des Weiteren kann bei Patienten mit Einschränkungen der Beweglichkeit des Zwerchfells oder einer manifesten Linksherzinsuffizienz ein erhöhtes Risiko für das Auftreten respiratorischer Komplikationen bestehen.

4. Pathophysiologie, klinische Relevanz und mögliche Komplikationen

Die ausreichende Beweglichkeit des Brustkorbs und des Zwerchfells ist ein wichtiger Faktor zur Aufrechterhaltung der *Ventilation* und somit des *Gasaustausches* in der Lunge. Eine Einschränkung in der Beweglichkeit der Brustwand kann – wie bei einer schweren Kyphoskoliose – zu einer Begrenzung der Leistungsfähigkeit führen.

Bei Morbus Bechterew kann das chronisch-entzündliche Geschehen auf die *Kostovertebralgelenke* übergreifen und zu einer Versteifung dieser Gelenke führen (Hunninghake und Fauci 1979; Wiedemann und Mattay 1984). Auch die *vordere Brustwand* ist im Rahmen des Morbus Bechterew häufig durch entzündliche Veränderungen in den sternoklavikulären Gelenken und Enthesiopathien involviert (Fisher et al. 1990).

Eine direkte Einbindung des *Lungenparenchyms* in die ablaufenden entzündlichen Prozesse scheint möglich. Insbesondere rezente Publikationen geben Hinweise auf eine frühe Involvierung des Lungengewebes. In den Arbeiten von Kiris et al. (2003) und Senocak et al. (2003) wurden verschiedene intrapulmonale Veränderungen mittels Computertomographie dokumentiert und ein Zusammenhang mit der Grundkrankheit diskutiert. Die Anzahl der in diesen Studien untersuchten Patienten ist jedoch zu gering, um daraus bereits den Schluss ziehen zu können, dass diese Veränderungen direkt mit dem Morbus Bechterew in Beziehung stehen. Weitere und vor allem größere, multizentrische Studien sind diesbezüglich noch ausständig. Aber auch der Nachweis einer subklinischen lymphozytären Alveolitis bei Patienten mit Morbus Bechterew unterstützt die Hypothese einer direkten Involvierung des Lungengewebes in den ablaufenden entzündlichen Prozess (Bonnet et al. 1993; Jeandel et al. 1994).

Die bekannte Spätmanifestation der Erkrankung, die *apikale fibro-bullöse Lungenveränderung* ist deutlich seltener als die Brustwandbeteiligung im Rahmen eines Morbus Bechterew anzutreffen. Laut vorliegender Literatur kann man heute von dieser Lungenmanifestation mit einer Häufigkeit von ca. 1% ausgehen (Strimlan 2001). Dabei scheint es, dass ein langer Krankheitsverlauf der Grunderkrankung (>10 Jahre) vorliegen muss (Aggarwal et al. 2001).

Dabei zeigt sich bei einer Durchsicht der Publikationen zu diesem Thema eine große Variabilität in den Häufigkeitsangaben, die in Abhängigkeit von dem untersuchten Kollektiv von 1% bis 30% reicht (Crompton et al. 1974; Wolson und Rohwedder 1975; Chakera et al. 1975; Rosenow et al. 1977; Rumancik et al. 1984; Tanoue 1992; Lee-Chiong 1998; Strimlan 2001).

Das größte untersuchte Patientenkollektiv wird in der jüngsten Studie von Strimlan (2001) beschrieben. In dieser Arbeit wurden *apikale fibro-bullöse Lungenveränderungen* in 1,3% der 2.080 untersuchten Patienten entdeckt (Strimlan 2001). Interessanterweise scheint bei dieser direkten Lungenbeteiligung deutlich häufiger das männliche Geschlecht betroffen zu sein. Das Verhältnis Männer zu Frauen beträgt 50:1 (Boulware et al. 1985).

Die Ursache dieser *apikalen fibrösen Veränderungen* ist weiterhin unklar. Es werden verschiedene pathogenetische Mechanismen diskutiert, z.B. eine entzündliche Mitbeteiligung des Lungengewebes oder verstärkt einwirkende Scherkräfte auf die oberen Lungenabschnitte (Thai et al. 2000). Diese fibrotischen Veränderungen, die progredient sein können, haben in der Regel keine Auswirkung auf die Lungenfunktion und somit auf die Leistungsfähigkeit des betroffenen Patienten.

Eine auftretende Superinfektion dieser intrapulmonalen Veränderungen, z.B. durch *Aspergillus fumigatus* (Aspergillose) oder durch *Mycobakterium tuberculosis* (Tuberkulose) sind belegt und können zu erheblichen klinischen Problemen führen, vor allem unter einer laufenden immunsuppressiven Therapie (Boulware et al. 1985). Auch stellt das Auftreten eines Pneumothorax eine seltene aber mögliche Komplikation dieser Lungenmitbeteiligung dar.

Als Folge einer Einbindung der Thoraxwand und der Wirbelsäule kann es bei Patienten mit einer schweren Kyphoskoliose zu einer schweren Rechtsherzbelastung kommen. Eine Erhöhung des Gefäßwiderstandes im Lungenkreislauf mit der Folge einer pulmonalen Hypertension und Rechtsherzbelastung wurde aber bisher bei Patienten mit Morbus Bechterew, deren Thorax in der Regel symmetrisch fusioniert, nicht dokumentiert.

5. Diagnostik

5.1. Anamnese und klinische Untersuchung

Im Bezug auf Atemwegserkrankungen ist hierbei vor allem auf bestehende, bekannte oder bisher noch nicht diagnostizierte Erkrankungen des Respirationstraktes zu achten, die primär unabhängig von dem Morbus Bechterew sind. Die wichtigsten Erkrankungen diesbezüglich stellen vor allem das *Asthma bronchiale*, das Vorliegen einer *COPD*, eines *Emphysems* oder bekannter *interstitieller Lungenerkrankungen* dar. Des Weiteren müssen die regelmäßige Medikamenteneinnahme und bestehende Herzerkrankungen hinterfragt werden.

In der klinischen Untersuchung stehen die Auskultation der Lunge und des Herzens sowie die Perkussion der Lunge im Vordergrund. Aber auch auf die Beweglichkeit des Brustkorbes muss geachtet werden.

Als klinischer Hinweis auf eine Einschränkung der *Brustwandbeweglichkeit* dient eine einfache Untersuchungsmethode: Kann sich der Brustkorbumfang in Höhe des 4. Interkostalraumes nicht um mindestens 2,5 cm ausdehnen, sollte an eine Beteiligung im Rahmen der Grunderkrankung gedacht werden (Calin 1985). Dabei wird die Differenz zwischen maximaler forcierter Exspiration und maximaler Inspiration gemessen (bei gesunden Patienten liegt dieser Parameter in der Regel bei mehr als 5 cm).

In der weiteren Diagnostik, ob eine direkte Lungenbeteiligung vorliegt und/oder eine bestehende Brustwandbeteiligung zu einer Einschränkung der Ventilation führt, stehen radiologische Techniken (Thoraxröntgen und Computertomographie) und die Lungenfunktionsprüfung (Spirometrie und Bodyplethysmographie inklusive Diffusionsmessung) zur Verfügung.

5.2. Thoraxröntgen und Computertomographie der Lunge

Für die Diagnostik einer *apikalen fibro–bullösen Lungenmanifestation* sind das konventionelle Lungenröntgen (inklusive Seitenaufnahme) und die Computertomographie der Lunge die geeigneten Verfahren.

Da es sich bei dieser direkten Lungenbeteiligung um eine *Spätmanifestation* des Morbus Bechterew handelt, sollte jeder Patient mit einem mehr als 10 Jahre bestehenden Morbus Bechterew zumindest alle 5 Jahre mittels eines konventionellen Thoraxröntgens untersucht werden. Bei Patienten mit einer manifesten Lungenveränderung ist diese Untersuchung alle 6 Monate zu empfehlen, um die Progredienz der Veränderungen und etwaige *bakterielle oder mykotische Besiedelungen* (vor allem unter einer immunsuppressiven Therapie) rasch zu entdecken.

Wurde im konventionellen Thoraxröntgen eine Veränderung in den Oberlappen der Lunge diagnostiziert, sollte eine Computertomographie des Thorax durchgeführt werden.

Wie bereits erwähnt, werden in jüngeren wissenschaftlichen Publikationen auch andere intrapulmonale Veränderungen diskutiert, in Zusammenhang mit einem Morbus Bechterew zu stehen (Turetschek et al. 2000; Senocak et al. 2003; Kiris et al. 2003). So wurden eine Verdickung der alveolären Septen (entzündliches Infiltrat?), eine Verdickung der Bronchialwände oder milchglasartige Veränderungen bei – hinsichtlich der Lunge asymptomatischen – Patienten mit Morbus Bechterew dokumentiert. Weitere kontrollierte Studien sind aber nötig, um einen direkten Zusammenhang zwischen den beobachteten Veränderungen in der Computertomographie und der bestehenden Erkrankung und ihrer Entzündungsaktivität herstellen zu können. Eine routinemäßige Computertomographie ist aufgrund der bisher vorliegenden Datenlage aber noch nicht zu empfehlen.

5.3. Lungenfunktion

In der so genannten *kleinen Spirometrie*, bei der ausschließlich die dynamischen Lungenvolumina gemessen werden, ist kein großer diagnostischer Wert für die endgültige Diagnostik einer Mitbeteiligung im Rahmen eines Morbus Bechterew zu erwarten.

Differentialdiagnostisch kann diese Untersuchung aber einen wichtigen Schritt in Richtung Diagnose bringen. Eine begleitende obstruktive Lungenerkrankung wie ein *Asthma bronchiale*, eine *COPD* oder ein schweres *Emphysem* können mit dieser Methode zunächst bestätigt oder ausgeschlossen werden. Bei einer im Normbereich liegenden *kleinen Spirometrie* ist keine ergänzende *Bodyplethysmographie* nötig.

Die bei Morbus Bechterew zu erwartenden direkten Veränderungen in der Lungenfunktion sind nur in der *Bodyplethysmographie* und *Diffusionsmessung* zu erkennen. Durch eine ausgeprägte Einschränkung der Brustwandbeweglichkeit ist bei den betroffenen Patienten mit dem Auftreten einer extrapulmonalen restriktiven Ventilationsstörung zu rechnen, sprich mit einer Einschränkung der *Totalen Lungenkapazität (TLC)* und der *Vitalkapazität (VC)*. Bei dieser Form ist das *Residualvolumen (RV)* im Normbereich oder leicht erhöht. Diese Veränderungen in der Lungenfunktion sind die Folge einer Fixierung des Brustkorbes in der Inspirationsposition. Aber auch diese ist meist von nur geringem Ausmaß. Der Gasaustausch und der Atemfluss sind in der Regel bei diesen Patienten im Normbereich (Tabelle 1a,b).

Die wissenschaftliche Gruppe um Aggarwal (2001) beschreibt in ihren Untersuchungen einen möglichen Vorteil, Patienten frühzeitig zu einer derartigen Untersuchung

Tabelle 1. Beispiele einer pulmonalen (a) und einer extrapulmonalen (b) restriktiven Ventilationsstörung

	Gemessene Werte	% des Solls
a) pulmonale restriktive Ventilationsstörung		
FVC (Liter)	1,30	51
FEV-1 (Liter)	1,04	51
FEV-1/FVC (%)	80	
VC (Liter)	1,30	51
TLC (Liter)	2,61	68
RV (Liter)	1,31	61
b) extrapulmonale restriktive Ventilationsstörung		
FVC (Liter)	0,96	26
FEV-1 (Liter)	0,88	28
FEV-1/FVC (%)	91	
VC (Liter)	1,12	30
TLC (Liter)	3,36	62
RV (Liter)	2,24	133

FVC, forcierte Vitalkapazität; FEV-1, exspiratorische Einsekundenkapazität; VC, Vitalkapazität; TLC, totale Lungenkapazität; RV, Residualvolumen zuzuweisen, da bereits im Anfangsstadium einer Mitbeteiligung des Brustkorbes im Rahmen des Morbus Bechterew Veränderungen in der Lungenmechanik mittels der *Bodyplethysmographie* nachweisbar sein können. Auch die Untersuchungen einer italienischen Forschungsgruppe unterstützen diese Empfehlung, da eine extrapulmonale restriktive Ventilationsstörung im untersuchten Patientenkollektiv in einem Ausmaß von 30% – bei asymptomatischen Patienten – beobachtet werden konnte (Camiciottoli et al. 1999). Eine Korrelation zwischen einer Einschränkung der Lungenfunktion, der Dauer der Erkrankung sowie einer Einschränkung in der Leistungsfähigkeit konnte in diesen wissenschaftlichen Untersuchungen aber nicht hergestellt werden.

Trotz bisher fehlender wissenschaftlicher Daten könnte es sich jedoch als klinischer Vorteil erweisen, Patienten mit einem diagnostizierten Morbus Bechterew regelmäßig einer *kleinen Spirometrie* und eventuell einer ergänzenden *Bodyplethysmographie* zuzuführen. So könnten Brustwandveränderungen in Zukunft eventuell besser dokumentiert und auch der Erfolg therapeutischer Maßnahmen in diesem Bereich individuell besser abgeschätzt werden.

Tabelle 1 zeigt zwei Fallbeispiele einer *pulmonalen* und einer *extrapulmonalen* restriktiven Ventilationsstörung, die sich vor allem im *Residualvolumen* unterscheiden.

5.4. Spiroergometrie

Nur selten klagen Patienten mit Morbus Bechterew von sich aus über eine Limitation ihrer kardiorespiratorischen Leistungsfähigkeit. Um eine derartige Einschränkung herauszufinden, stellt die Spiroergometrie das diagnostische Mittel der Wahl dar. Eine Limitation der respiratorischen Leistungsfähigkeit zeigt sich in einer Reduktion der maximalen Sauerstoffaufnahme unter Belastung (VO-2 max).

Inwieweit die Brustwanderkrankung zu einer Einschränkung der VO-2 max führen kann, ist aber in wissenschaftlichen Kreisen nach wie vor umstritten (Fisher et al. 1990). So konnte einerseits gezeigt werden, dass eine Limitation in der Leistungsfähigkeit der Patienten unabhängig von ihrer Brustwandmotilität ist und eher einen Ausdruck der verminderten körperlichen Aktivität dieser Patienten darstellt (Olivieri et al. 1998; Carter et al. 1999). Andere wissenschaftliche Untersuchungen zeigen jedoch, dass bereits die frühere Ermüdbarkeit der Atemhilfsmuskulatur zu einer Reduktion der maximalen Sauerstoffaufnahme unter Belastung führen kann (Grassino et al. 1979; Elliot et al. 1985).

Sollte eine verminderte maximale Sauerstoffaufnahme unter Belastung vorliegen, so ist die *Spiroergometrie* jedoch ein ideales Mittel, um bei Patienten mit dokumentierter Leistungseinbuße den Erfolg der eingeleiteten Physiotherapie und die damit besser werdende Leistungsfähigkeit zu verfolgen und zu dokumentieren.

5.5. Bronchoskopische Alveoläre Lavage (BAL)

In den bis heute vorliegenden Studien über die diagnostische Rolle einer BAL zeigt sich übereinstimmend das häufige Vorliegen einer milden lymphozytären Alveolitis (Bonnet et al. 1993; Jeandel et al. 1994). Es ist zu diskutieren, ob diese milde Alveolitis im Rahmen eines Morbus Bechterew in einem pathogenetischen Zusammenhang mit der selten zu beobachtenden apikalen fibro-bullösen Lungenmanifestation und rezenter beobachteten Veränderungen im Lungenparenchym stehen könnte. Für das diagnostische und therapeutische Procedere sind diese Erkenntnisse aber derzeit rein wissenschaftlicher Natur und haben bisher keine klinische Relevanz.

6. Möglichkeiten in der Therapie

6.1. Medikamentöse Behandlung

Die Therapie der Brustwanderkrankung bei Morbus Bechterew ist vor allem präventiv und unterstützend. Ein Zusammenhang zwischen einer erhöhten Entzündungsaktivität in den betroffenen Gelenken und einem Abfall in der Lungenfunktion konnte bisher noch nicht sicher hergestellt werden (Wiedemann und Mattay 1984; Feltelius et al. 1986). Auch konnte bisher kein sicherer Zusammenhang zwischen einer Besserung der Lungen- oder Brustwanderkrankung und einer medikamentösen antientzündlichen Therapie gezeigt werden (Tanoue 1992). Hingegen scheint hierbei vor allem eine adäquate Physiotherapie von Vorteil zu sein.

Studien über eine systemische oder inhalative Gabe von Kortikosteroiden als therapeutische Antwort auf den möglichen entzündlichen Prozess im Lungenparenchym liegen bisher nicht vor. Aufgrund der klinischen Unauffälligkeit und, da die *apikale fibro-bullöse Lungenmanifestation* vor allem durch infektiologische Komplikationen in Erscheinung tritt, ist prinzipiell von der Gabe inhalativer Steroide bei diesen Patienten abzuraten. Auch gibt es bisher keine Studien, die beweisen, dass Steroide in diesem Zusammenhang zu einer Regredienz oder verminderten Progredienz dieser Veränderungen führen können.

6.2. Aerobes Training

Auf den ersten Blick scheint für Patienten, die an Skelett- und Muskelschmerzen leiden, Bewegung das letzte zu sein, was ihnen einen Vorteil bringen könnte. In Wirklichkeit ist die Situation jedoch eine andere, wie inzwischen eine Vielzahl von Studien gezeigt hat. So kann ein richtig durchgeführtes *Training* auch bei diesen Patienten mit Erkrankungen des Bewegungsapparates zu einer Verbesserung der *Leistungsfähigkeit*, der *Schmerzsymptomatik* und somit zu einer Verbesserung der *Lebensqualität* führen.

Ein regelmäßig durchgeführtes aerobes Training, zum Beispiel Schwimmen oder Radfahren (3x in der Woche > 30 Minuten) verbessert die Muskelfunktion und die physische Leistungsfähigkeit. Auch physiotherapeutische Maßnahmen, die die Atemhilfsmuskulatur und das Zwerchfell gezielt forcieren, sollten das erste therapeutische Ziel bei Patienten mit einer eingeschränkten Leistungsfähigkeit sein.

7. Besondere Hinweise

Eine auftretende Superinfektion einer bestehenden fibrösen Lungenmanifestation kann zu erheblichen Problemen führen. Die häufigsten Infektionen erfolgen durch *Aspergillus fumigatus* (Aspergillose) und durch *Mycobakterium tuberculosis* (Tuberkulose) (Boulware et al. 1985).

Somit sollte vor Beginn einer jeden immunsuppressiven Therapie ein Thoraxröntgen und eine Tuberkulosediagnostik (*Mendel-Mantoux-Test*) durchgeführt werden, um unnötige Komplikationen für den Patienten zu vermeiden. Dies gilt insbesondere auch vor dem Beginn einer Behandlung mit TNFα-Inhibitoren. Bei positiver Tuberkulose-Diagnostik sollte in Kombination mit jeder immunsuppressiven Therapie immer eine konsequente antituberkulöse Therapie erfolgen, wie sie im Rahmen einer latenten Tuberkuloseinfektion gefordert wird (Jasmer et al. 2002).

10 Fragen zum Thema

1. Limitiert allein die eingeschränkte Thoraxwanddehnbarkeit die Lungenfunktion bei Morbus Bechterew?

Die bei Morbus Bechterew zu erwartenden Veränderungen in der Lungenfunktion sind nur in der Bodyplethysmographie und Diffusionsmessung zu erkennen. Durch eine ausgeprägte Einschränkung der Brustwandbeweglichkeit zeigt sich bei den betroffenen Patienten eine extrapulmonale restriktive Ventilationsstörung. Aber auch diese ist meist nur von geringem Ausmaß.

2. Welche Patienten mit Morbus Bechterew haben am häufigsten pulmonale Einschränkungen?

Sollte eine Vorerkrankung der Lunge bestehen, können die durch einen bestehenden Morbus Bechterew verursachten Veränderungen frühere und deutlichere Auswirkungen für den Patienten haben. Des Weiteren kann bei Patienten mit Einschränkungen der Beweglichkeit des Zwerchfells oder manifester Linksherzinsuffizienz ein erhöhtes Risiko für das Auftreten respiratorischer Komplikationen bestehen.

3. Bei verminderter aeroben Leistungsfähigkeit: welche Diagnostik ist indiziert?

Um eine derartige Einschränkung herauszufinden, stellt aus pneumologischer Sicht die Spiroergometrie das diagnostische Mittel der Wahl dar. Eine Limitation der respiratorischen Leistungsfähigkeit zeigt sich in einer Reduktion der maximalen Sauerstoffaufnahme unter Belastung (VO-2 max).

4. Was sind die typischen Lungenfunktionsbefunde bei Patienten mit Morbus Bechterew?

Durch die Einschränkung der Brustwandbeweglichkeit ist bei den betroffenen Patienten mit dem Auftreten einer extrapulmonalen restriktiven Ventilationsstörung zu rechnen, sprich mit einer Einschränkung der Totalen Lungenkapazität (TLC) und der Vitalkapazität (VC) bei einem normalen oder leicht erhöhten Residualvolumen (RV).

5. Besteht bei Morbus Bechterew gehäuft eine pulmonale Hypertonie und Rechtsherzbelastung?

Eine Erhöhung des Gefäßwiderstandes im Lungenkreislauf mit der Folge einer pulmonalen Hypertension und Rechtsherzbelastung wurde bisher bei Patienten mit Morbus Bechterew nicht dokumentiert.

6. Fibrosierung der Oberlappen bei Morbus Bechterew: sind inhalative Corticosteroide indiziert?

Aufgrund der klinischen Unauffälligkeit – und da die apikale fibro-bullöse Lungenmanifestation vor allem durch infektiologische Komplikationen in Erscheinung tritt – ist nach dem derzeitigen Wissensstand von der Gabe inhalativer Steroide bei diesen Patienten abzuraten.

7. Welche radiologischen Veränderungen sind zu erwarten?

Für die Diagnostik einer apikalen fibro–bullösen Lungenmanifestation stehen das konventionelle Lungenröntgen (inklusive Seitenaufnahme) und die Computertomographie der Lunge zur Verfügung. Weitere Veränderungen im Lungenparenchym, wie sie rezent in der Computertomographie beobachtet wurden und in Zusammenhang mit Morbus Bechterew gebracht werden, bedürfen noch weiterer Studien zur Beurteilung der klinischen Relevanz.

8. Ist die aerobe Leistungsfähigkeit bei Morbus Bechterew durch Training zu verbessern?

Ein richtig durchgeführtes Training führt zu einer Verbesserung der Leistungsfähigkeit, der Schmerzsymptomatik und somit zu einer Verbesserung der Lebensqualität dieser Patienten.

9. Welche Diagnostik ist bei Atembeschwerden erforderlich?

Zur Diagnostik, ob eine direkte Lungenbeteiligung vorliegt und/oder eine bestehende Brustwandbeteiligung zu einer Einschränkung der Ventilation führt, sind – je nach Symptomatik – radiologische Techniken (Thoraxröntgen und Computertomographie) und die Lungenfunktionsprüfung (Spirometrie und Bodyplethysmographie inklusive Diffusionsmessung) durchzuführen. Eine Spiroergometrie stellt eine weitere diagnostische Möglichkeit dar, eine weiter unklare Atemnot des Patienten abzuklären.

10. Hat die Tuberkulosediagnostik vor Beginn einer immunsuppressiven Therapie eine klinische Bedeutung?

Vor Beginn einer immunsuppressiven Therapie sollten ein Thoraxröntgen und eine Tuberkulosediagnostik, sprich ein Mendel-Mantoux Test, durchgeführt werden. Bei einer positiven Hautreaktion sollte immer eine konsequente antituberkulöse Therapie (wie sie im Rahmen einer latenten Tuberkuloseinfektion gefordert wird) in Kombination mit der immunsuppressiven Therapie erfolgen.

Literatur

Aggarwal AN, Gupta DD, Wanchu AA, Jindal SK (2001) Use of static lung mechanics to identify early pulmonary involvement in patients with ankylosing spondylitis. J Postgrad Med 47:89–94

Bonnet D, Jeandel P, Chouc PY, Molinier S, Raphenon G, Martet G, Merouze F, de Muizon H (1993) Cytological study of deep lung in spondyloarthritis. Apropos of 34 cases. Rev Pneumol Clin 49:100–105

Boulware DW, Weissman DN, Doll NJ (1985) Pulmonary manifestations of the rheumatic diseases. Clin Rev Allergy Immunol 3:249–267

Calin A (1985) Ankylosing spondylitis. Clin Rheum Dis 11:41–60

Camiciottoli G, Trapani S, Ermini M, Falcini F, Pistolesi M (1999) Pulmonary function in children affected by juvenile spondyloarthropathy. J Rheumatol 26:1382–1386

Carter R, Riantawan P, Banham SW, Sturrock RD (1999) An investigation of factors limiting aerobic capacity in patients with ankylosing spondylitis. Respir Med 93:700–708

Chakera TMH, Howarth FH, Kendall MJ, et al (1975) The chest radiograph in ankylosing spondylitis. Clin Radiol 26:455–460

Crompton GK, Cameron SJ, Langlands AO (1974) Pulmonary fibrosis, pulmonary tuberculosis, and ankylosing spondylitis. Br J Dis Chest 68:51–56

Elliott CG, Hill TR, Adams TE, Crapo RO, Nietrzeba RM Gardner RM (1985) Exercise performance of subjects with ankylosing spondylitis and limited chest expansion. Bull Eur Physiopathol Respir 21:363–368

Feltelius N, Hedenstrom H, Hillerdal G, Hallgren R (1986) Pulmonary involvement in ankylosing spondylitis. Ann Rheum Dis 45:736–740

Fisher LR, Cawley MI, Holgate ST (1990) Relation between chest expansion, pulmonary function and exercise tolerance in patients with ankylosing spondylitis. Ann Rheum Dis 49:921–925

Grassino A, Gross D, Macklem PT, Roussos C, Zagelbaum G (1979) Inspiratory muscle fatigue as a factor limiting exercise. Bull Eur Physiopathol Respir 15:105–115

Hunninghake GW, Fauci AS (1979) Pulmonary involvement in the collagen vascular diseases. Am Rev Respir Dis 119:471–503

Jasmer RM, Nahid P, Hopewell PC (2002) Latent tuberculosis infection. N Engl J Med 347:1860–1866

Jeandel P, Bonnet D, Chouc PY, Molinier S, Raphenon G, Martet G, Merouze F, de Muizon H (1994) Demonstration of subclinical pulmonary alveolitis in spondylarthropathies. Rev Rhum Ed Fr 61:301–309

Kiris A, Ozgocmen S, Kocakoc E, Ardicoglu O, Ogur E (2003) Lung findings on high resolution CT in early ankylosing spondylitis. Eur J Radiol 47:71–76s

Lee-Chiong TL (1998) Pulmonary manifestations of ankylosing spondylitis and relapsing polychondritis. Clin Chest Med 19:747–757

Libby DM, Schley WS, Smith JP (1981) Crycoarytenoid arthritis in ankylosing spondylitis: a cause of acute respiratory failure and cor pulmonale. Chest 80:641–643

Olivieri I, Barozzi L, Padula A, De Matteis M, Pavlica P (1998) Clinical manifestation of seronegative spondylarthropathies. Eur J Radiol 27:S3–S6

Rosenow E, Strimlan CV, Muhm JR, Ferguson RH (1977) Pleuropulmonary manifestations of ankylosing spondylitis. Mayo Clin Proc 52:641–649

Rumancik WM, Firooznia H, Davis MS, Leitman BS, Golimbu C, Rafii M, McCauley DI (1984) Fibrobullous disease of the upper lobes: an extraskeletal manifestation of ankylosing spondylitis. J Comput Tomogr 8:225–229

Senocak O, Manisali M, Ozaksoy D, Sevinc C, Akalin E (2003) Lung parenchyma changes in ankylosing spondylitis: demonstration with high resolution CT and correlation with disease duration. Eur J Radiol 45:117–122

Strimlan CV (2001) Incidence of pleuropulmonary symptoms in ankylosing spondylitis. Chest 120:320–321

Tanoue LT (1992) Pulmonary involvement in collagen vascular diesease: a review of the pulmonary manifestations of the Marfan Syndrome, ankylosing spondylitis, Sjögren´s syndrome and relapsing polychondritis. J Thorac Imaging 7:62–77

Thai D, Ratani RS, Salama S, Steiner RM (2000) Upper lobe fibrocavitary disease in a patient with back pain and stiffness. Chest 118:1814–1816

Turetschek K, Ebner W, Fleischmann D, Wunderbaldinger P, Erlacher L, Zontsich D, Bankier AA (2000) Early pulmonary involvement in ankylosing spondylitis: assessment with thin section CT. Clin Radiol 55:632–636

Wiedemann HP, Matthay, RA (1984) Pulmonary manifestations of the collagen vascular diseases. Clin Chest Med 10:677–722

Wolson AH, Rohwedder JJ (1975) Ubber lobe fibrosis in ankylosing spondylitis. Am J Roentgenol Radium Ther Nucl Med 124:466–471

Kapitel 13A

Atemtherapie*

Petra Kirchner, Jasmin Stroß

1. Einleitung

Die physiotherapeutische Atemtherapie zielt – direkt oder indirekt – auf die Ventilation und Durchblutung der Lungen, Sekretelimination, Thoraxbeweglichkeit, Atemmuskelkraft und -koordination, Pleurablattbeweglichkeit, Senkung von Gewebswiderständen, Angstminderung in Atemnotsituationen und eine Verbesserung der Leistungsfähigkeit, der Entspannungsfähigkeit sowie der Körperwahrnehmung. Die atemtherapeutische Betreuung ist immer eingebunden in eine umfassendere physiotherapeutische Betrachtung des gesamten Patienten. Es werden die Haltung und Bewegung der Wirbelsäule und der angrenzenden Extremitätengelenke sowie die Muskelkraft, Koordination und Ausdauer befundet. Die Atemtherapie wird ärztlich über eine Heilmittelverordnung der gesetzlichen Krankenversicherung oder über ein Privatrezept verordnet.

Während im akuten Zustand schmerzlindernde Maßnahmen überwiegen, z.B. Atmen gegen Handkontakt des Therapeuten, Massage oder Behandlung mit der heißen Rolle (s.u.), überwiegen im schmerzfreien Zustand thoraxmobilisierende Maßnahmen.

Im Folgenden soll exemplarisch die Untersuchung und die nachfolgende Atemtherapie eines 58-jährigen Patienten mit Morbus Bechterew dargestellt werden.

* Fallbericht zu Kapitel 13.

2. Befunderhebung

Die Befunderhebung konzentriert sich bei einem Patienten mit Morbus Bechterew vor allem auf die Haltung des Patienten, den Atemvorgang und die Thoraxbeweglichkeit. Durch Palpation erfasst der Therapeut die Atembewegungen des Brustkorbs in alle Richtungen. Die oberen Rippen bewegen sich in der Sagittalebene, die Bewegung ist ventral unter den Claviculae gut zu tasten. Die unteren Rippen dagegen werden lateral palpiert, da die Hauptbewegung in der Frontalebene stattfindet. Die Thoraxexkursion wird durch maximale Inspiration und Exspiration ermittelt. Die Messstellen liegen in der Axilla, an der Sternumspitze, am unteren Rippenrand und in Höhe des Bauchnabels (Abbildung 1). Diese Messungen in mehreren Etagen bringen umfassendere Informationen als die schlecht reproduzierbare Einmalmessung im Stehen in Höhe des 4. Intercostalraums.

Zudem erfolgen eine gezielte Inspektion des Atemvorgangs und eine manualtherapeutische Untersuchung der Beweglichkeit von Brustwirbelsäule und Rippen. Besondere Beachtung finden die Muskeln, die zu Hypertonus und Elastizitätsverlust neigen und dann ein vorrangiges Ziel der Therapie darstellen. Dies sind vor allem Mm. pectorales major und minor, M. sternocleidomastoideus und Mm. scaleni, M. trapezius, die Extensoren der Halswirbelsäule, die Bauchmuskulatur (bei Morbus Bechterew mit Haltungsverlust eher selten) sowie des M. iliopsoas.

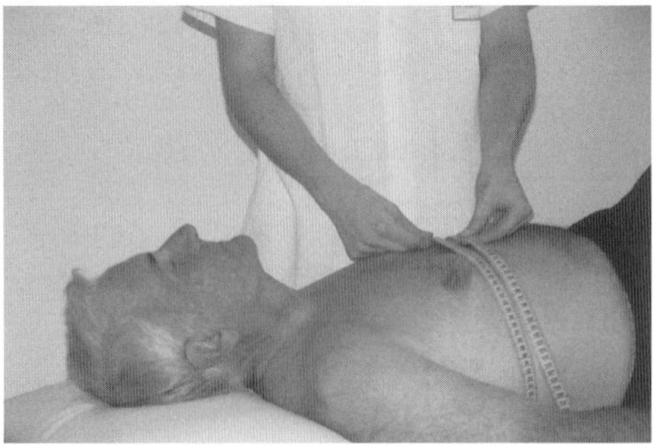

Abb. 1. Messung der Thoraxexkursion im Liegen

Hier die Zusammenfassung der wichtigsten Befunde unseres Patienten.

Statikbefund: beidseitige Extensionsstellung der Hüftgelenke, leicht abgeflachte LWS-Lordose, Lordosierung im Bereich Th 10–L2, vermehrte BWS-Kyphose Th1–Th5, leichte Scapulae alatae (im Zusammenhang mit der BWS-Kyphose zu sehen), Schultergürtel beidseits in Protraktionsstellung, leichte Extensionsposition der Arme, Lordosierung der unteren HWS, besonders C5/C6, Kopfgelenke in Reklination (Abb. 2).

Palpationsbefund: Hypertonus der Mm. pectorales major und minor, M. trapezius (vorwiegend links), keine Druckschmerzhaftigkeit im Bereich der Wirbel- und Rippengelenke, Vertebral- oder Costotransversalgelenke.

Beweglichkeit: verminderte Beweglichkeit der Segmente Th5–Th11 in Extension/Lateralflexion rechts/Rotation links; sehr starke Einschränkung in Extension/Lateralflexion links/Rotation rechts; verminderte Flexion der Wirbelsäule ab Th8, starke Einschränkung der Wirbelsäulenrotation Th5–Th11, nach rechts stärker als nach links; verminderte Beweglichkeit der Schultergelenke in Flexion/Abduktion/Außenrotation; eingeschränktes Gelenkspiel der Acromio-Clavicular-Gelenke (Clavicula nach ventral) und des Sterno-Clavicular-Gelenkes (Clavicula nach dorsal und caudal).

Muskelprüfung: Verkürzung von Mm. pectorales major und minor, M. trapezius, M. iliopsoas links, ischiocrurale Muskulatur links; die Kraft der Bauchmuskulatur ergibt einen Wert der Muskelfunktionsprüfung (MFP) von 4–5.

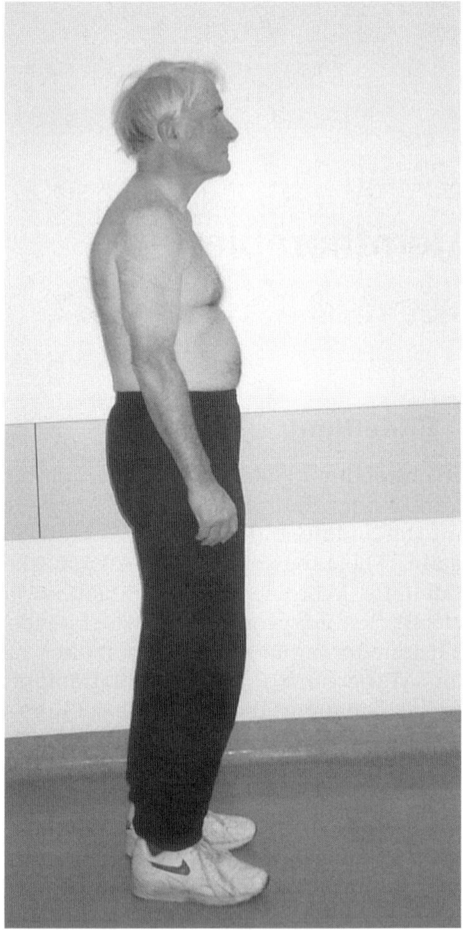

Abb. 2. Haltungsanalyse

Untersuchung der Atmung: Atembewegung nach abdominal überwiegt, Atemfrequenz von 16 Atemzügen/Minute; Thoraxexkursion im Liegen 0,7 mm (Sternumspitze).

3. Therapie

Im Zusammenhang mit der Funktion des Zwerchfells sind multiple Strukturen des Bewegungssystems zu beachten, u.a. die Facettengelenke L1–L3, 7.–12. Rippe, Sternum, M. iliopsoas, M. quadratus lumborum und M. transversus abdominis.

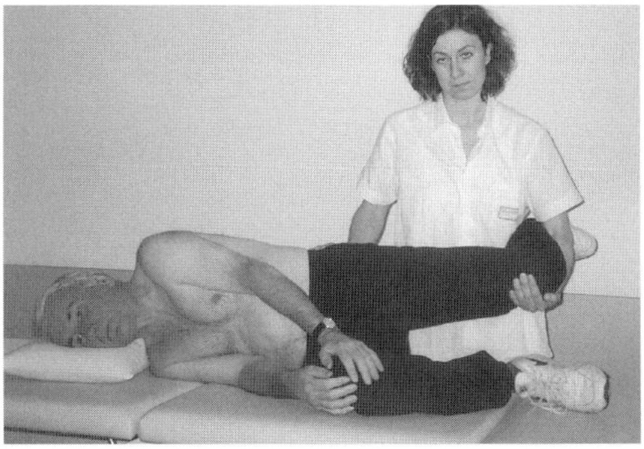

Abb. 3. Dehnung des M. iliopsoas links

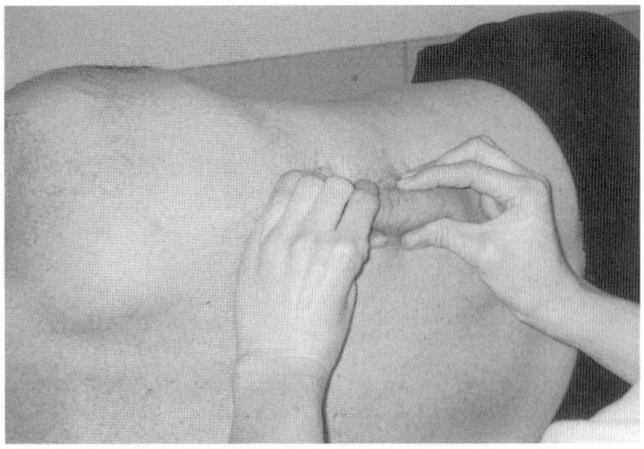

Abb. 4. Flächige Technik der Bindegewebsmassage

Wir beginnen mit der Dehnung des M. iliopsoas (Abbildung 3). Ein gut elastischer M. iliopsoas ist aufgrund seines Verlaufs an der Funktionsfähigkeit des Diaphragmas beteiligt. Ziel ist es, ein optimales Muskelspiel (Verlängerbarkeit und konzentrische Aktivität) herzustellen. Weiterhin dehnen wir den M. quadratus lumborum. Danach lassen sich gut tiefe Atemzüge mit Betonung der diaphragmalen Atembewegung durchführen. Aus der Bauchlage heraus soll der Patient nun „schnüffelnd" einatmen und auf stimmhafte Laute langsam ausatmen, um das Zwerchfells zu aktivieren und den Vorgang dabei bewusst wahrzunehmen.

Wir führen die Therapie mit einer so genannten *„heißen Rolle"* fort. Hierfür werden 3–4 Handtücher zu einem Trichter gerollt und heißes Wasser darin eingefüllt. Damit wird der Thorax bzw. Muskelansatzbereich des M. sternocleidomastoideus, des M. pectoralis major und des M. trapezius mit verschiebendem Druck bearbeitet. Die Behandlung mit der *heißen Rolle*, die von dem Patienten als sehr angenehm empfunden wird, bewirkt eine Schmerzlinderung, eine Hyperämisierung und ein Absenken von erhöhten Gewebswiderständen. Diese Wärmetherapie wird in der Seitlage, Bauchlage oder im Sitz durchgeführt.

Eine weitere Möglichkeit, den Thorax für weiterführende Dehnungen und Kräftigungen vorzubereiten, stellt die flächige Technik der Bindegewebsmassage dar (Abbildung 4). Die Bindegewebsmassage ist eine Technik, die durch charakteristische Zugreizwirkungen speziell auf das Bindegewebe einwirkt. Die flächige Technik hat einen extrem hyperämisierenden und spannungslösenden Effekt. Durch Beeinflussung des vegetativen Nervensystems ist auf den korrekten Aufbau der Massage (von lumbosakral nach kranial) und auf mögliche Nebenwirkungen (Schwindel, Kopfschmerzen, etc.) zu achten.

Für die mobilisierende Massage der Skapula (Abbildung 5) steht die Therapeutin vor dem Patienten, umgreift die Skapula von kranial und kaudal und bewegt das Schulterblatt nach medial/lateral, kranial/kaudal und in Innen- und Außenrotation. Während die beschriebenen Bewegungen durchgeführt werden, setzt die Therapeutin zusätzlich Griffe zur Muskel- und Gewebsdetonisie-

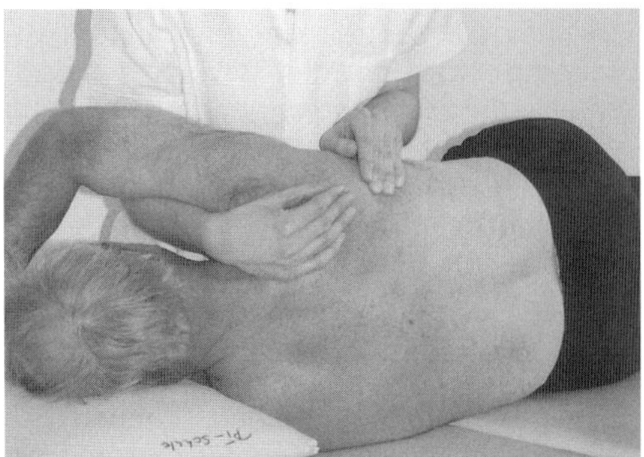

Abb. 5. Mobilisierende Massage im Bereich der Scapulae

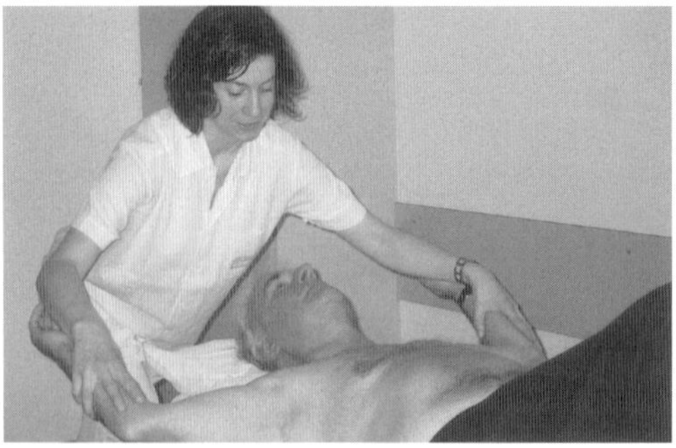

Abb. 6. Beidseitige Dehnung des M. pectoralis maior

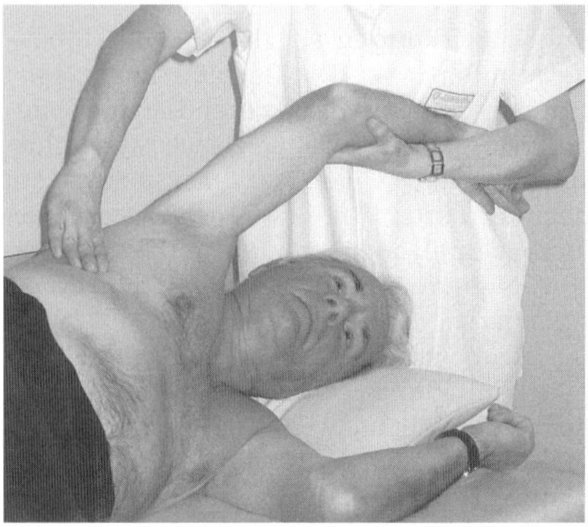

Abb. 7. Mobilisation der Rippen und Dehnung der Mm. intercostales

rung. Die verkürzte Muskulatur des Brustbereiches, z.B. der M. pectoralis major (Abbildung 6), wird mit der Technik der *postisometrischen Relaxation* gedehnt.

Danach mobilisieren wir die Wirbelsäule und den Brustkorb. Dargestellt (Abbildung 7) ist eine Technik zur Mobilisierung der 6.–10. Rippe, die gleichzeitig die Interkostalmuskulatur dehnt. Es empfiehlt sich, die Übung mit tiefen Atemzügen ausführen zu lassen.

Eingeschränkte Segmente können gezielt mit dem Kreuzgriff mobilisiert werden (Abbildung 8). In Abhängigkeit von dem gewählten Griff werden das Kostovertebralgelenk oder die Vertebralgelenke des jeweiligen BWS-Segmentes mobilisiert. Bei unserem Patienten sind dies die Segmente Th5–Th11.

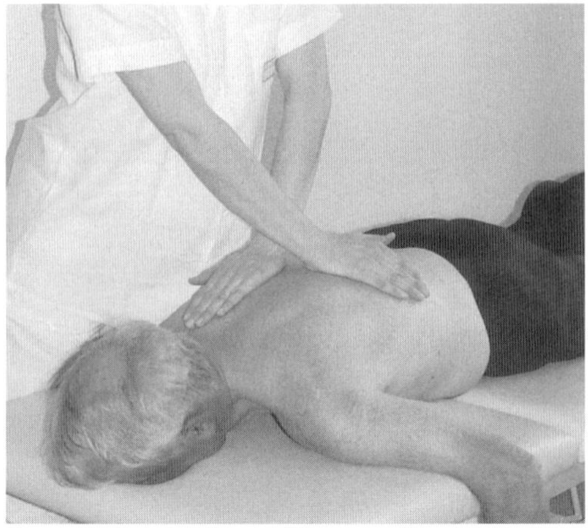

Abb. 8. Kreuzgriff zur Mobilisation der Rippen

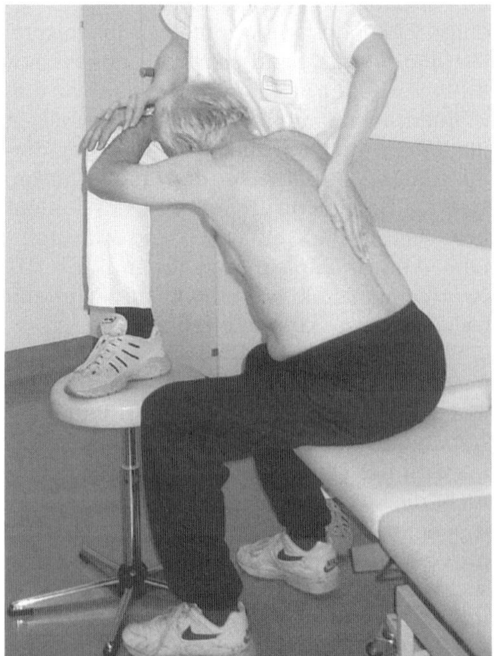

Abb. 9. Passive Extension der BWS im Sitz

Nachfolgend bietet sich zur Extensionsbehandlung der BWS und zur weiteren Förderung der segmentalen Beweglichkeit die

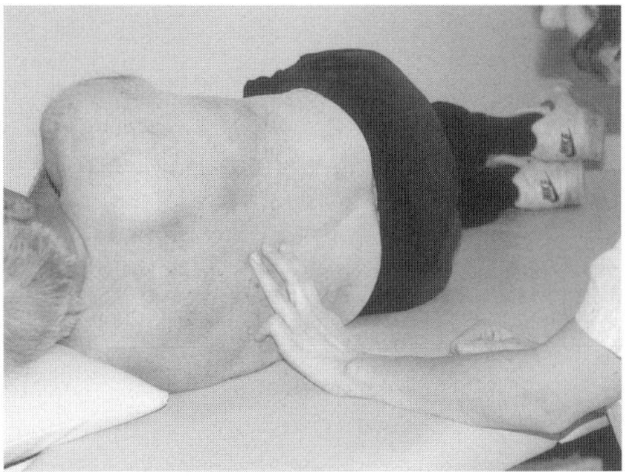

Abb. 10. „Hubfreie" aktive Mobilisation einzelner BWS-Segmente

Ausführung einer passiven Extension im Sitz an. Während der extensorischen Bewegung unterstützt und fördert die Therapeutin die Gleitbewegung des jeweiligen Segmentes (Abbildung 9).

Anschließend erfolgt die aktive Mobilisation einzelner BWS-Segmente (Abbildung 10) durch hubfreies Bewegen. Hubfrei bedeutet in unserem Beispiel, dem Patienten die Möglichkeit der Bewegung zu geben, ohne dass er den betroffenen Abschnitt der Wirbelsäule gegen die Schwerkraft heben muss. Somit ist die Ausgangsstellung *Seitlage* für die Bewegung in Extension zu wählen. Die Einstellung der BWS erfolgt in Mittelstellung der Wirbelsäule. Eine weiterlaufende Bewegung in die LWS wird durch die Hüftflexion behindert. Die Therapeutin legt ihre Fingerspitzen auf die Dornfortsätze der BWS und fordert den Patienten auf, sich von den Fingerspitzen wegzubewegen. Es kommt zu einer Verbesserung der Extension. Gleichzeitig wird die Körperwahrnehmung geschult. Wir verbinden diese Übung mit tiefen Atemzügen.

Aus der Ausgangsstellung *Bauchlagestütz* heraus, die die Extension weiter fördert, soll die Rotationsfähigkeit der thorakalen Segmente verbessert werden. Die kombinierte Bewegung in Extension und Lateralflexion ist mit einer gegensinnigen Rotation verbunden, so dass wir auf alle Bewegungsrichtungen Einfluss nehmen können. Die Übung wird über bilaterale symmetrisch-reziproke *Pattern*

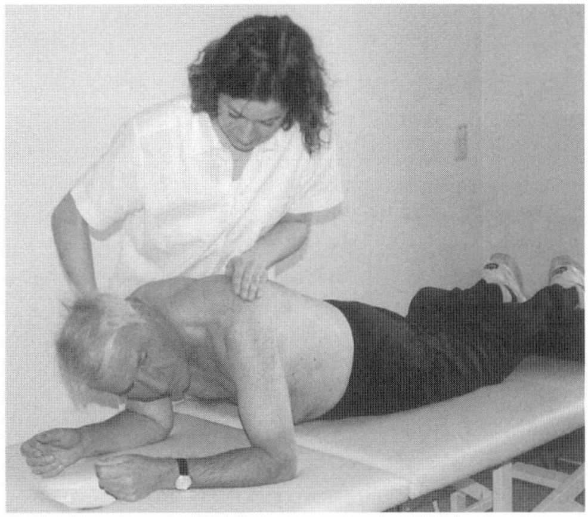

Abb. 11. Reziproke Bewegung der Scapulae in Bauchlagestütz

der Skapulae aus dem PNF-Konzept fazilitiert. Diese Übung soll in erster Linie mobilisieren, hat aber zugleich auch kräftigende Effekte auf die Rumpfmuskulatur (Abbildung 11).

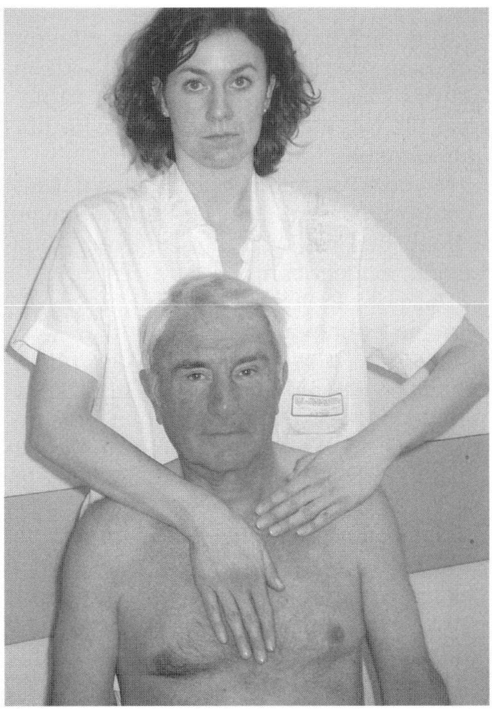

Abb. 12. Traktion des linken Sternoclavikular-Gelenkes

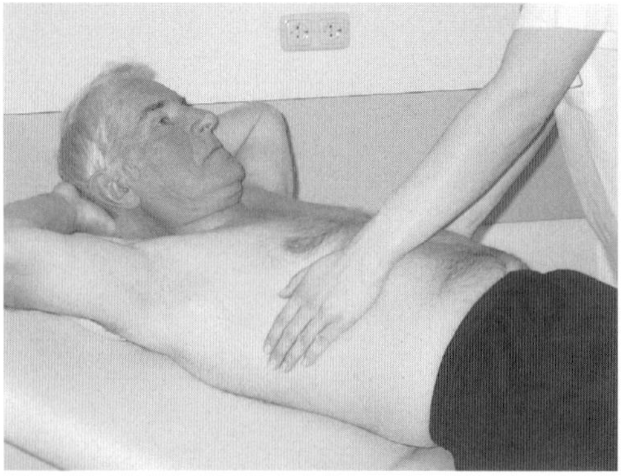

Abb. 13. Atmen gegen den Handkontakt der Therapeutin nach lateral

Danach führen wir im Sitz eine Traktion des Sterno-Clavikular-Gelenkes (Abbildung 12) und des Akromio-Clavicular-Gelenkes durch, was eine vermehrte Beweglichkeit des Schultergürtels und der Schultergelenke zur Folge hat. Alle Gelenke werden in Richtung der eingeschränkten Bewegung mobilisiert.

Abschließend wird der Patient aufgefordert, tiefe Atemzüge gegen den Handkontakt des Therapeuten auszuführen (Abbildung 13), was nicht zuletzt auch die Körperwahrnehmung fördert.

Mit dem Patienten wird zudem ein Hausaufgabenprogramm für die Atemübungen eingeübt und in schriftlicher Form (mit Abbildungen) mitgegeben.

Unserem Patienten empfehlen wir z.B. folgende Übungen:

Als Dehnlage wird die *„Rückendrehdehnlage"* gewählt (Abbildung 14). Die Lagerung und Ausführung werden entsprechend der Beweglichkeit des Patienten angepasst. In der Dehnlage ist der Thorax etwas in Inspiration festgehalten, was auch unter der Vorstellung der *„Zwerchfellkräftigung"* zu sehen ist. Durch das Verharren in dieser Stellung über mehrere Minuten wird die Gewebespannung gesenkt, die Wirbelsäule mobilisiert und – unter Ausnutzung des bewussten Seitenvergleichs – die Atemwahrnehmung verbessert.

In Rückenlage wird ein fest gerolltes großes Handtuch oder eine Rolle als Dreh-

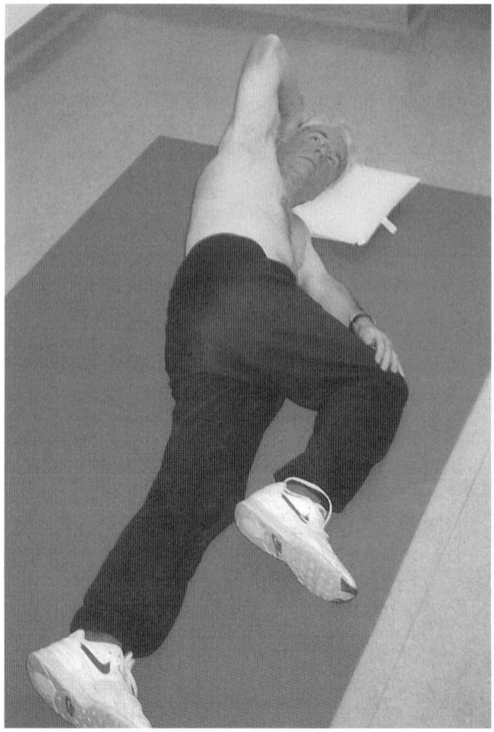

Abb. 14. Drehdehnlage (Hausübungsprogramm)

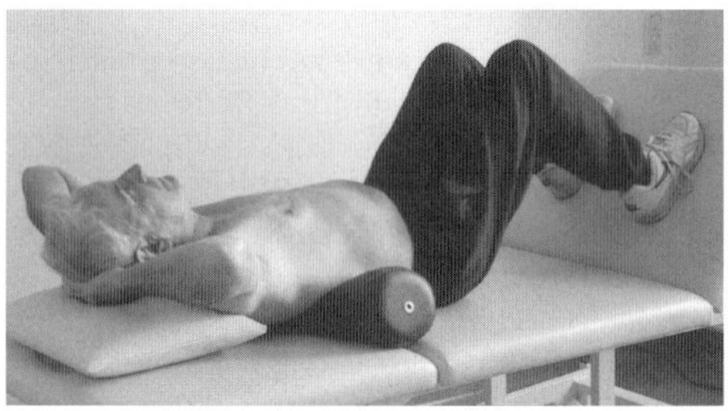

Abb. 15. Automobilisation der BWS in Extension (Hausübungsprogramm)

achse unter die obere BWS gelegt (Abbildung 15). Während der Ausatmung lässt sich der Patient langsam *„in die Extension fallen"*. Diese Automobilisation mit Betonung der Extension zielt auf das einzelne Wirbelsäulensegment. Das Handtuch bzw. die Rolle wirken als Hypomochlion. Diese Übung sollte nur sehr langsam und ohne zusätzliche Kraft durchgeführt werden. Sie ist

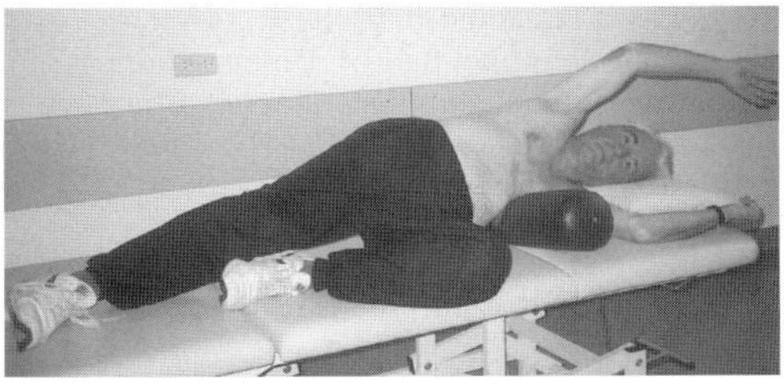

Abb. 16. Automobilisation der Rippen (Hausübungsprogramm)

nicht für Patienten mit einer Ankylosierung in diesem Segment oder mit einer ausgeprägten Osteoporose geeignet.

Eine weitere Übung zur Automobilisierung erfolgt in Seitenlage (Abbildung 16). Der Patient legt sich über ein gerolltes großes Handtuch und mobilisiert seine unteren Rippen, indem er während der Inspiration seinen Arm nach cranial und sein oben liegendes Bein nach caudal streckt. Damit ist auch eine Dehung des M. quadratus lumborum verbunden.

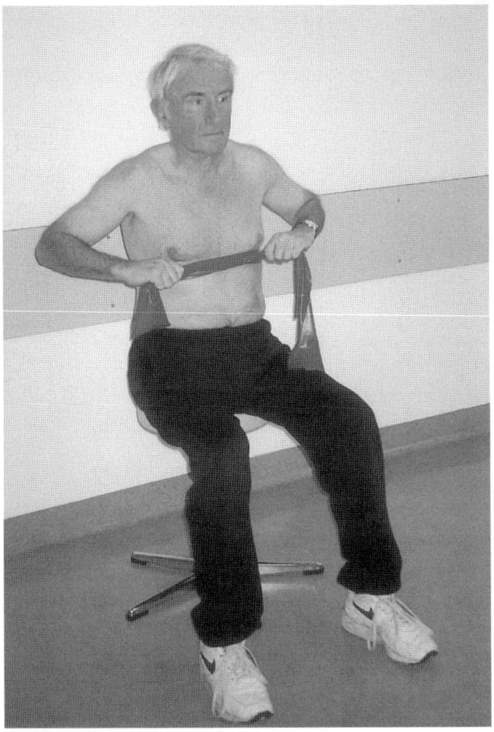

Abb. 17. Atmen gegen Widerstand (Hausübungsprogramm)

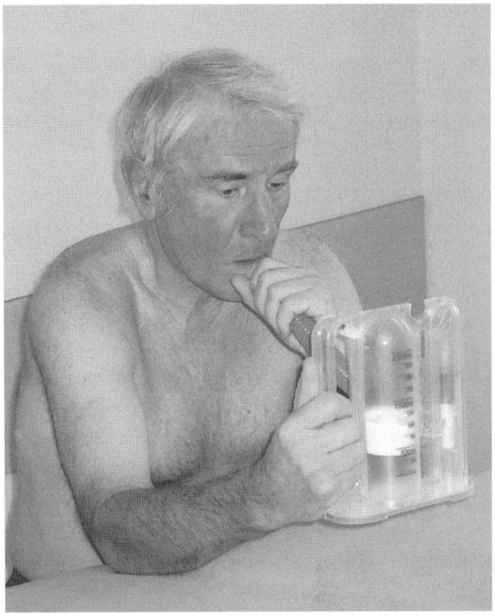

Abb. 18. Atemübungen mit „Atemtrainer" (Hausübungsprogramm)

Tiefe Atemzüge mit Atembewegungen gegen ein Handtuch oder ein *„Theraband"* an den unteren Rippen (Abbildung 17) sowie der Einsatz eines so genannten Atemtrainers, z.B. *Voldyne* (tyco Healthcare KENDALL, Abbildung 18), verbessern die Ventilation, Atemmuskelkraft sowie die Beweglichkeit der Rippenwirbelgelenke und schulen die bewusste Wahrnehmung des Atemvorgangs. Da das Gerät das Volumen anzeigt, ist auch eine gewisse Kontrolle des Verlaufs der Vitalkapazität möglich.

Adressen für weitere Informationen

Deutscher Verband für Physiotherapie – Zentralverband der Physiotherapeuten/Krankengymnasten (ZVK) e.V.
Deutzer Freiheit 72–74
D-50679 Köln
Tel.: 0221/98 10 27 – 0
info@zvk.org
homepage: www.zvk.org

Literatur

Dölken M, Wirth S (1998) Entzündlich rheumatische Erkrankungen. In: Hüter-Becker A, Schewe H, Heipertz W (Hrsg) Physiotherapie – Lehrbuchreihe, Band 7, Orthopädie. Thieme, Stuttgart

Göhring H (1989) Krankengymnastische Möglichkeiten zur Verbesserung und Erhaltung der Thoraxbeweglichkeit und der Atembewegungen bei Morbus Bechterew. Krankengymnastik (KG) 41/1, Pflaum, München

Haarer-Becker R, Schoer D (1998) Checkliste Physiotherapie in Orthopädie und Traumatologie, 2. überarb. Aufl., Thieme, Stuttgart

Kirchner P, Stroß J (2001) Verbessern der Thoraxbeweglichkeit und Senken von Gewebswiderständen bei Patienten mit Atemwegs- und Lungenerkrankungen. Krankengymnastik – Zeitschrift für Physiotherapeuten 53/7, Pflaum, München

Kirchner P (1996) Physiotherapeutische Techniken in der Atemtherapie. In: Hüter-Becker A, Schewe H, Heipertz W (Hrsg) Physiotherapie – Lehrbuchreihe, Band 4. Untersuchungs- und Behandlungstechniken. Thieme, Stuttgart

Kolster B, Ebelt-Paprotny G, Hirsch M (1994) Leitfaden Physiotherapie, 1. Auflage. Jungjohann, Neckersulm

Plüss A-G (1989) Funktionelles Rückenmuskeltraining bei Morbus Bechterew. Krankengymnastik (KG) 41/1, Pflaum, München

Reichel H-S, Ploche CE (2003) Physiotherapie am Wirkort Bewegungssystem. Hippokrates, Stuttgart

Schauer U (1989) Spezifische Mobilisation bei Morbus Bechterew (Manuelle Therapie). Krankengymnastik (KG) 41/1, Pflaum, München

Weber K-G (2001) Die Behandlung des Zwerchfells bei Erkrankungen der unteren Atemwege und funktionellen Oberbauchbeschwerden. Krankengymnastik – Zeitschrift für Physiotherapeuten 53/10, Pflaum, München

Wirbser R (1989) Therapiekonzept in der Krankengymnastik bei Morbus Bechterew. Krankengymnastik (KG) 41/1, Pflaum, München

Kapitel 14

Kardiovaskuläre Erkrankungen

Thomas Wendt

1. Einleitung

Im Verlauf einer Spondylitis ankylosans kann es neben anderen extraskelettalen Manifestationen auch zu charakteristischen Veränderungen am Herzen und dem arteriellen Gefäßsystem kommen, welche ebenfalls als viszerale Manifestation des rheumatischen Grundleidens anzusehen sind. Die Beteiligung des Herzens bei Spondylitis ankylosans wurde erstmals in Deutschland von Fischer und Vontz (1931) beschrieben, die von Herzklappenfehlern in einer Häufigkeit von 11% bei Patienten mit Morbus Bechterew berichten. Die Erstbeschreibung der Aortitis bei Morbus Bechterew erfolgte 5 Jahre später (Mallory 1936). Allgemein bekannt wurden die Veränderungen an der Aortenwurzel bei Patienten mit Morbus Bechterew seit den 50er Jahren (Bernstein 1951; Graham und Smythe 1958; Toone et al. 1959; Davidson et al. 1963). Der Zusammenhang von Reizleitungsstörungen, HLA-B27 und Morbus Bechterew wurde erstmalig von Weed und Mitarbeitern beschrieben (Weed et al. 1966).

Für die typische Kombination der kardiovaskulären Manifestationen, d.h. einer Erregungsleitungsstörung plus einer Aorteninsuffizienz, finden sich in der nationalen und internationalen Literatur Begriffe wie spondylitische Kardiopathie (Bachmann et al. 1976), *idiopathic medial aortopathy and arteriopathy* (Marquis et al. 1968), Bechterew-Carditis (Nitter-Hauge und Otterstad 1981), *cardiac alterations* (Alves et al. 1988), kardiovaskuläre Komplikationen (Bachmann und Hartl 1976), *cardiovascular manifestations* (Burnstein et al. 1979), *cardiac involvement* (De Almeida et al. 1995), *cardiac impairment* (Benacka et al. 1995), *valvular and myocardial disease* (Marshall et al. 1991), *cardiac disorders* (Nagyhegyi et al. 1988), *cardiac abnormalities* (O'Neill et al. 1991), HLA-B27-assoziiertes kardiales Syndrom (Bergfeldt 1997), Herzbeteiligung (Kekow 2002) oder kardiales Syndrom (Crowley et al. 1993).

Der Autor möchte diese babylonische Sprachverwirrung im Folgenden durch den knappen, am ehesten treffenden und umfassendsten Begriff „aorto-kardiales Syndrom (AKS) bei ankylosierender Spondylitis (AS)" auf einen Nenner bringen. Denn neben den häufigsten kardiovaskulären Manifestationen einer Erregungsleitungsstörung und/oder einer Aorteninsuffizienz kann es zu weiteren, charakteristischen Störungen kommen, welche sich aus der typischen Ausbreitung der Inflammation von der Aortenwurzel kaudalwärts zwanglos ableiten und ebenfalls unter dem aorto-kardialen Syndrom (AKS) subsummieren lassen.

Im Folgenden soll – ausgehend von der Beschreibung der Histopathologie – zunächst die Entstehung der möglichen AKS-Manifestationen erläutert werden.

Daraus leiten sich klinische Befunde, Symptome, Diagnostik, Prognose sowie die therapeutischen Optionen ab.

Am Ende dieses Kapitels soll auf spezielle, klinisch jedoch nicht minder relevante Fragen eingegangen werden.

2. Histopathologie

Pathologisch-anatomische Untersuchungen zeigen am Herzen und der Aorta von Patienten mit Morbus Bechterew charakteristische Veränderungen, welche die klinischen Phänomene erklären und sich von den histologischen Befunden bei Arteriosklerose, dem Marfan-Syndrom, der rheumatoiden Arthritis, der Lues sowie denen nach rheumatischem Fieber deutlich unterscheiden.

Die typischen pathohistologischen Veränderungen wurden erstmals von Bulkley und Roberts (1973) beschrieben. An der Aortenwand kommt es in Höhe des Ansatzes der Aortensegel zu einer Verdickung, welche durch Intimaproliferation und Adventitiafibrose gekennzeichnet ist und die nach kaudal in die *Sinus Valsalvae*, nach kranial jedoch lediglich etwa 2,5 cm in die aszendierende Aorta hineinreicht. Nur in Einzelfällen wurde über eine Ausbreitung bis in den Aortenbogen berichtet (Ansell et al. 1958). In der *Media* imponiert der Zerfall elastischer Fasern, die durch fibröses Gewebe ersetzt werden, was zur Schwächung und Dehnung der Aortenwand beiträgt.

Die *Vasa vasorum* der Aortenwurzel können durch lymphozytäre Infiltrationen eingeengt sein. Die Koronarostien sind von der Aortitis nicht betroffen (Kawasuji et al. 1982).

Die *aortale Adventitiafibrose* kann sich nach kaudal weiter bis in den membranösen Teil des *interventrikulären Septums* ausbreiten. Sie führt dann zu einem typischen, echokardiographisch erkennbaren subaortalen Wulst an der Basis des vorderen Mitralsegels, im angelsächsischen Schrifttum als *Subaortic bump* bezeichnet (Benacka et al. 1995). Intramyokardial findet sich eine diffuse Vermehrung des interstitiellen Bindegewebes ohne Entzündungszeichen und ohne Amyloidablagerungen (Brewerton et al. 1987), eine Vermehrung der interstitiellen Grundsubstanz sowie eine perivaskuläre lymphatische Infiltration (Clark et al. 1957), zum Teil kommt es auch zu Verkalkungen und Verknöcherungen (Osterspey et al. 1982). Aschoff-Knötchen treten bei Morbus Bechterew nicht auf (Davidson et al. 1963).

Wenn die *intramyokardiale Fibrosierung* das Reizleitungssystem penetriert, kommt es zu Erregungsleitungsstörungen (Alexander und Feiner 1978). Weed und Mitarbeiter beschreiben einen Fall von AV-Blockierung, bei dem die Region, an der das AV-Bündel durchtritt, fast vollständig von einem fibrösen Strang ersetzt war, der nach kranial nahtlos in die Fibrose der Aortenwurzel überging (Weed et al. 1966). Elektrophysiologische Untersuchungen zeigen ein verlängertes AH-Intervall bei normaler HV-Zeit sowie einen niedrigen Wenckebach-Punkt, so dass die AV-Blockierung proximal des His-Bündels lokalisiert sein muss (Nitter-Hauge und Otterstad 1981).

An der Aortenklappe selbst kommt es, ausgehend von der *Aortitis*, zu einer fibrösen Verdickung der Klappenbasis mit Schrumpfungstendenz, was langfristig zur Schlussunfähigkeit und damit zur Aorteninsuffizienz führt. Hierzu kann eine *Dilatation der Aortenwurzel* zusätzlich beitragen (Bulkley und Roberts 1973). Selten kann es darüber hinaus zu einer Fenestration eines Aortensegels kommen (Kawasuji et al. 1982). Bei weiter fortschreitender Inflammation erreicht die Fibrose das vordere, nie jedoch das hintere Mitralsegel.

An den kleinen intramyokardialen Arterien kann es zu einer Fibrose und Intimaproliferation im Sinne einer *Endangiitis obliterans* kommen. Dieses histologische Bild entspricht den Geweben in der Nachbarschaft befallener Gelenke (Bergfeldt 1997). Die gleichzeitig erhöhte Plättchenaggregation könnte über die vermehrte Steifheit und Klebrigkeit der Plättchen deren Adhäsion an der Gefäßwand begünstigen, was über die Ausschüttung des *Platelet derived growth factor* das typische Bild der *proliferativen Endangiitis* bewirken und erklären mag (Bergfeldt et al. 1991).

Auch wenn das Dach des rechten Vorhofs topographisch weit von der Aortenwurzel und dem membranösen Ventrikelseptum entfernt ist, beschreibt James degenerative Veränderungen des Sinusknotens bei einem Patienten mit Morbus Bechterew mit normaler Sinusknotenarterie (James 1974).

3. Befunde

3.1. Aortenwurzel

Die dorsale Aortenwand verdickt, ohne dass die Koronarostien eingeengt würden. Diese Verdickung bleibt ohne Folgen. Bei gleichzeitig vorliegender koronarer Herzkrankheit kann jedoch auch einmal eine *Ostiumstenose* auftreten (Haruta et al. 1981). Selten kommt es jedoch zu einer relevanten *Dilatation der Aortenwurzel*, was zu einer relativen Aortenklappeninsuffizienz und/oder zu einem Aortenaneurysma (Kawasuji et al. 1982) führen kann.

3.2. Aortenklappe

Vor allem durch die narbige Schrumpfung kommt es zu einer Schlussunfähigkeit der Klappensegel mit dem Bild der Aortenklappeninsuffizienz.

3.3. Erregungsleitungssystem

Je nachdem, in welche Strukturen des Erregungsleitungssystems die Fibrose eindringt, kommt es zu unterschiedlichen Störungen, vor allem zu AV-Blockierungen 1., 2. und 3. Grades sowie zu Schenkelblöcken.

3.4. Mitralklappe

An der Mitralklappe können sich dieselben Mechanismen abspielen wie an der Aortenklappe. Da sie aber weiter vom Ausgangspunkt der Inflammation weg sitzt, erkrankt sie sehr viel seltener in Form einer Klappeninsuffizienz als die Aortenklappe.

3.5. Linker Ventrikel

Bei ausgeprägter *Aorteninsuffizienz* kommt es zu einer *linksventrikulären Dilatation*, die eine begleitende Mitralinsuffizienz im Sinne einer relativen Insuffizienz noch verschärfen kann. Die linksventrikuläre Funktion ist durch die Fibrose allenfalls diastolisch beeinträchtigt.

4. Häufigkeiten

Das *aorto-kardiale Syndrom* zeigt innerhalb der Bechterew-Gruppe keine Geschlechtsprävalenz (Bachmann und Hartl 1976). Die Inzidenz jedweder kardiovaskulärer Beteiligung beträgt 14% (Kinsella et al. 1974). Am häufigsten kommt es zu einer *Aorteninsuffizienz* und/oder *Erregungsleitungsstörungen* (O'Neill und Bresnihan 1992).

Die *Inzidenz* der alleinigen Aorteninsuffizienz beträgt 1 bis 10% (Ansell et al. 1958; Takkunen et al. 1970; Clark et al. 1957; Davidson et al. 1963; Hart 1968; Toone et al. 1959). Ihr Auftreten scheint von der Krankheitsdauer abzuhängen. So fanden Graham und Smythe unter 519 ehemaligen Soldaten mit Morbus Bechterew eine Aortenklappeninsuffizienz nach 30-jährigem Krankheitsverlauf bei 10%, bei nur 5-jährigem Krankheitsverlauf bei lediglich 1% des Kollektivs (Graham und Smythe 1958). Diese Spanne von einem bis zehn Fällen auf 100 Untersuchte deckt sich mit anderen Quellen (Wilkinson und Bywaters 1958; Kinsella et al. 1974; Bachmann et al. 1976), wobei die Spanne zum Teil auch durch Unterschiede in den Kollektiven begründet sein mag.

Gelegentlich kann die *Aorteninsuffizienz* auch der klinischen Manifestation des Morbus Bechterew vorausgehen (Bachmann et al. 1976) bzw. wird bei gezielter Diagnostik als Ursache einer reinen Aortenklappeninsuffizienz ein zuvor nicht bekannter Morbus Bechterew erkannt. So berichten Eversmeyer und Mitarbeiter (Eversmeyer et al. 1978) über 2 Patienten mit Aorteninsuffizienz, die als Ursache bei näherem Hinsehen einen bislang noch nicht bekannten Morbus Bechterew hatten.

Interessanterweise half das Auftreten der Aortenklappenbeteiligung in einer Subgruppe eines Kollektivs von Patienten mit *„rheumatoider Spondylitis"* diejenigen mit *rheumatoider Arthritis* von denjenigen mit *ankylosierender Spondylitis* als eigenständiger Entität abzugrenzen (Graham 1960).

Obwohl die Aortenklappe relativ häufig degenerativ erkrankt, gib es nur vereinzelt Berichte über akute *bakterielle Endokardi-*

tiden. Dies mag damit zusammenhängen, dass in Fällen von bakterieller Aortenklappenendokarditis eine gleichzeitig bestehende ankylosierende Spondylarthritis noch nicht bekannt war (O'Neill und Bresnihan 1992).

Bemerkenswert ist, dass eine Aortenklappeninsuffizienz häufig mit einer AV-Blockierung kombiniert ist (Bachmann et al. 1976). Dies findet seine Erklärung in dem pathologisch-anatomischen Befund der *Aortitis* im Sinne einer umschriebenen Entzündung mit nachfolgender *Dilatation der Aortenwurzel* unter Einbeziehung von Anteilen des *Kammerseptums* und damit auch des in seiner unmittelbaren Nachbarschaft gelegenen *Reizleitungssystems* (Sobin und Hagstrom 1962). Diese Kombination einer *Aorteninsuffizienz plus einer Erregungsleitungsstörung* tritt bei 5 bis 10% der Patienten mit Morbus Bechterew auf (Crowley et al. 1993).

Bezüglich der *Reizleitungsstörungen* bei Patienten mit Morbus Bechterew sind AV-Blockierungen 1., 2. und 3. Grades, Schenkelblöcke, Wenckebach-Periodik, Vorhofflimmern und SA-Block beschrieben worden (Bernstein und Broch 1949; Bergfeldt et al. 1982a; Nitter-Hauge und Otterstad 1981; Nagyhegyi et al. 1988; Julkunen und Luomanmäki 1964; Gonffault et al. 1972; Thomsen et al. 1986; Harvey et al. 1976; Hoffmann und Leight 1965; Liu und Alexander 1969; Weed et al. 1965; Bachmann et al. 1976; Smythe und Graham 1959; Storstein und Waaler 1959). Die Häufigkeitsangaben schwanken zwischen 1 und 20%.

Die *Häufigkeit eines AV-Blocks* ist bei Befall der Aortenklappe höher (Nitter-Hauge und Otterstad 1981) und hängt von der Dauer des Morbus Bechterew ab: So fand sich ein AV-Block bei 9% der Patienten mit Morbus Bechterew nach 30-jähriger Krankheitsdauer im Vergleich zu 0,6% bei nur 5-jähriger Krankheitsanamnese (Graham und Smythe 1958). Zu bedenken ist aber, dass Blockierungen, selbst ein AV-Block III° (Bergfeldt et al. 1982a), intermittierend auftreten können, was unterschiedliche Häufigkeiten in verschiedenen Literaturquellen erklären kann. Insgesamt findet sich ein AV-Block bei bis zu 9% der Patienten mit Morbus Bechterew (Kotel'nikova et al. 1993).

Nicht selten wird bei gezielter Diagnostik als Ursache eines AV-Blockes III° ein zuvor nicht bekannter Morbus Bechterew festgestellt. So fanden Bergfeldt und Mitarbeiter (Bergfeldt et al. 1982b) in einer Untersuchung an 223 Patienten, die wegen eines AV-Blockes III° einen Schrittmacher erhalten hatten, bei 7 einen Morbus Bechterew, Edhag bei 7 von 166 Schrittmacherträgern (Edhag 1969).

Eine *Sinusbradykardie* tritt bei 22% der Patienten mit Morbus Bechterew auf (Alves et al. 1988). Bei 2 von 30 Patienten mit Morbus Bechterew fand sich zudem eine Verlängerung der Sinusknotenerholungszeit (Nitter-Hauge und Otterstad 1981).

Eine Beschleunigung der Reizleitung im Sinne eines *Wolff-Parkinson-White Syndroms* wird in der Literatur lediglich zweimal beschrieben (Garcia et al. 1983; Sukenik et al. 1987), eine Verkürzung der PQ-Zeit auf unter 120 msec fanden Alves und Mitarbeiter (Alves et al. 1988) in immerhin 8%.

Linksschenkelblöcke treten bei etwa 15% der Patienten mit Morbus Bechterew auf (Kotel'nikova et al. 1993), ein *Rechtsschenkelblock* ist selten (de Almeida et al. 1995).

Häufig findet sich eine *Verlängerung der QT-Zeit* sowie eine größere *QT-Dispersion* als bei Gesunden, welche zudem mit steigender Krankheitsdauer ausgeprägter wird (Yildirir at al 2000). Unter QT-Dispersion werden unterschiedlich lange QT-Zeiten in den 12 Ableitungen des Oberflächen-EKGs oder im Rahmen eines 24-Stunden-EKGs verstanden. Selbst unter Berücksichtigung methodischer Einwände legt die daraus abgeleitete Aussage einer Inhomogenität der Kammerrepolarisation den Verdacht auf eine Proarrhythmie nahe.

Einen dilatierten linken Ventrikel mit *reduzierter Ejektionsfraktion* fanden Ribeiro und Mitarbeiter bei 5 von 28 Patienten mit Morbus Bechterew (Ribeiro et al. 1984). Eine Kontraktionsstörung des linken Ventrikels ist damit eher selten. Sie ist nicht häufiger bei Beteiligung der peripheren Gelenke (Takkunen et al. 1970), sie hängt auch nicht von Alter, Dauer, Schwere oder Geschlecht ab (Takkunen et al. 1970).

Die Wahrscheinlichkeit der Entwicklung einer *linksventrikulären Kontraktionsstörung* steigt aber möglicherweise mit dem Zeitpunkt des Auftretens des Morbus Bechterew: So zeigte eine mexikanische Arbeitsgruppe bei Gegenüberstellung von 30 Buben, deren Morbus Bechterew mit im Mittel 12 Jahren begonnen hatte, im Vergleich zu 31 Männern, die im Mittel mit 25 Jahren erkrankten, bei vergleichbarer Krankheitsdauer zum Zeitpunkt der Studie (19 vs. 15 Jahre) Zeichen einer *Kardiomyopathie* in 25% bei Beginn im Kindesalter vs. 33% bei Beginn im Erwachsenenalter (Jimenez-Balderas et al. 2001).

Eine pathologische *diastolische Funktion* ohne klinische Symptomatik konnte bei 53% (Brewerton et al. 1987) bzw. bei 20% (Crowley et al. 1993) trotz normaler Diameter und Wanddicken, unabhängig vom Alter, Schweregrad der Erkrankung oder der Dauer der Erkrankung beobachtet werden (Crowley et al. 1993).

Das Ausmaß der *myokardialen Fibrose* korreliert nicht mit dem *plötzlichen Herztod* dieser Patienten (Brewerton et al. 1987).

In der oben beschriebenen mexikanischen Studie fand sich eine *Dilatation der Aortenwurzel* bei 30% der Patienten mit Morbus Bechterew mit Eintritt der Erkrankung im Kindesalter im Vergleich zu 58% bei Eintritt im Erwachsenenalter (Jimenez-Balderas et al. 2001). Diese ungewöhnlichen Befunde, wonach aorto-kardiale Komplikationen bei Krankheitsbeginn im Kindesalter in diesem Kollektiv von 51 Patienten mit Morbus Bechterew seltener auftreten als bei späterem Krankheitsbeginn mag damit zusammenhängen, dass es sich hierbei nicht um eine kaukasische, sondern um eine lateinamerikanische Population handelte.

Clark und Mitarbeiter (Clark et al. 1957) berichten von einem von 22 Patienten mit Morbus Bechterew, der ein *Aortenaneurysma* unmittelbar *hinter dem Aortenbogen* entwickelt hatte, wobei unklar blieb, ob es sich dabei um eine Manifestation des Morbus Bechterew oder eine Zweiterkrankung handelte. Im Gegensatz dazu wird das Aneurysma der aszendierenden Aorta bei Patienten mit Morbus Bechterew als typische Manifestation der Erkrankung angesehen (Weinberger und Sacks 1967).

Auch die Entwicklung einer schweren *Mitralinsuffizienz* wurde beschrieben (Shah 1987). Dies ist aber eine Ausnahme, genauso wie das gleichzeitige Auftreten einer *Aorten- und Mitralinsuffizienz* (Haruta et al. 1981; Roberts et al. 1974; Stewart et al. 1978). Insgesamt ist eine Mitralinsuffizienz eine Rarität (Roberts et al. 1974; Davidson et al. 1963). Auch ein *Mitralprolaps* ist wahrscheinlich selten (de Almeida et al. 1995), wurde aber zum Teil auch bei bis zu 16% der Patienten mit Morbus Bechterew beschrieben (Kotel'nikova et al. 1993). Insgesamt dürfte der Mitralklappenprolaps wohl nicht häufiger als in der gesunden Bevölkerung zu finden sein (Nagyhegyi et al. 1988; Alves et al. 1988).

Im Gegensatz zur rheumatoiden Arthritis und zum Morbus Reiter kommt es bei der ankylosierenden Spondylitis nur gelegentlich (2 von 222 bzw. 5 von 337 Patienten mit Morbus Bechterew) zu einer *Perikarditis* (Wilkinson und Bywaters 1958 bzw. Bachmann et al. 1976), ältere Quellen sprechen von 1% (Bernstein und Broch 1949). Da sie meist symptomlos bleibt, wird sie oft nur zufällig anlässlich einer Routineuntersuchung auskultatorisch (Perikardreiben) oder im Ruhe-EKG (Erregungsrückbildungsstörungen) diagnostiziert. Klinisch ist die Perikarditis bedeutungslos, obwohl sie theoretisch Vorhofarrhythmien triggern kann.

Einen echokardiographisch fassbaren *Perikarderguss* fand eine irische Arbeitsgruppe bei einem von 24 Patienten mit Morbus Bechterew (O'Neill et al. 1992b). Ein Zusammenhang zwischen stenosierender Koronarsklerose und Morbus Bechterew ist nicht bekannt (Osterspey et al. 1982).

Bezüglich des Zusammentreffens eines aorto-kardialen Syndroms mit anderen Begleiterkrankungen des Morbus Bechterew fällt auf, dass die *Herzbeteiligung* überzufällig häufig mit einer *Arthritis der peripheren Gelenke* vergesellschaftet ist, nämlich in 22% gegenüber 5,5% in einer Kontrollgruppe. Dagegen ist die Tendenz einer gleichzeitigen Manifestation an den Augen, den Harnwegen, dem Darm oder der Haut nicht nachzuweisen (Bachmann et al. 1976).

Schließlich sind neben der Kombination aus Aortitis plus Erregungsleitungsstörung in der Literatur Einzelfälle von Panarteriitis (Ball und Hathaway 1966) oder Takayasu-Syndrom (Paloheimo et al. 1966) bei Morbus Bechterew mitgeteilt worden.

Mit Verfeinerung der echokardiographischen Technik und insbesondere mit Einführung des transösophagealen Zugangs hat sich die Sensitivität der Methode insbesondere bezüglich der Erkennung von Klappeninsuffizienzen erheblich erhöht. Daher finden sich in neueren echokardiographischen Untersuchungen zum Teil größere Häufigkeiten. So zeigten sich in einer weiteren Studie im transösophagealen Echokardiogramm bei 82% der Patienten mit Morbus Bechterew Veränderungen der Aortenwurzel und der Klappen. Eine Verdickung der Aortenwand bestand bei 61%, eine vermehrte Steifheit bei 61% und eine Wurzeldilatation bei 25% der Patienten mit Morbus Bechterew. Eine Verdickung der Aortensegel fand sich bei 41%, der Mitralsegel bei 34% (Roldan et al. 1998), was bezüglich der Notwendigkeit einer Endokarditisprophylaxe Konsequenzen hat (s.u.).

5. Symptome

Die *Symptomatik* hängt von den pathohistologischen Veränderungen und deren Lokalisation sowie der Ausprägung der Veränderungen ab. Möglich sind Angina pectoris, Belastungsdyspnoe, Herzstolpern, Palpitationen, Schwindel, Abgeschlagenheit, Synkopen und Adam-Stokes-Anfälle.

Eine Perikarditis kann gelegentlich *präkordiale Schmerzen* verursachen, die bei Patienten mit Morbus Bechterew auch von den sternokostalen Gelenken herrühren können. Auskultation, EKG und gegebenenfalls Echokardiographie auf der einen, Palpation auf der anderen Seite klären diese Differentialdiagnosen.

Im Vordergrund stehen meist Symptome der Aorteninsuffizienz oder von Erregungsleitungsstörungen (Eversmeyer et al. 1978; Bergfeldt et al. 1982a). Zunehmende *Luftnot* bei Patienten mit Morbus Bechterew spricht für die Progression einer Aorteninsuffizienz (Graham und Smythe 1958), welche auch akut dekompensieren kann (Stewart et al. 1978). Die Patienten fühlen sich jedoch kardial lange beschwerdefrei, ehe es zu einer zunehmenden Linksinsuffizienz kommt (Clark et al. 1957). Da der Patient häufig zuvor durch seine Einschränkungen am Bewegungsapparat nicht mehr altersentsprechend belastbar war, konnte er auch keine Belastungsdyspnoe provozieren.

Isolierte AV-Blockierungen I° rufen verständlicherweise keinerlei Symptome hervor, so dass danach gezielt im Ruhe-EKG und gegebenenfalls 24-Std.-EKG gefahndet werden muss.

Adam-Stokes-Anfälle (Gowans 1960; Hoffmann und Leight 1965; Julkunen und Luomanmäki 1964; Liu und Alexander 1969) können auch ohne vorherige Schwindelattacken auftreten und sollten differentialdiagnostisch stets an einen Morbus Bechterew denken lassen, insbesondere bei gleichzeitig bestehender Aorteninsuffizienz.

Die *pektanginöse Symptomatik* eines Patienten mit Morbus Bechterew wird häufig als muskuloskeletal missinterpretiert (O'Neill und Bresnihan 1992), z.B. wegen kostovertebraler und sternoklavikulärer Arthritis oder manubriosternaler Chondritis (Burnstein et al. 1979; Osterspey et al. 1982). Hinzu kommt, dass Brustschmerzen oft verschleiert sein können, weil sie durch eine analgetische Rheumatherapie kaschiert werden (Kekow 2002).

Auch wenn der Morbus Bechterew *per se* zu keinen Stenosen an den epikardialen Kranzarterien führt, darf jedoch nicht außer Acht gelassen werden, dass sich bei Vorliegen entsprechender kardiovaskulärer Risikofaktoren auch bei Patienten mit Morbus Bechterew eine klassische koronare Herzkrankheit entwickeln kann (Spitzer et al. 1975).

Allerdings kann es im Rahmen der *Endangiitis obliterans*-artigen *Intimaproliferationen* (Bergfeldt 1997), wenn diese Veränderungen die kleinen Koronararterien betreffen, auch bei koronarangiographisch normalen Herzkranzgefäßen zu typischer Angina pectoris mit dem Nachweis einer myokardialen Durchblutungsstörung im Sinne einer *Small vessel disease* kommen (Osterspey et al. 1982).

Schließlich kann auch eine fortgeschrittene Aorteninsuffizienz über den *verminderten Perfusionsdruck* bei niedrigem diastolischen Blutdruck selbst bei unauffälligen Koronararterien zu einer echten Myokardischämie mit dem Symptom der Angina pectoris führen.

6. Diagnostik

Das Wichtigste bei noch nicht bekanntem *aorto-kardialen Syndrom* ist es, bei Patienten mit Morbus Bechterew daran zu denken und gezielt nach den möglichen Manifestationen zu fahnden.

Bei der Anamnese werden die oben genannten Symptome abgefragt. Im Rahmen der körperlichen Untersuchung fallen nur bei hämodynamisch wirksamer Aorteninsuffizienz eine *große Blutdruckamplitude* sowie ein *Kapillarpuls* auf. Zuvor können bereits das spindelförmige Systolikum über der Herzbasis mit Fortleitung in die Carotiden sowie das hauchende Sofortdiastolikum links parasternal auskultiert werden. Ein systolischer Click als Ausdruck eines Mitralklappenprolaps soll sich bei bis zur Hälfte der Patienten mit Morbus Bechterew finden (Alves et al. 1988), was in dieser Häufigkeit jedoch vom Autor bezweifelt wird.

Das *Ruhe-EKG* kann Blockierungen zeigen, muss es aber nicht. Zu bedenken ist, dass Blockierungen, selbst ein AV-Block III° (Bergfeldt et al. 1982a), intermittierend auftreten können. Praktisch bedeutet dies, dass Kontroll-EKGs in engem zeitlichen Abstand erfolgen sollten. Gegebenenfalls müssen Bandspeicher-EKGs registiert werden. Des Weiteren kann im Ruhe-EKG nach Zeichen der Linkshypertrophie und –schädigung als Ausdruck eines fortgeschrittenen Aortenvitiums gesucht werden.

Bei Patienten mit Morbus Bechterew findet sich häufiger eine größere *QT-Dispersion* als bei Gesunden, welche zudem mit steigender Krankheitsdauer ausgeprägter wird (Yildirir at al 2000), was erhebliche prognostische Konsequenzen hat (s.u.).

Die *Ergometrie* mit der Frage der Ischämiereaktion kann sich bei schmerzhafter Coxitis mit Bewegungseinschränkung sowohl in Form der Fahrradergometrie als auch der Kletterstufenergometrie nach Klepzig und Kaltenbach (Kaltenbach 1974) schwierig gestalten. Alternativ kommt in diesen Fällen eine *Handkurbelergometrie* in Betracht (Philbin et al. 1995). Bei bestehendem Schenkelblock ist jedoch die Interpretation der Erregungsrückbildung eingeschränkt, d.h. es kommt zu keinen typischen reversiblen horizontalen ST-Senkungen.

Die *Spirometrie* ist meist normal, gegebenenfalls findet sich eine leicht reduzierte Vitalkapazität. Die *Röntgen-Thorax Untersuchung* ist bezüglich des Herzens und der großen Gefäße ebenfalls zumeist normal, solange keine kardialen Symptome geklagt werden (Brewerton et al. 1987).

Im Vordergrund der morphologischen und funktionellen Beurteilung des Herzens und der Aortenwurzel steht die *Echokardiographie*, die sich wegen des eher in Inspiration stehenden Thorax und der damit eher breiten Interkostalräume transthorakal meist befriedigend durchführen lässt. Solange es jedoch noch zu keinem Auftreten von kardialen Symptomen gekommen ist, kann neben der klinischen Untersuchung und dem EKG auch das transthorakale Echo noch unauffällig ausfallen. In diesen Fällen hat das *transösophageale Echo* (TEE) eine größere Aussagekraft, da es gerade für die Aortenwurzel und die subaortalen Strukturen sensitiver ist.

Die *Klappenveränderungen* manifestieren sich an den Aortensegeln als Knötchen, an der Mitralis als basale Verdickung des vorderen Mitralsegels, was zu dem typischen Bild (Benacka et al. 1995) des *subaortalen posterioren Buckels* führt, der als Frühzeichen einer sich entwickelnden Aortitis angesehen werden kann (Thomas et al. 1982; Tucker et al. 1982).

Der *Durchmesser der Aortenwurzel* lässt sich bei Patienten mit rheumatologischen

Erkrankungen echokardiographisch sicher bestimmen (Lally et al. 1982). Auch diskrete Veränderungen der Aortenwurzel können echokardiographisch erfasst werden (Labresh et al. 1985). Im Vergleich zu Herzgesunden ist die Aortenvorderwand bei Morbus Bechterew dünner (2,5 vs. 4,1 mm), die Aortenhinterwand dicker und echogener. Diese fibrösen Veränderungen setzen sich in die subaortalen Strukturen fort und lassen sich z.T. bis ins membranöse Septum verfolgen, jedoch nur mit der *transösophagealen* Echokardiographie (Arnason et al. 1996).

Eine *Insuffizienz der Aortenklappe* kann heute mittels Doppler-Technik bereits bei sehr geringer Ausprägung zuverlässig erkannt werden, was auch bei Patienten mit Morbus Bechterew gelingt (O'Neill et al. 1991; Marshall et al. 1991).

Bei kardial asymptomatischen Patienten mit Morbus Bechterew kann das Ruhe-Echokardiogramm bezüglich der linksventrikulären Funktion noch normal sein, während die *Radionuklidventrikulographie* in Ruhe und unter Belastung global bereits eine Abnahme der *Peak filling rate* und des zeitlichen Auftretens des *Peak filling* zeigt. Zudem kann bei regionaler Betrachtung eine Minderperfusion der anteroseptalen Region gefunden werden (Gould et al. 1992).

Inwieweit frühzeitige Veränderungen – anstatt durch eine Radionuklidventrikulographie – auch durch ein dynamisches oder pharmakologisches Stressechokardiogramm erkannt werden können, wurde bislang nicht untersucht.

7. Prognose

Die häufigsten Veränderungen an der Aortenwurzel und den Klappen sind unabhängig vom Grad der Aktivität, der Schwere der Erkrankung oder der Therapie, sondern hängen ausschließlich von der Dauer der Erkrankung ab (Roldan et al. 1998). Diese sind für eine leicht erhöhte Sterblichkeit (relatives Risiko 1,3 bis 2,8) der Betroffenen verantwortlich (Court Brown und Doll 1965; Radford et al. 1977).

Eine slowakische Arbeitsgruppe (Benacka et al. 1995) sah im Gegensatz dazu nicht nur einen Zusammenhang mit der Dauer der Erkrankung, sondern auch mit dem frühzeitigen Auftreten und der Schwere der Erkrankung. Auch eine irische Arbeitsgruppe (O'Neill et al. 1992) konnte einen Zusammenhang zwischen dem Auftreten kardialer Manifestationen und dem Alter, der Dauer der Erkrankung und dem Ausmaß des Gelenkbefalls finden.

Da sich die Veränderungen an der Aortenwurzel und der Aortenklappe in der Regel langsam entwickeln, sind *Kontrolluntersuchungen in jährlichem Abstand* ausreichend, um eine Progression sicher zu erfassen.

Darüber hinaus sollte gezielt nach einer *QT-Dispersion* gefahndet werden. Dies eröffnet die Möglichkeit, frühzeitig ein Risiko für gravierende Rhythmusstörungen auch bei kardial unauffälligen Patienten mit Morbus Bechterew zu erkennen, da die Heterogenität der Repolarisation, ausgedrückt als *QT-Dispersion*, mit dem Auftreten von *ventrikulären Rhythmusstörungen* korreliert (Yildirir at al 2000).

In einer Verlaufsbeobachtung über 13 Jahre von 836 Patienten mit Morbus Bechterew traten 112 Todesfälle im Vergleich zu 63 erwarteten auf (Radford et al. 1977), was Brewerton auf die kardiale Beteiligung zurückführt (Brewerton et al. 1987). Die frühzeitige Erkennung einer *Beteiligung der Aortenwurzel* oder des *Herzens* kann daher wichtige therapeutische und prognostische Konsequenzen haben, denn im weiteren Verlauf führen diese Veränderungen zu einer zunehmenden Herzinsuffizienz mit der Gefahr weiterer Komplikationen. Die Endpunkte *Herzinsuffizienz*, *Aortenklappenersatz*, *Schlaganfall* und *Rhythmustod* traten bei 20% der 44 Patienten mit Morbus Bechterew im Vergleich zu 3% in einem Kontrollkollektiv von 30 alters- und geschlechtsgleichen Gesunden auf (Roldan et al. 1998).

Daneben kann es aber auch zu einem atypischen und foudroyanten Verlauf kommen, wie 1978 in Californien: Innerhalb von 3 Wochen entwickelte sich bei einem 16-jährigen Jungen eine fulminante Aorten- und Mitralinsuffizienz, welche erfolgreich operiert werden konnte, ehe fünf Jahre später ein Morbus Bechterew diagnostiziert wurde und ein weiteres Jahr später eine Iridocyclitis hinzutrat (Stewart et al. 1978).

8. Konservative Therapie

Bei Auftreten bzw. Erkennen entsprechender Manifestationen des *aorto-kardialen Syndroms* sollte aus prognostischen Gründen eine konservative Therapie eingeleitet bzw. modifiziert werden, d.h. optimale Blutdruckeinstellung bei Aortenwurzeldilatation, Nachlastsenkung bei Aortenklappeninsuffizienz, Verzicht auf bradykardisierende Medikamente bei Erregungsleitungsstörungen. Patienten mit Morbus Bechterew und Angina pectoris sollten daher vor Einsatz von *Beta-Blockern* gezielt auf Erregungsleitungsstörungen untersucht werden! Gleiches gilt für herzinsuffiziente Patienten vor *Digitalisierung* und hypertone Patienten mit Morbus Bechterew vor Einsatz von *Calziumantagonisten vom Verapamiltyp*.

Bei höhergradigen AV-Blockierungen mit entsprechender klinischer Symptomatik ist eine *Schrittmacherversorgung* angezeigt. Allerdings sollte bedacht werden, dass Erregungsleitungsstörungen bei Morbus Bechterew vorübergehender Natur sein können und der Effekt einer antiphlogistischen Therapie abgewartet werden sollte, da gezeigt werden konnte, dass Erregungsleitungsstörungen unter antiphlogistischer Therapie Rückbildungstendenzen zeigen (Godeau et al. 1976).

Bei Sicherung morphologischer oder funktioneller Veränderungen an der Aortenklappe sollte zudem auf eine strikte *Endokarditisprophylaxe* (s.u.) bei entsprechenden Anlässen geachtet werden.

Kommt es im Rahmen eines Entzündungsschubs des Morbus Bechterew zu einer hämodynamisch relevanten Aorteninsuffizienz, so lässt sich die Inflammation durch *Immunsuppressiva* gut zurückdrängen und die Aortenwurzel stabilisieren. Gelingt dies, kann zunächst konservativ weiterbehandelt werden, ehe ein kardiochirurgischer Eingriff zu einem späteren Zeitpunkt elektiv erfolgt (Townend et al. 1991). Ob dies auch für COX2-Antagonisten (Toussirot et al. 2003) oder die neuen Anti-TNF-alpha-Therapieansätze (Braun und Sieper 2002) mit Infliximab (Hrycaj und Lacki 2003) und Etanercept (Gorman et al. 2002) gilt, ist noch nicht untersucht.

Sollte es schließlich durch die antiinflammatorische Therapie zu einer *Homocysteinerhöhung* kommen, so empfiehlt es sich, den Homocysteinspiegel in den einstelligen Bereich (Hackam et al. 1999) zu senken, was in der Regel durch Gabe von *Folsäure*, *Vitamin B6* und *B12* gelingt (Schnyder et al. 2001).

9. Operative Therapie

Ist ein Klappenersatz notwendig, sollte der Anästhesist die Möglichkeit prüfen, die Intubation durch Einlage einer speziellen Larynx-Intubations-Maske zu erleichtern (Lu et al. 2001), durch welche dann eine blinde Intubation in aller Ruhe durchgeführt werden kann. Noch sicherer ist die bronchoskopische Intubation (siehe Kap. 42).

Eine Übersicht über die Literatur bis 1982 zum Thema Aortenklappenersatz bei Morbus Bechterew (Schilder et al. 1956; Mallete et al. 1969; Spangler et al. 1970; Bulkley et al. 1973; Roberts et al. 1974; Spitzer et al. 1975; Stewart et al. 1978) findet sich bei Kawasuji und Mitarbeitern (Kawasuji et al. 1982). In großen Operationsregistern fanden sich unter 887 Patienten mit Aortenklappenersatz drei (Kawasuji et al. 1982) bzw. unter 696 Patienten fünf (Spangler et al. 1970) entsprechend 0,3 bis 0,7% Aortenklappeninsuffizienzen wegen Morbus Bechterew. Schilder et al. (1956) beziffern den Anteil mit 5%. Obwohl diese Daten bezüglich der operativen Technik und der verwendeten Klappentypen bereits als historisch anzusehen sind, wurde lediglich über einen Todesfall während der Operation bei ansonsten exzellenten Ergebnissen berichtet. Wie auch bei anderen, im Stadium der floriden Entzündung klappenoperierten Patienten, kann jedoch eine elektive Nachoperation wegen paravalvulären Lecks auch bei Patienten mit Morbus Bechterew erforderlich sein (Stewart et al. 1978).

Abgesehen von einer Kasuistik (Kawasuji et al. 1982) war bis 1982 kein Fall der

Notwendigkeit eines gleichzeitigen Ersatzes der Aortenklappe plus der aszendierenden Aorta mitgeteilt worden. Prinzipiell stehen zwei operative Techniken für den gleichzeitigen Ersatz der aszendierenden Aorta plus der Aortenklappe zur Verfügung: (1.) Entweder die konventionelle Methode des isolierten Aortenklappenersatzes sowie des supracoronaren Ersatzes der Aorta oder (2.) der kombinierte Ersatz durch Implantation eines klappentragenden Conduits mit anschließender Reimplantation der Koronarien.

Eine aortokoronare Bypassoperation, selbst unter Verwendung der *A. mammaria*, ist grundsätzlich auch bei Morbus Bechterew möglich (Yuda et al. 1997). Die Verwendung eines Bronchoskops oder der Larynx-Intubations-Maske erleichtert die Intubation bei fixierter Flexion der HWS (D'Mello et al. 2002). Sollte dies nicht möglich sein, bleibt für revaskularisierende Eingriffe die Möglichkeit der Epiduralanästhesie (Varadarajan et al. 2002).

Darüber hinaus sollten folgende spezielle Gesichtspunkte bei Herzoperationen von Patienten mit Morbus Bechterew prä-, intra-, peri- und postoperativ bedacht werden:

- Bereits präoperativ sollte wegen der eingeschränkten thorakalen Atmung, insbesondere bei verminderter Vitalkapazität, eine gezielte *Atemgymnastik* erfolgen, die früh postoperativ intensiv fortgeführt wird, um Atelektasen zu vermeiden oder rechtzeitig zu lösen (Kawasuji et al. 1982; Winter et al. 1995).
- Aufgrund der kyphotischen BWS-Versteifung muss intraoperativ besonders auf die Lagerung geachtet werden. Wegen der Starrheit der sternocostalen und costovertebralen Gelenke (Hart et al. 1963) kommt es bei Eröffnung des Thorax zu mehr Subluxationen, Knorpelschäden und Rippenbrüchen als üblich. Stärkere thorakale Beschwerden im Vergleich zu sternotomierten Patienten ohne Morbus Bechterew und damit ohne Thoraxstarre konnte der Autor in seinem Kollektiv von elf herzoperierten Patienten mit Morbus Bechterew zwischen 1996 und 2003 jedoch nicht feststellen.

Für einen Herzchirurgen eher überraschend war die Aussage eines seiner Patienten, dass dieser nach der Operation 2 cm größer war (Sarai 2003), was auf die passive Streckung auf dem OP-Tisch während der Narkose, die maximale Dehnung des Brustkorbes sowie die Sprengung der Costovertebralgelenke im Rahmen der medianen Sternotomie zurückgeführt werden könnte.

Perioperativ ist bei Aortenklappenersatz gegebenenfalls die Indikation zum vorübergehenden Schrittmacher zu stellen (Nitter-Hauge und Otterstad 1981).

Im Rahmen operativer Eingriffe ist wegen des Zusammentreffens von meist langjährigem Gebrauch von Salicylaten und/oder Steroiden sowie des Operationsstresses und/oder der begleitenden Antikoagulation auf das erhöhte Risiko einer gastrointestinalen Blutung zu achten (Kawasuji et al. 1982).

10. Spezielle Fragen

10.1. Koronare Herzkrankheit

Ein Zusammenhang zwischen stenosierender Koronarsklerose und Morbus Bechterew ist nicht bekannt (Osterspey et al. 1982). Analog der Dilatation der Aortenwurzel wird eher die Ausbildung von Koronaraneurysmen im Rahmen der entzündlichen Gefäßwandveränderungen diskutiert (Wang et al. 1999). Sicher im Zusammenhang mit Morbus Bechterew stehende Koronaraneurysmen wurden bislang jedoch nicht beschrieben.

Allerdings kann es im Rahmen der *Endangiitis obliterans*-artigen Intimaproliferationen (Bergfeldt 1997), wenn diese Veränderungen die kleinen Koronararterien betreffen, auch bei koronarangiographisch normalen Herzkranzgefäßen zu typischer *Angina pectoris* mit dem Nachweis einer myokardialen Durchblutungsstörung im Sinne einer *Small vessel disease* kommen, wie eine Kölner Arbeitsgruppe (Osterspey et al. 1982) zeigen konnte.

Hinzu kommt, dass Kortison, welches gelegentlich als Begleitmedikation eingesetzt wird, eine Atherogenese begünstigen kann, indem es die klassischen kardiovaskulären Risikofaktoren Bluthochdruck, Fettstoffwechselstörung und Glukoseintoleranz negativ beeinflusst (Nashei 1986). Andererseits verzögert eine Kostisonbehandlung möglicherweise ein kardiovaskuläres Ereignis durch Unterdrückung des inflammatorischen Prozesses, als der die Atherosklerose heute angesehen wird (Buffon et al. 2002; Hoffmeister 2001; Ross 1999; Willerson et al. 2004). Niksic und Mitarbeiter folgern daher, dass Kortison zwar die Plaqueentstehung fördert, die Plaqueruptur jedoch verzögert (Niksic et al. 2002).

Auch wenn der Morbus Bechterew *per se* also zu keinen Stenosierungen an den epikardialen Kranzarterien führt, darf nicht außer Acht gelassen werden, dass sich bei Vorliegen entsprechender kardiovaskulärer Risikofaktoren auch bei Patienten mit Morbus Bechterew eine klassische koronare Herzkrankheit entwickeln kann (Spitzer et al. 1975). Hierzu zählt sicherlich auch das heute als kardiovaskulärer Risikofaktor anerkannte Homocystein.

10.2. Homocystein

Homozystein stellt einen eigenständigen Risikofaktor der Atherogenese dar (Clarke et al. 1991). Bei Patienten mit Morbus Bechterew ist eine derartige Homocysteinerhöhung als Nebeneffekt einer Basistherapie, z.B. mit Methotrexat, möglich. Methotrexat führt einzeln oder in Kombination mit Sulfasalazin zu einer Homocysteinerhöhung (Haagsma et al. 1999), da Methotrexat als Dihydrofolatreduktasehemmer die Folsäurebildung hemmt und *niedrige Folsäurespiegel* mit einer Homozysteinerhöhung einhergehen (Ubbink et al. 1993). Um daher eine Hyperhomocystinämie-bedingte Arteriosklerose zu verhindern, sollte der Homocysteinspiegel unter dieser Medikation kontrolliert und im einstelligen Bereich gehalten werden (Hackam et al. 1999), was mit einer *Substitution* von *Vitamin B6*, *B12* und *Folsäure* gelingt (Griffith et al. 2000; Schnyder et al. 2001).

10.3. Arterielle Hypertonie

Eine *Hypertonie* ist *per se* keine typische Manifestation des Morbus Bechterew. Im Patientenkollektiv von Takkunen (Takkunen et al. 1970) wurde sie mit einer Häufigkeit von 16,2% angegeben und liegt somit deutlich unter der Häufigkeit von 20% in der allgemeinen Bevölkerung (Alves et al. 1988).

Sekundär kann eine Hypertonie jedoch durch eine Medikation mit NSAR, Ciclosporin, Leflunomid (Kekow 2002) oder Kortison (Niksic et al. 2002) ausgelöst werden (Kekow 2002).

10.4. Cor pulmonale

Die Entwicklung eines *Cor pulmonale* gehört nicht zum Morbus Bechterew-assoziierten aorto-kardialen Syndrom. Gleichwohl kann es sich bei ausgeprägten pulmonalen Veränderungen ausbilden. Aus Ungarn wurde sogar eine Häufigkeit von 16% bei Patienten mit Morbus Bechterew angegeben (Nagyhegyi et al. 1988).

10.5. Arteria vertebralis

Eine häufig geäußerte Vermutung, dass Schwindel die Folge von ossären Einengungen einer oder beider durch die *Foramina transversaria* vom 6. Halswirbel zum Atlas kranialwärts ziehenden *Aa. vertebrales* sei, kann nach Einschätzung des Autors aus folgenden zwei Gründen als unzutreffend ausgeräumt werden:

- Zum einen müsste dann die Kraft des sekundär reparativen, verknöchernden Prozesses (a) raumfordernd und (b) größer sein und konstanter wirken als die mit arteriellem Druck 24 Stunden am Tag 365 Tage im Jahr lebenslang pulsierende Gefäßwand. Messungen hierüber sind dem Autor nicht bekannt. Analog kann jedoch das Beispiel der Ausbildung der Rippenusuren bei Aortenisthmusstenose durch den Kollateralkreislauf als Gegenbeweis dienen, wo pulsierende Arterien den Knochen allmählich verdrängen und nicht umgekehrt der Knochen „härter" ist als der stetig hämmernde Puls. Zudem fehlen ab dem 6. Halswirbel die Wirbel/Rippengelenke, und die ventralen Syndesmophyten als potentieller Ausgangspunkt eines stenosierenden Prozesses sind topographisch zu weit entfernt.

- Zum anderen ziehen neben den zwei *Aa. vertebrales*, welche die *A. basilaris* speisen, die beiden viel kaliberstärkeren *Aa. carotis internae* zur Schädelbasis, wo sie über die *Aa. communicantes posteriores* im *Circulus arteriosus cerebri* (Willisi) eine ringförmige Anastomose bilden. Daher kann selbst der Verschluss einer *A. carotis interna* symptomlos überlebt werden. Ebensowenig stellt eine hochgradige Stenose der *A. carotis interna* eine absolute Operationsindikation dar, weil die cerebrale Durchblutung durch die anderen drei Gefäße sichergestellt sein kann. Da die *A. vertebralis* jedoch einen viel kleineren Gefäßquerschnitt als die *A. carotis interna* hat, gilt dies in diesem Falle umso mehr.

Aus kardiologischer Sicht sind daher drei Konsequenzen bei Angabe von *Schwindel* zu ziehen: (1.) sollte intensiv nach *Erregungsleitungsstörungen* gefahndet werden, (2.) sollte der *Blutdruck* kontrolliert werden und (3.) sollte auf die *Durchgängigkeit der Aa. carotis internae* geachtet und bestehende kardiovaskuläre Risikofaktoren ausgeräumt sowie Schutzfaktoren betont werden.

10.6. Autonomes Nervensystem

In der Literatur findet sich bei Analyse der *Herzfrequenzvariabilität* kein Hinweis auf eine Beteiligung der autonomen Innervation des Herzens bei Evaluation des Ruhe-EKGs (Falkenbach et al. 1997) oder des 24-Std.-EKGs bei klinisch asymptomatischen Patienten mit Morbus Bechterew (Yildirir et al. 2001). Bei Analyse der Sofortreaktion der Herzfrequenz und des Blutdruckes auf Ein-/Ausatmen bzw. Aufstehen aus dem Liegen ist jedoch bei Patienten mit Morbus Bechterew und Zeichen einer erhöhten Inflammation (BSG, CRP, BASDAI) (Garrett et al. 1994) eine *verminderte parasympatische Aktivität* nachweisbar (Toussirot et al. 1999). Klinische Konsequenzen ergeben sich daraus nicht.

10.7. Kontrolluntersuchungen

Nach Feststellung eines *aorto-kardialen Syndroms* sollten nicht-invasive, *kardiologische Kontrolluntersuchungen* in ein- bis zweijährlichem (Braun und Lautermann 2002), besser *in jährlichem Abstand* erfolgen, um eine Verschlechterung frühzeitig erkennen und gegensteuern zu können.

Gezielt sollte dabei auf den *Durchmesser der Aortenwurzel*, die *Schlussfähigkeit der Aortenklappe*, *Erregungsleitungsstörungen*, die *QT-Dispersion*, die *diastolische Funktion des linken Ventrikels* und gegebenenfalls die Offenheit der *Aa. carotis internae* geachtet werden.

10.8. HLA-B27

In der kaukasischen Allgemeinbevölkerung leiden etwa 0,1 bis 0,5% an einem Morbus Bechterew (Bergfeldt et al. 1982b). Die Prävalenz für HLA-B27 in der Allgemeinbevölkerung liegt bei 6 bis 8% (Bergfeldt 1997). Von den Patienten mit Morbus Bechterew sind zumindest etwa 67 bis 88% HLA-B27-positiv (Bergfeldt 1997). Danach gibt es also HLA-B27 positive und HLA-B27-negative Patienten mit Morbus Bechterew.

Wenn also das Merkmal HLA-B27 keine sichere Aussage über das Bestehen oder Nichtbestehen eines Morbus Bechterew zulässt, stellt sich im Zusammenhang mit der Thematik des vorliegenden Kapitels die Frage, ob der Nachweis bzw. die Nichtfeststellung des HLA-B27-Merkmals zumindest das Bestehen bzw. Nichtbestehen eines *aorto-kardialen Syndroms* voraussagen lässt. Dazu seien aus der Literatur folgende Häufigkeiten zu Aortenklappeninsuffizienz und HLA-B27 [A,B], zu Erregungsleitungsstörungen und HLA-B27 [C] sowie zu Aortenklappeninsuffizienz plus Erregungsleitungsstörung und HLA-B27 [D,E] wiedergegeben:

[A] Kardiologische Patienten mit Aortenklappeninsuffizienz *ohne* Spondylitis haben keine erhöhte HLA-B27-Prävalenz (Calin et al. 1977).

[B] Umgekehrt ist ein positiver HLA-B27-Status *ohne* Gelenkmanifestationen nicht mit dem erhöhten Auftreten einer Aortenklappeninsuffizienz assoziiert (Qaiyumi et al. 1985).

[C] Die Häufigkeiten von HLA-B27 in großen Serien von kardiologischen Patienten, denen wegen AV-Blockierung II° oder III° ein Schrittmacher implantiert worden war, zeigen folgendes: [C_1] In einer holländischen Studie von 35 kardiologischen Patienten, denen wegen eines kompletten AV-Blocks ein Schrittmacher implantiert worden war, waren 14% HLA-B27-positiv gegenüber 6% in einem Kontrollkollektiv (Peeters et al. 1991). [C_2] In einer schwedischen Studie an 223 männlichen, kardiologischen Patienten, von denen 71% wegen eines kompletten AV-Blocks einen Schrittmacher erhalten hatten, fand sich das HLA-B27 bei Schrittmacherträgern ohne Gelenkmanifestation in 17% im Vergleich zu 6% in einem Kontrollkollektiv (Bergfeldt et al. 1982b). [C_3] Später ergänzte Bergfeldt, dass die Häufigkeit von HLA-B27 bei männlichen, nicht jedoch bei weiblichen Schrittmacherträgern höher ist als in der Allgemeinbevölkerung (Bergfeldt 1997). [C_4] In einer *follow-up*-Studie war jedenfalls keine erhöhte Mortalität der HLA-B27-positiven Schrittmacherpatienten zu erkennen (Bergfeldt et al. 1987).

[D] Bei etwa der Hälfte der kardiologischen Patienten – davon 88% der Männer –, bei denen die Kombination von Aortenklappeninsuffizienz plus Erregungsleitungsstörung diagnostiziert wurde, kann ein bis dahin unbekanntes, HLA-B27-positives rheumatisches Leiden aufgedeckt werden (Bergfeldt et al. 1988; Bergfeldt 1997). Dabei handelt es sich jedoch nicht ausschließlich um einen Morbus Bechterew, da eine kardiale Beteiligung ähnlicher Manifestationsvielfalt auch bei anderen HLA-B27-positiven Erkrankungen, wie z.B. dem Morbus Reiter, unabhängig von deren klinischer Ausprägung, auftritt (Bergfeldt 1997).

[E] Werden Patienten mit Morbus Bechterew auf die Kombination aus Aortenklappeninsuffizienz plus Erregungsleitungsstörung hin untersucht, so findet man eine Manifestation dieser Kombination in 5–10% (Crowley et al. 1993). Von diesen 5–10% der Patienten mit Morbus Bechterew plus aortokardialem Syndrom sind 67–88% HLA-B27-positiv (Bergfeldt 1997), was auch fast der allgemeinen Häufigkeit von HLA-B27 bei Morbus Bechterew entspricht (Bergfeldt 1997).

Zusammenfassend lässt sich aus diesen Daten folgern, dass (1.) bei unauffälligen Gelenken kein Zusammenhang zwischen dem HLA-B27-Status und einer Aortenklappeninsuffizienz besteht; dass (2.) die erhöhte Prävalenz von HLA-B27 bei Schrittmacherträgern darauf hinweist, dass bei manchen kardiologischen Patienten mit Schrittmacher, insbesondere Männern, die Ursache des AV-Blocks in einem HLA-B27-assoziierten Leiden zu suchen ist (Bergfeldt und Moller 1983); dass (3.) sich bei kardiologischen Patienten mit der Kombination aus Aortenklappeninsuffizienz und Erregungsleitungsstörung die Suche nach HLA-B27 lohnt, was (4.) im Gegensatz zu Patienten mit Morbus Bechterew steht, bei denen der HLA-B27-Nachweis keinen Hinweis auf eine Kombination aus Aortenklappeninsuffizienz und Erregungsleitungsstörung ergibt.

Für die klinische Praxis lassen sich bezüglich des diagnostischen Wertes der HLA-B27-Bestimmung bei kardiologischen und bei Patienten mit Morbus Bechterew somit folgende Schlussfolgerungen ziehen:

1. Bei kardiologischen Patienten mit Erregungsleitungsstörungen kann die HLA-B27-Bestimmung Hinweise auf eine bislang noch nicht bekannte Spondylarthropathie liefern.
2. Bei Patienten mit Morbus Bechterew führt die HLA-B27-Bestimmung zur Frage, ob ein begleitendes aorto-kardiales Syndrom vorliegt, nicht weiter.

10.9. Körperliche Aktivität bei aorto-kardialem Syndrom

Eine moderate körperliche Aktivität kann die Entwicklung der im Rahmen eines aorto-kardialen Syndroms möglichen Manifestationen weder positiv noch negativ beeinflussen. Eine ausdauerorientierte Aktivität kann aber durch Senkung des peripheren Widerstandes, wodurch die kardiale Nachlast gesenkt wird, das Fortschreiten einer Herzinsuffizienz günstig beeinflussen.

Selbst bei Bestehen eines aorto-kardialen Syndroms sollte daher eine regelmäßige *ausdauerorientierte körperliche Aktivität* einschließlich der stadienabhängigen speziellen Krankengymnastik der Wirbelsäule, häufig auch der Hüft- und Kniegelenke, beibehalten werden, welche jedoch individuell dosiert und ständig angepasst werden muss!

10.10. Endokarditisprophylaxe – ja oder nein?

Eine konkrete Empfehlung zur *Endokarditisprophylaxe* bei Morbus Bechterew ist in den Richtlinien der kardiologischen Fachgesellschaften bislang nicht ausgesprochen worden (Adam et al. 1998; The Task Force 2004). Sind *Aorten- oder Mitralklappe* jedoch morphologisch verändert oder funktionell insuffizient, sollte eine reguläre *Endokarditisprophylaxe* bei Anlässen, die mit einer *Bakteriämie* einhergehen, konsequent durchgeführt werden (O'Neill und Bresnihan 1992), was in den genannten Empfehlungen unter „erworbene Herzklappenfehler" subsummiert werden kann.

10.11. Notfallsituation

Sollte die kardiopulmonale Reanimation eines Patienten mit Morbus Bechterew notwendig sein, muss damit gerechnet werden, dass durch die fixierte Überstreckung der HWS als Gegenregulation zur BWS-Kyphose die Einstellung der Stimmritze für die Intubation schwierig bis unmöglich sein kann. Näheres hierzu findet sich in dem Kapitel „Notfallbehandlung" des vorliegenden Buches (Kap. 42).

11. Zusammenfassung

Ein *aorto-kardiales Syndrom* kommt häufig vor. Dadurch werden die Lebensqualität und die Prognose beeinträchtigt. Die verschiedenen Manifestationen können frühzeitig erkannt werden, wenn gezielt danach gesucht wird. Dann ist auch eine rechtzeitige Therapie und Lebensstilempfehlung möglich.

Die in diesem Kapitel angegebenen relativen Häufigkeiten sind überwiegend von wissenschaftlichem Interesse. Für den Praktiker, der sich einer kardiovaskulären Problematik eines Patienten mit Morbus Bechterew gegenübersieht, sind sie nur von untergeordneter Bedeutung. Ebenso ist die Kenntnis der pathohistologischen Einzelheiten für den Alltag entbehrlich. Die Ausbreitung der Inflammation von der Aortenwurzel aus strikt kaudalwärts über die Aortensegel und das membranöse Ventrikelseptum mit seinen Erregungsleitungsstrukturen bis hin zum vorderen Mitralsegel erleichtert jedoch das Verständnis der einzelnen Manifestationen des aorto-kardialen Syndroms und seiner klinischen, elektro- und echokardiographischen Befunde.

Bei Auftreten einer Aorteninsuffizienz nebst AV-Blockierung ohne anderweitige naheliegende Erklärung sollte immer an einen Morbus Bechterew als Grundkrankheit gedacht werden.

Bei Diagnosestellung eines Morbus Bechterew sollte zur Erhebung des Ausgangsbefundes für zukünftige Kontrolluntersuchungen immer eine komplette nicht-invasive kardiologische Untersuchung vorgenommen werden. Hierzu zählen neben der gezielten Anamnese die geschulte Auskultation des Herzens, die Ableitung mehrerer Ruhe-EKGs, gegebenenfalls auch mehrerer 24-Stunden-EKGs (Blockierung?, QT-Dispersion?), ein Belastungs-EKG, wenn nötig als Handkurbelergometrie, sowie eine zumindest transthorakale, besser transösophageale Echokardiographie. Dabei sollte gezielt auf den Durchmesser der Aortenwurzel, die Morphologie und Funktion der Aortenklappe, den subaortalen Buckel sowie die diastolische Funktion des linken Ventrikels geachtet werden. Gegebenenfalls kann zur weiteren Diagnostik einer linksventrikulären Kontraktionsstörung eine Radionuklidventrikulographie angeschlossen werden.

Bei Auftreten entsprechender Manifestationen des aorto-kardialen Syndroms sollte aus prognostischen Gründen eine konservative Therapie eingeleitet bzw. modifiziert werden, d.h. Blutdruckeinstellung bei Aortenwurzeldilatation, Nachlastsenkung durch ACE-Hemmer bei Aortenklappeninsuffizienz, Verzicht auf bradykardisierende Medikamente bei Erregungsleitungsstörungen.

Bei Sicherung morphologischer oder funktioneller Veränderungen an der Aortenklappe sollte zudem auf eine konsequente Endokarditisprophylaxe bei entsprechenden Anlässen geachtet werden.

Bei hämodynamisch relevanter Aorteninsuffizienz steht mit dem elektiven Klappenersatz ein sicheres Operationsverfahren zur Verfügung, das auch bei Patienten mit Morbus Bechterew ohne ein erhöhtes Risiko durchführbar ist und bei Bedarf um den Ersatz der Aorta ascendens erweitert werden kann.

10 Fragen zum Thema

1. Besteht bei Patienten mit Morbus Bechterew ein erhöhtes Risiko für kardiovaskuläre Erkrankungen?

Ja

2. Bei welchen Patienten mit Morbus Bechterew sollte nach Erregungsleitungsstörungen gesucht werden?

Bei allen

3. Belastungsdypnoe bei Patienten mit Morbus Bechterew: pulmonale oder kardiale Genese?

Eine pulmonale Genese könnte in einer Einschränkung der Vitalkapazität bestehen, was sich durch eine Spirometrie erkennen lässt. Eine kardiale Genese wären die Auswirkungen einer Aortenklappeninsuffizienz und/oder einer Erregungsleitungsstörung, was durch die nicht-invasive kardiologische Diagnostik erkenn- und quantifizierbar ist.

4. Gibt es Unterschiede in der kardiologischen Diagnostik von Patienten mit oder ohne Morbus Bechterew?

Ja, bei Patienten ohne Morbus Bechterew würde man beispielsweise nicht so gezielt und sorgfältig nach AV-Blockierungen suchen, die oft nur intermittierend auftreten.

5. Ist bei Patienten mit Morbus Bechterew eine Echokardiographie durchführbar?

Ja, sowohl transthorakal als auch transösophageal

6. Welche Maßnahmen sind bei Verdacht auf Aortitis oder Aortenklappeninsuffizienz sinnvoll?

Echokardiographie und Endokarditisprophylaxe

7. Ist bei jedem Patienten mit Morbus Bechterew nach Diagnosestellung eine kardiologische Diagnostik indiziert?

Ja, zur Erkennung des aorto-kardialen Syndroms und zur Dokumentation des Ausgangsbefundes für zukünftige Verlaufsbeobachtungen

8. Ist die kardiopulmonale Leistungsfähigkeit auch bei Patienten mit Morbus Bechterew trainierbar?

Ja

9. Ist bei Ankylosierung im HWS-Bereich mit Durchblutungsstörungen der A. vertebralis zu rechnen?

Nein. Bei Schwindel muss vielmehr gezielt nach AV-Blockierungen gesucht werden.

10. Ist bei Thoraxstarre eine Herzoperation durch mediane Sternotomie möglich?

Ja, möglicherweise kommt es jedoch zu mehr Rippenfrakturen als üblich.

Literatur

Adam D, Gahl K, v. Gravenitz H, Horstkotte D, Kraus F, Lode H, Niebel J, Peters G, Ruckdeschel G, Schumacher G, Struck E, Werdan K (1998) Revidierte Empfehlungen zur Prophylaxe bakterieller Endokarditiden. Z Kardiol 87:566–568

Alexander B, Feiner H (1978) Ankylosing spondylitis with cardiac dysrhythmia. Pathologic changes in cardiac conduction system. NY State J Med 79:1585–1588

Alves MG, Espirito-Santo J, Queiroz MV, Madeira H, Macierira-Coelho E (1988) Cardiac alterations in ankylosing spondylitis. Angiology 39:567–571

Ansell BM, Bywaters EGL, Doniach I (1958) The aortic lesion of ankylosing spondylitis. Br Heart J 20:507–515

Arnason JA, Patel AK, Rahko PS, Sundstrom WR (1996) Transthoracic and transesophageal echocardiographic evaluation of the aortic root and subvalvular structures in ankylosing spondylitis. J Rheumatol 23:120–123

Bachmann F, Hartl W (1976) Kardiovaskuläre Komplikationen bei Spondylitis ankylosans (Morbus Bechterew). Dtsch Med Wschr 101:864–866

Bachmann F, Hartl W, Veress M, Frind W (1976) Kardiovaskuläre Komplikationen bei Spondylitis ankylosans (Morbus Bechterew). Med Welt 27:2149–2150

Ball GV, Hathaway B (1966) Ankylosing spondylitis with widespread arteriitis. Arthritis Rheum 9:737–745

Benacka J, Malis F, Zlnay D (1995) Cardiac impairment detected by echocardiography in patients with ankylosing spondylitis. Vnitr Lek 41:613–617

Bergfeldt L (1997) HLA-B27-associated cardiac disease. Ann Intern Med 127:621–629

Bergfeldt L, Allebeck P, Edhag O (1987) Mortality in pacemaker-treated patients. A follow-up study of the impact of HLA B27 and associated rheumatic disorders. Acta Med Scand 222:293–299

Bergfeldt L, Edhag O, Holm G, Norberg R (1991) Platelet aggregating activity in serum from patients with HLA-B27 associated rheumatic and cardiac disorders: a possible link to the proliferative vascular changes. Br Heart J 65:184–187

Bergfeldt L, Edhag O, Vallin H (1982a) Cardiac conduction disturbances, an underestimated manifestation in ankylosing spondylitis. Acta Med Scand 212:217–223

Bergfeldt L, Edhag O, Vedin L, Vallin H (1982b) Ankylosing spondylitis: an important cause of severe disturbances of the cardiac conduction system. Prevalence among 223 pacemaker treated men. Am J Med 73:187–191

Bergfeldt L, Insulander P, Lindblom D, Moller E, Edhag O (1988) HLA-B27: an important genetic risk factor for lone aortic regurgitation and severe conduction system abnormalities. Am J Med 85:12–18

Bergfeldt L, Moller E (1983) Complete heart block – another HLA B27 associated disease manifestation. Tissue Antigens 21:385–390

Bernstein L, Broch OJ (1949) Cardiac complications in spondylarthritis ankylopoetica. Acta Med Scand 135:185–194

Bernstein L (1951) The cardiac complication of spondylitis ankylopoietica. Rheumatism 7:18–22

Braun J, Lautermann D (2002) Kardiovaskuläre Manifestationen bei Spondylitis ankylosans. In: Braun J, Sieper J (Hrsg) Spondylitis ankylosans. UNI-MED, Bremen, pp 130–135

Braun J, Sieper J (2002) Therapy of ankylosing spondylitis and other spondylarthritides: established medical treatment, anti-TNF-alpha therapy and other novel approaches. Arthritis Res 4:307–321

Brewerton DA, Gibson DG, Goddard DH, Jones TJ, Moore RB, Pease CT, Revell PA, Shapiro LM, Swettenham KV (1987) The myocardium in ankylosing spondylitis. A clinical, echocardiographic and histopathologic study. Lancet 1:995–998

Buffon A, Biasucci LM, Liuzzo G, Dónofrio G, Crea F, Maseri A (2002) Widespread coronary inflammation in unstable angina. N Engl J Med 347:5–12

Bulkley BH, Roberts WS (1973) Ankylosing spondylitis and aortic regurgitation. Description of the characteristic cardiovascular lesion from study of eight necropsy patients. Circulation 48:1014–1027

Burnstein SL, Weinstein JN, Miota JD, Melnicoff IL (1979) Cardiovascular manifestations of ankylosing spondylitis. J Amer Ass Osteopath 78:723–726

Calin A, Fries JF, Stinson EB, Payne R (1977) Normal frequency of HLA B27 in aortic insufficiency. N Engl J Med 294:397

Clark WS, Kulka JP, Bauer W (1957) Rheumatoid arthritis with aortic regurgitation. An unusual manifestation of rheumatoid arthritis (including spondylitis). Am J Med 22:580–587

Clarke R, Daly L, Robinson K, Naughten E, Calahane S, Fowler B, Graham I (1991) Hyperhomocysteinemia: an independent risk factor for vascular disease. N Engl J Med 324:1149–1155

Court Brown WM, Doll R (1965) Mortality from cancer and other causes after radiotherapy for ankylosing spondylitis. Brit Med J ii:1327–1332

Crowley JJ, Donnelly SM, Tobin M, Fitzgerald O, Bresnihan B, Maurer BJ, Quigley PF (1993) Doppler echocardiographic evidence of left ventricular diastolic dysfunction in ankylosing spondylitis. Am J Cardiol 71:1337–1340

Davidson P, Baggenstoss AH, Slocumb CH, Daugherty GW (1963) Cardiac and aortic lesions in rheumatoid spondylitis. Mayo Clin Proc 36:427–435

De Almeida FA, Albanesi Filho FM, de Albuquerque EM, Magalhaes EC, de Menezes ME (1995) Echocardiography in the evaluation of cardiac involvement in seronegative spondylo-arthropathies. Medicina (B Aires) 55:231–236

D'Mello J, Pagedar R, Butani M, Kurkal P, Pandey K (2002) Use of the intubating laryngeal mask airway in a case of ankylosing spondylitis for coronary artery bypass grafting. Eur J Anaesthesiol 19:298–302

Edhag O (1969) Long-term cardiac pacing. Acta Med Scand 502:10–19

Eversmeyer WH, Rosenstock D, Biundo JJ (1978) Aortic insufficiency with mild ankylosing spondylitis in black men. JAMA 240:2652–2653

Falkenbach A, Dorigoni H, Gütl S (1997) Altersentsprechend kontrollierte Untersuchung zur Prävalenz der autonomen Neuropathie bei Morbus Bechterew. Schweiz Med Wschr 127 (Suppl. 90):9S

Fischer AO, Vontz O (1931) Klinik der Spondylarthritis ankylopoetica. Mitt Grenzgeb Med Chir 42:586–595

Garcia RV, Martinez AM, de la Conxha LM (1983) Manifestationes cardiovasculares en la espondylitis anquilosante. Rev Esp Cardiol 36:205–212

Garrett S, Jenkinson T, Kennedy G, Whitelock H, Gaisford P, Calin A (1994) A new approach to defining disease status in ankylosing spondylitis: the Bath Ankylosing Spondylitis Disease Activity Index. J Rheumatol 21:2286–2291

Godeau P, Bletry O, Herreman G (1976) Troubles de conduction intracardiaque au cours de la spondylarthrite ankylosante. Ann Med Interne 127:203–214

Gonffault J, Bondesseul B, Courgeon P (1972) Les troubles de conduction intracardiaques dans la spondylarthrite ankylosante. Arch Mal Cœur 65:226–234

Gorman JD, Sack KE, Davis JC (2002) Treatment of ankylosing spondylitis by inhibition of tumor necrosis factor alpha. N Engl J Med 346:1349–1356

Gould BA, Turner J, Keeling DH, Hickling P, Marshall AJ (1992) Myocardial dysfunction in ankylosing spondylitis. Ann Rheum Dis 51:227–232

Gowans J (1960) Complete heart block with Stokes-Adams syndrome due to rheumatoid heart disease. Report of a case with autopsy findings. N Engl J Med 262:1012–1014

Graham W (1960) Is rheumatoid spondylitis a separate entity? Arthritis Rheum 3:88–90
Graham DC, Smythe HA (1958) The carditis and aortitis of ankylosing spondylitis. Bull Rheum Dis 9:171–174
Griffith SM, Fisher J, Clarke S, Montgomery B, Jones PW, Saklarvala JPT, Shadforth MF, Hothersall TE, Hassell AB, Hay EM (2000) Do patients with rheumatoid arthritis established on methotrexate and folic acid 5 mg daily need to continue folic acid supplementation long term? Rheumatology 39:1102–1109
Haagsma CJ, Blom HJ, van Riel PLCM, van't Hof MA, Oisendorf BAJ, van Oppenraalj-Emmerzaal D, van der Putte LBA (1999) Influence of sulphasalazine, methotrexate and the combination of both on plasma homocysteine concentrations in patients with rheumatoid arthritis. Ann Rheum Dis 58:79–84
Hackam DG, Peterson, JC, Spence, JD (1999) What level of plasma homocyst(e)ine should be treated? Am J Hypertens 13:105–110
Hart FD (1968) Ankylosing spondylitis. Lancet 2:1340–1347
Hart FD, Emerson PA, Gregg I (1963) Thorax in ankylosing spondylitis. Ann Rheum Dis 22:11–18
Haruta S, Kasanuki H, Kusumoto M, Sato K, Ohnishi T, Shibata N, Tosaka M, Kondo M, Hirosawa K (1981) A case of ankylosing spondylitis with aortic and mitral regurgitation, right coronary ostial occlusion and intrahissian block. Nippon Naika Gakkai Zasshi 10:888–894
Harvey DB, Hollenberg M, Kunkel F, Scheinmann MM (1976) Ankylosing spondylitis with complete heart block. Arch Intern Med 136:1046–1050
Hoffmeister HM (2001) Atherothrombose und Inflammation. Z Kardiol 90:379–384
Hoffmann FG, Leight L (1965) Complete atrioventricular block associated with rheumatoid disease. Amer J Cardiol 16:585–592
Hrycaj P, Lacki JK (2003) Treatment resistant ankylosing spondylitis with peripheral joint involvement – a case for infliximab? J Rheumatol 30:204–206
James TN (1974) Rheumatoid arthritis and ankylosing spondylitis. Circulation 4:669–676
Jimenez-Balderas FJ, Garcia-Rubi D, Perez-Hinojosa S, Arellano J, Yanez P, Sanchez ML, Camargo-Coronel A, Zonana-Nacach A (2001) Two-dimensional echo Doppler findings in juvenile and adult onset ankylosing spondylitis with long-term disease. Angiology 52:543–548
Julkunen H, Luomanmäki K (1964) Complete heart block in rheumatoid (ankylosing) spondylitis. Acta Med Scand 176:401–412
Kaltenbach M (1974) Die Belastungsuntersuchung von Herzkrankheiten. Studienreihe Kardiologische Diagnostik. Boehringer Mannheim
Kawasuji M, Hetzer R, Oelert H, Stauch G, Borst HG (1982) Aortic valve replacement and ascending aorta replacement in ankylosing spondylitis: report of three surgical cases and review of the literature. Thorac Cardiovasc Surg 30:310–314
Kekow J (2002) Rheumatologische Erkrankungen mit Herzbeteiligung. Z Kardiol 91 (Suppl 5):V2
Kinsella TD, Johnson LG, Sutherland RI (1974) Cardiovascular manifestations of ankylosing spondylitis. Can Med Ass J 111:1309–1311
Kotel'nikova GP, Kamova NN, Polianskaia IP (1993) The nature of the cardiac pathology in ankylosing spondylarthritis (Bechterew's disease). Ter Arkh 65:34–37
Labresh KA, Lally EV, Sharma SC, Ho G (1985) Two-dimensional echocardiographic detection of preclinical aortic root abnormalities in rheumatoid variant disease. Am J Med 78:908–912
Lally EV, Su EY, Ho G (1982) Echocardiographic assessment of aortic root size in patients with rheumatoid variant diseases. Arthritis Rheum 25:41–52
Liu SM, Alexander CS (1969) Complete heart block and aortic insufficiency. Amer J Cardiol 23:888–896
Lu PP, Brimacombe J, Ho AC, Shyr MH, Liu HP (2001) The intubating laryngeal mask airway in severe ankylosing spondylitis. Can J Anaesth 48:1015–1019
Malette WG, Eiseman B, Danielson GK, Mazzoleni A, Rams JJ (1969) Rheumatoid spondylitis and aortic insufficiency: an operable combination. J Thorac Cardiovasc Surg 57:473–480
Mallory TB (1936) Case records of the Massachusetts General Hospital. N Engl J Med 214:690–698
Marquis Y, Richardson JB, Ritchie AC, Wigle ED (1968) Idiopathic medial aortopathy and arteriopathy. Amer J Med 44:939–945
Marshall DAS, Murphy E, Cobbe SM, Sturrock RD (1991) Subclinical valvular and myocardial disease in ankylosing spondylitis. A Doppler echocardiographic study. Br J Rheumatol 30:60
Nagyhegyi G, Nadas I, Banyai F, Luzsa G, Geher P, Molnar J, Velics V, Gomor B, Weisz M, Antaloczy Z (1988) Cardiac and cardiopulmonary disorders in patients with ankylosing spondylitis and rheumatoid arthritis. Clin Exp Rheumatol 6:17–26

Nashei DJ (1986) Is atherosclerosis a complication of long-term corticosteroid treatment? Am J Med 80:925–929

Niksic F, Burmucic K, Kullich W, Klein G (2002) Kardiovaskuläre Manifestationen bei rheumatischen Erkrankungen. Wien Med Wschr 152:220–222

Nitter-Hauge S, Otterstad JE (1981) Characteristics of atrioventricular conduction disturbances in ankylosing spondylitis. Acta Med Scand 210:197–200

O'Neill TW, Bresnihan B (1992) The heart in ankylosing spondylitis. Ann Rheum Dis 51:705–706

O'Neill TW, King G, Graham IM, Molony J, Bresnihan B (1991) Cardiac abnormalities in ankylosing spondylitis. Early detection of aortic incompetence with doppler echocardiography. Br J Rheumatol 30:60

O'Neill TW, King G, Graham IM, Molony J, Bresnihan B (1992) Echocardiographic abnormalities in ankylosing spondylitis. Ann Rheum Dis 51:652–654

Osterspey A, Jansen W, Hombach, V, Buschsiewecke, U, Tauchert, M (1982) Atypische koronare Herzkrankheit als Ursache pectanginöser Beschwerden bei Morbus Bechterew. Med Welt 33:653–657

Paloheimo IA, Julkunen H, Siltanen P, Kajander A (1966) Takayasu's arteriitis and ankylosing spondylitis. Report of four cases. Acta Med Scand 179:77–86

Peeters AJ, ten Wolde S, Sedney MI, de Vries RR, Dijkman BA (1991) Heart conduction disturbance: an HLA-B27 associated disease. Ann Rheum Dis 50:348–350

Philbin EF, Ries MD, French TS (1995) Feasibility of maximal cardiopulmonary exercise testing in patients with end-stage arthritis of the hip and knee prior to joint arthroplasty. Chest 108:174–181

Qaiyumi S, Hassan ZU, Toone E (1985) Seronegative spondylarthropathies in lone aortic insufficiency. Arch Intern Med 145:822–824

Radford EP, Doll R, Smith PG (1977) Mortality among patients with ankylosing spondylitis not given x ray therapy. N Engl J Med 297:572–576

Ribeiro P, Morley KD, Shapiro LM, Garnett RAF, Hughes GRV, Goodwin JF (1984) Left ventricular function in patients with ankylosing spondylitis and Reiter's disease. Eur Heart J 5:419–422

Roberts WC, Rollingsworth JF, Bulkley BR, Jaffe RB, Epstein StE, Stinson EB (1974) Combined mitral and aortic regurgitation in ankylosing spondylitis. Angiographic and anatomic features. Amer J Med 56:237–243

Roldan CA, Chavez J, Wiest PW, Qualls CR, Crawford MH (1998) Aortic root disease and valve disease associated with ankylosing spondylitis. J Am Coll Cardiol 32:1397–1404

Ross R (1999) Atherosclerosis – an inflammatory disease. N Engl J Med 340:115–126

Sarai C (2003) Persönliche Mitteilung

Schilder DP, Harvey WP, Hufnagel CA (1956) Rheumatoid spondylitis and aortic insufficiency. N Engl J Med 255:135–140

Schnyder G, Roffi M, Pin R, Flammer Y, Lange H, Eberli FR, Meiner B, Turi Z, Hess OM (2001) Decreased rate of coronary restenosis after lowering of plasma homocysteine levels. N Engl J Med 345:1593–1600

Shah A (1987) Echocardiographic features of mitral regurgitation due to ankylosing spondylitis. Am J Med 82:353–356

Smythe HA, Graham DC (1959) The carditis of ankylosing spondylitis. Arthritis Rheum 2:35–42

Sobin LH, Hagstrom JWC (1962) Lesions of cardiac conduction tissue in rheumatoid aortitis. J Amer Med Ass 180:81–93

Spangler RH, McCallister BD, McGoon DC (1970) Aortic valve replacement in patients with severe aortic incompetence associated with rheumatoid spondylitis. Am J Cardiol 26:130–134

Spitzer S, Peguero F, Mason D (1975) Rheumatoid spondylitis, aortic insufficiency and coronary heart disease: an operable combination. Chest 68:828–829

Stewart SR, Robbins DL, Castles JJ (1978) Acute fulminant aortic and mitral insufficiency in ankylosing spondylitis. N Engl J Med 299:1448–1449

Storstein O, Waaler E (1959) Rheumatoid spondylitis and aortic insufficiency. Acta Med Scand 165:125–132

Sukenik S, Pras A, Buskila D, Katz A, Snir Y, Horowitz J (1987) Cardiovascular manifestations of ankylosing spondylitis. Clin Rheumatol 6:588–592

Takkunen J, Vuopala U, Isomäki H (1970) Cardiomyopathy in ankylosing spondylitis. Ann Clin Res 2:106–112

The Task Force on Infective Endocarditis of the European Society of Cardiology (2004) Guidelines on prevention, diagnosis and treatment of infective endocarditis. Eur Heart J 25:267–276

Thomas D, Hill W, Geddes R (1982) Early detection of aortic dilatation in ankylosing spondylitis using echocardiography. Aust NZ J Med 12:10–13

Thomsen NH, Horslev-Petersen K, Beyer JM (1986) Ambulatory 24-hour continuous electrocardiographic monitoring in 54 patients with ankylosing spondylitis. Eur Heart J 7:240–246

Toone EC, Pierce EL, Hennigar GR (1959) Aortitis and aortic regurgitation associated with rheumatoid spondylitis. Am J Med 26:255–263

Toussirot E, Bahjaoui-Bouhaddi M, Poncet JC, Cappelle S, Henriet MT, Wendling D, Regnard J (1999) Abnormal autonomic cardiovascular control in ankylosing spondylitis. Ann Rheum Dis 58:481–487

Toussirot E, Wendling D (2003) Recent progress in ankylosing spondylitis treatment. Expert Opin Pharmacother 4:1–12

Townend JN, Emery P, Davies MK, Littler WA (1991) Acute aortitis and aortic incompetence due to systemic rheumatological disorders. Int J Cardiol 71:181–183

Tucker CR, Fowles RE, Calin A, Popp RL (1982) Aortitis in ankylosing spondylitis. Early detection of aortic root abnormalities with two dimensional echocardiography. Am J Cardiol 49:680–686

Ubbink JB, Hayward Vermaak WJ, van der Merwe A, Becker PJ (1993) Vitamin B-12, vitamin B-6, and folate nutritional status in men with hyperhomocysteinemia. Am J Clin Nutr 57:47–53

Varadarajan B, Whitaker DK, Vohra A, Smith MS (2002) Case 2-2002. Thoracic epidural anesthesia in patients with ankylosing spondylitis undergoing coronary artery surgery. J Cardiothorac Vasc Anesth 16:240–245

Wang KY, Ting CT, St John Sutton M, Chen YT (1999) Coronary artery aneurysms: a 25-patient study. Catheter Cardiovasc Interv 48:31–38

Weed CL, Kulander PG, Decker JL (1965) Cardiac conduction defects in ankylosing spondylitis. Arthritis Rheum 8:476–487

Weed CL, Kulander PG, Massarella JA, Decker JL (1966) Heart block in ankylosing spondylitis. Arch Int Med 117:800–806

Weinberger HJ, Sacks H (1967) Aortic aneurysm and rheumatoid arthritis. Arthritis Rheum 10:321–327

Wilkinson M, Bywaters EGL (1958) Clinical features and course of ankylosing spondylitis. Ann Rheum Dis 17:209–228

Willerson JT, Ridker PM (2004) Inflammation as a cardiovascular risk factor. Circulation 109 (Suppl. II): II-2-II-10

Winter G, Brunec M, Wendt T (1995) Einfluß einer präoperativen Atemtherapie mit Incentive Spirometern auf Lungenfunktion und Komplikationsrate bei koronarer Bypassoperation. Z Kardiol 84 (Suppl. 1): 189

Yildirir A, Aksoyek S, Calguneri M, Aytemir K, Apras S, Kiraz S, Kabakci G, Ovunc K, Oto A, Kes S (2001) No evidence of cardiac autonomic involvement in ankylosing spondylitis, as assessed by heart rate variability. Clin Rheumatol 20:185–188

Yildirir A, Aksoyek S, Calguneri M, Aytemir K, Kabakci G, Ovunc K, Nazli N, Ozmen F, Oto A, Kes S (2000) QT dispersion as a predictor of arrhythmic events in patients with ankylosing spondylitis. Rheumatology 39:875–879

Yuda A, Kondo K, Minohara S, Sawada S, Irie H, Okamoto K, Sasal N (1997) A case report of coronary artery bypass grafting in a patient with ankylosing spondylitis. Kyobu Geka 50:1108–1111

Kapitel 15

Nephrologische Erkrankungen

Annette Seiler

1. Einleitung

Eine Nierenerkrankung ist keine typische (primäre) Manifestation des Morbus Bechterew. Häufiger als in der Allgemeinbevölkerung finden sich bei Patienten mit Morbus Bechterew jedoch eine renale Amyloidose (Lehtinen 1983) und eine IgA- Nephropathie (Chen et al. 1988; Shu et al. 1986) sowie möglicherweise eine retroperitoneale Fibrose (de la Iglesia Martinez et al. 1992). In der klinischen Praxis bedeutsamer sind die medikamenteninduzierten Nephropathien, die am häufigsten die Ursache von nephrologischen Erkrankungen bei Morbus Bechterew sind.

Leidet ein Patient unter einer Nierenerkrankung, so kann dies selbstverständlich auch unabhängig von dem Morbus Bechterew sein. Die übliche Diagnostik zeigt keinen grundlegenden Unterschied – ob der Patient unter Morbus Bechterew leidet oder nicht. Einige Symptome und Befunde jedoch verdienen bei Patienten mit Morbus Bechterew eine größere Aufmerksamkeit, nicht zuletzt die Nebenwirkungen der nicht-steroidalen Antirheumatika (NSAR).

Zu den Symptomen einer Nierenerkrankung gehören auch bei Patienten mit Morbus Bechterew Flankenschmerzen, Makro- oder Mikrohämaturie, Proteinurie, eine neu entstandene Hypertonie sowie Dys- oder Algurie.

Die Basisdiagnostik umfasst die Urinanalyse (Stix) und Urinsediment-Untersuchung, zudem die Messung von Serumkreatinin und -harnstoff (Jones et al. 1987; Vilar et al. 1997). Insbesondere ein hoher Prozentsatz dysmorpher Erythrozyten im Urinsediment ist ein guter Marker mit hoher Sensitivität und Spezifität für die Diagnose einer glomerulären Hämaturie. Zusammen mit der Basisdiagnostik erlauben die 24-Stunden-Kreatininclearance und –Proteinausscheidung, Urinsediment und evtl. Komplementfaktoren sowie die Sonographie in der Regel bereits eine Diagnosestellung und die Beurteilung des Schweregrades der Nierenerkrankung.

Bleiben trotz dieser Diagnostik Unklarheiten bestehen, so erscheint eine weitere Abklärung und Betreuung durch einen Nephrologen sinnvoll. Wenn zur Diagnosefindung oder Beurteilung der Prognose eine Nierenbiopsie erforderlich ist, sollte dies immer spezialisierten Zentren überlassen werden.

Bei Flankenschmerzen gilt es selbstverständlich auch bei einem Patienten mit Morbus Bechterew, neben den Bechterew-assoziierten muskuloskelettalen Beschwerden alle anderen üblichen Differentialdiagnosen zu bedenken, zum Beispiel glomeruläre und interstitielle Nephropathien, Pyelonephritis, perirenaler Abszess, Nierenzystenruptur, Nierenstein, Harnleiterobstruktion, Niereninfarkt, Nierenvenenthrombose, Pankreatitis, Milzinfarkt (septische Embolien), Lungen- und Pleuraerkrankungen.

Die allgemeine Prävention von Nierenerkrankungen bei Patienten mit Morbus Bechterew liegt in der optimalen Therapie mit Reduktion der entzündlichen Aktivität der Grundkrankheit. Liegen zusätzliche Begleiterkrankungen wie z.B. arterielle Hypertonie oder Diabetes mellitus vor, sind diese zu behandeln und Medikamenteninteraktionen sowie das größere Nebenwirkungsrisiko der NSAR zu beachten. Hier unterscheidet sich der Patient mit Morbus Bechterew nicht von anderen Patienten. Die Blutdruckeinstellung ist der wichtigste Faktor für die Progredienz der Nierenfunktionsverschlechterung. Anzustreben sind systolische Blutdruckwerte von 125–130 mmHg, diastolische von 75–80 mmHg. Danach ist nach initialer Blutdrucksenkung ein Anstieg des Serumkreatinins um bis zu 30% des Ausgangswertes tolerabel (Ahmed 2002).

2. Amyloidose

Die Amyloidose ist eine extrazelluläre Ablagerung von fibrillärem Material in Geweben und Organen, die zu deren Funktionsverlust führen kann. Eingeteilt werden die Amyloidosen nach ihren Hauptbestandteilen Amyloid AL oder Amyloid AA (Buxbaum 2004).

Prognostisch entscheidend ist dabei der Befall der Niere. Die sekundäre renale Amyloidose wird bei Morbus Bechterew durch einen chronischen Entzündungsprozess und die stimulierte Synthese von Akute-Phase-Reaktionsprodukten verursacht. Dann bildet die Leber möglicherweise auch vermehrt Serumamyloid(AA)-Apolipoprotein, das nach proteolytischer Spaltung als Amyloid abgelagert wird.

Bei Gesunden ist das Serumamyloid A nicht nachweisbar; bei akuten und chronischen Entzündungen kann die Serumkonzentration zunehmen. Dann kommt es auch zu Ablagerungen in die Glomeruli, das Interstitium und die tubulären Basalmembranen. Die proteolytischen Enzyme sind nicht in der Lage, das abgelagerte Amyloid zu spalten, so dass die Niereninsuffizienz weiter fortschreitet.

Beweisend für das Vorliegen einer Amyloidose ist der Nachweis von Amyloidfibrillen im biopsierten Gewebe (subkutanes Fettgewebe, Rektum). Lässt sich bei Verdacht auf Amyloidose in diesen Biopsien kein Amyloid nachweisen, ist eine Nierenbiopsie indiziert. Differentialdiagnostisch ist neben der Amyloidose auch an eine NSAR-induzierte Glomerulonephritis zu denken.

Der führende Befund der Amyloidose ist eine große Proteinurie (>3g/Tag), häufig assoziiert mit nephrotischem Syndrom und langsam zunehmender Niereninsuffizienz. Bei Verdacht auf Amyloidose sollte nach weiteren Organbeteiligungen (Kardiomyopathie, Hepatomegalie, Splenomegalie, autonome Neuropathie) gefahndet werden.

Als Therapie können Cyclophosphamid oder Chlorambucil eingesetzt werden (Berglund et al. 1987). Jüngst wurde infliximab mit Erfolg eingesetzt (Fiehn und Andrassy 2004). Experimentelle Therapien werden untersucht (Buxbaum 2004). Bei nachweisbaren Amyloidablagerungen in der Niere ist die Prognose schlecht. 50% der Patienten entwickeln eine terminale Niereninsuffizienz. Die mittlere Überlebenszeit beträgt nach der Diagnosestellung nur etwa 2 Jahre.

Berichte über die Prävalenz der Erkrankung bei Patienten mit Morbus Bechterew variieren zwischen 3 und 16% (Lehtinen 1983; Escalante et al. 1995; Strobel und Fritschka 1998). Die Amyloidose ist eine späte Komplikation des Morbus Bechterew (Krankheitsdauer mehr als 30 Jahre) und mit einer hohen Krankheitsaktivität assoziiert (Gratacos et al. 1997). Die wichtigste präventive Maßnahme ist die frühzeitige Behandlung und Besserung der entzündlichen Aktivität der Grunderkrankung.

Bislang existieren in der Literatur nur Einzelbeschreibungen von Patienten mit Morbus Bechterew, die auf Grund einer Amyloidose dialysepflichtig geworden sind (Kovacsovics-Bankowski et al. 2000). Aus den Schätzungen zur Prävalenz des Morbus Bechterew und den publizierten Aussagen zur Häufigkeit des Amyloidose wäre eine relativ große klinische Relevanz und somit auch eine größere Zahl von Veröffentlichungen zu erwarten.

Es muss derzeit spekulativ bleiben, ob die verbesserte antiinflammatorische Behandlung inzwischen zu einem verminderten Auftreten der Amyloidose bei Patienten mit Morbus Bechterew geführt hat. Dieses Thema berührt auch die Kontroverse, ob eine antientzündliche Medikation bei Morbus Bechterew selbst dann weitergeführt werden sollte, wenn der Patient weitgehend beschwerdefrei ist. Konkrete Untersuchungen zur Beantwortung dieser Frage wären auch aus Sicht der Nephrologie äußerst wünschenswert.

3. IgA-Nephropathie

Eine asymptomatische Mikrohämaturie oder eine Makrohämaturie deuten auf eine Glomerulonephritis hin. Bei Patienten mit Morbus Bechterew handelt es sich häufig um eine IgA-Nephropathie, deren Prävalenz auf 4–6% geschätzt wird (Bruneau et al. 1986). Neben einem erhöhten IgA-Spiegel wird als Gemeinsamkeit beider Erkrankungen die Assoziation mit HLA-B27 diskutiert (Chen et al. 1988).

Der klinische Verlauf der IgA-Nephropathie ist äußerst variabel und reicht von spontaner *Restitutio ad integrum* bis zur terminalen Niereninsuffizienz, die sich zumeist langsam entwickelt. Nach mehr als 20 Jahren sind etwa 20–50% der Patienten niereninsuffizient.

Zur Diagnosesicherung ist eine Nierenbiopsie unumgänglich. Immunhistologisch findet sich IgA vor allem im Mesangium. Der Befund der Nierenbiopsie zum Zeitpunkt der Diagnosestellung ist von großer Bedeutung für die Prognose. Extrakapilläre Proliferation (Halbmonde), interstitielle Fibrose und diffus proliferative Glomerulonephritis sprechen für eine schlechte Prognose.

Die Messung von IgA im Serum bringt keinen nennenswerten Informationsgewinn, da IgA nur in 50% der Fälle mit IgA-Nephropathie erhöht ist und sich keine Beziehung zu Krankheitsverlauf oder -aktivität herstellen lässt (Galla 1995; Donadio und Grande 2002).

Als Screening-Test ist eine Urinstix- und Urinsediment-Untersuchung ausreichend. Bei der Mehrzahl der Patienten mit Hinweisen auf eine günstige klinische Prognose ist keine Therapie erforderlich. Hierzu zählen Proteinurie <1g/Tag, fehlender Hypertonus, nur vorübergehend Mikrohämaturie, weibliches Geschlecht, junge Patienten (D'Amico et al. 1989).

Bei bestehender Proteinurie – auch bei normalem Blutdruck – hat sich der Einsatz von ACE-Hemmern bewährt (Gansevoort et al. 1995). Bei einer Proteinurie von mehr als 3g/Tag wurde in randomisierten kontrollierten Studien ein positiver Effekt einer Steroidbehandlung nachgewiesen. Die Steroide wurden zusätzlich zu den ACE-Hemmern verwendet (1–1,5 mg/kg KG Prednisolon in absteigender Dosis über mindestens 3 Monate). Voraussetzung für diesen Therapieerfolg ist ein Serumkreatinin von weniger als 2,3 mg% und nur geringe interstitielle Veränderungen in der Nierenbiopsie (Galla 1995).

Eine Vorstellung beim Nephrologen sollte bei einer Verschlechterung der Nierenfunktion auf Serumkreatininwerte über 2 mg% erfolgen, ebenso bei ausgeprägter Proteinurie und/oder Mikro-/Makrohämaturie. Liegt die glomeruläre Filtrationsrate unter 30 ml/min muss bei allen Therapieentscheidungen der Nephrologe involviert sein, da mit einer progredienten Abnahme der Nierenfunktion bis hin zur dialysepflichtigen Niereninsuffizienz zu rechnen ist. Angesichts der zu erwartenden Progredienz sollte es nicht zu einer notfallmäßigen Erstdialyse kommen müssen.

4. Retroperitoneale Fibrose

In der Literatur werden Kasuistiken von Patienten mit retroperitonealer Fibrose und ankylosierender Spondylitis beschrieben. Ob es sich dabei um eine kausale Beziehung oder um eine zufällige Koinzidenz handelt, ist unklar (de la Iglesia Martinez et al. 1992).

5. Renale Nebenwirkungen nichtsteroidaler Antirheumatika

5.1. Akutes Nierenversagen (ANV)

Nicht-steroidale Antirheumatika (NSAR) hemmen die Cyclooxygenase, so dass eine verminderte Synthese von vasodilatatorisch wirkendem Prostaglandin E_2 resultiert. Dies bewirkt einen verminderten renalen Blutfluss und eine damit verbundene reduzierte glomeruläre Filtration.

Ein akutes Nierenversagen tritt in der Regel nur bei Patienten mit vorgeschädigter Niere oder in einer Situation mit aktiviertem Renin-Angiotensin-System oder gesteigerter Sympathikusaktivität auf. In der Literatur liegen die Angaben bei 13–18% nach Einnahme von NSAR (im Risikokollektiv). Nach Absetzen des Medikamentes ist das Nierenversagen in der Regel reversibel, wobei die Erholung jedoch mehrere Wochen bis Monate dauern kann (Clive und Stoff 1984). Unter den NSAR haben die Präparate mit langer Halbwertszeit ein höheres Risiko für ein akutes Nierenversagen (Henry et al. 1997).

Zu den Risikofaktoren für ein NSAR-induziertes akutes Nierenversagen gehören eine vorbestehende Nierenfunktionseinschränkung, Zustand nach Nierentransplantation, Hypovolämie, Herzinsuffizienz, Leberzirrhose, Anästhesie bei operativen Eingriffen, Kontrastmitteluntersuchungen, fortgeschrittenes Alter sowie eine gleichzeitige Medikation mit ACE-Hemmern, antibiotischer/antiretroviraler Therapie, Diuretika, Immunsuppressiva, Zytostatika oder auch der Gebrauch von Kokain. Die gleichzeitige Einnahme dieser Substanzen mit NSAR ist keine absolute Kontraindikation. Sie erhöht jedoch das Risiko von Nebenwirkungen und erfordert eine erhöhte Aufmerksamkeit.

Die Nierenfunktion sollte in regelmäßigen Abständen kontrolliert werden, wobei es keine allgemeinen Richtlinien über die optimalen Intervalle gibt (s.u.). Bezüglich einer Nierenfunktionsverschlechterung besonders gefährdet sind ältere Patienten mit einer gleichzeitigen diuretischen Therapie (Adhiyaman et al. 2001). Auf eine ausreichende Flüssigkeitsaufnahme ist zu achten. Bei einer Kreatininclearance unter 20 ml/min sollte kein NSAR verordnet werden.

Epidemiologische Studien oder klinische Daten bezüglich der Sicherheit der NSAR bei Langzeiteinnahme liegen bislang noch nicht vor. Ebenso fehlen sichere Daten über den Einfluss der NSAR auf die Progredienz vorbestehender Nierenerkrankungen (Bennett et al. 1996).

5.2. Akute allergische interstitielle Nephritis

NSAR können eine *akute allergische interstitielle Nephritis* (AIN) verursachen. Sie ist in etwa 90% der Fälle mit einem *Nephrotischen Syndrom* assoziiert. Die typischen Begleitsymptome der Hypersensitivitätsnephritis wie Fieber, Juckreiz, makulopapulöses Exanthem, Arthralgie (!) und Eosinophilie fehlen bei der NSAR-induzierten allergischen interstitiellen Nephritis jedoch in den meisten Fällen (Guo und Nzerue 2002). Eine eindeutige Diagnose lässt sich nur durch eine Nierenbiopsie stellen.

Eine akute allergische interstitielle Nephritis kann auch noch nach langjähriger Einnahme von NSAR auftreten. Auch nach Wechsel der NSAR kann es zu einer allergischen interstitiellen Nephritis kommen. Besonders gefährdet sind ältere Patienten (Michel und Kelly 1998).

Inzwischen liegen auch Einzelberichte über Erkrankungen vor, die von selektiven COX2-Hemmern induziert wurden (Perazella und Eras 2000; Rocha und Fernandez-Alonso 2001; Henao et al. 2002). Generell scheinen sich Coxibe und unselektive NSAR in der Häufigkeit ihrer nephrologischen Nebenwirkungen nicht zu unterscheiden (FitzGerald und Patrono 2001).

Bei offensichtlicher Ursache der akuten allergischen interstitiellen Nephritis ist eine Nierenbiopsie nicht unbedingt notwendig. Bei sofortigem Absetzen des Medikaments ist die Prognose relativ günstig. Etwa 7 Tage nach Beendigung der NSAR-Therapie sollte das Serumkreatinin den Ausgangswert wieder erreicht haben. Bei unklarer Diagnose, bei progredienter Abnahme der Nierenfunktion und fehlender Besserungstendenz nach Absetzen des Medikaments besteht die Indikation für eine Nierenpunktion.

Sollte sich die Nierenfunktion nicht rasch bessern, so ist zur Behandlung der akuten allergischen interstitiellen Nephritis eine Steroidtherapie (1–2 mg/kgKG Prednison für 4–6 Wochen) indiziert.

5.3. Analgetikanephropathie

Bei langjähriger Einnahme von NSAR kann es zu einer *Analgetikanephropathie* mit Dialysepflichtigkeit kommen. Sie ist charakterisiert durch eine Kapillarsklerose mit Papillennekrosen und einer nachfolgenden interstitiellen Nephritis. Die Ergebnisse verschiedener Fallkontrollstudien zeigen, dass das Risiko für die Entwicklung chronischer Nierenschäden durch die Einnahme analgetischer Kombinationspräparate beträchtlich erhöht wird und dosisabhängig ist (Fored et al. 2001; Perneger et al. 1994). Eine Dehydratation erhöht das Risiko für die Entstehung einer Analgetikanephropathie (Guo und Nzerue 2002).

Die wichtigste Maßnahme ist das Absetzten des Mischpräparates und – sofern notwendig – die Umstellung auf Monosubstanzen und Analgetika ohne Nephrotoxizität (z.B. Tramadol). Als Risikopatienten gelten Ältere, Diabetiker und Hypertoniker. Bei Einnahme von Aspirin ist das Risiko einer dialysepflichtigen Niereninsuffizienz geringer (Stürmer et al. 2001). Für COX2-Inhibitoren als Einzel- oder Kombinationspräparat gibt es noch keine gesicherten Daten bezüglich dem Auftreten einer Analgetikanephropathie, die Ergebnisse von Langzeitstudien müssen abgewartet werden.

Patienten mit Analgetikaabusus entwickeln 12mal häufiger einen malignen Tumor der ableitenden Harnwege als Menschen ohne Abusus. Insgesamt muss bei ca. 10% dieser Patienten damit gerechnet werden. Dieser Aspekt verdient somit eine große Beachtung. Bei Screeninguntersuchungen sollte nicht auf die Urinzytologie verzichtet werden.

5.4. NSAR: Empfehlungen aus Sicht der Nephrologie

Aus Sicht des Nephrologen kann die Beachtung einiger Hinweise das Risiko einer NSAR-induzierten Nephropathie beträchtlich vermindern. Bei einer notwendigen NSAR-Medikation sollte eine möglichst niedrige Dosierung von (Mono-) Präparaten mit eher kürzerer Halbwertszeit gewählt werden.

Die Indikation sollte bei älteren Patienten, bei einer vorbestehenden Nierenfunktionseinschränkung und bei einer gleichzeitigen Therapie mit Diuretika oder ACE-Hemmern zurückhaltender gestellt werden. Auf eine ausreichende Flüssigkeitsaufnahme (2–3 Liter/Tag) ist unbedingt zu achten. Der Patient wird aufgefordert, sich bei rascher Gewichtszunahme umgehend wieder vorzustellen.

Etwa eine Woche nach Beginn der Therapie mit NSAR ist eine Kontrolle von Urinstatus (Stix), Urinsediment, Kreatinin und Harnstoff sinnvoll. Die Wiederholung dieser Kontrolle im Abstand von 3 Monaten erscheint empfehlenswert. Bei älteren Patienten mit Begleiterkrankungen (Diabetes mellitus, arterielle Hypertonie) sollte das Intervall noch kürzer sein. Letztlich ist die Häufigkeit der Kontrollen ein Kompromiss zwischen dem aus nephrologischer Sicht Wünschenswerten und dem in der Praxis Machbaren. Da der Aufwand gering ist, erscheint jedoch zumindest die (Stix-) Untersuchung des Urins bei jeder Vorstellung des Patienten mit einer NSAR-Therapie sinnvoll und leicht praktikabel.

10 Fragen zum Thema

1. Gibt es Empfehlungen zur Prävention von Nierenerkrankungen bei Patienten mit Morbus Bechterew?

Die allgemeine Prävention von Nierenerkrankungen bei Patienten mit Morbus Bechterew liegt in der optimalen Therapie mit Reduktion der entzündlichen Aktivität der Grundkrankheit und dem sachgerechten Umgang mit den NSAR.

2. Bei welchem Patienten mit Morbus Bechterew sind regelmäßig Urinuntersuchungen (Stix?) indiziert?

Urinuntersuchungen sind bei allen Patienten mit Morbus Bechterew indiziert, am besten bei jeder ambulanten Vorstellung des Patienten. Damit sollen in erster Linie die Nebenwirkungen der Medikation frühzeitig erkannt werden.

3. Welcher Patient mit Morbus Bechterew hat ein erhöhtes Risiko für eine Amyloidose?

Die Amyloidose ist eine späte Komplikation des Morbus Bechterew (Krankheitsdauer mehr als 30 Jahre) und mit einer hohen Krankheitsaktivität assoziiert.

4. Sollte IgA gemessen werden, um das Risiko für eine IgA Nephropathie zu erkennen?

Die Messung von IgA im Serum bringt keinen nennenswerten Informationsgewinn, da die IgA-Nephropathie in nur etwa 50% der Fälle mit einer IgA-Erhöhung im Serum einhergeht. Es findet sich auch keine Beziehung zu Krankheitsverlauf oder -aktivität.

5. Ist bei jedem Patienten mit Morbus Bechterew und Proteinurie eine Nierenbiopsie indiziert?

Bei unklarer Diagnose, bei progredienter Abnahme der Nierenfunktion und fehlender Besserungstendenz nach Absetzen des potenziell auslösenden Medikaments besteht die Indikation für eine Nierenpunktion.

6. Sind NSAR bei bekannter Nierenschädigung oder arterieller Hypertonie kontraindiziert?

Es besteht keine absolute Kontraindikation. Eine vorbestehende Nierenschädigung oder arterielle Hypertonie erhöhen jedoch das Risiko von Nebenwirkungen und erfordern eine erhöhte Aufmerksamkeit. Die Nierenfunktion sollte in regelmäßigen Abständen kontrolliert werden, wobei es keine allgemeinen Richtlinien über die optimalen Intervalle gibt.

7. Wie ist die Prognose des NSAR-bedingten akuten Nierenversagens?

Die Prognose eines NSAR-bedingten akuten Nierenversagens ist in der Regel gut. Nach Absetzen des Medikamentes ist das Nierenversagen in der Regel reversibel, wobei die Erholung jedoch mehrere Wochen bis Monate dauern kann.

8. Kann eine NSAR-Therapie (auch COX2-Hemmer?) zu Analgetikanephropathie führen?

Bei langjähriger Einnahme von NSAR kann es zu einer Analgetikanephropathie mit Dialysepflichtigkeit kommen. Für COX2-Hemmer als Einzel- oder Kombinationspräparat gibt es noch keine gesicherten Daten bezüglich des Auftretens einer Analgetikanephropathie, die Ergebnisse von Langzeitstudien müssen abgewartet werden.

9. Welche Begleitmedikation erhöht das Risiko für eine NSAR-induzierte Nephropathie?

Eine Komedikation mit ACE-Hemmer, diuretischer, antibiotischer, anti-retroviraler, zytostatischer und immunsuppressiver Therapie kann das Risiko für eine NSAR- induzierte Schädigung der Nieren erhöhen.

10. Ein Patient mit Morbus Bechterew und Flankenschmerzen: Differentialdiagnosen?

Differentialdiagnostisch kommen vor allem infrage: glomeruläre und interstitielle Nephropathien, Pyelonephritis, perirenaler Abszess, Nierenzystenruptur, Nierenstein, Harnleiterobstruktion, Niereninfarkt, Nierenvenenthrombose, Pankreatitis, Milzinfarkt (septische Embolien), Lungen- und Pleuraerkrankungen.

Literatur

Adhiyaman V, Asghar M, Oke A, White AD, Shah IU (2001) Nephrotoxicity in the elderly due to co-prescription of angiotensin converting enzyme inhibitors and nonsteroidal anti-inflammatory drugs. JR Soc Med 94:512–514

Ahmed A (2002) Use of angiotensin-converting enzyme inhibitors in patients with heart failure and renal insufficiency: how concerned should we be by the rise in serum creatinine? J Am Geriatr Soc 50:1297–1300

Bennett WM, Henrich WL, Stoff JS (1996) The renal effects of nonsteroidal anti-inflammatory drugs: summary and recommendations Am J Kidney Dis 28, Suppl.1:S56–62

Berglund K, Keller C, Thysell H (1987) Alkylating cytostatic treatment in renal amyloidosis secondary to rheumatic disease. Ann Rheum Dis 46:757–762

Bruneau C, Villiaumey J, Avouac B, Martigny J, Laurent J, Pichot A, Belghiti D, Lagrue G (1986) Seronegative spondyloarthropathies and IgA glomerulonephritis: a report of four cases and a review or the literature. Semin Arthritis Rheum 15:179–184

Buxbaum JN (2004) The systematic amyloidoses. Curr Opin Rheumatol 16:67–75

Chen A, Ho YS, Tu YC, Shieh SD, Hung HW, Chou CT (1988) Immunoglobulin A nephropathy and ankylosing spondylitis. Report of two patients in Taiwan and review of the literature. Nephron 49:313–318

Clive DM, Stoff JS (1984) Renal syndromes associated with nonsteroidal antiinflammatory drugs. N Eng J Med 310:563–572

D'Amico GD, Ragni A, Torpia R (1989) Factors of progression in IgA mesangial nephropathy. Contrib Nephrol 75:76–81

de la Iglesia Martinez F, Grana Gil J, Gomez Veiga F, Rodriguez Garcia J, Gomez Rodriguez N, Atanes Sandoval A (1992) The association of idiopathic retroperitoneal fibrosis and ankylosing spondylitis. J Rheumatol 19:1147–1149

Donadio JV, Grande JP (2002) IgA nephropathy. N Eng J Med 347:738–748

Escalante A, Weaver WJ, Beardmore TD (1995) An estimate of the prevalence of reactive systemic amyloidosis in ankylosing spondylitis. J Rheum 22:2192–2193

Fiehn C, Andrassy K (2004) Case number 29: hitting three with one strike: rapid improvement of psoriatic arthritis, psoriatic erythroderma, and secondary renal amyloidosis by treatment with infliximab (Remicade). Ann Rheum Dis 63:232

FitzGerald GA, Patrono C (2001) Drug therapy: The coxibs, selective inhibitors of cyclooxygenase-2. N Eng J Med 345:433–442

Fored CM, Ejerblad E, Lindblad P, Fryzek JP, Dickman PW, Signorello LB, Lipworth L, Elinder CG, Blot WJ, McLaughlin JK, Zack MM, Nyrén O (2001) Acetaminophen, aspirin, and chronic renal failure. N Eng J Med 345:1801–1808

Galla JH (1995) Perspectives in clinical nephrology: IgA nephropathy. Kidney Int 47:377–378

Gansevoort RT, Sluiter WJ, Hemmelder MH, De Zeeuw D, De Jong PE (1995) Antiproteinuric effect of blood pressure lowering agents: a meta-analysis of comparative trials. Nephrol Dial Transplant 10:1963–1974

Gratacos J, Orellana C, Sanmarti R, Sole M, Collado A, Gomez-Casanovas E, de Dios Canete J, Munoz-Gomez J (1997) Secondary amyloidosis in ankylosing spondylitis. A systematic survey of 137 patients using abdominal fat aspiration. J Rheum 24:912–915

Guo X, Nzerue C (2002) How to prevent, recognize, and treat drug-induced nephrotoxicity. Cleve Clin J Med 69:289–297

Henao J, Hisamuddin I, Nzerue CM, Vasandani G, Hewan-Lowe K (2002) Celecoxib-induced acute interstitial nephritis. Am J Kidney Dis 39:1313–1317

Henry D, Page J, Whyte I (1997) Consumption of non-steroidal anti-inflammatory drugs and the development of functional renal impairment in elderly subjects. Results of a case – control study. Br J Pharmacol 44:85–90

Jones DW, Mansell MA, Samuell CT, Isenberg DA (1987) Renal abnormalities in ankylosing spondylitis. Br J Rheum 26:341–345

Kovacsovics-Bankowski M, Zufferey P, So AKL, Gerster JC (2000) Secondary amyloidosis: a severe complication of ankylosing spondylitis. Two case-reports. Joint Bone Spine 67:129–133

Lehtinen K (1983) Seventy-six patients with ankylosing spondylitis seen after 30 years of disease. Scand J Rheum 12:5–11

Michel DM, Kelly CJ (1998) Acute interstitial nephritis. J Am Soc Nephrol 9:507–514

Perazella MA, Eras J (2000) Are selective COX-2 inhibitors nephrotoxic? Am J Kidney Dis 35:937–940

Perneger TV, Whelton PK, Klag MF (1994) Risk of kidney failure associated with the use of acetaminophen, aspirin, and nonsteroidal antiinflammatory drugs. N Engl J Med 331:1675–1679

Rocha JL, Fernandez-Alonso J (2001) Acute tubulointerstitial nephritis associated with the selective COX-2 enzyme inhibitor, rofecoxib. Lancet 357:1946–1947

Shu KH, Lian JD, Yang YF, Lu YS, Wang JY, Lan JL, Chou G (1986) Glomerulonephritis in ankylosing spondylitis. Clin Nephrol 25:169–174

Strobel ES, Fritschka E (1998) Renal diseases in ankylosing spondylitis: review of the literature illustrated by case reports. Clin Rheumatol 17:524–530

Stürmer T, Elseviers MM, De Broe ME (2001) Nonsteroidal anti-inflammatory drugs and the kidney. Curr Opin Nephrol Hypertens 10:161–163

Vilar MJP, Cury SE, Ferraz MB, Sesso R, Atra E (1997) Renal abnormalities in ankylosing spondylitis. Scand J Rheum 26:19–23

Kapitel 16

Osteoporose

Gerd Finkenstedt

Abkürzungen

RANK	Receptor activator of nuclear factor-κB
RANKL	RANK ligand
OPG	Osteoprotegerin
Cbfa-1	Core-binding factor alpha-1
PGE2	Prostaglandin E2
CTx	C-terminal quervernetztes Telopeptid
NTx	N-terminal quervernetztes Telopeptid
PYR	Pyridinolin
DPYR	Desoxypyridinolin
BALP	Bone-specific alkaline phosphatase
P1CP	Prokollagen-Typ-1-C-terminales Propetid
P1NP	Prokollagen-Typ-1-N-terminales Propetid
PTH	Parathormon
25OHD3	25-Hydroxyvitamin D3, 25-Hydroxycholecalciferol, Calcidiol
$1{,}25(OH)_2D3$	1,25-Dihydroxyvitamin D3, Calcitriol
IGF-1	Insulin-like growth factor-1
IGFBP-3	Insulin-like growth factor binding protein-3
TGF	Transforming growth factor
TNF	Tumor necrosis factor
IL-6	Interleukin-6
HAART	Hoch aktive antiretrovirale Therapie
SD	Standard deviation, Standardabweichung
DXA	Dual energy X-ray absorptiometry
QCT	Quantitative Computertomographie
QUS	Quantitativer Ultraschall

1. Eine kurze Einführung zur Osteoporose im Allgemeinen

1.1. Definition

Osteoporose wird nach dem letzten NIH Consensus Statement (NIH Consensus Development Conference 2000) als eine Skeletterkrankung definiert, die auf Grund einer verminderten Knochenfestigkeit zu einem erhöhten Risiko für Frakturen disponiert. Diese Definition stellt keine pathogenetischen Faktoren in den Vordergrund. Die Knochenstabilität wird durch Knochenmasse und Knochenqualität bestimmt. Knochenmasse ist messbar (Knochendicke, Knochendichte), aber Knochenqualität, die durch Makro/Mikrostruktur, Mikrofraktur, Knochenumsatz, Mineralisation, Kollagenquervernetzung etc. bestimmt wird, ist bislang nur in Ansätzen messbar (z. B. Knochenumsatzmarker).

1.2. Ätiologie, Pathogenese

Osteoporose entsteht letztlich durch ein Missverhältnis zwischen osteoklastärem Knochenabbau und osteoblastärem Knochenanbau (Knochenumbau/umsatz), die beim Knochengesunden streng gekoppelt sind. Bei Osteoporose findet eine Entkopplung statt, der Anbau kommt mit dem Abbau nicht mehr mit, wobei der häufig gesteigerte Knochenumbau (high turnover Osteoporose), wie das typischerweise bei der postmenopausalen Osteoporose der Fall ist, eine wesentliche Rolle spielt. Aber auch durch eine primär verminderte Osteoblastenfunktion mit niedrigem Knochenumsatz (low turnover Osteoporose) kann Osteoporose entstehen, wie das u. a. bei der idiopathischen Osteoporose des Mannes diskutiert wird (Johansson et al. 1997) und bei einer Langzeit-Steroidtherapie eine Rolle spielt.

Auf zellulärer Ebene ist das Wechselspiel von Osteoklasten, Osteoblasten und deren Steuerung durch Osteozyten maßgeblich. Seit kurzem weiß man, dass die Differenzierung, Fusion, Aktivität und Apoptose der Osteoklasten über das RANKL-RANK-OPG System gesteuert werden (RANK = Receptor activator of nuclear factor-κB, RANKL = RANK Ligand, OPG = Osteoprotegerin).

RANKL zählt zur TNF-Liganden-Familie und wird u. a. von Stromazellen, osteoblastären Zellen und auch von T-Zellen gebildet und interagiert mit dem Rezeptor RANK auf den osteoklastären Vorläuferzellen. Dies führt zur Bildung von reifen, aktiven Osteoklasten, deren Apoptose auch noch gebremst wird. RANK gehört zur TNF-Rezeptor-Familie und wird auf Präosteoklasten, B- und T-Zellen sowie dendritischen Zellen exprimiert. Störungen bei RANKL oder RANK führen auch zu Immundefekten. Der Promotor des RANKL-Gens enthält eine Bindungsstelle für den osteoblastären Transskriptionsfaktor Cbfa-1 und ist somit für die Kopplung der Knochenbildung an die Knochenresorption mitverantwortlich. Der Knochenresorption steuert OPG entgegen, ein ebenfalls von osteoblastären Zellen sezernierter löslicher Rezeptor für RANKL aus der TNF-Rezeptor-Familie, das RANKL durch dessen Bindung inaktiviert. Das Verhältnis von RANKL zu OPG bestimmt also das Ausmaß der Knochenresorption.

Diese Erkenntnis ist deshalb so wichtig, weil sich alle aktivierenden oder hemmenden Einflüsse auf die Knochenresorption über eine Modulation dieses Systems erklären lassen. Die RANKL-aktivierenden und OPG-hemmenden Faktoren stimulieren die osteoklastäre Knochenresorption, die RANKL-hemmenden und OPG-aktivierenden Faktoren vermindern sie (Tabelle 1).

Auch der resorptive Effekt der Glucocorticoide, ein Umstand der klinisch schon lange evident ist, bisher aber durch die nur relative und geringe PTH-Steigerung nicht ausreichend erklärbar war, ist nun leichter verständlich. Die Glucocorticoide induzieren RANKL und hemmen OPG.

Über Zytokine wie z. B. IL-1, IL-6 und TNFα wird auch die Brücke zur Knochenresorption bei entzündlichen Prozessen hergestellt. Hinzu kommt noch, dass RANKL auch von aktivierten T-Zellen gebildet wird und damit für die systemische und periartikuläre Knochenresorption bei der rheumatoiden Arthritis mitverantwortlich ist. Kürzlich konnte auch gezeigt werden, dass TNFα die Osteoblastendifferenzierung hemmt und somit neben seiner knochenresorptiven Wirkung auch die Knochenformation zusätzlich behindert

Tabelle 1. Faktoren, die RANKL und OPG beeinflussen

	RANKL-induzierend	OPG-hemmend
Aktivieren Knochenresorption	$1,25(OH)_2D3$ Parathormon (PTH) proinflammatorische Zytokine: IL-1, IL-6, IL-11, TNFα, etc. Prostaglandin E2 (PGE2) Glucocorticoide Immunsuppressiva (Cyclosporin A, etc.)	$1,25(OH)_2D3$ PTH PGE2 Glucocorticoide Immunsuppressiva
	RANKL-hemmend	OPG-induzierend
Hemmen Knochenresorption	Transforming growth factor beta (TGFβ)	Östradiol TGFβ Bone morphogenetic protein (BMP)

(Gilbert et al. 2000). Übersichten zum RANKL/OPG-Sytem finden sich bei Hofbauer et al. 2000 und Khosla 2001.

1.3. Genetische Faktoren

Die Entstehung der Osteoporose wird durch verschiedene Faktoren determiniert. Am wichtigsten ist die genetische Disposition, die 60–80% der Knochenmasse bestimmt. Es handelt sich um eine polygenetische Störung, die durch die verschiedensten Gene, die im Kalzium- und Knochenstoffwechsel eine Rolle spielen, moduliert wird. Polymorphismen folgender Genprodukte wurden bisher mit Knochendichte und/oder Frakturrisiko in Zusammenhang gebracht: Vitamin-D-Rezeptor, Vitamin-D-Bindungsprotein, Östrogenrezeptor-alpha, Androgenrezeptor, Osteocalcin, Calcitoninrezeptor, PTH, Kollagen-1-alpha-1 (COL1A1), Insulin-like growth factor 1 (IGF-1), Osteoprotegerin, IL-6, TNFα, TGFβ, Apolipoprotein-E (Übersichten bei Eisman 1999 und Ralston 2002). Darüber hinaus werden ständig neue Gene entdeckt, die direkt mit der Ausbildung der Knochenmasse zu tun haben (Boyden et al. 2002).

Eine klinische Relevanz haben diese Erkenntnisse noch nicht, sie werden aber vermutlich in naher Zukunft eine Rolle spielen, wenn die Auswirkungen dieser genetischen Faktoren besser definiert sind und die DNA-Chiptechnologie ein genetisches Screening erlaubt.

1.4. Ernährung, Körpermasse, Lebensstil

In unserer Gesellschaft ist der Lebensstil ein weiterer wesentlicher Faktor, wobei falsche Ernährung, Bewegungsmangel und Genussgifte eine wesentliche Rolle spielen. Die Nahrung enthält zu wenig Milchprodukte (Kalzium), zu viel Kochsalz, Säuren und Phosphate und beim alten Menschen auch zu wenig Vitamin D und Eiweiß. Der Bewegungsmangel bewirkt über eine verminderte Belastung des Skeletts und durch den im Rahmen der Muskelatrophie abnehmenden Muskelzug eine Knochenatrophie. Durch Genussgifte wie Rauchen und übermäßigen Alkoholgenuss wird der Knochen zusätzlich geschädigt. Diese Faktoren werden in Zukunft insbesondere in den USA, später vermutlich auch in Europa, zu einer epidemischen Zunahme des Problems Osteoporose führen, da der Grundstein dazu in der Adoleszenz mit dem mittlerweile völlig falschen Lebensstil gelegt wird, wobei dem Bewegungsmangel die größte Bedeutung zukommt.

Völlig neue Aspekte eröffnen sich durch kürzlich gewonnene Erkenntnisse zur Regulation der Knochenmasse, die u. a. über hypothalamische Regelkreise unter dem negativen Einfluss des Adipozytenhormons Leptin gesteuert wird (Übersicht bei Haberland et al. 2001). Bei Leptinmangel bzw. Leptinresistenz (wie z. B. bei Adipositas) resultiert somit neben einer großen Körpermasse auch eine große Knochenmasse. Damit könnte man die Osteoporose als hypothalamische Erkrankung auffassen, woraus sich für die Zukunft neue Therapieansätze ergeben könnten.

Ein chronischer Mangel an Kalzium und Vitamin D ist seit langem als Risikofaktor für die Entstehung einer Osteoporose bekannt. Seit kurzem kennt man einen weiteren Risikofaktor für die Genese osteoporotischer Frakturen, nämlich den Vitamin-K-Mangel, der insbesondere bei älteren Menschen eine Rolle spielen dürfte (Booth et al. 2000). Er führt u. a. zu einer unzureichenden Carboxylierung von Osteocalcin, was einen unabhängigen Risikofaktor für Hüftfrakturen darstellt (Vergnaud et al. 1997). Hier ergeben sich auch Querverbindungen zur Arteriosklerose und zur heterotopen Ossifikation (werden durch Vitamin K gehemmt), was möglicherweise bei Morbus Bechterew wichtig sein könnte (Shearer 2000). Leider gibt es diesbezüglich bei Morbus Bechterew noch keine Untersuchungen. Neue therapeutische Optionen mit Vitamin K2 könnten sich möglicherweise ergeben (Shiraki et al. 2000).

1.5. Medikamente

Bei verschiedenen Erkrankungen führen Medikamente (Glucocorticoide, Immunsuppressiva, Antiepileptika, Antikoagulantien, hoch aktive antiretrovirale Therapie – HAART) zur Entstehung bzw. Verstärkung der Osteoporose.

1.6. Einteilung der Osteoporosen

Man unterscheidet Osteoporosen ohne erkennbare Ursache (primäre, idiopathische Osteoporose) von solchen mit erkennbarer Ursache (sekundäre Osteoporose). Zu diesen zählt man die postmenopausale Osteoporose, die quantitativ das größte Problem darstellt, sowie eine Reihe weiterer Erkrankungen, die negative Auswirkungen auf den Knochenstoffwechsel haben (Tabelle 2).

1.7. Klassifizierung des Ausmaßes der Osteoporose

Der Grad der Knochendichteminderung, d.h. des Knochenmineralverlusts, wird nach WHO (WHO Study Group 1994) in Standardabweichungen (SD) unterhalb der Norm für 20–29-jährige gesunde Frauen – nach dem sog. T-score – eingeteilt (Tabelle 3).

Tabelle 2. Sekundäre Osteoporosen

Hormonüberschuss (primärer Hyperparathyreoidismus, Hyperthyreose, Cushing-Syndrom)
Hormonmangel (Postmenopause, Hypogonadismus, DM Typ 1, etc.)
Malnutritions-/Malabsoptions-/Maldigestionssyndrome (exkretorische Pankreasinsuffizienz, Gastrektomie, Zöliakie, Lactoseintoleranz, etc.)
Immobilisation/Bewegungsmangel
Entzündliche Systemerkrankungen (Kollagenosen, entzündliche Darmerkrankungen)
Medikamentös (Glucocorticoide, Immunsuppressiva, Antiepileptika, Antikoagulantien, hochaktive antiretrovirale Therapie bei HIV-AIDS)
Genussgifte (Rauchen, Alkoholabusus)
Neoplastische Knochenmarkserkrankungen (multiples Myelom, Leukämien, etc.)
Hyperkalziurie, renale Tubulopathien (Phosphatdiabetes, renal tubuläre Azidose)
Chronische Leber/Nierenerkrankungen
HIV-Infektion, HAART-Therapie
Osteogenesis imperfecta Typ 1

Tabelle 3. WHO-Einteilung der Osteoporose-Schweregrade nach DXA-Knochendichte

Klassifizierung	T-score SD	Entspricht ca. % Abweichung
Normal	bis –1	bis –10%
Vermindert/ Osteopenie	–1 bis –2,5	–10 bis –25%
Osteoporose	unter –2,5	unter –25%
Schwere/manifeste Osteoporose	unter –2,5 und Fraktur	unter –25% und Fraktur

Diese Einteilung ist nur für postmenopausale Frauen und nur für die Doppel-Energie-Röntgen-Absorptiometrie-Methode (DXA) der Knochendichtemessung der Hüfte und der LWS validiert. Da aber das Frakturrisiko bei Männern bei ähnlichen absoluten Dichtewerten wie bei Frauen gegeben ist, hat man sich darauf geeinigt, diese Klassifizierung auch auf Männer anzuwenden. Ob man Referenzwerte der Männer (Vallarta-Ast et al. 2002) oder Frauen (Kanis et al. 2000) zu Grunde legen soll, ist noch nicht klar entschieden. Einfacher ist es vorerst, die geschlechtsspezifischen T-scores anzuwenden (Selby et al. 2000). Es ist besonders darauf hinzuweisen, dass die Klassifizierung nach T-score nur für DXA-Messungen gilt, nicht aber für die quantitative Computertomographie (QCT) und nicht für den quantitativen Ultraschall (QUS). Zur Einschätzung der Knochensituation im Vergleich zur geschlechtsspezifischen Altersnorm werden auch die Z-scores angegeben, die die Abweichung von der Altersnorm in SD beschreiben. Sie sind bei jeder Methode ein brauchbares Maß für den Vergleich mit gleichaltrigen Knochengesunden und für die Therapieentscheidung hilfreich. Eine Abnahme von 1 SD (Z-score) im Schenkelhals bedeutet eine Steigerung des relativen Risikos für Hüftfrakturen auf 2,5 (De Laet et al. 1998) und für Wirbelfrakturen auf 1,8 (Marshall et al. 1996).

1.8. Frakturrisikoeinschätzung

Für den einzelnen Patienten ist die Kenntnis des individuellen Risikos für einen osteoporotischen Knochenbruch wichtiger als nur die Kenntnis der Knochendichte, die eine wesentliche, aber nicht die alleinige Rolle spielt. Zur Einschätzung des individuellen Frakturrisikos ist die Erfassung von weiteren Risikofaktoren, die Surrogatparameter für die Knochenqualität und das Sturzrisiko darstellen, notwendig. In Tabelle 4 sind einige der wesentlichen Risikofaktoren für die Hüftfraktur zusammengestellt. Für Wirbelfrakturen ist insbesondere auch eine neu auftretende Wirbelfraktur wichtig, die ein 20%iges Risiko für eine weitere Wirbelfraktur innerhalb des folgenden Jahres darstellt (Lindsay et al. 2001). Das individuelle absolute 5- oder 10-Jahresfrakturrisiko kann anhand eines einfach zu bestimmenden Scores leicht abgelesen werden (Black et al. 2001). Es kann aber auch mit einer einfachen Multiplikation aus dem altersgemäßen Risiko (Tabelle 5), dem relativen Risiko durch die zusätzlichen Risikofaktoren (Tabelle 4; muss an Hand der Prävalenz des Risikofaktors in Bezug auf das Risiko in der Population nach unten korrigiert werden: RR/Prävalenz × RR + [1 – Prävalenz]) und dem Risiko durch die niedrige Knochendichte (Z-score) bestimmt werden. Für die Indikation zu spezifischen medikamentösen Interventionen kann man ein 10-Jahresrisiko von 10–15% ansetzen (Kanis et al. 2002), wenn man nur die Behandlungskosten ins Kalkül zieht. Die Bestrebungen gehen dahin, in Zukunft mit einer verbesserten Software das individuelle Frakturrisiko gleich schon am Befundausdruck der Knochendensitometrie aufscheinen zu lassen, so dass Berechnungen durch den Arzt nicht mehr notwendig sein werden.

Tabelle 4. Risikofaktoren für Hüftfraktur (RR = relatives Risiko)

	RR	RR korrigiert für Knochendichte *
Alter pro 5 Jahre	1,5	1,4
Hüftfraktur der Mutter	2,0	1,8
Erstgradiger Angehöriger mit Fragilitätsfraktur nach dem 50. LJ	1,7	1,5
Fragilitätsfraktur nach dem 50. LJ	1,4	1,3
Körpergewicht unter 57,8 kg	1,8	1,4
Erhöhte Crosslinks (CTx)	2,2	2,0
Rauchen	1,9	1,2
Frühere Corticosteroidtherapie	–	3,0
Muskelschwäche	2,1	1,7
Erhöhte Schwankneigung	1,9	1,7
Schlechtes Sehvermögen (<2/10)	2,0	2,0

* Der Einfluss der Knochendichte ist bereits berücksichtigt; modifiziert nach Cummings et al. 1995, Kanis et al. 2000a, Johnell et al. 2002a

1.9. Knochendichtemessung

1.9.1. DXA

Zur Knochendichtemessung stehen uns heute im Wesentlichen drei Verfahren zur Verfügung: Doppel-Energie-Röntgen-Absorptiometrie (DXA), quantitative Computertomographie (QCT) und quantitativer Ultraschall (QUS, misst nicht Knochendichte, sondern Schallgeschwindigkeit).

Die DXA ist eine genaue Röntgenmethode mit guter Reproduzierbarkeit und zu vernachlässigender Strahlenbelastung. Gemessen werden standardmäßig die LWS (pa) und die Hüfte bzw. der proximale Oberschenkel (Schenkelhals, Trochanter, Ward, Gesamthüfte). Es ist eine integrale Messmethode, bei der das gesamte Knochenmineral, das sich auf die Umrissfläche projiziert, also Kompakta und Trabekularis gemeinsam, in g/cm^2 gemessen werden. Größere bzw. dickere Knochen erzeugen dadurch höhere Dichtewerte als kleinere, auch wenn

Tabelle 5. 10-Jahresrisiko (%) für eine erste Fraktur nach Altersgruppen in Malmö (Kanis et al. 2000b)

Fraktur	Alter							
	50		60		70		80	
	M	F	M	F	M	F	M	F
Distaler Radius	1,2	3,9	1,7	5,6	0,9	7,2	1,4	7,3
Hüfte	0,8	0,6	1,2	2,3	3,4	7,3	7,6	15,5
Wirbelkörper	1,1	1,2	1,7	2,7	3,1	5,9	4,4	6,9
Proximaler Humerus	0,5	1,2	0,7	2,3	1,5	4,4	1,9	5,6
Zusammen	3,3	6,0	4,9	10,6	7,6	18,9	13,1	26,5

Das Frakturrisiko muss in Mitteleuropa um ca. 25–30% geringer als in dieser schwedischen Population veranschlagt werden.

sie die gleiche physikalische Dichte aufweisen. Die Befundausdrucke geben u. a. die T-scores und Z-scores an. Die Methode ist im LWS-Bereich für Kalküberlagerungen durch Spondylophyten, Syndesmophyten, Bandverkalkungen, Ankylosierung, Aortenkalk etc. störanfällig, weshalb die LWS-Messwerte bei über 65-Jährigen und bei Morbus Bechterew mit Vorsicht interpretiert werden müssen. Diese Fehlerquellen können teilweise durch eine laterale LWS-Messung umgangen werden, was aber einen technisch höheren Aufwand (Gerät mit C-Bogen) erfordert und bei Verlaufsmessungen eine höhere Varianz bedingt. Allerdings ergibt sich wegen des größeren Anteils an Trabekularis eine höhere Sensitivität bei erst beginnenden Knochenabbauprozessen (z. B. bei Steroidtherapie), die sich primär an der Trabekularis manifestieren. Für die DXA gibt es die meisten Daten aus Populations- und Therapiestudien, weshalb diese Methode als Standardverfahren gilt.

1.9.2. QCT

Die QCT erlaubt eine dreidimensionale Messung mit Angabe der physikalischen Dichte in mg/cm³ und ist nicht von der Knochengröße/dicke abhängig. Sie erlaubt die getrennte Messung von Kompakta und Trabekularis, wodurch sie bei Störungen, die sich zunächst mehr an der Trabekularis manifestieren, sensitiver als die DXA ist. Auch spielen Verkalkungen in der Umgebung bei der QCT-Messung keine Rolle. Die Strahlenbelastung ist jedoch höher, die Reproduzierbarkeit für Verlaufsmessungen geringer und es gibt nur wenige Daten aus Populations- und Therapiestudien.

Im höheren Alter kann durch die Zunahme des Fettmarks die Dichte um 10–30% niedriger vorgetäuscht werden (Engelke 2002). Weiters gibt es bislang keine Validierung der Wertigkeit des T-scores hinsichtlich der Frakturgefährdung, weshalb die Beurteilung nach *absoluter* Knochendichte der Trabekularis in der LWS erfolgen muss (Tabelle 6).

Standardmäßig wird an der LWS gemessen, auch periphere Messungen am distalen Radius sind möglich, Verfahren zur Hüftmessung sind in Entwicklung.

Tabelle 6. Bewertung der absoluten Knochendichtewerte bei der quantitativen Computertomographie der LWS

Klassifizierung	Trabekuläre Dichte
Normal	> 120 mg/cm³
Osteopenie	120–80 mg/cm³
Osteoporose	< 80 mg/cm³

(Felsenberg 1999)

1.9.3. QUS

Die quantitative Ultraschalluntersuchung ist derzeit noch als Screening- und nicht als diagnostische Methode einzustufen und soll hier nicht näher erläutert werden. Zudem ist sie bei Morbus Bechterew noch nicht ausreichend validiert.

1.10. Keine Osteoporosediagnostik ohne BWS/LWS-Röntgen

Für die Osteoporosediagnostik ist nicht nur die Knochendichtemessung maßgeblich, sondern auch das Röntgenbild der Wirbelsäule. Das LWS-Röntgenbild ist die Voraussetzung für die richtige Beurteilung der Knochendichtemessung in diesem Bereich. Es geht insbesondere um mögliche Fehlerquellen wie z. B. eingebrochene Wirbel oder Verkalkungen. Weiters ist die Beurteilung der Wirbelmorphologie der BWS und LWS notwendig, um Einbrüche zu erfassen. Es werden ja nur ca. 30% der Wirbeleinbrüche klinisch diagnostiziert, die restlichen 70% sind radiologische Diagnosen. Hier gibt es große Defizite in der radiologischen Befundung. Ein Wirbeleinbruch wird als eine Höhenreduktion von > 20% definiert, sofern keine andere Pathologie wie z. B. Schmorl'sche Knötchen, M. Scheuermann oder Osteochondrose/Spondylose dem Befund zugrunde liegt (Genant et al. 1996). Nach anderen Methoden, die sehr ähnliche Ergebnisse liefern, ist es die Höhenminderung um mehr als 3 SD im Vergleich zu Referenzwirbelhöhen (Eastell et al. 1991; McCloskey et al. 1993). Es kann dann auch notwendig werden, eine Osteoporose auf Grund von Wirbeleinbruch/brüchen zu diagnostizieren, selbst wenn die Knochendichtemessung keinen eindeutig osteoporotischen Befund liefert, was insbesondere bei Morbus Bechterew wichtig ist. Die Kenntnis von Wirbelbrüchen ist für die weitere Risikoeinschätzung und Therapieplanung unbedingt notwendig.

1.11. Knochenumsatzmarker

Bei den Knochenumsatzmarkern unterscheidet man Anbaumarker und Abbaumarker. Zu den Anbaumarkern gehören Osteocalcin (OC), knochenspezifische alkalische Phosphatase (BALP) und Typ-1 Prokollagen-Propeptide (P1CP und P1NP). Zu den Abbaumarkern zählt man die sog. Crosslinks, Abbauprodukte von weitgehend knochenspezifischem quervernetztem Typ-1 Kollagen (petidgebundenes und freies Pyridinolin [PYR] und Desoxypyridinolin [DPYR], C-terminale [CTx] und N-terminale [NTx] quervernetzte Telopeptide). Die Bestimmung jeweils eines Anbau- und Abbaumarkers gibt Aufschlüsse über den Knochenumsatz. Erhöhte Crosslinks sind mit dem Frakturrisiko korreliert und können als unabhängiger Risikofaktor betrachtet werden (Garnero et al. 1996; Garnero et al. 2000; Johnell et al. 2002b). Weiters sind sie zur initialen Therapiekontrolle bei antiresorptiver Therapie sinnvoller als die Knochendensitometrie und geben Aufschlüsse über die zu erwartende Knochendichteänderung (Chesnut et al. 1997; Greenspan et al. 1998). Anbaumarker erlauben nach Therapieeinleitung auch eine frühe Beurteilung der Frakturrisikoreduktion (Bjarnason et al. 2001).

2. Osteoporose bei Morbus Bechterew (MB)

2.1. Ätiologie, Pathogenese

Genetische Faktoren, die für die Osteoporoseentstehung bei Morbus Bechterew relevant sein könnten, wurden bisher nicht untersucht. In einer rezenten Arbeit wird nun aber erstmals ein Zusammenhang zwischen Polymorphismen im Vitamin-D-Rezeptor-Startcodon (Fok1) und der Knochendichte sowie der Entzündungsaktivität bei Männern mit Morbus Bechterew beschrieben (Obermayer-Pietsch et al. 2003), womit sich mögliche Hinweise für einen ursächlichen Zusammenhang mit dem Vitamin-D-System ergeben. Unter diesem Aspekt ist auch eine kürzlich erschienene Arbeit interessant, die bei Patienten mit Morbus Bechterew im Vergleich zu gesunden Kontrollen erniedrigte Spiegel von 1,25-Dihydroxyvitamin D3 (1,25$(OH)_2$D3) beschreibt, die negativ mit der Entzündungsaktivität korrelieren (Lange et al. 2001). Dieses Ergebnis steht allerdings im Widerspruch zu einer früheren Untersuchung, bei der tendenziell erhöhte 1,25$(OH)_2D3$-Werte gefunden wurden (Franck et al. 1993).

Insulin-like growth factor-1 (IGF-1) spielt eine wichtige Rolle im Knochenauf und -umbau. Die Wirksamkeit wird u. a. durch das Bindungsprotein-3 (IGFBP-3) reguliert. Bei Morbus Bechterew hat man verminderte Konzentrationen von IGF-1 (Lange et al. 2000) und IGFBP-3 (Toussirot et al. 1998) gefunden, die offenbar negativ mit der Entzündungsaktivität korrelieren. Dies weist auf einen indirekt hemmenden Einfluss der chronischen Entzündung auf die Osteoblastenfunktion hin und passt gut zu den in einigen Studien gefundenen erniedrigten Osteocalcin-Spiegeln.

Ein weiterer Risikofaktor für die Osteoporoseentstehung kann der Bewegungsmangel sein. Dieser dürfte aber bei den jüngeren Patienten mit mildem Morbus Bechterew, die bereits eine Knochendichteminderung und ein erhöhtes Frakturrisiko aufweisen (Mitra et al. 1999a), keine ursächliche Rolle spielen, zumal in einer anderen Studie solche Patienten ein Bewegungsprogramm absolviert hatten (Will et al. 1989). Allerdings dürfte bei fortgeschrittenem Morbus Bechterew die Bewegungseinschränkung und die damit verbundene Rückenmuskelatrophie (Devogelaer et al. 1992) eine zusätzliche Rolle spielen.

Ein niedriger *body mass index* (BMI) wird mit dem Osteoporoserisiko in Zusammenhang gebracht. Bei Morbus Bechterew gibt es hierzu widersprüchliche Studienergebnisse, so dass die Bedeutung eines niedrigen Körpergewichts für die Osteoporoseentstehung bei Morbus Bechterew noch nicht eindeutig definiert werden kann (El Maghraoui et al. 1999; Toussirot et al. 2001; Speden et al. 2002). Dies schließt jedoch ein niedriges Körpergewicht als potentiellen Risikofaktor für Frakturen nicht aus.

Glucocorticoide werden bei Morbus Bechterew wenig eingesetzt und sind in der Regel nicht die Ursache für eine Osteoporose bei Morbus Bechterew, auch findet sich kein Testosteronmangel als Erklärung (Tapia-Serrano et al. 1991; Mitra et al. 1999b).

Vielmehr deutet die Tatsache, dass bereits bei frühen Erkrankungsstadien, selbst wenn keine Hüftgelenkbeteiligung vorliegt, auch die Hüft-Knochendichte vermindert ist, auf systemische Faktoren. Diese sind wohl die proinflammatorischen Zytokine IL-6 und TNFα und möglicherweise aktivierte T-Zellen. Bei Morbus Bechterew sind diese Zytokine erhöht, wobei IL-6 mit der Entzündungsaktivität (Gratacos et al. 1994), nicht aber mit der aktuellen klinischen Erkrankungsaktivität korreliert (Falkenbach et al. 1998). TNFα korreliert zusätzlich auch mit den Crosslinks (Lange et al. 2000). Aktivierte T-Zellen spielen bei der rheumatoiden Arthritis eine Rolle, bei Morbus Bechterew gibt es noch keine diesbezüglichen Erkenntnisse. Vermutlich über eine Erhöhung der RANKL/OPG-Ratio bewirken die proinflammatorischen Zytokine (und aktivierten T-Zellen?) eine Steigerung der osteoklastären Knochenresorption. Das spiegelt sich in den erhöhten Abbaumarkern PYR und DPYR wieder, die mit den Entzündungsparametern korrelieren (siehe unten). Diese Befunde lassen erwarten, dass antientzündliche und besonders die anti-TNFα-Behandlungen auch gegen die Osteoporose wirksam sein sollten, aber leider gibt es hierzu keine klinischen Daten. Im transgenen Mausmodell der TNFα-Arthritis konnte jedoch mit Infliximab eine Hemmung der periartikulären Knochenresorption erreicht werden (Redlich et al. 2002).

Zusammenfassung

Die chronische Entzündungsaktivität des Morbus Bechterew scheint also zu einer verstärkten osteoklastären Knochenresorption und zu einer verminderten osteoblastären Knochenbildung zu führen. TNFα könnte hier ein wesentlicher Mediator sein. Anti-TNFα-Behandlungen könnten somit möglicherweise zur Prophylaxe und Therapie der Osteoporose beitragen. Der Nachweis hierfür steht aber noch aus.

2.2. Knochendichtemessung bei Morbus Bechterew

2.2.1. DXA

Die posterior-anteriore DXA-Messung der LWS ist bei Patienten mit Syndesmophyten und fortgeschrittener Ankylosierung nicht brauchbar und zeigt fälschlicherweise oft normale Werte (Devogelaer et al. 1992; Mullaji et al. 1994; Donnelly et al. 1994), weil sich der Mineralgehalt der perivertebralen Verkalkungen/Verknöcherungen über den der Wirbelkörper projiziert, wie das auch bei postmenopausaler Osteoporose und Spondylophytenbildung beschrieben ist (Masud et al. 1993; Yu et al. 1995). Die laterale DXA-Messung von LWK 3, der nicht durch Rippen und Beckenkamm überlagert wird, gibt hier verlässlichere Werte (Bronson et al. 1998). Die Messwerte an der Hüfte sind schon in frühen Erkrankungsstadien vermindert (auch bei fehlender Beteiligung der Hüftgelenke) und spiegeln das Ausmaß der Knochendichteminderung auch bei fortgeschrittenem Morbus Bechterew wider.

2.2.2. QCT

Die QCT-Messung sollte aus eben diesen Gründen prinzipiell besser zur richtigen Erfassung der LWS-Kochendichte geeignet sein, was auch in wenigen Studien gezeigt wurde (Devogelaer et al. 1992; Lee et al. 1997). In diesen Studien wird berichtet, dass die Knochendichte in der pa DXA-Messung bei fortgeschrittenem Morbus Bechterew normale Werte zeigt, obwohl in der QCT-Messung sehr niedrige Werte gefunden werden. Möglicherweise könnte man mittels QCT doch eine Korrelation zwischen der Knochendichte und dem Frakturrisiko bei Morbus Bechterew feststellen, was bei der DXA-Methode nicht nachweisbar war. Eine dementsprechende Studie mit der QCT liegt jedoch bisher noch nicht vor.

2.2.3. QUS und periphere Messungen

Die Messung der Knochendichte in peripheren Knochen wie Radius, Hand oder Calcaneus mit verschiedenen Methoden (inklusive QUS) zeigte keine Knochendichteverminderung im Vergleich zu Kontrollpersonen (Will et al. 1989; Devogelaer et al. 1992; Toussirot et al. 2001; Speden et al. 2002), was darauf hinweist, dass die Dichteminderung nur ein Problem des axialen Skeletts (LWS und Hüfte) sein könnte. Diese Einschätzung wird jedoch durch neuere Daten in Frage gestellt, die zeigen, dass auch am Calcaneus eine von der Krankheitsdauer abhängige Knochendichteminderung fassbar ist (Bruyn et al. 2002; Capaci et al. 2002b).

Zusammenfassung

Die Standard-DXA-Messung am proximalen Oberschenkel gibt also das Ausmaß der Knochendichteminderung auch bei Morbus Bechterew gut wieder, während die pa LWS-Messung nur bei leichten Formen ohne Syndesmophytenbildung verwertbar ist. Für Langzeit-Verlaufskontrollen ist die LWS-DXA nicht geeignet. Alternativ kann die laterale DXA von LWK 3 herangezogen werden, was aber auf Probleme der Verfügbarkeit und der Normwerte stößt.

Für die LWS ist sicher die QCT die Methode der ersten Wahl, wobei auf die richtige Befundinterpretation zu achten ist.

Ob der periphere QUS für Screening oder Diagnostik bei Morbus Bechterew brauchbar ist, muss erst durch weitere Untersuchungen geklärt werden.

2.3. Ausmaß des Problems

2.3.1. Knochendichte

Die Knochendichte der LWS und des proximalen Oberschenkels ist bei Patienten mit Morbus Bechterew im Vergleich zu gesunden Kontrollpersonen vermindert. Osteopenische/osteoporotische Knochendichtewerte im Schenkelhals und/oder in der LWS werden in bis zu 93% der Patienten (Singh et al. 1995; Bronson et al. 1998; El Maghraoui et al. 1999; Dos Santos et al. 2001) gemessen. Osteoporotische Werte finden sich in 6–28% (Bronson et al. 1998; El Maghraoui et al. 1999; Speden et al. 2002). Die in den Studien genannten Z-scores bewegen sich vom normalen Bereich bei prämenopausalen Frauen mit mildem Morbus Bechterew (Juanola et al. 2000) bis zu minus 3,8 SD im LWS-QCT bei Patienten mit fortgeschrittenem Morbus Bechterew (Lee et al. 1997). Alle überwiegend bei Männern durchgeführten Studien zeigen, dass osteopenische/osteoporotische Knochendichtewerte bereits bei Patienten mit mildem Morbus Bechterew in der Frühphase der Erkrankung nachweisbar sind (Will et al. 1989; Mitra et al. 1999a; Mitra et al. 2000).

In einer anderen Untersuchung von prä- und postmenopausalen Frauen mit Morbus Bechterew wurden in 6% osteoporotische Knochendichtewerte und in 52% osteopenische Werte im Schenkelhalsbereich gemessen. Die Z-scores zeigten mit –0,4 bzw. –0,37 keinen nennenswerten Unterschied zwischen prä- und postmenopausale Frauen (Speden et al. 2002). Die Befunde bei Frauen sind insgesamt ähnlich wie bei den Männern, aber etwas weniger schwerwiegend.

Bezüglich der Knochendichte und Erkrankungs/Entzündungsaktivität gibt es keine einheitlichen Daten. Bei Patienten mit niedriger Knochendichte fand sich eine größere Entzündungsaktivität als bei Patienten mit normaler Knochendichte (Dos Santos et al. 2001). In anderen Studien bestand dagegen keine Korrelation zwischen der Erkrankungsaktivität (Entzündungs- und/oder klinische Aktivitätsparameter) und der Knochendichte (Mitra et al. 1999a; Toussirot et al. 2001; Speden et al. 2002). In weiteren Studien wird darauf hingewiesen, dass sich bei Patienten mit langer Erkrankungsdauer bzw. klinisch schwerem Verlauf niedrigere Knochendichtewerte finden (Donnelly et al. 1994; Lee et al. 1997).

Über die Änderung der Knochendichte im Krankheitsverlauf gibt es nur wenige Daten. Es zeigte sich aber, dass Patienten mit fortgeschrittenem Morbus Bechterew bei langer Erkrankungsdauer im Schenkelhalsbereich und im LWS-QCT eine niedrigere Knochendichte hatten als Patienten mit mildem Morbus Bechterew bei kurzer Erkrankungsdauer (Lee et al. 1997).

Die Ergebnisse der wenigen longitudinalen Untersuchungen gehen in die gleiche Richtung. Gratacós und Mitarbeiter beschrieben, dass 14 Patienten mit aktivem Morbus Bechterew (definiert durch erhöhte Werte für BSG und CRP, sie hatten auch höhere IL-6 Werte) nach einer mittleren Beobachtungszeit von 19 Monaten einen DXA-Knochendichteverlust von 5% in der LWS und 3% im Schenkelhalsbereich hatten. 20 Patienten mit inaktivem Morbus Bechterew wiesen hingegen keine Änderung auf (Gratacos et al. 1999). Diese Knochendichteabnahme ist mit den Mineralverlusten bei postmenopausaler Osteoporose vergleichbar. In einer anderen Studie fand sich in einer Periode von 18 Monaten ein hochsignifikanter jährlicher Knochenkalziumverlust von 2,9%, der mittels Neutronenaktivierung gemessen worden war (Reid et al. 1986).

Zusammenfassung

Man kann also festhalten, dass die axiale Knochendichte (Hüfte und/oder LWS) bei mehr als ¾ der Patienten mit Morbus Bechterew in den osteopenischen Bereich vermindert ist – bei Männern schon im frühen Stadium der Erkrankung – und bei ca. 1/3 der Patienten osteoporotisch ist. Mit zunehmender Erkrankungsdauer nimmt die Knochendichte ab. Die Knochendichte korreliert mit dem Schweregrad des Morbus Bechterew, während die Daten hinsichtlich der aktuellen Entzündungsaktivität nicht einheitlich sind. Vermutlich ist das dadurch zu erklären, dass die Entzündungsaktivität nur eine Momentaufnahme in der lange dauernden Erkrankung darstellt.

2.3.2. *Frakturen*

Eine verminderte Knochendichte an sich stellt – alleine betrachtet – kein besonderes klinisches Problem dar. Bedeutsam sind vielmehr die möglichen Folgen, d. h. insbesondere die Frakturen, die jedoch auch von anderen Faktoren abhängen (z. B. Knochenqualität, Trauma, Sturzhäufigkeit, Art der Stürze, Bewegungskoordination, etc.).

Bei systematischen BWS- und LWS-Röntgenuntersuchungen von Patienten mit Morbus Bechterew zeigen sich prävalente osteoporotische Wirbelkörperfrakturen (Wirbelkörpereinbrüche) in 10–58%, die mit Dauer und klinischem Schweregrad der Erkrankung (Syndesmophyten, Ankylose, WS-Verkrümmung) und teils mit dem Alter der Patienten korrelieren, nicht aber mit der Knochendichte (Ralston et al. 1990; Donnelly et al. 1994; Sivri et al. 1996; Mitra et al. 1999a; Geusens et al. 2001). Selbst bei Männern mit mildem Morbus Bechterew und einem Durchschnittsalter von 38 Jahren wurden in 16,7% der Patienten prävalente Wirbelfrakturen nachgewiesen (Odds ratio 5,92 im Vergleich zu Kontrollen; Mitra et al. 2000). In einer Untersuchung der Mayo Clinic von 158 Patienten mit Morbus Bechterew, die über 15 Jahre (Median) beobachtet wurden, traten bei 14% der Patienten neue klinische Wirbelfrakturen auf. Das Risiko für die Wirbelfrakturen war im Vergleich zur Normalbevölkerung 7,6-fach höher (standardisierte Morbiditätsratio, SMR, bei Männern 10,7; bei Frauen 4,2), während das Risiko für periphere Frakturen nicht erhöht war (SMR 1,0) (Cooper et al. 1994). Auf das Problem mehrfacher Wirbelfrakturen wird in dieser Studie nicht im Detail eingegangen. Multiple Wirbelkörperfrakturen scheinen jedoch mit zunehmendem Kyphosierungsgrad der BWS häufiger aufzutreten (Geusens et al. 2001).

Leider wurde in diesen Studien (wenn überhaupt Angaben zur Knochendichte gemacht wurden) nur die durchschnittliche Knochendichte der Gruppen mit Frakturen mit der der Gruppe ohne Frakturen verglichen. Es wurde nicht untersucht, ob es so etwas wie eine Frakturschwelle gibt bzw. ob Frakturen auch bei den Patienten mit normaler Knochendichte vermehrt auftreten. Die Beobachtung, dass diese nicht-traumatischen Wirbeleinbrüche nicht von der Knochendichte abhängig sind, lässt vermuten, dass für die Frakturen andere Faktoren maßgeblich sind, möglicherweise Mikrostrukturveränderungen. Leider gibt es hierzu keine Daten.

Eine andere mögliche Erklärung für die fehlende Korrelation zwischen der Knochendichte und der Frakturhäufigkeit könnte die zu geringe Sensitivität der in fast allen Studien verwendeten DXA-Untersuchungen sein. Möglicherweise ließen sich mittels QCT doch Zusammenhänge aufzeigen, wie es auch in einer rezenten Arbeit über die Fraktur-Vorhersagekraft der QCT vs. DXA der LWS bei postmenopausalen Patientinnen mit rheumatischen Erkrankungen unter Langzeit-Steroidtherapie suggeriert wird (Rehman et al. 2002).

Im Gegensatz zur osteoporotischen Sinterungsfraktur der Wirbelkörper ist bei Morbus Bechterew die Entstehung von transvertebralen Wirbelfrakturen (sogenannte Kolumnenfrakturen oder Pfeilerfrakturen) durch geringe Traumata hervorzuheben, die auch Bandscheiben und die posterioren Elemente miteinbeziehen und häufig zu Dislokationen führen können. Am häufigsten treten sie im HWS-Bereich auf und können insbesondere dort zu neurologischen Komplikationen und Tod führen (Osgood et al. 1975; Thorngren et al. 1981; Murray et al. 1981; Hunter et al. 1983; Pedersen et al. 1987). Sie erklären sich durch die fehlende Elastizität und Mobilität der Wirbelsäule bei ausgedehnter Ankylosierung und gleichzeitig bestehender Osteoporose, die der Wirbelsäule ein Frakturverhalten eines (osteoporotischen) Röhrenknochens verleiht. Diese Frakturen sind bei Morbus Bechterew ca. 11-fach häufiger als in der Normalbevölkerung. Mit 84% betreffen sie am häufigsten den zervikalen Bereich und sind dort 2-mal häufiger als in einem Kontrollkollektiv. Ausrutschen ist in 53% die Sturzursache (Alaranta et al. 2002). Der Sturz auf den Rücken verursacht bei der gebogenen Wirbelsäule ein Hyperextensionstrauma.

Im Röntgenbild der Wirbelsäule sind die Frakturen wegen der osteoporotischen und ausgeprägten ankylosierenden Veränderungen schwer zu erkennen, weshalb CT und MRT großzügig zur Diagnostik eingesetzt werden müssen (May et al. 2002). Während man nicht-dislozierte HWS-Frakturen ohne neurologische Komplikationen spontan abheilen lassen kann, kann es bei nicht chirurgisch stabilisierten BWS/LWS-Frakturen leicht zu Pseudarthrosenbildung kommen (Zacher et al. 2001). Bei dislozierten Frakturen bzw. bei neurologischen Komplikationen ist eine chirurgische Intervention notwendig.

Zusammenfassung

Zusammenfassend zeigt sich bei Morbus Bechterew in allen Altersklassen eine hohe Prävalenz und Inzidenz von osteoporotischen Wirbelkörperfrakturen der BWS und LWS, die mit Schweregrad und Erkrankungsdauer korrelieren, nicht aber mit der Knochendichte (mittels DXA-Messungen). Periphere Frakturen treten – im Unterschied zur rheumatoiden Arthritis – nicht gehäuft auf. Als Besonderheit des Morbus Bechterew sind instabile transvertebrale Wirbelfrakturen mit neurologischen Komplikationen, insbesondere der HWS, anzusehen, die im Nativröntgen leicht übersehen werden können, in der Regel CT/MRT-Untersuchungen erfordern und häufig der chirurgischen Intervention bedürfen.

2.4. Knochenumsatz

Die meisten Studien zum Knochenumsatz zeigen normale bis erniedrigte Anbaumarker (OC, P1CP) als Ausdruck einer möglichen Hemmung der Osteoblastenfunktion, in einzelnen Studien auch eine erhöhte alkalische bzw. knochenspezifische alkalische Phosphatase (Franck et al. 1993; Mitra et al. 1999a). Dieser scheinbare Widerspruch konnte von den Autoren nicht erklärt werden, ist vermutlich aber auf den Reifungsgrad bzw. eine mögliche Reifungshemmung der Osteoblasten zurückzuführen, da Osteocalcin nur von ausgereiften Osteoblasten gebildet wird (Aubin 1998). Weiters wurden meist erhöhte Crosslinks (freies PYR und DPYR) als Ausdruck einer gesteigerten Knochenresorption gefunden. Anbaumarker scheinen negativ und Abbaumarker positiv mit Entzündungsparametern wie BSG, CRP und IL-6 zu korrelieren (Marhoffer et al. 1995; MacDonald et al. 1997; Toussirot et al. 1999; El Maghraoui et al. 1999; Acebes et al. 1999; Speden et al. 2002). Insgesamt kann man die Befunde der Knochenumsatzmarker als Entkopplung der Knochenformation von der Resorption deuten, wobei bei verstärkter entzündlicher Aktivität die Resorption über den Anbau überwiegt.

Diese biochemischen Befunde passen aber nur teilweise zu den wenigen histomorphometrischen Daten zum Knochenumsatz bei Morbus Bechterew. In zwei Studien werden verminderte trabekuläre Indizes im Sinne einer Osteopenie und erniedrigte bis normale Formationsraten beschrieben. In einer dieser Untersuchungen wurde auch ein Mineralisationsdefekt gefunden, der auf die verminderte Knochenformation (und Osteoblastenfunktion) zurückgeführt wurde (es wurden leider keine 25-Hydroxyvitamin-D3-Spiegel (25OHD3) gemessen). Die Knochenresorption war in diesen histologischen Studien nicht gesteigert (Lee et al. 1997; Szejnfeld et al. 1997). In einer älteren Studie fand sich dagegen bei fünf biopsierten Patienten sowohl eine verminderte Formation als auch eine gesteigerte Resorption (Hanson et al. 1971).

2.5. Kalzium, Vitamin D, PTH

Bei fast allen Untersuchungen wurden keine signifikanten Veränderungen bei Serum- und Harnkalzium, 25OHD3 und PTH gefunden (Bronson et al. 1998; Toussirot et al. 1999; Mitra et al. 1999a; Dos Santos et al. 2001). In einer weiteren Studie, die im Winter und Frühjahr durchgeführt wurde, zeigte sich allerdings bei 73% der Patienten ein unter 20 ng/ml erniedrigtes 25OHD3 und bei 18% ein schwerer Vitamin-D-Mangel (25OHD3 < 8 ng/ml) (Falkenbach et al. 2001). Diese Befunde deuten darauf hin, dass zumindest im Winter bei einer großen Zahl von Patienten mit Morbus Bechterew ein Vitamin-D-Mangel vorliegen kann. Niedrige Vitamin-D-Spiegel sind mit einer höheren Inzidenz von verschiedenen Karzinomen und einem erhöhten Risiko für die Entwicklung eines Diabetes mellitus Typ I assoziiert. Es bleibt vorerst Spekulation, ob die veränderte immunmodulatorische Wirkung durch einen Vitamin-D-Mangel etwas mit der Genese bzw. Ausprägung des Morbus Bechterew zu tun hat. Es gibt aus den vorliegenden Studien aber keine Hinweise darauf, dass eine Mineralisationsstörung im Sinne einer Osteomalazie in der Genese der Knochendichteminderung eine Rolle spielt. Dennoch wird man in Einzelfällen bei niedrigem 25OHD3 und erhöhter alkalischer Phosphatase eine Osteomalazie mittels Knochenbiopsie nach Tetrazyklin-Doppelmarkierung ausschließen müssen (Untersuchung des *unentkalkten* Knochens).

Zusammenfassung

Aus diagnostischer Sicht ist bei Morbus Bechterew also die routinemäßige Bestimmung von Knochenumsatzmarkern vorläufig nicht sinnvoll. Aber möglicherweise könnten erhöhte Crosslinks ein prognostischer Faktor hinsichtlich eines gesteigerten Frakturrisikos sein, wenn man die Ergebnisse von Osteoporosepopulationsstudien auf Patienten mit Morbus Bechterew übertragen kann. Ähnlich ist es bei Verlaufskontrollen unter antiresorptiver Therapie, bei der die Reduktion von Crosslinks ein Maß für die antiresorptive Wirkung und die später zu erwartende Knochendichtezunahme darstellt. Allerdings gibt es zu diesen zwei Punkten noch keine Daten aus Studien bei Morbus Bechterew. Eine Knochenbiopsie ist für die klinische Routine nicht erforderlich, höchstens im Einzelfall zum Nachweis/Ausschluss einer Mineralisationsstörung, wenn klinische und biochemische Befunde diesen Verdacht begründen.

2.6. Risiko für die Entwicklung einer Osteoporose bzw. osteoporotischer Frakturen bei Morbus Bechterew

In der Literatur finden sich keine Daten zur Frage, welcher Patient mit Morbus Bechterew von vornherein ein erhöhtes Risiko für eine Knochendichteminderung und Frakturen hat. Neben der erblichen Disposition, die bislang nur in der Familienanamnese (und nicht in genetischen Tests) fassbar ist, spielen sicher auch die oben angeführten Faktoren wie Lebensstil und Medikamente eine Rolle. Es ist aber klar, dass Schweregrad und Dauer der Erkrankung mit der Knochendichteabnahme korrelieren. Zusätzliche Störungen im Sinne einer anderen sekundären Osteoporose sollten ausgeschlossen werden, zumal auch bei Morbus Bechterew in bis zu 10% mit solchen zusätzlichen Risikofaktoren zu rechnen ist (Ralston et al. 1990). Es ist in diesem Zusammenhang insbesondere auf die Assoziation mit entzündlichen Darmerkrankungen zu achten, die auch selbst einen gravierenden Risikofaktor für die Osteoporoseentstehung darstellen.

Die Häufigkeit osteoporotischer Frakturen bei Morbus Bechterew korreliert ebenfalls mit dem klinischen Schweregrad, der Erkrankungsdauer und mit dem Alter des Patienten, nicht aber mit der Knochendichte. Zusätzliche Risikofaktoren für Frakturen wurden bei Morbus Bechterew nicht gesondert untersucht. Hier wird man die Ergebnisse aus anderen Osteoporosestudien übertragen und die Risikofaktoren für osteoporotische Frakturen in das individuelle Risikoprofil einbinden müssen (siehe Abschnitt Osteoporose im Allgemeinen).

2.7. Osteoporosediagnostik bei Morbus Bechterew

In Anbetracht der großen Prävalenz von Osteopenie/Osteoporose und auch von Wirbelfrakturen bereits bei mildem Morbus Bechterew in jüngerem Alter ist bei jedem Patienten mit Morbus Bechterew die Durchführung einer Knochendichtemessung der LWS (vorzugsweise QCT oder laterale DXA) und/oder Hüfte (DXA) angezeigt. Ergänzend ist ein Röntgenbild der Wirbelsäule ap und seitlich notwendig. Sollte sich eine verminderte Knochendichte und/oder eine Fraktur zeigen, ist eine Screening-Laboruntersuchung mit dem in Tabelle 7 angeführten Minimalprogramm zu empfehlen.

Diesem Laborprogramm sollte noch die Bestimmung je eines Knochenanbaumarkers (z. B. Osteocalcin) und Knochenresorptionsmarkers (z. B. Crosslinks, s. o.) hinzugefügt werden, einerseits wegen der prognostischen Aussage hinsichtlich des Frakturrisikos, andererseits als Ausgangswert zur Therapiekontrolle nach initiierter antiresorptiver Behandlung (s.u.). Falls nur die Bestimmung eines Markers möglich ist, ist der Resorptionsmarker vorzuziehen.

Zur Bewertung der 25-Hydroxyvitamin-D3-Blutspiegel ist anzumerken, dass die üb-

Tabelle 7. Minimales Laborprogramm bei Patienten mit Osteopenie/Osteoporose

Blut	24h-Harn
BSG	Kalzium
Blutbild	Kreatinin
Kreatinin	
Kalzium	
Phosphor	
GPT	
γGT	
Protein	
Elektrophorese	
TSH	
PTH	
25OHD3	
Testosteron (Mann)	

licherweise angegebenen Normwerte von ±2 SD nicht die physiologische Norm widerspiegeln. Als untere Norm muss vielmehr der Bereich gewählt werden, ab dem keine PTH-Gegenregulation mehr erfolgt, also 20 ng/ml (Malabanan et al. 1998). Dementsprechend sind auch die oberen PTH-Normwerte von üblicherweise 65 pg/ml zu hoch und müssten auf niedrigere um 45 pg/ml korrigiert werden (Souberbielle et al. 2001).

Bei neu auftretenden Schmerzen im WS-Bereich, die nicht innerhalb von ein paar Tagen vergehen (man sollte neue Schmerzen nicht von vornherein durch einen Schub des Morbus Bechterew erklären), oder nach einem Trauma (auch Bagatelltrauma) ist eine Röntgenuntersuchung erforderlich. Auch bei negativem Röntgenbefund ist bei persistierenden hartnäckigen Schmerzen eine CT-oder MRT-Untersuchung indiziert, um nicht eine transvertebrale Wirbelfraktur zu übersehen.

Eine umfassende Übersicht zum Thema Osteoporose bei Morbus Bechterew findet sich bei Bessant et al. 2002.

Zusammenfassung

Die Osteoporosediagnostik bei Morbus Bechterew besteht somit aus Knochendichtemessung, Wirbelsäulenröntgen und einem Minimal-Laborprogramm. Sie darf sich nicht nur auf die Knochendichtemessung beschränken. Bei hartnäckigen WS-Schmerzen ist neben dem Nativröntgen ergänzend eine CT-oder MRT-Untersuchung erforderlich.

2.8. Therapie

2.8.1. Kalzium und Vitamin-D3

Die Therapie der Osteoporose hat in erster Linie das Ziel, (weitere) Frakturen zu verhindern. Eine Besserung der Knochendichte ist wünschenswert, aber nicht vorrangig. Da neben Knochenqualität und Knochendichte auch andere Faktoren wie z. B. die Sturzgefährdung das Frakturrisiko beeinflussen, sind neben der medikamentösen Therapie, die hauptsächlich direkt am Skelett wirkt, begleitende Maßnahmen zur Minderung des Frakturrisikos notwendig. Diese sind vielfach mit den Empfehlungen zur Prophylaxe identisch.

Es gibt fast noch keine Studien zur Therapie der Osteoporose bei Morbus Bechterew. Man wird sich also an den Studienergebnissen zur Therapie der postmenopausalen Ostoporose der Frau und der (idiopathischen) Osteoporose des Mannes bzw. an den Studien zur Steroidosteoporose orientieren müssen. Die Basistherapie besteht in der Gabe von Kalzium und Vitamin D3. Bei den spezifischen Medikamenten unterscheidet man antiresorptive und anabole Substanzen von den Pharmaka, die sowohl antiresorptiv als auch anabol wirken. Im Folgenden sind die Ergebnisse der Studien zur medikamentösen Osteoporosetherapie kurz zusammengefasst.

Mit 500–1000 mg Kalzium und 700–800 IE Vitamin-D3 konnte bei alten Heimbewohnerinnen, aber auch bei älteren gesunden Männern und Frauen eine Reduktion von Hüftfrakturen bzw. nicht-vertebralen Frakturen erzielt werden (Chapuy et al. 1994; Dawson-Hughes et al. 1997). Kürzlich wurde berichtet, dass Vitamin D3 auch Wirkungen auf die Muskulatur hat und somit die Schwankneigung des Körpers und das Sturzrisiko vermindert (Pfeifer et al. 2000). In allen großen Osteoporosestudien waren Kalzium und teilweise auch Vitamin D3 Teil der Behandlung. Sie sind deshalb als unverzichtbarer Bestandteil jeder medikamentösen Osteoporosetherapie anzusehen.

2.8.2. *Antiresorptiv wirkende Substanzen*

Die Wirkung der antiresorptiven Therapie auf die Verhinderung von Frakturen erklärt sich zum geringen Teil (bis 16%) aus einer Knochendichtezunahme, die in erster Linie aus einer Verbesserung der Mineralisation des vorhandenen Knochens resultiert (es findet kein Knochenmassenzuwachs statt). Der bedeutsamere Wirkmechanismus ist die Hemmung des Knochenumsatzes und eine vermutlich daraus resultierende Verhinderung der Verschlechterung der Knochenqualität bzw. der Knochenstruktur (Cummings et al. 2002). Bei den Bisphosphonaten dürfte der positive Effekt auf die Knochenqualität u. a. auch auf einer Hemmung der Osteoblasten- und Osteozytenapoptose beruhen (Plotkin et al. 1999). Aus diesen Gründen ist der wichtigste Messparameter für die Therapiekontrolle auch nicht die Knochendichte, sondern der Knochenumsatz, der mit Hilfe der Knochenumsatzmarker beurteilt wird.

Östrogene

Bei postmenopausalen Frauen können prinzipiell Östrogene zum Einsatz kommen. Ihre Wirksamkeit wurde erst kürzlich in der großen prospektiven und kontrollierten Women's-Health-Initiative-Studie (WHI-Studie) mit gesunden Frauen dokumentiert (Rossouw et al. 2002). Diese WHI-Studie mit kombinierter Östrogen/Gestagentherapie hat aber auch gezeigt, dass bei einer Therapiedauer von mehr als fünf Jahren das Risiko für Mammakarzinom, thromboembolische Ereignisse, Apoplexie und Myokardinfarkt steigt, so dass man die kombinierte Hormonersatztherapie nicht für die Osteoporoseprophylaxe/behandlung empfehlen kann. In einem zweiten Studienarm wird eine reine Östrogentherapie geprüft, die nur für hysterektomierte Frauen in Frage kommt. Hier gibt es noch keine solchen negativen Daten, weshalb diese Behandlungsoption vorläufig bestehen bleibt.

Selektive Östrogenrezeptormodulatoren (SERMs)

Von diesen nicht-hormonellen Substanzen, die teilweise östrogene (Knochen, kardiovaskuläres System) und teilweise antiöstrogene (Brustgewebe, Endometrium) Eigenschaften haben, ist Raloxifen in einer großen Studie gut untersucht. Auch hier zeigte sich, ähnlich wie bei den Stickstoff-Bisphosphonaten, eine Reduktion des Risikos für Wirbelfrakturen um 30–55%. Die Häufigkeit extravertebraler Frakturen wurde allerdings nicht beeinflusst (Ettinger et al. 1999). Das Auftreten multipler Wirbelfrakturen wurde um 90% reduziert. Die Wirkung scheint möglicherweise bei Frauen, die noch keine prävalenten Wirbelfrakturen haben, besser zu sein als bei Patientinnen mit schon vorbestehendem Wirbelkörpereinbruch. Als weitere positive Effekte fand sich eine Reduktion des Risikos für Mammakarzinom (Cummings 1999) sowie für kardiovaskuläre Ereignisse bei Patientinnen mit kardiovaskulären Risikofaktoren (Barrett-Connor et al. 2002). Diese Ergebnisse stehen im Gegensatz zur Hormonersatztherapie, bei der das vaskuläre und das Karzinomrisiko steigen. Auf Grund dieser positiven Effekte zählt Raloxifen zu den Mitteln der ersten Wahl für postmenopausale Frauen nach den ersten Wechseljahren bis etwa zum 70. Lebensjahr. Bei dieser Gruppe von Patientinnen steht das Hüftfrakturrisiko, das durch Raloxifen offenbar nicht gesenkt wird, noch nicht im Vordergrund.

Bisphosphonate

Die meisten Studien zur Osteoporosetherapie mit Bisphosphonaten gibt es zu Etidronat, Alendronat und Risedronat. Die Datenlage ist für die Stickstoff-Bisphosphonate Alendronat und Risedronat am besten. Es konnte in mehreren großen Studien bei postmenopausaler Osteoporose eine sehr konsistente Senkung des Risikos für extravertebrale und vertebrale Frakturen in der Größenordnung von ca. 30–50% gezeigt werden. Das Risiko für multiple Wirbelfrakturen wurde sogar um 80–90% gesenkt (Black et al.

1996; Cummings et al. 1998; Harris et al. 1999; Reginster et al. 2000; Black et al. 2000; McClung et al. 2001). Für Alendronat ist auch eine mit der postmenopausalen Osteoporose vergleichbare Wirkung bei der männlichen Osteoporose nachgewiesen (Orwoll et al. 2000). Die Effekte von Risedronat auf die Osteoporose bei Männern wurden in Studien zur Corticosteroidtherapie dokumentiert. Beide Substanzen sind bei Steroidosteoporose wirksam (Wallach et al. 2000; Adachi et al. 2001). Alendronat und Risedronat zählen derzeit zu den Mitteln der ersten Wahl in der Therapie der postmenopausalen, der männlichen und der Steroidosteoporose.

Für intravenös applizierte Bisphosphonate gibt es bislang keine positiven Studien, die das Auftreten neuer Frakturen als Studienendpunkt untersuchten. Für Pamidronat konnte zwar eine Zunahme der Knochendichte und eine Abnahme von Knochenumsatzmarkern gezeigt werden (Thiebaud et al. 1994; Diamond et al. 2001), Daten zur Frakturwirksamkeit fehlen aber bisher. Dennoch findet intravenös verabreichtes Pamidronat (meist in einer Dosis von 30 mg alle 3 Monate) bei Patienten Verwendung, die Verträglichkeitsprobleme mit peroralen Bisphosphonaten haben. Für 2 mg Ibandronat (intravenöse Injektion in dreimonatigem Abstand) sind nun neue Studien mit guten Erfolgen hinsichtlich Knochenumsatz und Knochendichte in Publikation, Frakturdaten fehlen noch. Zur Frakturwirksamkeit der „Einjahresspritze" mit 5 mg Zoledronat (Reid et al. 2002) läuft derzeit eine große multizentrische Studie.

Die Erfahrungen mit 1 mg Ibandronat als Injektion in dreimonatigen Abständen haben gezeigt, dass trotz der Zunahme der Knochendichte keine signifikante Reduktion von Wirbelfrakturen zu erzielen war (Recker et al. 2000). Diese unzureichende Wirksamkeit lässt sich durch die nicht ausreichend lang anhaltende Suppression des Knochenumsatzes erklären, was am Anstieg der Umsatzmarker gegen Ende der Dreimonatsperiode ersichtlich war. Es scheint somit wesentlich zu sein, dass die dauerhafte hemmende Wirkung dieser intermittierenden Behandlungen auf den Knochenumsatz durch Messung von Umsatzmarkern kontrolliert wird. Sollte der Knochenumsatz vor der nächsten Infusion/Injektion ansteigen, muss das Infusionsintervall verkürzt oder die Dosis erhöht werden.

Calcitonin

Calcitonin wird wegen der guten analgetischen Wirkung noch immer gerne angewandt. Leider gibt es keine klinischen Studien, die die Wirksamkeit hinsichtlich der Frakturreduktion eindeutig belegen. In einer einzigen großen prospektiven Studie wurde zwar eine Reduktion des Risikos für Wirbelfrakturen um 33% gefunden (Chesnut et al. 2000), aber wegen der hohen *dropout*-Rate von 60% und der fehlenden Verblindung der Knochendichteergebnisse ist dieses Resultat mit Skepsis zu betrachten (Cummings et al. 2000). Eine Beeinflussung von mehrfachen neuen Wirbelfrakturen und extravertebralen Frakturen konnte nicht nachgewiesen werden. In der empfohlenen Tagesdosis von 200 IE (intranasal) ist Calcitonin außerdem extrem teuer und kommt somit nur bei Unverträglichkeit anderer Behandlungen in Frage.

Eine Serie systematischen Meta-Analysen zur Osteoporosetherapie findet sich im Augustheft 2002 von Endocrine Reviews und eine übersichtliche Zusammenfassung davon bei Cranney et al. 2002.

Osteoprotegerin

Dieses rekombinante Protein hat in Pilotstudien bei postmenopausalen Frauen eine gute hemmende Wirkung auf den Knochenumsatz gezeigt (Kongressberichte) und ist wegen des Wirkmechanismus speziell bei Osteoporosen im Rahmen von entzündlichen Prozessen interessant. So konnte gezeigt werden, dass Osteoprotegerin in Arthritis-Tiermodellen die periartikuläre Knochenresorption verhindert, obwohl der Entzündungsprozess weiterläuft (Campagnuolo et al. 2002; Romas et al. 2002). Es ist derzeit allerdings noch unklar, ob es in Zukunft zur therapeutischen Anwendung kommen wird.

2.8.3. Knochenanabole Behandlungen

Fluor

Fluoride sind ein gutes Beispiel dafür, dass man die therapeutische Wirkung nicht allein anhand der Knochendichte beurteilen darf. Trotz des starken Anstiegs der Knochendichte in der LWS konnte keine Senkung der Wirbelfrakturrate gefunden werden (Meunier et al. 1998). Auch wegen des sehr engen therapeutischen Fensters und der Verschlechterung der Mineralqualität (Fratzl et al. 1996) können Fluoride derzeit nicht empfohlen werden.

Parathormon

Vielversprechend hingegen ist die intermittierende Therapie mit Teriparatide (PTH 1–34), dem biologisch aktiven N-terminalen PTH-Peptid, das – im Gegensatz zu einer kontinuierlichen Applikation – bei einmal täglicher subkutaner Gabe nicht katabol, sondern anabol wirkt. In mehreren Studien mit 20–40 µg täglich (mit Pen zu applizieren) konnte eine deutlich größere Knochendichtezunahme als mit einer antiresorptiven Therapie erreicht werden. Auch die Wirkung hinsichtlich Frakturen ist möglicherweise günstiger (Lindsay et al. 1997; Neer et al. 2001), was auch kürzlich in einem direkten Vergleich mit Alendronat bestätigt wurde (Body et al. 2002). Die Wirksamkeit von Teriparatide wurde auch bei Männern dokumentiert (Kurland et al. 2000; Orwoll et al. 2003).

Bei der Therapie mit Parathormon ist die Knochendichtezunahme auch deshalb klinisch relevant, weil sie tatsächlich auf einer Zunahme der Knochenmasse beruht (Zunahme der Trabekeldicke und Trabekelzahl). Prinzipiell sind auch Kombinationstherapien mit Antiresorptiva denkbar. Die Kombination von PTH mit Östrogenen hat eine deutlich bessere Wirkung auf die Knochendichte und die Frakturrate als Östrogen alleine (Cosman et al. 2001).

2.8.4. Antiresorptiv und anabol wirkende Substanzen

Vitamin-D-Metaboliten

Zu den sowohl antiresorptiv als auch anabol wirkenden Substanzen zählen die aktiven Vitamin-D-Metaboliten Alphacalcidol und Calcitriol. Da für beide bisher keine überzeugenden Studienergebnisse vorliegen, können sie nicht in der *first-line*-Therapie empfohlen werden, sondern bleiben eher spezifischen Indikationen vorbehalten (z. B. bei Niereninsuffizienz).

Anabolika

Für die Anabolika, die Androgenabkömmlinge sind, gibt es keine Daten zur Wirkung auf die Frakturrate. Dennoch kann ihr Einsatz in Einzelfällen, besonders bei gebrechlichen Menschen mit Muskelschwäche, unter Beachtung der möglichen Risiken sinnvoll sein.

Strontium-Ranelat

Eine Neuentwicklung stellt das Strontium-Ranelat dar, das ebenfalls antiresorptiv und anabol wirkt. Für diese Substanz sind kürzlich die ersten Daten zur Frakturprävention berichtet worden. Die Behandlungserfolge sind wohl mit denen der Stickstoff-Bisphosphonate und Raloxifen vergleichbar (Meunier 2004). Die richtige Positionierung im Osteoporose-Armamentarium muss erst gefunden werden.

Zusammenfassung

Zusammengefasst haben in der Therapie der postmenopausalen Osteoporose Raloxifen, Alendronat, Risedronat, Strontium-Ranelat und Teriparatide gut dokumentierte Effekte auf die Reduktion des Risikos für (mehrfache) Wirbelfrakturen. Die Untersuchungen zur Wirkung von Ibandronat und Zoledronat wurden bisher lediglich auf Kongressen vorgestellt oder die Studien sind noch nicht abgeschlossen. Eine positive Wirkung auf extravertebrale Frakturen ist bislang nur für Alendronat, Risedronat und Teriparatide belegt. Für die kombinierte Hor-

monersatztherapie (Östrogen + Gestagen) ist die Wirksamkeit auf vertebrale und extravertebrale Frakturen nachgewiesen. Wegen der möglichen negativen Langzeiteffekte kommen sie jedoch nur bei postmenopausalen Frauen mit Wechselbeschwerden in einem zeitlich beschränkten Rahmen in Frage.

2.9. Differentialindikation der medikamentösen Osteoporosetherapie bei Morbus Bechterew

2.9.1. Bisphosphonate

Es gibt noch fast keine Daten zur Osteoporosetherapie bei Morbus Bechterew. Man kann deshalb allenfalls auf Grund pathogenetischer Überlegungen Spekulationen zur besonderen Wirksamkeit einzelner Substanzen anstellen.

Da ein pathogenetischer Mechanismus der Osteoporoseentstehung bei Morbus Bechterew die verstärkte Knochenresorption ist, dürften die sehr potenten, antiresorptiv wirkenden Stickstoff-Bisphosphonate auch hier zu den Mitteln der ersten Wahl zählen. Bisphosphonate hemmen u. a. proinflammatorische Zytokine und haben dadurch auch antientzündliche Eigenschaften (Dunn et al. 1993; Sansoni et al. 1995; Pennanen et al. 1995). Intravenös appliziertes Pamidronat wurde in Pilotstudien schon zur Therapie des Morbus Bechterew eingesetzt (Maksymowych et al. 2002). Leider hat man in diesen Studien keine Knochendichte gemessen, aber eine Hemmung des Knochenumsatzes wurde, wie zu erwarten, nachgewiesen (Maksymowych et al. 1998). Die in diesen Studien angewandten Dosen waren aber höher als sie in der Osteoporosetherapie üblich sind.

In einer Untersuchung bei rheumatoider Arthritis mit 60 mg Pamidronat jeden 3. Monat konnte sowohl eine Zytokinhemmung (IL-1β) als auch eine Zunahme der Knochendichte nachgewiesen werden (Van Offel et al. 2001). Ob allerdings die antiinflammatorischen Eigenschaften der Bisphosphonate einen zusätzlichen Effekt am Skelett haben, ist bislang nicht geklärt.

In einer kürzlich vorgestellten Studie wurde eine kleine Anzahl von Patienten mit Morbus Bechterew ein Jahr lang mit Alendronat behandelt. Die Zunahme der Knochendichte entsprach den Ergebnissen anderer Osteoporosestudien. Untersuchungen zur Frakturhäufigkeit liegen nicht vor (Capaci et al. 2002a).

Zusammenfassung

Die Stickstoff-Bisphosphonate Alendronat und Risedronat dürften also aus heutiger Sicht wohl auch bei Morbus Bechterew zu den Mitteln der ersten Wahl gehören. Intravenös applizierte Bisphosphonate sind aus pathophysiologischen Überlegungen besonders interessant. Bezüglich der Wirkung auf die Frakturrate gibt es jedoch bislang keine aussagekräftigen Daten. Die intravenöse Anwendung kommt derzeit in erster Linie bei Unverträglichkeit der peroralen Behandlungen in Betracht.

2.9.2. Teriparatide

PTH 1-34 ist aus pathophysiologischen Überlegungen ebenfalls interessant. Es finden sich ja in den zitierten Untersuchungen auch Hinweise auf eine bei Morbus Bechterew verminderte Knochenbildung. PTH stimuliert direkt die osteoblastäre Knochenbildung und führt so zu einer Zunahme der Knochenmasse. Es könnte dies ein besserer Ansatzpunkt als die Resorptionshemmung sein, wobei man in Zukunft auch an Kombinationstherapien denken wird. Allerdings sollten solche Behandlungen nur im Rahmen von kontrollierten Studien erfolgen, da derzeit eine mögliche Zunahme der perivertebralen Verknöcherungen nicht auszuschließen ist. Ähnliche Überlegungen kann man zum Strontium-Ranelat anstellen.

2.9.3. Weitere Medikamente

Für die übrigen Substanzklassen – Östrogene, SERMs und Calcitonin – gibt es keine spezifischen Vorteile und man wird der

Therapieentscheidung die gleichen Richtlinien wie für die Therapie der postmenopausalen Osteoporose zugrunde legen. Für die Männer kommen Östrogene und SERMs nicht in Frage. Calcitonin ist als ein Mittel der dritten Wahl anzusehen, dessen Wirkung bei Männern jedoch bisher überhaupt nicht dokumentiert ist.

2.9.4. Anti-TNFα

Auf Grund der guten Erfolge mit Infliximab und Etanercept bei Morbus Bechterew ist zu erwarten, dass diese Behandlungen fixer Bestandteil der Therapie werden (Gorman et al. 2002; Braun et al. 2002). Die TNFα-Hemmung lässt vermuten, dass die Stimulation der Knochenresorption unterbunden wird und dadurch die negativen Effekte des Morbus Bechterew auf den Knochen weniger ausgeprägt werden. Bislang gibt es dazu keinerlei Daten. Diese Frage sollte in Studien geklärt werden.

2.9.5. Nichtsteroidale Antirheumatika (NSAR) und COX-2-Hemmer

NSAR und mittlerweile auch spezifische COX-2-Hemmer, die Coxibe, gehören zur Standardtherapie des Morbus Bechterew. Experimentelle Studien haben gezeigt, dass NSAR die Frakturheilung und die heterotope Ossifikation hemmen (Altman et al. 1995). In dieser Indikation werden sie auch beim Hüftgelenkersatz eingesetzt (Moore et al. 1998). Auch bei Morbus Bechterew wäre dies ein erwünschter Effekt, aber es gibt leider keine Daten zur klinischen Relevanz einer möglichen Hemmung der Ankylosierung. Auch die Coxibe hemmen im Tierversuch die Frakturheilung (Simon et al. 2002) und die Zytokin-induzierte Knochenresorption (Igarashi et al. 2002). Es gibt bislang aber keine Hinweise dafür, dass diese Effekte klinisch relevant sind. Ob NSAR und Coxibe während einer Wirbelfrakturheilung abgesetzt werden sollten, muss diskutiert werden.

2.10. Welcher Patient mit Morbus Bechterew braucht eine medikamentöse Osteoporosetherapie?

Die Frage, wer mit spezifischen Medikamenten behandelt werden soll, ist sehr schwer zu beantworten, da es dazu keine Daten aus Studien gibt. Eine sichere Indikation ist eine bereits eingetretene Wirbelfraktur, die prävalente Fraktur.

Schwieriger ist die Entscheidung bei den Patienten, die noch keine Fraktur erlitten haben. In der Therapie der postmenopausalen Osteoporose gilt eine osteoporotische Knochendichte (T-score <-2,5 SD) und ein Alter von über 65 Jahren wegen des hohen Frakturrisikos als Indikation für eine spezifische medikamentöse Intervention. Bei Jüngeren wird man zusätzliche Risikofaktoren (siehe oben) in die Therapieentscheidung einbeziehen müssen. Nach neuen Berechnungen wird eine Behandlung ab einem 10-Jahres-Hüftfrakturrisiko von über 1,4% bei 50-Jährigen und von über 3,2% bei 60-Jährigen kosteneffektiv. Diesen Berechnungen liegen Jahrestherapiekosten von € 500.–, eine 5-jährige Therapiedauer mit einem 5 Jahre anhaltenden Therapieeffekt und eine 35%ige Wirksamkeit auf alle osteoporotischen Frakturen sowie der Gewinn von qualitätsadjustierten Lebensjahren zugrunde (Kanis et al. 2002).

Bei Morbus Bechterew ist die Therapieindikation anders zu bewerten. Die vorliegenden Studien zu Knochendichte und prävalenten Frakturen zeigen, dass offenbar kein Zusammenhang zwischen Wirbelfraktur und DXA-Knochendichte besteht (möglicherweise könnten QCT-Messungen das Frakturrisiko besser erfassen). Man muss bei Morbus Bechterew bereits bei nur geringgradig verminderter (oder noch normaler?) Knochendichte ein erhöhtes Frakturrisiko befürchten, das offensichtlich auf eine schlechte Knochenqualität zurückzuführen ist. Der Vergleich der Prävalenz von Wirbelfrakturen bei Morbus Bechterew mit Daten aus Populationsstudien zeigt, dass Patienten mit Morbus Bechterew in der Altersgruppe von ca. 35–45 Jahren dieselbe Prävalenz von Wirbelfrakturen haben wie die

50–65-Jährigen in der Allgemeinbevölkerung (O'Neill et al. 1996). Diese Befunde deuten also auf eine Vorverlegung des Wirbelfrakturrisikos um ca. 15–20 Jahre hin.

Auf Grund dieser Daten sind wohl Patienten mit Morbus Bechterew auch bei nur gering verminderter Knochendichte wie Patienten mit einer Osteoporose zu behandeln und das Alter mit plus 15–20 Jahren in die Risikostratifizierung einzubeziehen. Die Mehrzahl der Patienten mit Morbus Bechterew (Ausnahme prämenopausale Frauen mit mildem Morbus Bechterew) sollten also neben einer Basistherapie mit Kalzium und Vitamin D3 eine spezifische Osteoporosetherapie, wohl vorzugsweise mit Stickstoff-Bisphosphonaten, erhalten. Es muss aber darauf hingewiesen werden, dass diese Empfehlung durch keine Studiendaten abgesichert ist. Eine gewisse Berechtigung dazu geben aber die neuen Daten aus der FIT-Studie mit Alendronat, die zeigen, dass auch bei den postmenopausalen Frauen mit einem T-score von über –2,5 SD, also mit nur osteopenischen Dichtewerten, eine signifikante Frakturreduktion zu erzielen ist (Black et al. 2002).

Es gibt bei der Osteoporosetherapie noch keine Richtlinien zur Dauer der Behandlung. Aus den kontrollierten Studien liegen Daten über maximal 3–4 Jahre vor. Andere Untersuchungen weisen darauf hin, dass nach ca. 6-jähriger Behandlungsdauer eine Therapiepause von bis zu 3 Jahren keine wesentlichen negativen Folgen für die Knochendichte und den Knochenumsatz hat (Bagger et al. 2002). Auch aus Kostengründen und um eine zu starke Knochenumsatzhemmung mit möglichen negativen Auswirkungen auf intraossäre Reparaturvorgänge zu vermeiden, kann es durchaus sinnvoll sein, nach einer ca. 5–6-jährigen Therapie eine Behandlungspause von ca. 2–3 Jahren einzulegen, in der nur Kalzium und Vitamin D3 weiter verabreicht werden.

2.11. Praktische Durchführung der Osteoporosetherapie

Hinweis

Die Betreuung von Patienten mit Morbus Bechterew, die ein erhöhtes Osteoporoserisiko haben, kann vom behandelnden Rheumatologen oder auch vom praktischen Arzt übernommen werden, sofern dieser sich mit den Grundprinzipien der Osteoporosediagnostik und –therapie auskennt und über die notwendigen Möglichkeiten der Labor- und Röntgendiagnostik verfügen kann. Wichtig ist die kritische Beurteilung der Knochendichtemessungen (immer in Kenntnis der einzelnen Messwerte, keine summarische Beurteilung wie „Osteopenie" oder „Osteoporose"), die nur in Zusammenschau mit dem Röntgenbild der Wirbelsäule und der Klinik erfolgen kann. Es ist notwendig, dass sich der behandelnde Arzt die Röntgenbilder selbst ansieht und Wirbelverformungen kritisch bewertet.

2.11.1. Kalzium und Vitamin D3

Präparate mit 1000 mg elementarem Kalzium und 400–800 (–1200) IE Vitamin D3 (einmal täglich am Abend oder aufgeteilt auf Mittag und Abend) stellen die Grundlage einer jeden medikamentösen Osteoporoseprävention und –therapie dar.

2.11.2. „Hormone"

Die Hormonersatztherapie folgt den üblichen gynäkologischen Richtlinien. Frauen ohne Uterus sollen nur Östrogene erhalten. Eine kombinierte Östrogen/Gestagentherapie soll nur zur Behandlung von klimakterischen Beschwerden über einen beschränkten Zeitraum und nicht zur Dauerprophylaxe/therapie der Osteoporose eingesetzt werden.

2.11.3. Weitere Medikamente

Die Dosierung und die Anwendungsvorschriften der übrigen in der Osteoporosetherapie empfohlenen Medikamente finden sich in Tabelle 8.

Tabelle 8. Dosierung und Anwendungsvorschriften/hinweise der wichtigsten Osteoporosemedikamente

Substanz	Verabreichungsform	Anwendung	Anwendungsvorschriften/hinweise
Raloxifen (Evista®)	Tablette 60 mg	1 x tgl.	zu jeder Tageszeit
Etidronat (Didronel®)	Tablette 400 mg	1 x tgl. über jeweils 2 Wochen alle 3 Monate, also 4 Zyklen pro Jahr	2 Stunden vor oder nach einer Mahlzeit
Alendronat (Fosamax®)	Tablette 70 mg	1 x pro Woche	in der Früh auf nüchternen Magen mit einem Glas Leitungswasser (mindestens 200 ml), anschließend ½ Stunde nichts essen und nicht hinlegen
Risedronat (Actonel®)	Tablette 35 mg[1]	1 x pro Woche	wie Alendronat. Die von der Herstellerfirma ebenfalls angegebene Möglichkeit der Tabletteneinnahme tagsüber ist nicht zu empfehlen[1]
Pamidronat (Aredia®)	Ampulle 30 mg	iv Infusion über mindestens 30 Minuten alle 2–3 Monate	vor der ersten Infusion Gabe von 1000 mg Paracetamol zur Unterbindung der möglichen Akutphasenreaktion[2]
Ibandronat (Bondronat®)	Ampulle 2 mg	langsame iv Injektion alle 3 Monate	Paracetamolprophylaxe vor der Erstbehandlung wie bei Pamidronat
Teriparatide (PTH 1–34; Forsteo®)	Pen mit 20 µg-Dosen	1 x tgl. sc	abendliche Injektion
Strontium-Ranelat (Protelos®)*)	Pulver 2 g	1 x tgl.	abendliche Einnahme

Die 1 x tgl. 10 mg Alendronat bzw. 5 mg Risedronat Tablette wird praktisch nicht mehr verwendet
[1] Studien wurden mit morgendlicher Einnahme gemacht; praktisch keine Resorption bei nicht leerem Magen
[2] Grippeähnliches Syndrom mit Fieber und Gliederschmerzen

Hinweis

Bei den beiden Stickstoff-Bisphosphonaten Alendronat und Risedronat ist die exakte Einhaltung der morgendlichen Einnahmevorschriften für die Wirksamkeit und die gastrointestinale Verträglichkeit eine absolute Voraussetzung! Bisphosphonate können sehr selten Augenentzündungen wie Konjunktivitis, Uveitis und Skleritis induzieren, weshalb bei Patienten, die eine Iridozyklitisanamnese haben, wegen einer möglichen Reaktivierung Vorsicht geboten ist.

2.12. Notwendige Kontrollen bei der Osteoporosetherapie

2.12.1. Kalziumausscheidung

Nach 2–3 Monaten sollte eine Kontrolle der Kalziumausscheidung im 24-Stunden-Sammelharn erfolgen, um eine mögliche Hyperkalziurie nicht zu übersehen (Norm: 3–7 mmol). Zur Überprüfung der Sammelqualität muss zusätzlich auch das Kreatinin mitbestimmt werden (Norm: Frauen 15–20 mg/

kg KG, Männer 20–25 mg/kg KG Kreatinin pro 24 Stunden).

2.12.2. *Knochenumsatzmarker*

Bei antiresorptiver Therapie sollte eine Kontrolle von Knochenumsatzmarkern (vorzugsweise Serum-Crosslinks, z. B. CTx) 3–6 Monate nach Behandlungsbeginn durchgeführt werden. Eine Reduktion von mehr als 30% im Vergleich zum Ausgangswert, abhängig von der Art der Behandlung, zeigt einen guten Therapieeffekt an. Die ausreichende Wirksamkeit einer intermittierenden intravenösen Therapie (z. B. Pamidronat, Ibandronat) auf den Knochenumsatz muss vor der 3. Infusion/Injektion mittels Crosslinks-Bestimmung (z. B. Serum-CTx) überprüft werden.

Hinweis

Für die initiale Bewertung eines Therapieerfolgs/versagens ist die Bestimmung von Knochenumsatzmarkern wichtiger als die Knochendichtemessung.

Bei der Bestimmung von Knochenumsatzmarkern ist auf die richtigen Bedingungen für die Probenahme zu achten: nüchterner Patient, 8–9 Uhr früh; beim Harn zweiter Morgenharn.

2.12.3. *Röntgenbild der Wirbelsäule*

Die Röntgenuntersuchung der Wirbelsäule sollte nach einem Jahr wiederholt werden, auch wenn keine akute Symptomatik besteht. Bei stabilem Verlauf können später die Abstände vergrößert werden. Bei Schmerzsymptomatik muss die entsprechende Diagnostik selbstverständlich umgehend erfolgen.

2.12.4. *Knochendichtemessung*

Die Knochendichtemessung soll üblicherweise nach zwei Jahren mit demselben Gerät wiederholt werden, nur in Einzelfällen bei schwerer Osteoporose oder bei Steroidtherapie früher.

Hinweis

Zu beachten ist, dass wegen der Fehlerbreite der Messmethoden signifikante Dichteänderungen bei DXA-Messungen in der pa LWS erst bei 4–5%, in der Hüfte bei 5–7%, in der LWS-QCT-Messung bei 6–11% Messwertänderung festgestellt werden können. Bei der lateralen LWS-DXA-Messung sind die notwendigen Unterschiede noch größer. Die Wiederholungsmessungen sollten mit demselben Gerät erfolgen.

2.13. Begleitende Maßnahmen – Prophylaxe

2.13.1. *Ernährung – Lebensstil*

Neben der medikamentösen Osteoporosetherapie bzw. als prophylaktische Maßnahmen bei Patienten mit noch geringem Frakturrisiko sind eine Reihe von Allgemeinmaßnahmen zu empfehlen, die positive Auswirkungen auf das Skelett sowie die Sturz- und Frakturgefahr haben.

Die Ernährung sollte reich an Kalzium und Vitamin D sowie (pflanzlichem) Eiweiß sein, so dass Milch, Milchprodukte, kalziumhältige stille Mineralwässer, fetter Fisch, Gemüse, Zerealien, Nüsse, Obst etc. empfehlenswert sind. Bei den Gemüsen ist ein höherer Gehalt an Phytoöstrogenen, die z.B. in verschiedenen Kohlgemüsen und Soja enthalten sind, möglicherweise von Vorteil. Eher vermieden werden sollten Phosphate und Säuren, z. B. in Fleisch, Wurstwaren, kohlensäurehaltigen Softdrinks/Mineralwässern sowie hoher Kochsalzkonsum. Apfelessig darf nicht als Gesundheitsmittel verwendet werden.

Wichtig für die Prävention der Osteoporose ist die Nikotinkarenz. Alkohol, Tee und Kaffe sollten nur wenig getrunken werden.

Viel Bewegung im Freien mit ausreichender Sonnenexposition ist zu empfehlen. Zur Vitamin-D-Bildung ist die Exposition von Gesicht, Armen und Händen zwei- bis dreimal wöchentlich für 6–8 Minuten (suberythematöse Dosen) ausreichend. Allerdings ist in unseren Breiten der Anteil kurzwelliger Strahlung im Sonnenspektrum während der Wintermonate für die Stimulation der kutanen Vitamin-D-Synthese zu gering, so dass im Winter eine Vitamin-D-Supplementation – auch bei jungen Menschen – sinnvoll erscheint (Tangpricha et al. 2002).

2.13.2. *Körperliche Aktivität, Bewegung, Muskeltraining*

Aus einer Vielzahl von Studien bei Frauen über 12 bis 36 Monate weiß man, dass durch ein gezieltes high-impact (mit hoher Druckbelastung) und non-impact Langzeittraining (z. B. Aerobics, Gewichtstraining, isometrisches und minimal isotonisches Training), das zu einer verstärkten Belastung der Knochen und einer Zunahme der Muskelmasse führt, eine im Vergleich zu Kontrollpersonen um 1–1,6% geringere Abnahme der Knochendichte der LWS zu erzielen ist (Wallace et al. 2000). Die Wirkung am Schenkelhals ist etwas geringer. Ähnliche Ergebnisse gibt es bei älteren Männern (Kelley et al. 2000). Der Effekt auf die Knochendichte ist etwa mit dem einer Kalziumsupplementation vergleichbar. Bislang gab es keine Daten, die zeigten, dass dadurch tatsächlich osteoporotische Frakturen verhindert werden können.

Eine kürzlich publizierte Studie der Mayo Clinic konnte allerdings belegen, dass bei postmenopausalen Frauen, die ein 2-jähriges Training der Rückenmuskulatur absolvierten, im anschließenden Beobachtungszeitraum von 8 Jahren das Risiko für Wirbelfrakturen um 63% gesenkt wurde (Sinaki et al. 2002). Diese Erkenntnis dürfte insbesondere für Patienten mit Morbus Bechterew wichtig sein, die bei fortgeschrittener Erkrankung eine Atrophie der Rückenmuskulatur aufweisen (Devogelaer et al. 1992). Dieser Effekt ist wohl in erster Linie durch die Stärkung der Rückenmuskulatur und weniger durch einen allgemeinen Einfluss auf Muskelkraft und Bewegungskoordination mit konsekutiver Verminderung der Sturzgefahr zu sehen. Aus Observationsstudien weiß man aber auch, dass körperlich aktive Menschen ein geringeres Hüftfrakturrisiko haben als nicht aktive (Gregg et al. 1998; Feskanich et al. 2002), was hauptsächlich durch die bessere Beweglichkeit der körperlich aktiven Menschen zu erklären ist.

Um Gelenkschäden zu vermeiden, sollten keine Übungen mit hohem Spitzendruck auf die Gelenke durchgeführt werden, sondern insbesondere low- und non-impact Übungen, die die Muskelkraft stärken und nicht unbedingt eine Erhöhung der Knochendichte als Trainingsziel haben.

Trainingsmaßnahmen gegen Osteoporose erfordern ein dauerhaftes Übungsprogramm, da der Effekt auf das Skelett nach Beendigung des Trainings nicht anhaltend ist, was mit erheblichen Complianceproblemen verbunden ist. Die Compliance kann durch die Absolvierung der Übungen in Gruppen vermutlich verbessert werden.

Die angeführten Erkenntnisse wurden bei gesunden Menschen und osteoporotischen Patienten gewonnen und nicht bei Patienten mit Morbus Bechterew bzw. entzündlichen Systemerkrankungen. Es ist unklar, ob diese Studienresultate auf Patienten mit Morbus Bechterew übertragbar sind. In Ermangelung fundierter Studien ist diese Übertragung aber der einzige Weg, zu begründbaren Empfehlungen zu kommen.

2.13.3. *Sturzprophylaxe/-milderung, Frakturprophylaxe, Heilbehelfe*

Patienten mit Morbus Bechterew sind besonders durch Stürze auf den Rücken gefährdet, die in erster Linie durch Ausrutschen verursacht sind. Es sollten deshalb vor allem rutschige Böden vermieden oder eliminiert werden, Tätigkeiten auf Eis sind zu vermeiden (kein Eislaufen). Bei notwendigen Ausgängen im Winter, wenn es rutschig ist, sollte ein Gleitschutz an den Schuhen getragen werden. Sturzfallen in der Wohnung, wie z. B. rutschige Teppiche und Türschwellen, sollten nach Möglichkeit eliminiert werden.

Das Heben von schweren Lasten sollte vermieden werden, wobei es nicht möglich ist, eine konkrete Gewichtsgrenze anzugeben. Bei stark osteoporotischen Wirbeln können Einbrüche schon bei geringen Gewichten von 1–2 kg und gleichzeitigem Vorbeugen vorkommen. Von den Sportarten, die zu starken Wirbelbelastungen führen, sind Reiten und Rodeln zu nennen. Dies ist auch für jüngere Patienten zu beachten.

Es ist für gute Beleuchtung und richtig angepasste Sehhilfen zu sorgen. Langwirksame Beruhigungs-/Schlafmittel sollten vermieden werden, ebenso dämpfende Antidepressiva und zu stark blutdrucksenkende Mittel.

Eine englische Studie mit Patienten nach Hüftfraktur hat gezeigt, dass die Umsetzung dieser Maßnahmen im häuslichen Umfeld im ersten Jahr zu einer signifikanten Sturzreduktion von 63% und zu einer Reduktion von schweren Verletzungen um 50% führt (Close et al. 1999).

Prinzipiell ist bei älteren, gebrechlichen Patienten auch an Hüftprotektoren zu denken (z. B. Safehip® Unterwäsche), die die wirksamste Maßnahme zur Verhinderung von Hüftfrakturen darstellen (Kannus et al. 2000). Für eine Rückenorthese (Spinomed® nach Prof. Minne) konnte gezeigt werden, dass damit bei postmenopausaler Osteoporose eine Verbesserung der Kyphosierung, der Rückenmuskulatur, der Atmung und der Lebensqualität erzielt werden kann (Pfeifer et al. 2002). Es wäre vermutlich sinnvoll, diese Orthese bei Patienten mit Morbus Bechterew und Wirbelkörpereinbruch bzw. beginnender Kyphosierung einzusetzen und den Nutzen zu überprüfen.

2.13.4. Medikamente mit negativem Einfluss auf das Skelett

Glucocorticoide, Methotrexat, andere Immunsuppressiva, Heparine, Coumarine und Antikonvulsiva sollten nur bei eindeutiger Indikation in der geringsten notwendigen Dosis verabreicht werden.

Bei einer drei Monate oder länger dauernden Therapie mit Glucocorticoiden in einer Prednisonäquivalenzdosis von ≥ 5 mg/Tag ist eine Osteoporoseprophylaxe mit Kalzium, Vitamin D und Bisphosphonaten durchzuführen (American College of Rheumatology Ad Hoc Committee on Glucocorticoid-Induced Osteoporosis 2001).

10 Fragen zum Thema

1. Warum haben Patienten mit Morbus Bechterew ein erhöhtes Osteoporoserisiko?

Mehr als drei Viertel der Patienten haben Knochendichtewerte im osteopenischen und ca. ein Drittel der Patienten im osteoporotischen Bereich – darunter auch jüngere Männer in frühen Krankheitsstadien. Die Ursache ist nicht eindeutig geklärt, aber der chronisch-entzündliche Prozess mit erhöhten proinflammatorischen Zytokinen, insbesondere IL-6 und TNFα, und konsekutiver Entkopplung des Knochenumbaus zu Gunsten der Knochenresorption dürfte die Hauptrolle spielen.

2. Welche Patienten mit Morbus Bechterew sind am meisten gefährdet?

Die Knochendichteminderung hängt mit der klinischen Aktivität, der Dauer und dem Schweregrad des Morbus Bechterew zusammen. Osteoporotische Wirbelkörperfrakturen zeigen eine Assoziation mit der Erkrankungsdauer und dem Schweregrad. Es sind also besonders die Patienten mit schwerer und/oder langdauernder Erkrankung gefährdet.

3. Muss man sich bei einem „Bambusstab" noch um die Osteoporose kümmern?

Ja. Auch bei fortgeschrittenen Veränderungen können osteoporotische Wirbelkörpereinbrüche auftreten. Die transvertebralen Frakturen, insbesondere im HWS-Bereich, die bei geringen Traumen entstehen (z. B. Sturz durch Ausrutschen), können zu schwerwiegenden neurologischen Komplikationen führen.

4. Wie diagnostiziert und quantifiziert man eine Osteoporose bei bestehendem Morbus Bechterew?

Die Diagnose folgt vorerst den gleichen Richtlinien wie bei der postmenopausalen Osteoporose der Frau oder der (idiopathischen) Osteoporose des Mannes. Die Quantifizierung erfordert eine Knochendichtemessung, vorzugsweise mittels QCT der LWS oder DXA der Hüfte. Die pa DXA-Messung der LWS ist nur im Frühstadium verwertbar und nicht für Verlaufskontrollen geeignet, da Syndesmophyten und andere Anbauprozesse falsch hohe Werte verursachen. Allerdings ist die Aussagekraft der Knochendichtemessung in Bezug auf das Frakturrisiko nicht validiert und vermutlich nicht mit der postmenopausalen Osteoporose vergleichbar. Zur richtigen Interpretation der Knochendichtemessung und Einschätzung der Situation ist auch ein Röntgenbild der Wirbelsäule erforderlich.

5. Welche Maßnahmen im Sinne der „Osteoporoseprävention" sind zu empfehlen?

Die beste Prävention dürfte die Heilung der Grundkrankheit sein, was heute aber noch nicht möglich ist. Vermutlich sind Behandlungen mit anti-TNFα prophylaktisch gegen Osteoporose wirksam, was aber erst gezeigt werden muss. Ansonsten können nur allgemeine Maßnahmen im Sinne einer „gesunden Lebensweise" empfohlen werden, z.B. eine Ernährung mit viel Kalzium/Vitamin D und wenig Phosphat/Säuren, viel Bewegung und körperliche Aktivität, wenig Alkohol und kein Nikotin. Eine Kalzium- und Vitamin-D3-Supplementation ist bei den Patienten erforderlich, die mit Ernährung und Sonnenlichtexposition nicht auf die erforderlichen Tagesmengen kommen.

6. Welche Sportarten sind hinsichtlich Morbus Bechterew und Osteoporose sinnvoll?

Alle Sportarten, die zur Erhaltung der Beweglichkeit und Stärkung der Muskulatur beitragen. Sportarten, die mit einem erhöhten Sturzrisiko oder Akutbelastung der Wirbelsäule verbunden sind, sollten vermieden werden, z. B. alle Sportarten auf Eis, Rodeln, Reiten, Geräteturnen, etc.).

7. Wie ist ein Vitamin D-Mangel im Winter sicher zu vermeiden?

Da die Sonnenlichtexposition im Winter nicht ausreichend ist, um bei nicht vollen Vitamin-D-Speichern im Körper einen Mangel auszugleichen, ist die einfachste Methode die Einnahme von 800–1200 IE Vitamin D3 in Tabletten- oder Tropfenform in den Wintermonaten. Vitamin-D3 gehört mit Kalzium zur grundlegenden Behandlung der Osteoporose und wird ohnehin den meisten Patienten verordnet werden müssen. Eine Bestrahlung mit UVB-Licht wäre ebenfalls möglich, ist aber umständlicher.

8. Kann die Osteoporosemedikation bei Morbus Bechterew die Ankylosierung beschleunigen?

Dazu gibt es keine Daten. Man kann wohl davon ausgehen, dass antiresorptive Behandlungen keine Verschlechterung der Ankylosierung bringen sollten. Ob knochenanabole Behandlungen diesbezüglich nachteilige Effekte haben, muss noch durch kontrollierte Studien geprüft werden. Ebenso ungeklärt ist die theoretisch mögliche Hemmung der Ankylosierung durch NSAR.

9. Schützt die Ankylosierung bei Morbus Bechterew vor osteoporotischen Frakturen?

Nein, diese Patienten haben in einem hohen Prozentsatz eine Osteoporose und ein ca. 5–7-fach erhöhtes Risiko für osteoporotische Wirbelkörpereinbrüche. Das Risiko für traumatische transvertebrale Frakturen ist ca. 11-fach erhöht und betrifft insbesondere den HWS-Bereich. Bei den Patienten mit fortgeschrittener Ankylosierung ist das Risiko höher als bei milden Erkrankungsformen.

10. Osteoporosetherapie: welche Fehler sollte man vermeiden?

Auf die strikte Einhaltung der Einnahmevorschriften für die Stickstoff-Bisphosphonate Alendronat und Risedronat ist unbedingt zu achten, um die gute Wirksamkeit und Verträglichkeit zu garantieren. Die Kontrolle des Therapieerfolgs der antiresorptiven Therapie sollte mittels Knochenumsatzmarkern erfolgen, erst in zweiter Linie mittels Knochendichtemessung. Bei der Knochendichtemessung sind die möglichen Fehlerquellen zu beachten (keine Dichtemessung ohne Wirbelsäulenröntgen!). Bei Verlaufskontrollen ist daran zu denken, das nur Messwertänderungen, die ein gewisses prozentuelles Ausmaß (Variationskoeffizient der Methode mal 2,8) überschreiten, als tatsächliche Änderung angesehen werden können.

Literatur

Acebes C, de la Piedra C, Traba ML, Seibel MJ, Garcia Martin C, Armas J, Herrero-Beaumont G (1999) Biochemical markers of bone remodeling and bone sialoprotein in ankylosing spondylitis. Clin Chim Acta 289 (1–2):99–110

Adachi JD, Saag KG, Delmas PD, Liberman UA, Emkey RD, Seeman E, Lane NE, Kaufman JM et al (2001) Two-year effects of alendronate on bone mineral density and vertebral fracture in patients receiving glucocorticoids – A randomized, double-blind, placebo-controlled extension trial. Arthritis Rheum 44 (1):202–211

Alaranta H, Luoto S, Konttinen YT (2002) Traumatic spinal cord injury as a complication to ankylosing spondylitis. An extended report. Clin Exp Rheumatol 20 (1):66–68

Altman RD, Latta LL, Keer R, Renfree K, Hornicek FJ, Banovac K (1995) Effect of nonsteroidal antiinflammatory drugs on fracture healing: a laboratory study in rats. J Orthop Trauma 9 (5):392–400

American College of Rheumatology Ad Hoc Committee on Glucocorticoid-Induced Osteoporosis (2001) Recommendations for the prevention and treatment of glucocorticoid- induced osteoporosis: 2001 update. Arthritis Rheum 44 (7):1496–503

Aubin JE (1998) Advances in the osteoblast lineage. Biochem Cell Biol 76 (6):899–910

Bagger YB, Tankó LB, Alexandersen P, Christiansen C (2002) Long-term preventive effect of alendronate on osteoporosis: what happened after withdrawal of treatment? Osteoporos Int 13 (Suppl 1):S15

Barrett-Connor E, Grady D, Sashegyi A, Anderson PW, Cox DA, Hoszowski K, Rautaharju P, Harper KD (2002) Raloxifene and cardiovascular events in osteoporotic postmenopausal women: four-year results from the MORE (Multiple Outcomes of Raloxifene Evaluation) randomized trial. JAMA 287 (7):847–857

Bessant R, Keat A (2002) How should clinicians manage osteoporosis in ankylosing spondylitis? J Rheumatol 29 (7):1511–1519

Bjarnason NH, Sarkar S, Duong T, Mitlak B, Delmas PD, Christiansen C (2001) Six and twelve month changes in bone turnover are related to reduction in vertebral fracture risk during 3 years of raloxifene treatment in postmenopausal osteoporosis. Osteoporos Int 12 (11):922–930

Black D, Thompson D, Quandt S, Palermo L, Ensrud K, Johnell O (2002) Alendronate reduces risk of vertebral fracture in women with BMD T-scores above -2.5: results from the fracture intervention trial (FIT). Osteoporos Int 13 (Suppl 3):S32

Black DM, Cummings SR, Karpf DB, Cauley JA, Thompson DE, Nevitt MC, Bauer DC, Genant HK et al (1996) Randomised trial of effect of alendronate on risk of fracture in women with existing vertebral fractures. Lancet 348 (9041):1535–1541

Black DM, Steinbuch M, Palermo L, Dargent-Molina P, Lindsay R, Hoseyni MS, Johnell O

(2001) An assessment tool for predicting fracture risk in postmenopausal women. Osteoporos Int 12 (7):519–528
Black DM, Thompson DE, Bauer DC, Ensrud K, Musliner T, Hochberg MC, Nevitt MC, Suryawanshi S et al (2000) Fracture risk reduction with alendronate in women with osteoporosis: The Fracture Intervention Trial. J Clin Endocrinol Metab 85 (11):4118–4124
Body JJ, Gaich GA, Scheele WH, Kulkarni PM, Miller PD, Peretz A, Dore RK, Correa-Rotter R et al (2002) A randomized double-blind trial to compare the efficacy of teriparatide with alendronate in postmenopausal women with osteoporosis. J Clin Endocrinol Metab 87 (10):4528–4535
Booth SL, Tucker KL, Chen H, Hannan MT, Gagnon DR, Cupples LA, Wilson PW, Ordovas J et al (2000) Dietary vitamin K intakes are associated with hip fracture but not with bone mineral density in elderly men and women. Am J Clin Nutr 71 (5):1201–1208
Boyden LM, Mao J, Belsky J, Mitzner L, Farhi A, Mitnick MA, Wu D, Insogna K et al (2002) High bone density due to a mutation in LDL-receptor-related protein 5. N Engl J Med 346 (20):1513–1521
Braun J, Brandt J, Listing J, Zink A, Alten R, Golder W, Gromnica-Ihle E, Kellner H et al (2002) Treatment of active ankylosing spondylitis with infliximab: a randomised controlled multicentre trial. Lancet 359 (9313):1187–1193
Bronson WD, Walker SE, Hillman LS, Keisler D, Hoyt T, Allen SH (1998) Bone mineral density and biochemical markers of bone metabolism in ankylosing spondylitis. J Rheumatol 25 (5):929–935
Bruyn GAW, Westra R, Aarts MHM, Zaanen S, Jansen TLTA (2002) Bone density of calcaneus, lumbar spine and hip in ankylosing spondylitis using quantitative ultrasound and dual energy x-ray absorptiometry: role of duration of disease. Osteoporos Int 13 (Suppl 1):S138
Campagnuolo G, Bolon B, Feige U (2002) Kinetics of bone protection by recombinant osteoprotegerin therapy in Lewis rats with adjuvant arthritis. Arthritis Rheum 46 (7):1926–1936
Capaci K, Hepguler S (2002a) Efficacy of alendronate in the treatment osteoporosis in ankylosing spondylitis: one year preliminary results. Osteoporos Int 13 (Suppl 1):S43
Capaci K, Hepguler S, Eyigor S, Ozturk C (2002b) Calcaneal quantitative ultrasound in ankylosing spondylitis. Osteoporos Int 13 (Suppl 1): S48
Chapuy MC, Arlot ME, Delmas PD, Meunier PJ (1994) Effect of calcium and cholecalciferol treatment for three years on hip fractures in elderly women. Br Med J 308 (6936):1081–1082
Chesnut CH, Silverman S, Andriano K, Genant H, Gimona A, Harris S, Kiel D, LeBoff M et al (2000) A randomized trial of nasal spray salmon calcitonin in postmenopausal women with established osteoporosis: the prevent recurrence of osteoporotic fractures study. Am J Med 109 (4):267–276
Chesnut CH 3rd, Bell NH, Clark GS, Drinkwater BL, English SC, Johnson CC Jr, Notelovitz M, Rosen C et al (1997) Hormone replacement therapy in postmenopausal women: urinary N- telopeptide of type I collagen monitors therapeutic effect and predicts response of bone mineral density. Am J Med 102 (1):29–37
Close J, Ellis M, Hooper R, Glucksman E, Jackson S, Swift C (1999) Prevention of falls in the elderly trial (PROFET): a randomised controlled trial. Lancet 353 (9147):93–97
Cooper C, Carbone L, Michet CJ, Atkinson EJ, O'Fallon WM, Melton LJ 3rd (1994) Fracture risk in patients with ankylosing spondylitis: a population based study. J Rheumatol 21 (10):1877–1882
Cosman F, Nieves J, Woelfert L, Formica C, Gordon S, Shen V, Lindsay R (2001) Parathyroid hormone added to established hormone therapy: effects on vertebral fracture and maintenance of bone mass after parathyroid hormone withdrawal. J Bone Miner Res 16 (5):925–931
Cranney A, Guyatt G, Griffith L, Wells G, Tugwell P, Rosen C (2002) Meta-analyses of therapies for postmenopausal osteoporosis. IX: Summary of meta-analyses of therapies for postmenopausal osteoporosis. Endocr Rev 23 (4):570–578
Cummings SR, Eckert S, Krueger KA, Grady D, Powles TJ, Cauley JA, Norton L, Nickelsen T et al (1999) The effect of raloxifene on risk of breast cancer in postmenopausal women: results from the MORE randomized trial. JAMA 281 (23):2189–2197
Cummings SR, Black DM, Thompson DE, Applegate WB, Barrett-Connor E, Musliner TA, Palermo L, Prineas R et al (1998) Effect of alendronate on risk of fracture in women with low bone density but without vertebral fractures: results from the Fracture Intervention Trial. JAMA 280 (24):2077–82
Cummings SR, Chapurlat RD (2000) What PROOF proves about calcitonin and clinical trials. Am J Med 109 (4):330–331
Cummings SR, Karpf DB, Harris F, Genant HK, Ensrud K, LaCroix AZ, Black DM (2002) Improvement in spine bone density and reduc-

tion in risk of vertebral fractures during treatment with antiresorptive drugs. Am J Med 112 (4):281–289

Cummings SR, Nevitt MC, Browner WS, Stone K, Fox KM, Ensrud KE, Cauley J, Black D et al (1995) Risk factors for hip fracture in white women. Study of Osteoporotic Fractures Research Group. N Engl J Med 332 (12):767–773

Dawson-Hughes B, Harris SS, Krall EA, Dallal GE (1997) Effect of calcium and vitamin D supplementation on bone density in men and women 65 years of age or older. N Engl J Med 337 (10):670–676

De Laet CE, Van Hout BA, Burger H, Weel AE, Hofman A, Pols HA (1998) Hip fracture prediction in elderly men and women: validation in the Rotterdam study. J Bone Miner Res 13 (10):1587–1593

Devogelaer JP, Maldague B, Malghem J, Nagant de Deuxchaisnes C (1992) Appendicular and vertebral bone mass in ankylosing spondylitis. A comparison of plain radiographs with single- and dual-photon absorptiometry and with quantitative computed tomography. Arthritis Rheum 35 (9):1062–1067

Diamond TH, Winters J, Smith A, De Souza P, Kersley JH, Lynch WJ, Bryant C (2001) The antiosteoporotic efficacy of intravenous pamidronate in men with prostate carcinoma receiving combined androgen blockade: a double blind, randomized, placebo-controlled crossover study. Cancer 92 (6):1444–1450

Donnelly S, Doyle DV, Denton A, Rolfe I, McCloskey EV, Spector TD (1994) Bone mineral density and vertebral compression fracture rates in ankylosing spondylitis. Ann Rheum Dis 53 (2):117–121

Dos Santos FP, Constantin A, Laroche M, Destombes F, Bernard J, Mazieres B, Cantagrel A (2001) Whole body and regional bone mineral density in ankylosing spondylitis. J Rheumatol 28 (3):547–549

Dunn CJ, Galinet LA, Wu H, Nugent RA, Schlachter ST, Staite ND, Aspar DG, Elliott GA et al (1993) Demonstration of novel antiarthritic and anti-inflammatory effects of diphosphonates. J Pharmacol Exp Ther 266 (3):1691–1698

Eastell R, Cedel SL, Wahner HW, Riggs BL, Melton LJ 3rd (1991) Classification of vertebral fractures. J Bone Miner Res 6 (3):207–215

Eisman JA (1999) Genetics of osteoporosis. Endocr Rev 20 (6):788–804

El Maghraoui A, Borderie D, Cherruau B, Edouard R, Dougados M, Roux C (1999) Osteoporosis, body composition, and bone turnover in ankylosing spondylitis. J Rheumatol 26 (10):2205–2209

Engelke K (2002) Quantitative Computertomographie. Journal für Mineralstoffwechsel 9 (4):22–31

Ettinger B, Black DM, Mitlak BH, Knickerbocker RK, Nickelsen T, Genant HK, Christiansen C, Delmas PD et al (1999) Reduction of vertebral fracture risk in postmenopausal women with osteoporosis treated with raloxifene: results from a 3-year randomized clinical trial. Multiple Outcomes of Raloxifene Evaluation (MORE) Investigators. JAMA 282 (7):637–645

Falkenbach A, Herold M (1998) In ankylosing spondylitis serum interleukin-6 correlates with the degree of mobility restriction, but not with short-term changes in the variables for mobility. Rheumatol Int 18 (3):103–106

Falkenbach A, Tripathi R, Sedlmeyer A, Staudinger M, Herold M (2001) Serum 25-hydroxyvitamin D and parathyroid hormone in patients with ankylosing spondylitis before and after a three-week rehabilitation treatment at high altitude during winter and spring. Wien Klin Wochenschr 113 (9):328–332

Felsenberg D (1999) Knochendichtemessung mit Zwei-Spektren-Methoden. Radiologe 39 (3):186–193

Feskanich D, Willett W, Colditz G (2002) Walking and leisure-time activity and risk of hip fracture in postmenopausal women. JAMA 288 (18):2300–2306

Franck H, Keck E (1993) Serum osteocalcin and vitamin D metabolites in patients with ankylosing spondylitis. Ann Rheum Dis 52 (5):343–346

Fratzl P, Schreiber S, Roschger P, Lafage MH, Rodan G, Klaushofer K (1996) Effects of sodium fluoride and alendronate on the bone mineral in minipigs: a small-angle X-ray scattering and backscattered electron imaging study. J Bone Miner Res 11 (2):248–253

Garnero P, Hausherr E, Chapuy MC, Marcelli C, Grandjean H, Muller C, Cormier C, Breart G et al (1996) Markers of bone resorption predict hip fracture in elderly women: The EPIDOS prospective study. J Bone Miner Res 11 (10):1531–1538

Garnero P, Sornay-Rendu E, Claustrat B, Delmas PD (2000) Biochemical markers of bone turnover, endogenous hormones and the risk of fractures in postmenopausal women: the OFELY study. J Bone Miner Res 15 (8):1526–1536

Genant HK, Jergas M, Palermo L, Nevitt M, Sanvalentin R, Black D, Cummings SR (1996) Comparison of semiquantitative visual and quantitative morphometric assessment of prevalent and incident vertebral fractures in osteoporosis. J Bone Miner Res 11 (7):984–996

Geusens P, Vosse D, van der Heijde D, Vanhoof J, van Tubergen A, Raus J, van der Linden S (2001) High prevalence of thoracic vertebral deformities and discal wedging in ankylosing spondylitis patients with hyperkyphosis. J Rheumatol 28 (8):1856–1861

Gilbert L, He X, Farmer P, Boden S, Kozlowski M, Rubin J, Nanes MS (2000) Inhibition of osteoblast differentiation by tumor necrosis factor-alpha. Endocrinology 141 (11):3956–3964

Gorman JD, Sack KE, Davis JC (2002) Treatment of ankylosing spondylitis by inhibition of tumor necrosis factor alpha. N Engl J Med 346 (18):1349–1356

Gratacos J, Collado A, Filella X, Sanmarti R, Canete J, Llena J, Molina R, Ballesta A et al (1994) Serum cytokines (IL-6, TNF-alpha, IL-1 beta and IFN-gamma) in ankylosing spondylitis: a close correlation between serum IL-6 and disease activity and severity. Br J Rheumatol 33 (10):927–931

Gratacos J, Collado A, Pons F, Osaba M, Sanmarti R, Roque M, Larrosa M, Munoz-Gomez J (1999) Significant loss of bone mass in patients with early, active ankylosing spondylitis: a followup study. Arthritis Rheum 42 (11):2319–2324

Greenspan SL, Parker RA, Ferguson L, Rosen HN, Maitland-Ramsey L, Karpf DB (1998) Early changes in biochemical markers of bone turnover predict the long- term response to alendronate therapy in representative elderly women: a randomized clinical trial. J Bone Miner Res 13 (9):1431–1438

Gregg EW, Cauley JA, Seeley DG, Ensrud KE, Bauer DC (1998) Physical activity and osteoporotic fracture risk in older women. Study of Osteoporotic Fractures Research Group. Ann Intern Med 129 (2):81–88

Haberland M, Schilling AF, Rueger JM, Amling M (2001) Brain and bone: central regulation of bone mass. A new paradigm in skeletal biology. J Bone Joint Surg Am 83 (12):1871–1876

Hanson CA, Shagrin JW, Duncan H (1971) Vertebral osteoporosis in ankylosing spondylitis. Clin Orthop 74:59–64

Harris ST, Watts NB, Genant HK, McKeever CD, Hangartner T, Keller M, Chesnut CH, Brown J et al (1999) Effects of risedronate treatment on vertebral and nonvertebral fractures in women with postmenopausal osteoporosis – A randomized controlled trial. JAMA 282 (14):1344–1352

Hofbauer LC, Heufelder AE (2000) The role of receptor activator of nuclear factor-kappa B ligand and osteoprotegerin in the pathogenesis and treatment of metabolic bone diseases. J Clin Endocrinol Metab 85 (7):2355–2363

Hunter T, Dubo HI (1983) Spinal fractures complicating ankylosing spondylitis. A long-term followup study. Arthritis Rheum 26 (6):751–759

Igarashi K, Woo JT, Stern PH (2002) Effects of a selective cyclooxygenase-2 inhibitor, celecoxib, on bone resorption and osteoclastogenesis in vitro. Biochem Pharmacol 63 (3):523–532

Johansson AG, Eriksen EF, Lindh E, Landahl B, Blum WF, Lindahl A, Ljunggren O, Ljunghall S (1997) Reduced serum levels of the growth hormone-dependent insulin-like growth factor binding protein and a negative bone balance at the level of individual remodeling units in idiopathic osteoporosis in men. J Clin Endocrinol Metab 82 (9):2795–2798

Johnell O, De Laet C, Johansson H, Melton LJ, Eisman J, Reeve J, Tenenthouse A, McCloskey EV et al (2002a) Oral corticosteroids increase fracturre risk independently of BMD. Osteoporos Int 13 (Suppl 1):S14

Johnell O, Oden A, De Laet C, Garnero P, Delmas PD, Kanis JA (2002b) Biochemical indices of bone turnover and the assessment of fracture probability. Osteoporos Int 13 (7):523–526

Juanola X, Mateo L, Nolla JM, Roig-Vilaseca D, Campoy E, Roig-Escofet D (2000) Bone mineral density in women with ankylosing spondylitis. J Rheumatol 27 (4):1028–1031

Kanis JA, Black D, Cooper C, Dargent P, Dawson-Hughes B, De Laet C, Delmas P, Eisman J et al (2002) A new approach to the development of assessment guidelines for osteoporosis. Osteoporos Int 13 (7):527–536

Kanis JA, Gluer CC (2000) An update on the diagnosis and assessment of osteoporosis with densitometry. Committee of Scientific Advisors, International Osteoporosis Foundation. Osteoporos Int 11 (3):192–202

Kanis JA, Johnell O, Oden A, De Laet C, Oglesby A, Jonsson B (2002) Intervention thresholds for osteoporosis. Bone 31 (1):26–31

Kanis JA, Johnell O, Oden A, Jonsson B, Dawson A, Dere W (2000a) Risk of hip fracture derived from relative risks: an analysis applied to the population of Sweden. Osteoporos Int 11 (2):120–127

Kanis JA, Johnell O, Oden A, Sembo I, Redlund-Johnell I, Dawson A, De Laet C, Jonsson B (2000b) Long-term risk of osteoporotic fracture in Malmö. Osteoporos Int 11 (8):669–674

Kannus P, Parkkari J, Niemi S, Pasanen M, Palvanen M, Jarvinen M, Vuori I (2000) Prevention of hip fracture in elderly people with use of a hip protector. N Engl J Med 343 (21):1506–1513

Kelley GA, Kelley KS, Tran ZV (2000) Exercise and bone mineral density in men: a meta-analysis. J Appl Physiol 88 (5):1730–1736

Khosla S (2001) Minireview: The OPG/RANKL/RANK system. Endocrinology 142 (12):5050–5055

Kurland ES, Cosman F, McMahon DJ, Rosen CJ, Lindsay R, Bilezikian JP (2000) Parathyroid hormone as a therapy for idiopathic osteoporosis in men: Effects on bone mineral density and bone markers. J Clin Endocrinol Metab 85 (9):3069–3076

Lange U, Jung O, Teichmann J, Neeck G (2001) Relationship between disease activity and serum levels of vitamin D metabolites and parathyroid hormone in ankylosing spondylitis. Osteoporos Int 12 (12):1031–1035

Lange U, Teichmann J, Stracke H (2000) Correlation between plasma TNF-alpha, IGF-1, biochemical markers of bone metabolism, markers of inflammation/disease activity, and clinical manifestations in ankylosing spondylitis. Eur J Med Res 5 (12):507–511

Lee YSL, Schlotzhauer T, Ott SM, Vanvollenhoven RF, Hunter J, Shapiro J, Marcus R, Mcguire JL (1997) Skeletal status of men with early and late ankylosing spondylitis. Am J Med 103 (3):233–241

Lindsay R, Nieves J, Formica C, Henneman E, Woelfert L, Shen V, Dempster D, Cosman F (1997) Randomised controlled study of effect of parathyroid hormone on vertebral-bone mass and fracture incidence among postmenopausal women on oestrogen with osteoporosis. Lancet 350 (9077):550–555

Lindsay R, Silverman SL, Cooper C, Hanley DA, Barton I, Broy SB, Licata A, Benhamou L et al (2001) Risk of new vertebral fracture in the year following a fracture. JAMA 285 (3):320–323

MacDonald AG, Birkinshaw G, Durham B, Bucknall RC, Fraser WD (1997) Biochemical markers of bone turnover in seronegative spondylarthropathy: relationship to disease activity. Br J Rheumatol 36 (1):50–53

Maksymowych WP, Jhangri GS, Fitzgerald AA, LeClercq S, Chiu P, Yan A, Skeith KJ, Aaron SL et al (2002) A six-month randomized, controlled, double-blind, dose-response comparison of intravenous pamidronate (60 mg versus 10 mg) in the treatment of nonsteroidal antiinflammatory drug-refractory ankylosing spondylitis. Arthritis Rheum 46 (3):766–773

Maksymowych WP, Jhangri GS, Leclercq S, Skeith K, Yan A, Russell AS (1998) An open study of pamidronate in the treatment of refractory ankylosing spondylitis. J Rheumatol 25 (4):714–717

Malabanan A, Veronikis IE, Holick MF (1998) Redefining vitamin D insufficiency. Lancet 351 (9105):805–806

Marhoffer W, Stracke H, Masoud I, Scheja M, Graef V, Bolten W, Federlin K (1995) Evidence of impaired cartilage/bone turnover in patients with active ankylosing spondylitis. Ann Rheum Dis 54 (7):556–559

Marshall D, Johnell O, Wedel H (1996) Meta-analysis of how well measures of bone mineral density predict occurrence of osteoporotic fractures. BMJ 312 (7041):1254–1259

Masud T, Langley S, Wiltshire P, Doyle DV, Spector TD (1993) Effect of spinal osteophytosis on bone mineral density measurements in vertebral osteoporosis. BMJ 307 (6897):172–173

May PJ, Raunest J, Herdmann J, Jonas M (2002) Behandlung der Wirbelsäulenfraktur bei ankylosierender Spondylitis. Unfallchirurg 105 (2):165–169

McCloskey EV, Spector TD, Eyres KS, Fern ED, O'Rourke N, Vasikaran S, Kanis JA (1993) The assessment of vertebral deformity: a method for use in population studies and clinical trials. Osteoporos Int 3 (3):138–147

McClung MR, Geusens P, Miller PD, Zippel H, Bensen WG, Roux C, Adami S, Fogelman I et al (2001) Effect of risedronate on the risk of hip fracture in elderly women. Hip Intervention Program Study Group. N Engl J Med 344 (5):333–340

Meunier PJ, Sebert JL, Reginster JY, Briancon D, Appelboom T, Netter P, Loeb G, Rouillon A et al (1998) Fluoride salts are no better at preventing new vertebral fractures than calcium-vitamin D in postmenopausal osteoporosis: the FAVOStudy. Osteoporos Int 8 (1):4–12

Meunier PJ, Roux C, Seeman E, Ortolani S, Badurski JE, Spector TD, Cannata J, Balogh A et al (2004) The effects of strontium ranelate on the risk of vertebral fracture in women with postmenopausal osteoporosis. N Engl J Med 350:459–468

Mitra D, Elvins DM, Collins AJ (1999a) Biochemical markers of bone metabolism in mild ankylosing spondylitis and their relationship with bone mineral density and vertebral fractures. J Rheumatol 26 (10):2201–4

Mitra D, Elvins DM, Collins AJ (1999b) Testosterone and testosterone free index in mild ankylosing spondylitis: relationship with bone mineral density and vertebral fractures. J Rheumatol 26 (11):2414–2417

Mitra D, Elvins DM, Speden DJ, Collins AJ (2000) The prevalence of vertebral fractures in mild ankylosing spondylitis and their relationship to bone mineral density. Rheumatology (Oxford) 39 (1):85–89

Moore KD, Goss K, Anglen JO (1998) Indomethacin versus radiation therapy for prophylaxis against heterotopic ossification in acetabular fractures: a randomised, prospective study. J Bone Joint Surg Br 80 (2):259–263

Mullaji AB, Upadhyay SS, Ho EK (1994) Bone mineral density in ankylosing spondylitis. DEXA comparison of control subjects with mild and advanced cases. J Bone Joint Surg Br 76 (4):660–665

Murray GC, Persellin RH (1981) Cervical fracture complicating ankylosing spondylitis: a report of eight cases and review of the literature. Am J Med 70 (5):1033–1041

Neer RM, Arnaud CD, Zanchetta JR, Prince R, Gaich GA, Reginster JY, Hodsman AB, Eriksen EF et al (2001) Effect of parathyroid hormone (1–34) on fractures and bone mineral density in postmenopausal women with osteoporosis. N Engl J Med 344 (19):1434–1441

NIH Consensus Development Conference on Osteoporosis Prevention, Diagnosis, and Therapy (2000). NIH Consens Statement Online 17 (1):1–45

O'Neill TW, Felsenberg D, Varlow J, Cooper C, Kanis JA, Silman AJ (1996) The prevalence of vertebral deformity in European men and women: the European Vertebral Osteoporosis Study. J Bone Miner Res 11 (7):1010–1018

Obermayer-Pietsch BM, Lange U, Tauber G, Frühauf G, Fahrleitner A, Dobnig H, Hermann J, Aglas F et al (2003) Vitamin D receptor initiation codon polymorphism, bone density and inflammatory activity of patients with ankylosing spondylitis. Osteoporos Int 14(12):995–1000

Orwoll E, Ettinger M, Weiss S, Miller P, Kendler D, Graham J, Adami S, Weber K et al (2000) Alendronate for the treatment of osteoporosis in men. N Engl J Med 343 (9):604–610

Orwoll ES, Scheele WH, Paul S, Adami S, Syversen U, Diez-Perez A, Kaufman JM, Clancy AD et al (2003) The effect of teriparatide [human parathyroid hormone (1–34)] therapy on bone density in men with osteoporosis. J Bone Miner Res 18 (1):9–17

Osgood CP, Abbasy M, Mathews T (1975) Multiple spine fractures in ankylosing spondylitis. J Trauma 15 (2):163–166

Pedersen W, Clausen S, Kriegbaum NJ (1987) Spinal lesions in patients with ankylosing spondylitis. Scand J Rheumatol 16 (5):381–382

Pennanen N, Lapinjoki S, Urtti A, Monkkonen J (1995) Effect of liposomal and free bisphosphonates on the IL-1 beta, IL-6 and TNF alpha secretion from RAW 264 cells in vitro. Pharm Res 12 (6):916–922

Pfeifer M, Begerow B, Minne HW (2002) The orthosis Spinomed improves posture, lung function, trunk muscle strength, and quality of life in postmenopausal women with spinal osteoporosis: results of a prospective, randomized, controlled, cross-over study. Osteoporos Int 13 (Suppl 1):S44

Pfeifer M, Begerow B, Minne HW, Abrams C, Nachtigall D, Hansen C (2000) Effects of a short-term vitamin D and calcium supplementation on body sway and secondary hyperparathyroidism in elderly women. J Bone Miner Res 15 (6):1113–1118

Plotkin LI, Weinstein RS, Parfitt AM, Roberson PK, Manolagas SC, Bellido T (1999) Prevention of osteocyte and osteoblast apoptosis by bisphosphonates and calcitonin. J Clin Invest 104 (10):1363–1374

Ralston SH (2002) Genetic control of susceptibility to osteoporosis. J Clin Endocrinol Metab 87 (6):2460–2466

Ralston SH, Urquhart GD, Brzeski M, Sturrock RD (1990) Prevalence of vertebral compression fractures due to osteoporosis in ankylosing spondylitis. BMJ 300 (6724):563–565

Recker RR, Stakkestad JA, Felsenberg D, Chesnut CH, Christiansen C, Ettinger MP, Nordby A, Weiss SR et al (2000) A new treatment paradigm: quarterly injections of ibandronate reduce the risk of fractures in women with postmenopausal osteoporosis (pmo): results of a 3-year trial. Osteoporos Int 11 (14): S209

Redlich K, Hayer S, Maier A, Dunstan CR, Tohidast-Akrad M, Lang S, Turk B, Pietschmann P et al (2002) Tumor necrosis factor alpha-mediated joint destruction is inhibited by targeting osteoclasts with osteoprotegerin. Arthritis Rheum 46 (3):785–792

Reginster J, Minne HW, Sorensen OH, Hooper M, Roux C, Brandi ML, Lund B, Ethgen D et al (2000) Randomized trial of the effects of risedronate on vertebral fractures in women with established postmenopausal osteoporosis. Vertebral Efficacy with Risedronate Therapy (VERT) Study Group. Osteoporos Int 11 (1):83–91

Rehman Q, Lang T, Modin G, Lane NE (2002) Quantitative computed tomography of the lumbar spine, not dual x-ray absorptiometry, is an independent predictor of prevalent vertebral fractures in postmenopausal women with osteopenia receiving long-term glucocorticoid and hormone-replacement therapy. Arthritis Rheum 46 (5):1292–1297

Reid DM, Nicoll JJ, Kennedy NS, Smith MA, Tothill P, Nuki G (1986) Bone mass in ankylosing spondylitis. J Rheumatol 13 (5):932–935

Reid IR, Brown JP, Burckhardt P, Horowitz Z, Richardson P, Trechsel U, Widmer A, Devogelaer J et al (2002) Intravenous zoledronic acid in postmenopausal women with low bone mineral density. N Engl J Med 346 (9):653–661

Romas E, Sims NA, Hards DK, Lindsay M, Quinn JW, Ryan PF, Dunstan CR, Martin TJ et al (2002) Osteoprotegerin reduces osteoclast numbers and prevents bone erosion in collagen-induced arthritis. Am J Pathol 161 (4):1419–1427

Rossouw JE, Anderson GL, Prentice RL, LaCroix AZ, Kooperberg C, Stefanick ML, Jackson RD, Beresford SA et al (2002) Risks and benefits of estrogen plus progestin in healthy postmenopausal women: principal results from the Women's Health Initiative randomized controlled trial. JAMA 288 (3):321–333

Sansoni P, Passeri G, Fagnoni F, Mohagheghpour N, Snelli G, Brianti V, Engleman EG (1995) Inhibition of antigen-presenting cell function by alendronate in vitro. J Bone Miner Res 10 (11):1719–1725

Selby PL, Davies M, Adams JE (2000) Do men and women fracture bones at similar bone densities? Osteoporos Int 11 (2):153–157

Shearer MJ (2000) Role of vitamin K and Gla proteins in the pathophysiology of osteoporosis and vascular calcification. Curr Opin Clin Nutr Metab Care 3 (6):433–438

Shiraki M, Shiraki Y, Aoki C, Miura M (2000) Vitamin K2 (menatetrenone) effectively prevents fractures and sustains lumbar bone mineral density in osteoporosis. J Bone Miner Res 15 (3):515–521

Simon AM, Manigrasso MB, O'Connor JP (2002) Cyclo-oxygenase 2 function is essential for bone fracture healing. J Bone Miner Res 17 (6):963–976

Sinaki M, Itoi E, Wahner HW, Wollan P, Gelzcer R, Mullan BP, Collins DA, Hodgson SF (2002) Stronger back muscles reduce the incidence of vertebral fractures: a prospective 10 year follow-up of postmenopausal women. Bone 30 (6):836–841

Singh A, Bronson W, Walker SE, Allen SH (1995) Relative value of femoral and lumbar bone mineral density assessments in patients with ankylosing spondylitis. South Med J 88 (9):939–943

Sivri A, Kilinc S, Gokce-Kutsal Y, Ariyurek M (1996) Bone mineral density in ankylosing spondylitis. Clin Rheumatol 15 (1):51–54

Souberbielle JC, Cormier C, Kindermans C, Gao P, Cantor T, Forette F, Baulieu EE (2001) Vitamin D status and redefining serum parathyroid hormone reference range in the elderly. J Clin Endocrinol Metab 86 (7):3086–3090

Speden DJ, Calin AI, Ring FJ, Bhalla AK (2002) Bone mineral density, calcaneal ultrasound, and bone turnover markers in women with ankylosing spondylitis. J Rheumatol 29 (3):516–521

Szejnfeld VL, Monier-Faugere MC, Bognar BJ, Ferraz MB, Malluche HH (1997) Systemic osteopenia and mineralization defect in patients with ankylosing spondylitis. J Rheumatol 24 (4):683–688

Tangpricha V, Pearce EN, Chen TC, Holick MF (2002) Vitamin D insufficiency among free-living healthy young adults. Am J Med 112 (8):659–662

Tapia-Serrano R, Jimenez-Balderas FJ, Murrieta S, Bravo-Gatica C, Guerra R, Mintz G (1991) Testicular function in active ankylosing spondylitis. Therapeutic response to human chorionic gonadotrophin. J Rheumatol 18 (6):841–848

Thiebaud D, Burckhardt P, Melchior J, Eckert P, Jacquet AF, Schnyder P, Gobelet C (1994) Two years' effectiveness of intravenous pamidronate (APD) versus oral fluoride for osteoporosis occurring in the postmenopause. Osteoporos Int 4 (2):76–83

Thorngren KG, Liedberg E, Aspelin P (1981) Fractures of the thoracic and lumbar spine in ankylosing spondylitis. Arch Orthop Trauma Surg 98 (2):101–107

Toussirot E, Michel F, Wendling D (2001) Bone density, ultrasound measurements and body composition in early ankylosing spondylitis. Rheumatology (Oxford) 40 (8):882–888

Toussirot E, Nguyen NU, Dumoulin G, Regnard J, Wendling D (1998) Insulin-like growth factor-I and insulin-like growth factor binding protein-3 serum levels in ankylosing spondylitis. Br J Rheumatol 37 (11):1172–1176

Toussirot E, Ricard-Blum S, Dumoulin G, Cedoz JP, Wendling D (1999) Relationship between urinary pyridinium cross-links, disease activity and disease subsets of ankylosing spondylitis. Rheumatology (Oxford) 38 (1):21–27

Vallarta-Ast N, Krueger D, Binkley N (2002) Densitometric diagnosis of osteoporosis in men: effect of measurement site and normative database. J Clin Densitom 5 (4):383–389

Van Offel JF, Schuerwegh AJ, Bridts CH, Bracke PG, Stevens WJ, De Clerck LS (2001) Influence of cyclic intravenous pamidronate on proinflammatory monocytic cytokine profiles and bone density in rheumatoid arthritis treated with low dose prednisolone and methotrexate. Clin Exp Rheumatol 19 (1):13–20

Vergnaud P, Garnero P, Meunier PJ, Breart G, Kamihagi K, Delmas PD (1997) Undercarboxylated osteocalcin measured with a specific immunoassay predicts hip fracture in elderly women: the EPIDOS Study. J Clin Endocrinol Metab 82 (3):719–724

Wallace BA, Cumming RG (2000) Systematic review of randomized trials of the effect of exercise on bone mass in pre- and postmenopausal women. Calcif Tissue Int 67 (1):10–18

Wallach S, Cohen S, Reid DM, Hughes RA, Hosking DJ, Laan RF, Doherty SM, Maricic M et al (2000) Effects of risedronate treatment on bone density and vertebral fracture in patients on corticosteroid therapy. Calcif Tissue Int 67 (4):277–285

WHO Study Group (1994) Assessment of fracture risk and its application to screening for postmenopausal osteoporosis. Report of a WHO Study Group. World Health Organ Tech Rep Ser 843:1–129

Will R, Palmer R, Bhalla AK, Ring F, Calin A (1989) Osteoporosis in early ankylosing spondylitis: a primary pathological event? Lancet 2 (8678–8679):1483–1485

Yu W, Gluer CC, Fuerst T, Grampp S, Li J, Lu Y, Genant HK (1995) Influence of degenerative joint disease on spinal bone mineral measurements in postmenopausal women. Calcif Tissue Int 57 (3):169–174

Zacher J, Gursche A (2001) Fraktur der versteiften Wirbelsäule bei Spondylitis ankylosans. Z Rheumatol 60 (6):513–514

Kapitel 17

Neurologische Komplikationen

Thomas Berger

1. Einleitung

Wladimir von Bechterew (20.1.1857 bis 24.12.1927, Abbildung 1) war – lange bevor sein Name Synonym für die gleichnamige Erkrankung wurde – ein bedeutsamer Neurologe und Psychiater. Er lernte und lehrte an der *Medizinischen Militärakademie* in St. Petersburg, wurde 1885 Professor für Psychiatrie an der *Universität Kazan*, gründete das *Psychoneurologische Institut* in St. Petersburg und arbeitete von 1918 bis 1927 am Hirnforschungsinstitut in St. Petersburg. Sein neurologisch wissenschaftliches Interesse war, seiner Ära entsprechend, neuropathologisch geprägt. Bechterew interessierte sich besonders für morphologische und pathophysiologische Vorgänge zum „Körpergleichgewicht" des Menschen, wovon zahlreiche einschlägige Publikationen zeugen.

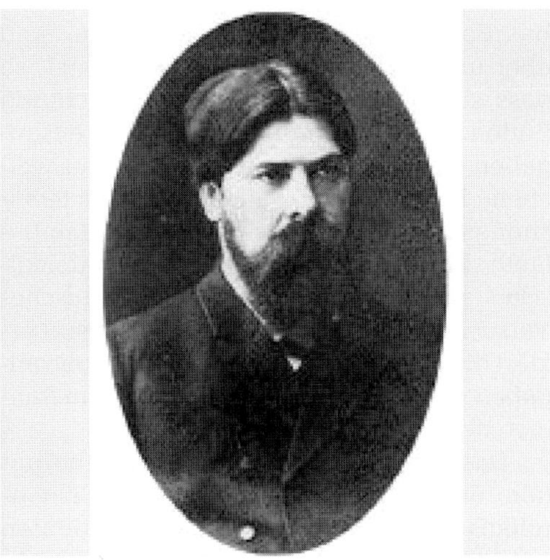

Abb. 1. Portrait Wladimir Bechterew (1857–1927). Quelle: http://vlp.mpiwg-berlin.mpg.de/people/data/per326.html

Auch wenn *Wladimir von Bechterew* in Hinblick auf den *Morbus Bechterew* für mehr Verwirrung als Klarheit gesorgt hat (er fasst die Erkrankung als Nervenleiden auf) und andere bereits vor ihm den *„Morbus Bechterew"* präziser beschrieben haben, wird die ankylosierende Spondylitis im deutschen Sprachraum am häufigsten noch immer *Morbus Bechterew* genannt. Das Verdienst von Wladimir von Bechterew war es, dass er den Ärzten in Europa die Existenz der ankylosierenden Spondylitis bewusst gemacht hat (Benedum 2001). Aus diesem Grunde ist das vorliegende Kapitel zu den neurologischen Komplikationen des Morbus Bechterew auch als Hommage an den Neurologen *Wladimir von Bechterew* gedacht.

Neurologische Komplikationen bei Morbus Bechterew bieten ein weites klinisches Spektrum – von geringen zervikogenen Kopfschmerzen bis zur fatalen Rückenmarkskompression bei HWS-Traumen (Tabelle 1). Neurologische Hauptmanifestationen sind aber erwartungsgemäß spinale Beschwerden, die in ihrer Ausprägung sehr variieren und sich am deutlichsten bei schweren Verläufen der ankylosierenden Spondylitis zeigen.

Das Vollbild des Morbus Bechterew zeigt eine „bambusartige", völlig versteifte Wirbelsäule mit kyphotischer Fehlhaltung. Patienten mit einer progredienten ankylosierenden

Tabelle 1. Neurologische Komplikationen bei Morbus Bechterew

	Häufigkeit	Referenz
Neurologische Komplikationen allgemein	1,7–10%	Sharp und Purser 1961 Wordsworth und Mowat 1986
Halswirbelsäule:		
Zervikogener Kopfschmerz	?	
Zervikale radikuläre Syndrome	?	
Zervikale Myelopathie	selten	Hunter 1989
Vaskuläre Komplikationen	case reports	Thomas et al. 1974 Whitfield 1976 Shim et al. 1998
Komplikationen durch Traumen	10–50%	Weinstein et al. 1982 Hunter und Dubo 1983 Fox et al. 1993 Ramos-Remus et al. 1995 Einsiedel et al. 2001
Lendenwirbelsäule		
Lumbosakrale radikuläre Syndrome	?	
Cauda equina Syndrom	case reports	Mitchell et al. 1990, Confavreux et al. 1991
Lumbale Vertebrostenose/Claudicatio spinalis	?	

Spondylitis entwickeln zumeist Wirbelkörperfusionen mit einer ausgeprägten thorakalen Kyphose. Um beispielsweise geradeaus sehen können, müssen diese Patienten permanent ihre Hüften überstrecken, z.T. sogar zusätzlich die Knie beugen. Die ossifizierte Wirbelsäule ist prinzipiell leicht verletzlich und ihre Steifheit prädisponiert für Schäden bei bereits banalen Traumen. Daher tragen Traumen und Frakturen der Wirbelsäule mit ihren neurologischen Komplikationen wesentlich zu Morbidität und Mortalität bei schwerer ankylosierenden Spondylitis bei.

Insgesamt gibt es über die letzten Jahrzehnte gesehen wenig Literatur und nur unpräzise Angaben zur Prävalenz neurologischer Symptome und Komplikationen bei Morbus Bechterew (Tabelle 1). Sind neurologische Beschwerden so selten, dass sie kein wirklich klinisch relevantes Thema darstellen, oder werden neurologische Symptome unterschätzt oder gar zu selten erkannt?

Die Wahrheit dürfte – wie so oft – in der Mitte liegen: schwerwiegende neurologische Komplikationen sind selten, finden aber aufgrund ihrer potentiell erheblichen neurologischen Folgen Eingang in die Literatur. Beispielsweise wird nur selten über zervikale Myelopathien berichtet, es sei denn sie sind traumatisch bedingt. Sie scheinen somit viel seltener aufzutreten als die zervikale Myelopathie im Rahmen eines ausgeprägten HWS-Syndroms, die mit 10–15% angegeben wird (Teresi et al. 1987). Andere neurologische Beschwerden, z.B. Schwindel oder Kopfschmerzen, mögen zwar bei Morbus Bechterew häufiger vorkommen, sind aber unspezifisch und „unspektakulär", so dass sie in der Literatur kaum Beachtung finden. Zudem werden die Häufigkeitsangaben maßgeblich davon bestimmt, aus welchem Kollektiv von Patienten die Untersuchungsergebnisse berichtet werden (ambulante Einrichtung?, tertiäres rheumatologisches, neurologisches oder traumatologisches Versorgungszentrum?). Diese Selektion erklärt die große Variabilität der Häufigkeitsangaben neurologischer Erkrankungen im Rahmen des Morbus Bechterew.

Das vorliegende Kapitel soll dazu beitragen, die Aufmerksamkeit gegenüber neurologischen Komplikationen bei Patienten mit Morbus Bechterew zu erhöhen, die klinisch-neurologische Symptomatik praxisrelevant näher zu bringen sowie diagnostische und therapeutische Vorgangsweisen darzustellen. Insgesamt gibt es aber weder spezifische klinische oder diagnostische Untersuchungsmethoden noch entsprechende spezifisch neurologische Therapiestudien nach dem Prinzip der *Evidence based medicine* und schon gar keine prädiktiven Methoden, um neurologische Komplikationen voraussagen zu können. Gerade deswegen ist aber das Wissen um die neurologischen Komplikationen für die kompetente Betreuung von Patienten mit Morbus Bechterew unentbehrlich.

2. Neuroanatomische Grundlagen

Die Komplexität der Wirbelsäule ist dadurch gekennzeichnet, dass sie als einziges Organ des Körpers aus Knochen, Gelenken, Bändern, Fettgewebe, Muskeln, peripheren Nerven, Nervenwurzeln, Ganglien und Rückenmark besteht. Die Strukturen der Wirbelsäule werden durch ein ebenso komplexes Gefäßsystem versorgt. Gleichzeitig steht die Wirbelsäule über sensorische Rezeptoren mit der Haut in Verbindung.

Jedes einzelne Gewebe der Wirbelsäule kann Gegenstand eines pathologischen Prozesses sein, mit der Folge komplexer Auswirkungen auf andere Strukturen der Wirbelsäule. Dadurch ist die Wirbelsäule – trotz ihrer biomechanischen Robustheit – ein äußerst vulnerables Organ.

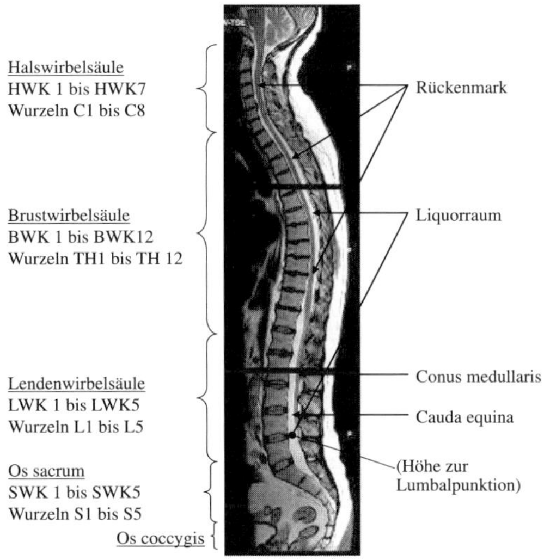

Abb. 2. Anatomie der Wirbelsäule (MRT seitlich, T2 gewichtet)

Die für das Verständnis neurologischer Komplikationen bei Morbus Bechterew wichtigen neuroanatomischen Strukturen sind nachfolgend in Kürze dargestellt (Abbildung 2 und 3).

Der Wirbelkanal reicht vom *Foramen magnum* bis zum *Hiatus sacralis* und schützt das

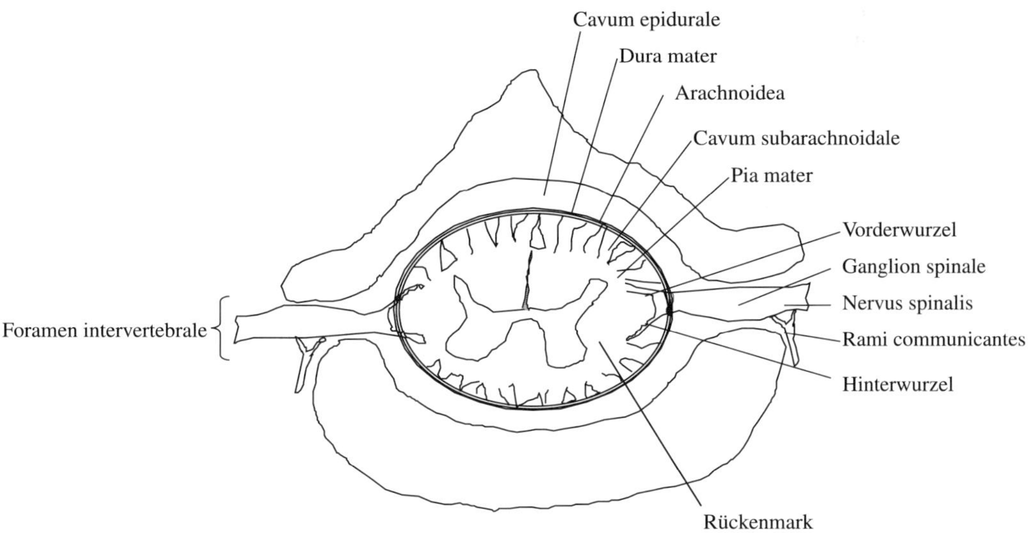

Abb. 3. Querschnitt durch den Wirbelkanal

Rückenmark mit seinen Häuten und Gefäßen. Die *Dura mater* teilt sich am *Foramen magnum* in zwei Blätter, das äußere überzieht als Periost die Wirbel, während das innere Blatt den Duralsack bildet. Vom Duralsack gehen segmental sackförmige Ausstülpungen (Wurzeltaschen) bis in das *Foramen intervertebrale*. Sie umhüllen die hintere sowie die vordere Wurzel und das Spinalganglion. Die *Leptomeninx* teilt sich ebenfalls in zwei Blätter, das äußere Blatt, die *Arachnoidea spinalis*, legt sich dem Duralsack an, während das innere Blatt als *Pia mater spinalis* das Rückenmark umhüllt. Der *Subarachnoidalraum* enthält den *Liquor cerebrospinalis*.

Das Rückenmark, *Medulla spinalis*, reicht vom Abgang des ersten Halsnerven bis zum Conus medullaris in Höhe von LWK 2 (bei Kindern bis zu LWK 3–4). Kaudal davon setzt sich das Rückenmark in das *Filum terminale* fort.

Vom Rückenmark gehen *31 Nervenpaare* mit einer vorderen und hinteren Wurzel ab (8 Hals-, 12 Brust-, 5 Lenden-, 5 Kreuzbein-, 1 Steißbeinnerv(en)). Eine Nervenwurzel okkupiert etwa 25% ihres Foramen intervertebrale (Wilkinson 1960). Innerhalb des Duralsackes verlaufen die kranialen Wurzeln horizontal, die nachfolgenden immer steiler abwärts um schließlich im Lumbal- bzw. Sakralbereich die Cauda equina zu bilden. Die Versorgungsareale der Wurzeln bilden sich in der Peripherie als Dermatome bzw. Myotome ab.

3. Halswirbelsäule

3.1. Einleitung

Die HWS ist eine komplexe anatomische Struktur, die sich unter anderem aus 7 Wirbelkörpern und 37 Gelenken zusammensetzt. Die vielseitigen Funktionen – bei gleichzeitiger permanenter biomechanischer Beanspruchung und enger anatomischer Beziehung zu zentralnervösen und peripheren Strukturen – begünstigen neurologische Symptome und Syndrome unterschiedlichsten Ausmaßes.

3.2. Zervikogener Kopfschmerz

Grundsätzlich sind *Kopfschmerzen* kein charakteristisches primäres Symptom des Morbus Bechterew (Rosenbaum et al. 1996), kommen aber bei Patienten mit zervikaler Manifestation der Erkrankung als zervikogener Kopfschmerz vor (Gerstenbrand und Berger 1986; Schnider und Birner 2000).

Der Terminus *zervikogener Kopfschmerz* definiert sich durch das Auftreten von primär okzipitonuchalen Kopfschmerzen, die vom Periost, den Gelenken, Ligamenten, Muskeln oder zervikalen Wurzeln im Bereich der HWS ausgehen (Gawel und Rothbart 1992; Pöllmann et al. 1996). Barre bezeichnete diese Beschwerden als *„le syndrome sympathique cervical posterieur"* (Barre 1925). Patienten mit Morbus Bechterew zeigen eine Vielzahl von pathologischen Veränderungen, die das Risiko für die Entwicklung zervikogener Kopfschmerzen erhöhen: fixierte Kyphose oder Hyperlordose, Ankylose und Osteoporose, ausgeprägte Verspannungen der nuchalen Muskulatur.

Schmerzreize aus der Tiefe muskuloskeletaler HWS-Strukturen werden über die Wurzeln C2 bis C5 spinal fortgeleitet. Im zervikalen Rückenmark können diese Schmerzreize dann über den *Tractus dorsolateralis* und die *Substantia gelatinosa* bis zu drei Segmente auf- oder absteigen. Gleichzeitig kommt es zu einer Vermischung mit Fasern des *Tractus spinalis nervi trigemini*. Diese Verbindung der oberen Zervikalwurzeln mit dem *Nucleus spinalis nervi trigemini* wird als neuroanatomisches Substrat für die Projektion der Schmerzen von zervikal nach frontal angesehen (Pöllmann et al. 1996; Bansevicius und Sjaastad 1996; Göbel 1996).

Zervikogene Kopfschmerzen verursachen meist einseitige, im Nacken beginnende und nach frontotemporal und frontoorbital ausstrahlende Kopfschmerzen, die aber auch gelegentlich in die Schulter oder den Arm fortgeleitet werden können (Sjaastad et al. 1998; Leone et al. 1998). Die Kopfschmerzen treten üblicherweise anfangs nur episodisch, in weiterer Folge kontinuierlich auf. Zusätzliche Symptome können im Sinne von Benommenheit, diffusem oder Schwankschwindel

(Lewit und Berger 1983), autonomen Störungen (Übelkeit, Erbrechen), akustischen Phänomenen und/oder Visusstörungen vorkommen. Charakteristisch für den zervikogenen Kopfschmerz ist, dass die Schmerzen durch besondere HWS-Bewegungen, ungünstige Kopfpositionen und okzipitonuchale Druckausübung ausgelöst werden können.

In der klinisch neurologischen Untersuchung zeigt sich eine Einschränkung der aktiven und passiven Kopf- und Nackenbeweglichkeit sowie eine meist druckdolente paravertebrale HWS- und Schultermuskulatur. Sollten sich im neurologischen Status weitere Symptome oder auffällige Befunde zeigen, dann muss von einem zusätzlichen morphologischen Korrelat (z.B. zervikaler Diskusprolaps, Vertebro- oder Foramenstenose) oder einer anderen pathologischen Entität (unter anderem intraspinale und intrakranielle Tumoren; ossäre Metastasen; Arnold-Chiari-Malformationen; vaskuläre Malformationen) ausgegangen und danach gesucht werden.

Zur Diagnosesicherung der zervikogenen Genese von Kopfschmerzen sind einerseits radiologische Untersuchungen (Röntgenaufnahmen der HWS mit Funktionsaufnahmen, gegebenenfalls MRT der HWS), aber auch die probatorische Durchführung einer lokalen Nervenblockade notwendig, z.B. mit Bupivacain 0,5% (Schnider und Birner 2000), wobei der Hauptschmerzpunkt (welcher gleichzeitig auch der Hauptpunkt der Verspannung ist) infiltriert wird.

Die Therapie hat die Schmerzreduktion, Muskeldetonisierung und die Verbesserung der HWS-Beweglichkeit zum Ziel. Sinnvoll ist die Kombination aus medikamentösen und physiotherapeutischen/physikalischen Maßnahmen. Medikamentös können NSAR und Muskelrelaxantien *per os* oder *per infusionem* verordnet werden, bei chronifiziertem Schmerzsyndrom zusätzlich beispielsweise Amitriptylin, Gabapentin oder Tramadol. Lokale Nervenwurzelblockaden durch Infiltration mit beispielsweise Bupivacain 0,5% haben meist eine kurze, oft nur Stunden anhaltende Wirkung und dienen daher vor allem diagnostischen Zwecken. Lokale Injektionen mit Botulinum-A-Toxin sind bislang rein experimentelle Therapien (Hobson und Gladish 1997; Evers et al. 2002).

Physiotherapeutische bzw. physikalische Maßnahmen bestehen aus Massagen (Goats 1994), postisometrischer Relaxation, Wärmepackungen (Bellometti und Galzigna 1998), TENS (Farina et al. 1986) und Krankengymnastik zur Korrektur von Fehlhaltungen und Fehlbewegungen aufgrund falscher Bewegungsmuster (Sjaastad et al. 1997).

Berichte über operative Verfahren, z.B. Neurolyse des Nervus occipitalis major (Bovim et al. 1992) oder Resektion der Wurzeln C2 und C3 (Pikus und Phillips 1995) sind schwierig zu beurteilen, weil es letztlich bislang unklar ist, welche anatomische Struktur für die Beschwerden verantwortlich ist und somit das Ziel des operativen Eingriffs sein könnte. Aus diesem Grunde sind chirurgische Verfahren zur Therapie zervikogener Kopfschmerzen derzeit nicht zu empfehlen.

3.3. Zervikale Radikulopathien

Ursachen einer zervikalen Radikulopathie sind entweder ein zervikaler Diskusprolaps mit Tangierung der entsprechenden Nervenwurzel oder eine Neuroforamenstenose, die so zur Wurzelirritation oder –kompression führen können (Rosenbaum et al. 1996). Bei Patienten mit Morbus Bechterew kommen ätiologisch zudem auch noch Wurzelkompressionen bei Wirbelkörperfrakturen häufiger vor.

80% der Patienten mit einer zervikalen Radikulopathie haben primär Schmerzen (Nackenschmerzen, radikuläre Schmerzen) und eine deutliche Einschränkung der HWS-Beweglichkeit. Die Schmerzen können durch verschiedene Trigger provoziert werden, z.B. durch lokalen Druck, Bewegungen in bestimmten Ebenen sowie durch Pressmanöver (Husten, Niesen, Defäkation).

Bestimmte klinische Untersuchungen können für die Diagnosestellung einer Radikulopathie hilfreich sein. Das *Spurling*-Zeichen (Spurling und Scoville 1944) zeigt eine Schmerzverstärkung durch Lateralflexion und Rotation des Kopfes bei gleichzeitiger geringer Druckausübung auf den Kopf

Tabelle 2. Zervikale radikuläre Syndrome

Wurzel	Segment	Sensibilität	Muskulatur	Reflex
C3 und 4	HWK2-4	„Halstuchartig"	Zwerchfell, Trapezius, Deltoideus	keiner
C5	HWK4/5	Schulter	Deltoideus, Bizeps	Bizeps SR
C6	HWK 5/6	lateraler Ober- und Unterarm, Daumen, Zeigefinger	Bizeps, Brachioradialis	Bizeps SR
C7	HWK 6/7	Finger 2–4 und Streifenförmig am Vorderarm	Pectoralis major, Trizeps, lange Fingerbeuger und Pronator teres	Trizeps SR
C8	HWK7/TH1	Finger 4–5 und ulnarer Vorderarm	Kleinfingerballen und Handmuskeln	keiner

durch den Untersucher. Der Schulter-Abduktionstest (Davidson et al. 1981) wiederum führt zur Schmerzerleichterung. Diese Kompressions- bzw. Dekompressionstests sind relativ spezifisch für zervikogene Radikulopathien, aber nur bei 25–50% der Patienten positiv und eindeutig verwertbar (Viikari-Juntura et al. 1989).

In der weiteren klinisch-neurologischen Untersuchung finden sich radikuläre Zeichen, die aufgrund ihrer Dermatom- bzw. Myotomverteilung eine exakte topographische Höhenlokalisation der zugrunde liegenden Pathologie ermöglichen (Tabelle 2). Ein seltenes Beschwerdebild tritt als Nacken-Zunge-Syndrom auf, bei dem es paroxysmal zu unilateralen okzipitalen Schmerzen mit ipsilateraler Zungenhyp- oder –dysästhesie kommt (Webb et al. 1984). Ursache hierfür ist eine durch schnelle HWS-Wendungen provozierte Irritation der Wurzeln C2 oder C3.

Nach der klinischen Untersuchung sollte bei entsprechenden Hinweisen eine CT oder MRT der HWS, gegebenenfalls auch eine Myelographie, durchgeführt werden (Houser et al. 1995). Die Radiologie kann Aussagen über die zugrunde liegende Morphologie bieten und erlaubt – zusammen mit den klinischen Befunden – in der Regel eine sichere Diagnosestellung.

Wertvolle zusätzliche Informationen über eine funktionelle Beeinträchtigung bzw. über das Ausmaß des Funktionsschadens können nur durch elektrophysiologische Untersuchungen (Elektromyographie [EMG], Nervenleitgeschwindigkeit [NLG] mit H-Reflex und F-Welle, gegebenenfalls evozierte Potentiale [EVP] mit somatosensiblen EVP [SSEP] und motorischen EVP [MEP]) gewonnen werden (Aminoff 2002).

Die Therapie der Radikulopathie reicht von konservativen bis zu chirurgischen Maßnahmen. Orale oder intravenöse medikamentöse Therapiemöglichkeiten sind nichtsteroidale Antirheumatika, Muskelrelaxantien, Corticosteroide und andere Analgetika sowie Gabapentin und Amitriptylin.

Wiederum sollte – nach der Behandlung der akuten Schmerzsymptomatik mit Medikamenten und eventuell Anlage einer weichen Schanzkrawatte (selten) – eine Kombination mit physikalischer Therapie angestrebt werden. Üblicherweise kommt es innerhalb von 4 bis 8 Wochen zu einer deutlichen Besserung der Symptomatik.

Eine ältere Veröffentlichung berichtet, dass sowohl in der Behandlungsgruppe mit physikalischer Therapie und Wärmeapplikation als auch in der Plazebogruppe (Patienten erhielten ein Plazebomedikament ohne begleitende physikalische Therapie) 73–80% der Patienten innerhalb von 4 Wochen eine Besserung oder Remission zeigen (British Association of Physical Medicine 1966).

Bei einer ausgeprägten neurologischen Symptomatik (insbesondere Myotomparesen) oder bei Unwirksamkeit der oben genannten Therapien ist eine chirurgische Intervention notwendig. Hierbei werden zwei unterschiedliche Methoden angewandt: entweder die anteriore Inzision, Diskektomie und Foraminotomie (mit oder ohne nachfolgender Wirbelkörperfusion auf Höhe der betroffenen Wurzel) oder die posteriore Nackeninzision und Laminektomie. Beide Methoden zeigen exzellente und gleichwertige Resultate. Die möglichen unterschiedlichen Vor- oder Nachteile einer der genannten Methoden sollen hier nicht diskutiert werden, da die jeweilige Wahl der Operationstechnik von verschiedenen individuellen Entscheidungsfaktoren abhängt, sowohl seitens des Patienten als auch seitens des Chirurgen.

3.4. Zervikale Myelopathie

3.4.1. Pathologie

Die Kompression des Rückenmarks – Myelopathie – ist eine potentiell dramatische, jedoch insgesamt seltene Komplikation des Morbus Bechterew (Hunter 1989; Schmidt et al. 2002).

Die Pathoanatomie der Myelonkompression ist sehr variabel. Sie kann durch eine atlantoaxiale Subluxation, eine Wirbelfraktur oder –destruktion oder eine Spinalkanalstenose (Vertebrostenose) bedingt sein (Weinstein et al. 1982) (Tabelle 3). Seit der Erstbeschreibung der Rückenmarkskompression bei Morbus Bechterew (Lorber et al. 1961) gab es mehrere Fallbeschreibungen von Myelopathie durch granulomatöses Gewebe in Verbindung mit Osteolysen (Wise and Irby 1983; Jobanputra et al. 1988).

3.4.2. Atlantoaxiale Subluxation

Eine Pathologie des atlantoaxialen Gelenks sollte immer dann angenommen werden, wenn Patienten mit Morbus Bechterew über plötzliche Nackenschmerzen klagen oder klinische Zeichen einer Myelopathie (Gangstörung, Blasenstörung, motorische Schwäche) auftreten. Üblicherweise kommt es erst bei einem fortgeschrittenen Morbus Bechterew zu atlantoaxialen Beschwerden (Ramus-Remus et al. 1995), aber frühe oder sogar Erstmanifestationen wurden beschrieben (Sorin et al. 1979). In einer großen klinischen

Tabelle 3. Spinale Komplikationen bei ankylosierender Spondylitis bei 105 stationären Patienten an einer neurochirurgischen Abteilung (Weinstein et al. 1982)

	Zahl der Patienten mit abnormer Morphologie	Zahl der Patienten mit neurologischen Symptomen
Wirbelkörperfraktur	13	7
Diskovertebrale Destruktion	4	0
Atlantoaxiale Subluxation	1	0
Spinalkanalstenose	2	2

Untersuchung an einem rheumatologischen Zentrum wurde bei 17 von stationären 1000 Patienten mit Morbus Bechterew eine atlantoaxiale Subluxation diagnostiziert (Sharp und Purser 1961).

Die Folge der horizontalen atlantoaxialen Instabilität sind weitere artikuläre (an den Okzipitalkondylen) und ossäre Veränderungen (Destruktion der Massa lateralis von HWK1, destruktive Veränderungen an HWK2). Eine Destruktion der vorderen atlantoaxialen Gelenkanteile kann zu einer Gleitbewegung des Atlas nach vorne und unten führen und damit eine fixierte atlantoaxiale Subluxation in kyphotischer Fehlstellung bedingen.

Die weitere Folge ist dann das relative Höhertreten des *Dens* gegen das *Foramen magnum*, das dann auch zur vertikalen Instabilität führt. Das Höhertreten des Dens in den Atlasring und das Foramen magnum bewirkt zunächst eine *„Pseudostabilisierung“* mit Abnahme der atlantoaxialen Instabilität. Der auch bei Morbus Bechterew bisweilen destruierte Dens führt aber in seiner fixierten vertikalen Fehlstellung zu einer kontinuierlichen Kompression der neuralen Strukturen, was durch die häufig assoziierte Kyphose mit reduziertem zervikomedullärem Winkel noch verstärkt wird (Kothe et al. 2002).

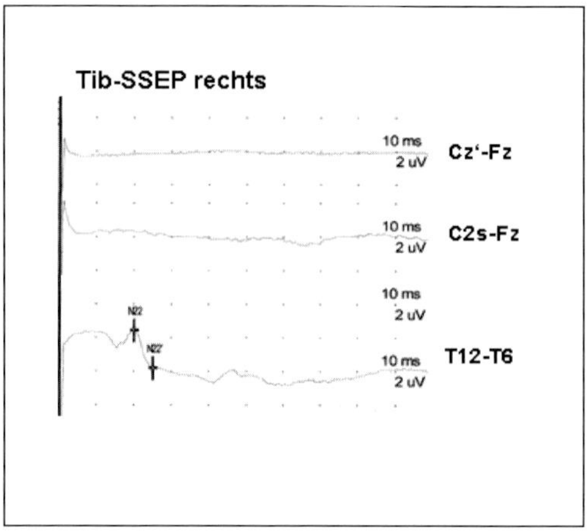

a

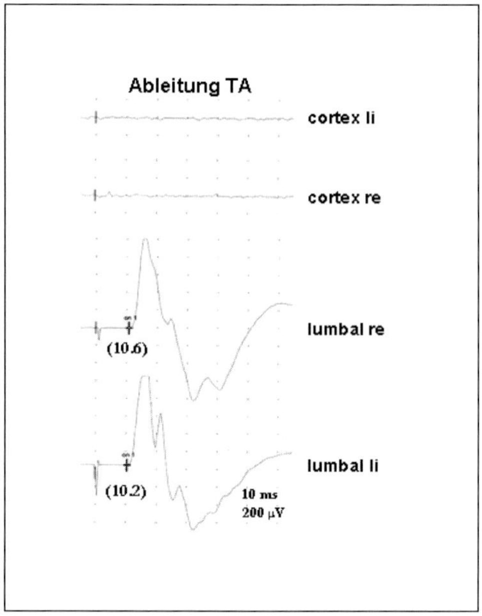

b

Abb. 4a. Tibialis SSEP bei komplettem cervikalem Querschnitt: Das als T12-6 bezeichnete Potential entspricht der Höhe des Conus medullaris und ist mit einer normalen Latenz und Amplitude darstellbar. Die Potentiale C2s-Fz (Höhe C2) und Cz'-Fz (Höhe des kontralateralen Kortex) fehlen hingegen. Ein solcher Befund spricht somit für einen kompletten Leitungsdefekt der sensiblen Afferenzen proximal des Conus medullaris. Aufgrund des Fehlens des Potentials über C2s-Fz lässt sich die Schädigung zwischen Conus medullaris und rostralem Cervikalmark lokalisieren, eine genauere Eingrenzung ist allerdings nicht möglich. **b** MEP–untere Extremitäten bei komplettem cervikalem Querschnitt: Nach corticaler Stimulation zeigt sich keine motorische Antwort im M. tibialis anterior (TA), während sich nach lumbaler Stimulation motorische Antworten mit im Normbereich liegenden Latenzen und Amplituden finden. Dieser Befund spricht für einen kompletten Leitungsdefekt im Corticospinaltrakt zu den unteren Extremitäten beidseits. Abgeleitet wurde vom M. tibialis anterior nach elektrischer lumbaler und transcranieller Stimulation. Die unter den jeweiligen Kurven angegebenen Zahlen entsprechen den motorischen Latenzen in ms (*Zur Verfügung gestellt von W. Löscher, Univ.-Klinik für Neurologie Innsbruck*)

3.4.3. Subaxiale Instabilität

Die Destruktion der Facetten- und Unkovertebralgelenke führt zu einer Reduktion der subaxialen Beweglichkeit. Kommt es vor der spontanen Fusion zu einer ligamentären Dehnung, kann sich eine segmentale Gleitbewegung entwickeln, die man dann als subaxiale Instabilität bezeichnet. Am häufigsten betroffen sind die Segmente HWK3/4 und HWK4/5. Begünstigt wird diese Situation vor allem durch mechanische Faktoren, beispielsweise durch eine kyphotische Stellung am kraniozervikalen Übergang oder durch die Fusion angrenzender Segmente.

3.4.4. Diskovertebrale Destruktionen

Nachdem der thorakolumbale Übergang Prädilektionsstelle für Destruktionen der Zwischenwirbelscheibe und angrenzender Wirbelkörper ist, wird diese Symptomatik im Unterkapitel zur LWS besprochen.

3.4.5. Zervikale Vertebrostenose

Der normale Spinalkanal zeigt in der Höhe HWK3 bis HWK7 einen Durchmesser von 16–18 mm. Der Durchmesser des zervikalen Myelons beträgt dort etwa 8,5–11,5 mm (Burrows 1963). In Höhe des HWK1 nimmt das Rückenmark ca. 50% des Spinalkanals

Tabelle 4. Ranawat-Klassifikation

Grad 1	Patienten ohne neurologische Symptome
Grad 2	Parästhesien und Hyperreflexie
Grad 3	zusätzlich motorische Schwäche 3A gehfähig 3B nicht gehfähig

ein, verglichen mit ca. 75% in Höhe HWK6. In der Regel ist ein Spinalkanaldurchmesser von <13mm mit einer Myelopathie assoziiert (Cusick 1991). Eine Weite des Spinalkanals von 10–13 mm wird als *Borderline*-Spinalkanalstenose bezeichnet (Sherman et al. 1990).

3.4.6. Diagnostik bei vermuteter zervikaler Myelopathie

Klinisch kann das Ausmaß der neurologischen Beschwerden auch bei Morbus Bechterew analog zur *Ranawat-Klassifikation* bei der *rheumatoiden Arthritis* bewertet werden (Tabelle 4).

Im Nativröntgen besteht bei atlantoaxialer Subluxation eine relevante Instabilität, wenn bei Funktionsaufnahmen die vordere atlantodentale Distanz >5 mm beträgt. Für die vertikale Instabilität ist das Zeichen nach *Redlund-Johnell* zuverlässig, wobei eine Distanz von <34 mm bei Männern und <29 mm bei Frauen pathologisch ist (Kothe et al. 2002).

Heute ist jedoch die MRT der HWS die diagnostische Methode der Wahl (Chin 2002), da alle relevanten morphologischen Strukturen inklusive Rückenmark beurteilt werden können und die sagittalen T2-gewichteten MRT-Sequenzen ideal zur Feststellung der Spinalkanalweite sind. Ein Durchmesser des zervikalen Spinalkanals von <6 mm im MRT der HWS ist als kritisch und somit als Indikation zur Operation anzusehen. In der Feststellung des Durchmessers des Spinalkanals besteht zwischen *Myelographie plus CT* und *MRT* eine sehr hohe Übereinstimmung (86%).

Nachdem bei einer *Myelographie plus CT* das Rückenmark nicht suffizient beurteilt werden kann und die Methode invasiv und mit potentiellen Nebenwirkungen verbunden ist, wird die MRT der HWS als die geeignetere Untersuchungsmethode mit zumindest äquivalenter Aussagekraft angesehen (Frocrain et al. 1988). Die Myelographie sollte nur noch bei unklaren MRT-Befunden vor einem geplanten operativen Eingriff durchgeführt werden.

Die *Elektrophysiologie*, die eine *funktionelle* und *keine radiologisch-anatomische Befunderhebung* erlaubt, ist eine wichtige komplementäre Diagnostik hinsichtlich der Identifizierung von neurologischen Funktionsdefiziten, der Feststellung der funktionellen Relevanz morphologischer Veränderungen sowie der Aussagen zum Schweregrad und zur Prognose der neurologischen Symptomatik (Pillay und Hunter 1986; Rosenbaum et al. 1996; Aminoff 2002) (Abbildung 4).

3.5. Vaskuläre Komplikationen

Patienten mit fortgeschrittenem Morbus Bechterew klagen oft bei HWS-Bewegungen (Flexion, Extension, Lateralbewegungen) über Benommenheit, Schwindel und Visusstörungen (Thomas et al. 1974; Whitfield 1976), sehr selten treten auch Bulbärsymptome wie Dysarthrie und Dysphagie auf (Little et al. 1974).

Ob die pathologischen Veränderungen im Rahmen des Morbus Bechterew zu einer *Kompression der Arteria vertebralis* führen können, wird kontrovers diskutiert. Es gibt aber zumindest Fallberichte, die auf einen Zusammenhang hinweisen. Eine direkte Einengung durch eine kontinuierlich zunehmende Verknöcherung ist auf Grund des relativ hohen intravaskulären Drucks und der „Gegenkraft" der Pulswelle nicht zu erwarten.

Dagegen erscheint es möglich, dass bestimmte Bewegungen der spondylitischen HWS zu einer intermittierenden Kompression der *Arteria vertebralis* führen (Abbildung 5). Die *Arteria vertebralis* verläuft durch die *Foramina transversaria* in den *Processus transversi* von HWK6 bis HWK2. Einengungen der *Foramina transversaria* und Ver-

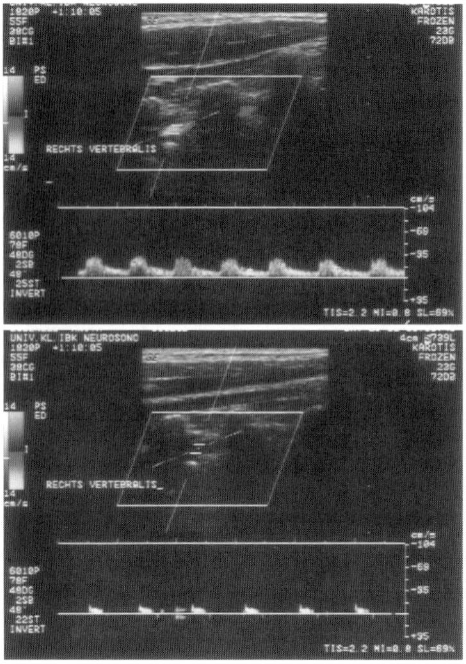

a b

Abb. 5. Kompression der Arteria vertebralis. Farbduplexsonographie des V2 (= intervertebralen) Abschnittes der A. vertebralis rechts: **a** Normale Kopfposition: normales Flussprofil; **b** Reklination des Kopfes: Deutliche Flussreduktion mit Hochwiderstandssignal. Klinisch entwickelt die Patientin nun Schwankschwindel und Nystagmus *(Zur Verfügung gestellt von C. Schmidauer, Univ. Klinik für Neurologie, Innsbruck)*

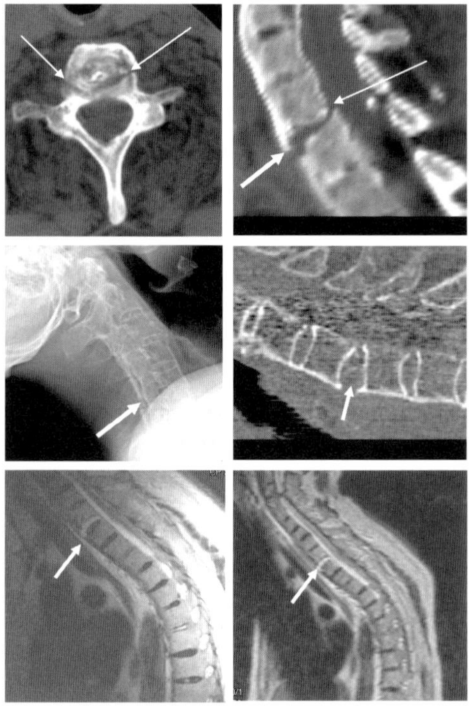

a b c

Abb. 6a. Neurologischer Befund: sensible Reizsymptomatik (Parästhesien) C6 und C7 rechts. CT axial (links) und sagittale Rekonstruktion (rechts): Luxationsfraktur HWK 6 ventral gegen HWK 7 (dünne Pfeile) mit Fraktur des ankylosierten Zwischenwirbelraumes HWK6/7 (dicker Pfeil); **b** Röntgen (links) und sagittale Rekonstruktion (rechts): instabile Fraktur HWK 5/6 und ventral frakturierte Ankylosierung (dicke Pfeile); **c** Neurologischer Befund: inkompletter Querschnitt ab C6. MRT sagittal: Luxationsfraktur HWK 5 ventral gegen HWK 6 mit frakturierter ventraler Ankylosierung (dicke Pfeile) (*Die Bilder wurden freundlicherweise von W. Kristoferitsch, Neurologische Abteilung SMZ Ost, Wien, zur Verfügung gestellt*)

schiebungen der Wirbelkörper gegeneinander können daher die *Arteria vertebralis* komprimieren (Tatlow und Bammer 1957; Sheehan et al. 1960; Rosengart et al. 1993).

Schlaganfälle aufgrund einer Minderdurchblutung der *Arteria vertebralis* sind bei Morbus Bechterew extrem selten. Sie sind entweder durch eine Vertebraliskompression bei vertikaler/atlantooccipitaler Subluxation bedingt (Shim et al. 1998) oder es liegt eine *Ko-Pathologie* im Sinne einer fehlenden Anlage, Hypoplasie oder Okklusion der kontralateralen *Arteria vertebralis* vor.

3.6. Komplikationen durch Traumen

Traumen sind bei weitem die häufigste Ursache neurologischer Komplikationen bei Morbus Bechterew (Fox et al. 1993). Patienten mit einer spinalen Ankylose haben ein erhöhtes Risiko für Frakturen der HWS (Abbildung 6). Die ankylosierte Wirbelsäule verhält sich wie ein langer Röhrenknochen und ist daher – selbst bei banalen Traumen – äußerst gefährdet. In einer *Follow-up* Studie über 20 Jahre hatten 2 von 212 Patienten spinale Frakturen (Wilkinson und Bywaters 1958). In einer weiteren retrospektiven neurochirurgischen Untersuchung zeigten 13 von 105 stationären Patienten spinale Frakturen (Weinstein et al. 1982).

Bagatelltraumen mit nur geringer Gewalteinwirkung sind meist Flexions-Distraktionsverletzungen oder Hyperextensionsschertraumen. Rotationsschertraumen sind selten, führen dann jedoch zu extrem instabilen Verletzungen (Einsiedel et al. 2001). Ein seltenes aber typisches Hyperextensionstrauma kann auch im Rahmen einer Intubation auftreten (Murray und Persellin 1981; Hunter und Dubo 1983).

Frakturen finden sich häufig an fusionierten Wirbelkörpern, vor allem bei HWK5/6 und HWK6/7, wobei HWK6 der am meisten gefährdete Wirbelkörper ist. Die Fraktur kann zu zentralen (Myelopathie) oder peripheren (Radikulopathie) neurologischen Ausfällen führen. Am meisten gefürchtet ist ein Trauma im HWS-Bereich, das eine akute Myelonkompression mit Tetraplegie bewirkt (Abbildung 7). Die Mortalität von Patienten mit Morbus Bechterew beträgt bei einer posttraumatischen zervikalen Myelopathie 30–57% (Radford et al. 1977; Carette et al. 1983; Foo et al. 1985; Alaranta et al. 2002).

Alle Patienten mit einem fortgeschrittenen Morbus Bechterew sollten zur Vermeidung von Stürzen über die Risikofaktoren aufgeklärt und in Vermeidungsstrategien geschult werden. Wenn im Zuge eines Sturzes neurologische Beschwerden auftreten, müssen die Patienten grundsätzlich unverzüglich neurologisch untersucht werden. Selbst bei vermeintlich geringen neurologischen Beschwerden (beispielsweise neu aufgetretenen Kopfschmerzen oder nur minimalen radikulären Sensibilitätsstörungen) *muss* eine weitere Abklärung erfolgen, da zervikale Frakturen nicht selten eine primär asymptomatische oder nur minimal symptomatische Instabilität der HWS bedingen, wodurch es zu einer Verzögerung der Diagnosestellung kommt (Weinstein et al. 1982). Im Falle einer frühzeitigen Diagnose und Therapie kann dem neurologischen Defizit zumeist erfolgreich begegnet oder ihm gar gänzlich vorgebeugt werden.

Frakturen an der HWS von Patienten mit Morbus Bechterew sind im Nativröntgen oftmals nur sehr schwierig zu erkennen, so dass nach Wirbelsäulentraumen die Indikation zu CT und/oder MRT der betroffenen Wirbelsäulenregion großzügig zu stellen ist (May et al. 2002), zumal es auch ein erhebliches Risiko von Mehretagen-Frakturen (bis zu 30%) oder okkulten Frakturen gibt (Finkelstein et al. 1999).

Schließlich kann es auch ohne Frakturen zu posttraumatischen Myelopathien kommen. Hierfür sind dann spinale epidurale Hämatome (Foo und Rossier 1982; Farhat et al. 1973) oder Myelonkontusionen im ossifizierten Wirbelkanal (Ho und Leong 1987)

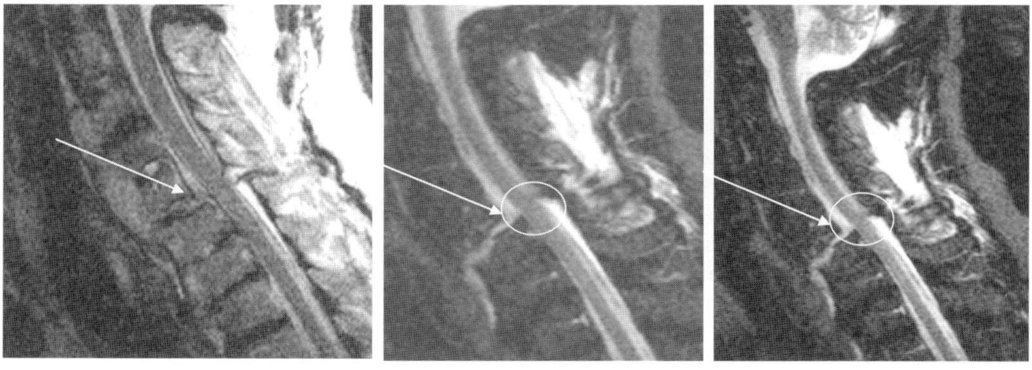

Abb. 7. Neurologischer Befund: inkompletter Querschnitt ab C3. MRI sagittal: Subluxation HWK 3 gegenüber HWK 4 mit beträchtlicher Vertebrostenose (Pfeile, Myelonkompression und intramedulläres Ödem (Kreise) (*Die Bilder wurden freundlicherweise von W. Kristoferitsch, Neurologische Abteilung SMZ Ost, Wien, zur Verfügung gestellt*)

verantwortlich. Klinisch-neurologisch imponieren auch hier zentrale sensible und motorische Ausfällen (Querschnittssymptomatik). Eine weiterführende bildgebende Abklärung (CT bei Verdacht auf epidurale Hämatome; MRT bei vermuteter Myelonkontusion) ist bei solchen neurologischen Symptomen obligat.

4. Lendenwirbelsäule und Sakroiliakalgelenk

4.1. Cauda-equina-Syndrom

Babinski („*Pseudo tabes spondylosique*", 1903) sowie nachfolgend Bowie und Glasgow (1961) beschrieben das *Cauda-equina*-Syndrom.

Das Auftreten einer Cauda-Symptomatik ist bei Morbus Bechterew sehr selten. Bislang wurden 69 Fälle publiziert (Matthews 1968; Mitchell et al. 1990; Rosenbaum et al. 1996; Matthews 1998). Das mag auch daran liegen, dass ein *Cauda-equina*-Syndrom meistens erst im späten Verlauf eines Morbus Bechterew auftritt, oft Jahrzehnte nach der Erstdiagnose der ankylosierenden Spondylitis (Hassan 1976).

Die klinischen Symptome, die sich oft über Jahre langsam progredient entwickeln, sind gut charakterisiert (Bartleson et al. 1983; Tullous et al. 1990). Es bestehen eine Hypästhesie in den Segmenten L5 bis S3 und variable Schmerzsensationen in den unteren Extremitäten, immer verbunden mit einer neurogenen Blasenstörung (Inkontinenz), gelegentlich auch mit Stuhlinkontinenz und erektiler Dysfunktion.

Die Cauda-Symptomatik ist überwiegend mit *lumbosakralen Arachnoideadivertikeln* assoziiert. Die radiologischen, chirurgischen und pathologischen Charakteristika sind eine Entzündung und Fibrose der *Dura mater* und des Epiduralraums, zudem eine Erweiterung des Kaudalsackes, Verschmälerung des Epiduralraums, Adhäsion der *Dura mater* an benachbarten knöchernen und ligamentären Strukturen, Knochenerosionen der Wirbelkörper sowie Spinalprozesse. Die üblicherweise lange Latenz zwischen dem Beginn eines Morbus Bechterew und dem *Cauda equina* – Syndrom lässt vermuten, dass eine aktive Entzündung zum Zeitpunkt des Auftretens der Cauda-Symptomatik keine Rolle spielen dürfte.

Zu den Ursachen der Entstehung dieser Divertikel gibt es mehrere Theorien. Es wurde postuliert, dass eine vorausgegangene Arachnoiditis (Matthews 1968) eine pathogenetische Rolle in der Ausbildung von arachnoidalen Divertikeln spielen könnte, wodurch auch der häufige Befund einer Eiweißerhöhung bei normaler Zellzahl im Liquor zu erklären wäre (Ludwig et al. 1943; Boland et al. 1984). Ein weiterer (oder zusätzlicher) Mechanismus könnte eine defekte Liquorresorption sein, die zur Divertikelentstehung bzw. -zunahme führt. Weiters wurde durch Radionuklid-Cisternographie nachgewiesen, dass es durch rasch alternierende Liquordrucke zu einer Erweiterung des Duralsackes mit einer nachfolgenden Drucksymptomatik auf die Wurzeln der *Cauda equina* kommen kann (Confavreux et al. 1991). Schließlich kann es auch durch eine Kalzifizierung des *Ligamentum flavum* zu einer *Spinalkanalstenose* und *Claudicatio spinalis* (Rotes-Querol et al. 1985; Avrahami et al. 1988) und dann nachfolgend zu einer *Cauda-equina*-Symptomatik kommen.

Neben der klinischen Untersuchung war früher die Myelographie diagnostisch entscheidend, heute sind es CT und MRT der LWS (Young et al. 1981; Sparling et al. 1989; Mitchell et al. 1990). Bei neurogenen Blasenstörungen ist zusätzlich eine (neuro-)urologische Untersuchung empfehlenswert.

Die Behandlung der Cauda-Symptomatik bzw. der lumbosakralen Arachnoideadivertikel kann schwierig sein. Antiinflammatorische Therapien beeinflussen die *Cauda-equina*-Symptomatik überhaupt nicht. Chirurgische Eingriffe zur Entfernung der arachnoidalen Divertikel bzw. die Freilegung der Cauda bringen ebenfalls nur selten einen befriedigenden Erfolg (Russel et al. 1973). Inzwischen gibt es Berichte über erfolgreiche operative Methoden, die entweder einen Shunt zwischen dem lumbalen Subarachnoidalraum und dem Peritoneum (Confavreux et al. 1991; Okada et al. 1992) oder zwischen den Arachnoidaldivertikeln und dem Epiduralraum (Shaw et al. 1990) herstellen.

Bei Auftreten eines akuten *Cauda-equina*-Syndroms (z.B. nach Trauma oder bei medianer Diskushernie) ist eine sofortige stabilisierende oder korrigierende Operation zur Vermeidung oder Verminderung neurologischer Ausfälle dringlich indiziert.

4.2. Lumbale Vertebrostenose und Claudicatio spinalis

Die lumbale Spinalkanalstenose ist gekennzeichnet durch entweder eine Fläche des Spinalkanals <1,5 cm^2 oder einen anteroposterioren Durchmesser <11,5 mm (Ullrich et al. 1980). Obwohl es bei Morbus Bechterew nicht häufig ist, kann es zu lumbalgiformen Schmerzen, Sensibilitätsstörungen und/oder motorischen Ausfällen an den unteren Extremitäten bis zum *Cauda-equina*-Syndrom oder zur Symptomatik der *Claudicatio spinalis* kommen.

Die *Claudicatio spinalis* ist ein anamnestisch charakteristisches Beschwerdebild, bei dem der Patient über Sensibilitätsstörungen und/oder Schwäche in einem Bein beim Gehen oder bei bestimmten Bewegungen (z.B. beim Strecken im Hüftgelenk) berichtet, wobei sich die Beschwerden nach einigen Minuten der Ruhe wieder zurückbilden. Im Gegensatz zur *vaskulären Claudicatio intermittens* können Patienten mit *Claudicatio spinalis* längere Strecken oftmals besser zurücklegen, wenn sie vorgebeugt gehen, oder sie geben an, dass ihnen beispielsweise Radfahren keine Beschwerden verursacht.

Zur Diagnosefindung sollte bei solchen Beschwerden eine MRT der LWS sowie eine Untersuchung mit evozierten Potentialen, gegebenenfalls auch eine (neuro-) urologische Befunderhebung durchgeführt werden.

4.3. Lumbale Radikulopathien

Ursachen einer lumbalen Radikulopathie bei Patienten mit Morbus Bechterew sind entweder ein lumbaler *Diskusprolaps* mit Tangierung der entsprechenden Nervenwurzel oder *Syndesmophyten* bzw. auch *Osteophyten*, die von den Wirbelkörpern oder intervertebralen Gelenken ausgehen, folglich Neuroforamina einengen und so zur Wurzelirritation oder -kompression führen (Matthews 1968).

Bei einer *Ischialgie* oder *Monoradikulopathie* strahlen die Schmerzen ipsilateral ins Gesäß, in die Hüfte und in die untere Extremität aus. Die auslösenden Trigger sind oft banal, beispielsweise Bücken, bestimmte Haltungen oder Pressmanöver (Husten, Niesen, Defäkation). Hüftleiden können eine Ischialgie imitieren, wobei aber bei einer Ischialgie die Hüftrotation keine Schmerzverstärkung bedingt.

Klinisch-neurologisch findet sich bei 80% der Patienten ein positives *Lasegue*-Zeichen (Hüftbeugung des gestreckten Beins), wobei ein positives *Lasegue*-Zeichen zumeist Ausdruck eines Diskusprolapses und weniger häufig einer osteophytären Wurzelkompression ist (Morris et al. 1986). Schließlich ist der Nachweis radikulärer Zeichen bedeutsam, weil aufgrund ihrer Dermatom- bzw. Myotomverteilung eine exakte topographische Höhenlokalisation der zugrunde liegenden Pathologie möglich ist (Tabelle 5).

Die klinisch-neurologischen Befunde sind dann auch ausschlaggebend für das weitere diagnostische Vorgehen. Für die Diagnostik stehen radiologische (CT und MRT der LWS) sowie elektrophysiologische Untersuchungen (EMG inklusive H-Reflex und F-Welle, SSEP und MEP) zur Verfügung. Die elektrophysiologische Untersuchung zeigt bei ca. 80% der Patienten pathologische Veränderungen (Aminoff et al. 1985; Tonzola et al. 1981; Katifi und Sedgwick 1987).

Die Therapie der lumbalen radikulären Syndrome erfolgt analog zur Behandlung der zervikalen Radikulopathien. Nach Behandlung der akuten Schmerzsymptomatik mit Analgetika und einem Muskelrelaxans sollten physiotherapeutische und physikalische Behandlungen durchgeführt werden.

Diskovertebrale Destruktionen (Spondylodiszitis, Spondylarthrosis, anteriore Spondylitis, spinale Pseudoarthrose) mit einer Destruktion der Bandscheibe und der anliegenden Wirbelkörper – vor allem im Bereich des thorakolumbalen Übergangs – sind gelegentliche Spätkomplikationen des Morbus Bechterew (Cawley et al. 1972; Good et al. 1982). Die progrediente Destruktion kann für viele Jahre asymptomatisch verlaufen (Little et al. 1974), es kann aber auch zu rasch auftretenden epiduralen Entzündungen mit einer Myelonkompression kommen (Jobanputra et al. 1988; Wise und Irby 1983). Häufig werden dann fokale Schmerzen im Bereich der LWS berichtet. Bei der diskovertebralen Destruktion verschlimmern sich diese Schmerzen bei Bewegung und bessern sich in Ruhe, so dass sie sich deutlich von den typischen Schmerzen der Sakroiliitis unterscheiden.

4.4. Sakroiliitis

Die Sakroiliitis ist nicht als neurologische Komplikation aufzufassen, geht aber mit Symptomen einher, die für den Neurologen differentialdiagnostisch wichtig sind.

Die variablen Schmerzen und die Bewegungseinschränkung bei einer Sakroiliitis beginnen üblicherweise intermitterend, jedoch mit gradueller Verschlechterung über Wochen, Monate und Jahre. Die chronischen Schmerzen sind in der unteren LWS, im Sakrum und im Gesäß lokalisiert. Sie treten vorwiegend nachts und in Ruhe auf. Sie sind verbunden mit einer morgendlichen „Steifheit", die sich durch körperliche Betätigung im Tagesverlauf bessert.

Klinisch gibt es leider keine typischen Untersuchungsmerkmale, die die Diagnosestellung einer Sakroiliitis erlauben würde (Russel et al. 1981). Bei der Sakroiliitis zeigt sich neben der Druckschmerzhaftigkeit des Sakroiliakalgelenks typischerweise eine eingeschränkte Flexion im *Schober-Test* (Schober 1937). Dieser Test kann aber auch bei Patienten mit akuter Lumbago oder auch bei älteren Menschen pathologisch sein, ohne dass eine Veränderung im Sakroiliakalgelenk vorliegt.

Somit bestehen also bisweilen differentialdiagnostische Schwierigkeiten in der Abgrenzung zu beispielsweise Lumbago oder lumbalen Radikulopathien. Die Radikulopathie lässt sich klinisch jedoch zumeist auf Grund ihrer sensiblen und/oder motorischen radikulären Symptomatik diagnostizieren.

Für die Diagnostik und Differentialdiagnostik der Sakroiliitis und Spondylitis sind letztlich wiederum bildgebende Verfahren ausschlaggebend. In den letzten Jahren hat sich die MRT der Sakroiliakalgelenke (Ahlström et al. 1990; Hanly et al. 1994; Blum et al. 1996; Bollow et al. 1998; Bollow 2002) so weit entwickelt, dass die diagnostische Lücke zwischen den ersten klinischen Symptomen und der radiologischen Erkennbarkeit weitgehend geschlossen werden konnte. Im Vergleich zu CT und Szintigraphie ist die MRT deutlich aussagekräftiger (Yu et al. 1998).

Zudem kann mit der MRT gleichzeitig eine differenzierte anatomische Darstellung

Tabelle 5. Lumbosakrale radikuläre Syndrome

Wurzel	Segment	Sensibilität	Muskulatur	Reflexe
L3	LWK2/3	Vorderseite Oberschenkel	Quadricps femoris	PSR
L4	LWK3/4	unterhalb L3 vom lateralen Oberschenkel bis medialen Fussrand	Quadriceps femoris, Tibialis anterior	PSR
L5	LWK 4/5	lateraler Knierand über Schienbein bis Großzehe	Extensor hallucis longus	TPR
S1	LWK5/SWK1	Gesäß, dorsolateraler Ober-, Unterschenkel und Fußrand bis Zehen 3–5	Peronäus brevis, Tibialis posterior, Triceps surae	ASR

chronisch-entzündlicher Veränderungen in den Sakroiliakalgelenken und benachbarten Strukturen erfolgen. In der MRT lassen sich subchondrale Sklerosierungen, Erosionen und transartikuläre Knochenbrücken mit akuten bzw. akut exazerbierten Entzündungen im Bereich des Gelenks gut darstellen, z.B. eine Synovitis, Kapsulitis und/oder subchondrale bzw. juxtaartikuläre Osteitis.

5. Sonstige neurologische Erkrankungen

5.1. Muskelerkrankungen

Die Ursachen der oft ausgeprägten Atrophie und Schwäche von paraspinaler, Schulter- und Hüftgürtelmuskulatur bei fortgeschrittenem Morbus Bechterew werden kontrovers diskutiert. Muskelatrophien können durch Inaktivität und somit sekundär durch die Bewegungseinschränkung der Wirbelsäule, der Hüften und der Schultergelenke bedingt sein (Whitfield 1980). Analog dazu konnte gezeigt werden, dass sich die Muskelatrophie durch eine Mobilisierung von ankylosierten Gelenken wieder rückgängig machen ließ (Wattiaux et al. 1985). Myopathien im engeren Sinne kommen bei Morbus Bechterew nicht vor.

5.2. Seltene Erkrankungen

Selten wurden bei Patienten mit Morbus Bechterew epileptische Anfälle, Schlaganfälle (abgesehen von der auch seltenen Kompression der A. vertebralis), Plexusläsionen, periphere Neuropathien oder Karpaltunnelsyndrome beschrieben. Die Symptome sind pathogenetisch im Rahmen von Morbus Bechterew nicht erklärbar, so dass man, wie bei vielen anderen chronischen Erkrankungen, eher eine *Koinzidenz* als eine *Kopathogenese* annehmen muss (Matthews 1968; Thomas et al. 1974).

Ebenso liegt bei den wenigen älteren Fallberichten und retrospektiven Untersuchungen (Matthews 1968; Thomas et al. 1974; Khan und Kushner 1979) über das gleichzeitige Auftreten von Morbus Bechterew und Multipler Sklerose eher eine zufällige als eine kausale Assoziation vor.

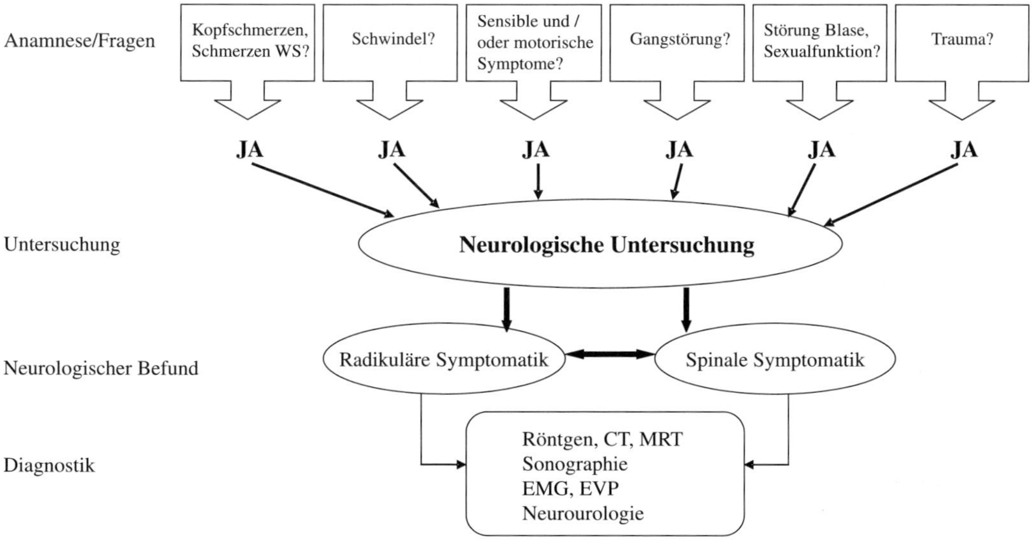

Abb. 8. Neurologische Anamnese und Diagnostik

10 Fragen zum Thema

1. Welche neurologischen Symptome und Befunde treten bei Morbus Bechterew gehäuft auf?

Gesichert ist ein erhöhtes Risiko für traumatisch bedingte Myelopathien und Radikulopathien der HWS.

2. Tiefsitzende Kreuzschmerzen: Differenzialdiagnostik aus Sicht des Neurologen?

Lumbago, Diskusprolaps, Vertebro- und Foramenstenosen, Arthrose des Sakroiliakalgelenks, Sakroiliitis. Die klinisch-neurologische Untersuchung trägt zur differentialdiagnostischen Abgrenzung wesentlich bei, insbesonders durch die Identifizierung radikulärer Symptome (Dermatom- und Myotomverteilung) bei Radikulopathie und Diskusprolaps.

3. Sakroiliitis versus diskovertebrale Destruktion: unterschiedliche Symtomatik?

Bei einer Sakroiliitis treten die chronischen Schmerzen vorwiegend in Ruhe auf und bessern sich durch körperliche Betätigung im Tagesverlauf. Im Gegensatz dazu kommt es bei der diskovertebralen Destruktion zu einer deutlichen Schmerzexazerbation bei Bewegung und zur Besserung in Ruhe.

4. OP-Indikation aus neurologischer Sicht: Besonderheiten bei einem Patienten mit Morbus Bechterew?

Bei Caudasymptomatik (bei akutem *Cauda-equina*-Syndrom sofortige OP), Myotomparesen und therapieresistenter radikulärer Schmerzsymptomatik besteht die Notwendigkeit der Operation. Die wegweisenden neurologischen Befunde zeigen sich bei einem Patienten mit Morbus Bechterew wie bei jedem anderen Patienten.

5. Schwindel bei einem Patienten mit „Bambusstab": Differentialdiagnosen?

In Frage kommen z.B. zervikogener Schwindel (häufig bewegungsabhängig) oder eine Kompression der A. vertebralis. Patienten mit *akut* einsetzender Schwindelsymptomatik und/oder begleitender vegetativer Symptomatik müssen unverzüglich neurologisch untersucht werden. Der Grund liegt darin, dass bei Patienten mit chronischem Schwindel eine neue Schwindelsymptomatik gerne der Grunderkrankung zugeschrieben wird und daher eine andere neurologische Erkrankung, beispielsweise eine cerebelläre oder pontomeduläre Ischämie, übersehen oder verzögert diagnostiziert wird.

6. Indikationen zur Wirbelsäulen-OP wegen Myelopathie: wie verpasst man nicht den richtigen Zeitpunkt?

Bei akuter oder progredienter Myelopathie (vor allem bei Blasenstörung, Paresen, Gangstörung) ist eine sofortige Abklärung notwendig. Die klinisch-neurologische Untersuchung sowie die Befunde von MRT (Ausmaß der Spinalkanalstenose? Myelonkompression?) und/oder evozierten Potentialen bestimmen, ob eine OP-Indikation vorliegt.

7. Notwendige neurologische Diagnostik vor und nach Aufrichtungsoperation?

Eine ausführliche neurologische Befunderhebung vor einer OP ist anzustreben: klinisch neurologische Untersuchung, MRT und evozierte Potentiale. Unmittelbar postoperativ sind engmaschige (anfangs stündliche) neurologische Kontrollen notwendig. Im weiteren Verlauf sind neurologische Untersuchungen a) sofort bei klinisch neurologischer Verschlechterung oder b) vor der Entlassung des Patienten indiziert.

8. Lumbale Liquorpunktion bei ausgeprägter Ankylosierung?

Unter CT-Sichtkontrolle und -Führung ist auch bei einer ausgeprägten Ankylosierung eine lumbale Punktion zumeist erfolgreich, aber nicht immer. Bei Fehlschlagen der Lumbalpunktion muss eine empirische Therapie ohne vorausgegangene Liquordiagnostik begonnen werden.

9. Was sind die „neurologischen Pflichtfragen" bei Vorstellung eines Patienten mit Morbus Bechterew?

Kopfschmerzen? Schmerzen im Bereich der Wirbelsäule? Schwindel? Sensible oder motorische Beschwerden? Gangstörung? Blasenstörung? Störung der Sexualfunktion? Trauma? Im Grunde sollten bei jeder Vorstellung eines Patienten mit Morbus Bechterew diese „Pflichtfragen" gestellt werden.

10. Ist nach jedem Wirbelsäulentrauma eine neurologische Untersuchung notwendig?

Ja, insbesondere dann, wenn der Patient nach dem Trauma über – selbst nur geringe – neurologische Beschwerden klagt (neu aufgetretene Kopf- oder Wirbelsäulenschmerzen, sensible oder motorische Symptome, Gangunsicherheit, etc.)

Literatur

Ahlström H, Feltelius N, Nyman R, Hällgren R (1990) Magnetic resonance imaging of sacroiliac joint inflammation. Arthritis Rheum 33:1763–1769

Alaranta H, Luoto S, Konttinen YT (2002) Traumatic spinal cord injury as a complication to ankylosing spondylitis. An extended report. Clin Exp Rheumatol 20:66–68

Aminoff MJ, Goodin DS, Parry GJ, et al (1985) Electrophysiological evaluation of lumbosacral radiculopathies: electromyography, late responses and somatosensory evoked potentials. Neurology 35:1514–1518

Aminoff MJ (2002) Electrophysiological evaluation of root and spinal cord disease. Sem Neurol 22:197–204

Avrahami E, Wigler I, Steern D, Caspi D, Yaron M (1988) Computed tomographic demonstration of calcification of the ligamenta flava of the lumbosacral spine in ankylosing spondylitis. Ann Rheum Dis 47:62–64

Babinski J (1903) Pseudo tabes spondylosique. Rev Neurol 11:645–646

Bansevicius D, Sjaastad O (1996) Cervicogenic headache: the influence of mental load on pain level and EMG of shoulder-neck and facial muscles. Headache 36:372–378

Barre JA (1925) Un nouvel aspect neurologique de l`arthrite cervical chronique: le syndrome cervical sympathique posterieur. Societe d`HNO, Strabbourg

Bartleson JD, Cohen MD, Harrington TM, Goldstein NP, Ginsburg WW (1983) Cauda equina syndrome secondary to long-standing ankylosing spondylitis. Ann Neurol 14:662–669

Bellometti S, Galzigna L (1998) Serum levels of a prostaglandin and a leukotriene after thermal mud pack therapy. J Invest Med 46:140–146

Benedum J (2001) Zur Geschichte der ankylosierenden Spondylitis. In: Schmidt KL (Hrsg.)

Ankylosierende Spondylitis. Novartis Pharma Verlag, Nürnberg, pp 9–22
Blum U, Buitrago-Tellez C, Mundinger A, Krause T, Laubenberger J, Vaith P, Peter HH, Langer M (1996) MRI for detection of active sacroiliitis – a prospective study comparing conventional radiography, scintigraphy, and contrast enhanced MRI. J Rheumatol 23:2107–2115
Boland EW, Headley NE, Hench PS (1984) The cerebrospinal fluid in rheumatoid arthritis. Ann Rheum Dis 7:195–208
Bollow M, Braun J, Biedermann T, Mutze S, Paris S, Schauer-Petrowskaja C, Minden K, Schöntube M, Hamm B (1998) Use of contrast enhanced magnetic resonance imaging to detect sacroiliitis in children. Skeletal Radiol 27:606–616
Bollow M (2002) MRT bei ankylosierender Spondylitis (Morbus Strümpell-Marie-Bechterew). Fortschr Röntgenstr 174:1489–1499
Bovim G, Fredriksen TA, Stolt-Nilsen A, Sjaastad O (1992) Neurolysis of the greater occipital nerve in cervicogenic headache. Headache 32:175–179
Bowie EA, Glasgow GL (1961) Cauda equina lesions associated with ankylosing spondylitis. Report of three cases. Br Med J (ii):24–27
British Association of Physical Medicine (1966) Pain in the neck and arm: a multicentre trial of the effects of physiotherapy. Brit Med J 1:253–264
Burrows H (1963) The sagittal diameter of the spinal canal in cervical spondylosis. Clin Radiol 14:77–88
Carette S, Graham D, Little H, Rubenstein J, Rosen P (1983) The natural disease course of ankylosing spondylitis. Arthritis Rheum 26:186–190
Cawley MID, Chalmers TM, Kellgren JH, et al (1972) Destructive lesions of vertebral bodies in ankylosing spondylitis. Ann Rheum Dis 31:345–352
Chin CT (2002) Spine imaging. Sem Neurol 22:205–220
Confavreux C, Larbre JP, Lejeune E, Sindou M, Aimard G (1991) Cerebrospinal fluid dynamics in the tardive cauda equina syndrome of ankylosing spondylitis. Ann Neurol 29:221–223
Cusick JF (1991) Pathophysiology and treatment of cervical spondylotic myelopathy. Clin Neurosurg 37:661–681
Davidson R, Dunn E, Metzmaker J (1981) The shoulder abduction test in the diagnosis of radicular pain in cervical extradural compressive monoradiculopathies. Spine 6:441–446
Einsiedel T, Kleimann M, Nothofer W, Neugebauer R (2001) Besonderheiten der Therapie von Verletzungen der Halswirbelsäule bei Spondylitis ankylosans (M. Bechterew). Unfallchirurg 104:1129–1133
Evers S, Rahmann A, Vollmer-Haase J, Husstedt IW (2002) Treatment of headache with botulinum toxin A – a review according to evidence-based medicine criteria. Cephalalgia 22:699–710
Farhat SM, Schneider RC, Gray JM (1973) Traumatic spinal extradural hematoma associated with cervical fracture in rheumatoid arthritis. J Trauma 13:591–599
Farina S, Granella F, Malferrari G, Manzoni GC (1986) Headache and cervical spine disorders: classification and treatment with transcutaneous electrical nerve stimulation. Headache 26:431–433
Finkelstein JA, Chapman JR, Mirza S (1999) Occult vertebral fractures in ankylosing spondylitis. Spinal Cord 37:444–447
Foo D, Rossier AB (1982) Post-traumatic spinal epidural hematoma. Neurosurgery 11:25–32
Foo D, Sarkarati M, Marcelino V (1985) Cervical spine cord injury complicating ankylosing spondylitis. Paraplegia 23:358–366
Fox MW, Onofrio BM, Kilgore JE (1993) Neurological complications of ankylosing spondylitis. J Neurosurg 78: 871–878
Frocrain L, Duvauferrier R, de Korvin B, Ramee A, Pawlotsky Y (1988) Comparison of MRI and scanning coupled with myelography in the diagnosis of cervicobrachial neuralgia. J Radiol 69:99–102
Gawel MJ, Rothbart PJ (1992) Occipital nerve block in the managment of headache and cervical pain. Cephalalgia 12:9–13
Gerstenbrand M, Berger M (1986) Cervicogenic headache. In: Clifford Rose F (ed) Handbook of Clinical Neurology, Vol 4. Headache. Elsevier, Amsterdam, pp 405–412
Goats GC (1994) Massage – the scientific basis of an ancient art: part 2. physiological and therapeutic effects. Br J Sports Med 28:153–156
Göbel H (1996) Die Kopfschmerzen. Springer, Berlin
Good AE, Keller TS, Weatherbee L, Braunstein EM (1982) Spinal cord block with a destructive lesion of the dorsal spine in ankylosing spondylitis. Arthritis Rheum 25:218–222
Hanly JG, Mitchell MJ, McMillan L, et al (1994) Early recognition of sacroiliitis by magnetic resonance imaging and single photon emission computed tomography. J Rheumatol 21:2088–2095
Hassan J (1976) Cauda equina syndrome in ankylosing spondylitis: a report of six cases. J Neurol Neurosurg Psychiatry 39:1172–1177
Ho EKW, Leong JCY (1987) Traumatic tetraplegia: a rare neurologic complication in ankylo-

sing spondylitis with ossification of the posterior longitudinal ligament of the cervical spine. Spine 12:403–405

Hobson DE, Gladish DF (1997) Botulinum toxin injections for cervicogenic headache. Headache 37:253–255

Houser OW, Onofrio BM, Miller GM, Folger WN, Smith PL (1995) Cervical disc prolapse. Mayo Clin Proc 70:939–945

Hunter T, Dubo HIC (1983) Spinal fractures complicating ankylosing spondylitis: a long term followup study. Arthritis Rheum 26:751–759

Hunter T (1989) The spinal complications of ankylosing spondylitis. Semin Arthritis Rheum 19:172–182

Jobanputra P, Kirkham B, Duke O, Crochard A, Panayi GS (1988) Discovertebral destruction in ankylosing spondylitis complicated by spinal cord compression. Ann Rheum Dis 47:344–347

Katifi HA, Sedgwick EM (1987) Evaluation of the dermatomal somatosensory evoked potential in the diagnosis of lumbo-sacral root compression. J Neurol Neurosurg Psychiatry 50:1204–1210

Khan M, Kushner I (1979) Ankylosing spondylitis and multiple sclerosis. A possible association. Arthritis Rheum 22:784–785

Kothe R, Wiesner L, Rüther W (2002) Die rheumatische Halswirbelsäule. Aktuelle Konzepte zur Diagnostik und Therapie. Orthopäde 31:1114–1122

Leone M, D'Amico D, Grazzil M, Attanasio A, Bussone G (1998) Cervicogenic headache: a critical review of the current diagnostic criteria. Pain 78:1–5

Lewit K, Berger M (1983) Cervikales Störungsmuster bei Schwindelpatienten. Man Med 21:15–19

Little H, Urowitz MB, Smythe HA, Rosen PS (1974) Asymptomatic spondylodiscitis: an unusual feature of ankylosing spondylitis. Arthritis Rheum 17:487–493

Lorber A, Pearson CM, Rene RM (1961) Osteolytic vertebral lesions as a manifestation of rheumatoid arthritis and related disorders. Arthritis Rheum 4:514–532

Ludwig AO, Short CL, Bauer W (1943) Rheumatoid arthritis as a cause of increased cerebrospinal fluid protein. N Engl J Med 228:306

Matthews WB (1968) The neurological complication of ankylosing spondylitis. J Neurol Sci 6:561–573

Matthews WB (1998) Ankylosing spondylitis. In: Goetz CG, Aminoff MJ (eds) Handbook of Clinical Neurology, Vol 26: Systemic Disease, Part II. Elsevier, Amsterdam, pp 3–9

May PJ, Raunest J, Herdmann J, Jonas M (2002) Behandlung der Wirbelsäulenfraktur bei ankylosierender Spondylitis. Unfallchirurg 105:165–169

Mitchell MJ, Sartoris DJ, Moody D, Resnick D (1990) Cauda equina syndrome complicating ankylosing spondylitis. J Rheumatol 18:771–774

Morris EW, Di Paola M, Vallance R, et al (1986) Diagnosis and decision making in lumbar disc prolapse and nerve entrapment. Spine 11:436–439

Murray GC, Persellin RH (1981) Cervical fracture complicating ankylosing spondylitis:a report of eight cases and review of the literature. Am J Med 70:1033

Okada S, Hase H, Hirasawa H, Ogawa H, Takahashi K, Shibata S (1992) A case report of lumbo-peritoneal shunt for cauda equina syndrome in ankylosing spondylitis. Spine 17:S59–S61

Pikus HJ, Phillips JM (1995) Characteristics of patients successfully treated for cervicogenic headache by surgical decompression of the second cervical root. Headache 35:621–629

Pillay N, Hunter T (1986) Delayed evoked potentials in patients with ankylosing spondylitis. J Rheumatol 13:137–141

Pöllmann W, Keidel M, Pfaffenrath V (1996) Kopfschmerzen und die Halswirbelsäule. Nervenarzt 67:821–836

Radford EP, Doll R, Smith PG (1977) Mortality among patients with ankylosing spondylitis not given x-ray therapy. N Engl J Med 297:572–576

Ramos-Remus C, Gomez-Vargas A, Guzman-Guzman JL, Jimenez-Gil F, Gamez-Nava JI, Gonzalez-Lopez L, Farrera-Gamboa H, Maksymowych WP, Suarez-Alman ME (1995) Frequency of atlantoaxial subluxation and neurologic involvement in patients with ankylosing spondylitis. J Rheumatol 22:2120–2125

Rosenbaum RB, Campell SM, Rosenbaum JT (1996) Clinical neurology of rheumatic diseases. Chapter 10: Spondyloarthropathies. Butterworth-Heinemann, Newton, pp 181–193

Rosengart A, Hedges TR III, Teal PA, deWitt LD, Wu JK, Wolpert S, Caplan LR (1993) Intermittent downbeat nystagmus due to vertebral artery compression. Neurology 43:216–218

Rotes-Querol J, Tolosa E, Rosello R, et al (1985) Progressive cauda equina syndrome and extensive calcification/ossification of the lumbosacral meninges. Ann Rheum Dis 44:277–280

Russel AS, Maksymowych W, LeClercq S (1981) Clinical examination of the sacroiliac joints: a prospective study. Arthritis Rheum 24:1575–1577

Russel ML, Gordon DA, Ogryzlo MA, McPhedran RS (1973) The cauda equina syndrome of ankylosing spondylitis. Ann Intern Med 78:551–554

Schmidt MH, Quinones-Hinojosa A, Rosenberg WS (2002) Cervical myelopathy associated with degenerative spine disease and ossification of the posterior longitudinal ligament. Sem Neurol 22:143–148

Schnider P, Birner P (2000) Zervikogener Kopfschmerz. In: Wessely P (Hrsg) Praktischer Umgang mit Kopf- und Gesichtsschmerzen. Symptomatik, Ätiologie und Therapie. Springer, Wien, pp 225–232

Schober P (1937) Lendenwirbelsäule und Kreuzschmerzen. Münch Med Wochenschr 84:336–428

Sharp J, Purser O (1961) Spontaneous atlantoaxial dislocation in ankylosing spondylitis and rheumatoid arthritis. Ann Rheum Dis 20:47–54

Shaw P, Allcutt DA, Bates D, Crawford PJ (1990) Cauda equina syndrome associated with multiple lumbar arachnoid cysts in ankylosing spondylitis: improvement following surgical therapy. J Neurol Neurosurg Psychiatry 53:1976–1079

Sheehan S, Bauer RB, Meyer JS (1960) Vertebral artery compression in cervical spondylosis. Neurology 10:968–71

Sherman JL, Nassaux PY, Citrin CM (1990) Measurements of the normal spinal cord on MR imaging. Am J Neuroradiol 11:369–372

Shim SC, Yoo DH, Lee JK, Koh HK, Lee SR, Oh SH, Kim SY (1998) Multiple cerebellar infarction due to vertrebral artery obstruction and bulbar symptoms associated with vertical subluxation and atlantooccipital subluxation in ankylosing spondylitis. J Rheumatol 25:2464–2468

Sjaastad O, Fredriksen TA, Stolt-Nielsen A, Salvesen R, Jansen J, Pareja JA, Poughias L, Kruszewski P, Inan L (1997) Cervicogenic headache: a clinical review with special emphasis on therapy. Funct Neurol 12:305–317

Sjaastad O Fredriksen TA, Pfaffenrath V (1998) Cervicogenic headache: diagnostic criteria. Headache 38: 442–445

Sorin S, Askari A, Moskowitz RW (1979) Atlantoaxial subluxation as a complication of early ankylosing spondylitis. Arthritis Rheum 22:273–276

Sparling MJ, Bartleson JD, McLeod A, Cohen MD, Ginsburg WW (1989) Magnetic resonance imaging of arachnoid diverticula associated with cauda equina syndrome in ankylosing spondylitis J Rheumatol 16:1335–1337

Spurling RG, Scoville WB (1944) Lateral rupture of the cervical intervertebral discs. Surg Gynaecol Obstet 78:350

Tatlow WFT, Bammer HG (1957) Syndrome of vertebral artery compression. Neurology 7:331–337

Teresi LM, Lufkin RB, Reicher MA, Moffit BJ, Vinuela FV, Wilson GM, Bentson JR, Hanafee WN (1987) Asymptomatic degenerative disc disease and spondylosis of the cervical spine. Radiology 164:83–88

Thomas DJ, Kendall MJ, Whitfield AGW (1974) Nervous system involvement in ankylosing spondylitis. Brit Med J 1:148–150

Tonzola RF, Ackil AA, Shahani BT, Young RR (1981) Usefulness of electrophysiological studies in the diagnosis of lumbosacral root disease. Ann Neurol 9:305–308

Tullous MW, Skerhut HEI, Story JL, Brown WE, Eidelberg E, Dadsetan MR, Jinkins JR (1990) Cauda equina syndrome of long-standing ankylosing spondylitis. Case report and review of the literature. J Neurosurg 73:441–447

Ullrich CG, Binet EF, Sanecki MG, Kieffer SA (1980) Quantitative assessment of the lumbar spinal canal by computed tomography. Radiology 134:137–143

Viikari-Juntura E, Porras M, Laasonen EM (1989) Validity of clinical tests in the diagnosis of root compression in cervical disc disease. Spine 14:253–257

Wattiaux MJ, Rondier J, Bletry O, Godeau P, Cayla J (1985) Atteinte musculaire inhabituelle au cours de la spondylarthrite ankylosante. Rev Rhum Mal Osteoartic 52:151–153

Webb J, March L, Tyndall A (1984) The neck – tongue syndrome: occurrence with cervical arthritis as well as normals. J Rheumatol 11:530–533

Weinstein PR, Karpman RR, Gall EP, Pitt M (1982) Spinal cord injury, spinal fracture and spinal stenosis in ankylosing spondylitis. J Neurosurg 57:609–616

Whitfield AGW (1980) Neurological complications of ankylosing spondylitis. In: Vinken PJ, Bruyn GW, Klawans HL (eds) Handbook of Clinical Neurology: Neurological manifestations of systemic diseases, Part I (Vol 38). Elsevier, Amsterdam, pp 505–512

Whitfield AGW (1976) Ankylosing spondylitis. J R Coll Physicians Lond 11:107–120

Wilkinson M, Bywaters EGL (1958) Clinical features and course of ankylosing spondylitis. Ann Rheum Dis 17:209–218

Wilkinson M (1960) The morbid anatomy of cervical spondylosis and myelopathy. Brain 83:589–617

Wise CM, Irby WR (1983) Spondylodiscitis in ankylosing spondylitis: variable presentations. J Rheumatol 10:1004–1006

Wordsworth BP, Mowat AG (1986) A review of 100 patients with ankylosing spondylitis with particular reference to socio-economic effects. Br J Rheumatol 25:175–180

Young A, Dixon A, Getty J, Renton P, Vacher H (1981) Cauda equina syndrome complicating ankylosing spondylitis: use of electromyography and computerized tomography in diagnosis. Ann Rheum Dis 40:317–322

Yu W, Feng F, Dion E, Yang H, Jiang M, Genant KK (1998) Comparison of radiography, computed tomography and magnetic resonance imaging in the detection of sacroiliitis accompanying ankylosing spondylitis. Skeletal Radiol 27:311–320

Besonderheiten auf Grund von Alter und Geschlecht

Kapitel 18

Enthesitis assoziierte juvenile idiopathische Arthritis

Michaela Sailer-Höck, Christian Huemer

Fallbericht

Im Oktober kommt ein 15-jähriger Bursche mit folgender Anamnese in die Rheumasprechstunde: Er ist ein sehr sportlicher Junge, fährt Schi, spielt aktiv im Tennisclub und läuft viel. In den letzten Weihnachtsferien arbeitete er als Schilehrer. Gegen Ende der Ferien verspürte er erstmals Schmerzen im Bereich des linken Knies. Eine Schwellung konnte nicht beobachtet werden. Der Bursche dachte an eine Überanstrengung, außerdem war er vor einigen Tagen auf der Treppe gestolpert und hatte sich das Knie angeschlagen. Auch dies wurde für eine mögliche Ursache der Beschwerden angesehen. Die Schmerzen hielten aber für einige Wochen an und waren sowohl unter Belastung als auch in Ruhe – in wechselndem Ausmaß – vorhanden. Nach Ende des Winters war der Bub beschwerdefrei. Er konnte problemlos laufen und Tennis spielen. Im Juli traten dann nach einem Tennismatch erstmals Schmerzen im Bereich der rechten Ferse auf. Wieder wurde an eine Überanstrengung oder einen nicht passenden Turnschuh gedacht. Nach einigen Wochen besserten sich auch diese Beschwerden spontan. Mitte September trat dann eine Schwellung des linken Kniegelenkes auf, außerdem verspürte er wieder Schmerzen im Fersenbereich. Die gelegentliche Einnahme von Paracetamol brachte eine leichte Besserung. Bei der Untersuchung findet sich ein mäßiger Erguss im linken Kniegelenk mit Überwärmung und leichter Bewegungseinschränkung, eine druckschmerzhafte, überwärmte Schwellung im Bereich der Tuberositas tibiae links sowie eine Schwellung mit Überwärmung am Ansatz der Achillessehne am Calcaneus rechts. Auch hier findet sich ein deutlicher Druckschmerz. Die Ansatzstellen der Plantaraponeurose an den Metatarsalköpfchen I–V sind beidseits ebenfalls leicht druckschmerzhaft. Alle übrigen Gelenke und Sehnenansatzstellen sind unauffällig, insbesondere die Sakroiliakalgelenke und die Wirbelsäule. Laborchemisch zeigt sich eine leichte Erhöhung der BSG und des CRP, bei normalem roten und weißen Blutbild und Differentialblutbild. HLA-B27 ist positiv. Alle anderen Laborparameter inklusive serologischer Befunde waren unauffällig. Interessant ist auch, dass der Vater des Buben seit Jahren rezidivierende Kreuzschmerzen hat die allerdings noch nie abgeklärt worden sind.

1. Einleitung

Die juvenile Spondylarthritis stellt eine besondere Form der juvenilen idiopathischen Arthritis (JIA) dar, bei der neben *Arthritis* und *Enthesitis* auch *Gelenke des Achsenskelettes* betroffen sein können. In den Familien solcher Patienten finden sich in über

Tabelle 1. ILAR 1998: Klassifikation der juvenilen idiopathischen Arthritis (JIA) (nach Petty et al. 1998)

Subtyp	%-Anteil (ungefähr)
Systemische JIA (Morbus Still)	10–15%
Oligoarthritis	25–30%
Seronegative Polyarthritis	20–30%
Seropositive Polyarthritis	5–10%
Enthesitis assoziierte Arthritis	*25–30%*
Psoriasisarthritis	5%
Andere (nicht klassifizierbare) Arthritis	

50% Arthritiden, entzündlich bedingte Rückenschmerzen oder andere Erkrankungen, die mit HLA-B27 assoziiert sind (Jacobs et al. 1982).

In der seit 1998 international gültigen *ILAR-Klassifikation* (Tabelle 1) der juvenilen idiopathischen Arthritis (= eine Arthritis, die vor Vollendung des 16. Lebensjahres beginnt, mehr als 6 Wochen andauert und bei der keine Ursache gefunden werden kann) wurde für den Begriff der juvenilen Spondylarthropathie (auch Oligoarthritis Typ II) die Bezeichnung *Enthesitis assoziierte Arthritis* (EAA) eingeführt (Petty et al. 1998). Damit soll der klinischen Erfahrung Rechnung getragen werden, dass bei Kindern und Jugendlichen die Beteiligung von Sehnenansatzstellen und peripherer Arthritis bei diesem Krankheitsbild bevorzugt auftritt. Die Diagnosekriterien für die *Enthesitis assoziierte Arthritis* sind in Tabelle 2 zusammengefasst.

Der Beginn der Erkrankung liegt meist im späten Kindesalter oder in der Adoleszenz. Nur sehr selten tritt die *Enthesitis assoziierte Arthritis* bereits im Kleinkindalter auf. Knaben sind deutlich häufiger betroffen als Mädchen (Schaller et al. 1969; Ladd et al. 1971; Häfner 1987).

Die Erkrankung verläuft meist in Schüben, kann in jedem Krankheitsstadium ausheilen oder auch im Spätstadium in einen Morbus Bechterew übergehen, wobei die Langzeitprognose nach Angaben in der Literatur sehr variabel ist (Jacobs et al. 1982; Cabral et al. 1992).

Tabelle 2. ILAR-Klassifikation der *Enthesitis assoziierten Arthritis* (nach Petty et al. 2004)

Definition

Arthritis und Enthesitis *oder* Arthritis oder Enthesitis und zumindest 2 der folgenden Kriterien

- schmerzempfindliche Sakroiliakalgelenke und/oder entzündlicher Wirbelsäulenschmerz
- positives HLA-B27
- akute anteriore Uveitis verbunden mit Augenschmerzen, Rötung, Photophobie
- Krankheitsbeginn bei Knaben > 6 Jahren
- positive Familienanamnese für HLA-B27 assoziierte Erkrankung im 1. oder 2. Verwandtschaftsgrad

Ausschlusskriterien

- manifeste Psoriasis des Kindes und/oder bei zumindest einem Familienmitglied (1. oder 2. Verwandtschaftsgrad)
- systemische Symptomatik
- positiver IgM Rheumafaktor

2. Klinische Symptomatik

2.1. Arthritis

Als Erstmanifestation findet sich zumeist eine *Arthritis* eines oder mehrerer Gelenke, bevorzugt der *unteren Extremitäten*, verbunden mit einer *Enthesitis* an einer oder mehreren Stellen, vor allem im Fuß- und Kniebereich. Die Arthritis zeigt zumeist ein *asymmetrisches* Muster.

Zu Beginn der Erkrankung sind häufig die *Sprung- und Kniegelenke* betroffen. Ein Befall der *Hüftgelenke* findet sich meist erst im späteren Verlauf, kann aber wesentlich öfter als bei anderen Formen der juvenilen idiopathischen Arthritis auch das Erstsymptom sein (Häfner 1987; Jacobs et al. 1982; Bowyer 1995). Recht typisch ist ein Befall der *kleinen Zehengelenke*, während die Fingergelenke praktisch nie betroffen sind. Alle Studien belegen, dass zu Beginn der Erkrankung die Gelenke der unteren Extremitäten wesentlich häufiger betroffen sind als die der oberen Extremitäten. Typische, wenn auch nicht sehr häufige Lokalisationen der *Enthesitis assoziierten Arthritis* sind die Schulter- und Sternoclaviculargelenke.

Im Verlauf der Erkrankung klagen viele Kinder über Schmerzen und Bewegungs-

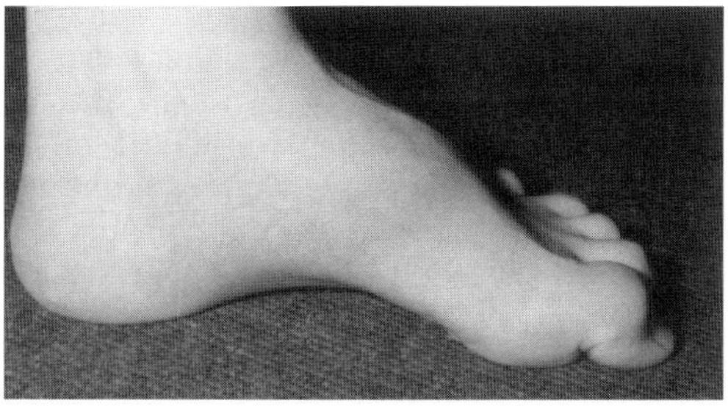

Abb. 1. Rheumatischer Hohlfuß. Aus: Von Altenbockum et al. 1993

einschränkung im Mittelfußbereich. Diese Entzündung im Bereich der Intertarsalgelenke, eine so genannte *Tarsitis*, kann – zusammen mit einer Arthritis der Tarsometatarsalgelenke – zu einer charakteristischen Fußdeformität, dem *rheumatischen Hohlfuß* führen. Bei Belastung kommt es durch die entzündungsbedingten Schmerzen reflektorisch zu einer vermehrten Anspannung des *Musculus quadratus plantae* und der *kurzen Zehenflexoren*. Die Folge ist ein überhöhtes Längsgewölbe mit steilgestellten Metatarsalknochen, was zu einer vermehrten Belastung des gesamten Ballenbereiches führt. Durch diese Überbelastung flacht das Quergewölbe ab und begünstigt die Entwicklung von Krallenzehen. Außerdem bleibt der gesamte Fuß oft im Wachstum zurück (Abbildung 1).

2.2. Achsenskelett

Entzündliche Veränderungen im Bereich der *Sakroiliakalgelenke* und der Wirbelsäule treten oft erst nach jahrelangem Verlauf der Erkrankung in circa 50% der Fälle auf (Häfner 1987; Burgos-Vargas und Clark 1989; Cabral et al. 1992). Wie oft allerdings ein Übergang in eine Spondylitis ankylosans mit den typischen Veränderungen an der Wirbelsäule erfolgt, kann nicht sicher gesagt werden. Die Wahrscheinlichkeit dürfte bei circa 20–30% liegen (Ladd et al. 1971). Vor allem bei älteren Kindern findet man gelegentlich eine *Sakroiliitis* auch als Erstmanifestation (Burgos-Vargas et al. 1996).

2.3. Enthesitis

Eine Enthesitis findet sich bei der juvenilen *Enthesitis assoziierten Arthritis* häufiger als bei Erwachsenen. Mitunter dient sie als wertvolles Kriterium zur Abgrenzung von anderen Formen der juvenilen idiopathischen Arthritis. Enthesitiden zeigen sich bevorzugt am Calcaneus, sowohl an der Ansatzstelle der Achillessehne als auch der Plantaraponeurose, weiters an den Metatarsalköpfchen I–IV sowie an der Basis des Os metatarsale V. Seltener finden sich schmerzhafte entzündliche Sehnenansatzstellen an der Tuberositas tibiae, an der Patella, am Beckenkamm oder am Schulterblatt. Eine Enthesitis ist allerdings auch bei der juvenilen idiopathischen Polyarthritis oder beim systemischen Lupus erythematodes möglich.

Radiologisch zeigen sich bei einer Enthesitis mitunter Erosionen, Hyperostosen, Sklerosierungen an Sehnenansatzstellen und manchmal auch die Zeichen einer Wachstumsbeschleunigung, wie z.B. eine lineare Wachstumsbeschleunigung am langen Röhrenknochen oder ein akzeleriertes Wachstum im Bereich der epiphysären Wachstumszonen. Die Diagnose der Enthesitis kann jedoch zumeist auf Grund des klinischen Bildes – ohne bildgebende Diagnostik – gestellt werden (Jacobs et al. 1982; Petty und Cassidy 2001). Differentialdiagnostisch kommen u.a. nicht-entzündliche Prozesse wie ein Morbus Osgood-Schlatter oder ein Sever's Syndrom in Frage.

2.4. Allgemeinsymptome

Im Unterschied zu anderen rheumatischen Erkrankungen im Kindesalter sind Allgemeinsymptome bei der *Enthesitis assoziierten Arthritis* selten. Leichtes Fieber kann bei hoch-aktiven Verläufen auftreten.

2.5. Iridozyclitis

Die Iridozyclitis bei der *Enthesitis assoziierten Arthritis* ist ein akutes Geschehen mit Rötung, Schmerzen und Photophobie. In seltenen Fällen tritt sie bereits vor Beginn der Arthritis auf. Die Häufigkeit liegt bei etwa 14–25% (Rosenberg und Petty 1982; Häfner 1987). Sie heilt unter lokaler Therapie meist innerhalb von Tagen oder Wochen vollständig aus.

Während bei den anderen Formen der juvenilen idiopathischen Arthritis, bei denen eine symptomfreie chronische Iridozyclitis auftreten kann, regelmäßige augenfachärztliche Kontrollen in kürzeren Zeitabständen notwendig sind, ist dies bei Kindern mit einer *Enthesitis assoziierten Arthritis* nicht unbedingt zu fordern, da sie bei Augenentzündungen in der Regel deutliche Beschwerden angeben. Grundsätzlich sei jedoch daran erinnert, dass gerade kleine Kinder häufig nicht in der Lage sind, Augenbeschwerden bewusst wahrzunehmen und sie mitzuteilen. Dieser Umstand bedeutet eine Einschränkung der og. Aussage, dass Kinder mit einer *Enthesitis assoziierten Arthritis* nur dann zum Augenarzt müssen, wenn sie Beschwerden haben.

2.6. Seltene Manifestationen

Eine Beteiligung weiterer Organe ist selten. Vereinzelt wurden kardiovaskuläre Komplikationen beschrieben, vor allem eine Mitral- und Aorteninsuffizienz (Pelkonen et al. 1984; Stamato et al. 1995). Camiciottoli und Mitarbeiter beschrieben bei der *Enthesitis assoziierten Arthritis* einen recht hohen Anteil an restriktiven Ventilationsstörungen im Lungenfunktionstest, ohne dass eine definierte Atemwegserkrankung oder eine eingeschränkte Thoraxbeweglichkeit vorlagen (Camiciottoli et al. 1999).

Nach jahrelangem Verlauf mit hoher Entzündungsaktivität kann, wenn auch selten, eine Amyloidose mit Niereninsuffizienz auftreten (Ansell 1980).

3. Diagnostik

3.1. Untersuchungsbefunde

Kinder haben oft Probleme die Initialsymptome genau zu lokalisieren. Sie klagen zum Beispiel über *diffuse Schmerzen* im Gesäß, der Leiste oder im Oberschenkel. Mitunter wird eine Arthritis erst durch übermäßige Schmerzen nach einem Bagatelltrauma bemerkt und in der Folge irrtümlicherweise ein kausaler Zusammenhang zwischen Trauma und Gelenkschwellung hergestellt. Manchmal fällt auch nur ein *hinkendes Gangbild* oder ein *Leistungsabfall* im Schulsport auf, ohne dass das Kind über Beschwerden geklagt hätte.

Gerade diese ungenauen Angaben, die wenig charakteristischen Symptome sowie die am Beginn der Erkrankung recht häufige zwischenzeitliche Besserung können eine monatelange Verzögerung der Diagnose bedingen.

Wichtig ist bei Verdacht auf eine *Enthesitis assoziierte Arthritis* eine genaue Anamnese mit besonderem Augenmerk auf eine abgelaufene Iritis sowie auf HLA-B27-assoziierte Erkrankungen in der Familie. Mitunter sind mehrere Untersuchungen und eine Beobachtung über einen längeren Zeitraum notwendig, um die Diagnose einer *Enthesitis assoziierten Arthritis* stellen zu können.

Neben der allgemeinen körperlichen Untersuchung sollte eine genaue *Evaluierung der peripheren Gelenke* mit *Palpation der Sehnenansatzstellen* der Plantaraponeurose am Calcaneus und an den Metatarsalköpfchen, der Achillessehne am Calcaneus, im Bereich der Tuberositas tibiae sowie am Rand der Patella (bei 2, 6 und 10 Uhr) erfolgen. Seltener finden sich schmerzhafte Sehnenansätze am Trochanter major, am Bekkenkamm und am Schultergürtel, nach denen ebenfalls gefahndet werden sollte.

Eine *Sakroiliitis* äußert sich auch bei Kindern mit spontanen Schmerzen im Gesäß oder tiefen Rücken, der typischerweise in Ruhe verstärkt ist. Mitunter wird der Schmerz auch im Hüftbereich, der Leistengegend oder im Knie angegeben.

Bei der Untersuchung des Rückens und der Wirbelsäule sollte zunächst auf Asymmetrien im Stand geachtet werden. Ein Verlust der normalen LWS-Lordose oder BWS-Kyphose ist am besten im Stehen beurteilbar. Beim Vorbeugen zeigt sich bei einem Befall der LWS eine deutliche Abflachung der Krümmungen im LWS- und unteren BWS-Bereich. Diese Bewegungseinschränkung ist im Initialstadium meist schmerzbedingt, kann aber bei Progression durch die Ankylosierung auch fixiert sein.

Bei einem Patienten mit Verdacht auf eine *Enthesitis assoziierte Arthritis* sollte immer auch ein modifizierter Schober-Test durchgeführt werden. Beim stehenden Kind wird eine horizontale Linie in Höhe des lumbosakralen Überganges gezogen (zwischen der rechten und linken *Spina iliaca posterior superior*). Von hier werden 10 cm nach cranial und 5 cm nach caudal gemessen und diese Stellen markiert. Bei maximalem Vorwärtsbeugen des Kindes (bei gestreckten Kniegelenken) wird nun die Distanz zwischen dem cranialen und dem caudalen Punkt gemessen. Die Differenz ist ein Indikator für die Beweglichkeit der LWS und des lumbosakralen Überganges. Es existieren zwar altersbezogene Normwerte, die jedoch eine große Variabilität aufweisen, weshalb man mit der Interpretation der gemessenen Schober-Werte vorsichtig sein sollte (Moran et al. 1979). Generell gilt, dass eine Distanzzunahme von 15 auf weniger als 21 cm sicher pathologisch ist. Die alleinige Messung des Fingerspitzen-Boden-Abstandes zur Beurteilung der LWS-Mobilität ist unzureichend, da hier auch die Hüftbeweglichkeit eine große Rolle spielt.

Die normale Thoraxexpansion, die durch eine Arthritis der Costotransversalgelenke eingeschränkt sein kann, variiert im Kindesalter beträchtlich. Es gibt keine alters- und geschlechtsbezogenen Normwerte. Generell wird jedoch angenommen, dass im Jugendalter jede Thoraxexpansion (gemessen zwischen maximaler Exspiration und maximaler Inspiration im 4. Intercostalraum) unter 5 cm sicher pathologisch ist. Hilfreich sind auch hier wiederholte Messungen bei demselben Patienten, um eine Abnahme der Thoraxmobilität im Verlauf oder bei Schüben nicht zu übersehen.

Bei einer Sakroiliitis sind ein direkter Druck über dem Sakroiliakalgelenk, eine Kompression des Beckens oder eine Distraktion der Sakroiliakalgelenke (Patrick-Test) schmerzhaft. Zur sicheren Diagnosestellung einer Sakroiliitis sind radiologisch nachweisbare Veränderungen (Erosionen, reaktive Sklerosierung, Gelenkspaltverschmälerung) der Sakroiliakalgelenke unerlässlich. Im Zweifelsfall kann eine MRT-Untersuchung sehr hilfreich sein, da hier eine Sakroiliitis wesentlich früher nachgewiesen werden kann (siehe Kap. 4). Typische Befunde hierfür sind ein Erguss im Sakroiliakalgelenk, ein Knochenmarködem und/oder Knorpelläsionen (Bollow et al. 1998).

3.2. Differentialdiagnose

Vor allem zu Beginn der Erkrankung, solange noch keine Wirbelsäulensymptomatik vorliegt, müssen andere Formen der juvenilen idiopathischen Arthritis differentialdiagnostisch in Betracht gezogen werden. Schmerzen im Wirbelsäulenbereich können auch durch eine Osteomyelitis, Discitis, Spondylolysis, Spondylolisthesis oder einen Morbus Scheuermann bedingt sein. Ein Discusprolaps findet sich im Kindes- und Jugendalter nur sehr selten.

Knochenschmerzen zeigen sich auch bei Leukämien im Kindesalter, wobei hier häufig die Knochenenden druckschmerzhaft sind. Abzugrenzen sind auch Knochentumoren sowie eine Osteochondrosis der Tuberositas tibiae (Morbus Osgood-Schlatter) oder der Apophyse des Calcaneus (Sever's Syndrom).

Beschwerden im Sakroiliakalbereich können unter anderem auch durch septische Prozesse, Osteomyelitis oder Ewing-Sarkom des Os ilium bedingt sein. Gerade deshalb ist in zweifelhaften Fällen eine radiologische Evaluierung (Röntgen, MRT oder Computertomographie) unerlässslich. Schmerzhafte Beschwerden der Muskel- und Sehnenansätze zeigen sich auch in Folge lokaler Überlastung, zum Beispiel bei einem hohen Laufpensum.

3.3. Laborbefunde

Rheumafaktor (RF) und antinukleäre Antikörper (ANA) sind bei der *Enthesitis assoziierten Arthritis* im Allgemeinen negativ. Ein positives HLA-B27 findet sich in 80–90% der Fälle. Wenn eine Anämie vorliegt, ist sie meist mild und folgt dem Bild einer Infektanämie. Die Leukozytenwerte sind zumeist normal. Die Blutkörperchensenkungsgeschwindigkeit (BSG) und das C-reaktive Protein (CRP) können erhöht sein und erlauben im weiteren Verlauf eine Beurteilung der Krankheitsaktivität. Bei hochaktiven Prozessen sind BSG und CRP in der Regel stark erhöht, selten aber auch im Normbereich. Bei sehr hohen Werten sollte jedoch auch ein infektiöses Geschehen ausgeschlossen werden. Ebenso ist an eine entzündliche Darmerkrankung, an das heute seltene rheumatische Fieber oder eine Lyme-Borreliose zu denken und die entsprechende Diagnostik einzuleiten.

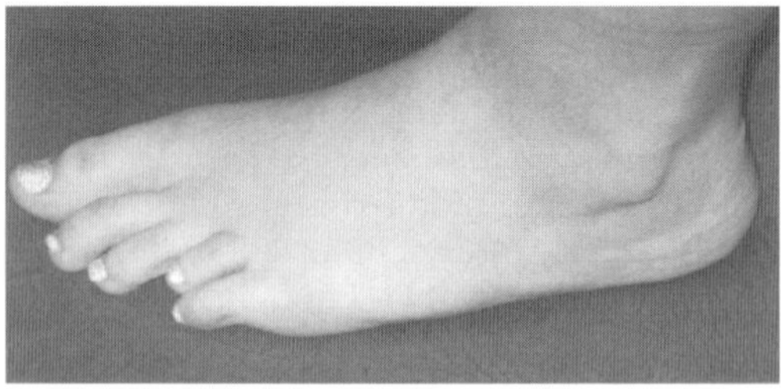

Abb. 2. Linker Fuß: deutliche Wachstumsverzögerung des 4. Metatarsalknochens und der kleinen Zehenknochen der 4. Zehe als Folge einer Arthritis im Mittel- und Vorfußbereich

4. Wachstumsstörungen

4.1. Lokale Wachstumsstörungen

Wie bei allen anderen Formen der juvenilen idiopathischen Arthritis können auch bei der Enthesitis assoziierten Arthritis *Wachstumsstörungen* auftreten. Das lokale Wachstum wird durch die Arthritis selbst beeinflusst. Die Entzündung bewirkt an der Wachstumsfuge des Knochens einen Wachstumsreiz, der sowohl zu einem rascheren Knochenwachstum als auch zu einer beschleunigten Knochenreifung führen kann.

Daraus kann (gelenk- und altersabhängig) ein vermehrtes oder vermindertes Wachstum resultieren. Am Fuß und an der Hand kommt es durch den entzündungsbedingten Wachstumsreiz vor allem zu einer beschleunigten Knochenreifung mit vorzeitigem Verschluss der Epiphysenfugen. Das hat z. B. bei einer Tarsitis zur Folge, dass der betroffene Fuß kleiner bleibt als der gesunde Fuß. Dies kann auch bei einzelnen Zehen der Fall sein, wenn eine Arthritis der Metatarsophalangealgelenke und der kleinen Zehengelenke vorliegt (Abbildung 2).

Ganz anders wirkt sich die chronische Arthritis am Kniegelenk aus. Hier ist die Entzündung in der Lage, einen starken Wachstumsschub zu bewirken, so dass eine Beinlängendifferenz zu Gunsten des erkrankten Beines entsteht, die sich nach Abklingen der Arthritis aber durchaus wieder ausgleichen kann.

Sekundär können Wachstumsstörungen durch eine unzureichende Beanspruchung hervorgerufen werden. So kann der gesamte Fuß zu klein bleiben, wenn das Hüft-, Knie- oder Sprunggelenk betroffen ist. Dieses verminderte Wachstum beobachtet man jedoch häufiger bei den anderen Formen der juvenilen Arthritis, die bereits im Kleinkindalter auftreten, seltener bei der *Enthesitis assoziierten Arthritis* mit dem typischerweise späteren Krankheitsbeginn.

4.2. Allgemeine Wachstumsstörungen

Allgemeine Wachstumsstörungen oder eine Pubertätsverzögerung mit vorübergehendem Wachstumsrückstand, die durch eine hohe systemische Entzündungsaktivität entstehen können, beobachtet man bei der *Enthesitis assoziierten Arthritis* nur selten.

Sowohl allgemeine als auch lokale Wachstumsstörungen können zum großen Teil wieder ausgeglichen werden, wenn die Behandlung früh einsetzt und die Erkrankung zur Ruhe kommt (Truckenbrodt und Häfner 1991).

5. Therapie

Die Therapie der *Enthesitis assoziierten Arthritis* besteht immer aus einer Kombination von medikamentöser Therapie, Physiotherapie und Ergotherapie.

Nicht-steroidale Antirheumatika reichen bei einem Großteil der Patienten aus. Bei mangelhaftem Ansprechen kommen Basistherapeutika, in erster Linie Sulfasalazin, zum Einsatz (Joos et al. 1991; Suschke 1992; van Rossum et al. 1998).

Systemische Glucocorticoide sollten nur kurzfristig als sogenannte „bridging agents" bei gleichzeitigem Beginn einer Basistherapie bis zu deren Wirkungseintritt verwendet werden. Bei therapieresistenten Fällen kann Methotrexat eingesetzt werden. Von den so genannten Biologicals ist bisher nur der TNFα-Blocker Etanercept zur Behandlung der juvenilen idiopathischen Polyarthritis im Kindesalter zugelassen, nicht aber zur Behandlung der Enthesitis assoziierten Arthritis.

Intraartikuläre Gaben von Triamcinolonhexacetonid sind eine sehr wirksame Therapie, besonders wenn nur einzelne Gelenke betroffen sind. Ebenso ist bei einer Enthesitis die lokale Applikation von Triamcinolonhexacetonid eine sinnvolle Option, allerdings muss dabei strikt beachtet werden, nicht in die Sehne selbst zu injizieren (siehe Kap. 26). Enthesitiden sprechen mitunter auch auf lokale Ultraschall- oder Elektrotherapie an, die ebenfalls einen sinnvollen „Therapieversuch" darstellen (siehe Kap. 37).

Einer gezielten Physio- und Ergotherapie kommt im Kindes- und Jugendalter eine besondere Bedeutung zu. Durch frühzeitigen Beginn können Schonhaltungen korrigiert und Kontrakturen verhindert werden, was für die Langzeitprognose wesentlich günstiger ist als bereits eingetretene Kontrakturen wieder aufdehnen zu müssen. Zum Teil müssen physiologische Bewegungsmuster erst wieder erlernt werden. Besonderes Augenmerk sollte immer auf die Erhaltung der Beweglichkeit der Wirbelsäule und des lumbosakralen Übergangs gerichtet werden.

6. Freizeit- und Schulsport

Eine in der täglichen Praxis häufig gestellte Frage ist die nach Schul- und Freizeitsport. Kinder haben einen natürlichen altersgemäßen Bewegungsdrang. Für rheumatische Erkrankungen gilt generell, dass die Gelenke zwar soviel wie möglich bewegt, aber nicht belastet werden sollten. Vor allem Stauch- und Stoßbewegungen sollten vermieden werden, um die Gelenke nicht zusätzlich zu schädigen und Fehlstellungen zu verstärken, was aber nicht bedeutet, dass auf Sport gänzlich verzichtet werden muss. Eine günstige Möglichkeit zu sportlicher Betätigung ist Radfahren im ebenen Gelände, Schwimmen im warmen Wasser, Tischtennis und rhythmische Gymnastik. Als Wintersportart kann am ehesten Langlaufen empfohlen werden.

Turnunterricht in der Schule stellt oft ein Problem dar. Er muss in akuten Phasen oft gänzlich verboten werden, da er meist leistungsorientiert ist und Übungen wie Geräteturnen, Ball- oder Laufspiele besonders gelenkbelastend sind. Wenn für das betroffene Kind/den Jugendlichen die Möglichkeit besteht, am Turnunterricht teilzunehmen und nur bestimmte, nicht gelenkbelastende Übungen zu machen und zu pausieren, wenn es notwendig ist, kann eine Teilnahme möglich sein.

10 Fragen zum Thema

1. Welche Symptome weisen auf eine juvenile *Enthesitis assoziierte Arthritis* hin?

Bei jeder mehr als 6 Wochen anhaltenden Arthritis, vor allem im Bereich der unteren Extremitäten, häufig verbunden mit oft starken Schmerzen an den Sehnenansatzstellen, ist an eine *Enthesitis assoziierte Arthritis* zu denken. Ganz besonders trifft dies für Knaben zu, die älter als 6 Jahre sind. Man sollte beachten, dass vor allem jüngere Kinder Probleme haben, die Initialsymptome genau zu lokalisieren und mitzuteilen.

2. Gibt es anerkannte Diagnosekriterien?

Seit 1998 besteht eine international gültige ILAR-Klassifikation der juvenilen idiopathischen Arthritis (eine Arthritis, die vor Vollendung des 16. Lebensjahres auftritt, länger als 6 Wochen andauert und bei der keine Ursache gefunden werden kann). Die Diagnose einer *Enthesitis assoziierten Arthritis* umfasst bestimmte Kriterien (siehe Tabelle 2).

3. Welche Differentialdiagnosen müssen ausgeschlossen werden?

Vor allem zu Beginn der Erkrankung kommen – besonders bei fehlender Wirbelsäulenbeteiligung – alle Formen der juvenilen idiopathischen Arthritis differentialdiagnostisch in Betracht. Schmerzen im Bereich der Wirbelsäule können auch durch eine Osteomyelitis, eine Discitis, eine Spondylolysis, eine Spondylolisthesis oder einen Morbus Scheuermann bedingt sein. Auszuschließen sind auch Knochentumoren, z.B. ein Ewing Sarkom des Os ilium, sowie eine Leukämie. Als Differentialdiagnose zur Enthesitis kommen eine Osteochondrosis der Tuberositas tibiae (Morbus Osgood-Schlatter) oder der Apophyse des Calcaneus (Sever's Syndrom) in Frage.

4. Sinnvolle Diagnostik bei Verdacht auf *Enthesitis assoziierte Arthritis*?

Die Diagnose einer Enthesitis kann zumeist allein durch die klinische Untersuchung gestellt werden. In besonderen Fällen kann eine Röntgen- oder Ultraschalluntersuchung hilfreich sein. Ein MRT ist in der Regel nicht notwendig.

5. Welche Labordiagnostik ist sinnvoll?

Zur Diagnose und differentialdiagnostischen Abgrenzung der *Enthesitis assoziierten Arthritis* sind die Bestimmung von antinuklären Antikörpern, Rheumafaktor, HLA-B27, Antistreptolysintiter, Borrelienserologie und gegebenenfalls auch Antikörpern gegen Darminfektionserreger sinnvoll. BSG und CRP können Parameter zur Beurteilung der Krankheitsaktivität sein.

6. Gibt es bei der *Enthesitis assoziierten Arthritis* Wachstumsstörungen?

Wie bei allen Formen der juvenilen idiopathischen Arthritis können auch hier Wachstumsstörungen auftreten. Eine Arthritis bewirkt am Knochen einen Wachstumsreiz, der sich alters- und gelenksabhängig unterschiedlich auswirken kann. Bei der *Enthesitis assoziierten Arthritis* ist vor allem der Fuß betroffen, der z. B. in Folge einer Tarsitis im Wachstum zurückbleiben kann. Dies kann auch bei einzelnen Zehen der Fall sein. Am Kniegelenk wirkt sich eine Arthritis im Sinne eines Wachstumsschubes aus, so dass eine Beinlängendifferenz zu Gunsten des erkrankten Beines resultieren kann. Wachstumsstörungen gleichen sich zum großen Teil wieder aus, wenn die Behandlung frühzeitig einsetzt und die Erkrankung zur Ruhe kommt.

7. Ist eine augenärztliche Untersuchung auch bei fehlenden Beschwerden notwendig?

Bei der im Rahmen der *Enthesitis assoziierten Arthritis* auftretenden Iridozyklitis handelt es sich um eine akute Form mit Rötung des Auges, Augenschmerzen und Photophobie, d. h. der Patient ist symptomatisch. Die Iridozyklitis heilt in der Regel ohne bleibende Augenschäden aus. Regelmäßige augenfachärztliche Kontrollen bei Patienten mit *Enthesitis assoziierter Arthritis*, die *keine* Beschwerden haben, sind nicht notwendig (im Gegensatz zu den anderen Formen der juvenilen Arthritis). Grundsätzlich sei jedoch daran erinnert, dass Kinder häufig nicht in der Lage sind, Augenbeschwerden bewusst wahrzunehmen und mitzuteilen, so dass gerade bei kleinen Kindern eine erhöhte Wachsamkeit geboten ist.

8. Wie häufig sind Morbus Bechterew, Psoriasis oder andere Erkrankungen in der Verwandtschaft?

Die Häufigkeit von HLA-B27-assoziierten Erkrankungen in der Familie von Patienten mit *Enthesitis assoziierter Arthritis* liegt bei circa 50%.

9. Sollte sich ein Kind mit juveniler Spondyloarthropathie viel oder wenig bewegen?

Für rheumatologische Erkrankungen gilt generell, dass Gelenke zwar viel bewegt, aber nicht belastet werden sollen. Vor allem Stauch- und Stoßbewegungen sollten vermieden werden. Kinder haben einen natürlichen altersgemäßen Bewegungsdrang. Freizeit und Schulsport haben zudem eine wichtige psychosoziale Komponente. Aus diesem Grunde sollte Sport nicht generell verboten werden. Unter bestimmten Voraussetzungen kann auch eine Teilnahme am Schulsport möglich sein. In akuten Phasen der Arthritis muss Sport jedoch mitunter gänzlich verboten werden.

10. Wie oft geht die juvenile *Enthesitis assoziierte Arthritis* beim Erwachsenen in einen Morbus Bechterew über?

Entzündliche Veränderungen im Bereich der Sakroiliakalgelenke und der Wirbelsäule treten oft erst nach jahrelangem Verlauf der Erkrankung in circa 50% der Fälle auf. Wie oft allerdings ein Übergang in einen Morbus Bechterew entsprechend der modifizierten New York-Kriterien erfolgt, kann nicht sicher gesagt werden. Die Wahrscheinlichkeit dürfte bei etwa 20–30% liegen.

Literatur

Ansell BM (1980) Juvenile spondylitis and related disorders. In: Moll JMH (ed): Ankylosing spondylitis. Churchill Livingstone, Edinburgh, p 120

Bollow M, Braun J, Biedermann T, Mutze S, Paris S, Schauer-Petrowskaja C, Minden K, Schmitz S, Schöntube M, Hamm B (1998) Use of contrast-enhanced MR imaging to detect sacroiliitis in children. Skeletal Radiol. 27: 606–616

Bowyer S (1995) Hip contracture as the presenting sign in children with HLA–B27 arthritis. J Rheumatol 22:165–167

Burgos-Vargas R, Clark P (1989) Axial involvement in the seronegative enthesopathy and arthropathy syndrome and its progression to ankylosing spondylitis. J Rheumatol 16:192–197

Burgos-Vargas R, Vazques-Mellado J, Cassis N, Duarte C, Casarin J, Cifuentes M, Lino L (1996) Genuine ankylosing spondylitis in children: a case-controll study of patients with early definite disease according to adult onset criteria. J Rheumatol 23:2140–2146

Cabral DA, Oen KG, Petty RE (1992) SEA syndrome revisited: a longterm follow-up of children with a syndrome of seronegative enthesopathy and arthropathy. J Rheumatol 19:1282–1285

Camiciottoli G, Trapani S, Ermini M, Falcini F, Pistolesi M (1999) Pulmonary function in children affected by juvenile spondylarthropathy. J Rheumatol 26:1382–1386

Häfner R (1987) Die juvenile Spondarthritis. Retrospektive Untersuchung an 71 Patienten. Monatsschr Kinderheilk 135:41–46

Jacobs JC, Berdon WE, Johnston AD (1982) HLA-B27 associated spondyloarthritis and enthesopathy in childhood: clinical, pathologic and radiographic observations in 58 patients. J Pediatr 100:521–528

Joos R, Veys EM, Mielants H, Van Werveke S, Goemaere S (1991) Sulfasalazine treatment in juvenile chronic arthritis: an open study. J Rheumatol 18:880–884

Ladd JR, Cassidy JT, Martel W (1971) Juvenile ankylosing spondylitis. Arthritis Rheum 14:579–589

Moran HM, Hall MA, Barr A, Ansell BM (1979) Spinal mobility in the adolescent. Rheumatol Rehab 18:181–185

Pelkonen P, Byring R, Pesonen E, Leijala M, Haapasaari J (1984) Rapidly progressive aortic incompetence in juvenile ankylosing spondylitis. Arthritis Rheum 27:698–700

Petty RE, Cassidy JT (2001) Juvenile ankylosing spondylitis. In: Cassidy JT, Petty RE (eds) Textbook of Pediatric Rheumatology. Saunders, Philadelphia, 4th ed, pp 323–344

Petty RE, Southwood TR, Baum J, Betthay E, Glass DN, Manners P, Maldonado- Cocco J, Suarez-Almazor M, Orozco-Alcala J, Prieur A-M (1998) Revision of the proposed classification criteria for juvenile idiopathic arthritis: Durban, 1997. J Rheumatol 25:1991–1994

Peity RE, Southwood TR, Manners P, Baum J, Glass DN, Goldenberg J, HEX, Maldonads-Cocco J, Orozco-Alcala J, Prieur A-M, Suarez-Almazour ME, Woo P (2004) International leage of associations for rheumatology classification of juvenile idiopathic arthritis: second revision, Edmonton, 2001. J Rheumatol 31:390–392

Rosenberg AM, Petty RE (1982) A syndrome of seronegative enthesopathy and arthropathy in children. Arthritis Rheum 25:1041–1047

van Rossum MA, Fiselier TJ, Franssen MJ, Zwinderman AH, ten Cate R, van Suijlekom-Smit LW, van Luijk WH, van Soesbergen RM, Wulffraat NM, Oostveen JC, Kuis W, Dijkstra PF, van Ede CF, Dijkmans BA (1998) Sulfasalazine in the treatment of juvenile chronic arthritis. A randomized, double-blind, placebo-controlled, multicenter study. Arthritis Rheum 41:808–816

Schaller J, Bitnum S, Wedgwood J (1969) Ankylosing spondylitis with childhood onset. J Pediatr 74:505–516

Stamato T, Laxer RM, de Freitas C, Gow R, Silverman ED, Luy L, Smallhorn J (1995) Prevalence of cardiac manifestations of juvenile ankylosing spondylitis. Am J Cardiol 75:744–746

Suschke HJ (1992) Die Behandlung der juvenilen Spondylarthritis und der reaktiven Arthritis mit Sulfasalazin. Monatsschr Kinderheilkd 140:658–660

Truckenbrodt H, Häfner R (1991) Allgemeine und lokale Wachstumsstörungen bei chronischer Arthritis im Kindesalter. Schweiz Med Wschr 121:608–620

von Altenbockum C, Hibler M, Spamer M, Truckenbrodt H (1993) Juvenile chronische Arthritis – Entwicklung von Achsenfehlstellungen an Hand, Knie und Fuß und ihre Krankengymnastische Behandlung. Hans Marseille Verlag, München

Kapitel 19

Der alte Mensch mit Morbus Bechterew

Wolfgang Halder

1. Einleitung

Die demographische Entwicklung und die zunehmende Beachtung medizinischer Probleme älterer und alter Menschen rechtfertigt auch im vorliegenden Buch *„Morbus Bechterew"* ein eigenes Kapitel, das sich mit den Besonderheiten dieses Krankheitsbildes im höheren Lebensalter beschäftigt.

Dabei geht es insbesondere um differentialdiagnostische Überlegungen bei im Alter neu auftretenden spondylarthritisartigen Beschwerden, um spezielle Problemstellungen im Alter nach jahrelanger Erkrankung und um Beachtenswertes bei der Pharmakotherapie.

2. Gibt es „LOAS" bzw. „EOAS" – „late onset/elderly onset ankylosing spondylitis"?

Um diese Frage nachvollziehbar diskutieren zu können, müssen zuerst die Begriffe *„elderly"* und *„late"* definiert werden.

Obwohl das Phänomen *Alter* immer mehr Bereiche unserer Gesellschaft bewegt, gibt es noch keine allgemeingültige, wissenschaftlich anerkannte Definition von *Alter*, *Altern* und *Altsein* (Schwartz und Walter 1998). Betrachtet man den menschlichen Organismus, so setzen mit etwa 35 Jahren Alterungsprozesse ein. Vom sozialpolitischen Standpunkt beginnt das Alter mit der Pensionierung, derzeit überwiegend mit 60 bzw. 65 Jahren. Die Sozialdemographie differenziert entsprechend den Definitionen der WHO zwischen *elderly people* ab 60 und *old people* ab 80 Jahren. Eine andere gängige Definition unterscheidet *jüngere Alte* zwischen 65 und 74 Jahren und *ältere Alte* ab dem 75. Lebensjahr.

In den letzten Jahren hat sich in der Rheumatologie der Begriff *elderly onset rheumatoid arthritis (EORA)* etabliert, der das Krankheitsbild jener Patienten beschreibt, bei denen sich die chronische Polyarthritis erst ab dem 60. Lebensjahr manifestiert.

Im Jahre 1989 wurde bei 10 männlichen Patienten eine *late onset peripheral spondylarthropathy* mit einer Erstmanifestation der Erkrankung nach dem 50. Lebensjahr beschrieben (Dubost und Sauvezie 1989). Seitdem werden immer wieder Fälle von *late onset undifferentiated seronegative spondylarthropathy* publiziert (Olivieri et al. 1993). Die ersten Krankheitssymptome traten bei diesen Patienten im Alter zwischen 46 und 72 Jahren auf, im Mittel mit 56,9 Jahren.

Aus dem Jahre 1991 stammt ein Beitrag im British Journal of Rheumatology, in dem Calin et al. die Frage stellten: *late onset ankylosing spondylitis – a distinct disorder?* Sie beschrieben 76 Patienten mit erstmaligen Krankheitssymptomen im Alter von 35 bis 45 Jahren und stellten diesen eine Patientengruppe mit einem *„classical age of onset"* von 20 bis 25 Jahren gegenüber (Calin et al. 1991).

In einer großen Befragungsstudie unter Mitgliedern der Deutschen Vereinigung Morbus Bechterew gaben 6% der Befragten an, dass sie die ersten Symptome ihrer Erkrankung nach dem 40. Lebensjahr verspürt hatten. Nur 3 der insgesamt 920 Männer und 476 Frauen berichteten über erstmalige Spondylarthritissymptome um oder nach dem 60. Lebensjahr (Feldtkeller und Lemmel 1999).

Unter den Charakteristika des entzündlichen Rückenschmerzes wird auch der *„Beginn des Rückenschmerzes vor dem 40. Lebensjahr"* genannt (Calin et al. 1977). Diese Altersbeschränkung findet sich allerdings in den heute für die Diagnosestellung des Morbus Bechterew üblichen modifizierten New York- Kriterien (Van der Linden et al. 1984) nicht mehr.

Zusammenfassend lässt sich feststellen, dass ein Erkrankungsbeginn bei Morbus Bechterew und auch bei den anderen seronegativen Spondylarthropathien nach dem 40. Lebensjahr selten, aber durchaus möglich, ab dem 60. Lebensjahr sehr unwahrscheinlich, aber nicht auszuschließen ist.

3. Erstmalige „Spondylarthritis-Symptome" nach dem 50. Lebensjahr: differentialdiagnostische Überlegungen

3.1. Einleitung

Schmerzen im Bereich des Achsenskeletts, die sich erstmals nach dem 50. Lebensjahr manifestieren, gehören zu den häufigsten Ursachen einer Arztkonsultation. Nur eine sachgerechte und kompetente Anamneseerhebung und körperliche Untersuchung können den Weg für ein sinnvolles diagnostisches und therapeutisches Vorgehen weisen, um sowohl dem einzelnen Patienten als auch der Volkswirtschaft unnötige und zum Teil sehr teure Untersuchungen zu ersparen. Die nachfolgend angeführten differentialdiagnostischen Überlegungen haben sowohl für bisher Gesunde als auch für Patienten mit Beschwerden bei langjährig bekanntem Morbus Bechterew Gültigkeit. Sie geben Beispiele häufiger Krankheitsbilder, ohne aber einen Anspruch auf Vollständigkeit erheben zu können.

Im Gegensatz zur *EORA*, der *elderly onset rheumatoid arthritis*, bei der es deutliche Unterschiede in der klinischen Präsentation im Vergleich zu jüngeren Patienten gibt, zeigt sich der Morbus Bechterew *in jedem Lebensalter* mit einer ähnlichen Symptomatik, häufig bei den alten Patienten jedoch etwas diffuser und weniger eindeutig als bei den jungen Patienten.

3.2. Morbus Bechterew – die typische klinische Präsentation

Der tiefsitzende, nicht exakt lokalisierbare *Kreuzschmerz*, ein- oder beidseitig, manchmal auch wechselseitig, mit Ausstrahlung in die Glutäalregion und in den Oberschenkel (zumeist dorsal), treibt den Patienten in den frühen Morgenstunden aus dem Bett, da die Bewegung die Beschwerden lindert. Dazu kommt eine über mehrere Stunden anhaltende *Steifigkeit* der Lenden-Becken-Hüftregion, die auch im höheren Alter auf eine *Sakroiliitis* hinweist. Allerdings beobachtet man im höheren Alter oftmals auch weniger eindeutige Manifestationen und verschwommene Beschwerdebilder, die die differentialdiagnostische Einordnung der Symptome erschweren.

3.3. Wegweisende Symptome bei älteren Patienten

Die in der Literatur beschriebenen Fälle und die eigenen Erfahrungen zeichnen ein sehr buntes Bild möglicher klinischer Symptome bei Erkrankungsbeginn im höheren Alter. Auffallend ist, dass nur wenige Patienten wegen tiefsitzender Kreuzschmerzen einen Arzt aufsuchen, sondern dass häufiger *periphere Arthritiden*, *Enthesiopathien* oder eine *Daktylitis* die Ursache der Konsultation sind. Die unteren Extremitäten sind häufiger betroffen als die oberen. Ein asymmetrisches Befallsmuster ist die Regel.

Auch bei älteren Menschen kann die *Uveiitis* (siehe Kap. 10) das erste Symptom einer Spondylarthropathie darstellen (Pato et al. 2000). Letztendlich helfen auch im Alter erst Familienanamnese, frühere Episoden von Arthritiden, ein positiver HLA-B27-

Befund und/oder Hinweise auf Psoriasis oder entzündliche Darmerkrankungen bei der Diagnosefindung. Eine Röntgenaufnahme und bei begründetem Verdacht auch eine CT- oder MRT-Untersuchung (aussagekräftiger mit Kontrastmittel) der Sakroiliakalgelenke sowie eine sonographische Untersuchung entzündeter peripherer Gelenke sollten fixer Bestandteil der Diagnostik sein.

Es ist bei der entsprechenden Symptomatik das Ziel, einen Morbus Bechterew entsprechend der modifizierten New York-Kriterien (van der Linden et al. 1994) oder eine Spondylarthropathie entsprechend der ESSG-Kriterien (Dougados et al. 1991) zu diagnostizieren oder auszuschließen. Bei fehlender Spezifizierung wird die Diagnose einer *„unspezifischen Spondylarthropathie"* mit oder ohne periphere Beteiligung gestellt (siehe Kap. 3). Wenn die üblichen Diagnosekriterien nicht erfüllt sind, müssen erneute differentialdiagnostische Überlegungen angestellt werden.

Die systemisch-entzündliche Aktivität der Erkrankung ist oftmals gering, so dass laborchemische Entzündungszeichen zumeist entweder gar nicht oder nur wenig ausgeprägt vorhanden sind. Sie sind somit für die Diagnosestellung einer Spondylarthropathie nur wenig hilfreich, haben aber eine große differentialdiagnostische Bedeutung (s.u.).

3.4. Degenerative Veränderungen des Achsenskeletts

Die häufigste Ursache von Schmerzen des Bewegungs- und Stützapparates im höheren Alter stellen zweifelsfrei *degenerative* Veränderungen dar. Die damit verbundene Symptomatik besteht vorwiegend aus Anlaufschmerzen und belastungsabhängigen Beschwerden. Sie unterscheidet sich in der Regel sehr deutlich von den entzündlichen Schmerzen, die in Ruhe stärker werden und sich durch Bewegung bessern, was ja auch ein Diagnosekriterium des Morbus Bechterew bzw. der Spondylarthropathie darstellt.

Bei ausgeprägten Veränderungen führen auch die degenerativen Prozesse zu einer Einschränkung der Wirbelsäulenmobilität. Je nach Lokalisation können Schmerzen auf einzelne Regionen des Achsenskeletts beschränkt bleiben oder in Extremitäten oder Rumpfabschnitte ausstrahlen.

Aber auch die Arthrosen der stammnahen großen Gelenke müssen in die differentialdiagnostischen Überlegungen einbezogen werden. Coxarthrosen können durch die Verkürzung von M. *glutaeus medius* und M. *piriformis* tiefsitzende Kreuzschmerzen verursachen sowie durch eine begleitende Verkürzung des M. *iliopsoas* zu Schmerzen im thorakolumbalen Übergangsbereich und durch eine Einschränkung der Hüftflexion zu einem vergrößerten Finger-Boden-Abstand führen. Verbunden mit Morgensteifigkeit und nächtlichen Schmerzen, wie sie beim Liegen auf der Seite bei Coxarthrosepatienten häufig vorkommen, kann dieses Krankheitsbild anamnestisch durchaus eine Spondylarthritis und Sakroiliitis imitieren. Eine genaue Anamnese, die klinische Untersuchung und die typischen radiologischen Veränderungen sollten aber doch rasch zur Diagnosestellung führen. Selbstverständlich sind die Arthrosen im Alter viel häufiger als die nur sehr selten im Alter beginnenden (s.o.) Spondylarthropathien.

Differentialdiagnostisch bedeutsam ist zudem die im Rahmen degenerativer Veränderungen vorkommende *Spondylolisthese*, die bei der häufigen Lokalisation L5/S1 ebenfalls tiefsitzende Kreuzschmerzen verursachen kann.

Degenerative Veränderungen im LWS-Bereich in Kombination mit Hyperlordose und (sehr oft) Adipositas können bei Rückenlage während der Nacht die Ursache einer Symptomatik sein, die an Morbus Bechterew denken lässt. Dies gilt ebenso für die bei älteren und alten Menschen häufigen *Vertebrostenosen*, die sich klinisch in vielfältiger Weise darstellen können. Im Zweifelsfall müssen die bildgebenden Verfahren die Diagnose sichern.

3.5. Spondylosis hyperostotica (Morbus Forestier)

Die *Spondylosis hyperostotica*, auch *Morbus Forestier* oder *diffuse idiopathische Skeletthyperostose* (DISH) genannt, tritt typischerweise erst *nach dem 50. Lebensjahr* auf. Sie stellt in dieser Altersgruppe mit einer vermuteten Prävalenz von 5% eine in Europa sicher zu selten diagnostizierte Erkrankung dar. Dies liegt wohl vorwiegend daran, dass die DISH in der überwiegenden Mehrzahl der Fälle asymptomatisch verläuft. Zwar führen die radiologisch oft ausgeprägten Hyperostosen entlang der Wirbelsäule bisweilen zu segmentalen Bewegungsbehinderungen, eine den Alltag beeinträchtigende Einschränkung der Mobilität ergibt sich daraus aber nur selten, so dass die Betroffenen deswegen auch nicht den Arzt aufsuchen. Gelegentlich manifestieren sich im Rahmen einer DISH Schmerzen auf Grund periartikulärer Verkalkungen.

Differentialdiagnostische Probleme ergeben sich zumeist dann, wenn bei einer Rückenschmerzabklärung radiologisch eine *Spondylosis hyperostotica* beschrieben wird. Dann ist der Kliniker gefragt, der bei Kenntnis des normalerweise symptomfreien Krankheitsbildes DISH trotz der oft ausgeprägten radiologischen Veränderungen noch nach anderen potentiellen Schmerzursachen suchen muss.

Andererseits ergeben sich aber auch bei der radiologischen Diagnostik fallweise Schwierigkeiten in der Unterscheidung zwischen DISH und Morbus Bechterew, vor allem wenn bei einer Überbrückung der Sakroiliakalgelenke durch Kapselverknöcherungen eine Einsehbarkeit des Gelenkspaltes in der Übersichtsaufnahme nicht mehr gegeben ist. Dann kann nur eine Schichtaufnahme oder eine CT- oder MRT-Untersuchung klären, ob noch ein Gelenkspalt vorhanden ist (DISH) oder ob eine Ankylose des Gelenkes vorliegt, die dann für eine fortgeschrittene Sakroiliitis spricht.

Differentialdiagnostisch ist es hilfreich zu wissen, dass die DISH zumeist mit Stoffwechselerkrankungen vergesellschaftet ist, insbesondere mit *Diabetes mellitus Typ II* und *Hyperlipidämien*.

3.6. Osteoporose

Osteoporose führt bei Wirbelkörpereinbrüchen zu plötzlich auftretenden Schmerzen, die bei Kenntnis der Vorgeschichte und der Anamnese eines Traumas differentialdiagnostisch kein Problem darstellen dürften.

Allerdings kann eine *fortgeschrittene Osteoporose* mit multiplen Wirbelkörperveränderungen bei älteren Patienten mit einem Morbus Bechterew sehr wohl differentialdiagnostische Schwierigkeiten bereiten, wenn bei neu auftretenden Schmerzen zwischen einer Aktivität der entzündlichen Spondylarthritis und einer Symptomatik in Folge der Osteoporose unterschieden werden soll. Hier kann oft nur die Anamnese (Trauma, Bagatelltrauma) und das klinische Bild (Frakturschmerz in Ruhe eher besser, bei Belastung eher schlechter) und der Vergleich mit früheren Röntgenaufnahmen helfen. In Zweifelsfällen ist auch bei dieser Fragestellung eine CT- oder MRT-Untersuchung indiziert.

3.7. Stammnahe Muskelschmerzen

Bei einer aktiven Entzündung im Bereich der HWS, der LWS und der Sakroiliakalgelenke, aber auch bei einer Mitbeteiligung der Schulter- oder Hüftgelenke sowie bei Enthesiopathien im Beckenbereich können Schmerzen in der Schulter-Nacken-Oberarmregion und/oder der Lenden-Becken-Hüftregion klinisch in den Vordergrund treten. Bei diesen Schmerzlokalisationen ergeben sich im höheren Alter eine Vielzahl von Differentialdiagnosen.

Die *„geriatrischste"* rheumatologische Erkrankung, die *Polymyalgia rheumatica*, manifestiert sich mit kurzfristig einsetzenden Schmerzen in einer der beiden oder beiden oben beschriebenen stammnahen Regionen, die sich vor allem in der zweiten Nachthälfte entwickeln und oft mit einer ausgeprägten Morgensteifigkeit einhergehen. Die Betroffenen sind dann am Morgen nicht in der Lage, die Arme über den Kopf zu heben oder Treppen zu steigen. Begleitet sind die Schmerzen vielfach von einem reduzierten Allgemeinzustand, Appetitmangel und einer depressiven Stimmungslage.

Wesentlich für die Diagnose, aber in Einzelfällen auch fehlend, ist eine deutliche Erhöhung der laborchemischen Entzündungszeichen. Eine extrem *hohe BSG* spricht bei einem alten Menschen eher für eine *Polymyalgia rheumatica* als für einen *Schub des Morbus Bechterew*, der nur selten mit einer solch extremen BSG-Erhöhung einhergeht. Auch das zumeist rasche und sehr gute Ansprechen auf eine hochdosierte Cortisontherapie als *„diagnostisches Hilfsmittel"* bei der Polymyalgia rheumatica ist als Abgrenzung zu einer systemisch-entzündlichen rheumatischen Erkrankung wie dem Morbus Bechterew eher ungeeignet, da sich auch der Morbus Bechterew auf Steroidgabe bessern kann, insbesondere bei einer peripheren Gelenkbeteiligung.

Auch die bei der *Polymyalgia rheumatica* bisweilen zu beobachtenden Arthritiden grenzen nicht sicher gegen einen Morbus Bechterew mit peripherer Beteiligung ab, allerdings sind bei der Polymyalgia – im Gegensatz zu den Spondylarthropathien – zumeist eher die Gelenke der oberen Extremitäten (Schulter- und Handgelenke) betroffen.

Eine sichere Unterscheidung zwischen *Polymyalgia rheumatica* und einem *Schub* eines Morbus Bechterew kann also fallweise durchaus schwierig sein. Bei Patienten mit einem langjährigen Morbus Bechterew ist es dabei sehr hilfreich, ihn genauer nach dem Schmerzcharakter zu fragen. Wenn der Patient die Schmerzen diesmal als *„anders"* bezeichnet, so sollte umso mehr an andere Diagnosen als Ursache der Beschwerden gedacht und danach intensiver gefahndet werden.

Eine *„elderly onset rheumatoid arthritis"* (EORA) präsentiert sich oft *„polymyalgieform"*, vor allem bei Schulter- und/oder Hüftgelenkbeteiligung. Sie hat aber differentialdiagnostisch zum Morbus Bechterew kaum Bedeutung, da das Auftreten einer *rheumatoiden Arthritis* (RA) bei vorbestehendem Morbus Bechterew eine Rarität darstellen würde.

Nur bei einer sich betont peripher manifestierenden Spondylarthropathie könnte das oligoartikuläre, asymmetrische Befallsmuster auch an eine *rheumatoide Arthritis* im Alter denken lassen. Der Nachweis eines höhertitrigen Rheumafaktors (niedrigtitrige Befunde finden sich mit zunehmendem Alter bei bis zu 30% der Bevölkerung) oder von HLA-B27 sollte differentialdiagnostisch weiterhelfen. Auch sprechen begleitende *Enthesiopathien* eher für einen *Morbus Bechterew* oder andere Formen einer *Spondylarthropathie* als für eine *rheumatoide Arthritis*.

Bei fehlenden laborchemischen Entzündungszeichen sollte bei stammnahen Muskelschmerzen im Alter eine *Hypothyreose* oder ein beginnender *Morbus Parkinson* nicht vergessen werden. Auch die *somatisierende Depression* darf in den Überlegungen zu derartigen Schmerzmanifestationen nicht fehlen, sollte aber nicht voreilig und erst nach sicherem Ausschluss primär somatischer Ursachen gestellt werden.

Die *Fibromyalgie* als nicht-entzündliche weichteilrheumatische Erkrankung mit einer generalisierten Schmerzsymptomatik kann nach neueren Beobachtungen auch erst im höheren Lebensalter auftreten und bei generalisierten Rückenschmerzen Tag und Nacht, vor allem bei hartnäckigen tiefsitzenden Kreuzschmerzen, einem beginnenden Morbus Bechterew ähnlich sein.

3.8. Malignome, Metastasen

Umschriebene oder diffuse Schmerzen des Achsenskelettes sollten gerade im höheren Alter immer auch an Tumore und Metastasen oder diffuse Manifestationen wie z.B. bei einem *Plasmozytom* denken lassen. Nicht zuletzt aus diesem Grunde ist bei unklaren Wirbelsäulensymptomen, vor allem bei nicht eindeutig bewegungsabhängigen Beschwerden, die Indikation für weiterführende diagnostische Maßnahmen großzügig zu stellen. Ein Malignom muss immer sicher ausgeschlossen werden, bevor rein symptomatische Behandlungen eingeleitet werden.

3.9. Viszerokutane Schmerzprojektion

Besonders bei tiefsitzenden Kreuzschmerzen gehören auch *viszerokutane Schmerzprojektionen* zu den differentialdiagnostischen Überlegungen. Bei entsprechenden Hinweisen gilt es, das innere Genitale, die Harnwege sowie Rektum und Sigmoid zum Ausschluss eines entzündlichen oder neoplastischen Geschehens zu untersuchen. Bei plötzlich auftretenden Schmerzen in der BWS- bzw. Thoraxregion bei bekanntem Morbus Bechterew sollten Organpathologien (Pulmonalembolie, Pleuritis, Angina pectoris, Aortenaneurysma, Pancreatitis, etc.) sicher ausgeschlossen werden, bevor der Morbus Bechterew als Ursache der Schmerzen angesehen wird.

4. Leben mit Morbus Bechterew im Alter

4.1. Krankheitsspezifische Probleme nach langjährigem Verlauf

In Folge der (bisher?) eingeschränkten Möglichkeiten der Behandlung des Morbus Bechterew entwickeln sich bei den Betroffenen im Verlauf der Erkrankung spezifische Probleme. Mit der voranschreitenden Einsteifung der Wirbelsäule kommt es zu einer fixierten Körperhaltung, die die Betroffenen im Alltag massiv beeinträchtigen kann. Bei Gesunden automatisiert ablaufende Handlungen wie Aufstehen und Niedersetzen, Essen und Trinken, der Gang zur Toilette und das *Sich-zum Schlafen-Betten* werden für einen Patienten mit fortgeschrittenem Morbus Bechterew zu alltäglichen Herausforderungen.

Insbesondere eine zusätzliche Beteiligung der Extremitätengelenke mit Fehlstellungen und einschränkenden Muskelverkürzungen führt zum Verlust der Selbstständigkeit mit mehr oder weniger stark ausgeprägter Hilfs- oder Pflegebedürftigkeit. Eine eingeschränkte Beweglichkeit der Hüftgelenke bedeutet, dass der Betroffene der wichtigsten Reservekapazität zur Aufrichtung des Oberkörpers beraubt wird.

Trotz der behinderten Thoraxbeweglichkeit kommt es selbst nach langjährigem Verlauf nur selten zu alltagsrelevanten Einschränkungen der *Lungenfunktion*, da die diaphragmale Atmung die entstehenden Defizite nahezu vollständig ausgleichen kann.

Bei etwa 5% der Patienten führen entzündliche Prozesse am Herzen zu Fibrosierungen, die sich in der Regel erst nach mehrjährigem Verlauf klinisch manifestieren. Dazu gehören die Aorteninsuffizienz, bei Beeinträchtigung des Reizleitungssystems AV-Überleitungsstörungen unterschiedlichen Grades und Erregungsausbreitungs- und rückbildungsstörungen mit zunehmender Extrasystolie (siehe Kap. 14).

Eine weitere relevante Folge einer langjährigen Bechterew-Erkrankung ist die Osteoporose der Wirbelkörper, die bereits bei Bagatelltraumen zu Frakturen führen kann (siehe Kap. 16).

4.2. Der geriatrische Patient mit Morbus Bechterew

Die demographische Entwicklung der letzten Jahrzehnte mit der raschen Zunahme des Anteils älterer und alter Menschen in unserer Bevölkerung brachte auch eine immer intensivere Beschäftigung der Medizin mit den Themen *Altern (Gerontologie)* und *Kranksein im Alter (Geriatrie)* mit sich. Die mit dem Altern auftretenden Defizite häufen sich bei dem älter werdenden Menschen, z.B. eine Reduktion der Leistungsfähigkeit der Sinnesorgane, kognitive Störungen, Schwindel, Abnahme der Muskelkraft, Inkontinenz, etc. Das Nebeneinander von Erkrankungen verschiedener Organsysteme (Multimorbidität) und die zumeist erforderliche Polypharmazie mit dem erhöhten Risiko für Nebenwirkungen und Interaktionen machen aus einem älteren, kranken Menschen den geriatrischen Patienten.

Auch der älter werdende Mensch mit einem bereits seit der Jugend bestehenden Morbus Bechterew, der über viele Jahre gelernt hat mit seiner Krankheit zu leben, sieht sich durch die Entwicklung der zusätzlichen, spezifisch geriatrischen Defizite vor neue Aufgaben gestellt und mit neuen Risiken konfrontiert. Das Alter hat bei Patienten mit Morbus Bechterew einen größeren Einfluss auf die Funktions- und Aktivitätseinschränkungen (BASFI, Bath Ankylosing Spondylitis Functional Index) als die Krankheitsdauer (Falkenbach et al. 2003).

Eine Gegenüberstellung von 202 Patienten mit Morbus Bechterew im Alter von mehr als 60 Jahren und 267 Patienten, die zum Zeitpunkt der Untersuchung jünger als 40 Jahre waren, zeigt für die älteren einen signifikant höheren BASFI-Gesamtscore (Falkenbach et al. 2002). Betrachtet man die Inhalte der dort abgefragten Items, so handelt es sich fast ausschließlich um alltagsrelevante Anforderungen. Die Items, in denen die jungen Patienten die größten Einschränkungen haben, nennen auch die älteren Patienten mit Morbus Bechterew, allerdings mit einem größeren Ausmaß der Einschränkung (höherer Score). Der BASFI scheint also auch bei älteren Patienten mit Morbus Bechterew anwendbar.

Ob zur Quantifizierung von Aktivitätseinschränkungen bei älteren Patienten mit Morbus Bechterew der BASFI oder allgemeine geriatrische Assessmentverfahren (z.B. *Activities of daily living*, ADL) besser geeignet sind, wurde bisher nicht untersucht.

Während typische Probleme des höheren Lebensalters wie *Demenz* oder *Inkontinenz* durch einen gleichzeitig bestehenden Morbus Bechterew nicht verschlechtert werden, wird das Sturzrisiko – als weiteres typisch geriatrisches Problem – massiv erhöht.

Der *Sturz im Alter* ist ein zumeist multifaktorielles Geschehen aus Erkrankungen des Nervensystems, des Herz-Kreislauf–Systems und des Bewegungs- und Stützapparates, verstärkt durch das Risiko von Medikamentennebenwirkungen oder –interaktionen, insbesondere durch Sedativa, Neuroleptika und Antihypertensiva. Das Auftreten mehrerer Risikofaktoren nebeneinander potenziert die Gefahr eines Sturzes.

Tinetti et al. (1988) quantifizierten in einer ihrer Arbeiten über *Stürze im Alter* das kumulative Risiko. Nach den Ergebnissen ihrer prospektiven Untersuchung von Personen über 75 Jahre stellen Sedativa (Odds Ratio, OR = 28,3) und eingeschränkte kognitive Fähigkeiten (OR = 5) die wesentlichsten Sturzrisikofaktoren dar. Ein weiterer bedeutsamer Risikofaktor ist die Anzahl der verordneten Medikamente, wobei einschränkend festgestellt werden muss, dass viele Medikamente zumeist auch Multimorbidität und damit schon unabhängig von der Medikamentenzahl ein erhöhtes Sturzrisiko bedeuten.

Allgemein bleiben 50–60% der Stürze ohne Verletzung, 2–6% haben eine Fraktur zur Folge, wobei Frauen diesbezüglich ein deutlich höheres Risiko haben als Männer. In unmittelbarer Folge des Sturzes verstirbt ein Patient nur äußerst selten. Bei einer Schenkelhalsfraktur mit langer Liegezeit nach dem Sturz und bei längerer Hospitalisation nähert sich die Mortalität in den ersten 12 Monaten nach dem Trauma jedoch der 50%-Grenze.

Selbst wenn die Mobilisation nach einer sturzbedingten Fraktur gelingt, bleibt die (berechtigte) Angst vor neuerlichen Stürzen (*post-fall-syndrom*; Nevitt et al. 1991; Tinetti et al. 1988, 1995). Dieses *post-fall-syndrom* ist häufig der Grund für den Eintritt in ein Pflegeheim, obwohl die Menschen oftmals noch das Potential zur Selbstständigkeit und Eigenversorgung hätten.

Der Morbus Bechterew erhöht das Sturzrisiko bei geriatrischen Patienten noch weiter, da die versteifte Wirbelsäule keine Ausgleichsbewegungen des Oberkörpers erlaubt (Murray et al. 2000). Im Falle eines Sturzes ist die unflexible und häufig osteoporotische Wirbelsäule besonders gefährdet.

Ein entzündlicher oder sekundär-arthrotischer Mitbefall der Gelenke der unteren Extremitäten führt zu Gangstörungen und damit Gangunsicherheit. Umso wichtiger erscheint es bei einem älter werdenden Menschen mit Morbus Bechterew, die *Sturzprävention* zu optimieren. Der Großteil der Stürze ereignet sich zu Hause, wobei das Schlafzimmer (nächtlicher Gang zur Toilette im Dunkeln, oft unter Schlafmitteleinfluss) und das Badezimmer (nass und rutschig) besonders gefährliche Orte sind.

Hier sollten vorbeugende Maßnahmen ergriffen werden, z.B. die Montage von Beleuchtungskörpern mit Bewegungsmeldern, Roll–Leibstuhl neben dem Bett, Entfernung sturzgefährdender Gegenstände auf dem Weg vom Schlafzimmer zur Toilette (z.B. auf der Unterlage rutschende Bettvorleger, etc.).

Die Verwendung von Gehbock oder Stützkrücken zur Reduktion des Sturzrisikos ist vielfach sinnvoll, hilft aber nur, wenn der Patient im Umgang mit diesen Hilfsmitteln geschult wurde (Gehen in der Ebene,

Aufstehen und Niedersetzen, Stiegensteigen). Auch müssen die Patienten immer und immer wieder erinnert werden, dass die Gehilfen wirkungslos sind, wenn sie z.B. zum *„nachts nur schnell die paar Schritte zur Toilette"*-Gehen neben dem Bett stehen bleiben. Ein weiterer wesentlicher Punkt ist die großzügige Ausstattung des Wohnraumes und insbesondere des Badezimmers mit Haltegriffen. Besonders im Badezimmer sind rutschfeste Matten sehr zu empfehlen.

Die Wahl des richtigen Schuhwerkes mit rutschfester Sohle zählt ebenfalls zu den Sturzvermeidungsstrategien. Gerade dabei gehen Patienten oft gefährliche Kompromisse ein, insbesondere wenn sie nicht mehr in der Lage sind, sich zum Anziehen der Schuhe zu bücken. In diesen Fällen kann eine ergotherapeutische Hilfsmittelberatung durch die Lösung individueller Probleme indirekt das Sturzrisiko vermindern helfen.

Während bei typisch geriatrischen Patienten die hüftgelenksnahe Oberschenkelfraktur zu den häufigsten und gefürchtetsten Sturzfolgen zählt, steht bei Patienten mit Morbus Bechterew die Gefahr der Wirbelsäulenfraktur im Vordergrund. Zur Prävention der hüftgelenksnahen Femurfraktur wurde der *Hip-Protektor* entwickelt, eine in die Unterwäsche eingearbeitete Kunststoffkappe, die – über dem *Trochanter major* gelegen – den beim Sturz auf den Knochen einwirkenden Spitzendruck auf ein größeres Areal verteilt. Trotz guter Wirksamkeit ist dieser *Hüftprotektor* bei den Patienten nicht sehr beliebt, da er nur mit Mühen anzuziehen und somit beim Gang zur Toilette oder bei Hygieneproblemen (Inkontinenz) schwierig zu handhaben ist.

Ein *Pendant* für Patienten mit Morbus Bechterew könnte eine *„Wirbelsäulenkappe"* sein, die insbesondere den cervicothorakalen Übergang schützt. Würde ein derartiger *Protector* entwickelt werden, wäre er wohl am ehesten wie ein Rucksack umzuschnallen (damit wohl ähnlich beengend wie ein Rucksackverband nach Schlüsselbeinfraktur) oder in ein Unterhemd einzunähen (damit schwierig anzuziehen). Als patientenfreundlichere Variante ist eine ärmellose Jacke mit Reißverschluss vorstellbar, deren Rückenteil mit Kunststoff verstärkt wird.

Natürlich sollten – bei aller Konzentration auf die durch den Morbus Bechterew spezifisch erhöhte Sturzneigung – die einfachen *„geriatrischen Sturzvermeidungsstrategien"* nicht vergessen werden, z.B. die optimale Versorgung mit Brille und Hörgerät. Zudem gilt die allgemein wichtige Empfehlung *„stop walking when talking"*. Untersuchungen haben gezeigt, dass die Sturzhäufigkeit durch die Konzentration auf das Gehen verringert werden kann.

Koordinationstraining und *Kräftigung der Muskulatur* gehören zu den weiteren bedeutsamen Maßnahmen zur Reduktion der Sturzhäufigkeit. Hier sollten die Patienten mit Morbus Bechterew leichter zum Training zu motivieren sein als andere geriatrische Patienten, da sie doch schon jahrelang regelmäßig die krankheitsspezifische Gymnastik betrieben haben (sollten). Ob ein Falltraining, wie es bei Patienten mit Osteoporose diskutiert wird, auch für Patienten mit Morbus Bechterew sinnvoll ist, erscheint fraglich.

Wenn sekundär-arthrotische Veränderungen der großen Gelenke starke Schmerzen, Mobilitätseinschränkungen und Gangstörungen verursachen, so sollte die Möglichkeit der Gelenkersatzoperation überprüft werden. Durch die Fortschritte in der Anästhesiologie und die Verbesserung der Operationsmethoden sowie der Endoprothesen kann heute noch bis ins hohe Lebensalter eine Gelenkersatzoperation durchgeführt werden.

Allgemein sind bei älteren und alten Patienten postoperativ die Beweglichkeit im Vergleich zu jüngeren Patienten schlechter und die Schmerzen stärker. Gerade die Gruppe der älteren Patienten profitiert umso mehr von einer intensiven postoperativen Rehabilitation, so dass der Funktionsgewinn 6–12 Wochen nach dem Eingriff letztendlich unabhängig vom Alter ist.

Das Alter alleine sollte also kein Grund sein, einem Patienten von einer Gelenkersatzoperation abzuraten. Es sollte allerdings eine intensive postoperative Rehabilitation gesichert sein. Wahrscheinlich würde sich auch eine präoperative Vorbereitung (Erlernen des Krückengehens, gezielte Muskelkräftigung) positiv auf das funktionelle Ergebnis auswirken.

Der alte Mensch mit Morbus Bechterew ist also bei Multimorbidität und Polypharmazie ein geriatrischer Patient wie andere alte Menschen auch. Sie können also auch ebenso von den geltenden Empfehlungen (Reduktion der Medikamentenzahl, Sturzprävention, etc.) profitieren. Andererseits müssen aber die spezifischen Probleme und Folgen des Morbus Bechterew, z.B. das erhöhte Frakturrisiko der Wirbelsäule, berücksichtigt und in das *ganzheitliche interdisziplinäre Behandlungskonzept* des alten Patienten eingebaut werden.

5. Medikamentöse Therapie des älteren Menschen mit Morbus Bechterew

5.1. Allgemeine Zielsetzung

Die therapeutischen Ziele der medikamentösen Therapie des Morbus Bechterew sind die Schmerzbekämpfung, die Reduktion der entzündlichen Aktivität und das Eingreifen in eine frühe Phase der Entzündungsentstehung mittels so genannter Basistherapeutika (DMARDs = disease modifying antirheumatic drugs).

Schmerzreduktion oder noch besser Schmerzfreiheit sind in jeder Phase der Erkrankung das primäre Behandlungsziel, vor allem auch aus der Sicht des Patienten.

5.2. Nicht-steroidale Antirheumatika (NSAR)

Die NSAR sind – wie bei fast allen rheumatologischen Erkrankungen – auch bei Morbus Bechterew ein unverzichtbarer Bestandteil der Therapie. Während diese Substanzen bei Patienten ohne spezifisches Risikoprofil bis zum 60. Lebensjahr zumeist ohne eine allzu große Gefahr schwerwiegender Nebenwirkungen eingesetzt werden können, steigt deren Zahl bei älteren Menschen deutlich an (siehe Kap. 12).

Im Vordergrund stehen dabei die gastrointestinalen Nebenwirkungen, von denen vor allem die sogenannten *PUBs* (**P**erforation, **U**lceration, **B**lutung) lebensbedrohlich sein können (Wolfe et al. 1999). Eine wesentliche Ursache für diese schweren Nebenwirkungen liegt darin, dass die von den NSAR verursachten Schleimhautläsionen wegen der entzündungshemmenden und analgetischen Wirkung der Substanzen keine oder nur geringe, oft nicht beachtete Symptome erzeugen. In einem Kollektiv von 1.921 Patienten gaben 81% der Befragten an, vor den schwerwiegenden Komplikationen wie Blutung, Perforation oder Obstruktion des Magenausganges keine warnenden Symptome verspürt zu haben (Singh et al. 1996).

Wegen dieser gastrointestinalen Nebenwirkungen sollten alle Patienten mit einer Ulcusanamnese – unabhängig vom Alter – begleitend eine so genannte *Magenschutztherapie* mit einem *Protonenpumpeninhibitor* oder dem Prostaglandin E2-Analogon *Misoprostol* erhalten. Wegen des generell erhöhten Risikos schwerwiegender gastrointestinaler Nebenwirkungen wird empfohlen, Patienten ab dem 60., jedenfalls aber ab dem 65. Lebensjahr – auch bei fehlender Ulcusanamnese – ein Magenschutzpräparat zu verordnen.

Einen wesentlichen Fortschritt bezüglich der gastrointestinalen Verträglichkeit brachte die Einführung der *Coxibe*. In großen Multicenterstudien an über 15.000 Patienten für beide derzeit erhältlichen Coxibe, Rofecoxib und Celecoxib, wurde die bessere gastrointestinale Verträglichkeit auch im klinischen Alltag an dem Endpunkt *(Outcome)* der Studien *„schwerwiegende gastrointestinale Nebenwirkungen"* nachgewiesen. Obwohl die Wirksamkeit der Coxibe im Vergleich zu herkömmlichen NSAR bisher nur für die Indikationen *akuter Schmerz, Arthrose* und *rheumatoide Arthritis* untersucht wurde, darf eine ausreichende Wirksamkeit wohl auch bei Morbus Bechterew erwartet werden. Deshalb sollten auch die Patienten mit Morbus Bechterew im höheren Alter von der besseren gastrointestinalen Sicherheit der Coxibe profitieren können, wobei die jeweils gültigen Verschreibungsrichtlinien der einzelnen Länder Beachtung finden müssen.

Während die gastroduodenale Problematik der NSAR gut dokumentiert und bekannt ist, findet die Nebenwirkung der Blutdrucksteigerung noch zu wenig Beachtung (siehe Kap. 15). Über eine Beeinflussung der renalen Natrium-Rückresorption und durch eine teilweise Antagonisierung der Antihypertensiva, z.B. der ACE-Hemmer, Schleifendiuretica und Betablocker, kann in den ersten Tagen nach Therapiebeginn mit den herkömmlichen NSAR, aber auch mit den Coxiben, eine Blutdruckerhöhung auftreten. Dies gilt insbesondere für medikamentös behandelte Patienten mit einer vorbestehenden arteriellen Hypertonie (Johnson et al. 1994).

Im Durchschnitt wird nach dem Beginn einer NSAR-Therapie eine Blutdruckerhöhung von 5 mmHg angegeben, wobei in Einzelfällen jedoch durchaus sogar auch mit hypertensiven Krisen zu rechnen ist. Eine regelmäßige kurzfristige Blutdruckkontrolle ist daher besonders bei medikamentös eingestellten Patienten mit arterieller Hypertonie – und damit trifft es wieder vorwiegend das Kollektiv der älteren und alten Patienten – und bei Patienten mit einer neu begonnenen Therapie mit NSAR oder Coxiben zu empfehlen.

Eine vor allem für die Betroffenen selbst beunruhigende Nebenwirkung stellen periphere Ödeme im Knöchel- und Vorfußbereich dar. Diese treten häufig in der ersten Behandlungswoche mit einem NSAR oder Coxib auf, was durch die schon erwähnte Beeinflussung der Natriumrückresorption im Tubulussystem der Niere bedingt ist. Die Vermehrung der intravasalen Flüssigkeit kann bei einer vorbestehenden Herzinsuffizienz zur Dekompensation führen.

Eine potentiell lebensbedrohliche Nebenwirkung der NSAR-Therapie stellt bei multimorbiden älteren Patienten mit Exsiccose und einer nephrotoxischen Comedikation die *medikamenteninduzierte Niereninsuffizienz* dar. Für eine ausreichende *Flüssigkeitsaufnahme* ist vor und während einer Therapie mit NSAR unbedingt Sorge zu tragen.

Wegen des bei älteren und alten Patienten doch deutlich erhöhten Nebenwirkungsrisikos der systemisch gegebenen NSAR sollte vor allem bei einer schmerzhaften Beteiligung oberflächennaher Gelenke oder Enthesen an die Möglichkeit der lokalen entzündungshemmenden und analgetischen Therapie gedacht werden (sieh Kap. 26).

5.3. Corticosteroide

Wie auch bei anderen entzündlich-rheumatischen Erkrankungen stellt *Cortison* oft einen Rettungsanker bei hoher Krankheitsaktivität dar, leider mit der Einschränkung, dass der Morbus Bechterew weniger sicher auf die Cortisongabe anspricht.

Besonders bei älteren Patienten mit Morbus Bechterew erhöht sich bei längerfristiger Corticoidgabe das *Osteoporoserisiko* noch weiter. Corticosteroide können einen gut eingestellten *Diabetes mellitus* zum Entgleisen bringen und auch einen *Glaukomanfall* auslösen. In jedem Lebensalter können bei hochdosierter Gabe von Corticosteroiden *psychische Störungen* auftreten.

5.4. Disease modifying antirheumatic drugs (DMARDs)

Die bisher üblichen Basistherapeutica (DMARD) sind in der Behandlung des Morbus Bechterew nicht sehr erfolgreich gewesen (siehe Kap. 24). Dennoch werden sie immer wieder *„aus der Not heraus"* eingesetzt. Leider gibt es keine aussagekräftige Literatur, die sich mit den Risiken der DMARD-Therapie bei Patienten mit Morbus Bechterew im höheren Lebensalter auseinandersetzt.

Für *Sulfasalazin*, das vor allem bei peripherer Gelenkbeteiligung und bei einer begleitenden entzündlichen Darmerkrankung verordnet wird, gibt es keine Untersuchungsergebnisse, die auf eine veränderte Wirksamkeit oder eine höhere Nebenwirkungsrate im Alter hinweisen würden.

Im Gegensatz dazu finden sich bei *Methotrexat* (MTX) Hinweise, dass das Nebenwirkungsrisiko mit dem Alter ansteigt. MTX und sein aktiver Metabolit werden im Plasma an Albumin gebunden transportiert. Der im Alter häufiger zu beobachtende Albuminmangel verursacht dann eine erhöhte Konzentration der frei verfügbaren aktiven Substanz und vermehrt somit das Risiko der Toxizität. Auch der bei vielen älteren Menschen feststellbare Folsäuremangel kann die Nebenwirkungsrate des Folsäureantagonisten Methotrexat erhöhen. Insbesondere sich schnell regenerierende Gewebe wie die Mundschleimhaut oder das Knochenmark sind gefährdet. Die Bestimmung der Folsäurekonzentration, der Ausgleich eines Defizits und die begleitende regelmäßige *Folsäuresubstitution bei MTX-Therapie* sind für ältere und alte Menschen besonders zu empfehlen.

Die besten Behandlungserfolge bei einer hohen entzündlichen Aktivität versprechen die TNFα-Inhibitoren (siehe Kap. 25). Generell können die *Biologicals* auch bei älteren Patienten eingesetzt werden. Der *Ausschluss einer Infektion* und auch die Suche nach möglichen Restzuständen einer im Laufe des Lebens akquirierten Tuberkulose müssen aber bei dieser Patientengruppe besonders sorgfältig durchgeführt werden. Auch die Kontraindikationen *Herzinsuffizienz* und *Malignom* betreffen in erster Linie die älteren Patienten.

5.5. Analgetika

Das Stufenschema der WHO empfiehlt auch zur Schmerzbekämpfung bei Morbus Bechterew (u.a.) den Einsatz rein analgetisch wirkender Substanzen (siehe Kap. 7). Das zumeist empfohlene *Paracetamol* hat bei chronischen Schmerzen den starken Nachteil der kurzen Halbwertszeit. Besonders bei älteren und alten Patienten hat sich gezeigt, dass ein Behandlungsregime mit mehrmals täglich einzunehmenden Einzeldosen die Medikamenten-*Compliance* weiter verschlechtert. Die Reduktion von *„mehrmals täglich"* auf *„1x1"* führt bei geriatrischen Patienten zu einer deutlichen Verbesserung der *Compliance*.

Erschwerend kommt bei älteren Menschen noch die Multimorbidität hinzu, die eine Vielzahl einzunehmender Medikamente notwendig macht. Diese *Multimedikation* ist ein zusätzlicher Faktor, der die *Compliance* verschlechtert. Die Verschlechterung wird besonders gravierend, wenn *mehr als vier* verschiedene Präparate verordnet werden.

Starke Analgetika bergen bei alten Patienten größere Risiken als bei jungen Menschen, so dass deren Einsatz wohl überlegt sein sollte. Der Therapiebeginn sollte möglichst unter stationären Bedingungen erfolgen, ambulant nur dann, wenn eine kontinuierliche Observation des Patienten gesichert ist. Die Dosis sollte initial sehr niedrig sein und nur langsam gesteigert werden.

Vor allem *Somnolenz* und *Verwirrtheit* treten nach Analgetikagabe häufiger auf (auch wenn dies oftmals bestritten wird). Sie sind vor allem wegen des stark erhöhten Sturzrisikos klinisch relevante Nebenwirkungen. Bei Therapiebeginn sind *Übelkeit* und *Appetitlosigkeit* oftmals die Ursache für den Abbruch der Behandlung, sollten aber durch eine langsame Dosissteigerung und geeignete Begleitmedikation vermeidbar sein.

Auch die Obstipation ist theoretisch durch konsequentes Beachten diätetischer Empfehlungen, reichlich Flüssigkeitszufuhr und die Berücksichtigung der Begleitmedikation in der Regel zu bessern. In der Praxis stellt aber gerade die *Obstipation* unter Analgetikatherapie wegen der mangelnden *Compliance* bei den Begleitmaßnahmen ein großes Problem dar. Die Obstipation ist ein klinisch äußerst relevantes Thema, da die älteren Menschen der regelmäßigen Darmentleerung eine große Bedeutung zumessen. Vor allem bei höheren Analgetikadosen können zudem Blasenentleerungsstörungen auftreten, die das ohnehin bestehende Risiko *urologischer Infekte* weiter erhöhen.

Trotz der beschriebenen Risiken sollten die Analgetika bei entsprechendem Bedarf auch den älteren Patienten mit Morbus Bechterew nicht vorenthalten werden. Es müssen aber ausreichend Zeit, die nötige Observation und eine vorsichtige Dosisfindung gewährleistet sein.

5.6. Conclusio

Die Erstmanifestation eines Morbus Bechterew nach dem 60. Lebensjahr ist eine Rarität, aber nicht auszuschließen. Bei Patienten mit einem langjährigen Morbus Bechterew ist wegen der häufigen Multimorbidität im Alter die Zahl der Differentialdiagnosen bei Schmerzen des Bewegungs- und Stützapparates beträchtlich erhöht.

Durch die zunehmende Einschränkung in Funktion und Aktivität wird die *Lebensqualität* alternder Patienten mit Morbus Bechterew zunehmend vermindert. Gleichzeitig steigt das Risiko für sturzbedingte Frakturen und für den Verlust der Selbstständigkeit.

Die medikamentöse Therapie im Alter erfordert eine interdisziplinäre Sichtweise und eine große Erfahrung in der Betreuung und Behandlung geriatrischer Patienten, um nicht durch Polypharmazie mehr zu schaden als zu nützen.

10 Fragen zum Thema

1. Kann sich der Morbus Bechterew auch erst nach dem 60. Lebensjahr manifestieren?

Grundsätzlich ja, aber es sind bisher nur Einzelfälle beschrieben worden.

2. Welche Krankheitsbilder können bei älteren und alten Patienten mit Morbus Bechterew einen „Schub" imitieren?

Akute Schmerzen im Bereich der Wirbelsäule und des Beckens können u.a. auch durch osteoporotische Frakturen, degenerative Veränderungen oder viszerokutane Schmerzprojektionen verursacht sein.

3. Ausgeprägte Hyperostosen als Zufallsbefund im Wirbelsäulenröntgen nach dem 50. Lebensjahr – ein bisher nicht erkannter Morbus Bechterew?

Nein, zumeist liegt eine Spondylosis hyperostotica (DISH) vor, die in der Regel schmerzfrei ist, die Sakroiliakalgelenke nicht involviert und eher von cranial nach caudal fortschreitet. Ein Morbus Bechterew ist nicht unmöglich, aber sehr unwahrscheinlich.

4. Low Back Pain im Alter – zumeist keine Sakroiliitis?

Viel häufiger sind degenerative Veränderungen. Mögliche Pathologien im kleinen Becken müssen ausgeschlossen werden.

5. Nächtliche Schmerzen und hohe BSG: aktiver Morbus Bechterew oder Polymyalgia rheumatica?

Ein kurzfristiger Beginn, immobilisierende Morgensteifigkeit mit massiven Schmerzen der stammnahen Muskeln und rasches Ansprechen auf hochdosierte Cortisongabe sprechen für eine Polymyalgia rheumatica, insbesondere bei einer begleitenden Arthritis an den oberen Extremitätengelenken.

6. Worauf ist bei älteren und alten Menschen bei der Therapie mit NSAR oder Coxiben besonders zu achten?

Neben dem Gastrointestinaltrakt (Ulcera, Blutungen) vor allem auf die Nierenfunktion (ausreichend trinken!) und den Blutdruck (regelmäßige Kontrollen, vor allem bei bekannter arterieller Hypertonie!)

7. Können DMARDs oder Biologicals auch im hohen Alter eingesetzt werden?

Ja, Kontraindikationen liegen aber häufiger vor (z.B. alte Tuberkulose als Gegenanzeige gegen Biologicals!). Kontrolluntersuchungen müssen regelmäßig und sorgfältig durchgeführt werden. Auf Medikamenteninteraktionen ist zu achten!

8. Kann der Wirbelkörperfraktur bei alten Menschen mit Morbus Bechterew vorgebeugt werden?

Zumindest kann das Risiko gesenkt werden, z.B. durch medikamentöse Optimierung der Knochenstabilität, durch körperliches Training zur Verbesserung von Kraft und Koordination sowie durch eine Minimierung des Sturzrisikos (Wohnungsadaptierung).

9. Ist der BASFI–Score auch bei älteren Patienten mit Morbus Bechterew ein geeignetes Instrument zur Beurteilung der Krankheitsaktivität?

Grundsätzlich ist der BASFI auch bei älteren Patienten anwendbar. Allerdings beeinflussen das Alter selbst und spezifisch geriatrische Defizite den Score beträchtlich.

10. Welche klinisch relevanten Medikamenteninteraktionen oder Medikamenteneinflüsse auf Comorbiditäten sind zu erwarten?

Bei alten Patienten mit Morbus Bechterew müssen Interaktionen vor allem beachtet werden bei: NSAR und Antihypertensiva; starke Analgetica und Sedativa; NSAR bei renaler Retention, Gastritis, Ulcera ventriculi oder duodeni; Cortison bei Diabetes, Osteoporose, Glaukom; Analgetica bei Obstipation und viele andere mehr.

Literatur

Calin A, Elswood J, Edmunds L (1991) Late onset ankylosing spondylitis – a distinct disorder? Br J Rheumatol 30:69–70

Calin A, Porta J, Fries JF, Schurman DJ (1977) Clinical history as a screening test for ankylosing spondylitis. JAMA 237:2613–2614

Dougados M, van der Linden S, et al (1991) The European Spondylarthropathy Study Group preliminary criteria for the classification of spondylarthropathy. Arthritis Rheum 34:1218–1227

Dubost JJ, Sauvezie B (1989) Late onset peripheral spondylarthropathy. J Rheumatol 16:1214–1217

Falkenbach A, Franke A, van der Linden S (2003) Predictive variables for body function and disability in ankylosing spondylitis. J Rheumatol 30:2186–2192

Falkenbach A, Franke A, van Tubergen A, van der Linden S (2002) Assessment of functional ability in younger and older patients with ankylosing spondylitis – performance of the Bath Ankylosing Spondylitis Functional Index. Am J Phys Med Rehabil 81:416–420

Feldtkeller E, Lemmel E-M (1999) Zur Situation von Spondyloarthritis – Patienten. Rheumatologie Orthopädie 9, Novartis Pharma, Nürnberg

Johnson AG, Nguyen TV, Day RO (1994) Do nonsteroidal anti-inflammatory drugs affect blood pressure? A meta-analysis. Ann Intern Med 121:281–300

Murray HC, Elliott C, Barton SE, Murray A (2000) Do patients with ankylosing spondylitis have poorer balance than normal subjects? Rheumatology (Oxford) 39:497–500

Nevitt MC, Cummings SR, Hudes ES (1991) Risk factors for injurious falls: a prospective study. J Gerontol 46:M164–M170

Olivieri I, Oranges GS, Sconosciuto F, Padula A, Ruju GP, Pasero G (1993) Late onset peripheral seronegative spondyloarthropathy: report of two additional cases. J Rheumatol 20:390–393

Olivieri I, Padula A, Pierro A, Favaro L, Oranges GS, Ferri S (1995) Late onset undifferentiated seronegative spondyloarthropathy. J Rheumatol 22:899–903

Pato E, Banares A, Jover JA, Fernandez-Gutierrez B, Godoy F, Morado C, Mendez R, Hernandez-Garcia C (2000) Undiagnosed spondyloarthropathy in patients presenting with anterior uveitis. J Rheumatol 27:2198–2202

Schwartz FW, Walter U (1998) Altsein – Kranksein? In: Schwartz FW, Badura B, Leidl R, Raspe H, Siegrist J (Hrsg) Das Public-Health-Buch. Gesundheit und Gesundheitswesen. Verlag Urban & Schwarzenberg, München, pp 124–141

Singh G, Ramey DR, Morfeld D, Shi H, Hatoum HT, Fries JF (1996) Gastrointestinal tract complications of nonsteroidal anti-inflammatory drug treatment in rheumatoid arthritis. A prospective observational cohort study. Arch Intern Med 156:1530–1536

Tinetti ME, Speechley M, Ginter SF (1988) Risk factors for falls among elderly persons living in the community. N Engl J Med 319:1701–1707

Tinetti ME, Doucette J, Claus E, Marottoli R (1995) Risk factors for serious injury during falls by older persons in the community. J Am Geriatr Soc 43:1214–21

van der Linden S, Valkenburg HA, Cats A (1984) Evaluation of diagnostic criteria for ankylosing spondylitis. A proposal for modification of the New York criteria. Arthritis Rheum 27:361–368

Wolfe MM, Lichtenstein DR, Singh G (1999) Gastrointestinal toxicity of nonsteroidal antiinflammatory drugs. N Engl J Med 340:1888–1899

Kapitel 20

Die Frau mit Morbus Bechterew

Monika Østensen

1. Geschlechtsunterschiede

Der Morbus Bechterew ist eine der wenigen rheumatologischen Erkrankungen, die häufiger bei Männern als bei Frauen vorkommt. Dies ist erstaunlich, da die genetische Disposition, die mit dem Auftreten des HLA-B27 Antigens vergesellschaftet ist, bei beiden Geschlechtern gleich häufig ist (Calin und Fries 1975; Braun et al. 1998). Trotzdem überwiegt der Anteil männlicher Patienten in den meisten Literaturangaben mit einem Verhältnis von Männern zu Frauen zwischen 10:1 bis 2:1 (Kennedy et al. 1993).

Bisher ungeklärt ist, ob die offensichtliche „Überrepräsentation" der Männer eine Folge einer Unterdiagnostizierung des Morbus Bechterew bei der Frau ist. Der beobachtete Häufigkeitsunterschied kann möglicherweise auf den milderen Verlauf bei Frauen und die damit verbundenen Probleme bei der Diagnosestellung zurückzuführen sein (Will et al. 1990). Epidemiologische Untersuchungen, die alle Fälle eines Morbus Bechterew – auch die leichten – erfassen, könnten in Zukunft die Frage klären, ob der Morbus Bechterew tatsächlich häufiger bei Männern als bei Frauen auftritt.

Das klinische Bild des Morbus Bechterew ist bei Männern und Frauen im Wesentlichen gleich (Gran et al. 1985; Kidd et al. 1988). Die ersten Symptome treten bei Männern und Frauen im Durchschnitt um das 23. Lebensjahr auf. Signifikante Unterschiede ließen sich weder für das Erkrankungsalter oder die Art der Erstmanifestation noch für die dominierenden klinischen Symptome der Erkrankung nachweisen.

Dagegen gibt es noch immer Unterschiede in der Dauer bis zur Diagnosestellung (Feldtkeller und Lemmel 1999; 2000). Da es bei Frauen insgesamt länger dauert, bis sich radiologische Veränderungen nachweisen lassen (Gran und Husby 1993), die den strikten New York Kriterien entsprechen, ist bei Verdacht auf Morbus Bechterew für die Frühdiagnose eine sehr sorgfältige Anamnese und – bei negativem Röntgenbefund – eine Kernspintomographie der Sakroiliakalgelenke zu empfehlen.

Beim Vorliegen entzündlicher Rückenschmerzen ist es sinnvoll, sich an den Kriterien der Europäischen Studiengruppe für Spondylarthropathien (ESSG, Dougados et al. 1991) zu orientieren, die – bei noch nicht erfüllten modifizierten New York-Kriterien (siehe Kap. 3) – zumindest die Diagnosestellung einer undifferenzierten Spondyloarthritis erlauben. In Zweifelsfällen kann auch die Bestimmung des HLA-B27 von Nutzen sein, dem allerdings bei fehlenden typischen klinischen oder anamnestischen Anhaltspunkten für einen Morbus Bechterew keine Bedeutung beigemessen werden darf.

Der einzige Unterschied, der in allen Studien zu Verlauf und Schweregrad des Morbus Bechterew bei Männern und Frauen gefunden wurde, betrifft die nachweisbaren radiologischen Veränderungen an der Wirbelsäule. Krankheitsspezifische Befunde sind bei Männern radiologisch früher nachweisbar, sind ausgedehnter und führen signifikant häufiger zur Ankylose als bei Frauen (Resnick et al. 1976; Gran et al. 1984).

Die ausgeprägteren radiologischen Veränderungen bei den Männern erlauben nicht die Schlussfolgerung, dass der Morbus Bechterew bei Frauen insgesamt milder verläuft. Sowohl die durch die Krankheit verursachten Schmerzen als auch der Behinderungsgrad sind bei Frauen in gleichem Maße ausgeprägt wie bei Männern (Gran und Skomsvoll 1997; Feldtkeller und Lemmel 1999). Der entzündliche Prozess (wahrscheinlich die Folge der langsameren und unvollständigeren Verknöcherung) ist möglicherweise der Grund dafür, dass sie mehr und über längere Jahre hinweg an Schmerzen leiden. Eine Einschränkung der Arbeitsfähigkeit, frühzeitige Berentung oder Verlust des Arbeitsplatzes werden bei Männern und Frauen mit Morbus Bechterew häufiger gefunden als in der Allgemeinbevölkerung (Gran und Skomsvoll 1997; Zink et al. 2000). In manchen Untersuchungen scheinen davon mehr die Frauen (schwierigere Arbeitsmarktsituation) (Ward und Kuzis 2001), in anderen mehr die Männer betroffen (Guillemin et al. 1990).

Immunologische Tests auf Autoantikörper sind in der Regel bei Patienten mit Morbus Bechterew beiderlei Geschlechts negativ. Einige Untersuchungen haben allerdings gezeigt, dass ein Sjögren-Syndrom bei etwa 30% der Frauen mit einer Spondylarthropathie auftritt, die dann wiederum zur Hälfte auch positive Titer für antinukleäre Antikörper aufweisen (Helenius et al. 2001; Scotto et al. 2002). Es ist noch ungeklärt, ob es sich dabei um ein zufälliges Zusammentreffen handelt oder um eine echte Assoziation, wie es für das sekundäre Sjögren-Syndrom bei anderen rheumatologischen Erkrankungen der Fall ist. Für den Kliniker bedeutet das, insbesondere bei Frauen aktiv nach Sicca-Symptomen zu fragen und, wenn nötig, diese adäquat zu behandeln.

2. Hormoneinflüsse und Schwangerschaft

2.1. Änderungen des Hormonstatus als Krankheitsauslöser

Lebensphasen, die mit starken Änderungen des hormonellen Gleichgewichts einhergehen, sind bei der Frau die Pubertät, die Schwangerschaft und die Menopause. Es gibt keinen Anhaltspunkt dafür, dass die Menarche das Auftreten eines Morbus Bechterew beeinflusst, insbesondere nicht in Hinblick auf die Auslösung der Krankheit, denn das Erkrankungsalter liegt bei beiden Geschlechtern im Mittel um das 23. Lebensjahr. Dagegen hat die Schwangerschaft offenbar eine Bedeutung für die Erstmanifestation der Krankheit. Mehrere Untersuchungen haben Schwangerschaften als krankheitsauslösendes Ereignis beim Morbus Bechterew beschrieben (Gran und Østensen 1998). In einer internationalen Befragungsuntersuchung gaben 21% von 939 Patientinnen an, die Krankheit sei während oder innerhalb der ersten sechs Monate nach einer Schwangerschaft ausgebrochen (Østensen und Østensen 1998).

2.2. Der Morbus Bechterew während der Schwangerschaft

Der Morbus Bechterew beginnt zumeist zwischen dem 20. und 40. Lebensjahr. Somit können sich in der frühen Krankheitsphase auch eine oder mehrere Schwangerschaften ereignen. Für die Patientin und den behandelnden Arzt ist es wichtig zu wissen, ob der Krankheitsverlauf beeinflusst wird, ob besondere Probleme während der Schwangerschaft und Entbindung zu erwarten sind und ob mit einem gesunden Neugeborenen gerechnet werden kann.

Der Einfluss der Schwangerschaft auf den Morbus Bechterew ist in einigen prospektiven und mehreren retrospektiven Studien bei insgesamt mehr als tausend Schwangerschaften untersucht worden (Østensen et al. 1982; Østensen und Husby 1983; Østensen und Østensen 1998). Im Vergleich zur rheumatoiden Arthritis (RA) hat eine Schwangerschaft nur einen geringen Einfluss auf den Verlauf und die Aktivität des Morbus Bechterew. Bei etwa 50–60% der Patientinnen kommt es zu keiner wesentlichen Änderung der Krankheitsaktivität. Eine Intensivierung der Symptome mit ausgeprägteren nächtlichen Schmerzen und länger dauernder Morgensteifigkeit wird bisweilen um die 20. Schwangerschaftswoche erlebt. Meist handelt es sich bei dieser Aktivierung um eine vorübergehende Phase von Tagen oder Wochen. Eine mäßiggradige Steigerung der Krankheitsaktivität, teilweise auch mit Neuauftreten einer peripheren Arthritis oder einer Iridozyklitis, scheint im ersten und zweiten Trimester häufiger vorzukommen. Im letzten Drittel der Schwangerschaft nehmen die Bechterew-bedingten Beschwerden dagegen eher ab.

Etwa 20% der Patientinnen erleben während einer Schwangerschaft eine deutliche Besserung der spinalen und peripheren Krankheitssymptome. Eine Besserung der Symptome des Morbus Bechterew während der Schwangerschaft kann insbesondere bei denjenigen Patientinnen erwartet werden, die zusätzlich (früher oder aktuell) unter einer Arthritis der kleinen Gelenke, einer Psoriasis, einer ulzerösen Colitis oder einem Morbus Crohn leiden (Østensen und Husby 1983).

Zusammenfassend kann man sagen, dass eine Schwangerschaft die Symptome des Morbus Bechterew im Allgemeinen nicht wesentlich beeinflusst. Patientinnen mit einer rein spinalen Form des Morbus Bechterew müssen auch während der Schwangerschaft unverändert mit aktiven Krankheitsphasen rechnen. Frauen mit Begleitkrankheiten wie einer peripheren Arthritis, Psoriasis oder entzündlichen Darmerkrankungen haben eine Chance, eine Besserung zu erfahren.

Umgekehrt hat der Morbus Bechterew keinen negativen Einfluss auf den Verlauf der Schwangerschaft oder auf das Kind im Mutterleib. Patientinnen mit Morbus Bechterew haben kein erhöhtes Risiko für Fehlgeburten, Präeklampsie, Totgeburten oder Kinder mit zu niedrigem Geburtsgewicht. Aus dem Gesagten ergibt sich, dass eine Schwangerschaft bei Morbus Bechterew kein erhöhtes Risiko darstellt und die Verlaufskontrolle keine besonderen Maßnahmen erfordert.

Neben der regelmäßigen Schwangerschaftskontrolle beim Gynäkologen ist aber auch die Überwachung der Krankheitsaktivität während und nach der Schwangerschaft durch den Rheumatologen zu empfehlen. Ohne diese Betreuung wird möglicherweise ein Schub nicht rechtzeitig erkannt und eine notwendige medikamentöse oder physiotherapeutische Behandlung nicht begonnen bzw. vorzeitig abgesetzt.

2.3. Entbindung

Die Diagnose eines Morbus Bechterew bedeutet *per se* kein Hindernis für eine vaginale Entbindung. Entscheidend sind einerseits die Form und Größe des Beckens und andererseits die Größe, Lage, Haltung und Stellung des Kindes. Sind die Größenverhältnisse ausreichend, spricht auch eine Entzündung oder Ankylose der Sakroiliakalgelenke nicht gegen eine Entbindung *per vias naturales*.

Dennoch haben mehrere Untersuchungen gezeigt, dass Kaiserschnittentbindungen bei Patientinnen mit Morbus Bechterew häufiger durchgeführt werden als bei Gesunden (Østensen und Østensen 1998). Der Grund hierfür sind jedoch zumeist nicht die Manifestationen des Morbus Bechterew, sondern der Wunsch der Patientin selbst oder der Vorschlag des Gynäkologen, eine operative Entbindung vorzunehmen. Eine *geplante Sektio* hat den Vorteil, dass sie gut vorbereitet werden kann. Eine notfallmäßige Entbindung mit dem entsprechend erhöhten Risiko lässt sich somit vermeiden.

Gelegentlich wird eine Kaiserschnittentbindung von Seiten des Anästhesisten empfohlen, da er befürchtet, wegen ankylosierender Wirbelsäulenveränderungen keine epidurale Betäubung geben zu können. Da die jungen Patientinnen jedoch in der Regel noch keine ausgedehnten Ankylosierungen zeigen, ist eine Epiduralanästhesie zumeist praktikabel (siehe auch Kap. 42).

Ein zweites Problem, das dem Anästhesisten bei einer Patientin mit einer rheumatologischen Erkrankung Sorgen bereiten könnte, ist die Subluxation im Bereich der cranialen HWS (häufiger ein Problem bei RA). Diese potentiell vorhandene Instabilität würde ein großes Risiko für die Intubation bei der Narkoseeinleitung bedeuten.

Aus all diesen Gründen erscheint es sinnvoll, bei einer Patientin mit Morbus Bechterew vor einer geplanten Schwangerschaft eine Röntgenaufnahme des Beckens und der LWS sowie – bei Verdacht auf Veränderungen – auch der HWS anzufertigen. Die Kenntnis der strukturellen Verhältnisse erleichtert die klinischen Entscheidungen im Rahmen der Geburt. Alternativ kommt die kernspintomographische Untersuchung (MRT) des Beckens (z.B. zur Pelvimetrie) in Betracht, die auch während der Schwangerschaft möglich ist. Eine Schwangerschaft stellt keine Kontraindikation für eine MRT dar (Spörri et al. 1997).

Patientinnen mit einem frühen Krankheitsbeginn leiden nicht selten unter einer Coxitis, die unter Umständen bereits im zweiten oder dritten Lebensjahrzehnt eine endoprothetische Versorgung erforderlich macht. In der Regel wird dann der Vorschlag einer Sektio gemacht. Eine vaginale Entbindung ist jedoch durchaus auch in diesem Falle möglich, sofern eine ausreichende Beweglichkeit der Hüftgelenke besteht (Østensen 1993).

2.4. Nach der Schwangerschaft

Etwa die Hälfte der Patientinnen mit Morbus Bechterew erfährt sechs bis zwölf Wochen nach der Entbindung eine Verschlechterung der Krankheitssymptome (Østensen et al. 1983; Østensen und Husby 1983; Østensen und Østensen 1998). Dies wird besonders häufig bei Frauen beobachtet, deren Krankheit in der Zeit vor der Schwangerschaft sehr aktiv war. Die Rückenbeschwerden können sich wieder verstärken. Eine erstmalige periphere Arthritis manifestiert sich in dieser Phase häufiger. Eine eigene Befragungsuntersuchung zeigte, dass Mütter mit Morbus Bechterew nicht selten Probleme bei der Versorgung des Säuglings und Kleinkindes erlebten (Østensen und Rugelsjöen 1992). Dabei fielen ihnen Tätigkeiten, die mit Heben und Tragen des Kindes verbunden waren am schwersten. Auch der Transport des Kindes in oder aus einem Auto oder öffentlichen Verkehrsmittel bereitete erhebliche Schwierigkeiten. Für den behandelnden Arzt ist es wichtig, diese Probleme zu kennen und die Patientin zur ergotherapeutischen und physiotherapeutischen Beratung zu überweisen.

In einer eigenen Studie traten eine akute periphere Arthritis oder eine Iridozyklitis in der Zeit unmittelbar nach der Geburt 1,5- bis 3-mal häufiger auf als während der Schwangerschaft (Østensen und Østensen 1998). Die Dauer der Stillzeit, das Abstillen oder der Zeitpunkt der Wiederkehr der Menses haben keinen Einfluss auf die Krankheitsaktivität. In der Regel kehrt die Gesamtaktivität des Morbus Bechterew im Lauf des Jahres nach der Entbindung auf den Stand vor der Schwangerschaft zurück.

3. Medikamentöse Behandlung während Schwangerschaft und Stillzeit

3.1. Bedarf

Etwa 60% der Patientinnen mit Morbus Bechterew haben während der Schwangerschaft aktive Krankheitssymptome oder müssen eine akute Verschlechterung einer vorbestehenden Arthritis erfahren. Über die Hälfte der Patientinnen erleidet einen Schub innerhalb der ersten sechs Monate nach der Entbindung. Aus diesem Grund ist eine medikamentöse Behandlung für viele Patientinnen mit Morbus Bechterew auch während der Schwangerschaft und Stillzeit erforderlich (Tabelle 1 und 2).

3.2. Nicht-steroidale Antirheumatika (NSAR)

Schmerzen und Steifigkeit oder eine akute Arthritis können eine Therapie mit NSAR notwendig machen. Die klassischen nichtselektiven NSAR wie Salicylate, Indomethacin, Fenoprofen, Ibuprofen, Naproxen, Diclofenac, Mefenaminsäure und Piroxicam

Tabelle 1. Basistherapeutika und Prednison während der Schwangerschaft

Medikament	Prophyktisches Absetzen	Verabreichung während der Schwangerschaft	Begleittherapie empfohlen
Sulfasalazin	Nein	Während der gesamten Schwangerschaft erlaubt	Folsäure
Methotrexat	3 Monate vor geplanter Schwangerschaft	Kontraindiziert	Folsäure
Infliximab	6 Monate vor geplanter Schwangerschaft	Datenlage unzureichend	Keine
Etanercept	Bei Eintritt der Schwangerschaft	Datenlage unzureichend	Keine
Prednison	Nein	Langzeitbehandlung möglichst <20 mg Prednison/die	Calcium

sind nicht teratogen, brauchen daher weder vor einer Schwangerschaft noch im ersten Trimenon abgesetzt werden (Østensen 1996). Über die selektiven Cox-2-Hemmer gibt es bisher nur spärliche Daten, so dass es ratsam erscheint, sie bei Eintritt einer Schwangerschaft abzusetzen und auf ein klassisches NSAR zu wechseln.

Oft genügt eine kurzfristige Behandlung mit Standarddosen von NSAR, um einer schwangeren Patientin ihre Alltagstätigkeiten zu ermöglichen. Bei Tagesschwankungen in der Schmerzintensität bringt die richtige Auswahl und Dosierung eines NSAR mit der entsprechenden kurzen oder mittleren Halbwertszeit in der Regel eine ausreichende Erleichterung (siehe Kap. 23). Nächtliche Gelenkschmerzen und ausgeprägte Morgensteifigkeit können durch die abendliche NSAR-Gabe, eventuell in doppelter Dosierung, gemindert werden. Oft ist dann eine zusätzliche Behandlung während des Tages überflüssig.

Nach der 32. Schwangerschaftswoche kann sowohl eine selektive als auch eine nicht-selektive Hemmung der Cyclooxygenasen 1 und 2 (COX1, COX2) durch die NSAR bedeutsame Nebenwirkungen beim Föten verursachen. In Folge der Hemmung der fötalen Prostaglandinsynthese wird die renale Durchblutung vermindert. Daraus resultieren eine Reduktion der fötalen Urinproduktion und ein vermindertes Volumen der Amnionflüssigkeit (Hickok et al. 1989; Wiggins und Elliott 1990; Llanas et al. 1996). Diese Wirkung wird sowohl bei der Gabe von nicht-selektiven Cox-Hemmern als auch bei selektiven Cox2-Hemmern beobachtet (Stika et al. 2002). Falls NSAR direkt vor der Entbindung gegeben werden, kann dann auch die Nierenfunktion des Neugeborenen beeinträchtigt sein. Die renalen Nebenwirkungen beim Kind sind nach Absetzen des NSAR in der Regel innerhalb von 1–4 Tagen reversibel (Hickok et al.1989).

Die durch die NSAR bewirkte Hemmung der fötalen Prostaglandinsynthese kann zu einer Verengung des *Ductus arteriosus Botalli* führen. *In vitro* Studien haben gezeigt, dass alle nicht-selektiven Cox-Hemmer den *Ductus arteriosus* verengen (Momma und Takeuchi 1983). Bei Mäusen rufen auch die selektiven Cox2- Hemmer eine Konstriktion des *Ductus arteriosus* hervor (Loftin et 2002). In der humanen Schwangerschaft ist der konstringierende Effekt der NSAR auf den *Ductus arteriosus* frühestens ab der 27. Schwangerschaftswoche nachweisbar. Er ist gewöhnlich innerhalb von 24–48 Stunden nach Absetzen des NSAR reversibel, wie echokardiographische Untersuchungen gezeigt haben (Vermillion et al. 1997).

Bei Neugeborenen, deren Mütter in der späten Schwangerschaft NSAR eingenommen hatten, zeigte sich häufiger eine pulmonale Hypertonie (Alano et al. 2001). Generell sind die genannten Nebenwirkungen vermehrt bei frühreifen Neugeborenen zu beobachten, die noch kurz vor der Geburt den Wirkungen eines NSAR ausgesetzt waren (Norton et al. 1993).

Um Nebenwirkungen auf die Niere oder den *Ductus arteriosus* beim Föten oder Neugeborenen zu vermeiden, müssen NSAR 6–8 Wochen vor der Geburt abgesetzt werden. Falls dies bei einer Patientin mit Morbus Bechterew nicht möglich ist, z.B. bei unbefriedigender Wirkung von Paracetamol oder hochdosiert angewandten Glucocorticoiden, kann ein NSAR mit kurzer Halbwertszeit unter ultrasonographischer Überwachung des Fötus gegeben werden. Sollten sich dabei aber kardiale oder renale Nebenwirkungen zeigen, muss das NSAR sofort abgesetzt werden.

Die bisher einzige Studie, die die Anwendung verschiedener NSAR bei schwangeren Patientinnen mit rheumatologischen Erkrankungen untersuchte, zeigte keine Nebenwirkungen bei Mutter oder Kind (Østensen und Østensen 1996). In dieser Studie wurden jedoch die NSAR konsequent 4–6 Wochen vor dem Geburtstermin abgesetzt.

3.3. Paracetamol

Die Gabe von Paracetamol in der zur Schmerzlinderung üblichen Dosierung ist während der gesamten Schwangerschaft und Stillzeit zulässig und birgt nach heutigem Kenntnisstand keine Gefahren für Mutter oder Kind (Briggs et al. 2002).

3.4. Sulfasalazin

Im Gegensatz zu anderen entzündlich-rheumatischen Erkrankungen werden *Basistherapeutika* nur bei etwa einem Fünftel der Patienten mit Morbus Bechterew angewandt. Der Grund hierfür ist das geringe Ansprechen der rein spinalen Formen des Morbus Bechterew auf die klassischen – bei der rheumatoiden Arthritis üblichen – Basistherapeutika. Bisher hatten nur Sulfasalazin und Methotrexat einen Platz in der Behandlung von Patienten mit Morbus Bechterew. Sulfasalazin ist möglicherweise im Frühstadium der Erkrankung und besonders bei Vorliegen einer peripheren Arthritis wirksam (siehe Kap. 24). Neuerdings werden auch die TNFα-Blocker mit Erfolg eingesetzt (siehe Kap. 25). Tabelle 1 fasst die Daten dieser Medikamente in Hinblick auf eine Anwendung vor und während der Schwangerschaft zusammen.

Tabelle 2. Empfehlungen der *American Academy of Pediatrics* im Hinblick auf Antirheumatica und Paracetamol während der Stillzeit

Geeignet	Nicht geeignet	Wegen unzureichender Datenlage vermeiden
Diclofenac Ibuprofen Indomethacin Ketoprofen Mefenaminsäure Naproxen Piroxicam	Aspirin in hoher Dosierung oder über lange Zeit	Meloxicam Celecoxib Rofecoxib
Kortikosteroide Sulfasalazin (auf Nebenwirkungen achten)	Methotrexate	Etanercept Infliximab
Paracetamol		

Sulfasalazin kann die Plazenta passieren und ist im Blut von Neugeborenen nachweisbar. Obwohl Sulfasalazin eine hohe Proteinbindung zeigt, besteht bisher kein Hinweis auf eine *post partum* klinisch relevante Bilirubinverdrängung vom Albumin (Järnerot et al. 1981). Ein vermehrtes Auftreten eines neonatalen Ikterus wurde bisher in keiner Studie beobachtet.

Die Auswirkungen von Sulfasalazin auf den Verlauf und den Ausgang der Schwangerschaft wurde bei mehr als 2000 Graviditäten von Patientinnen mit entzündlichen Darmerkrankungen untersucht, die kontinuierlich oder vorübergehend Sulfasalazin alleine oder in Kombination mit Kortikosteroiden erhielten. (Willoughby und Truelove 1980; Mogadam et al. 1981; Miller 1986). In keiner dieser Studien wurde eine Erhöhung der kindlichen Missbildungsrate gefunden. Ebenso fanden Norgard und Mitarbeiter in einer Fallkontrollstudie keinen Hinweis auf ein durch Sulfasalazin erhöhtes Risiko für kindliche Missbildungen (Norgard et al. 2001). Nach Verabreichung einer Tagesdosis von 3g an die Mutter wurde eine reversible Neutropenie beim Neugeborenen beobachtet (Levi et al. 1998).

In einer Studie wurde der Schwangerschaftsverlauf von Patientinnen, die mit Sulfasalazin behandelt wurden, mit dem Verlauf bei unbehandelten Patientinnen verglichen (Mogadam et al. 1981). Auch hier zeigte sich kein Unterschied zwischen behandelten und unbehandelten Patientinnen in Hinblick auf die Missbildungsrate, das Auftreten eines neonatalen Ikterus oder das Geburtsgewicht der Kinder.

Sulfasalazin ist ein Folsäureantagonist, so dass – obwohl kein erhöhtes teratogenes Risiko zu bestehen scheint – die Gabe eines Folsäurepräparates für die gesamte Dauer der Schwangerschaft empfehlenswert ist (Hernandez et al. 2000).

Der Übergang von Sulfasalazin in die Muttermilch ist ebenfalls nachgewiesen (Järnerot und Into-Malmberg 1979). Bei den gestillten Kindern wurden mit einer Ausnahme keine Probleme im Zusammenhang mit der mütterlichen Einnahme von Sulfasalazin gesehen. Von einem Kind wurde berichtet, dass es nach zweimonatigem Stillen unter einer blutigen Diarrhoe litt (Nelis 1989). Es zeigte sich, dass die Mutter ein *slow acetylator* war (Acetylator-Typ des Kindes unbekannt). Die Symptome des Kindes verschwanden nach Absetzen von Sulfasalazin. Frauen mit einer Sulfasalazinbehandlung sollten umgehend den betreuenden Arzt verständigen, wenn bei dem Kind in der Stillzeit ein unerwartetes Symptom auftritt.

3.5. Methotrexat (MTX)

Dieses Medikament wird vereinzelt zur Behandlung von Patienten mit einem therapierefraktären Morbus Bechterew angewandt (Marshall und Kirwan 2001). MTX ist ein Folsäureantagonist mit schädigender Wirkung auf den Fötus. Typische Missbildungen bei MTX-Behandlung im ersten Trimester sind Neuralrohrdefekte sowie Schädel- und Skelettanomalien. Die kritische Phase für Missbildungen liegt zwischen der 6. und 8. Schwangerschaftswoche (Lloyd et al. 1999). MTX kann auch eine Fehlgeburt auslösen.

In der rheumatologischen Literatur sind 24 Schwangerschaften mit einer versehentlichen Einnahme von Methotrexat (in einer Dosierung von 7,5–20 mg/Woche) im ersten Trimenon beschrieben worden (Østensen et al. 2000a, Krähenmann et al. 2002). Zwei Kinder wiesen Missbildungen auf, die anderen Kinder waren gesund.

Fasst man alle veröffentlichten Daten zusammen (auch die aus der onkologischen Literatur), muss bei Gabe von MTX im ersten Trimester mit einem Missbildungsrisiko von etwa 10% gerechnet werden. MTX darf daher grundsätzlich nur dann an fertile Frauen verordnet werden, wenn eine wirksame Empfängnisverhütung gewährleistet ist. Da aktive Metaboliten des MTX zwischen zwei bis drei Monaten in Körperzellen persistieren können, muss MTX unbedingt zumindest drei Monate vor einer geplanten Schwangerschaft abgesetzt werden. Während der Behandlung mit MTX sollte ein Folsäurepräparat gegeben werden, das bei einer geplanten Schwangerschaft auch nach Absetzen des MTX weiterhin eingenommen und auch im ersten Trimester der Schwangerschaft beibehalten wird.

MTX wird nur in sehr geringer Menge in die Muttermilch ausgeschieden (Johns et al. 1972). Da aber die Wirkungen selbst dieser geringen Mengen von MTX auf den Säugling nicht bekannt sind, wird bei MTX-Therapie der Mutter generell vom Stillen abgeraten.

3.6. TNFα-Blocker

Etanercept und Infliximab sind in Hinblick auf die Gabe vor oder während einer Schwangerschaft nur unzureichend untersucht. Für die Stillzeit fehlen jegliche Daten.

Bei 27 Schwangerschaften mit Konzeption während einer Behandlung mit Etanercept (Enbrel) und bei 59 Schwangerschaften mit Konzeption während einer Infliximab-Therapie zeigte sich kein erhöhtes Risiko für Missbildungen oder andere Probleme des Neugeborenen (Antoni et al.

2001). Dennoch sollten zur Sicherheit TNFα-Blocker während der Schwangerschaft vermieden werden. Wegen seiner kurzen Halbwertszeit kann man mit dem Absetzen von Etanercept wahrscheinlich bis zum Ausbleiben der erwarteten Menstruation warten. Infliximab hat eine längere Halbwertszeit, so dass der Hersteller das Absetzen bereits vor einer geplanten Schwangerschaft empfiehlt.

4. Antikonzeption

Die meisten Frauen möchten ihre Schwangerschaften planen. Für eine Frau mit Morbus Bechterew ist diese Planung noch wichtiger, um zusätzliche Belastungen durch eine ungeplante Schwangerschaft zu vermeiden. Die Wahl der Antikonzeption hängt vom Alter (Lebensabschnitt) ab. Frauen zwischen 15 und 30 Jahren bevorzugen häufig hormonelle Antikonzeptiva, während Frauen, die bereits geboren haben, zumeist andere Methoden wie eine Spirale oder mechanische Verhütungsmittel benutzen.

Die Verhütung einer Schwangerschaft mit hormonellen Antikonzeptiva ist für Patientinnen mit Morbus Bechterew weitgehend unproblematisch. Sowohl Kombinationspräparate (Östrogen plus Gestagen), reine Gestagene oder auch Hormonspiralen können benutzt werden. In zwei eigenen Untersuchungen fanden wir, dass jüngere Patientinnen mit rheumatologischen Erkrankungen hormonelle Antikonzeptiva (für eine Gesamtdauer von fünf bis zehn Jahren) bevorzugen (Østensen et al. 2000b; Winter et al. 2002). Besondere krankheitsspezifische Probleme traten während oder nach der Anwendung nicht auf. Die Gabe von Östrogen mit dem Ziel, bei der Patientin mit Morbus Bechterew die Symptome der Erkrankung zu bessern, hat keine Aussicht auf Erfolg, wie zwei klinische Studien zeigten (Masi 1992).

5. Wechseljahre

5.1. Symptomatik in der Menopause

Mit Sistieren der Eireifung und der Monatsblutung kommt es bei der Frau in den Wechseljahren zu tiefgreifenden hormonellen Änderungen. Der Mangel an Östrogenen und Gestagenen macht sich an vielen Organen bemerkbar. Für die Patientin mit Morbus Bechterew fallen die Veränderungen des Knochenstoffwechsels besonders ins Gewicht, da oft bereits vorher eine Osteoporose als Folge der chronischen Entzündung besteht (Maillefert et al. 2001).

Ob der Abfall der weiblichen Sexualhormone während der Wechseljahre die Symptome eines Morbus Bechterew beeinflusst, ist nicht geklärt. Zwei Untersuchungen fanden mit zunehmendem Alter der Frauen mit Morbus Bechterew eine Zunahme der Schmerzen und einen erhöhten Bedarf an Analgetika und Antiphlogistika (Feldtkeller und Lemmel 1999; Zink et al. 2000).

Die Behandlung mit Bisphosphonaten, die den Knochenabbau verhindern, hat möglicherweise einen positiven Einfluss auf die Bechterew-bedingten Schmerzen. Einige Studien haben nach Infusion von Pamidronat eine deutliche Besserung von klinischen und labormäßigen Entzündungszeichen gefunden (Maksymowych et al. 2001, 2002). Sollte sich bestätigen, dass die Therapie mit Bisphosphonat bei Morbus Bechterew entzündungshemmend wirkt, wären Bisphosphonate sicher das Mittel der Wahl bei Patientinnen, die in der Menopause neben einer Osteoporose weiterhin unter starken Schmerzen und Steifigkeit leiden (siehe auch Kap. 16)

5.2. Hormonsubstitution

Es ist unbekannt, ob eine Substitution von Sexualhormonen die Beschwerden des Morbus Bechterew in oder nach der Menopause lindern kann. Für Patientinnen mit einem klimakterischen Syndrom (z.B. vasomotorische oder urogenitale Beschwerden, schlechte Lebensqualität durch Östrogenmangel) sind Östrogene allein oder in Kombination mit einem Gestagen angebracht. Vor der Verordnung sind die Gegenanzeigen (z.B. koronare Herzerkrankung, Thrombophilie) auszuschließen.

Zur Prävention der postmenopausalen Osteoporose müssen die Östrogene über 10–15 Jahre genommen werden, um die

Knochendichte stabil zu halten. Bei älteren Frauen kann die Östrogendosis meist auf peroral 0,3 mg konjugierte Östrogene/Tag (oder 0,625 mg jeden zweiten Tag) oder 1 mg 17-beta-Östradiol/Tag oder transdermal 25 µg Östradiol/Tag gesenkt werden. Die Wirkung der Sexualhormone auf den Knochenstoffwechsel ist jedoch individuell sehr verschieden.

6. Urogenitale Infektionen und gynäkologische Krankheiten

Chlamydia trachomatis ist in der westlichen Welt die häufigste Ursache für eine venerische Erkrankung und ist als möglicher Auslöser einer Spondylarthropathie bekannt. Dies gilt in erster Linie für die reaktive Arthritis mit oder ohne Reiter-Syndrom (Silveira et al. 1993).

In diesem Zusammenhang weisen verschiedene Studien auch auf die Bedeutung des HLA-B27 hin. Chlamydia-Peptide können an HLA-B27 binden und zytotoxische T-Zellen stimulieren (Kuon et al. 2001). Die Präsenz des HLA-B27 auf Zellen des Urogenitaltrakts begünstigt möglicherweise eine bakterielle Infektion (Lange et al. 1998).

Mehrere Untersuchungen haben gezeigt, dass Zeichen einer abgelaufenen Chlamydia-Infektion nicht nur bei einer reaktiven Arthritis signifikant häufiger zu finden sind, sondern auch bei männlichen und weiblichen Patienten mit Morbus Bechterew (Lange et al. 1998). Der Anteil der Patienten mit positivem Erregernachweis, positiver Serologie oder durch *Polymerase chain reaction* (PCR) nachgewiesener Chlamydia-DNA schwankt in verschiedenen Studien zwischen 20 und 60%. Die häufigsten urogenitalen Symptome bei Patientinnen mit Morbus Bechterew sind Urethritis, Vaginitis, Cervicitis und Salpingitis (Yli-Kerttula et al. 1985; Lange et al. 1998).

Wegen des häufig nachgewiesenen Zusammenhangs zwischen einer Infektion und dem Beginn einer Spondylarthritis stellt sich die Frage, ob bei der Diagnosestellung einer Spondylarthritis oder eines Morbus Bechterew grundsätzlich auch eine Suche nach einer Chlamydien-Infektion indiziert ist. Diese Frage lässt sich nicht allgemein für alle Patienten gleich beantworten, sondern muss individuell an Hand der Anamnese und der klinischen Befunde entschieden werden.

Bei einer Frau mit einem relativ akuten Beginn einer Sakroiliitis und einer Beteiligung peripherer Gelenke sollte eine sorgfältige Anamnese in Hinblick auf urogenitale Infektionen gemacht werden. Bei Vorliegen einer positiven Anamnese oder aktuell vorliegender urogenitaler Symptomatik sollte in jedem Fall eine Diagnostik auf *Chlamydia trachomatis* erfolgen. Umstritten ist dennoch, ob diese Diagnostik nicht grundsätzlich bei allen Neudiagnostizierten mit Morbus Bechterew angebracht wäre, da Chlamydia-Infektionen häufig asymptomatisch verlaufen (Silveira et al. 1993).

Bisher fehlen leider prospektive Untersuchungen, die den Einfluss einer Chlamydien-Infektion auf die Auslösung oder den Schweregrad eines Morbus Bechterew eindeutig belegen. Unabhängig davon erscheint bei der Frau eine besonders sorgfältige Anamnese und Diagnostik hinsichtlich urogenitaler Infektionen immer sinnvoll, da gerade die Chlamydien-Infektion ein hohes Risiko für eine chronische oder chronisch-rezidivierende Salpingitis mit den bekannten negativen Konsequenzen für die Fertilität bedeutet.

Auch stellt sich die Frage, ob eine kurz- oder langzeitige Antibiotikatherapie bei bereits bestehendem Morbus Bechterew den Verlauf der Krankheit günstig beeinflussen könnte (Leirisalo-Repo 1993). Die meisten klinischen Studien zu dieser Frage konnten allerdings keinen Vorteil einer Antibiotikabehandlung aufzeigen (siehe Kap. 2).

Skandinavische Forscher berichteten bereits 1980 über ein gehäuftes Vorkommen einer bilateralen Sakroiliitis bei Frauen mit Salpingitiden (Hagenfeldt und Szanto 1980). In einer epidemiologischen Untersuchung von Frauen im Alter von 40–42 Jahren wurden bei den Frauen mit Morbus Bechterew signifikant häufiger gynäkologische Krankheiten wie Metrorrhagie und Adnexitis gefunden als bei Gesunden (Østensen und Schei 1997). Bei den Frauen mit Morbus Bechterew war auch eine Hysterektomie häufiger durchgeführt worden.

Wegen des gehäuften Vorkommens von urogenitalen Symptomen bei Spondylarthropathien wurde von einigen Forschern die Hypothese diskutiert, dass Entzündungen der weiblichen Genitalorgane eine Manifestation einer Spondylarthropathie sein könnten, ähnlich wie die Uveitis (Yli-Kerttula et al. 1985). Vorliegende Daten lassen keinen Schluss zu, ob es sich bei der Assoziation um einen Auslösemechanismus oder um eine tatsächliche Krankheitsmanifestation einer Spondylarthropathie handelt.

7. Zusammenfassung

Bei Morbus Bechterew bestehen nur wenige geschlechtsspezifische Unterschiede, so dass Diagnosestellung und Behandlung bei Frauen und Männern im Wesentlichen gleich sind. Die Besonderheiten beziehen sich bei der Frau mit Morbus Bechterew auf die Schwangerschaft, die Stillzeit, die Mutterschaft sowie die Wechseljahre, die eine Anpassung der Bechterew-Therapie erforderlich machen können.

10 Fragen zum Thema

1. Gibt es geschlechtsspezifische Unterschiede im Krankheitsverlauf des Morbus Bechterew?

Geschlechtsspezifische Unterschiede bestehen nur im Hinblick auf die krankheitsspezifischen Veränderungen an der Wirbelsäule, die sich bei Männern rascher entwickeln und signifikant häufiger zur Ankylose führen.

2. Beeinflussen Schwangerschaft oder Menopause (oder Hormongaben) den Krankheitsverlauf?

Eine Schwangerschaft wird von etwa 25% der Patientinnen als Krankheitsauslöser angegeben. Hormongaben oder die hormonellen Veränderungen im Zuge der Menopause haben keinen erwiesenen Einfluss auf den Krankheitsverlauf.

3. Bedeuten Schwangerschaft und Entbindung ein erhöhtes Risiko für eine Frau mit Morbus Bechterew?

Schwangerschaft und Entbindung stellen kein erhöhtes Risiko im Hinblick auf die Gesundheit der Mutter während der Schwangerschaft dar. Auch wirkt sich der Morbus Bechterew nicht ungünstig auf den Fötus oder das Neugeborene aus. Drei bis sechs Monate nach einer Schwangerschaft kommt es aber bei über der Hälfte der Patientinnen mit Morbus Bechterew zu einer vorübergehenden Krankheitsverschlechterung.

4. Wann ist auf Grund des Morbus Bechterew eine Geburt durch Sectio indiziert?

Eine Sectio auf Grund des Morbus Bechterew ist nur indiziert falls nach endoprothetischer Versorgung eines oder zweier Hüftgelenke die Bewegung der Hüftgelenke weiterhin stark eingeschränkt ist.

5. Welche Untersuchungen sind vor einer Schwangerschaft wichtig?

Bei einer Patientin mit Morbus Bechterew ist vor einer geplanten Schwangerschaft eine Röntgenaufnahme des Beckens und der LWS sowie – bei Verdacht auf Veränderungen – auch der HWS sinnvoll, um klinische Entscheidungen im Rahmen der Geburt zu erleichtern.

6. Bechterew-Medikamente: vor oder während der Schwangerschaft bzw. Stillzeit kontraindiziert?

NSAR: Klassische Cox1/Cox2-Hemmer sind nicht teratogen. Sie hemmen die fötale Prostaglandinsynthese und können zu einer Reduktion der fötalen Urinproduktion oder/und einer Verengung des fötalen *Ductus arteriosus Botalli* führen. Empfehlung: NSAR 6–8 Wochen vor dem Geburtstermin absetzen. Mehrere NSAR können während der Stillzeit gegeben werden.

Basistherapeutika: Sulfasalazin kann bei gleichzeitiger Gabe von Folsäure während der Schwangerschaft und Stillzeit eingenommen werden. Methotrexat muss spätestens 3 Monate vor einer geplanten Schwangerschaft abgesetzt werden. Bei Verschreibung an fertile Frauen ist für eine sichere Empfängnisverhütung zu sorgen. Wegen unzureichender Datenlage sind TNFα-Hemmer während der Schwangerschaft und Stillzeit kontraindiziert.

7. Morbus Bechterew und Antikonzeptiva: gibt es besondere Empfehlungen?

Frauen mit Morbus Bechterew haben keine krankheitsbedingten Beschränkungen bei der Wahl der Antikonzeption.

8. Östrogensubstitution bei Frauen mit Morbus Bechterew in der Postmenopause: was ist anzuraten?

Östrogensubstitution hat keinen Einfluss auf die Symptome eines Morbus Bechterew. Der Stellenwert der Östrogene zur Verhinderung der postmenopausalen Osteoporose ist umstritten.

9. Frauen mit Morbus Bechterew: sollte der Gynäkologe gezielt auf Chlamydien untersuchen?

Die Art des Krankheitsbeginns und die sorgfältige Anamnese sind Grundlage für eine gezielte Untersuchung auf eine Chlamydien-Infektion. Die Indikation hierzu sollte großzügig gestellt werden, um eine chronische Salpingitis zu vermeiden.

10. Gibt es Bechterew- oder Reiter-assoziierte gynäkologische Erkrankungen?

Gynäkologische Erkrankungen, die gehäuft bei Patientinnen mit Morbus Bechterew und Morbus Reiter auftreten sind Urethritis, Vaginitis, Cervicitis und Salpingitis.

Literatur

Alano MA, Ngougmna E, Ostrea EM et al (2001) Analysis of nonsteroidal antiinflammatory drugs in meconium and its relation to persistent pulmonary hypertension of the newborn. Pediatrics 107: 519–23

Antoni CE, Furst D, Manger B et al (2001) Outcome of pregnancy in women receiving remicade (Infliximab) for the treatment of Crohn's disease or rheumatoid arthritis. Arthritis Rheum 44:S84

Braun J, Bollow M, Remlinger G, et al (1998) Prevalence of spondylarthropathies in HLA-B27

positive and negative blood donors. Arthritis Rheum 41:58–67
Briggs GG, Freeman RK, Yaffe SJ (2002) Acetaminophen. In: Briggs GG, Freeman RK, Yaffe SJ (ed.) Drugs in pregnancy and lactation, 6th edition. Lippincott, Williams und Wilkins, Philadelphia, pp 6a–12a
Calin A, Fries JF (1975) Striking prevalence of ankylosing spondylitis in "healthy" w27 positive males and females. A controlled study. N Engl J Med 293:835–9
Feldtkeller E, Bruckel J, Khan MA (2000) Scientific contributions of ankylosing spondylitis patient advocacy groups. Curr Opin Rheumatol 12:239–47
Feldtkeller E, Lemmel EM (1999) Zur Situation von Spondyloarthritis-Patienten. Ergebnisse einer Repräsentativbefragung der Deutschen Vereinigung Morbus Bechterew. Novartis Pharma Verlag, Nürnberg
Dougados M, van der Linden S, Juhlin R et al (1991) The European Spondylarthropathy Study Group preliminary criteria for the classification of spondylarthropathy. Arthritis Rheum 34:1218–27
Gran JT, Husby G, Hordvik M, et al (1984) Radiological changes in men and women with ankylosing spondylitis. Ann Rheum Dis 43:570–5
Gran JT, Østensen M, Husby G (1985) A clinical comparison between males and females with ankylosing spondylitis. J Rheumatol 12:126–9
Gran JT, Husby G (1993) The epidemiology of ankylosing spondylitis. Semin Arthritis Rheum 22:319–34
Gran JT, Skomsvoll JF (1997) The outcome of ankylosing spondylitis: a study of 100 patients Br J Rheumatol 36:766–71
Gran JT, Østensen M (1998) Spondyloarthritides in females. Bailliére's Clin Rheumatol 12:695–715
Guillemin F, Briancon S, Pourel J et al (1990) Long-term disability and prolonged sick leaves as outcome measurements in ankylosing spondylitis. Possible predictive factors. Arthritis Rheum 33:1001–1006
Hagenfeldt K, Szanto E (1980) Sacroiliitis in women – a late sequelae to acute salpingitis. Am J Obstet Gynecol 138:1039–41.
Helenius LM, Hietanen JH, Helenius I et al (2001) Focal sialadenitis in patients with ankylosing spondylitis and spondyloarthropathy: a comparison with patients with rheumatoid arthritis or mixed connective tissue disease. Ann Rheum Dis 60:744–9.
Hernandez-Diaz S, Werler MM, Walker AM et al (2000) Folic acid antagonists during pregnancy and the risk of birth defects. N Eng J Med 343: 1608–14
Hickok DE, Hollenbach KA, Reilley SF et al (1989) The association between decreased amniotic fluid volume and treatment with nonsteroidal anti-inflammatory agents for preterm labor. Am J Obstet Gynecol 160:1525–31
Järnerot G, Into-Malmberg MB (1979) Sulphasalazine treatment during breast feeding. Scand J Gastroenterol 14:869–71
Järnerot G, Into-Malmberg MB, Esbjorner E (1981) Placental transfer of sulphasalazine and sulphapyridine and some of its metabolites. Scand J Gastroenterol 16:693–697
Johns DG, Rutherford LD, Keighton PC et al (1972) Secretion of methotrexate into human milk. Am J Obstet Gynecol 112:978–80
Kennedy LG, Will R, Calin A (1993) Sex ratio in the spondyloarthropathies and its relationship to phenotypic expression, mode of inheritance and age at onset. J Rheumatol 20:1900–4
Kidd B, Mullee M, Frank A, Cawley M (1988) Disease expression of ankylosing spondylitis in males and females. J Rheumatol 15:1407–9
Krähenmann F, Østensen M, Stallmach T et al (2002) In utero first trimester exposure to low-dose methotrexate with increased fetal nuchal translucency and associated malformations. Prenat Diagn 22:489–90
Kuon W, Holzhutter HG, Appel H et al (2001) Identification of HLA-B27 restricted peptides from the Chlamydia trachomatis proteome with possible relevance to HLA-B27-associated diseases. J Immunol 167:4738–46
Lange U, Berliner M, Ludwig M et al (1998) Ankylosing spondylitis and infections of the female urogenital tract. Rheumatol Int 17:181–4
Leirisalo-Repo M (1993) Are antibiotics of use in reactive arthritis? APMIS 101:575–81
Levi AJ, Liberman M, Levi AJ (1988) Reversible congenital neutropenia associated with maternal sulphasalazine therapy (letter). Eur J Pediat 148:174–5
Llanas B, Cavert MH, Apere H et al (1996) Les effets secondaires du ketoprofène après exposition intra-utérine. Intérêt du dosage plasmatique. Arch Pediatr 3:248–53
Lloyd ME, Carr M, McElhatton P et al (1999) The effects of methotrexate on pregnancy, fertility and lactation. Q J Med 92:551–63
Loftin CD, Trivedi DB, Langenbach R (2002) Cyclooxygenase-1-selective inhibition prolongs gestation in mice without adverse effects on the ductus arteriosus. J Clin Invest 110:549–557
Maillefert JF, Aho LS, El Maghraoui A et al (2001) Changes in bone density in patients with an-

kylosing spondylitis: a two-year follow-up study. Osteoporos Int 12:605–9

Maksymowych WP, Lambert R, Jhangri GS et al (2001) Clinical and radiological amelioration of refractory peripheral spondyloarthritis by pulse intravenous pamidronate therapy. J Rheumatol 28:144–55

Maksymowych WP, Jhangri GS, Fitzgerald AA et al (2002) A six-month randomized, controlled, double-blind, dose-response comparison of intravenous pamidronate (60 mg versus 10 mg) in the treatment of nonsteroidal antiinflammatory drug-refractory ankylosing spondylitis. Arthritis Rheum 46:766–73

Marshall RW, Kirwan JR (2001) Methotrexate in the treatment of ankylosing spondylitis. Scand J Rheumatol 30:313–4

Masi AT (1992) Do sex hormones play a role in ankylosing spondylitis? Rheum Dis Clin North Am18:153–176

Miller JP (1986) Inflammatory bowel disease in pregnancy: a review. J Roy Soc Med 79:221–25

Mogadam M, Dobbins WO, Korelitz BI et al (1981) Pregnancy in inflammatory bowel disease: Effect of sulphasalazine and corticosteroids on fetal outcome. Gastroenterology 80:72–76

Momma K, Takeuchi H (1983) Constriction of the ductus arteriosus by non-steroidal anti-inflammatory drugs. Prostaglandins 26:631–43

Nelis GF (1989) Diarrhoea due to 5-aminosalicylic acid in breast milk. Lancet i:383

Norgard B, Czeizel AE, Rockenbauer M et al (2001) Population based case control study of the safety of sulfasalazine use during pregnancy. Aliment Pharmacol Ther 15:483–6

Norton ME, Merril J, Cooper BAB et al (1993) Neonatal complications after the administration of indomethacin for preterm labor. N Engl J Med 329:1602–7

Østensen M, Husby G, Romberg Ø (1982) Ankylosing spondylitis and motherhood. Arthritis Rheum 25:140–143

Østensen M, Husby G (1983) A prospective clinical study of the effect of pregnancy on rheumatoid arthritis and ankylosing spondylitis. Arthritis Rheum 26:1155–1159

Østensen M, Rugelsjöen A (1992) Problem areas of the rheumatic mother. Am J Repr Immunol 28:254–55

Østensen M (1993) Total hip replacement in women of fertile age (in Norwegian). Tidsskr Nor Lægeforen 113:1483–5

Østensen M, Østensen H (1996) Safety of nonsteroidal antiinflammatory drugs in pregnant patients with rheumatic disease. J Rheumatol 23:1045–9.

Østensen M (1996) Safety of non-steroidal antiinflammatory drugs during pregnancy and lactation. Inflammopharmacology 4:31–41

Østensen M, Østensen H (1998) Ankylosing spondylitis – the female aspect. J Rheumatol 25:120–4

Østensen M, Schei B (1997) Sociodemographic characteristics and gynecological disease in 40–42 year old women reporting musculoskeletal disease. Scand J Rheumatol 26:426–434

Østensen M, Hartmann H, Salvesen K (2000a) Low dose weekly methotrexate in early pregnancy. A case series and review of the literature. J Rheumatol 27:1872–5

Østensen M, Almberg K, Svean Koksvik H (2000b) Sex, reproduction, and gynecological disease in young adults with a history of juvenile chronic arthritis. J Rheumatol 27:1783–7

Resnick D, Dwosh Il, Goergen TG (1976) Clinical and radiographic abnormalities in ankylosing spondylitis: a comparison between men and women. Radiology 119:293–99

Scotto di Fazano C, Grilo RM, Vergne P et al (2002) Is the relationship between spondylarthropathy and Sjögren's syndrome in women coincidental? A study of thirteeen cases. Joint Bone Spine 69:383–7

Silveira LH, Gutierrez F, Scopelitis E et al (1993) Chlamydia induced reactive arthritis. Rheum Dis Clin North Am 19:351–62

Spörri S, Hänggi W, Braghetti A et al (1997) Pelvimetry by magnetic resonance imaging as a diagnostic tool to evaluate dystocia. Obstet Gynecol 89:902–8

Stika CS, Gross GA, Leguizamon G et al (2002) A prospective randomized safety trial of celecoxib for treatment of preterm labor. Am J Obstet Gynecol 187:653–60

Vermillion ST, Scardo JA, Lashus AG et al (1997) The effect of indomethacin tocolysis on fetal ductus arteriosus constriction with advancing gestational age. Am J Obstet Gynecol 177:256–61

Ward MM, Kuzis S (2001) Risk factors for work disability in patients with ankylosing spondylitis. J Rheumatol 28:315–21

Wiggins DA, Elliott JP (1990) Oligohydramnios in each sac of a triplet gestation caused by motrin – fulfilling Kock's postulates. Am J Obstet Gynecol 162:460–1

Will R, Edmunds L, Elswood J, Calin A (1990) Is there sexual inequality in ankylosing spondylitis? A study of 498 women and 1202 men. J Rheumatol 17:1649–52

Willoughby CP, Truelove SC (1980) Ulcerative colitis and pregnancy. Gut 21:469–74

Winter E, Villiger PV, Østensen M (2002) Use of contraceptive methods in women with SLE and spondylarthropathies. Lupus 11:694

Yli-Kerttula UI, Kataja MJ, Vilppula AH (1985) Urogenital involvements and rheumatic disorders in females. An interview study. Clin Rheumatol 4:170–5

Zink A, Braun J, Listing J, Wollenhaupt J et al (2000) Disability and handicap in rheumatoid arthritis and ankylosing spondylitis – results from the German rheumatological data. J Rheumatol 27:613–22

Die Therapie aus Patientensicht

Kapitel 21

Therapiewünsche, Therapieziele

Albrecht Falkenbach, Tamas Zilahi, Kurt Ammer

1. Einleitung

Das vorliegende Buch konzentriert sich vor allem auf die Behandlungsmöglichkeiten von körperlichen Krankheitsmanifestationen des Morbus Bechterew. Public Health und Rehabilitationsforschung haben in den vergangenen Jahren jedoch aufgezeigt, dass ein Schaden im Bereich einer Körperstruktur oder ein Defizit in einer Körperfunktion alleine kaum etwas über die Bedeutung dieses Befundes für die Gesundheit (im Sinne der WHO-Definition) eines Patienten aussagt.

2. Funktionale Gesundheit

Neben dem körperlichen Schaden beeinflusst noch eine Vielzahl anderer Faktoren den Gesundheitszustand des Menschen. Die Gesamtheit aller körperlichen, persönlichen und sozialen Aspekte eines Individuums wird gemeinsam mit den Umfeldbedingungen unter dem Begriff der funktionalen Gesundheit zusammengefasst. Die maximale funktionale Gesundheit ist durch eine unbehinderte persönliche Aktivität und eine uneingeschränkte soziale Partizipation eines Individuums gekennzeichnet. Es ist also notwendig, bei der Wertung eines körperlichen Befundes auch dessen Auswirkung auf die funktionale Gesundheit zu erfassen, um sich bei der Behandlung auf das für den Patienten Relevante konzentrieren zu können.

3. Therapiewünsche des Patienten

Ein Patient mit Morbus Bechterew, den seine Beschwerden stören, sucht den Arzt seines Vertrauens auf, damit dieser ihn berät, betreut und behandelt. Der durch Krankheitssymptome beeinträchtigte Gesundheitszustand generiert einen Therapiewunsch. Der Patient ist bereit, Mühen auf sich zu nehmen und Therapierisiken einzugehen, um eine Linderung seiner Beschwerden zu erreichen. Er wird schnell lernen, dass es eine chronische, nicht heilbare Erkrankung ist, die seine Beschwerden verursacht. Er wird in Zukunft immer wieder mit kleineren und größeren Beschwerden rechnen müssen.

Was ein Patient von einer optimalen Behandlung während einer akuten Phase des Morbus Bechterew erwartet, ist aus Tabelle 1 ersichtlich. Diese Nennungen umfassen offensichtlich auch Aspekte, an die der behandelnde Arzt zumeist nicht denkt, die für den Patienten aber offensichtlich relevant sind. Ein Abbau der Diskrepanz zwischen den primären Erwartungen des Patienten und den Vorstellungen des Arztes ist wünschenswert und notwendig. Aus diesem Grunde bezieht sich dieses Kapitel mehr auf die Wünsche und Erwartungen des Patienten. Es will den Leser an Banales erinnern, nämlich dass der Arzt bei der Therapieverordnung nicht nur die Befundlage, sondern auch die Erwartungen des Patienten beachten sollte.

Schon bei der Diagnostik müssen mögliche Therapieziele in die Überlegungen einbezogen werden. Es sei in Erinnerung geru-

Tabelle 1. Spontane Nennungen* von 100 Patienten mit Morbus Bechterew auf die Frage (im Rahmen eines offenen Interviews): Was erwarten Sie von einer optimalen Behandlung in der Phase, *wenn der Bechterew aktiv ist?* (nach: Falkenbach und Curda 2001)

Medikamente (32)
Schmerzbeseitigung (23)
Krankheitsbeseitigung (12)
Verbesserung der Beweglichkeit (11)
besser ausgebildete Ärzte (8)
Radonstollenbehandlung (7)
seelischer Beistand (6)
spezielle Therapeuten (5)
es soll etwas getan werden (5)
Gespräche (4)
Bewegungstherapie (4)
Massagebehandlung (4)
Verständnis (3)
Alternativen zur medikamentösen Therapie (3)
Schübe müssen verhindert werden (3)
eine individuelle Therapie (3)
selbst motivieren (3)
Unterwassergymnastik (3)
Zuspruch (2)
dauerhafte Linderung (2)
nicht zuviel tun (2)
Unterwassermassage (2)

* Multiple Nennungen waren möglich, die Antworten sind im Wortlaut wiedergegeben, sowohl Nennungen von Therapiezielen als auch Nennungen von Therapiemethoden

fen, dass der Patient seinen Arzt nicht wegen der Diagnostik, sondern wegen der Behandlung aufsucht. Er erhofft sich eine Linderung oder Beseitigung seiner Beschwerden. Wenn schon vorher absehbar ist, dass die Diagnostik keine therapeutischen Konsequenzen nach sich zieht, ist sie entbehrlich. Die Diagnostik ist für den Patienten nur ein notwendiges Vehikel auf dem Weg zur Therapie.

Die gemeinsame Erörterung erreichbarer Therapieziele durch Arzt und Patient sollte also am Anfang der Planung von Diagnostik und Therapie stehen und nach Abschluss der notwendigen Diagnostik erneut angepasst werden. Welches Therapieziel erreichbar ist, wird vor allem durch die zugrunde liegenden Befunde, die zur Verfügung stehenden Interventionsmöglichkeiten und die Mitarbeit des Patienten bestimmt.

Es sind aber nicht allein die erreichbaren Therapieziele, die es mit allen Mitteln anzustreben gilt. Patient und Arzt müssen gemeinsam besprechen, ob das erreichbare Therapieziel überhaupt für den Patienten bedeutsam ist. Gerade in Zeiten knapper Ressourcen sind solche ohnehin sinnvollen Überlegungen nicht zuletzt auch aus Gründen der ökonomischen Vernunft zu fordern.

4. Der Arzt berät, der Patient entscheidet

Therapie und Rehabilitation des Patienten mit Morbus Bechterew haben zum Ziel, dem Patienten eine möglichst uneingeschränkte Aktivität und Teilhabe zu ermöglichen. Der Patient sollte all das tun können, was er tun würde, wenn er nicht an Morbus Bechterew erkrankt wäre.

Es ist offensichtlich, dass dieses hochgesteckte Ziel nur gemeinsam mit dem Patienten definiert und angestrebt werden kann. Der Patient selbst muss vorgeben, welche Ziele ihm wichtig sind und welche Mühen und Risiken er zu tragen bereit ist, um dieses Ziel zu erreichen. Es muss jedem betreuenden Arzt bewusst sein, dass der Patient selbst die damit zusammenhängenden Entscheidungen trifft und der Arzt lediglich im Auftrag und im Sinne des Patienten berät, betreut und behandelt.

Diese Sichtweise ist wohl unumstritten, aber sie steht doch häufig im Widerspruch zu der im klinischen Alltag allzu üblichen Vorgehensweise, die Behandlung allein nach Sichtung der im Vordergrund stehenden körperlichen Befunde zu „verordnen". Diese auf den Befunden beruhende Einschätzung der Behandlungsmöglichkeiten ist zweifellos die Grundlage der differentialtherapeutischen Überlegungen, aber die Therapieentscheidung ist in jedem Falle unvollständig, wenn sie nicht auch die individuellen Ziele des Patienten berücksichtigt.

Der Patient muss mitteilen, was ihm im täglichen Leben und für die Zukunft wichtig ist und wobei er sich – im Sinne dieses Buches – durch den Morbus Bechterew maßgeblich eingeschränkt fühlt. Arzt und

Patient sollten gemeinsam erarbeiten, ob die Einschränkung des Patienten in der Tat mit dem Morbus Bechterew im Zusammenhang steht oder vielleicht doch ein anderer Grund vorliegt. Der Arzt muss nun nach adäquater Diagnostik dem Patienten darlegen, welche Manifestationen des Morbus Bechterew mit seinen Beschwerden in ursächlichem Zusammenhang stehen könnten und welche Behandlungsmöglichkeiten es gibt.

Wenn der Morbus Bechterew als dominierende Ursache der von dem Patienten empfundenen Einschränkung identifiziert wurde, muss er optimal behandelt werden (Therapie) und/oder nach *geeigneten Maßnahmen* gesucht werden, die dem Patienten trotz der Behinderung durch den Morbus Bechterew eine möglichst uneingeschränkte *Aktivität* und *Partizipation* ermöglichen (Rehabilitation).

5. Analyse der Partizipationseinschränkung durch Morbus Bechterew

Da die möglichst uneingeschränkte Partizipation eines Patienten mit Morbus Bechterew das letztendliche – zumeist sehr indirekte – Ziel einer jeden Intervention ist, könnte die Teilhabe ja auch der Ausgangspunkt für Überlegungen hinsichtlich sinnvoller therapeutischer und rehabilitativer Maßnahmen sein. Dieser Versuch sei im Nachfolgenden unternommen, obwohl er sehr abstrakt und sehr allgemein bleiben muss, da er die individuellen Gegebenheiten nicht erfassen kann.

Die individuellen Gegebenheiten, Potenziale und Präferenzen bestimmen aber maßgeblich die Partizipation des Patienten. Da es noch kein validiertes Instrument zur Erfassung der Partizipation gibt (auch der WHO disability assessment schedule, WHO DAS II [www.who.int/icidh/whodas/, van Tubergen et al. 2003], beurteilt nur zum kleineren Teil Bereiche der Partizipation), bleibt nur das individuelle Gespräch zur Erfassung der Partizipationseinschränkung.

Wichtig für die Partizipation eines Menschen und somit auch für einen Patienten mit Morbus Bechterew sind – vereinfacht gesehen – Teilaktivitäten wie die Fähigkeit zur Selbstversorgung und Verrichtungen des täglichen Lebens, seine Mobilität, die Fähigkeit zur Kommunikation, der Umgang mit anderen Menschen und die Teilnahme am gesellschaftlichen Leben und der Umwelt.

Der Morbus Bechterew selbst kommt nur selten als Ursache für Einschränkungen in den letztgenannten Domänen, d.h. in der Kommunikationsfähigkeit, im Umgang mit anderen Menschen und in der Teilnahme am gesellschaftlichen Leben in Frage. Lediglich wenn der Patient für *seine* Partizipation eine große Mobilität benötigt, wenn er ständig unter Schmerzen oder Abgeschlagenheit leidet, wenn eine begleitende Iritis seine Kommunikation behindert oder wenn er wegen seines körperlichen Erscheinungsbildes andere Menschen meidet, wären hier Einschränkungen zu erwarten. Generell wird jedoch dem Patienten mit Morbus Bechterew sogar eine außergewöhnliche Kommunikationsfähigkeit und Kontaktfreude nachgesagt. Viele Ärzte und Therapeuten, die häufig mit Patienten mit Morbus Bechterew zu tun haben, bestätigen diese Sichtweise. Das Engagement der Patienten in den Selbsthilfegruppen spiegelt diese Beobachtung eindrücklich wider.

Wenn der Patient mit Morbus Bechterew dagegen über Einschränkungen in seiner Mobilität oder in seinen Fähigkeiten zur Selbstversorgung oder in seinen Aktivitäten des täglichen Lebens klagt, stehen sie doch häufiger in einem engeren Zusammenhang mit der Erkrankung.

Oftmals sind diese subjektiv empfundenen Einschränkungen dann jedoch mehr von Umweltfaktoren als von den Krankheitsmanifestationen abhängig, so dass eine Einflussnahme auf das Umfeld des Patienten dann bessere Erfolge bringen kann als die Behandlung der primär körperlichen Manifestationen des Morbus Bechterew. Eine komplexe Analyse der Lebensumstände ist also eine unabdingbare Voraussetzung für die Festlegung der aussichtsreichsten Interventionen.

Tabelle 2. BASFI Fragebogen in deutscher Übersetzung: einzelne BASFI Items (Falkenbach et al. 2002)

*Bitte markieren Sie mit einem Querstrich auf der Linie Ihre Fähigkeit, nachfolgende Aktivitäten auszuführen**

1. Ohne Hilfe oder Hilfsmittel Socken oder Strümpfe anziehen
2. Ohne Hilfsmittel vorbeugen, um einen Kugelschreiber vom Boden aufzuheben
3. Ohne Hilfe oder Hilfsmittel ein Bücherregal heraufreichen
4. Von einem Stuhl aufstehen, ohne die Hände oder andere Hilfsmittel zu benutzen
5. Auf dem Rücken liegend vom Boden aufstehen
6. Ohne Beschwerden 10 Minuten stehen (ohne Anlehnen oder Abstützen)
7. 12 bis 15 Stufen nacheinander steigen (ohne Geländer, ohne Stock)
8. Über Ihre Schulter blicken, ohne den Körper zu drehen
9. Körperlich anstrengende Tätigkeiten ausführen (gymnastische Übungen, Gartenarbeit, Sport..)
10. Die Aufgaben zu Hause oder am Arbeitsplatz einen ganzen Tag bewältigen

* Extreme: leicht möglich – unmöglich

6. Analyse der Aktivitätseinschränkung

Zur Quantifizierung der Aktivitätseinschränkungen eines Patienten mit Morbus Bechterew stehen mehrere validierte Fragebogen zur Verfügung (siehe auch Kap. 6). Die größte Verbreitung haben der Bath Ankylosing Spondylitis Functional Index (BASFI, Calin et al. 1994), der Dougados Funktions Index (DFI, Dougados et al. 1988) und der Health Assessment Questionnaire für die Spondylarthropathien (HAQ-S, Daltroy et al. 1990) gefunden. Diese Indizes werden zwar üblicherweise als Funktionsindizes bezeichnet, sie bilden aber in erster Linie Aktivitäten ab. Zur Orientierung von Aktivitätseinschränkungen bei älteren und jüngeren Patienten mit Morbus Bechterew dienen die in Abbildung 1 zusammengefassten Ergebnisse einer eigenen Untersuchung.

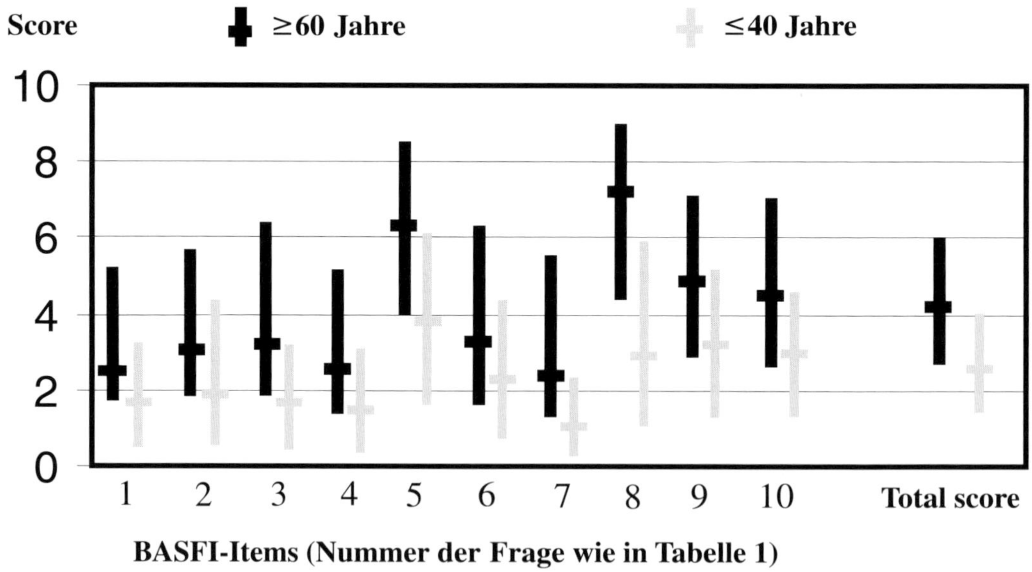

Abb. 1. Quantifizierung von Einschränkungen junger und alter Patienten mit Morbus Bechterew. Angeführt sind die Mediane und Interquartilen des Behinderungsausmaßes in Bezug auf die 10 Items des BASFI (siehe Tabelle 2) sowie der zusammengefasste BASFI-Score (Total score) bei Patienten im Alter von ≥ 60 Jahren bzw. ≤ 40 Jahren (Falkenbach et al. 2002)

Hierbei wird zugleich die Problematik solcher Fragebogen deutlich, die nur wenig zur individuellen Beurteilung relevanter Einschränkungen oder gar zur Therapieplanung beitragen können. Beispielsweise berichten ältere und jüngere Patienten mit Morbus Bechterew über die größte Einschränkung beim *Aufstehen vom Boden aus der Rückenlage heraus*. Es stellt sich jetzt die Frage, ob diese Einschränkung für den Patienten überhaupt relevant ist. Es ist für sein tägliches Leben wohl nur selten bedeutsam, auf dem Boden zu liegen und dann aufstehen zu müssen.

Die Bedeutung der einzelnen Items für den individuellen Patienten muss also noch immer mit dem Patienten selbst besprochen werden. Die Einschränkung in der Aktivität darf keinesfalls mit dem Ausmaß der Partizipationseinschränkung gleichgesetzt werden.

Es sei daran erinnert, dass diese Fragebogen auch nicht für die individuelle klinische Anwendung entwickelt wurden. Bei ihrer Anwendung muss man sich dessen bewusst sein. Die hier dargestellten Ergebnisse sollen lediglich ein Hinweis für den Leser sein, wo die größten Einschränkungen bei Patienten mit Morbus Bechterew im Allgemeinen zu erwarten sind, um dann Überlegungen hinsichtlich der individuellen Relevanz dieser Einschränkung einerseits und der Therapiemöglichkeiten andererseits anzustellen.

Die nächste Stufe ist die Analyse der Ursachen für die jeweils dominierende Aktivitätseinschränkung. Jetzt kommt man den primären Bechterew-Manifestationen wieder einen Schritt näher. Es sind gute Kenntnisse in Anatomie, Pathologie und Funktion erforderlich, um den ursächlichen Zusammenhang zwischen der Einschränkung der Aktivität und dem zugrunde liegenden Körperschaden und Funktionsverlust erkennen und beurteilen zu können.

Es sollte dann vor der Festlegung einer Behandlung nochmals kritisch hinterfragt werden, ob der angeschuldigte Körperschaden oder das diagnostizierte Funktionsdefizit wirklich die Aktivitätseinschränkung verursachen. Nur dann lässt die Behandlung des Schadens oder Funktionsdefizits auch eine Besserung in der Aktivität erwarten. In einer eigenen Analyse waren z.B. Alter oder Geschlecht wichtigere Prädiktoren für den BASFI als die krankheitsassoziierten Maße von Schober oder Ott (Falkenbach et al. 2003). Eine Verbesserung von Schober und Ott lässt also nicht unbedingt auch eine Verbesserung des BASFI oder allgemein von Aktivitäten des Patienten erwarten.

Auf allen Ebenen lassen sich externe Einflüsse (Umwelt, Kontext) identifizieren, die oftmals eine viel wichtigere Rolle spielen als die fokussierten strukturellen und funktionellen Defizite durch den Morbus Bechterew (Abbildung 2). Da es keine individualisierten Therapieleitlinien bei Morbus Bechterew gibt, müssen noch immer das Ge-

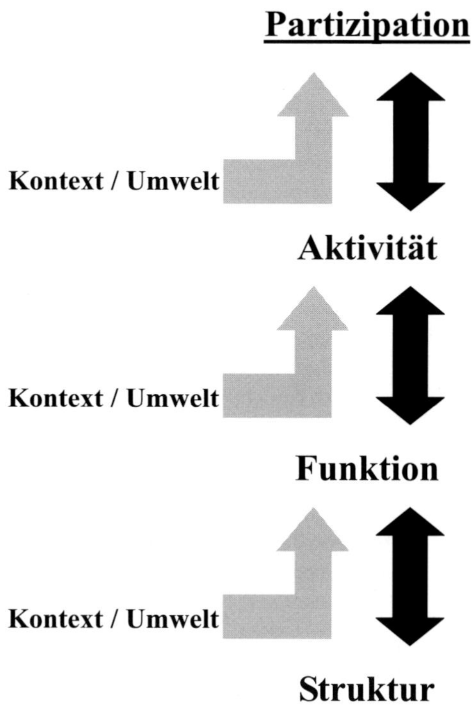

Abb. 2. Struktur und Funktion beeinflussen maßgeblich die Aktivität und Partizipation des Patienten mit Morbus Bechterew. Externe Einflüsse können jedoch noch bedeutsamer sein und müssen deshalb auch bei der Therapieplanung einbezogen werden. Das Therapieziel ist eine möglichst uneingeschränkte Partizipation des Patienten

spräch mit dem Patienten sowie die Kenntnisse und Erfahrungen des betreuenden Arztes den aussichtsreichsten Weg zum Erreichen der gemeinsam festzulegenden Therapieziele aufzeigen.

7. Zusammenfassung

Es sei nochmals betont, dass der hier dargestellte Weg, der nicht von dem Körperschaden, sondern von der Partizipationseinschränkung ausgeht, sehr theoretisch ist. Er ist auch unbequemer und länger als die Festlegung von Interventionen auf der Basis eines diagnostizierten Körperschadens. Er verdient dennoch eine größere Beachtung, wenn die für den Patienten individuell erreichbare Aktivität und Partizipation das oberste Ziel aller Interventionen sein soll. Eine Festlegung von Therapie- und Rehabilitationsmaßnahmen ohne die vorhergehende Definition des erreichbaren und individuell relevanten Ziels ist heutzutage obsolet.

10 Fragen zum Thema

1. Was ist „funktionale Gesundheit"?

Alle körperlichen, persönlichen und sozialen Aspekte eines Individuums werden gemeinsam mit den Umfeldbedingungen unter dem Begriff der funktionalen Gesundheit zusammengefasst.

2. Was bedeutet eine maximale funktionale Gesundheit für einen Menschen?

Eine maximale funktionale Gesundheit zeichnet sich durch eine unbehinderte persönliche Aktivität und eine uneingeschränkte soziale Partizipation aus.

3. Gibt es ein Messinstrument zur Erfassung der funktionalen Gesundheit?

Die ICF (International Classification of Functioning, Disability and Health) bildet die funktionale Gesundheit ab.

4. Welche Aspekte enthält der ICF?

Der ICF enthält eine Klassifikation der Körperfunktionen (einschließlich mentaler Bereiche), der Körperstrukturen, der Lebensbereiche und eine Liste der Umweltfaktoren.

5. Eine möglichst uneingeschränkte Aktivität und Teilhabe als Ziel aller Interventionen: was heißt das?

Vor Festlegung von Diagnostik, Therapie und Rehabilitation ist es notwendig, die Defizite in Aktivität und Partizipation des Patienten und den Zusammenhang mit dem Morbus Bechterew zu analysieren und festzulegen. Alle Maßnahmen sollten letztendlich zum Ziel haben, dass der Patient all das (oder möglichst viel) tun kann, was er tun würde, wenn er nicht erkrankt wäre. Die Interventionen fokussieren also nicht einen Körperschaden, sondern sollen Defizite in Aktivität und Partizipation so weit wie möglich beseitigen.

6. Wie identifiziert und quantifiziert man eine Partizipationsstörung?

Allein das persönliche Gespräch mit dem Patienten und eventuell mit seinen Angehörigen hilft, Einschränkungen in Aktivität und Partizipation zu erfassen. Es gibt keine standardisierten Analyseinstrumente. Auch WHO-DAS II oder ICF erfassen nur zu einem kleinen Teil Bereiche der Partizipation.

7. Welche Bereiche der Aktivität und Partizipation sind bei Morbus Bechterew häufig beeinträchtigt?

Im Vordergrund stehen Einschränkungen in der Mobilität, in der Fähigkeit zur Selbstversorgung und in den Verrichtungen des täglichen Lebens. Die Kommunikationsfähigkeit ist nur selten beeinträchtigt, zum Beispiel durch eine Iritis oder die gestörte Mobilität. Umweltfaktoren haben diesbezüglich oftmals eine größere Bedeutung als der Körperschaden.

8. Welcher Item im BASFI zeigt bei Morbus Bechterew den größten Wert? – Relevanz?

„Auf dem Rücken liegend vom Boden aufstehen" wird von den meisten Patienten mit Morbus Bechterew in allen Lebensaltern als größte Einschränkung im BASFI genannt. Die Bedeutung für die Aktivität und Partizipation des Patienten erscheint jedoch eher fraglich.

9. Welche Rolle spielen Umfeldbedingung bei häufigen Aktivitätsstörungen eines Patienten mit Morbus Bechterew?

Gerade Umfeldbedingungen, die die Mobilität erleichtern oder erschweren, können die Aktivität und Partizipation eines Patienten mit Morbus Bechterew maßgeblich beeinflussen und eine größere Bedeutung haben als der Bechterew-assoziierte Körperschaden. In diesem Fall kann eine Intervention zur Beeinflussung der Umfeldbedingungen dem Patienten einen größeren Benefit bringen als therapeutische Maßnahmen, die allein den Körperschaden fokussieren.

10. Was sind Kontextfaktoren?

Kontextfaktoren sind Umweltfaktoren und personenbezogene Einflussfaktoren (z.B. die Bildung eines Patienten). Kontextfaktoren können die Aktivität und Partizipation fördern (*facilitators*) oder hemmen (*barriers*).

Literatur

Calin A, Garrett S, Whitelock H, Kennedy LG, O'Hea J, Mallorie P, Jenkinson T (1994) A new approach to defining functional ability in ankylosing spondylitis: the development of the Bath Ankylosing Spondylitis Functional Index. J Rheumatol 21:2281–2285

Daltroy LH, Larson MG, Roberts WN, Liang MH (1990) A modification of the Health Assessment Questionnaire for the Spondyloarthropathies. J Rheumatol 17:946–950

Dougados M, Gueguen A, Nakache J-P, Nguyen M, Mery C, Amor B (1988) Evaluation of a functional index and an articular index in ankylosing spondylitis. J Rheumatol 15:302–307

Falkenbach A, Curda B (2001) Aktiver Morbus Bechterew: Symptomatik, Einschränkung der Lebensqualität, Therapiebeurteilung und Therapieerwartung aus Sicht des Patienten. Rehabilitation 40:275–279

Falkenbach A, Franke A, van Tubergen A, van der Linden S (2002) Assessment of functional ability in younger and older patients with ankylosing spondylitis – Performance of the Bath Ankylosing Spondylitis Functional Index. Am J Phys Med Rehabil 81:416–420

Falkenbach A, Franke A, van der Linden S (2003) Factors associated with body function and disability in patients with ankylosing spondylitis: a cross-sectional study. J Rheumatol 30:2186–2192 van Tubergen A, Landewé R, Heuft-Dorenbosch L, Spoorenberg A, van der Heijde D, van der Tempel H, van der Linden S (2003) Assessment of disability with the World Health Orangisation Disability Assessment Schedule II in patients with ankylosing Spondylitis. Ann Rheum Dis 62:140–145

Kapitel 22

Konventionelle und unkonventionelle Behandlungen

Albrecht Falkenbach, Erich Mur

1. Einleitung

Patienten mit Morbus Bechterew leiden aufgrund ihrer Erkrankung langfristig unter andauernden oder wiederkehrenden Beschwerden, vor allem unter Schmerzen und Einschränkungen der Beweglichkeit. Dadurch sind die Patienten in ihrer Aktivität und Partizipation in einem zum Teil beträchtlichen Ausmaß eingeschränkt. In vielen Fällen lassen sich diese Beschwerden durch die übliche „schulmedizinische" Behandlung nicht befriedigend lindern. Wie alle chronisch Kranken suchen dann auch die Patienten mit Morbus Bechterew Hilfe und Linderung durch alternativ oder komplementär angewandte unkonventionelle Maßnahmen.

Bis vor wenigen Jahren hat die „Schulmedizin" diese unkonventionellen Therapiemaßnahmen weitgehend außer Acht gelassen. Lediglich bei Berichten über Nebenwirkungen der unkonventionellen Interventionen wurde oftmals ausführlich berichtet, um damit vor diesen Maßnahmen zu warnen. Inzwischen stellt sich die Medizin jedoch zunehmend der Realität, d.h. auch all dem, was in den Augen der Patienten ihre Krankheit beeinflussen könnte, aus Sicht seines Arztes aber oftmals nicht gerade überzeugt (Panush 2000).

Auch wissenschaftliche Untersuchungen zur Effektivität unkonventioneller Maßnahmen werden jetzt häufiger durchgeführt. Sie belegen zumeist die Unwirksamkeit unkonventioneller Behandlungen, so z.B. einer homöopathischen Therapie mit *Formica rufa* und *Eigenblutgaben* bei Morbus Bechterew (Schirmer et al. 2000). Aber es gibt auch Studien mit Hinweisen darauf, dass vormals zumeist als unwirksam eingestufte Behandlungsmethoden durchaus effektiv sein können, z.B. die Massage oder Chirotherapie bei Rückenschmerzen (Cherkin et al. 2003; Ernst und Pittler 1999). Inzwischen werden auch an den medizinischen Fakultäten in Europa zunehmend häufig therapeutische Maßnahmen thematisiert, die von vielen Wissenschaftlern (insbesondere in den USA) als unkonventionell angesehen werden (Barberis et al. 2001; Falkenbach 1996; Falkenbach et al. 1998, 2001; Mur et al. 2003).

Bereits an dieser Stelle sei ausdrücklich betont, dass die Autoren ein offenes Gespräch mit dem Patienten über deren Sicht und Erfahrung mit unkonventionellen Methoden empfehlen. Der Arzt sollte nicht darauf warten, ob sein Patient ihm spontan von seinen „Therapieversuchen" berichtet, sondern aktiv die sachliche Diskussion suchen. Dieses aktive Vorgehen erlaubt dann auch eher eine sachliche Beratung des Patienten und fördert ein vertrauensvolles Arzt-Patienten-Verhältnis. Die Patienten haben oftmals kein Verständnis, wenn ihr Arzt nicht auch unkonventionelle Methoden in das Therapiekonzept einbaut (Eisenberg et al. 2001).

2. Angaben zur unkonventionellen Medizin in der Literatur

In den vergangenen Jahren ist eine starke Zunahme des Interesses an unkonventionellen Therapiemaßnahmen zu verzeichnen. Dies betrifft sowohl die Patienten (Eisenberg et al. 1998; Ernst 1998; Ramos-Remus et al. 1999) als auch die behandelnden Ärzte (Astin et al. 1998; Berman et al. 1995; Boucher und Lenz 1998; Crock et al. 1999) und die Versicherer (Pelletier et al. 1997). Besonders Patienten mit schweren Krankheitsbildern und wenig Hoffnung auf Besserung sowie eher depressive Patienten suchen Linderung oder Heilung in der alternativen Medizin (Nayak et al. 2003; Sastre-Garriga et al. 2003; Kessler et al. 2001; dello Buono et al. 2001; Fairfield et al. 1998; Adler und Fosket 1999; Nicassio et al. 1997), informieren ihren Arzt jedoch nur selten spontan darüber (Adler und Fosket 1999; Kanning 1999). Zumeist werden die unkonventionellen Methoden nicht anstelle, sondern in Ergänzung der konventionellen Maßnahmen angewandt (Ong et al. 2002; Druss und Rosenheck 1999). Patienten mit Erkrankungen aus dem rheumatologischen Formenkreis gehören zu den am meisten an alternativmedizinischen Maßnahmen Interessierten (Coulter et al. 2002; Ernst 1998; Chandola et al. 1999; Wainapel et al. 1998; Wolsko et al. 2003).

Es gibt eine Kontroverse unter Rheumatologen über den Nutzen unkonventioneller Maßnahmen (Neims 1999; Kramer 1999) und ob die gezielte Nachfrage nach gegenwärtig oder früher durchgeführten unkonventionellen Therapiemaßnahmen obligater Bestandteil der rheumatologischen Anamnese sein sollte (Perlman 2000). Diese Empfehlung erscheint durchaus sinnvoll, da die offene Aussprache und Beratung in Bezug auf „Alternativen" mit Sicherheit zur Vertrauensbildung zwischen Arzt und Patient beitragen können und obendrein ungewollte Interaktionen zwischen unkonventionellen Methoden und der verordneten konventionellen Therapie besser vermeidbar sind (Eisenberg et al. 1993).

Über die derzeitige Häufigkeit der Anwendung unkonventioneller Therapiemaßnahmen gibt es stark differierende Untersuchungsergebnisse. Dies ist auf unterschiedliche Versorgungssysteme, Traditionen und kulturelle Hintergründe zurückzuführen. Problematisch ist auch die unterschiedliche Zuordnung einer Intervention zur „Schulmedizin" oder „alternativen Medizin", die zwischen der dominierenden angloamerikanischen Literatur und dem Schrifttum anderer Länder deutlich differiert. Nicht zuletzt beeinflussen das Design einer solchen Befragungsstudie und der Ort der Befragung (z.B. Internet-Befragung, Hilsden et al. 1999) maßgeblich das Ergebnis.

Eine Briefbefragung von Patienten mit „Arthritis" ergab (bei einer Rückantwortrate von 30,1%), dass ein Drittel der Befragten komplementärmedizinische Behandlungen angewandt hatte (Resch et al. 1997). Bei älteren Patienten mit Arthrose war die Zahl noch höher (47%) und die jährlichen Ausgaben für die alternative Therapie (US$ 1.127) fast gleich hoch wie für die konventionelle Behandlung (US$1.148) (Ramsey et al. 2001).

In einer Londoner Klinikambulanz gaben 28% der Patienten mit muskuloskeletalen Erkrankungen an, dass sie in der Vergangenheit komplementärmedizinische Behandlungen durchgeführt hatten (Chandola et al. 1999). Demgegenüber berichteten im Rahmen einer telefonischen Befragung von Patienten universitärer und privater Rheumaambulanzen 90% der Befragten von Erfahrungen mit komplementären oder alternativen Maßnahmen (Rao et al. 1999). In der Erhebung einer alternativ- und komplementärmedizinisch ausgerichteten Therapieeinrichtung berichteten 30% der Patienten mit rheumatischen Erkrankungen von einer zumindest 50%igen Beschwerdelinderung nach der Durchführung unkonventioneller Therapiemaßnahmen (Bullock et al. 1999). Dennoch schätzen die meisten Patienten den therapeutischen Wert konventioneller Maßnahmen höher ein (Wilson und Lieberman 1999).

Internationale Erhebungen zur Anwendung unkonventioneller Maßnahmen durch

Patienten mit Morbus Bechterew liegen nicht vor, lediglich zusammenfassende Erfahrungsberichte (z.B. Berquet 1991). Aus diesem Grunde sollen nachfolgend die Ergebnisse eigener Befragungen angeführt werden (Curda et al. 2000; Falkenbach et al. 2002). Diese Erhebungen wurden in einem kurörtlichen Behandlungszentrum durchgeführt, können also aufgrund der Selektion der Patienten nicht für sich in Anspruch nehmen, repräsentative Daten zu liefern. Nur die Durchführung solcher Studien in unterschiedlichen Zentren, in der hausärztlichen Praxis oder in den Selbsthilfegruppen könnte in der Zusammenschau aussagekräftigere Ergebnisse für die Patienten mit Morbus Bechterew aus dem deutschsprachigen Raum liefern.

3. Häufigkeit der Anwendung konventioneller und unkonventioneller Interventionen

In einer Erhebung in Form eines offenen Interviews von Patienten mit Morbus Bechterew, die sich zur Radonthermalbehandlung in der Kranken- und Kuranstalt Gasteiner Heilstollen vorstellten, gaben 39 der 75 befragten Patienten an, dass sie (neben der Radonthermalstollenbehandlung) unkonventionelle Therapiemaßnahmen angewandt hatten oder noch anwandten (Curda et al. 2000). Insgesamt wurde über Erfahrungen mit 35 konventionellen (in gängigen Lehrbüchern genannten: Hettenkofer 1998; Schmidt 1995; van der Linden 1997; Zeidler 1990) und 40 unkonventionellen Maßnahmen berichtet (Curda et al. 2000).

Diese insgesamt 75 genannten konventionellen und unkonventionellen Maßnahmen wurden in einer Folgestudie (ebenfalls im Gasteiner Heilstollen) 150 weiteren Patienten mit Morbus Bechterew (36 Frauen, 114 Männer, 50 ±11 Jahre alt, Symptome seit 24 ±11 Jahren) im Wortlaut der früher befragten Patienten vorgegeben und mit Hilfe eines standardisierten Fragebogens deren Erfahrungen mit der jeweiligen Intervention erfasst. Die Patienten wurden gebeten anzugeben, ob sie bereits Erfahrung mit der jeweiligen Intervention gemacht haben und ob sie die Maßnahme auch weiterhin beibehalten wollen, was einen Hinweis auf den (subjektiven) Wert einer Maßnahme für den Patienten geben sollte. Konkret wurden die Patienten gefragt, ob sie die jeweils genannte Intervention *noch nie/früher/jetzt* durchgeführt haben.

Bei zusammenfassender Betrachtung aller *früher* oder *jetzt* durchgeführten Maßnahmen zeigte sich – unabhängig von Geschlecht, Alter und Krankheitsdauer – mit 67% ein Überwiegen der konventionellen gegenüber den unkonventionellen Maßnahmen (33%). 20 der befragten 150 Patienten gaben an, dass sie Erfahrung mit mehr als 15 verschiedenen unkonventionellen Maßnahmen hatten. Neben dem *Kuraufenthalt* (Befragung an einem Kurort!) wurden unter den konventionellen Interventionen *Massage*, *Krankengymnastik* und *Bewegung* am häufigsten genannt. Diese rangieren auch neben der *Lagerung*, *Wärme* und *Sport* unter den prozentual am häufigsten auch *jetzt* angewandten, das heißt beibehaltenen konventionellen Interventionen. Unter den entsprechend der Nennungen der früheren Befragung vorgegebenen unkonventionellen Maßnahmen wurden am häufigsten *warmes Klima*, *Meerbaden*, *selbständiges Psychotraining*, *Vitamintabletten*, *Verdrängen*, *Wechselduschen* und *Selbsthilfegruppe* genannt, die zumeist auch *jetzt* beibehalten wurden. Einige Patienten führen also eine Vielzahl unterschiedlicher Maßnahmen durch (33% unkonventionelle), wobei auch allgemeine Maßnahmen wie der Aufenthalt in einem *warmen Klima* oder *Meerbaden* in den Augen der Patienten offensichtlich krankheitsrelevant sind (Abb. 1, 2).

Im Anschluss an die Befragung im Rahmen dieser Studie kam es sehr häufig zu längeren Gesprächen zwischen den Patienten mit Morbus Bechterew und „ihren“ behandelnden Ärzten. Die Patienten zeigten ein großes Bedürfnis, die Meinung des Arztes hinsichtlich der „Alternativen“ zu erfragen. Sie äußerten häufig ausdrücklich ihre Zufriedenheit darüber, endlich einmal auch von einem Arzt auf unkonventionelle Maßnahmen angesprochen worden zu sein.

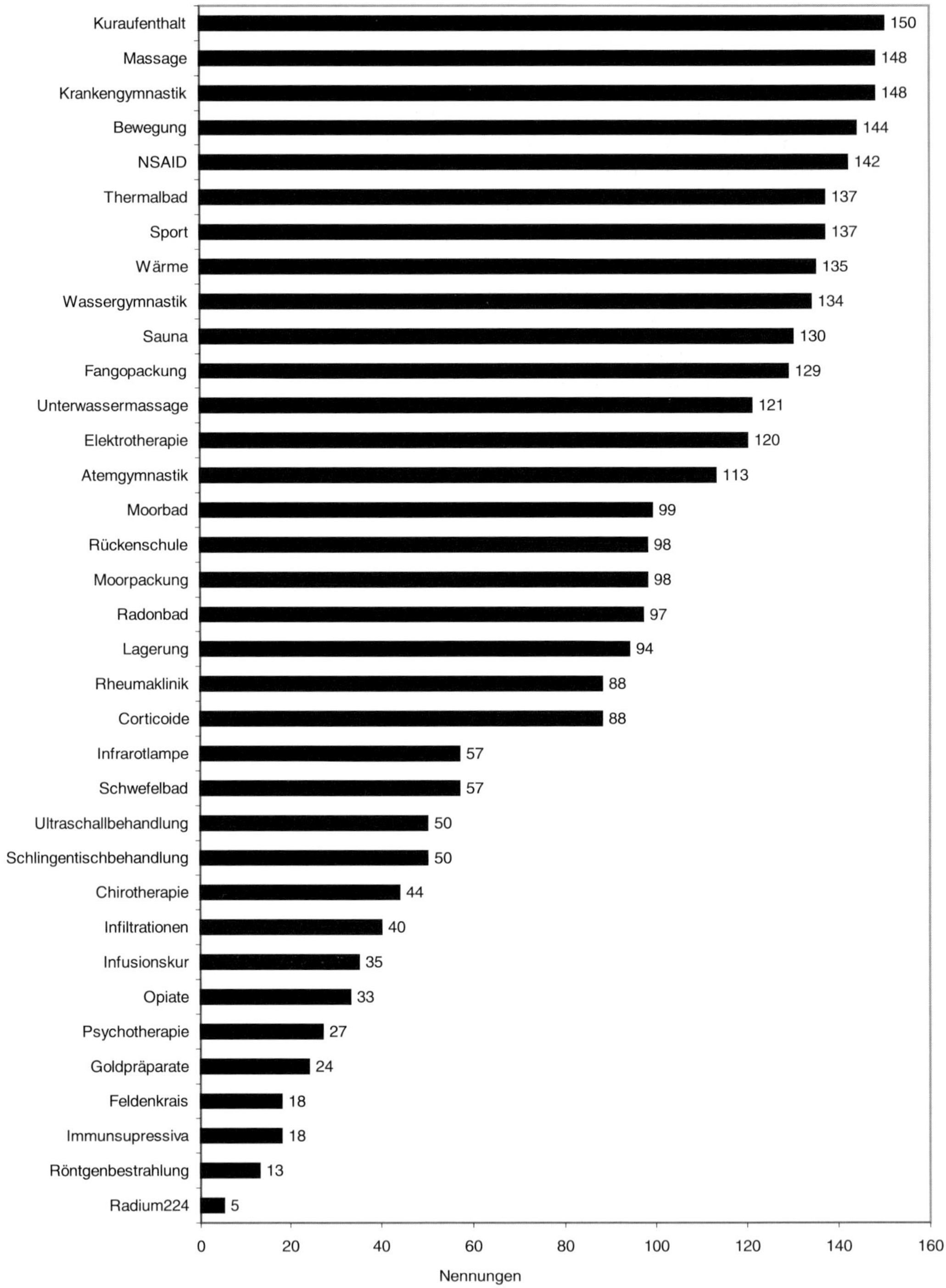

Abb. 1a. Anzahl der Patienten, die Erfahrung mit der jeweils vorgegebenen Maßnahme gemacht haben: a) konventionelle Maßnahmen (Falkenbach et al. 2002)

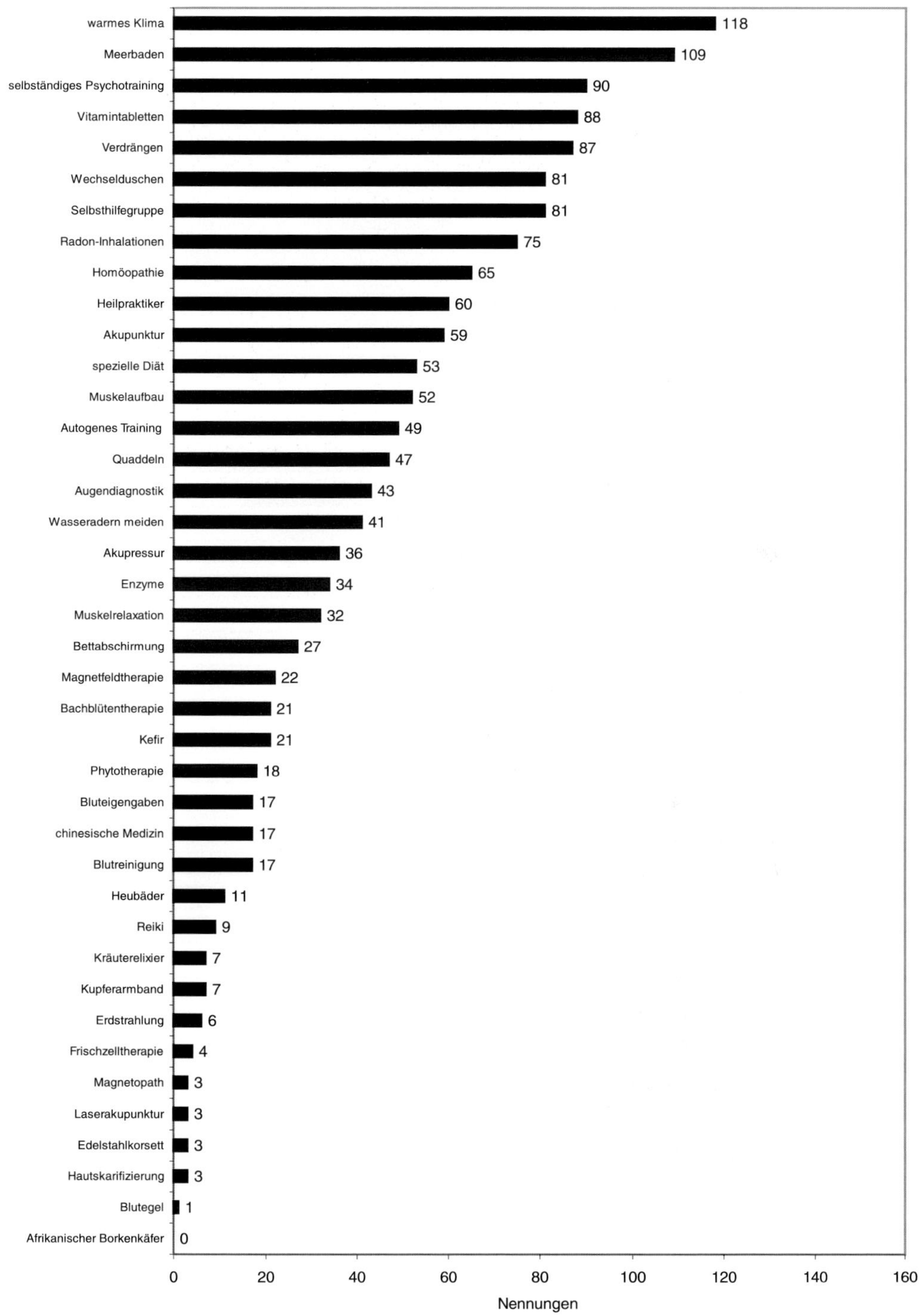

Abb. 1b. Anzahl der Patienten, die Erfahrung mit der jeweils vorgegebenen Maßnahme gemacht haben: b) unkonventionelle Maßnahmen (Falkenbach et al. 2002)

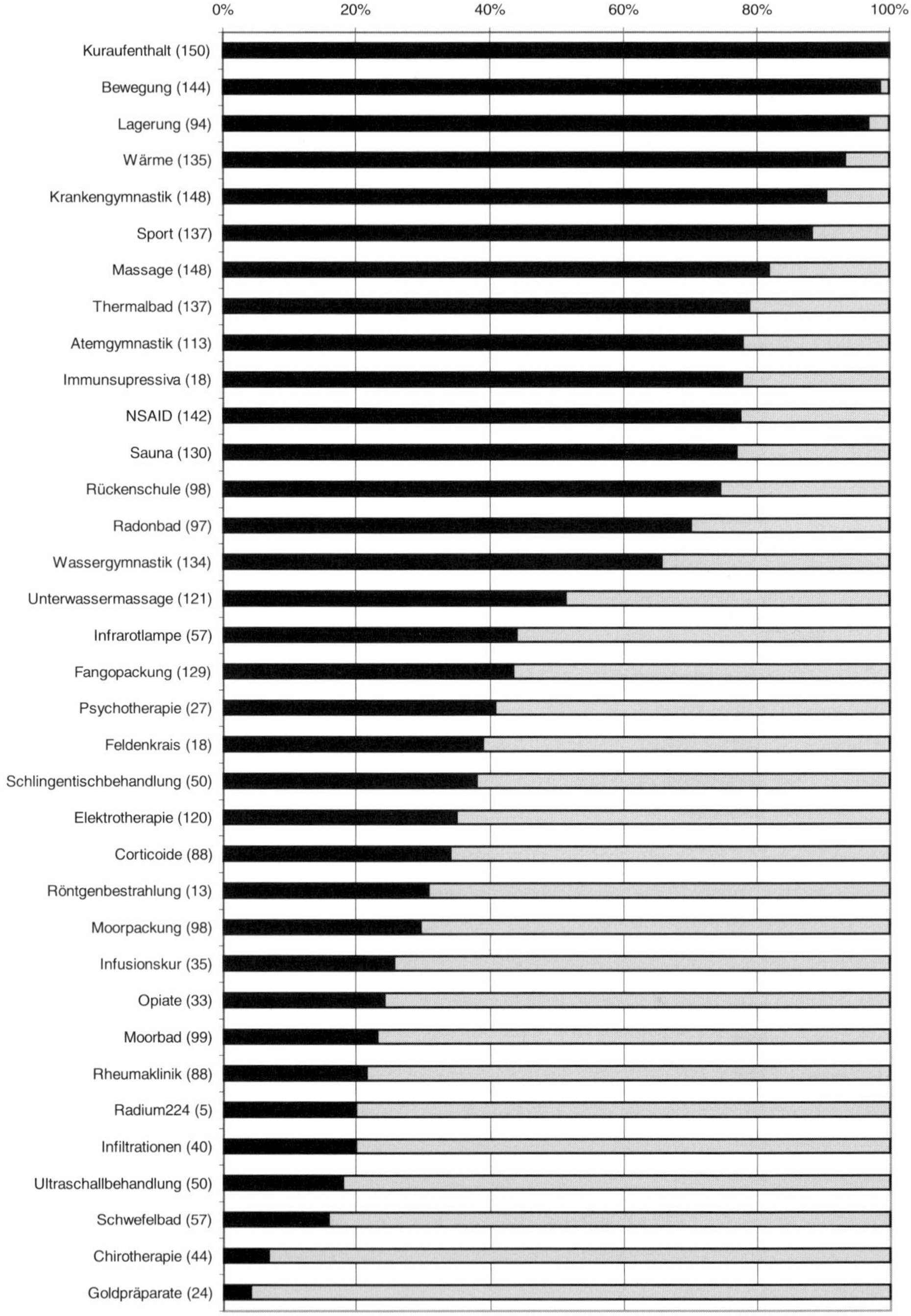

Abb. 2a. Prozentuales Verhältnis der Patienten, die eine Maßnahme zum Zeitpunkt der Befragung durchführten (jetzt) oder dies während des zurückliegenden halben Jahres getan haben (und dies in Zukunft auch tun wollen) (schwarz) zu den Patienten, die eine Maßnahme früher bereits durchgeführt hatten, dies jedoch in Zukunft nicht mehr beabsichtigen (grau): a) konventionelle Maßnahmen (Falkenbach et al. 2002)

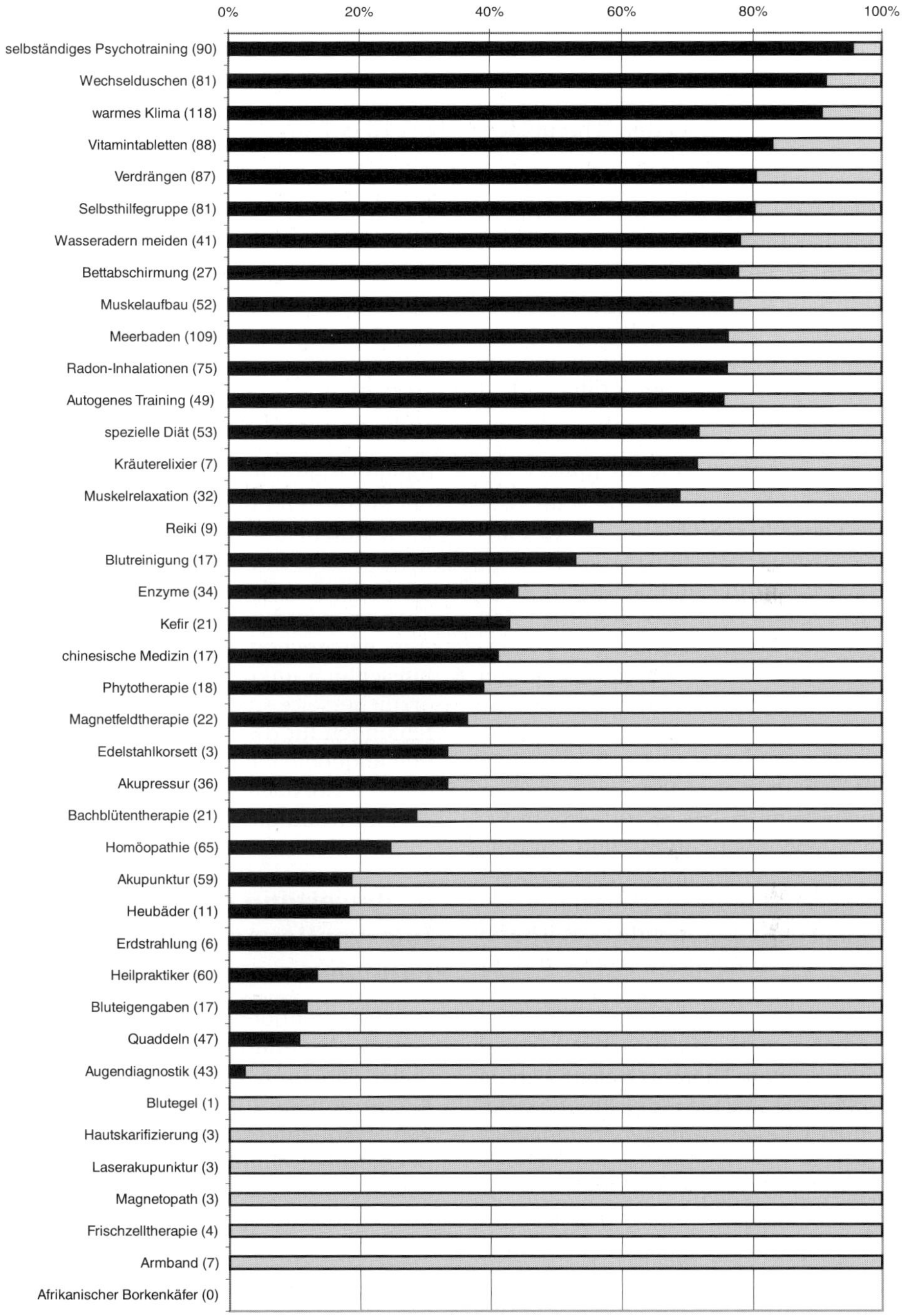

Abb. 2b. Prozentuales Verhältnis der Patienten, die eine Maßnahme zum Zeitpunkt der Befragung durchführten (jetzt) oder dies während des zurückliegenden halben Jahres getan haben (und dies in Zukunft auch tun wollen) (schwarz) zu den Patienten, die eine Maßnahme früher bereits durchgeführt hatten, dies jedoch in Zukunft nicht mehr beabsichtigen (grau): b) unkonventionelle Maßnahmen (Falkenbach et al. 2002)

Das „Versuchen“ von alternativen Möglichkeiten zur Einflussnahme auf die Erkrankung durch den chronisch kranken Patienten selbst erscheint angesichts der häufig noch immer unbefriedigenden Therapieerfolge und der persistierenden Beschwerden verständlich. Die in den Nachgesprächen immer wieder geäußerte Angst vor Nebenwirkungen der Pharmakotherapie lässt den Patienten ebenfalls nach „Alternativen“ suchen, wie es auch eine Erhebung in Italien zeigte (Menniti-Ippolito et al. 2002).

Alle in den Abbildungen gezeigten Ergebnisse beruhen also letztendlich allein auf der Erfahrung und Beurteilung des Patienten selbst und spiegeln die Sichtweise eines Patienten mit Morbus Bechterew wider (der sich zu einer kurmedizinischen Behandlung vorstellt). Die Meinung des Patienten wird wahrscheinlich in erster Linie durch Tradition, Kultur und Glaube geprägt (Astin 1998; Astin et al. 1998; Siapush 1999) und nicht von einem sachlichen wissenschaftlichen Denken. Die von den Patienten als relevant erachteten Maßnahmen werden in rheumatologischen Abhandlungen und in der Fachliteratur in der Regel nicht diskutiert (Falkenbach 2000). Bei kritischer Betrachtung könnten die angeführten Ergebnisse dahingehend interpretiert werden, dass Arzt und Patienten mit Morbus Bechterew also vielleicht allzu oft aneinander vorbeireden und der verordnende Arzt Therapieziele mit Interventionen verfolgt, die für den Patienten nicht überzeugend sind. Diese fehlende Übereinstimmung in der Beurteilung unterschiedlicher Interventionen (und häufig auch in den Therapiezielen) könnte ein Grund für die aus Sicht der Rheumatologie oft unbefriedigende *Patientencompliance* hinsichtlich der medikamentösen und physikalischen Behandlungen sein.

Augenscheinlich ist die große Diskrepanz zwischen dem, was der Rheumatologe seinem Patienten mit Morbus Bechterew empfiehlt, und dem, was der Patient in der Realität tut. Bereits diese Erkenntnis kann helfen, diese unbefriedigende Diskrepanz zu überwinden. Wenn der betreuende Arzt weiß, welche von seinen Empfehlungen der Patient wirklich befolgt, welche verordneten Medikamente er nimmt und welche er nicht nimmt und welche unkonventionellen – vielleicht niemals angesprochenen – Maßnahmen er durchführt, so kann diese Kenntnis zu einem größeren Vertrauen zwischen Arzt und Patient und zu einer zielführenderen gemeinsamen Festlegung der Therapie beitragen (Cauffield 2000; Perlman et al. 1999).

Es erscheint nicht sinnvoll, vor den von dem Patienten selbständig initiierten Maßnahmen die Augen zu verschließen und sie schlichtweg zu negieren. Der behandelnde Arzt sollte alle Maßnahmen offen ansprechen, sowohl die konventionellen als auch die nicht von ihm empfohlenen unkonventionellen Maßnahmen, über die sich der Patient ansonsten nur durch zum Teil recht dubiose Kanäle informieren kann. Es zeigt sich in der Praxis immer wieder, dass die Patienten in der Regel sehr dankbar sind, wenn sie auch *fragwürdige (!)* Maßnahmen mit ihrem Arzt besprechen können. Auch erscheinen hinsichtlich unkonventioneller Maßnahmen ärztlicherseits anerkannte allgemeine Empfehlungen für den Patienten im Umgang mit den angebotenen Interventionen (wie z.B. in Kaegi 1998, auch www.cambase.de) sinnvoll und notwendig.

4. Bewertung der angewandten Interventionen durch den Patienten

Die Interventionen, die in dieser letztgenannten Erhebung von zumindest der Hälfte der Patienten angewandt wurden, waren die Grundlage für eine weitere Befragung von 100 anderen Patienten mit Morbus Bechterew (Magele und Falkenbach 2004). Dabei wurden die Patienten gebeten, jede der angeführten Interventionen, die wiederum in der ursprünglichen Benennung (im Wortlaut der Patienten) vorgegeben waren, eine Zahl zwischen –5 (extreme Verschlechterung) und +5 (extreme Besserung) zuzuordnen. Die Ergebnisse dieser Bewertung, bei der ebenfalls die Selektion der Patienten am Kurort berücksichtigt werden muss, sind in Abbildung 3 zusammenge-

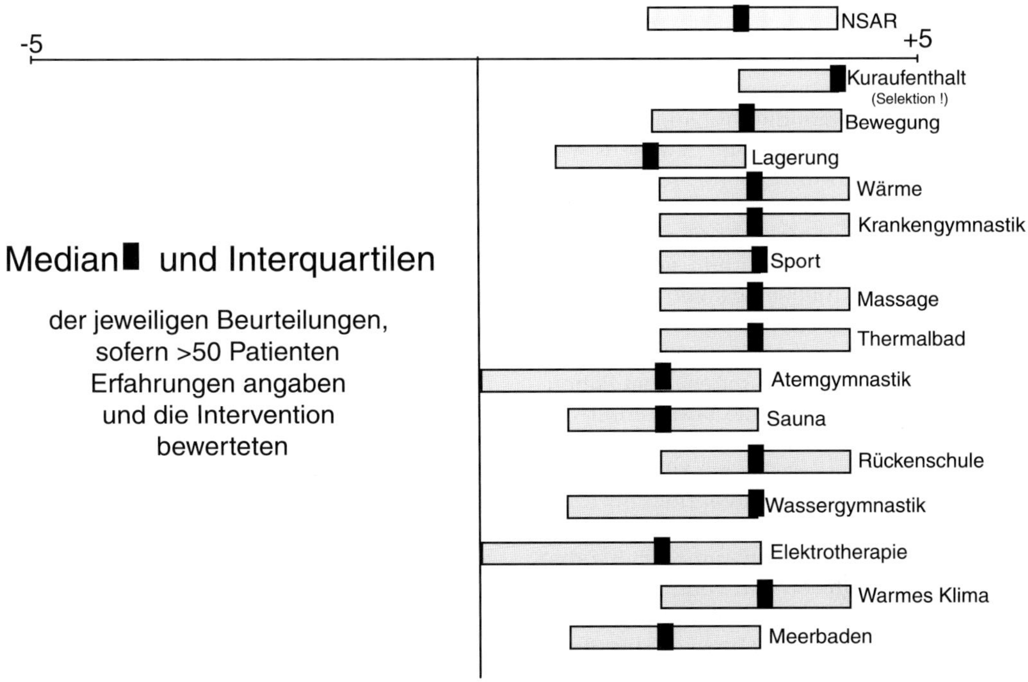

Abb. 3. Bewertung einzelner (vorgegebener) Interventionen durch den Patienten. Ergebnisse als Median und Interquartilen. „Haben Sie selbst im Zusammenhang mit *Ihrem Morbus Bechterew* Erfahrung mit ...? Wenn ja, was hat es *für Sie selbst* insgesamt gebracht?" Skala zwischen –5 (extreme Verschlechterung) bis +5 (extreme Besserung)

fasst. Die Einschätzung des Wertes der angeführten nicht-medikamentösen Maßnahmen entspricht weitgehend der Beurteilung des (subjektiven) Wertes der NSAR.

In einer früheren Untersuchung in Form eines offenen Interviews (Falkenbach 2000), ebenfalls in der Kranken- und Kuranstalt Gasteiner Heilstollen durchgeführt, gaben 129 Patienten mit Morbus Bechterew im Alter von ≥65 Jahren an, welcher Faktor in der rückblickenden Betrachtung und nach der langen Erfahrung mit dem Morbus Bechterew den größten (positiven wie negativen) Einfluss auf ihre Erkrankung ausgeübt hat. Genannt wurden (multiple Antworten berücksichtigt) *körperliche Belastung am Arbeitsplatz* (29x), *Heilstollenbehandlung* (22x, wegen Patientenselektion nicht verwertbar), *Wetterbedingungen* (20x), *Kriegsfolgen und Kriegsgefangenschaft* (19x), *frühere Infektionen* (17x), *Gymnastik und Bewegung* (8x), *Vererbung* (5x), *Unfallfolgen* (5x), *frühere Fehldiagnose* (4x), *Ernährung und Alkohol* (4x), *Medikamente* (2x) und *Sonstige* (6x). Obwohl auch in dieser Untersuchung eine Selektion der Patienten aufgrund des Ortes der Befragung zu berücksichtigen ist, lässt sich daraus dennoch ableiten, dass die Patienten häufig Aspekte als relevante Einflussfaktoren ansehen, die in den ärztlichen Diskussionen nur äußerst selten Beachtung finden. Umgekehrt spielen die *Gymnastik* und *Bewegung* sowie die *medikamentöse Therapie*, die in den rheumatologischen Lehrbüchern bei der Besprechung der Behandlungsmöglichkeiten dominieren, in den Augen der Patienten offensichtlich keine große Rolle.

5. Selbständige Erstellung des Versorgungsbudgets durch den Patienten

Auf Grund zunehmender Probleme in der Finanzierbarkeit des Gesundheitswesens werden ständig neue Konzepte mit dem Ziel präsentiert, die ausufernden Gesamtkosten in den Griff zu bekommen (Gandjour und Lauterbach 2001). Die Einführung von Fallpauschalen ist ein aktuelles Beispiel, das auf der Kostenbegrenzung für die Behandlung einer definierten Erkrankung beruht. Gleichzeitig gibt es politische Bestrebungen, dem Patienten selbst mehr Mitsprache und Verantwortung zuzusprechen, was auch die Ressourcenverteilung umfasst (Haack 2004).

Die Kosten für unkonventionelle Maßnahmen wurde bisher nur selten von den Versicherungen getragen, gehen dann aber mit einer häufigeren Anwendung einher (Wolsko et al. 2002). In einer eigenen Studie zeigte sich jedoch kein Hinweis, dass Patienten mit Morbus Bechterew die Sozialversicherungen für unnötige Therapien missbrauchen (Falkenbach und Herold 1999).

Eine Vielzahl von Instrumenten zur Steuerung der derzeit zumeist impliziten Rationierung wurde in den vergangenen Jahren vorgeschlagen, ohne eine allgemeine Anerkennung oder eine konsequente Umsetzung in der Praxis zu finden. *Evidence-based medicine* und *Kosten-Effektivitäts-Analysen* sind die derzeit am häufigsten angeführten Instrumente, um die *Allokation* der rationierten Ressourcen zu steuern (Ruof und Schöffski 1998). Ihre Vorteile, aber auch ihre Nachteile sind bekannt (Gadenz 2002; Wasem und Siebert 1999). Neben ethischen Bedenken sind vor allem die geringe Beachtung der Lebensqualität und der individuellen Präferenzen des Patienten als wichtige Kritikpunkte anzuführen.

Kosten-Nutzwert-Analysen (*Cost-utility-analysis*) versuchen die individuellen Patientenwertungen zu berücksichtigen. Sie erlauben den monetären Vergleich verschiedener Interventionen bei unterschiedlichen Erkrankungen und die Erstellung von Ranglisten (*League tables*). Sie rufen jedoch hinsichtlich der Anwendbarkeit zur Ressourcen-Verteilung noch immer mehr Fragen auf als sie konkrete Antworten geben können. Zudem gibt es kaum gesundheitsökonomische Studien für die Gesundheitswesen in deutschsprachigen Ländern, so dass eine umfassende Mittelzuweisung für unterschiedliche Interventionen auf der Basis von Studienergebnissen derzeit ohnehin nicht möglich ist.

Diese Aussagen gelten selbstverständlich auch für die Ressourcenverteilung für Interventionen bei Patienten mit rheumatologischen Krankheitsbildern. Da die Patienten zunehmend die Versorgungssituation kritisieren, ihren Unmut auch öffentlich kundtun und Verbesserungen fordern (siehe z.B. Gadenz 2002, auch *www.bechterew.at*, *www.rheuma-liga.de*), wurde in einer eigenen Studie versucht, die Vorstellungen der Patienten über eine optimale Mittelzuweisung zu erfassen. Hierzu wurden Patienten mit der Einweisungsdiagnose Morbus Bechterew, die sich zur Behandlung in der Krankenanstalt Gasteiner Heilstollen vorstellten, aufgefordert, ihr *Versorgungsbudget* selbständig – virtuell – zu planen, in dem sie die zur Verfügung gestellten Mittel neun unterschiedlichen Interventionsgruppen (aus Abbildung 4 ersichtlich) zuordnen sollten.

Die Aufforderung an den Patienten lautete: „Stellen Sie sich vor, Ihre Krankenkasse drückt Ihnen *5000 Euro* in die Hand, und Sie sollen sich davon Ihre Bechterew-Behandlungen in den nächsten 5 Jahren selbständig kaufen. Medikamente, Kuraufenthalte, Massagen, alternative Heilverfahren oder Urlaub im Süden – Sie entscheiden, wofür Sie Ihr Geld ausgeben wollen, um das Optimum für die Erkrankung und Sie selbst zu erreichen. Sie erhalten aber nichts nach, wenn Ihnen während der 5 Jahre das Geld ausgehen sollte. Verteilen Sie bitte 100 Striche in die Felder mit den Verfahren, die Sie kaufen wollen. Jeder Strich entspricht €50."

Insgesamt konnten die Angaben von 155 Patienten mit Morbus Bechterew (125 Männer, 30 Frauen, 51 ± 12 Jahre alt, erkrankt seit 24 ± 11 Jahren) ausgewertet werden. Die Aufteilung der Gesamtsumme entsprechend den Angaben aller Patienten ist aus Abbildung 4 ersichtlich. Die Ergeb-

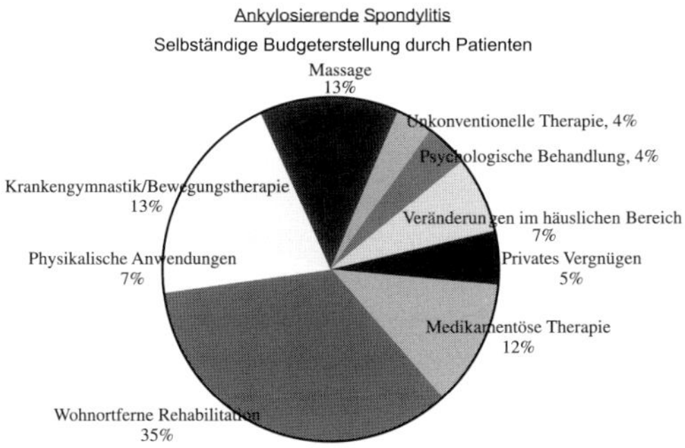

Abb. 4. Budgetplanung für die kommenden 5 Jahre entsprechend der Angaben der Patienten. Aufteilung der Gesamtausgaben

nisse weisen darauf hin, dass die Patienten ihr Versorgungsbudget anders verteilen würden als es unter den heutigen Gegebenheiten der Fall ist. Die große Diskrepanz zur gegenwärtig üblichen Ausgabenzuweisung wird dennoch offensichtlich, wobei es bisher jedoch keine verwertbaren repräsentativen Zahlen der Versicherungen gibt, wie hoch aktuell der Kostenaufwand für die einzelnen Interventionen bei einem „durchschnittlichen" Patienten mit Morbus Bechterew ist. Die relativ große Mittelzuweisung zur *„wohnortfernen Rehabilitation"* ist zumindest teilweise auf die Selektion der Patienten zurückzuführen und darf nicht verallgemeinert werden. Es wäre interessant, dieselbe Befragung an einem anderen Zentrum mit anderem Schwerpunkt (und somit anderer Patientenselektion) oder im Bereich der primärärztlichen Versorgung durchzuführen, um die Ergebnisse zu vergleichen.

Das wegen der Erkrankung dem Patienten zur Verfügung gestellte Budget auch für *„Privates Vergnügen, z.B. Urlaub"* ausgeben zu können, wurde als Möglichkeit angeboten, um auch diese „Alternative" aufzuzeigen. Ein solcher Ausgabeposten erscheint derzeit undenkbar, wurde von den meisten Patienten dementsprechend auch hinterfragt und widerspricht eindeutig den aktuellen gesetzlichen Vorgaben für die Sozialversicherungen. Wenn es um zukünftige Konzepte geht, verdient dieses Thema jedoch aus mehreren Gründen zumindest eine offene Diskussion. So berichtet eine Vielzahl von Patienten mit rheumatologischen Erkrankungen in der Tat von einer Besserung ihrer Beschwerden oder sogar Beschwerdefreiheit während des Urlaubs und nach dem Urlaub, was auf dem Klimawechsel oder den geänderten Umgebungsbedingungen (weniger psychische Belastung etc.) beruhen kann.

Zudem soll in Zukunft der Verbesserung von Aktivität und Partizipation des chronisch Kranken ein höherer Stellenwert zukommen (Haack 2004), während bisher die Struktur- und Funktionsverbesserungen im Vordergrund standen. Wenn ein eigenverantwortlich agierender Patient also mit einem Urlaub eine längerfristige Verbesserung seiner Aktivität und Partizipation (auch Arbeitsfähigkeit) erreichen kann als mit den traditionellen medizinischen Interventionen (z.B. Pharmaka oder Physikalischer Therapie), so sollte ihm auch diese Möglichkeit eröffnet werden. Die Probleme der Kontrollierbarkeit und des möglichen Missbrauch sind offensichtlich, aber bei weitgehender Perspektivlosigkeit des gegenwärtigen Ausgabensystems müssen auch solche auf den ersten Blick provokanten Überlegungen erlaubt sein.

Bei allen zugegebenen Einschränkungen der Aussagekraft können die Ergebnisse der angeführten Erhebung doch eine Basis für weitere Diskussionen sein. Sie sollen insbesondere auch unkonventionelle Überlegungen hinsichtlich der zukünftigen Finanzierung von Interventionen zur Verbesserung der Situation chronisch-kranker Patienten stimulieren. Wenn der Patient mit Morbus Bechterew in Zukunft wirklich mehr in die Entscheidungen einbezogen wird, ist mit größeren Veränderungen in der Ausgabenverteilung zu rechnen.

10 Fragen zum Thema

1. Was sind unkonventionelle Therapiemaßnahmen?

Die Definition der Begriffe unkonventionell, alternativ oder komplementär ist nicht einheitlich. Als unkonventionell ist eine Intervention anzusehen, wenn sie nicht in den Standardlehrbüchern als übliche Maßnahme zur Behandlung einer Erkrankung angeführt ist. Es kann sich also im Laufe der Zeit auch die Einschätzung ändern, ob eine Intervention als konventionell oder unkonventionell anzusehen ist.

2. Wie viele Patienten mit Morbus Bechterew führen unkonventionelle Maßnahmen durch?

Bisher gibt es keine repräsentativen Daten über die Häufigkeit der Anwendung unkonventioneller Maßnahmen durch die Patienten mit Morbus Bechterew im deutschsprachigen Raum. In einer Erhebung am Kurort (Gasteiner Heilstollen) nannten die nach den durchgeführten Interventionen befragten Patienten mit Morbus Bechterew 67% konventionelle, d.h. in den gängigen Lehrbüchern erwähnte Maßnahmen, und 33% unkonventionelle Interventionen, mit denen sie einen günstigen Einfluss auf ihre Erkrankung anstrebten.

3. Welche konventionellen Interventionen werden am häufigsten angewandt?

Neben Kuraufenthalten (Patientenselektion, da Befragung am Kurort) werden Massage, Krankengymnastik, Bewegung, NSAR, Thermalbäder, Sport, Wärme, Wassergymnastik und Saunaanwendungen am häufigsten genannt.

4. Welche unkonventionellen Interventionen werden angewandt?

In einer Befragung (am Kurort) wurden 40 verschiedene unkonventionelle Maßnahmen genannt (Curda et al. 2000), am häufigsten Akupunktur, Diät, Phytotherapie und Homöotherapie. Daneben werden aber auch sehr exotisch anmutende Interventionen angeführt, die Patienten mit Morbus Bechterew offensichtlich zur positiven Beeinflussung ihrer Erkrankung „versuchen", z.B. Haut-Scarifizierung, Afrikanische Borkenkäfersalbe, Kupferarmbänder oder Schutz vor Erdstrahlen. Solche Maßnahmen wenden aber nur wenige Patienten an und geben sie zumeist auch nach kurzer Zeit wieder auf.

5. Welche Patienten wenden am häufigsten unkonventionelle Maßnahmen an?

Vor allem Patienten mit andauernden ausgeprägten Beschwerden, die sich durch konventionelle Maßnahmen nicht befriedigend bessern lassen, „versuchen" unkonventionelle Behandlungen, zum Teil auch viele unterschiedliche „Angebote". Der Wunsch nach unkonventionellen Behandlungen wird auch durch die Angst vor den Nebenwirkungen der medikamentösen Therapie gefördert.

6. Welche konventionellen Maßnahmen werden von den Patienten als am wirksamsten bewertet?

Neben dem Kuraufenthalt (Patientenselektion, da Befragung am Kurort) schätzen Patienten mit Morbus Bechterew NSAR, Bewegung, Wärme, Krankengymnastik, Massage, Thermalbad, Rückenschule, Wassergymnastik und „Warmes Klima" am meisten.

7. Welche Rolle spielt die medikamentöse Therapie in den Augen der Patienten?

Nach den Ergebnissen von Befragungen an einem Kurort (Patienten-Selektion!) kommt der Medikation (damals noch ohne Biologika) in den Augen der Patienten kein großer Stellenwert zu. Nicht-medikamentöse Maßnahmen werden bevorzugt genannt, wenn nach den wirksamsten Interventionen und nach den günstigen Einflussfaktoren auf den Krankheitsverlauf gefragt wird.

8. Was beeinflusst nach Meinung der Patienten den Krankheitsverlauf am meisten?

In einem offenen Interview nannten die Patienten am häufigsten die körperliche Belastung am Arbeitsplatz als negativen Einflussfaktor auf den Krankheitsverlauf.

9. Welche Interventionen sind dem Patienten am meisten (finanziell) wert?

Bittet man Patienten (am Kurort!, d.h, Selektion), ihr Versorgungsbudget für die kommenden Jahre selbständig zu planen, so werden die größten Beträge für wohnortferne Rehabilitation sowie Krankengymnastik und Bewegungstherapie vorgesehen. Diese Patienten (Befragung am Kurort!) planen für die medikamentöse Therapie geringere Beträge ein. Sollte der Patient in Zukunft mehr Mitsprache bei der Mittelzuweisung erhalten, wäre wahrscheinlich mit größeren Veränderungen in der Kostenaufteilung für die verschiedenen Behandlungen zu rechnen.

10. Sollte der betreuende Arzt den Patienten nach den angewandten unkonventionellen Maßnahmen fragen?

Ja! Auch wenn der therapeutische Wert vieler unkonventioneller Maßnahmen in der ärztlichen Beurteilung sehr fraglich erscheint, sieht der Patient dies häufig ganz anders. Für ihn sind oftmals Aspekte krankheitsrelevant, die der Arzt als unwichtig ansieht. Ein offenes Gespräch hilft Nebenwirkungen durch unkonventionelle Maßnahmen und Interaktionen mit konventionellen Behandlungen vermeiden und fördert ein vertrauensvolles Arzt-Patienten-Verhältnis. In der Regel ist der Patient dankbar, wenn er mit dem Arzt (seines Vertrauens!) auch über unkonventionelle Maßnahmen sprechen kann.

Literatur

Adler SR, Fosket JR (1999) Disclosing complementary and alternative medicine use in the medical encounter: a qualitative study in women with breast cancer. J Fam Pract 48:453–458

Astin SR (1998) Why patients use alternative medicine: results of a national study. J Am Med Ass 279:1548–1553

Astin JA, Marie A, Pelletier KR, Hansen E, Haskell WL (1998) A review of the incorporation of complementary and alternative medicine by mainstream physicians. Arch Intern Med 158:2303–2310

Barberis L, de Toni E, Schiavone M, Zicca A, Ghio R (2001) Unconventional medicine teaching at Universities of the European Union. J Altern Complement Med 7:337–343

Berman BM, Singh BK, Lao L, Singh BB, Ferentz KS, Hartnoll SM (1995) Physicians' attitudes toward complementary or alternative medicine: a regional survey. J Am Board Fam Pract 8:361–366

Berquet KH (1991) Alternative therapy. Chances in Bechterew disease? Versicherungsmedizin 43:140–142

Boucher TA, Lenz SK (1998) An organizational survey of physicians' attitudes about and practice of complementary and alternative medicine. Altern Ther Health Med 4:59–65

Bullock ML, Pheley AM, Lenz SK, Culliton PD (1999) Short-term outcomes of treatment for musculoskeletal disorders in a hospital-based alternative and complementary medicine clinic. J Altern Complement Med 5:253–260

Cauffield JS (2000) The psychosocial aspects of complementary and alternative medicine. Pharmacotherapy 20:1289–1294

Chandola A, Young Y, McAlister J, Axford JS (1999) Use of complementary therapies by patients attending musculoskeletal clinics. J R Soc Med 92:13–16

Cherkin DC, Sherman KJ, Deyo RA, Shekelle PG (2003) A review of the evidence for the effectiveness, safety, and costs of acupuncture, massage therapy, and spinal manipulation for back pain. Ann Intern Med 138:898–906

Coulter ID, Hurwitz EL, Adams AH, Genovese BJ, Hays R, Shekelle PG (2002) Patients using chiropractors in North America: who are they, and why are they in chiropractic care? Spine 27:291–296

Crock RD, Jarjoura D, Polen A, Rutecki GW (1999) Confronting the communication gap between conventional and alternative medicine: a survey of physicians´ attitudes. Altern Ther Health Med 5:61–66

Curda B, Luxl M, Glauninger P, Falkenbach A (2000) Häufigkeit der Anwendung konventioneller und unkonventioneller Therapiemaßnahmen bei Patienten mit Morbus Bechterew. Forsch Komplementärmed Klass Naturheilkd 7:85–88

dello Buono M, Urciuoli O, Marietta P, Padoani W, de Leo D (2001) Alternative medicine in a sample of 655 community-dwelling elderly. J Psychosom Res 50:147–154

Druss BG, Rosenheck RA (1999) Association between use of unconventional therapies and conventional medical services. JAMA 282:651–656

Eisenberg DM, Davis RB, Ettner SL, Appel S, Wilkey S, van Rompay M, Kessler RC (1998) Trends in alternative medicine use in the United States, 1990–1997. Results of a follow-up national survey. J Am Med Ass 280:1569–1575

Eisenberg DM, Kessler RC, Foster C, Norlock FE, Calkins DR, Delbanco TL (1993) Unconventional medicine in the United States. Prevalence, costs, and patterns of use. N Engl J Med 328:246–252

Eisenberg DM, Kessler RC, van Rompay MI, Kaptchuk TJ, Wilkey SA, Appel S, Davis RB (2001) Perceptions about complementary therapies relative to conventional therapies among adults who use both: results from a national survey. Ann Intern Med 135:344–351

Ernst E (1998) Usage of complementary therapies in rheumatology: a systematic review. Clin Rheumatol 17:301–305

Ernst E, Pittler MH (1999) Experts' opinions on complementary/alternative therapies for low back pain. J Manipulative Physiol Ther 22:87–90

Fairfield KM, Eisenberg DM, Davis RB, Libman H, Phillips RS (1998) Patterns of use, expenditures, and perceived efficacy of complementary and alternative therapies in HIV-infected patients. Arch Intern Med 158:2257–2264

Falkenbach A (1996) Studentische Ausbildung in Physikalischer Medizin und Naturheilverfahren. Phys Rehab Kur Med 6:25–28

Falkenbach A (2000) Which factors really influence the course of ankylosing spondylitis? (letter) Arthritis Care Res 13:66

Falkenbach A, Blumenthal E, Bühring M (1998) Course in massage therapy for medical students. Med Educ 32:514–516

Falkenbach A, Blumenthal-Hausmann E, Wendt T, Mur E, Herold M (2001) Prospective controlled evaluation of the influence of an excursion to a health resort on medical students' opinion about chances for outpatient rehabilitation at a health resort. Forsch Komplementärmed Klass Naturheilkd 8:295–298

Falkenbach A, Herold M (1999) Unconventional medicine in Central Europe. A misuse of public health insurance? J Altern Complement Med 5:479–481

Falkenbach A, Toennemann J, Mur E (2002) Von Patienten mit Morbus Bechterew beibehaltene und aufgegebene konventionelle und unkonventionelle Maßnahmen zur Beeinflussung der Erkrankung. Z Rheumatol 61:271–278

Gadenz F (2002) Offener Brief an die Gesundheitsministerin betreffend Rehasport/Funktionstraining. Bechterew-Brief 23(9):3–4

Gandjour A, Lauterbach KW (2001) Instrumente zur Ressourcenverteilung im Gesundheitswesen. In: Lauterbach KW, Schrappe M (Hrsg) Gesundheitsökonomie, Qualitätsmanagement und Evidence-based Medicine. Schattauer, Stuttgart, pp 124–132

Haack KH (2004) Behindertenbeauftragter: Erfolgreiche Behindertenpolitik: Bürgerrechte in einer solidarischen Gesellschaft (02.02.2004) www.behindertenbeauftragter.de/standpunkte

Hettenkofer HJ (1998) Rheumatologie, Diagnostik – Klinik – Therapie (3. Auflage). Georg Thieme, Stuttgart

Hildsden RJ, Meddings JB, Verhoef MJ (1999) Complementary and alternative medicine use by patients with inflammatory bowel disease: an internet survey. Can J Gastroenterol 13:327–332

Kaegi E (1998) A patient's guide to choosing unconventional therapies. Can Med Ass J 158:1161–1165

Kanning M (1999) Why I would want to use complementary and alternative therapy: a patient's perspective. Rheum Dis Clin North Am 25:823–831

Kessler RC, Soukup J, Davis RB, Foster DF, Wilkey SA, van Rompay MI, Eisenberg DM (2001) The use of complementary and alternative therapies to treat anxiety and depression in the United States. Am J Psychiatry 158:289–294

Kramer N (1999) Why I would not recommend complementary or alternative therapies: a physician's perspective. Rheum Dis Clin North Am 25:833–843

Magele A, Falkenbach A (2004) Versorgungskosten bei Morbus Bechterew und Low-Back-Pain: selbständige Budgeterstellung durch den Patienten. in Vorbereitung

Menniti-Ippolito F, Gargiulo L, Bologna E, Forcella E, Raschetti R (2002) Use of unconventional medicine in Italy: a nation-wide survey. Eur J Clin Pharmacol 58:61–64

Mur E, Hartig F, Blumenthal-Hausmann E, Falkenbach A (2003) Qualitätssicherung in der studentischen Lehre am Beispiel der Kurorttherapie bei rheumatischen Erkrankungen. Forsch Komplementärmed Klass Naturheilkd 10:298–302

Nayak S, Matheis RJ, Schoenberger NE, Shiflett SC (2003) Use of unconventional therapies by individuals with multiple sclerosis. Clin Rehabil 17:181–191

Neims AH (1999) Why I would recommend complementary or alternative therapies: a physician's perspective. Rheum Dis Clin North Am 25:845–853

Nicassio PM, Schuman C, Kim J, Cordova A, Weisman MH (1997) Psychosocial factors associated with complementary treatment use in fibromyalgia. J Rheumatol 24:2008–2013

Ong CK, Petersen S, Bodeker GC, Stewart-Brown S (2002) Health status of people using complementary and alternative medical practitioner services in 4 English counties. Am J Public Health 92:1653–1656

Panush RS (2000) Complementary and alternative therapies for rheumatic disease. American College of Rheumatology Position Statement. Rheum Dis Clin North Am 26:189–192

Pelletier KR, Marie A, Krasner M, Haskell WL (1997) Current trends in the integration and reimbursement of complementary and alternative medicine by managed care, insurance carriers, and hospital providers. Am J Health Promot 12:112–122

Perlman AI (2000) Things do not get better by being left alone. The physician and complementary medicine (editorial). J Rheumatol 27:1332–1333

Perlman AI, Eisenberg DM, Panush RS (1999) Talking with patients about alternative and complementary medicine. Rheum Dis Clin North Am 25:815–822

Ramos-Remus C, Gutierrez-Urena S, Davis P (1999) Epidemiology of complementary and alternative practices in rheumatology. Rheum Dis Clin North Am 25:789–804

Ramsey SD, Spencer AC, Topolski TD, Belza B, Patrick DL (2001) Use of alternative therapies by older adults with osteoarthritis. Arthritis Care Res 45:222–227

Rao JK, Mihaliak K, Kroenke K, Bradley J, Tierney WM, Weinberger M (1999) Use of complementary therapies for arthritis among patients of rheumatologists. Ann Intern Med 131:409–416

Resch KL, Hill S, Ernst E (1997) Use of complementary therapies by individuals with „arthritis". Clin Rheumatol 16:391–395

Ruof J, Schöffski O (1998) Verhältnis von Kosten und Nutzen – Grenzen zwischen Optimierung und Rationierung. Z Rheumatol 57:340–344

Sastre-Garriga J, Munteis E, Rio J, Pericot I, Tintore M, Montalban X (2003) Unconventional therapy in multiple sclerosis. Mult Scler 9:320–322

Schmidt KL (1995) Rheumatische Erkrankungen; In: Lehrbuch der Physikalischen Medizin und Rehabilitation; Schmidt KL, Drexel H, Jochheim K-A (Hrsg.), Gustav Fischer, Stuttgart, 1995, pp 329–346

Schirmer K-P, Fritz M, Jäckel WH (2000) Wirksamkeit von Formica rufa und Eigenblut-Injektionen bei Patienten mit ankylosierender Spondylitis: eine doppelblinde, randomisierte Studie. Z Rheumatol 59:321–329

Siapush M (1999) Why do people favour alternative medicine? Aust NZ Public Health 23:266–271

van der Linden S (1997) Ankylosing spondylitis. In: Textbook of Rheumatology. 5th ed.; Kelly WN, Harris ED Jr, Ruddy S, Sledge CB (eds) WB Saunders Comp, Philadelphia, pp 969–982

Wainapel SF, Thomas AD, Kahan BS (1998) Use of alternative therapies by rehabilitation outpatients. Arch Phys Med Rehabil 79:1003–1005

Wasem J, Siebert U (1999) Gesundheitsökonomische Parameter einer Evidence-based medicine. Z Ärztl Fortbild Qualitätssich 93:427–436

Wilson JW, Lieberman JG (1999) The lure of unconventional therapy for rheumatic disease: how powerful is it? JAAPA 12:69–74, 79–80

Wolsko PM, Eisenberg DM, Davis RB, Ettner SL, Phillips RS (2002) Insurance coverage, medical conditions, and visits to alternative medicine providers: results of a national survey. Arch Intern Med 162:281–287

Wolsko PM, Eisenberg DM, Davis RB, Kessler R, Phillips RS (2003) Patterns and perceptions of care for treatment of back and neck pain. Spine 28:292–297

www.bechterew.at

www.rheuma-liga.de

Zeidler H (1990) Innere Medizin der Gegenwart, Bd.7, Rheumatologie. Urban Schwarzenberg, München

Medikamentöse Therapie

Kapitel 23

Analgetika, nicht-steroidale Antirheumatika, Glucocorticoide

Josef Hermann

1. Einleitung

Die Spondylitis ankylosans (ankylosierende Spondylitis, AS), im deutschsprachigen Raum auch Morbus Bechterew genannt, gehört zur Gruppe der Spondylarthropathien und ist eine chronisch- entzündliche rheumatische Erkrankung unbekannter Ätiologie (Sieper et al. 2002). Die AS befällt vorwiegend die Sakroiliakalgelenke, die Wirbelsäule und seltener auch periphere Gelenke mit Bevorzugung der Hüft- und Schultergelenke. Die AS tritt vorwiegend im jungen Erwachsenenalter auf, ist mit dem humanen Leukozyten-Antigen HLA-B27 assoziiert und vor allem durch das Vorliegen von Steifigkeit, Schmerzen, Müdigkeit und schlechtem Schlaf charakterisiert (Ward 1999). Schmerzen und Steifigkeit sind besonders in den frühen Krankheitsstadien Ausdruck einer Entzündung, die durch eine Aktivierung des Immunsystems mit Stimulation von T-Lymphozyten und nachfolgender proinflammatorischer Zytokinproduktion getriggert und perpetuiert wird (McGonagle et al. 2000).

Es ist die Aufgabe der betreuenden Ärzte, die AS durch eine Hemmung der entzündlichen Aktivität und der Immunaktivierung so zu behandeln, dass die im Vordergrund stehende klinische Symptomatik supprimiert und die Komplikationen der Erkrankung möglichst vermieden werden (Sieper et al. 2001; Braun et al. 2002). Zur Hemmung der entzündlichen Aktivität der Erkrankung eignen sich auf Grund ihres raschen Wirkungseintrittes und ihrer guten Wirksamkeit besonders nicht-steroidale Antirheumatika (NSAR). Glucocorticoide zeigen in einer antiphlogistischen Dosierung bis 0,5 mg/kg/Tag (Buttgereit et al. 2002a) in der Behandlung der AS zwar eine rasche, aber nur moderate Wirkung. Analgetika haben in der Therapie der AS einen geringeren Stellenwert als NSAR, wobei sowohl periphere als auch zentral wirksame Analgetika eingesetzt werden können.

2. Analgetika

Die AS ist eine entzündliche rheumatische Erkrankung. Deshalb werden Analgetika bei aktiver AS erst bei ungenügender symptomatischer Wirksamkeit von NSAR eingesetzt. Bei Vorliegen eines nicht-entzündlichen Schmerzes sollten Analgetika jedoch als Mittel der ersten Wahl zur Therapie herangezogen werden, da sie ein im Vergleich zu NSAR deutlich niedrigeres Nebenwirkungspotential haben. Pal berichtete in einer Studie, dass immerhin 34% der Patienten mit AS innerhalb des vorangegangenen Jahres Analgetika verwendet hatten (Pal 1987).

Analgetika können in opiathaltige und opiatfreie Substanzen unterteilt werden. Zu den opiatfreien peripheren Analgetika gehören die Substanzen Paracetamol und Metamizol. Opiathaltige Analgetika lassen sich in Opioide und Opiate unterteilen. Zur ersten Gruppe gehören die Präparate

Tramadol und Dihydrocodein, wobei die letztgenannte Substanz bisher nicht in Zusammenhang mit der Indikation AS untersucht wurde. Opioide sind Analgetika zweiter Wahl bei AS und werden bevorzugt bei Versagen oder Unverträglichkeit von NSAR und peripheren Analgetika eingesetzt. Opiate sind für therapieresistente Schmerzsyndrome reserviert, die weder auf Antiphlogistika noch auf periphere Analgetika oder Opioide ansprechen. Trotz anders lautender Äußerungen von Pharmakologen und Schmerztherapeuten zeigt die rheumatologische Praxis, dass entzündliche Veränderungen des Bewegungsapparates nur mäßig bis schlecht auf eine Opiattherapie ansprechen. Ein hochakuter Entzündungsschmerz im Rahmen einer Exazerbation der AS sollte deshalb nur bei ungenügender Wirksamkeit aller therapeutischen Optionen (einschließlich einer Glucocorticoid-Pulstherapie und einer immunsuppressiven Therapie) zusätzlich mit Opiaten behandelt werden. Patienten mit AS stehen oft mitten im Berufsleben, weshalb eine zentral dämpfende Therapie, die zur Berufsunfähigkeit und Immobilität und natürlich auch zur Opiat-Abhängigkeit führen kann, nur sehr zurückhaltend verordnet werden sollte.

Paracetamol ist der aktive Metabolit des Phenacetins und ein wirksames orales Analgetikum mit einer kurzen biologischen Halbwertszeit von 4 bis 6 Stunden. Paracetamol hat keinen Einfluss auf die periphere Cyclooxygenase (COX), reduzierte aber in einer *in vivo*-Studie die Prostaglandinsynthese signifikant (Botting 2000), so dass eine von der COX unabhängige antiphlogistische Wirkung angenommen werden muss. Paracetamol wird im Erwachsenenalter in einer Dosis von 500–1000 mg 4- bis 6-stündlich oral oder rektal bis zu maximal 4 g pro Tag verabreicht, wobei im hohen Alter und bei eingeschränkter Leber- oder Nierenfunktion eine Maximaldosis von 3 g pro Tag nicht überschritten werden sollte. Paracetamol ist als Analgetikum in Kombination mit NSAR und Opioiden additiv wirksam und kann zu einer Reduktion des Schmerzes bei entzündlicher Exazerbation der AS sowie bei den begleitenden Muskelschmerzen eingesetzt werden. Studien die einen positiven Effekt von Paracetamol in der Therapie der AS zeigten, wurden nur in nicht kontrollierter Form an kleinen Patientengruppen vor mehreren Jahrzehnten durchgeführt (Carneiro et al. 1968). Wegen seiner kurzen pharmakologischen und biologischen Halbwertszeit von zwei beziehungsweise vier Stunden und den fehlenden Retardformen ist Paracetamol zur Therapie des nächtlichen Wirbelsäulenschmerzes nur wenig geeignet. Paracetamol zeichnet sich durch eine sehr gute Verträglichkeit aus. Patienten mit einer chronischen Hepatopathie sollten jedoch nicht mit Paracetamol behandelt werden, da dann ein erhöhtes Risiko einer cholestatischen Hepatitis besteht.

Tramadol ist ein synthetisches, zentral wirksames Analgetikum, welches sowohl opiatähnliche als auch von Opiaten unabhängige Eigenschaften hat. Es vermittelt durch die Bindung an μ-, δ–und κ-Rezeptoren Opiat-Wirkungen (Raffa et al. 1992). Tramadol hemmt die präsynaptische Wiederaufnahme von Serotonin und Noradrenalin und stimuliert zudem die synaptische Freisetzung von Serotonin, woraus seine nicht-opioiden analgetischen Wirkungen resultieren (Raffa et al. 1992). Vor kurzem wurde gezeigt, dass Tramadol den entzündlichen Schmerz vermindert und in einem experimentellen Modell die Prostaglandin E_2-Konzentration im entzündlichen Exsudat reduziert (Bianchi et al. 1999). Tramadol kann in einer Dosis von 50–100 mg 4- bis 6-stündlich bis zu einer täglichen Maximaldosis von 400 mg verabreicht werden (Gibson 1996).

In einer doppelblinden Untersuchung von Patienten mit chronischem Kreuzschmerz führte Tramadol zu einer signifikanten Verminderung der Schmerzintensität, die mit Hilfe der visuellen Analogskala (VAS) quantifiziert wurde (Balfour et al. 1996). Klinische Studien haben auch bei schmerzhafter Gonarthrose die analgetische Wirksamkeit einer Kombination von Tramadol mit einem NSAR bestätigt und eine Reduktion der NSAR-Dosis ermöglicht (Schnitzer et al. 1999). Zur Beurteilung der Wirksamkeit von Tramadol auf den Entzündungsschmerz bei AS liegen hingegen keine fundierten Studienergebnisse vor. Die klinische Erfahrung zeigt aber, dass die retardierte Galenik von Tramadol bei abendlicher Gabe eine Reduktion des frühmorgendlichen Kreuzschmerzes sowie des Muskelschmerzes ermöglicht.

Tramadol kann zu Nebenwirkungen führen, die aber meist milder Natur sind. Die häufigsten Nebenwirkungen sind Übelkeit, Schwindel, Schläfrigkeit und Müdigkeit (Reig 2002). Eine langsame Dosissteigerung in dreitägigem Abstand – beginnend mit 25 mg pro Tag – kann die Häufigkeit gastrointestinaler Nebenwirkungen senken und so zu einer besseren Compliance des Patienten beitragen (Petrone et al. 1999). Nur bei 1:100.000 aller Patienten, die Tramadol einnehmen, ist mit dem Auftreten von epileptischen Anfällen zu rechnen und bei weniger als 1% der Epileptiker kommt es zur Auslösung eines Krampfanfalles (Gartner et al. 2000). Trotzdem sollte Tramadol bei Epileptikern nur zurückhaltend und unter Abwägung alternativer Behandlungen angewendet werden.

3. Nichtsteroidale Antirheumatika (NSAR)

Der Begriff *nicht-steroidale Antirheumatika* wurde erstmals im Rahmen des klinischen Einsatzes von Phenylbutazon 1949 verwendet, worüber Adams und Cobb (Adams et al. 1958) ausführlich berichteten. Der pharmakologische Durchbruch der NSAR gelang 1963, als Indometacin erfolgreich als Antiphlogistikum beim Carragen-induzierten entzündlichen Ödem der Ratte eingesetzt wurde. 1971 zeigte Sir John Vane mit seiner Arbeitsgruppe, dass NSAR vor allem über die Hemmung der Cyclooxygenase (COX) und der daraus resultierenden Hemmung der Prostaglandinsynthese wirken (Vane 1971). Von den zwei bekannten COX-Isoenzymen kommt dem Isoenzym COX-2 eine Schlüsselrolle in der Entzündungsreaktion zu (Dubois et al. 1998). Die Vorstellung einer strengen Aufgabentrennung zwischen der COX-2 als für die Entzündungsreaktion verantwortlichem Enzym und der COX-1 als für physiologische Zellfunktionen zuständigem Enzym führte schließlich zur Entwicklung der zwei ersten spezifischen COX-2 Hemmer Celecoxib und Rofecoxib, deren gastrointestinales Risikopotential kaum Unterschiede zu Plazebo aufweist (Hawkey 1999). Entsprechend ihres Anteiles an der COX-1- und COX-2-Hemmung können die derzeit verfügbaren NSAR in vier Gruppen eingeteilt werden (Tab. 1) (Vane 1998). Diese Einteilung erscheint aus praktischer Sicht sinnvoll, da sich eine enge Korrelation zwischen dem Ausmaß der COX-1-Hemmung *in vivo* und der Häufigkeit gastrointestinaler Läsionen herstellen lässt. So lag die Häufigkeit von gastroduodenalen Ulzera unter der Therapie mit Celecoxib auf Placeboniveau, unter Diclofenac bei etwa 15% und unter Naproxen mit 25–30% am höchsten (Emery et al. 1999; Simon et al. 1999). Mehrere Studien aus der jünge-

Tabelle 1. Klassifikation von NSAR nach ihrer relativen Hemmwirkung auf die COX-Isoformen entsprechend ihrer 50%igen inhibitorischen Konzentration (IC_{50})-Ratio für COX_2/COX_1

COX-1 präferentiell	*Äquipotent für COX-1/COX-2*	*COX-2 präferentiell*	*COX-2 spezifisch*
Aspirin	Diclofenac	Etodolac	Celecoxib
Indometacin		Meloxicam*	Rofecoxib
Naproxen		Nimesulide	
Ibuprofen			
Lornoxicam			

* Nur in niedriger Dosierung

ren Vergangenheit belegen, dass die strenge Trennung zwischen der physiologisch wirksamen COX-1 und der proinflammatorischen COX-2 nicht mehr aufrecht erhalten werden kann, da auch für die COX-2 physiologische Zellfunktionen – unter anderem an der Niere – nachgewiesen wurden (Furst et al. 1998).

Die antiphlogistische Wirkung der NSAR beruht auch auf Mechanismen, die von der COX-Hemmung unabhängig sind. NSAR hemmen Phosphodiesterasen und führen damit zu einer höheren intrazellulären Konzentration des antiinflammatorisch wirksamen zyklischen Adenosin-monophosphates (Silvola et al. 1982). NSAR hemmen zudem – wiederum unabhängig von der COX – die Aggregation und Aktivierung von neutrophilen Granulozyten (Abramson et al. 1984) und verringern die Produktion des ebenfalls an der Entzündungsreaktion beteiligten Stickstoffmonoxids (Amin et al. 1995).

Unspezifische COX-Hemmer sind im Unterschied zu den bisher verfügbaren COX-2-Hemmern organische Säuren mit hoher Affinität für das entzündete Gewebe (Brune et al. 2001). Dadurch verlängert sich die Halbwertszeit im entzündeten Gewebe und führt zu einer längeren klinischen Wirksamkeit als aus der Plasma-Halbwertszeit zu erwarten wäre. Während die Plasma-Halbwertszeit von Diclofenac bei etwa zwei Stunden liegt, ist eine klinische Wirksamkeit von bis zu 7 Stunden bekannt (Brune 1985). Da Plasma-Halbwertszeit und biologische Halbwertszeit jedoch miteinander korrelieren, kann von der Plasma-Halbwertszeit auf die Wirkdauer und das Risiko von Nebenwirkungen (s.u.) von NSAR geschlossen werden (Tab. 2). Insbesondere NSAR mit mittellanger Halbwertszeit oder Retardformen von NSAR mit kurzer Halbwertszeit eignen sich gut zur Therapie der aktiven AS, da sie auf Grund ihrer Wirkdauer von bis zu 12 Stunden den entzündlichen Wirbelsäulenschmerz und die Morgensteifigkeit an der Wirbelsäule bis in die frühen Morgenstunden hin unterdrücken können. Im Gegensatz dazu ist es sinnvoll, zeitlich begrenzte Schmerzepisoden oder eine nur kurz dauernde morgendliche Steifigkeit mit einem NSAR mit kurzer Halbwertszeit zu behandeln, da dadurch eine unnötig lange Unterbrechung der physiologischen Prostaglandinsynthese vermieden werden kann.

Tabelle 2. Plasma-Halbwertszeit (HWZ, in Stunden) von NSAR, die in der Therapie der AS häufig verwendet werden

NSAR	HWZ (h)
Ibuprofen	2–2,5
Diclofenac	1,2–2
Indometacin	2–13
Meclofenamat	2–3
Naproxen	12–15
Lornoxicam	3–5
Piroxicam	30–86
Celecoxib	11

Immunhistochemische Untersuchungen an Synovialmembranen von Patienten mit AS zeigten eine starke Expression von COX-2 und eine weniger stark ausgeprägte Expression von COX-1 (Siegle et al. 1998). NSAR mit guter COX-2-Hemmung und gleichzeitiger COX-1-Hemmung sollten deshalb für die Therapie von entzündlichen Phasen der AS besonders gut geeignet sein. Tatsächlich sind unspezifische COX-Hemmer bei axialen und peripheren Manifestationen der AS ausgezeichnet wirksam und reduzieren den entzündlichen Schmerz innerhalb von Tagen signifikant (Khan 1987; Calin et al. 1990). Klinisch kommen bei der Behandlung der AS mit NSAR vorwiegend die analgetische Wirkung und eine Reduktion der Steifigkeit an der Wirbelsäule zum Tragen, obwohl ein zusätzlicher – jedoch klinisch nur analgetisch imponierender – antiphlogistischer Effekt angenommen werden kann. NSAR sollten deshalb bei allen entzündlichen Exazerbationen an der Wirbelsäule, an den peripheren Gelenken und an den Sehneninsertionen eingesetzt und die Dosis sollte so gewählt werden, dass eine ausreichende Lebensqualität, eine Fortführung der häuslichen und beruflichen Aktivitäten, eine regelmäßige Bewegungstherapie und ein möglichst erholsamer Nachtschlaf gewährleistet wird.

Dabei ist die Chronobiologie des Schmerzgeschehens bei AS besonders zu berücksichtigen und darauf Wert zu legen, dass der frühmorgendliche entzündliche Wirbelsäulenschmerz durch die abendliche Gabe eines mittellang wirksamen NSAR mit einer bis in den Morgen anhaltenden Wirkdauer supprimiert wird. Nachdem Phenylbutazon – obwohl in Deutschland, Österreich und in der Schweiz zugelassen – aus Gründen eines erhöhten Risikos einer Knochenmarkstoxizität nur mehr als „Mittel der letzten Wahl" eingesetzt wird, scheint Indometacin zu den wirksamsten und am häufigsten verwendeten NSAR in der Therapie der AS zu gehören. In einer Querschnittsuntersuchung von mehr als 1300 Patienten wurde die Therapie mit Indometacin nur in 10% wegen Wirkungslosigkeit beendet (Calin et al. 1990). Ob Indometacin in der Lage ist, die radiologische Progression der AS zu verzögern, bleibt hingegen zweifelhaft (Lehtinen 1979).

Für Diclofenac liegen Untersuchungen vor, die eine zumindest ebenso gute Wirkung wie für Indometacin belegen (Khan 1987; Ruof et al. 1999). Sowohl von Indometacin als auch von Diclofenac gibt es unretardierte und retardierte Präparate, weshalb eine zeitlich angepasste antiphlogistische und analgetische Therapie mit beiden Substanzen möglich ist. Diclofenac scheint den Vorteil einer besseren gastrointestinalen Verträglichkeit gegenüber Indometacin zu besitzen, führt aber häufiger als Indometacin zum Anstieg der Leberfermente (Purcell et al. 1991).

Naproxen eignet sich wegen seiner mittellangen Halbwertszeit (12 bis 15 Stunden) ebenfalls gut zur Therapie des entzündlichen Wirbelsäulenschmerzes (Hill et al. 1975; Todd et al. 1990). Die höhere Rate an gastrointestinalen Nebenwirkungen macht seine Anwendung jedoch etwas problematischer (Caruso et al. 1980; Bianchi Porro et al. 1991).

Lornoxicam bietet sich wegen seiner mittellangen Halbwertszeit, der Wirkdauer von etwa 10 Stunden und seiner starken COX-Hemmung (*in vitro*) ebenfalls zur Therapie entzündlicher Exazerbationen der AS mit frühmorgendlichem Schmerz an (Balfour et al. 1996).

Celecoxib ist ein spezifischer COX-2-Hemmer mit einer mittellangen Halbwertszeit von 10–12 Stunden. Es zeigte in der bisher einzigen Studie an 246 Patienten mit AS in einer Dosis von 2 x 100 mg pro Tag eine tendenziell bessere Wirkung in den Kategorien Schmerzintensität und Funktionsindex (BASFI) als 2-mal täglich 100 mg Ketoprofen (Dougados et al. 2001). Spezifische COX-2-Hemmer könnten somit eine wichtige Alternative bei solchen Patienten mit AS werden, bei denen ein erhöhtes Risiko für gastrointestinale NSAR-Komplikationen besteht.

Das Ziel, durch NSAR mit sehr langer Halbwertszeit eine permanente Reduktion der entzündlichen Aktivität der Erkrankung zu erreichen, wurde in den letzten Jahren nicht weiter verfolgt, da eine komplette Suppression der entzündlichen Aktivität mit keinem auf dem Markt befindlichen NSAR erreicht werden kann und die Häufigkeit von Nebenwirkungen mit zunehmender Halbwertszeit der Substanzen ansteigt. Außerdem zeigt eine zunehmende Zahl an klinischen Studien, dass wir heute durch den Einsatz von Immunsuppressiva und Biologika eine anhaltend hohe entzündliche Aktivität der AS effektiver behandeln können.

NSAR entwickeln analgetische Effekte bereits in niedrigen therapeutischen Dosierungen, unter denen noch kein antiphlogistischer Effekt nachweisbar ist. Es wird in erster Linie ein peripherer analgetischer Effekt angenommen, da nur die nicht-sauren COX-2-Inhibitoren die Blut-Hirn Schranke durchbrechen und somit für die Hemmung der Schmerzperzeption und -leitung im zentralen Nervensystem verantwortlich sein können (Brooks 1998). Bei ungenügender Wirksamkeit reiner Analgetika können in Phasen fehlender entzündlicher Aktivität der AS auch NSAR in niedriger Dosierung eingesetzt werden, um einen analgetischen Effekt zu erzielen (bei nur geringer Beeinflussung der COX). Nicht indiziert sind

NSAR bei beschwerdefreien Patienten mit AS und bei Patienten, deren Schmerzgeschehen vorwiegend auf eine Fehlhaltung und eine damit verbundene Muskelverspannung zurückzuführen ist.

NSAR können zu Nebenwirkungen führen, die vorwiegend am Gastrointestinaltrakt und an der Niere, seltener am zentralen Nervensystem, an der Leber, an der Haut oder am hämatopoietischen System manifest werden (Brooks 1998). Treten Nebenwirkungen auf, sollte primär auf ein NSAR einer anderen chemischen Klasse umgestellt werden, weil die Wahrscheinlichkeit einer neuerlichen Unverträglichkeit gering ist (Tab. 3). Peptische Ulzera treten unter der Einnahme von NSAR bei etwa 15–30% der Patienten in einem Zeitraum von einem Jahr auf und führen in 2–5% der Patienten zu den gefürchteten Komplikationen wie Ulkus-Blutung, Perforation oder Stenosierung (Singh et al. 1996). Das größte Risiko gastrointestinaler Nebenwirkungen findet sich ab dem 65. Lebensjahr bei Patienten mit einer positiven Ulkusanamnese und bei Patienten, die gleichzeitig unter einer Glucocorticoidtherapie stehen (Ofman et al. 2002). Bei diesen Patienten ist eine Ulkus-Prophylaxe mit Misoprostol, einem Protonenpumpeninhibitor oder mit dem H_2-Blocker Famotidin angezeigt (Rostom et al. 2000).

Bei Patienten mit einem erhöhten Risiko gastrointestinaler Nebenwirkungen ist der Einsatz von spezifischen COX-2 Hemmern inzwischen allgemein akzeptiert. Da sich die AS vorwiegend im jüngeren Erwachsenenalter manifestiert und das Risiko für das Auftreten von NSAR-induzierten gastrointestinalen Ulzera erst mit zunehmendem Lebensalter ansteigt (Fries et al. 1990), ist eine Ulkus-Prophylaxe oder die Gabe eines spezifischen COX-2-Hemmers bei AS nur selten notwendig. Bei einer unter NSAR-Therapie auftretender Dyspepsie sollte primär ein Wechsel des NSAR vorgenommen werden. Kommt es nach Absetzen beziehungsweise Wechsel des NSAR auch unter einer zusätzlichen Therapie mit H_2-Blocker, Sucralfat oder Antacida weiterhin zu epigastrischen Beschwerden, ist die gastroskopische Untersuchung des oberen Gastrointestinaltraktes zum Ausschluss eines peptischen Ulkus indiziert.

Bis zu 40% der Patienten mit chronisch-entzündlichen Darmerkrankungen leiden zusätzlich unter einer Spondylarthropathie, die im weiteren Verlauf sehr häufig in eine AS übergeht. Es ist deshalb notwendig, dass diese Patienten ebenfalls eine ausreichende antiphlogistische Therapie erhalten. NSAR sind zur Therapie der enteropathischen Spondylarthropathie weniger gut geeignet, da sie durch die Hemmung der COX-1 im *gesamten* Gastrointestinaltrakt ulzerogen wirken. Zudem hemmen die NSAR die COX-2, die in die Heilung von gastrointestinalen Läsionen involviert sein dürfte. Bei

Tabelle 3. Klassifikation häufig verwendeter NSAR nach ihrer chemischen Struktur

Carboxylsäuren				Enolsäuren	
Salizylsäuren	Essigsäuren	Proprionsäuren	Fenaminsäuren	Oxicame	Pyrazolone
ASS*	Diclofenac	Ibuprofen	Mefenaminsäure	Lornoxicam	Phenylbutazon
Diflunisal	Aceclofenac	Naproxen		Meloxicam	
	Indometacin	Ketoprofen		Piroxicam	
	Acemetacin				
	Etodolac				

* Acetylsalicylsäure

hoher entzündlicher Aktivität der enteropathischen Spondylarthropathie wird man jedoch ohne den zusätzlichen Einsatz von NSAR nicht auskommen. Um das ulzerogene Potential und die permeabilitätssteigenden Effekte der unspezifischen COX-Hemmer an den mukösen Gefäßen zu vermeiden, sollten in dieser Situation präferenzielle oder spezifische COX-2-Hemmer bevorzugt werden.

Nicht zu vergessen ist, dass unter einer Langzeittherapie mit NSAR etwa 70% der Patienten eine – wenn auch in der Mehrzahl klinisch stumm verlaufende – Enteropathie entwickeln. Diese ist wahrscheinlich auf die lokal hohen Konzentrationen des NSAR zurückzuführen, da sie unter den Pro-NSAR (z.B. Sulindac, Nabumeton), deren aktive Mataboliten erst in der Leber gebildet werden, nicht auftreten. Bei bestehender Colitis ulcerosa sollen NSAR das Rezidivrisiko verdoppeln. Bei einer Divertikulose bedeutet die Einnahme von NSAR eine 3- bis 5-fache Zunahme des Risikos für Komplikationen der Divertikulose. Auch diese potentiellen Nebenwirkungen der NSAR am Darm gilt es bei der Verordnung und bei der Diffentialdiagnostik unklarer Symptome zu beachten (Stein 1999).

Eine Einschränkung der Nierenfunktion ist bei Patienten mit AS erst nach einem lang anhaltenden, chronisch-entzündlichen Verlauf mit regelmäßiger NSAR-Einnahme vorwiegend bei älteren und hypovolämischen Patienten zu erwarten. Allerdings prädisponieren die AS *per se* sowie der meist frühe Krankheitsbeginn zu einer langen Expositionsdauer mit NSAR und deshalb zur Entwicklung einer interstitiellen Nephritis, eines nephrotischen Syndroms oder einer chronischen Niereninsuffizienz (Jones et al. 1987; Vilar et al. 1997). Das Auftreten von Papillennekrosen unter einer NSAR-Therapie wurde in der Literatur nur einmal berichtet (Lourie et al. 1977). Bei chronischer Niereninsuffizienz ist nach Beginn einer NSAR-Therapie mit Diclofenac, Indometacin, Ibuprofen und Piroxicam eine Dosisanpassung nicht erforderlich, da eine hepatische Metabolisierung und bei Diclofenac auch eine partielle biliäre Exkretion erfolgen. Eine Verschlechterung der Nierenfunktion ist unter den oben genannten NSAR jedoch jederzeit möglich, so dass eine solche Therapie nur unter engmaschiger Kontrolle der Nierenfunktion und des Blutdruckverhaltens nach Ausschöpfung aller anderen therapeutischen Maßnahmen erfolgen sollte.

Nach Einnahme von Proprionsäurederivaten wie Ibuprofen, Ketoprofen oder Naproxen sind *in vitro* und *in vivo* phototoxische Hautreaktionen durch UVA-Bestrahlung auslösbar und beim Menschen eine Neigung zu Exanthemen nachzuweisen. Aus diesen Gründen sollten Patienten, die proprionsäurehaltige NSAR einnehmen, eine Sonnenexposition möglichst meiden (Ljunggren et al. 1985; Ring et al. 1987; Radschuweit et al. 2001). Diclofenac zeigte in diesem *in vitro*-Modell und auch *in vivo* (bei der Ratte) eine schwache phototoxische Reaktion. Eine erhöhte Neigung zu dermalen Nebenwirkungen wurde beim Menschen bisher jedoch noch nicht beobachtet.

Klinische Erfahrungen deuten darauf hin, dass unter einer Therapie mit Indometacin vermehrt zerebrale Nebenwirkungen auftreten können. In einer kontrollierten Studie führte die Indometacingabe bei gesunden Probanden häufiger zu Schwindel als das Plazebo. Weitere zerebrale Nebenwirkungen wurden jedoch nicht gefunden, im Unterschied zu den Probanden, die mit Diazepam behandelt wurden (Nuotto et al. 1988).

Patienten mit anhaltend aktiver AS, die regelmäßig NSAR einnehmen, sollten sich 3-monatlich laborchemischen Kontrollen der Leber- und Nierenfunktion, der Serum-Elektrolyte und des Blutbildes unterziehen. Eine engmaschigere – in Ausnahmefällen auch wöchentliche – Kontrolle der Nierenfunktion und der Elektrolyte ist bei bereits vorgeschädigten Nieren und im höheren Alter erforderlich, besonders dann, wenn NSAR in hohen Dosen verabreicht werden.

Regelmäßige Stuhluntersuchungen auf occultes Blut sind bei AS-Patienten unter regelmäßiger NSAR-Einnahme dann sinnvoll, wenn klinische Hinweise auf gastrointestinale Läsionen oder laborchemische Hinweise auf eine Eisenmangel- oder Blutungsanämie bestehen. Bei einem positiven Test sollte auf Grund der höheren Wahrscheinlichkeit von Schleimhautläsionen am oberen Gastrointestinaltrakt zuerst eine Gastroskopie und bei einer fehlenden Blutungsquelle am oberen Gastrointestinaltrakt eine Koloskopie angeschlossen werden.

NSAR werden überwiegend an Plasmaproteine gebunden und führen deshalb häufig zu Interaktionen mit anderen Arzneimitteln (Rainer et al. 2001). Es kommen drei verschiedene Arten von Arzneimittelinteraktionen in Betracht: (1) eine Wirkungsabschwächung bis zum Wirkverlust, (2) eine Verstärkung der Hauptwirkung der Begleitmedikation, (3) eine Auslösung oder Verstärkung einer an sich möglichen Nebenwirkung. Alle NSAR führen zu einer Wirkungsabschwächung der Beta-Blocker, ACE-Hemmer und Thiazid-Diuretika. Eine Dosisanpassung der Therapeutika nach Beginn einer NSAR-Therapie ist somit häufig notwendig. Indometacin und Diclofenac führen zu einer Erhöhung der Lithiumkonzentration im Plasma, weshalb bei Lithiumtherapie regelmäßige Kontrollen der Lithiumkonzentration erforderlich sind (Danion et al. 1987). Eine Beeinflussung der oralen Antikoagulation wurde in klinischen Studien nicht beobachtet; wegen der zu erwartenden Hemmung der Thrombozytenfunktion ist aber eine erhöhte Blutungsneigung nicht ausgeschlossen (Krzywanek et al. 1977; Baele et al. 1983). Diclofenac hat keinen Einfluss auf die Plasmakonzentration von Sulfonylharnstoffen, führt aber zu einem Anstieg der Plasmakonzentration von Digoxin, Statinen und Methotrexat (Davies et al. 1997; Robert et al. 2002).

Zusammenfassend soll betont werden, dass NSAR in der medikamentösen Therapie der AS unverzichtbar sind. NSAR lindern die für die AS typischen Symptome Entzündungsschmerz und Steifigkeit und ermöglichen dem Patienten bei rechtzeitiger Gabe und ausreichender Dosierung die notwendige regelmäßige Krankengymnastik und einen erholsamen Nachtschlaf. Mit der Entwicklung von spezifischen COX-2-Hemmern könnte das den unspezifischen COX-Hemmern innewohnende erhöhte gastrointestinale Risiko auch bei Patienten mit AS signifikant gesenkt werden.

4. Glucocorticoide

Im Rahmen einer internationalen Konferenz wurde für synthetische Abkömmlinge des in der Nebennierenrinde erzeugten Cortisols einheitlich der Begriff Glucocorticoide festgelegt (Buttgereit et al. 2002a), wobei nicht-fluorierte Präparate auf Grund ihrer geringeren Neigung zur Nebennierensuppression in der Rheumatologie bevorzugt eingesetzt werden. *In vitro*-Untersuchungen haben zur Entwicklung eines Modells geführt, in dem in Abhängigkeit von der Glucocorticoiddosis drei verschiedene Mechanismen für die Glucocorticoidwirkung verantwortlich sein dürften (Buttgereit 2000, 2001; Buttgereit et al. 2002b). Niedrige und mittlere Glucocorticoiddosen (bis 0,5 mg/kg) scheinen primär über ihren Einfluss auf den Transkriptionsfaktor *Nuclear Factor kappa B* hemmende Wirkungen auf die Transkription von Entzündungsmediatoren (Interleukin-1, Interleukin-6, TNFα, COX-2 etc.) auszuüben. Zudem kommt es unter einer Glucocorticoidtherapie wohl über eine Stimulation von Activating Protein-1 und über die Stabilisierung der Messenger-RNA von antiinflammatorischen Mediatoren zu einer Entzündungshemmung. Mittlere Glucocorticoiddosen sind wahrscheinlich auch ausreichend, um antiproliferative Effekte in den immunkompetenten Zellen (mit Ausnahme der B-Lymphozyten) zu initiieren.

Für die Hemmung der B-Zell-Aktivität und der Immunglobulinsynthese sind höhere Glucocorticoiddosen (über 0,5 mg/kg) erforderlich. Diese Effekte könnten (neben dem genomisch wirksamen zytosolischen Glucocorticoidrezeptor) möglicherweise über einen noch hypothetischen membranständigen Rezeptor ausgelöst werden (Buttgereit et al. 2002b). Dieser membranständige Glucocorticoidrezeptor könnte auch für typische Nebenwirkungen dieser Substanzklasse verantwortlich sein. Sehr hohe Glucocorticoiddosen von mehr als 1–2 mg/kg und die so genannte Pulstherapie mit täglichen Gaben von 0,5 bis 2 (4) g Prednisolonäquivalent führen eventuell sogar über physiko-chemische Eigenschaften zu einer membranstabilisierenden und antiödematösen Wirkung sowie zur unmittelbaren Induktion der Apoptose von immunkompetenten Zellen.

Die Rolle der Glucocorticoide in der Therapie der AS ist noch nicht eindeutig definiert. Eine gute Wirkung der Glucocorticoidtherapie bei AS wäre mit der Hemmung der Prostaglandinsynthese und der Hemmung der Produktion von proinflammatorischen Zytokinen (z. B. TNFα) zu erklären (Masferrer et al. 1994; Joyce et al. 1997). Aus klinischen Beobachtungen wissen wir jedoch, dass der entzündliche Wirbelsäulenschmerz und die Sakroiliitis nicht immer befriedigend auf eine systemische Glucocorticoidtherapie ansprechen.

Für eine intravenöse Glucocorticoid-Pulstherapie sowie für die lokale Applikation von Glucocorticoiden ist eine ausgezeichnete Wirksamkeit bekannt und durch mehrere Studien belegt (Dougados et al. 2002). Bereits 1983 wurde in einer Studie gezeigt, dass eine Methylprednisolon-Pulstherapie (1 g/die für drei Tage) bei Patienten mit zuvor therapieresistenter AS zu einer signifikanten Besserung sowohl der Morgensteifigkeit und des Schmerzes als auch der Beweglichkeit der Wirbelsäule führt (Richter et al. 1983). Die klinische Besserung trat innerhalb einer Woche ein und war von einer Reduktion der zellulären und humoralen Immunaktivität begleitet, hielt aber nur für den Parameter Schmerz für die Dauer von 12 Wochen an.

In einer weiteren Untersuchung von 17 Patienten mit AS fand sich kein signifikanter klinischer Unterschied in der Wirksamkeit einer intravenösen Glucocorticoid-Pulstherapie mit 375 mg täglich im Vergleich zu einer Dosis von 1000 mg täglich. Die Patienten in der Hochdosisgruppe blieben im Vergleich zur Gruppe mit der niedrigeren Dosis lediglich eine Woche länger signifikant gebessert (Peters et al. 1992). Nebenwirkungen der Pulstherapie wurden in dieser Studie nicht beobachtet. Eine Glucocorticoid-Pulstherapie kann somit bei AS mit einer entzündlichen Exazerbation und Therapieresistenz auf NSAR vor allem bei jenen Patienten empfohlen werden, deren AS schubartig verläuft.

Einen größeren Raum in der Therapie der AS sollte die lokale intraartikuläre und an die entzündeten Sehneninsertionen (Enthesitis) applizierte Gabe von Glucocorticoiden einnehmen. Mehrere Untersuchungen konnten bei AS einen guten und anhaltenden Effekt dieser Therapieform demonstrieren. Besonders die durch Bildgebung gestützte Applikation von Glucocorticoiden in die Sakroiliakalgelenke stellt eine effektive und nebenwirkungsarme Therapieform dar. In einer von Braun und Mitarbeitern durchgeführten Studie, bei der 40 mg Triamcinolon-acetonid CT-gestützt in die Sakroiliakalgelenke appliziert wurden, kam es bei 83% der Patienten zu einer im Durchschnitt neun Monate andauernden Reduktion der klinischen Beschwerdesymptomatik. Mittels MRT wurde zudem eine Abnahme der entzündlichen Aktivität der Sakroiliitis dokumentiert (Braun et al. 1996). Der Nachteil der mit dem CT verbundenen hohen Strahlenbelastung, der bei Kindern und Frauen im gebärfähigen Alter ins Gewicht fällt, kann durch eine MRT-gestützte Applikation des Glucocorticoids umgangen werden.

In einer weiteren Studie mit neun Patienten, bei denen insgesamt 16 Sakroiliakalgelenke injiziert wurden, führte die lokale Applikation von 40 mg Triamcinolon-acetonid bei 7 der 9 Patienten zu einer signifikanten Verbesserung der Schmerzsymptomatik, die im Durchschnitt 10,8 Monate anhielt. Nach der Therapie waren das entzündliche Knochenmarködem im MRT vermindert und auch die systemischen Entzündungsparameter gebessert (Gunaydin et al. 2000). Die positiven Ergebnisse der genannten offenen Studien zeigten sich in ähnlichem Ausmaß in einer doppelblinden Placebo-kontrollierten Studie (Maugars et al. 1996). Die lokale Glucocorticoidbehandlung des Sakroiliakalgelenks stellt also wegen ihrer anhaltenden Wirksamkeit eine gute Alternative zur systemischen NSAR-Therapie dar, insbesondere bei gastrointestinaler Unverträglichkeit von NSAR. Die Applikation von Glucocorticoiden in ein Sakroiliakal- oder Hüftgelenk sollte wegen der schwierigen anatomischen Verhältnisse unter dem Einsatz eines bildgebenden Verfahrens erfolgen, um den bestmöglichen Therapieerfolg zu erreichen. Periartikuläre Injektionen können allenfalls auf den entzündlich veränderten sakroiliakalen Bandapparat eine positive Wirkung entfalten.

Die lokale Applikation von Glucocorticoiden in periphere Gelenke oder an entzündete Sehnenansätze ist durch klinische Studien weniger gut abgesichert, durch mannigfaltige klinische Erfahrungen jedoch gut etabliert. Sie kann wegen des geringen Nebenwirkungsrisikos (bei fachgerechter Technik) und der ausgezeichneten Wirksamkeit sehr empfohlen werden (Toussirot et al. 1998). Da entzündliche Schübe bei AS über zumindest mehrere Wochen andauern, werden zur intraartikulären Therapie wegen ihrer längeren Wirkdauer bevorzugt kristalline Glucocorticoide (Triamcinolon-acetonid) beziehungsweise das inzwischen in Deutschland zugelassene Rimexolon eingesetzt. Die Höhe der Glucocorticoiddosis richtet sich nach der Größe des Gelenkes. So werden in große Gelenke 20–40 mg, in mittelgroße Gelenke 10–20 mg und in kleine Gelenke 5 mg eines kristallinen Glucocorticoids unter streng sterilen Kautelen verabreicht und anschließend eine Ruhigstellung des injizierten Gelenkes zumindest für 24 Stunden veranlasst. Es wird empfohlen, pro Jahr nicht mehr als vier Injektionen in ein arthrotischen Gelenk durchzuführen. Ob diese Obergrenze auch für chronisch entzündete Gelenke bei AS gilt, ist zu diskutieren, da das Entzündungsgeschehen und die dadurch ausgelöste Sekretion von proinflammatorischen Zytokinen und degradatorischen Enzymen das größte Risiko für eine Degradation des hyalinen Knorpels darstellen.

Zur Therapie einer Enthesitis sind kristalline Glucocorticoide in einer Dosis von maximal 10 mg pro Injektion ebenfalls gut wirksam. Bei Enthesitiden, die knapp unter der Dermis liegen, besteht jedoch ein signifikant höheres Risiko einer Hautatrophie (Price et al. 1991), weshalb wir bei der ersten Infiltration ein nicht-kristallines Glucocorticoid (z.B. Betamethason-dipropionat) bevorzugen. Erst bei ungenügender Wirkung der nicht-kristallinen Substanz greifen wir auf ein kristallines Präparat zurück. Die Wirkdauer der kristallinen Form von Triamcinolon-acetonid liegt bei 4–6 Wochen (Gaffney et al. 1995), die des Rimexolon bei im Mittel mindestens 13 Wochen (Gevers et al. 1994). Nicht-kristalline Präparate wirken etwa 1–2 Wochen und damit deutlich kürzer.

Die perorale Glucocorticoidtherapie, deren Wirksamkeit bei aktiver AS bisher nicht untersucht wurde, sollte unter anderem wegen des bei AS bereits bestehenden erhöhten Osteoporoserisikos (siehe Kap. 16) nur bei anhaltender entzündlicher Aktivität, Therapieresistenz auf NSAR, Kontraindikationen einer NSAR-Therapie auf Grund einer Niereninsuffizienz oder einer Knochenmarksinsuffizienz sowie bei extraartikulären Manifestationen der AS in Betracht gezogen werden (Ralston et al. 1990). Der Einsatz von Glucocorticoiden führt *per se* nicht zu einem signifikant erhöhten Ulkusrisiko am Gastrointestinaltrakt (Conn et al. 1994). Da Glucocorticoide wohl die COX-2, die möglicherweise an einer beschleunigten Wundheilung beteiligt ist (Conn et al. 1994), nicht aber die COX-1 hemmen (Masferrer et al. 1994), ist der Einsatz von Glucocorticoiden bei Vorliegen peptischer Ulzera nicht zu empfehlen.

Glucocorticoide können eine ganze Reihe von Nebenwirkungen verursachen, wobei die Häufigkeit von Nebenwirkungen ganz eindeutig von der Höhe der Dosis und der Dauer der Glucocorticoidtherapie abhängt (Kaiser 1998). Glucocorticoide sind ab einer Dosis von 20 mg/d mit einem erhöhten Infektionsrisiko verbunden (Stuck et al. 1989). In den ersten 6–12 Monaten nach Therapiebeginn ist mit dem größten Mineralverlust aus dem Knochen zu rechnen (Osteoporoserisiko) (van Staa et al. 2000) zu rechnen. Zudem sind Glucocorticoide mit multiplen metabolischen Störungen des Kohlenhydrat-, Eiweiß- und Lipidstoffwechsels, mit einer Suppression der Nebennierenrindenfunktion (Erkut et al. 1998) und multiplen weiteren Nebenwirkungen assoziiert (Kimberly 1991). Auch neuropsychiatrische Nebenwirkungen können auftreten.

Auf Grund dieser häufigen Nebenwirkungen sollten Glucocorticoide bei AS systemisch nur bei ungenügender Wirksamkeit von NSAR eingesetzt werden. Die Dosis kann unmittelbar nach klinischer Besserung möglichst rasch reduziert werden, wobei nur allgemeine Empfehlungen zum Tempo der Dosisreduktion vorliegen (Kaiser et al. 2002). Entsprechend dieser Empfehlungen sollte die Dosisreduktion bis zu einer Tagesdosis von 30(40) mg Prednisolonäquivalent in *10 mg*-Schritten, bis zu einer Tagesdosis von 15 mg Prednisolonäquivalent in *5 mg*-Schritten und danach in *1–2 mg*-Schritten erfolgen. Geht man entsprechend diesen Empfehlungen vor, ist das Auftreten von klinischen Symptomen einer Nebenniereninsuffizienz, welche bereits nach einer Behandlungsdauer von einer Woche bestehen kann, nicht zu erwarten. Patienten unter einer permanenten Glucocorticoidtherapie von mehr als 5 mg Prednisolonäquivalent pro Tag sind als nebenniereninsuffizient zu betrachten und müssen perioperativ eine ausreichende Substitutionstherapie in Form von Hydrocortison oder dem entsprechenden Prednisolonäquivalent erhalten (3 x 50 mg Hydrocortison/Tag für 48–72 Stunden).

Patienten, bei denen eine Glucocorticoid-Langzeittherapie geplant ist, sollten vor Therapiebeginn auf chronische Infektionen – insbesondere auf das Vorliegen einer Tuberkulose – untersucht werden. Weiters sollte vor Therapiebeginn eine Knochendichtemessung veranlasst und eine angepasste Osteoporoseprophylaxe durchgeführt werden. Während einer Glucocorticoidtherapie mit Dosen über 20 mg Prednisolonäquivalent pro Tag ist eine sorgfältige klinische Überwachung notwendig, um neu aufgetretene Infektionen rechtzeitig zu erkennen.

5. Zusammenfassung

Da eine krankheitsmodifizierende Therapie der AS noch nicht zur Verfügung steht, ist es Ziel der medikamentösen Therapiemaßnahmen, die typischen Symptome der Erkrankung wie Morgensteifigkeit und Entzündungsschmerz so weit zu kontrollieren, dass eine regelmäßige Gymnastik durchgeführt werden kann, der Nachtschlaf gewährleistet ist und eine zufrieden stellende Lebensqualität aufrecht erhalten werden kann. Dafür stehen NSAR, Glucocorticoide und Analgetika zur Verfügung, die als Monotherapie oder in Kombination eingesetzt werden können. Mit der Entwicklung und Einführung der spezifischen COX-2-Hemmer gibt es nun eine neue Gruppe von NSAR, die auch bei Patienten mit gastrointestinalen Problemen einsetzbar sind.

10 Fragen zum Thema

1. Ein weitgehend beschwerdefreier Patient mit Morbus Bechterew: sollte er NSAR nehmen?

Ein weitgehend beschwerdefreier Patient mit AS sollte keine NSAR einnehmen. Es gibt erst eine Studie, die auf einen günstigeren Verlauf der AS hinweist, wenn der Patient regelmäßig (auch bei Beschwerdefreiheit) NSAR nimmt. Angesichts der möglichen Nebenwirkungen reicht diese eine Studie jedoch nicht aus, um dem Patienten eine regelmäßige Einnahme selbst bei Beschwerdefreiheit zu empfehlen.

2. Dürfen Patienten mit Antirheumatikatherapie in die Sonne?

NSAR mit einer chemischen Struktur, die sie als Abkömmlinge der Proprionsäure klassifizieren, können gehäuft phototoxische Reaktionen auslösen. Trotzdem sollte man Patienten mit AS und gleichzeitiger NSAR-Therapie nicht eine Sonnenexposition verbieten, zumal ein Mangel an Vitamin D das erhöhte Osteoporoserisiko der Patienten noch weiter erhöhen würde.

3. Vor oder bei NSAR-Therapie: wann sind Gastroskopie oder Test auf occultes Blut indiziert?

Vor einer NSAR-Therapie sind ein routinemäßig durchgeführter Test auf occultes Blut im Stuhl und/oder eine Gastroskopie nicht indiziert. Unter einer laufenden NSAR-Therapie ist ein Test auf occultes Blut im Stuhl bei klinischem Verdacht auf Schleimhautläsionen im Gastrointestinaltrakt und bei laborchemisch beobachtetem Eisenmangel beziehungsweise Hinweisen auf eine Blutungsanämie indiziert. Eine Gastroskopie ist unter einer laufenden NSAR-Therapie dann indiziert, wenn der Stuhltest auf Blut positiv ausfällt oder sich eine unter NSAR-Einnahme auftretende Dyspepsie nach Absetzen oder Wechsel des NSAR nicht bessert.

4. Können NSAR auch bei Patienten mit enteropathischer Spondylarthropathie verordnet werden?

NSAR können prinzipiell auch bei enteropathischer Spondylarthropathie verordnet werden. Wegen des Risikos einer Verschlechterung der chronisch entzündlichen Darmerkrankung sollte ihr Einsatz aber auf Patienten beschränkt werden, die auf Analgetika nicht ausreichend ansprechen und unakzeptabel hohe Glucocorticoiddosen benötigen. In solchen Fällen sollte spezifischen COX-2-Hemmern der Vorzug gegeben werden, auch wenn diesbezüglich die vorhandenen Studien noch keine eindeutige Aussage zulassen.

5. Welche relevanten Interaktionen zwischen NSAR und anderen häufigen Medikamenten gibt es?

Auf Grund ihres Wirkungsmechanismus der Prostaglandinsynthesehemmung muss man annehmen, dass alle NSAR zu einer Wirkungsabschwächung der Beta-Blocker, ACE-Hemmer und Thiazid-Diuretika führen. Diclofenac führt zu einem Anstieg der Digoxin- und Methotrexatkonzentration im Serum und Diclofenac und Indometacin erhöhen die Lithiumkonzentration im Serum von Patienten unter dieser Therapie. Mit Ausnahme der spezifischen COX-2-Inhibitoren hemmen alle NSAR die Thrombozytenaggregation, so dass bei einer gleichzeitigen Antikoagulation ein erhöhtes Blutungsrisiko angenommen werden muss.

6. Wie oft sollten welche Werte unter NSAR-Behandlung kontrolliert werden?

Unter einer konstanten NSAR-Therapie sollten bei ansonsten klinisch unauffälligen Patienten 3-monatliche Kontrollen des klinischen Status, des Blutdruckes, des Blutbildes, der Leber- und Nierenfunktion sowie der Elektrolyte erfolgen. Bei älteren Menschen und bei anamnestisch oder klinisch begründetem Verdacht auf eine Nierenfunktionsstörung sind engmaschigere Kontrollen (eventuell wöchentlich) angezeigt.

7. Welche Rolle spielen biologische Halbwertszeit und COX1/2-Verhältnis bei der Wahl des NSAR?

Die biologische Halbwertszeit von NSAR spielt in der Therapie der AS eine besondere Rolle, da AS-Patienten einen circadianen Schmerzverlauf haben. Patienten mit einem entzündlichen Wirbelsäulen- oder Gelenksschmerz müssen am Abend ein NSAR mit zumindest mittellanger Halbwertszeit erhalten, um das morgendliche Schmerzmaximum zu beherrschen. Bei kurzfristigen, intermittierenden Schmerzepisoden sollten NSAR mit kurzer Halbwertszeit zum Einsatz kommen, um eine ungebührend lange Suppression der physiologischen Prostaglandinsynthese zu vermeiden. NSAR mit einer niedrigen COX1/2-Ratio gehen in therapeutischen Dosen mit einem verminderten gastrointestinalen Nebenwirkungsprofil einher und sollten aus medizinischer Sicht bevorzugt werden.

8. Beeinträchtigen NSAR die Fahrtüchtigkeit?

Soweit aus klinischen Untersuchungen ableitbar, scheinen nahezu alle NSAR die Fahrtüchtigkeit nicht zu beeinflussen. Lediglich unter Indometacin traten gegenüber Plazebo gehäuft cerebrale Nebenwirkungen in Form von Schwindelzuständen auf. Es ist daher vorstellbar, dass bei der ersten Einnahme von Indometacin unerwartet Schwindelzustände auftreten, die somit die Fahrtüchtigkeit beeinflussen könnten.

9. Sind Glucocorticoide nur bei peripherer Gelenkbeteiligung indiziert?

Glucocorticoide sind nicht nur bei peripherer Gelenkbeteiligung und Therapieresistenz auf NSAR, sondern auch bei entzündlichen Veränderungen am Achsenskelett wirksam. Der sichere Nachweis einer Wirksamkeit von Glucocorticoiden am Achsenskelett gelang jedoch bisher nur für die intraartikuläre Applikation von 40 mg Triamcinolon-acetat in das Sakroiliakalgelenk und für die Glucocorticoid-Pulstherapie mit einer Dosis von mindestens 375 mg Prednisolonäquivalent pro Tag. Aus unserer täglichen Erfahrung wissen wir jedoch, dass selbst eine *low-dose*-Glucocorticoidtherapie mit einer täglichen Maximaldosis von 5–7,5 mg Prednisolonäquivalent die klinische Symptomatik einer peripheren Gelenksbeteiligung verbessern kann.

10. Opiattherapie bei Morbus Bechterew: besteht ein Risiko für die Entwicklung einer Abhängigkeit?

Die Frage, ob bei Patienten mit Morbus Bechterew nach Einnahme von Opiaten eine Abhängigkeit entstehen kann, wurde spezifisch noch nicht untersucht. Es bestehen jedoch keine Anhaltspunkte, dass Opiate bei AS andere pharmakologische Eigenschaften zeigen sollten als in der Tumortherapie. Es ist deshalb davon auszugehen, dass mit Opiaten behandelte Patienten mit Morbus Bechterew demselben Risiko einer Opiat-Abhängigkeit unterliegen wie Tumorpatienten.

Literatur

Abramson S, Edelson H, Kaplan H, Ludewig R, Weissmann G (1984) Inhibition of neutrophil activation by nonsteroidal anti-inflammatory drugs. Am J Med 77: 3–6.

Adams SS, Cobb R (1958) A possible basis for the anti-inflammatory activity of salizylates and other nonhormonal anti-rheumatic drugs. Nature 181: 773

Amin AR, Vyas P, Attur M, Leszczynska-Piziak J, Patel IR, Weissmann G, Abramson SB (1995) The mode of action of aspirin-like drugs: effect on inducible nitric oxide synthase. Proc Natl Acad Sci U S A 92: 7926–7930.

Baele G, Rasquin K, Barbier F (1983) Effects of oxametacin on coumarin anticoagulation and on platelet function in humans. Arzneimittelforschung 33: 149–152

Balfour JA, Fitton A, Barradell LB (1996) Lornoxicam. A review of its pharmacology and therapeutic potential in the management of painful and inflammatory conditions. Drugs 51: 639–657.

Bianchi M, Rossoni G, Sacerdote P, Panerai AE (1999) Effects of tramadol on experimental inflammation. Fundam Clin Pharmacol 13: 220–225

Bianchi Porro G, Caruso I, Petrillo M, Montrone F, Ardizzone S (1991) A double-blind gastroscopic evaluation of the effects of etodolac and naproxen on the gastrointestinal mucosa of rheumatic patients. J Intern Med 229: 5–8.

Botting R (2000) Paracetamol-inhibitable COX-2. J Physiol Pharmacol 51: 609–618

Braun J, Bollow M, Seyrekbasan F, Haberle HJ, Eggens U, Mertz A (1996) Computed tomography guided corticosteroid injection of the sacroiliac joint in patients with spondylarthropathy with sacroiliitis: clinical outcome and follow-up by dynamic magnetic resonance imaging. J Rheumatol 23: 659–664

Braun J, Sieper J (2002) New and old therapeutic options in ankylosing spondylitis–is there an indication for sulfasalazine? Z Rheumatol 61: 151–158

Brooks P (1998) Use and benefits of nonsteroidal anti-inflammatory drugs. Am J Med 104: 9S–13S; discussion 21S–22S.

Brune K (1985) Pharmacokinetic factors as causes of variability in response to non- steroidal anti-inflammatory drugs. Agents Actions Suppl 17: 59–63

Brune K, Neubert A (2001) Pharmacokinetic and pharmacodynamic aspects of the ideal COX-2 inhibitor: a pharmacologist's perspective. Clin Exp Rheumatol 19: S51–57.

Buttgereit F (2000) Mechanisms and clinical relevance of nongenomic glucocorticoid actions. Z Rheumatol 59: II/119–123.

Buttgereit F (2001) [Wirkungsmechanismen und Wirkungen der Glucocorticoide]. Z Rheumatol 60: 117–119.

Buttgereit F, da Silva JAP, Boers M, Burmester GR, Cutolo M, Jacobs J, Kirwan J, Köhler L, van Riel P, Vischer T, Bijlsma JWJ (2002a) Standardised nomenclature for glucocorticoid dosages and glucocorticoid treatment regimens: current questions and tentative answers in rheumatology. Ann Rheum Dis 61: 718–722

Buttgereit F, Scheffold A (2002b) Rapid glucocorticoid effects on immune cells. Steroids 67: 529–534.

Calin A, Elswood J (1990) A prospective nationwide cross-sectional study of NSAID usage in 1331 patients with ankylosing spondylitis. J Rheumatol 17: 801–803.

Carneiro W, de Moraes JP (1968) [Treatment of spinal arthritis with a paracetamol-phenylbutazone combination. Work presented in the VIIth Brazilian Congress of Rheumatology. Guanabara 1968]. Rev Bras Med 25: 481–482.

Caruso I, Bianchi Porro G (1980) Gastroscopic evaluation of anti-inflammatory agents. Br Med J 280: 75–78.

Conn HO, Poynard T (1994) Corticosteroids and peptic ulcer: meta-analysis of adverse events during steroid therapy. J Intern Med 236: 619–632

Danion JM, Schmidt M, Welsch M, Imbs JL, Singer L (1987) [Interaction between non-steroidal anti-inflammatory agents and lithium salts]. Encephale 13: 255–260.

Davies NM, Anderson KE (1997) Clinical pharmacokinetics of diclofenac. Therapeutic insights and pitfalls. Clin Pharmacokinet 33: 184–213.

Dougados B, Dijkmans B, Khan M, Maksymowych W, van der Linden S, Brandt J (2002) Conventional treatments for ankylosing spondylitis. Ann Rheum Dis 61 Suppl III: iii40–iii50

Dougados M, Behier JM, Jolchine I, Calin A, van der Heijde D, Olivieri I, Zeidler H, Herman H (2001) Efficacy of celecoxib, a cyclooxygenase 2-specific inhibitor, in the treatment of ankylosing spondylitis: a six-week controlled study with comparison against placebo and against a conventional nonsteroidal antiinflammatory drug. Arthritis Rheum 44: 180–185.

Dubois RN, Abramson SB, Crofford Lea (1998) Cyclooxygenase in biology and disease. FASEB J 12: 1063

Emery P, Zeidler H, Kvien TK, Guslandi M, Naudin R, Stead H, Verburg KM, Isakson PC, Hubbard RC, Geis GS (1999) Celecoxib versus diclofenac in long-term management of rheumatoid arthritis: randomised double-blind comparison. Lancet 354: 2106–2111.

Erkut ZA, Pool C, Swaab DF (1998) Glucocorticoids suppress corticotropin-releasing hormone and vasopressin expression in human hypothalamic neurons. J Clin Endocrinol Metab 83: 2066–2073.

Fries JF, Miller SR, Spitz PW, Williams CA, Hubert HB, Bloch DA (1990) Identification of patients at risk for gastropathy associated with NSAID use. J Rheumatol Suppl 20: 12–19.

Furst DE, Hillson JL (1998) What is the role of selective COX-2 inhibitors in the spectrum of NSAID therapy? Rheumatology Grand Rounds 1: 1

Gaffney K, Ledingham J, Perry JD (1995) Intra-articular triamcinolone hexacetonide in knee osteoarthritis: factors influencing the clinical response. Ann Rheum Dis 54: 379–381

Gartner JS, Blough D, Drinkard CR (2000) Tramadol and seizures: a surveilance study in managed care population. Pharmacotherapy 20: 1423–1431

Gevers G, Dequeker J, van Holsbeeck M, van Vliet-Daskalopoulou E (1994) A high dose (up to 200 mg) tolerance and efficacy study of intra-articular rimexolone (Org 6216) in rheumatoid synovitis of the knee. Clin Rheumatol 13: 103–109

Gibson TP (1996) Pharmacokinetics, efficacy, and safety of analgesia with a focus on tramadol HCl. Am J Med 101: 47S–53S.

Gunaydin I, Pereira PL, Daikeler T, Mohren M, Trubenbach J, Schick Fea (2000) Magnetic resonance imaging guided corticosteroid injection of the sacroiliac joints in patients with therapy resistant spondyloarthropathy: a pilot study. J Rheumatol 27: 424–428

Hawkey CJ (1999) COX-2 inhibitors. Lancet 353: 307–314.

Hill HF, Hill AG (1975) Ankylosing spondylitis: open long-term and double-blind crossover studies with naproxen. J Clin Pharmacol 15: 355–362.

Jones DW, Mansell MA, Samuell CT, Isenberg DA (1987) Renal abnormalities in ankylosing spondylitis. Br J Rheumatol 26: 341–345.

Joyce DA, Kloda A, Steer JH (1997) Dexamethasone suppresses release of soluble TNF receptors by human monocytes concurrently with TNF-alpha suppression. Immunol Cell Biol 75: 345–350.

Kaiser H (1998) [Use of glucocorticoids in therapy of rheumatic disease. 1: Value–precautions–choice of drug preparation]. Fortschr Med 116: 44–45.

Kaiser H, K. KH (2002). Cortisontherapie. Stuttgart New York, Georg Thieme Verlag.

Khan MA (1987) A double blind comparison of diclofenac and indomethacin in the treatment of ankylosing spondylitis. J Rheumatol 14: 118–123.

Kimberly RP (1991) Mechanisms of action, dosage schedules, and side effects of steroid therapy. Curr Opin Rheumatol 3: 373–379.

Krzywanek HJ, Breddin K (1977) [Does Diclofenac modify oral anticoagulant therapy and platelet aggregation?]. Med Welt 28: 1843–1845.

Lehtinen R (1979) Clinical and radiological features of ankylosing spondylitis in the 1950s and 1976 in the same hospital. Scand J Rheumatol 8: 57–61

Ljunggren B, Lundberg K (1985) In vivo phototoxicity of non-steroidal anti-inflammatory drugs evaluated by the mouse tail technique. Photodermatol 2: 377–382.

Lourie SH, Denman SJ, Schroeder ET (1977) Association of renal papillary necrosis and ankylosing spondylitis. Arthritis Rheum 20: 917–921.

Masferrer JL, Reddy ST, Zweifel BS, Seibert K, Needleman P, Gilbert RS, Herschman HR (1994) In vivo glucocorticoids regulate cyclooxygenase-2 but not cyclooxygenase-1 in peritoneal macrophages. J Pharmacol Exp Ther 270: 1340–1344.

Maugars Y, Mathis C, Berthelot JM, Charlier C, Prost A (1996) Assessment of the efficacy of sacroiliac corticosteroid injections in spondylarthropathies: a double-blind study. Br J Rheumatol 35: 767–770

McGonagle D, Emery P (2000) Enthesitis, osteitis, microbes, biomechanics, and immune reactivity in ankylosing spondylitis. J Rheumatol 27: 2302–2304

Nuotto E, Saarialho-Kere U (1988) Actions and interactions of indomethacin and diazepam on performance in healthy volunteers. Pharmacol Toxicol 62: 293–297.

Ofman JJ, MacLean CH, Straus WL, Morton SC, Berger ML, Roth EA, Shekelle P (2002) A metaanalysis of severe upper gastrointestinal complications of nonsteroidal antiinflammatory drugs. J Rheumatol 29: 804–812.

Pal B (1987) Use of simple analgesics in the treatment of ankylosing spondylitis. Br J Rheumatol 26: 207–209.

Peters ND, Ejstrup L (1992) Intravenous methylprednisolone pulse therapy in ankylosing spondylitis. Scand J Rheumatol 21: 134–138

Petrone D, Kamin M, Olson W (1999) Slowing the titration rate of tramadol HCl reduces the incidence of discontinuation due to nausea and/or vomiting: a double-blind randomized trial. J clin Pharm Therapeut 24: 115–123

Price R, Sinclair H, Heinrich I, Gibson T (1991) Local injection treatment of tennis elbow–hydrocortisone, triamcinolone and lignocaine compared. Br J Rheumatol 30: 39–44

Purcell P, Henry D, Melville G (1991) Diclofenac hepatitis. Gut 32: 1381–1385.

Radschuweit A, Ruttinger HH, Nuhn P, Wohlrab W, Huschka C (2001) UV-induces formation of hydrogen peroxide based on the photochemistry of ketoprofen. Photochem Photobiol 73: 119–127.

Raffa RB, Friderichs E, Reimann W, Shank RP, Codd EE, Vaught JL (1992) Opioid and nonopioid components independently contribute to the mechanism of action of tramadol, an 'atypical' opioid analgesic. J Pharmacol Exp Ther 260: 275–285.

Rainer F, Pongratz R (2001). Interaktionen nichtsteroidaler Antirheumatika mit anderen Pharmaka. Praktische Rheumatologie. N Thumb,H Bröll,R Czurda,W Siegmeth, JS Smolen. Wien, New York, Springer Verlag. 1: 502–505.

Ralston SH, Urquhart J, Brzeski Mea (1990) Prevalence of vertebral compression fractures due to osteoporosis in ankylosing spondylitis. Br Med J 300: 563–565

Reig E (2002) Tramadol in Musculoskeletal Pain – A Survey. Clin Rheumatol: S9–S12

Richter MB, Woo P, Panayi GS, Trull A, Unger A, Shepherd P (1983) The effects of intravenous pulse methylprednisolone on immunological and inflammatory processes in ankylosing spondylitis. Clin Exp Immunol 53: 51–59.

Ring J, Przybilla B, Ruzicka T (1987) Nonsteroidal antiinflammatory drugs induce UV-dependent histamine and leukotriene release from peripheral human leukocytes. Int Arch Allergy Appl Immunol 82: 344–346

Robert L, Wortmann MD (2002) Lipid-lowering agents and myopathy. Curr Opin Rheumatol 14: 643–647

Rostom A, Wells G, Tugwell P, Welch V, Dube C, McGowan J (2000) The prevention of chronic NSAID induced upper gastrointestinal toxicity: a Cochrane collaboration metaanalysis of randomized controlled trials. J Rheumatol 27: 2203–2214.

Ruof J, Sangha O, Stucki G (1999) Comparative responsiveness of 3 functional indices in ankylosing spondylitis. J Rheumatol 26: 1959–1963.

Schnitzer TJ, Kamin M, Olson WH (1999) Tramadol allows reduction of naproxen dose among patients with naproxen-responsive osteoarthritis pain: a randomized, double-blind, placebo-controlled study. Arthritis Rheum 42: 1370–1377

Siegle I, Klein T, Backman JT, Saal JG, Nusing RM, Fritz P (1998) Expression of cyclooxygenase 1 and cyclooxygenase 2 in human synovial tissue: differential elevation of cyclooxygenase 2 in inflammatory joint diseases. Arthritis Rheum 41: 122–129.

Sieper J, Braun J (2001) New treatment options in ankylosing spondylitis: a role for anti- TNF-alpha therapy. Ann Rheum Dis 60 Suppl 3: iii58–61.

Sieper J, Braun J, Rudwaleit M, Boonen A, Zink A (2002) Ankylosing spondylitis: an overview. Ann Rheum Dis 61 Suppl 3: III8–III18.

Silvola J, Kangasaho M, Tokola O, Vapaatalo H (1982) Effects of nonsteroidal anti-inflammatory drugs on rat gastric mucosal phosphodiesterase activity. Agents Actions 12: 516–520.

Simon LS, Weaver AL, Graham DY, Kivitz AJ, Lipsky PE, Hubbard RC, Isakson PC, Verburg KM, Yu SS, Zhao WW, Geis GS (1999) Anti-inflammatory and upper gastrointestinal effects of celecoxib in rheumatoid arthritis: a randomized controlled trial. JAMA 282: 1921–1928.

Singh G, Ramey DR, Morfeld D, Shi H, Hatoum HT, Fries JF (1996) Gastrointestinal tract complications of nonsteroidal anti-inflammatory drug treatment in rheumatoid arthritis. A prospective observational cohort study. Arch Intern Med 156: 1530–1536.

Stein J (1999) NSAR-Enteropathie. In: Caspary W, Stein J (Hrsg) Darmkrankheiten. Springer, Berlin, pp 519–524

Stuck AE, Minder CE, Frey FJ (1989) Risk of infectious complications in patients taking glucocorticosteroids. Rev Infect Dis 11: 954–963.

Todd PA, Clissold SP (1990) Naproxen. A reappraisal of its pharmacology, and therapeutic use in rheumatic diseases and pain states. Drugs 40: 91–137.

Toussirot E, Wendling D (1998) Current guidelines for the drug treatment of ankylosing spondylitis. Drugs 56: 225–240.

van Staa TP, Leufkens HG, Abenhaim L, Zhang B, Cooper C (2000) Oral corticosteroids and fracture risk: relationship to daily and cumulative doses. Rheumatology (Oxford) 39: 1383–1389.

Vane JR (1971) Inhibition of prostaglandin synthesis as a mechanism of action for aspirin-like drugs. Nature 231: 232

Vane JR (1998) Differential inhibition of cyclooxygenase isoforms: An explanation of the action of NSAIDs. J Clin Rheumatol 4: S3

Vilar MJ, Cury SE, Ferraz MB, Sesso R, Atra E (1997) Renal abnormalities in ankylosing spondylitis. Scand J Rheumatol 26: 19–23

Ward MM (1999) Health-related quality of life in ankylosing spondylitis: a survey of 175 patients. Arthritis Care Res 12: 247–255

Kapitel 24

Konventionelle Basistherapie

Michael Schirmer, Christina Duftner, Henning Zeidler

Fallbericht

K. S., 33 Jahre, männlich. Ein 33-jähriger Patient kommt wegen seit einem Jahr zunehmend häufiger auftretenden leichten Schmerzen und geringgradigen Schwellungen der großen Gelenke in die Ambulanz. Er fühlt sich vor allem beim Sport behindert. Auf weitere Fragen gibt der Patient an, dass er seit 8 Jahren immer wieder leichte Kreuzschmerzen beim längeren Autofahren und manchmal in den frühen Morgenstunden hat. Dies sei aber nie so sehr schlimm gewesen.

Nur einmal war wegen Fersenschmerzen vor einigen Jahren eine Röntgenuntersuchung durchgeführt und dabei ein Fersensporn festgestellt worden. Die übrigen Familienmitglieder sind gesund. Beim Hausarzt war die BSG in den vergangenen Jahren immer zwischen 15 und 25 mm/1.Stunde. In der Beckenübersichtsaufnahme zeigen sich unregelmäßige Gelenkspalterweiterungen, Erosionen und eine ausgeprägte Sklerosierung beider Sakroiliakalgelenke.

Die Diagnose lautet Morbus Bechterew. Da die Beschwerden der peripheren Gelenke im Vordergrund stehen, wird mit dem Patienten die Möglichkeit eines Therapieversuches mit Sulfasalazin besprochen. Nach gemeinsamer Abwägung des Risikos und des möglichen Nutzens erhält der Patient Sulfasalazin in steigender Dosierung (500 mg Filmtabletten täglich 0-0-1, 1-0-1, 1-0-2 über jeweils eine Woche, danach kontinuierlich 2-0-2). Eine Kontrolle wird in 3 Monaten vereinbart, zwischenzeitlich sollten nach 2, 4 und 8 Wochen Kontrollen von Blutbild, Transaminasen, Alkalische Phosphatase und Gamma-Glutamyl-Transferase beim Hausarzt erfolgen. Zudem werden dem Patienten nicht-steroidale Antirheumatika verordnet, die er bei Schmerzen einnehmen sollte.

Nach drei Monaten sind die Gelenkschwellungen und –schmerzen praktisch verschwunden, die jetzt bewusst wahrgenommenen Kreuzschmerzen jedoch weiterhin vorhanden. Diese bessern sich jedoch meist prompt auf nicht-steroidale Antirheumatika.

Eine stationäre Rehabilitationsmaßnahme mit Schulungsprogrammen wird derzeit wegen der Situation am Arbeitsplatz abgelehnt, aber der Patient wird eine Selbsthilfegruppe aufsuchen, um dort ein spezifisches Bewegungsprogramm zu erlernen. Der Patient wird noch darüber aufgeklärt, bei Augenentzündungen sofort einen Facharzt aufzusuchen. Die regelmäßige Betreuung wird durch den Hausarzt erfolgen. Die nächste Kontrolle wird in 6 bis 12 Monaten vereinbart, bei Verschlechterung jedoch entsprechend früher.

1. Einleitung

Basistherapeutika (Disease-modifying antirheumatic drugs, DMARDs) sind eine heterogene Gruppe von Medikamenten, welche langfristig die Krankheitsaktivität herabsetzen, somit indirekt die Schmerzen lindern und den Krankheitsverlauf hinsichtlich Gelenkfunktion und Gelenkdestruktion günstig beeinflussen sollen. Die Wahl des Basistherapeutikums hängt von prognostischen Faktoren, von begleitenden Erkrankungen, vom Nebenwirkungsprofil und eventuell auch von einer peripheren Gelenk- oder einer gleichzeitigen Organbeteiligung ab.

Derzeit liegen nur äußerst wenige prospektive placebo-kontrollierte randomisierte Doppelblindstudien zur Evaluierung der Wirksamkeit und Sicherheit von konventionellen Basistherapeutika (ohne Biologika) bei Morbus Bechterew vor. Bei einer derart schlechten Datenlage im Sinne der *Evidence based medicine* auf der einen und dem Leidensdruck der Patienten auf der anderen Seite ist es daher notwendig, auch Konsensus-Entscheidungen und Schlussfolgerungen aus Untersuchungen mit kleineren Fallzahlen als Entscheidungsgrundlage für den Einzelfall in der Klinik heranzuziehen.

2. Konventionelle Basistherapeutika

2.1. Häufigkeit der Anwendung

Bislang ist in Deutschland, Österreich und der Schweiz für die Indikation des Morbus Bechterew *kein konventionelles Basistherapeutikum offiziell zugelassen*. Dennoch werden sie in der Praxis üblicherweise bei Nichtansprechen oder Nebenwirkungen von nicht-steroidalen Antirheumatika, bei persistierender peripherer Gelenkbeteiligung oder in aktiven Phasen der Erkrankung zur Behandlung (nach nicht-steroidalen Antirheumatika) eingesetzt und können in manchen Fällen zu einem klinischen Effekt führen. Der Einsatz von derartigen Basistherapeutika wird aber leider oft durch das Auftreten von unerwünschten Nebenwirkungen eingeschränkt (s.u.).

Bei einer Befragung von Patienten mit Spondyloarthritis (vor allem Patienten mit Morbus Bechterew) aus Deutschland im Jahre 1996 gaben etwa 10% der Patienten an, eine konventionelle Basistherapie durchzuführen. Von allen befragten Patienten nahmen 8% Sulfasalazin, 2% Methotrexat und 0,8% Goldpräparate (Feldtkeller und Lemmel 1999). Noch häufiger ist der Einsatz bei Patienten, die sich in laufender rheumatologischer Betreuung befinden. Laut Kerndokumentation der *Regionalen Kooperativen Rheumazentren* in Deutschland erhielten im Jahre 2000 von den mit gesichertem Morbus Bechterew dokumentierten Patienten 20% Sulfasalazin, 15% Methotrexat, 2% Azathioprin und 1% andere Basistherapeutika (Zink et al. 2002).

2.2. Sulfasalazin

Von den etablierten Basistherapeutika wird *Sulfasalazin* am häufigsten angewendet, auch wenn eine erst jüngst veröffentlichte Metaanalyse von 959 Patienten mit länger (durchschnittlich 13,9 Jahre) dauernder Erkrankung aus 11 prospektiven kontrollierten Doppelblind-Studien keinen wesentlichen Effekt auf die Wirbelsäulenmanifestation belegen konnte (Schmidt et al. 2002).

Einige wenige Daten liegen jedoch für Patienten mit Morbus Bechterew mit einer Erkrankungsdauer von weniger als 10 Jahren vor, die eine mögliche positive Beeinflussung der Wirbelsäulenbeschwerden andeuten. Zudem gibt es Hinweise darauf, dass Patienten mit *peripherer Gelenkbeteiligung* mehr von Sulfasalazin profitieren als solche mit rein axialer Beteiligung (Dougados et al. 1995).

In den klinischen Studien erhielten die Patienten durchschnittlich 3 g Sulfasalazin täglich peroral. Durch die cortisonartige Hemmung des wichtigen Transkriptionsfaktors NF-kappa B und eine adenosinabhängige Leukozytenhemmung erscheint ein Langzeiteffekt von Sulfasalazin vor allem im frühen Stadium und bei peripheren Arthritiden durchaus möglich.

Die Abbruchquote wegen Nebenwirkungen war in den bisherigen Studien mit

47% sehr hoch (verglichen zu 19% bei den mit Plazebo behandelten Patienten). An unerwünschten Nebenwirkungen werden vor allem gastrointestinale Unverträglichkeit (Übelkeit, Inappetenz), neurologische Beschwerden (Kopfschmerzen, Schwindel), Hepatotoxizität (schwere Cholestase möglich), Fieber und Hauterscheinungen innerhalb der ersten 3 Monate der Einnahme berichtet. Selten treten eine Agranulozytose oder – bei langfristiger Einnahme – ein Sulfasalazin-induzierter systemischer Lupus erythematosus auf. Die meisten Nebenwirkungen sind nach Absetzen von Sulfasalazin reversibel, auch wenn gelegentlich Corticosteroide eingesetzt werden müssen. Bei Männern kommt es in etwa 80% zu einem abnormen Spermabefund mit reduzierter Fertilität.

Entsprechend den derzeit gültigen Richtlinien der *Österreichischen Gesellschaft für Rheumatologie* sollten Laborkontrollen (Transaminasen, Alkalische Phosphatase, Gamma-Glutamyl-Transferase, Blutbild) anfangs jede 2. Woche und ab dem 2. Monat jede 4. Woche durchgeführt werden, um eine Hepatotoxizität oder eine medikamenteninduzierte Zytopenie rechtzeitig zu erkennen. Gleichzeitig sollte nach gastrointestinalen Beschwerden oder Hautveränderungen gefragt werden. Nach dem heutigen Wissensstand ist ein Aussetzen der Therapie während der Schwangerschaft nicht erforderlich, da bisher kein Anhalt für ein erhöhtes teratogenes Risiko besteht. Als Kontraindikationen gelten eine Überempfindlichkeit gegen Sulfonamide oder Salicylate, Leber- oder Niereninsuffizienz sowie die akute intermittierende Porphyrie.

Zu der alleinigen Behandlung mit den Sulfasalazin-Bestandteilen Sulfapyridin und Mesalazin (5-Acetylsalizylsäure, 5-ASA) gibt es nur einige wenige kontrollierte Studien (Taggart et al. 1996; Thomson et al. 2000), deren Ergebnisse jedoch widersprüchlich sind, so dass deren Anwendung derzeit nicht empfohlen werden kann.

2.3. Methotrexat und Azathioprin

Sowohl für *Methotrexat* als auch für *Azathioprin* wurden einige Fälle mit bemerkenswerter Besserung der Krankheitsaktivität berichtet (Creemers et al. 1994). Trotz dieser vielversprechenden Fallberichte und kleinerer Studien mit positivem Ergebnis gibt es bisher keine randomisierte Doppelblind-Studie zur Effektivität dieser Medikamente (zur Übersicht: Marshall und Kirwan 2001).

So wie bei Sulfasalazin könnte es durchaus sein, dass auch von Methotrexat (7,5–25 mg/Woche) insbesondere jene Patienten profitieren, die unter einer peripheren Gelenkbeteiligung leiden. Methotrexat wirkt in derart niedrigen Dosen durch eine adenosinabhängige Leukozytenhemmung, zum Teil aber auch durch eine Hemmung der Pyrimidinsynthese.

Vorsicht ist vor allem bei chronischem Alkoholabusus, Knochenmarkdepression, Lungenerkrankungen sowie bei Leber- und Niereninsuffizienz geboten. Laborkontrollen (Blutbild und Transaminasen) sollten unter Methotrexat 2, 4 und 8 Wochen nach Therapiebeginn und dann in 8-wöchentlichem Abstand erfolgen. Gleichzeitig sollte nach Hautveränderungen und gastrointestinalen Beschwerden gefragt werden. Zu den Kontraindikationen zählen vor allem Kinderwunsch (bei Männern und Frauen) und Schwangerschaft. Die Methotrexatbehandlung sollte zumindest 3 Monate vor einer gewünschten Schwangerschaft beendet werden.

Der Einsatz von *Azathioprin* zur Therapie des Morbus Bechterew ist ebenfalls nicht etabliert. In einer kleinen Doppelblind-Studie (Brandt et al. 2000) sprachen nur wenige Patienten auf Azathioprin an. Die wichtigste Nebenwirkung ist die Myelotoxizität (mit Leukopenie und/oder megaloblastischer Anämie). Bei der Langzeiteinnahme von Azathioprin ist das Risiko des Neuauftretens eines Neoplasmas wahrscheinlich erhöht (Hanauer und Stathopoulos 1991).

2.4. Goldsalze, Antimalariamittel (Chloroquin, Hydroxychloroquin)

Trotz einiger positiver Fallberichte liegen derzeit keine gesicherten Daten zur Effektivität von Goldsalzen oder Antimalariamitteln bei Patienten mit Morbus Bechterew vor (Schattenkirchner 1984; Williamson et al. 2000). Dementsprechend werden diese Substanzen auch nicht zur Behandlung des Morbus Bechterew empfohlen.

3. Zukünftige Perspektiven

3.1. Thalidomid

Thalidomid ist ein synthetisches Glutaminsäurederivat mit anti-inflammatorischen und anti-angiogenetischen Wirkungen, die wohl auf einer schwachen Hemmung der TNFα-Synthese (*in vitro* circa 40% Hemmung) beruhen (Calabrese und Fleischer 2000).

In der Klinik war Thalidomid jedoch lange Zeit hindurch wegen seiner Nebenwirkungen auf das periphere Nervensystem und die bekannte Teratogenität (Dysmelie-Syndrom) nicht mehr im Einsatz. Die teratogene Wirkung wird zumindest teilweise auf die anti-angiogenetische Wirkung von Thalidomid in fetalem Gewebe zurückgeführt. Ob Thalidomid bei Einhaltung strikter Vorsichtsmaßnahmen eine Alternative für Patienten mit Therapieresistenz, Kontraindikationen oder Nebenwirkungen von etablierten Therapiemaßnahmen darstellt, ist eher fraglich, nachdem jetzt mit den TNF-alpha Blockern eine sehr effektive Therapie zur Verfügung steht (Huang et al. 2002; Dougados 2001).

3.2. Bisphosphonate

Bisphosphonate sind in der Therapie der Osteoporose etabliert (siehe auch Kap..Osteoporose.). Jüngsten Berichten zufolge könnten Bisphosphonate in Zukunft aber auch in der Behandlung des Morbus Bechterew eingesetzt werden. Diese Substanzen haben sich als Inhibitoren der osteoklastischen Knochenresorption und der chronischen Hypersensitivitätsentzündungen vom verzögerten Typ (*delayed type hypersensitivity chronic inflammation*) als wirksam erwiesen und konnten bei Arthritis (im Tiermodell) die chronische Entzündung und die Knorpel-/Knochendestruktion unterdrücken.

Erfolgreich war auch die Anwendung in einer klinischen Studie (Maksymowych et al. 2002). Im Rahmen dieser randomisierten Doppelblind-Studie erhielten die Patienten einmal pro Monat eine Infusion mit 60 mg bzw. 10 mg Pamidronat (ein Aminobisphosphonat). Nach 6 Monaten war der BASDAI (siehe Kap. 6) in der Behandlungsgruppe mit 60 mg um 2,22 (34,5%) und in der Gruppe mit 10 mg um 0,93 (15%) gesunken, der BASFI um 63,4% bzw. 30,2% (jeweils $p \leq 0{,}004$), wobei sich weder die Blutsenkungsgeschwindigkeit noch das C-reaktive Protein signifikant veränderten. Die Nebenwirkungen waren Arthralgien/Myalgien nach der ersten Infusion, asymptomatische Hypokalzämie, transiente Lymphopenie, Knochenschmerzen und lokale Reaktionen im Bereich des intravenösen Zugangs. Insgesamt ist die Gabe von Pamidronat sicherlich ein interessantes Konzept einer neuen antiinflammatorisch wirksamen Therapie, die aber derzeit bei Morbus Bechterew noch nicht ausreichend untersucht und auch noch nicht zugelassen ist.

3.3. Andere Immunsuppressiva

Für neuere Immunsuppressiva wie *Mycophenolatmofetil* oder *Leflunomid*, die theoretisch ebenfalls für die Behandlung des Morbus Bechterew in Frage kämen, liegen bisher keine aussagekräftigen klinischen Daten vor.

4. Medikamententoxizität

Nebenwirkungen von Medikamenten werden bei Patienten mit Morbus Bechterew häufig beobachtet. Sie erfordern jedoch nur in seltenen Fällen einen Abbruch der Therapie. In einer prospektiven Studie (Ward und Kuzis 2002) begannen von 241 Patienten mit Morbus Bechterew 167 eine neue Therapie mit Sulfasalazin (n = 49), Methotrexat (n = 19) oder nicht-steroidalen Antirheumatika (n = 336). Bei diesen insgesamt 404 neuen Behandlungen betrug die Häufigkeit an Nebenwirkungen zwischen 6,7% (unter Ibuprofen) und 47,3% (unter Methotrexat). Die nebenwirkungsbedingte Abbruchrate lag bei den nicht-steroidalen Antirheumatika zwischen 2% (bei Ibuprofen) und 23,5% (bei Piroxicam). Die Zeit bis zum Therapieabbruch war für Sulfasalazin und Methotrexat annähernd gleich und betrug im Mittel etwa 36 Monate. Hervorzuheben ist, dass bei den meisten Therapieabbrüchen die Dauer der Behandlung nicht durch die Nebenwirkung der Medikamente, sondern durch andere Faktoren (z.B. mangelnde Effektivität, fehlender/verminderter Bedarf) limitiert war.

5. Spezifische Indikationen und häufig gestellte Fragen

5.1. Periphere Beteiligung des Bewegungs- und Stützapparates

Bei Morbus Bechterew treten *Oligoarthritiden* (siehe Kap. 8) mit Synovitis und subchondralen Knochenveränderungen außerhalb der Bandansätze ebenso wie reine *Enthesiopathien* (siehe Kap. 9) gehäuft auf (Francois et al. 2001). Es gibt Studien (Dougados et al. 1995; Clegg et al. 1999; Marshall und Kirwan 2001), die eine Therapie vor allem mit Sulfasalazin, eventuell auch mit Methotrexat, bei Patienten mit peripherer Gelenkbeteiligung sinnvoll erscheinen lassen. Sofern nicht für diese Indikationen TNFα-Blocker eingesetzt werden können (siehe Kap. 25), ist bei diesen Patienten eine konventionelle Basistherapie eine mögliche Option, auch wenn sie bisher nicht durch klinische Studien gesichert ist.

5.2. Therapie von Organbeteiligungen außerhalb des Bewegungs- und Stützapparates

Kürzlich wurde ein positiver Effekt von Sulfasalazin auf die Rezidivhäufigkeit und die Schwere von Bechterew-assoziierter *anteriorer Uveitis* berichtet (Benitez-Del Castillo et al. 2000). In einem randomisierten Studiendesign wurden 10 (von 22) Patienten über 3 Jahre mit Sulfasalazin behandelt. Am Ende der Studie waren bei den Patienten unter Sulfasalazin weniger Schübe der anterioren Uveitis festgestellt worden (p = 0,016). Die Autoren schlussfolgern, dass Sulfasalazin zur Prävention von Rezidiven und möglicherweise auch zur Reduktion des Schweregrades der anterioren Uveitis bei Patienten mit Morbus Bechterew hilfreich sein kann. Demzufolge ist gerade bei Patienten mit häufig rezidivierenden Uveitiden neben der lokalen Medikation sicherlich auch eine Therapie mit Sulfasalazin gerechtfertigt (bevor andere Immunsuppressiva zum Einsatz kommen).

Patienten mit Morbus Bechterew leiden häufiger auch an entzündlichen Veränderungen des Ileum, des Colon oder beider Darmabschnitte (Leirisalo-Repo und Repo 1992). Bei diesen Patienten scheint Sulfasalazin – zumindest laut Kurzzeitstudien – ebenfalls erfolgversprechend zu sein (siehe Kap. 12).

Mögliche Effekte einer konventionellen Basistherapie auf andere Organmanifestationen wie solche des Herzkreislaufsystems (Aorteninsuffizienz, Reizleitungsstörungen oder Linksventrikelfunktionsstörung), eine Bechterew-assoziierte interstitielle Lungenerkrankung oder retroperitoneale Fibrose wurden bisher nicht untersucht.

5.3. Häufig gestellte Fragen

5.3.1. Wann ist ein Eintritt der Wirksamkeit zu erwarten?

Ein Ansprechen auf die oben erwähnten Basistherapeutika (ohne Biologika) ist prinzipiell erst nach 2–3 Monaten zu erwarten und kann wohl erst nach einer längeren Beobachtungszeit von bis zu 6 Monaten definitiv beurteilt werden.

5.3.2. Wie lange sollte die Therapie fortgesetzt werden?

Bei positivem Ansprechen sollte die Therapie jedenfalls nicht zu früh abgesetzt werden, da es dann relativ rasch wieder zu ei-

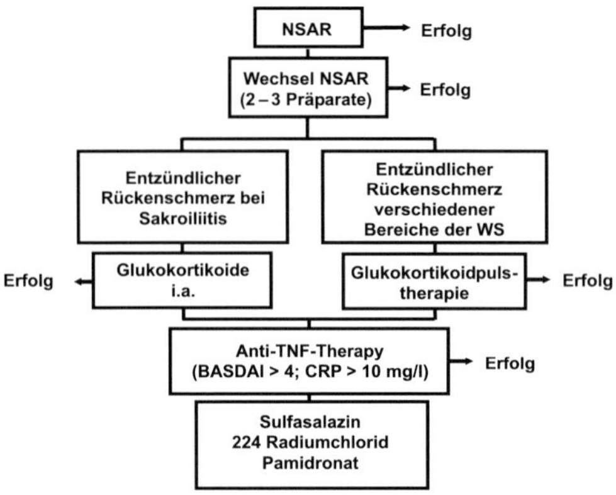

Abb. 1. Stellenwert von Sulfasalazin im Behandlungskonzept des therapierefraktären Morbus Bechterew

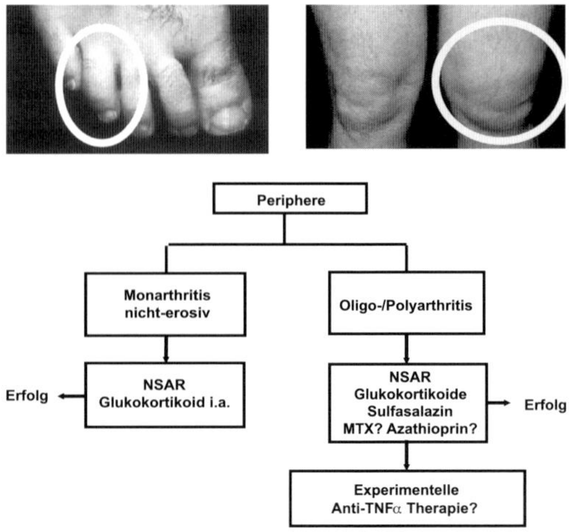

Abb. 2. Stellenwert von Sulfasalazin im Behandlungskonzept der peripheren Arthritis

nem Rezidiv kommen kann. Aufgrund unserer Erfahrungen empfehlen wir den Patienten deshalb die Fortsetzung einer wirksamen und gut vertragenen Basistherapie für zumindest 12 weitere Monate nach dem letzten Auftreten von jeglichen serologischen oder auch nur den geringsten klinischen Aktivitätszeichen. Zu frühes Absetzen ist ein sehr häufiger Fehler. Ob ein neuerlicher Beginn der Therapie auch wieder zum Ansprechen führt, ist zu erwarten, aber sichere Daten aus der Literatur sind nicht vorhanden.

5.3.3. Vertragen sich die Basistherapeutika mit anderen Pharmaka?

Sulfasalazin. Die Resorption von Folsäure und die Bioverfügbarkeit von Digoxin werden durch Sulfasalazin vermindert. Die Wirkung von einigen anderen Pharmaka (insbesondere von Antikoagulantien und oralen Antidiabetika vom Sulfonamidtyp) kann durch Verdrängung aus der Plasmaeiweißbindung verstärkt werden.

Methotrexat. Vor allem Salizylate, Tranquilizer, Tetrazykline und Sulfonamide verdrängen Methotrexat vom Serumalbumin und steigern so die biologische Verfügbarkeit. Zudem können nicht-steroidale Antirheumatika, Penicillin, Cephalotin, Salizylate, p-Aminohippursäure und Probenecid die Ausscheidung von Methotrexat herabsetzen

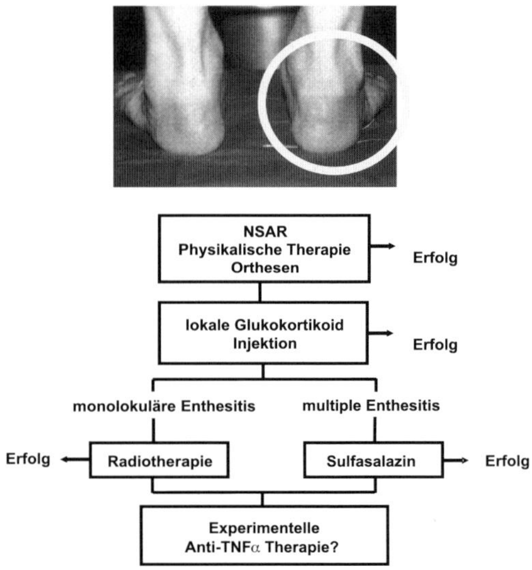

Abb. 3. Stellenwert von Sulfasalazin in der Behandlung der Enthesitis

und damit indirekt zu einer Dosiserhöhung führen.

6. Algorithmen zum Stellenwert konventioneller Basistherapie

Die in den Abbildungen 1, 2 und 3 dargestellten Algorithmen zeigen den Stellenwert der konventionellen Basistherapie bei therapierefraktärem Morbus Bechterew, bei peripherer Arthritis und bei Enthesitis (modifiziert nach Koehler und Zeidler 2002).

6.1. Zusammenfassung

Nicht-steroidale Antirheumatika (NSAR) bleiben die Grundlage der Behandlung des Morbus Bechterew. Im Sinne der *Evidence-based medicine* sicher wirksame konventionelle Basistherapeutika (ohne Biologika) sind für Patienten mit Morbus Bechterew mit alleinigem Wirbelsäulenbefall derzeit nicht verfügbar. Weitere Studien sind notwendig, um den möglichen Effekt von Sulfasalazin und eventuell auch von Methotrexat bei Patienten mit peripherer Gelenkbeteiligung, Uveitis oder in der Frühphase der Erkrankung zu bestätigen.

10 Fragen zum Thema

1. Gibt es gesicherte Erkenntnisse im Sinne der *Evidence based medicine* zum Einsatz von konventionellen Basistherapeutika bei Morbus Bechterew?

Nein, nur wenige und zum Teil widersprüchliche Ergebnisse

2. Welche Basistherapeutika (DMARDs) sind am ehesten bei Patienten mit Morbus Bechterew hilfreich?

Sulfasalazin, gegebenenfalls auch Methotrexat

3. Wann werden Basistherapeutika üblicherweise eingesetzt?

Konventionelle Basistherapeutika werden üblicherweise bei Nebenwirkungen oder unbefriedigender Besserung durch nicht-steroidale Antirheumatika, bei persistierender peripherer Gelenkentzündung oder bei hoher Aktivität der Erkrankung eingesetzt.

4. Welche Symptome oder Befunde bei Morbus Bechterew können die Basistherapeutika (DMARDs) am ehesten positiv beeinflussen?

Sulfasalazin und eventuell Methotrexat scheinen bei peripherer Gelenkbeteiligung hilfreich, Sulfasalazin auch bei anteriorer Uveitis.

5. Sind Basistherapeutika (DMARDs) nur bei peripherer Gelenkbeteiligung sinnvoll?

Nein, Sulfasalazin auch bei anteriorer Uveitis, laut Kurzzeitstudien auch bei entzündlicher Darmbeteiligung

6. Wie häufig muss bei den konventionellen Basistherapeutika mit Nebenwirkungen gerechnet werden?

Laut einer Langzeitstudie treten Nebenwirkungen unter Methotrexat bei fast jedem zweiten Patienten auf.

7. Welche Interaktionen mit anderen (häufigen) Pharmaka müssen beachtet werden?

Sulfasalazin interagiert vor allem mit Digoxin, oralen Antikoagulantien und oralen Antidiabetika vom Sulfonamidtyp; Methotrexat insbesondere mit Salizylaten, Tranquilizern, Tetrazyklinen und Sulfonamiden.

8. Wie oft sind welche Kontrollen notwendig?

Laborkontrollen sollten unter Sulfasalazin 2 und 4 Wochen nach Therapiebeginn und dann 4-wöchentlich erfolgen; unter Methotrexat 2, 4 und 8 Wochen nach Therapiebeginn und dann 8-wöchentlich. Gleichzeitig sollte nach Hautveränderungen und gastrointestinalen Beschwerden gefahndet werden.

9. Wann ist mit einem Ansprechen auf die Basistherapie zu rechnen?

Ein Ansprechen auf Sulfasalazin oder Methotrexat ist nach 2–3 Monaten zu erwarten, kann aber erst nach einer längeren Beobachtungszeit von bis zu 6 Monaten definitiv beurteilt werden.

10. Sollte die Basistherapie bei positivem Ansprechen lebenslang fortgeführt werden?

Prinzipiell bei Neigung zu neuerlichen Schüben ja, aber zumindest für weitere 12 Monate nach dem letzten Auftreten von jeglichen serologischen oder nur den geringsten klinischen Aktivitätszeichen.

Literatur

Benitez-Del Castillo JM, Garcia-Sanchez J, Iradier T, Banares A (2000) Sulfasalazine in the prevention of anterior uveitis associated with ankylosing spondylitis. Eye 14:340–343

Brandt J, Buss B, Sieper JK, Braun J (2000) Efficacy of treatment with sulfasalazine versus azathioprine in ankylosing spondylitis. J Rheumatol 27 (Suppl.59):55–56

Calabrese L, Fleischer AB (2000) Thalidomide: current and potential clinical applications. Am J Med 108:487–495

Clegg DO, Reda DJ, Abdellatif M (1999) Comparison of sulfasalazine and placebo for the treatment of axial and peripheral articular manifestations of the seronegative spondylarthropathies: a Department of Veterans Affairs cooperative study. Arthritis Rheum 42:2325–2329

Creemers MC, van Riel PL, Franssen MJ, van de Putte LB, Gribnau FW (1994) Second-line treatment in seronegative spondylarthropathies. Semin Arthritis Rheum 24:71–81

Dougados M, van der Linden S, Leirisalo-Repo M, Huitfeldt B, Juhlin R, Veys E, Zeidler H, Kvien TK, Olivieri I, Dijkmans B, et al. (1995) Sulfasalazine in the treatment of spondylarthropathy. A randomized, multicenter, double-blind, placebo-controlled study. Arthritis Rheum 38:618–627

Dougados M (2001) Treatment of spondyloarthropathies. Recent advances and prospects in 2001. Joint Bone Spine 68:557–563

Feldtkeller E, Lemmel E-M (1999) Zur Situation von Spondyloarthritis-Patienten. Novartis Pharma Verlag, Nürnberg, pp 144–151

Francois RJ, Braun J, Khan MA (2001) Entheses and enthesitis: a histopathologic review and relevance to spondyloarthritides. Curr Opin Rheumatol 13:255–264

Hanauer SB, Stathopoulos G (1991) Risk-benefit assessment of drugs used in the treatment of inflammatory bowel disease. Drug Saf 6:192–219

Huang F, Gu J, Zhao W, Zhu J, Zhang J, Yu DT (2002) One-year open-label trial of thalidomide in ankylosing spondylitis. Arthritis Rheum 47:249–254

Koehler L, Zeidler H (2002) Conn's Current Therapy, Saunders, Philadelphia, pp. 990–994

Leirisalo-Repo M, Repo H (1992) Gut and spondyloarthropathies. Rheum Dis Clin North Am 18:23–35

Maksymowych WP, Jhangri GS, Fitzgerald AA, LeClercq S, Chiu P, Yan A, Skeith KJ, Aaron SL, Homik J, Davis P, Sholter D, Russell AS (2002) A six-month randomized, controlled, double-blind, dose-response comparison of intravenous pamidronate (60 mg versus 10 mg) in the treatment of nonsteroidal antiinflammatory drug-refractory ankylosing spondylitis. Arthritis Rheum 46:766–773

Marshall RW, Kirwan JR (2001) Methotrexate in the treatment of ankylosing spondylitis. Scand J Rheumatol 30:313–314

Schattenkirchner M (1984) Indikationen und Kontraindikationen für die systemische Goldtherapie. Wien Klin Wochenschr 156(Suppl):3–7

Schmidt WA, Wierth S, Milleck D, Droste U, Gromnica-Ihle E (2002) Sulfasalazin bei Spondylitis ankylosans: eine prospektive, randomisierte, doppelblinde, placebo-kontrollierte Studie und Vergleich mit anderen kontrollierten Studien. Z Rheumatol 61:159–167

Taggart A, Gardiner P, McEvoy F, Hopkins R, Bird H (1996) Which is the active moiety of sulfasalazine in ankylosing spondylitis? Arthritis Rheum 39:1400–1405

Thomson GTD, Thomson BRJ, Thomson KS, Ducharme JS (2000) Clinical efficacy of mesalazine in the treatment of the spondylarthropathies. J Rheumatol 27:714–718

Ward MM, Kuzis S (2002) Medication toxicity among patients with ankylosing spondylitis. Arthritis Rheum 47:234–241

Williamson L, Illingworth, Smith D, Mowat A (2000) Oral quinine in ankylosing spondylitis: a randomized placebo controlled double blind crossover trial. J Rheumatol 27:723–726

Zink A, Huscher D, Thiele K, Otto S, Ziemer S, Listing J und Arbeitsgemeinschaft Regionaler Kooperativer Rheumazentren in der Deutschen Gesellschaft für Rheumatologie (2002) Epi-Report Nr. 16, Deutsches Rheuma-Forschungszentrum Berlin, Forschungsbereich Rheumatologie, Berlin

Kapitel 25

Therapie mit Biologika

Jürgen Braun

1. Einleitung

In der Rheumatologie gibt es bei verschiedenen entzündlich-rheumatischen Erkrankungen wie der rheumatoiden Arthritis (RA), der Psoriasisarthritis und der ankylosierenden Spondylitis (AS) neue Therapieformen mit gentechnisch hergestellten Substanzen, denen die Hemmung von Tumornekrosefaktor (TNF) α zugrunde liegt. Obwohl es neben TNFα auch noch andere wichtige Entzündungsmediatoren wie Interleukin (IL)-1, IL-2, IL-6, IL-8, IL-11, IL-15 usw. gibt, die zum größeren Teil auch bereits Objekt pharmakologischer Interventionen sind, beschränkt sich dieses Kapitel im Wesentlichen auf TNFα, da dieses Zytokin zur Zeit eindeutig im Mittelpunkt der therapeutischen Innovationen bei der AS steht. Hierzu werden einige grundlegende, aber auch aktuelle und klinisch-praktische Aspekte vermittelt.

2. Physiologische Bedeutung von TNFα

TNFα ist ein insbesondere von Makrophagen, aber auch von T-Zellen sezerniertes Zytokin, welchem eine zentrale Rolle bei Entzündungsprozessen zugeschrieben wird. Hierbei sind vor allem folgende Wirkungen hervorzuheben (Beutler 1999):

- Auslösung von Kachexie
- Induktion des programmierten Zelltodes (Apoptose)
- Induktion der Freisetzung anderer Zytokine wie z.B. Interleukin (IL)-6 und IL-8
- Induktion der Freisetzung von Metalloproteinasen aus neutrophilen Granulozyten, Fibroblasten und Chondrozyten
- Induktion der Expression von endothelialen Adhäsionsmolekülen, was zur schnellen Zunahme der transendothelialen Migration von Leukozyten nach extravasal führt
- sehr frühe Expression in der Milz bei systemischer bakterieller Infektion
- regulatorische Funktionen

3. TNFα-Rezeptoren und andere Antagonisten

Es gibt vor allem zwei Rezeptoren, die TNFα physiologisch binden: einen 55kD und einen 75kD-Rezeptor. Diese kommen sowohl in zellmembranständiger als auch in löslicher Form vor, wo sie als natürliche Antagonisten eine Rolle spielen und einem Regelkreis unterliegen.

Zurzeit gibt es vor allem zwei unterschiedliche Prinzipien in der biologischen Therapie mit TNFα-Antagonisten (Moreland 1999), die mittels moderner Gentechnologie hergestellt werden: (1.) Direkte Antikörper gegen TNFα, die sowohl lösliches als auch zellmembranständiges TNFα erkennen und binden und (2.) sog. Rezeptorfusionsproteine, bei denen die biochemische Struktur der oben erwähnten Rezeptoren imitiert wird; diese binden vor allem lösliches TNFα.

Beide Mechanismen führen zu einer mehr oder weniger starken Inaktivierung von TNFα (Feldmann 1996). Etanercept bindet auch TNFß (Lymphotoxin). Ob dies Bedeutung hat, ist noch unklar. Infliximab ist ein chimärer monoklonaler Antikörper; die variable Region stammt von der Maus. Adalimumab ist ein voll humanisierter monoklonaler Antikörper gegen TNFα.

Der monoklonale Antikörper Infliximab gehört der ersten Gruppe an, d.h. es ist ein direkter Antikörper gegen TNFα. Das Medikament muss nach einer initialen Aufsättigung im Abstand von 6–8 Wochen intravenös infundiert werden. Die Dosis liegt bei 3–5 mg/kg. Das Rezeptorfusionsprotein Etanercept gehört zur zweiten Gruppe und wird mit 2 x 25 mg/Woche subkutan appliziert. Adalimumab wird in einer Dosis von 1 x 20–40 mg alle 1–2 Wochen ebenfalls subkutan appliziert.

4. Anti-TNFα -Therapie bei rheumatoider Arthritis (RA)

In den letzten Jahren gab es zunehmend Hinweise, dass TNFα eine zentrale Rolle in der Pathogenese der Synovitis bei der RA spielt (Moreland 1999). Der erste für die Therapie der RA zur Verfügung stehende spezifische Inhibitor (Kavanaugh 1998) war ein chimärer human-muriner monoklonaler Antikörper der Klasse IgG1 (Infliximab, cA2, Remicade®, Fa. Essex/Aesca/Centocor).

Die Wirksamkeit der anti-TNFα-Therapie bei der RA wurde seit der ersten Plazebokontrollierten Studie im Jahr 1994 (Elliot et al. 1994a,b) in mehreren klinischen Studien nachgewiesen (Maini et al. 1998; Maini et al. 1999; Kavanaugh et al. 2000). Als bedeutendes Ergebnis konnte hierbei auch gezeigt werden, dass Infliximab die radiologische Progression der für die RA typischen Gelenkdestruktion aufhält (Maini et al. 1999).

Die Therapie mit dem 75 KD TNFα-Rezeptor-IgG1 Fusionsprotein (Etanercept, Enbrel® Fa. Wyeth/Lederle) ist ebenfalls bei RA wirksam (Weinblatt et al. 1999; Moreland et al. 1999). Auch der voll humanisierte monoklonale Antikörper D2E7 (Adalimumab, Humira®, Fa. Abbott) ist bei der RA effektiv (Kempeni 1999).

Nachdem sowohl Infliximab als auch Etanercept in Deutschland für die Behandlung der RA zugelassen sind (Adalimumab ist bisher nur in den USA zugelassen), ist es heute auf der Grundlage internationaler und inzwischen auch nationaler Vereinbarungen und Empfehlungen (Furst et al. 1999) Konvention, vor allem Patienten mit einer hohen Krankheitsaktivität und solche, bei denen bereits mindestens ein Basistherapeutikum, Methotrexat eingeschlossen, versagt hat, mit anti-TNF-Blockern zu behandeln (s.u.). Dies hat neben der initial grundsätzlich gebotenen Vorsicht mit neuen Medikamenten auch finanzielle Gründe – ob es letztlich auch klinisch sinnvoll ist, erscheint fraglich. Eine frühe effektive Therapie wäre vor allem bei schweren Verläufen wünschenswert. Zur Wirksamkeit bei früher RA liegen inzwischen auch erste positive Studienergebnisse vor.

5. Voraussetzungen für eine neue medikamentöse Therapie der ankylosierenden Spondylitis (AS)

Die AS beginnt am häufigsten zwischen dem 20. und 30. Lebensjahr mit einer Entzündung in den Sakroiliakalgelenken (Braun und Sieper 1996). Die etablierten therapeutischen Möglichkeiten zur Behandlung – insbesondere chronischer – Verlaufsformen der AS und anderer Spondyloarthritiden sind unbefriedigend. Neben den konventionellen Antiphlogistika und Krankengymnastik gab es bisher für die AS keine effektive Behandlungsmöglichkeit.

Die Basistherapeutika Sulfasalazin, Methotrexat und Ciclosporin A haben für die Behandlung der AS nur eine begrenzte bzw. keine Bedeutung. Bei der AS wirkt das auch in der Behandlung chronisch-entzündlicher Darmerkrankungen eingesetzte Sulfasalazin wahrscheinlich nur auf periphere Gelenkmanifestationen (Dougados et al. 1995) und eher frühe und aktive Stadien (Nissilä et al. 1988) bei tendenziell geringerer Wirksamkeit auf die Wirbelsäulenentzündung (Ferraz et al. 1990). Vor allem in frühen und aktiven Phasen könnte das anders sein, entsprechende Studien liegen aber bisher noch nicht vor. Insgesamt gibt es bei der AS bisher keine überzeugend wirksame krankheits-kontrollierende (DCART) medikamentöse Therapie.

Bei dieser Erkrankung ist meist mit chronischen oder rezidivierenden Verläufen bei den oft jungen Patienten zu rechnen (Zink et al. 2000; Gran und Skomsvoll 1997). Der Krankheitsverlauf der AS kann durch die beiden wesentlichen Behandlungsprinzipien Physiotherapie und symptomadaptierte Verordnung von nicht-steroidalen Antiphlogistika (NSA) nach bisherigem Kenntnisstand nur gemildert, nicht aber aufgehalten werden. Mindestens 20% der Patienten mit AS sprechen schlecht oder gar nicht auf NSA an, ein größerer weiterer Anteil nur partiell oder unzureichend.

Kortikosteroide wirken vor allem bei lokaler intraartikulärer Applikation, weniger überzeugend systemisch und, wenn überhaupt, dann meist nur in hohen Dosen – ein übrigens sehr interessanter Unterschied zur RA, dessen Grundlage noch unklar ist. Insgesamt besteht dringender Bedarf an verträglicheren und besser wirksamen Therapien.

Bei der AS gibt es Hinweise, dass TNFα eine wichtige Rolle in der Pathogenese der Erkrankung spielt. Über einen computertomographisch gesteuerten Zugangsweg zu den Sakroiliakalgelenken konnte gezeigt werden, dass TNFα-mRNA (Braun et al. 1995) und –Protein (Braun et al. 2000), aber keine bakterielle DNA (Braun et al. 1997) in entzündeten Sakroiliakalgelenken von Patienten mit Spondyloarthritiden vorhanden sind.

In den letzten Jahren wurde auch eine Wirksamkeit einer anti-TNFα -Behandlung mit Infliximab bei Morbus Crohn nachgewiesen. Über einen kurzen Zeitraum zeigte sich eine Besserung des Morbus Crohn (Targan et al. 1997), auch bei Patienten mit schwerwiegenden Komplikationen wie Fisteln (Present et al. 1999). Über eine längere Zeit wurde eine Effektivität im Sinne der Remissionserhaltung (Rutgeerts et al. 1999) belegt. Auch eine Besserung im Bereich der Darmmukosa wurde nachgewiesen (D'haens et al. 1999).

Interessanterweise scheint Etanercept hinsichtlich des Morbus Crohn selbst weniger bzw. nicht wirksam zu sein (Sandborn et al. 2001), es wurden sogar Colitis-Rezidive bei ansonsten erfolgreich mit Etanercept behandelten Patienten mit einer Spondyloarthritis berichtet (Marzo-Ortega et al. 2003). Dies ist bei Onercept, einem neuen löslichen humanen p55 TNF-Rezeptor, möglicherweise anders (Rutgeerts et al. 2003), da dieses Biologikum darmwirksam sein könnte. Bei der Colitis ulcerosa sind die Ergebnisse insgesamt weniger eindeutig, tendenziell eher positiv (Sands et al. 2001; Su et al. 2002).

Die gut dokumentierte Wirksamkeit von Infliximab bei Morbus Crohn ist insofern interessant, als es zwischen dem Morbus Crohn und den Spondyloarthritiden Überschneidungen gibt: 20–60% der Patienten mit einer Spondyloarthritis haben Darmläsionen, die mit den histologischen Veränderungen bei Morbus Crohn vergleichbar sind (De Vos et al. 1989; Mielants et al. 1996). Die Gelenksymptomatik von Patienten mit Morbus Crohn wird durch Infliximab und Etanercept positiv beeinflusst (van den Bosch et al. 2000a; Marzo-Ortega et al. 2001). Zusammengefasst gibt es also mehrere gute Gründe, warum eine gegen TNFα gerichtete Therapie bei den Spondyloarthritiden wirksam ist.

6. Anti-TNFα -Therapie bei ankylosierender Spondylitis (AS)

In einer ersten Pilotstudie (Brandt et al. 2000) wurden in Berlin 11 Patienten mit aktiver AS offen mit Infliximab in einer Dosis von 5 mg/kg i.v. zum Zeitpunkt Woche 0, 2 und 6 behandelt (Durchschnittsalter 36 Jahre, durchschnittliche Erkrankungsdauer 5 Jahre). Alle Patienten hatten eine hochaktive Erkrankung mit einem durchschnittlichen Aktivitätsindex, dem BASDAI (Bath Ankylosing Spondylitis Disease Activity Index, Calin et al. 1999), von 6,5. Fast alle hatten vor der Therapie ein erhöhtes C-reaktives Protein (CRP). Fünf Patienten wiesen radiologische Veränderungen der Wirbelsäule mit 3 oder mehr Syndesmophyten und/ oder Fusionen von Wirbelkörpern auf. Es waren also insgesamt in der Gruppe noch keine sehr ausgeprägten Wirbelsäulenveränderungen nachweisbar. Ergebnisse zum weiteren Verlauf über ein Jahr liegen vor (Brandt et al. 2001). Die meisten Patienten zeigten bereits ab dem 1. Tag nach der 1. Infusion eine dramatische klinische Besserung, welche über 6 Wochen anhielt. Nach der 12. Woche (6 Wochen nach der 3. Infusion) begann die Wirkung nachzulassen. Sämtliche Outcome-Parameter für Krankheitsaktivität (BASDAI, Calin et al. 1999), Funktion (Bath Ankylosing Spondylitis Functional Index, BASFI, Calin et al. 1994) und Schmerz (visuelle Anologskala, VAS, für entzündlichen Rückenschmerz) und selbst der Metrologie-Index (BASMI, Jenkinson et al. 1994) verbesserten sich um ≥ 50%. Das CRP normalisierte sich anhaltend, ebenso wie die bei 6 Patienten initial erhöhten IL-6-Spiegel (Brandt et al. 2000). Zwei Patienten hatten eine chronische Arthritis eines Knies bzw. eines oberen Sprunggelenks, die innerhalb der ersten zwei Tage nach der 1. Infusion abklang. Der durchschnittliche NSA-Verbrauch sank unter Therapie um mehr als 50% des Ausgangsverbrauches, einige Patienten konnten ganz darauf verzichten.

Zusammenfassend zeigte diese Pilotstudie, dass eine TNFα-Blockade mit Infliximab sehr wahrscheinlich ein gut wirksames Behandlungskonzept bei aktiver AS darstellt. Fast alle Patienten hatten eine mehr als 50%ige Besserung der Krankheitsaktivität – ein bisher nicht erreichter Behandlungserfolg bei dieser Erkrankung. Bei einer langfristigen Therapie scheint ein Dosierungsintervall von 6 Wochen nach der üblichen Aufsättigung mit Infusionen in Woche 0, 2 und 6 sinnvoll zu sein (Brandt et al. 2001).

Diese Ergebnisse wurden inzwischen in weiteren offenen Studien bestätigt (van den Bosch et al. 2000b; Stone et al. 2001; Maksymowych et al. 2002; Temekonidis et al. 2003; Collantes-Estevez et al. 2003), wobei die hierbei eingeschlossenen Patienten meist eine längere Krankheitsdauer aufwiesen. In der belgischen Studie zeigte sich, dass periphere Symptome auch gut auf die Therapie ansprechen (van den Bosch et al. 2000a,b). In der kanadischen Studie fand sich ein besseres Ansprechen von Patienten in frühen Krankheitsphasen bzw. mit weniger fortgeschrittenen Röntgenveränderungen (Stone et al. 2001). Dies erklärt wahrscheinlich die etwas schlechteren Ansprechraten in der spanischen Untersuchung, in die einige Patienten mit weit fortgeschrittener Ankylosierung der Wirbelsäule eingeschlossen worden waren (Collantes-Estevez et al. 2003). In einer Studie aus Frankreich sprachen die Patienten, die alle erhöhte CRP-Werte aufwiesen, besonders gut auf die Therapie an (Breban et al. 2002). In dieser Studie wurde auch über eine Steigerung der Knochendichte bei den mit Infliximab behandelten 31 Patienten berichtet (Allali et al. 2003). Dies ist angesichts der häufigen Osteoporose und der vermehrten Wirbelkörperfrakturen bei Patienten mit AS (Cooper et al. 1994) eine wichtige Beobachtung.

Insgesamt lassen die Ergebnisse hoffen, dass mit der Blockade von TNFα bei AS ein neues Therapiekonzept zur Verfügung steht, welches bei langfristigem Einsatz erstmalig in der Lage wäre, andauernde Remissionen zu bewirken und sogar – möglicherweise – die Ankylosierung aufzuhalten.

Inzwischen wurde die Wirksamkeit der Therapie mit Infliximab durch eine multizentrische randomisierte Plazebo-kontrollierte Studie mit 70 Patienten auch formal (Evidenzklasse Ib) nachgewiesen (Braun et al. 2002a). In dieser Studie konnte auch unter Verwendung der neuen Verbesserungskriterien der internationalen ASAS Studiengruppe (Anderson et al. 2001) eine 50%ige Verbesserung der Krankheitsaktivität bei mehr als 50% der Patienten dokumentiert werden. Auch die Funktion, die Mobilität und vor allem die Lebensqualität der Patienten waren nach nur drei Monaten signifikant verbessert. Die Wirksamkeit der Behandlung war über ein Jahr nachweisbar. Insgesamt wurden nach einem Jahr noch 78% und nach zwei Jahren noch 70% der Patienten behandelt. Die übrigen Patienten standen wegen Unverträglichkeit und Nebenwirkungen nicht mehr unter anti-TNFα-Therapie. Abbrüche wegen Unwirksamkeit kamen dagegen kaum vor. Neben einer systemischen Tuberkulose mit Milz- und Lymphknotenbefall wurden eine allergische Granulomatose der Lunge, Gelenkschmerzen und -schwellungen bei zwei ANA-positiven Patienten beobachtet, ein Patient entwickelte eine persistierende periphere Arthritis. Einige dieser Patienten waren vorübergehend deutlich beeinträchtigt, sie sind inzwischen wieder wohlauf. In der noch nicht publizierten amerikanischen Zulassungsstudie mit 277 Patienten (ASSERT) kamen in den ersten 6 Monaten keine ernsten Nebenwirkungen vor.

Die anti-TNFα-Therapie der Spondyloarthritiden wird international als ein großer medizinischer Fortschritt angesehen. Die Wirksamkeit der Behandlung scheint der Therapie-Effektivität von Kortikosteroiden bei der Polymyalgia rheumatika vergleichbar. Es besteht der Eindruck, dass die TNFα-Blocker bei den Spondyloarthritiden wirksamer sind als bei der RA.

Erste Ergebnisse von initial zum Teil kontrollierten und dann offen weitergeführten Studien mit Etanercept bei Patienten mit AS zeigten ebenfalls eine gute Wirksamkeit (Marzo-Ortega et al. 2001; Gorman et al. 2000; Brandt et al. 2003; Davis et al. 2003). Ein Unterschied in der Wirksamkeit besteht offenbar nicht.

7. Anti-TNFα-Therapie bei Psoriasisarthritis

Die meisten Patienten mit Psoriasisarthritis sind dem Spektrum der Spondyloarthritiden zuzuordnen, einige sind aber der RA ähnlicher. Die Ätiologie der Psoriasis und der Psoriasisarthritis ist nicht geklärt. Die Prävalenz der Psoriasisarthritis beträgt ca. 0,2% der Bevölkerung. Eine Psoriasisarthritis tritt bei etwa 6–20% aller Patienten mit Psoriasis auf (Mease 2002).

TNFα spielt eine wichtige Rolle in der Pathogenese der Psoriasis und der Psoriasisarthritis. Zirkulierende T-Lymphozyten und Makrophagen von Patienten mit Psoriasisarthritis produzieren gegenüber gesunden Kontrollpersonen erhöhte Mengen von TNFα. Erhöhte Mengen TNFα finden sich in der Synovialflüssigkeit ebenso wie in Hautläsionen von Patienten mit Psoriasisarthritis. Die TNFα-Spiegel korrelieren mit der Krankheitsaktivität. Schließlich ist eine Mutation in der Promotorregion von TNFα mit der juvenilen Psoriasisarthritis assoziiert (Braun und Sieper 2003).

Der gegenwärtige therapeutische Ansatz bei Psoriasisarthritis ist ähnlich dem bei der RA. Basistherapeutisch werden Methotrexat, Sulfasalazin, Ciclosporin und Leflunomid eingesetzt. Es gibt jedoch im Gegensatz zur RA nur wenige gut kontrollierte Therapiestudien, die die Effizienz dieser Therapeutika belegen.

Neben einer kontrollierten Studie zur Therapie der Psoriasis (Leonardi et al. 2003) existiert zur Therapie der Psoriasisarthritis mit Etanercept eine doppelblinde Placebokontrollierte Studie mit einer Verlaufsbeobachtungsdauer von 3 Monaten (Mease et al. 2000). Es wurden Etanerceptinjektionen von 25 mg s.c. 2x/Woche mit Placeboinjektionen verglichen, wobei pro Studienarm 30 Patienten behandelt wurden. Anschließend wurde eine 6-monatige offene Extensionsstudie angeschlossen. Nach 3 Monaten erreichten in der Etanerceptgruppe 73% der Patienten die ACR-20-Kriterien, 50% die ACR-50-Kriterien und 13% die ACR-70-Kriterien. In der Placebogruppe waren dies 13% für ACR-20-Kriterien, 3% für die ACR-50-Kriterien und 0% für die ACR-70-Kriterien. Eine klinisch relevante, d.h. eine über 75%ige Besserung des PASI-Index fand sich in dieser Studie bei etwa 30% der mit Etanercept behandelten gegenüber keinem der mit Placebo behandelten Patienten. Die Therapie wurde mit Ausnahme von Hautreaktionen an der Injektionsstelle bei 20% der mit Etanercept behandelten Patienten gut vertragen. In der offenen Extensionsphase konnte der gute Therapieerfolg bei den mit Etanercept behandelten Patienten über sechs weitere Monate aufrechterhalten werden.

Aufgrund der guten Wirksamkeit der anti-TNFα-Behandlungen bei der RA und der Wirksamkeit bei Psoriasis (Chaudhari et al. 2001) wurden in Erlangen in einer offenen Studie 10 Patienten mit schwerer Psoriasisarthritis, die unter einer aktiven Gelenkentzündung und einer zum Teil deutlichen Hautbeteiligung litten, mit Infliximab behandelt (Antoni et al. 2002; Ogilvie et al. 2001). Von den 10 Patienten erhielten 7 zusätzlich Methotrexat und 2 Sulfasalazin als Basistherapeutikum. Diese Medikation sowie zusätzlich verabreichte nicht-steroidale Antirheumatika oder Steroide wurden in ihrer Dosierung konstant gehalten. Die Patienten erhielten in Woche 0, 2 und 6 sowie danach in 8-wöchigen Abständen Infusionen mit 5 mg/kg Infliximab. In den Wochen 0, 2, 6, 10 und 54 wurde die Effektivität der Therapie anhand der Zahl der schmerzhaften, geschwollenen Gelenke, den Ansprechkriterien des American College of Rheumatologie (ACR 20) des PASI (*Psoriasis Activity and Severity Index*) sowie mittels einer Kernspinuntersuchung der Gelenke beurteilt. Die Patienten wurden über ein Jahr behandelt und klinisch überwacht. Nach den ersten zehn Wochen betrugen die Infusionsintervalle in der Regel acht Wochen, wobei diese wie auch die Begleitmedikation im Bedarfsfall in Abhängigkeit von den individuellen Entzündungszeichen verändert wurden. Nach zehn Wochen erfüllten alle Patienten die ACR-20-Ansprechkriterien, 8 Patienten erfüllten sogar die wesentlich stringenteren ACR-70-Kriterien. Bei den Patienten mit Hautbeteiligung reduzierte sich der PASI-Index von Woche 0 bis Woche 10 im Durchschnitt um 72% (Ogilvie et al. 2001). Nach einem Jahr Therapiedauer erreichten 6 der 10 Patienten die ACR-70- und 4 Patienten die ACR-50-Kriterien. Es wurden keine schwerwiegenden Nebenwirkungen beobachtet. Bei einer Patientin wurde die Therapie wegen einer leichten Infusionsreaktion beendet. Diese Patientin wurde unter der Therapie kurz vor der letzten Infusion schwanger. Die Schwangerschaft wurde ausgetragen und endete mit der termingerechten Geburt eines gesunden Kindes.

Aufgrund der ermutigenden Ergebnisse wurde eine internationale multizentrische Therapiestudie zur Behandlung der Psoriasisarthritis mit Infliximab begonnen. In diese Studie wurden in den USA und Europa über 100 Patienten eingeschlossen. Die guten Ergebnisse der Therapie wurden in vollem Umfang bestätigt.

Auch die Haut- und Gelenkmanifestationen im Rahmen eines SAPHO-Syndroms sprechen auf eine anti-TNF-Therapie an (Olivieri et al. 2002; Wagner et al. 2002).

Die angeführten Studien belegen, dass TNFα auch bei der Psoriasis und der Psoriasisarthritis eine wesentliche Rolle in der Pathogenese spielt und dass die Blockierung von TNFα durch Infliximab oder Etanercept zu einer deutlichen Reduktion der Gelenkentzündungsaktivität sowie der Hautläsionen bei Psoriasis führt.

8. Anti-TNFα-Therapie bei anderen Spondyloarthritiden

Durchweg positive Ergebnisse einer ersten belgischen Studie mit Infliximab bei 21 Patienten mit Spondyloarthritiden mit peripherer und axialer Beteiligung wurden aus Gent vorgelegt (van den Bosch et al. 2000a). In diese Studie wurden 10 Patienten mit AS, aber auch 9 mit Psoriasisarthritis und 2 mit undifferenzierter Spondyloarthritis eingeschlossen. Diese positiven Berichte wurden kürzlich durch eine kontrollierte Studie bestätigt (van den Bosch et al. 2002).

Nach den Ergebnissen der großen Studien, aber auch durch praktische Einzelbeispiele demonstriert (D'Agostino et al. 2002), bessert sich unter anti-TNF-Therapie auch die für die Spondylarthritiden typische Enthesitis, was z.T. durch Ultraschalluntersuchungen belegt wurde (D'Agostino et al. 2003).

Die undifferenzierte Spondyloarthritis ist eine häufige Subgruppe (Dougados et al. 1991; Brandt et al. 1999), für die bisher kaum Therapiestudien mit konventionellen *Disease Modifying Antirheumatic Drugs* (DMARDs) vorliegen. In Berlin wurden 6 Patienten mit unspezifischer Spondylarthropathie erfolgreich mit 3 mg/kg bzw. 5 mg/kg Infliximab behandelt. Hierbei war die höhere Dosis tendenziell effektiver (Brandt et al. 2002a). Ähnliche Ergebnisse liegen inzwischen für Etanercept vor (Brandt et al. 2004).

Patienten mit chronischer reaktiver Arthritis (ReA) wurden bisher noch nicht systematisch mit anti-TNFα behandelt. Die vorläufigen Ergebnisse scheinen aber positiv zu sein (Meador et al. 2002). In Berlin erhielt eine junge Patientin mit therapierefraktärer reaktiver Arthritis Infliximab und besserte sich innerhalb weniger Tage erheblich. Positive Fallberichte gibt es inzwischen auch aus Finnland (Oili 2003). Ein HIV-positiver Patient mit schwerem Reitersyndrom wurde erfolgreich mit Infliximab ohne negative Auswirkungen auf die Viruslast behandelt (Gaylis 2003).

Die Situation bei schwer therapierbarer HLA B27-assoziierter anteriorer Uveitis ist noch unübersichtlich (Braun und Sieper 2002b). Es liegen unterschiedliche, tendenziell aber eher positive Mitteilungen hinsichtlich der Wirksamkeit vor (Smith et al. 2001; El-Shabrawi und Hermann 2002).

Insgesamt spricht alles dafür, dass die anti-TNFα-Therapie neue Dimensionen in der Behandlung der Spondylarthritis eröffnet (Braun und Sieper 2000; Braun et al. 2001; Braun et al. 2002b; Braun et al. 2003d; Braun und Sieper 2002a).

9. Bildgebung und anti-TNFα-Therapie

Wie schon vor Jahren gezeigt werden konnte (Braun et al. 1998), gelingt es mithilfe der Magnetresonanztomographie (MRT), Kontrastmittel-unterstützt, mit Fettsättigung und vor allem auch mit der *Short Tau Inversion Recovery* (STIR)-Technik, die charakteristischen entzündlichen Wirbelsäulenveränderungen schon in sehr frühen und vor allem in den aktiven Stadien als inflammatorischen Prozess darzustellen (Bollow et al. 2002). Demgegenüber bildet die konventionelle Radiographie vor allem die bereits entstandenen knöchernen Veränderungen ab, dies allerdings zum Teil besser als die MRT (siehe auch Kap. 4).

Die bisher üblichen Verfahren zur Quantifizierung von chronischen Veränderungen mittels bildgebender Verfahren, SASSS (Averns et al. 1996) und BASRI (MacKay et al. 1998), sind bei Studien mit einer Dauer von weniger als einem Jahr wahrscheinlich nicht ausreichend sensitiv für Veränderungen (Spoorenberg et al. 1999). Hierzu laufen derzeit aber noch weitere Untersuchungen.

Nach Etablierung eines neuen Scoringsystems für MRT (Braun und van der Heijde 2002) konnte im Rahmen der deutschen anti-TNFα-Studie (Braun et al. 2002a) gezeigt werden, dass sich auch die im MRT sichtbaren Zeichen der Spondylitis bei klinisch erfolgreicher Behandlung der AS bessern (Braun et al. 2003a).

10. Immunologische Untersuchungen und TNFα-Sekretionskapazität

Im Rahmen prospektiver klinischer Longitudinaluntersuchungen und Querschnittstudien bei reaktiver Arthritis und AS fanden sich vor dem Einsatz der anti-TNFα-Therapie deutliche Anhaltspunkte für eine Verminderung der TNFα-Sekretionskapazität von T-Zellen (Braun et al. 1999; Rudwaleit et al. 2000). Dies trifft für die Reaktion auf spezifische und unspezifische Stimulation zu (Zou et al. 2003a,b). Ob diesen T-Zellen regulatorische Funktionen zukommen, ist aber unklar. Unter Infliximab scheint sich diese mögliche Defizienz initial nicht noch weiter zu verstärken. Später produzieren die T-Zellen dann aber während bzw. nach der Therapie eher noch weniger TNFα (Zou et al. 2002). Dies ist unter Etanercept nicht der Fall (Zou et al. 2003a).

Welche und ob die infolge der Behandlung verminderte TNFα-Sekretion funktionelle Auswirkungen hat, ist nicht bekannt. Wahrscheinlich ist, dass die Wirksamkeit von Infliximab vor allem durch eine effiziente Unterdrückung der TNF-Expression von Makrophagen in den Entzündungsgebieten direkt zustande kommt. Entsprechende immunhistologische Untersuchungen liegen aus Belgien vor (Baeten et al. 2001).

11. Nebenwirkungen der Anti-TNFα-Therapie

Verschiedene Nebenwirkungen und Unverträglichkeiten der anti-TNFα-Therapie sind bekannt geworden (Antoni und Braun 2002; Braun et al. 2003c). Vor allem sind dies allergische Reaktionen und eine leichte Häufung von Infektionen. Letztere sind aber meist leicht und unproblematisch. Sehr selten sind bisher Tuberkulose-Erkrankungen aufgetreten (Keane et al. 2001). Die Tuberkulose-Erkrankung scheint unter Infliximab häufiger aufzutreten als unter den anderen anti-TNFα-Behandlungen, was aber nicht als bewiesen gilt. Darüber hinaus wird vor allem ein erhöhtes Risiko für Lymphome (Brown et al. 2002) und demyelinisierende Erkrankungen diskutiert (Robinson et al. 2001).

Das potentielle Nebenwirkungsspektum der anti-TNF-Therapie lässt sich wie folgt auflisten:

- Injektions/Infusions-assoziierte Nebenwirkungen (s.u.)
- Schwere Infektionen (Tuberkulose, andere)
- Demyelinisierende Erkrankungen
- Herzinsuffizienz
- Transaminasenerhöhung
- Zytopenien
- Autoimmunphänomene (Nachweis von ANA)
- Risiko der Lymphom/Malignominduktion

Die ATTRACT Study Group führte die bisher größte Plazebo-kontrollierte Untersuchung mit Infliximab bei 428 Patienten mit RA durch (Maini et al. 1999). Infliximab wurde alle 4 bzw. 8 Wochen für die Dauer eines halben Jahres gegeben. Unter dieser Behandlung wurden folgende Nebenwirkungen beobachtet.

Die infusionsassoziierten Nebenwirkungen waren meistens mild und selbstlimitiert. Am häufigsten traten Kopfschmerzen oder Schwindel auf. Nur 2 von 340 Patienten in den Verum-Gruppen mussten wegen Urticaria oder Dyspnoe die Studie abbrechen.

Infektionen des oberen Respirationstraktes waren mit 20–33% in den Verum-Gruppen gegenüber 16% in der Plazebogruppe die häufigste Nebenwirkung. Infektionen, die als gravierend klassifiziert wurden, traten in den Infliximab-Gruppen und in der Plazebo-Gruppe mit jeweils 6% gleich häufig auf.

Unter einer Infliximab-Therapie kann es zur Bildung von Doppelstrang (ds)-DNS-Antikörpern kommen. In der oben zitierten Studie sind bei 16% der Patienten DNS-Antikörper neu aufgetreten. Nur ein Patient entwickelte das klinische Bild eines Medikamenten-induzierten Lupus erythematodes. Er zeigte die typischen Hautveränderungen, einen ansteigenden ANA-Titer, aber keine DNS-Antikörper. Nach Beendigung der Therapie klangen die Hautveränderungen ab.

Infolge der Immunogenität des chimären Antikörpers kann es zur Bildung von Antikörpern, den so genannten HACA (Antikörper gegen den chimären Antikörper) kommen, die bei ca. 5–25% der Patienten nach einer einmaligen Infusion nachweisbar sind (Maini et al. 1998). Das Auftreten von HACAs ist von der Infliximabdosis abhängig. Eine häufige Bildung wurde vor allem bei der sehr niedrigen Dosierung mit 1mg/kg beobachtet. Eine gleichzeitige Therapie mit Methotrexat scheint die Häufigkeit der HACA-Bildung etwas zu verringern.

Inwieweit sich eine Produktion von HACA auf die Wirksamkeit und die Häufigkeit von Nebenwirkungen auswirkt, ist seit kurzem etwas klarer geworden (Baert et al. 2003). In dieser belgischen Studie kam es unter Infliximab in einer Dosierung von 5mg/kg in mehr als der Hälfte der Fälle zur Bildung von HACA. Die Patienten, die alle unter Morbus Crohn litten, hatten aber nicht grundsätzlich eine Aufsättigungsdosierung erhalten. Die Bildung von Antikörpern korrelierte mit der Häufigkeit von Infusionsreaktionen und mit kürzerer Wirkdauer. Eine gleichzeitige Azathioprinbehandlung ging mit einer selteneren HACA-Bildung einher. Insgesamt erscheint bei Patienten mit AS aber bislang keine imperative Notwendigkeit für eine gleichzeitige Therapie mit Methotrexat oder Azathioprin vorzuliegen.

Malignome traten in der ATTRACT-Studie bei 3 Patienten der Verum-Gruppen auf: Ein Rezidiv eines Mamma-Karzinoms, ein Melanom und ein B-Zell-Lymphom. Die beobachtete Inzidenz war nicht höher als die zu erwartende Häufigkeit einer bzgl. Alter und Geschlecht vergleichbaren Population (einer Datenbank der amerikanischen Gesundheitsbehörde). Die Studien aus den vergangenen Jahren zur anti-TNF-Behandlung bei RA und Morbus Crohn weisen also insgesamt darauf hin, dass die Therapie mit Infliximab eine gut verträgliche Behandlung darstellt.

Bei RA trifft dies auch auf das Etanercept zu. Hierbei wird am häufigsten über lokale Hautreaktionen bei der subkutanen Gabe geklagt.

Insgesamt ist die Frage des Malignom-Risikos der anti-TNF-Therapie heute wegen der noch zu kurzen Anwendungszeit nicht sicher zu beantworten. Umgekehrt gibt es bisher aber keine Daten, die zu Besorgnis in diesem Punkt Anlass geben könnten. Viele Patienten sind inzwischen schon mehrere Jahre behandelt worden.

12. Ausblick zur TNFα-Blockade bei entzündlich-rheumatischen Erkrankungen

Ob die Anti-TNFα-Behandlung bei Spondyloarthritiden dauerhaft ähnlich unproblematisch einzusetzen ist wie bei RA oder Morbus Crohn, müssen die noch ausstehenden Langzeitstudien bei AS zeigen. Sollten weitere Untersuchungen die hier dargestellten optimistisch stimmenden Ergebnisse zur Wirksamkeit und Verträglichkeit bestätigen, bestünde zukünftig bei einem größeren Patientenkollektiv mit einem schweren Verlauf der AS oder anderen Spondylarthropathien eine hochwirksame neue Therapiemöglichkeit, die gegenüber den bisherigen Optionen (Amor et al. 1995; Leirisalo-Repo 1998) einen echten Fortschritt darstellt.

Inwieweit andere neuere Therapieansätze mit Substanzen wie Thalidomid (Breban et al. 1999) und Pamidronat (Maksymowych et al. 1998), die ebenfalls, zumindest partiell, auch gegen TNFα gerichtet sind (Corral und Kaplan 1999; Pennanen et al. 1995), eine Bereicherung des therapeutischen Spektrums bei AS und anderen Spondyloarthritiden darstellen, bleibt abzuwarten.

Inzwischen werden anti-TNFα-Therapieprinzipien auch bei anderen internistischen Erkrankungen erprobt. Die zur Behandlung der schweren Herzinsuffizienz (Torre-Amione et al. 2000) durchgeführten Studien wurden allerdings bei Infliximab inzwischen abgebrochen bzw. bei Etanercept das Programm nicht weitergeführt. Bei manifester Herzinsuffizienz sollten beide nicht eingesetzt werden.

In der täglichen Praxis ist der Einsatz von Infliximab für Patienten mit AS zurzeit noch durch die hohen Kosten begrenzt. Die Preise pro 100 mg liegen zwischen € 500 im Krankenhaus und € 1.000 in der Apotheke. Somit betragen die Jahrestherapiekosten zum Beispiel für einen 80 kg schweren Patienten bei 10 Infliximab-Infusionen pro Jahr und einer Dosierung von 5 mg/kg zwischen € 20.000 und € 40.000. Die Preise für Etanercept liegen in einer ähnlichen Größenordnung.

Gerade auch wegen der nicht unerheblichen Kosten dieser Therapie wären eine breite Diskussion im Gesundheitswesen und in der Gesellschaft über den Umgang mit der neuen Generation der *Biologicals* und die Erarbeitung von Rahmenkonditionen für die jeweiligen Indikationen wünschenswert. Von rheumatologischer Seite sind hier schon früh erste Empfehlungen zur RA vorgelegt worden (Furst et al. 1999).

13. Dokumentation der anti-TNF-Therapie bei AS

Schon vor Jahren hat die ASAS-Gruppe ein *Core-Set* für das *Monitoring* von Patienten mit AS publiziert (van der Heijde et al. 1997). Ebenso gibt es veröffentlichte *Improvement*-Kriterien (Anderson et al. 2001), die allerdings nur für NSAR gelten, während für die anti-TNF-Therapie andere Kriterien Anwendung finden (Brandt et al. 2002b). Erst vor kurzem wurden, ebenfalls von der ASAS-Gruppe, Kriterien für Indikation, Monitoring und Abbruch einer Therapie mit anti-TNF-Agenzien entwickelt (Braun et al. 2003b).

Hierbei wurde vorgeschlagen, dass die für eine anti-TNF-Therapie in Frage kommenden Patienten in der Regel die 1984 New York Klassifikationskriterien für die Diagnose einer AS erfüllen sollten, Ausnahmen bei sehr aktiver therapierefraktärer früher Erkrankung wurden für möglich gehalten. Die Patienten sollten eine anhaltend hohe Krankheitsaktivität (BASDAI > 4) trotz maximaler konventioneller Therapie haben. Die Definition hierfür wird differenziert je nach der im Vordergrund stehenden Klinik (Achsenskelett, periphere Arthritis, Enthesitis). Grundsätzlich sollten mindestens zwei NSAR in maximal tolerierter Dosis versucht und lokal bei Enthesitis oder Arthritis Kortikosteroide ein- bis zweimal injiziert werden. Bei peripherer Arthritis wird ein Therapieversuch mit Sulfasalazin in maximal tolerierter Dosis (2–3 g/die) gefordert. Für das Monitoring wurde vor allem der BASDAI vorgeschlagen. Wenn nach 6–12 Wochen keine Reduktion der Krankheitsaktivität um 50% oder mindestens 2 auf der VAS (0-10) erreicht wurde, sollte über einen Therapieabbruch nachgedacht werden. Grundsätzlich soll neben den genannten Kriterien ein Experte (Rheumatologe) über Indikation und Abbruch der anti-TNF-Therapie mitentscheiden. Hierbei sollen auch Entzündungsparameter und bildgebende Verfahren wie die MRT herangezogen werden.

Wegen der sehr starken klinischen Wirksamkeit besteht in mehreren europäischen Ländern trotz der hohen Kosten wenig Zweifel, dass sich die Therapie mit TNF-Blockern bei den Patienten mit einem schweren Verlauf einer Spondyloarthritis durchsetzen wird. Einige offene Fragen hinsichtlich des optimalen Zeitpunkts, der Auswahl der Patienten, der Langzeit-Wirkungen und -Nebenwirkungen, der Dauer der Therapie, z.T. der Dosis, der Wiederaufnahme einer Behandlung, der besten Tuberkuloseprophylaxe und des Wechsels zwischen den Präparaten müssen noch geklärt werden.

10 Fragen zum Thema

1. Welche Patienten mit Morbus Bechterew profitieren am meisten von einer anti-TNFα-Behandlung?

Die Frage lässt sich aufgrund fehlender eindeutiger Daten nur begrenzt beantworten. Am meisten können wahrscheinlich Patienten profitieren, die klinisch und laborchemisch (CRP) sowie im MRT eine hohe Krankheitsaktivität zeigen

2. Gibt es Bedenken bei Patienten/Patientinnen im fortpflanzungsfähigen Alter?

Patienten mit einer AS sind meist im fortpflanzungsfähigen Alter. Besondere Bedenken liegen in dieser Altersgruppe nicht vor. Im Gegenteil scheint die Häufigkeit von ernsten Nebenwirkungen hier geringer zu sein.

3. Ist die anti-TNFα-Therapie auch bei einer allein axialen Beteiligung sinnvoll?

Nach allen vorliegenden Daten ist eine anti-TNF-Therapie auch bei alleiniger Achsenskelettbeteiligung sinnvoll.

4. Kommt die anti-TNFα-Behandlung auch bei fortgeschrittenem Morbus Bechterew in Frage?

Hierbei stellt sich die Frage, wie weit fortgeschritten die Erkrankung ist. Grundsätzlich ist davon auszugehen, dass die bereits erfolgte Ankylosierung irreversibel ist. Die Symptomatik eines Patienten mit einer weitgehend eingesteiften Wirbelsäule lässt sich nur insofern ändern, als noch entzündliche Anteile bzw. Herde vorliegen. Dies muss dann im Einzelfall entschieden werden.

5. Gibt es Kosten/Nutzen-Untersuchungen der anti-TNFα-Therapie?

Es gibt erste Kosten/Nutzenanalysen, die einen Vorteil für die anti-TNF-Therapie sehen. Hierüber ist aber noch kein gesellschaftlicher Konsens herbeigeführt worden.

6. Was sind die Kurzzeit- bzw. Langzeitrisiken?

Hinsichtlich der Kurzzeitrisiken sind vor allem schwere Infektionen zu nennen, die aber nur selten auftreten. Hinsichtlich der Langzeitrisiken gibt es bisher nur Hinweise (aber keine Beweise) für eine Häufung von Lymphomen (vor allem bei RA).

7. Wann kann nach einem Infekt die anti-TNFα-Behandlung wieder fortgesetzt werden?

In der Regel kann die anti-TNF-Behandlung eine Woche nach Abklingen eines leichten bis mittleren Infektes fortgesetzt werden, bei schweren Infektionen muss man unter Umständen bis zu 4 Wochen warten.

8. Muss die anti-TNFα-Therapie auch bei weitgehender Beschwerdefreiheit fortgesetzt werden?

Darüber gibt es noch keine ausreichenden Daten. Die meisten Patienten erleiden innerhalb weniger Wochen ein Rezidiv, wenn die Therapie abgesetzt wird.

9. Sind bei einer anti-TNFα-Therapie Impfungen möglich?

Ja, aber keine Lebendimpfungen

10. Welche neuen Biologicals zur Behandlung des Morbus Bechterew sind zu erwarten?

Vor allem der voll humanisierte monoklonale Antikörper Adalimumab (Humira®)

Literatur

Allali F, Breban M, Porcher R, Maillefert JF, Dougados M, Roux C (2003) Increase in bone mineral density of patients with spondyloarthropathy treated with anti-tumour necrosis factor alpha. Ann Rheum Dis 62:347–349

Amor B, Dougados M, Khan MA (1995) Management of refractory ankylosing spondylitis and related spondyloarthropathies. Rheum Dis Clin North Am 21:117–128

Anderson JJ, Baron G, van der Heijde D, Felson DT, Felson M (2001) ASAS preliminary criteria for short term improvement in ankylosing spondylitis. Arthritis Rheum 44:1878–1886

Antoni C, Braun J (2002) Side effects of anti-TNF therapy: current knowledge. Clin Exp Rheumatol 20(Suppl 28):S152–157

Antoni C, Dechant C, Hanns-Martin Lorenz PD, Wendler J, Ogilvie A, Lueftl M, Kalden-Nemeth D, Kalden JR, Manger B (2002) Open-label study of infliximab treatment for psoriatic arthritis: clinical and magnetic resonance imaging measurements of reduction of inflammation. Arthritis Rheum 47:506–512

Averns HL, Oxtoby J, Taylor HG, Jones PW, Dziedzic K, Dawes PT (1996) Radiological outcome in ankylosing spondylitis: use of the Stoke Ankylosing Spondylitis Spine Score (SASSS). Br J Rheumatol 35:373–376

Baert F, Noman M, Vermeire S, van Assche G, D'Haens G, Carbonez A, Rutgeerts P (2003) Influence of immunogenicity on the long-term efficacy of infliximab in Crohn's disease. N Engl J Med 348:601–608

Baeten D, Kruithof E, van den Bosch F, Demeter P, van Damme N, Cuvelier C, de Vos M, Mielants H, Veys E, de Keyser P (2001) Immunmodulatory effects of anti-TNF therapy on synovium in spondyloarthropathy. Arthritis Rheum 44:186–195

Beutler BA (1999) The role of TNF in health and disease. J Rheumatol 26,S57:16–21

Bollow M, Enzweiler C, Taupitz M, Golder W, Hamm B, Sieper J, Braun J (2002) Use of contrast enhanced magnetic resonance imaging to detect spinal inflammation in patients with spondyloarthritides. Clin Exp Rheumatol 20(6 Suppl 28):S167–74

Brandt J, Bollow M, Haberle J, Rudwaleit M, Eggens U, Distler A, Sieper J, Braun J (1999) Studying patients with inflammatory back pain and arthritis of the lower limbs clinically and by magnetic resonance imaging: many, but not all patients with sacroiliitis have spondyloarthropathy. Rheumatology (Oxford) 38:831–836

Brandt J, Haibel H, Cornely D, Golder W, Gonzalez J, Reddig J, Thriene W, Sieper J, Braun J (2000) Successful treatment of active ankylosing spondylitis with the anti-tumor necrosis factor alpha monoclonal antibody infliximab. Arthritis Rheum 43:1346–1352

Brandt J, Haibel H, Reddig J, Sieper J, Braun J (2002a) Successful treatment of severe undifferentiated spondyloarthropathy with the anti-tumor necrosis factor α monoclonal antibody infliximab. J Rheumatol 29:118–122

Brandt J, Haibel H, Sieper J, Reddig J, Braun J (2001) Infliximab treatment of severe ankylosing spondylitis: one-year followup. Arthritis Rheum 44:2936–2937

Brandt J, Kariouzov A, Listing J, Haibel H, Sörensen H, Grassnickel L, Sieper J, Braun J (2003) Six months results of a German double-blind placebo controlled clinical trial of etanercept in active ankylosing spondylitis. Arthritis Rheum 48:1667–1675

Brandt J, Khariouzov A, Listing J, Haibel H, Sörensen H, Rudwaleit M, Sieper J, Braun J (2004) Successful short term treatment of patients with severe undifferentiated spondyloarthritis with the anti-tumor necrosis factor-alpha fusion receptor protein etanercept. J Rheumatol 31:531–538

Brandt J, Listing J, Sieper J, van der Heijde D, Braun J (2002b) Improvement criteria for treatment with biologics of patients with ankylosing spondylitis – a proposal based on data from a recent randomized trial with the anti-TNFa agent infliximab. Arthritis Rheum 46:S380

Braun J, Baraliakos X, Golder W, Brandt J, Rudwaleit M, Listing J, Bollow M, Sieper J, van der Heijde D (2003a) Magnetic resonance imaging examinations of the spine in patients with ankylosing spondylitis, before and after successful therapy with infliximab: evaluation of a new scoring system. Arthritis Rheum 48:1126–1136

Braun J, Bollow M, Neure L, Seipelt E, Seyrekbasan F, Herbst H, Eggens U, Distler A, Sieper J (1995) Use of immunohistologic and in situ hybridization techniques in the examination of sacroiliac joint biopsy specimens from patients with ankylosing spondylitis. Arthritis Rheum 38:499–505

Braun J, Bollow M, Sieper J (1998) Radiologic diagnosis and pathology of the spondyloarthropathies. Rheum Dis Clin North Am 24:697–735

Braun J, Brandt J, Listing J, Zink A, Alten R, Golder W, Gromnica-Ihle E, Kellner H, Krause A, Schneider M, Sörensen H, Zeidler H, Thriene W, Sieper J (2002a) Treatment of active ankylosing spondylitis with infliximab – a double-blind placebo controlled multicenter trial. Lancet 359:1187–1193

Braun J, Brandt J, Listing J, Zink A, Alten R, Burmester G, Golder W, Gromnica-Ihle E, Kellner H, Schneider M, Sorensen H, Zeidler H, Reddig J, Sieper J (2003c) Long-term efficacy and safety of infliximab in the treatment of ankylosing spondylitis: an open, observational, extension study of a three-month, randomized, placebo-controlled trial. Arthritis Rheum 48:2224–2233

Braun J, Brandt J, Rudwaleit M, Listing J, Bollow M, Sieper J (2003d) Biologic therapies in the spondylarthropathies: new opportunities, new challenges. Curr Opin Rheumatol 15:394–407

Braun J, Breban M, Maksymowych WP (2002b) Therapy for ankylosing spondylitis: new treatment modalities. Best Pract Res Clin Rheumatol 16:631–651

Braun J, de Keyser F, Brandt J, Mielants H, Sieper J, Veys E (2001) New treatment options in spondyloarthropathies: increasing evidence for significant efficacy of anti-tumor necrosis factor therapy. Curr Opin Rheumatol 13:245–249

Braun J, Pham T, Sieper J, Davis J, van der Linden S, Dougados M, van der Heijde D for the ASAS working group (2003b) International ASAS consensus statement for the use of biologic agents in patients with ankylosing spondylitis. Ann Rheum 62:817–824

Braun J, Sieper J (1996) The sacroiliac joint in the spondylarthropathies. Curr Opin Rheumatol 7:275–283

Braun J, Sieper J (2000) Anti-TNFalpha: a new dimension in the pharmacotherapy of the spondyloarthropathies!? Ann Rheum Dis 59:404–407

Braun J, Sieper J (2002a) Therapy of ankylosing spondylitis and other spondyloarthritides: established medical treatment, anti-TNF-alpha therapy and other novel approaches. Arthritis Res 4:307–321

Braun J, Sieper J (2002b) (letter) Arthritis Rheum 46:2822–2824

Braun J, Sieper J (2003) Role of novel biological therapies in psoriatic arthritis – effects on joints and skin. Biodrugs 17:187–199

Braun J, Tuszewski M, Ehlers S, Haberle J, Bollow M, Eggens U, Distler A, Sieper J (1997) Nested polymerase chain reaction strategy simultaneously targeting DNA sequences of multiple bacterial species in inflammatory joint diseases. II. Examination of sacroiliac and knee joint biopsies of patients with spondyloarthropathies and other arthritides. J Rheumatol 24:1101–1105

Braun J, van der Heijde D (2002) Imaging and scoring in ankylosing spondylitis. Best Pract Res Clin Rheumatol 16:573–604

Braun J, Xiang J, Brandt J, Maetzel H, Haibel H, Wu P, Kohler S, Rudwaleit M, Siegert S, Radbruch A, Thiel A, Sieper J (2000) Treatment of spondyloarthropathies with antibodies against tumour necrosis factor α: first clinical and laboratory experiences. Ann Rheum Dis 59(Suppl I):10–14

Braun J, Yin Z, Spiller I, Siegert S, Rudwaleit M, Liu L, Radbruch A, Sieper J (1999) Low secretion of tumor necrosis factor alpha, but no other Th1 or Th2 cytokines, by peripheral blood mononuclear cells correlates with chronicity in reactive arthritis. Arthritis Rheum 42:2039–2044

Breban M, Gombert B, Amor B, Dougados M (1999) Efficacy of thalidomide in the treatment of refractory ankylosing spondylitis. Arthritis Rheum 42:580–581

Breban M, Vignon E, Claudepierre P, Devauchelle V, Wendling D, Lespessailles E, Euller-Ziegler L, Sibilia J, Perdriger A, Mezieres M, Alexandre C, Dougados M (2002) Efficacy of infliximab in refractory ankylosing spondylitis: results of a six-month open-label study. Rheumatology (Oxford) 41:1280–1285

Brown SL, Greene MH, Gershon SK, Edwards ET, Braun MM (2002) Tumor necrosis factor antagonist therapy and lymphoma development: Twenty-six cases reported to the Food and Drug Administration. Arthritis Rheum 46:3151–3158

Calin A, Garrett S, Whitelock HC, Kennedy LG, O'Hea J, Mallorie PA, Jenkinson TR (1994) A new approach to defining functional ability in ankylosing spondylitis. The Bath AS functional index. J Rheumatol 21:2286–2291

Calin A, Nakache J-P, Gueguen A, Zeidler H, Mielants H, Dougados M (1999) Defining disease activity in ankylosing spondylitis: is a combination of variables (Bath Ankylosing Spondylitis Disease Activity Index) an appropiate instrument? Rheumatology 38:878–882

Chaudhari U, Romano P, Mulcahy LD, Dooley LT, Baker DG, Gottlieb AB (2001) Efficacy and safety of infliximab monotherapy for plaque-type psoriasis: a randomised trial. Lancet 357:1842–1847

Collantes-Estevez E, Munoz-Villanueva MC, Canete-Crespillo JD et al (2003) Infliximab in refractory spondyloarthropathies: a multicentre 38 week open study. Ann Rheum Dis 62:1239–1240

Cooper C, Carbone L, Michet CJ, Atkinson EJ, O'Fallon M, Melton III LJ (1994) Fracture risk in patients with ankylosing spondylitis: a population based study. J Rheumatol 21:1877–1882

Corral LG, Kaplan G (1999) Immunomodulation by thalidomide and thalidomide analogues. Ann Rheum Dis 58, Suppl I:107–113

D'Agostino MA, Breban M, Said-Nahal R, Dougados M (2002) Refractory inflammatory heel pain in spondyloarthropathy: a significant response to infliximab documented by ultrasound. Arthritis Rheum 46:840–841

D'Agostino MA, Said-Nahal R, Hacquard-Bouder C, Brasseur JL, Dougados M, Breban M (2003) Assessment of peripheral enthesitis in the spondylarthropathies by ultrasonography combined with power Doppler: A cross-sectional study. Arthritis Rheum 48:523–533

Davis JC Jr, Van Der Heijde D, Braun J, Dougados M, Cush J, Clegg DO, Kivitz A, Fleischmann R, Inman R, Tsuji W and the Enbrel Ankylosing Spondylitis Study Group (2003) Recombinant human tumor necrosis factor receptor (etanercept) for treating ankylosing spondylitis: a randomized, controlled trial. Arthritis Rheum 48:3230–3236

De Vos M, Cuvelier C, Mielants H, Veys E, Barbier F, Elewaut A (1989) Ileocolonoscopy in seronegative spondyloarthropathy. Gastroenterology 96:339–344

D'haens G, Van Deventer S, Van Hogezand R, Chalmers D, Kothe C, Baert F, Braakman T, Schaible T, Geboes K, Rutgeerts P (1999) Endoscopic and histological healing with infliximab anti-tumor necrosis factor antibodies in Crohn's disease: A European multicenter trial. Gastroenterology 116:1029–1034

Dougados M, van der Linden S, Juhlin R, Huitfeldt B, Amor B, Calin A, Cats A, et al (1991) The European Spondylarthropathy Study Group preliminary criteria for the classification of spondylarthropathy. Arthritis Rheum 34:1218–1227

Dougados M, van der Linden S, Leirisalo-Repo M, Huitfeldt B, Juhlin R, Veys E, Zeidler H, Kvien TK, Olivieri I, Dijkmans B, et al (1995) Sulfasalazine in the treatment of spondylarthropathy. A randomized, multicenter, double-blind, placebo-controlled study. Arthritis Rheum 38: 618–627

Elliott MJ, Maini RN, Feldmann M, Kalden JR, Antoni C, Smolen JS, Leeb B, Breedveld FC, Macfarlane JD, Bijl H, et al (1994a) Randomised double-blind comparison of chimeric monoclonal antibody to tumour necrosis factor alpha (cA2) versus placebo in rheumatoid arthritis. Lancet 344:1105–1110

Elliott MJ, Maini RN, Feldmann M, Long-Fox A, Charles P, Bijl H, Woody JN (1994b) Repeated therapy with monoclonal antibody to tumour necrosis factor alpha (cA2) in patients with rheumatoid arthritis. Lancet 344:1125–1127

El-Shabrawi Y, Hermann J (2002) Anti-tumor necrosis factor-alpha therapy with infliximab as an alternative to corticosteroids in the treatment of human leukocyte antigen B27-associated acute anterior uveitis. Ophthalmology 109:2342–2346

Feldmann M (1996) What is the mechanism of action of anti-tumour necrosis factor-alpha antibody in rheumatoid arthritis? Int Arch Allergy Immunol 111:362–365

Ferraz MB, Tugwell P, Goldsmith CH, Atra E (1990) Meta-analysis of sulfasalazine in ankylosing spondylitis. J Rheumatol 17:1482–1486

Furst DE, Breedveld FC, Kalden JR, Smolen JS (1999) Building towards a consensus for the use of tumour necrosis factor blocking agents. Ann Rheum Dis 58:725–726

Gaylis N (2003) Infliximab in the treatment of an HIV positive patient with Reiter's syndrome. J Rheumatol 30:407–411

Gorman JD, Sack KE, Davis JC (2000) Etanercept in the treatment of ankylosing spondylitis: a randomized, double-blind, placebo-controlled study. Arthritis Rheum 43:S403

Gran JT, Skomsvoll JF (1997) The outcome of ankylosing spondylitis: a study of 100 patients. Br J Rheumatol 36:766–771

Jenkinson TR, Mallorie PA, Whitelock HC, Kennedy LG, Garrett S, Calin A (1994) Defining spinal mobility in ankylosing spondylitis. The Bath AS metrology index. J Rheumatol 21:1694–1698

Kavanaugh AF (1998) Anti-tumor necrosis factor-alpha monoclonal antibody therapy for rheumatoid arthritis. Rheum Dis Clin North Am 24:593–614

Kavanaugh A, St Clair EW, McCune WJ, Braakman T, Lipsky P (2000) Chimeric anti-tumor necrosis factor-alpha monoclonal antibody treatment of patients with rheumatoid arthritis receiving methotrexate therapy. J Rheumatol 27:841–850

Keane J, Gershon S, Wise RP, Mirabile-Levens E, Kasznica J, Schwieterman WD, Siegel JN, Braun MM (2001) Tuberculosis associated with infliximab, a tumor necrosis factor alpha-neutralizing agent. N Engl J Med 345:1098–1104

Kempeni J (1999) Preliminary results of early clinical trials with the fully human anti-TNF alpha monoclonal antibody D2E7. Ann Rheum Dis 58, Suppl I:170–172

Leirisalo-Repo M (1998) Prognosis, course of disease, and treatment of the spondyloarthropathies. Rheum Dis Clin North Am 24:737–751

Leonardi CL, Powers JL, Matheson RT, Goffe BS, Zitnik R, Wang A, Gottlieb AB, Etanercept Psoriasis Study Group (2003) Etanercept as monotherapy in patients with psoriasis. N Engl J Med 349:2014–2022

MacKay K, Mack C, Brophy S, Calin A (1998) The Bath Ankylosing Spondylitis Radiology Index (BASRI): a new validated approach to disease assessment. Arthritis Rheum 41:2263–2270

Maini RN, Breedveld FC, Kalden JR, Smolen JS, Davis D, Macfarlane JD, Antoni C, Leeb B, Elliott MJ, Woody JN, Schaible TF, Feldmann M (1998) Therapeutic efficacy of multiple intravenous infusions of anti-tumor necrosis factor alpha monoclonal antibody combined with low-dose weekly methotrexate in rheumatoid arthritis. Arthritis Rheum 41:1552–1563

Maini R et al. ATTRACT Study Group (1999) Infliximab (chimeric anti-tumour necrosis factor alpha monoclonal antibody) versus placebo in rheumatoid arthritis patients receiving concomitant methotrexate: a randomised phase III trial. Lancet 354:1932–1939

Maksymowych WP, Jhangri GS, Lambert RG, Mallon C, Buenviaje H, Pedrycz E, Luongo R, Russell AS (2002) Infliximab in ankylosing spondylitis: a prospective observational inception cohort analysis of efficacy and safety. J Rheumatol 29:959–965

Maksymowych WP, Jhangri GS, Leclercq S, Skeith K, Yan A, Russell AS (1998) An open study of pamidronate in the treatment of refractory ankylosing spondylitis. J Rheumatol 25:714–717

Marzo-Ortega H, McGonagle D, O'Connor P, Emery P (2001) Efficacy of etanercept in the treatment of the entheseal pathology in resistant spondylarthropathy: a clinical and magnetic resonance imaging study. Arthritis Rheum 44:2112–2117

Marzo-Ortega H, McGonagle D, O'Connor P, Emery P (2003) Efficacy of etanercept for treatment of Crohn's related spondyloarthritis but not colitis. Ann Rheum Dis 62:74–76

Meador R, Hsia E, Kitumnuaypong T, Schumacher HR (2002) TNF involvement and anti-TNF therapy of reactive and unclassified arthritis. Clin Exp Rheumatol 20(6 Suppl 28):S130–134

Mease P (2002) Tumour necrosis factor (TNF) in psoriatic arthritis: pathophysiology and treatment with TNF inhibitors. Ann Rheum Dis 61:298–304

Mease PJ, Goffe BS, Metz J, Vanderstoep A, Finck B, Burge DJ (2000) Etanercept in the treatment of psoriatic arthritis and psoriasis: a randomized trial. Lancet 356:385–390

Mielants H, Veys EM, Cuvelier C, De Vos M (1996) Course of gut inflammation in spondylarthropathies and therapeutic consequences. Baillieres Clin Rheumatol 10:147–164

Moreland LW (1999) Inhibitors of tumor necrosis factor for rheumatoid arthritis. J Rheumatol 26, Suppl 57:7–15

Moreland LW, Schiff MH, Baumgartner SW, Tindall EA, Fleischmann RM, Bulpitt KJ, Weaver AL, Keystone EC, Furst DE, Mease PJ, Ruderman EM, Horwitz DA, Arkfeld DG, Garrison L, Burge DJ, Blosch CM, Lange ML, McDonnell ND,Weinblatt ME (1999) Etanercept therapy in rheumatoid arthritis. A randomized, controlled trial. Ann Intern Med 130:478–486.

Nissila M, Lehtinen K, Leirisalo-Repo M, Luukkainen R, Mutru O, Yli-Kerttula U (1988) Sulfasalazine in the treatment of ankylosing spondylitis. A twenty-six-week, placebo-controlled clinical trial. Arthritis Rheum 31:1111–1116

Ogilvie AL, Antoni C, Dechant C, Manger B, Kalden JR, Schuler G, Lueftl M (2001) Treatment of psoriatic arthritis with antitumour necrosis factor α antibody clears skin lesions of psoriasis resistant to treatment with methotrexate. Br J Dermatol 144:587–589

Oili KS, Niinisalo H, Korpilahde T, Virolainen J (2003) Treatment of reactive arthritis with infliximab. Scand J Rheumatol. 32:122–124

Olivieri I, Padula A, Ciancio G, Salvarani C, Niccoli L, Cantini F (2002) Successful treatment of SAPHO syndrome with infliximab: report of two cases. Ann Rheum Dis 61:375–376

Pennanen N, Lapinjoki S, Urtti A, Monkkonen J (1995) Effect of liposomal and free bisphosphonates on the IL-1 beta, IL-6 and TNF alpha secretion from RAW 264 cells in vitro. Pharm Res 12:916–922

Present DH, Rutgeerts P, Targan S, Hanauer SB, Mayer L, van Hogezand RA, Podolsky DK, Sands BE, Braakman T, DeWoody KL, Schaible TF, van Deventer SJ (1999) Infliximab for the treatment of fistulas in patients with Crohn's disease. N Engl J Med 340:1398–1405

Robinson WH, Genovese MC, Moreland LW (2001) Demyelinating and neurologic events reported in association with tumor necrosis factor alpha antagonism: by what mechanisms could tumor necrosis factor alpha antagonists improve rheumatoid arthritis but exacerbate multiple sclerosis? Arthritis Rheum 44:1977–1983

Rudwaleit M, Siegert S, Yin Z, Eick J, Thiel A, Radbruch A, Sieper J, Braun J (2000) Low T cell production of TNFalpha and IFNgamma in ankylosing spondylitis: its relation to HLA B27 and influence of the TNF-308 gene polymorphisms. Ann Rheum Dis 60:36–42

Rutgeerts P, D'Haens G, Targan S, Vasiliauskas E, Hanauer SB, Present DH, Mayer L, Van Hogezand RA, Braakman T, DeWoody KL, Schaible TF, Van Deventer SJ (1999) Efficacy and safety of retreatment with anti-tumor necrosis factor antibody (infliximab) to maintain remission in Crohn's disease. Gastroenterology 117:761–769

Rutgeerts P, Lemmens L, Van Assche G, Noman M, Borghini-Fuhrer I, Goedkoop R (2003) Treatment of active Crohn's disease with onercept (recombinant human soluble p55 tumour necrosis factor receptor): results of a randomized, open-label, pilot study. Aliment Pharmacol Ther 17:185–192

Sandborn WJ, Hanauer SB, Katz S, Safdi M, Wolf DG, Baerg RD, Tremaine WJ, Johnson T,

Diehl NN, Zinsmeister AR (2001) Etanercept for active Crohn's disease: a randomized, double-blind, placebo-controlled trial. Gastroenterology 121:1088–1094
Sands BE, Tremaine WJ, Sandborn WJ, Rutgeerts PJ, Hanauer SB, Mayer L, Targan SR, Podolsky DK (2001) Infliximab in the treatment of severe, steroid-refractory ulcerative colitis: a pilot study. Inflamm Bowel Dis 7:83–88
Smith JR, Levinson RD, Holland GN, Jabs DA, Robinson MR, Whitcup SM, Rosenbaum JT (2001) Differential efficacy of tumor necrosis factor inhibition in the management of inflammatory eye disease and associated rheumatic disease. Arthritis Rheum 45:252–257
Spoorenberg A, de Vlam K, van der Heijde D, de Klerk E, Dougados M, Mielants H, et al. (1999) Radiologic scoring methods in ankylosing spondylitis: reliability and sensitivity to change over one year. J Rheumatol 26:997–1002
Stone M, Salonen D, Lax M, Payne U, Lapp V, Inman R (2001) Clinical and imaging correlates of response to treatment with infliximab in patients with ankylosing spondylitis. J Rheumatol 28:1605–1614
Su C, Salzberg BA, Lewis JD, Deren JJ, Kornbluth A, Katzka DA, Stein RB, Adler DR, Lichtenstein GR (2002) Efficacy of anti-tumor necrosis factor therapy in patients with ulcerative colitis. Am J Gastroenterol 97:2577–2584
Targan SR, Hanauer SB, van Deventer SJ, Mayer L, Present DH, Braakman T, DeWoody KL, Schaible TF, Rutgeerts PJ, Crohn's Disease cA2 Study Group (1997) A short-term study of chimeric monoclonal antibody cA2 to tumor necrosis factor alpha for Crohn's disease. N Engl J Med 337:1029–1035
Temekonidis TI, Alamanos Y, Nikas SN, Bougias DV, Georgiadis AN, Voulgari PV, Drosos AA (2003) Infliximab therapy in patients with ankylosing spondylitis: an open label 12 month study. Ann Rheum Dis 62:1218–1220
Torre-Amione G, Vooletich MT, Farmer JA (2000) Role of tumour necrosis factor-alpha in the progression of heart failure: therapeutic implications. Drugs 59:745–751
van den Bosch F, Kruithof E, Baeten D, De Keyser F, Mielants H, Veys EM (2000b) Effects of a loading dose regimen of three infusions of chimeric monoclonal antibody to tumour necrosis factor alpha (infliximab) in spondyloarthropathy: an open pilot study. Ann Rheum Dis 59:428–433
van den Bosch F, Kruithof E, Baeten D, Herseens A, De Keyser F, Mielants H, Veys EM (2002) Randomized double-blind comparison of chimeric monoclonal antibody to tumour necrosis factor alpha (infliximab) versus placebo in active spondyloarthropathy. Arthritis Rheum 46:755–765
van den Bosch F, Kruithof E, De Vos M, De Keyser F, Mielants H (2000a) Crohn's disease associated with spondyloarthropathy: effect of TNF-alpha blockade with infliximab on articular symptoms. Lancet 356:1821–1822
van der Heijde D, Bellamy N, Calin A, Dougados M, Khan MA, van der Linden S (1997) Preliminary core sets for endpoints in ankylosing spondylitis. Assessments in Ankylosing Spondylitis Working Group. J Rheumatol 24:2225–2229
Wagner AD, Andresen J, Jendro MC, Hulsemann JL, Zeidler H (2002) Sustained response to tumor necrosis factor alpha-blocking agents in two patients with SAPHO syndrome. Arthritis Rheum 46:1965–1968
Weinblatt ME, Kremer JM, Bankhurst AD, Bulpitt KJ, Fleischmann RM, Fox RI, Jackson CG, Lange M, Burge DJ (1999) A trial of etanercept, a recombinant tumor necrosis factor receptor: Fc fusion protein, in patients with rheumatoid arthritis receiving methotrexate. N Engl J Med 28:253–259
Zink A, Braun J, Listing A, Wollenhaupt J, and the German Colloborative Research Centers (2000) Disability and handicap in rheumatoid arthritis and ankylosing spondylitis – results of the German rheumatological database. J Rheumatol 27:613–622
Zou JX, Braun J, Sieper J (2002) Immunological basis for the use of TNFalpha-blocking agents in ankylosing spondylitis and immunological changes during treatment. Clin Exp Rheumatol. 20(6 Suppl 28):S34–37
Zou J, Rudwaleit M, Brandt J, Thiel A, Braun J, Sieper J (2003a) Up regulation of the production of tumour necrosis factor alpha and interferon gamma by T cells in ankylosing spondylitis during treatment with etanercept. Ann Rheum Dis 62:561–564
Zou J, Zhang Y, Thiel A, Rudwaleit M, Shi SL, Radbruch A, Poole R, Braun J, Sieper J (2003b) Predominant cellular immune response to the cartilage autoantigenic G1 aggrecan in ankylosing spondylitis and rheumatoid arthritis. Rheumatology (Oxford) 42:846–855

Kapitel 26

Lokale Infiltrationstherapie

Ernst Wagner

1. Einleitung

Die Therapiesäulen entzündlich-rheumatischer Erkrankungen sind die medikamentöse Therapie, die physikalische Therapie und Ergotherapie, die operative Behandlung sowie soziale und psychologische Maßnahmen. Die *lokale Infiltrationstherapie* (synonym auch lokale topische Injektionen, therapeutische Lokalanästhesie) nimmt als effektive und risikoarme Lokalbehandlung einen wichtigen Platz im Gesamttherapiekonzept ein. Sie hat den Vorteil, dass sie genau am Ort des entzündlichen Geschehens angreift und rasch wirkt. Durch eine sinnvolle Anwendung der lokalen Infiltrationstherapie kann in der Regel der Bedarf an systemisch verabreichten Medikamenten gesenkt werden.

Leider finden sich kaum fundierte wissenschaftliche Arbeiten zur lokalen Infiltrationstherapie, die eine Anwendung im Sinne der *Evidence based medicine* rechtfertigen würden. Dennoch sind die klinischen Erfolge dieser Therapie so überzeugend, dass ein gänzlicher Verzicht darauf allein auf Grund unbefriedigender Belege in Form kontrollierter Studien für viele Patienten einen klaren Nachteil bedeuten würde.

2. Pharmakologische Grundlagen

2.1. Lokalanästhetika

Man unterscheidet Lokalanästhetika vom Säureamidtyp (Mepivacain, Xylocain, Bupivacain, Ropivacain) und vom Estertyp (Procain). Durch Anlagerung an die Neurone hemmen sie – örtlich begrenzt und reversibel – die Erregbarkeit der schmerzvermittelnden sensiblen Endorgane und das Leitungsvermögen der Nervenfasern. Diese Hemmung betrifft alle Typen von Nervenfasern. *Schmerzfasern* und *sympathische postganglionäre Fasern* reagieren auf Grund ihres geringen Querschnittes am empfindlichsten. Konzentrationsabhängig ist jedoch auch eine Hemmung motorischer Nervenfasern möglich.

Im Rahmen der lokalen Infiltrationstherapie werden die Lokalanästhetika wegen ihrer unmittelbaren anästhetischen Wirkung eingesetzt. Hierdurch wird auch eine langfristige Unterbrechung der Schmerzspirale angestrebt.

Entzündliche Veränderungen bei Morbus Bechterew erfordern allerdings den Zusatz eines *Glucocorticoids*, um sichere und lang anhaltende Erfolge zu erlangen. Vasokonstriktorische Zusätze zu den Lokalanästhetika sind bei der lokalen Infiltrationstherapie *nicht* indiziert! Die pharmakologischen Daten der am häufigsten verwendeten Lokalanästhetika sowie die Kontraindikationen sind in den Tabellen 1 und 2 angeführt.

Bei Erkrankungen des rheumatischen Formenkreises sind für die lokale Infiltrationstherapie nur selten hohe Dosen der Lokalanästhetika erforderlich, so dass schwere Nebenwirkungen auf Grund einer Überdosierung weitgehend ausgeschlossen sind.

Tabelle 1. Pharmakologie der Lokalanästhetika

Medikament	Halbwertszeit	Höchstdosis pro Sitzung	Spezielles
Procain	1–2 Stunden	500mg, das sind 50ml einer 1%igen Lösung	Allergien möglich
Bupivacain	6–8 Stunden	400mg in 24 Stunden	für lokale topische Injektionen nur selten angewandt, Mischung mit Glucocorticoid möglich
Mepivacain	1–2 Stunden	300 mg, entspricht 60 ml einer 0,5%igen oder 30 ml einer 1%igen Lösung	mit Glucocorticoiden mischbar
Ropivacain	ca. 4 Stunden	ca. 200 mg (keine genauen Angaben) 800mg/Tag	für topische Injektionen Konzentration von 2mg/ml ausreichend. Keine Mischung mit Corticosteroiden. Kostenfaktor beachten!
Xylocain	1–2 Stunden	200mg, das sind 20 ml einer 1%igen Lösung	

Tabelle 2. Kontraindikationen der Therapie mit Lokalanästhetika

Überempfindlichkeit auf Lokalanästhetika vom Säureamidtyp bzw. Estertyp
Überempfindlichkeit auf einen der Bestandteile der Lösung
Vorsicht bei Überempfindlichkeit auf Derivate der p-Aminobenzoesäure und Sulfonamide
Myasthenia gravis
Cholinesterasemangel
Gleichzeitige Behandlung mit Sulfonamiden
Gleichzeitige Therapie mit Cholinesterasehemmstoffen
Bradykardie, AV-Überleitungsstörungen Grad II und III, ventrikuläre Leitungsstörungen
Manifeste Herzinsuffizienz
Schwere Hypotonie
Mepivacain wird in der Gravidität als kontraindiziert angesehen
Vorsicht bei älteren Patienten mit Leber- und Nierenfunktionseinschränkungen
Cave: Interaktionen vor allem mit Antiarrhythmika

Die Produktinformationen zu den einzelnen Präparaten sind zu beachten

2.2. Glucocorticoidpräparate

Der starke *antiphlogistische* Effekt der Glucocorticoide beruht in erster Linie auf der Hemmung der Prostaglandinsynthese (über Inhibition von Phospholipase A2 und Hemmung der Cyclooxygenase-2-Induktion). Auf molekularer Ebene können genomische und nicht-genomische Wirkungen unterschieden werden (Buttgereit 1998). Die genomische Wirkung betrifft die Gen-Expression. Durch *Inhibition von NFκB* wird die Produktion proinflammatorischer Zytokine und Adhäsionsmoleküle gehemmt.

Dies ist jedoch nur eine Komponente der klinischen Wirkung systemischer oder lokal applizierter Glucocorticoide. Eine Reihe weiterer Wirkmechanismen müssen postuliert werden, sind aber noch weitgehend unklar. Die *antiinflammatorische* Wirkung in *arthritischen* Gelenken wird auch einer *Reduktion der synovialen Gefäßpermeabilität* zugeschrieben (Owen 1997).

Zur lokalen Infiltrationstherapie werden synthetische Glucocorticoid-Präparate meist in Form von *Kristallsuspensionen* angewendet. Die Kristallform verhindert ein schnelles Abfluten in den Systemkreislauf, so dass die lokale Wirkung im Gelenk oder im entzündeten Gewebe und damit die klinischen Effekte prolongiert werden. Die *intraartikuläre Verweildauer* der Glucocorticoide in Kristallform schwankt zwischen 6 und 21 Tagen. Der mikroskopische Nachweis der Kristalle gelingt noch einige Tage nach der

Tabelle 3. Kontraindikationen gegen Glucocorticoide

Florides Ulcus des oberen Gastrointestinaltrakts
Schwere Myopathien
Schwere Osteoporose
Eng- und Weitwinkelglaukom
Akute Psychosen
Virale Infekte
Systemmykosen und Parasitosen
Schwere oder generalisierte bakterielle Infektionen
Zeitnahe Impfung (abgeschwächter Impferfolg)
Überempfindlichkeit gegen das Medikament oder Bestandteile der Injektionslösung
Infiltrationen an den Achillessehnenansätzen bei nicht eindeutiger Indikation *

* Es ist nur eine einmalige, sicher peritendinöse Infiltration vertretbar, wobei bevorzugt wässrige Glucocorticoide verwendet werden sollten

Tabelle 4. Allgemeine Kontraindikationen gegen eine Infiltrationstherapie (nach Siegmeth 2000)

Unklare Diagnose
Antikoagulation bzw. hämorrhagische Diathese
Generalisierte oder schwere bakterielle Infekte
Dermatosen oder lokalisierte Infekte im Injektionsgebiet oder in der Umgebung
Hautläsionen, Verunreinigungen am Infiltrationspunkt
Traumatische Synovitiden
Intraartikuläre Injektionen bei höhergradigen fortgeschrittenen Gelenkschäden
Intraartikuläre Injektionen bei geplanter Endoprothesenimplantation (gilt besonders für Glucocorticoide)
Verdacht auf einen Gelenkinfekt (lokale Infiltrationstherapie kontraindiziert, diagnostische Gelenkpunktion dagegen obligat)

Applikation (Singer und Gruber 1983). Die klinische Wirkdauer ist deutlich länger und beträgt bei *Triamcinolonacetonid* etwa 6 Wochen, bei *Rimexolon* circa 13 Wochen. Für *wasserlösliche Glucocorticoide* beträgt sie höchstens einige Tage.

Zur lokalen Infiltrationstherapie im Bereich der Achillessehne wird eher ein wasserlösliches Glucocorticoid-Präparat (mit oder ohne Zumischung von Lokalanästhetika) empfohlen, um das Risiko der Sehnennekrose und –ruptur zu vermindern. Kristalline Präparate sollten nur in Ausnahmefällen unter Bedachtnahme des erhöhten Rupturrisikos verwendet werden. Für *alle übrigen Indikationen* (artikulär und extraartikulär) sind Glucocorticoid-Kristallsuspensionen das Mittel der Wahl.

Bei der intraartikulären Anwendung der Glucocorticoide *kann* ein Lokalanästhetikum zugemischt werden, bei extraartikulärer Anwendung ist dies die Regel. Mepivacain ist beispielsweise gut mit Triamcinolonacetonid-Präparaten mischbar. Rimexolon ist mit Bupivacain, Lidocain und Mepivacain mischbar.

Die *Kontraindikationen* der Glucocorticoid-Therapie zeigt Tabelle 3. In Tabelle 4 sind die generellen Kontraindikationen gegen die lokale Infiltrationstherapie angeführt. Dosierungsempfehlungen und pharmakologische Daten für die intraartikuläre Anwendung der am häufigsten verwendeten Glucocorticoide sind den Tabellen 5 und 6 zu entnehmen.

Tabelle 5. Dosisempfehlung für Glucocorticoid-Kristallsuspensionen (Auswahl) zur Infiltration großer (Knie), mittlerer (Schulter, Ellbogen, Handgelenk) und kleiner Gelenke

	Triamcinolon-acetonid *	Betametason-präparate bei Suspensionen mit 5,7 mg/ml	Rimexolon
Große Gelenke	20–40 mg	1 ml	40 mg
Mittlere Gelenke	10–20 mg	0,5–1 ml	20 mg
Kleine Gelenke	2–5 mg	max. 0,25 ml	max. 10 mg

* Bei Verwendung von Triamcinolonhexacetonid wird die Hälfte der für Triamcinolonacetonid angegebenen Dosis empfohlen

Tabelle 6. Pharmakologie von Glucocorticoidpräparaten (Auswahl) zur Infiltrationstherapie (nach Derendorf 1990; Kaiser 1996)

Präparat	Äquivalenzdosis	Resorptionsquote aus dem Gelenk*
Betamethasonacetat	1 mg	75%
Dexamethason	1 mg	–
Hydrocortison (wasserlöslich)	30 mg	–
Methylprednisolonacetat	6 mg	60%
Prednisolonacetat	7,5 mg	–
Triamcinolonacetonid	6 mg	65%
Triamcinolondiacetat	6 mg	–
Triamcinolonhexacetonid (*nur* intraartikulär)	6 mg	38%
Rimexolon (*nur* intraartikulär)	6 mg	20%

* Die Resorptionsquote nach drei Tagen (in Prozent der verabreichten intraartikulären Dosis)

2.3. Weitere Präparate zur lokalen Infiltrationstherapie

Sklerosierende Lösungen (wie zum Beispiel hochkonzentrierte Glucoselösungen) werden auch bei ausgeprägten Enthesiopathien und bei Sacroiliitis angewandt (zit. bei Hammer et al. 2002). Dieser Therapie-„Versuch" sollte jedoch nur nach Auschöpfung anderer Behandlungsmöglichkeiten und bei genügender Erfahrung des Anwenders in Betracht kommen. Bei sekundärarthrotischen Veränderungen der Kniegelenke können *Hyaluronsäure-Präparate* intraartikulär angewendet werden.

2.4. Nebenwirkungen und Risiken der Infiltrationstherapie

Grundsätzlich ist die Infiltrationstherapie eine risikoarme und sehr effiziente Therapieform (Tilscher und Eder 1996). Zu beachten ist die Toxizität bei *Überdosierung* oder *versehentlicher intravasaler Injektion* (kardiovaskuläre und zentralnervöse Nebenwirkungen). Bezüglich der Kontraindikationen und Vorsichtsmaßnahmen sind auch die Richtlinien in den Fachinformationen für die einzelnen Präparate zu beachten.

Einrichtungen zur *Notfallversorgung* sind bei der lokalen Infiltrationstherapie mit Lokalanästhetika erforderlich. Bei Patienten mit einer bekannten oder vermuteten Herzerkrankung ist die Durchführung eines EKGs vor der Therapie unerlässlich. Bei Risikopatienten ist bei Ersttherapie eine *Probebehandlung* mit zum Beispiel maximal 5–10 ml 0,5%igem Mepivacain zu empfehlen. Allergische oder anaphylaktische Reaktionen treten insgesamt nur äußerst selten auf.

Die häufigsten *unerwünschten Wirkungen* sind vegetativ bedingte vasale Reaktionen (Beengtheit, Schwindel, Hypotonie, Wärmegefühl, Palpitationen), die zumeist nur bei vegetativ sensiblen Patienten vorkommen. Nicht selten klagt der Patient bei und nach der Behandlung über schmerzhafte Lokalreaktionen, die jedoch in der Regel spontan sistieren. Die Anwendung eines Kältesprays vor der Injektion ist nicht erforderlich, aber bei stärkerer schmerzhafter Lokalreaktion ist eine Kälteanwendung (z. B. Packung) *post injectionem* sinnvoll.

Häufiger sind örtliche *Hämatome* an der Injektionsstelle, die vor allem von der Lokalisation abhängen (Siegmeth 2000). Insbesondere Injektionen in tiefer gelegene und/oder gut durchblutete Strukturen bergen ein höheres Risiko der Hämatombildung. Oft werden Hämatombildungen vom Patienten als ästhetisch störend empfunden, so dass jeder Patient vor der lokalen Infiltrationstherapie über dieses Risiko aufgeklärt werden sollte. Auch ist zu bedenken, dass bei Patienten, die Acetylsalicylsäure oder andere Thrombocytenaggregationshemmer einnehmen, das Risiko höher sein kann. Die routinemäßige Kompression der Injektionsstelle (bis zum Sistieren einer Nachblutung aus dem Stichkanal) kann dieses Risiko senken und ist darum zu empfehlen. Eine wirklich abgesicherte Rationale hierfür gibt es jedoch nicht. Empfehlenswert ist auch, für mindestens 24 Stunden nach der Infiltration keine passiven physikalischen Therapien am Injektionsort zu applizieren.

Eine sehr seltene, aber potentiell sehr ernste Nebenwirkung ist die lokale *bakterielle Infektion* der Weichteile oder Gelenke. Die Häufigkeit der iatrogenen septischen Arthritis nach intraartikulärer Injektion ist eher niedrig und wird mit 1 bis 2 (Owen 1997), 4,6 (Pal und Morris 1999) bzw. 10 (Hunter und Blyth 1999) pro 100.000 Behandlungen angegeben. Eine höhere Infektgefährdung ist beispielsweise bei gleichzeitiger immunmodulatorischer Therapie oder bei Patienten mit Diabetes mellitus zu befürchten.

Lokalisationsabhängige Komplikationen sind ein Pneumothorax (bei thorakalen Injektionen), eine versehentliche intrathekale Injektion und die Verletzung neuraler Strukturen.

Nach der topischen Anwendung von Glucocorticoiden kann es – dosisabhängig – in bis zu 10% der Behandlungen zu einer *Flush-Symptomatik* kommen (Owen 1997). Nach eigenen Erfahrungen tritt sie (in circa 5%) erst bei Dosierungen von mehr als 20 mg Triamcinolon oder Äquivalent auf. Sie geht mit Gesichtsröte, Wärmegefühl und auch Tachycardie einher, tritt innerhalb von 24 Stunden *post injectionem* auf und klingt zumeist innerhalb von 3 Tagen wieder ab. Wegen der unter Umständen beunruhigenden Symptomatik (Tachycardie) sollte der Patient auch darüber aufgeklärt werden.

Störungen des Menstruationszyklus und Uterusblutungen (auch bei postmenopausalen Patientinnen) sind nach Glucocorticoid-Anwendung möglich, kommen aber nur äußerst selten vor. Ebenso sind Glucocorticoid-Kristallembolien (Dixon und Graber 1983) als eine Rarität anzusehen.

Bei höheren Glucocorticoiddosen sind Auswirkungen auf die Stoffwechseleinstellung von *Diabetikern* zu beachten. Glucocorticoid-Injektionen in Gelenke oder Weichteile können mit einer erheblichen Erhöhung des Blutzuckers einhergehen. Bei intraartikulären Injektionen ist der Abstrom aus dem Gelenk und die Dosis entscheidend. Bei Dosierungen von 20 mg Triamcinolonacetonid oder mehr (oder äquivalente Dosen) sind in jedem Fall Blutzucker(selbst)kontrollen und gegebenenfalls eine Adaptation des antidiabetischen Regimes erforderlich. Im Allgemeinen kommt es nach 3 bis 5 Tagen wieder zu einer Normalisierung des Blutzuckerstoffwechsels. Solch hohe Glucocorticoiddosen, die den Glucosestoffwechsel – klinisch relevant – beeinflussen können, sind für Weichteilinjektionen in der Regel nicht erforderlich.

Bei einer häufigeren lokalen Anwendung von Glucocorticoiden entsprechen die unerwünschten Wirkungen denen der systemischen (oralen) Glucocorticoid-Langzeittherapie.

Bei versehentlicher *intratendinöser Infiltration* von Glucocorticoiden können *Nekrosen* aufteten, die mit der Gefahr der *Sehnenruptur* einhergehen. Kristalline Präparate erhöhen das Rupturrisiko, was insbesondere bei Infiltrationen im Bereich der Achillessehne zu beachten ist. Hier sind Rupturen auch bei *lege artis* durchgeführten Infiltrationen möglich, worüber der Patient vor der Behandlung aufgeklärt werden sollte.

Besonders bei intraartikulären Injektionen in die kleinen Fingergelenke und bei Infiltrationen im Bereich der Epicondylen kann eine *intradermale Glucocorticoid-Deposition* (selten) zu *Haut- und Subcutisatrophien* mit *Depigmentierung* und *Ekchymosen* an der Injektionsstelle führen (Owen 1997).

Die intraartikuläre Anwendung *kristalliner Glucocorticoidpräparate* kann eine *Kristallarthritis* induzieren. Ihre Häufigkeit hängt von der Größe und Form der Kristalle ab, wobei nadelförmige Kristalle eher zu einer Kristallarthritis führen. Der eigenen Erfahrung nach bestehen durchaus (geringe) Unterschiede gegenüber nicht-nadelförmigen Kristallen (wie z.B. Betametasonpräparationen), es handelt sich dabei aber insgesamt um ein sehr seltenes Ereignis.

Die Häufigkeit der Kristallarthritis nach der Injektion von Glucocorticoiden in kristalliner Form wird in der Literatur mit 1 bis 2,5% angegeben (Owen 1997). Die Symptome beginnen zumeist innerhalb von 24 Stunden nach der Injektion, oft sogar schon

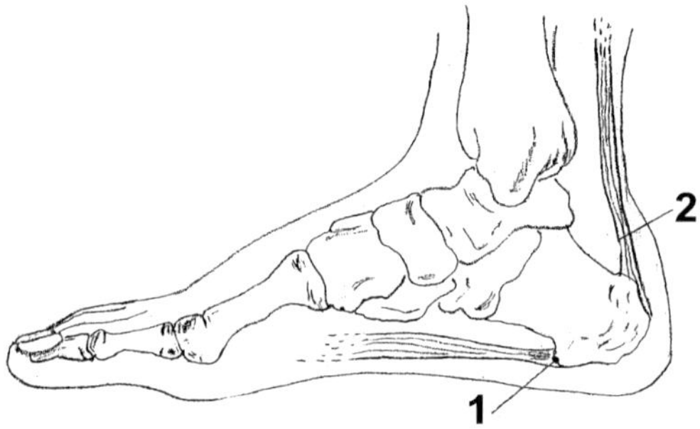

Abb. 1. Infiltrationstherapie am Fuß: Plantarfaszie (1, Ansatz am Fersenbein) und Bursa subtendinea Achillei (2)

nach wenigen Stunden. Die Kristallarthritis spricht auf symptomatische Maßnahmen (Kryotherapie, NSAR, Ruhigstellung) sehr gut an und klingt in der Regel nach 3 bis maximal 4 Tagen wieder ab. Eine davon abzugrenzende Gelenkinfektion manifestiert sich zumeist erst nach einem längeren Intervall und geht öfter mit Fieber und anderen Allgemeinsymptomen einher. Dennoch kann die Differentialdiagnose im Einzelfall sehr schwierig sein.

Die Steroidarthropathie entwickelt sich ausschließlich erst nach *multiplen* intraartikulären Injektionen von hochdosiertem Glucocorticoid. Sie geht mit einem Knorpelverlust und einer Gelenkdestruktion einher, die auch auf die aufgehobene Schmerzempfindung und die konsekutiv erhöhte Traumatisierung des indolenten Gelenks zurückzuführen sind (wie bei Charcot-Gelenk). Eine intraartikuläre Therapie mit den angegebenen Höchstdosen der Glucocorticoide sollte daher maximal 3- bis 4-mal pro Jahr erfolgen. Insgesamt ist die Steroidarthropathie jedoch sehr selten. Es gibt nur einige wenige Fallberichte in der Literatur (Owen 1997).

Häufiger sind *aseptische Knochennekrosen*, die insbesondere das *Hüftgelenk* betreffen. Aus diesem Grunde sollten intraartikuläre Glucocorticoidgaben in das Hüftgelenk möglichst *nicht* vorgenommen werden.

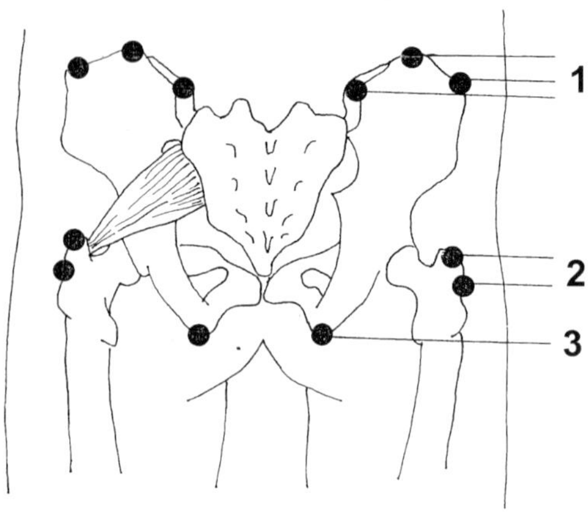

Abb. 2. Infiltrationstherapie am Becken: Punkte an der Crista iliaca (1), am Trochanter maior (2) und am Tuber ischiadicum (3)

3. Indikationen bei Morbus Bechterew

3.1. Allgemeines

Die lokale Infiltrationstherapie eignet sich für entzündete und degenerativ veränderte schmerzhafte Gelenke (intraartikulär, auch periartikulär), Sehnenscheiden und Bursen, Sehnenansätze, muskuläre Triggerpunkte und Ligamente. Hinsichtlich der Indikationsstellung ist bei Morbus Bechterew die im Allgemeinen gegebene Chronizität der Symptome und die nur geringe Neigung zur Spontanremission zu berücksichtigen.

Die Techniken der lokalen Infiltrationstherapie können den entsprechenden Lehrbüchern entnommen werden (z.B. Tilscher und Eder 1996) und sollten dann unter Anleitung eines damit erfahrenen Arztes erlernt werden. Die Tabelle 7 beschreibt die Infiltrationstechniken an den häufigen Lokalisationen. Bei aus anatomischen Gründen schwierig punktierbaren Gelenken (Sakroiliakalgelenk, Wirbelgelenke) kommt eine radiologisch geführte Injektion in Frage (Bildwandlerkontrolle), wobei hier die Strahlenbelastung zu beachten ist. Alternativ ist auch – in Abhängigkeit von der Lokalisation – eine Kontrolle mittels Ultraschall oder Magnetresonanztomographie (MRT) möglich.

Tabelle 7. Techniken lokaler Infiltrationen bei Morbus Bechterew (Beispiele)

Region	Lagerung des Patienten	Einstichstelle und Richtung	Nadelgröße [mm]
Enthesiopathie des Trochanter maior und Bursitis trochanterica	seitlich liegend, unteres Bein gestreckt, oberes leicht flektiert	zum maximalen Druckschmerzpunkt am Trochanter maior	0,7 x 50
Bursa subtendinea Achillei	Bauchlage, Sprunggelenk in Neutral-0-Position	von lateral oder medial proximal des Calcaneus vor der Achillessehne. Keinesfalls intratendinöse Injektion	0,6 x 30
Enthesitis der Plantaraponeurose	in Bauch- oder Seitenlage, Vorfuß fixiert	von medial oder lateral (abhängig vom maximalen Druckschmerzpunkt) durch die „weiche Haut"	0,6 x 30
Tuber ossis ischii	Bauchlage (Rolle unter dem Bauch)	nach Palpation des maximalen Druckschmerzpunktes am Tuber gezieltes Eingehen in Zwei-Finger Schutztechnik	0,7 x 50
Enthesiopathie an der Crista iliaca	Bauchlage oder Seitenlage je nach maximalem Druckschmerzpunkt	nach Palpation des maximalen Druckschmerzpunktes an der Crista gezieltes Eingehen in Zwei-Finger-Schutztechnik	0,5 x 23
Sternocostal	Rückenlage	Zwei-Finger Schutztechnik mit Fingerlage intercostal, exakt senkrechtes Eingehen an den Rippenansatz am Sternum	0,5 x 23
Epicondylitis ulnaris humeri	sitzend, Arm innenrotiert und hinter dem Rücken abgestützt, Ellbogen 90° flektiert und supiniert	zum maximalen Druckschmerzpunkt	0,5 x 23
Epicondylus radialis humeri	sitzend, Unterarm auf Oberschenkel gestützt, Ellbogen 90° flektiert und proniert	zum maximalen Druckschmerzpunkt	0,5 x 23

Im Gegensatz zur lokalen Infiltrationstherapie ist die Quaddeltherapie mit Depotsetzung von Lokalanästhetika in die Haut allein eine Reflextherapie, die bei allen entzündlichen rheumatologischen Erkrankungen, also auch bei Morbus Bechterew, der gezielten Infiltrationstherapie an den Ort der Läsion unterlegen ist.

3.2. Gelenke

Eine lokale Infiltrationstherapie mit Glucocorticoiden (in Kristallform, mit oder ohne Zumischung von Lokalanästhetika) ist insbesondere bei einer mono- oder oligoarthritischen Verlaufsform des Morbus Bechterew indiziert. Bei einer polyartikulären Verlaufsform werden nur dann die am meisten entzündeten Gelenke behandelt, wenn die Therapie mit NSAR oder eventuell eine Basistherapie (in Zukunft wohl auch TNFα-Blocker) zu keiner befriedigenden Befundbesserung führen.

Vor der intraartikulären Glucocorticoidapplikation wird ein *Gelenkerguss* möglichst vollständig entfernt, um eine sofortige Entlastung des Gelenks zu erreichen. Hierfür ist die Verwendung einer ausreichend *großlumigen Kanüle* notwendig. Durch das Abpunktieren des Gelenkergusses wird auch eine sofortige Verdünnung des injizierten Glucocorticoids vermieden.

Die Gesamtdosis von 60 mg Triamcinolonacetonid bzw. 9 mg Betametason sollte bei einer einmaligen Injektionssitzung keinesfalls überschritten werden. Die Erfahrung zeigt aber, dass bei Morbus Bechterew (und auch anderen seronegativen Spondarthritiden) die in Tabelle 5 angegebenen Dosen für die jeweiligen Gelenke (zumindest bei der ersten Infiltration) auch nicht unterschritten werden sollten (Tabelle 5).

Nach der Injektion ist eine *Schonung für 24 Stunden* empfehlenswert. Der Patient kann die Gelenke normal bewegen, sollte sie aber nicht übermäßig belasten, das heißt auch, dass keine Physiotherapie stattfinden sollte. Bettruhe oder komplette Ruhigstellung sind nicht notwendig, unter Praxisbedingungen zudem auch nicht durchführbar. Bei dieser Vorgehensweise ist mit einer Wirkung im behandelten Gelenk für bis zu 2 oder 3 Monate (bei Triamcinolonacetonid- und Betamethason-Kristallpräparationen) zu rechnen. Wird das betroffene Gelenk nach der Injektion nicht geschont, ist die Wirkdauer verkürzt. Eine unbefriedigende oder nur sehr kurzdauernde Wirkung der intraartikulären Therapie mit der Maximaldosis des Glucocorticoidpräparats sollte Anlass sein, die Indikationsstellung erneut kritisch zu hinterfragen.

In der Literatur wird die *intraartikuläre Verweildauer* mit durchschnittlich 8 bis 21 Tagen (präparateabhängig, am längsten bei Triamcinolonhexacetonid und Rimexolon) angegeben (Gräfenstein 2001). Die Verweildauer des Präparates im Gelenk steht in inverser Beziehung zu seiner Wasserlöslichkeit. Tabelle 6 zeigt neben den Glucocorticoid-Äquivalenzdosen die *Abflutungsrate* der einzelnen Kristallsuspensionen (nach Derendorf et al. 1990).

Die Infiltrationstherapie im Bereich der *Wirbelsäule* zeigt einige Besonderheiten. Ohne Kontrolle durch ein bildgebendes Verfahren sind Infiltrationen nur *an*, nicht *in* die Wirbelgelenke möglich. Dies stellt eine Behandlung des artikulären Bandapparates dar (bzw. artikulärer Enthesen). Gleichzeitig kann es angezeigt sein, im entzündlich befallenen Segment auch andere Teile des Bandapparates (z.B. am Querfortsatz, interspinös) zu infiltrieren. Bezüglich der Techniken sei auf die entsprechenden Lehrbücher verwiesen (Tilscher und Eder 1996). Die Dosierungen richten sich hier nach den Regeln der Infiltrationstherapie an die Enthesen (also etwa 5 mg bis 10 mg Triamcinolonacetonid oder Äquivalent in 2 ml Lokalanästhetikum pro Injektionsstelle).

Wie bei den peripheren Gelenken macht es Sinn, auch an der Wirbelsäule nur die am stärksten symptomatischen Gelenke (Segmente) zu infiltrieren.

3.3. Enthesen

Enthesiopathien sind Entzündungen an Ansatzstellen von Sehnen, Faszien, Ligamenten oder der Gelenkkapsel (artikuläre Enthese). Sie sind eine charakteristische Manifestation aller Spondylarthropathien (Olivieri et al. 1998) und am häufigsten an den unteren Extremitäten zu finden. Wahrscheinlich verlaufen etwa 50% aller Enthesiopathien asymptomatisch (Balint et al. 2002).

Symptomatische Formen gehen mit einer deutlichen Schwellung der Weichteile im Bereich der Enthese einher. Die Schmerzsymptomatik und die konsekutive Funktionseinschränkung können von leicht bis sehr schwer variieren. Die Diagnostik erfolgt in der Regel klinisch. Im Zweifelsfall können Ultraschall oder Magnetresonanzuntersuchung (MRT) die Diagnose sichern (siehe Kap. 9).

Eine den Patienten in seinen Alltagstätigkeiten einschränkende *schmerzhafte Enthesiopathie* stellt eine Indikation für die lokale Infiltrationstherapie dar, insbesondere nach Versagen anderer Behandlungen. Die Infiltrationstherapie sollte mit systemisch-medikamentösen bzw. lokalen physikalischen Maßnahmen (analgesierende physikalische Therapie, Orthesen, Schuh- und Belastungsmodifikationen) kombiniert werden (Siegmeth 1997).

Die lokale Infiltration erfolgt nach exakter palpatorischer Lokalisation, eventuell auch unter Ultraschallkontrolle. Die *Zwei-Finger-Schutztechnik* (Tilscher und Eder

1996) kann die Sicherheit der Injektion verbessern (s.u.). Intravasale Injektionen sind unbedingt zu vermeiden, weshalb vor der Injektion immer eine probatorische *Aspiration* durchgeführt werden muss.

Pro Lokalisation genügen zumeist 1–2 ml eines Lokalanästhetikums. Eine Ausnahme stellt der Bereich des *Trochanter maior* dar, wo größere Volumina nötig sein können. In der Regel ist immer eine kombinierte Gabe von kristallinem *Glucocorticoid und Lokalanästhetikum* empfehlenswert, außer bei der Achillessehne, wo eher wasserlösliches Glucocorticoid zur Anwendung kommt. Durch die Zumischung des Lokalanästhetikums tritt eine rasche Analgesie auf. Zudem kann das so verdünnte Glucocorticoid leichter in die zu behandelnden Gewebsstrukturen diffundieren.

Für die Erstinfiltration sollten 1–2 ml eines Lokalanästhetikums mit 5mg (bis maximal 10 mg) Triamcinolonacetonid oder mit der äquivalenten Dosis einer anderen Glucocorticoid-Kristallsuspension gemischt werden (Siegmeth 1997). Bei gleichzeitiger Infiltration mehrerer Lokalisationen ist die *Glucocorticoid-Höchstdosis* zu beachten. Bei einem unbefriedigenden Erfolg der Erstinjektion sind maximal 2 erneute Injektionen im Abstand von circa 10 Tagen möglich. Wenn der Erfolg weiterhin ausbleibt, sollten andere Therapieoptionen ins Auge gefasst werden.

Wenn durch die Lokaltherapie eine ausreichende Besserung erreicht werden konnte, sind weitere Infiltrationen erst wieder bei Zunahme der Symptome indiziert. Dann sollte mit dem geringsten noch wirksamen Glucocorticoidzusatz behandelt werden, in der Regel mit maximal 0,8–1 mg Triamcinolonacetonid (oder Äquivalent) pro ml Lokalanästhetikum. Durch die lokale Infiltrationstherapie können häufig langanhaltende Remissionen erreicht werden.

Die Lokalisationen, in denen sich am häufigsten eine symptomatische Enthesiopathie zeigt, sind die Achillessehne, Plantaraponeurose (Ferse und 5. Metatarsale), Ligamentum plantare, Fibulaköpfchen, Quadriceps- und Patellarsehnenansätze, Trochanter maior und minor, Crista iliaca, Tuber ossis ischii und ossis pubis, vordere Thoraxwand (sternocostal), die Rippenansätze der paravertebralen Muskulatur und die Epicondylen. Seltener betroffen sind die Bereiche der Malleoli und der Protuberantia occipitalis sowie die Ansätze von M. peroneus brevis und tertius, M. flexor carpi ulnaris und radialis sowie des M. levator scapulae.

Gute Erfolge lassen sich in der Regel an den Epicondylen des Humerus, im Trochanterbereich sowie bei einer Plantarfasziitis (Injektion aber sehr schmerzhaft) erzielen. Weniger gute Erfolge sind bei Enthesiopathien im Sternocostalbereich und an der Crista iliaca zu erwarten.

3.4. Infiltrationstherapie der Muskulatur

Reflektorische schmerzhafte *Verspannungen der Muskulatur* im Rahmen der Gelenkentzündungen (vor allem paravertebral) sowie die *Muskelschmerzen* durch Fehlbelastung bei Haltungsverlust und gestörtem Bewegungsablauf sind eine sinnvolle Indikation für die lokale Infiltrationstherapie. Hierbei werden etwa 1–2 ml eines Lokalanästhetikums *am maximalen Schmerzpunkt* appliziert. In der Regel muss kein Glucocorticoid hinzugegeben werden. Lediglich bei einer unbefriedigenden Wirkung ist eine Zumischung von kristallinem Glucocorticoid sinnvoll. Zumeist genügen einige wenige gezielte Infiltrationen, die aber unter Umständen sogar in 1- bis 2- tägigen Abständen wiederholt werden müssen. Wenn einzelne Schmerzpunkte die Durchführung einer notwendigen Physiotherapie verhindern, kann die lokale Infiltrationstherapie vor der krankengymnastischen Behandlung hilfreich sein.

3.5. Sehnenscheiden und Bursen

Die symptomatische *Tendovaginitis* und *Bursitis* sind ebenfalls sinnvolle Indikationen für eine topische Injektion. Je nach Größe der Sehnenscheide injiziert man 1–5 ml einer Mischung von Lokalanästhetikum und kristallinem Glucocorticoid. Die notwendige Glucocorticoidkonzentration (etwa 0,8–1 mg Triamcinolonacetonid oder Äquivalent pro ml Lokalanästhetikum) und die pro Lokalisation applizierte Gesamtdosis sind hierbei niedriger als bei der Infiltrationstherapie der Enthesen.

Vor der therapeutischen Infiltrationstherapie ist eine Sonografie empfehlenswert, wenn eine drohende Sehnenruptur ausgeschlossen werden muss (Cunnane et al. 1996). Zudem ermöglicht die Ultraschalluntersuchung eine bessere Orientierung und eine präzisere Injektion entsprechend dem gegebenen pathologischen Befund.

Die lokale Infiltrationstherapie von *Tendovaginitiden* schaltet den (warnenden) Schmerz aus, was bei einer nachfolgenden Belastung der Sehne die Gefahr einer strukturellen Schädigung erhöht. Aus diesem Grunde muss der Patient entsprechend aufgeklärt werden.

Die Therapie wird nach Besserung der lokalen Symptomatik (nach 1 bis maximal 3 Injektionen im Abstand von 8 bis 10 Tagen) beendet. Wenn sich – oft erst nach Monaten – neuerlich eine symptomatische Tendovaginitis bzw. Bursitis entwickelt, kann die lokale Infiltrationstherapie wiederholt werden. Bei der Injektion der im Rahmen des Morbus Bechterew häufig betroffenen *Bursa subachillea* ist auch eine positive Wirkung auf die Enthesitis der Achillessehne zu erwarten.

3.6. Langzeitprognose

Bei gutem Ansprechen kann die lokale Infiltrationstherapie zu einer langfristigen Befundbesserung führen. Nach lokaler Glucocorticoidtherapie der Sakroiliakalgelenke zeigte sich in der Magnetresonanztomographie eine Rückbildung der pathologischen Veränderungen (Gunaydin et al. 2000).

Unerwünschte Langzeitrisiken der lokalen Injektionen sind in der Regel asymptomatisch verlaufende *Weichteilverkalkungen* sowie die sehr seltene *Steroidarthropathie*.

4. Lokale Infiltrationstherapie des Sakroiliakalgelenks

Bei den für den Morbus Bechterew typischen Beschwerden im Bereich des Sakroiliakalgelenkes kommt eine intraartikuläre lokale Infiltrationstherapie in Frage, wenn die üblichen medikamentösen und physikalischen Behandlungen keine befriedigende Besserung erbringen. Da die Schmerzen nicht nur aus der Arthritis des Sakroiliakalgelenks selbst, sondern auch aus den begleitenden Enthesiopathien resultieren, zeigt häufig auch eine *periartikuläre Injektion* mit Lokalanästhetika und Glucocorticoiden sehr gute Erfolge.

Auf Grund der schwierigen anatomischen Verhältnisse ist eine sichere intraartikuläre Applikation nur unter Röntgenkontrolle (mit Kontrastmittelgabe) oder CT- oder MRT-gesteuert möglich (Hammer et al. 2002).

Die Wirksamkeit von Glucocorticoid- und Lokalanästhetika-Injektionen in das Sakroiliakalgelenk bei Sakroiliitis wurde wiederholt in offenen (unkontrollierten) Studien bestätigt (Braun et al. 1996; Dussault et al. 2000; Gunaydin et al. 2000; Pereira et al. 2000). Nur wenige Untersucher berichten über eine ausbleibende klinische Besserung solcher Injektionen (Hanly et al. 2000).

Im Vergleich zu einer Scheinbehandlung zeigte sich in einem doppelblinden Studiendesign bei aktiver Arthritis des Sakroiliakalgelenks eine mehr als 70%ige Besserung nach intraartikulärer Injektion von Glucocorticoiden bei 5 von 6 Behandelten im Vergleich zu 0 von 7 in der Plazebogruppe. Nach Glucocorticoidinjektionen bei den Therapieversagern und den Patienten aus der Plazebogruppe war einen Monat nach der Behandlung ein gutes Resultat bei 12 von 14 Behandelten zu verzeichnen. Bei 58% der Patienten war der Therapieerfolg auch noch 6 Monate nach der Injektion nachweisbar (Maugars et al. 1996).

Periartikuläre Infiltrationen (ohne Bildgebung) zeigen ebenfalls eine gute Wirkung (Luukkainen et al. 1999). Alle Resultate der veröffentlichten Untersuchungen wurden an nur kleinen Patientenkollektiven erhoben.

Die Mehrzahl der Untersucher berichtet dabei über ausgezeichnete klinische Erfolge.

Hammer und Mitarbeiter empfehlen die MRT-gezielte Injektion von Glucocorticoiden in das Sakroiliakalgelenk (Hammer et al. 2002). Nach Berichten von Braun und Mitarbeitern lässt sich nach Glucocorticoid-Infiltration des Sakroiliakalgelenks im MRT eindeutig eine Besserung der entzündlichen Gelenkveränderungen belegen (Braun et al. 1996).

5. Die praktische Durchführung der Therapie

5.1. Ausstattung

Empfehlenswert – speziell im Hinblick auf intraartikuläre Therapien – ist ein ausschließlich für die Infiltrationstherapie genutzter Raum, dessen Ausrüstung auch zur Akutbehandlung etwaiger Komplikationen (wie z.B. Lokalanästhetika-Toxizität, Anaphylaxie) geeignet sein muss.

5.2. Patientenaufklärung

Vor der Infiltrationstherapie sollte der Patient in jedem Falle ausreichend über die Erfolgsaussichten, möglichen Komplikationen, die verwendeten Präparate (insbesondere ob Glucocorticoide verwendet werden), den Ablauf der Injektion und das richtige Verhalten nach der Behandlung informiert werden. Bei intraartikulären Injektionen erhält der Patient zusätzlich zur mündlichen Information eine standardisierte schriftliche *Aufklärung*.

5.3. Vorgehen bei der Infiltrationstherapie

Die lokale Infiltrationstherapie ist eine für Arzt und Patient wenig zeitaufwändige Behandlungsform. Für *intraartikuläre* Injektionen sind die Richtlinien der jeweiligen Fachgesellschaften, in Österreich das Konsensuspapier der Österreichischen Gesellschaft für Rheumatologie (Siegmeth et al. 2001), zu den intraartikulären Injektionen zu beachten. Ein steriler OP-Saal ist nicht erforderlich, jedoch sollten sterile Handschuhe verwendet werden (Siegmeth et al. 2001). Bei vorhergehender Ergusspunktion ist eine großlumige Nadel vorzuziehen.

Die *extraartikuläre Infiltration* erfordert keine sterilen Handschuhe. Die genaue Lokalisation der Injektionsstelle erfolgt durch vorherige Palpation, gegebenenfalls mit Markierung der Haut vor der Hautdesinfektion. Die notwendige Einwirkzeit des Hautdesinfektionsmittels ist abhängig von dem verwendeten Präparat (siehe entsprechende Fachinformation des Herstellers). An die *obligate Aspiration* zur Vermeidung einer intravasalen Injektion sei erinnert.

Zur Behandlung von schmerzhaften Befunden im Bereich einer Sehne wird die (dünne) Nadel an die Sehne herangeführt. Nach Nadelkontakt mit der Sehne wird die Nadel etwa 1–2 mm zurückgezogen und erst dann – nach Aspiration – infiltriert. Durch dieses Vorgehen kann eine *intratendinöse Injektion vermieden* werden.

Auf die Möglichkeiten der sonografisch geleiteten Injektion wurde bereits hingewiesen.

Bei nicht-artikulären Indikationen, besonders bei Injektionen in der Nähe gefährdeter Strukturen wie Pleura, Nerven oder Gefäßen, ist die *Zweifinger-Schutztechnik* (Tilscher und Eder 1996) zu empfehlen. Die Injektion wird durch die exakte Umgrenzung und Absicherung zwischen den leicht gespreizten 2. und 3. Finger genauer und sicherer platziert.

Hinsichtlich der Nadelgröße ist für tiefe Injektionen wie im Bereich von *Trochanter* oder *Tuber ossis ischii* 0,70 x 50, bei *Plantarfasziitis* oder *Bursitis achillea* 0,60 x 30 und für Befunde im Bereich oberflächlicher Strukturen wie *Fibulaköpfchen, Patella, Sternocostalgelenken, Epicondylus* oder bei *Tendovaginitis* 0,40 x 20 (0,5 x 23) zu empfehlen. Bei allen Indikationen ist die dünnste und von der Länge her am besten praktikable Nadel anzuwenden.

Nach Durchführung der *topischen Injektion* wartet der Patient 20 Minuten in *Überwachung* durch das Personal. Ein Schutzverband für 24 Stunden wird angelegt. Ein Verbot des *Lenkens von Kraftfahrzeugen* ist abhängig von der verabreichten Menge, der Konzentration und Halbwertszeit des Lokalanästhetikums sowie von individuellen Faktoren (z.B. Begleiterkrankungen).

Nach *intraartikulärer Glucocorticoid-Injektion* ist eine 24-stündige *Schonung* des behandelten Gelenks erforderlich. Dies ist ausreichend, um einen schnellen Abfluss des Glucocorticoids in die systemische Zirkulation zu vermeiden. Eine völlige Ruhigstellung ist nicht notwendig und unter Praxisbedingungen zudem auch kaum umsetzbar. Alltagsfunktionen sind erlaubt, jedoch müssen stärkere Belastungen, sportliche Betätigungen sowie aktive Physiotherapie vermieden werden.

Bei einem ausbleibenden Therapieerfolg sollte der Patient kurzfristig den behandelnden Arzt wieder aufsuchen (Siegmeth 1997). Ansonsten ist eine Erfolgskontrolle nach etwa einer Woche sinnvoll. Bei lokaler Schwellung, Rötung der Injektionsstelle bzw. des Gelenks, verstärkten Schmerzen oder bei Fieber ist eine umgehende ärztliche Kontrolle – auch am Wochenende oder in der Nacht – unbedingt notwendig. Der Patient muss dementsprechend aufgeklärt werden.

5.4. Gründe für eine Ineffizienz der lokalen Infiltrationstherapie

Bei *unbefriedigendem Therapieerfolg* ist nach möglichen Ursachen zu fahnden, z.B. nach dem Fortbestehen schmerzauslösender Belastungsfaktoren und Bewegungsabläufe (z. B. Sport bei Plantarfasziitis). Es sollte auch die Indikationsstellung (Lokalisation oder Erkrankung für lokale Infiltrationstherapie nicht oder nur bedingt geeignet, z.B. bei *referred pain*), die Applikationstechnik und die Wahl des Medikaments kritisch überdacht werden. Auch ein inadäquates posttherapeutisches Verhalten des Patienten (z.B. nach intraartikulären Injektionen) oder psychosomatische Komponenten des Schmerzes kommen als Ursache für die Persistenz der Beschwerden in Frage (Siegmeth 2000).

5.5. Zu vermeidende Fehler

Häufige Fehler, die es bei der lokalen Infiltrationstherapie zu vermeiden gilt, sind eine fehlerhafte Technik und Patientenlagerung, intratendinöse oder intravasale Injektionen, Nichteinhalten der *Zwei-Finger Schutztechnik* bei diffizilen anatomischen Lokalisationen (z.B. bei thorakalen Indikationen), die zu frühe Wiederbelastung der schmerzhaften Struktur sowie insgesamt die ungenügende Beachtung der Kontraindikationen.

5.6. Abwägung von Nutzen und Risiko

Bei richtiger Indikationsstellung, optimaler Injektionstechnik, Beachtung der Kontraindikationen und sachgerechter Anwendung im Rahmen eines Gesamttherapiekonzeptes besteht ein äußerst *günstiges Nutzen-/Risikoverhältnis* der lokalen Infiltrationstherapie. Nach eigenen Erfahrungen (von mehr als 20 Jahren) treten keine gravierenden Komplikationen auf, was auch den Berichten aus der internationalen Literatur entspricht (Cardone und Tallia 2002). Ein aussagekräftiger Vergleich mit anderen (lokalen) Therapieverfahren existiert nicht. Ebenso wurden bisher leider keine Kosten-/Nutzen-Analysen durchgeführt.

Trotz der positiven klinischen Berichte scheint die lokale Infiltrationstherapie zur Behandlung von Manifestationen des Morbus Bechterew in der Praxis nicht den ihr gebührenden Stellenwert einzunehmen. Auf Befragung gaben nur 40 von 150 Patienten mit Morbus Bechterew an, dass sie bereits Erfahrung mit der Infiltrationsbehandlung haben (Falkenbach et al. 2002).

5.7. Zukunftsaussichten und Weiterentwicklung der Therapie

Die Indikation zur topischen Injektionstherapie wird bei Einsatz neuer krankheitsmodifizierender medikamentöser Therapien (z.B. Biologica) möglicherweise seltener gestellt werden.

Die bisherigen Erfahrungen mit dem Botulinustoxin A sind noch zu gering, um Prognosen für einen zukünftigen Einsatz bei muskulär dominierten Schmerzsyndromen im Rahmen eines Morbus Bechterew zu gestatten (Wheeler et al. 2001).

6. Neuraltherapie

Die theoretischen Grundlagen der *Neuraltherapie* beruhen auf der Hypothese der bindegewebigen *Störfelder*. Das sind chronische Entzündungen des Bindegewebes (z.B. im Bereich der Tonsillen oder der Beckeneingeweide), die ein entzündliches oder auch nicht-entzündliches rheumatisches Geschehen in ihrem Verlauf verstärken bzw. negativ beeinflussen. Laut dieser Theorie soll eine Beseitigung eines Störfeldes durch lokale Infiltration mit einem Lokalanästhetikum die rheumatische Symptomatik zum Stillstand bringen können. In manchen Fällen kann es zu einem so genannten *Sekundenphänomen* kommen, der sofortige Beschwerdefreiheit nach der Injektion.

Aus eigener Erfahrung besteht im Rahmen des Morbus Bechterew kein Hinweis auf eine Effektivität der Neuraltherapie im erwähnten Sinne. Auch die vorliegenden Befunde der intestinalen Inflammation bei Spondylarthritiden (De Keyser et al. 2002; Veys et al. 1996) weisen ätiopathogenetisch nicht auf die Richtigkeit einer „Störfeld"-Hypothese hin. Die Entzündung der Schleimhäute ist als ein sekundäres Phänomen im Rahmen der Spondylarthropathie und nicht als „Auslöser" des chronisch-entzündlichen Prozesses anzusehen.

7. Weiterführende Informationen im Internet

www.uni-duesseldorf.de
www.rheumanet.org (über Glucocorticoide)
www.rheuma2000.at

10 Fragen zum Thema

1. Besteht ein Infektrisiko nach erstmaliger bzw. nach wiederholter Glucocorticoidinjektion?

Das Infektrisiko ist wegen der gravierenden Folgen immer ernst zu nehmen. Es ist generell sehr niedrig, in bestimmten Patientenuntergruppen (z.B. bei Diabetikern) aber erhöht. In der Literatur finden sich keine Angaben, dass bei wiederholten Injektionen die Infektionsrate höher wäre.

2. Ist nach intraartikulärer Glucocorticoidinjektion Ruhe oder Bewegung zu empfehlen?

Eine 24 Stunden dauernde Schonung ist empfehlenswert. Das heißt, dass der Patient zu Hause bleiben, das behandelte Gelenk möglichst wenig bewegen und belasten sollte. Bettruhe oder Ruhigstellung sind nicht nötig.

3. Lokale Infiltrationsbehandlung bei Enthesiopathie: Lokalanästhetikum und/oder Glucocorticoid?

Für lokale Infiltrationen bei Enthesiopathien hat sich die Mischung von Lokalanästhetikum und Glucocorticoid-Kristallsuspensionen bewährt. Die Zumischung des Lokalanästhetikums wirkt rasch analgetisch und verbessert die Diffusion des Glucocorticoids an die gesamte Enthese. Die lokale Infiltrationstherapie mit einem Lokalanästhetikum alleine ist bei Morbus Bechterew zumeist nicht ausreichend wirksam, da die entzündliche Komponente nicht supprimiert wird.

4. Gibt es Besonderheiten der lokalen Infiltrationstherapie im Bereich der Achillessehne?

Im Bereich der Achillessehne besteht ein höheres Risiko einer Sehnenruptur. Dieses Risiko ist bei der Indikationsstellung zu beachten. Es sollten eher wasserlösliche Glucocorticoid-Präparate oder aber ein Lokalanästhetikum alleine zur Anwendung kommen.

5. Schmerzen im Sternocostalbereich und im Beckenbereich– kann die lokale Infiltrationstherapie helfen?

Im Sternocostalbereich und bei Enthesiopathien an der Crista iliaca sind gezielte Infiltrationen (mit Glucocorticoidzusatz) wirksam. Sie müssen aber in der Regel öfter (in 1- bis 2-wöchigem Abstand) wiederholt werden.

6. Lokale Infiltration bei Muskelansatzschmerzen und schmerzhaften Muskelverspannungen bei Fehlhaltungen?

Hierbei sind lokale Infiltrationen als additive Therapie zu physikalischen Maßnahmen sehr erfolgversprechend. Sie können auch mit einem Lokalanästhetikum alleine durchgeführt werden. Damit sind (insbesondere in schwereren Fällen) auch häufigere Infiltrationen (auch 2- bis 3-mal wöchentlich) möglich. Ein geringer Glucocorticoid-Zusatz (kristallin) kann versucht werden, wenn die alleinige Gabe eines Lokalanästhetikums nicht ausreichend wirkt.

7. Indikationsstellung für die lokale Infiltrationstherapie des Iliosakralgelenks?

Bei nachgewiesener symptomatischer Sacroiliitis und fehlendem oder ungenügendem Ansprechen auf die Standardtherapie (nicht-steroidale Antirheumatika und physikalische Therapie) sowie bei Nebenwirkungen von nicht-steroidalen Antirheumatika können Glucocorticoid-Kristallsuspension und Lokalanästhetikum intraartikulär appliziert werden.

8. Sind auch periartikuläre Infiltrationen an das Sakroiliakalgelenk hilfreich?

Die periartikuläre Glucocorticoidinfiltration ist bei Morbus Bechterew ebenfalls erfolgversprechend, da häufig begleitend auch der periartikuläre Bandapparat entzündlich verändert ist. Bei unbefriedigendem Ergebnis ist ein durch Bildgebung gestütztes Verfahren zur intraartikulären Sakroiliakalgelenkinfiltration anzuwenden

9. Intraartikuläre Injektion in das Sakroiliakalgelenk: nur unter Kontrolle mit bildgebenden Verfahren?

Auf Grund der schwierigen anatomischen Lage ist eine sichere intraartikuläre Nadelplatzierung nur mit Unterstützung durch bildgebende Verfahren zu erreichen. Die MRT-gestützte Punktion des Sakroiliakalgelenks hat den Vorteil der fehlenden Strahlenbelastung.

10. Hat die Neuraltherapie (Infiltration an Herde oder Störfelder) heute noch eine Bedeutung?

Bei Morbus Bechterew mit Sicherheit nein

Literatur

Balint PV, Kane D, Wilson H, McInnes IB, Sturrock RD (2002) Ultrasonography of enthesal insertions in the lower limb in spondylarthropathy. Ann Rheum Dis 61:905–910

Braun J, Bollow M, Seyrekbasan F, Haberle HJ, Eggens U, Mertz A, Distler A, Sieper J (1996) Computed tomography guided corticosteroid injection of the sacroiliac joint in patients with spondylarthropathy with sacroiliitis: clinical outcome and followup by magnetic resonance imaging. J Rheumatol 23:659–664

Buttgereit F, Wehling M, Burmester GR (1998) A new hypothesis of modular glucocorticoid actions. Arthritis Rheum 41:761–767

Cardone DA, Tallia AF (2002) Joint and soft tissue injection. Am Fam Physician 66:283–288

Cunnane G, Brophy DP, Gibney RG, FitzGerald O (1996) Diagnosis and treatment of heel pain in chronic inflammatory arthritis using ultrasound. Semin Arthritis Rheum 25:383–9

Derendorf H, Möllmann HW, Barth J (1990) Pharmakokinetik von intraartikulär applizierten Glucocorticoiden. Akt Rheumatol 15:145–153

Dixon ASJ, Graber J (1983) Lokale Injektionstherapie bei rheumatischen Krankheiten. Verlag für Medizin Dr. Ewald Fischer GmbH, Heidelberg

De Keyser F, Baeten D, Van Den Bosch F, De Vos M, Cuvelier C, Mielants H, Veys E (2002) Gut inflammation and spondylarthropathies. Curr Rheumatol Rep 4:525–532

Dussault RG, Kaplan PA, Anderson MW (2000) Fluoroscopy-guided sacroiliac joint injections. Radiology 214:273–277

Falkenbach A, Toennemann J, Mur E (2002) Von Patienten mit Morbus Bechterew beibehaltene und aufgegebene konventionelle und unkonventionelle Maßnahmen zur Beeinflussung der Erkrankung. Z Rheumatol 61:271–278

Gräfenstein K (2001) Allgemeine Rheumatologie-Therapie (Klinische Rheumatologie, 4. Auflage). Ecomed Verlagsgesellschaft, Landsberg/Lech

Gunaydin I, Pereira PL, Daikeler T, Mohren M, Trubenbach J, Schick F, Kanz L, Kotter I (2000) Magnetic resonance imaging guided corticosteroid injection of sacroiliacal joints in patients with therapy resistant spondylarthropathy: a pilot study. J Rheumatol 27:424–428

Hammer M, Kellner H, Kellner W (2002) Intraartikuläre Therapie. In: Braun J, Sieper J (Hrsg) Spondylitis ankylosans. Uni-Med, Bremen, pp 161–167

Hanly JG, Mitchell M, MacMillan M, Mosher D, Sutton E (2000) Efficacy of sacroiliac corticosteroid injections in patients with inflammatory spondylarthropathy: results of a 6 month controlled study. J Rheumatol 27:719–722

Hunter JA, Blyth TH (1999) A risk-benefit assessment of intra-articular corticosteroids in rheumatic disorders. Drug Saf 21:353–365

Kaiser H (1996) Praxis der Cortisontherapie; Urban und Schwarzenberg, München-Wien-Baltimore

Luukkainen R, Nissila M, Asikainen E, Sanila M, Lehtinen K, Alanaatu A, Kautiainen H (1999) Periarticular corticosteroid treatment of the sacroiliac joint in patients with seronegative spondylarthropathy. Clin Exp Rheumatol 17:88–90

Maugars Y, Mathis C, Berthelot JM, Charlier C, Prost A (1996) Assessment of the efficacy of sacroiliac corticosteroid injections in spondylarthropathies: a double-blind study. Br J Rheumatol 35:767–70

Olivieri I, Barozzi I, Padula A (1998) Enthesiopathy: clinical manifestations, imaging and treatment. In: Bailliere's Clinical Rheumatology: Spondylarthropathies. Baillière Tindall, London, pp 665–681

Owen DSjr (1997) Aspiration and injection of joints and soft tissues. In: Kelley WN, Harris EDjr, Ruddy S, Sledge CB (eds) Textbook of Rheumatology. Saunders, 591–608

Pal B, Morris J (1999) Perceived risks of joint infection following intra-articular corticosteroid injections: a survey of rheumatologists. Clin Rheumatol 18:264–265

Pereira PL, Gunaydin I, Duda SH, Trubenbach J, Remy CT, Kotter I, Kastler B, Claussen CD (2000) Corticosteroid injections of the sacroiliac joint during magnetic resonance: preliminary results. J Radiol 81:223–226

Siegmeth W (1997) Topisch analgetische Injektionen lokaler Schmerzsymptome. Arzt und Praxis 51:25–32

Siegmeth W (2000) Lokale Schmerztherapie bei rheumatischen Erkrankungen: intra- und periartikuläre Injektionen. Arzt und Praxis 54:165–170

Siegmeth W, Bröll J, Chlud K et al (2001) Empfehlungen zur Durchführung intraartikulärer Injektionen und Punktionen. In: Thumb N et al (Hrsg) Praktische Rheumatologie, 4. Aufl., Springer, Wien

Singer F, Gruber J (1983) Lichtoptischer Nachweis von Kristallformationen in der Synovialflüssigkeit unter besonderer Berücksichtigung intraartikulär applizierter Kristallkortikosteroide. Akt Rheumatol 8:105–111

Tilscher H, Eder M (1996) Infiltrationstherapie. Hippokrates, Stuttgart

Veys EM, Mielants H, De Vos M, Cuvelier C (1996) Spondylarthropathies: from gut to target organs. In: Baillieres Clinical Rheumatology. Gut inflammation and rheumatology, Baillière Tindall, London, pp 123–146

Wheeler AH, Goolkasian P, Gretz SS (2001) Botulinum toxin A for the treatment of chronic neck pain. Pain 94:255–260

Therapie mit ionisierenden Strahlen

Kapitel 27

Strahlenbiologische Grundlagen

Guido Hildebrandt, Klaus-Rüdiger Trott

Abkürzungen

AP-1	activator protein 1
ATP	Adenosintriphosphat
CD36	cluster of differentiation 36 (Thrombospondin)
CD62-E	cluster of differentiation 62-E (E-selectin)
COX-2	cyclo-oxygenase 2 (Zyklooxygenase 2)
DNA	Desoxyribonukleinsäure
fMLP	formyl-Met-Leu-Phe
Gy	Gray
HO-1	heme-oxygenase 1 (Hämoxygenase 1)
IκBα	I-kappa-B-alpha (inhibitor of NF-kappa B alpha)
IFNγ	interferon gamma
IL-1, 6, 10, 12	interleukin 1, 6, 10, 12
iNOS	inducible nitric oxide synthase (Induzierbare Stickoxidsynthase)
LD-RT	low dose – radiotherapy
LPS	Lipopolysaccharid
mRNA	messenger ribo nucleic acid
NFκB	nuclear factor kappa B
NO	nitric oxide (Stickoxid)
PBMC	peripheral blood mononuclear cells
PMA	Phorbolmyristat-acetat
TGFβ	transforming growth factor beta
TNFα	tumor necrosis factor alpha

1. Einleitung

Über Jahrzehnte hin war die Behandlung des Morbus Bechterew mit Röntgenstrahlen die Therapie der Wahl, obwohl kaum experimentell fundierte Vorstellungen über die zugrunde liegenden Wirkungsmechanismen vorlagen. Die Strahlenbehandlung des Morbus Bechterew beruhte allein auf klinischer Empirie an vielen Tausenden von Patienten.

Die therapeutische Wirkung der niedrig-dosierten Bestrahlung (< 1 Gy) bei Morbus Bechterew und anderen chronisch-entzündlichen rheumatischen Erkrankungen sowie bei aktivierter Arthrose oder Insertionstendinopathie ist wahrscheinlich auf die antiinflammatorischen Effekte niedriger Strahlendosen zurückzuführen (Trott und Kamprad 1999).

Eine Entzündungsbestrahlung kann klinisch, bei ordnungsgemäßer Durchführung und Berücksichtigung der empfohlenen kritischen Dosen, eine sehr effektive, risikoarme und kostengünstige antiinflammatorische Behandlung sein (Trott 1994). Seit der erstmaligen Beschreibung ihrer analgetischen Wirksamkeit bei Trigeminusneuralgie (Gocht 1897) und bei entzündlichen Gelenkerkrankungen (Sokoloff 1898) wird sie auch in der heutigen Zeit vor allem bei der Behandlung von aktivierten Arthrosen noch häufig praktiziert (Seegenschmiedt et al. 1999).

Die in der klinischen Praxis verwendeten Dosen gehen weitgehend auf klinisch-empirische Untersuchungen durch von Pannewitz (1933, 1970) zurück und betragen in der Regel ≤0,5–1,0 Gy pro Fraktion, die Gesamtdosen liegen unter 6,0 Gy. Die Erfahrung legt nahe, dass ein optimaler Behandlungseffekt am ehesten in den frühen Entzündungsstadien erreicht wird.

Obwohl schon früh verschiedene hypothetische Mechanismen für die Wirksamkeit einer Bestrahlung mit niedrigen Dosen (<1 Gy) vorgeschlagen wurden, sind experimentelle Untersuchungen möglicher Wirkmechanismen erst in den letzten 10 Jahren begonnen worden.

2. Effekte der Bestrahlung mit niedrigen Dosen (<1Gy) in experimentellen Arthritismodellen

In Tiermodellen der Arthritis konnten antiinflammatorische Effekte der Bestrahlung mit Einzeldosen von 0,5–1,5 Gy und Gesamtdosen von 2,5–7,5 Gy nachgewiesen werden (Budras et al. 1986; Fischer et al. 1998; Hildebrandt et al. 2000, 2003b; Trott et al. 1995).

Eigene Untersuchungen bestätigten die antiinflammatorische Wirksamkeit der Bestrahlung mit niedrigen Dosen (< 1 Gy) in experimentellen Modellen der Osteoarthritis (Fischer et al. 1998) und der rheumatoiden Arthritis (Hildebrandt et al. 2000, 2003b) klinisch und histologisch. Im Modell der Adjuvans-Arthritis, bei dem Makrophagen in der entzündeten Synovialmembran und anderen immunkompetenten Arealen zahlreich vorhanden sind und bedeutende Effektor- und immunregulatorische Funktionen ausüben, waren täglich fraktioniert 5 x 1,0 Gy oder 5 x 0,5 Gy antiinflammatorisch wirksam (Hildebrandt et al. 2000).

Somit erreicht bereits eine Gesamtdosis von 2,5 Gy, wenn sie während des akuten Entzündungsmaximums (Tag 15–19) appliziert wird, eine Reduktion der klinischen Symptome sowie der Knorpel- und Knochendestruktion, obwohl die Anzahl der inflammatorischen Zellen kaum beeinflusst wird. Immunhistologisch bzw. immunhistochemisch kommt es am Tag 30 nach der Arthritisinduktion in den bestrahlten Gelenken zu einer mäßiggradig verminderten Gelenkinfiltration mit Makrophagen, einer Reduktion des iNOS-Score um 46–50% und zu einer Zunahme des HO-1-Score um 36–50% (Hildebrandt et al. 2003b).

In weiterführenden Fraktionierungsexperimenten wurden der optimale Behandlungszeitpunkt, die niedrigste effektive Gesamtdosis und der günstigste Fraktionierungsrhythmus im Adjuvans-Arthritis-Modell klinisch und histologisch untersucht (Tabelle 1). Die klinischen Ergebnisse hinsichtlich der Parameter Hinterpfotenvolumen (als Maß für das entzündliche Ödem) und Arthritis-Score bestätigen im verwendeten Arthritismodell, dass ein frühzeitiger Beginn der Bestrahlung mit niedrigen Dosen (< 1 Gy) für den weiteren Arthritisverlauf entscheidend ist.

Sowohl 5 x 0,5 Gy als auch 5 x 1,0 Gy an den Tagen 10–14 oder 15–19 bzw. 2 Serien 5 x 0,5 Gy (Tag 10–14 und Tag 22–26) sind antiinflammatorisch wirksam, während 5 x 0,5 Gy oder 5 x 1,0 Gy an den Tagen 22–26 beziehungsweise protrahierte Schemata (5 x 0,5 Gy/5 x 1,0 Gy; Tag 10, 12, 14, 16, 18) keinen positiven Effekt zeigen (Liebmann et al. 2004).

Im gleichen Arthritis-Modell konnten Kinne et al. (1995) zeigen, dass eine systemische Elimination von Makrophagen durch in Liposomen eingeschlossenes Clodronat, selbst wenn es nur für einen kurzen Zeitraum während der floriden Arthritisphase appliziert wird (Tag 10, 11 und 12), eine lang anhaltende Verbesserung der klinischen Symptome erreicht und ein Fortschreiten der Gelenkdestruktion verhindert (Beurteilung an Tag 28). Die Verbesserung der Symptomatik geht mit der Elimination von Makrophagen in immunkompetenten Arealen von Milz und drainierenden Lymphknoten, aber nicht lokal in der Synovialmembran einher. Die Autoren folgerten, dass eher die funktionellen/immunregulatorischen Funktionen von Makrophagen als ihre Effektorfunktionen für die beobachtete therapeutische Wirksamkeit bedeutsam sind (Kinne et al. 1995).

Andererseits konnte die gleiche Arbeitsgruppe nachweisen, dass eine frühzeitige Depletion von γ/δT-Zellen (vor dem klinischen Arthritismaximum) durch intravenöse Injektion monoklonaler γ/δT-Zell-Antikörper keine Prävention oder Verbesserung, sondern eher eine Zunahme der Gelenkdestruktion bewirkt, so dass γ/δT-Zellen wahrscheinlich eine stadienabhängig protektive Rolle im Arthritisverlauf ausüben (Pelegri et al. 1996).

In unseren Untersuchungen zur Wirkung niedriger Strahlendosen besteht der wesentliche histomorphologische Effekt in der Reduktion der Knorpel- und Knochendestruktion bei einer nur geringen lokalen

Tabelle 1. Klinische und histomorphologische Effekte der LD-RT in experimentellen Arthritismodellen

Autor	Modell (M)/Tier (T) Unters. p.i. (U)	Zeitpunkt der RT	ED/GD Frakt.	Klinischer Effekt/ Histomorphologischer Effekt
Budras et al. (1986)	**M:** FK-induziert (*Granugenol*) **T:** Kaninchen **U:** 16 Wochen	– 0 h p.i. – 6 W. p.i. – 12 W. p.i.	**5 x 1,5 Gy** (1x wöchentl.)	• ↓Zellproliferation in der SM • ↓Synovialflüssigkeit • ↓Phagozytose-/Speicherkapazität der Prosynoviozyten
Trott et al. (1995)	**M:** -unspez. Immunreakt. (*Zymosan*) -FK-induziert (*Mtb*) **T:** Wistar-Ratte **U:** d 5	– 3 h p.i.	**1 x 5,0 Gy** **4 x 1,0 Gy** (täglich)	• Zvmosan-induziert: ↓Gelenkschwellung ⇊Knorpel-/Knochenabbau • Mtb.-induziert: – 4 x 1,0 Gy: ⇊Gelenkschwellung – 1 x 5,0 Gy: ⇈Knochenabbau
Fischer et al. (1998)	**M:** FK-induziert (*Papain*) **T:** Kaninchen **Klin. U.:** d 1–6/ d 1–29 **Histol.:** d 6/d 29	– 1 d p.i.	**5 x 1,0 Gy** (täglich)	• ⇊Gelenkdurchmesser • ↓Dicke der SM • ↓Anzahl Zellreihen der SM • ↓Distanz zwischen Gefäß und SM
Hildebr. et al. (2000)	**M:** Ag-induziert (*Mtb*) **T:** Lewis-Ratte **Klin. U.:** d 0–30/ d 0–40 **Histol.:** d 21/d 30/ d 40	– 10 d p.i. – 15 d p.i.	**5 x 1,0 Gy** **5 x 0,5 Gy** (täglich) **5 x 1,0 Gy** (d 10, 12, 14, 16, 18)	• ⇊HPV + ⇊AS + ↓BSR • ⇊Knorpel- u. Knochendestruktion • ≈ Entzündungsinfiltrat • ±Abhängigkeit von Dosierung, Fraktionieung und Zeitpunkt der RT

p.i. = nach Induktion; FK = Fremdkörper; Ag = Antigen; SM = Synovialmembran; HPV = Hinterpfotenvolumen; AS = Arthritis-Score; BSR = Blutsenkungsgeschwindigkeit

Verminderung der Anzahl inflammatorischer Makrophagen, aber einer immunhistochemisch deutlichen Abnahme iNOS-positiver Areale und einer Zunahme HO-1-positiver Areale. Die immunhistochemischen Befunde im Adjuvans-Arthritismodell (Hildebrandt et al. 2003b) stimmen mit der beobachteten Verminderung der iNOS-Proteinexpression bei gleichzeitiger Erhöhung der HO-1-Proteinexpression nach LD-RT von chronisch-granulomatösem Gewebe *in vivo* (Hildebrandt et al. 1998b) und der Modulation der iNOS-Aktivität aktivierter muriner RAW264.7- und peritonealer Makrophagen nach Bestrahlung mit niedrigen Dosen (<1Gy) *in vitro* (Hildebrandt et al. 1998a, 2003a) überein.

Das iNOS/NO System spielt in der Pathogenese und Pathophysiologie entzündlicher Gelenkerkrankungen und wohl auch des Morbus Bechterew eine entscheidende Rolle. Eine pharmakologische Verminderung der Biosynthese oder der Aktivität von NO zeigt sowohl in Modellen der rheumatoiden Arthritis (Connor et al. 1995; Ialenti et al. 1993; McCartney-Francis et al. 1993; Stefanovic-Racic et al. 1994) als auch der Osteoarthritis (Pelletier et al. 1997, 1998) eine deutliche antiinflammatorische Wirksamkeit und vermindert wichtige katabole Faktoren der Gelenkdestruktion (Brahn et al. 1998; Pelletier et al. 1999).

Somit könnte die klinisch und histomorphologisch beobachtete Prävention einer weiteren Arthritisprogression nach 5 x 1,0 Gy und 5 x 0,5 Gy, insbesondere die hochsignifikante Reduktion der Knorpel- und Knochendestruktion, zumindest partiell auf einer Modulation der iNOS-Aktivität beruhen.

3. Effekte der Bestrahlung mit niedrigen Dosen (< 1 Gy) auf aktivierte Makrophagen

In den Entzündungsherd migrierende Makrophagen stellen eine essentielle Komponente der lokalen Entzündungsreaktion im Gewebe dar. Deshalb untersuchten wir Effekte der Bestrahlung mit niedrigen Dosen (< 1 Gy) auf Makrophagenzelllinien und primäre peritoneale Makrophagen (Hildebrandt et al. 1998a, 2003a).

Die metabolische Aktivität, die Zellproliferation und die reproduktive Integrität LPS/IFNγ-aktivierter Makrophagen blieben von Dosen ≤ 10 Gy unbeeinflusst, so dass ein zytotoxischer Strahleneffekt auf inflammatorische Makrophagen als Mechanismus der antiinflammatorischen Strahlenwirkung sehr unwahrscheinlich ist.

Aktivierte Makrophagen exprimieren iNOS, welche über die Bildung von NO sowohl zytotoxische als auch immunmodulatorische Effekte vermittelt. Eine Bestrahlung von LPS/IFNγ-aktivierten Makrophagen mit 0,3–1,25 Gy vermindert die kumulative NO-Produktion und die iNOS-Proteinexpression *in vitro* (Hildebrandt et al. 1998a) ohne nachweisbaren Effekt auf die TNFα-Synthese oder die iNOS-mRNA-Expression und unabhängig vom Bestrahlungszeitpunkt in Relation zur Zellstimulation (6 Stunden vor bis 6 Stunden nach Stimulation) (Hildebrandt et al. 2003a; Rödel et al. 2002a). Dosen ≥ 5 Gy resultieren hingegen in einer Steigerung der NO-Produktion (Hildebrandt et al. 1998a, 2003a).

Aktivierte Makrophagen sind eine wichtige Quelle reaktiver Sauerstoffradikale, die zur Gewebeschädigung und Abszessbildung bei akuten Entzündungsreaktionen beitragen. Schaue et al. (2002) untersuchten deshalb die Sauerstoffradikalfreisetzung muriner RAW 264.7 Makrophagen nach PMA (Phorbolmyristat-acetat, 10^{-6}M)- oder Zymosan (0,5mgml^{-1})-Stimulation und Bestrahlung mit Dosen von 0,3–10,0 Gy unmittelbar vor oder nach Zellaktivierung. Niedrige Dosen (0,3–0,6 Gy) führten zu einer signifikanten Verminderung der PMA-stimulierten Radikalfreisetzung ($p < 0,001$) und der Zymosan-stimulierten Superoxid-Produktion ($p < 0,05$), so dass nach Bestrahlung mit niedrigen Dosen (< 1 Gy) *in vitro* – zusätzlich zur Suppression der NO-Produktion – auch eine signifikante Verminderung der Sauerstoffradikalfreisetzung aus aktivierten Makrophagen eintritt (Schaue et al. 2002).

Reinisch et al. (1999) untersuchten die basale und die fMLP-stimulierte (formyl-Met-Leu-Phe, 10^{-6}M) Sauerstoffradikalfreisetzung aus Neutrophilen von Patienten mit Morbus Bechterew vor und nach einer Radonthermalstollenbehandlung. Nach der Behandlung lag eine signifikant verminderte stimulierte Sauerstoffradikalfreisetzung aus zirkulierenden Neutrophilen vor ($p < 0,001$).

Es gibt zahlreiche transkriptionelle und/oder posttranskriptionelle Kontrollmechanismen der iNOS-Aktivität. Zytokine wie TNFα (Drapier et al. 1988) und IFNγ (Gao et al. 1997) sowie Lipopolysaccharid (LPS) (Alley et al. 1995) und andere Bakterienzellwandprodukte (Brightbill et al. 1999) stimulieren die iNOS-Genexpression in Makrophagen transkriptionell (Xie et al. 1992). Innerhalb von 2–4 Stunden nach LPS- und/oder IFNγ-Stimulation setzt eine ausgeprägte Steigerung der iNOS-Aktivität ein (Ding et al. 1988).

Da nach Bestrahlung mit niedrigen Dosen (< 1 Gy) kein Effekt auf die TNFα-Synthese aktivierter Makrophagen gefunden wurde (Hildebrandt et al. 1998a), die iNOS-mRNA-Expression im untersuchten Dosisbreich (0–10 Gy) unbeeinflusst blieb und der suppressive Effekt von 0,3–1,25 Gy unabhängig vom Bestrahlungszeitpunkt (6 Stunden vor bis 6 Stunden nach Stimulation) nachweisbar war (Hildebrandt et al. 2003a), ist es unwahrscheinlich, dass die nach niedrig-dosierter Strahlenexposition (0,3–1,25 Gy) beobachtete Modulation der iNOS-Aktivität *transkriptionell* erfolgt.

Die experimentellen Ergebnisse legen vielmehr den Schluss nahe, dass die *translationelle* oder *post-translationelle* Regulation der iNOS-Aktivität durch die Bestrahlung mit niedrigen Dosen (< 1 Gy) beeinflusst wird. Der effektivste bekannte translationelle Regulator der iNOS-Proteinexpression in murinen Makrophagen ist TGFβ_{1-3}

(Vodovotz und Bogdan 1994). *In vitro*-Studien mit primären murinen Makrophagen konnten zeigen, dass TGF-β_1 die iNOS-Proteinsynthese verzögert und dessen Degradation beschleunigt (Vodovotz und Bogdan 1994).

Ob niedrige Strahlendosen wie in aktivierten mIEnd1-Endothelzellen (Rödel et al. 2002b) auch in aktivierten Makrophagen die Expression des antiinflammatorisch wirksamen Zytokins TGF-β_1 induzieren können und dieses dann die beobachtete Suppression von iNOS-Protein und NO-Produktion bedingt, ist Gegenstand aktueller Untersuchungen.

Ein weiterer Regulationsmechanismus der iNOS-Aktivität besteht in der Beeinflussung der Verfügbarkeit und Bindung der essentiellen Cofaktoren Häm und Tetrahydrobiopterin. Die durch verschiedene Stimuli transkriptionell induzierbare Hämoxygenase 1 (HO-1) (Elbirt und Bonkovsky 1999) kann durch Katalyse der Reaktion von Häm zu äquimolaren Mengen an Kohlenmonoxid, Eisen und Bilirubin den für die iNOS-Aktivität essentiellen oxidativen Cofaktor Häm vermindern. Es gibt experimentelle Hinweise auf eine gegenseitige Beeinflussung der iNOS- und HO-1-Stoffwechselwege (Willis et al. 1996; Colville-Nash et al. 1998).

Wir untersuchten daher *in vitro*, ob eventuell eine strahleninduzierte Überexpression des Stressproteins HO-1 und der dadurch bedingte gesteigerte Abbau des essentiellen oxidativen Cofaktors Häm die beobachtete Modulation der iNOS-Aktivität nach LD-RT aktivierter Makrophagen erklären könnte. Die gesteigerte HO-1-Expression nach LD-RT von chronisch-granulomatösem Gewebe (Hildebrandt et al. 1998b) und arthritischen Gelenken (Hildebrandt et al. 2003b) *in vivo* würden diesen Erklärungsansatz unterstützen. Im Gegensatz zu den *in vivo*-Ergebnissen konnten *in vitro* aber weder eine gesteigerte HO-1-Proteinexpression noch eine gesteigerte HO-1-mRNA-Expression nach niedrig-dosierter Bestrahlung (0,3–1,25 Gy) aktivierter Makrophagen gefunden werden (Hildebrandt et al. 2003a). Somit ist die beobachtete Modulation der iNOS-Aktivität – zumindest in murinen RAW 264.7 Makrophagen – *in vitro* nicht durch eine strahleninduzierte Überexpression des Stressproteins HO-1 zu erklären.

Andere posttranslationelle Modifikationen, beispielsweise eine Beeinflussung der iNOS-Degradation durch das 26S-Proteasom (Musial und Eissa 2001), könnten involviert sein. Das 26S-Proteasom ist eine große, aus mehreren Untereinheiten bestehende Protease, die für die selektive ATP- und Ubiquitin-abhängige Degradation aller kurzlebigen und 70–90% aller langlebigen Proteine verantwortlich ist (Ciechanover 1994), einschließlich von Schlüsselmolekülen der Signaltransduktion, Zellzykluskontrolle und Immunreaktion (Rolfe et al. 1997). Pajonk und McBride (2001) konnten kürzlich direkte Strahleneffekte auf die proteolytische Aktivität des 26S-Poteasoms nachweisen und somit das 26S-Proteasom als mögliche direkte Targetstruktur ionisierender Strahlung identifizieren.

4. Effekte der Bestrahlung mit niedrigen Dosen (< 1 Gy) auf Endothelzellen und die Leukozytenadhäsion

Die Adhäsion von mononukleären Zellen des peripheren Blutes an das Gefäßendothel ist ein initiales Ereignis der Entzündungsreaktion. Die Adhäsion mononukleärer Zellen des peripheren Blutes an murine und humane Endothelzellen *in vitro* zeigt bereits 4 Stunden nach Bestrahlung mit Einzeldosen von 0,3–0,7 Gy ein relatives Minimum im Vergleich zu nicht-bestrahlten Kontrollen (Hildebrandt et al. 2002; Kern et al. 2000a).

Eine der zellulären Hauptkomponenten des Adhäsionsprozesses ist die Endothelzelle, die durch eine Vielzahl löslicher Faktoren aktiviert und in ihrer Funktion reguliert wird. Auf der Seite der Endothelzellen konnte nach LD-RT eine Reduktion von E-Selektin (Hildebrandt et al. 2002) und die Induktion des antiinflammatorisch wirksamen Zytokins TGF-β_1 mit einem Maximum bei 0,5 Gy (Rödel et al. 2002b) gezeigt werden. Eine Blockierung von TGF-β_1 mit neutralisierenden Antikörpern hob das Adhäsionsminimum nach LD-RT um bis zu 80% wieder auf, was die funktionelle Relevanz des durch Endothelzellen sezernierten TGF-β_1 für den adhäsions-minimierenden Effekt der LD-RT nahe legt. Der exakte Mechanismus dieser Inhibition ist noch nicht vollständig geklärt. Einige Autoren vermuten, dass eine verminderte E-Selektin-Expession für diesen Effekt verantwortlich sein könnte (Gamble et al. 1993; Smith et al. 1996).

Die Versuchsbedingungen der verwendeten dynamischen Adhäsions-Assays sind besonders auf die Erfassung der Selektin-vermittelten Adhäsion abgestimmt (Hallmann 1997). Wir schlossen aus den Ergebnissen unserer Untersuchungen, dass die beobachtete Modulation der E-Selektin-Expression zum anti-adhäsiven Effekt der Bestrahlung mit niedrigen Dosen (< 1 Gy) beitragen könnte.

Als mögliche Mechanismen der verminderten Adhäsion wurde auf Seite der PBMC ein diskontinuierlicher Anstieg der Apoptoserate mit einem lokalen Maximum bei 0,3–0,5 Gy gefunden (Kern et al. 1999). Voll et al. (1997) konnten zeigen, dass die Präsenz apoptotischer Zellen während der Monozytenaktivierung das Sekretionsmuster aktivierter Monozyten dahingehend verändert, dass eine durch den Thrombospondin-(CD36)-Rezeptor vermittelte Herunterregulation proinflammatorischer Zytokine (z.B. TNFα, IL-1, IL-12) und eine erhöhte Sekretion antiinflammatorischer Zytokine (z.B. IL-10) resultieren (Voll et al. 1997). Somit sind apoptotische Zellen auch in der Lage ein immunsuppressives Regulationssignal zu geben.

Das in den PBMC gefundene Zytokinprofil mit Reduktion von TNFα und Induktion von IL-10 nach 0,3 bis 0,5 Gy (Rödel et al. 2000) deutet auf einen vergleichbaren Vorgang auch nach LD-RT hin. Des Weiteren wurde nach Bestrahlung mit niedrigen Dosen (< 1 Gy) bei apoptotischen Zellen eine proteolytische Abspaltung des L-Selektins von der Oberfläche gefunden, und lösliches L-Selektin konnte konzentrationsabhängig die Adhäsion *in vitro* inhibieren (Kern et al. 2000a).

5. Hypothetische molekulare Wirkmechanismen der Bestrahlung mit niedrigen Dosen (< 1 Gy)

Während detaillierte Vorstellungen über die Mechanismen der Schadenserkennung, der DNA-Reparatur und der zellulären Reaktionen bei *höheren* Strahlendosen existieren (Schmidt-Ullrich et al. 2000), kann derzeit über die molekularen Mechanismen der Bestrahlung mit niedrigen Dosen (< 1 Gy) nur spekuliert werden. Da die applizierten summativen Strahlendosen nur etwa 5–10% der Dosen kurativer Tumorbehandlungen betragen, ist es sehr wahrscheinlich, dass für die Wirkungen der *unterschiedlichen Dosen* auch *unterschiedliche biologische Mechanismen* verantwortlich sind.

Hinweise dafür geben auch Untersuchungen des Phänomens der Hyperradiosensibilität nach niedrigen Dosen (< 0,1–0,5 Gy) und der induzierten erhöhten Radioresistenz nach Dosen zwischen 0,5 und 1,0 Gy (Joiner et al. 2001; Marples et al. 1997). So wurde in zahlreichen *in vitro*-Untersuchungen gefunden, dass sehr niedrige Einzeldosen (< 0,1–0,3 Gy) hinsichtlich ihrer zytotoxischen Wirksamkeit und der Apoptoseinduktion wesentlich effektiver sind als es die Extrapolation nach dem linear-quadratischen Modell von höheren Dosen vermuten lässt (Joiner et al. 2001).

Für dieses Phänomen werden gegenwärtig zwei hypothetische Erklärungsansätze diskutiert: 1. Die Antwort der Zelle auf niedrige Strahlendosen stellt eine allgemeine Stressreaktion dar. Sehr niedrige Dosen liegen unterhalb einer möglichen Schwelle der Schadenserkennung, die zum Triggern einer schnelleren und effizienteren DNA-Reparatur überschritten werden muss. 2. Bei niedrigen Strahlendosen treten noch keine Änderungen in der DNA-Struktur oder DNA-Organisation auf, die eine Reparatur induzierter Schäden erleichtern würden (Joiner et al. 2001).

Ionisierende Strahlung kann verschiedene Signaltransduktionswege aktivieren, die zur Kontrolle der zellulären Stressantwort und der Entzündungsreaktion beitragen. Dabei wird angenommen, dass insbesondere Proteinkinasen in diese strahleninduzierten Signalwege involviert sind (Haimovitz-Friedmann 1998; Schmidt-Ullrich et al. 2000).

Interessant sind in diesem Zusammenhang auch Untersuchungen, in denen nach Bestrahlung von Lungenepithelzellen mit 0,5 Gy Änderungen der Proteinexpression nachgewiesen werden konnten (Gamble et al. 2000). Zu diesen Proteinen zählten – neben einem Inhibitor der Proteinkinase C – auch Translationsinitiations-Faktoren und das Zytokin IL-1, die bei der zellulären Stressantwort und damit möglicherweise auch bei der Reaktion der Zelle auf eine Bestrahlung mit niedrigen Dosen (< 1 Gy) eine Rolle spielen könnten.

Zahlreiche Zytokine sind an Orten der Entzündung präsent, und jeder dieser Faktoren kann den Verlauf der Entzündungsreaktion potenziell beeinflussen. Experimentelle Untersuchungen zeigen ebenso, dass Zytokine wie TGF-β_1 eine wichtige Rolle für die Strahlenreaktion spielen und in bestrahlten Zellen transkriptionell aktiviert werden.

Die Aktivierung erfolgt über Transkriptionsfaktoren wie NFκB und AP-1 (activator protein-1) (Brach et al. 1991; Martin et al. 1997). Diese Faktoren sind für die Expression verschiedener Gene, einschließlich TGF-β1 (Martin et al. 1997) und IL-6 (Beetz et al. 2000), von essentieller Bedeutung. Obwohl eine radiogene Induktion von Transkriptionsfaktoren und Zytokinen zumeist nach hohen Dosen (7–50 Gy) beschrieben wurde (Schmidt-Ullrich et al. 2000), gibt es einige Untersuchungen, in denen eine Aktivierung auch nach niedrigen Dosen nachweisbar war (Prasad et al. 1994, 1995).

So berichteten Prasad et al. (1994) über eine biphasische Expression von NFκB in humanen lymphoblastoiden Zellen mit einer maximalen DNA-Bindungsaktivität nach Bestrahlung mit 0,5 Gy (Prasad et al. 1994). Die gleiche Arbeitsgruppe konnte zeigen, dass Dosen von 0,25 Gy bis 2,0 Gy in der Lage sind, eine transiente Aktivierung der Protoonkogene c-fos, c-myc, c-jun und c-Haras zu induzieren, wobei die maximale Reaktion wiederum eine Stunde nach Bestrahlung mit 0,5 Gy beobachtet wurde (Prasad et al. 1995). Neben anderen Faktoren bilden Mitglieder der c-fos- und c-jun-Familie den homo- oder heterodimeren Transkriptionsfaktorkomplex AP-1, der in die Transkription von TGF-β_1 und IL-6 involviert ist. Auch wenn es gegenwärtig keine experimentellen Beweise gibt, könnte hypothetisch die gefundene maximale TGF-β_1- und IL-6-Expression nach 0,5 Gy Resultat einer solchen transienten Aktivierung sein.

NFκB ist einer der wichtigsten Transkriptionsfaktoren für die Genexpression von Zytokinen, Adhäsionsmolekülen, Chemokinen, Wachstumsfaktoren und induzierbaren Enzymen wie beispielsweise iNOS (Tak und Firestein 2001). Seine zytoplasmatische Aktivierung ist von der Abspaltung des Inhibitors IκBα durch das 26S-Proteasom abhängig. Pajonk und McBride (2001) konnten nachweisen, dass niedrige Strahlendosen (≤ 2,0 Gy) in konstitutiv NFκB exprimierenden Zellen die proteolytische Aktivität des 26S-Proteasoms unabhängig von der Transkriptionsaktivität auf bis zu 60% des Ausgangswertes vermindern und Dosen < 0,5 Gy zu einem Anstieg der IκBα-Proteinkonzentration führen (Pajonk und McBride 2001). Beides resultiert in einer verminderten Aktivierung von NFκB. Aufgrund der essentiellen Bedeutung dieses Transkriptionsfaktors für die zelluläre Stressreaktion, könnte auch NFκB das kritische verbindende Element zwischen der strahleninduzierten zellulären Stressantwort und den antiinflammatorischen Effekten niedriger Strahlendosen sein.

6. Zusammenfassende Beurteilung

Die experimentellen Ergebnisse der vorgestellten Untersuchungen können zu einer spekulativen Synopsis der Entzündungsmodulation durch niedrige Strahlendosen herangezogen werden, die in Abbildung 1 zusammenfassend dargestellt ist. Aus der Komplexität der Materie ergibt sich dabei zwanglos, dass daneben noch andere, heute noch unbekannte Mechanismen beteiligt sein müssen.

Eine Bestrahlung mit niedrigen Dosen (< 1 Gy) induziert *in vitro* einen starken Anstieg der Apoptoserate von Lymphozyten und anderen Blutzellen (Kern et al. 1999)

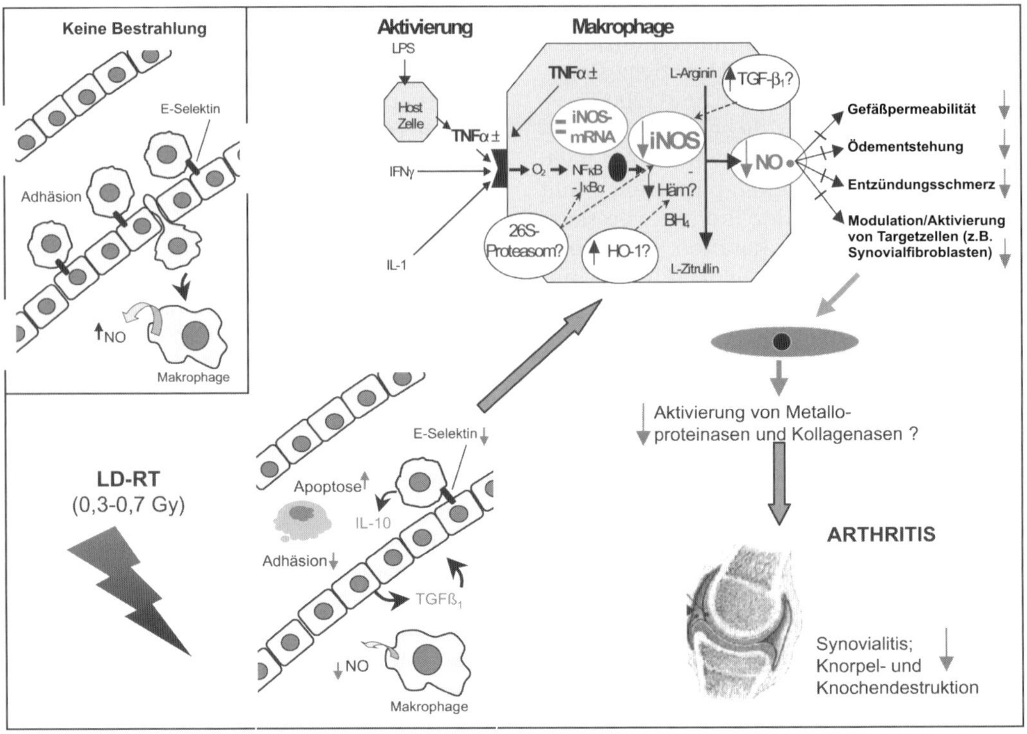

Abb. 1. Modellvorstellung zur antiinflammatorischen Wirkung der Bestrahlung mit niedrigen Dosen (< 1 Gy)

und führt innerhalb weniger Stunden bei den apoptotischen Zellen zum Verlust des Adhäsionsmoleküls L-Selektin (Kern et al. 2000b). Gleichzeitig wird durch die Anwesenheit apoptotischer Zellen im Gewebe die Produktion des antiinflammatorisch wirksamen Zytokins IL-10 induziert und des proinflammatorischen Zytokins TNFα reduziert (Rödel et al. 2000).

In den lokalen Endothelzellen wird die Synthese des adhäsionsmindernden Zytokins TGF$ß_1$ hochreguliert (Rödel et al. 2002b) und die Expression von E-Selektin herunterreguliert (Hildebrandt et al. 2002), was zur Verminderung der Adhäsionsbereitschaft beitragen (Hildebrandt et al. 2002; Kern et al. 2000a) und somit eine weitere Rekrutierung entzündungsunterhaltender Zellen aus dem zirkulierenden Blut unterbrechen könnte.

Die Bestrahlung mit niedrigen Dosen (< 1 Gy) hat im Vergleich zu höheren Strahlendosen gegensätzliche Effekte auf die funktionellen Eigenschaften aktivierter Makrophagen und supprimiert die iNOS-Proteinexpression und die kumulative NO-Produktion (Hildebrandt et al. 1998a, 1998b, 2003a). Dabei scheinen niedrige Strahlendosen die translationellen/posttranslationellen Regulationsmechanismen der iNOS-Aktivität zu modulieren (Rödel et al. 2002a). Die Bedeutung des Stressproteins HO-1 (Elbirt und Bonkovsky 1999), des antiinflammatorisch wirksamen Zytokins TGF-β_1 (Vodovotz und Bogdan 1994) und der proteolytischen Aktivität des 26S-Proteasoms (Musial und Eissa 2001) für diese radiogene Modulation sind zum gegenwärtigen Zeitpunkt noch unklar und Gegenstand intensiver experimenteller Untersuchungen.

Die Bestrahlung mit niedrigen Dosen (< 1 Gy) beeinflusst die klinischen und histomorphologischen Befunde in Tiermodellen der Osteoarthritis und rheumatoiden Arthritis positiv (Fischer et al. 1998; Hildebrandt et al. 2000) und vermindert in arthritischen Gelenken (Hildebrandt et al. 2003b) und chronisch granulomatösem Gewebe die iNOS-Expression (Hildebrandt et al. 1998b), bei gleichzeitig erhöhter HO-1-Expression. In der Adjuvans-Arthritis sind dabei bereits 5 x 0,5 Gy klinisch wirksam, sofern sie während des akuten Entzündungsmaximums appliziert werden (Hildebrandt et al. 2000; Liebmann et al. 2003). Da NO zur Regulation der Entzündung beiträgt (Clancy et al. 1998), könnte die NO-Suppression durch niedrige Strahlendosen antiinflammatorische Effekte wie eine Reduktion der Gelenkschwellung und eine Schmerzlinderung vermitteln. Durch die reduzierte Menge an NO kann dieser zelluläre Botenstoff möglicherweise nicht mehr modulierend auf Synovialfibroblasten einwirken, die dann ihrerseits nicht mehr in der Lage sind, über die Aktivierung von Matrixmetalloproteinasen eine Gelenkdestruktion einzuleiten.

Es wird deutlich, dass eine niedrig-dosierte Bestrahlung (< 1 Gy) mit unterschiedlichen zellulären Komponenten und Mechanismen des Entzündungsprozesses interferiert. Alle beobachteten Phänomene zeigen eine vergleichbare Dosisabhängigkeit und eine diskontinuierliche Dosis-Wirkungs-Beziehung mit maximalen Effekten nach niedrigen Dosen (0,3–1,25 Gy). Die vorgestellten Untersuchungen bestätigen antiinflammatorische Effekte der Bestrahlung mit niedrigen Dosen (< 1 Gy) *in vitro* und *in vivo*. Hypothetisch könnten diese verschiedenen Strahleneffekte die zelltyp- und umgebungsspezifischen funktionellen Konsequenzen auf einen allgemeinen, durch niedrige Dosen induzierten „initialen Effekt" sein. Die Natur dieses hypothetischen „initialen Strahleneffekts" bleibt spekulativ.

Während die direkte antiinflammatorische Wirkung der Behandlung des Morbus Bechterew mit ionisierenden Strahlen (externe Strahlentherapie, Radium-224, Radon) durch die hier dargestellten molekularen Strahlenreaktionen aktivierter Komponenten des Entzündungssystems erklärt werden können, gibt es kaum Hinweise darauf, welche durch niedrige Strahlendosen induzierten Vorgänge in den bestrahlten Gelenken die Immunreaktionen, die die Aktivität des Entzündungsprozesses aufrechterhalten oder nach vorübergehender Minderung wieder reaktivieren, anhaltend unterbrechen können. Die Untersuchung dieser Vorgänge, die offensichtlich Folge komplexer Signalinteraktionen zwischen verschiedenen im periartikulären Gewebe dauerhaft vorliegenden Zellen und der interzellulären Matrix sind, ist wesentlich schwieriger als diejenige des eigentlichen Entzündungsprozesses und ist insbesondere an die Entwicklung geeigneter Tiermodelle der spezifischen pathogenetischen Abläufe des Morbus Bechterew geknüpft.

Bei den bekannten Tiermodellen der Spondylarthropathie wurden bisher keine systematischen Untersuchungen zu den Auswirkungen niedrig-dosierter Bestrahlungen auf die Entzündung und die Ankylosierung durchgeführt. Somit ist die Übertragung der beschriebenen Strahleneffekte zur Erklärung der klinischen Wirksamkeit bei Morbus Bechterew noch immer eher theoretisch und in vielen Aspekten spekulativ. Dennoch sind sie die aktuell beste Grundlage, um die klinischen Erfolge durch die niedrig-dosierte Strahlentherapie bei Morbus Bechterew besser verstehen zu können.

10 Fragen zum Thema

1. Wie entfaltet die ionisierende Strahlung Ihre positive klinische Wirkung bei Morbus Bechterew?

Die klinisch positive Wirkung von Röntgen- und Alpha-Strahlung bei Morbus Bechterew beruht wahrscheinlich primär auf der lange bekannten, aber erst in jüngster Zeit strahlenbiologisch untersuchten Wirkung auf den Ablauf der geweblichen Entzündungsreaktionen.

2. Wie ist die analgetische Wirkung der Strahlentherapie zu erklären?

Die analgetische Wirkung beruht letztlich wohl vor allem auf einer Verminderung der im Rahmen der Entzündungsreaktion entstehenden Stickoxydfreisetzung.

3. Welche Zytokine werden durch die Bestrahlung beeinflusst?

Es ist eher unwahrscheinlich, dass die Bestrahlung die Expression irgendwelcher am Entzündungsprozess beteiligter Zytokine direkt beeinflusst. Die im Kapitel dargestellten zellulären und molekularen Prozesse wie z.B. die Verminderung der Aktivität des E-Selektins sind eher als Folgereaktionen auf strahleninduzierte Stressreaktionen aufzufassen.

4. Gibt es eine direkte Strahlenwirkung auf TNFα im Gewebe?

Die bisher publizierten experimentellen Untersuchungen geben keinen Hinweis darauf, dass TNFα durch die Bestrahlung direkt beeinflusst wird.

5. Hat die Strahlentherapie einen Einfluss auf die Zahl oder die Aktivität der Makrophagen?

Die im Kapitel dargestellten experimentellen Untersuchungen zeigen sehr deutlich, dass die antiinflammatorische Strahlenwirkung nicht auf einer Änderung der Zahl der Makrophagen, sondern auf einer Beeinflussung der Funktionen aktivierter Makrophagen beruht.

6. Was ist aus Sicht der Strahlenbiologie die optimale Dosis für eine „Entzündungsbestrahlung"?

Für die antiinflammatorische Strahlenwirkung generell liegt die optimale Dosis (Einzeldosis, die mehrfach wiederholt wird) von Röntgenstrahlen bei 0,5 Gy. Die gleiche Dosis wird auch von einer, von einem einzelnen alpha-Teilchen getroffenen Zelle absorbiert. Diese Aussage gilt für akute Entzündungsreaktionen, während für chronisch proliferierende Entzündungen aus strahlenbiologischer Sicht keine abgesicherten Empfehlungen möglich sind. Es gibt keinen überzeugenden experimentellen oder klinischen Beleg, dass eine Gesamtdosis von mehr als 10 Gy sinnvoll wäre.

7. In welchem Krankheitsstadium (Entzündungsstadium) ist eine Strahlentherapie sinnvoll?

Die experimentellen strahlenbiologischen Untersuchungen wurden an Entzündungsmodellen durchgeführt, die nicht unmittelbar auf den Morbus Bechterew übertragen werden können. Es lässt sich aber wohl doch verallgemeinern, dass das aktivierte Entzündungsstadium am ehesten durch eine Bestrahlung beeinflusst wird.

8. Kann die Bestrahlung die progrediente Ankylosierung aufhalten?

Es gibt keine experimentellen strahlenbiologischen Daten, die einen solchen Effekt der Bestrahlung nahe legen würden.

9. Wirkt Radon oder Radium über die Alpha-Strahlung oder die Sekundärstrahlung?

Über die Verteilung der alpha-Strahlen emittierenden Radioisotope im entzündeten Gewebe ist nahezu nichts bekannt. Auf Grund allgemeiner strahlenbiologischer Befunde ist mit einer

Anreicherung in solchen Zellen zu rechnen, die an der Entstehung der Entzündungsreaktion beteiligt sind (z.B. Makrophagen) – die Wirkung der lokal wirksamen alpha-Strahlung ließe sich zwanglos durch die in Antwort 6 gegebene dosimetrische Abschätzung erklären.

10. Wie ist die Wirkung der Radium224-Therapie zu erklären?

Es ist aus strahlenbiologischer Sicht unwahrscheinlich, dass die Wirkung des Radium224 durch in den Knochen eingebautes Radium zustande kommt. Eher ist, wie in Antwort 9 dargestellt, von einer lokalen Anreicherung in spezifischen Zellen des entzündeten Gewebes und deren direkter Bestrahlung auszugehen.

Literatur

Alley EW, Murphy WJ, Russell SW (1995) A classical enhancer element responsive to both lipopolysaccharide and interferon-gamma augments induction of the iNOS gene in mouse macrophages. Genes 158:247–251

Beetz A, Peter R, Oppel T, Kaffenberger W, Rupec RA, Meyer M, van Beuningen D, Kind P, Messer G (2000) NF-kappaB and AP-1 are responsible for inducibility of the IL-6 promoter by ionizing radiation in HeLa cells. Int J Radiat Biol 76:1443–1453

Brach MA, Hass ML, Sherman R, Gunji H, Weichselbaum R, Kufe D (1991) Ionizing radiation induces expression and binding activity of the nuclear factor kappa B. J Clin Invest 88:691–695

Brahn E, Banquerigo ML, Firestein GS, Boyle DL, Salzman AL, Szabo C (1998) Collagen induced arthritis: reversal by mercaptoethylguanidine, a novel antiinflammatory agent with a combined mechanism of action. J Rheumatol 25:1785–1793

Brightbill HD, Libraty DH, Krutzik SR, Yang RB, Belisle JT, Bleharski JR, Maitland M, Norgard MV, Plevy SE, Smale ST, Brennan PJ, Bloom BR, Godowski PJ, Modlin RL (1999) Host defense mechanisms triggered by microbial lipoproteins through toll-like receptors. Science 285:732–736

Budras KD, Hartung K, Münzer BM (1986) Light and electron microscopic investigation of the influence of X-ray therapy upon the stratum synoviale of the inflamed stifle. Berl Münch Tierärztl Wschr 99:148–152

Ciechanover A (1994) The ubiquitin-proteasome proteolytic pathway. Cell 79:13–21

Clancy RM, Amin AR, Abramson SB (1998) The role of nitric oxide in inflammation and immunity. Arthritis Rheum 41:1141–1151

Colville-Nash PR, Qureshi SS, Willis D, Willoughby DA (1998) Inhibition of inducible nitric oxide synthase by peroxysome proliferator-activated receptor agonists: correlation with induction of heme oxygenase 1. J Immunol 161: 978–984

Connor JR, Manning PT, Settle SL, Moore WM, Jerome GM, Webber RK, Tjoeng FS, Currie MG (1995) Suppression of adjuvant-induced arthritis by selective inhibition of inducible nitric oxide synthase. Eur J Pharmacol 273:15–24

Ding AH, Nathan CF, Stuehr DJ (1988) Release of reactive nitrogen intermediates and reactive oxygen intermediates from mouse peritoneal macrophages. Comparison of activating cytokines and evidence for independent production. J Immunol 141:2407–2412

Drapier JC, Wietzerbin J, Hibbs JB Jr (1988) Interferon-gamma and tumor necrosis factor induce the L-arginine-dependent cytotoxic effector mechanism in murine macrophages. Eur J Immunol 18:1587–1592

Elbirt KK, Bonkovsky HL (1999) Heme oxygenase: recent advances in understanding its regulation and role. Proc Assoc Am Physicians 111:438–447

Fischer U, Kamprad F, Koch F, Ludewig E, Melzer R, Hildebrandt G (1998) Effekte einer niedrig dosierten Co-60-Bestrahlung auf den Verlauf einer aseptischen Arthritis am Kniegelenk des Kaninchens. Strahlenther Onkol 174:633–639

Gamble JR, Khew-Goodall Y, Vadas MA (1993) Transforming growth factor-β inhibits E-selectin expression on human endothelial cells. J Immunol 150:4494–4503

Gamble SC, Dunn MJ, Wheeler CH, Joiner MC, Adu-Poku A, Arrand JE (2000) Expression of proteins coincident with inducible radioprotection in human lung epithelial cells. Cancer Res 60:2146–2151

Gao J, Morrison DC, Parmely TJ, Russell SW, Murphy WJ (1997) An interferon γ-activated site (GAS) is necessary for full expression of the mouse iNOS gene in response to IFNγ and lipopolysaccharide. J Biol Chem 272:1226–1230

Gocht H (1897) Therapeutische Verwendung der Röntgenstrahlen. Fortschr Röntgenstr 1:14
Haimowitz-Friedman A (1998) Radiation-induced signal transduction and stress response. Radiat Res 150:102–108
Hallmann R (1997) Differenzierung und Aktivierung von Endothelzellen am Beispiel der Leukozytenadhäsion. Habilitationsschrift, Univ. Erlangen-Nürnberg, 28–38.
Hildebrandt G, Seed MP, Freemantle CN, Alam CAS, Colville-Nash PR, Trott KR (1998a) Mechanisms of the anti-inflammatory activity of low-dose radiation therapy. Int J Radiat Biol 74:367–378
Hildebrandt G, Seed MP, Freemantle CN, Alam CAS, Colville-Nash PR, Trott KR (1998b) Effects of low dose ionizing radiation on murine chronic granulomatous tissue. Strahlenther Onkol 174:580–588
Hildebrandt G, Jahns J, Hindemith M, Spranger S, Sack U, Kinne RW, Madaj-Sterba P, Wolf U, Kamprad F (2000) Effects of low dose radiation therapy on adjuvant induced arthritis in rats. Int J Radiat Biol 76:1143–1153
Hildebrandt G, Magiorella L, Rödel F, Rödel V, Willis D, Trott KR (2002) Mononuclear cell adhesion and cell adhesion molecule liberation after X-irradiation of activated endothelial cells in vitro. Int J Radiat Biol 78:315–325
Hildebrandt G, Loppnow G, Jahns J, Hindemith M, Anderegg U, Saalbach A, Kamprad F (2003a) Inhibition of the iNOS-pathway in inflammatory macrophages by low dose X-irradiation – Is there a time dependence? Strahlenther Onkol 179:158–166
Hildebrandt G, Radlingmayr A, Rosenthal S, Rothe R, Jahns J, Hindemith M, Kamprad F (2003b) Low-dose radiotherapy modulates iNOS-expression in adjuvant arthritis in rats. Int J Radiat Biol 79:993–1001
Ialenti A, Moncada S, Di Rosa M (1993) Modulation of adjuvant arthritis by endogenous nitric oxide. Br J Pharmacol 110:701–706
Joiner MC, Marples B, Lambin P, Short SC, Turesson I (2001) Low-dose hypersensitivity: current status and possible mechanisms. Int J Radiat Oncol Biol Phys 49:379–389
Kern P, Keilholz L, Forster C, Seegenschmiedt MH, Sauer R, Herrmann M (1999) In vitro apoptosis in peripheral blood mononuclear cells induced by low dose radiotherapy displays a discontinuous dose-dependence. Int J Radiat Biol 75:995–1003
Kern P, Keilholz L, Forster C, Hallmann R, Herrmann M, Seegenschmiedt MH (2000a) Low-dose radiotherapy selectively reduces adhesion of peripheral blood mononuclear cells to endothelium in vitro. Radiother Oncol 54:273–282
Kern P, Keilholz L, Forster C, Stach C, Beyer TD, Gaipl US, Kalden JR, Hallmann R, Herrmann M (2000b) UVB-irradiated T-cells undergoing apoptosis lose L-selectin by metalloprotease-mediated shedding. Int J Radiat Biol 76:1265–1271
Kinne RW, Schmidt-Weber CB, Hoppe R, Buchner E, Palombo-Kinne E, Nürnberg E, Emmrich F (1995) Long term amelioration of rat adjuvant arthritis following systemic elimination of macrophages by clodronate-containing liposomes. Arthritis Rheum 38:1777–1790
Liebmann A, Hindemith M, Jahns J, Madaj-Sterba P, Weisheit S, Kamprad F, Hildebrandt G (2004) Low dose X-irradiation of adjuvant induced arthritis in rats – Efficacy of different fractionation schedules. Strahlenther Onkol 180:165–172
Marples B, Lambin P, Skov KA, Joiner MC (1997) Low dose hyper-radiosensitivity and increased radioresistance in mammalian cells. Int J Radiat Biol 71:721–735
Martin M, Vozenin MC, Gault N, Crechet F, Pfarr CM, Lefaix JL (1997) Coactivation of AP-1 activity and TGF-beta 1 gene expression in the stress response of normal skin cells to ionizing radiation. Oncogene 15:981–989
McCartney-Francis N, Allen JB, Mizel DE, Albina J, Xie QW, Nathan CF, Wahl SM (1993) Suppression of arthritis by an inhibitor of nitric oxide synthase. J Exp Med 178:749–754
Musial A, Eissa NT (2001) Inducible nitric-oxide synthase is regulated by the proteasome degradation pathway. J Biol Chem 276:24268–24273
Pajonk F, McBride WH (2001) Ionizing radiation affects 26s proteasome function and associated molecular responses, even at low doses. Radiother Oncol 59:203–212
Pannewitz G, von (1970) Degenerative Erkrankungen. In: Diethelm L, Olsson O, Strnad F, Viete H, Zuppinger A (Hrsg.) Handbuch med. Radiologie, Bd. 17, Springer, Berlin-Heidelberg-New York, pp 73–107
Pannewitz G, von (1933) Die Röntgentherapie der Arthritis deformans. Klinische und experimentelle Untersuchungen. In: Holfelder H (Hrsg) Ergebnisse der medizinischen Strahlenforschung. Bd. VI, Thieme, Leipzig, pp 62–126
Pelegri C, Kühnlein P, Buchner E, Schmidt CB, Franch A, Castell M, Hünig T, Emmrich F, Kinne RW (1996) Depletion of γ/δ T cells does not prevent or ameliorate, but rather aggravates, rat adjuvant arthritis. Arthritis Rheum 39:204–215

Pelletier JP, Jovanovic D, Fernandes JC, Geng C, Manning P, Connor JR (1997) Selective inhibition of nitric oxide synthase reduces in vivo progression of experimental osteoarthritis lesions and production of metalloproteases and interleukin-1. Arthritis Rheum 40 (Suppl. 9): 173

Pelletier JP, Jovanovic D, Fernandes JC, Manning P, Connor JR, Currie MG, Di Battista JA, Martel-Pelletier J (1998) Reduced progression of experimental osteoarthritis in vivo by selective inhibition of inducible nitric oxide synthase. Arthritis Rheum 41:1275–1286

Pelletier JP, Lascau-Coman V, Jovanovic D, Fernandes JC, Manning P, Connor JR, Currie MG, Martel-Pelletier J (1999) Selective inhibition of inducible nitric oxide synthase in experimental osteoarthritis is associated with reduction in tissue levels of catabolic factors. J Rheumatol 26:2002–2014

Prasad AV, Mohan N, Chandrasekar B, Meltz ML (1994) Activation of nuclear factor kappa B in human lymphoblastoid cells by low-dose ionizing radiation. Radiat Res 138:367–372

Prasad AV, Mohan N, Chandrasekar B, Meltz ML (1995) Induction of transcription of "immediate early genes" by low-dose ionizing radiation. Radiat Res 143:263–272

Reinisch N, Mur E, Herold M, Dunzendorfer S, Kähler CM, Falkenbach A, Wiedermann CJ (1999) Decrease of respiratory burst in neutrophils of patients with ankylosing spondylitis by combined radon-hyperthermia treatment. Clin Exp Rheumatol 17:335–338

Rödel F, Keilholz L, Kern PM, Herrmann M, Beuscher HU, Sauer R (2000) Effect of low dose radiation on adhesion and apoptosis – discontinous cytokine expression as one possible mechanism of action. Int J Radiat Oncol Biol Phys 48 (Suppl.):283

Rödel F, Kamprad F, Sauer R, Hildebrandt G (2002a) Funktionelle und molekulare Aspekte der antiinflammatorischen Wirkung niedrig dosierter Radiotherapie. Strahlenther Onkol 178:1–9

Rödel F, Kley N, Beuscher HU, Hildebrandt G, Keilholz L, Kern P, Voll R, Herrmann M, Sauer R (2002b) Anti-inflammatory effect of low dose X-irradiation and the involvement of a TGF-$ß_1$-induced down-regulation of leucocyte/endothelial cell adhesion. Int J Radiat Biol 78:711–719

Rolfe M, Chiu MI, Pagano M (1997) The ubiquitin-mediated proteolytic pathway as a therapeutic area. J Mol Med 75:5–17

Schaue D, Marples B, Trott KR (2002) The effects of low dose X-irradiation on the oxidative burst in stimulated macrophages. Int J Radiat Biol 78:567–576

Schmidt-Ullrich RK, Dent P, Grant S, Mikkelsen RB, Valerie K (2000) Signal transduction and cellular radiation response. Radiat Res 153: 245–257

Seegenschmiedt MH, Katalinic A, Makoski HB, Haase W, Gademann G, Hassenstein E (1999) Radiation therapy for benign diseases: patterns of care study in Germany. Int J Radiat Oncol Biol Phys 47:195–202

Smith WB, Noack L, Khew-Goodall Y, Isenmann S, Vadas MA, Gamble JR (1996) Transforming growth factor-β 1 inhibits the production of IL-8 and the transmigration of neutrophils through activated endothelium. J Immunol 157:360–368

Sokoloff N (1898) Röntgenstrahlen gegen Gelenkrheumatismus. Wien Med Wschr 12

Stefanovic-Racic M, Meyers K, Meschter C, Coffey JW, Hoffman RA, Evans CH (1994) N-monomethyl arginine, an inhibitor of nitric oxide synthase, suppresses the development of adjuvant arthritis in rats. Arthritis Rheum 37:1062–1069

Tak PP, Firestein GS (2001) NFκB: a key role in inflammatory diseases. J Clin Invest 107:7–11

Trott KR (1994) Therapeutic effects of low radiation doses. Strahlenther Onkol 170:1–12

Trott KR, Kamprad F (1999) Radiobiological mechanisms of antiinflammatory radiotherapy. Radiother Oncol 51:197–203

Trott KR, Parker R, Seed MP (1995) The effect of x-rays on experimental arthritis in the rat. Strahlenther Onkol 171:534–538

Vodovotz Y, Bogdan C (1994) Control of nitric oxide synthase expression by transforming growth factor-ß: implications for homeostasis. Prog Growth Factor Res 5:341–351

Voll RE, Herrmann M, Roth EA, Stach C, Kalden JR (1997) Immunosuppressive effects of apoptotic cells. Nature 390:350–351

Willis D, Moore AR, Frederick R, Willoughby DA (1996) Heme oxygenase-a novel target for the modulation of the inflammatory response. Nature Medicine 2:87–90

Xie QW, Cho H, Calaycay J, Mumford RA, Swiderek KM, Lee TD, Ding A, Troso T, Nathan C (1992) Cloning and characterization of inducible nitric oxide synthase from mouse macrophages. Science 256:225–228

Kapitel 28

Radium-224

Peter Josef Panholzer

1. Historisches

Der Einsatz des Radionuklids *Radium224* zur Behandlung des Morbus Bechterew lässt sich bis in die 1940iger Jahre zurückverfolgen. Allerdings wurde damals nicht eine Reinsubstanz verwendet, sondern mit dem Arzneimittel *„Peteosthor"* eine Kombination aus (Ra224)-Radiumchlorid, kolloidalem Platin und dem Farbstoff Eosin (Troch 1949). Anfang der 1950er Jahre kam dann Radiumchlorid als *„Thorium-X"* ohne Zusatzstoffe zur Anwendung, jedoch noch immer in einer sehr hohen Dosierung (Laschner 1973).

Heute steht mit dem radioaktiven Arzneimittel (224Ra)-Radiumchlorid (*„224 SpondylAT")* ein Arzneimittel zur Verfügung, bei dem durch spezielle Mess- und Reinigungstechniken sichergestellt ist, dass es keine relevanten Verunreinigungen enthält (Braun et al. 2001)

2. Physikalische Eigenschaften, Biokinetik

Das Radionuklid *Radium224*, ein Zerfallsprodukt von *Thorium232*, ist ein Alpha-Strahler mit einer physikalischen Halbwertszeit von 3,64 Tagen. Durch radioaktiven Zerfall entstehen aus einem Atom vier Alpha-Teilchen mit einer mittleren Reichweite von 50 µm und ein Beta-Teilchen mit einer mittleren Reichweite von 8 mm. Das Endprodukt dieser Zerfallsreihe ist stabiles Blei.

Es dürfte wohl kaum einen anderen radioaktiven Stoff geben, dessen Biokinetik seit Jahrzehnten bei Tier und Mensch annähernd so intensiv und gut untersucht wurde wie die Biokinetik von (224Ra)-Radiumchlorid. Die Erkenntnisse aus der Vielzahl von Untersuchungen wurden von der *International Commission on Radiological Protection* zusammengetragen und kritisch bewertet (Commission on Radiological Protection 1993).

Nach intravenöser Injektion werden beim Erwachsenen etwa 22% der injizierten Aktivität mit dem Stuhl und 0,6% mit dem Urin ausgeschieden. Nach 24 Stunden finden sich etwa 20%, nach 10 Tagen noch 10%, nach 100 Tagen noch 5% des applizierten Radiumchlorids im Knochen. In den Weichteilen lässt sich jeweils ca. ein Fünftel dieser Dosis nachweisen.

Radium ist chemisch eng mit Calzium verwandt und folgt wie die Erdalkalielemente Strontium und Barium der Verteilung des Calziums im Körper. Die Einlagerung und Abgabe von Radium im Bereich des Knochengewebes korrelieren mit der Aktivität des Knochenstoffwechsels, sind also vom *Bone-remodeling* abhängig (Salmon et al. 1999).

Die Aufnahme ins Skelettsystem ist bei Kindern und Adoleszenten infolge der stärkeren Speicherung im wachsenden Skelett höher und dementsprechend die Ausscheidung mit Urin und Fäzes geringer. Aus diesem Grunde ist die Anwendung von Radiumchlorid im Kindes- und Jugendalter streng kontraindiziert (Reiners 2000).

Durch die vermehrte Einlagerung in Umbauzonen kann Radium224 somit auch die Kallusbildung bei Frakturen behindern

(Günzel und Müller 1973). Bei einer neu aufgetretenen Fraktur muss eine laufende (224Ra)-Radiumchlorid-Therapie unterbrochen oder abgebrochen werden. Erst nach kompletter Ausheilung der Fraktur kommt dann eine Fortsetzung der Radiumchlorid-Therapie infrage.

Radiumchlorid passiert die Plazentaschranke und kann sich somit auch im fetalen Knochen anreichern. Es darf also während einer Schwangerschaft nicht angewandt werden. Während und bis 6 Monate nach einer Radiumchlorid-Therapie muss eine sichere Kontrazeption gewährleistet sein.

Bezüglich des Übertritts der Substanz in die Muttermilch liegen bisher keine sicheren Daten vor. Sollte ein Einsatz des Radiumchlorids während der Laktation erforderlich sein, sollte vor dem Beginn der Behandlung abgestillt werden.

3. Wirkprinzip, Dosierung, Strahlenexposition

Die Wirkung der (224Ra)-Radiumchlorid-Therapie bei Morbus Bechterew wird mit der vermehrten Anreicherung in den Umbauzonen erklärt. Als Calzium-Homologon reichert sich (224Ra)-Radiumchlorid nach intravenöser Injektion im Skelett an. Diese Anreicherung korreliert mit der Intensität des Calzium-Stoffwechsels, die bei der Spondylitis ankylosans in den Umbauzonen besonders ausgeprägt ist. Wegen der nur geringen mittleren Reichweite der emittierten hochenergetischen Alphateilchen (im Gewebe 50 µm – also nur wenige Zelldurchmesser) kommt es dort zu einer lokal hohen Energieabgabe mit einer Hemmung der aktiven Entzündungsprozesse (siehe Kap. 27).

Wegen der hohen Energieabgabe im Zielgebiet kann die therapeutische Wirkung mit insgesamt vergleichsweise geringen Dosierungen von (224Ra)-Radiumchlorid erreicht werden, so dass die Strahlenbelastung von Knochenmark und anderen Organen relativ gering ist (Bergter et al. 2003). Diese Therapie mit ionisierenden Strahlen kann – wahrscheinlich über eine Hemmung der Entzündungsaktivität – zu einer nachhaltigen Schmerzreduktion führen und langfristig möglicherweise sogar auch die ankylosierenden Prozesse verlangsamen (Rudolph et al. 1980; Müller 1993).

Durch die schnelle Verteilung im Körper, die bevorzugte Anreicherung im kranken Gewebe, die geringe Reichweite der Strahlung und durch den raschen Zerfall ist gewährleistet, dass sich die Wirkung vor allem im erkrankten Gewebe entfaltet und gesundes Gewebe deutlich weniger belastet wird. Auf Grundlage der Modelle der *International Commission on Radiological Protection (ICRP)* wurden vom deutschen *Bundesamt für Strahlenschutz* Neuberechnungen der Strahlenexposition bei einer (224Ra)-Radiumchlorid-Therapie durchgeführt (Lassmann et al. 2002). Danach beträgt die effektive Dosis für eine Therapie mit 10 x 1 MBq (224Ra)-Radiumchlorid 2,5 Sievert (Sv). Die höchste Strahlenbelastung ist mit 4,4 Gray (Gy) an der Knochenoberfläche zu verzeichnen (bei dieser Dosis sind antiinflammatorische Effekte nachgewiesen, siehe Kap. 27). Es folgen das rote Knochenmark mit 0,4 Gy und die Leber mit 0,1 Gy. Für alle anderen Organe und Gewebe liegt die Dosis unter 0,1 Gy.

Für die Strahlenexposition dritter Personen aus der Umgebung des Patienten (Krankenhauspersonal, Angehörige und Arbeitskollegen) spielen die Alpha- und Beta-Strahlen wegen ihrer kurzen Reichweite keine Rolle. Zu berücksichtigen wäre lediglich die mit dem Zerfall von (224Ra)-Radiumchlorid zusätzlich auftretende Gamma-Strahlung, die allerdings nach Berechnung des deutschen Bundesamtes für Strahlenschutz (BfS) bei der Therapie mit (224Ra)-Radiumchlorid sehr gering ist:

Würde sich eine dritte Person ständig in 1 m Abstand zu dem mit (224Ra)-Radiumchlorid behandelten Patienten aufhalten, so würde die äußere Strahlenexposition dieser Person 0,032 mSv pro Applikation, bei 10-maliger Applikation also insgesamt 0,32 mSv betragen.

Somit ist die Behandlung aus strahlenhygienischer Sicht auch *ambulant* durchführbar. Im Einzelfall können jedoch hygienische und pflegerische Gründe (in der Realität auch abrechnungstechnische Gründe) für eine (224Ra)-Radiumchlorid-Therapie unter *stationären* Bedingungen sprechen.

Angesichts der noch nicht endgültig positiv nachgewiesenen (Langzeit-) Sicherheit und der noch bestehenden (mehr theoretischen) Bedenken sollte die (224Ra)-Radiumchlorid-Behandlung nur einmal im Leben des Patienten mit Morbus Bechterew durchgeführt werden. Die weiter laufende Datenerfassung der therapierten Patienten wird in Zukunft hoffentlich fundiertere Entscheidungen hinsichtlich einer Therapiewiederholung ermöglichen. Die bisherigen Erfahrungen lassen das Risiko von unerwünschten Langzeitwirkungen gering erscheinen, aber Unsicherheiten bestehen noch immer.

4. Durchführung, notwendige Kontrollen

Die Therapie wird in enger Absprache und Zusammenarbeit zwischen dem behandelnden Rheumatologen, der auch die Indikation zu dieser Behandlung stellt, und dem Nuklearmediziner durchgeführt. Nur der Nuklearmediziner ist zur Therapie mit offenen Radionukliden berechtigt. Er muss zudem über eine entsprechende Umgangsbewilligung für diese Substanz verfügen.

Ein wesentliche Voraussetzung für die Durchführung der (224Ra)-Radiumchlorid-Behandlung sind die Aufklärung des Patienten und dessen schriftliche Einverständniserklärung entsprechend den gesetzlichen Vorschriften.

Sind alle Kriterien für die Durchführung der (224Ra)-Radiumchlorid-Therapie erfüllt, werden im Abstand von jeweils einer Woche 10 intravenöse Injektionen mit jeweils 1 MBq Ra-224 durchgeführt. Vor jeder Anwendung ist eine Kontrolle des Differentialblutbildes notwendig. Bei einem Abfall der Leukozyten unter 4000/µl oder der Lymphozyten unter 500/µl oder der neutrophilen Granulozyten unter 1000/µl muss die Therapie abgebrochen werden. Bei einem Abfall der Thrombozyten unter 50.000/µl oder einem Hb-Wert unter 9 g/dl ist die Therapie ebenfalls abzusetzen.

Die Applikation von jeweils 1ml der Lösung (224Ra)-Radiumchlorid erfolgt in wöchentlichen Abständen. Die Lösung wird mit Hilfe einer Spritze mit entsprechender Abschirmung streng intravenös injiziert. Anschließend wird mit isotoner Kochsalzlösung nachgespült.

Wegen der potentiellen Gefahr eines Strahlen-Gewebeschadens bei eventueller paravaskulärer Injektion der radioaktiven Substanz mit Infiltration der umliegenden Weichteile ist hierbei besondere Vorsicht geboten. Nur ein erfahrener Nuklearmediziner sollte die Injektion unter optimalen Applikationsbedingungen vornehmen. Sollte es zu einer äußerlichen Kontamination kommen, muss diese gründlich dekontaminert werden (entsprechend den nuklearmedizinischen Richtlinien).

Akute Reaktionen oder Nebenwirkungen nach der Anwendung dieser Therapie sind in der Regel nicht zu erwarten, ebenso keine Auswirkungen auf die Verkehrstüchtigkeit oder das Bedienen von Maschinen. Laut Fachinformation zu *224SpondylAT* kann es selten zu Überempfindlichkeitsreaktionen wie Gesichtsrötung, Urtikaria, Übelkeit, Fieber und Schüttelfrost sowie allergischem Schock kommen, so dass nach der Injektion eine Nachbeobachtungszeit von zumindest zwei Stunden empfehlenswert erscheint.

Nach der Behandlungsphase müssen die Patienten regelmäßig vom behandelnden Nuklearmediziner kontrolliert werden, um etwaige Langzeitschäden rechtzeitig erfassen und dokumentieren zu können. So sind im ersten Jahr Kontrollen 3 und 6 Monate nach Ende der Behandlung durchzuführen. Später sind Kontrollen einmal jährlich – bis 10 Jahre nach Therapie – fortzusetzen. Dabei erfolgen neben der ärztlichen Untersuchung Kontrollen des Differentialblutbildes, deren Ergebnisse im Sinne einer Anwendungsbeobachtung zur weiteren Ausarbeitung und Dokumentation an die Herstellerfirma übermittelt werden. Diese Dokumentation des Verlaufs der behandelten Patienten ist zur Erhöhung der Sicherheit des Patienten selbst und zukünftiger Patienten sowie zur besseren Beurteilung der Wirksamkeit der Therapie sinnvoll und notwendig.

Wie bereits oben erwähnt, darf zu Behandlungsbeginn keine Schwangerschaft bestehen. Während und bis 6 Monate nach einer Behandlung mit Radiumchlorid muss eine sichere Kontrazeption gewährleistet sein.

Wegen der bestehenden Wechselwirkungen von Ra-224 mit Calzium, Phosphaten und Phosphonaten ist es möglich, dass diese Substanzen die Pharmakokinetik und -dynamik von Radiumchlorid verändern. Deshalb wird empfohlen, alle Medikamente, die den Calzium-Phosphat-Stoffwechsel beeinflussen können, einige Tage vor Beginn der Therapie abzusetzen und erst frühestens 4 Wochen nach der letzten Radiumchlorid-Injektion wieder aufzunehmen.

5. Nebenwirkungen, Risiken

Die Erfahrungen der letzten Jahre belegen eine gute Verträglichkeit und Nebenwirkungsarmut der Behandlung mit den (neuen gereinigten) Radiumchlorid-Zubereitungen. Für den Patienten am unangenehmsten ist die unmittelbar nach Injektion bzw. in den ersten Tagen (bis zur 5. Injektion) möglicherweise auftretende Verstärkung der Schmerzsymptomatik, das sogenannte *Flare-Phänomen,* zu dessen Häufigkeit allerdings keine konkreten Zahlenangaben vorliegen. Hier können *NSAR* am besten Abhilfe schaffen.

Gelegentlich wurde auch über das Auftreten einer *Iridozyklitis* unter einer laufenden Radiumchloridbehandlung berichtet. Obwohl diese ja auch im Rahmen der Grunderkrankung zu interpretieren wäre und ein kausaler Zusammenhang mit der Radiumchloridtherapie nicht gesichert ist, sollte die Behandlung mit Radiumchlorid in dieser Situation aus Sicherheitsgründen abgebrochen und eine augenfachärztliche Behandlung veranlasst werden.

Allgemeine Überempfindlichkeitsreaktionen mit Fieber, Übelkeit, Urtikaria und Schüttelfrost sind möglich und wurden bereits erwähnt. In Einzelfällen können jedoch auch anaphylaktische Reaktionen auftreten, so dass die Möglichkeit zur Nachbeobachtung und zu einer entsprechenden notfallmäßigen Versorgung gegeben sein muss.

Kurzfristige reversible Veränderungen des Blutbildes, vor allem der Leukozytenzahlen (Granulozyten), sind seit langem bekannt. Deshalb müssen diesbezügliche Kontrollen vor, während und nach einer durchgeführten Therapie – auch in Hinblick auf das nicht sicher auszuschließende Risiko einer Leukämieinduktion – erfolgen (Redekker et al. 1982; Stieglitz et al. 1973).

Bei Kindern und Jugendlichen kann es nach Radiumchlorid-Gabe nicht nur zu Störungen der Skelettentwicklung mit Wachstumsverzögerung, Exostosen und Zahnausfall kommen, sondern es wurde auch nach der früher üblichen Radiumchlorid-Therapie über ein vermehrtes Auftreten von *Osteosarkomen* berichtet (Mays 1978). Nicht zuletzt aus diesem Grunde ist eine Radiumchlorid-Behandlung vor dem 20. Lebensjahr kontraindiziert.

Aus Tierexperimenten ist bekannt, dass (224Ra)-Radiumchlorid dosisabhängig (bei Mäusen) zu einer erhöhten Inzidenz von Osteosarkomen führt (Humphreys et al. 1985, 1993), was jedoch unterhalb einer Knochenoberflächen-Dosis von 9 Gy (bei Hunden) nicht gesehen wurde (Muggenburg et al. 1996). Diese kritische Dosis wird bei der heute üblichen Dosierung von (224Ra)-Radiumchlorid nicht erreicht.

Die *Deutsche Gesellschaft für Strahlenforschung* (GSF) hat eine umfassende Analyse der Nebenwirkungen von Radium224 vorgenommen. Dabei wurden seit Jahren zwei Patientengruppen konsequent verfolgt und nachuntersucht.

In der ersten GSF-Studie wurde über 899 Patienten berichtet, die zum Zeitpunkt der Behandlung jünger als 21 Jahre waren und die zwischen 1945 und 1964 sehr hohe Radium224-Dosen erhalten hatten. Diese Patienten waren mit dem eher unreinen *„Peteosthor"* behandelt worden. Die niedrigste Dosis, welche in dieser Studie zu einem Knochentumor führte, betrug 408 µCurie (15,09 MBq), was gegenüber dem heute verwendeten *SpondylAT*-Applikationsschema eine um 46% höhere Dosis bedeutet (Spiess 1995).

Eine zweite Untersuchung umfasst 1.577 Patienten, welche zwischen 1948 und 1975 mit jeweils 10 x 1 MBq *Radium224* behandelt worden waren und eine Vergleichsgruppe von Patienten mit Spondylitis ankylosans, die keine Radium224- Therapie erhalten hatten. Bis Ende 1988 waren weniger Patienten der Radium224-Therapiegruppe als in der Kontrollgruppe verstorben (44,1% versus 57,1%). Die Gesamtzahl der Malignomerkrankungen war in der (224Ra)-Radiumchlorid-Gruppe mit 9,4% gegenüber 11% bei der Kontrollgruppe nicht erhöht. Es wurden auch keine Osteosarkome beobachtet. Allerdings waren in der Radiumchlorid-Gruppe vier andere maligne Knochentumore (0,25% : Fibrosarkom, malignes fibröses Histiocytom, Retikulumzellsarkom, medulläres Plasmozytom) aufgetreten, in der Kontrollgruppe mit 1.462 Patienten dagegen nur ein medulläres Plasmozytom (0,07%). In der Ra224-Behandlungsgruppe wurden 13 Leukämien (0,8%), in der Kontrollgruppe 7 (0,5%) beobachtet. Dieser Unterschied ist zwar statistisch nicht signifikant, eine Erhöhung des relativen Risikos für Leukämien und Knochentumore ist damit jedoch nicht ausgeschlossen (Nekolla et al. 2000; Wick et al. 1995, 1999).

Eine Literatur-Recherche im Auftrag des Deutschen Bundesgesundheitsamtes zur Nebenwirkungshäufigkeit bei 7.064 Patienten, die im Zeitraum von 1969 bis 1983 mit (224Ra)-Radiumchlorid behandelt worden waren, ergab mit 0,1% der behandelten Patienten eine nicht erhöhte Mortalitätsrate (Glöbel 1985). Somit kann das *Langzeitrisiko* einer Radiumchlorid-Therapie als *insgesamt gering* angesehen werden.

Es gibt auch Daten über Nachkommen von Patienten, die mit Radiumchlorid behandelt worden waren. Dabei werden 306 Kinder überblickt, die nach einer früheren Therapie eines Elternteils mit (224Ra)-Radiumchlorid geboren wurden. Darunter fanden sich zwei Kinder mit Missbildungen und drei Kinder, deren Erkrankung mit großer Wahrscheinlichkeit nicht im Zusammenhang mit der Strahlenexposition gesehen werden kann (Zwillinge mit *cerebral palsy*, ein Kind mit *Diabetes insipidus*). Der Vergleich der Daten dieser 306 Kinder mit der Erkrankungshäufigkeit in der allgemeinen Bevölkerung ergibt keinen Hinweis auf ein erhöhtes Mutationsrisiko durch eine frühere Radiumchlorid-Therapie eines Elternteils (Reiners 2000).

6. Indikationen

Aus juristischer Sicht ist laut Zulassungsbescheid des deutschen Bundesamtes für Arzneimittel vom 27.10.2000 das Anwendungsgebiet für (224Ra)-Radiumchlorid folgendermaßen definiert:

224Radiumchlorid (*SpondylAT*) kann angewendet werden zur Behandlung starker Schmerzen bei Patienten mit Spondylitis ankylosans (Morbus Bechterew) und nachgewiesenen Ossifikationsprozessen am Achsenskelett (Stadium II und III nach der klinisch-röntgenologischen Klassifizierung), bei denen eine konsequente und adäquate Schmerztherapie erfolglos war oder die Gabe von Analgetika und Antiphlogistika kontraindiziert ist (siehe Kap. 23).

Der gesicherte Nachweis für das Vorliegen eines Morbus Bechterew entsprechend den New York-Kriterien von 1984 (siehe Kap. 3) ist die Voraussetzung für eine Therapie mit (224 Ra)-Radiumchlorid. Aus klinischer Sicht können alle Patienten einer solchen Behandlung zugeführt werden, sofern die Entzündungsaktivität der Spondylitis ankylosans zu behandlungsbedürftigen Schmerzen führt (Glöbel 1985). Dies würde grundsätzlich auch für einen Patienten mit frühem Morbus Bechterew (im Stadium I) gelten. Hierfür gibt es jedoch keine Zulassung.

Die Erfolgsaussichten der Radiumchlorid-Therapie sind allgemein in frühen Krankheitsstadien am größten. Bei einer fortgeschrittenen Ankylosierung der Wirbelsäule sind die Ossifikationen selbstverständlich nicht mehr reversibel.

Die Ergebnisse der bisher durchgeführten Studien und die Erfahrungen mit der Radiumchlorid-Therapie zeigen, dass vor allem Patienten im Stadium II und III nach Schilling/Ott (Schilling 1964; Lemmel 2003) von der Radiumchlorid-Therapie profitieren können. Bei 65–90% der Betroffenen ist hier eine Schmerzlinderung und teilweise auch Beschwerdefreiheit zu erzielen, die häufig über mehrere Jahre anhält. Allerdings muss in diesem Zusammenhang erwähnt werden, dass sämtliche bisherige Studien nicht in Form randomisierter kontrollierter Studien durchgeführt wurden, so dass die Aussagekraft eingeschränkt ist.

Für einen sinnvollen und effektiven Einsatz der Radium224-Therapie müssen heute somit folgende Kriterien erfüllt sein:

- sichere Diagnose eines Morbus Bechterew entsprechend den modifizierten New York Kriterien
- entzündungsbedingte Schmerzen
- frühe Krankheitsstadien (keine fortgeschrittene Ankylosierung)
- unbefriedigende Ergebnisse bisheriger Therapien

Bei klinisch nicht eindeutigen Situationen erscheint die vorherige Durchführung einer *3-Phasen-Szintigraphie* angebracht. Sie weist auf die Entzündungen hin, wobei nicht nur die florid-entzündlichen Stellen in der *Frühphase*, sondern auch die Stellen mit erhöhtem Knochenumbau und Anreicherung in der *Spätphase* relevant sind. Wenn sich hier multilokuläre Entzündungszeichen finden, so unterstützt dies die Indikationstellung für eine (224Ra)-Radiumchlorid-Therapie. Bei entzündlichen Prozessen an nur einer oder zwei Lokalisationen der Wirbelsäule wäre alternativ an eine externe Strahlentherapie zu denken (siehe Kap. 29).

Es sollten aufgrund der Datenlage derzeit nur Patienten mit einem Befall der Wirbelsäule einer Therapie mit Radium224 zugeführt werden. Im Vordergrund stehende extravertebrale Gelenkmanifestationen stellen keine Indikation für eine Radiumchlorid-Behandlung dar.

7. Kontraindikationen

Als Kontraindikationen für eine Therapie des Morbus Bechterew mit (224 Ra)-Radiumchlorid gelten:

- Schwangerschaft und Stillzeit
- nicht abgeschlossenes Knochenwachstum bei Kindern und Jugendlichen bis zu einem Alter von 20 Jahren
- Erkrankungen des hämatopoetischen Systems
- frische Frakturen (Einschränkung der Kallusbildung)
- schwere Lebererkrankungen
- akute Infekte
- gleichzeitige Behandlung mit knochenmarkstoxischen Medikamenten

Wie bei allen Strahlentherapien ist die Diskussion um die Behandlung von Frauen und Männern im zeugungsfähigen Alter äußerst schwierig. Für die früher häufig (z.B. für die Radiosynoviorthese) vorgeschlagene generelle Altersgrenze von 40 Jahren gibt es keine plausible Begründung. Das Alter sollte zwar bei den differentialtherapeutischen Überlegungen berücksichtigt werden, aber grundsätzlich muss auch hier die individuelle Abwägung von Nutzen und Risiko einer Behandlung für die Indikationsstellung wegweisend sein. Gerade bei den jüngeren Patienten sind die Entzündungsaktivität und das Fortschreiten der ankylosierenden Prozesse häufig sehr stark ausgeprägt, so dass hier auch der Einsatz von Radium224 am sinnvollsten ist.

Bei der gegebenen physikalischen Halbwertszeit von Radium von 3,64 Tagen ist bereits wenige Wochen nach der Applikation keine nennenswerte Aktivität mehr zu erwarten. Die Komponenten der biologischen Halbwertszeit (z.B. Ausscheidung über Urin und Fäzes) können nur zu einer schnelleren Abnahme der Aktivität im Körper beitragen. Für Radium224-induzierte Schäden im Erbgut, die bei einer späteren Konzeption relevant sein könnten, gibt es keine wissenschaftlichen Hinweise. Es sei auch daran erinnert, dass Radium eine vermehrte Affinität zum Knochen zeigt und nur geringe Strahlendosen im Bereich der Gonaden zu erwarten sind.

Angesichts dieser Aspekte erscheint es vernünftig, aus (möglicherweise übertriebenen) Sicherheitsvorstellungen bis zu 6 Monaten nach der letzten Injektion auf eine Antikonzeption zu achten. Diese Empfehlung eines 6-monatigen „Sicherheits"-Abstands beruht jedoch allein auf strahlenbiologischen Überlegungen, ist aber bisher nicht wissenschaftlich abgesichert.

Tabelle 1. Ansprechraten bei der Behandlung der Spondylitis ankylosans mit (224Ra)- Radiumchlorid oder mit Antiphlogistika bei Kontrollpatienten

Autor/Jahr	Ansprechraten *nach (224 Ra)*		Ansprechraten *bei Kontrollen*	
	Besserung	insgesamt	Besserung	insgesamt
Schneller 1951	12	15	9	15
Rütt 1952	17	18	–	–
Koch 1955	290	297	44	73
Uibe 1958	219	240	–	–
Kutz 1963	86	92	–	–
Laschner 1973	75	91	–	–
Schmitt 1978	62	78	14	70
Liska 1980	14	16	–	–
Redeker et al.1982	44	53	–	–
Biskop et al. 1983	54	60	–	–
Müller 1993	22	26	5	20
Total	895/986 (91%)		72/178 (40%)	

8. Wirksamkeit

Zahlreiche Untersuchungen, in die insgesamt ca. 2.700 Patienten mit Morbus Bechterew eingeschlossen wurden, sind inzwischen publiziert. Sie sprechen insgesamt von einer Wirksamkeit der (224Ra)-Radiumchlorid–Therapie bei ca. 75% der behandelten Patienten (Janssen 2000; Lemmel 2000). Allerdings entsprechen viele der älteren Untersuchungen zur Wirksamkeit des Radiumisotops nicht den heutigen Maßstäben für Therapiestudien. Es finden sich oftmals nur qualitative Beschreibungen der Ergebnisse und keine Kontrollgruppen. Zudem handelt es sich bei den Arbeiten fast ausschließlich um retrospektive Analysen.

In Tabelle 1 sind die Studien zusammengefasst, in denen die Wirksamkeit der Therapie mit (224Ra)-Radiumchlorid präziser beurteilt wurde (Tabelle 1). Nach diesen Daten ist von einer Wirksamkeit der (224Ra)-Radiumchlorid–Therapie bei ca. 90% der behandelten Patienten auszugehen. Die Schmerzlinderung kann fünf Jahre und länger anhalten. Demgegenüber fand sich in dem kleinen Kollektiv der allein mit Antiphlogistika behandelten Kontrollpatienten eine vergleichbare Schmerzlinderung nur bei ca. 40% dieser Patienten.

Seyfarth (1987) berichtete von einem geringeren NSAR-Bedarf bei 65% der mit (224Ra)-Radiumchlorid behandelten Patienten (Seyfarth 1987).

Von großem Interesse sind die Ergebnisse einer Studie von Rudolph et al. (1980) zum Einfluss der Therapie mit (224Ra)-Radiumchlorid auf die Progression der radiologisch nachweisbaren Verknöcherung. Es wurden zwei Patientenkollektive (insgesamt 181 Patienten) nachuntersucht, die 5–10 Jahre (93 Patienten) bzw. 11–15 Jahre (76 Patienten) zuvor mit (224Ra)-Radiumchlorid behandelt worden waren. Die Befunde wurden mit den Aufnahmen einer Kontrollgruppe (n=122) verglichen. Dabei zeigte sich bezüglich aller ausgewerteten Kriterien (Kyphosewinkel, Syndesmophytenzahl, Syndesmophytengröße, Stadium der Ankylosierung der Sakroiliakalgelenke) eine signifi-

Tabelle 2. Einfluss der Therapie mit (224Ra)-Radiumchlorid auf radiologisch darstellbare Parameter der Verknöcherung im Vergleich zu Kontrollen im zeitlichen Verlauf (Rudolph et al. 1980)

Parameter	*(224Ra)-Radiumchlorid*	Kontrollen	*(224Ra)-Radiumchlorid*	Kontrollen
	n = 93	n = 76	n = 88	n = 46
	5–10 Jahre		11–15 Jahre	
Durchschnittliche Differenz Kyphosewinkelzunahme (Grad)	2,1	6,0*	3,2	7,5*
Durchschnittliche Zunahme Syndesmophytenzahl	1,7	4,5*	3,0	5,7*
Durchschnittliche Zunahme Syndesmophytengröße	0,98	1,5*	1,3	1,8*
Zunahme Stadium Iliosakralfugen	0,9	2,4*	1,3	3,2*

* $p < 0{,}01$

kante Verlangsamung der Progression der Spondylitis ankylosans in der mit (224Ra)-Radiumchlorid behandelten Gruppe. Der Unterschied zwischen den Gruppen war auch noch 11–15 Jahre nach der Therapie nachweisbar (Tabelle 2). Leider ist dies die einzige Studie zu dieser Fragestellung.

9. Zusammenfassung

Radiumchlorid ist ein intravenös zu verabreichender Alpha-Strahler, der sich in den Entzündungsgebieten des Knochens bevorzugt anreichert. Seit Oktober 2000 kann (224Ra)-Radiumchlorid in hochgereinigter Form (einziges in Deutschland zugelassenes Produkt: *SpondylAT*) zur Behandlung der schweren aktiven Verlaufsformen des Morbus Bechterew mit Wirbelsäulenbeteiligung verwendet werden.

Es liegen inzwischen eine Vielzahl von Langzeit-Daten vor, die für eine gute Wirksamkeit und ein akzeptables Nebenwirkungsprofil dieses Arzneimittels sprechen. Die zumeist über mehrere Jahre nachweisbare Wirksamkeit der Substanz auf Spondylitis-assoziierte Schmerzen sowie die Hinweise auf eine verminderte Progression der Wirbelsäulenverknöcherung können bei Patienten mit Morbus Bechterew zu Recht Hoffnung auf eine günstige Beeinflussung des Krankheitsverlaufs wecken. Rheumatologen und Nuklearmediziner sollten – bei gegebener Indikation – diese ergänzende Behandlungsmöglichkeit mit (224Ra)-Radiumchlorid wieder in ihre differentialtherapeutischen Überlegungen einbeziehen.

10 Fragen zum Thema

1. Bei welchen Befunden bestehen die größten Erfolgschancen einer Radium224-Therapie?

Bei einem Patienten mit einer gesicherten, deutlich aktiven und auf eine konventionelle Therapie nicht ausreichend ansprechenden Erkrankung und noch geringer Ankylosierung bestehen die größten Aussichten auf Erfolg.

2. Wer führt die Behandlung durch?

Die Behandlung darf nur von einem Nuklearmediziner mit entsprechender Umgangsbewilligung für Ra224-Radiumchlorid durchgeführt werden. Die Indikation stellt in der Regel der betreuende Rheumatologe. Eine enge interdisziplinäre Zusammenarbeit ist wünschenswert.

3. Wie erfolgt die Verteilung und wie der Abbau des Radium224 nach der Injektion?

Nach intravenöser Injektion reichert sich Ra224-Radiumchlorid als Calziumhomolog im Skelett an und korreliert mit der Intensität des Calziumstoffwechsels. Nicht in den Knochen eingelagertes Ra224 wird zu 95% fäkal und zu 5% über den Urin ausgeschieden.

4. Kommt die Radium224-Behandlung auch bei fortgeschrittenem Morbus Bechterew in Frage?

Prinzipiell ist dies denkbar, jedoch wird das Anwendungsgebiet für Ra224-Radiumchlorid durch den Zulassungsbescheid des deutschen Bundesamtes für Arzneimittel vom 27.10.2000 auf die Stadien II und III nach der klinisch-röntgenologischen Klassifizierung beschränkt. Ein Einfluss auf eine bereits vorhandene Ankylose ist nicht zu erwarten.

5. Gibt es Bedenken bei Patienten im fortpflanzungsfähigen Alter?

Eigentlich nicht. Aus Sicherheitsüberlegungen erscheint aber dennoch die Empfehlung sinnvoll, für 6 Monate nach der letzten Injektion auf eine wirksame Antikonzeption zu achten. Eine Schwangerschaft muss vor dem Beginn der Therapie ausgeschlossen werden und eine sichere Kontrazeption muss während und bis 6 Monate nach der Therapie gewährleistet sein.

6. Was sind die Kurzzeit- bzw. Langzeitrisiken?

Kurzfristige mögliche Nebenwirkungen sind eine passagere Schmerzverstärkung, Überempfindlichkeitsreaktionen oder kurzfristige Blutbildveränderungen. Langzeitrisiken könnten aufgrund des Wirkortes das blutbildende System sowie ossäre Neoplasien betreffen. Allerdings war die Tumorinzidenz unter den Radiumchlorid-behandelten Patienten (über 20 Jahre kumulativ) nicht erhöht. Maligne Tumore des hämatopoetischen Systems traten bei 1,0% der Patienten auf, in der Kontrollgruppe bei 0,5%.

7. Ist Radium224 auch bei peripherer Gelenkbeteiligung des Morbus Bechterew sinnvoll?

Extravertebrale Manifestationen sprechen nicht auf Radium224 an. Eine klinisch im Vordergrund stehende periphere Gelenkbeteiligung stellt keine Indikation für eine Radiumchlorid-Therapie dar.

8. Muss der Patient nach der Injektion von Radium224 isoliert werden?

Aus strahlenhygienischen Gründen ist dies nicht erforderlich, so dass die Therapie auch ambulant durchführbar ist.

9. Welche Kontrollen sind in welchen Zeitabständen notwendig?

Vor und während der (224Ra)-Radiumchlorid-Behandlung sind wöchentliche Kontrollen des Differentialblutbildes durchzuführen. Nach Abschluss der Therapie müssen diese Kontrollen im ersten Jahr nach 3 und 6 Monaten, dann einmal jährlich über 10 Jahre erfolgen.

10. Kann eine Radon- oder Röntgentherapie und eine Radium224-Therapie kombiniert werden?

Diese gleichzeitige Kombination mehrerer Bestrahlungsmodalitäten ist nicht sinnvoll. Nacheinander durchgeführte unterschiedliche Strahlentherapien sind jedoch prinzipiell möglich. Dabei sollte aber immer gewährleistet sein, dass ein strahlentherapeutisch erfahrener Arzt die jeweiligen Strahlendosen berechnet (und addiert), um eine zu hohe Strahlenexposition (z.B. mit der Gefahr einer Knochenmarkschädigung) zu vermeiden.

Literatur

Bergter W, Gilbert M, Fitschen J (2003) Prinzip der spezifischen Entzündungshemmung und Schmerzlinderung mit (224Ra)Radiumchlorid Osteoporose & Rheuma aktuell 2:16–19

Biskop M, Arnold W, Weber C, Reinwald H (1983) Kann durch Radium-224 die Progredienz der Bechterew'schen Erkrankung beeinflusst werden? Beitrag Orthop Traumatol 30:374–381

Braun J, Lemmel EM, Manger B, Rau R, Sörensen H, Sieper J (2001) Therapie der ankylosierenden Spondylitis (AS) mit Radiumchlorid (224SpondylAT). Z Rheumatol 60:74–83

Günzel I, Müller WA (1973) Bone mineral metabolism in mice after fracture of tibia, double labelling with 47Ca and 224Ra. Biophysik 10:267–272

Glöbel B (1985) Ra-224 zur internen Strahlentherapie der Spondylitis ankylosans (Morbus Bechterew) – eine Alternative zur Chemotherapie? NucCompact 16:272–277

Humphreys ER, Louted JF, Major IR, Stones VA (1985) The induction by 224-Ra of myeloid leukemia and osteosarcoma in male CBA mice. Int J Radiat Biol 47:239–247

Humphreys ER, Isaacs KR, Raine TA et al. (1993) Myeloid leukemia and osteosarcoma in CBA/H mice given 224Ra. Int J Radiat Biol 64:231–235

International Commission on Radiological Protection (1993) Age-dependent doses to members of the public from intake of radionuclides, Part 2. Annals of the IRCP Nr.67. Pergamon Press, Oxford, New York, Frankfurt

Janssen D (2000) Klinisches Gutachten zu (224Ra)-Radiumchlorid – 224SpondylAT vom 27.02.2000. Weisendorf

Koch W (1955) Neue Ergebnisse der Radioisotopen-Anwendung in der Orthopädie. Verha Dtsch Orthop Ges 320–326

Kutz G (1963) Zur Frage von Spätschäden nach der Behandlung mit Thorium-X. Z Orthop 97:474

Lassmann M, Nosske D, Reiners Chr (2002) Therapy of ankylosing spondylitis with 224Ra-radium chloride: dosimetry and risk considerations. Radiat Environ Biophys 41:173–178

Laschner W (1973) Ergebnisse und Komplikationen der Thorium-X-Behandlung bei M. Bechterew. Z Orthop 111:743–748

Lemmel E (2000) Medizinisches Sachverständigen-Gutachten zum Zulassungsantrag (224Ra)-Radiumchlorid zur Behandlung der ankylosierenden Spondylitis vom 28.02.2000. Max Grundig Klinik, Bühl

Lemmel E (2003) Diagnose und Therapie der ankylosierenden Spondylitis. Sonderdruck aus Osteoporose & Rheuma aktuell 1/03

Liska G (1980) Die Spondylarthritis ankylopoetica und ihre Behandlung mit Thorium-X, Nachuntersuchungen an Patienten der Orthopädischen Universitätsklinik Würzburg. Doktorarbeit, Medizinische Fakultät der Julius-Maximilians-Universität Würzburg

Mays CW (1978) Skeletal effects following 224Ra injections into humans. Health Phys 35:83–90

Muggenburg BA, Hahn FF, Griffith WC jr, Lloyd RD, Böcker BB (1996) The biological effects of Radium-224 injected into dogs. Radiat Res 146:171–186

Müller D (1993) Die 5-jährige Verlaufskontrolle der Radium-Behandlung (224Ra) bei Patienten mit Spondylitis ankylopoetica unter besonderer Berücksichtigung der Szintigraphie. Dissertation, Medizinische Fakultät der Universität Leipzig

Nekolla EA, Kreisheimer M, Kellerer AM, Kuse-Isingschulte M, Gössner W, Spiess H (2000) Late effects in ankylosing spondylitis patients treated with 224Ra. Radiat Res 153:93–103

Redekker S, Crone-Münzebrock W, Weh L, Montz R (1982) Szintigraphische, radiologische und klinische Ergebnisse nach erfolgter Radium224-Therapie bei 53 Patienten mit Spondylitis ankylosans. Beitr Orthop Traumatol 27:29–37

Reiners C (2000) Gutachterliche Stellungnahme zu (224Ra)Radiumchlorid: Pharmakokinetik/ Strahlenexposition vom 14.02.2000. Klinik und Poliklinik für Nuklearmedizin, Universität Würzburg. Vorgelegt beim Bundesinstitut für Arzneimittel

Rudolph F, Salewski H, Franke J (1980) Spätergebnisse nach Thorium-X Behandlung (Radium-224) des Morbus Bechterew (eine 15-Jahres-Studie). Beitr Orthop Traumatol 27:29–37

Rütt A (1952) Zur Therapie des Morbus Bechterew. Dtsch Med Wochenschr 77:649–652

Salmon PL, Onischuk YN, Bondarenko OA, Lanyon LE (1999) Alpha-particle doses to cells of the bone remodeling cycle from alpha-particle-emitting bone-seekers: indications of an antiresorptive effect of actinides. Radiat Res 152:43–47

Schilling F (1964) Spondylitis ankylopoetica: Die sogenannte Bechterew'sche Krankheit und ihre Differentialdiagnose (einschließlich Spondylitis hyperostotika, Spondylitis psoriatika und chronischem Reitersyndrom). In: Diethelm L (Hrsg) Handbuch der Medizinischen Radiologie, Band IV, Teil 2. Springer, Berlin, Heidelberg, New York, pp 452–689

Schmitt E (1978) Eine Langzeitstudie zum therapeutischen Effekt des Radium-224 beim Morbus Bechterew. Z Orthop 116:621–624

Seyfarth H (1987) Erfahrungen mit der Therapie der Spondylitis ankylosans in der DDR unter Berücksichtigung der Radium-224-Therapie. Akt Rheumatol 12:26–29

Schneller H (1951) Erfahrungen mit Peteosthor-Behandlung bei Morbus Bechterew. Med Klin 5:142–144

Stieglitz R, Thiele M, Stobbe H, Wegener G (1973) Schädigungen der Hämatopoese durch Thorium-X-Therapie. Folia Haematol 100:95–103

Spiess H (1995) The Ra-224 study: past, presence and future. In: van Kaick G, Karaoglu A, Keller AM (eds.) Health effects of internally deposited radionuclides: emphasis on radium and thorium. Proceedings of an International Seminar held in Heidelberg, Germany 18–21 April 1994. World Scientific, Singapore, pp 157–159

Troch P (1949) Neue Wege des Heilens. Vieweg, Braunschweig

Uibe P (1958) Die Behandlung des Bechterew mit ThoriumX. Z Orthop Traumatol Band 44, pp 1–5

Wick RR, Chmelevsky D, Gössner W (1995) Current status of the follow up of Radium-224 treated ankylosing spondylitis patients. In: van Kaick G, Karaoglu A, Kellerer AM (eds) Health effects of internally deposited radionuclides: emphasis on radium and thorium. Proceedings of an International Seminar held in Heidelberg, Germany 18–21 April 1994. World Scientific, Singapore, pp 165–169

Wick RR, Nekolla EA, Gössner W, Kellerer AM (1999) Late effects in ankylosing spondylitis patients treated with 224Ra. Radiat Res 152:8–11

Kapitel 29

Externe Strahlentherapie

Konrad Spesshardt

Fallbericht

Ein 48-jähriger Patient, der seit 22 Jahren an Morbus Bechterew leidet, klinisch und röntgenologisch mittlerweile Stadium 4, klagt seit mehreren Monaten über heftigste, medikamentös nicht beeinflussbare Schmerzen in der oberen HWS. Im Knochenphasenszintigramm findet sich ein hochakuter Entzündungsprozess mit starkem Knochenumbau, in der Computertomographie zeigen sich erosive Veränderungen an HWK 1 und 2, besonders am Dens. Eine operative Fixation wird erwogen. Es erfolgt jedoch zuerst eine umschriebene Bestrahlung der oberen HWS-Segmente mit Photonen (20 Gy Wirkdosis). Bald nach Ende der Behandlung besteht Beschwerdefreiheit, die anhält. Das Kontroll-Computertomogramm ergibt 4 Monate nach der Bestrahlung im Bereich der Erosionen an HWK 2 einen Wiederaufbau der Knochendefekte.

1. Einleitung

In diesem Kapitel wird der Wert der umschriebenen *Strahlenbehandlung* bei Morbus Bechterew beschrieben. Diese Behandlung wird schon seit mehreren Jahrzehnten durchgeführt. Viele Erfahrungsberichte beschreiben außerordentlich gute Therapieerfolge. Über die Wirkungen und Nebenwirkungen liegen umfassende Kenntnisse vor.

Strahlenbiologische Erkenntnisse aus dem letzten Jahrzehnt lassen die gute Wirkung der Strahlenbehandlung besser verstehen. Die heute bekannten molekularbiologischen Abläufe bei einer Bestrahlung machen die Wirkung dieser Therapie auch plausibel. Die Indikation zur Bestrahlung und deren Durchführung wird unter Berücksichtigung moderner Bestrahlungsmethoden nachfolgend beschrieben.

Seit 1897 ist die *schmerzlindernde* und *entzündungshemmende* Wirkung von ionisierenden Strahlen bekannt. Die Behandlung mit Strahlen wurde über Jahrzehnte in unterschiedlicher Form bei Entzündungsprozessen, meist als Röntgenbestrahlung, seltener als Moulagen oder auch durch Inkorporation von radioaktiven Isotopen angewandt. Die Indikationen, Dosis, Aufteilung der Dosis über einen Behandlungszeitraum (Fraktionierung) wurden empirisch gefunden und dann über Jahrzehnte experimentell erforscht (Trott 1999).

Der Einsatz von Strahlen zur Therapie unterlag Schwankungen. Diese waren früher bedingt durch beobachtete Behandlungserfolge einerseits, andererseits wurden unerwünschte Wirkungen bekannt. In neuerer Zeit wurden immer wieder Medikamente entwickelt, welche die Anwendung einer

Strahlenbehandlung scheinbar überflüssig machen (siehe Kap. 25).

Heute bestehen genügend Erfahrungen mit den verschiedenen strahlentherapeutischen Verfahren bei Morbus Bechterew. Dem behandelnden Arzt können damit Kenntnisse zur Verfügung gestellt werden, mit denen er die optimale Therapie für seinen Patienten auswählen kann (Seegenschmiedt 1999).

2. Nutzen-/Risikobewertung

Über die Bestrahlungen bei Morbus Bechterew finden sich zahlreiche *Erfahrungsberichte*, insbesondere aus den Jahren 1940 bis 1982 (Glöbel 1985; Haase 1982). Behandelt und nachuntersucht wurden in beiden genannten Zusammenstellungen insgesamt 17.500 Patienten.

1. In der Übersicht von Haase (1982) sind die Behandlungseffekte bei 3.448 Patienten registriert:
   - 129 Patienten wurden mit Dosen von 3–6 Gy behandelt. 70%–80% gaben eine deutliche Besserung an.
   - 3.319 Patienten wurden mit Dosen von 10–20 Gy behandelt. 70%–89% gaben eine deutliche Besserung an.

   Die Erfolgsrate der Bestrahlung war *unabhängig* vom Krankheitsstadium (Haase 1982).
2. Die bei 17.500 Patienten beobachteten *Nebenwirkungen* wurden von Glöbel (1985) erfasst:
   - Von 3.273 Patienten, die mit 10–20 Gy behandelt wurden, entwickelten 7 Patienten eine Leukämie, d.h. 0,2%.
   - Von 14.227 Patienten, die mit 3–6 Gy behandelt wurden, entwickelten 14 Patienten eine Leukämie, d.h. 0,09% (Glöbel 1985).

In dieser Zusammenstellung sind die damals verwendeten Bestrahlungsbereiche nicht genauer definiert. Man kann aber davon ausgehen, dass zumeist größere Wirbelsäulenabschnitte bestrahlt wurden. Dies ergab recht hohe Knochenmarkdosen, die dementsprechend mit häufigeren Nebenwirkungen und gravierenderen Spätfolgen einhergingen.

Eine weitere Zusammenstellung von Ergebnissen und Nebenwirkungen der externen Strahlentherapie findet sich in Kapitel 31.

Diese kurze Zusammenstellung der Erfahrungen, die mit der Strahlentherapie bei Morbus Bechterew gemacht wurden, reicht alleine für eine zeitgemäße Beurteilung dieses Behandlungsverfahrens nicht mehr aus. Für eine aktuelle Bewertung sollen deshalb auch die neuen strahlenbiologischen Erkenntnisse und die neuen Bestrahlungsmethoden besprochen und berücksichtigt werden.

3. Wissenschaftliche Grundlagen

3.1. Strahlenbiologie

Entzündungen können – ohne Zerstörung von Zellen – mit Wirkdosen von zum Teil weit unter 20 Gy für den Patienten schonend und wirkungsvoll behandelt werden. Im Vergleich dazu wird zur Beseitigung von Tumorgewebe eine Wirkdosis von 40–60 Gy benötigt.

Hinsichtlich der Wirkungen ionisierender Strahlen im entzündeten Gewebe bestehen neuere Erkenntnisse. Untersuchungen zur Pathogenese und zur Pathologie des Morbus Bechterew ergaben Hinweise auf die Bedeutung von Makrophagen (z.B. iNOS-Aktivität) und T-Lymphozyten, von Adhäsionsmolekülen und Zellpermeation sowie von Entzündungszellen, die an den destruierenden und proliferierenden Prozessen bei dieser Erkrankung beteiligt sind. In Kap. 27 sind die Strahleneffekte auf diese Entzündungserscheinungen zusammengefasst.
Da bei Morbus Bechterew die chronischen granulomatösen Entzündungen überwiegen, sollen zusätzlich die strahlenbiologischen Erscheinungen in diesem *proliferativen* Stadium, wie sie besonders Rodemann und Bamberg (1995) beschrieben haben, zusammengefasst werden.

Durch eine Bestrahlung kommt es zu folgenden Wirkungen:

1. Beschleunigung der Fibroblastenreifung: Der normale Differenzierungsprozess von teilungsfähigen Fibroblasten zu teilungsunfähigen Fibrozyten benötigt 25–35 Zellteilungszyklen. Nach der Einstrahlung von 1–15 Gy ist diese Umwandlung bereits nach 3–4 Teilungszyklen abgeschlossen. Die teilungsfähigen Fibroblasten verwandeln sich innerhalb von 15 Tagen in nicht mehr teilungsfähige Fibrozyten (Herskind und Rodemann 2000).
2. Anregung der Apoptose; dadurch altern die Fibrozyten schneller und sterben früher ab.
3. Einschränkung des T- und B-Lymphozyten-Wachstums.
4. Vermehrung von TGF-ß1, welches das Wachstum von Killerzellen und die Immunglobulinbildung in B-Lymphozyten behindert (Martin et al. 2000).
5. Verminderung der gewebetoxischen Eigenschaften der Makrophagen durch Unterdrückung der Stickoxidbildung. Dadurch kommt es zu einer Schmerzlinderung (Hildebrand 2001).

Aus histologischen Untersuchungen ist das Nebeneinander von destruierenden Entzündungen und reparativen Vernarbungen und Verknöcherungen bei Morbus Bechterew bekannt. Die geschilderten strahlenbiologischen und pathomorphologischen Erscheinungen ergeben, dass die ionisierende Strahlung bei dieser Krankheit mehrere Wirkungen entfalten kann. Die akute Entzündung wird eingedämmt. Die chronische Entzündung mit der Bildung von Granulationgewebe wird gebremst. Die überschießende Bildung von Narbengewebe und dessen Verkalkung wird gemindert.

Anzunehmen ist auch, dass im Bestrahlungsbereich die Neubildung von Krankheitsherden durch eine Inaktivierung von T-Lymphozyten vermieden wird. Die geschilderten unterschiedlichen strahlenbiologischen Wirkungen in verschiedenen Entzündungsphasen werden in Zukunft eine wichtige Rolle bei der Indikationsstellung und der Bestrahlungsplanung spielen, insbesondere bei der Wahl der Dosis.

3.2. Strahlenmedizinische Grundlagen

Zur Bestrahlung bei Morbus Bechterew wurden vor 1960 Röntgenstrahlen mit einer *niedrigen* Energie von 100–140 keV angewandt. Um mit diesen Strahlen eine ausreichende Wirkdosis im Entzündungsgewebe zu erreichen, musste das Gewebe zwischen Körperoberfläche und Krankheitsherd stark belastet werden.

Die heute in der Strahlentherapie verwendeten *hochenergetischen Photonen- oder Elektronenstrahlen* ermöglichen eine viel präzisere, die Umgebung schonende Behandlung des *Zielvolumens*. Dieses *Zielgebiet* lässt sich mit den neueren nuklearmedizinischen Verfahren und mit den in der Radiologie heute üblichen Schnittbildmethoden genau lokalisieren.

Die moderne 3D-Bestrahlungsplanung mit einem Computertomographen und einem Simulator ermöglicht die genaue Planung *kleinvolumiger Bestrahlungen*. Die Wirkdosis wird mit einem Bestrahlungsplanungscomputer berechnet und lokalisiert. So kann auch die in früherer Zeit erhebliche Knochenmarkbelastung wesentlich reduziert werden.

4. Diagnose florider Entzündungsherde

Bevor eine Strahlentherapie durchgeführt wird, ist die Diagnose *Morbus Bechterew* zu sichern (siehe Kap. 3). Zum Morbus Bechterew gehören insbesondere die typischen Veränderungen im Röntgenbild, vor allem an den Sakroiliakalgelenken, an der Wirbelsäule, aber auch an den peripheren Gelenken (Dihlmann 1987).

Wenn röntgenologisch erkennbare Strukturveränderungen bestehen, handelt es sich immer um ein späteres Krankheitsstadium. Auf diesen Aufnahmen ist der möglicherweise zu bestrahlende Bereich, der einer frischen entzündlichen Krankheitsmanifestation entspricht, nicht genau zu bestimmen.

Um diesen *„Ort der Not"* zu finden, sollte ein *Knochenphasenszintigramm* mit Tc 99m–Phosphat durchgeführt werden. Die Frühaufnahme nach 2–5 Minuten lässt eine

Anreicherung in der akuten Entzündungsphase erkennen, die bei Morbus Bechterew im Bereich der Gelenke histopathologisch einer Synovialitis entspricht. Die Gefäßpermeabilität ist erhöht. Typischerweise sind vermehrte und erweiterte Kapillaren im Entzündungsgebiet zu beobachten (Aufdermauer 1984). Dies führt zu einer vermehrten und verlangsamten Durchblutung, zur *Stase*. Günstig ist, wenn nach der Injektion des Radiopharmakons kontinuierlich über dem erkrankten Bereich – etwa mit einem Bild pro Minute – über 20 Minuten abgeleitet wird. Eine *Substanzaufnahmekurve* über einer Mehranreicherung lässt die unphysiologische Hämodynamik besonders gut erfassen und zeigt bei einer Kontrolluntersuchung frühzeitig eine Besserung oder Verschlechterung der Entzündung an.

Die Aufnahme 15–20 Minuten nach der Injektion des Tc-Phosphats lässt z.B. granulomatöses Gewebe erkennen. Nachdem der Entzündungsbereich mit Nekrosen zugrunde gegangen ist, wird der Defekt durch granulomatöses Gewebe „aufgefüllt". Dieses Gewebe enthält große Mengen an Histiozyten, Fibroblasten und Fibrozyten. An dem dadurch vermehrt vorhandenen Kollagen wird das Tc-Phosphat 20 Minuten nach der Applikation gebunden und im Szintigramm erkennbar.

Die späte Aufnahme nach 2 Stunden weist dann auf den Ort der beschleunigten und vermehrten Verkalkung und Knochenbildung (Schümichen 1984).

Bei einer pathologischen Belegung sollte eine *Emissions-Computer-Tomographie-Ableitung (ECT)* durchgeführt werden. Der Ort der Anreicherung ist damit genauer zu bestimmen (Gratz und Becker 2000). Auch werden mit dieser Technik selbst kleinste *aktive Krankheitsherde* sichtbar.

Der differenzierte Einsatz der umschriebenen Strahlenbehandlung, d.h. die genau lokalisierte und exakt dosierte Anwendung, ist dann entsprechend der beschriebenen szintigraphischen Befunde möglich.

Außer mit der Szintigraphie können *floride Krankheitsherde* auch mit der Magnetresonanztomographie (MRT) und der Computertomographie (CT) erfasst werden. Diese Verfahren sind aber weniger genau und es können Entzündungsbereiche übersehen werden. In der Zukunft werden mit einer Bildfusion, d.h. mit der Überlagerung von Funktionsbildern (hier Szintigraphie) und Strukturbildern (CT oder MRT), Entzündungsherde optimal lokalisierbar sein.

5. Bestrahlungsindikation

Das klinische Bild, der Krankheitsverlauf und die Befunde der bildgebenden Verfahren ermöglichen eine sichere Bewertung und Indikationsstellung für eine externe Strahlentherapie.

Die wichtigsten klinischen Erscheinungen, die für eine Strahlentherapie sprechen, sind:

- starke Schmerzen, die mit Medikamenten schwer oder gar nicht zu lindern sind
- eine rasch zunehmende Versteifung, die den Patienten behindert
- ein hoch florider, nekrotisierender Entzündungsprozess, der rasch fortschreitend Gewebestrukturen zerstört, z.B. Wirbelkörper und Wirbelgelenke
- anhaltende Entzündungsprozesse in peripheren Gelenken

Das zu bestrahlende Volumen darf aber nicht zu groß sein. Falls die aktiven Krankheitsprozesse einen größeren Bereich oder multiple Lokalisationen betreffen, eignet sich eher eine Strahlentherapie mit Radium-224.

Weitere Gründe, die eher an eine externe Strahlenbehandlung denken lassen, sind *Unverträglichkeiten von Medikamenten* und eine *Kontraindikation gegen eine Radiumbehandlung*.

Eine weitere Bestrahlungsindikation bei Morbus Bechterew soll noch erwähnt werden:

Da bei Morbus Bechterw häufig Hüftendoprothesen benötigt werden und ein relativ hohes Risiko einer *heterotopen Ossifikation* besteht, soll auf die gute Wirkung einer postoperativen Bestrahlung zur Vermeidung dieser Verknöcherungen im operierten Bereich hingewiesen werden (Kölbl et al. 2003).

6. Kontraindikationen

Als *Kontraindikationen* gegen eine Strahlentherapie sind anzusehen:

- eine bestehende Schwangerschaft (absolute Kontraindikation)
- ausgedehnter Sakroiliakal- und Wirbelsäulenbefall
- leichte und mit Medikamenten gut beeinflussbare Verläufe
- hämatologische Erkrankungen, besonders Leukozyten- und Thrombozytenmangel

Eine Bestrahlung sollte erst *nach* Abschluss des Wachstums erfolgen. Bei jungen Patienten ist die Bestrahlung der Hüft- und Sakroiliakalregion sehr kritisch zu indizieren; bei Frauen im gebärfähigen Alter sollte sie gemieden werden, bei Männern ist eine Hodenschutzkapsel anzulegen. Andere Körperabschnitte, z.B. periphere Gelenke oder die Wirbelsäule, sind bei kleinen Wirkdosen (bis 20 Gy) und kleinen Bestrahlungsvolumina (etwa zwei Wirbelsegmente) bezüglich Strahlennebenwirkungen als unproblematisch anzusehen.

Die zu erwartende *Gonadendosis* liegt bei einer Bestrahlung der Wirbelsäule mit 10 Gy Wirkdosis etwa bei 0,1 Gy am Ovar und 0,05 Gy an den Hoden. Bei einer Bestrahlung im Beckenbereich mit 10 Gy, ohne direkte Bestrahlung der Keimdrüsen, werden diese mit etwa 1 (Männer) bis 2 Gy (Frauen) belastet.

Ob ein Patient bestrahlt werden kann, prüft und entscheidet der für die Behandlung verantwortliche *Strahlentherapeut*. Zusammen mit dem Rheumatologen, der den Patienten betreut und kennt, evtl. mit dem Orthopäden und dem Nuklearmediziner, sucht er unter Abwägung der Vor- und Nachteile der verschiedenen Behandlungsformen die für den Patienten optimale Therapie (Reisner 1979). Diese traditionelle Richtlinie hat unverändert Gültigkeit.

7. Bestrahlungsplanung

Zur Vorbereitung und Therapieplanung werden Untersuchungsunterlagen benötigt, mit denen das zu bestrahlende Zielvolumen festgelegt werden kann: Röntgenaufnahmen, auch Verlaufskontrollen, ein Knochenphasenszintigramm mit einer ECT-Ableitung in Kombination mit einer CT oder MRT, am besten mit einer Bildüberlagerung (Bildfusion), ermöglichen dem Therapeuten, den zu bestrahlenden Bereich genau zu erfassen und einzugrenzen. Die Dosierung und die Verteilung der Dosis (Fraktionierung) legt ebenfalls der Strahlentherapeut fest.

Allgemein stellen sich Patienten mit Morbus Bechterew nur äußerst selten mit einer frühen, *akuten* Entzündung, die mit sehr *kleinen Dosen* behandelbar ist, zur Strahlentherapie vor. *Chronische* Entzündungen, besonders in Verbindung mit einer Verkalkungstendenz, werden mit 10–20 Gy bestrahlt, die in einer oder in zwei Serien appliziert werden (Reisner 1979; Haase 1982).

Das *Zielgebiet* wird vor Beginn der Therapie am Simulator – wie bei einer Hochdosistherapie – festgelegt und geplant, dokumentiert und archiviert. Damit sind der bestrahlte Bereich, seine Grenzen und die Wirkdosis festgehalten. Dies ist wichtig, um den Therapieeffekt präzise kontrollieren zu können sowie für eine bessere erneute Planung, falls später eine neuerliche Behandlung notwendig wird.

8. Durchführung

Die Therapie erfolgt zumeist in Form von ein bis zwei kurzen Strahlenexpositionen pro Woche. Der Patient ist durch die Behandlung nicht beeinträchtigt und kann seiner normalen Tätigkeit nachgehen. Außer *Blutbildkontrollen* vor, während und gelegentlich nach der Therapie sind keine weiteren Laborkontrollen erforderlich. Von den nur geringen Strahlendosen sind keine klinisch relevanten Nebenwirkungen zu erwarten. Ein Abbruch oder Aussetzen der Behandlung käme theoretisch bei Blutbildveränderungen infrage, obwohl diese bei den üblichen kleinen Bestrahlungsvolumina keine Folge der Therapie sein können.

Der endgültige Therapieerfolg sollte *erst 3–6 Monate* nach der Behandlung beurteilt und die Indikation für eine zweite Bestrahlungsserie erst *nach* diesem Zeitraum gestellt werden. Falls nach 3 Monaten noch sehr starke Beschwerden bestehen, wird die zweite Serie sofort begonnen, sofern nicht ohnehin eine Zweiserienbehandlung vorgesehen war. Wenn nach 6 Monaten noch erhebliche Restbeschwerden angegeben werden, ist ebenfalls eine zweite Bestrahlungsserie indiziert. In diesem Fall wird die Gesamtstrahlendosis an die Vorbelastung angepasst.

Wie oben diskutiert, sind Langzeitnebenwirkungen bei den heute üblichen kleinen Wirkdosen und den kleinen Bestrahlungsvolumina nicht zu erwarten. Dennoch sollte sich – auch zur Kontrolle des Behandlungseffekts – der Patient nach der Behandlung für mehrere Jahre einmal jährlich dem Strahlentherapeuten vorstellen.

9. Kosten der Strahlentherapie

Aufgrund des raschen Wirkungseintritts und des zumeist über lange Zeit anhaltenden Effekts ist die Strahlentherapie, verglichen mit anderen Therapieformen, eher preiswert: die Bestrahlungsplanung und eine Bestrahlungsserie mit schnellen Elektronen oder Photonen kosten z.B. bei 10 Gy Herddosis, appliziert in fünf Fraktionen, etwa € 500.– (nach GOÄ).

10. Zusammenfassung

Neue strahlenbiologische Forschungen zeigen, dass durch ionisierende Strahlen entzündungshemmende Vorgänge im Gewebe induziert werden, die molekularbiologisch mit den Effekten einer medikamentösen entzündungshemmenden Therapie weitgehend identisch sind. Die Strahlentherapie ist jedoch lokal intensiver, umschrieben wirkend und belastet nicht den ganzen Körper des Patienten.

Mit modernen Untersuchungsverfahren kann der erkrankte Bereich genau eingegrenzt werden. Durch den Einsatz energiereicher Strahlen und mit neuen Bestrahlungsplanungsverfahren wird das zu bestrahlende Zielvolumen sehr klein gehalten. Die notwendigen Strahlendosen sind so gering, dass ernsthafte Nebenwirkungen bei solch kleinem Zielvolumen nicht auftreten können.

Die rasch einsetzende und anhaltende Wirkung, das Fehlen wesentlicher Nebenwirkungen und die relativ geringen Kosten werden den Stellenwert der Strahlentherapie in Zukunft begünstigen. Die positiven klinischen Erfahrungen sprechen bereits jetzt eindeutig für den häufigeren Einsatz der externen Strahlentherapie bei umschriebenen Entzündungen im Rahmen einer Spondylitis ankylosans (siehe auch „Fallbericht")

Angestrebt werden sollte, die behandelten Patienten in Studien zu erfassen, um die bisherigen guten Erfahrungen mit dieser Therapie im Rahmen eines modernen Studiendesigns auch wissenschaftlich abzusichern (Seegenschmiedt et al. 1999).

10 Fragen zum Thema

1. Bei welchen Befunden bestehen die größten Erfolgschancen einer Strahlentherapie?

Floride, stark schmerzende, destruierende und umschriebene Entzündungsprozesse sprechen am besten an; außerdem umschriebene, gut lokalisierbare fibrosierende und kalzifizierende, also überschießende „Heilungs"-Prozesse.

2. Wer führt die Behandlung mit ionisierenden Strahlen durch?

Der Arzt für Strahlentherapie ist für die externe Bestrahlung zuständig. Er prüft die Indikation und erstellt einen Bestrahlungsplan, indem er das Zielvolumen festlegt, die Dosis bestimmt und die Sequenz der Bestrahlungen festlegt. Die Behandlung mit offenen radioaktiven Substanzen dagegen führt der Arzt für Nuklearmedizin durch.

3. Wie erfolgt die Bestrahlung? Häufigkeit und Dauer der Anwendung?

Die Anzahl der Bestrahlungen ist unterschiedlich. Meist werden wöchentlich zwei Therapien für die Dauer von drei Wochen durchgeführt, also sechs Behandlungen je Serie. Jede Anwendung dauert nur wenige Sekunden.

4. Welche Wirkdosis (bei welcher Gonadendosis) kommt zum Einsatz?

Bei der chronischen Entzündung werden meist 10 bis 20 Gy Wirkdosis angewandt. Die Gonadendosis beträgt bei einer Bestrahlung an der Wirbelsäule mit 10 Gy etwa 0,1 Gy am Ovar oder 0,05 Gy an den Hoden. Bei der Bestrahlung am Becken mit 10 Gy beträgt die Gonadendosis etwa 2 Gy (Frauen) bzw. 1 Gy (Männer).

5. Gibt es Bedenken bei Patienten im fortpflanzungsfähigen Alter?

Ja. In dieser Lebensphase sind Strahlenbelastungen in der Nähe der Gonaden zu vermeiden. Bei kleinem Bestrahlungsvolumen und einer Distanz vom Wirkort von mindestens 20 cm und den beschriebenen kleinen Dosen ist die Strahlentherapie aber als unproblematisch anzusehen.

6. Welche Kurzzeit- bzw. Langzeitrisiken gibt es?
Wie hoch ist die Malignominzidenz?

Bei den beschriebenen kleinen Bestrahlungsvolumina und niedrigen Wirkdosen sind keine klinisch relevanten Strahlennebenwirkungen zu befürchten.

7. Ist eine Strahlentherapie auch bei einer allein axialen Manifestation des Morbus Bechterew sinnvoll?

Ja, besonders wenn es sich um kleine, gut lokalisierbare Krankheitsherde handelt.

8. Kann die Strahlentherapie bei Sakroiliitis angewendet werden?

Ja, unter Beachtung der Punkte 4. und 5. Die kritischen Organe (v.a. Gonaden) können zusätzlich durch die Wahl energiereicher Elektronen, die in einer definierbaren Tiefe einen raschen Dosisabfall aufweisen, geschont werden.

9. Wie sind die Erfolgsaussichten der Strahlenbehandlung bei einer Enthesiopathie oder Synovialitis?

Entsprechend der allgemeinen Effektivität der Bestrahlung gut. Bei sehr dickem Pannus, z.B. durch eine chronische Synovialitis bedingt, ist eher an eine Radiosynoviorthese zu denken.

10. Ist bei Morbus Bechterew nach endoprothetischer Versorgung eine Strahlentherapie indiziert?

Ja, besonders wenn eine Neigung zu Weichteilkalzifikationen bekannt ist oder beobachtet wird. Der Morbus Bechterew erhöht das Risiko für die Entstehung heterotoper Ossifikationen nach einer Hüftgelenkersatzoperation.

Literatur

Aufdermauer M (1984) In: Doerr et al. (Hrsg) Spezielle Pathologie, Thieme, Stuttgart, p 1050

Dihlmann W (1987) Grundlagen der Therapie der Spondylitis ankylosans mit ionisierenden Strahlen. Akt Rheumatol 12 (Sonderheft 9):17–25

Glöbel B (1985) Ra-224 zur internen Strahlentherapie der Spondylitis ankylosans (Morbus Bechterew) – eine Alternative zur Chemotherapie? Nuc Compact 16:272–277

Gratz S, Becker W (2000) Bedeutung der SPECT bei der Knochenszintigraphie. Der Nuklearmediziner 23:105–115

Haase W (1982) Strahlentherapeutische Behandlungsmöglichkeiten des Morbus Bechterew. Therapiewoche 32:4817–4826

Herskind C, Rodemann HP (2000) Spontaneous and radiation-induced differentiation of fibroblasts. Exp Gerontol 35:747–755

Hildebrandt G (2001) Modulation der iNOS-Aktivität aktivierter Makrophagen – ein Wirkmechanismus der Entzündungsbestrahlung? In: 3. Biophysikalische Arbeitstagung (Tagungsband), Schlema, pp 60–67

Kölbl O, Barthel Th, Krödel A, Seegenschmiedt MH (2003) Prävention von heterotopen Ossifikationen nach Totalendoprothese des Hüftgelenks. Dtsch Ärzteblatt 45:2291–2298

Martin M, Lefaix J-L, Delanian S (2000) TGF-ß1 and radiation fibrosis: A master switch and a specific therapeutic target? Int J Radiat Oncol Biol Phys 47:277–290

Reisner K (1979) Röntgendiagnostik und Strahlentherapie des Morbus Bechterew. Therapiewoche 29:986–994

Rodemann HP, Bamberg M (1995) Cellular basis of radiation-induced fibrosis. Radiother Oncol 35:83–90

Schümichen C (1984) Physiologische Grundlagen der Knochenszintigraphie; Meßtechnik und quantitative Auswertung. Der Nuklearmediziner 7:73–88

Seegenschmiedt MH (1999) Leitlinien-Entwurf zur Radiotherapie gutartiger Erkrankungen. In: 4. Kolloquium Radioonkologie/Strahlentherapie (Tagungsband), Essen, pp 207–214

Seegenschmiedt MH, Makoski H-B (1999) Gutartige Erkrankungen – Standortbestimmung der Strahlentherapie In: 4. Kolloquium Radioonkologie/Strahlentherapie (Tagungsband), Essen, pp 1–10

Trott K-R (1999) Radiobiological mechanisms of radiotherapy for benign diseases? In: 4. Kolloquium Radioonkologie/Strahlentherapie (Tagungsband), Essen, pp 11–16

Kapitel 30

Radontherapie

Albrecht Falkenbach

1. Einleitung

Unter den kurmedizinischen Behandlungen nimmt die Radontherapie eine herausragende Stellung ein. Bereits lange bevor das Edelgas Radon als Wirkstoff entdeckt und gemessen werden konnte, zogen die Radonquellen – an den unterschiedlichsten Plätzen der Welt – Patienten mit Erkrankungen des *Bewegungsapparates* an (Deetjen 1992). Die Radontherapie in Bädern oder unter den besonderen speläotherapeutischen Bedingungen (Bad Gastein-Böckstein, Bad Kreuznach) fand im Laufe der Jahre bei Patienten mit Morbus Bechterew eine immer größere Akzeptanz, so dass die traditionellen Radonkurbäder inzwischen – hinsichtlich der Patientenzahl – unter die größten Therapiezentren zur Behandlung des Morbus Bechterew zu rechnen sind.

Radon ist ein farb- und geruchloses Gas mit einer physikalischen Halbwertszeit von 3,8 Tagen. Die biologische Halbwertszeit beträgt ca. 20 bis 30 Minuten, wobei der größte Teil rasch wieder über die Lungen abgegeben wird. Wegen der Radioaktivität des Edelgases Radon gibt es aber seit Jahrzehnten kontroverse Diskussionen über die Risiken, die mit der Inhalation von Radon und dessen Folgeprodukten verbunden sind (z.B. Axelson 1999; Becker et al. 1997; BEIR VI 1999; Calabrese und Baldwin 1999; Cohen 1999; Feinendegen et al. 1999; Field und Becker 2001; Lubin 1998; Luckey 1980 und 1999; Nussbaum und Köhnlein 1994; Peto und Darby 1994; Razumov et al. 2001; Sagan 1989; Seichert 1992; Steindorf et al. 1995; Wichmann 1999). Es gibt wohl kein Therapiemittel, bei dem so viel über potenzielle Risiken und so wenig über den klinischen Nutzen diskutiert wird wie bei Radon. Dies dokumentiert sich in der Zahl der Publikationen zur Radonexposition, spiegelt sich aber auch in dem Ausmaß der Verwendung humaner und finanzieller Ressourcen zur Forschung wider. Die Forschungsaktivitäten hinsichtlich der therapeutischen Möglichkeiten des Radons machen nur einen Bruchteil dessen aus, was in die Risikoforschung investiert wird.

Dabei müssen selbst Kritiker der Radontherapie konzedieren, dass das Interesse der Patienten an dieser Therapieform unverändert hoch ist und dass die Radonbehandlung für die Patienten mit rheumatologischen Erkrankungen eine große Bedeutung hat. In einer offenen Befragung älterer Patienten mit Morbus Bechterew (in Gastein durchgeführt, sicherlich mit Bias) zu den im Rückblick wichtigsten Einflussfaktoren auf den Verlauf ihrer Erkrankung wurde die Radonthermalstollenbehandlung sehr hoch bewertet (Falkenbach 2000).

Diese positive Beurteilung der Radontherapie stimmt aber auch mit den Ergebnissen einer *unabhängigen* Befragung unter den Mitgliedern der Deutschen Vereinigung Morbus Bechterew überein, in der mehrere Radonkurorte als die Orte mit den besten Behandlungserfolgen genannt wurden (Feldtkeller und Lemmel 1999). Für die Beratung eines Patienten mit Morbus Bechterew müssen also auch von dem betreuenden Arzt ausreichende Kenntnisse über die

Radontherapie gefordert werden, damit er kompetent und sachlich Nutzen und Risiko der Radonbehandlung mit seinem Patienten erörtern kann.

2. Applikation

Das Bad in radonhaltigem Wasser ist die am weitesten verbreitete Anwendungsform. Die Immersion wird in der Regel für 10 bis 20 Minuten bei Temperaturen zwischen 32°C (in Kombination mit CO_2) und 39°C durchgeführt. Die Begriffsbestimmungen des Deutschen Heilbäderverbandes sehen eine Mindestkonzentration an Radon von 18 nCi/L vor, entsprechend 666 Bq/L (1 nCi/L = 37 Bq/L). Frühere Untersuchungen aus der ehemaligen Sowjetunion wiesen eine zunehmende therapeutische Effektivität des Radonbades bis zu einer Konzentration von 5 kBq/L nach (zit. nach Pratzel und Schnizer 1992). Höhere Konzentrationen bringen dann keinen zusätzlichen Nutzen. Neuere systematische Untersuchungen zur Dosis-Wirkungsbeziehung gibt es leider nicht.

In den natürlichen Quellen findet sich Radonwasser häufig in Kombination mit Kohlendioxyd. Während Radon selbst die Hautdurchblutung nicht beeinflusst (Knorr et al. 1990), fördert CO_2 über eine Mehrdurchblutung der Haut die Radonaufnahme in den Körper, worauf die Ergebnisse einer klinischen Studie hinweisen (Skorepa et al. 1999, s.u.). Diese vermehrte Aufnahme auf Grund der kutanen Hyperämie kann ebenso durch eine moderate Erwärmung des Bades oder eine vorhergehende erythemerzeugende UV-Bestrahlung erreicht werden (Ojeda 1970). Bei einer Erwärmung des Bades gilt es zu beachten, dass die Löslichkeit des Radons im Wasser mit zunehmender Temperatur sinkt (Dirnagl 1997). Bei einer Erwärmung des Wassers wird das Radon also vermehrt an die umgebende Luft abgegeben.

Radon wird über die Inhalation des aus dem Wasser freigesetzten Gases sowie über die transkutane Resorption in den Körper aufgenommen. Um das Ausmaß der Radonaufnahme zu erhöhen, wurden spezielle Radonbadewannen entwickelt. In der *Bergrat Best*-Wanne verhindert eine Abdeckung der Wasseroberfläche mit einer Folie (unter Auslassung des Kopfes) die rasche Ausgasung des Radons und bewirkt eine höhere Radonkonzentration im Bereich der Atemwege, was die Aufnahme über die Lungen vermehrt. Die hohen Wannenränder der *Gasteiner Wanne* gewährleisten ein längeres Verbleiben des Radons, das schwerer als Luft ist, und ermöglichen so ebenfalls eine vermehrte Aufnahme mit der Inhalation (Dirnagl 1997; Göpfert 1963).

Dass aber auch eine transkutane Resorption möglich ist, belegen jüngere Untersuchungen von Personen in Radonbädern (Grunewald et al. 1999; Just et al. 2001). Es wurde eindeutig eine kutane Aufnahme nachgewiesen und quantitativ erfasst. Der so genannte kutaneopulmonale Transfer, d.h. die während eines Radonbades über die Haut aufgenommene und über die Lunge abgegebene Radonmenge (Grunewald und Grunewald 1995), beträgt bei einer Radonkonzentration im Badewasser von 2 kBq/L und einer 20-minütigen Badedauer insgesamt ca. 1 kBq und ist nach 50 Minuten weitgehend abgeschlossen (Grunewald et al. 1999). Wie viel Radon andererseits während eines Bades inhaliert wird und wie das Verhältnis zur transkutanen Resorption ist, wurde bisher nicht quantitativ untersucht.

Nach einem 20-minütigen Bad (37–39°C; 415 Bq/L) fanden Hofmann et al. 1999 im Blut des Probanden eine Aktivität von 2,8 Bq/L. Die berechneten Organdosen nach kurmedizinischen Anwendungen und ein Vergleich mit der Exposition der Bevölkerung sind in Tabelle 1 zusammengefasst. Nach Angaben von Pratzel und Schnizer (1992) zerfällt etwa 0,5% des aufgenommenen Radons im Körper unter Aussendung von alpha-Strahlen. Der weit überwiegende Teil wird über die Ausatmung rasch wieder abgegeben.

Genaue Kenntnisse der physiko-chemischen Eigenschaften des Radons sind notwendig, um einen übermäßigen Radonverlust während des Transportes des Radonwassers zur Wanne zu vermeiden. Zum Teil sind aufwendige balneotechnische Maßnahmen erforderlich. Beim Einlassen des Badewassers darf es keine Verwirbelung geben, da

Tabelle 1. Organdosis nach speläotherapeutischer Radonexposition im Gasteiner Heilstollen (12 x 1 Stunde) und im Radonbad (20 x 20 Minuten) verglichen mit der natürlich gegebenen jährlichen Organdosis der in Bad Gastein lebenden Bevölkerung (modifiziert nach Hofmann 1997)

Organ/Gewebe	Dosis (μGy)		
	Radonthermalstollen (12 x 1 Stunde)	Radonthermalbäder (20 x 20 min)	Population in Gastein (1 Jahr)
Lunge (tracheobronchial)	1865	6.5	3900
Lunge (alveolar)	445	5.4	1130
Nieren	100	1.8	234
Blut	42	1.2	103
Leber	26	1.0	61
Nebenniere	20,5	2.0	46
Knochenmark	15	1.0	31
Knochen	9,5	0.2	22
Gonaden	8,5	1.2	19
Muskel	7,5	0.8	16

sonst das Radon entweicht (Pratzel und Schnizer 1992).

Wie aufwendig die sichere Bereitstellung von radonhaltigen Wässern sein kann, zeigt sich am Beispiel von Joachimsthal, wo sogar ein Bergwerksbetrieb mit Sicherung der Stollenanlagen und der zuführenden Quellen allein für die Versorgung mit ausreichenden Mengen an Radonwasser aufrechterhalten wird. Von den Quellen Bad Gasteins aus wird das Radonwasser über kilometerlange Zuleitungen nach Bad Hofgastein befördert, ohne dass es zu großen Verlusten kommt.

Während in Zentraleuropa ausschließlich natürliches Quellwasser genutzt wird, überwiegt in den Ländern der ehemaligen Sowjetunion und in Japan der Gebrauch künstlich hergestellter Radonwässer. In Japan sind so genannte Radonbäder weit verbreitet. Künstlich hergestelltes Radon wird in ein Schwimmbecken eingeleitet und das Wasser damit angereichert. In diesem Radonwasser halten sich die Patienten dann für mehrere Stunden auf.

Künstlich hergestelltes Radon oder von natürlichen Radonquellen freigesetztes Radon wird auch für die direkte Inhalationstherapie verwendet. Die Unterstützung der Ausgasung aus den Radonquellen mit Hilfe von Verwirbelungen, wie sie in Bad Münster am Stein Anwendung findet, brachte es – nach äußerst kritischer Bewertung – mit sich, dass dieses ortsgebundene Heilmittel nicht mehr als natürliche Anwendungsform angesehen, sondern als künstlich hergestelltes Arzneimittel klassifiziert wurde, was dann (unlösbare) Probleme mit der Zulassung verursachte.

Eine weitere Möglichkeit der Radonbehandlung ist die Anwendung in Form von Luftbädern (Bogoljubow et al. 1990; Grigor'eva und Barnatskii 1998). Hierfür wird künstlich hergestelltes Radon in Vorratskammern gesammelt. Nach unterschiedlich langer Aufbewahrungszeit, die die Entstehung von Folgeprodukten bewusst ermöglichen soll, wird das Gas mit den Folgeprodukten in Sitzkammern oder Luftsäcke geleitet, die die Exposition des Körpers ohne Einschluss des Kopfes ermöglichen. Zum Teil wird dieses Radongas auf die Haut geblasen oder auch radonhaltiges Wasser auf die Haut gespritzt (Dirnagl 1997).

Diese Verfahren zielen darauf ab, eine möglichst hohe Dosierung der Folgeproduk-

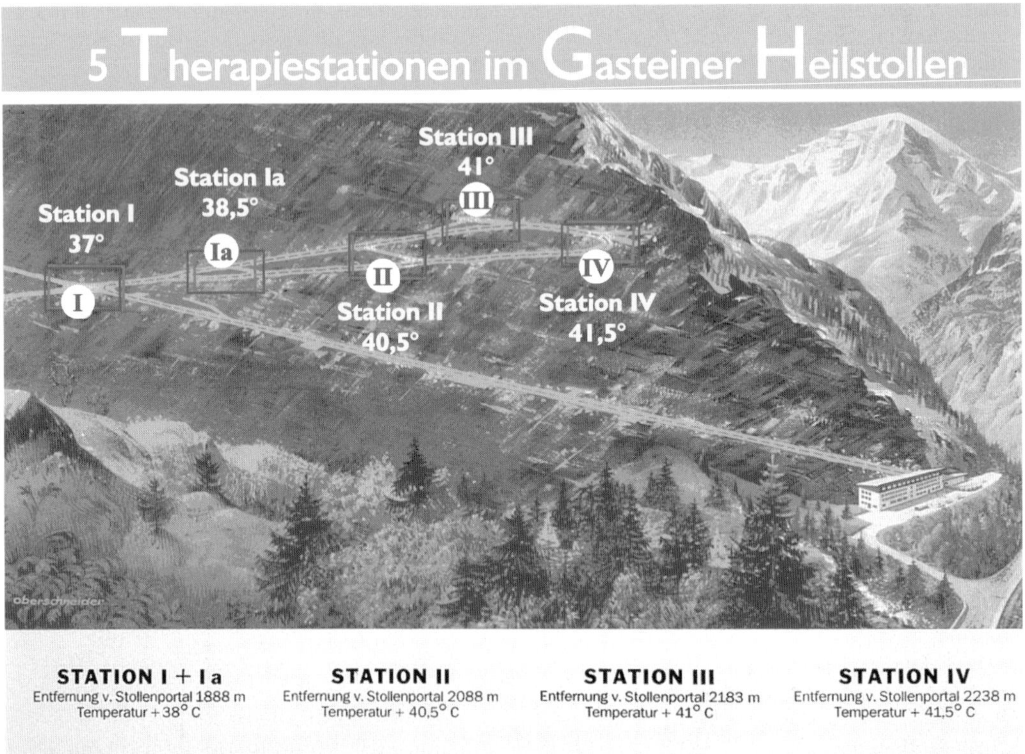

Abb. 1. Querschnitt durch den Therapiebereich des Gasteiner Heilstollen. Mit einem speziellen Zug fahren die Patienten ca. 2 km in den Berg und halten sich für etwa eine Stunde in einer der verschiedenen Stationen auf, die sich in der Temperatur (38°C bis 41,5°C) und relativen Luftfeuchtigkeit (70% bis annähernd 100%) unterscheiden. Der Radongehalt beträgt im Mittel 44 kBq/m^3

te im Bereich der Haut zu erreichen. Der Hintergrund für diese aufwendige Applikationsform ist die Vorstellung, dass die Mehrzahl der Radontherapieeffekte über die Beeinflussung immunkompetenter Zellen in der Haut, insbesondere der Langerhans'schen-Zellen, vermittelt wird (Andrejew et al. 1990; Pratzel et al. 1999).

Die Behandlung in Form von Dunstbädern zielt ebenfalls primär auf die Haut. Hierbei hält sich der Patient für etwa 20 Minuten in abgeschlossenen Sitzkabinen auf, die den Kopf freilassen. Der Patient atmet in dieser Zeit normale Raumluft (die jedoch zumeist ebenfalls eine hohe Radonkonzentration aufweist). Da diese Applikationsform die Möglichkeit der Temperaturregulation bietet und ohne eine Belastung durch den hydrostatischen Druck erfolgt, ist sie insbesondere für Patienten mit einer eingeschränkten kardialen Leistungsfähigkeit geeignet.

Die speläotherapeutische (Therapie in einer Höhle) Radonexposition wird in Bad Kreuznach bei Indifferenztemperatur, in Bad Gastein-Böckstein in Kombination mit Wärme angewandt. Die Patienten halten sich in dem Kreuznacher Rudolphstollen für ein bis zwei Stunden in normaler Straßenkleidung im Therapiebereich mit einer Radonkonzentration von etwa 30 bis 130 Bq/Liter Atemluft auf (Lind-Albrecht 1999).

Im Gasteiner Heilstollen ist das Klima durch die natürlich gegebene Kombination von Wärme (38°–41.5°C), hoher relativer Luftfeuchtigkeit (70–98%) und einer Radonkonzentration von im Mittel 44 kBq/m^3 Stollenluft gekennzeichnet (Abbildung 1). Die Patienten bleiben für jeweils etwa eine Stun-

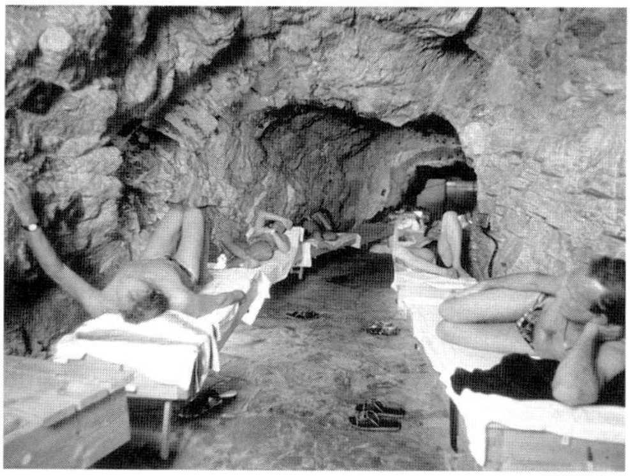

Abb. 2. Die Patienten sind pro Einfahrt für eine Stunde im Therapiebereich. Insgesamt sind 9 bis 12 Einfahrten in 3 bis 4 Wochen empfehlenswert

de pro Behandlungseinheit in der jeweiligen Therapiestation (Abb. 2). Die Ein- und Ausfahrt in den 2 km im Berg gelegenen Therapiebereich erfolgt mit speziellen Stollenzügen. Dieser An- und Abweg bedeutet gleichzeitig eine langsame Zunahme und langsame Abnahme der Temperatur, was für die gute Verträglichkeit (Falkenbach et al. 1996) verantwortlich gemacht wird. Im Gegensatz zu einer Saunabehandlung erfolgt hier keine Kaltanwendung im Anschluss an den Therapieaufenthalt im Radonthermalstollen. Die Radonthermalstollenbehandlung geht mit einer hohen Konzentration von Folgeprodukten auf der Haut einher, die auch nicht durch Duschen nach der Anwendung vermindert wird (Falkenbach et al. 2000, 2002).

3. Indikationen

Der Morbus Bechterew gilt weltweit als die wichtigste und am besten abgesicherte Indikation für die Radontherapie. Daneben findet sich in der Literatur ein extrem weites Indikationsspektrum für die therapeutische Radonexposition (Bogoljubov 1988).

Insbesondere in den Ländern der ehemaligen Sowjetunion wird eine Vielzahl von Erkrankungen mit Radon behandelt, z.B. Atemwegserkrankungen (Eliseev 1986; Marshalik und Fenko 1991), arterielle Durchblutungsstörungen (Ostapov et al. 1993; Polianski et al. 1987; Zelinski und Fishchuk 1988), Herz-Kreislauferkrankungen (Klemenkov et al. 1999; Kudriashov et al. 1998) sowie Erkrankungen aus dem rheumatischen Formenkreis (Bekhter 1990; Galliamov und Valeev 1990; Grigor'eva und Barnatskii 1998; Shliapak 1997; Shliapak et al. 1992, 2002), sowohl in der Anwendung bei Erwachsenen als auch bei Kindern. Leider liegen von dort keine randomisierten kontrollierten Studien vor.

In Mitteleuropa leidet die Mehrzahl der Patienten, die sich zur Radontherapie vorstellen, unter rheumatologischen Erkrankungen, bei der speläotherapeutischen Anwendung auch unter Atemwegserkrankungen. Die positiven Erfahrungen mit der Radontherapie haben bis in die 1990iger Jahre zu einer immer weiteren Verbreitung der therapeutischen Anwendung von Radon geführt (Jöckel 1997). Die bis dahin durchgeführten wissenschaftlichen Untersuchungen waren jedoch zumeist unkontrolliert und nach den heutigen Kriterien der *Evidence based medicine* nicht ausreichend. Kontrollierte klinische Studien wurden erst seit Beginn der 1990iger Jahre durchgeführt (s. u.).

4. Kontraindikationen

Für die Anwendung im Bad oder im warmen Radonstollen muss eine ausreichende kardiale Leistungsfähigkeit gegeben sein, um die Mehrbelastung durch den hydrostatischen Druck oder durch das auf Grund der Körperkernerwärmung erhöhte Herzzeitvolumen tolerieren zu können. Bei eingeschränkter Herzfunktion ist die Radonapplikation in Form von Dunstbädern oder Gasbädern eine mögliche Alternative. Diese Anwendungen bedeuten bei indifferenter Temperatur *keine* Mehrbelastung des Herzens.

Einer speläotherapeutischen Behandlung kann in seltenen Fällen eine Claustrophobie des Patienten im Wege stehen. Der Patient sollte sich während der Therapie gut entspannen können.

Problematisch ist die (traditionelle) Diskussion, ob und wann ein Patient mit einem

Malignom eine Radontherapie (mit oder ohne Wärme) durchführen sollte. In früheren Zeiten galt eine Malignomerkrankung als absolute Kontraindikation. Es bestand die Vorstellung, dass Radon oder Wärme das Tumorwachstum oder die Metastasierung fördern könnte, wofür es nach dem heutigen Kenntnissstand jedoch keinen Anhaltspunkt gibt.

Nachdem die Krebstherapien in den vergangenen Jahrzehnten verbessert wurden, stellen sich immer mehr Patienten mit einem behandelten Tumor zur Therapie vor. Ein Patient, der fünf Jahre nach der Behandlung tumorfrei ist, gilt in den Augen der Kurmedizin dann auch als geheilt und kann somit auch die Radon- und Thermaltherapie durchführen.

Bei kürzeren Intervallen ist es sinnvoll, sowohl den zu erwartenden Nutzen der Radontherapie (bei z.B. sehr guten Erfahrungen des Patienten) als auch das (eher theoretische) Risiko zu betrachten. Selbstverständlich spielen bei dieser Fragestellung angesichts der Unsicherheit einer Beeinflussung des Tumorgeschehens durch die Radontherapie auch juristische Aspekte eine Rolle. Es sei nochmals betont, dass es wohl keinen Hinweis darauf gibt, dass Radon eine bestehende oder behandelte Malignomerkrankung negativ beeinflussen könnte, der positive Beweis dafür kann im individuellen Fall jedoch nicht erbracht werden. Folglich ist es die Aufgabe des verordnenden Arztes, alle Aspekte abzuwägen und ausführlich mit dem Patienten zu besprechen. Wenn sich der Patient nach eingehender Aufklärung (letztlich über die Unsicherheit) für die Radontherapie entscheidet, weil er eine Besserung seiner Beschwerden auf Grund des Morbus Bechterew erhofft, so sollte sie ihm auch ermöglicht werden. Selbstverständlich stellt die Radontherapie in keinem Falle eine Tumorbehandlung dar.

5. Kontrollierte klinische Studien zur Radontherapie rheumatologischer Erkrankungen

5.1. Übersicht

Die bisher publizierten fünf kontrollierten klinischen Studien (Falkenbach et al. 2004) untersuchten die Effektivität der Radontherapie zur Behandlung von Patienten mit degenerativen Wirbelsäulenerkrankungen, rheumatoider Arthritis und Morbus Bechterew. Die drei Studien zur Untersuchung der Radonbäder wurden unter Doppelblindbedingungen durchgeführt, wofür sich das farb- und geruchlose Radon anbietet. Eine Verblindung ist bei der speläotherapeutischen Anwendung (zwei publizierte Studien) naturgemäß nicht möglich.

5.2. Radonthermalstollenbehandlung bei Morbus Bechterew

Van Tubergen et al. (2001) untersuchten in einer randomisierten kontrollierten klinischen Studie mit dreiarmigem Design den Nutzen einer speläotherapeutischen Radonexposition im Gasteiner Heilstollen auf relevante *Outcome*-Parameter des Morbus Bechterew. 120 niederländische Patienten mit gesichertem Morbus Bechterew wurden randomisiert drei unterschiedlichen komplexen Behandlungsprogrammen zugeteilt. Während die Kontrollgruppe zu Hause blieb und die wöchentliche Gruppengymnastik weiterführte, absolvierten die beiden Interventionsgruppen ein dreiwöchiges komplexes Rehabilitationsprogramm unter Einschluss von Gruppengymnastik, Haltungskorrektur, Hydrotherapie und Sporttherapie in Arcen/Niederlande bzw. in Bad Hofgastein/Österreich. Zusätzlich wurde die Gruppe in Arcen 10-mal in der Sauna behandelt, die österreichische Gruppe 10-mal im Gasteiner Heilstollen (Radonkonzentration im Mittel 44 kBq/m^3, Temperatur bis zu 41,5°C, relative Luftfeuchtigkeit bis annähernd 100%). Entsprechend dem Protokoll wurden der Bath Ankylosing Spondylitis Functional Index (BASFI), das Gesamtwohlbefinden des Patienten (gemessen mit VAS), die Schmerzintensität (gemessen mit VAS) und die Dauer der Morgensteife zu einem *Pooled Index of Change* als primärem *Outcome*-Parameter zusammengefasst. Nach der Behandlungsphase fand sich in beiden Interventionsgruppen im Vergleich zu den Ausgangswerten eine 20–30%ige Verbesserung der Zielparameter, während die zu Hause gebliebene Kontrollgruppe keine Veränderungen aufwies. 6 bzw. 9 Monate nach Studienbeginn war der *Pooled Index of Change* als primärer Zielparameter nur noch in der Gasteiner Gruppe (mit Radonthermaltherapie) signifikant besser als in der Kontrollgruppe, während die zweite Interventionsgruppe (ohne Radontherapie) keinen signifikanten Unterschied mehr zeigte (Abbildung 3). Die komplexe Kurbehandlung unter Einschluss der Radonthermalstollenbehandlung erwies sich nicht nur als effektiv, sondern in einer weiteren Auswertung auch als kostengünstig (van Tubergen et al. 2002).

5.3. Speläotherapeutische Radonexposition bei Indifferenztemperatur

In Bad Kreuznach wurden im Rahmen einer vierwöchigen stationären Rehabilitationsmaßnahme Patienten mit Morbus Bechterew zusätzlich im Radonstollen behandelt (Indifferenztemperatur, Radonkonzentration zwischen 30 und 130 kBq/m^3). In dieser randomisierten kontrollierten Studie führte die Kontrollgruppe keine Radonstollentherapie durch. Insgesamt wurden 262 Patienten untersucht, wovon die ersten 100 Patienten in die randomisierte Studie aufgenommen wurden. Die Radongruppe zeigte in den Monaten nach der Interventionsphase in mehreren Parametern (Schmerzintensität, Medikamentenverbrauch) bessere Erfolge als die Kontrollgruppe. Die positiven Zusatzeffekte der Radontherapie waren auch neun Monate nach der Entlassung aus der stationären Rehabilitationsbehandlung und

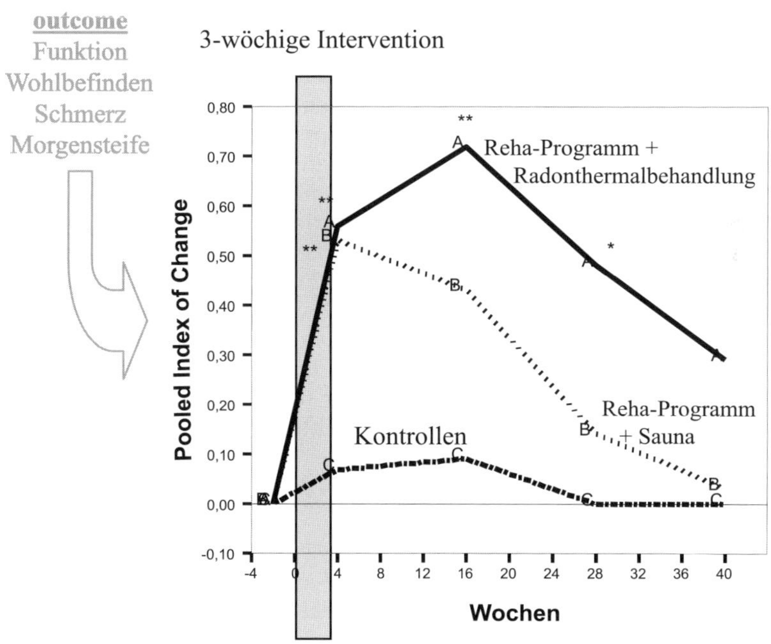

Abb. 3. Ergebnisse des primären *Outcome*-Parameters (*Pooled index of change*) vor und nach einer komplexen Rehabilitationsmaßnahme mit Radonthermalstollenbehandlungen bzw. mit Saunaanwendungen im Vergleich mit der Kontrollgruppe, die allein – wie die Interventionsgruppen nach der Therapiephase – die wöchentliche Gruppenübungsbehandlung zu Hause durchführte (nach Ergebnissen aus van Tubergen et al. 2001)

zum Teil sogar darüber hinaus signifikant größer als in der Gruppe ohne Radonexposition (Lind-Albrecht 1994; Lind-Albrecht 1999).

5.4. Radonbäder bei rheumatoider Arthritis

Die Radonbäderbehandlung von 60 Patienten mit rheumatoider Arthritis erfolgte im Rahmen einer drei- bis vierwöchigen stationären Rehabilitationsmaßnahme in Bad Brambach/ Sachsen (Franke et al. 2000). Verglichen wurden 15 kombinierte Radon-CO_2-Bäder (Radon: 1,3 kBq/L; CO_2: 1,6 g/L) mit alleinigen CO_2-Bädern (1,6 g/L). Am Ende der Therapiephase waren die Zielparameter *Schmerzintensität* und *funktionelle Einschränkung* (AIMS-score) in beiden Therapiegruppen gebessert. Erst 6 Monate nach der Behandlungsphase zeigte sich in beiden Zielparametern ein signifikant besseres Ergebnis in der Radon-CO_2-Gruppe im Vergleich zu der allein in CO_2-Wasser gebadeten Gruppe.

5.5. Radonbäder bei degenerativem HWS-Syndrom

Bei Patienten mit degenerativem HWS-Syndrom wurde in einer randomisierten kontrollierten Doppelblindstudie (Pratzel et al. 1993; weitere Informationen in Pratzel et al. 1999) eine signifikant größere Schmerzlinderung einer therapeutischen Immersion nachgewiesen, wenn das Badewasser Radon enthielt. Die Studie wurde im Radonbad Schlema durchgeführt. Die Patienten reisten eigens für die 4-wöchige Behandlung an (wohnortferne Therapie). 46 Patienten mit nicht-entzündlichen HWS-Beschwerden wurden innerhalb der 4 Wochen 9-mal für jeweils 20 Minuten in einem Bad mit 150 Liter Fassungsvermögen behandelt. Die Wassertemperatur lag zwischen 36°C und 37°C, die Radonaktivität bei 3 kBq/L. Die Kontrollgruppe badete bei gleicher Temperatur und unter auch ansonsten gleichen Bedingungen in Leitungswasser (doppelblindes Studiendesign, Blockrandomisierung). Zielparameter war die *Druckschmerzschwelle*, die mit dem *Pressure Threshold Meter* an definierten Punkten der paravertebralen Muskulatur gemessen wurde. In beiden Gruppen zeigte sich am Ende der Therapiephase ein Anstieg der Druckschmerzschwelle ohne signifikanten Unterschied zwischen der Radongruppe und der „Leitungswasser"-Gruppe. 2 und 4 Monate nach der Therapiephase war der schmerzlindernde Effekt der Behandlung in der Radongruppe signifikant besser als in der Kontrollgruppe.

5.6. Radonbäder bei degenerativen Wirbelsäulen- und Gelenkbeschwerden

In einer Doppelblind-Studie (Pratzel et al. 1999) in Bad Steben wurden 52 Bewohner des Ortes und der näheren Umgebung untersucht, die unter degenerativen Wirbelsäulen- oder Gelenkbeschwerden litten. Sie gingen vor und nach der Badetherapie ihren gewohnten Tätigkeiten nach. Die Verumgruppe badete 8-mal für 20 Minuten in Radonwasser mit einer Aktivität von 0,8 kBq/L (danach 30-minütige Nachruhe; Behandlung jeden zweiten Tag, am Wochenende jeden dritten Tag). Der Unterschied zwischen der Radongruppe und der Kontrollgruppe („Leitungswasser"-Bad) in den Zielparametern *Druckschmerzschwelle* bzw. *Schmerzintensität* (Visuelle Analogskala mit den Extremen kein Schmerz – extrem starker Schmerz) war 2 bzw. 4 Monate nach der Therapiephase signifikant. Eine länger andauernde Schmerzlinderung war nur in der Radongruppe zu verzeichnen, während die in Leitungswasser gebadeten Teilnehmer rascher wieder die Ausgangswerte erreichten.

6. Weitere klinische Studien

Skorepa et al. (1999) untersuchten den Effekt von Radonbädern in unterschiedlicher Konzentration ohne bzw. mit einer gleichzeitig erhöhten CO_2-Konzentration auf die *Druckschmerzschwelle* an definierten Punkten im Bereich des Rückens. Die Radonkonzentration konnte bei gleichzeitig erhöhter CO_2-Konzentration gesenkt werden, ohne dass sich die schmerzreduzierende Wirkung des Radons verminderte. Dies wurde auf die verbesserte perkutane Radonresorption bei CO_2-induzierter Hyperämie der Haut zurückgeführt. Insgesamt nahmen 68 Patienten mit „muskuloskelettalem Schmerzsyndrom bei degenerativen Wirbelsäulen- und Gelenkveränderungen" an der Studie teil. Acht Immersionen im Radonbad (20 Minuten; 36°C; 0,8 kBq/L) wurden mit acht Immersionen mit zusätzlich eingeleitetem CO_2-Wasser verglichen (Radon: 0,4 kBq/L; CO_2: 1000 mg/L). In alle Bäder wurde Fichtennadelextrakt hinzugegeben, um ein Doppelblinddesign der Studie zu gewährleisten. In beiden Gruppen ergaben die Druckschmerzmessungen eine Abnahme der Schmerzempfindlichkeit, ohne dass ein signifikanter Unterschied zwischen den Gruppen bestand (Skorepa et al. 1999).

Die og. Studienergebnisse von Franke et al. 2000 bestätigen ältere Ergebnisse einer *Cross-over*-Untersuchung (Steiner et al. 1979) von Patientinnen mit rheumatoider Arthritis aus den Niederlanden, die in Gastein im Rahmen eines komplexen Rehabilitationsprogramms unter Einschluss von Radonbädern behandelt wurden. Diese Form der Kurorttherapie wurde mit der üblichen ambulanten Rehabilitationsbehandlung in einem Amsterdamer Rheumazentrum verglichen. Die Patientinnen der Radongruppe fühlten sich nach der Behandlung am Kurort signifikant besser als die der Vergleichsgruppe. Unterschiede in den objektiven Zielvariablen ließen sich jedoch nicht nachweisen.

Im Radonthermalstollen von Bad Gastein-Böckstein wurde im Rahmen einer unkontrollierten Verlaufsuntersuchung bei Patienten mit Morbus Bechterew eine deutliche Schmerzreduktion während einer 4-wöchigen Kurmaßnahme mit 11 Einfahrten in den speläotherapeutischen Behandlungsbereich beobachtet. Das Ausmaß der Schmerzen wurde mit Hilfe der visuellen Analogskala (VAS) bzw. mit dem *McGill-Pain-Questionnaire* nach Melzack (1975) quantifiziert. Diese Schmerzreduktion hielt für etwa 6 bis 9 Monate an (Bernatzky et al. 1994; Graf und Minnich 1999), was im Ergebnis mit einer eigenen Patientenbefragung (Falkenbach und Wolter 1997) und auch mit der og. rezenten kontrollierten Untersuchung (van Tubergen et al. 2001) übereinstimmt.

In einer retrospektiven Befragung von Patienten mit Morbus Bechterew bezüglich der subjektiv empfundenen Einschränkungen bei Alltagsverrichtungen waren signifikant bessere Erfolge einer medizinischen Rehabilitationsmaßnahme unter Einschluss von Radonthermalstollenbehandlungen zu verzeichnen als nach einem standardisierten Rehabilitationsprogramm ohne Radonexposition (Falkenbach et al.1999).

Eine akute Schmerzlinderung unmittelbar nach einer Radonthermalstollentherapie ließ sich ebenfalls bei Patienten mit Morbus Bechterew in einer unkontrollierten Studie aufzeigen. Nach jeder Einfahrt in den Gasteiner Heilstollen zeigte sich eine Abnahme der subjektiv empfundenen Schmerzintensität (Graf und Minnich 1999).

Insbesondere bei der speläotherapeutischen Anwendung dürften u.a. auch psychische Auswirkungen zu der subjektiven Besserung beitragen, wie in einer weiteren Studie mit Hilfe der Eigenschaftswörterliste (EWL-N) nachgewiesen wurde. Im Vergleich zu einer Trockensauna-Anwendung oder einer Anwendung in einer modifizierten Form mit 50% relativer Luftfeuchtigkeit und einer Temperatur von 50°C fanden sich nach der Thermalstollenbehandlung in mehreren Subskalen hochsignifikante – ausschließlich positive – Veränderungen, die deutlich ausgeprägter waren als nach den anderen Hyperthermiebehandlungen (Falkenbach et al. 1997). Am Ende der dreiwöchigen Radonthermalstollenbehandlung waren zudem wiederholt niedrigere Werte für die BSG und für Serum-CRP gefunden worden (Falkenbach et al. 1996; Falkenbach und Herold 1998).

Die Mehrzahl der Ergebnisse und die daraus gezogenen Schlussfolgerungen der unkontrollierten Untersuchungen stimmen mit den inzwischen durchgeführten kontrollierten Studien (s.o.) überein. Alle kontrollierten und unkontrollierten Untersuchungen zusammen bestätigen letztendlich die früheren Erfahrungsberichte aus den Radontherapiezentren.

Die günstige Wirkung des Radons entfaltet sich insbesondere erst *im Anschluss* an die kurmedizinische Anwendung. Erst dann zeigen sich deutliche (signifikante) Unterschiede zu den Kontrollbehandlungen ohne Radonapplikation. Vor allem für die Behandlung rheumatologischer Erkrankungen stellt die Radontherapie somit offensichtlich eine sehr sinnvolle Therapieoption dar. Mehrere Studien wurden zur Effektivität bei Morbus Bechterew durchgeführt und konnten einen positiven Einfluss der Radontherapie nachweisen.

7. Wirkmechanismen

Leider noch immer weitgehend spekulativ sind die Wirkmechanismen der Radontherapie. Auch die in Kapitel 27 beschriebenen Effekte der ionisierenden Strahlung wurden hinsichtlich ihrer klinischen Bedeutung für die Radontherapie bei Patienten mit Morbus Bechterew noch nicht untersucht. Es existieren für die Radontherapie allgemein lediglich Einzelbefunde, die jedoch nicht ausreichen, die klinischen Behandlungserfolge mit Radon befriedigend zu verstehen. Einige dieser Einzelbefunde seien dennoch nachfolgend angeführt.

Steinhäusler et al. (1980) fanden in einer *in-vitro*-Untersuchung einen durch alpha-Strahlung induzierten Anstieg des intrazellulären ATP. Im Tierversuch wurden nach Radonexposition eine Hypertrophie der Samendrüse (Wense 1954) und Veränderungen der Niebennierenrinde (Henn und Semenitz 1965) beschrieben. Bei der Ratte führte eine vierstündige inhalative Radonapplikation zu einem Anstieg der *Superoxid-Dismutase (SOD)*-Aktivität in Leber und Niere (Yonehara et al. 1999). Ein SOD-Anstieg nach Radonexposition wurde auch von Yamaoka et al. (2001) gefunden.

In einem bereits vor längerer Zeit durchgeführten Tierversuch zeigte sich nach Aufenthalt im Radonthermalstollen eine Volumenvergrößerung der Liposomen und eine Verdickung mitochondrialer Innenmembranen in der *Zona fasciculata* der Nebennierenrinde, was als Hinweis auf eine vermehrte Stimulierbarkeit der *Cortisolproduktion* interpretiert wurde (Pfaller 1979).

Eine 90-minütige Inhalation von zerstäubtem Radonwasser in einer Konzentration von 14–18 kBq/Liter führte im Blut von Kaninchen zu einem signifikanten Anstieg von *Endorphinen* und *Enkephalinen* (Yamaoka und Komoto 1996). Im Gehirn fanden sich nach Radoninhalation signifikant niedrigere Werte von Noradrenalin, Serotonin und 5-Hydroxy-Indolessigsäure als bei den nicht radonexponierten Kontrolltieren. Ursächlich wurde eine nach Radoninhalation verminderte Aktivität der aromatischen L-Aminosäuredecarboxylase vermutet (Yamaoka et al. 1994). Diese Ergebnisse könnten zum Verständnis der schmerzlindernden (Graf und Minnich 1999) und stimmungsaufhellenden (Falkenbach et al. 1997) Effekte der Radontherapie beitragen.

Eine standardisierte Bestrahlung von Brustkrebs-Zellkulturen mit Radon geht – bei bestimmten Dosen – mit einem antiproliferativen Effekt einher. Dabei waren Gene, die die Apoptose beeinflussen (bax, bcl-2, bcl-x) signifikant verändert. Die zusätzliche Bestrahlung führte zu einer deutlich höheren Effektivität der chemotherapeutisch (mit Taxol) induzierten Apoptose (Soto 1999).

Nach wiederholten Behandlungen im Gasteiner Heilstollen während einer dreiwöchigen Therapiephase mit einer insgesamt 15-stündigen Aufenthaltszeit im Therapiebereich war die *Freisetzung freier Sauerstoffradikale* aus stimulierten Neutrophilen von Patienten mit Morbus Bechterew *vermindert*. Der Unterschied zu den *nicht* radonexponierten Kontrollpersonen war signifikant (Reinisch et al. 1999). Ob diese Veränderungen klinisch relevant sind, muss weiter abgeklärt werden. Ebenfalls nach einer seriellen Therapie im Gasteiner Heilstollen wurde ein signifikanter Anstieg von TGF-ß1 gefunden, der mit einer deutlichen Schmerzlinderung einherging (Schwarzmeier et al. 2003).

Wenn, wie oben diskutiert, die Beeinflussung immunkompetenter Zellen in der Haut für die Wirkungsvermittlung wirklich wichtig ist, dann verdient die Haut als mögliches primäres Zielorgan eine größere Aufmerksamkeit, insbesondere die induzierten Veränderungen der Langerhans'schen Zellen. Nach einem Radonbad mit einer Konzentration von 415 Bq/L wurde die Dosis in der Epidermis mit 50 mGy angegeben (Hofmann et al. 1999).

In diesem Zusammenhang könnte möglicherweise die Kombination von Radon und Wärme bzw. von Radon und CO_2 aufgrund der verbesserten Hautdurchblutung eine vermehrte Aktivität in der Haut bewirken und damit zu einer höheren Effektivität beitragen. Bei Kombination der Radontherapie mit einer Hyperthermiebehandlung bedeutet das Schwitzen eine zusätzlich vermehrte Aktivität auf und in der Haut, da Radon auch mit dem Schweiß abgegeben wird (Falkenbach et al. 2000, 2002). Eindeutig belegt ist, dass Radon in die Haut und durch die Haut penetrieren kann (Grundewald et al. 1999; Hofmann et al. 1999; Falkenbach et al. 2000), so dass immunmodulierende Effekte des Radons in der Haut auch gut möglich erscheinen.

8. Linear–No Threshold oder Hormesis, Nutzen und Risiko der Radontherapie

Die oben genannten klinischen Studien untersuchten die Effektivität der Radontherapie bei rheumatologischen Erkrankungen. Ob über diese krankheitsspezifischen therapeutischen Wirkungen hinaus allgemeine positive Effekte der Radonexposition zu erwarten sind oder doch die Nebenwirkungen überwiegen, müssen weitere Untersuchungen, am besten prospektive Studien, belegen. Die kontroversen – leider häufig sehr emotional und wenig sachlich geführten – Diskussionen zwischen Anhängern der *Hormesis-Theorie* und den Verfechtern der LNT (*linear-no threshold*)-Theorie zeigen, wie wichtig hierbei überzeugende wissenschaftliche Untersuchungen wären.

Allgemein muss eine relativ große Unsicherheit bei der Bewertung biologischer Auswirkungen der Radonexposition zugestanden werden. Dies beginnt häufig mit Problemen bei der Messung von Radon und Radonfolgeprodukten (Gleichgewichtsfaktor), der kurzfristigen oder kumulativen Aktivitätsdosen, der angelagerten und nicht angelagerten Fraktionen. All diese Faktoren können zudem durch Umwelteinflüsse (Wetterlage, Wind, Ventilation, Aufwirbelung, Staub etc.) beträchtlich beeinflusst werden.

Die Art der Dosisberechnungen im Bereich der Bronchialwand, die hinsichtlich der Beurteilung des Lungenkrebsrisikos durch Radonfolgeprodukte relevant sind, werden immer wieder neu diskutiert. Ergebnisse aus *in vitro*-Studien, Tierversuchen, Fall-Kontroll-Studien zum Lungenkrebsrisiko bei Uranbergarbeitern und Menschen, die in Wohnräumen mit hohen Radonkonzentrationen leben, sowie epidemiologische Studien werden dann zur Bewertung auch auf die balneologische und speläotherapeutische Anwendung übertragen, wobei die Übertragbarkeit häufig sehr hypothetisch erscheint. Die meisten Beurteilungen der Radontherapie resultieren aus den Fall-Kontroll-Studien über die kontrovers diskutierten Zusammenhänge von hohen Radonkonzentrationen in Wohnräumen und der Lungenkrebserkrankung.

Betrachtet man die Publikationen zur Radonexposition von Gesunden (zumeist Untersuchungen über die Radonexposition in Wohnräumen), so finden sich widersprüchliche Aussagen zu Nutzen und Risiko einer kurzfristigen bzw. langdauernden Radonexposition. Dabei ist die Diskussion immer auf das Risiko für die Induktion eines Bronchialcarcinoms fokussiert, während die Auswirkungen auf andere Organe (z.B. Haut, Knochen) nur eine untergeordnete Rolle spielen (Kendall und Smith 2002). Das Leukämierisiko wird durch die Radonexposition offensichtlich nicht beeinflusst (Laurier et al. 2001).

Die Verfechter der *Linear–No Threshold* (LNT) –Theorie gehen davon aus, dass das Verhältnis zwischen der (kumulativen) Radondosis und dem Krebsrisiko eine positive lineare Abhängigkeit zeigt und dass es keine Radondosis-Schwelle gibt, unterhalb der überhaupt keine Wirkung zu erwarten ist. Aufgrund dieser Vorstellung warnen sie selbst vor kleinsten Radondosen, da auch kleinste Dosen das Lungenkrebsrisiko – wenn auch nur gering – erhöhen könnten (Darby et al. 2001). Bei dieser Theorie wird letztlich von jedem ionisierenden Teilchen (jedem *hit*) eine potenziell schädigende Wirkung und damit eine mögliche Induktion einer Gewebeentartung befürchtet.

Aktuell wird den Begleiteffekten nach einem *hit* eine größere Aufmerksamkeit geschenkt. Die „getroffene" Zelle beeinflusst auch Zellen in der Umgebung, so dass weiterreichende Veränderungen durch die Strahlung induziert werden könnten (Brenner und Sachs 2003; Little und Wakeford 2001; Nikjoo und Khvostunov 2003). Insgesamt gibt es eine Vielzahl von Interpretationsmöglichkeiten der bekannten Einzelbefunde, insbesondere der Ergebnisse aus *in vitro*-Untersuchungen. Was diese zellulären Strahleneffekte letztendlich für das Malignomrisiko eines Menschen bedeuten, erscheint derzeit noch sehr spekulativ.

Im Gegensatz zu den Befürwortern der LNT-Theorie betonen die Anhänger der *Hormesistheorie* sogar das Überwiegen der *biopositiven Effekte niedriger Strahlendosen*, auch niedriger *Radondosen*, da sie die körpereigenen Regulations- und Abwehrsysteme stimulieren können, was letztlich einen Netto-Benefit (z.B. auch eine geringere Krebsinzidenz) für den Menschen bedeuten würde (Feinendegen et al. 1999). Entsprechend den viel-diskutierten Befunden von Cohen et al. (1999) wäre sogar eine Erniedrigung der Lungenkrebsinzidenz durch eine niedrig-dosierte Radonexposition (Größenordnung wie bei der kurmedizinischen Anwendung) zu erwarten. Die Größenordnung der Radondosis, die nach Cohen et al. (1999) als positiv bewertet wird, entspricht der Größenordnung, die auch bei der kurmedizinischen Anwendung aufgenommen wird und liegt – in sehr grober Schätzung – im Dosisbereich der mittleren jährlichen natürliche Strahlendosis eines Mitteleuropäers (vgl. Tabelle 1). Die Strahlendosis, die mit einer Radonbäder-Kur verbunden ist, beträgt ca. 1 mSv (Schüttmann 1996), bei einer Stollenkur etwa 1,8 mSv (Brandmaier 2001).

Sowohl bei der *LNT-* als auch bei der *Hormesis-Theorie* wird zumeist nur über die kumulative Dosis diskutiert. Die Bedeutung der Dosis-Rate kommt dabei sehr oft zu kurz. Aus biologischer Sicht dürfte es sehr unwahrscheinlich sein, dass allein die kumulative Dosis entscheidend ist und die Dosis-Rate keine Rolle spielt, das heißt es wäre in diesem Falle dieselbe Wirkung von einer bestimmten Strahlendosis zu erwarten, gleichgültig ob diese Dosis in einer kurzen Zeit mit einer hohen Dosis-Rate oder über eine sehr lange Zeit mit einer niedrigen Dosis-Rate zustande kommt. Offensichtlich sind noch viele Fragen hinsichtlich des Risikos der Radonexposition ungeklärt und Gegenstand kontroverser Diskussionen und Interpretationen, die bei den Kritikern der Radontherapie oftmals genauso einem Bias unterliegen wie die eher positiven Schlussfolgerungen, die in den Radonkurorten proklamiert werden.

In der Diskussion um das wahre oder vermeintliche Risiko der therapeutischen Radonexposition von Patienten mit Morbus Bechterew ist aber nicht nur das allgemeine Risiko der Strahlenexposition eines gesunden Menschen zu beachten, sondern zusätzlich das Risiko der alternativ möglichen Therapieformen, z.B. mit NSAR, in die Überlegungen einzubeziehen. Die og. kontrollierten Studien zeigten nach der Radontherapie einen verminderten Bedarf an Medikamenten (NSAR). Mit dem geringeren Medikamentenbedarf sinkt aber auch das Risiko von unerwünschten Wirkungen, vor allem auf den Gastrointestinaltrakt und die Nieren. Somit ergibt sich durch die Radontherapie mit der nachgewiesenen Reduktion des Medikamentenbedarfs folglich – auf Grund des geringeren Medikamentenverbrauchs – auch ein geringeres Gesamtrisiko für den Patienten, selbst wenn die Risikoerhöhung für Lungenkrebs entsprechend der LNT-Theorie – und nicht die Risikoverminderung entsprechend der Hormesis-Theorie – zutrifft.

Da es die Aufgabe des betreuenden Arztes ist, nach Analyse der Symptomatik und Sichtung der Befunde im Gespräch mit dem Patienten die Notwendigkeit einer Intervention und dann den Nutzen und das Risiko einer indizierten Behandlung abzuwägen, verdient die Radontherapie bei Morbus Bechterew eine größere Aufmerksamkeit als bisher. Das Nutzen/Risiko-Verhältnis der Radontherapie erscheint nach den vorliegenden Daten günstiger zu sein als bei vielen (etablierten) medikamentösen Behandlungen.

Um das Nutzen/Risiko-Verhältnis für die Radontherapie im Vergleich zu den anderen Behandlungen letztendlich sicher klären zu können, wären jedoch prospektive kontrollierte Untersuchungen von Tausenden von Patienten (über Jahrzehnte) notwendig, was nicht realisierbar ist. Folglich muss die Nutzen/Risiko-Bewertung der Radontherapie weiterhin vor allem auf retrospektiven Analysen und Schlussfolgerungen aus den Fall-Kontroll-Studien aufbauen. Diese weisen darauf hin, dass die Radontherapie im Vergleich zu anderen Therapieformen keinesfalls ohne genauere Kenntnisse der Thematik mit der Begründung eines hohen Lungenkrebsrisikos abgelehnt werden sollte, da bei einer gegebenen Therapiebedürftigkeit zur Behandlung von Symptomen des Morbus Bechterew andere derzeit zur Verfügung stehende Therapien zumeist mit einem deutlich höheren Risiko für den Patienten einhergehen.

In Kapitel 31 sind die Bewertungen der mit der Radontherapie verbundenen Risiken im Vergleich zu anderen strahlentherapeutischen Behandlungen und im Vergleich zu der Therapie mit NSAR zusammengefasst.

10 Fragen zum Thema

1. Welche Formen der Radontherapie gibt es?

Die größte Verbreitung hat das Radonbad mit einer Aktivität von > 666 Bq/L, das bei Temperaturen zwischen 32°C (mit CO_2) und 39°C verabreicht wird. Dunstbäder und Gasbäder haben den Vorteil, dass sie – bei Indifferenztemperatur – mit keiner kardialen Belastung einhergehen. Die meisten Patienten mit Morbus Bechterew sind in den Speläotherapiezentren (in Bad Gastein und in Bad Kreuznach) zu finden, die als die intensivste Form der Radonbehandlung gelten. Hier halten sich die Patienten wiederholt in einem natürlichen Klima auf, das durch eine hohe Radonkonzentration (im Mittel ca. 40–50 kBq/m^3) charakterisiert ist.

2. Ist die Radontherapie auch während eines Krankheitsschubes indiziert?

Im Gegensatz zur rheumatoiden Arthritis ist die Radontherapie bei Morbus Bechterew auch in akuten Phasen der Erkrankung sinnvoll. In einer retrospektiven Patientenbefragung gaben 24 Patienten mit Morbus Bechterew an, dass sie auch während eines Krankheitsschubes eine Radontherapie durchgeführt hatten. 23 dieser 24 Patienten berichteten von einem Therapieerfolg.

3. Welche Radonkonzentrationen sind für die Therapie erforderlich?

Die Begriffsbestimmungen des Deutschen Heilbäderverbandes sehen für Bäder eine Mindestkonzentration von 18 nCuri/L (= 666 Bq/L) vor. Für die speläotherapeutische Anwendung wird eine Konzentration von zumindest 1 nCuri/L (= 37 kBq/m^3) gefordert.

4. Erhöht eine Radonstollenbehandlung das Lungenkrebsrisiko?

Die Erfahrungen in den Radonspeläotherapiezentren geben keinen Hinweis darauf, dass die Radonexposition eine Erhöhung des Lungenkrebsrisikos bedeuten könnte, weder bei dem Personal noch bei den Patienten. Kontrollierte prospektive Untersuchungen zu dieser

Frage gibt es jedoch nicht, zumal hierzu extrem große Populationen über Jahrzehnte untersucht werden müssten, um verlässliche Aussagen zu erhalten. Wenn – wie im Stahlenschutz üblich – die LNT-Theorie angewandt wird und die Risikoberechnungen aus den Untersuchungen zur Radonexposition in Wohnräumen auf die Stollenbehandlung übertragen werden (was auch wiederum kritisiert werden kann), so wäre mit einer Erhöhung des absoluten Lungenkrebsrisikos durch eine Radonkur mit 12 Stollenbehandlungen von ca. 0,02% auszugehen. Bei Zutreffen der Hormesis-Theorie wäre bei den gegebenen Gesamtdosen auf Grund der Stimulation körpereigener Regulations- und Abwehrfunktionen eher von einer Erniedrigung des Krebsrisikos auszugehen. Bei Patienten mit Morbus Bechterew ist das wahre oder vermeintliche Krebsrisiko zusätzlich gegen die Risiken anderer Behandlungen abzuwägen.

5. Was sind die Wirkmechanismen der Radontherapie?

Die Wirkmechanismen sind noch weitgehend spekulativ. Neben einer Beeinflussung von Makrophagen und Zytokinen (TNFα, TGFβ u.a.) werden eine Erhöhung antioxidativer Kapazitäten, eine Verbesserung zellulären Reparaturleistungssysteme, eine vermehrte Freisetzung von Endorphinen und immunmodulatorische Wirkungen auf antigenpräsentierende Zellen in der Haut diskutiert.

6. Welche Beschwerden auf Grund des Morbus Bechterew können durch die Radontherapie gebessert werden?

Die klinische Erfahrung zeigt, dass insbesondere enthesiopathiebedingte Schmerzen gebessert werden können. Dadurch resultiert auch eine bessere Beweglichkeit.

7. Wann ist der Eintritt einer Besserung zu erwarten?

Während der Therapiephase berichten Patienten häufiger sogar von stärkeren Beschwerden, was bei kurmedizinischen Anwendungen generell als „Reaktionsschmerzen" bezeichnet und von erfahrenen Patienten zumeist als positiver Hinweis auf einen zu erwartenden Therapieerfolg gewertet wird. Die Mehrzahl der Patienten erfährt die größte Besserung erst nach der Therapiephase, häufig erst etwa 4 bis 6 Wochen später. Die Besserung hält dann im Mittel für etwa 6 bis 12 Monate an, so dass viele Patienten die serielle Radontherapie nach einem Jahr wiederholen.

8. Ab welchem Alter kann die Radontherapie durchgeführt werden?

Bei Kindern und Jugendlichen besteht eine erhöhte Radiosensitivität, so dass – wenn man von der LNT- und nicht von der Hormesis-Theorie ausgeht – eher Zurückhaltung geboten erscheint. Eine serielle Radontherapie ist jedoch sinnvoll, wenn die übliche Behandlung keinen befriedigenden Erfolg zeigt oder die notwendige Medikation mit beträchtlichen Nebenwirkungen behaftet ist. Wie immer sollte eine sachliche Abwägung von Nutzen und Risiko der Radontherapie bzw. der alternativ möglichen Therapie erfolgen.

9. Kann die Radontherapie auch die häufig assoziierten Erkrankungen positiv beeinflussen?

Iritis, Urethritis oder Colitis werden wahrscheinlich nicht beeinflusst. Sie stellen in akuten Phasen eher Kontraindikationen gegen die Radontherapie dar. Eine Vielzahl der Patienten berichtet über eine Besserung der Psoriasis im Anschluss an die Behandlungsphase. Hierzu gibt es jedoch keine Studien.

10. Welchen Radondosen ist das Personal in Radontherapieeinrichtungen ausgesetzt?

Aus dem radonhaltigen Wasser wird das Gas insbesondere bei Verwirbelung freigesetzt, z.B. beim Füllen der Wannen. In Einrichtungen mit Radonbädern ist das Personal somit einer erhöhten Radonkonzentration ausgesetzt, die sich in der Regel jedoch durch eine ausreichende Belüftung der Therapieräume leicht senken lässt. Radontherapieeinrichtungen unterliegen der Strahlenschutzüberwachung, um ein Überschreiten der gesetzlichen Grenzwerte zu verhindern. Dies gilt selbstverständlich auch für die Speläotherapiezentren. Zur Orientierung: der gesetzlich erlaubte Grenzwert für das Personal entspricht etwa einer Dosis, die einer jährlichen Aufenthaltsdauer im Stollen von ca. 80–100 Stunden entspricht. Dieser Grenzwert gilt jedoch nur für die Arbeitnehmer, nicht aber für Patienten.

Literatur

Andrejew SV, Semjonow BN, Tauchert D (1990) Zum Wirkmechanismus von Radonbädern. Z Phys Med Baln Med Klim 19, Sonderheft 2:83–89

Axelson O (1999) Epidemiological research on environmental radon and its health consequences. In: Inaba J, Yonehara H, Doi M (eds) Indoor radon exposure and its health consequences. Kodansha Scientific, Tokyo, pp 3–9

Becker K, Clarke RH, Feinendegen LE, Köhnlein W, Kraus W, Nussbaum RH, Roth E, Roth J (1997) Strahlenschutz und Mikrosieverts: Müssen wir umdenken? Strahlenschutz Praxis 3 (2):1–30

BEIR VI (1999) National Research Council USA, Committee on the biological effects of exposure to radon. US Nat Acad Sciences, Washington

Bekhter TV (1990) The efficacy of radon baths in the local Lipovka health resort for patients with osteoarthritis (russ.). Revmatologiia (2):61–64

Bernatzky G, Graf AH, Saria A, Hofmann W, Lettner H, Adam H, Leiner G (1994) Schmerzhemmende Wirkung einer Kurbehandlung bei Patienten mit Spondylitis ankylopoetica. Österr Z Phys Med 4:85–94

Bogoljubov VM (1988) The clinical aspects of radon therapy. Z Phys Med Baln Med Klim 17, Sonderheft:59–66

Bogoljubow VM, Davydowa OB, Andrejew SV (1990) Radon-Luftbäder in der UDSSR: Forschung und Einsatz. Z Phys Med Baln Med Klim 19, Sonderheft 2:90–98

Brandmaier P (2001) Strahlenschutz im Gasteiner Heilstollen. In: Mück K, Hefner A, Vana N (Hrsg) Strahlenschutz für Mensch und Gesellschaft im Europa von Morgen. Fachverband für Strahlenschutz. TÜV-Verlag, Köln, pp 297–300

Brenner DJ, Sachs RK (2003) Domestic radon risks may be dominated by bystander effects-but the risks are unlikely to be greater than we thought. Health Phys 85:103–108

Calabrese EJ, Baldwin LA (1999) Radiation hormesis. BELLE Newsletter 8:1–66

Cohen BL (1999) Validity of the linear-no threshold theory of radiation carcinogenesis in the low-dose region. In: Deetjen P, Falkenbach A (Hrsg) Radon und Gesundheit, Radon and Health. Peter Lang, Frankfurt, pp 13–37

Darby S, Hill D, Doll R (2001) Radon: a likely carcinogen at all exposures. Ann Oncol 12:1341–1351

Deetjen P (1992) Radon-Balneotherapie – neue Aspekte. Phys Rehab Kur Med 2:100–103

Dirnagl K (1997) Balneotechnik bei natürlichen Radon-Quellen. In: Pratzel HG, Deetjen P (Hrsg) Radon in der Kurortmedizin. I.S.M.H., Geretsried, pp 92–102

Eliseev VA (1986) Treatment of chronic bronchitis patients with thermal radon waters (russ.). Vopr Kurortol Fizioter Lech Fiz Kult (4):57–59

Falkenbach A (2000) Which factors really influence the course of ankylosing spondylitis? Arthritis Care Res 13:66

Falkenbach A, Egghart B, Zelger G, Griessmayer H (1997) Trockensauna, Momotherm und Thermalstollenbehandlung: Immediateffekte überwärmender Luftimmersionstherapien auf die Befindlichkeit. Thermologie Österreich 7:18–24

Falkenbach A, Gütl S, Werny F, Herold M (1996) Radon exposure in the Gasteiner Heilstollen: decreased C-reactive protein in ankylosing spondylitis (Abstract). Rheumatol Eur 25, Suppl 1:99

Falkenbach A, Herold M (1998) In ankylosing spondylitis serum interleukin-6 correlates with the degree of mobility restriction, but not with short-term changes in the variables for mobility. Rheumatol Int 18:103–106

Falkenbach A, Höller R, Barth H (1996) Radon spa in geriatric patients (SK). Rehabilitácia 29:51–52

Falkenbach A, Kleinschmidt J, Soto J, Just G (2002) Radon progeny activity on skin and hair after speleotherapeutic radon exposure. J Environ Radioact 62:217–223

Falkenbach A, Kovacs J, Franke A, Jörgens K, Ammer K (2004) Radon therapy for the treatment of rheumatic diseases – review and metaanalysis of controlled clinical trials. Rheumatol Int – in press –

Falkenbach A, Just G, Soto J (2000) Radon progeny activity in sweat following radon exposure in a warm and humid environment. Radiat Environm Biophys 39:137–139

Falkenbach A, Wolter NJGB (1997) Radonthermalstollen-Kur zur Behandlung des Morbus Bechterew. Forsch Komplementärmed 5:277–283

Falkenbach A, Wolter NJGB, Herold M (1999) Klinische Studien zur Wirksamkeit der Radonthermalstollen-Behandlung bei Morbus Bechterew. In: Deetjen P, Falkenbach A (Hrsg) Radon und Gesundheit, Radon and Health. Peter Lang, Frankfurt, pp 111–129

Feinendegen LE, Bond VP, Sondhaus CA (1999) Low-dose irradiation appears to reduce endogeneous DNA damage. In: Deetjen P, Falkenbach A (Hrsg) Radon und Gesundheit, Radon and Health. Peter Lang, Frankfurt, pp 39–58

Feldtkeller E, Lemmel EM (1999) Zur Situation von Spondyloarthritis-Patienten. Novartis Pharma, Nürnberg, pp 151–155

Field RW, Becker K (2001) Does exposure to residential radon increase the risk of lung cancer? Radiat Prot Dosimetry 95:75–81

Franke A, Reiner L, Pratzel HG, Franke Th, Resch KL (2000) Long-term efficacy of radon spa therapy in rheumatoid arthritis – a randomised, sham-controlled study and follow-up. Rheumatology (Oxford) 39:894–902

Galliamov AG, Valeev RG (1990) Radon therapy and the use of acupuncture reflexotherapy in patients with cervical and lumbar osteochondrosis (russ.). Vopr Kurortol Fizioter Lech Fiz Kult (6):50

Göpfert H (1963) Balneotherapie. In: Grober J (Hrsg) Klinisches Lehrbuch der Physikalischen Therapie. Gustav Fischer, Stuttgart, pp 447–487

Graf A, Minnich B (1999) Nachweis der Schmerzlinderung durch die Gasteiner Heilstollenkur: Ergebnisse einer psychologischen und neuroendokrinologischen Evaluierung. Peter Lang, Frankfurt, pp 1–234

Grigor'eva VD, Barnatskii VV (1998) The use of dry-air radon baths in the treatment of patients with reactive arthritis. Vopr Kurortol Fizioter Lech Fiz Kult (4):11–15

Grunewald M, Grunewald WA (1995) Radon-Transfer während der Balneotherapie in der Best'schen Wanne. Phys Rehab Kur Med 5:189–195

Grunewald WA, Phillipsborn Hv, Just G (1999) Radon-Transfer Haut-Blut-Expirationsluft. In: Deetjen P, Falkenbach A (Hrsg) Radon und Gesundheit, Radon and Health. Peter Lang, Frankfurt, pp 93–101

Henn O, Semenitz E (1965) Tierversuche im Thermalstollen. In: Scheminsky F (Hrsg) Forschungen und Forscher der Tiroler Ärzteschule (1957–1965), Band 5, Tyrolia, Innsbruck, pp 343–381

Hofmann W (1997) Vergleich von Radondosis und Röntgenstrahlungsdosis. In: Pratzel HG, Deetjen P (Hrsg) Radon in der Kurortmedizin. I.S.M.H., Geretsried, pp 57–67

Hofmann W, Lettner H, Winkler R, Foisner W (1999) Perkutaner Radon-Transfer und Strahlenexposition durch Radonzerfallsprodukte beim Radon-Thermalwasserbad. In: Deetjen P, Falkenbach A (Hrsg) Radon und Gesundheit, Radon and Health. Peter Lang, Frankfurt, pp 83–91

Jöckel H (1997) Praktische Erfahrungen mit der Radontherapie. In: Pratzel HG, Deetjen P (Hrsg) Radon in der Kurortmedizin. I.S.M.H., Geretsried, pp 84–91

Just G, Falkenbach A, Grunewald WA, Phillipsborn Hv (2001) Radon in der Balneologie – Messungen der Aufnahme von Radon durch die Patienten und Strahlenschutz für das Personal. In: Mück K, Hefner A, Vana N (Hrsg) Strahlenschutz für Mensch und Gesellschaft im Europa von morgen. TÜV-Verlag, Köln, pp154–157

Kendall GM, Smith TJ (2002) Doses to organs and tissues from radon and its decay products. J Radiol Prot 22:389–406

Klemenkov SV, Davydova OB, Levitskii IaF, Atrashkevich OG, Kubushko IV, Makarenko VA (1999) The effect of radon baths on the physical work capacity and extrasystole in patients with ischemic heart disease and stable stenocardia (russ.). Vopr Kurortol Fizioter Lech Fiz Kult (6):6–9

Knorr H, Gutenbrunner C, Fujiya S, Pfeiffer R, Dirnagl K, Schnizer W (1990) Radon und Hautdurchblutung. Z Phys Med Baln Med Klim 1990; 19 (Sonderheft 2): 99–102

Kudriashov IuA, Sorokina EI, Gusarov II (1998) The comparative clinico-physiological characteristics of the action of air-carbon dioxide baths in patients with ischemic heart disease (russ.). Vopr Kurortol Fizioter Lech Fiz Kult (2) 6–9

Laurier D, Valenty M, Tirmarche M (2001) Radon exposure and the risk of leukemia: a review of epidemiological studies. Health Phys 81:272–288

Lind-Albrecht G (1999) Radoninhalation bei Morbus Bechterew. In: Deetjen P, Falkenbach A (Hrsg) Radon und Gesundheit, Radon and Health. Peter Lang, Frankfurt, pp 131–137

Lind-Albrecht G, Droste U (1996) Zusatzeffekt der Radonstollentherapie im Rahmen der stationären Rehabilitation bei Spondylitis ankylosans (M. Bechterew). Eigenverlag der Karl-Aschoff-Klinik Bad Kreuznach – Rheumazentrum Rheinland-Pfalz, Bad Kreuznach, pp 1–218

Little MP, Wakeford R (2001) The bystander effect in C3H 10T cells and radon-induced lung cancer. Radiat Res 156:695–699

Lubin JH (1998) On the discrepancy between epidemiologic studies in individuals of lung cancer and residential radon and Cohen's ecologic regression. Health Phys 75:4–10

Luckey TD (1999) Nurture with ionizing radiation: a provocative hypothesis. Nutr Cancer 34:1–11

Luckey TD (1980) Hormesis with ionizing radiation. CRC Press, Baca Raton, Florida

Marshalik BE, Fen'ko AN (1991) The use of air-radon baths for rehabilitating the immune system of patients with bronchial asthma (russ.). Vopr Kurortol Fizioter Lech Fiz Kult (6):6–10

Melzack R (1975) The McGill Pain Questionnaire: major properties and scoring methods. Pain 1:277–299

Nikjoo H, Khvostunov IK (2003) Biophysical model of the radiation-induced bystander effect. Int J Radiat Biol 79:43–52

Nussbaum RH, Köhnlein W (1994) Inconsistancies and open questions regarding low-dose health effects of ionizing radiation. Environ Health Persp 102:656–667

Ojeda F (1970) Zur Durchlässigkeit der Haut für Edelgase. Strahlenther 140:605–609

Ostapov AD, Efendiev BA, Gichev IuP, Kazantseva VI, Bunkova EIu, Paskal' NA, Kuziaev VN (1993) Experience in using hyperthermia in combination with the radon pool in the combined treatment of patients with arteriosclerosis obliterans at the Belokuikha health resort (russ.). Vopr Kurortol Fizioter Lech Fiz Kult (1):24–26

Peto J, Darby S (1994) Radon risk reassessed. Nature 368:97–98

Pfaller W (1979) Subzelluläre Veränderungen der Nebennierenrinde nach Inhalation von 222Rn. Z angew Bäder- u Klimaheilk 26:384–390

Polianskii BA, Nazarov MI, Danilova MI (1987) Treatment using natural radon waters of patients with obliterating arterial diseases of the extremities (russ.). Vopr Kurortol Fizioter Lech Fiz Kult (3):53–55

Pratzel HG, Legler B, Aurand K, Baumann K, Franke T (1993) Wirksamkeitsnachweis von Radonbädern im Rahmen einer kurortmedizinischen Behandlung des zervikalen Schmerzsyndroms. Phys Rehab Kur Med 3:76–82

Pratzel HG, Legler B, Heisig S, Klein G (1999) Schmerzstillender Langzeiteffekt durch Radonbäder bei nicht entzündlichen rheumatischen Erkrankungen. In: Deetjen P, Falkenbach A (Hrsg) Radon und Gesundheit, Radon and Health. Peter Lang, Frankfurt, pp 163–182

Pratzel HG, Schnizer W (1992) Handbuch der medizinischen Bäder: Radon-Bäder. Haug, Heidelberg, pp 125–129

Razumov AN, Gusarov II, Semenov BN, Belenichev AIu, Dubovskoi AV (2001) Radiation hormesis, radon therapy and radon prevention of disease (russ.). Vopr Kurortol Fizioter Lech Fiz Kult (5):47–50

Reinisch N, Mur E, Herold M, Dunzendorfer S, Kähler CM, Falkenbach A, Wiedermann CJ (1999) Decrease of respiratory burst in neutrophils of patients with ankylosing spondylitis by combined radon-hyperthermia treatment. Clin Exp Rheumatol 17:335–338

Sagan LA (1989) On radiation, paradigms, and hormesis. Science 245:574, 621

Schwarzmeier JD, Shehata M, Hilgarth M, Richter D, Leiner G, Falkenbach A (2003) Increased levels of TGF-ß1 in patients with ankylosing spondylitis after spa therapy. Eur Cytokine Netw 14, Suppl, No 168

Seichert N (1992) Zur Problematik der Radon-Balneotherapie. Phys Rehab Kur Med 2:157–160

Shliapak EA (1997) The mechanisms of the therapeutic action of radon baths in the treatment of scleroderma patients (russ.). Vopr Kurortol Fizioter Lech Fiz Kult (5):28–29

Shliapak EA, Gabidova NT, Evseeva SN (2002) Combined ultrasound and sinusoidal modulated currents in treating children with juvenile rheumatoid arthritis (russ.). Vopr Kurortol Fizioter Lech Fiz Kult (1):34–36

Shliapak EA, Gabidova NT, Evseeva SN, Apanasevich ZK, Shvedunova LN (1992) A low-frequency alternating magnetic field and its combination with radon baths in juvenile rheumatoid arthritis (russ.). Vopr Kurortol Fizioter Lech Fiz Kult (4):13–17

Skorepa P, Klein G, Pratzel HG (1999) Wirkungsverstärkender Effekt von Radonbädern durch

CO_2. In: Deetjen P, Falkenbach A (Hrsg) Radon und Gesundheit, Radon and Health. Peter Lang, Frankfurt, pp 103–109

Soto J (1999) Radon effects at the cellular and molecular levels. In: Deetjen P, Falkenbach A (Hrsg) Radon und Gesundheit, Radon and Health. Peter Lang, Frankfurt, pp 63–66

Steindorf K, Lubin J, Wichmann HE, Becher H (1995) Lung cancer deaths attributable to indoor radon exposure in West Germany. Int J Epidemiol 24:485–492

Steiner FJF, Valkenburg HA, van de Stadt RJ, Stoyanova-Drenska M, Zant J (1979) Badkuurbehandeling bij patienten met reumatoide arthritis (Spa therapy in patients with rheumatoid arthritis). Ned T Geneesk (Neth J Med) 16:661–664

Steinhäusler F, Schaffer S, Lee CC, O'Connor J, Wrenn ME (1980) Effects of low-level alpha radiation on intracellular energy metabolism. Radiat Res 81:393–401

van Tubergen A, Landewé R, van der Heijde D, Hidding A, Wolter N, Asscher M, Falkenbach A, Genth E, Goei Thè H, van der Linden S (2001) Comined spa-exercise therapy is effective in patients with ankylosing spondylitis: a randomized controlled trial. Arthritis Care Res 45:430–438

van Tubergen A, Boonen A, Landewé R, Rutten-van Mollen M, van der Heijde D, Hidding A, van der Linden S (2002) Cost-effectiveness of combined spa-exercise therapy in ankylosing spondylitis: a randomised controlled trial. Arthritis Rheum 47:459–467

Wense T (1954) Experimentelle Untersuchungen über Hormonwirkungen des Gasteiner Thermalwassers. Wien Med Wschr 104:241–243

Wichmann HE (1999) Krebsprävention durch Radon? Hier irrt der Physiker. Dtsch Ärztebl 47:C-2213

Yamaoka K, Ishii K, Itoh T, Edamatsu R, Komoto Y, Suzuka I, Mori A (1994) Changes in biogenic amine neurotransmitters in rabbit brain after radon inhaltation. Neurosciences 20:17–22

Yamaoka K, Komoto Y (1996) Experimental study of alleviation of hypertension, diabetes and pain by radon inhalation. Physiol Chem Phys Med NMR 28:1–5

Yamaoka K, Mifune T, Mitsunobu F, Kojima S, Mori S, Shibuya K, Tanizaki Y, Sugita K (2001) Basic study on radon effects and thermal effects on humans in radon therapy. Physiol Chem Phys Med NMR 33:133–138

Yonehara H, Ma J, Ikebuchi M, Aoyama T (1999) Changes in superoxide dismutase (SOD) activity in organs of rat induced by radon exposure. In: Inaba J, Yonehara H, Doi M (eds) Indoor radon exposure and its health consequences. Kodansha Scientific, Tokyo, pp 123–129

Zelinskii BA, Fishchuk OA (1988) Effect of the radon baths of the Khmel'nik health resort on microcirculatory function in diabetics (russ.). Vrach Delo (10):79–81

Kapitel 31

Risikoabwägung der Therapie des Morbus Bechterew mit ionisierenden Strahlen

Klaus Rüdiger Trott, Ernst Feldtkeller, Peter Deetjen, Albrecht Falkenbach

1. Einleitung

Verschiedene Methoden der *Strahlentherapie* spielen auch heute noch eine große Rolle in der Behandlung von Patienten mit Morbus Bechterew. Im Gegensatz zur externen Strahlentherapie, die heute – trotz umfangreicher positiver Erfahrungen – nur noch selten angewandt wird (siehe Kap. 29), gewinnt die Therapie mit Radium-224 (siehe Kap. 28) und Radon (siehe Kap. 30) in letzter Zeit wieder zunehmend an Interesse.

Während die Wirksamkeit der Radontherapie bei rheumatischen Erkrankungen, auch bei Morbus Bechterew, inzwischen durch mehrere randomisierte kontrollierte Studien wiederholt aufgezeigt wurde (Falkenbach et al. 2004), fehlen kontrollierte klinische Untersuchungen für die Radium-224-Therapie und die externe Strahlentherapie. Dennoch lassen die positiven klinischen Erfahrungen an Tausenden von Patienten auch bei diesen beiden Behandlungsformen keinen Zweifel an der *schmerzlindernden Wirkung* aufkommen.

Die berichteten Erfolgsraten liegen für alle drei Strahlentherapieverfahren in vergleichbaren Größenordnungen und sind ähnlich hoch wie für die klassischen medikamentösen Therapieverfahren. Da randomisierte Therapiestudien mit einem Vergleich strahlentherapeutischer und medikamentöser Verfahren fehlen, ist es aufgrund der Erfahrungen für die Effektivitätsbewertung wohl sinnvoll davon auszugehen, dass die medikamentöse Therapie mit nicht-steroidalen Antirheumatika (NSAR) und die verschiedenen strahlentherapeutischen Verfahren eine ähnlich gute therapeutische Wirksamkeit besitzen. Somit kommt bei den differentialtherapeutischen Überlegungen – neben dem individuellen Befund – der Bewertung der Häufigkeit, der Natur und der Schwere therapieassoziierter *Nebenwirkungen* eine entscheidende Rolle zu.

Aufgrund der *unterschiedlichen Dosierung* müssen die bei Morbus Bechterew eingesetzten Strahlenbehandlungen von den Therapien bei Krebserkrankungen getrennt betrachtet werden. Alle drei strahlentherapeutischen Verfahren führen in der bei Morbus Bechterew üblichen Dosierung zu keinen akuten oder chronischen Nebenwirkungen, die bei der Strahlentherapie von Krebserkrankungen oft nicht vermeidbar sind und die dosislimitierend wirken können (Trott et al. 2002). Die akute Verträglichkeit aller bei Morbus Bechterew eingesetzten Strahlentherapieverfahren ist im Allgemeinen sehr gut.

Bedenken bestehen allein in Hinblick auf eine theoretisch möglich erscheinende *Kanzerogenität* einer Behandlung mit ionisierenden Strahlen. Ein erhöhtes Krebsrisiko nach einer *hochdosierten* Strahlenexposition ist unumstritten.

In den zur Behandlung des Morbus Bechterew üblichen, eher niedrigen Dosierungen wurde bei den modernen Applikationsformen eine Erhöhung des Krebsrisikos *nicht* nachgewiesen. Einerseits ist hierfür der Nachbeobachtungszeitraum nicht lange genug; vor allem aber gibt es für die heute üblichen Anwendungen überhaupt keine aussagekräftigen wissenschaftlichen Studien, die bei der Fragestellung der *Kanzerogenität* der Strahlenbehandlung des Morbus Bechterew angesichts des – sofern überhaupt vorhandenen – geringen Effektes und der vielfältigen Störeinflüsse ein sehr großes Patientenkollektiv unter kontrollierten Bedingungen über zumindest 20 bis 30 Jahre prospektiv untersuchen müssten. Eine solche wissenschaftliche Studie liegt nicht vor und ist wohl auch in Zukunft nicht zu realisieren.

In gleicher Weise, wie eine direkte Bestimmung des Risikos kaum vorstellbar ist, haben die Anwender der modernen Behandlungsverfahren keine realistischen Möglichkeiten, den *positiven* Nachweis der Unschädlichkeit zu erbringen. Die *Erfahrungen* zeigen *keinen Hinweis* auf ein erhöhtes Krebsrisiko; der *Nachweis* eines fehlenden Risikos ist jedoch *grundsätzlich nicht möglich*.

Da somit wissenschaftlich aussagekräftige kontrollierte klinische Untersuchungen zu den Risiken einer therapeutischen Anwendung ionisierender Strahlen mit den heutigen Verfahren fehlen, beruhen die Diskussionen über das Krebsrisiko vor allem auf den Daten von Nachuntersuchungen von Patienten mit Morbus Bechterew, die mit früher üblichen Strahlentherapien behandelt worden waren (damals jedoch z.B. *Röntgenbestrahlung der ganzen Wirbelsäule statt Megavoltphotonen kleiner Zielvolumina*, frühere *Radiumtherapie mit größeren Verunreinigungen*, etc), sowie auf epidemiologischen Studien zum Krebsrisiko anderer Strahlenexpositionen.

Es besteht kein Zweifel, dass hohe Strahlendosen das Risiko für Krebserkrankungen erhöhen. So wurde für die Radonexposition bei Uranbergarbeitern, die unter den früher üblichen Arbeitsbedingungen *hohen* Radonkonzentrationen *langfristig* ausgesetzt waren, eine *lineare Beziehung* zwischen der *kumulativen Radondosis* und dem Risiko für die Entstehung eines *Bronchialkarzinoms* nachgewiesen. Bei niedrigeren Gesamtdosen ist dieser Zusammenhang nicht mehr so eindeutig, unterhalb einer gewissen Schwelle sogar sehr fraglich. Während das Krebsrisiko nach hohen kumulativen Dosen also unumstritten ist, ergeben sich bei niedrigen Dosen noch immer heftige kontroverse Diskussionen.

Da es auch – allerdings umstrittene – Hinweise in Form epidemiologischer Studien gibt, die in einem bestimmten Dosisbereich sogar eine *protektive Wirkung ionisierender Strahlung* vor der Krebsentstehung aufzeigen (z.B. Cohen 1999), werden dementsprechend auch *allgemein biopositive* Effekte niedrig dosierter Strahlung postuliert. Diese sollen durch eine Anregung der körpereigenen Regulations- und Reparationsfähigkeit zustande kommen (Feinendegen et al. 1999) und werden unter dem Begriff der *Hormesis* zusammengefasst (Luckey 1980).

Insgesamt ist es im niedrigen Dosisbereich der ionisierenden Strahlung *ungeklärt*, ob *negative* Effekte oder *keine* Effekte zu erwarten sind, oder ob möglicherweise sogar die *biopositiven* Wirkungen im Sinne der *Hormesis* überwiegen. Für einen Patienten mit Morbus Bechterew ist diese Diskussion jedoch ohnehin irrelevant, da er nicht nach *„allgemeinen Wirkungen"* sucht, sondern eine Strahlentherapie allein zur Linderung seiner krankheitsbedingten Beschwerden anstrebt, zumal auch die alternativen Therapieoptionen – insbesondere die Behandlung mit *nicht-steroidalen Antirheumatika* – nicht frei von Risiken sind (s.u.).

Verallgemeinernde Übertragungen mathematischer Modelle zur Risikobewertung der Strahlentherapien erscheinen angesichts der großen Unsicherheiten in diesem Dosisbereich sehr fraglich. Hilfreicher für die Risikobewertung sind die Analysen der Nachbeobachtungsdaten von Patienten, die früher wegen eines Morbus Bechterew strahlentherapeutisch behandelt worden waren. Die damit abzuschätzenden Strahlenrisiken der heutigen Therapieverfahren sind dann noch mit den Risiken der anderen bei Morbus Bechterew differentialtherapeutisch infrage kommenden Behandlungen in Beziehung zu setzen.

2. Externe Strahlentherapie mit Röntgenstrahlen

Bis in die sechziger Jahre des 20. Jahrhunderts war die externe Strahlentherapie mit *Röntgenstrahlen* die Therapie der Wahl. Sie bestand in der fraktionierten *Bestrahlung der gesamten Wirbelsäule*, zumeist in drei aneinander anstoßenden dorsalen Feldern, mit einer Gesamtdosis von 6–12 Gy, gegeben in Einzeldosen von 1–2 Gy. Dies führte in der Regel innerhalb weniger Wochen zu einer lang anhaltenden Schmerzlinderung oder gar Schmerzfreiheit und einer verbesserten Mobilität.

In der großen Serie des *Medical Research Council* war nur bei 405 von 14.554 Patienten mit Morbus Bechterew eine zweite Bestrahlungsserie wegen eines ungenügenden Therapieerfolgs notwendig (Court-Brown und Doll 1965).

Die beschriebene Behandlungstechnik führte zu einer beträchtlichen *Strahlenbelastung* des roten Knochenmarks. Etwa 25% des gesamten roten Knochenmarks waren im Zielvolumen der Bestrahlung. Wegen der Verwendung *konventioneller Röntgenstrahlen* war der Anteil der *Streustrahlung* an der Gesamtbelastung beträchtlich. Die detaillierte Dosisrekonstruktion der Patienten, die in der Studie des *Medical Research Council* nachverfolgt wurden, ergab einen weiten Streubereich mittlerer Knochenmarksdosen von 0,9 bis 6,7 Gy (Mittelwert: 3,8 Gy). Diese Dosen führten nicht zu einer klinisch signifikanten Verminderung der Leukozytenzahl (Court-Brown und Doll 1965).

Court-Brown und Doll (1965) führten ab 1955 im Auftrag des *Medical Research Council* eine der umfangreichsten strahlenepidemiologischen Untersuchungen über die möglichen Spätfolgen nach Strahlenexposition von Patienten mit Morbus Bechterew durch, die beispielhaft für solche Untersuchungen überhaupt werden sollte und die noch immer weitergeführt wird. Es handelt sich um eine retrospektive *Kohortenstudie*. Die Studienkohorte bestand aus nahezu allen Patienten mit Morbus Bechterew, die in Großbritannien zwischen 1935 und 1954 in insgesamt 81 strahlentherapeutischen Instituten mit einer externen Röntgenbestrahlung behandelt worden waren, insgesamt 14.554 Patienten. Von 98% dieser Patienten standen ausreichende Informationen zur Nachuntersuchung zur Verfügung. Von allen verstorbenen Patienten wurden die Totenscheine eingesehen und die Todesursachen mit denen der alters- und geschlechtskorrigierten Normalbevölkerung verglichen. Zum Zeitpunkt der ersten Nachuntersuchung (Stichtag 1.1.1960) waren 1.582 Patienten gestorben.

Bereits in der ersten Analyse fiel auf, dass die Häufigkeit von Leukämien (52 beobachtete gegenüber 5,5 erwarteten Fälle; SMR 9,5) unter den bestrahlen Patienten mit Morbus Bechterew deutlich erhöht war (Court-Brown und Doll 1965). Der Gipfel der Leukämierate fand sich 3–5 Jahre nach der Strahlenbehandlung (19 von 52 Fällen).

Die spätere Untersuchung von Darby et al. (1987) beschränkte sich auf solche Patienten, die nur eine einzige Bestrahlungsserie und auch sonst keine weitere potenziell karzinogene Therapie erhalten hatten und ist daher für die klinische Bewertung heutiger strahlentherapeutischer Ansätze von größerer Bedeutung. Unter den 3.121 verstorbenen Patienten mit Morbus Bechterew fanden sich 39 mit einer Leukämie, gegenüber 12 in einer Normalbevölkerung zu erwartenden Leukämiefällen (SMR 3,17; Zahl der strahleninduzierten Fälle 27, kumulatives Leukämierisiko durch Strahlenbehandlung 27 : 3121 = 0,9%). Das erhöhte Leukämierisiko hielt etwa 12 Jahre an, danach war keine signifikante Erhöhung mehr zu beobachten. Da verschiedene andere Organe, die als Risikoorgane für einen strahleninduzierten Krebs gelten, bei den damals verwendeten Strahlentherapietechniken ebenfalls erhebliche Dosen (>1 Gy) erhielten, war auch die Analyse der Gesamtkrebsmortalität von Interesse. Von den 3.121 verstorbenen Patienten mit Morbus Bechterew war bei 639 Patienten eine Krebserkrankung diagnostiziert worden, während in der Vergleichsbevölkerung nur 499 Krebsfälle erwartet worden wären. Der Exzess von 140 Krebsfällen (SMR 1,28) bedeutet eine Zunahme des Krebsrisikos von 4,5%. Vierzig der Krebserkrankungen waren Bronchialkarzinome. Der zeitliche Häufigkeitsgipfel strahleninduzierter Karzinome lag bei 10–12 Jahren nach der Bestrahlung, war aber auch 25 Jahre nach der Bestrahlung noch erhöht.

Es sei daran erinnert, dass diese Ergebnisse nach einer Bestrahlung der *ganzen Wirbelsäule mit Röntgenstrahlen* erhoben wurden. Für die heute übliche Strahlentherapie kleiner Zielvolumina mit hochenergetischen Photonen, die eine höhere Zielgenauigkeit mit weniger Streustrahlung ermöglichen, liegen keine Langzeituntersuchungen vor. Die im Kapitel 29 vorgeschlagene strahlentherapeutische Technik dürfte in der Regel zu einer Reduktion der Knochenmarksdosis (und damit des Leukaemierisikos) von > 80% und der Strahlenbelastung von Lunge und Abdominalorganen (und damit des Karzinomrisikos) von > 90% gegenüber der vor 1960 verwandten Technik führen.

3. Strahlenbehandlung mit inkorporiertem Radium-224

Die intravenöse Behandlung des Morbus Bechterew mit *Radium-224* (siehe Kap. 28) wurde in den 1940iger Jahren eingeführt. In der Regel wurden 10 Injektionen zu etwa 1 MBq gegeben. In einer prospektiven Studie mit einer *„Kohorte" von 1.577 Patienten*, die in den Jahren 1948 bis 1975 wegen ihres Morbus Bechterew mit Radium-224 behandelt worden waren, und einer Vergleichskohorte von 1.462 nicht mit ionisierenden Strahlen behandelten Patienten mit Morbus Bechterew wurden die Risiken der Radium-224-Behandlung verglichen (Wick et al. 1999). Bis zum Stichtag der letzten Auswertung (Ende 1998) waren in der Expositionsgruppe 649 Patienten und in der Vergleichsgruppe 762 Patienten verstorben. In der mit Radium-224 behandelten Gruppe wurden 13 Leukämiefälle, in der Vergleichsgruppe 7 Fälle beobachtet. Bösartige Tumoren des Skelettsystems traten bei 4 Patienten der Radium-Gruppe, aber nur bei einem Patienten der Vergleichsgruppe auf. Die Gesamtzahl der Malignome lag bei 149 in der Radium-Gruppe und bei 161 in der nicht-exponierten Vergleichsgruppe (Wick et al. 1999).

Diese Untersuchung zeigte ein deutlich geringeres Risiko der Radium-Behandlung als eine frühere Analyse, die jedoch auch Patienten eingeschlossen hatte, die in jüngerem Alter (<21 Jahren) mit höheren Dosen behandelt worden waren (Nekolla et al. 1999). Das Risiko einer therapieassoziierten Leukaemie oder Sarkomerkrankung lag bei ≤1%.

In einer früheren Veröffentlichung (Schmitt et al. 1983) wurde eine subjektive Besserung und ein verminderter Bedarf an NSAR und Analgetika nach Radium-224-Therapie beschrieben. Weder der klinische noch der röntgenologische Befund konnte jedoch einen positiven Langzeiteinfluss der Radiumbehandlung aufzeigen. In dieser kleineren Studie wurde, wie auch in der Studie von Wick et al. (1999), kein Fall eines malignen Knochentumors beschrieben, jedoch wurden keine Angaben über Leukaemien oder andere Tumoren des Skelettsystems gemacht. Die Autoren kamen zu dem Schluss, dass die Radiumtherapie im Vergleich zu der üblichen medikamentösen Behandlung kein erhöhtes Risiko darstellt.

Der Hersteller der derzeit angewandten Radium-224-Präparate postuliert, dass die Therapierisiken, auch das Krebsrisiko, aufgrund der heute verwendeten *hochreinen* Therapeutika deutlich niedriger sind als bei den früheren Präparaten. Da jedoch keine vergleichenden Untersuchungen über die Dosisverteilung der alten und der neuen Präparate in den kritischen Geweben vorliegen, ist diese Behauptung wissenschaftlich nicht begründet.

4. Radontherapie

Für die *Radonbäder* (siehe Kap. 30) besteht keine Möglichkeit, für die vom Radon ausgehende Strahlenbelastung eine direkte Risikobewertung vorzunehmen, da die grundlegenden dosimetrischen und auch epidemiologischen Daten fehlen. Dagegen liegen für die Erörterung der *speläotherapeutischen* Anwendung mit Inhalation des Radons neuere epidemiologische Untersuchungen über das Krebsrisiko durch *Radoninhalation in Häusern* vor (z.B. Kreienbrock et al. 2001; Kreuzer et al. 2002, 2003), die nachfolgend zur Risikobesprechung der speläotherapeutischen Radonexposition herangezogen werden sollen.

Nachdem erkannt worden war, dass der größte Anteil an der natürlichen Strahlenexposition der Bevölkerung durch das radioaktive Edelgas Radon in den Wohnungen der Menschen hervorgerufen wird, wurden in verschiedenen Ländern umfangreiche epidemiologische Untersuchungen nach einem möglichen Zusammenhang zwischen individueller *Radonexposition* und *Lungenkrebsrisiko* durchgeführt, so vor allem auch in Deutschland (Kreienbrock et al. 2001), Schweden (Pershagen et al. 1994) und England (Darby et al. 1998).

Kreienbrock et al. (2001) haben die Ergebnisse der verschiedenen veröffentlichten Studien, die alle nach dem *Fall-Kontroll-Design* durchgeführt wurden und viele Tausende von Lungenkrebspatienten einschließen, zusammengefasst. Nach seinen Angaben stützen sich die Ergebnisse der Studien gegenseitig und belegen bei Rauchern einen signifikanten Zusammenhang zwischen der Radonexposition in Wohnräumen und dem Lungenkrebsrisiko. Grosche (2002) berechnete daraus, dass eine Erhöhung der Radonkonzentration in den Wohnräumen um 100 Bq pro Kubikmeter zu einer *relativen* Erhöhung des Lungenkrebsrisikos eines Rauchers von 10% führt. Eine Abhängigkeit des Lungenkrebsrisikos von der Radonkonzentration in Wohnräumen ließ sich bei nicht-rauchenden Patienten jedoch nicht nachweisen (Kreuzer et al. 2002), was in der Gesamtsicht die überragende Bedeutung des Rauchens für das Lungenkrebsrisiko erneut unterstreicht.

Im Gasteiner Radon-Heilstollen in Böckstein liegt die mittlere Radonkonzentration bei 44.000 Bq pro Kubikmeter (Brandmeier 2002). Die Exposition bei einer Kurbehandlung von 12 Einfahrten (mit einer Stunde Aufenthalt im Therapiebereich) liegt somit bei 528.000 Bqh. Die gleiche kumulative Dosis kommt in einem Jahr bei einer Erhöhung der Radonkonzentration im Haus von 60 Bq/m^3 zustande. Wenn also ein Patient jedes Jahr für 30 Jahre (– dies ist der Zeitraum, über den in den typischen Studien die Radonkonzentration gemittelt wird –) eine Kur im Radon-Heilstollen machen würde, müsste bei Anwendung der epidemiologischen Daten zum Krebsrisiko durch Radon in Wohnräumen damit gerechnet werden, dass sich das absolute Risiko, an einem Bronchialkarzinom zu erkranken, um ca. 0,6% erhöht. Da der „typische" Patient mit Morbus Bechterew nur etwa 5–10 Behandlungskuren im Heilstollen erhält, würde sich – wiederum bei Zugrundelegung der veröffentlichten epidemiologischen Daten – für die Radonheilstollenbehandlung eines Patienten mit Morbus Bechterew ein zusätzliches Risiko für die Entstehung eines Bronchialkarzinoms in der Größenordnung von etwa 0,1% bis 0,2% ergeben.

Bei diesen Berechnungen wird allein auf die *kumulative Dosis* eingegangen, die *Dosisleistung* (Dosis pro Zeit) bleibt unberücksichtigt. Die generelle Problematik der Übertragbarkeit der epidemiologischen Daten zur langfristigen Radonexposition in Wohnräumen auf die intermittierende speläotherapeutische Radonexposition ist offensichtlich. Dennoch wird – in Ermangelung besserer Untersuchungen – diese Übertragung hier vorgenommen.

Für die übliche speläotherapeutische Anwendung von Radon ergibt sich eine kumulative Dosis, die etwa der durchschnittlichen jährlichen natürlichen Radondosis der Allgemeinbevölkerung entspricht (Hofmann 1997). Die mit einer Heilstollenbehandlung verbundene Erhöhung der kumulativen Radondosis pro Jahr entspricht – in grober Schätzung – also etwa einer Radondosiserhöhung für den Patienten, die – bei Zugrundelegung von Durchschnittsdaten – in gleicher Weise z.B. mit einem Umzug aus der norddeutschen Tiefebene in das Fichtelgebirge verbunden wäre, d.h. sie liegt im Bereich der natürlichen Schwankungen.

Bei solchen Expositionsdosen im natürlichen Schwankungsbereich mit den allenfalls äußerst geringen klinisch relevanten Auswirkungen sollten generell keine individuellen Risikoberechnungen vorgenommen werden. Für Patienten muss die Sichtweise ohnehin anders sein, das heißt, die Beurteilung und Bewertung von Risiken muss vor allem auf dem Vergleich der unterschiedlichen in Frage kommenden Behandlungen und deren Risiken beruhen (s.u.).

5. Bewertung der mit den verschiedenen Behandlungsverfahren verbundenen Risiken

Alle wirksamen Behandlungsverfahren sind mit dem Risiko von *Nebenwirkungen* verbunden, doch unterscheiden sich diese Risiken erheblich nach Art, Häufigkeit und Latenzzeit bis zu ihrem Auftreten.

Während unter der Behandlung mit NSAR akute Gastropathien und Enteropathien mit Blutungen im Vordergrund stehen und nicht selten zum Abbruch der Behandlung zwingen, sind bei den hier diskutierten strahlentherapeutischen Behandlungsverfahren akute oder chronische Nebenwirkungen wie nach Antirheumatika sicher ausgeschlossen. Dagegen muss bei einer Strahlenbehandlung das Risiko für die Entstehung bösartiger Erkrankungen in die Überlegungen einbezogen werden, wofür es wiederum nach der NSAR-Therapie keinen Hinweis gibt (Darby et al. 1987).

Die drei diskutierten strahlentherapeutischen Verfahren (externe Strahlentherapie, Radium, Radon) unterscheiden sich in der Art der möglicherweise ausgelösten bösartigen Erkrankung, in der Häufigkeit und in der Latenzzeit. Bei der Beurteilung muss auch berücksichtigt werden, dass in den oben angeführten Untersuchungen zu den Risiken der Behandlungen Unterschiede in der Nachbeobachtungszeit und in dem erreichten Alter der bestrahlten Patienten mit Sicherheit einen Einfluss auf die errechneten Risikowerte haben.

Die externe Strahlentherapie schneidet gegenüber den beiden anderen Therapieverfahren schlecht ab; doch ist dies vor allem darauf zurückzuführen, dass wegen der Unkenntnis der karzinogenen Strahlenrisiken vor 1960 Techniken angewendet wurden, die zu einer heute nicht mehr akzeptablen Belastung kritischer Organe mit Streustrahlen geführt haben. Eine eindeutige Definition der Zielvolumina, eine computergestützt optimierte Bestrahlungsplanung wie bei einer kurativen Strahlentherapie von Malignomen und die Verwendung hochenergetischer Photonen zur Vermeidung unerwünschter Streustrahlenbelastung führen heute zu einer entscheidenden Verminderung sowohl der Knochenmarksdosis als auch der Dosis in kritischen Organen wie Lunge, Magen und Colon. Aus diesem Grunde ist eine sich nur auf die alten Risikozahlen stützende Bewertung der drei alternativen strahlentherapeutischen Behandlungsverfahren nicht gerechtfertigt. Darüber hinaus sollte versucht werden, neben dem Risikovergleich auch noch einen Wirksamkeitsvergleich in die Bewertung einzubeziehen. Hierzu gibt es bisher jedoch keine aussagekräftigen wissenschaftlichen Publikationen.

6. Zusammenfassende Bewertung

Eine präzise Risikobewertung der derzeit angewandten Behandlungen mit ionisierenden Strahlen unterliegt großen Unsicherheiten. Während die Anwender der Therapien aus ihrer Erfahrung heraus keine oder nur sehr geringe Nebenwirkungen berichten (Jöckel 1997), kommen die Langzeituntersuchungen der früher üblichen Behandlungsformen zum Teil zu beträchtlichen Nebenwirkungsraten.

Die kontroverse Diskussion, ob die *Linearitätstheorie* mit oder ohne *Schwelle* oder ob die *Hormesistheorie* der Bewertung von Nutzen und Risiko ionisierender Strahlen zugrunde gelegt werden sollte, relativiert sich, wenn die Betrachtung sich nicht auf gesunde Menschen, sondern auf Patienten mit Morbus Bechterew bezieht. Die Patienten suchen Interventionen, die ihre Beschwerden lindern können. Bei Morbus Bechterew kommt dann vor allem die Behandlung mit NSAR ins Blickfeld.

Es wäre also jetzt notwendig, das *Nutzen/Risiko-Verhältnis* der NSAR-Therapie mit dem der verschiedenen Strahlentherapien zu vergleichen, was aber aufgrund der vorhandenen Datenlage nur begrenzt möglich ist. Während in den vergangenen Jahren zu den NSAR relativ viele Publikationen veröffentlicht wurden, die sich zumeist jedoch mehr mit dem Vergleich traditioneller NSAR mit den neuen Coxiben beschäftigen, fehlen eindeutige Aussagen zu den Strahlentherapien.

Bei einer regelmäßigen Einnahme von NSAR ist mit einer hohen therapiebedingten Mortalität zu rechnen (siehe auch Kap. 23). In den USA sollen jährlich etwa 16.000 Todesfälle (Wolfe et al. 1999), in Deutschland etwa 2000 Todesfälle (Bolten et al. 1999) durch gastrointestinale Blutungen auf NSAR zurückzuführen sein. Bolton (2001) berichtet ein Todesrisiko von 0,82 Promille (1 Toter auf 1220 Patienten, die mindestens 2 Monate lang mit NSAR behandelt wurden). Schattenkirchner (1991) beschreibt in seinem Bericht über den EULAR-Kongress 1991 unter 2.747 behandelten Patienten (mit 6740 Patientenjahren) 13 Todesfälle, die im Zusammenhang mit der NSAR-Einnahme zu sehen sind. Dies ergibt eine Todesrate im Zusammenhang mit den NSAR von 0,47% der behandelten Patienten bzw. 0,19 Todesfälle pro 100 Patientenjahre.

Legt man die publizierten Bewertungen der einzelnen Therapieformen zugrunde, so führt jede Form der korrekt angewandten Strahlentherapie bei Morbus Bechterew durch die immer wieder berichtete Verminderung des Medikamentenbedarfs (Lind-Albrecht 1999; van Tubergen et al. 2001) insgesamt zu einer Risikoreduktion für den Patienten. Somit erscheint es sinnvoll, häufiger an die aktuell üblichen strahlentherapeutischen Behandlungsverfahren zu denken, wenn es bei einem Patienten mit Morbus Bechterew um die Entzündungs- und Schmerzreduktion geht. Dabei ist es wegen der sehr unterschiedlichen Methodik und Nachbeobachtungszeiten der drei beschriebenen strahlentherapeutischen Verfahren derzeit nicht sicher möglich, die mit den heutigen Verfahren verbundenen Risiken zuverlässig zu vergleichen und zu bewerten.

10 Fragen zum Thema

1. Welche Risiken bestehen bei der Therapie des Morbus Bechterew mit ionisierenden Strahlen?

Zur Behandlung von Manifestationen des Morbus Bechterew kommen Strahlendosen zur Anwendung, die akut keine nennenswerten strahlenbedingten Nebenwirkungen erwarten lassen. Die Risikodiskussion beschränkt sich auf die theoretisch möglich erscheinende Erhöhung des Krebsrisikos sowie die Gonadenbelastung bei jungen Menschen.

2. Ab welchem Alter kann eine Strahlentherapie durchgeführt werden?

Kinder zeigen eine höhere Strahlensensitivität, so dass bei ihnen häufiger mit Nebenwirkungen zu rechnen ist, auch mit einem langfristig erhöhten Tumorrisiko nach höher dosierter Strahlenexposition. Aus diesem Grunde ist eine umso größere Zurückhaltung bei der Indikationsstellung für eine Strahlentherapie geboten, je jünger ein Patient ist. Ansonsten ergibt sich die Indikation zur Strahlentherapie wie bei allen Behandlungen aus dem kritischen Abwägen von Nutzen und Risiko der jeweiligen Intervention und der alternativ möglichen Behandlungsverfahren.

3. Was sind die „kritischen Organe" bei einer Strahlentherapie?

Bei der externen Strahlentherapie steht die Knochenmarkdosis im Mittelpunkt der Betrachtung. Daneben sind insbesondere die Lungen-, Magen- und Colondosen zu beachten. Bei der Radiumtherapie kommt hinsichtlich der Risiken der Knochenoberflächendosis und der Knochenmarkdosis die größte Bedeutung zu. Für die Radontherapie steht die Lungendosis im Vordergrund. Außer bei der externen Strahlentherapie im Becken- oder Lumbalbereich sind die Gonadendosen der zur Behandlung des Morbus Bechterew eingesetzten strahlentherapeutischen Verfahren als sehr gering anzusehen.

4. Was bedeutet Hormesis?

Hormesis bedeutet Anregung. Nach der Hormesistheorie können Noxen (z.B. auch ionisierende Strahlen) in niedrigen Dosen biopositive Effekte induzieren, die auf die Anregung körpereigener Reaktions- und Regulationsfähigkeiten (z.B. zellulärer Reparaturleistungen) zurückgeführt werden. Diese Theorie ist allerdings sehr umstritten. Für einen Patienten mit Morbus Bechterew ist diese Diskussion ohnehin irrelevant, da er nicht nach „allgemein positiven Wirkungen" sucht, sondern eine Strahlentherapie allein zur Linderung seiner krankheitsbedingten Beschwerden anstrebt.

5. Wo liegen die Risiken einer externen Strahlentherapie?

Bis in die 1960er Jahre wurden Röntgenstrahlen zur Therapie des Morbus Bechterew eingesetzt. Die Behandlung bestand in der fraktionierten Bestrahlung der gesamten Wirbelsäule mit einer Gesamtdosis von 6–12 Gy. Dies führte in der Regel innerhalb weniger Wochen zu einer lang anhaltenden Schmerzlinderung oder gar Schmerzfreiheit und einer verbesserten Mobilität. Die Nachuntersuchungen zeigten jedoch eine höhere Inzidenz von Leukämien, so dass diese Art der Behandlung heute als obsolet anzusehen ist. Für die heute übliche Strahlentherapie eng umgrenzter entzündlicher Areale werden vor allem hochenergetische Photonen eingesetzt, die eine höhere Zielgenauigkeit mit weniger Streustrahlung (geringere Belastung kritischer Organe) ermöglichen. Hierzu liegen keine Langzeituntersuchungen vor. Die niedrigen Gesamtdosen, die Zielgenauigkeit und die geringe Streustrahlung lassen jedoch kein oder allenfalls ein nur minimales Krebsrisiko durch die Therapie erwarten.

6. Wo liegen die Risiken einer Therapie mit Radium-224?

Nach früheren Behandlungen waren vermehrt Leukämien und Sarkome (bei Therapie junger Patienten mit hohen Knochendosen) beschrieben worden. Jüngere Untersuchungen zeigten ein deutlich niedrigeres Tumorrisiko, insbesondere wenn Patienten unter 21 Jahren von der Radium-Therapie ausgeschlossen waren. Zu den neuen Therapien gibt es naturgemäß noch keine aussagekräftigen (Langzeit-) Daten. Bei Zugrundelegung der Nachbeobachtungen der früher behandelten Patienten liegt das Langzeitrisiko für eine Malignomentstehung durch die Radium-Therapie bei sicher unter einem Prozent.

7. Wo liegen die Risiken der Radontherapie?

Immer wieder diskutiert wird ein theoretisch möglich erscheinendes höheres Lungenkrebsrisiko nach Radonexposition. Hierbei kommt sowohl bei der Therapie in Radonbädern als auch bei der speläotherapeutischen Radonanwendung der Inhalation die größte Bedeutung zu, wobei nicht so sehr das Radon, sondern fast nur die Radonfolgeprodukte als potenzielle Noxe in Frage kommen. Nach extrem hohen Dosen wurde bei Arbeitern im Uranbergbau wie auch nach Radonexposition gesunder Normalbevölkerung in ihren Wohnungen ein linearer Zusammenhang zwischen der kumulativen Radonexposition und der Häufigkeit von Bronchialkarzinomen gefunden. Werden diese Daten dann auf die im Vergleich dazu sehr niedrigen kumulativen Strahlendosen übertragen, so wäre auch für die Radontherapie ein (theoretisches) Risiko zu berechnen. Die Erfahrungen in den Radontherapiezentren ergeben dagegen keinen Hinweis auf ein höheres Tumorrisiko nach wiederholten Radonbehandlungen.

8. Müssen Patienten im fortpflanzungsfähigen Alter von der Strahlentherapie ausgeschlossen werden?

Die Indikation für eine externe Strahlentherapie sollte bei Patienten im fortpflanzungsfähigen Alter immer kritisch gestellt werden, insbesondere wenn mit der Behandlung eine relevante Gonadendosis verbunden ist. Bei einer Strahlenbehandlung von Lokalisationen außerhalb des Beckenbereichs sind die Gonadendosen bei Verwendung hochenergetischer Strahlen äußerst gering. Auch die Radontherapie oder die Behandlung mit Radium-224 führt zu keiner nennenswerten Erhöhung der Gonadendosis, so dass hinsichtlich einer potenziellen mutagenen Wirkung nur theoretische Bedenken angeführt werden können. Bei den Nachuntersuchungen der Kinder von mit Radium-224 behandelten Patienten zeigte sich keine erhöhte Missbildungsrate. Insgesamt gibt es keinen wissenschaftlich fundierten Grund, einem Patienten mit Morbus Bechterew eine der heute üblichen Strahlentherapieverfahren aus Angst vor mutagenen Wirkungen vorzuenthalten. Bei einer externen Bestrahlungstherapie im Bereich des Beckens sollte die Indikation aber dennoch zurückhaltend gestellt werden. Die Gonadendosis ist bei allen drei Strahlentherapieverfahren niedriger als die Gonadendosis, die z.B. mit einer Computertomographie des Beckens verbunden ist.

9. Wo liegen die Risiken der NSAR-Therapie?

Die langfristige Einnahme von NSAR erhöht das Risiko insbesondere für Gastropathien und Enteropathien, gastrointestinale Blutungen, nephrologische Erkrankungen und arterielle Hypertonie. Bei einer Dauereinnahme sind häufig relevante Nebenwirkungen zu befürchten. Die Coxibe gehen sehr wahrscheinlich mit einem deutlich niedrigeren Risiko für gastrointestinale Nebenwirkungen einher.

10. Hat die medikamentöse Behandlung oder die Strahlentherapie ein höheres Nebenwirkungsrisiko?

Diese Frage ist nicht sicher zu beantworten, da es keine kontrollierten Studien zu dieser Fragestellung gibt. Aufgrund der publizierten Beobachtungsuntersuchungen scheint das theoretisch mögliche (aber niemals nachgewiesene) erhöhte Krebsrisiko durch die heute üblichen Behandlungen mit ionisierenden Strahlen deutlich niedriger als das Mortalitätsrisiko (vor allem durch Magenbluten) bei einer Dauerbehandlung mit NSAR. Selbst bei wiederholten Anwendungen der drei heute üblichen Strahlentherapien zur Behandlung des Morbus Bechterew liegt das Langzeitmalignomrisiko bei allen Anwendungen sicher deutlich unter 1%. Wenn nach Strahlentherapien der NSAR-Bedarf also sinkt, was für die Strahlentherapie wiederholt nachgewiesen wurde, so resultiert – insgesamt betrachtet – eine Risikoverminderung für den Patienten.

Literatur

Bolton WW (2001) Number needed to kill: Individual drug risk with NSAIDs. Z Rheumatol 60:288

Bolten WW, Lang B, Wagner AV, Krobot KL (1999) Konsequenzen und Kosten der NSA-Gastropathie in Deutschland. Akt Rheumatol 24:127–134

Brandmaier P (2002) Strahlenschutz im Gasteiner Heilstollen. In: RADIZ SCHLEMA e.V. (Hrsg) Medizinische und biologische Wirkungen der Radonbalneologie und niedriger Strahlendosen. Tagungsband der 3. biophysikalischen Arbeitstagung in Schlema 2001. RADIZ e.V., Schlema, pp 131–135

Cohen BL (1999) Validity of the linear-no threshold theory of radiation carcinogenesis in low dose region. In: Deetjen P, Falkenbach A (Hrsg) Radon und Gesundheit, Radon and Health. Lang, Frankfurt, pp 13–37

Court Brown WM, Doll R (1965) Mortality from cancer and other causes after radiotherapy for ankylosing spondylitis. Br Med J (2):1327–1332

Darby S, Doll R, Gill SK, Smith PG (1987) Long term mortality after a single treatment course with X-rays in patients treated for ankylosing spondylitis. Br J Cancer 55:179–190

Darby S, Whitley E, Silcocks P, Thakrar B, Green M, Lomas P, Miles J, Reeves G, Fearn T, Doll R (1998) Risk of lung cancer associated with residential radon exposure in south-west England: a case-control study. Brit J Cancer 78:394–406

Falkenbach A, Kovacs J, Franke A, Jörgens K, Ammer K (2004) Radon therapy for the treatment of rheumatic diseases – review and metaanalysis of controlled clinical trials. Rheumatol Int, im Druck

Feinendegen LE, Bond VP, Sondhaus CA (1999) Low-dose irradiation appears to reduce endogenous DNA damage. In: Deetjen P, Falkenbach A (Hrsg) Radon und Gesundheit, Radon and Health. Lang, Frankfurt, pp 39–56

Grosche B (2002) Strahlenschutz bei Radon-Exposition – Ergebnisse epidemiologischer Untersuchungen. In: RADIZ SCHLEMA e.V. (Hrsg) Tagungsband der 3. biophysikalischen Arbeitstagung in Schlema 2001. RADIZ e.V., Schlema, pp 180–181

Hofmann W (1997) Vergleich von Radondosis und Röntgenstrahlendosis. In: Pratzel HG, Deetjen P (Hrsg) Radon in der Kurortmedizin. ISMH-Verlag, Geretsried, pp 57–67

Jöckel H (1997) Praktische Erfahrungen mit der Radontherapie. In: Pratzel HG, Deetjen P (Hrsg) Radon in der Kurortmedizin. ISMH-Verlag, Geretsried, pp 84–91

Kreienbrock L, Kreuzer M, Gerken M, Dingerkus G, Wellmann J, Keller G, Wichmann HE (2001) Case-control study on lung cancer and residential radon in western Germany. Am J Epidemiol 153: 42–52

Kreuzer M, Heinrich J, Kreienbrock L, Schaffrath Rosario A, Gerken M, Wichmann HE (2002) Risk factors for lung cancer among nonsmoking women. Int J Cancer 100:706–713

Kreuzer M, Heinrich J, Wolke G, Schaffrath Rosario A, Gerken M, Wellmann J, Keller G, Kreienbrock L, Wichmann HE (2003) Residential radon and risk of lung cancer in eastern Germany. Epidemiology 14:559–568

Lind-Albrecht G (1999) Radoninhalation bei Morbus Bechterew. In: Deetjen P, Falkenbach A (Hrsg) Radon und Gesundheit, Radon and Health. Peter Lang, Frankfurt, pp 131–137

Luckey TD (1999) Nurture with ionizing radiation: a provocative hypothesis. Nutr Cancer 34:1–11

Luckey TD (1980) Hormesis with ionizing radiation. CRC Press, Baca Raton, Fl.

Nekolla EA, Kellerer AM, Kuse-Isingschulte M, Eder E, Spiess H (1999) Malignancies in patients treated with high doses of radium-224. Radiat Res 152, Suppl:S3–S5

Pershagen G, Akerblom G, Axelson O, Clavensjo B, Damber L, Desai G, Enflo A, Lagarde F, Mellander H, Svartengren M, et al (1994) Residential radon exposure and lung cancer in Sweden. N Engl J Med 330:159–64

Schattenkirchner M (1991) Antirheumatika-induzierte Gastropathien – Erkennung, Behandlungsstrategien und Kosten-Nutzen-Überlegungen (Kongressbericht). Arzneimittel Praxis Rheuma, pp 26–32

Schmitt E, Ruckbeil C, Wick RR (1983) Long-term clinical investigation of patients with ankylosing spondylitis treated with 224Ra. Health Phys 44, Suppl 1:197–202

Trott KR, Herrmann T, Dörr W (2002) Strahlenwirkungen auf Normalgewebe. Urban und Vogel, München

van Tubergen A, Landewé R, van der Heijde D, Hidding A, Wolter N, Asscher M, Falkenbach A, Genth E, Goei Thè H, van der Linden S (2001) Combined spa-exercise therapy is effective in patients with ankyloising spondylitis: a randomized controlled trial. Arthritis Care Res 45:430–438

Wick RR, Nekolla EA, Gössner W, Kellerer AM (1999) Late effects in ankylosing spondylitis patients treated with radium224. Radiat Res 152, Suppl:S8–S11

Wolfe MM, Lichtenstein DR, Singh G (1999) Gastrointestinal toxicity of nonsteroidal antiinflammatory drugs. N Engl J Med 340:1888–1899

Physikalische Therapie, unkonventionelle Behandlungen

Kapitel 32

Individuelle Physiotherapie und selbständige krankheitsspezifische Gymnastik

Albrecht Falkenbach

1. Einleitung

Die Begriffe Physiotherapie, Heilgymnastik, Krankengymnastik, Übungstherapie etc. sind schlecht definiert, es besteht keine Einigkeit, was darunter zu verstehen ist. Die Bedeutung ist sehr unterschiedlich in Abhängigkeit davon, ob sie unter Ärzten, unter Physiotherapeuten oder in der Allgemeinbevölkerung, in Mitteleuropa oder in den jeweiligen Übersetzungen in den angelsächsischen Ländern gebraucht werden. Die Selbstdefinition des Berufsbildes der Physiotherapeuten durch die Berufsverbände ist sehr weit reichend und geht über das hinaus, was üblicherweise in der wissenschaftlichen Literatur unter Physiotherapie verstanden wird.

Im Folgenden soll von dem gesprochen werden, was der traditionelle Begriff der Krankengymnastik beinhaltet, zudem auch von der *selbständigen krankheitsorientierten Gymnastik* zu Hause. Dieser Begriff *„Krankengymnastik"* wird also in diesem Kapitel verwendet, obwohl er von vielen als veraltet angesehen wird. Es ist aber wohl noch immer der Begriff, der im Verständnis der Ärzte das umfasst, was das Thema dieses Kapitels sein soll, nämlich die *geleitete bzw. selbständige krankheitsorientierte Gymnastik*.

Unter individueller Krankengymnastik soll also hier sowohl die selbständige Übungstherapie des Patienten als auch die individuelle Therapie durch und mit einem Physiotherapeuten verstanden werden. Die regelmäßige Durchführung der gymnastischen Übungen gilt als die Grundlage einer jeden langfristigen Behandlung eines Patienten mit Morbus Bechterew (Mau und Zeidler 1989; Schlumpf 1991; van der Linden 1997). Kaum ein Rheumatologe würde dem widersprechen, auch wenn der Beleg in Form von wissenschaftlichen Studien äußerst unbefriedigend ist (Dagfinrud und Hagen 2001; van der Linden et al. 2002). Mehr als 99% der Patienten mit Morbus Bechterew haben Erfahrung mit der Krankengymnastik und mehr als 90% wollen auch in Zukunft Krankengymnastik durchführen (Falkenbach et al. 2002b).

Die enorme Bedeutung regelmäßiger körperlicher Bewegung zur Gesunderhaltung eines Menschen wurde in den vergangenen Jahrzehnten wiederholt durch große klinische Studien bestätigt (Hollmann und Hettinger 2000; Falkenbach 1990). Diese positiven Effekte sind auch bei Patienten mit Morbus Bechterew zu erwarten. Die allgemeinen Empfehlungen zu Sport und Bewegung (die hier nicht näher abgehandelt werden, zur Übersicht siehe Hollmann und Hettinger 2000) haben also ebenso für den Kranken mit Morbus Bechterew ihre Gültigkeit, sofern nicht krankheitsbedingte Funktionseinschränkungen die Ausführung behindern.

Im Folgenden sollen in erster Linie die Anwendung, Durchführung, Möglichkeiten und Probleme sowie die Behandlungskonzepte der individuellen Krankengymnastik in Hinblick auf die krankheitstypischen Manifestationen und deren Vorbeugung besprochen werden. Die krankheitsorientierte Gymnastik ist nur ein Teil des umfassenderen Bewegungsprogramms für Patienten mit Morbus Bechterew. Bezüglich der Besonderheiten der krankengymnastischen *Behandlung in der Gruppe*, der *Gymnastik im Wasser*, der *Atemgymnastik*, der Bewegungstherapie im Rahmen der *Traditionellen Chinesischen Medizin* (Tai Chi, Qigong) und in Bezug auf *Medizinische Trainingstherapie und Sport* sei auf die jeweiligen Kapitel dieses Buches verwiesen.

Die hier angeführten Empfehlungen basieren in erster Linie auf der Erfahrung aus der Betreuung und Behandlung von Patienten mit Morbus Bechterew, aus Gesprächen mit den Patienten und Physiotherapeuten und auf der Plausibilität von Therapien in Kenntnis der pathologischen und pathophysiologischen Gegebenheiten bei Morbus Bechterew. Die wissenschaftlich-akademischen Abhandlungen zu dem Thema konzentrieren sich zumeist allein auf die methodischen Probleme der wissenschaftlichen Bearbeitung dieses Themas und sind keine große Hilfe, wenn konkrete Anweisungen an den behandelnden Physiotherapeuten und Empfehlungen für den Patienten gefragt sind. Die praxisorientierten Anweisungen und Anleitungen der Physiotherapeuten wirken dagegen bisweilen zu wenig wissenschaftlich fundiert.

Dennoch soll hier die Darstellung möglichst konkreter Anleitungen versucht werden, auch wenn sie angesichts der fehlenden kontrollierten klinischen Studien leicht kritisierbar sind. Diese kritische Diskussion könnte aber zumindest der Anfang und eine Anregung für die schon lange notwendige wissenschaftliche Beschäftigung mit der *Gymnastik bei Morbus Bechterew* sein, die – wie bereits erwähnt – erfahrene Rheumatologen als die Grundlage einer jeden langfristigen Therapie des Morbus Bechterew ansehen (Calin 1991).

2. Identifikation und Festlegung der Behandlungsziele

Die individuelle Gymnastik hat zum Ziel, die mit der Gymnastik beeinflussbaren Einschränkungen in Funktion, Aktivität und Partizipation eines Patienten mit Morbus Bechterew zu beseitigen, zu vermindern oder ihnen vorbeugend zu begegnen. Die in Kapitel 1 dargestellten Manifestationen des Morbus Bechterew und die damit verbundenen Funktions- und Aktivitätseinschränkungen müssen vor dem Beginn einer jeden Therapie individuell erfasst werden (Mariacher-Gehler et al. 2001). Eine möglichst präzise Analyse sollte die dominierenden Einflussfaktoren, zur Planung der Krankengymnastik insbesondere die reversiblen funktionellen Einschränkungen im Bereich des Bewegungsapparates, identifizieren (Heyse et al. 1995; Schauer 1989; Wirbser 1989) und durch Gespräche *mit dem Patienten* deren Bedeutung *für den Patienten* abklären.

Es sind also vor allem die *individuelle* Anamnese und Befunderhebung, die für die Behandlung wegweisend sind (Becker-Capeller et al. 2002). Dies ist auch der Grund dafür, dass es selbst erfahrenen Physiotherapeuten oftmals schwer fällt, *allgemeine* Richtlinien zur Krankengymnastik bei Morbus Bechterew zu formulieren. Die sinnvollste Therapie richtet sich immer nach dem aktuell erhobenen *individuellen* Befund, ist also nicht verallgemeinernd für alle Patienten mit Morbus Bechterew darzustellen. Die Notwendigkeit der Individualisierung der Gymnastik ist ohne Einschränkung anzuerkennen; dennoch soll hier versucht werden, vor allem diejenigen gymnastischen Behandlungen und Übungen zu besprechen, die erfahrungsgemäß bei den häufigsten Manifestationen des Morbus Bechterew erfolgreich anwendbar sind.

3. Schmerzlinderung

3.1. Entzündliche Gelenkschmerzen

In einer frühen Phase des Morbus Bechterew behindern zuerst die *Schmerzen* die

Beweglichkeit des Patienten. Der typische *Entzündungsschmerz*, der in Ruhe stärker wird und sich durch Bewegung bessert, sollte entsprechend seiner Definition (*„Improvement with exercise"*, Calin et al. 1977) eine Indikation für die Gymnastik sein.

Wenn die Patienten selbst nach den *„sinnvollsten Maßnahmen"* in einem *Schub* der Erkrankung gefragt werden, so werden neben Medikamenten (84%) und Wärme (31%) Bewegung (42%) und Krankengymnastik (21%) am häufigsten genannt (Falkenbach und Curda 2001). Selbst ein dynamisches Krafttraining bringt für die Patienten mit entzündlichen Gelenkerkrankungen mehr Vor- als Nachteile (Hakkinen et al. 1994). Es besteht kein Hinweis, dass bei *„Entzündungsschmerzen"* im Rahmen eines Morbus Bechterew eine Ruhigstellung zu empfehlen wäre.

Dies darf jedoch nicht bedeuten, dass umgehend (allzu) umfangreiche Bewegungsübungen und Belastungen der Gelenke angestrebt werden, die oftmals den Schmerz durch eine Intensivierung des *„Reizzustandes"* noch weiter verstärken (Mucha 1986). Dies gilt vor allem dann, wenn der Schmerz von der Gelenkentzündung selbst herrührt. Dann sollten lediglich wiederholt kleinere Bewegungen mit geringem Bewegungsausmaß – am besten unter Entlastung – durchgeführt werden (hubfreie Mobilisation). Möglicherweise wirkt auch ein *physiotherapeutisches* Behandlungsprogramm zur Muskelentspannung schmerzlindernd (Stenstrom et al. 1996). Bei einer *akuten Arthritis* bringt jedoch die *medikamentöse* Therapie (z.B. NSAR) zumeist eine schnellere und bessere Schmerzlinderung, die dann auch wiederum für die ergänzende Physiotherapie vorbereiten kann.

Bei der *Sakroiliitis* wäre so beispielsweise eine repetitive geringgradige Kippung und Aufrichtung des Beckens (*Nutation* und *Gegennutation*, Abstand zwischen Nabel und Symphyse abwechselnd vergrößern und verkleinern), zuerst in Seitenlage („hubarme Mobilisation in Seitlage"), dann in Rückenlage, oder das abwechselnde Strecken der Beine (nach distal) im Liegen zu empfehlen, eventuell auch Drehbewegungen mit kleinem Ausschlag. Diese Übungen kann der Patient auch frühmorgens selbständig im Bett mit dem Ziel ausführen, den Schmerz und die Morgensteifigkeit zu reduzieren.

Viele Patienten berichten jedoch, dass diese wenig intensiven Bewegungsübungen den Entzündungsschmerz nicht ausreichend lindern. Sie *müssen* frühmorgens das Bett verlassen und können eine deutliche Besserung nur durch Umhergehen und eine Belastung der Beckenregion erreichen. Hier kann *spekuliert* werden, dass nur die ausreichende Belastung das subchondrale Knochenödem und damit die mögliche Hauptursache der Schmerzen reduzieren kann. Rein mechanisch gedacht, wäre ein *„Auspressen"* des Knochenödems durch die Belastung vorstellbar. Angesichts des Fehlens einer besseren Erklärung für die Schmerzlinderung bei Belastung sei diese Hypothese hier als möglicher Wirkmechanismus zur Diskussion gestellt.

3.2. Enthesiopathie und Muskelschmerzen

Wenn nicht die Arthritis selbst, sondern ein entzündlicher Prozess in paraartikulären Strukturen für den Schmerz verantwortlich ist, z.B. in Muskel- oder Sehnenansätzen (Enthesitis), so kann sehr wohl eine *sehr intensive* Physiotherapie mit Querfriktionen, Funktionsmassagen und Dehnung des entsprechenden Muskels nach der Behandlung schmerzlindernd wirken (nicht unbedingt während der Behandlung). In diesem Fall wird der Schmerz von dem Patienten zumeist aber nicht nur in Ruhe angegeben, sondern auch bei Bewegung und Belastung der entzündeten Struktur.

Wenn eindeutig *bewegungsabhängige* Schmerzen im Vordergrund stehen, so ist in der Regel wie bei degenerativen Veränderungen zu verfahren. Nach Lokalisation der dominierenden Ursache des Schmerzes (Gelenkstruktur, Band-, Sehnen-, Muskelansätze, Muskel) und Identifikation der primären Störung (oftmals nicht dieselbe Struktur!) wird die dem Befund entsprechende Behandlung eingeleitet. Beispielsweise wird bei einer Gelenkblockierung bevorzugt mobilisiert, bei

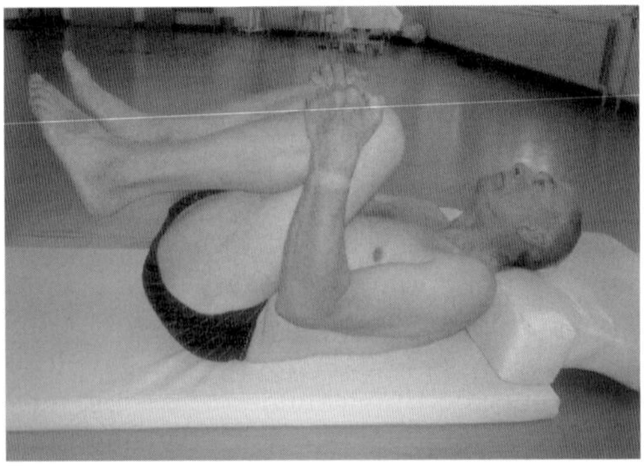

Abb. 1. Selbständige Übung zur Dehnung der Rückenstrecker, sofern dies bei der bereits bestehenden Ankylosierung großer Abschnitte der Wirbelsäule möglich ist. Solche Dehnübungen, die dann für mehrere Sekunden gehalten werden, bringen dem Patienten oftmals eine deutliche Schmerzlinderung. Sie sind auch „zum Ausgleich" zwischen den Kräftigungsübungen der Rückenmuskulatur zur Dehnung und Entspannung sinnvoll. Auf die korrekte Atmung ist zu achten

Sehnen- oder Muskelansatzschmerzen helfen Querfriktion, Funktionsmassage sowie den Muskel dehnende und detonisierende Behandlungen, eventuell auch die Kräftigung des Antagonisten. Bei Schmerzen aufgrund von Verspannungen der paravertebralen Muskulatur können spezielle therapeutische Griffe in Kombination mit einer hubfreien Mobilisation zu einer *Detonisierung der hypertonen* Muskeln beitragen (Dölken und Wirth 1998). Oftmals findet ein Patient auch durch „Ausprobieren" heraus, welche Übungen für ihn selbst die beste Schmerzlinderung bringen (Abb. 1).

Grundsätzlich sollte sich der Therapeut derjenigen Techniken bedienen, die er gut beherrscht und die nach seiner Erfahrung bei dem erhobenen Befund die besten Erfolgsaussichten haben. An dem aktuellen Befund und den Therapiezielen orientieren sich dann auch seine Instruktionen für den Patienten zur regelmäßigen Selbstübung zu Hause.

3.3. Therapiekontrolle

Da Schmerz ein subjektives Empfinden ist, muss bei dem Therapieziel *„Schmerzlinderung"* der Patient selbst über den Erfolg oder Misserfolg einer selbständigen oder angeleiteten Krankengymnastik entscheiden. Eine kurzfristige Wiedervorstellung des Patienten und eine erneute Analyse der Schmerzintensität und des Schmerzcharakters sind also notwendig, um die Fortführung oder Änderung der Intervention empfehlen zu können.

4. Erhalt der Beweglichkeit und Vermeidung des Haltungsverlustes

4.1. Grundsätzliche Überlegungen

Alle Strukturen des Bewegungsapparates bleiben am ehesten funktionell intakt (und beschwerdefrei), wenn ständig abwechselnd alle ihre physiologischen Fähigkeiten in einer sinnvollen Dosierung gefordert werden. Im Falle eines einzelnen Muskels bedeutet das vor allem ein Wechselspiel zwischen Anspannung und Entspannung. Wenn eine dieser beiden Komponenten unverhältnismäßig überwiegt und die andere ungenutzt bleibt, sind Störungen im Tonus und im Bewegungsmuster dieses Muskels und nachfolgend auch daraus resultierende Beschwerden zu erwarten.

Generell muss es das Ziel sein, ein optimales Gleichgewicht zwischen *Agonisten* und *Antagonisten* herzustellen, d.h. verkürzte und/oder hypertone Muskeln sind bevorzugt zu dehnen und tonussenkend zu behandeln, während hypotrophe und/oder hypotone Muskeln mehr zu kräftigen sind, am besten durch ein aktiv-dynamisches Krafttraining. Daneben sollten aber auch alle anderen funktionellen Möglichkeiten eines Muskels wiederholt gefordert werden. Selbst ein hypotropher und zu schwacher Muskel sollte auch immer wieder einmal gedehnt werden, obwohl selbstverständlich die Kräftigung im Vordergrund stehen muss.

Die motorischen Hauptbeanspruchungsformen der Muskulatur sind *Koordination*, *Flexibilität*, *Kraft*, *Schnelligkeit* und *Ausdau-*

er (Hollmann und Hettinger 2000). Die Muskelfunktionen *Kraft* und *Flexibilität* sollten möglichst oft geübt werden, was teilweise auch die *Koordination* und die *Kraftausdauer* verbessert kann. Die Funktion *Schnelligkeit* spielt in der Krankengymnastik bei Morbus Bechterew im Rahmen der Rehabilitation keine Rolle, kann aber für sportlich aktive Patienten ein relevantes Thema darstellen.

Das funktionelle Gleichgewicht zwischen *Agonisten* und *Antagonisten* hängt vor allem mit der *Kraft* und *Flexibilität* der beteiligten Muskeln zusammen und ist somit durch *Krankengymnastik* sehr gut beeinflussbar. Dieses Gleichgewicht ist die *Voraussetzung* für eine langfristig gute *Haltung* und *Beweglichkeit* des Patienten.

Für die meisten Patienten ist das Ziel der regelmäßigen *Gymnastik* der Erhalt der *Beweglichkeit*. Allerdings gibt es keinen wissenschaftlichen Beweis dafür, dass Bewegung die Ankylosierung reduzieren könnte. Die Bewegungseinschränkung schreitet in den meisten Fällen trotz einer regelmäßigen Gymnastik weiter voran (Russel et al. 1993).

Wahrscheinlich kann die regelmäßige Gymnastik bei Morbus Bechterew *„lediglich"* dem *Haltungsverlust* begegnen. Es erscheint plausibel (ist aber nicht bewiesen!), dass z.B. gekräftigte Rückenstrecker und eine gut gedehnte Pectoralismuskulatur der Kyphosierungstendenz entgegenwirken. Da die Schwerpunktverlagerung nach ventral selbst nach einer kompletten Ankylose der Wirbelsäule fortschreitet (knöcherne Umbauvorgänge, Mikrofrakturen bei Osteoporose, etc.), sollte die Kräftigung der Rückenmuskulatur in jedem Stadium der Erkrankung, auch im Stadium IV, angestrebt werden.

Während die Physiotherapie in fortgeschrittenen Stadien der Erkrankung oftmals als eine mehr symptomatische Behandlung zur Schmerzlinderung und als Training von Kompensationsbewegungen anzusehen ist, kommt ihr im Stadium I und II vor allem eine Aufgabe in der Prävention zu. Entgegengewirkt werden sollen – sofern beeinflussbar – allen typischen Manifestationen des Morbus

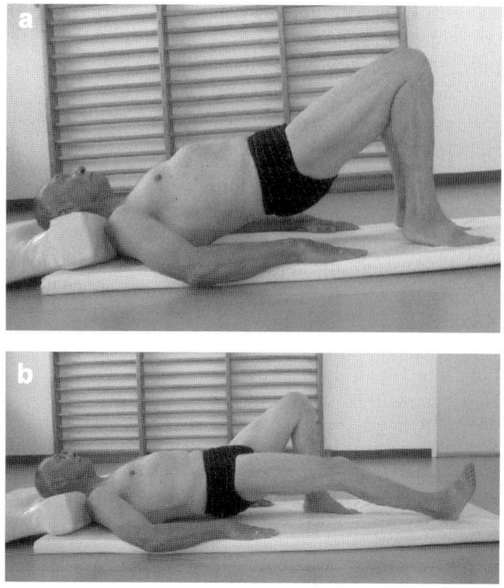

Abb. 2a. Das Anheben des Beckens aus der Rückenlage heraus kräftigt die Rückenmuskulatur, die Glutäalmuskulatur und den M. quadrizeps beidseits; **b** Strecken eines Beines bedeutet eine deutliche Zunahme der Kraftanforderung

Bechterew, wie sie im Kapitel 1 beschrieben sind, d.h. – sehr allgemein betrachtet – dass diejenigen Muskeln, die bei Kontraktion das Vornüberneigen fördern würden, eher gedehnt werden müssen, und die Muskeln, die dem Vornüberneigen entgegenwirken, bevorzugt gekräftigt werden sollten (Abb. 2a,b).

Die Behandlungsschwerpunkte entsprechen in vieler Hinsicht den Übungen, die auch einem gesunden Menschen zur *Gesunderhaltung* des Bewegungsapparates empfohlen werden. In Tabelle 1 sind die Ziele der Physiotherapie zusammengefasst, die bei Morbus Bechterew eine besondere Aufmerksamkeit verdienen. Selbstverständlich sind diese Therapieempfehlungen – wie bereits erwähnt – nach den individuellen Gegebenheiten zu modifizieren und den Erfordernissen der Alltagsaktivitäten des Patienten anzupassen. Die meisten publizierten Studien weisen darauf hin, dass grundsätzlich alle Patienten mit Morbus Bechterew von der Krankengymnastik profitieren kön-

Tabelle 1. Bevorzugt zu kräftigende und bevorzugt zu dehnende Muskulatur. Diese Empfehlungen entsprechen weitgehend dem Programm, das auch für Gesunde zur Gesunderhaltung des Bewegungsapparates empfehlenswert ist. Eine Anpassung an den aktuellen individuellen Befund ist immer notwendig. Zusätzlich sollten Koordination und Ausdauer trainiert werden

	kräftigen	dehnen
Rückenstrecker allgemein	+ + + + + + + + + +	+
M. rhomboideus	+ + + + + + + + +	+ +
quere Bauchmuskulatur	+ + + + + + + +	+ + +
gerade Bauchmuskulatur	+ + + + + + +	+ + + +
M. quadrizeps	+ + + + + +	+ + + + +
M. gastrocnemius	+ + + + +	+ + + + + +
M. iliopsoas	+ + + +	+ + + + + + +
Nuchale Muskeln	+ + +	+ + + + + + + +
Ischiocrurale Muskulatur	+ +	+ + + + + + + + +
M. pectoralis	+	+ + + + + + + + + +

nen, unabhängig von der Krankheitsschwere oder –dauer, von dem Ausmaß der Bewegungseinschränkung oder vom Geschlecht des Patienten (Helliwell et al. 1996; Hidding et al. 1993b; Roberts et al. 1989; Tomlinson et al. 1986). Die *Behandlungsschwerpunkte* sind bei jungen und alten Patienten gleich anzusetzen, da auch die Funktions- und Aktivitätseinschränkungen (im BASFI) in allen Altergruppen qualitativ gleich sind (Falkenbach et al. 2002a). Die *Art und Dosierung* der gymnastischen Behandlung ist jedoch selbstverständlich immer an die individuellen funktionellen Möglichkeiten anzupassen, d.h. eine kompetente Beratung, Anleitung und Kontrolle ist unbedingt zu empfehlen (Plüss 1989).

Hinsichtlich der Vermeidung des Haltungsverlustes ist es wahrscheinlich – entsprechend der Kenntnisse bei nicht-entzündlichen Rückenschmerzen (van Dieen et al. 2003) – sehr sinnvoll, eine möglichst präzise Differenzierung der Ursache der Fehlhaltung vorzunehmen. Wenn die Fehlhaltung durch Schmerzen bedingt ist, muss eine optimale medikamentöse und nicht-medikamentöse Schmerzbehandlung im Vordergrund stehen. Wenn sie dagegen auf eine Verhaltensänderung (nach früheren, jetzt jedoch nicht mehr bestehenden Schmerzen) zurückzuführen ist, kann eine Haltungskorrektur und -schulung zielführend eingesetzt werden.

4.2. Lenden-Becken-Hüftregion

Eine physiologische Beckenstellung ist die Grundlage für eine langfristig gute Haltung eines Patienten mit Morbus Bechterew (siehe Kap. 1). Die optimale Schmerzbekämpfung wiederum ist die wichtigste Voraussetzung zur Vermeidung der Dorsalkippung des Beckens.

Hierbei kommt bei einer *floriden Sakroiliitis* der medikamentösen Behandlung die größte Bedeutung zu. Oftmals ermöglicht erst die analgetische Medikation die Durchführung gymnastischer Übungen. Lokale Injektionen in das Sakroiliakalgelenk sind in der Praxis nur in wenigen Fällen notwendig und durchführbar.

Mit der Krankengymnastik wird in dieser Phase versucht, die Beweglichkeit im Bereich des Beckens zu fördern und insbesondere der Dorsalkippung (*Gegennutation*) zu begegnen. Dabei sollte eine Provokation des Schmerzes durch die Übungen jedoch so weit wie möglich vermieden werden, um nicht den *„Reizzustand"* weiter zu aktivieren. Eine Mobilisation oder gar Manipulation, die bei einer Blockierung des Sakroiliakalgelenks eingesetzt werden, sind bei einer aktiven Sakroiliitis nicht indiziert. Allenfalls können leichte *Traktionen* (Stufe I) eingesetzt werden.

Der Dehnung und Detonisierung der ischiocruralen Muskulatur kommt zur Vermeidung der Dorsalkippung des Beckens eine große Bedeutung zu. Es hat sich bei Pa-

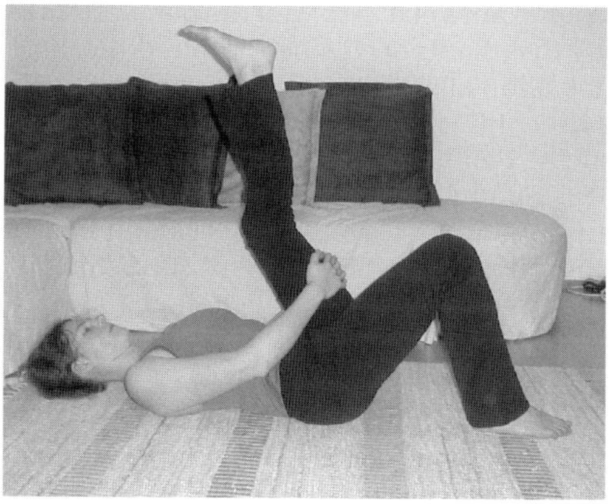

Abb. 3. Dehnung der ischiocruralen Muskulatur in Rückenlage. Die Dehnung erfolgt durch eine zunehmende Streckung im Kniegelenk. Die Dehnung sollte für zumindest 10 Sekunden gehalten werden. Dehnungsübungen der ischiocruralen Muskulatur sollten in jedes Gymnastikprogramm integriert werden

tienten mit Morbus Bechterew bewährt, die Dehnübungen der ischiocruralen Muskulatur nicht mit gestreckten Knien (z.B. im Stehen mit aufgelegter Ferse, „Nabel zum Knie"), sondern in Rückenlage über eine Vordehnung durch Hüftbeugung (Bein anheben, Knie Richtung Brust ziehen) mit zunehmender Streckung im Kniegelenk („Gelenkpartner Kniegelenk") durchzuführen (Abb. 3).

Die Dehnung der Glutäalmuskulatur und der tiefen Außenrotatoren im Hüftgelenk ist in einer frühen Phase des Morbus Bechterew ebenfalls sinnvoll, nicht zuletzt um die häufigen Ansatzschmerzen am Beckenkamm zu lindern. Bei einer bereits bestehenden fixierten Dorsalkippung des Beckens und einer ständigen Außenrotation im Hüftgelenk haben sich Ursprung und Ansatz der Glutäalmuskulatur bereits angenähert und es kommt zu einer geringeren Belastung und somit langfristig zu einer Hypotrophie der Gesäßmuskeln. Dehnungen der Außenrotatoren sind in jeder Krankheitsphase sinnvoll.

Dementsprechend erscheint es angezeigt, den *Musculus iliopsoas* zu dehnen und den *Muskulus quadrizeps* in seiner Funktion als Kniestrecker vor allem zu kräftigen. Damit kann der Quadrizeps auch seine wichtigen Funktionen bei Alltagsaktivitäten (z.B. Treppabsteigen) besser erfüllen. Gleichzeitig muss jedoch auf eine ausreichende Dehnbarkeit des Quadrizeps geachtet werden, wodurch auch der Zug auf die Patella-Sehne vermindert wird. Dieses Beispiel zeigt, dass es nicht ausreicht, sich allein auf Dehnung *oder* Kräftigung zu konzentrieren, sondern bisweilen beide Funktionen in gleichem Maße gefördert werden müssen. Wenn es zu einer Dorsalkippung des Beckens gekommen ist, so wird von dem *Iliopsoas* eine übermäßige Flexibilität gefordert, da nur dann die zum Ausgleich der Beckenstellung notwendige Überstreckung im Hüftgelenk möglich ist. Mobilisationsübungen im Bereich der Hüftgelenke können sowohl die Funktion als auch die Haltung verbessern (Bulstrode et al. 1987).

Dies gilt ebenso für die *Bauchmuskulatur*, die als Gegenspieler der lumbalen Rückenstrecker zum Erhalt der Statik wichtig sind. Gerade die queren Bauchmuskeln sollten trainiert werden. Gleichzeitig könnten „starke" gerade Bauchmuskeln (theoretisch) aber auch die Annäherung von Symphyse und Sternum und somit den Haltungsverlust des Patienten mit Morbus Bechterew begünstigen. Die geraden Bauchmuskeln sollten also nicht nur einseitig hinsichtlich der Kraft trainiert werden.

Es sei nochmals betont, dass alle diese Bemühungen der Krankengymnastik um den Erhalt der physiologischen Beckenstellung wenig erfolgversprechend sind, wenn der Patient unter Schmerzen im Sakroiliiakalgelenk leidet und nur durch eine Dorsalkippung des Beckens eine Linderung seiner Beschwerden erfahren kann. Die Krankengymnastik ist dann zumeist erst auf der Grundlage einer optimalen Schmerzbehandlung durchführbar und sinnvoll.

4.3. Rückenstrecker

In jedem Stadium des Morbus Bechterew gilt es, die Rumpfmuskulatur – vor allem die Rückenstrecker – zu kräftigen (Alaranta et al. 1983), um der Kyphosierungstendenz entgegenzuwirken. Dabei sind *gezielte* Rückenübungen wirkungsvoller als eine alleinige

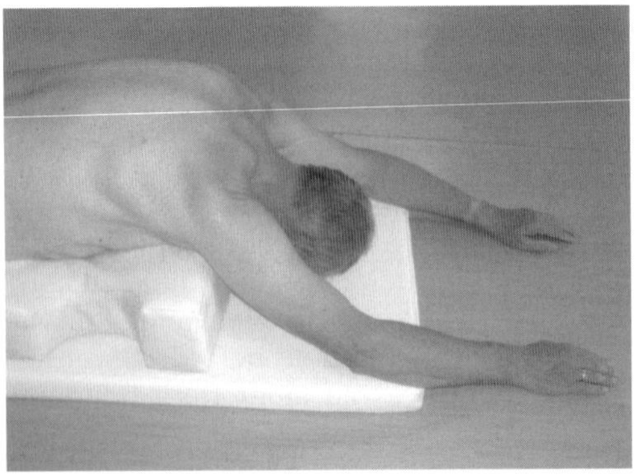

Abb. 4. Decken oder Kissen (hier ein Spezialkissen) zur Unterpolsterung erlauben auch Patienten mit einer ausgeprägten fixierten BWS-Kyphose gymnastische Übungen, die aus der Bauchlage heraus durchgeführt werden

allgemeine Bewegung während Freizeit und Sport (Uhrin et al. 2000).

Das Training der Rückenstrecker ist z.B. aus der Bauchlage oder der Vierfüßlerposition heraus sehr gut auch ohne Hilfsmittel möglich (siehe Kap. 32A). Immer ist die Extension zu fördern, wobei sowohl dynamische als auch isometrische Übungen möglich sind. Bei Patienten mit bereits fixierter BWS-Kyphose ermöglichen individuell adaptierte Unterpolsterungen die richtigen Ausgangsstellungen für eine möglichst korrekte Durchführung der Übungen (Abb. 4).

Wie weit die Verwendung segmentaler Kräftigungen unter Zuhilfenahme moderner Trainingsgeräte Vorteile bringen könnte, wurde bei Morbus Bechterew bisher nicht untersucht. Die Nutzung von Hilfsmitteln wie z.B. Hanteln oder Gummizugbändern kann Abwechslung in das tägliche gymnastische Programm des Patienten bringen. Sie sind nach kompetenter Anleitung und bei vernünftigem Gebrauch zweifellos eine Bereicherung für den Patienten und auch sicher anwendbar.

Besonders im Stadium IV bedarf der Patient der Unterstützung und Anleitung durch den Physiotherapeuten, da die ankylosierte Wirbelsäule dann lokale dynamische Übungen zur Kräftigung der paravertebralen Muskulatur unmöglich macht, so dass sie zumeist auch eine deutliche *Hypotrophie* aufweist. Wie weit die paravertebrale Muskulatur noch eine Haltefunktion ausübt oder allein der „Bambusstab" für die aufrechte Haltung sorgt, ist nicht untersucht. *Faktum* ist, dass die paravertebrale Muskulatur in der Regel nur sehr schwach ausgebildet ist. Der Patient klagt häufig über muskuläre Schmerzen. Zur Schmerzlinderung sind Weichteiltechniken (funktionelle Massage, Querdehnung) durch den Physiotherapeuten sowie Massagen indiziert. Sie bereiten dann auch für die notwendige *Kräftigung* der Muskulatur vor.

Die Kräftigung erfolgt bei einer ankylosierten Wirbelsäule durch die „Überleitung" der Anspannung von den Extremitäten auf den Rücken unter Ausnutzung der funktionellen Muskelketten, sofern die großen Extremitätengelenke ausreichend beweglich sind. Die damit nicht erreichbaren Muskeln werden isometrisch gekräftigt. Dies muss der Patient jedoch erst erlernen, indem der Therapeut den Patienten über eine Palpation des Muskels oder über kutane Reize die anzuspannenden paravertebralen Muskeln wahrnehmen und dann gezielter anspannen lässt. Auf diesem Wege kann der Patient die zielführenden Kräftigungsübungen erlernen, um sie zu Hause (hoffentlich) regelmäßig selbst anzuwenden. Für die Verbesserung der Kraft ist eine aktive Anspannung immer zu bevorzugen. Die Frage, ob eine *Elektrostimulation* mit Schwellstrom ebenso zur gezielten Kräftigung der paravertebralen Muskulatur bei Patienten mit Morbus Bechterew effektiv einsetzbar ist, muss aufgrund fehlender klinischer Studien derzeit offen bleiben.

Ob selbst eine *optimale regelmäßige Gymnastik* langfristig die Beweglichkeit erhalten kann, ist nicht gesichert. Aussagekräftige Studien liegen lediglich für einen Zeitraum von maximal zwei Jahren vor. Während der Erhalt der Beweglichkeit also nicht wissenschaftlich belegt ist, besteht unter Rheumatologen ein breiter Konsens, dass – wenn die Beweglichkeit schon nicht erhalten werden kann – die Gymnastik wenigstens zu einer Ankylosierung in einer *funktionell besseren Stellung* beitragen kann, die für die Lebensqualität des Patienten von einer überragenden Bedeutung ist. In diesem Zusammenhang kommt der Kräftigung der Rückenstrecker wahrscheinlich die größte Bedeutung zu.

4.4. Thorax-Bereich

Die empfehlenswerten Übungen im Thoraxbereich sind ausführlich im Kapitel 13A beschrieben (siehe auch Kirchner und Stroß 2001; Göhring 1989). Unumstritten ist in diesem Bereich die Notwendigkeit der *Dehnung der Pektoralismuskulatur* und der Kräftigung der *Musculi rhomboidei*. Vor allem durch Dehnübungen wird versucht, die Thoraxbeweglichkeit so lange wie möglich zu erhalten oder auch zu verbessern.

Hierbei kommt mobilisierenden Behandlungen durch den Therapeuten (z.B. Mobilisationsbehandlung des Schulterblattes), aber auch durch den Patienten selbst eine große Bedeutung zu (z.B. segmentale Automobilisation im BWS-Bereich unter Verwendung von Keilen oder Rollen). Grundsätzlich sollte der Therapeut versuchen, durch Mobilisationen die Ein- bzw. Ausatmungsphase manuell zu erweitern.

Quermassagen und Querfriktionen im Bereich der Intercostalräume sowie Friktionen entlang des Rippenbogens wirken oftmals schmerzlindernd. Diese Schmerzlinderung ist grundsätzlich wichtig, da der Patient nur dann thorakal tief einatmet, wenn die Thoraxbewegung keine Schmerzen hervorruft. Ansonsten wird der Patient wegen seiner Schmerzen sehr früh zu einer flachen Bauchatmung neigen.

Die tägliche Durchführung von Drehdehnlagen trägt zum Erhalt der Thoraxbeweglichkeit bei und fördert zugleich die Körperwahrnehmung, die für die selbständige Korrektur von Fehlhaltungen so außerordentlich wichtig ist.

In Hinblick auf die Atemfunktion kommt auch der LWS-Haltung und -Beweglichkeit eine große Bedeutung zu (Falkenbach 2001), so dass auch diese Region immer in die Atemtherapie einbezogen werden sollte. An die überragende Relevanz einer freien Bauchatmung in einem fortgeschrittenen Stadium des Morbus Bechterew sei erinnert. Sie wird ebenfalls von der Beweglichkeit und Stellung der LWS beeinflusst.

Ein *Inspiratory muscle training* betrifft bei einem starren Thorax vor allem das Zwerchfell. Ob ein Kraft- und Kraftausdauertraining des *Diaphragmas* möglich und sinnvoll ist, erscheint zweifelhaft. Bei Asthma bronchiale ist dieses *Inspiratory muscle training* inzwischen wieder weitgehend in Vergessenheit geraten. Bei Morbus Bechterew gibt es hierzu keine Veröffentlichungen, obwohl es Hinweise darauf gibt, dass die rasche Ermüdbarkeit der Atemmuskulatur ein relevanter limitierender Faktor für die körperliche Belastung ist (Elliot et al. 1985).

Neben der Atemtherapie muss mit Blick auf die kardiorespiratorische Leistungsfähigkeit zudem immer an ein ausreichend dosiertes allgemeines *Ausdauertraining* gedacht werden. Selbst bei Patienten mit deutlich eingeschränkter Thoraxexkursion ist die kardiorespiratorische Fitness trainierbar (Liman und Weimann 1978; Fisher et al. 1990; Seckin et al. 2000).

4.5. HWS-Bereich

Die Krankengymnastik hat zum Ziel, die Mobilität der HWS in allen Ebenen zu erhalten. Hierzu sind regelmäßige Dehnungen und Anspannungen in alle Richtungen sinnvoll. Wenn es im Krankheitsverlauf zu einem Vornüberneigen des Oberkörpers gekommen ist, so überstreckt der Patient die HWS, um zumindest in die Horizontale blicken zu können. Die Hyperextension der HWS geht regelhaft mit einem schmerzhaften Hypertonus der Nackenmuskulatur einher.

Zur *Detonisierung* kommen vor allem Dehnübungen (z.T. in Rotationsstellung), Querdehnungen der Muskulatur durch den Therapeuten oder (nach entsprechender Anleitung) in der Selbstbehandlung und gleichzeitige Dehn- und Kräftigungsübungen der ventralen Halsmuskulatur zum Einsatz. Eine schonende Entlastung und Detonisierung der nuchalen Muskulatur ist durch eine manuelle Traktion in Längsrichtung der Körperachse zu erzielen, z.B. im Rahmen einer Schlingentischbehandlung (Dölken und Wirth 1998).

Wenn die HWS komplett ankylosiert ist, sind keine aktiven Dehnungsübungen in Längsrichtung der Nackenmuskulatur mehr möglich. Dann bleiben allein passive Querdehnungen und dehnende Massagegriffe zur direkten manuellen Lockerung der Muskeln einsetzbar. Die häufig schmerzhaft verspannten tiefen oberen Nackenmuskeln (*Mm. recti capitis posteriores, Mm. obliquii capitis*) sind aber kaum erreichbar; Querfriktionen können jedoch versucht werden. Da mit dem Anspannen des Antagonisten zugleich eine Relaxierung des betroffenen Muskels oder der Muskelgruppe verbunden ist, kann auch über isometrische Kontraktionen der ventralen Halsmuskulatur versucht werden, die Nackenmuskulatur zu detonisieren.

Bei außergewöhnlichen Fehlstellungen müssen unter Berücksichtigung der Wirbelsäulen- und Kopfstellung, der Funktion der Kiefergelenke und der Mundöffnung (bei extremer HWS-Kyphose kann die Mundöffnung eingeschränkt sein), der Restbeweglichkeit sowie der globalen Beschwerdesymptomatik gemeinsam mit dem Patienten realistische Therapieziele festgelegt und individuelle Behandlungsprogramme zusammengestellt werden.

5. Risiken und Nebenwirkungen

Bei einer *„vernünftigen"* Durchführung der *selbständigen* gymnastischen Übungen sollte es unter Beachtung der üblichen Empfehlungen (ausreichend Aufwärmen, vernünftig Dosieren, gute Konzentration auf die richtige Durchführung der Übungen, ausreichend Platz, etc.) *keine unerwünschten Effekte* geben. Aussagekräftige wissenschaftliche Untersuchungsergebnisse gibt es hierzu jedoch nicht. Auf Begleiterkrankungen (z.B. koronare Herzerkrankung, arterielle Hypertonie, Diabetes mellitus) ist zu achten und der Patient entsprechend zu beraten.

Auch bei der Krankengymnastik durch einen Physiotherapeuten bestehen bei einer maßvollen und dem Befund angepassten Dosierung der einzelnen Griffe und Übungen keine Gefahren, sofern der verordnende Arzt relevante Kontraindikationen ausgeschlossen hat (z.B. ausgeprägte Osteoporose, Instabilität in oberen HWS-Segmenten, Wirbelkörpermetastase) bzw. den Therapeuten ausreichend informiert hat. Beschwerden während der Therapie sind nicht immer auszuschließen (z.B. bei der Therapie einer Enthesiopathie), sollten aber rasch nach dem Ende der Therapie aufhören. Auf die Möglichkeit der Schmerzauslösung durch die gezielte Behandlung sollte der Therapeut den Patienten vor Beginn der Behandlung aufmerksam machen. Selbstverständlich sollte jedoch immer eine möglichst schmerzfreie oder zumindest schmerzarme Therapie angestrebt und die Intensität der Behandlung dementsprechend dosiert werden.

Von großer Bedeutung ist die Erfahrung des Therapeuten mit dem Morbus Bechterew. Zumeist klagen die Patienten, dass unerfahrene Therapeuten zu ängstlich und zu sanft behandeln. Dies ist hinsichtlich der Risiken einer zu intensiven Therapie zu begrüßen, könnte aber auch bedeuten, dass das mögliche Potenzial der krankengymnastischen Behandlung nicht voll ausgeschöpft wird.

Eine weitere (theoretische) potenzielle Nebenwirkung soll diskutiert werden, die angesichts der allgemeinen Proklamation der regelmäßigen Krankengymnastik zum Erhalt der Beweglichkeit eher den Charakter einer provokativen *Hypothese* hat. Die Erfahrung zeigt, dass die Patienten so lange unter ausgeprägten Ruheschmerzen leiden wie ein entzündetes Wirbelsäulensegment mobil ist. Nach der Versteifung und Ankylosierung empfinden die meisten Patienten weniger Schmerzen in diesem Bereich. Wenn also die regelmäßige Krankengymnastik zum Erhalt der Mobilität beiträgt und die Versteifung des Segments verzögert, verzögert sie möglicherweise auch die sog. *„heilsame Verknöcherung"* und die damit verbundene Schmerzfreiheit. Es gibt durchaus nicht selten Berichte von Patienten, die während einer raschen kompletten Ankylosierung der Wirbelsäule unter Schmerzen leiden, sich dann aber mit einem *„Bambusstab"* sehr viel wohler fühlen, da sie weitgehend beschwerdefrei sind. Eine offene Diskussion hierüber darf angesichts des fehlenden Gegenbeweises nicht als obsolet angesehen werden, auch wenn diese Hypothese allen gängigen Lehrmeinungen widerspricht.

6. Motivation zur individuellen Krankengymnastik

6.1. Selbständige Krankengymnastik

Die tägliche selbständige Krankengymnastik wird von Rheumatologen und Selbsthilfegruppen vehement als notwendige Voraussetzung für eine gute Beweglichkeit und Haltung propagiert. Allerdings machen dies nur etwa 29% der Patienten. Diese Zahl ergab sich sowohl aus einer Befragung unter den Mitgliedern der *Deutschen Vereinigung Morbus Bechterew* (Feldtkeller und Lemmel 1999) als auch aus einer eigenen Befragung von Patienten, die sich zur kurmedizinischen Behandlung vorstellten (Falkenbach et al. 1997). Vermutlich sind diese befragten Patienten bereits eine positive Auswahl („die etwas gegen die Erkrankung tun"), so dass die tägliche Gymnastik bei Betrachtung aller Patienten mit Morbus Bechterew wohl in einem noch geringeren Prozentsatz täglich durchgeführt wird.

In einer eigenen Querschnittsuntersuchung (Falkenbach 2003a) zeigte sich ein *positiver (!) Zusammenhang* zwischen der funktionellen Einschränkung (im HAQ-S) und der von den Patienten angegebenen Häufigkeit der selbständig durchgeführten krankheitsspezifischen Gymnastik. Obwohl *Querschnittsuntersuchungen* bei der Interpretation von Ursache und Wirkung generell Zurückhaltung gebieten, ist doch wohl die Schlussfolgerung erlaubt, dass vor allem nur diejenigen Patienten die Übungen regelmäßig machen, die auf Grund einer stärker empfundenen Behinderung, d.h. auf Grund des *Leidensdruckes*, zur Durchführung motiviert sind. Junge Patienten mit nur geringen funktionellen Beeinträchtigungen führen nur selten die krankheitsspezifische Gymnastik regelmäßig durch, aktivieren sich jedoch andererseits häufiger durch Freizeitsport (Falkenbach et al. 1999a).

Bei aller notwendigen Suche nach den effektivsten gymnastischen Übungen für einen Patienten mit Morbus Bechterew verdient das in der Realität einflussreichere Thema der *Motivation* zur Durchführung der Übungen eine viel größere Beachtung als bisher. Es wäre für Rheumatologen, Physiotherapeuten und Psychologen eine lohnenswerte gemeinsame Aufgabe, jene Übungen zu identifizieren, die den Krankheitsverlauf möglichst positiv beeinflussen, aber gleichzeitig dem Patienten auch Spaß machen, damit er sie möglichst regelmäßig durchführt. So sollen beispielsweise umfassende *Range of motion*-Übungen vor der Gymnastik mit einer langfristig besseren Compliance einhergehen (Stenstrom et al. 1997).

Generell zeigt die Erfahrung, dass sportlichen Patienten eher Übungen zu vermitteln sind, die er auch als sportliches Training ansehen kann. Bei unsportlichen Patienten sollten Übungen ausgewählt werden, die sich leicht in den Alltag integrieren lassen.

Eine gewisse Motivation (allerdings keine positive Motivation) kann eine regelmäßige Kontrolluntersuchung des Patienten darstellen. Die Ankündigung einer Kontrolle ist für viele Patienten ein nicht zu unterschätzender *Stimulus* zur Mitarbeit. Ein regelmäßiger rheumatologischer *Follow up* ist mit einer häufigeren Übungsfrequenz assoziiert (Santos et al. 1998).

Sollte der behandelnde Arzt im Zweifel sein, ob der Patient die Übungen regelmäßig durchführt, so genügt zur Klärung zumeist die Aufforderung, einige seiner *täglich durchgeführten* Übungen zu demonstrieren. Zeigt der Patient dabei Unsicherheiten, so ist es sehr unwahrscheinlich, dass er täglich „übt". Selbstverständlich ist eine solche Kontrollsituation einem vertrauensvollen Arzt-Patient-Verhältnis nicht gerade zuträglich und sollte die Ausnahme sein.

Eine gute Vertrauensbasis und eine sachliche Erklärung des Nutzens einer regelmäßigen Gymnastik sind mit Sicherheit vorzuziehen und langfristig (hoffentlich) erfolgreicher. Die wöchentliche Therapie in den Selbsthilfegruppen stellt für viele Patienten eine wertvolle wiederkehrende Motivation für die regelmäßige Durchführung des Heimübungsprogramms dar (Hidding et al. 1994) und bewirkt wahrscheinlich vor allem auf diesem Wege günstige Effekte auf den weiteren Krankheitsverlauf (Hidding et al. 1993a).

6.2. Krankengymnastische Behandlung durch oder mit einem Therapeuten

Schmerzen und Aktivitätseinschränkungen sind die wichtigsten Gründe, warum ein Patient mit Morbus Bechterew eine Einzelbehandlung anstrebt. Diese individuelle Behandlung ist dann indiziert, wenn der Patient die zielführenden Übungen nicht selbständig ausführen kann, eine über die Anleitung in der Gruppe hinausgehende Instruktion benötigt oder die Effektivität der (aktiven und passiven) Behandlungen durch die Einwirkung des Therapeuten gesteigert werden kann. Daneben gilt es besonders bei ausgeprägten Fehlstellungen und therapierefraktären funktionellen Defiziten, Kompensationsbewegungen zu erarbeiten und zu trainieren, die koordinativen Fähigkeiten zu verbessern sowie ergotherapeutisch und ergonomisch zu beraten und anzuleiten. Die Wirksamkeit einer solchen umfassenden physiotherapeutischen Betreuung und Behandlung wurde in einer kontrollierten Untersuchung belegt (Kraag et al. 1990). Eine enge Zusammenarbeit mit Ergotherapeuten, Ergonomiespezialisten, Arbeitsmedizinern, Sozialarbeitern und anderen kann viele Vorteile für den Patienten bringen.

Die ärztliche Verordnung für den Physiotherapeuten sollte neben der Diagnose auch den zu behandelnden Befund und das angestrebte Therapieziel nennen. Dies bedeutet, dass auch der verordnende Arzt ausreichende Kenntnisse über die Erfolgsaussichten einer Krankengymnastik bei bestimmten Befunden haben muss; am besten sollte er die Behandlungsmethoden selbst gut kennen. Eine enge barrierefreie Kommunikation zwischen Arzt und Therapeut ist immer sehr wünschenswert (Mucha et al. 1987).

In Zukunft wird es angesichts des Kostendruckes erforderlich sein, überzeugend die Gründe darzulegen, warum in dem individuellen Fall eine Einzeltherapie notwendig ist und warum die jeweiligen Therapieziele nicht durch Gruppengymnastik oder selbständige Übungen erreichbar sind.

Am Ende einer jeden Behandlungseinheit sollte der Therapeut mit dem Patienten *sein* individuelles Heimübungsprogramm besprechen und einüben (Mucha et al. 1987). Dies schließt auch das sog. *Korrekturliegen* ein. Der Patient sollte die optimale Liegeposition kennen und zumindest einmal täglich bewusst in Ruhe praktizieren, eventuell in Kombination mit Entspannungsübungen.

Das Heimübungsprogramm kann bei jeder Wiedervorstellung kontrolliert und korrigiert, eventuell auch an neue Gegebenheiten adaptiert werden. Zumindest eine Kontrolle des selbständigen Übungsprogramms (nach ca. 6 Wochen) sollte vereinbart werden, sofern nicht in den Selbsthilfegruppen eine regelmäßige fachliche Anleitung und Korrektur gewährleistet ist, deren Nutzen wiederholt belegt wurde (Hidding et al 1993a; Analay et al. 2003).

7. Effektivität der Krankengymnastik

Es ist erstaunlich, mit welcher Vehemenz bei Morbus Bechterew die Notwendigkeit der regelmäßigen krankheitsspezifischen Gymnastik betont wird – und wie unbefriedigend gleichzeitig der wissenschaftliche Effektivitätsnachweis ist. Auch die Selbsthilfegruppen sind von dem Nutzen überzeugt und proklamieren den Slogan *„Bechterew'ler brauchen Bewegung"*, wobei hier neben der krankheitsspezifischen Gymnastik auch andere Formen von Sport und Bewegung eingeschlossen sind. Der allgemeine Benefit einer ausreichenden körperlichen Bewegung ist unumstritten. Ob eine regelmäßige individuelle selbständige oder geleitete Krankengymnastik aber auch den langfristigen Krankheitsverlauf bei Morbus Bechterew verbessern kann, ist, wie bereits erwähnt, bisher nicht sicher geklärt.

Die meisten kontrollierten klinischen Studien zur individuellen Krankengymnastik bei Morbus Bechterew untersuchten die Effekte komplexer ambulanter oder stationärer Maßnahmen (z.B. Viitanen et al. 1992; O'Driscoll et al. 1978), wobei die individuelle Krankengymnastik nur ein Therapiemodul unter mehreren war, so dass deren spezifische Wirkung nicht beurteilt werden kann. Da zudem die unterschiedlichsten *Outcome*-Parameter verwendet wurden, sind Vergleiche zwischen den evaluierten Therapieprogrammen und eindeutige Schlussfolgerungen nicht möglich. Wenn die veröffentlichten Studien von *Follow-up*-Untersuchungen berichteten, so war dieser Zeitraum maximal 2 Jahre, zumeist aber deutlich kürzer. Der Einfluss auf den Langzeitverlauf wurde also niemals prospektiv evaluiert, allenfalls retrospektiv beschreibend dargestellt (Weigl und Schieche 1981).

Selbst jene Studien, die die individuell angeleitete Krankengymnastik als einzige Intervention untersuchten, beschreiben nicht nachvollziehbar, was die *individuelle Krankengymnastik* mit oder ohne Therapeut im Einzelnen beinhaltete und welche aktiven oder passiven Übungen, welche Griffe in welcher Dosierung, welche Wiederholungen etc. zum Einsatz kamen. Angewendet wurde – individuell adaptiert – zumeist das, was in der Physiotherapie aktuell zur Therapie des Morbus Bechterew und seiner Krankheitszeichen *„modern"* war. Streng definierte Behandlungsprogramme wurden im Studienprotokoll nicht festgelegt, sondern die Auswahl der individuellen Interventionen dem Therapeuten überlassen. Es ist selbstverständlich sinnvoll, entsprechend dem aktuellen *individuellen* Befund *individuell* und angepasst zu behandeln; dies macht gleichzeitig aber kontrollierte Studien mit einer Aussagekraft für die klinische Praxis unmöglich. Andererseits würden zu strenge Vorgaben und Handlungsanweisungen einen Zustand untersuchen, der nichts mit der Realität der Physiotherapie zu tun hat. Vor diesem Hintergrund erscheint der unbefriedigende Effektivitätsnachweis nur allzu verständlich.

Diejenigen Studien, die dennoch – trotz aller genannten Einschränkungen – Ergebnisse zur Krankengymnastik bei Spondylarthropathien publiziert haben, kommen fast alle zu einem positiven Resultat. Die Ergebnisse dieser Studien sowie eine kritische Bewertung finden sich in den Zusammenfassungen von van der Linden et al. (2002), van Tubergen und Hidding (2002), Ammer (1997) sowie in einem Cochrane-Review von Dagfinrud und Hagen (2001). Sie kommen – wie so oft bei nicht-medikamentösen Behandlungen – zu dem Schluss, dass der Effektivitätsnachweis unbefriedigend ist, sich aber sehr gute Hinweise auf positive Effekte finden lassen, die weitere klinische Studien notwendig und lohnenswert erscheinen lassen.

Querschnittsuntersuchungen können allgemein nur diskrete Hinweise auf den Einfluss einzelner Interventionen auf den *Outcome* liefern und sollten zurückhaltend interpretiert werden. Eine eigene Querschnittsuntersuchung (Falkenbach et al. 2003b) zeigte in einer Analyse der Daten von 1580 Patienten mit Morbus Bechterew keinen signifikanten Einfluss der von den Patienten angegebenen wöchentlichen Häufigkeit der selbständigen Krankengymnastik (von zumindest 5 Minuten) auf den BASFI (standardisierter Regressionskoeffizient β=0,015) oder auf das Ausmaß der Bewegungseinschränkung (β=0,025).

Dieselbe Einschränkung hinsichtlich der Aussagekraft trifft auch auf eine Querschnittsuntersuchung zu, die den Einfluss bestimmter gymnastischer Übungen auf die aktuelle Funktions- und Aktivitätseinschränkung (HAQ) bzw. die Haltungs- und Bewegungseinschränkung analysierte (Falkenbach et al. 1999b). Die von 42 Patienten demonstrierten Übungen ihres täglichen gymnastischen Heimprogramms wurden mit dem HAQ bzw. dem BASMI der Patienten verglichen. Dabei zeigte sich kein Unterschied im HAQ oder BASMI in Abhängigkeit von der Durchführung mehr *dynamischer* oder mehr *statischer* Übungen. Es fand sich ein Vorteil im HAQ, wenn das tägliche Programm viele Übungen im Bereich der oberen Körperhälfte umfasste. Ein Einfluss bestimmter Übungen auf den BASMI war nicht festzustellen.

Diese beiden Querschnittsuntersuchungen sowie die publizierten wissenschaftlichen Studien erlauben keine sicheren Schlussfolgerungen und Empfehlungen zu den günstigsten Übungen bei Morbus Bechterew. Es ist noch immer unklar, welche

Übungen in welcher Dosierung und welcher Häufigkeit ein Patient mit Morbus Bechterew durchführen sollte, um den Krankheitsverlauf möglichst positiv zu beeinflussen. Solange diese (dringend notwendigen) wissenschaftlichen Untersuchungen fehlen, müssen also weiterhin die Erfahrung und die Plausibilität der Therapie den Weg weisen.

10 Fragen zum Thema

1. Worin besteht der Nutzen einer regelmäßigen Krankengymnastik für Patienten mit Morbus Bechterew?

Die *allgemein* positiven Effekte der regelmäßigen körperlichen Bewegung sind auch auf den Patienten mit Morbus Bechterew übertragbar. Die klinische Erfahrung sowie Hinweise aus klinischen Studien lassen günstige Auswirkungen einer regelmäßigen *krankheitsspezifischen Gymnastik* auf den Krankheitsverlauf, insbesondere auf den Haltungsverlust, erwarten, auch wenn der Effektivitätsnachweis in Form kontrollierter Langzeitstudien noch aussteht.

2. Was ist das Ziel der individuellen Krankengymnastik?

Allgemein gesprochen, hat die individuelle Gymnastik das Ziel, die mit dieser Gymnastik beeinflussbaren Einschränkungen in Aktivität und Partizipation des Patienten zu beseitigen, zu vermindern oder ihnen vorzubeugen bzw. Kompensationsmechanismen zu erschließen. Die Behandlung funktioneller Defizite steht im Vordergrund, womit durchaus auch strukturelle Veränderungen (z.B. Zunahme des Muskelquerschnitts) verbunden sein können.

3. Kann Gymnastik den Entzündungsschmerz der Sakroiliitis lindern?

Ein Charakteristikum des Entzündungsschmerzes ist die Verstärkung in Ruhe und die Besserung durch Bewegung. Entsprechend dieser Definition wirkt Bewegung bei Entzündungsschmerzen (in der Regel) schmerzlindernd. Dabei sollten in der akuten Phase nur moderate Bewegungsausschläge angestrebt werden, um die Entzündung nicht zusätzlich zu aktivieren. Zumeist genügen kleine hubfreie Bewegungen und leichte Traktionen. Eine intensive Mobilisation oder gar Manipulation ist bei Sakroiliitis kontraindiziert.

4. Ist eine Enthesitis eine Indikation für die individuelle Krankengymnastik?

Grundsätzlich *ja*. Selbst bei einer aktiven Enthesitis hat sich eine Ruhigstellung nicht bewährt. Querfriktionen und Funktionsmassagen sollen lokale „Verklebungen" lösen, Sehnen und Muskeln dehnen und den Muskeltonus senken. Die Dehnung des Muskels wirkt detonisierend und vermindert nachfolgend den Zug an der Enthese. Dies kann durch die Anspannung und Kräftigung der Antagonisten unterstützt werden. Die Enthesiopathie-Behandlung selbst ist zumeist nicht schmerzfrei durchzuführen. Im Anschluss an die Behandlung sollte der Patient jedoch rasch eine Beschwerdelinderung verspüren, andernfalls müssen die Indikation und die Durchführung (Dosierung?) der Krankengymnastik erneut überdacht werden. Wenn die Behandlung die Entzündung im Bereich der Enthese verstärkt, sollte vor einer erneuten Therapie zumindest zwei bis drei Tage gewartet werden.

5. Welche Muskelfunktionen wirken der Beckenkippung nach dorsal entgegen?

Nach optimaler Schmerztherapie sollte versucht werden, die Beweglichkeit in der Lenden-Becken-Hüftregion in allen Ebenen durch Kipp- und Seitbewegungen zu erhalten. Der Patient sollte diese Übungen erlernen und täglich zu Hause durchführen. Zur Vermeidung der Dorsalkippung des Beckens kommt der Dehnung der ischiocruralen Muskulatur und der Außenrotatoren im Hüftgelenk die größte Bedeutung zu. Der *M. quadrizeps* ist ausreichend zu kräftigen (gleichzeitig ist jedoch auch auf eine ausreichende Dehnbarkeit zu achten!). Übungen zur Verbesserung der Körperwahrnehmung erlauben es dem Patienten, seine Fehlhaltung leichter zu erkennen und dann zu korrigieren.

6. Ist ein Krafttraining der Rückenstrecker sinnvoll?

Die Kräftigung der Rückenstrecker und die Dehnung des *M. pectoralis* stehen bei allen krankengymnastischen Bemühungen zur Vermeidung der Kyphosierungstendenz im Vordergrund.

7. Wie können die Rückenstrecker bei einer ankylosierten Wirbelsäule gekräftigt werden?

Durch eine Überleitung der Anspannung von den Extremitäten aus kann – sofern die großen Extremitätengelenke ausreichend beweglich sind – auch bei einer ankylosierten Wirbelsäule eine ausreichende Kräftigung der Rückenstrecker erreicht werden. Diese Übungen kann der Patient nach dem Erlernen auch selbständig durchführen. Die damit nicht erreichbaren paravertebralen Muskeln werden isometrisch gekräftigt, wobei anfangs der Physiotherapeut über eine gleichzeitige Palpation des Muskels oder lokale kutane Reize den Patienten den betreffenden Muskeln wahrnehmen und anspannen lässt. Die theoretisch mögliche Kräftigung über eine Elektrostimulation wurde bisher nicht untersucht. Grundsätzlich ist die aktive Innervation jedoch immer zu bevorzugen.

8. Schmerzhaft verspannte Nackenmuskeln bei Hyperextension der HWS: Physiotherapie?

Dehnübungen (z.T. aus einer Rotationsstellung heraus), Querdehnungen der Muskulatur durch den Therapeuten oder – nach Anleitung – in der Selbstbehandlung und gleichzeitige Dehn- und Kräftigungsübungen der ventralen Halsmuskulatur detonisieren die Nackenmuskulatur. Bei einer komplett ankylosierten HWS sind die häufig schmerzhaft verspannten tiefen oberen Nackenmuskeln aber kaum zu erreichen; Querfriktionen können jedoch versucht werden. Die Anspannung der Antagonisten (ventrale Halsmuskulatur) soll indirekt detonisierend auf die Nackenmuskulatur einwirken.

9. Wann ist eine individuelle Krankengymnastik durch einen Physiotherapeuten indiziert?

Die Einzelbehandlung ist dann indiziert, wenn der Patient die zielführenden Übungen nicht selbständig ausführen kann, eine über die Anleitung in der Gruppe hinausgehende Instruktion benötigt oder die Effektivität der (aktiven und passiven) Behandlungen durch die Einwirkung des Therapeuten gesteigert werden kann. Daneben gilt es besonders bei ausgeprägten Fehlstellungen und therapierefraktären funktionellen Defiziten, Kompensationsbewegungen zu erarbeiten und zu trainieren, die koordinativen Fähigkeiten zu verbessern sowie ergotherapeutisch und ergonomisch zu beraten und anzuleiten.

10. Individuelle krankheitsspezifische Gymnastik: was sollte in Zukunft besser werden?

Alle Mediziner und Therapeuten, die Patienten mit Mobus Bechterew betreuen, betonen die Notwendigkeit und den Nutzen der täglichen selbständigen Krankengymnastik. Aber weniger als eine Drittel der Patienten „übt" täglich. Es ist eine vordringliche Aufgabe aller Beteiligten, sich – neben der Definition der erfolgversprechendsten gymnastischen Übungen – um die Motivation zur regelmäßigen Durchführung zu kümmern. Bisher sind es fast nur die Patienten mit fortgeschrittenen Erkrankungen und einem hohen Leidensdruck, die selbständig eine krankheitsspezifische Gymnastik machen. Die propagierte tägliche Krankengymnastik zur Prävention des Haltungsverlustes wird gerade von den jüngeren Patienten zu wenig akzeptiert. Hier können nur effektive Übungen helfen, die zugleich Spaß machen. Eine gute Gymnastik ist nur dann wirklich gut, wenn sie auch regelmäßig gemacht wird.

Literatur

Alaranta H, Karppi SL, Voipio-Pulkki LM (1983) Performance capacity of trunk muscles in ankylosing spondylitis. Clin Rheumatol 2:251–257

Ammer K (1997) Physiotherapy in seronegative spondylarthropathies – a systematic review. Eur J Phys Med Rehabil 7:114–119

Analay Y, Ozcan E, Karan A, Diracoglu D, Aydin R (2003) The effectiveness of intensive group exercise on patients with ankylosing spondylitis. Clin Rehabil 17:631–636

Becker-Capeller D, Falkenbach A, Krause A (2002) Physio- und Sporttherapie. In: Braun J, Sieper J (Hrsg) Spondylitis ankylosans. UNI-MED, Bremen, pp 177–180

Bulstrode SJ, Barefoot J, Harrison RA, Clarke AK (1987) The role of stretching in the treatment of ankylosing spondylitis. Br J Rheumatol 26:40–42

Calin A, Porta J, Fries JF, Schurman DJ (1977) Clinical history as a screening test for ankylosing spondylitis. JAMA 237:2613–2614

Calin A (1991) Ankylosing spondylitis and other inflammatory disorders of the spine. In: Schlapbach P, Gerber NJ (eds.) Physiotherapy: Controlled trials and facts. Rheumatolgy, Vol 14, Karger, Basel, pp 82–90

Dagfinrud H, Hagen K (2001) Physiotherapy interventions for ankylosing spondylitis. Cochrane Database Syst Rev (4):CD002822.

Dölken M, Wirth S (1998) Entzündliche rheumatische Erkrankungen. In: Hüter-Becker A, Schewe H, Heipertz W (Hrsg) Physiotherapie, Taschenlehrbuch in 14 Bänden, Band 7, Orthopädie, Thieme, Stuttgart, pp 542–554

Elliott CG, Hill TR, Adams TE, Crapo RO, Nietrzeba RM Gardner RM (1985) Exercise performance of subjects with ankylosing spondylitis and limited chest expansion. Bull Eur Physiopathol Respir 21:363–368

Falkenbach A (1990) Körperliche Bewegung zur Prophylaxe und Therapie. Med Mo Pharm 13:303–312

Falkenbach A (2001) Mobility and lung function in elderly patients with a rigid thorax suffering from spondyloarthropathy: implications for therapy. Euro J Ger 3:192–195

Falkenbach A (2003a) Disability motivates patients with ankylosing spondylitis for more frequent physical exercise. Arch Phys Med Rehabil 84:382–383

Falkenbach A, Curda B (2001) Aktiver Morbus Bechterew: Symptomatik, Einschränkung der Lebensqualität, Therapiebeurteilung und Therapieerwartung aus Sicht des Patienten. Rehabilitation 40:275–279

Falkenbach A, Franke A, van Tubergen A, van der Linden S (2002a) Assessment of functional ability in younger and older patients with ankylosing spondylitis. Am J Phys Med Rehabil 81:417–420

Falkenbach A, Franke A, van der Linden S (2003b) Factors associated with body function and disability in patients with ankylosing spondylitis: a cross-sectional study. J Rheumatol 30:2186–2192

Falkenbach A, Neger J, Tripathi R, Wigand R (1999a) Recreational exercises and mobility in young patients with ankylosing spondylitis. Sports Med Training and Rehab 9:101–106

Falkenbach A, Toennemann J, Mur E (2002b) von Patienten mit Morbus Bechterew beibehaltene und aufgegebene konventionelle und unkonventionelle Maßnahmen zur Beeinflussung der Erkrankung. Z Rheumatol 61:271–278

Falkenbach A, Tripathi R, Minne F, Stepan E, Wigand R (1999b) Analyse du programme autonome des exercises physiques pratiqués par les malades souffrant de pelvispondylite rhumatismale. Ann Réadaptation Méd Phys 42:306–310

Falkenbach A, Werny F, Gütl S, Wigand R (1997) Spezifische und unspezifische sportliche Aktivitäten von Patienten mit Morbus Bechterew. Rehabilitation 36:48–50

Feldtkeller E, Lemmel E-M (1999) Zur Situation von Spondyloarthritis-Patienten. Novartis Pharma Verlag, Nürnberg

Fisher LR, Cawley MID, Holgate ST (1990) Relation between chest expansion, pulmonary function, and exercise tolerance in patients with ankylosing spondylitis. Ann Rheum Dis 49:921–925

Göhring H (1989) Krankengymnastische Möglichkeiten zur Verbesserung und Erhaltung der Thoraxbeweglichkeit und der Atembewegungen bei Morbus Bechterew. Krankengymnastik 41/1:47–53

Hakkinen A, Hakkinen K, Hannonen P (1994) Effects of strength training on neuromuscular function and disease activity in patients with recent-onset inflammatory arthritis. Scand J Rheumatol 23:237–242

Helliwell PS, Abbott CA, Chamberlain MA (1996) A randomised trial of three different physiotherapy regimes in ankylosing spondylitis. Physiotherapy 82:85–90

Heyse B, Maier P, Miehle W, Ockl C, Rudolph K, Schicker S (1995) Funktionsorientierte Krankengymnastik der Spondylitis ankylosans. Akt Rheumatol 20:184–196

Hidding A, van der Linden S, Boers M Gielen X, de Witte L, Kester A, Dijkmans B, Moolenburgh D (1993a) Is group physical therapy superior to individualized therapy in ankylosing spondylitis? A randomized controlled trial. Arthritis Care Res 6:117–125

Hidding A, van der Linden S, de Witte L (1993b) Therapeutic effects of individualized physical therapy in ankylosing spondylitis related to duration of disease. Clin Rheumatol 12:334–340

Hidding A, van der Linden S, Gielen X, de Witte L, Dijkmans B, Moolenburgh D (1994) Continuation of group physical therapy is necessary in ankylosing spondylitis: results of a randomized controlled trial. Arthritis Care Res 7:90–96

Hollmann W, Hettinger T (2000) Sportmedizin: Grundlagen für Arbeit, Training und Präventivmedizin. Schattauer, Stuttgart

Kraag G, Stokes B, Groh J, Helewa A, Goldsmith C (1990) The effects of comprehensive home physiotherapy and supervision on patients with ankylosing spondylitis – a randomized controlled trial. J Rheumatol 17:228–233

Kirchner P, Stroß J (2001) Verbessern der Thoraxbeweglichkeit und Senken von Gewebswiderständen bei Patienten mit Atemwegs- und Lungenerkankungen. Z f Physiotherapeuten 53:1184–1191

Liman W, Weimann G (1978) Kardiorespiratorische Belastbarkeit Kranker mit ankylosierender Spondylitis und ihre Beeinflussung durch ergometrisches Training. Z f Phys Med 7:218–223

Mariacher-Gehler S, Wyss-Nather A, Aeschlimann AG (2001) Physiotherapie bei entzündlichem Rheumatismus. Ther Umsch 58:503–508

Mau W, Zeidler W (1989) Spondylitis ankylosans. In: Zeidler H (Hrsg) Rheumatologie. Urban & Schwarzenberg, München, pp 394–409

Mucha C (1986) Zur krankengymnastischen Übungstherapie bei entzündlich-rheumatischen Erkrankungen. Rheuma, Therapeutische Richtlinien, Diagnosehilfen (Verlag Dr. Ewald Fischer) 6:1–13

Mucha C, Auch W, Kiehl P (1987) Zur ambulanten physikalischen Therapie bei Patienten mit chronischer Polyarthritis und Spondylitis ankylopoetica am Beispiel Hannovers, Teil II und III. Z Phys Med Baln Med Klim 16:117–129 und 355–366

O'Driscoll SL, Jayson MIV, Baddeley H (1978) Neck movements in ankylosing spondylitis and their responses to physiotherapy. Ann Rheum Dis 37:64–66

Plüss A-G (1989) Funktionelles Rückenmuskeltraining bei Morbus Bechterew. Krankengymnastik 41/1:38–46

Roberts WN, Larson MG, Liang MH, Harrison RA, Barefoot J, Clarke AK (1989) Sensitivity of anthropometric techniques for clinical trials in ankylosing spondylitis. Br J Rheumatol 28:40–45

Russel P, Unsworth A, Haslock I (1993) The effect of exercise on ankylosing spondylitis – a preliminary study. Br J Rheumatol 32:498–506

Santos H, Brophy S, Calin A (1998) Exercise in ankylosing spondylitis: how much is optimum? J Rheumatol 25:2156–2160

Schauer U (1989) Spezifische Mobilisation bei Morbus Bechterew (Manuelle Therapie). Krankengymnastik 41/1:25–30

Schlumpf U (1991) Ziele und Chancen der Physiotherapie bei Spondylitis ankylosans. Schweiz Rundsch Med 80:639–643

Seckin U, Bolukbasi N, Gursel G, Eroz S, Sepici V, Ekim N (2000) Relationship between pulmonary function and exercise tolerance in patients with ankylosing spondylitis. Clin Exp Rheumatol 18:503–506

Stenstrom CH, Arge B, Sundbom A (1996) Dynamic training versus relaxation training as home exercise for patients with inflammatory rheumatic diseases. A randomized controlled study. Scand J Rheumatol 25:28–33

Stenstrom CH, Arge B, Sundbom A (1997) Home exercise and compliance in inflammatory rheumatic diseases – a prospective clinical trial. J Rheumatol 24:470–476

Tomlinson MJ, Barefoot J, Dixon ASJ (1986) Intensive in-patient physiotherapy courses improve movement and posture in ankylosing spondylitis. Physiotherapy 72:238–240

Uhrin Z, Kuzis S, Ward MM (2000) Exercise and changes in health status in patients with ankylosing spondylitis. Arch Intern Med 160: 2969–2975

van der Linden S (1997) Ankylosing spondylitis. In: (Kelley WN, Ruddy SR, Harris ED jr, Sledge CB (eds) Textbook of Rheumatology, 5th Edition, Saunders, Philadelphia, pp 969–982

van der Linden S, van Tubergen A, Hidding A (2002) Physiotherapy in ankylosing spondylitis: what ist the evidence? Clin Exp Rheumatol 20, Suppl 28:S60–S64

van Dieen JH, Selen LPJ, Cholewicki J (2003) Trunk muscle activation in low-back patients, an analysis of the literature. J Electromyography Kinesiol 13:333–351

van Tubergen A, Hidding A (2002) Spa and exercise treatment in ankylosing spondylitis: fact or fancy? Best Practice Res Clin Rheumatol 16:653–666

Viitanen JV, Suni J, Kautiainen H, Liimatainen M, Takala H (1992) Effect of physiotherapy on spinal mobility in ankylosing spondylitis. Scand J Rheumatol 21:38–41

Weigl E, Schieche M (1981) Langzeitstudie mit Spondylitis-ankylosans-Patienten. Z Physiother 33:9–14

Wirbser R (1989) Therapiekonzept in der Krankengymnastik bei Morbus Bechterew. Krankengymnastik 41/1:5–11

Kapitel 32A

Häusliches Übungsprogramm – Empfehlungen und Beispiele*

Martina Grave

1. Vorbereitung

Die Übungen sollen nicht den Stellenwert eines lästigen *„Etwas"* bekommen, welches z.B. am Ende eines langen Arbeitstages auch noch erledigt werden *muss* – vielmehr sollten sie dem Übenden helfen, seine Gedanken auf sich selbst zu konzentrieren, sich wahrzunehmen und zu spüren. Jeder kann sich hierfür eine *„kleine Insel"* innerhalb seines Wohnraumes schaffen. Die Lieblingsmusik, indirekte Beleuchtung, angenehme Raumtemperatur und eventuell verschiedene Aromen können zu einer entspannten wohligen Atmosphäre beitragen. Die Übungen sollen zu einem *„Ritual"* werden. Die optimale Tageszeit bestimmt jeder für sich selbst.

Die empfehlenswerten Übungen sind vom aktuellen Gesundheitszustand sowie Krankheitsverlauf und – stadium abhängig und immer dementsprechend anzupassen. Die nachfolgenden Beispiele können also nur einen groben Überblick vermitteln und als Anregung dienen.

Bei allen ungewöhnlichen Problemen oder Beschwerden wenden Sie sich bitte an Ihren betreuenden Arzt. Der Physiotherapeut kann nach der entsprechenden Verordnung ein spezifisches Heimprogramm für Sie zusammenstellen, in Abständen die korrekte Ausführung kontrollieren und gegebenenfalls ändern.

Ziele, die mit einem Heimübungsprogramm angestrebt werden, sind die *Schmerzlinderung*, *Mobilisation*, *Kräftigung*, *Dehnung*, Erhalten bzw. Verbessern des *Atemvolumens*, *Ausdauertraining* und die Verbesserung der *Koordination*.

2. Schmerzlinderung

Im akuten Schub sollte nach Möglichkeit nicht pausiert werden, da ansonsten der Therapieerfolg verloren geht. Der Patient sollte mit adäquaten Techniken behandelt werden (Physiotherapie) bzw. Übungen durchführen, die angenehm sind und *nicht überreizen!* Die in den Abbildungen 1 und 2 gezeigten Übungen sollten nur durchgeführt werden, wenn sie dem Patienten wirklich eine Schmerzlinderung bringen. Sie entstammen ursprünglich einem Programm für Patienten mit Bandscheibenerkrankungen, können aber auch bei Morbus Bechterew „versucht" werden.

Abbildung 1. In Rückenlage: Die Beine auf einen Gymnastikball oder Würfel legen. Diese Stufenlagerung entlastet die Lendenwirbelsäule (LWS).

Abbildung 2. Die Beine sind aufgestellt. Die Hände – Arme gestreckt – greifen leistennahe auf den Oberschenkel. Der Patient

---

* Aus: Martina Grave, geb Gradnig Grave: Tipps für zu Hause (modifiziert), BECHTEREW AKTIV (2000) Nr. 60, S. 13–16, mit freundlicher Genehmigung der ÖVMB.

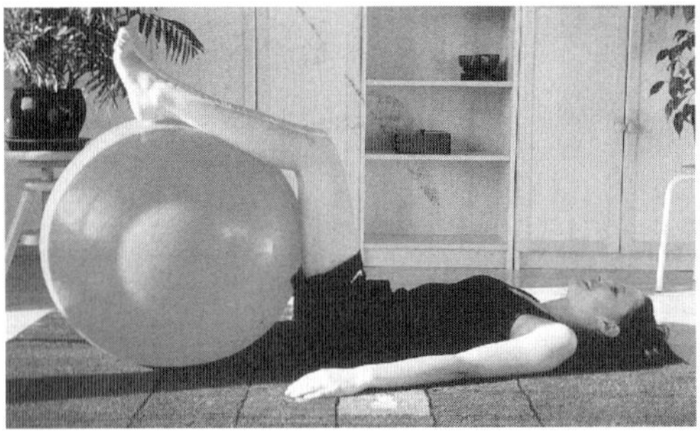

Abb. 1.

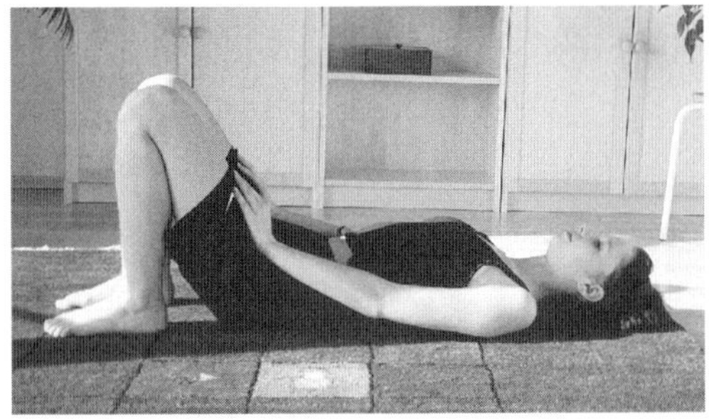

Abb. 2.

versucht eine „Autotraktion" der LWS durchzuführen, indem er die Arme gegen die Beine stemmt. Der Schub geht fußwärts und in die Verlängerung des Oberschenkels nach oben. Eine Dehnung im LWS-Bereich muss spürbar werden. Eine intermittierende Ausführung ist empfehlenswert.

Abbildung 3. In Seitenlage: Die Beine leicht anwinkeln und eventuell ein kleines Kissen zwischen die Knie geben. In dieser Position kann auch die LWS gebeugt und gestreckt werden, indem man die Distanzpunkte Schambein und Nabel einmal annähert (Beugung, Abb. 3a) und dann wieder voneinander entfernt und in Richtung „Hohlkreuz" geht (Streckung, Abb. 3b). Die Beine bleiben ruhig liegen.

3. Mobilisation

Alle Mobilisationsübungen dienen der Förderung und der Erhaltung der Beweglichkeit

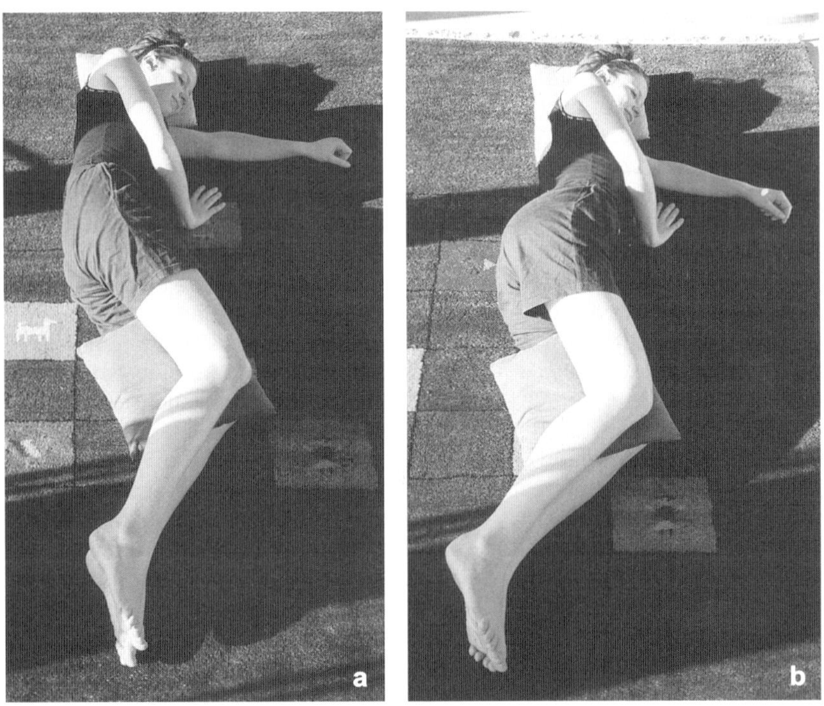

Abb. 3.

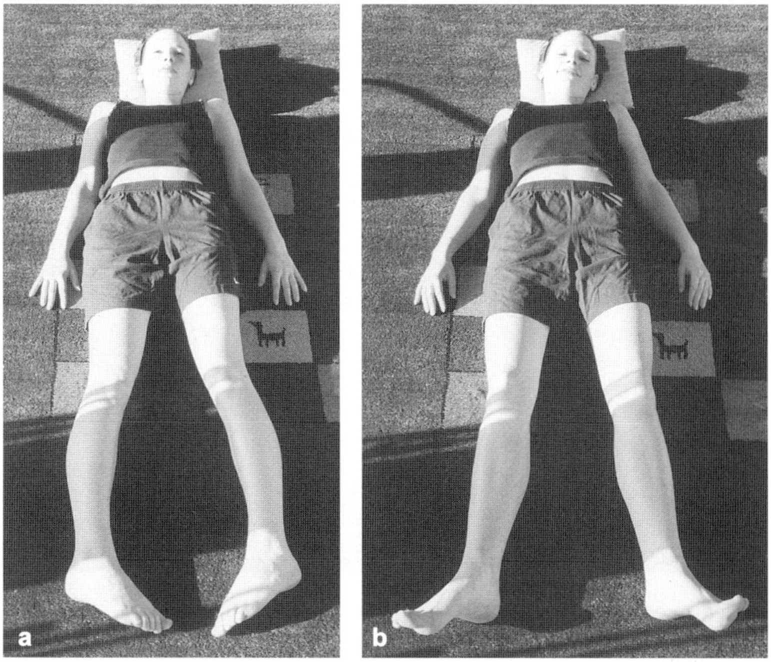

Abb. 4.

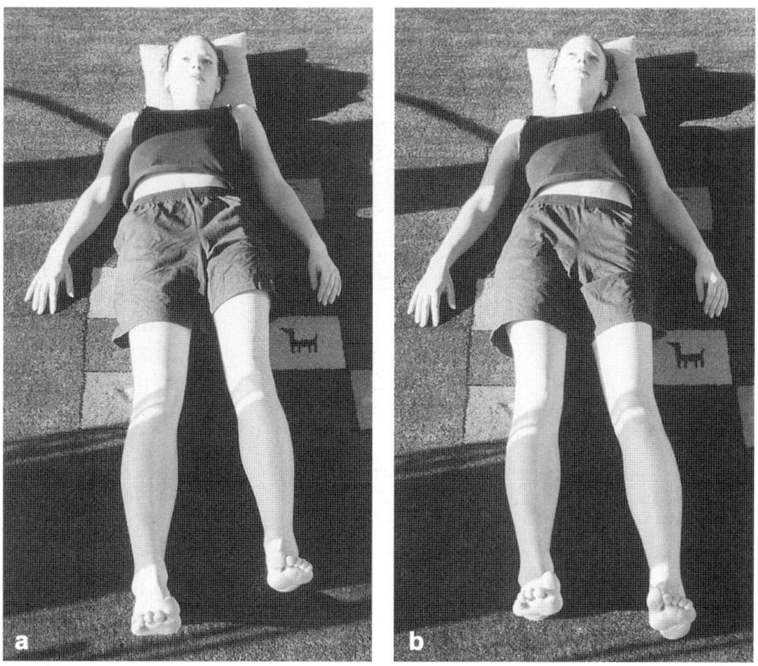

Abb. 5.

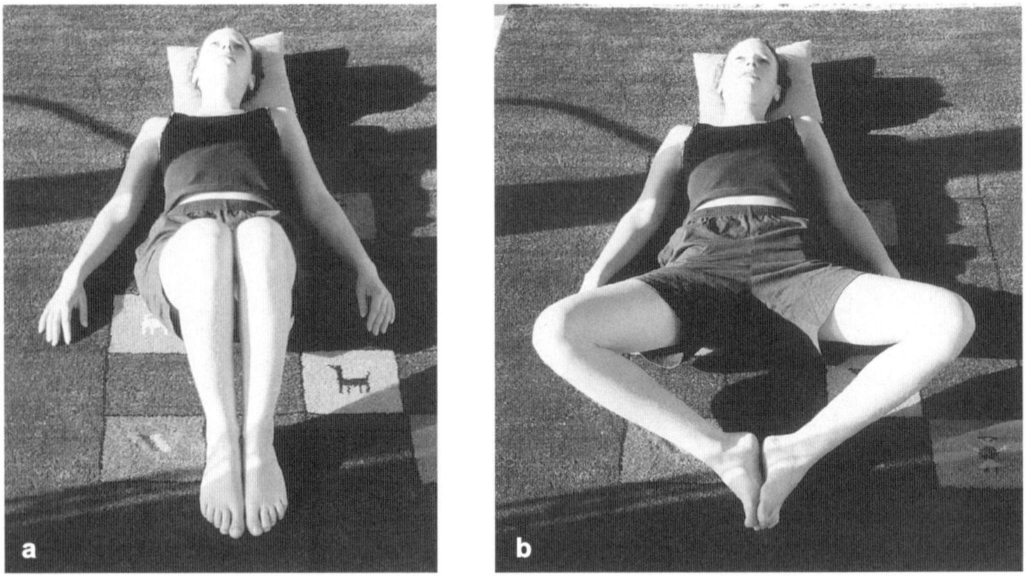

Abb. 6.

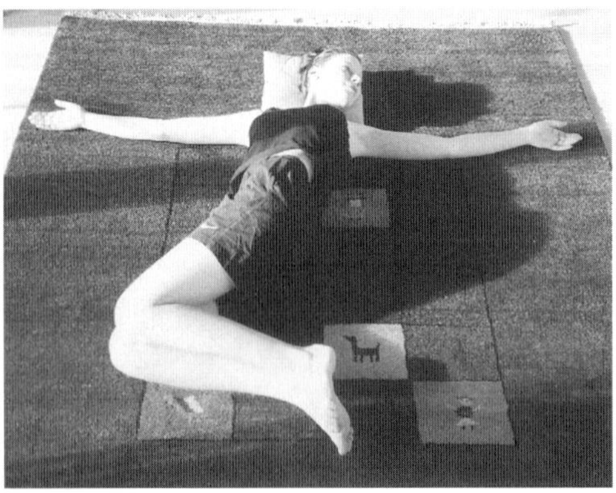

Abb. 7.

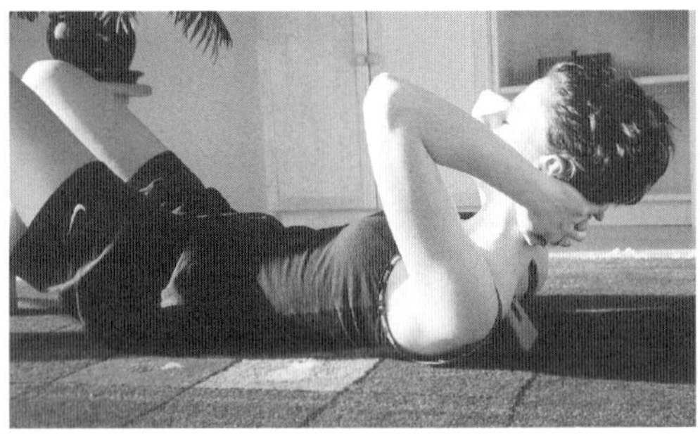

Abb. 8.

bestimmter Wirbelsäulenabschnitte, aber auch der Extremitätengelenke. Es gibt zahlreiche Techniken und Ausgangsstellungen für Mobilisationsübungen. Nicht die Intensität der Dehnung sondern die Wiederholungszahl und die Dauer der Dehnung stehen im Vordergrund!

Abbildung 4. In Rückenlage: Beide Beine sind hüftbreit ausgestreckt. Um die Hüftgelenke zu mobilisieren werden die gestreckten Beine abwechselnd einwärts (Zehen zueinander, Abb. 4a) und auswärts (Zehen auseinander, Abb. 4b) gedreht.

Um die LWS in der Seitneigung zu mobilisieren, wird wieder die Rückenlage als Ausgangsstellung eingenommen. Dynamisch (nicht ruckartig) wird abwechselnd das rechte (Abb. 5a) und danach das linke Bein (Abb. 5b) in die Länge geschoben.

Abbildung 6. Beide Beine sind aufgestellt. Die Knie werden auseinander (Abb. 6b) in Richtung Unterlage geführt und wieder zusammen (Abb. 6a). Zum Schluss dieser Übung längeres Verharren in der Spreizstellung. Der Patient spürt der Dehnung an der Innenseite der Oberschenkel nach.

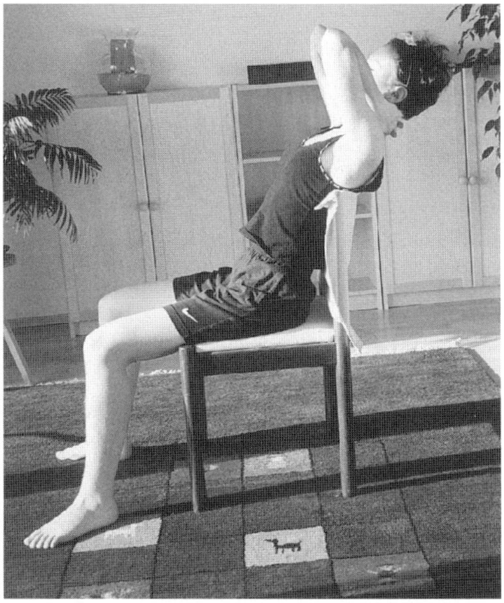

Abb. 9.

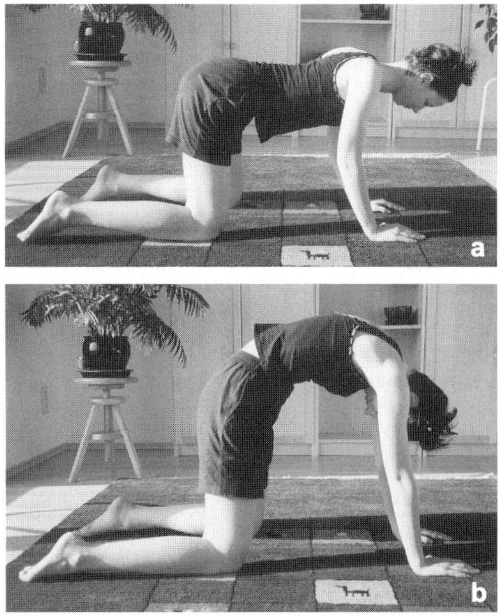

Abb. 10.

Abbildung 7. Um die Rotation der Wirbelsäule zu fördern, werden – aus derselben Ausgangsstellung heraus – die Arme seitlich vom Körper weggestreckt. Beide Beine bleiben zusammen und werden gemeinsam einmal rechts und einmal links am Boden abgelegt. Wichtig ist, dass die Schultern auf der Unterlage bleiben. Der Kopf kann sich jeweils zur Gegenseite drehen.

Abbildung 8. Ein Wirbelsäulenkeil oder zwei Tennisbälle in einem Socken helfen dem Patienten, seine Wirbelsäule (sofern nicht ankylosiert) zu mobilisieren. Dies sollte jeder Patient mit seinem Therapeuten erlernen und regelmäßig anwenden. Mit diesem Keil kann man die WS in die Beugung oder Streckung mobilisieren bzw. nur eine Separation der kleinen Wirbelgelenke bewirken. Die Dosierung muss „vernünftig" sein, um Verletzungen zu vermeiden (nicht bei ausgeprägter Osteoporose durchführen!).

Abbildung 9. Im Sitzen: Die Brustwirbelsäule kann auch im Sitzen über eine geeignete Stuhllehne in die Streckung mobilisiert werden. Die Hände werden im Nacken gefaltet und man bewegt sich nach hinten über die Lehne. Die Ellenbogen bewegen sich dabei nach hinten oben. Indem das Gesäß auf der Sesselfläche weiter nach vorne oder zurück platziert wird, gelangt man zu den verschiedenen Wirbelsäulenabschnitten, um sie (mit moderater Intensität) zu mobilisieren.

Abbildung 10. Im Vierfüßlerstand: Sehr gute Mobilisationsübungen für die Wirbelsäule (WS) sind der „Pferderücken" (Abb. 10a) und der „Katzenbuckel" (Abb. 10b). Diese zwei Bewegungen im rhythmischen Wechsel durchführen. Die Handgelenke befinden sich unter dem Schultergelenk, die Kniegelenke unter den Hüftgelenken. Beim Katzenbuckel wird das Kinn Richtung Brustbein bewegt.

Man kann diese Übung auch mit dem Unterarmstütz durchführen, wodurch die Handgelenke entlastet werden und die Bewegung sich mehr zur LWS verlagert.

4. Kräftigung

Die vorwiegend abgeschwächte Muskulatur (Rückenmuskulatur, Gesäßmuskulatur, Bauchmuskulatur) sollte 2- bis 3-mal pro

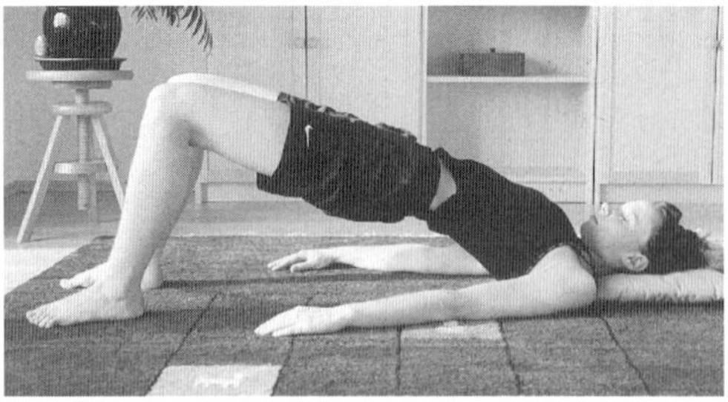

Abb. 11.

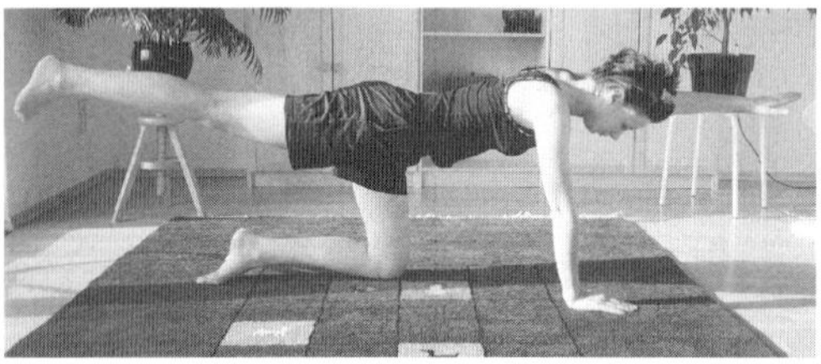

Abb. 12.

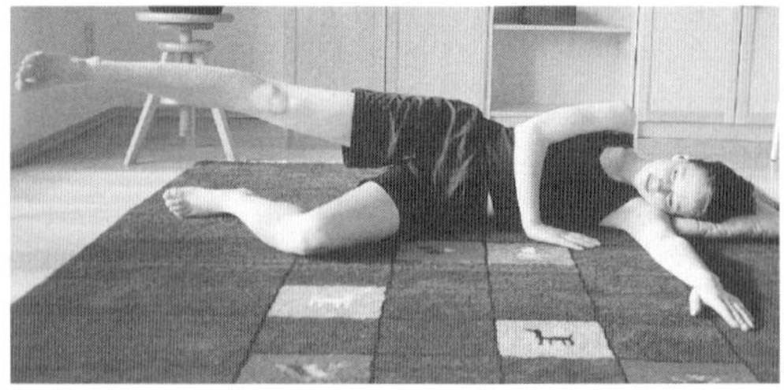

Abb. 13.

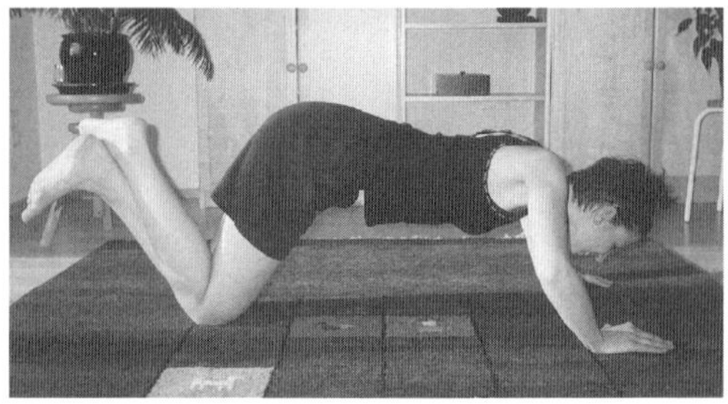

Abb. 14.

Woche mit *Theraband*, Hanteln oder mittels Körpereigengewicht trainiert werden. Die Übungen sollten in 3 Sätzen mit je 10 bis 20 Wiederholungen ausgeführt werden. Zwischen den Sätzen je 30 – 60 Sekunden Pause.

Abbildung 11. Brücke: Diese Übung kräftigt die Gesäß- und Rückenmuskulatur. Ausgangsstellung ist die Rückenlage. Die Schulterblätter werden zur Wirbelsäule fixiert. Beide Arme sind neben dem Körper ausgestreckt und pressen gegen die Unterlage. Das Gesäß maximal spannen und das Becken hochheben bis Oberschenkel und Oberkörper eine Ebene bilden.

Abbildung 12. Vierfüßlerstand – sehr gute Übung zur Kräftigung der Rücken- und Gesäßmuskulatur. Der rechte Arm und das linke Bein werden dazu vom Körper hochgehoben und weggestreckt. Anschließend der linke Arm und das rechte Bein.

Abbildung 13. Kräftigung des seitlichen Gesäßmuskels – dieser ist ein wichtiger Stabilisator des Beckens. Ausgangsstellung ist die Seitenlage. Die Beine sind parallel und leicht vor dem Körper angewinkelt. Das Becken ist nach vorne gedreht. Der oben liegende Arm stützt den Oberkörper ab und stabilisiert so die Wirbelsäule. Jetzt das oben liegende Bein vom unteren abheben und kleine Auf- und Abbewegungen machen. Eine abschließende Dehnung der gekräftigten Muskulatur ist sehr zu empfehlen.

Abbildung 14. Der Liegestütz kräftigt in allen Variationen die Arm, Brust- und Rückenmuskulatur. Die nachfolgende Dehnung der Brustmuskeln ist obligat.

5. Dehnung

Die vorwiegend verkürzte Muskulatur sind die Hüftbeuger, Oberschenkelbeuger und –strecker, Brustmuskel sowie Trapezmuskel und Schulterblattheber.

Die Dehnungsübungen sollten immer im aufgewärmten Zustand erfolgen. Die Dehnstellung ist zumindest für 10 Sekunden bis zu einer Minute zu halten.

Abbildung 15. Dehnstellung für die Brustmuskulatur. Der große Brustmuskel hat 3 verschiedene Faserverläufe, daher sind auch 3 verschiedene Dehnpositionen notwendig.

Abbildung 16. Dehnstellung für den Hüftbeuger.

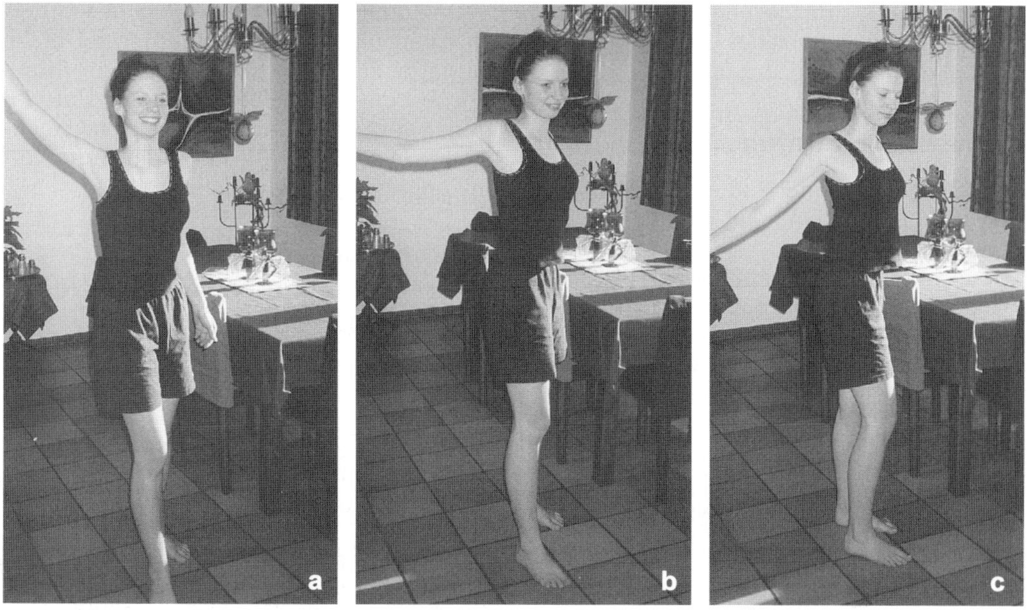

Abb. 15.

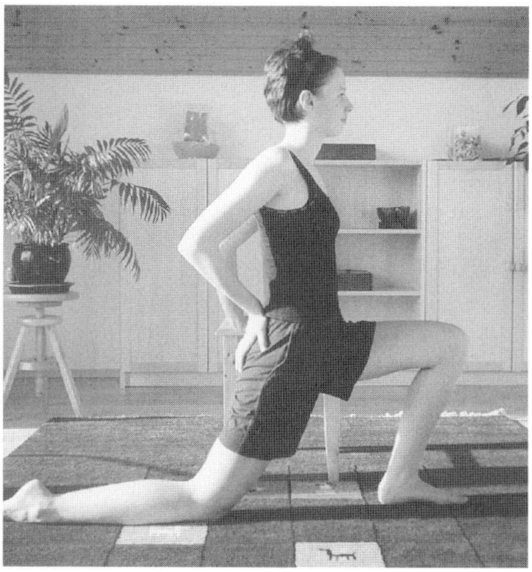

Abb. 16.

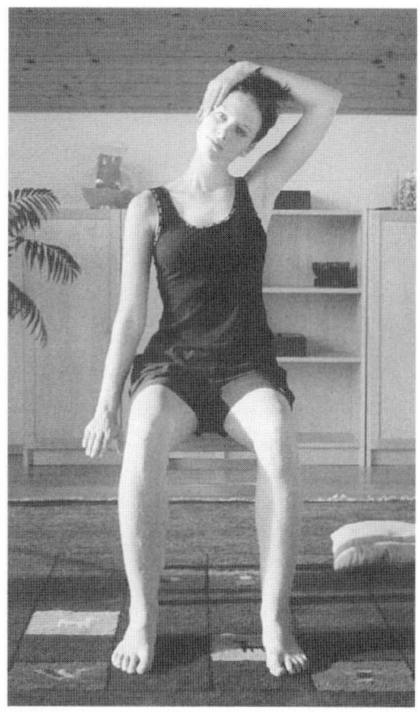

Abb. 17.

Abbildung 17. Dehnstellung für den Trapezmuskel

6. Atemübungen

Um das Zwerchfell zu kräftigen, bewusst ausatmen mit den Explosivlauten p, t, k.

Um das Atemvolumen zu verbessern, wird die Ausatmung über die Lippenbremse geübt.

Spezielle Dehnlagerungen zur Förderung der Beweglichkeit des Brustkorbes und der Rippengelenke (siehe auch Kap. 13A).

7. Ausdauertraining

Empfehlenswert sind Radfahren, Skilanglauf, schnelles Gehen (5 – 6 km/h), Schwimmen.

Diese Sportarten trainieren, 2 bis 3mal pro Woche ausgeführt, das Herz-/Kreislaufsystem. Die Pulsfrequenz sollte grob nach folgender Formel berechnet werden: 220 – Lebensalter = Maximalpuls. Von diesem berechnet man 70 bis 85% = Trainingspuls. Die Trainingseinheit sollte mindestens 30 Minuten betragen. Begleiterkrankungen (Herz?) sind zu beachten (siehe Kap. 34)!

8. Koordination

Fast alle Übungen schulen bei korrekter Ausführung auch die Koordination. Speziell wird diese geschult durch Übungen auf labiler Unterlage (Ball, Trampolin, Kreisel) bzw. durch die Verkleinerung der Unterstützungsfläche (Einbeinstand). Um Unfälle zu vermeiden sind Maßnahmen zur Sturzprävention zu beachten. Weiche Unterlagen in der Umgebung. Keine harten Gegenstände in der Nähe, die bei einem Sturz Verletzungen hervorrufen könnten!

9. Vorschlag für Abwechslungen im selbständigen Gymnastikprogramm

Montag	Ausdauertraining, Dehnungsübungen
Dienstag	Kräftigungs- und Mobilisationsübungen
Mittwoch	Ausdauertraining, Dehnungsübungen
Donnerstag	Kräftigungs- und Mobilisationsübungen
Freitag	Ausdauertraining, Dehnungsübungen
Samstag	Atemübungen
Sonntag	Sauna

Kapitel 33

Gymnastik in der Gruppe

Christian Mucha

1. Einleitung

Die klinische Erfahrung zeigt, dass durch *Immobilisation* die Wirbelsäulenversteifung bei Morbus Bechterew eher begünstigt wird und die Patienten nach Ruhephasen lokale Schmerzen durch Bewegung zu lindern vermögen. Diese Erfahrung führte schon früh zum therapeutischen Konsens, gezielte Übungen (Abbildung 1) einzusetzen, um der Einsteifungsprogression sowie dem Haltungsverlust entgegenzuwirken.

Nachfolgende klinische Untersuchungen belegten, dass sowohl durch kurzfristige als auch durch langfristige *Bewegungsprogramme* bei Patienten mit Morbus Bechterew deutliche Bewegungs-, Haltungs- und allgemeine Leistungsverbesserungen erzielbar sind (Rasmussen und Hansen 1989; Schlumpf 1991; Mariacher-Gehler et al. 2001).

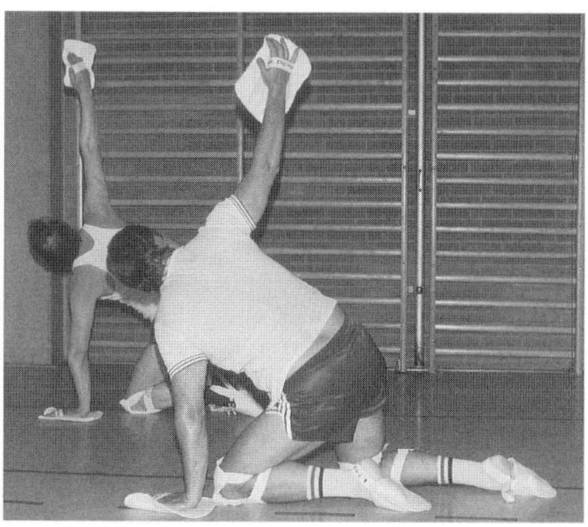

Abb. 1. Beispiel aus Klapp'schen Übungen: Mobilisierung der Wirbelsäule mit kombinierten Dehn- und Kräftigungseffekten auf die Muskulatur

Zudem wurde angenommen (Ball 1980), dass der Immobilisation sogar eine pathogenetische Bedeutung bei der *Ankylosierung* zukommt und umgekehrt durch Mobilisation die Entwicklung von Reparationsvorgängen gefördert sowie die konsekutive Ossifikation gehemmt wird. Diese Annahme wird zusätzlich durch die Beobachtung gestützt, dass an Bewegungssegmenten mit geringerer Mobilität die Ossifikationsprogression dominiert (Richter 1985).

Auch die sog. *Spätporose* bei ankylosierender Spondylitis kann u.a. durch die schmerzreflektorische Immobilisation mit einer resultierenden Muskelatrophie (Inaktivitätsatrophie) erklärt werden (Kelley et al. 2000). Das häufige Vorkommen von spontanen *Kompressionsfrakturen* bei Vorliegen ausgeprägter Syndesmophytenbildung im thorakolumbalen Abschnitt sowie bei deutlicher BWS-Kyphose (Ralston et al. 1990) bestätigt zusätzlich die Bedeutung des Erhalts der Beweglichkeit. Dies sowie die in manchen Fällen auftretenden peripheren und/oder stammnahen Arthritiden weisen der – meist lebenslangen – krankengymnastischen Bewegungstherapie eine Schlüsselfunktion im Gesamtbehandlungsplan zu (Schmidt 1989).

2. Übungstherapie in der Gruppe

2.1. Voraussetzungen

Grundsätzlich kann die Übungstherapie unter drei Bedingungen erfolgen: durch geleitete Einzeltherapie, durch geleitete Gruppentherapie und durch Selbstübungen (Heimprogramme). Selbstübungen sollten jedoch sowohl im Rahmen der Einzel- wie auch Gruppentherapie immer zusätzlich mit einbezogen werden (Schlumpf 1991). Sie bilden die Basis für eine gewisse Übungsfertigkeit und ermöglichen eine häufigere und regelmäßigere Bewegungstherapie.

Die Gruppentherapie wurde schon früh im Rahmen kurörtlicher Therapieregime bei Patienten mit Morbus Bechterew eingesetzt (Schmidt 1989). Im ambulanten wohnortnahen Bereich fand diese erst in den letzten 20 Jahren eine größere Verbreitung (Vitanen und Suni 1995). Die Patienten mit Morbus Bechterew nutzen die Gruppentherapie überwiegend wegen ihrer psychodynamischen Effekte (Tabelle 1).

Die Gruppenbehandlung stellt eine kostengünstige Form der Therapie dar. Sie ist bei Morbus Bechterew gut einsetzbar, da – trotz der großen individuellen Variation im Krankheitsverlauf (Goodacre et al. 1991) – die grundlegenden Behandlungsziele bei dieser Erkrankung relativ eng definiert sind (Tabelle 2). Die daraus resultierenden Übungsformen sind – ungeachtet der Notwendigkeit einer individuellen Anpassung – für die meisten Patienten, auch in unterschiedlichen Funktionsstadien, weitgehend einheitlich (Tabelle 3). Insofern lag die Schlussfolgerung nahe, die Gruppentherapie als langfristige Grundversorgung für Patienten mit Morbus Bechterew anzubieten.

Die Gruppenbehandlung hat mit zur Realisierung der therapeutischen Ziele bei ankylosierender Spondylitis beizutragen und muss deshalb als ärztlich verordnete Thera-

Tabelle 1. Gruppendynamische Einflüsse

- Aktive Wechselbeziehung und Kommunikation
- Streben nach Funktions- und Arbeitsteilung, die auf Lösung von Aufgaben orientiert ist
- Konkurrierendes Handeln im Kreis von Mitpatienten
- Gemeinschaftsbildung durch Überwindung gleicher schwieriger Lebenssituationen durch Erfahrungsaustausch und gegenseitige Hilfestellung

Tabelle 2. Wesentliche Ziele der krankengymnastischen Gruppentherapie bei Morbus Bechterew

- Mobilisation der Wirbelsäule und stammnaher Gelenke
- Verbesserung der Thoraxbeweglichkeit und der Atemtechnik
- Dehnung/Lockerung kontrakter (Pectoralis/Beuger) und Kräftigung der gesamten posturalen Muskulatur (einschließlich Bauch- und Gesäßmuskulatur)
- Verhütung/Behandlung von Fehlhaltungen sowie Fehlstellungen von Gelenken
- Vermittlung eines Selbstübungsprogrammes

Tabelle 3. Krankengymnastische Grundmethoden bei ankylosierender Spondylitis; Beispiel von Behandlungszielen

- *Übungen auf der Matte*
  Dehnungen im Bereich der Wirbelsäule und Gelenke, Kräftigung der Muskulatur
- *Übungen auf dem Hocker*
  Haltungskontrolle insbesondere im Bereich des Beckens, Mobilisation der Wirbelsäule, Ausgangsstellung für Atemübungen
- *Übungen an der Sprossenwand*
  Haltungsschulung und Dehnung der Mm. pectorales und der ischiocruralen Muskulatur
- *Übungen mit dem Therapieball*
  Dehnlagerungen und Mobilisation der Wirbelsäule und des Thorax
- *Klapp'sches Kriechverfahren* *
  Kombinierte Dehnung, Kräftigung und Mobilisation von Wirbelsäule, Schulter- und Beckengürtel
- *Unterwasserbewegungstherapie*
  Mobilisation und Kräftigung großer Extremitätengelenke, Kräftigung der posturalen Muskulatur, Mobilisation der Wirbelsäule

* Die Klapp'schen Kriechübungen werden heute von vielen Physiotherapeuten als „veraltet" angesehen, entsprechen aber in vielerlei Hinsicht genau den Therapiezielen einer Übungsbehandlung bei Morbus Bechterew. Bisher wurde nicht nachgewiesen, dass „modernere" Bewegungsprogramme effektiver sind

piemaßnahme den allgemeinen Therapiekriterien unterzogen werden. Somit sind ärztliche Indikationsabgrenzung, Verlaufsüberwachung und Effizienzkontrolle unerlässlich.

Unbedingte Voraussetzung für eine Gruppenbehandlung ist eine Leistungsgruppierung der Teilnehmer, um die Übungen und die Leistungsprogression für das gesamte Übungskollektiv sinnvoll anpassen zu können. Einschränkend wirken vor allem ein starker Befall der peripheren Gelenke, ggfs. auch eine endoprothetische Versorgung, kardiopulmonale Erkrankungen sowie weitere Begleiterkrankungen.

Insbesondere eine periphere Gelenkbeteiligung schränkt die Möglichkeit einer kollektiv einheitlichen Übungsgestaltung ein. Kontraindiziert kann die Gruppentherapie auch für Patienten mit einer (seltenen) atlantoaxialer Dislokation bei fortgeschrittenem Krankheitsstadium sowie bei einer schweren Osteoporose sein.

Eine kardiopulmonale Belastbarkeit von zumindest 75 W und eine Vitalkapazität von 1500 ccm sollten vorausgesetzt werden (Fisher et al. 1990; Harrison 1981). Dabei müssen ggfs. größere Funktionseinschränkungen des Bewegungsapparates mit berücksichtigt werden. Sie erfordern kompensatorisch aufwendigere Bewegungsmuster und damit eine höhere Gesamtleistung. Hier muss die Entscheidung aufgrund der Einzelfallbewertung und der gegebenen Gruppensituation abgestimmt werden. Aus diesem Grunde sollte der Arzt die vorliegenden Durchführungsmodalitäten in der Gruppe genau kennen.

Individuelle Beurteilungen sind ebenfalls in bestimmten Krankheitsphasen notwendig, z.B. bei einer begleitenden Diszitis oder bei entzündlichen Schüben – wobei der klinische Befund und nicht die BSG entscheidend ist –, bei Iridozyklitis oder bei akuten Problemen im Bereich des Urogenital- oder Gastrointestinaltraktes. Auch bei Patienten mit psychischen Begleiterkrankungen oder Epilepsie muss im Einzelfall entschieden werden. Dies gilt vor allem für Übungen im Bewegungsbad.

Es müssen also die Voraussetzungen für eine enge ärztliche Überwachung gegeben sein, um bei wechselnden Krankheitszuständen jederzeit eine Veränderung des Behandlungsregimes vornehmen zu können. Für einen optimalen Informationsfluss und die Betreuung ist es ideal, wenn die Gruppenbehandlung und -versorgung im Rahmen einer gut ausgestatteten fachspezifischen Institution mit ärztlicher Leitung erfolgt. Bei den Gruppentherapien im Rahmen der Selbsthilfeorganisationen sollte ebenfalls eine enge ärztliche Betreuung gewährleistet sein.

2.2. Organisation

Neben dem individuellen Allgemeinzustand und den krankheitsspezifischen Funktionseinschränkungen können auch *organisatorische Gegebenheiten* die Indikation für eine Gruppentherapie beschränken, z.B. zu weite Anfahrtswege zum Therapieort oder Gruppenzeiten, die mit beruflichen oder familiären Verpflichtungen des Patienten nicht in Übereinstimmung zu bringen sind.

Aus Analysen verschiedener Gruppen (Cronenberg 1990; Hidding et al. 1994; Mucha und Zysno 1979; Rasmussen und Hansen 1989) kann angenommen werden, dass durch die genannten Einschränkungen bis zu 30% der ansonsten geeigneten Patienten für eine solche Gruppentherapie nicht oder nur unter zusätzlichem Aufwand in Frage kommen. Leider gibt es hierzu keine konkreten epidemiologischen Daten.

Beim Aufbau einer Gruppe ist von vornherein die Frage zu klären, ob die Therapie in einer offenen oder geschlossenen Gruppe stattfinden soll. Eine geschlossene Gruppe bietet einheitlichere Übungsvoraussetzungen, sie lässt sich aber unter ambulanten Bedingungen bei langfristiger Planung (über mehrere Jahre) kaum realisieren. Ein entsprechend großes Ausgangskollektiv von Patienten mit Spondylarthropathie steht bei einer Krankheitshäufigkeit von ca. 1,6% im mitteleuropäischen Bereich (Hartl 1982) selbst in Ballungszentren nicht zur Verfügung, zumal auch mit einer gewissen Fluktuation der Teilnehmer zu rechnen ist.

Die Teilnahmefrequenz wird in der Literatur (Cronenberg 1990; Hidding et al. 1994;

Mucha 1987; Rasmussen und Hansen 1989; Viitanen und Suni 1995) durchschnittlich mit ca. 60% angegeben, wobei allgemein von einer optimalen Gruppengröße von 12 Patienten ausgegangen wird, die auch von Seiten der Kostenträger zugrunde gelegt wird. Zur Erzielung dieser Teilnahmefrequenz sind zusätzliche Organisationshilfen notwendig, zumindest für langjährige Gruppen.

Eine wesentliche Maßnahme stellt die gezielte Organisation therapiefreier Intervalle dar (Mucha und Zysno 1979), die möglichst mit anderen Aktivitäten (z.B. Urlaub) zeitlich übereinstimmen sollten. Damit wird dem Patienten – ohne zusätzlichen Zeitdruck – eine geregeltere Alltagsplanung im Jahresverlauf ermöglicht. Solche Unterbrechungen der Gruppentherapie gehen bis zu 6 Wochen in der Regel ohne einen relevanten Funktionsverlust einher. Auch nach 4 Monaten können die dann inzwischen aufgetretenen mäßigen Funktionseinbußen relativ rasch wieder auftrainiert werden, falls die Gruppenübungen auf progressive Intensitätsadaptationen abzielen (Cronenberg 1990; Rasmussen und Hansen 1989). Eine jahreszeitliche Abhängigkeit der Therapieergebnisse, die häufig diskutiert wurde, besteht wahrscheinlich nicht (Cronenberg 1990).

Für die Kontinuität der Teilnahme an der Gruppenbehandlung scheinen in erster Linie psychosoziale Effekte, die auch mit konkurrierenden Aktivitäten des täglichen Lebens zusammenhängen, verantwortlich zu sein (Barlow et al. 1992). Mucha et al. (1986) stellten in einer acht Jahre andauernden Beobachtung fest, dass die Patienten nach einer zweijährigen Gruppenzugehörigkeit deutliche „Ermüdungseffekte" zeigen und ihre Teilnahmefrequenz erheblich reduzieren. Als Ursache ist anzunehmen, dass die Patienten nach dieser Zeit nicht mehr die Notwendigkeit einer kontinuierlichen Therapie einsehen, zumal subjektiv imponierende Behandlungserfolge jenseits des ersten Behandlungsjahres in der Regel ausbleiben.

Ein regelmäßiger Informationsaustausch ist hierbei häufig sehr hilfreich. Dem Patienten sollten in regelmäßigen Abständen die Behandlungziele der Gruppentherapie erklärt werden. Dabei ist es nicht ausreichend, nur allgemein geltende Krankheits- und Therapieinformationen zu vermitteln, sondern es gilt vor allem, mit dem Patienten seine aktuellen persönlichen Fragen und Probleme zu besprechen. Er sollte diese therapeutische Vorgehensweise nicht als aufoktroyiert empfinden. Begreift der Patient sich als Co-Therapeut, so wird seine Compliance besser, und er toleriert auch die bisweilen demotivierenden Einflüsse durch die Beobachtung fortgeschrittener Erkrankungen von Mitpatienten viel leichter (Mucha und Zysno 1979).

Umgekehrt kann die subjektive Erfahrung einer Zustandsverschlechterung nach einer längeren Behandlungsunterbrechung das Phänomen erklären, dass Patienten nach vierjähriger Gruppenzugehörigkeit die Gruppe wieder häufiger frequentieren (Mucha 1987; Heyse et al. 1995). Generell scheint eine ausgeprägtere Behinderung die Patienten zu einer regelmäßigeren Durchführung von Übungen zu motivieren (Falkenbach 2003).

Hinsichtlich der *Organisation und Kostendeckung* der Gruppentherapie für Patienten mit Morbus Bechterew im Rahmen der *Selbsthilfeorganisationen* sei auf Kapitel 53 verwiesen.

2.3. Gestaltung und Strukturierung

Welche Einflüsse im Einzelnen jedoch für die regelmäßige Teilnahme und den Erfolg der Gruppenbehandlung wirksam werden, ist bisher weitgehend unbekannt. Es existieren kaum Untersuchungsergebnisse zu Fragen der Gruppengestaltung und -strukturierung bei Morbus Bechterew. Hierfür werden in der Regel Erfahrungen aus allgemeinen Übungsgruppen zugrunde gelegt, wobei nur wenige Untersucher (Cronenberg 1990; Mucha et al. 1986; Rasmussen und Hansen 1989) anstrebten, die Empfehlungen für die Gestaltung der Gruppentherapie den spezifischen Bedürfnissen und pathophysiologischen Bedingungen der Patienten mit Morbus Bechterew anzupassen.

Nach Patientenangaben scheinen zwei bis maximal drei Therapieangebote pro Woche angebracht zu sein. Hierfür ist bei den

Patienten mit einer über 90%igen Zustimmung zu rechnen. Bei den Gruppenbehandlungen, die von den Selbsthilfegruppen über längere Zeiträume (ohne zeitliche Begrenzung) angeboten werden, hat sich jedoch die Durchführung einmal pro Woche etabliert.

Für einen Medienwechsel (Wasser/Trocken) sind nur etwa 60% der Patienten zu gewinnen. Die meisten bevorzugen wegen der entspannenden und schmerzlindernden Wirkung die Unterwasserbewegungstherapie (siehe Kap. 35) in einem indifferent temperierten Wasser (34° C). Zudem haben einige Patienten mit Morbus Bechterew größere Schwierigkeiten, bestimmte Übungen (z.B. Ausgangsstellungen aus bestimmten Sitzpositionen) im Trockenen auszuführen (Mucha et al. 1986; Schlumpf 1991). Da die Übungen im Trockenen für gezielte Teilmobilisationen, zum Beispiel von BWS und Thorax, sowie zur Vermittlung von Selbstübungen besser als die Übungen im Wasser geeignet sind, sollte auf einen regelmäßigen Wechsel des Übungsmediums dennoch nicht verzichtet werden. Erschwerte Ausgangsstellungen können durch Lagerungshilfen kompensiert werden.

2.4. Aufbau einer Gruppenbehandlung

Bei der Gestaltung einer Interventionsstunde sind einige übungsphysiologische und didaktische Kriterien zu beachten. Die Gruppenstunde sollte grundsätzlich mit kreislaufanregenden, erwärmenden leichten Übungen beginnen. Allgemeine Lockerungsübungen gehen dann in gezielte Übungen zur Dehnung der Pectoralis-Muskulatur und zur Streckung der Brustwirbelsäule über. Danach können Kraftübungen für die gesamte posturale Muskulatur (einschließlich der Bauchmuskeln) aufgenommen und abschließend Mobilisationsübungen für die gesamte Wirbelsäule und stammnahen Gelenke durchgeführt werden (Mucha 1995). In zwischengeschalteten Entspannungsphasen kann auch im Rahmen des sog. Korrekturliegens die optimale Liegeposition (keine HWS-Überstreckung!) eingeübt werden.

Die Stunde kann mit Gruppenspielen (z.B. Volleyball) abschließen, da diese von den meisten Teilnehmern als willkommene Abwechslung und Ergänzung zu den gezielten krankengymnastischen Übungen angesehen werden und einen stark motivierenden Einfluss zu haben scheinen (Cronenberg 1990). Insbesondere jüngere Patienten nehmen diesen abschließenden Übungsteil gerne an, der als freiwilliges Angebot an die Gruppenteilnehmer verstanden werden sollte. Ältere Patienten haben dann die Möglichkeit, eventuell darauf zu verzichten, um somit auch ihre Gesamtbelastung niedriger zu halten. Dieser Gesichtspunkt ist umso wichtiger, je mehr leistungskonkurrierende Übungselemente eingebaut werden, die auch wiederholte Trainingspulskontrollen (180 minus Alter) unter Anleitung durch den Therapeuten erforderlich machen (siehe Kap. 34).

Aus didaktischen Gründen sollten gut bekannte und neue Übungen bzw. Übungen mit notwendigen Einübungsphasen und vermehrter Kontrollbedürftigkeit in einem sinnvollen Verhältnis miteinander kombiniert werden. Neu zu erlernende schwierigere Übungen dürfen erfahrungsgemäß nicht mehr als ein Drittel der zur Verfügung stehenden Übungszeit in Anspruch nehmen, da ansonsten Patienten mit größeren Leistungsdefiziten zur Resignation neigen und andere, welche die Übungen schnell beherrschen, gelangweilt werden.

Eine richtige Partnerkombination ist hilfreich. Es sollten bei Partnerübungen leistungsstärkere mit leistungsschwächeren Patienten zusammengestellt werden, ohne dass der Leistungsunterschied zwischen ihnen zu groß sein darf. Dadurch kann auch eine Überlastung des schwächeren Patienten bei Intensitätssteigerungen während der Übungsausführung vermieden werden.

Die Einführung neuer Übungen ist zumeist nur so weit sinnvoll, wie es für die angestrebten Übungsziele unerlässlich ist. Es ist sinnvoller und weniger zeitaufwendig, auf eine korrekte Übungsdurchführung und mögliche Intensitätssteigerung durch Frequenzerhöhung und Ausführungserschwernisse zu achten als zusätzliche Übungsvariationen aufzunehmen. Zu lange Einübungsphasen beinhalten die Gefahr, in unterschwelligen Übungsintensitäten zu verharren und dadurch notwendige Therapieziele zu verfehlen.

In einer offenen Gruppe sollten bevorzugt Standardübungen angeboten werden, die leicht erlernbar sind, aber gleichzeitig den wesentlichen Therapiezielen bei Morbus Bechterew nachkommen. Die regelmäßige Wiederholung solcher Übungen erlaubt neu hinzugekommenen Patienten, den Anschluss an die Gruppe rascher zu finden.

2.5. Wechsel der Therapeuten

Bei Gruppenbehandlungen sollten bestimmte Empfehlungen für die langfristige Planung (Tabelle 4) Beachtung finden, da sie für die optimale Durchführung und die damit möglichen Therapieerfolge vorteilhaft sind. Selbstverständlich sind nur gut ausgebildete Therapeuten mit ausreichenden Kenntnissen über den Morbus Bechterew für die Leitung der Therapiegruppe geeignet. In der Regel sind dies Physiotherapeuten mit Zusatzausbildungen. Eine enge Kooperation und Kommunikation zwischen dem Physiotherapeuten und dem betreuenden Arzt ist eine notwendige Voraussetzung für eine effektive Übungsbehandlung.

Zu diskutieren ist auch die Frage nach einem geregelten Therapeutenwechsel, um möglichen Gewöhnungseffekten vorzubeugen. Solche Gewöhnungseffekte zeigen sich zunehmend nach zwei Monaten der Betreuung durch denselben Therapeuten. Beispielsweise unterbleiben dann die notwendigen Korrekturkontakte immer häufiger (Mucha et al. 1986). Dem kann durch einen programmierten Wechsel in bestimmten Intervallen (z.B. vierteljährlich) begegnet werden.

Die beteiligten Therapeuten sollten gleichwertig über die Gruppe und die krankheitsspezifische Behandlungsgestaltung informiert sein. Ständiger Kontakt untereinander garantiert eine einheitliche progressive Übungsintervention. Selbstverständlich sollten alle Therapeuten die limitierenden Funktionszustände der einzelnen Patienten kennen.

2.6. Häufigkeit und Dauer

Die Frage nach der optimalen Frequenz und Dauer der Gruppentherapie bei Morbus Bechterew ist aufgrund fehlender Untersuchungen nur schwer zu beantworten (Viitanen und Suni 1995). Legt man die wenigen publizierten Untersuchungen mit positiven Resultaten zugrunde (Hidding et al. 1994; Keck und Cronenberg 1989; Kraag et al. 1990; Mucha 1987; Rasmussen und Hansen 1989), so erscheinen aus medizinischer Sicht etwa zwei Gruppenbehandlungen wöchentlich mit je 1–1,5 Stunden Dauer sinnvoll.

Uhrin et al. (2000) untersuchten die wöchentliche Zeitaufwendung bei nicht geleiteten Übungen hinsichtlich der Auswirkung auf den Gesundheitsstatus von Patienten mit Morbus Bechterew. Positive Einflüsse sind durch 200 oder mehr Minuten Übungsdauer in der Woche zu erzielen (Uhrin et al. 2000). Daraus ist abzuleiten, dass bei supervidierten und damit leistungsfordernderen Übungsinterventionen von zweimal 1–1,5

Tabelle 4. Organisationskriterien für die Übungsgruppe

– Therapeut:	*Kenntnisse* Pathogenese, Komplikationen, Behandlungsziele und -methoden bei Morbus Bechterew *Anzahl* organisierter Intervallwechsel, Vertretung
– Terminierung:	*Wochentage, Frequenz, Uhrzeit, Gruppendauer*
– Institution:	*Grundausstattung* Bewegungsraum, -bad; Größe, Akustik, Wassertemperatur [30°C] *Hilfsmittel* Sprossen-, Spiegelwand; Hocker; Matten; Übungsbälle, -stäbe u.a.; Schwimmbretter, -flügel; Reifen; Haltestangen u.a. *Erweiterte Ausstattung* für Gruppenspiele, z.B. Volleyball, Wasserball, freies Schwimmen (Temp. <29°C); für Kombinationsbehandlungen, z.B. Thermo-, Elektrotherapie

Stunden in der Woche eine ausreichende Gesamtbehandlungsdauer vorliegen dürfte. Es gibt Hinweise darauf (Santos et al. 1998), dass bei dieser Frequenz und Dauer das Übungsoptimum liegt, durch das nicht nur funktionelle Verbesserungen zu erzielen sind, sondern möglicherweise sogar auch die Krankheitsaktivität positiv beeinflusst werden kann. In einer klinischen Studie mit positivem Ergebnis aus den Niederlanden (Hidding et al. 1993, 1994) wurde ein einmal wöchentlich durchgeführtes dreistündiges Gruppentherapieprogramm bestehend aus einer Stunde Gymnastik, einer Stunde Unterwassertherapie und einer Stunde Sport evaluiert.

Positive Effekte im Sinne einer verbesserten Flexibilität und Schmerzlinderung sind aber auch bereits nach einem einmaligen moderaten aeroben Belastungstraining (30 Minuten Fahrradergometrie bei 100 W) nachzuweisen (Carbon et al. 1996). Da auch die nicht-trainierten Körperpartien eine bessere Beweglichkeit zeigten, vermuteten die Autoren, dass diese kurzfristig günstigen Effekte, die sich für die Dauer von 3–5 Stunden nach der Intervention zeigen, auf systemische Veränderungen zurückzuführen sind.

Dennoch ist insgesamt die Frage nach der optimalen Übungsintensität, -dauer und –frequenz bisher ebenso unzureichend beantwortet wie diejenigen nach den effektivsten Übungsformen bzw. Versorgungsformen (Gruppentherapie versus Einzeltherapie versus Kurorttherapie). Auch hinsichtlich der effektivsten Organisationsform bestehen noch immer Unsicherheiten, z.B. ob offene oder geschlossene Gruppen über einen begrenzten oder unbegrenzten Behandlungszeitraum die besten Resultate erbringen.

Viitanen et al. (1992) zeigten in einer randomisierten kontrollierten Studie, dass nach einer drei- bis vierwöchigen stationären Behandlung positive Veränderungen funktioneller Parameter (Wirbelsäulen-Beweglichkeit, Thoraxexpansion, Vitalkapazität) in der Größenordnung von 7–30% nachweisbar sind. Diese stationären Behandlungen sind aufgrund der Komplexität der angebotenen physikalischen Behandlungen aber kaum mit einer gruppengymnastischen Monotherapie zu vergleichen.

Ähnlich positive Effekte können dennoch auch durch mittel- und langfristige Gruppenbehandlungen (Cronenberg 1990; Hidding et al. 1993; Hidding und van der Linden 1995; Schnur 1995) erzielt werden, die mit einer deutlichen Reduktion der Schmerzen und des Medikamentenkonsums sowie positiven Entwicklungen beruflicher Rehabilitationsparameter einhergehen. Im Rahmen einer dreiwöchigen Kurbehandlung in der Gruppe zeigten Patienten, die ansonsten zu Hause regelmäßig an wöchentlichen Gruppenübungsprogrammen teilnahmen, zusätzliche funktionelle Verbesserungen, die dann bis zu 40 Wochen anhielten (van Tubergen et al. 2001).

Leider fehlen noch immer kontrollierte Untersuchungen, die gezielt die Einzelbehandlung durch einen Physiotherapeuten mit der geleiteten Gruppenintervention im Langzeitverlauf vergleichen (Dagfinrud und Hagen 2001; van der Linden et al. 2002).

Die Frage, über wie lange Zeiträume eine Gruppenversorgung erfolgen sollte, ist aufgrund der wenigen Untersuchungsdaten bisher nicht eindeutig zu beantworten. Hidding et al. (1994) belegten, dass auch nach 9 Monaten wöchentlicher Gruppentherapie (zusätzlich zu den selbständigen Übungen zu Hause) eine Weiterführung der wöchentlichen supervidierten Gruppenbehandlung (für weitere 9 Monate) gegenüber einer alleinigen selbständigen Übungstherapie zu Hause klinisch relevante Vorteile bringt. Der allgemeine Gesundheitszustand war bei denjenigen Patienten besser, die weiterhin an der Gruppenbehandlung teilnahmen. Wie lange eine Fortführung der Gruppentherapie aber Vorteile bringt oder ob eine Dauertherapie sinnvoll ist, ist bisher wissenschaftlich nicht geklärt.

Die Gruppentherapie soll den Patienten u.a. zur täglichen Durchführung seines häuslichen Übungsprogramms motivieren (siehe Kap. 32) und ihm die so wichtigen sozialen Kontakte mit anderen Patienten ermöglichen. Angesichts dieser Zielsetzungen der Gruppentherapie erscheint eine (lebenslange) Dauertherapie ohne zeitliche Begrenzung erforderlich und sinnvoll. Diese Schlussfolgerung wird durch die Studienergebnisse der og. randomisierten Studie (Hidding et al. 1994) gestützt, die bei Weiterführung der Gruppentherapie auch über eine häufigere Durchführung der häuslichen Übungen berichtet, während nach Beendigung der regelmäßigen Gruppentherapie auch das häusliche Gymnastikprogramm nur noch seltener absolviert wird.

Auch hinsichtlich der Patientenauswahl gibt es keine validierten patientenbezogenen Prädiktoren, die eine Vorhersage erlauben, welche Patienten am meisten und welche am wenigsten von einer Gruppentherapie profitieren. Objektive Entscheidungshilfen wären auch wünschenswert, wann ein Patient ohne Nachteile in andere (allgemeine) Rehabilitations- bzw. sogar Ausgleichs- bzw. Freizeitsportgruppen (z.B. in Turn- und Sportvereinen) übergeleitet werden kann.

3. Kosten-Nutzen-Analyse

Bakker et al. (1994) führten eine vergleichende Kosten-Nutzen-Analyse zwischen einer (zusätzlichen) Gruppentherapie und einem häuslichen Selbstübungsprogramm bei Patienten mit ankylosierender Spondylitis durch. Die Beobachtungszeit betrug neun Monate und die Gruppentherapie fand einmal wöchentlich für drei Stunden statt. Für die erzielten positiven Veränderungen der Mobilität und kardiopulmonalen Leistungsfähigkeit in der Gruppe wurde (am Anfang der 1990iger Jahre) ein Kostenaufwand von 409 US $ pro Patient und Jahr errechnet.

In der oben angeführten dreiwöchigen kombinierten Kur (mit/ohne Radon)- und Bewegungstherapie in der Gruppe (van Tubergen et al. 2001) wurde zusätzlich eine Kosten-Nutzen- und Kosten-Nutzwert-Analyse durchgeführt. Diese ergab im Vergleich zu der Kontrollgruppe bei einer Betrachtung eines ganzen Jahres Zusatzkosten für die Intervention von Euro 1.269 pro gewonnener BASFI-Einheit bei einer kombinierten Kur-Bewegungs-Gruppenbehandlung mit Radontherapie und Euro 2.277 pro BASFI-Einheit bei der gleichen Intervention ohne Radontherapie. Bei der Kosten-Nutzwert-Analyse wurden die Kosten pro QALY-Verbesserung mit Euro 7465 bzw. Euro 18.575 errechnet (van Tubergen et al. 2002).

Nach Doubilet et al. 1986 kann eine teurere Behandlungsform als kosteneffektiv angesehen werden, wenn sie gegenüber einer günstigeren Alternative entsprechende Behandlungsvorteile aufweist, wie es hier bei den angeführten gruppentherapeutischen Interventionen offensichtlich der Fall ist.

Die positiven Einflüsse der Gruppenbehandlung auf *sozialmedizinischer Ebene* scheinen mit denen einer *Schulungsgruppe* bei Patienten mit Morbus Bechterew (siehe Kap. 50) weitgehend übereinzustimmen, so dass auch die gleichen gesundheitsökonomischen Vorteile angenommen werden können (Krauth et al. 2002).

4. Schlussfolgerung

Insgesamt sprechen die bisherigen Untersuchungsergebnisse dafür, dass mit der Übungsgruppe bei Patienten mit Morbus Bechterew eine langfristige Grundversorgung im Bereich der Bewegungstherapie kostengünstig gesichert werden kann. Die gegebene Datenlage lässt aber keine eindeutigen Schlussfolgerungen zu, welche der Organisationsformen die effektivste ist und welche Übungsformen und –intensitäten ein Optimum bieten.

Auch die Indikationskriterien für bestimmte Übungsformen und –intensitäten in Abhängigkeit von der Krankheitsaktivität und dem Funktionsstadium der Patienten sind nicht eindeutig identifiziert. Diese Unsicherheit gilt auch für die Entscheidung, ob einem Patienten mit Morbus Bechterew eine alleinige Übungstherapie in einer Gruppe oder kombinierte physikalische Therapiemaßnahmen eine größere Besserung bringen können.

Die Kenntnisse und die Empfehlungen zum Vorgehen beruhen bisher fast ausschließlich auf klinischen Erfahrungen und auf Analogieschlüssen. Die wenigen gut fundierten klinischen Untersuchungen zur Effektivität der Gruppentherapie bei Morbus

Bechterew haben fast ausschließlich positive Ergebnisse aufgezeigt. Aus diesem Grunde sollte einem Patienten der Anschluss an eine regelmäßig angebotene krankheitsspezifische Gruppentherapie empfohlen werden, sofern keine Gegenanzeigen vorliegen.

Diese Empfehlung gilt nicht nur für die Zeit nach der Diagnosestellung. Wahrscheinlich bedeutet eine langfristige – am besten sogar lebenslange – regelmäßige Teilnahme (mit geplanten Pausen) an einer kompetent geleiteten und betreuten Gruppentherapie einen positiven Einfluss auf den Langzeitverlauf der Erkrankung und letztlich eine wünschenswerte Verbesserung der Partizipation des Patienten.

10 Fragen zum Thema

1. Muss die Gruppengymnastik ärztlich verordnet und begleitet werden? (Arztpräsenz erforderlich?)

Als Krankengymnastik in der Gruppe mit den therapeutischen Zielen, krankheitsspezifische Funktionseinbußen zu minimieren bzw. zu kompensieren, muss die Gruppentherapie ärztlich verordnet und ihre Effizienz überprüft werden. Eine permanente Arztpräsenz ist in der Regel nicht notwendig, jedoch ist eine wiederholte Anwesenheit anzuraten, um besser über die praktischen Übungs- und Durchführungsbedingungen informiert zu sein.

2. Welche therapeutischen Ziele verfolgt die Gruppengymnastik? – Welche nicht?

Die Gruppengymnastik kann alle wesentlichen funktionserhaltenden und –verbessernden Ziele wie die Einzeltherapie anstreben, z.B. Mobilisation, Dehnung, Lockerung und Kräftigung der Muskulatur, Verbesserungen der Atmung und der kardiopulmonalen Belastbarkeit. Die Beachtung individueller Risiken wie z.B. eine atlantoaxiale Dislokation, Spondylodiszitis oder ausgeprägte Osteoporose kann jedoch in der Gruppe nicht sicher gewährleistet werden. Periphere Arthritiden stellen kein therapeutisches Ziel für die Gruppe dar. Neben der Behandlung der häufigsten bei AS auftretenden funktionellen Einschränkungen stehen die Motivation zur häuslichen Gymnastik, die Information über die Erkrankung sowie psychosoziale Aspekte im Vordergrund.

3. Vorteile und Nachteile der Gruppengymnastik im Vergleich zur individuellen Physiotherapie?

Die Gruppe hat Vorteile im psychosozialen Bereich. Sie hilft, den „Diagnoseschock" zu überwinden und motiviert zu einem konstruktiveren Umgang mit der Erkrankung. Die entscheidenden Vorteile der Behandlung in der Gruppe liegen in gruppendynamischen Effekten, Gemeinschaftsbildung, Erfahrungsaustausch und gegenseitiger Hilfestellung. Dadurch wird auch die Motivation zur selbständigen Durchführung gymnastischer Übungen verbessert. Die Gruppentherapie ermöglicht eine ökonomische langfristige und kontinuierliche Betreuung und Behandlung der Patienten. Im Vergleich zur individuellen Physiotherapie bestehen die Nachteile einer gewissen Nivellierung. Auf individuelle Krankheitsausprägungen kann nicht ausreichend eingegangen werden. Individuelle Behandlungsziele sind in der Gruppe kaum zu erreichen. Physikalische Kombinationstherapien erfordern ebenfalls eine Einzelbehandlung.

4. Welche Befunde sprechen für bzw. gegen die Teilnahme an der Gruppengymnastik?

Besonders effektiv ist die Gruppentherapie bei mäßiger Krankheitsaktivität, in frühen Krankheitsstadien mit einer wenig ausgeprägten Ankylosierung der Wirbelsäule, bei fehlenden oder nur geringgradigen Gelenkkontrakturen sowie bei einer guten kardiopulmonalen Leistungsfähigkeit. Gegen die Teilnahme an der Gruppentherapie sprechen eine mono- oder polysegmentale Spondylodiszitis, atlantoaxiale Dislokationen, dominierende periphere Arthritiden, eine ausgeprägte Osteoporose, floride Iridozyclitis und möglicherweise auch kardiale Einschränkungen oder psychische Miterkrankungen.

5. Was ist ein „sinnvoller" Aufbau und Ablauf der Gruppengymnastik bei Morbus Bechterew?

Am Anfang steht eine Aufwärmphase mit kreislaufanregenden Lockerungsübungen. Danach können aus möglichst schmerzfreien Ausgangsstellungen heraus Dehnungen von häufig verkürzten oder kontrakten Muskelgruppen erfolgen, die dann in Mobilisationsübungen der Wirbelsäule und der stammnahen Gelenke übergehen. Die hierfür notwendigen Übungen müssen schrittweise eingeübt werden, bevor Intensitätssteigerungen durch Frequenzerhöhung oder Übungserschwernis erfolgen. Die Patienten sollten Haltungskorrekturen und Streckübungen für das häusliche Gymnastikprogramm erlernen. Als Abschluss einer Gruppenintervention bieten sich Partnerübungen mit spielerischem Charakter oder Gruppenspiele an, die einen motivierenden und gleichzeitig gemeinschaftsbildenden Einfluss ausüben.

6. Welche Übungen oder Spiele sollten bei Morbus Bechterew betont, welche vermieden werden?

Das Spektrum krankengymnastischer Übungen und Techniken ist sehr breit. Bevorzugt werden Dehntechniken für die ischiocrurale und Pectoralis-Muskulatur, Kräftigungsübungen für die gesamte posturale Muskulatur einschließlich der Bauch- und Gesäßmuskeln, Thoraxdehnung mit Atemschulung, Haltungsschulung mit Korrektur der Beckenstellung sowie dehnende Mobilisationsübungen der Wirbelsäule und stammnahen Gelenke. Als Übungsmittel im Trockenen können vor allem Übungsmatten, -bälle und die Sprossenwand eingesetzt werden. Stauchende Übungen, Sprünge und Übungen mit negativer (Brems-)Arbeit sind zu vermeiden. Bevorzugte Spiele sind u.a. Volleyball und Wasserball. Generell zu vermeiden sind Spiele mit gefährdendem Körperkontakt.

7. Was sind Kontraindikationen für die Teilnahme an einer Gruppentherapie?

Die Kontraindikationen werden im Wesentlichen durch die klinische Befundausprägung sowie die Aktivität bestehender Symptome bzw. Begleiterkrankungen des individuellen Patienten bestimmt. Eine floride Iritis oder Colitis stellen eine Kontraindikation für die Unterwasserbewegungstherapie dar und können bei höhergradiger Leistungsforderung in einer Gruppe auch einen Ausschluss aus der Trockenbehandlung erzwingen. Eine ausgeprägte Osteoporose stellt eine Kontraindikation nur dann dar, wenn eine besondere Frakturgefährdung vorliegt und entsprechend notwendige Vorsichtsmaßnahmen in der Gruppe nicht garantiert werden können. Eine kardiale Leistungsfähigkeit von zumindest 75 Watt sollte gegeben sein.

8. Welche Risiken gibt es bei der Bechterew-Gruppengymnastik (wie sind sie zu minimieren)?

Unter Beachtung der o.a. Kontraindikationen kann ein weiteres Risiko entstehen, falls Exazerbationen oder Komplikationen des Morbus Bechterew oder von Begleiterkrankungen nicht rechtzeitig erkannt werden. Die regelmäßige Untersuchung und entsprechende Aufklärung der Patienten kann ein solches Risiko vermindern. Geringe Belastungsgrenzen von

Seiten des kardiopulmonalen Systems und/oder des Bewegungsapparates können vor allem dann zu einem Risiko werden, wenn die betroffenen Patienten durch die gruppendynamische Motivation dazu neigen, ihre Leistungsgrenzen selbst zu überschätzen. Hier ist eine besondere Aufmerksamkeit des Therapeuten gefordert. Um individuelle Risiken zu vermeiden, wird jedoch umgekehrt häufig die Intensität der Übungen zu niedrig gehalten. Dadurch entsteht für die Mehrzahl der Teilnehmer der Nachteil einer zu geringen Anforderung.

9. Wie hoch sollte die kardiale Leistungsfähigkeit zumindest sein?

Eine kardiale Leistungsfähigkeit von 1 W pro kg/Körpergewicht (zumindest 75 W) ist als Mindestgrenze anzusehen.

10. Gibt es Kosten-Nutzen-Analysen für die Gymnastik in der Gruppe?

Entsprechend einer Studie aus den Niederlanden kann eine zusätzliche wöchentliche Gruppentherapie im Vergleich zum alleinigen häuslichen Übungsprogramm die Mobilität, die Fitness und den allgemeinen Gesundheitszustand verbessern. Hierfür waren nach den Berechnungen US$ 531 erforderlich. Da sich aber gleichzeitig die direkten Krankheitskosten um US$122 verminderten, ist mit einem zusätzlichen Kostenaufwand für die Gruppentherapie und den damit verbundenen Nutzen von US$ 409 pro Patient und Jahr zu rechnen (Bakker et al.1994).

Literatur

Ball J (1980) Pathology and pathogenesis. In: Moll JMM (ed) Spondylitis ankylosans. Churchill Livingstone, Edinburgh, pp 16–112

Bakker C, Hidding A, van der Linden S, van Doorslaer E (1994) Cost effectiveness of group physical therapy compared to individualized therapy for ankylosing spondylitis. A randomized controlled trial. J Rheumatol 21:264–268

Barlow JH, Macey SJ, Struthers G (1992) Psychosocial factors and self-help in ankylosing spondylitis patients. Clin Rheumatol 11:220–225

Carbon RJ, Macey MG, McCarthy DA, Pereira FP, Perry JD, Wade AJ (1996) The effect of 30 min cycle ergometry on ankylosing spondylitis. Br J Rheumatol 35:167–177

Cronenberg AJM (1990) Spondylitis ankylosans – Effizienz und Möglichkeiten der krankengymnastischen Behandlung in einer Selbsthilfegruppe. Med Diss, Düsseldorf

Dagfinrud H, Hagen K (2001) Physiotherapy interventions for ankylosing spondylitis. Cochrane Database Syst Rev. 2001;(4):CD002822

Doubilet P, Weinstein MC, McNeil BJ (1986) Use and misuse of the term „cost effective" in medicine. N Engl J Med 314:253–256

Falkenbach A (2003) Disability motivates patients with ankylosing spondylitis for more frequent physical exercise. Arch Phys Med Rehabil 84:382–383

Fisher LR, Cawley MID, Holgate ST (1990) Relation between chest expansion, pulmonary function, and exercise tolerance in patients with ankylosing spondylitis. Ann Rheum Dis 49:921–925

Goodacre JA, Mander M, Carson Dick W (1991) Patients with ankylosing spondylitis show individual patterns of variation in disease activity. Br J Rheumatol 30:336–338

Harrison RA (1981) Tolerance of pool therapy by ankylosing spondylitis patients with low vital capacities. Physiotherapy 67:296

Hartl PW (1982) Ankylosierende Spondylitis. Werk-Verlag, München-Gräfelfing

Heyse B, Maier P, Miehle W, Ockl C, Rudolph K, Schicker S (1995) Funktionsorientierte Krankengymnastik der Spondylitis ankylosans. Akt Rheumatol 20: 184–196

Hidding A, van der Linden S, Gielen X, de Witte L, Dijkmans B, Moolenburgh D (1994) Continuation of group physical therapy is necessary in ankylosing spondylitis. Results of a randomized controlled trial. Arthritis Care Res 7:90–96

Hidding A, van der Linden S (1995) Factors related to change in global health after group physical therapy in ankylosing spondylitis. Clin Rheumatol 14:347–351

Hidding A, van der Linden S, Boers M, Gielen X, de Witte L, Kester A, Dijkmanns B, Moolenburgh D (1993) Is group physical therapy superior to individualized therapy in ankylosing spondylitis? A randomized controlled trial. Arthritis Care Res 6:117–125

Keck E, Cronenberg A (1989) Spondylitis ankylosans – Effizienz und Möglichkeiten der krankengymnastischen Behandlung in der Selbsthilfegruppe. Krankengymnastik 40:821–826

Kelley GA, Kelley KS, Tran ZV(2000) Exercise and bone mineral density in men: a metaanalysis. J Appl Physiol 88:1730–1736

Kraag G, Stokes B, Groh J, Heleva A, Goldsmith C (1990) The effects of comprehensive home physiotherapy and supervision on patients with ankylosing spondylitis – A randomised controlled trial. J Rheumatol 17:228–233

Krauth C, Rieger J, Weihs C, Jalilvand N (2002) Gesundheitsökonomische Evaluation in der Rehabilitation – Kosten – Effektivitäts- und Kosten-Nutzen-Analysen. In: Rehabilitationswissenschaftlicher Forschungsverbund Niedersachsen/Bremen – unveröffentlichter Abschlussbericht der ersten Förderphase; Zentrum für klinische Psychologie und Rehabilitation der Universität Bremen, pp 46–52.

Mariacher-Gehler S, Wyss-Näther A, Aeschlimann AG (2001) Physiotherapie bei entzündlichem Rheumatismus. Ther Umsch 58:503–508

Mucha C, Mucha E, Rosenstock G (1986) Durchführungskriterien einer ambulanten krankengymnastischen Gruppentherapie bei Patienten mit ankylosierender Spondylitis. Krankengymnastik 37:100–113

Mucha C (1987) Effizienz und Gestaltung ambulanter physikalisch-medizinischer Gruppentherapie bei Patienten mit ankylosierender Spondylitis. Phys Med Baln Med Klim 16:65–78

Mucha C (1995) Krankengymnastik. In: Schmidt KL, Drexel H, Jochheim KA (Hrsg.) Lehrbuch der Physikalischen Medizin und Rehabilitation. Fischer, Stuttgart, pp:69–83

Mucha C, Zysno EA (1979) Untersuchungen für ein ambulantes Rehabilitations-Modell berufstätiger Patienten mit ankylosierender Spondylitis – Effizienz und Gestaltung physikalisch-medizinischer Gruppentherapie. Phys Med 8:149–160

Ralston SH, Urquhart DK, Brzeski M, Sturrock RD (1990) Prevalence of vertebral compression fractures due to osteoporosis in ankylosing spondylitis. Br Med J 300:563–565

Rasmussen JO, Hansen TM (1989) Physical training for patients with ankylosing spondylitis. Arthritis Care Res 2:25–27

Richter MB (1985) Management of the seronegative spondylarthropathies. Clin Rheum Dis 11: 147–170

Santos H, Brophy S, Calin A (1998) Exercise in ankylosing spondylitis: how much is optimum? J Rheumatol 25:2156–2160

Schlumpf U (1991) Ziele und Chancen der Physiotherapie bei Sponylitis ankylosans. Schweiz Rundschau Med 80:639–643

Schmidt KL (1989) Entzündliche Wirbelsäulenerkrankungen. In: Drexel H, Hildebrandt G, Schlegel KF, Weimann G (Hrsg) Physikalische Medizin. Krankengymnastik und Bewegungstherapie. Hippokrates, Stuttgart, pp 158–168

Schnur E (1995) Auswirkungen einer regelmäßigen physikalischen Therapie auf Lungenfunktion und Beweglichkeit bei Patienten mit ankylosierender Spondylitis (M. Bechterew). Med Diss, München

Uhrin Z, Kuzis S, Ward MM (2000) Exercise and changes in health status in patients with ankylosing sponylitis. Arch Intern Med 160: 2969–2975

van der Linden S, van Tubergen A, Hidding A (2002) Physiotherapy in ankylosing spondylitis: what is the evidence? Clin Exp Rheumatol 20,Suppl 28:S60–64

van Tubergen A, Boonen A, Landewé R, Rutten-van Mölken M, van der Heijde D, Hidding A, van der Linden S (2002) Cost effectiveness of combined spa-exercise therapy in ankylosing spondylitis: a randomized controlled trial. Arthritis Rheum 47:459–467

van Tubergen A, Landewé R, van der Heijde D, Hidding A, Wolter N, Asscher M, Falkenbach A, Genth E, Goei Thé H, van der Linden S (2001) Combined spa exercise therapy is effective in patients with ankylosing spondylitis: a randomised controlled trial. Arthritis Care Res 45:430–438

Viitanen JV, Suni J, Kautiainen H, Liimatainen M, Takala H (1992) Effect of physiotherapy on spinal mobility in ankylosing spondylitis. Scand J Rheumatol 21:38–41

Viitanen JV, Suni J (1995) Management principles of physiotherapy in ankylosing spondylitis – which treatments are effective? Physiotherapy 81:322–329

Kapitel 34

Medizinische Trainingstherapie und Sport

Angelika Karner-Nechvile, Reinhard Resch

1. Medizinische Trainingstherapie

1.1. Einleitung

Im Vergleich zur allgemeinen Bewegungstherapie (Synonyma: Übungsbehandlung, Heilgymnastik, Kinesitherapie, Physiotherapie, Krankengymnastik) stellt der gezielte Einsatz der *medizinischen Trainingstherapie* (*medTT*) auf Basis sportwissenschaftlicher und trainingsmedizinischer Erkenntnisse in der Behandlung von chronischen Erkrankungen eine neuere Therapieform dar. Die *medTT* hat – im Vergleich zu anderen Therapieformen – eine relativ kurze klinische Vergangenheit.

In der Rehabilitation orthopädischer, traumatologischer oder sporttraumatologischer Erkrankungen gehört die *medTT* heute zu den etablierten Behandlungen (Hoffmann et al. 1998; DeLateur 1996).

Erst in den letzten 10–15 Jahren wurden die Auswirkungen eines gezielten, auf trainingswissenschaftlichen Kenntnissen aufgebauten Trainings auch bei chronischen Krankheitsbildern erforscht (Hildebrandt et al. 1996; Keel et al. 1993; Sauer et al. 1996; Mayer 1986; Mayer et al. 1991). Dabei können für bestimmte Krankheitsbilder (z.B. *chronic low back pain*) überaus positive Behandlungsergebnisse erzielt werden.

Obwohl der Nutzen eines regelmäßigen körperlichen Trainings in der Literatur ausreichend belegt ist und man die positiven Effekte der *medTT* auch auf Patienten mit einer Spondylitis ankylosans übertragen kann, ist die wissenschaftliche Datenlage hinsichtlich des Therapieeffektes bei Patienten mit Morbus Bechterew derzeit noch nicht ausreichend, um fundierte krankheitsspezifische Behandlungsanleitungen geben zu können. Die in diesem Kapitel angeführten Empfehlungen beruhen allein auf der Erfahrung der Autoren und Übertragungen aus der allgemeinen *medTT*.

Wie im Sport so ist auch im Alltag die körperliche Leistungsfähigkeit von den motorischen Grundeigenschaften *Ausdauer*, *Kraft*, *Koordination*, *Schnelligkeit* und *Beweglichkeit* abhängig.

Aus sportbiologisch–sportmedizinischer Sicht ist Training die systematische Wiederholung gezielter überschwelliger Reize (= Übungen) mit Auslösung von morphologischen und funktionellen Adaptationsvorgängen zum Zwecke der Leistungssteigerung (Hollman und Hettinger 2000; Weineck 1994).

Die *medTT* erfolgt individuell unter Berücksichtigung der Belastbarkeit der entzündeten, verletzten, degenerierten oder operierten Struktur, des Alters des Patienten und entsprechend dem aktuellen Leistungszustand (Harrer-Becker und Schoer 1996). Der darauf aufbauende Trainingsplan legt das Trainingsprogramm mit klar definierten qualitativen und quantitativen Parametern fest (Tabelle 1).

Generell hat die Bewegungstherapie bzw. die sportliche Aktivität für Patienten mit Morbus Bechterew einen sehr hohen Stellenwert. So wurde bei einer Befragung von 150 Patienten erhoben, dass 137 regelmäßig *„Sport"* und 144 regelmäßig *„Bewe-*

Tabelle 1. Quantitative Trainingsparameter

– *Reizintensität*	Belastungsstärke im Verhältnis zu Kmax u.V02max.
– *Reizdichte*	Zeitliches Verhältnis von Belastungs- und Entlastungsphasen
– *Reizumfang*	Dauer und Zahl der Reize pro Trainingseinheit
– *Trainingshäufigkeit*	Zahl der Trainingseinheiten pro Woche

Kmax = maximale Kraft, VO2max = maximale Sauerstoffaufnahme

gung" durchführten (Falkenbach et al. 2002). In anderen Studien wurden die Trainingshäufigkeit und -dauer untersucht (Uhrin et al. 2000; Santos et al. 1998), wobei die beste Effektivität bei einer durchschnittlichen *Wochentrainingszeit* von *3–4 Stunden* zu verzeichnen ist.

In allen vorliegenden Veröffentlichungen wurde jedoch nicht eindeutig wiedergegeben, mit welchen Trainingsparametern und mit welcher Zielsetzung das jeweilige Training bzw. der Sport durchgeführt wurde. Spazierengehen, Wandern oder Baden wurden oftmals als Sport- und Bewegungstherapie angeführt, obwohl aus leistungsphysiologischer und trainingsmedizinischer Sicht die Trainingsreizschwelle dabei nicht überschritten wird und es daher zu keinen Adaptationsvorgängen kommen kann. Im Sinne der *medTT* ist ein solches unterschwelliges Training somit nicht wirksam! Generell sollte eine strenge Differenzierung zwischen Bewegung, Bewegungstherapie und Training stattfinden. Training ist grundsätzlich durch eine überschwellige Dosierung gekennzeichnet, die Adaptationsvorgänge induziert.

1.2. Ziele der *medTT*

Die Ziele der klassischen Bewegungstherapie bei Morbus Bechterew liegen vor allem in der Verbesserung bzw. dem Erhalt der Beweglichkeit (*Range of motion* = ROM) und in der Verbesserung der Vitalkapazität. Mehrere Studien weisen darauf hin, dass diese Ziele durch die Bewegungstherapie erreicht werden können (Viitanen et al. 1992, 1995), obwohl auch hier eindeutige qualitative und quantitative Angaben zu den durchgeführten Übungen und hinsichtlich des funktionellen *Outcome* fehlen (Ytterberg et al. 1994). Langzeiteffekte wurden bisher überhaupt noch nicht untersucht.

Durch den chronischen Krankheitsverlauf des Morbus Bechterew kommt es zu einer Abnahme aller *motorischen Grundeigenschaften* und – wenn alle Bereiche betroffen sind – zum *Dekonditionierungssyndrom*. Als Ursache wurden bisher u.a. die Einschränkung der Atemexkursionsfähigkeit und die damit verbundene Abnahme der Vitalkapazität sowie die Versteifung der Wirbelsäule und Gelenke diskutiert (Falkenbach 2001; Viitanen et al. 1992).

Dem widersprechen zwei Studien aus den letzten Jahren, die den Zusammenhang zwischen der körperlichen Leistungsfähigkeit und den krankheitstypischen Bewegungseinschränkungen zum Inhalt hatten. Seckin et al. (2000) wiesen nach, dass die Abnahme der allgemeinen Leistungsfähigkeit nicht mit der Einschränkung der Thoraxexkursion korreliert. Carter et al. (1999) konnten zeigen, dass die Leistungseinschränkung vor allem von dem Kraftdefizit der oberen und unteren Extremitäten und nicht von der Bewegungslimitierung im Thorax- oder Wirbelsäulenbereich abhängt.

Somit sind für die Leistungslimitierung offensichtlich nicht die krankheitstypischen Veränderungen am Bewegungsapparat verantwortlich, sondern vor allem die konditionellen Defizite, welche auf die zunehmende Immobilität der Patienten mit Morbus Bechterew zurückzuführen sind.

Die *medTT* zielt darauf ab, diesen allgemeinen Dekonditionierungseffekt zu verhindern oder rückgängig zu machen (= *Rekonditionierung*). Dabei werden im Rahmen der *medTT* neben der *Beweglichkeit* und *Koordination* auch *Ausdauer*, *Schnelligkeit* und insbesondere die offensichtlich klinisch überaus bedeutsame *Kraft* (Carter et al. 1999) strukturiert trainiert.

Zudem ist durch mehrere Studien (allerdings noch nicht bei Morbus Bechterew!) nachgewiesen, dass ein *high resistance*-Krafttraining (Kerr et al. 2001) bzw. ein *progressives Krafttraining* (Hartard et al. 1996) einen allgemein positiven Effekt auf den Knochenstoffwechsel hat (Frost 1987; Sinaki et al. 2002; Vincent und Braith 2002; Snow et al. 2000). Somit besteht die Hoffnung, dass auch bei Patienten mit Morbus Bechterew die Osteoporose, die – neben der Entzündungsaktivität – auch auf die zunehmende Inaktivität zurückzuführen ist, verhindert oder zumindest hinausgezögert werden kann. Gleichzeitig werden durch ein *Krafttraining* und ein Training von *Koordination* und *Gleichgewicht* das Sturzrisiko vermindert und die allgemeine Mobilität gesteigert (Runge 1998; Bean et al. 2002).

1.3. Indikation

Die *medTT* ist laut Definition überall dort indiziert, wo in einem oder in mehreren Bereichen der motorischen Grundeigenschaften funktionelle Defizite aufgetreten sind (Hoffmann et al. 1996; DeLateur 1996). Bestimmt wird das medizinische Training immer durch den aktuellen Leistungszustand des Patienten und die jeweilige Zielsetzung.

So kann bei einem Patienten mit Morbus Bechterew das Therapieziel der Wiedereinstieg in seine Freizeitsportart sein oder bei einem älteren Patienten die Verbesserung der funktionellen Mobilität, um seine maximale Gehstrecke und Gehgeschwindigkeit zu erhöhen. In beiden Fällen kann die *medTT* individuelle Trainingsprogramme anbieten, um das definierte Ziel rasch und effizient zu erreichen. Die Trainingsprogramme unterscheiden sich hinsichtlich der Trainingsparameter (siehe Tabelle 1).

Im Sinne der Vorbeugung ist die *medTT* ebenso sinnvoll einzusetzen, um zu erwartende Leistungsabfälle möglichst früh aufzufangen und den Patienten mit Morbus Bechterew möglichst lange in einem *fitten* Zustand zu halten. *Fitness* bezeichnet allgemein die Leistungstauglichkeit des Menschen sowie dessen aktuelle Eignung für beabsichtigte Handlungen (Röthig 1983). Sie ist somit bei den meisten Patienten als eine Grundvoraussetzung für eine uneingeschränkte *Aktivität* und *Partizipation* anzusehen.

Gerade im Bereich der *Prävention* ist der Übergang von einer allgemeinen sportlichen Aktivität zur therapeutischen Intervention oftmals fließend. Zumeist kann die sportliche Aktivität sinnvoll mit einem therapeutischen Training kombiniert werden.

1.4. Kontraindikationen

Da bei der *medTT* sowohl kardiopulmonale als auch muskuläre Anpassungsmechanismen ausgelöst werden, ist nach den medizinischen Richtlinien vorzugehen wie sie unter anderen vom *American College of Sports Medicine (1991)* als *Guidelines for exercise testing and prescription* veröffentlicht wurden (Tabelle 2). Bei Spondylitis ankylosans muss zudem ein akuter entzündlicher Schub mit akuter Schmerzexazerbation als Kontraindikation für die *medTT* angesehen werden.

Obwohl die *medTT* immer an die aktuelle individuelle Situation angepasst wird und

Tabelle 2. Kontraindikationen für medizinische Trainingstherapieprogramme

- Instabile Angina pectoris
- Ruheblutdruck: Systolisch > 200 mm Hg; diastolisch >100 mm Hg
- Signifikanter systolischer Blutdruckabfall in Ruhe (über 20 mm Hg), welcher durch die Medikation nicht erklärt werden kann
- Schwere bis mittelgradige Aortenstenose
- Akute Erkrankung oder Fieber
- Unkontrollierbare Arrhythmien
- Unkontrollierbare Tachycardien
- Symptomatische angeborene Herzfehler
- Herz – Block Grad III
- Aktive Pericarditis oder Myocarditis
- Rezente Embolie
- Rezente Thrombophlebitis
- Ruhe – ST-Streckensenkung
- Instabiler Diabetes mellitus
- Orthopädische Probleme, die ein Trainingsverbot fordern

Nach American College of Sports Medicine: Guidelines for Exercise Testing and Prescription, ed 4, Lea & Febiger, Philadelphia, 1991, p 126 das Trainingsprogramm in seiner Übungszusammenstellung und Intensität variiert werden kann, sind bei Patienten mit Morbus Bechterew weitere assoziierte Krankheitsbilder oder Komplikationen als relative Kontraindikationen zu beachten, z.B. eine akute Colitis oder Iritis, akute Traumen oder Zustand nach Operationen.

1.5. Notwendige Diagnostik

Angesichts der kardiopulmonalen und/oder muskuloskelettalen Anforderungen der *medTT* darf nicht übersehen werden, dass die körperliche Belastung an sich einen Risikofaktor für Komplikationen vor allem des Herz-Kreislaufsystems darstellt. In der Literatur wird das Risiko eines plötzlichen Herztodes bei körperlicher Aktivität zwischen 1 : 375.000 und 1 : 880.000 Trainingsstunden angegeben (Gibbons et al. 1980; Vander 1982).

Gerade der Patient mit Morbus Bechterew bedarf einer exakten medizinischen Abklärung, da sowohl das muskuloskelettale System als auch innere Organe (Herz, Lunge, Niere, etc.) in völlig unterschiedlichem Ausmaß betroffen sein können. Zudem liegt das Durchschnittsalter der Patienten zu Beginn einer *medTT* häufig über dem 40. Lebensjahr. Ab diesem Alter sollte aus sportmedizinischer Sicht bei untrainierten Patienten ohnehin immer ein ärztlicher Belastungstest vor Einleitung einer *medTT* durchgeführt werden (Quittan et al. 1999).

Quittan et al. (1999) fassten in einer Übersichtsarbeit alle aktuellen Studien und Standards zusammen. In Abhängigkeit von Alter und Vorerkrankungen wird ein Algorithmus zur Verordnung der *medTT* vorgeschlagen (Abbildung 1).

Alle Patienten, die der Klasse A (siehe Abbildung 1) zugehören, können ohne Einschränkung zur *medTT* überwiesen werden. Auf eine permanente Arztpräsenz und ein Monitoring (EKG, Blutdruck) während der *medTT* kann verzichtet werden.

Alle anderen Patienten (Überwachungsklassen B, C) müssen zu Gruppen (Herzgruppen) zugewiesen werden, die instrumentell (Monitoring, Defibrillator) und personell (Arzt anwesend oder rasch erreichbar) ausreichend ausgestattet sind. Bei diesen Patienten besteht ein erhöhtes kardio-

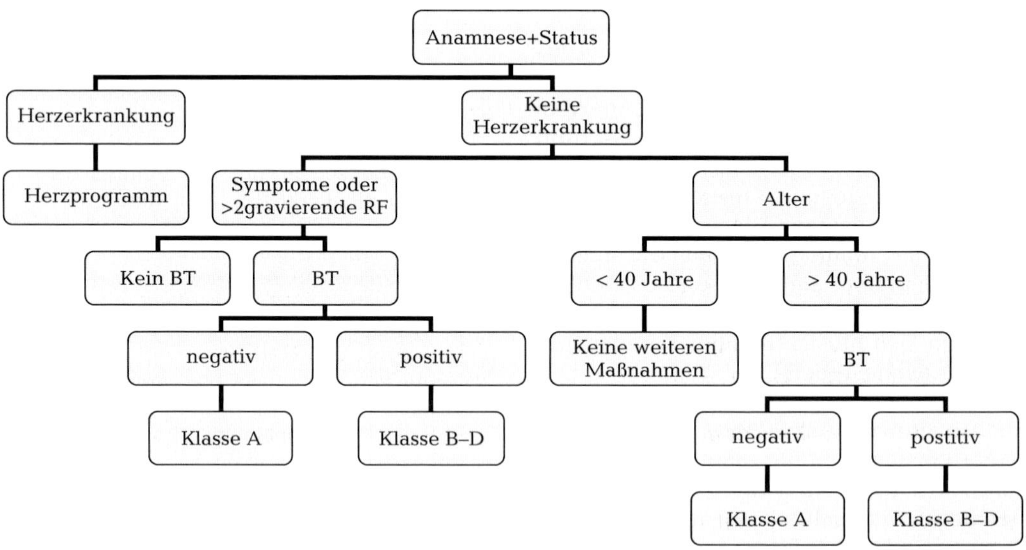

Abb. 1. Algorithmus zur Abklärung vor Beginn der *medTT* in Abhängigkeit von Alter und Vorerkrankungen (nach Quittan et al. 1999, mit Einverständnis des Autors); RF = Risikofaktor, Sy = Symptome, BT = Belastungstest

pulmonales Risiko, so dass ein Monitoring und eine medizinische Supervision während des Trainings gegeben sein müssen. Patienten der Überwachungsklasse D können nicht an der *medTT* teilnehmen. Die Einschränkung ihrer kardiopulmonalen Leistungsfähigkeit bedeutet eine Kontraindikation für die *medTT*.

Aus den oben angeführten Gründen und wegen der großen Variabilität und Komplexität des Krankheitsverlaufes bei Morbus Bechterew muss die *medTT* immer – nach einer entsprechenden sportmedizinischen Untersuchung – ärztlich verordnet werden. Ebenso muss die *medTT* ärztlich begleitet werden, um Komplikationen und Veränderungen im Krankheitsbild möglichst frühzeitig erkennen und so Therapieanpassungen entsprechend rasch vornehmen zu können.

Bei einer – entsprechend dem Algorithmus – strengen Indikationsstellung zur *medTT* und nach Ausschluss aller Risikopatienten ist eine permanente Anwesenheit des Arztes während der Trainingstherapie nicht erforderlich.

1.6. Organisation und Mindestanforderungen

Wie gerade erörtert, ist die ärztliche Eingangsuntersuchung mit Erhebung des aktuellen Wirbelsäulen-, Gelenk- und Muskelstatus sowie des kardiopulmonalen Status mittels eines Belastungstests (Ergometrie) die Voraussetzung für die Zuweisung zur *medTT*. Daher ist auch von den betreuenden Ärzten eine sportmedizinische Ausbildung mit Grundkenntnissen in der Trainingslehre und der Trainingstherapie zu fordern (obwohl derzeit keine einheitlichen Ausbildungsstandards in Europa vorliegen). Zudem muss der Arzt zusammen mit dem Patienten das Ziel der *medTT* (Nahziel, Fernziel) festlegen.

Zur Durchführung der *medTT* sind nur speziell geschulte und mit den Besonderheiten der *medTT* vertraute Therapeuten heranzuziehen. Auch hier gibt es leider bisher keine allgemeingültigen Ausbildungsstandards in Europa. Nur durch die Zusammenarbeit von Arzt und Therapeut kann gewährleistet werden, dass die Belastungen für jeden einzelnen Patienten im optimalen Trainingsbereich liegen und der Patient den maximalen, auf seine Bedürfnisse und Behandlungsziele abgestimmten Therapieerfolg erzielen kann. Daneben soll, wie auch bei anderen Formen der Bewegungstherapie, der Therapeut über den Krankheitsverlauf sowie eventuelle Komplikationen oder Begleiterkrankungen ausreichend informiert sein.

Die *medTT* benötigt keinen großen apparativen und damit auch finanziellen Aufwand. In der Praxis lassen sich im Rahmen der *medTT* alle Grundlagenbereiche der körperlichen Leistungsfähigkeit mit einem nur geringen Material- und Geräteeinsatz trainieren.

Für das Krafttraining eignen sich als Grundausstattung freie Gewichte in Form von Kurz- und Langhanteln. Damit kann eine Vielzahl von Übungen zum Training aller relevanten Muskelgruppen durchgeführt werden (Abbildung 2). Durch den minimalen finanziellen Aufwand kann, ergänzend zur Trainingstherapie in der Therapiegruppe, auch ein Heimtraining mit den Kurz- und Langhanteln erlernt und durchgeführt werden.

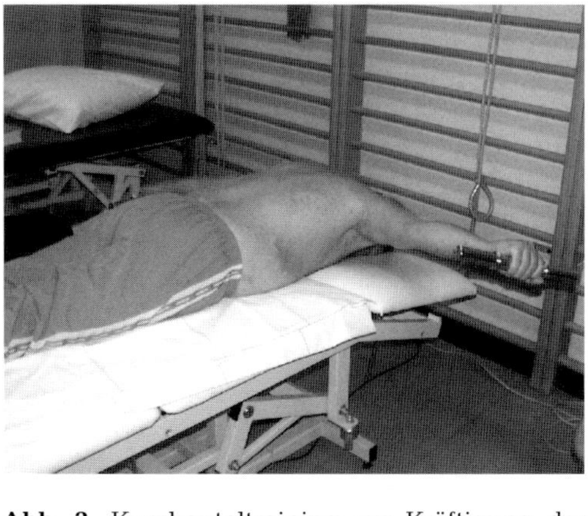

Abb. 2. Kurzhanteltraining zur Kräftigung der thorakalen Rückstrecker, Schulterblattfixatoren und Schulterrotatoren (2,5 kg Hantel, 3 x 5 Wiederholungen, 20–30 sec Pause, Muskelhypertrophietraining)

Durch eine Varianz der Übungen, der Ausgangsposition, der Gewichte, der Wiederholungszahl, der Pausendauer sowie der Trainingsfrequenz kann das gesamte Spektrum des Krafttrainings abgedeckt werden. Gerade das Training mit freien Gewichten hat – neben der kostengünstigen Anschaffung – den großen Vorteil, dass gleichzeitig auch die *Koordination* und *Sensomotorik* gefördert werden.

Eine exakte Patienteninstruktion und -führung durch den Therapeuten ist dabei notwendig, da das Trainieren mit freien Gewichten motorisch schwieriger umzusetzen ist als jenes an Krafttrainingsgeräten. In der Praxis hat sich der Einsatz von großflächigen *Wandspiegeln* zur Bewegungskontrolle bewährt, insbesondere in der ersten Lernphase des Krafttrainings.

Für ein *Ausdauertraining* eignen sich *herzfrequenzgesteuerte Ergometer*. Auch hier bietet die Industrie eine große Anzahl von Geräten an, vom klassischen *Fahrradergometer, Sitzfahrradergometer, 4-Extremitätenergometer* bis hin zum *Crosstrainer* oder *Walker*. Für die Patienten mit Morbus Bechterew muss bei der Gerätewahl eine große Flexibilität des Trainingsgerätes gefordert werden (z.B. Sitzhöhen- und Lenkerhöhenverstellung, Sitztiefenverstellung, Pedalverstellbarkeit, etc.), damit das Ergometer entsprechend der individuellen Gegebenheiten optimal angepasst werden kann (Abbildung 3).

Aus trainingsmedizinischen Gründen sollte die *medTT* immer ganzjährig (von Urlaubs- und Berufsunterbrechungen abgesehen) und kontinuierlich erfolgen (Weineck 1994), was also nur wohnortnah in organisierten Strukturen (z.B. Bechterew-Gruppen) oder bei dem Patienten zu Hause selbst zu realisieren ist.

Für die meisten Patienten mit Morbus Bechterew stellt die *medTT* in Form eines Gruppentrainings die optimale Organisationsform dar. Das körperlich anstrengende Training wird durch die Gruppendynamik positiv beeinflusst und der Patient zur regelmäßigen und kontinuierlichen Durchführung motiviert. In der Praxis hat sich gezeigt, dass bei Patienten mit Morbus Bechterew im fortgeschrittenen Stadium anfangs zwei bis drei Einzeltherapieeinheiten zum Erlernen der individuell indizierten Übungen sinnvoll sind. Sie ermöglichen einen gefahrlosen Einstieg in die *medTT*. Leider gibt es hierzu noch keine aussagekräftigen Studien.

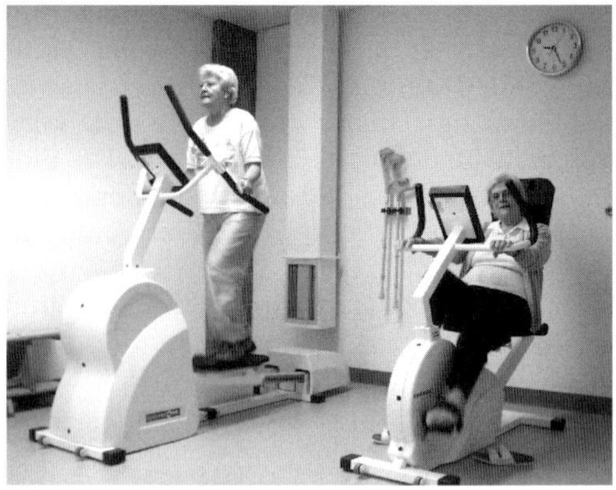

Abb. 3. Ausdauertraining an herzfrequenzkontrollierten Ergometern mit Chipkartensystem: Walker und Sitzfahrrad mit Pedalverstellung

Die Frage nach der allgemein optimalen Trainingsfrequenz und -dauer ist von sportwissenschaftlicher und trainingsmedizinischer Seite relativ sicher definiert (Weineck 1994). Spezielle Daten für die *medTT* bei *Morbus Bechterew* liegen jedoch nicht vor.

Aus trainingsmedizinischer Sicht können auch durch ein einmal wöchentliches Training positive Effekte erzielt werden. Diese sind jedoch erst langsam spürbar und der Deckeneffekt tritt relativ rasch ein. Ein zwei- bis dreimaliges Training in der Woche hat einen wesentlich besseren Trainingseffekt, was in den vorliegenden Studien bestätigt wurde (Uhrin et al. 2000).

Zur Vermeidung von Überbelastungsreaktionen sollten – vor allem bei Neueinsteigern – ein oder zwei Regenerationstage zwischen den Trainingseinheiten eingeplant werden. Insbesondere am Anfang der *medTT* besteht die Gefahr einer Überlastung, der aber leicht mit einer nur langsam ansteigenden Dosierung, entsprechenden Regenerationsmaßnahmen und ausreichenden Erholungszeiten begegnet werden kann.

2. Sport

2.1. Einleitung

Grundsätzlich werden seit Jahrzehnten sportliche Aktivitäten bei Patienten mit Morbus Bechterew empfohlen (Spring 1991; Hicks 1990; Calin 1985), obwohl der langfristige Benefit einzelner Sportarten hinsichtlich des Krankheitsverlaufs nicht bewiesen ist.

Sport hat – ebenso wie die *medTT* – einen positiven Einfluss auf die motorischen Grundeigenschaften (konditionellen Fähigkeiten) und somit auf die Leistungsfähigkeit, die Handlungsfähigkeit und die Alltagsmotorik (Viitanen et al. 1995; Gall 1994; Spring 1991). Somit können in allen Stadien des Morbus Bechterew Verbesserungen in den einzelnen motorischen Grundeigenschaften erzielt werden (Hidding et al. 1993). Zum Aspekt des systematischen Trainings kommt bei vielen Sportarten der *Spielcharakter* hinzu.

Zudem hat *Sport* eine *psychosoziale Dimension*, die bei chronisch Erkrankten einen besonders hohen Stellenwert einnimmt und sich z.B. in Selbstwertsteigerung, Abbau von Ängsten, Kontaktförderung und Gruppenerlebnis äußert.

In den Publikationen und Zeitschriften der Selbsthilfegruppen und in deren Internetforen werden Fragen zu den empfehlenswerten Sportarten regelmäßig erörtert und intensiv diskutiert. Dies kann durchaus als Hinweis darauf gedeutet werden, dass Patienten mit Morbus Bechterew den sportlichen Aktivitäten eine große Bedeutung zumessen.

2.2. Indikationen/Empfehlungen

Da es sich bei der sportlichen Aktivität nicht um eine Therapie im engeren Sinn handelt, sollte statt des Begriffes *Indikation* der Ausdruck *Empfehlungen* verwendet werden.

Die Empfehlungen zum Sport entsprechen den Indikationen der medizinischen Trainingstherapie und haben sowohl präventive als auch kurative (z.B. bei Dekonditionierungssyndrom) und rehabilitative Zielsetzungen (Callies 1986; Gross 1996).

Dabei sind die individuelle Krankheitssituation (Krankheitsstadium, aktuelle Entzündungsaktivität, Begleiterkrankungen), die ausgeübte Sportart und insbesondere die Intensität der sportlichen Aktivität (Freizeitsport, Wettkampfsport, Leistungssport) zu berücksichtigen.

2.3. Kontraindikationen/Sportverbot

Ein verordnetes „Sportverbot" ist mit den Kontraindikationen der medizinischen Trainingstherapie identisch. Da beim Sport in der Regel keine medizinische Führung oder Assistenz gegeben ist, sind die kardiopulmonalen und sensomotorischen Defizite bei der Beratung besonders zu beachten (Ytterberg et al. 1994; Nordemar 1981; Gross 1996).

2.4. Diagnostische Maßnahmen

Vor dem Beginn einer sportlichen Aktivität oder vor dem Erlernen einer neuen Sportart ist – so wie bei der *medTT* – eine umfassende funktionelle und leistungsphysiologische Diagnostik notwendig. Dies gilt bei dem Sport umso mehr, da es in der motivierenden Situation des Sports leicht zu (unkontrollierten) Leistungsspitzen kommt, wobei die kardiopulmonalen und sensomotorischen Fähigkeiten des Patienten möglicherweise überfordert werden könnten.

Andererseits kann man bei Patienten, die *ihre* Sportart schon jahrelang ausüben, davon ausgehen, dass eine sportartspezifische Adaptierung stattgefunden hat. Obwohl hierzu keine Studien vorliegen, sollte aber auch bei diesen Patienten bei einer ausgeprägten Krankheitsprogredienz in regelmäßigen Abständen eine Reevaluierung und eine Anpassung der Sportart bezüglich Technik, Hilfsmittel und eventuellen Sonderregeln erfolgen.

2.5. Empfehlenswerte und nicht-empfehlenswerte Sportarten

Die Empfehlungen, welche Sportart bei *„aktivem"*, *„inaktivem"* oder *„ausgebranntem"* Morbus Bechterew sinnvoll und von welcher eher abzuraten ist, sind in der spärlichen Literatur, den Empfehlungen der Fachgesellschaften und den Patientenratgebern sowie in den Publikationen der Selbsthilfegruppen zum Teil sehr unterschiedlich (Chappell 2000; Spring 1991). Die Datenlage reicht nicht aus, um wissenschaftlich fundierte und allgemein gültige Empfehlungen aussprechen zu können. Insbesondere fehlen prospektive Untersuchungen zum Einfluss bestimmter Sportarten auf den Langzeitverlauf.

Dennoch werden in der Literatur übereinstimmend Schwimmen und Skilanglauf für Patienten mit Morbus Bechterew als sinnvolle Sportarten genannt. Ebenso werden Sportarten empfohlen, die die Wirbelsäulenextension verstärken, z.B. Badminton oder Bogenschießen.

Von flexionsfördernden Sportarten (z.B. Bowling, Kegeln) wird dagegen eher abgeraten. Aufgrund des erhöhten Verletzungsrisikos sind Kontaktsportarten, insbesondere *heavy contact*-Sportarten (z.B. Boxen, Ringen, Rugby, American football) zu meiden, vor allem bei bereits ankylosierten Wirbelsäulenabschnitten oder bei bestehender Osteoporose. Von der Teilnahme an Wettkämpfen (Übermotivation, unkontrollierte Bewegungsabäufe) wird überwiegend abgeraten. Auch *high impact sports* (z.B. Korbball, Basketball, Tennis, Handball, Volleyball) sind wegen der auf die Gelenke und die Wirbelsäule einwirkenden Kraftspitzen bei entzündlich-rheumatischen Erkrankungen wenig geeignet (Dougados et al. 1998; Hicks 1990, 1994; Hicks und Shah 1997; Mucha 1999; Smolenski et al. 2001).

Grundsätzlich können jedoch auch primär nicht empfehlenswerte Sportarten so adaptiert werden, dass die günstigen Effekte für den Patienten überwiegen und das Risiko gering ist. Am Beispiel des *Volleyball* (steht hier beispielhaft für alle Ballsportarten) kann diese scheinbare Diskrepanz dargestellt werden: Laut einer Patientenumfrage zählt Volleyball zu den beliebtesten Sportarten bei Patienten mit Morbus Bechterew (Kuhn 1999). Es ist ein Ballspiel ohne direkten Gegnerkontakt. Die meisten Verletzungen und Überlastungsreaktionen der Gelenke und der Wirbelsäule treten beim Abspringen und Landen auf. Das Verletzungsrisiko kann somit erheblich reduziert werden, wenn Techniken wie Blocken oder Schmettern durch Sonderregelungen ausgeschlossen werden. Das obere Zuspiel („Pritschen") hat dagegen einen therapeutischen Effekt, da es einen aufrichtenden Bewegungsablauf bedeutet. Die koordinativen Fähigkeiten (Gleichgewichts-, Reaktions-, Orientierungs-, Umstellungs-, Differenzierungs-, Kopplungs- und Rhythmisierungsfähigkeit) werden beim Volleyball besonders geschult, so dass nach der Adaptierung Volleyball sehr wohl empfohlen werden kann. Durch Sonderregeln kann Volleyball sehr gut an die Bedürfnisse der Patienten mit Morbus Bechterew angepasst werden, z.B. durch die Verwendung eines Softballs statt eines Volleyballs, die Verkleinerung des Spielfeldes, die Verringerung der Spieleranzahl und die Reduktion der Netzhöhe. Durch Sonderregeln verliert der Sport nicht seinen Spielcharakter. Erst so werden viele Sportarten zu empfehlenswerten Sportarten (siehe Tabelle 3).

Der Morbus Bechterew selbst ist nur in wenigen Fällen für die sportliche Inaktivität oder die Beendigung der sportlichen Betätigung verantwortlich. Häufigere sportliche Betätigung scheitert nach Angaben der Patienten an *Zeitmangel* und *mangelnder Motivation* (Falkenbach et al. 1997). Umso wichtiger scheint es, die Patienten zu denjenigen Sportarten zu motivieren, die sie wirklich interessieren, selbst wenn diese hinsichtlich der „Therapieziele" möglicherweise nicht als optimal anzusehen sind.

Die Auswahl der individuell sinnvollsten Sportarten hängt von der richtigen Einschätzung der eigenen sportartspezifischen Fähigkeiten ab. Hier sind für den Patienten auf der einen Seite das Kennen, Kennenlernen und das Akzeptieren der eigenen Grenzen und auf der anderen Seite die begleitende ärztliche und therapeutische Beratung notwendig.

Mehr noch als bei Gesunden muss bei Patienten mit Morbus Bechterew an die *Vernunft* bei der sportlichen Betätigung appelliert werden, die mit Sicherheit am wir-

Tabelle 3. Ausgewählte Sportarten und Morbus Bechterew (nach Chappell 2000)

Sportart	Vorteil	Nachteil	Bemerkungen
Badminton	verbessert Aufrichtung Koordination Mobilität, besonders Rotation geringes Verletzungsrisiko motivierendes Spiel	Überbelastung der HWS Belastung des Schultergürtels Infrastruktur selten vorhanden	oftmals Sonderregeln nötig
Eislaufen	gleichmäßiger Bewegungsablauf verbessert Ausdauer Atemtraining	Sturzrisiko nicht für Anfänger	Einschätzung der eigenen Fähigkeiten!
Eishockey	motivierendes Spiel	Körperkontakt mit Mitspielern unkontrollierte Bewegungsabläufe	Sonderregeln nötig abhängig von Funktion
Fußball	motivierendes Spiel	Körperkontakt mit Mitspielern unkontrollierte Bewegungsabläufe	Sonderregeln nötig abhängig von Funktion nicht als Wettkampf!
Golf	verbessert Mobilität Ausdauer motivierende Spielsituationen	Kosten	Technik anpassbar
Handball	motivierendes Spiel	Körperkontakt unvermeidbar unkontrollierte Bewegungsabläufe	Sonderregeln nötig Technik anpassbar
Joggen	gleichmäßiger Bewegungsablauf Belastung dosierbar verbessert Ausdauer Atemtraining beinahe überall möglich geringe Kosten	mögliche Gelenkbelastung geringer Einfluss auf Beweglichkeit	besonderes Augenmerk auf Schuhe (Dämpfung) Kleidung Terrain
Mountainbike	Kräftigung der Rumpfmuskulatur kräftigt Schultergürtelmuskulatur verbessert Ausdauer Atemtraining	Sturzgefahr Überlastung der Handgelenke	auf Lenkerstellung achten Dämpfungen (Lenker, Sattel, etc.)
Nordic Walking	gleichmäßiger Bewegungsablauf verbessert Haltung Belastung dosierbar verbessert Ausdauer „Ganzkörpersport" beinahe überall möglich	Belastung der Kniegelenke	geringe Kosten
Radfahren	zyklischer Bewegungsablauf Belastung dosierbar Gelenkentlastung verbessert Ausdauer verbessert Beinkraft Atemtraining	Sturzgefahr verstärkt Rundrücken (?)	Radhelm notwendig optimale Radeinstellung notwendig

Tabelle 3. Ausgewählte Sportarten und Morbus Bechterew (nach Chappell 2000)

Sportart	Vorteil	Nachteil	Bemerkungen
Reiten	mobilisiert die Wirbelsäule stabilisiert die Wirbelsäule verbessert Koordination	Sturzrisiko gute Technik notwendig nicht für Anfänger	richtige Selbsteinschätzung!
Rudern	verbessert Ausdauer mobilisiert die Wirbelsäule kräftigt Rumpf-/Beinmuskulatur	verstärkt Rundrücken gute Technik notwendig nicht für Anfänger	
Schwimmen	Mobilisation Ausdauer Atemtraining	Infrastruktur nötig	Intensität nach Krankheitsaktivität Hilfsmittel anwendbar
Ski alpin	Kraft Koordination Bewegungsgefühl	Verletzungsrisiko gute Technik nötig nicht für Anfänger	nur bei optimalen Bedingungen richtige Selbsteinschätzung!
Ski-Langlauf	stärkt Wirbelsäulenmuskulatur streckt Hüftregion Atemtechnik verbessert Ausdauer relativ geringe Sturzgefahr	Infrastruktur	
Tai Chi	Koordination Haltungsverbesserung Belastung dosierbar Mobilisation Atemtraining		Technik anpassbar
Tennis	Mobilisation (betont Rotation) Kraft Ausdauer Koordination motivierende Spielsituationen	Verletzungsrisiko unkontrollierte Bewegungen gute Technik notwendig hoher Spitzendruck nicht für Anfänger	Intensität anpassbar besser keine Wettkämpfe
Volleyball	verbessert Aufrichtung geringes Verletzungsrisiko motivierende Spielsituation Selbstbewusstsein	Überstreckung der Wirbelsäule	Sonderregeln notwendig auch im Wasser möglich
Wandern	dosierte Gelenkbelastung Ausdauer beinahe überall möglich keine Extrakosten	Kniebelastung Belastung bei steilem Gelände geringer Einfluss auf Beweglichkeit	Wanderstöcke empfehlenswert

kungsvollsten zur Vermeidung von Verletzungen beitragen kann. Bei Beachtung der Kontraindikationen und bei sinnvoller Adaptation einiger Sportarten können Bewegung und Sport zu einem wichtigen Teil des gesamten Betreuungs- und Behandlungskonzeptes von Patienten mit Morbus Bechterew werden. Auch wenn der wissenschaftliche Beweis noch aussteht, ist ein positiver Einfluss auf die Erkankung, vor allem aber auch auf die Lebensqualität des Patienten mit Morbus Bechterew, zu erwarten.

10 Fragen zum Thema

1. Muss die Medizinische Trainingstherapie ärztlich verordnet und begleitet werden?

Angesichts der kardiopulmonalen und muskuloskelettalen Belastungen bei der *medTT* ist eine ärztliche Eingangsuntersuchung mit anschließender Verordnung der *medTT* zu fordern. Bei Einhaltung der für die *medTT* geltenden Kontraindikationen bedarf es keiner Arztpräsenz während der Therapie.

2. Welche therapeutischen Ziele verfolgt die Medizinische Trainingstherapie?

Die *med TT* zielt darauf ab, den allgemeinen Dekonditionierungseffekt zu verhindern oder rückgängig zu machen. Dabei werden die motorischen Grundeigenschaften Beweglichkeit, Koordination, Schnelligkeit, Ausdauer und insbesondere die klinisch so bedeutsame Kraft strukturiert trainiert.

3. Welche Diagnostik ist vor der Verordnung der Medizinischen Trainingstherapie notwendig?

Neben einem Wirbelsäulen-, Muskel- und Gelenkstatus muss die kardiopulmonale Leistungsfähigkeit mittels Ergometertest abgeklärt werden. Zusätzlich ist die Erfassung und Dokumentation der aktuellen Krankheitsaktivität des Morbus Bechterew anzuraten.

4. Was sind Mindestanforderungen an eine Medizinische Trainingstherapie?

Die Betreuung und Durchführung der *medTT* sollte von trainingsmedizinisch bzw. trainingstherapeutisch erfahrenen und geschulten Ärzten/Therapeuten erfolgen. Die apparative Mindestausstattung einer *medTT* beinhaltet neben flexibel einstellbaren Ergometern zumindest Kurz- und Langhantelsätze mit unterschiedlichen Gewichten, eine Spiegelwand zur Kontrolle der Bewegungsabläufe und Kleinmaterialien wie Kreisel oder Kippbretter zum Gleichgewichtstraining.

5. Welcher Patient mit M. Bechterew sollte individuell behandelt werden, wer kann in die Gruppe?

Prinzipiell ist bei der *medTT* aus trainingsmethodischen („trainieren kann nur jeder für sich"), gruppendynamischen, sozialen und ökonomischen Gründen die Gruppentherapie zu bevorzugen. 2–3 Einzeltherapieeinheiten haben sich jedoch in der Lernphase bewährt, besonders bei sportlich nicht geübten Patienten.

6. Welche Sportart ist bei aktivem/inaktivem/„ausgebranntem" Morbus Bechterew (kontra-?) indiziert?

Die Datenlage reicht nicht aus um wissenschaftlich fundierte Empfehlungen aussprechen zu können. Überwiegend werden neben der Gymnastik Schwimmen und Schilanglauf empfohlen sowie Sportarten, die die Wirbelsäulen–Extension verstärken. Grundsätzlich können beinahe alle Sportarten durch Sonderregeln so adaptiert werden, dass die günstigen Effekte für den Patienten überwiegen.

7. Welche Befunde des Morbus Bechterew sprechen gegen welche Sportart?

Liegen bereits ankylosierte Wirbelsäulen-Abschnitte oder eine Osteoporose vor, sind Kontaktsportarten zu meiden. Sportarten, die die Flexion der Wirbelsäule fördern, sind bei Morbus Bechterew grundsätzlich weniger geeignet.

8. Sollte einem Patienten mit Morbus Bechterew grundsätzlich von Kontaktsportarten abgeraten werden?

Aufgrund des erhöhten Verletzungsrisikos sind Kontaktsportarten immer individuell zu sehen (sportartspezifische Adaptierung bei jahrelanger Ausübung? Sonderregeln?). Von *heavy-contact* Sportarten (Boxen, Ringen, etc.) muss jedoch generell abgeraten werden.

9. Ein Patient mit Morbus Bechterew und Enthesitis: Bewegung oder Schonung?

Enthesitiden (Sehnenansatzentzündungen) sind für „unbelastetes" Bewegen keine Kontraindikation. Es gibt Hinweise, dass Bewegung bei Enthesitis sogar therapeutisch wirksam sein kann. *High-impact* Sportarten (z.B. Basketball, Tennis, Handball) sind dagegen zu meiden. Bei ausgeprägten Entzündungszeichen ist bei Belastung Zurückhaltung geboten, besonders vor hohen Spitzenbelastungen muss gewarnt werden. Eine Bewegung ohne Belastung ist jedoch auch bei einer hohen Entzündungsaktivität empfehlenswert.

10. Gibt es Kosten-Nutzen (Nutzwert?)-Analysen für Medizinische Trainingstherapie oder Sport?

Da der Großteil der Gesundheitskosten im letzten Lebensjahr anfällt, konnte ein (finanzieller) Nutzwert bisher noch nicht schlüssig bewiesen werden. Sport und medizinische Trainingstherapie steigern aber mit Sicherheit die Lebensqualität des Patienten.

Literatur

American College of Sports Medicine (1991) Guidelines for exercise testing and prescription. Lea and Febinger, Philadelphia

Bean J, Herman S, Kiely DK, Callaban D, Mizer K, Frontera WR, Fielding RA (2002) Weighted stair climbing in mobility limited older people. A pilot study. J Am Geriatr Soc 50:663–670

Carter R, Riantawan P, Banham SW, Sturrock RD (1999) An investigation of factors limiting aerobic capacity in patients with ankylosing spondylitis. Respir Med 93:700–708

Chappell (2000) Aangepaste fysische activiteiten en sport bij patienten met de ziekte von Bechterew. Zeitschrift der Vlaamse Vereinigung voor Bechterew – Patienten, Tijdschrift, Jaargang 17/Nr. 66

Calin A (1985) Ankylosing spondylitis. In Kelley W, Harris EDjr, Ruddy S, Sledge CB (eds): Textbook of Rheumatology. Saunders, Philadelphia, pp 993–1007

Callies R (1986) Rheumatologische Physiotherapie. Gustav Fischer, Jena

De Lateur BJ (1996) Therapeutic exercise. In: Braddon RL (ed) Physical Medicine and Rehabilitation. W.B. Saunders, Philadelphia, pp 401–419

Dougados M, Revel M, Khan MA (1998) Spondylarthropathy treatment: progress in medical tratment, physical therapy and rehabilitation. Bailliére´s Clin Rheumatol 12:717–736

Falkenbach A, Werny F, Gütl S, Wigand R (1997) Spezifische und unspezifische sportliche Aktivitäten von Patienten mit Morbus Bechterew. Rehabilitation 36:48–50

Falkenbach A (2001) Mobility and lung function in elderly patients with a rigid thorax suffering from spondyloarthropathy: implications for therapy. Euro J Ger 3:192–195

Falkenbach A, Toennemann J, Mur E (2002) Von Patienten mit Morbus Bechterew beibehaltene und aufgegebene konventionelle und unkonventionelle Maßnahmen zur Beeinflussung der Erkrankung. Z Rheumatol 61:271–278

Frost HM (1987) Bone mass and the mechanostat: a proposal. Anat Rec 219:1–9
Gall V (1994) Exercise in the spondyloarthropathies. Arthritis Care Res 7:215–220
Gibbons LW, Cooper KH, Meyer BM, Ellison RC (1980). The acute risk of strenous exercise. JAMA 244:1799–1801
Gross WL (1996) Rheumatologischer Leitfaden für die Praxis. Ciba-Geigy, Wehr
Harrer-Becker R, Schoer D (1996) Physiotherapie in der Orthopädie und Traumatologie. Thieme, Stuttgart
Hartard M, Haber P, Ilieva D, Preisinger E, Seidl G, Huber J (1996) Systematic strength training as a model of therapeutic intervention. A controlled trial in postmenopausal women with osteopenia. Am J Phys Med Rehabil 75:21–28
Hicks JE (1990) Exercise in patients with inflammatory arthritis and connective tissue disease. Rheum Dis Clin North Am 16:845–870
Hicks JE (1994) Exercise in rheumatoid arthritis. Phys Med Rehabil Clin North Am 5:701–728
Hicks JE, Shah JP (1997) Medical and rehabilitative management of rheumatic diseases. In: O`Young B, Young M, Stiens A (eds) PM&R Secrets. Hanley and Belfus, Philadelphia, pp 386–398
Hidding A, van der Linden S, de Witte L (1993) Therapeutic effects of individual physical therapy in ankylosing spondylitis related to duration of disease. Clin Rheumatol 12:334–340
Hildebrandt J, Pfingster M, Franz C, Sauer P, Seeger D (1996) Das Göttinger Rücken- Intensivprogramm (GRIP) – ein multimodales Behandlungsprogramm für Patienten mit chronischen Rückenschmerzen (Teil 1). Ergebnisse im Überblick. Schmerz 10:190–203
Hoffman MD, Sheldahl LM, Kraeme WJ (1998) Therapeutic exercise. In: De Lisa JA, Gans BM (eds) Rehabilitation Medicine: Principle and Practice. Lippincott-Raven Publishers, Philadelphia, pp 697–744
Hollmann W, Hettinger T (2000) Sportmedizin, Grundlagen für Arbeit, Training und Präventivmedizin. Schattauer, Stuttgart
Keel P, Wittig R, Diethelm U, Knüsel O, Rudolf T, Spring H (1993) Multizentrisches Interventionsprojekt zur funktionellen Wiederherstellung von Patienten mit lumbalen Rückenschmerzen durch ein integriertes, sportmedizinisch orientiertes Behandlungsprogramm. Projekt – Nr. 4026–27074 im NFP 26B, pp 104–113
Kerr D, Ackland T, Maslen B, Morton A, Prince R (2001) Resistance training over 2 years increases bone mass in calcium-replete postmenopausal women. J Bone Miner Res 16:175–181
Kuhn M (1999) Spondylitis ankylosans (Morbus Bechterew) unter besonderer Berücksichtigung der aktiven Bewegungstherapie. Bechterew Brief der DVMB, Nr. 78, pp 6–15
Mayer TG (1986) Orthopedic conservative care, the functional restoration approach. Spine: State of the Art Reviews, Vol 1, No 1:139–147
Mayer TG, Mooney V, Gatchel RJ (1991) Contemporary conservative care for painful spinal disorders. Lea & Febinger, Philadelphia
Mucha C (1999) Zur Übungstherapie der rheumatoiden Arthritis und ankylosierenden Spondylitis. Physikalische Therapie 20/6:348–353
Nordemar R (1981) Physical training in rheumatoid arthritis; a controlled long term study, II, functional capacity and general attitudes. Scand J Rheumatol 10:17–23
Quittan M, Wiesinger G, Fialka-Moser V (1999) Medizinische Trainingstherapie – Risiken und Vorsichtsmaßnahmen. Phys Rehab Kur Med 9:35–40
Röthig P (1983) Sportwissenschaftliches Lexikon. Hoffmann, Schorndorf
Runge M (1998) Gehstörungen, Stürze, Hüftfrakturen. Steinkopff-Verlag, Darmstadt
Santos H, Brophy S, Calin A (1998) Exercise in ankylosing spondylitis: how much is optimum? J Rheumatol 25:2156–2160
Sauer P, Hildebrandt J, Pfingsten M, Seeger D, Steinmetz U, Staub A, Hahn J, Kasi B, Heinemann R, Koch D (1996) Das Göttinger Rückenintensivprogramm (GRIP) – ein multimodales Behandlungsprogramm für Patienten mit chroninischem Rückenschmerz (Teil 2). Somatische Aspekte. Schmerz 10:237–253
Seckin U, Bolukbasi N, Gursel G, Eroz S, Sepici V, Ekim N (2000) Relationship between pulmonary function and exercise tolerance in patients with ankylosing spondylitis. Clin Exp Rheumatol 18:503–506
Sinaki M, Itoi E, Wollan P, Gelzcer R, Mullan BP, Collins DA, Hodgson SF (2002) Stronger back muscles reduce the incidence of vertebral fractures: a prospective 10 year follow-up of postmenopausal women. Bone 30:836–841
Smolenski UC, Seidel EJ, Winkelmann C, Günther P (2001) Physiotherapie und medizinische Trainingstherapie bei Spondylitis ankylosans. Ärztebl Thüringen 12/4, pp 197–201
Snow CM, Shaw JM, Winters KM, Witzke KA (2000) Long-term exercise using weighted vests prevents hip bone loss in postmenopausal women. J Geront 55:M489–M491
Spring H (1991) Sports in ankylosing spondylitis. Schweiz Rundsch Med Prax 80:629–635

Uhrin Z, Kuzis S, Ward MM (2000) Exercise and changes in health status in patients with ankylosing spondylitis. Arch Intern Med 160: 2969–2975

Vander L (1982) Cardiovascular complications of recreational physical activity. Phys Sports Med 10:89–98

Viitanen JV, Lehtinen K, Suni J, Kautiainen H (1995) Fifteen months´ follow-up of intensive inpatient physiotherapy and exercise in ankylosing spondylitis. Clin Rheumatol 14:413–419

Viitanen JV, Suni J, Kautiainen H, Liimatainen M, Takala H (1992) Effect of physiotherapy on spinal mobility in ankylosing spondylitis. Scand J Rheumatol 21:38–41

Vincent KR, Braith RW (2002) Resistance exercise and bone turnover in elderly men and woman. Med Sci Sport Exerc 17:17–23

Weineck J (1994) Sportbiologie (Vol 4). Perimed–Spitta, Balingen

Ytterberg SR, Mahowald ML, Krug HE (1994) Exercise for arthritis. Baillieres Clin Rheumatol 8:161–89

Krafttraining*

Martina Grave

1. Krafttraining im Rahmen der medTT

Krafttraining ist eine Komponente der „Medizinischen Trainingstherapie" bei Patienten mit Morbus Bechterew. Die medTT garantiert in der Praxis eine interdisziplinäre Zusammenarbeit von Ärzten, Physiotherapeuten, Sportwissenschaftlern, -lehrern und Fitnesstrainern. Es ist sehr wichtig, dass der Trainierende nicht auf sich alleine gestellt ist, auch nicht nach erfolgter Einschulung an und mit den Kraftgeräten. Der Trainingsplan ist nicht stur einzuhalten, sondern muss spontan bezüglich Belastungsintensität, Ausgangsstellung, Gerät usw. geändert werden, je nach aktueller Verfassung des Patienten. Gezieltes Krafttraining soll sich positiv auf den Bewegungsapparat, die inneren Organe und auf die Atemfunktion auswirken und Abwechslung in den Therapiealltag bringen.

Das Krafttraining im Rahmen der medTT ist eine Behandlungsform, die ausschließlich aus aktiven Übungen besteht. Die Übungen müssen unter Berücksichtigung der Bewegungsbahn, des Widerstandes und der Übungswiederholungen dosiert werden, um die Muskelkraft, Kraftausdauer und begleitend auch die Koordination günstig beeinflussen zu können.

Der Behandlungsplan wird unter Berücksichtigung der individuellen Belastbarkeit und der Therapieziele auf den Patienten abgestimmt. Als Grundlage dienen die Untersuchungen des Arztes und seine Verordnung unter Benennung des Therapiezieleles und individuellen Besonderheiten (z.B. relativen Kontraindikationen, Leistungsbegrenzungen) sowie die Funktionsuntersuchung durch den Physiotherapeuten.

2. Trainingsprinzipien

Der Patient darf physisch und psychisch nicht müde sein, um falsche Bewegungsabläufe und somit eine Verletzung oder Überbeanspruchung zu vermeiden.

Das Trainingsprogramm soll der Motivation des Patienten entsprechen. Technisches Training bei geringer Motivation ist ohne Effekt oder sogar schädlich. Der Erfolg ist auch von der Begabung des Patienten für die ins Auge gefassten Bewegungsabläufe abhängig.

Trainiert man physiologische Trainingsabläufe über einen längeren Zeitraum, werden sie perfekter als wenn der Lernprozess nur über einen kurzen Zeitraum geht. Oft dauert der Abbau einer falschen Angewohnheit 1 bis 2 Jahre!

– Wenige Übungen dafür exakte, richtige Ausführung!
– Ein zeitlich verteiltes Training ist effektiver als ein einmaliges konzentriertes Training.

* Modifiziert nach Martina Grave, geb. Gradnig, aus BECHTEREW AKTIV Ausgabe Nr. 72 – März 2002

- Bei kürzeren Trainingsintervallen ist die Effektivität am besten, d.h. mindestens dreimal wöchentlich trainieren.

Der Widerstand richtet sich nach dem Bedarf und den Möglichkeiten des Patienten (optimale Belastung). Bei Morbus Bechterew sollte das Training im Ausdauer-/Kraftausdauerbereich liegen d.h. zwischen 10–60% der Maximalkraft (= 100%) und einer Übungshäufigkeit von 20 bis 40 Wiederholungen pro Serie. Diese Serien werden 1 bis 3 Mal wiederholt mit zwischengeschalteten Ruhepausen von 1 bis 2 Minuten. Empfehlenswert ist ein Trainingsrhythmus von einmal täglich bis zu mindestens 3 x/Woche.

An Hilfsmitteln werden Kissen, Fixationsgurte, Gewichte (Langhantel = LH, Kurzhantel = KH), Hocker, Gymnastikball, Gummiband, Zugapparat, Schrägbänke und/oder Trainingsbänke verwendet.

Vor jeder Therapieeinheit ist ein ausreichendes *Aufwärmprogramm* obligat. Allgemein ist *aktives Aufwärmen* zu bevorzugen. Dies wird durch Übungen erreicht, die der Erwärmung der großen Muskelgruppen dienen, z.B. Laufen, Ergometertraining, etc., das für 15 bis 20 Minuten beibehalten wird und zu einem Anstieg der Körperkerntemperatur auf etwa 38,5°C führt. Beim *speziellen* Aufwärmen erfolgt dies bewegungsspezifisch, d.h. es werden vor allem die Bewegungen ausgeführt, die der Erwärmung der speziell zu trainierenden Muskeln entsprechen. In der Praxis sieht das spezielle Aufwärmen beim Krafttraining so aus, dass der Trainierende die erste Serie der Übung mit einem sehr niedrigen Gewicht 15 x wiederholt. In der zweiten Serie nimmt er das im Trainingsplan festgelegte Gewicht. Passives Aufwärmen (Fango, Infrarotbestrahlung, etc.) ist nur in Verbindung mit dem aktiven Aufwärmen effektiv.

Entsprechend der ärztlichen Verordnung plant der Therapeut das Krafttraining in Abhängigkeit von den erhobenen Befunden. Der Patient wird schrittweise an die durchzuführende Übung herangeführt:

- Festlegung der Körperübung
- Demonstration der Übung durch den Therapeuten
- Demonstration der Übung durch den Patienten, gegebenenfalls Korrektur
- Testen und Festlegen des Widerstandes
- Testen und Festlegen der Wiederholungszahl
- Festlegen der Serienzahl

3. Beispiel eines Krafttrainings

3.1. Oberschenkelmuskulatur/ Gesäßmuskulatur

1. Übung: Ausfallschritt vorwärts mit Kurzhantel (KH) (Abb. 1)

Mit gestreckten Armen in jeder Hand eine KH seitlich am Körper halten und die Hand-

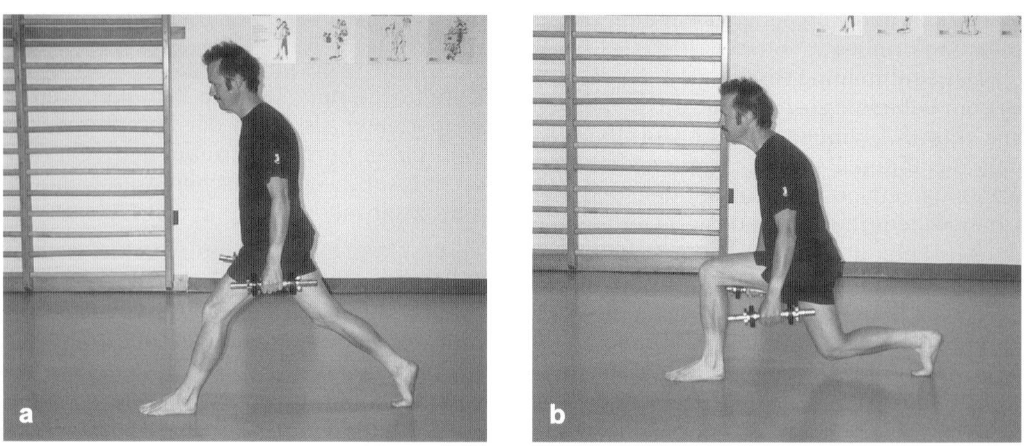

Abb. 1

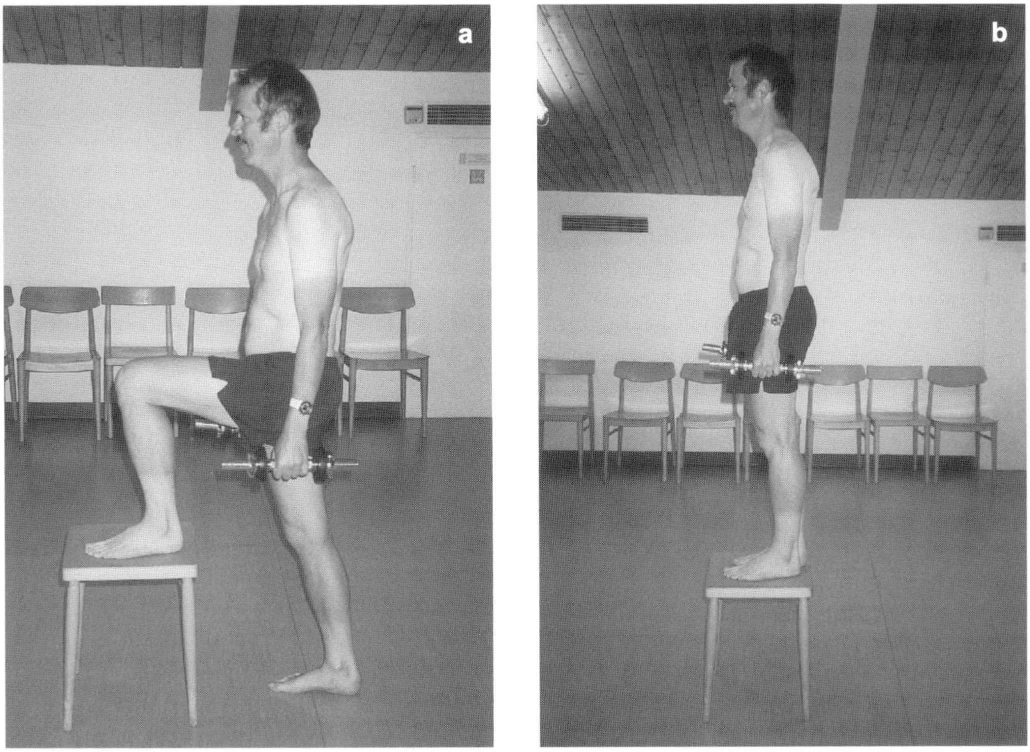

Abb. 2

fläche nach innen wenden. Den Kopf hoch, Rücken gerade (so gut wie möglich) und die Füße im Abstand von 35 cm fest auf dem Boden halten. Den linken Fuß so weit wie möglich vorstellen, bis der Oberschenkel fast horizontal ist. Knie darf nicht über die Zehen ragen. Das rechte Bein in der Hüfte möglichst strecken und das rechte Knie wird ca. im rechten Winkel gebeugt. In die Ausgangsstellung zurückgehen. Die gleiche Bewegung mit dem rechten Bein ausführen, dann wieder links usw., bis die vorgesehene Anzahl von Wiederholungen erreicht ist.

2. Übung: Aufsteigen auf eine Kiste/tiefer Hocker (30–50cm) bzw. Stufe mit Kurzhanteln (Abb. 2)

Ausgangsstellung wie bei 1. Übung. Jetzt das linke Bein auf den Hocker stellen. Knie darf wieder nicht über den Fuß hinausragen. Das linke Bein übernimmt langsam das ganze Gewicht und das rechte Bein wird, ohne dass es sich vom Boden abstößt (keinen Schwung nehmen), auf den Hocker beigestellt. Jetzt zuerst unter Beibehaltung der Spannung das linke Bein herunterstellen, gefolgt vom rechten. Dieser Ablauf gilt als eine Wiederholung. Nun beginnt das rechte Bein usw.

3.2. Brustmuskulatur

3. Übung: Kurzhantel – Seitheben auf der Flachbank (Abb. 3)

Auf dem Rücken mit angestellten Beinen auf einer Flachbank liegen (darf nicht zu breit sein). Die beiden KH mit fast ausgestreckten Ellenbogen über dem Kopf halten. Nun die Hanteln langsam von der Ausgangsstellung zur Seite hinunterlassen, dort eine Sekunde verharren und die KH wieder nach oben füh-

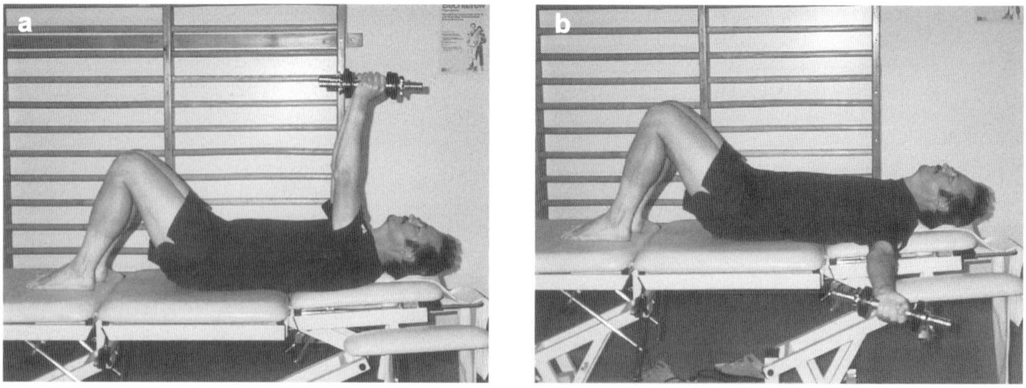

Abb. 3

ren, bis sie sich über dem Kopf fast berühren. Bei der Endstellung bitte die Ellenbogen mehr abwinkeln, da sonst die Gelenke zu stark belastet werden (spätere Dehnung des M. pectoralis nicht vergessen!).

4. Übung: Überzug mit einer Kurzhantel (Abb. 4)

Ausgangsstellung wie bei der vorhergehenden Übung, jedoch halten beide Arme gemeinsam nur eine KH über dem Kopf. Nun das Gewicht langsam hinter den Kopf herunterlassen und auf die vollständige Dehnung des Brustkorbes achten. Eine Sekunde verharren und dann die KH in einem Rundbogen wieder über die Brust zurückführen. Ein tiefes Einatmen während der Abwärtsbewegung ist erforderlich, um den Brustkorb vollständig zu weiten.

5. Übung: Liegestütz (Abb. 5)

Aus der Bauchlage stemmt man den Körper mit etwas weiterer Armstellung (Abstand der Hände ca. 90 cm) in die Höhe. Nur noch die Füße berühren im hüftbreiten Abstand den Boden. Der gesamte Körper, besonders der Rücken, muss stabilisiert gehalten werden (nicht in der Lendenwirbelsäule durchhängen, Bauch- und Gesäßmuskulatur anspannen). Nun durch beugen des Ellenbogens den Körper wieder Richtung Boden herablassen. Kurz bevor die Nasenspitze den Boden berührt wieder hochstemmen. Der Liegestütz gilt als Ganzkörperkräftigungsübung. Vorwiegend werden jedoch Brustmuskulatur und Trizeps trainiert (nachfolgend Dehnung!). Abbildung 5b zeigt eine leichtere Variante des Liegestütz.

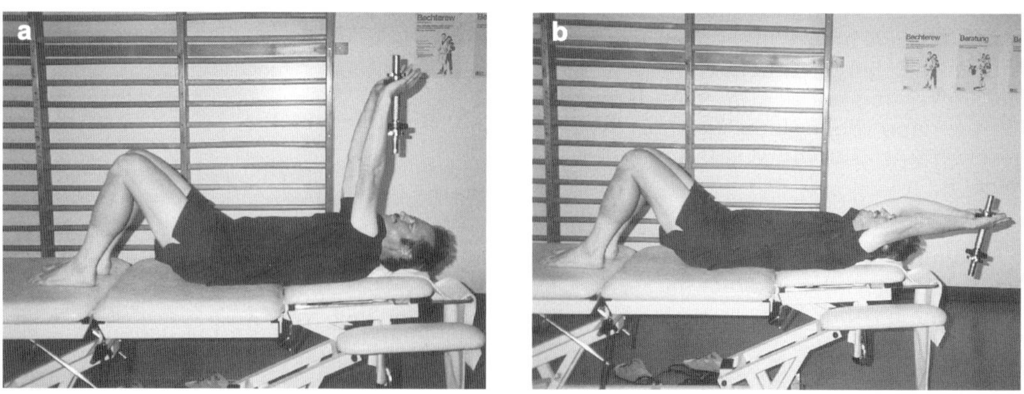

Abb. 4

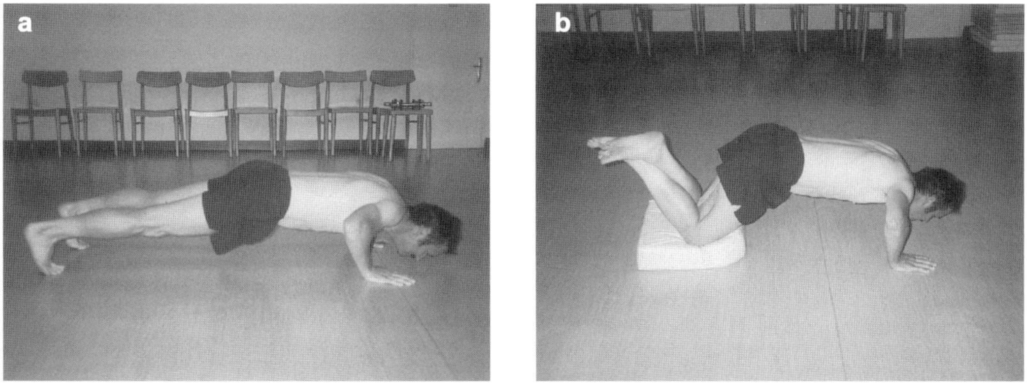

Abb. 5

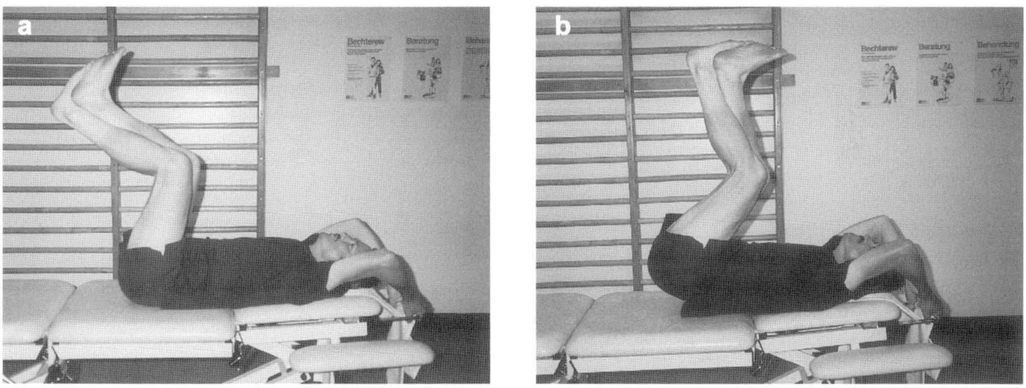

Abb. 6

3.3. Bauchmuskulatur

6. Übung: Beckenheben (Abb. 6)

Ausgangsstellung ist die Rückenlage. Beine werden überkreuzt und Richtung Decke gestreckt, wobei die Knie über dem Nabel stehen. Die Arme können seitlich neben dem Oberkörper zu liegen kommen oder man fixiert sich „über Kopf" am Bankende. Nun versucht man das Becken von der Unterlage zu entfernen und die Beine zur Decke zu schieben. Achtung keine Schaukelbewegung daraus machen!

7. Übung: Variation des Radfahrens aus der Rückenlage (Abb. 7)

Beide Knie sind zur Brust hin angezogen. Jetzt streckt man das rechte Bein ca. 45° von der Unterlage entfernt vom Körper weg, während das linke Bein zur Brust hin fixiert bleibt. Achtung das „Kreuz" aktiv gegen die Unterlage gepresst halten. Das rechte Bein wieder zur Brust zurückführen und das linke Bein wegstrecken. Um die Übung zu erschweren können Gewichtsmanschetten angelegt werden, doch das gilt nur für bereits Trainierte.

8. Übung: Hüftrollen (Abb. 8)

Beide Knie werden zur Brust angezogen. Die Arme halten sich „über Kopf" am Bankende fest. Nun lässt man die Beine abwechselnd rechts und links vom Körper Richtung Boden langsam herab. In der Mitte immer wieder stabilisieren. Eine gewisse Rotationsfähigkeit der Wirbelsäule, wenn auch nur eingeschränkt, muss bei dieser Übung vorhanden sein!!

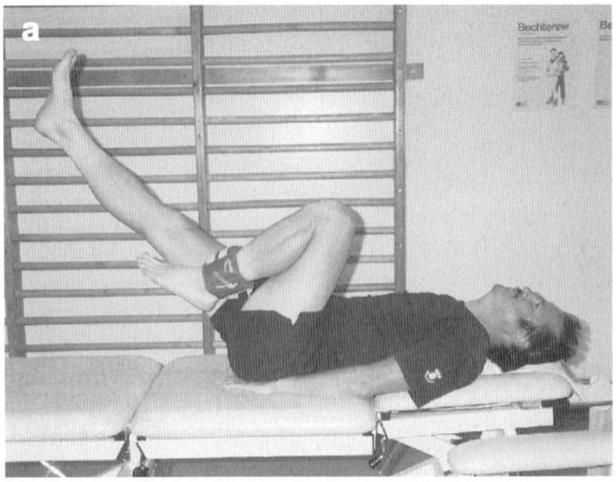

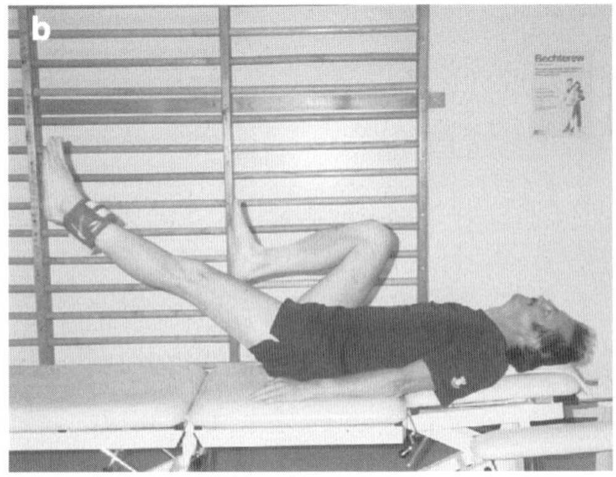

Abb. 7

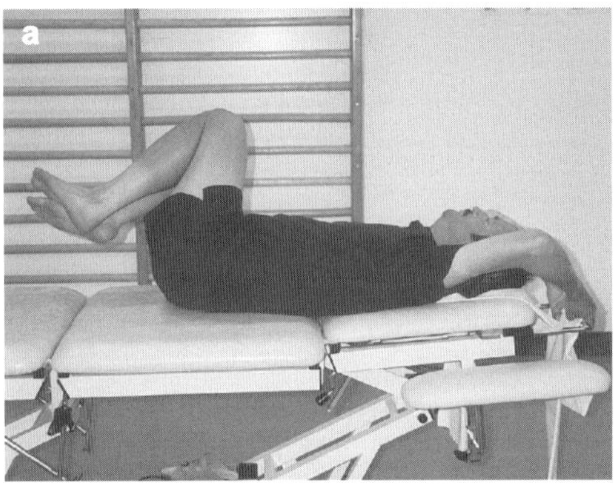

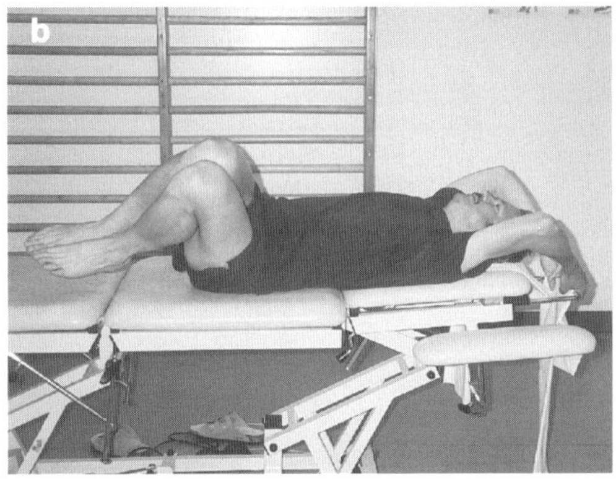

Abb. 8

3.4. Rückenmuskulatur

9. Übung: Kurzhantel-Rudern (Abb. 9)

Einen festen Stand einnehmen und aus der Hüfte mit dem Oberkörper (gerade Wirbelsäule; Gesäß geht nach hinten oben) nach vorne gehen. Die Arme sind gestreckt und halten je eine KH. Schulterblätter werden jedoch Richtung Wirbelsäule gespannt, d.h. Schultern zurücknehmen. Nun werden die KH unter Anwinkelung der Arme zum Bauch gezogen. Benützen Sie die Kraft der Rückenmuskulatur, indem Sie die Schulterblätter noch intensiver zusammenziehen. Dann die Hantel langsam wieder in die Ausgangsstellung zurückführen. Dies ist eine sehr anspruchsvolle Übung, die ein hohes Gefühl für Körperwahrnehmung erfordert und sicher nicht für jeden geeignet ist.

Bitte anfangs nicht alleine durchführen!!!

3.5. Armmuskulatur

10. Übung: Bizepsbeugen mit Langhantel (LH) (Abb. 10)

Stehend die LH mit ausgestreckten Armen vor dem Körper halten. Dann die Langhantel mittels der Bizepsmuskulatur nach oben vor die Brust bewegen. Die Oberarme während der Bewegung senkrecht und ruhig am Körper halten. Nur die Unterarme bewegen. Weiters darf der Oberkörper sich während der Übung nicht nach hinten lehnen – dies wäre ein Zeichen von zu hohem Gewicht.

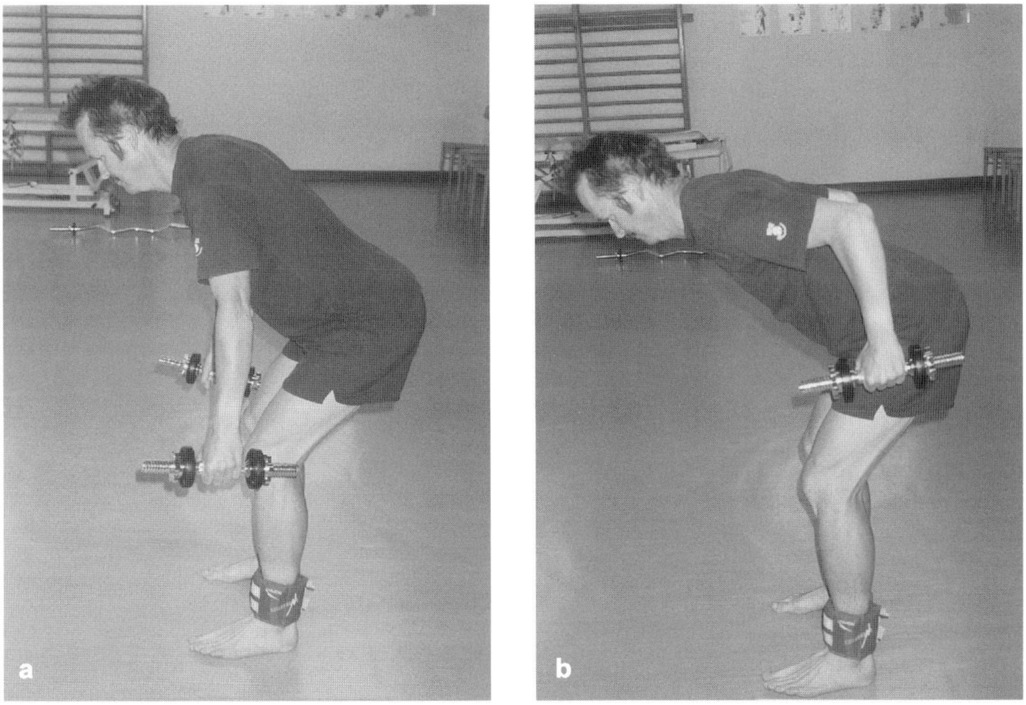

Abb. 9

3.6. Schulter-/Nackenmuskulatur

11. Übung: Rudern stehend (Abb. 11)

Aufrechter Stand und die LH mit engerer Handstellung vor dem Körper mit ausgestreckten Armen fassen. Die Hantel entlang dem Körper nach oben bis Kinnhöhe ziehen. Die Ellenbogen dabei nach außen und oben stellen, damit Sie mit der Schultermuskulatur ziehen und nicht mit den Armen. In der Endstellung eine Sekunde verharren und dann langsam entlang dem Körper wieder absenken.

12. Übung: Nackendrücken (Abb. 12)

Der aufrechte Stand oder auch Sitz bildet die Ausgangsstellung. Die LH mit einem

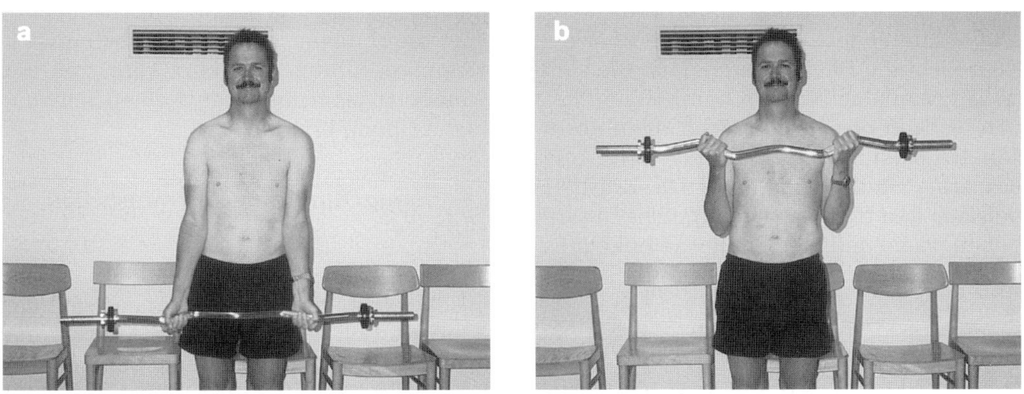

Abb. 10

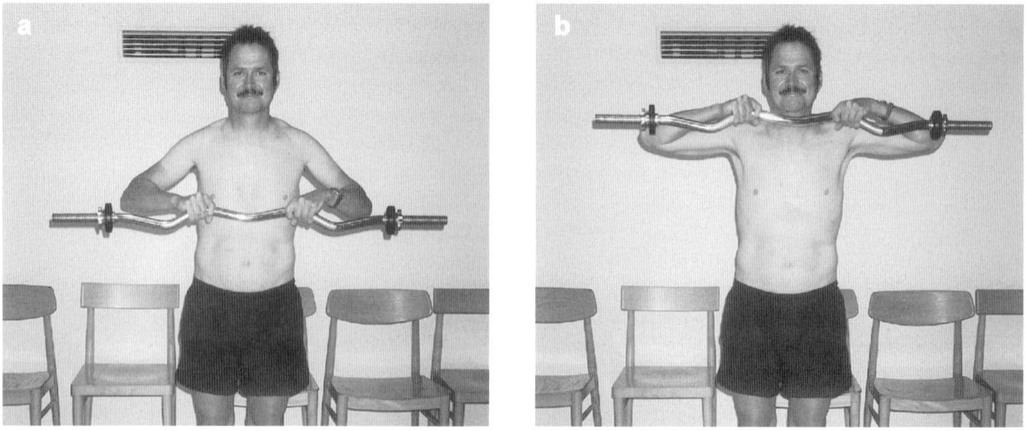

Abb. 11

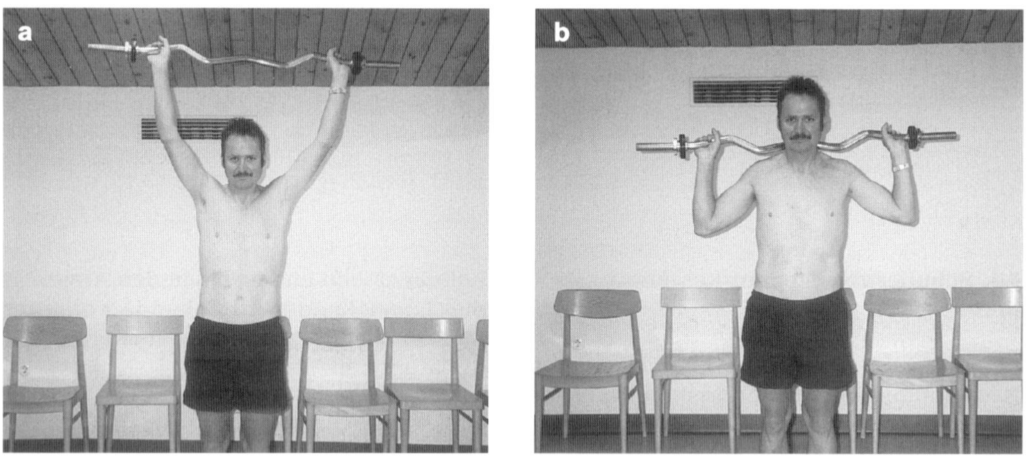

Abb. 12

weiten Griff (mehr als schulterbreit) fassen und mit durchgestreckten Armen über den Kopf Richtung Decke führen. Nun die Hantel langsam zum Nacken herablassen. Fast den Nacken berühren, jedoch nicht absetzen. Drücken Sie sie dann unter Streckung der Arme wieder nach oben. Die Brustwirbelsäule darf für diese Übung nicht zu stark gebeugt sein und die Schultergelenke müssen nach oben frei beweglich sein.

13. Übung: Kurzhantel–Seitheben (Abb. 13)

Im aufrechten Stand befinden sich die Arme ausgestreckt mit zwei KH neben dem Körper (Ellenbogen nicht ganz durchstrecken). Nun die Hanteln seitlich nach oben etwa in Kinnhöhe führen, dort kurz verharren und wieder langsam absenken. Keinen Schwung in die Übung bringen.

14. Übung: Kurzhantel-Vorwärtsheben (Abb. 14)

Der aufrechte Stand wie bei der 13. Übung beschrieben bildet die Ausgangsstellung. Nun werden alternierend die Arme mit leicht angewinkeltem Ellenbogen vor dem Körper bis Schulterhöhe angehoben und wieder langsam abgesenkt.

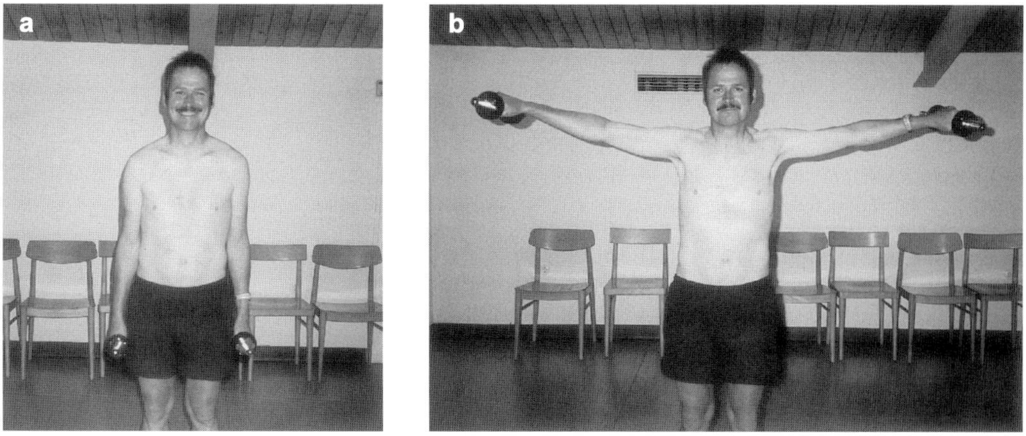

Abb. 13

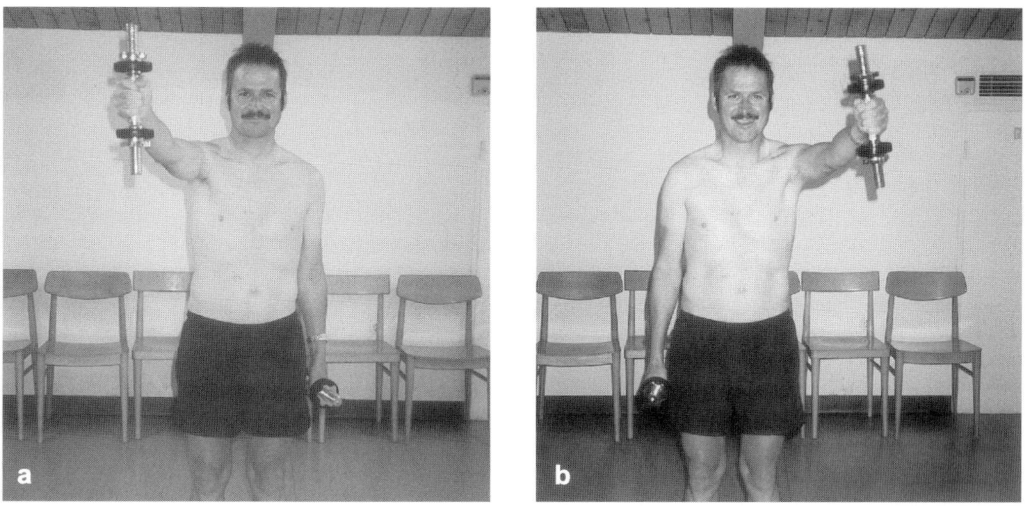

Abb. 14

Nach dem Krafttraining empfiehlt sich abschließend ein Dehnübungsprogramm, das sich auf die gekräftigten Strukturen konzentrieren sollte.

Kapitel 35

Bewegungstherapie im Wasser

Wolfgang Schnizer, Istvan Magyarosy

1. Einleitung

Bewegungsaktivitäten im Wasser im Rahmen der physikalisch-medizinischen Therapie haben eine lange Tradition (de Chatel 1961; Drexel 1982; Bene 1988; Schöning 1988). Sie haben sich in den letzten Jahrzehnten in großem Umfang weiterentwickelt (Droste et al. 1985; Gamper 1995; Magyarosy et al. 2000; Mucha 2000; Schnizer 2001). Derzeit kann man gleichsam von einer Renaissance der Therapie im Wasser sprechen. Unter den Patienten sind die Beliebtheit und Akzeptanz unverändert sehr hoch. Inzwischen nehmen auch die behandelnden Ärzte, vor allem in den Fachgebieten der Physikalischen Medizin und Rehabilitation sowie der Sportmedizin, die besonderen Möglichkeiten der Behandlung im Wasser wieder zunehmend wahr und setzen sie bewusst zum Erreichen definierter Therapieziele ein (Innenmoser 2001; Ruoti et al. 1997).

Es findet sich kaum ein Rehabilitationskonzept, wo nicht im Sinne einer Unterwasserbewegungstherapie bzw. des Bewegungsbads Behandlungsabschnitte im Wasser absolviert werden. Fachgruppen in den USA empfehlen die Aquatherapie als obligate Maßnahme bei Rückenschmerzen (www.backpainguide.com/option.html). Meist wird sie als eine ergänzende oder unterstützende Methode zur Übungs- und Trainingstherapie auf dem Trockenen angesehen, sie kann aber durchaus auch das Therapieprogramm dominieren. Allem voran steht der Einsatz bei orthopädischen und rheumatologischen Erkrankungen. Neuere Begriffe, wie *Aquales Funktionstraining*, *Aqua-Fitness* und *Aqua-Training* spiegeln die Ausweitung des traditionellen Indikationsbereichs wider.

Die Behandlung im Wasser erlaubt eine Vielzahl von Übungen (Schrecker 1996) und bietet allgemein die Möglichkeit, Abwechslung in das therapeutische Gesamtkonzept zu bringen. Sie wird vor allem dann eingesetzt, wenn Vorteile gegenüber einer Bewegungstherapie auf dem Trockenen genutzt werden sollen, bzw. dort eine Behandlung nicht oder noch nicht möglich ist.

Von zentraler Bedeutung für die Behandlungsmöglichkeiten ist dabei die mit dem Auftrieb des Wassers verbundene Entlastung des Stütz- und Bewegungsapparats. Unter den Patienten ist die Bewegungstherapie im Wasser sehr beliebt. Allein der Aufenthalt im Wasser ist mit positiven Emotionen verbunden. Das gilt insbesondere für Patienten mit chronischen Leiden, die aufgrund ihrer andauernden Erkrankung überwiegend negative Erfahrungen mit ihrem eigenen Körper machen müssen. Die *Behandlung im Wasser* von Patienten mit Krankheiten aus dem rheumatischen Formenkreis hat sich als sicher und wirksam erwiesen.

Die Begründung der Bewegungstherapie im Wasser orientiert sich vor allem an den besonderen physikalischen Eigenschaften des Wassers und deren Auswirkungen auf den menschlichen Organismus. Sowohl die körperliche Aktivität als auch die Folgen des *Eingetauchtseins* (Immersion) werden beeinflusst. Maßgeblich sind die *Wassertemperatur*, der *Auftrieb*, *hydrostatischer Druck*

Tabelle 1. Physiologische Wirkungen in der thermoneutralen Wasserimmersion

Herz-Kreislaufsystem
- Erhöhung von zentralem Blutvolumen, zentralvenösem Druck, Pulmonalisdruck, Schlagvolumen, Herzzeitvolumen.
- Abnahme von Herzfrequenz, systemischem Kreislaufwiderstand (Blutdruck) und Venentonus.
- Zunahme der peripheren kapillären Rückresorption.

Lungenfunktion
- Zunahme der Atemwegswiderstände, der alveolar-arteriellen O_2-Differenz.
- Abnahme von Vitalkapazität, funktioneller Residualkapazität, exspiratorischem Reservevolumen.

Endokrine Funktion
- Abnahme der Plasmakonzentration von Cortisol, Noradrenalin, Adrenalin, Renin, Aldosteron, ADH, Prolaktin.
- Zunahme des atrionatriuretischen Faktors (ANF), der endogenen dopaminergen und Opioidaktivität.

Nierenfunktion
- Zunahme von Diurese, Natri- und Kaliurese, Osmotischer und Wasser-Clearance.

Neuromuskuläre Funktion
- Gelenkentlastung und Zunahme der Beweglichkeit.
- Abnahme von Haltearbeit, Muskeltonus, Sauerstoffverbrauch.

Blut
- Zunahme des Plasmavolumens.
- Abnahme der Plamaviskosität.

und der *Widerstand* des Wassers bei Bewegung. Erst sie ermöglichen bei vielen Patienten Bewegungsaktivitäten, die aufgrund funktioneller Defizite im Trockenen *nicht* durchführbar wären. Eine mögliche chemische Wirkung durch besondere Inhaltsstoffe dürfte für den Behandlungseffekt keine Rolle spielen (Landewé et al. 1992).

Die physiologischen Wirkungen der *Wasserimmersion* selbst sind die Antwort des Organismus auf die veränderten Umgebungsbedingungen. Reaktionen auf die Immersion zeigen sich in multiplen Organfunktionen, z.B. im Bereich des Herz-Kreislaufsystems, der Lungen, der Nieren, des Blutes, hormoneller Systeme und der Motorik (Tabelle 1). Diese Wirkungen sind zum Teil auch von therapeutischem Interesse und können die Ziele der Bewegungstherapie unterstützen.

2. Physikalische Eigenschaften

Die Bewegungstherapie im Wasser benötigt eine geeignete *Wassertemperatur.* Eine stark von der Thermoneutralität des Wassers abweichende Temperatur bedeutet für den Organismus eine Belastung, die dann zur Bewegungsaktivität hinzukommen würde und in der Regel unerwünscht ist.

Im Vergleich zu Luft (ca. 29°C) liegt die Thermoneutralität im Wasser für den menschlichen Körper bei einer Temperatur von ca. 34–35°C. Die Ursache für diese Diskrepanz ist der große Unterschied in der Wärmeleitfähigkeit zwischen diesen beiden Medien.

Eine Wassertemperatur von ca. 35°C ist thermisch angenehm, da sie keine Anforderungen an die Thermoregulation stellt, um die Wärmebilanz des Organismus ausgeglichen zu halten. Stark davon abweichende Temperaturen stellen thermische Belastungen dar, die insbesondere das Herz-Kreislaufsystem betreffen.

Die dem Wasser immanenten mechanischen Eigenschaften *Auftrieb* und *hydrostatischer Druck* führen zu einer Vielzahl von Effekten, die für die Behandlung relevant sind. Gemäß dem *Archimedischen Prinzip* erfährt ein teilweise oder ganz in das Wasser eingetauchter Körper eine aufwärts gerichtete Kraft, die der Größe des Gewichts der *verdrängten Wassermenge* entspricht.

Da die Durchschnittswerte des spezifischen Gewichts des menschlichen Körpers bei 0,95–0,97 liegen, besteht nahezu Schwerelosigkeit, d.h. die andauernde „Belastung" durch die Erdanziehung ist weitgehend aufgehoben. Ein Muskeltraining kann somit allein auf die zu behandelnden Muskeln fokussiert werden.

In der Praxis lässt sich der *Auftrieb* im Wasser durch technische Hilfsmittel erhöhen (*Auftriebskörper*) oder auch verringern (*Gewichte*). Wenn nur noch der Kopf aus dem Wasser ragt, beträgt das verbleibende Körpergewicht insgesamt etwa 1/10 des Gewichts an Land. Die im Wasser geschaffene partielle Schwerelosigkeit bedeutet für den Bewegungsapparat primär eine Entlastung. Die Wegnahme von Gewicht führt zu einer Neuregelung der muskulären Haltearbeit mit Abnahme des Muskeltonus und des Drucks im Bereich der Gelenke.

Ein weiterer Faktor, der im Wasser auf den Organismus einwirkt, ist der hydrostatische Druck, der kontinuierlich mit der Eintauchtiefe zunimmt. Dies führt u.a. zu einer Blutumverteilung aus dem kaudalen Venensystem in den Thorakalraum (zentrale Hypervolämie), die durch die Erhöhung des zentralvenösen Drucks über den *Frank-Starling-Mechanismus* zu einer Zunahme des Schlagvolumens und des Herzzeitvolumens führt.

Die Effekte sind großteils als gegenregulatorische Maßnahme des Organismus gegen die thorakale Blutvermehrung zu betrachten und spielen sich in erster Linie in den vegetativ-hormonellen Kontrollsystemen des kardiovaskulären Systems und der Nierenfunktion ab. Für das periphere Gefäßsystem bedeutet die durch den hydrostatischen Druck bedingte Kompression neben einer Begünstigung des venösen Blutrückstroms auch eine Beeinflussung des kapillären Flüssigkeitsaustausches im Sinne einer verstärkten Rückresorption aus dem interstitiellen Gewebe.

Ein weiterer wichtiger physikalischer Faktor ist der *Wasserwiderstand*, der auf den Viskositätseigenschaften des Wassers beruht. Er wirkt als eine Kraft gegen die Bewegungsrichtung, die mit zunehmender Bewegungsgeschwindigkeit kontinuierlich ansteigt, bis bei Wirbelbildungen eine übermäßige Erhöhung des Widerstands eintritt. Da der Wasserwiderstand mit der Fläche, auf die er einwirkt, wächst, kann er bei Verwendung von technischen Hilfsmitteln, z.B. zur Vergrößerung von Hand- oder Fußflächen, gut dosierbar erhöht werden. Die *Geschwindigkeit der Bewegung* und der Einsatz *technischer Hilfsmittel* zur *Widerstandserhöhung* erlauben somit eine optimale *Dosierung* im Rahmen eines dynamischen Krafttrainings, ohne dass – bei vernünftiger Durchführung – ein potenziell schädigender Spitzendruck in den Gelenken zu befürchten wäre.

Technische Einrichtungen und Gerätschaften in den Wasserbecken bieten weitere Möglichkeiten, den Wasserwiderstand zu variieren und bestimmte Muskelgruppen gezielter zu trainieren.

Zudem kann der Wasserwiderstand auch als *protektiver Bremsfaktor* betrachtet werden, der überschießenden Bewegungen entgegenwirkt und einen gewissen Schutz bei Stolper- und Fallbewegungen bietet. Das Verletzungsrisiko bei der Bewegungstherapie im Wasser ist äußerst gering.

3. Therapeutische Effekte der Bewegungstherapie im Wasser

Von zentraler Bedeutung für die Bewegungstherapie ist die Entlastungssituation am Stütz- und Bewegungsapparat im Wasser. Die durch den Auftrieb bedingte *partielle Schwerelosigkeit* reduziert Körpergewicht und Muskeltonus und damit die Belastung von Gelenken und Wirbelsäule. Die milde Wärme des Wassers unterstützt die *muskelrelaxierende Wirkung* und hat zudem einen *schmerzlindernden Effekt*. Im Wasser können schmerzende Gelenke häufig in eine schmerzfreie Position gebracht werden, was einen *Circulus vitiosus* von Schmerz und Muskelspannung zu unterbrechen vermag. Es verbessern sich generell die Bedingungen für ein schmerzarmes und leichteres Bewegen des Körpers, so dass sich selbst bei einer schwachen Muskulatur gezielte Bewegungen durchführen lassen.

Die allgemein *entspannende* Wirkung des Wassers (*körperlich* und *psychisch*) dürfte von den stimulierten hautsensorischen Afferenzen ausgehen. Die beruhigende Wirkung des *warmen* Wassers ist seit langem bekannt. Die leichten und ständig wechselnden Druckschwankungen und Berührungen tragen zur weiteren Entspannung bei. Möglicherweise spielen hierbei vegetativ-hormonelle Veränderungen eine maßgebliche Rolle. In der Wasserimmersion ist die Ausschüttung von *Adrenalin*, *Noradrenalin* und *Cortisol* supprimiert. Im Blut finden sich niedrigere Konzentrationen dieser „Stresshormone".

Die Wasserimmersion bedingt therapeutisch nutzbare Akutwirkungen auf die Herz-Kreislauffunktion, die sowohl die arterielle als auch die venöse Seite betreffen. Die Kompression auf die Körperoberfläche führt nicht nur zu einer Entleerung der venösen Gefäße mit einer resultierenden *Zentralisation*, sondern gleichzeitig zu einer verbesserten *Funktion der Venenklappen*. Im arteriellen Kreislaufschenkel wirkt sich die immersionsbedingte Abnahme des totalen Gefäßwiderstands als Durchblutungssteigerung peripherer Gewebe aus, die auch die Muskulatur umfasst.

Unter dem Aspekt adaptativer Vorgänge ist daran zu denken, dass auch die durch die Wasserimmersion induzierten vegetativen Reaktionen (Blutvolumen-, Blutdruck-, Wasser-Elektrolyt-Kontrolle) durch häufiges Wiederholen funktionell beübt werden können (Immersionstraining).

Die Wasserimmersion hat eine „ausschwemmende" Wirkung, d.h. einen gegen Wasserretention und Ödeme gerichteten Einfluss. Dieser Effekt tritt auch noch unter Ausübung bewegungstherapeutischer Maßnahmen auf. Der Entstauungswirkung liegen primär zwei physiologische Mechanismen zugrunde, nämlich die veränderten transkapillären Austauschbedingungen in der Peripherie mit der erhöhten kapillären Reabsorption interstitieller Flüssigkeit sowie die in der Wasserimmersion stimulierte Harn- und Salzexkretion durch die Nieren.

Die bessere und schmerzärmere Bewegungsfähigkeit im Wasser bedeutet für viele Patienten eine besondere Erlebnisqualität, die der Motivation für diese Maßnahmen sehr förderlich ist. Das Gefühl der Bewegungserleichterung, die Anregung der Hautsensorik über den Wasserkontakt, die angenehme Temperaturempfindung bedeuten eine positive Körperwahrnehmung. Nicht zuletzt braucht der Patient keine Angst vor Stürzen und Verletzungen zu haben, das Wasser bietet Schutz, der Patient fühlt sich im Wasser sicher. Dieses Gefühl der Sicherheit und Geborgenheit kann gerade für Patienten mit einem fortgeschrittenen Morbus Bechterew, Haltungsverlust und Osteoporose, und ständiger Angst vor Stürzen eine besonders große Bedeutung bekommen.

4. Indikationen der Bewegungstherapie im Wasser

Aufgrund der Entlastung des Bewegungsapparates ist die Bewegungstherapie im Wasser eine Domäne der Patienten aus dem orthopädischen, rheumatologischen und neurologischen Bereich sowie der chirurgischen Anschlussheilbehandlung und Rehabilitation. Vor allem nach einer Verletzung oder Operation am Bewegungsapparat hat sich die funktionelle Behandlung im Wasser eingebürgert. Gerne nutzen das auch Sportler nach Verletzungen, um die Regenerationsprozesse zu beschleunigen.

Fast alle Folgen von *Bewegungsmangel*, d.h. immobilisationsbedingte Muskel-, Kreislauf- und Stoffwechselschwächen und –störungen lassen sich durch Trainingsprogramme im Wasser behandeln. Besonders älteren Menschen fehlen häufig ausreichende Bewegungsaktivitäten, so dass auch sie unter den schonenden Bedingungen im Wasser ihre Gehfähigkeit, Bewegungskoordination und ihr Gleichgewicht üben können. Wegen des geringen Verletzungsrisikos spielt gerade für diesen Personenkreis der Gesichtspunkt einer Sturz- und Fallprophylaxe eine große Rolle.

Aber auch im Sinne von *Prävention*, Gesundheitstraining und einer Steigerung der körperlichen Fitness für den Alltag ist es sinnvoll, zumindest einen Teil des Bewegungsprogrammes im Wasser zu absolvieren. Wegen der gelenkschonenden Durchführung ist das besonders übergewichtigen Personen zu empfehlen. Begriffe wie *Aqua-Training* oder *Aqua-Fitness*, z. B. auch *Aqua-Jogging*, haben sich inzwischen eingebürgert. Diese allgemein positiven Effekte können selbstverständlich auch bei Patienten mit Morbus Bechterew erwartet und bewusst genutzt werden.

5. Bewegungstherapie im Wasser bei rheumatischen Erkrankungen

Bei rheumatischen Erkrankungen kommt es aufgrund degenerativer, entzündlicher oder extraartikulärer Prozesse zu einer Vielfalt an muskuloskelettalen Störungen, Defiziten und Beschwerden. Im Vordergrund stehen Schmerzen, Muskelschwäche, Muskelverspannung, Gelenkkomplikationen mit mehr oder weniger ausgeprägtem Funktionsverlust, Haltungsproblemen und eingeschränkter Beweglichkeit sowie ein allgemeiner Leistungsabfall, der auch die kardiopulmonale Fitness umfasst. Es gilt, diejenigen Krankheitsfolgen zu identifizieren, die Funktion, Aktivität und Partizipation des Patienten am meisten einschränken, um dann die individuell erreichbaren Therapieziele festzulegen.

Entsprechend vielseitig können dann auch die Anforderungen an eine Therapie im Wasser sein, die bei rheumatischen Erkrankungen für viele *Behandungsziele* sinnvoll einsetzbar ist. Diese sind in erster Linie die Förderung der Gelenkbeweglichkeit, der Muskelkraft (Kraftausdauer), der Ausdauer (aerobe Ausdauer), der allgemeinen und speziellen Bewegungskoordination, der Gleichgewichtsfunktion sowie der Selbständigkeit in den motorischen Anforderungen des Alltags (Danneskiold-Samsoe et al. 1987; Melton-Rogers et al. 1996).

Grundsätzlich wird man eine langfristig angelegte, kombinierte Behandlung von *Bewegungstherapie* auf dem Trockenen und im Wasser anstreben, um die jeweiligen Vorteile auszunutzen. Die Wassertherapie kann oft aussichtsreichere Lösungen anbieten (Tab. 2), insbesondere wenn die Belastbarkeit des Stütz- und Bewegungsapparates gering ist. Zudem sind die Beschwerdegrade bei diesen Erkrankungen häufig wechselnder Natur, so dass ein Wechsel vom Trockenen ins Wasser oder umgekehrt in Abhängigkeit von dem aktuellen Befund angebracht sein kann. Bei langfristigen Behandlungen, die bei chronisch-rheumatischen Erkrankungen notwendig sind, unterstützt die Abwechslung die *Compliance* des Patienten. *Modifikation*en der üblichen Verfahren erlauben eine *individuelle Optimierung* der Behandlung.

Tabelle 2. Befunde und Zustände, die eine Bewegungstherapie im Wasser nahelegen

Geringe Haltungsstabilisation von Wirbelsäule und Gelenken auf dem Trockenen
Geringe Toleranz von Übungen gegen die Gravitation auf dem Trockenen
Einnehmen von Ausgangsstellungen, die auf dem Trockenen nicht möglich sind
Übungen an entlasteten oder teilentlasteten Körperabschnitten
Übungen unter Schonung von Weichteilstrukturen
Bewegungsschmerzen sowie ausgedehnte Muskelverspannungen
Übungen und Training bei Übergewichtigen
Trainingsaufbau nach Operationen am Bewegungsapparat
Gelenkschonendes Training zur Sportvorbereitung

6. Besonderheiten der Bewegungstherapie im Wasser bei Morbus Bechterew

Das Krankheitsbild des Morbus Bechterew mit seinen charakteristischen Symptomen bietet zahlreiche Ansätze für die balneophysikalische Therapie (Knüsel 2001). Die häufigsten Indikationen für die Bewegungstherapie im Wasser bei Morbus Bechterew sind *Schmerzen*, *Muskelverspannung*, *Muskelschwäche* und eine *schlechte kardiopulmonale Leistungsfähigkeit*.

Das *Training der Rückenstrecker* soll dem kyphotischen Haltungsverlust entge-

Tabelle 3. Inhalt, Ziele und Wirkungen der Bewegungstherapie im Wasser bei Morbus Bechterew

Gewichts- und Gelenkentlastung mit Reduktion des Muskeltonus
Schmerzlinderung
Erleichterung der Beweglichkeit
Periphere Durchblutungssteigerung
Entwässernde Wirkung
Verbesserung der Beweglichkeit von Wirbelsäule und stammnahen Gelenken
Korrektur von Fehlhaltungen der Wirbelsäule und Gelenke
Kräftigung der posturalen Muskulatur
Förderung von Koordination, Gleichgewicht und Geschicklichkeit (Sturzprophylaxe)
Gehfähigkeit
Verbesserung der Gebrauchsbewegungen im Alltag
Kardiopulmonales Training unter Gewichtsentlastung
Förderung der Beweglichkeit des Thorax und der Atemtechnik

genwirken. Der Auftrieb des Wassers erleichtert und unterstützt viele mobilisierende, lockernde und dehnende Therapieübungen, die den Bewegungsumfang der stammnahen Gelenke und die segmentale Beweglichkeit der Wirbelsäule verbessern bzw. erhalten sollen. Auch individuelle Traktionstechniken haben Eingang in die Wassertherapie gefunden.

Bei einem fortgeschrittenen Morbus Bechterew rückt die Bedeutung der Gleichgewichtsschulung und der Vermittlung eines positiven Körpergefühls mehr und mehr in den Vordergrund. Die Vorteile einer Behandlung im Wasser zur Therapie krankheitstypischer Symptome des Morbus Bechterew sind in Tabelle 3 zusammengefasst.

Es sei daran erinnert, dass sich bereits Immersionseffekte wie *Gewichtsentlastung* und *Muskeldetonisierung* positiv auf die Beschwerden eines Patienten mit Morbus Bechterew auswirken können bzw. die Therapie begünstigen. Dies gilt vor allem auch für das Kraft- und Kraftausdauertraining der posturalen Muskulatur. Generell sollte die Skelettmuskulatur auf breiter Basis im Trainingsprogramm berücksichtigt werden. Muskelkräftigende Übungen lassen sich auch bei Morbus Bechterew im Wasser optimal realisieren, insbesondere wenn Hilfsmittel kompetent eingesetzt werden.

Wichtig sind atemgymnastische Übungen, um die Thoraxbeweglichkeit bzw. die Atemmechanik zu verbessern und der Einschränkung der Vitalkapazität entgegenzuwirken. Man kann die in der Wasserimmersion aufgrund des hydrostatischen Drucks erschwerten Inspirationsbewegungen bereits als übungsaktiv betrachten. Allerdings fördert die Immersion auch die ohnehin bei Morbus Bechterew dominierende Inspirationsstellung des Thorax.

Ein Bewegungsprogramm im Wasser sollte immer auch ein kardiopulmonales Training (aerobe Ausdauer) enthalten, um die positiven Auswirkungen eines guten Fitnesszustands für die Befindlichkeit und die Bewältigung von Alltagsaufgaben zu nutzen.

In späteren Stadien, vor allem bei einer ausgeprägten Osteoporose, sollten Übungen zur Gleichgewichtsschulung und zur Sturzprophylaxe, auch Fallübungen, bewusst in das Programm eingebaut werden.

7. Durchführung der Bewegungstherapie im Wasser

Für die Bewegungstherapie stehen in der Praxis allgemein eine Vielzahl von Methoden und deren Kombination zur Verfügung. Sie sind zum Teil auf die Therapie im Wasser übertragbar oder adaptierbar. Aber auch eigenständige Techniken, Übungs- und Trainingsformen, die in die Ausbildung der Physiotherapeuten aufgenommen sind, wurden entwickelt.

Der Thermoneutralbereich des Wassers (34–35°C) gilt für einen ruhigen oder bewegungsarmen Aufenthalt im Wasser. Bei körperlicher Aktivität besteht Thermoneutralität bei einer niedrigeren Wassertemperatur, da energetisch Muskelwärme produziert wird. Das Ausmaß hängt von der Arbeitsintensität und -dauer ab. Muskuläre Intensitäten, wie sie im Rahmen von Bewegungsübungen bei Morbus Bechterew üblicherweise zustande kommen, d.h. bei relativ kurzen, wenig intensiven und intermittierenden Bewegungen, erlauben Wassertemperaturen von etwa 33–35°C. Sie werden von Patienten mit rheumatischen Erkrankungen allgemeinen als angenehm empfunden. Eine niedrigere Wassertemperatur würde zu einer Abkühlung des Körperkerns und thermoregulatorischen Gegenreaktionen führen, die eine zusätzliche Belastung für den Patienten darstellen. Temperaturen von mehr als 36°C eignen sich nicht für eine Bewegungstherapie im Wasser.

Temperaturen von weniger als 33°C kommen nur bei einem intensiveren Training infrage, zum Beispiel bei einem aeroben Ausdauertraining jüngerer Patienten mit Morbus Bechterew, die eine Verbesserung ihrer Fitness unter gleichzeitiger Schonung der Wirbelsäule anstreben, z.B. in Form von *Aqua-Jogging.*

Unabhängig von den thermophysiologischen Gegebenheiten kommen gerade Patienten mit Morbus Bechterew gelegentlich subjektiv zu einer anderen Einschätzung der Wassertemperatur als Gesunde. In aller Regel favorisieren die Patienten höhere Temperaturen.

Die Dauer der Behandlung richtet sich selbstverständlich nach der Belastbarkeit des Patienten und der Intensität der Therapie. Sie sollte in der Regel 30 Minuten nicht überschreiten. Wegen des diuretischen Effekts der Immersion ist auf eine ausreichende Trinkmenge vor und vor allem nach dem Aufenthalt im Bad zu achten.

Die Bewegungstherapie im Wasser findet im Allgemeinen in Behandlungsbecken mit einer Wassertiefe von ca. 120–130 cm statt, d.h. der Patient muss nicht unbedingt schwimmen können. Bei dieser Wassertiefe lassen sich die meisten Übungen zur Behandlung von Symptomen des Morbus Bechterew gut und sicher ausführen. Der Grund für die relativ niedrige Wassertiefe liegt auch in gesetzlichen Bestimmungen, die ab einer Wassertiefe von 135 cm eine Aufsichtspflicht vorsehen. Dieser Aspekt ist naturgemäß aber nur für die Selbstübungen des Patienten im Wasser relevant. Größere Wassertiefen sind bei bestimmten Übungen notwendig, insbesondere bei *Aqua-Jogging*, bei dem die Schultern in das Wasser eintauchen sollen.

Haltestangen am Beckenrand, Hilfsmittel und Schwimmkörper sollten zur Verfügung stehen, um definierte Ausgangspositionen für die Übungen einnehmen zu können. Sie helfen dem Patienten auch, wenn entspannende Positionen im Wasser angestrebt werden.

Bekannt sind *Hilfsmittel*, die eine Dosierung des Bewegungswiderstands im Wasser ermöglichen, wozu auch Wasserdüsen in der Beckenwand oder Gegenstromanlagen dienen können. Sehr geläufig sind die *Auftriebskörper* (z.B. Bretter, Ringe, Schläuche, Westen), die sich teilweise zur Durchführung von Widerstandsübungen eignen, vor allem aber die Voraussetzung zum Halten spezieller Ausgangspositionen für die Übungen schaffen. In jüngerer Zeit kommen zunehmend Übungs- und Trainingsgeräte für den Gebrauch im Wasser in den Handel, die eher aus Fitnessstudios bekannt sind, z. B. Wasserergometer und Wasserlaufbänder (Hartmann et al. 2003).

Bei den ersten Therapien im Wasser wird im Allgemeinen eine physiotherapeutische *Einzelbehandlung* gewählt, insbesondere wenn der Zustand des Patienten eine direkte Hilfestellung verlangt oder eine eng begrenzte Funktionsstörung behandelt werden soll. Sie bietet eine gute Möglichkeit, die funktionellen Fähigkeiten des Patienten im Wasser zu erfassen, um dann auch die optimale Art und Dosierung geeigneter Übungen festzulegen.

In der Praxis allerdings ist die Durchführung *in der Gruppe* üblich, da sie auch ökonomischer zu realisieren ist. Sie verlangt aber ein möglichst homogenes Funktionsvermögen der Patienten, vor allem eine ausreichende Belastbarkeit (zumindest 75W). Die Gruppenbehandlung bietet den überaus bedeutsamen Vorteil psychologisch-gruppendynamischer Effekte, die die langfristige Compliance unterstützen. Ansonsten kann ein Patient „seine" Übungen auch selbständig durchführen, nachdem er die korrekte Ausführung erlernt hat. Regelmäßige Kontrollen und Korrekturen durch einen Physiotherapeuten sind jedoch zu empfehlen.

Die Vorteile der Bewegungstherapie im Wasser wurden bereits ausführlich dargestellt. Die Behandlung *im Trockenen* bietet den Vorteil, dass sie ein *„realitätsnäheres"* Training von Alltagsfunktionen unter den üblichen Alltagsbedingungen (d.h. mit Schwerkraft) erlaubt. Auch ein Krafttraining einzelner Muskeln oder Muskelgruppen ist oftmals *„an Land"* gezielter und besser dosierbar durchzuführen. Unterstützende Behandlungsgriffe kann der Therapeut leichter anwenden. Für manche Patienten bedeutet das An- und Auskleiden einen großen Aufwand und eine Belastung, so dass sie lieber gänzlich auf die Therapie im Wasser verzichten. Die Kontraindikationen der Therapie im Wasser, wenn also nur die Therapie im Trockenen übrig bleibt, sind weiter unten angeführt.

Gegenüber den herkömmlichen manuellen und apparativen *Traktionsverfahren* sind Traktionsbehandlungen im Wasser eher seltener, wurden aber schon lange therapeutisch eingesetzt (Hoenig 1955). An der Wirbelsäule erwartet man durch die Immersion eine Verminderung des Auflagendrucks an den Bandscheiben und den kleinen Wirbelgelenken bzw. eine Entlastung der Nervenwurzeln und Dehnung des Kapsel-Bandapparates mit Tonusminderung der paravertebralen Muskulatur. Da die Immersion im Wasser bereits eine Muskelentlastung bzw. –entspannung mit sich bringt, kann in Einzelfällen die Traktion im Wasser effektiver sein als an Land.

Am bekanntesten ist die *Unterwassertraktion nach Moll.* Bei dieser Methode (Moll 1961) handelt es sich um die "Aufhängung" des Patienten am Rande des Wasserbeckens entweder am Kopf in einer Halskrause (Einpunktaufhängung) oder unter den Achseln durch zwei Haltestangen. Die *Methode nach Saurbier*, die als *mobile Traktion im Wasser* bezeichnet wird, gehört zu den neu entwickelten Verfahren. Hierbei ist der Patient in einer Weste zwischen zwei Schwimmkörpern eingehängt. Als Vorteil der Methode wird angesehen, dass der Körper nicht fixiert ist, sondern beweglich (mobil), gleichsam schwebend aufgehängt ist (Saurbier et al. 1990).

Auch eine Atemgymnastik kann im Wasser stattfinden, wobei die Dehnung thorakaler Strukturen im Vordergrund steht. Durch die Wasserimmersion wird das – bei Morbus Bechterew erhöhte – Residualvolumen reduziert. Die Wasserimmersion wirkt durch die Auftriebskraft zudem der Inklinationstendenz entgegen, was dann indirekt auch den Atemvorgang erleichtern kann. Ob durch ein Atmen gegen den Widerstand des Wassers auch eine Kräftigung der Atemmuskulatur zu erreichen ist, wurde nie wissenschaftlich untersucht.

8. Kontraindikationen der Bewegungstherapie im Wasser

Die *Kontraindikationen* der Bewegungstherapie orientieren sich an den Risiken der Bewegungstherapie bzw. des körperlichen Trainings sowie dem Einfluss seitens der Wasserimmersion. Überwiegend handelt es sich um relative Kontraindikationen. So bedeutet der Aufenthalt im Wasser für Patienten mit einer fortgeschrittenen Herzinsuffizienz, mit Herzrhythmusstörungen und Lungenerkrankungen ein Risiko. An die schwierigen Behandlungsbedingungen (z.B. Reanimation, Defibrillation) bei akuten Ereignissen sei erinnert.

Wenn es um trainierende Belastungsintensitäten (z.B. Schwimmen) geht, so sollte eine kardiale Belastbarkeit von zumindest 75 Watt gegeben sein. Die in der rheumatologischen Behandlung und Rehabilitation üblichen muskulären Arbeitsintensitäten sind eher gering bis mittelgradig, man belässt es aber bei der genannten Belastungsempfehlung. Die vorherige Durchführung eines *Belastungs-EKG* ist sehr zu empfehlen, insbesondere bei anamnestischen Hinweisen auf eine kardiale Erkrankung.

Ferner sollten *keine* Bäder bei akuten Entzündungen viszeraler Organe, bei Infektionen und bei Inkontinenz sowie bei großflächigen Hautverletzungen und Hauterkrankungen durchgeführt werden. Die Psoriasis an sich stellt keine Gegenanzeige dar. Bei einer ausgeprägten *Psoriasis pustulosa* sind Bäder jedoch nicht zu empfehlen. Im Zweifelsfall sollte der behandelnde Facharzt die Entscheidung treffen. Dies gilt auch bei einer *akuten Iridozyclitis*, die zuerst medikamentös behandelt werden sollte.

Eine akute Gelenkentzündung, akute Diszitis oder Spondylodiszitis bei Morbus Bechterew stellt keine Kontraindikation zur Therapie im Wasser dar. Im Gegenteil, die Patienten empfinden oftmals erst im Wasser eine deutliche Schmerzlinderung und können hier erste entspannende Bewegungsübungen beginnen.

10 Fragen zum Thema

1. Welcher Patient mit Morbus Bechterew profitiert am meisten von einer Bewegungstherapie im Wasser?

Patienten mit schmerzhaften Bewegungseinschränkungen und solche mit Übergewicht

2. Welches funktionelle Defizit lässt sich besser "im Wasser" als "zu Lande" behandeln?

Bewegungsfunktionen, die auf dem Trockenen unter schwierigen Koordinations- und Stabilitätsverhältnissen stattfinden. Ferner bei reduzierter Muskelkraft, da unter Wasser Körperteile auch bei einer verminderten Muskelkraft leichter bewegt werden können.

3. Sind Psoriasis, Keratoderma blennorrphagicum, Urethritis, M. Crohn oder Iritis Kontraindikationen?

Das Bad hat im Prinzip keinen negativen Einfluss. Bei Patienten mit akuter Iritis können Sekundärinfektionen oder Reizungen durch das Badewasser entstehen. Hier sollte nach dem aktuellen Befund entschieden werden. Kardiale Erkrankungen müssen zuvor abgeklärt werden.

4. Bechterew-Gruppengymnastik im Wasser: Wie hoch muss die kardiale Leistungsfähigkeit sein?

75 Watt

5. Ein Patient mit Thoraxstarre und ausschließlicher Bauchatmung: Wie tief darf er ins Wasser?

Beim tiefen Eintauchen ist aufgrund des hydrostatischen Drucks auf Bauchdecke und Thorax die Atmung etwas behindert, was jedoch in der Praxis zumeist nicht relevant ist.

6. Welche Wassertemperatur ist für die Bechterew-Gruppengymnastik optimal?

Bei geringer Belastungsintensität ca. 33–35°C

7. Sind Übungen im Wasser zur Sturzprophylaxe an Land sinnvoll?

Ja, zumal im Wasser die Verletzungsgefahr gering ist. Insbesondere trifft dies auf ältere Patienten mit einer Osteoporose zu. Die Wassertiefe im Therapiebecken beträgt gewöhnlich 120–130 cm. Diese Tiefe ist auch für ein „Falltraining" gut geeignet.

8. Ist "Zugluft" nach dem Aufenthalt im Wasser ein besonderes Problem?

Ja. Partielle Abkühlung des Körpers kann zu reaktiven Muskelverspannungen führen. Fehlhaltungen und Gelenkaffektionen, wie sie bei der Bechterew'schen Krankheit gegeben sind, stellen hierfür begünstigende Faktoren dar.

9. Welche Vorkehrungen vermeiden das Risiko von Stürzen im Schwimmbad?

Hinweis auf Rutschgefahr, rutschfeste Unterlage auf dem Boden; geeignete Wandhalterungen. Der Patient sollte angehalten werden, keine locker fixierten Sandalen oder Badeschuhe zu tragen.

10. Ist Aquajogging bei Morbus Bechterew empfehlenswert?

Ja. Wenn die Indikation für ein kardiopulmonales Training besteht und die Fehlhaltung dies erlaubt, ist Aquajogging eine ideale Form des aeroben Trainings, besonders bei Übergewichtigen. Es ermöglicht ein kardiopulmonales Training bei gleichzeitiger Entlastung der Wirbelsäule.

Literatur

Bene E (1988) Das Gewichtsbad. Z Phys Med Klim 17:67–71

Danneskiold-Samsoe B, Lyngberg K, Risum T, Telling M (1987) The effect of water exercise therapy given to patients with rheumatoid arthritis. Scand J Rehab Med 19:31–35

De Chatel A (1961) Subaquale Traktion. Arch Phys Ther 13:427–428

Drexel H (1982) Physikalische und balneologische Therapie der ankylosierenden Spondylitis. Akt Rheumatol 7:112–119

Droste H, Miehle W, Droste U (1985) Krankengymnastik im Wasser. Pflaum Verlag, München

Gamper UN (1995) Wasserspezifische Bewegungstherapie und Training. Gustav Fischer, Stuttgart

Hartmann B, Hartmann-Unger M, Drews B (2003) Konventionelle und gerätegestützte Medizinische Aquatherapie (MAT): evidente, dosierbare Intervention. Heilbad und Kurort (12) 292–295

Hoenig W (1955) Eine verbesserte Methode der Unterwasserextension. Arch Phys Ther 7:280–283

Innenmoser J (2001) Aktive Wasser-Therapie. Meyer & Meyer, Aachen

Knüsel O (2001) Physikalische-balneologische Therapie bei der ankylosierenden Spondylitis. In: Schmidt KL (Hrsg) Ankylosierende Spondylitis. Novartis Pharma-Verlag, Nürnberg, pp 223–229

Landewé RB, Peeters R, Verreussel RL, Masek BA, Goei The HS (1992) No difference in effectiveness measured between treatment in a thermal bath and in an exercise bath in patients with rheumatoid arthritis (NL). Ned Tijdschr Geneeskd 136:173–176

Magyarosy I, Hartmann B, Schnizer W, Bender T (2000) Aqua-Stretching – evidente Therapie für Skelett und Muskulatur. Heilbad und Kurort 52:327–329

Melton-Rogers S, Hunter G, Walter J, Harrison P (1996) Cardiorespiratory responses of patients with rheumatoid arthritis during bicycle riding and running in water. Phys Ther 76:1058–1065

Moll K (1961) Das Gewichtsbad. Münch Med Wochenschr 11:567–568

Mucha C (2000) Unterwasserbewegungstherapie. Phys Ther 21:531–536

Ruoti RG, Morris DM, Cole AJ (1997) Aquatic Rehabilitation. Lippincott, Philadelphia, New York

Saurbier B, Hinrichs H-U, Wicharz J, Hünnefeld H, Herbst H (1990) Mobile Traktion im Wasser. Krankengymnastik 42:1115–1119

Schnizer W (2001) Bewegungstherapie im Wasser und Wasserimmersion. Heilbad und Kurort 53:296–300

Schöning N (1988) Bewegungstherapie im Wasser. Gustav Fischer, Stuttgart

Schrecker G (1996) Aqua-Trimm. Hippokrates, Stuttgart

Kapitel 36

Kurmedizin, Balneologie und Klimatologie

Albrecht Falkenbach, Müfit Zeki Karagülle, Tamás Bender, Yuko Agishi, Bernd Hartmann

1. Die Kur

Der Begriff der *"Kur"* wurde in den vergangenen Jahren sehr strapaziert. Vereinzelte Fälle von Missbrauch der Sozialversicherungen für einen *„vergnüglichen Kuraufenthalt"* durch die Patienten, von den Kritikern dann als *„Kurlaub"* bezeichnet, und der zwar vorhandene, aber noch immer unbefriedigende wissenschaftliche Effektivitätsnachweis führten dazu, dass *die Kur* als vormals bedeutender Teil des gesamten Gesundheitssystems zunehmend in Vergessenheit oder gar in Verruf geriet (William 1997). Für die *Mainstream medicine* existiert *die Kur* kaum mehr, während sie bis vor kurzem noch durch Lehrstühle an den medizinischen Fakultäten vertreten war und als obligates Fach gelehrt wurde.

Da eine *medizinische Kur*, wie sie in Mitteleuropa verstanden wird (Übersicht in Hillebrand und Weintögl 2001; Deutscher Heilbäderverband 2003), in den angloamerikanischen Ländern unbekannt ist, kann sich diese traditionelle Form der Behandlung in der modernen Medizin nicht mehr behaupten. Die vor allem aus dem angloamerikanischen Raum dominierte wissenschaftliche Medizin nimmt die Kur kaum wahr. Es gibt zwar in den USA alle ortsgebundenen Heilmittel (Kovacs 1945), die in Europa oder Japan zur Balneotherapie eingesetzt werden, aber es haben sich dort niemals Kurorte als medizinische Zentren auf dem Niveau entwickeln können, wie sie im Laufe der letzten Jahrhunderte in Mitteleuropa entstanden sind. *Spa medicine* wird in den USA eher mit einem Aufenthalt in einem *Wellness-Hotel* oder einer *Beauty-farm* gleichgesetzt.

Kur findet heute öffentlich vor allem dann Beachtung, wenn Einsparmaßnahmen im Bereich der Sozialversicherungen auf der Agenda stehen. Mit großer Öffentlichkeitswirksamkeit wird dann über das Einsparpotential im Kurwesen berichtet, auch wenn der Anteil der Kosten für die Kurmedizin weniger als 2% des Gesundheitsbudgets beträgt, das Streichen der Kur also nicht wirklich zur Sanierung des Gesundheitswesens beitragen kann. In dem Bestreben, sich von der *„Kur"* loszusagen, wurde dieser Begriff auch aus dem deutschen *Sozialgesetz* verbannt und diese Form der präventiven, kurativen oder rehabilitativen Intervention unter *„ambulante Vorsorgeleistung"* bzw. *„Rehabilitationsmaßnahme"* subsummiert.

Die Ergebnisse einer eigenen Untersuchung (Falkenbach und Herold 1999) zeigen jedoch keinen Hinweis auf einen Missbrauch der Sozialversicherungen für einen *„billigen Urlaub"* durch Patienten mit Morbus Bechterew. Die *„Kassenpatienten"* waren genauso krank wie die *„Selbstzahler"*.

Angesichts des allgemeinen *Abwärtstrends* der vergangenen Jahre finden dann die wenigen wissenschaftlichen Arbeiten zur kurmedizinischen Behandlung umso mehr

Aufmerksamkeit, zumal sie in den vergangenen Jahren wiederholt überraschend positive Ergebnisse berichteten (Tishler et al. 1995; van Tubergen et al. 2001; Cronstedt und Stenstrom 2002; Hashkes 2002; Hafström und Hallengren 2003). Da zudem immer wieder ein *günstiges Kosten/Nutzen-Verhältnis* der Kurtherapie aufgezeigt wurde (Stoyke 1997; Allard et al. 1998; Meggeneder 1999; van Tubergen et al. 2002; Coccheri et al. 2002; Brefel-Courbon et al. 2003), erscheint vielen Medizinern und Gesundheitsökonomen die (erneute) Beschäftigung mit der *Kur* heute wieder lohnenswert.

Noch wichtiger für die zukünftige Entwicklung der Kur dürfte aber die außergewöhnlich gute *Akzeptanz* der Kur *durch die Patienten* sein. Wohl keine andere Behandlung wird von den Patienten mit chronischen Erkrankungen so gut angenommen wie die *Kurtherapie*. Die *Compliance* der Patienten gegenüber den kurmedizinischen Anwendungen ist bedeutend besser als bei den medikamentösen oder alleinigen krankengymnastischen Behandlungen.

Die im Rahmen einer Kur angewandten medizinischen Maßnahmen sind dann oftmals auch noch angenehm und das Ambiente ebenfalls, so dass die gute Akzeptanz einfach zu erklären ist. Nachdem die moderne Medizin inzwischen erkannt hat, dass eine gute Behandlung nicht unbedingt schmerzhaft und unangenehm sein muss, wachsen die Zukunftschancen der Kur wieder.

Selbst der *Tango am Abend* nach dem *Fango am Morgen* ist heute weniger ein Argument der Kritiker gegen die Kur, sondern wird zunehmend als Teil einer möglichst uneingeschränkten *Partizipation* des mündigen Patienten positiv aufgefasst. Eine optimale Partizipation sollte ja letztlich ohnehin das Ziel aller medizinischen Interventionen sein (siehe Kap. 21).

Da die gegenwärtigen Gesundheitsleistungen der Sozialversicherungen in dieser Form in Zukunft nicht mehr finanzierbar sein werden und in vielen Bereichen die Unzufriedenheit mit der medizinischen Versorgung wächst, kommt *die Kur* auf der Suche nach kostengünstigen Alternativen wieder in die Diskussion, wobei erstmals seit langem wieder eine größere Sachlichkeit und eine positivere Einstellung zu verzeichnen ist. Auch die Kurmedizin selbst hat endlich aufgehört, sich ständig für sich selbst zu entschuldigen und ihre eigene Stärken wieder erkannt. Ärzte nennen sich wieder bewusst Kurmediziner, um die (positive) Aufmerksamkeit der Patienten auf sich zu lenken.

Die Patienten haben dabei auch keine Berührungsängste mit dem Begriff der *Kur*. Den meisten Patienten ist noch immer bewusst, dass die *Kur* von der *Medizin* geprägt ist und in erster Linie eine *medizinische Behandlung* darstellt.

Für Patienten mit Morbus Bechterew hat die Kur seit Jahrzehnten einen unverändert hohen Stellenwert. In einer Befragung unter den Mitgliedern der DVMB (Feldtkeller und Lemmel 1999) werden vor allem Kurorte genannt, wenn nach den *erfolgreichsten* Therapiezentren gefragt wird. Für den Patienten stehen die *Schmerzlinderung* und *Funktionsverbesserung* durch die kurmedizinischen Anwendungen im Vordergrund.

Die aktuellen *Definitionen* der Begriffe *Kurmedizin, medizinische Balneologie* und *Klimatologie* sind dem beigefügten *Consensus-Statement* der *Deutschen Gesellschaft für Physikalische Medizin und Rehabilitation* zu entnehmen (Kap. 36A). Diese Definitionen bieten die Basis für eine erneute zukunftsweisende Diskussion um den Stellenwert der Kurortbehandlung, selbstverständlich auch dann, wenn es um die Beratung, Betreuung und Behandlung von Patienten mit Morbus Bechterew geht.

Es ist die Aufgabe des betreuenden Arztes, am Kurort die des Kurarztes, die Komponenten der Kurmedizin zu einem individuell sinnvollen *Gesamtbehandlungsprogramm* zusammenzustellen. Neben dem Ortswechsel sind dies die balneotherapeutischen Maßnahmen, die Klimatherapie, die Hydrotherapie, alle Anwendungen der physikalischen Therapie (einschließlich Krankengymnastik), die Ernährung und Ernährungsberatung sowie die psychologische Betreuung und die Patientenschulung. Generell können bei Patienten mit Morbus Bechterew reizintensivere Anwendungen durchgeführt werden (Amelung und Jungmann 1986). Auch eine hohe Krankheitsaktivität stellt bei Morbus Bechterew keine Kontraindikation gegen kurmedizinische Anwendungen dar (Falkenbach und Wolter 1997).

Im Vordergrund stehen die Verbesserungen reversibler funktioneller Defizite, die bei Morbus Bechterew vor allem in der Beweglichkeit, Kraft, Kraftausdauer und kardiopulmonalen Fitness liegen. Für eine Verbesserung dieser Defizite muss genügend Zeit eingeräumt werden. Die Bedeutung der einzelnen *Interventionen* bei Morbus Bechterew wird in den entsprechenden Kapiteln dieses Buches erörtert. Darüber hinausgehende Aspekte sollen hier nachfolgend dargestellt werden, insbesondere auch die möglichen Vorteile einer *kombinierten wohnortfernen Anwendung* am Kurort.

2. Rehabilitation am Kurort

Die mitteleuropäischen Kurorte haben sich in den vergangenen Jahrzehnten zu kompetenten Zentren der Rehabilitation entwickelt. Die an einem Ort zusammengefassten besonderen therapeutischen Möglichkeiten rufen häufig die Bewunderung, zuweilen auch den Neid ausländischer, insbesondere US-amerikanischer Kliniker hervor, die sich dann von den qualitativ hochwertigen und vergleichsweise kostengünstigen Behandlungsangeboten oftmals überrascht zeigen. Die Erweiterung der *physikalischen Therapiemöglichkeiten* hat maßgeblich dazu beigetragen. Sie haben inzwischen die *ortsgebundenen Heilmittel*, die das Spezifische eines Kurortes ausmachen und die Indikationen bestimmen, in ihrer – früher überragenden – Bedeutung zurückgedrängt.

Dennoch zeigt die klinische Erfahrung immer wieder, dass die *physikalischen Behandlungen* am Kurort durch die *ortsgebundenen Heilmittel* aufgewertet werden, nicht zuletzt in den Augen der Patienten, die die kombinierte Anwendung in der Regel sehr begrüßen. Beispielhaft seien die Bewegungstherapie nach einer systemischen Erwärmung im „Warmbecken" eines Schwimmbades, die Gymnastik im natürlichen Solewasser mit einem größeren Auftrieb als Wasser (sofern dies das Therapieziel unterstützen kann), die Massage nach einem Thermalbad oder die krankengymnastischen Muskeldehnungsübungen nach einer Peloidtherapie genannt. Die UV-Therapie in Kombination mit Solebädern ist vor allem für Patienten mit Psoriasis als erfolgversprechend zu erwähnen (Schiffner et al. 2000).

Zudem bieten die Kurorte klimatische und Umweltbedingungen, die einen Patienten mit Morbus Bechterew oftmals besser für eine *Bewegungstherapie im Freien* motivieren können, die dann möglicherweise sogar effektiver ist als die Bewegungstherapie in einer Turnhalle (Laschewski und Jendritzky 2003). Die *Terrainkur* ist ein inzwischen etablierter Bestandteil der Kurortbehandlung, der sehr gut zur Verbesserung der kardiopulmonalen Leistungsfähigkeit eingesetzt werden kann. *Nordic walking* findet derzeit mehr und mehr Verbreitung. Der Aspekt der *„Nähe zur Natur"* ist heute zwar überwiegend ideologisch besetzt, die klinischen Erfahrungen belegen jedoch die große Bedeutung für den einzelnen Patienten. Die *Naturnähe* kann die *Motivation* für ein körperliches Training verbessern, die *Naturerfahrung* möglicherweise auch die *positive Körpererfahrung* unterstützen. Den Anforderungen der Natur gewachsen zu sein, zum Beispiel eine Anhöhe im Wald zu ersteigen, bedeutet für viele Patienten mit Morbus Bechterew ein Erfolgserlebnis, das wiederum zur Weiterführung der Therapiemaßnahmen motiviert.

Die Komplexprogramme haben eine umfassende Rehabilitation des Patienten zum Ziel. Dies geschieht innerhalb der Rehabilitationskliniken am Kurort, inzwischen aber auch häufiger in Form sog. Kompaktkuren in Kleingruppen (Streicher und Wenemoser 2003), wobei die Patienten während der Behandlungsphase in unterschiedlichen Unterkünften wohnen. Zwei solcher komplexen Rehabilitationsprogramme unter Einschluss von ortsgebundenen Heilmitteln (Radon) wurden in kontrollierten Studien bei Morbus Bechterew evaluiert (Lind-Albrecht 1999; van Tubergen et al. 2001). Sie sind in Kap. 30 ausführlich dargestellt.

3. Wohnortnahe oder wohnortferne Therapie und Rehabilitation?

Warum sollten die Behandlungen am Kurort durchgeführt werden, wenn die meisten Therapien ebenso wohnortnah angeboten werden könnten? Diese Diskussion wird seit einigen Jahren sehr heftig und leider häufig wenig sachlich geführt. Bedauerlicherweise werden oft Argumente vorgebracht, die mehr oder weniger von finanziellen (Eigen-)Interessen geprägt sind, weniger durch die medizinische Vernunft.

Gerade in jüngster Zeit haben die *Heil- und Hilfsmittelrichtlinien* des *Bundesausschusses der Ärzte und Krankenkassen* in Deutschland zu einer sehr restriktiven Handhabung der Gewährung physikalischer Therapiemaßnahmen am Wohnort durch die Sozialversicherungsträger geführt. Diese Richtlinien gelten (bisher) nicht im Bereich der Kurortbehandlung, so dass oft erst hier die für den Patienten optimale physikalische Therapie in einer medizinisch sinnvollen Kombination angewandt werden kann. Aber auch am Kurort sind aufgrund der angespannten finanziellen Situation leider zunehmende Restriktionen zu erwarten.

Generell wäre es wünschenswert, wenn bei der Frage, ob eine *wohnortnahe* oder *wohnortferne* Behandlung für den jeweiligen Patienten zu bevorzugen ist, die *individuellen* Gegebenheiten und Probleme des Patienten ausschlaggebend sein könnten. Beruflicher und familiärer *Stress* können maßgeblich zur Beschwerdeverstärkung beitragen und die Erfolgsaussichten einer Behandlung beeinträchtigen. Für die Rehabilitation von Patienten, bei denen diese Komponenten bedeutsam sind, ist die *wohnortferne* Behandlung am Kurort empfehlenswert. Die physikalische Therapie in der entspannteren Atmosphäre eines Kurortes erscheint dann erfolgversprechender. Zumeist ist es der betreuende *Hausarzt*, der die sozialen und psychischen Probleme des Patienten am besten beurteilen und den Einfluss des sozialen Umfeldes abschätzen kann. Er sollte die Weichen für die Wahl des Behandlungsortes stellen.

Die Behandlungen von Patienten mit Morbus Bechterew benötigen *Zeit*. Dies gilt insbesondere für die Maßnahmen der physikalischen Therapie. Die Notwendigkeit einer ausreichenden Zeitplanung beschränkt sich nicht allein auf die Behandlung selbst, sondern umfasst auch die Zeiten für An- und Abreise, für An- und Auskleiden, für Vor- und Nachruhe. Jedem erfahrenen Physiotherapeuten ist die Bedeutung der Entspannung des Patienten vor, während und nach der Behandlung bewusst. Ist ein Patient bei der Behandlung noch gehetzt und angespannt, so sind die Erfolgsaussichten der Therapie gering. Leider wird auch der Nachruhe häufig nur allzu wenig Zeit zugemessen.

Es ist offensichtlich, dass beispielsweise eine thermoregulatorische Reaktion nach einer Überwärmungsbehandlung in Ruhe und unter Kontrolle des Therapeuten geschehen sollte und nicht während des Ankleidens in der Kabine. Diese Aussage gilt prinzipiell für alle am Kurort angewandten Therapieformen. Die Entspannung nach einer Massage sollte in Ruhe von dem Patienten gespürt werden. Der Patient sollte sich in der Zeit der Nachruhe auf die induzierten Veränderungen in seinem Körper konzentrieren können und diese bewusst wahrzunehmen versuchen. Diese Aufgabe kann nicht während der Autofahrt nach Hause oder zum Arbeitsplatz erfüllt werden.

Somit kann Zeitmangel in jeder Hinsicht die Erfolgsaussichten einer Therapie trüben. Diese Aussage gilt für die Therapie am Kurort ebenso wie für die Behandlung am Wohnort. Es ist jedoch offensichtlich, dass viele Patienten unter den gewohnten Anforderungen des Alltags diese medizinisch sinnvolle und notwendige Zeit nicht aufbringen können. Für diese Patienten bietet eine Therapie *am Kurort* den großen Vorteil, dass sie ohne Zeitnot durchgeführt werden kann. Zudem sind die *„wohnortnahen"* Behandlungseinrichtungen für viele Patienten oftmals nicht ohne großen Aufwand erreichbar. Obwohl das Angebot einer wohnortnahen medizinischen Versorgung und Behandlung in den vergangenen Jahren beträchtlich erweitert worden ist, bestehen gerade in ländlichen Gebieten noch immer zum Teil sehr lange Anfahrtswege.

4. Ortsgebundene Heilmittel

Die *ortsgebundenen Heilmittel* und die klimatischen Verhältnisse bestimmten aus der Tradition heraus die *Indikationen* des jeweiligen Kurorts (Karagülle et al. 2003). *Vor* den bedeutenden Entwicklungen in der pharmakologischen Behandlung waren die ortsgebundenen Heilmittel (Übersicht in Pratzel und Schnizer 1992) für die Patienten mit Morbus Bechterew neben der Physikalischen Therapie die wichtigsten Hoffnungsträger für eine Linderung ihrer Beschwerden.

Inzwischen sind aus diesen Kurorten mit ihren Kurmittelhäusern und stationären Einrichtungen moderne spezialisierte Zentren mit eben diesen Indikationen geworden. In Bezug auf Morbus Bechterew sind es vor allem die Radon-, Sole-, Schwefel- und Moorbäder (Amelung und Jungmann 1986; Knüsel 2001). Um auch am Kurort eine umfassende moderne Rehabilitation anbieten zu können, sollten heute alle Maßnahmen der Prävention, Behandlung und Rehabilitation dieser Erkrankung vorhanden sein. Die physikalische Therapie ist bei allen chronischen Erkrankungen, so auch bei Morbus Bechterew, ein fester Bestandteil des Behandlungskonzepts, selbstverständlich auch am Kurort (Knüsel 2001). Sofern es für einen Patienten mit Spondylarthropathie zeitlich und finanziell machbar ist, sollte er solche intensiven kombinierten *„Spa-exercise"*-Programme (van Tubergen et al. 2001) wiederholt durchführen.

Bei einem Patienten mit Morbus Bechterew und ausgeprägten funktionellen Einschränkungen ist die gezielte Behandlung dieser Defizite die notwendige Voraussetzung für die bessere *Funktion* übergeordneter hierarchischer Strukturen und schließlich für die bestmögliche *Aktivität* und *Partizipation* des Patienten. Dieses Aufgabengebiet ist zuerst die Domäne der physikalischen und rehabilitativen Therapie. Dabei sollten die ortsgebundenen Heilmittel jedoch nicht in Vergessenheit geraten, die gerade für die Patienten selbst eine enorme Bedeutung haben.

Für Patienten mit Morbus Bechterew stehen die Anwendungen mit Radon (in Form von Speläotherapie oder Bädern) im Vordergrund (siehe Kap. 30). Die Radonkurorte (z.B. Gastein, Baden-Baden, Bad Kreuznach, Joachimsthal, Bath) haben sich in der Vergangenheit zu den – hinsichtlich der Patientenzahl – größten Therapiezentren zur Behandlung von Morbus Bechterew entwickelt.

Daneben finden bei Morbus Bechterew Schwefelbäder, CO_2-Bäder und Solebäder eine breite Anwendung. Solebäder sind in Kombination mit ultravioletten Bestrahlungen bei Patienten mit einer begleitenden Psoriasis und wegen ihrer physikalischen Eigenschaften (Auftrieb) auch für die Durchführung von Bewegungsübungen im Wasser zu empfehlen.

Bei den Peloiden überwiegt in ihrer Bedeutung bei weitem die physikalische Eigenschaft der hohen Wärmekapazität, die eine längerfristige, relativ konstante Applikation von Wärme ermöglicht (Kleinschmidt und Dietrich 2003). Die Relevanz der Inhaltsstoffe (Huminsäuren) dürfte für die Wirkung zu vernachlässigen sein.

Bei der Auswahl eines für einen Patienten mit Morbus Bechterew individuell am besten geeigneten Kurortes sollten auch die klimatischen Bedingungen Berücksichtigung finden (Hafström und Hallengren 2003), insbesondere wenn der Patient aus seiner Erfahrung heraus berichtet, dass er bei bestimmten Wetterlagen unter größeren Beschwerden leidet (s.u.). Kurorte, die eben diese Wetterlagen häufig aufweisen, sind dann eventuell weniger gut für diesen Patienten geeignet.

In diesem Zusammenhang sollte zusätzlich an die Wahl der optimalen Jahreszeit gedacht werden (Strauss-Blasche et al. 2002). Auch hier können die persönlichen Erfahrungen des Patienten weiterhelfen. Beispielsweise können viele Patienten mit Morbus Bechterew ein umfassendes therapeutisches Programm am besten während der warmen und trockenen Sommermonate absolvieren. Wenn die Behandlung dann eine mehrmonatige Beschwerdelinderung bringen kann und der Patient – wie sehr häufig berichtet – im Herbst üblicherweise die größten Schmerzen verspürt, so wäre für diesen Patienten der Spätsommer die beste Zeit für *seine Kur*. Die Erfahrung zeigt, dass es sich durchaus lohnt, solche Aspekte zu beachten. Wissenschaftliche Untersuchungen zu diesem Thema gibt es jedoch bisher nicht.

5. Hydro- und Thermotherapie

5.1. Allgemeine Bedeutung

Patienten mit Morbus Bechterew und den damit verbundenen chronischen Beschwerden versuchen verständlicherweise alle ihnen zugänglichen Behandlungen, um eine Linderung zu erfahren. Dabei werden von den Patienten aus *therapeutischen* Gründen auch Anwendungen genutzt, die der betreuende Arzt nicht unbedingt als Therapie ansehen würde (Curda et al. 1999).

Aus der Sicht des Patienten handelt es sich dabei aber um eine Möglichkeit zur Behandlung seines Leidens. Diese Anwendungen sind also für ihn *„klinisch relevant"*, so dass er auch den diesbezüglichen Rat *seines* vertrauten Arztes sucht. Dieser sollte auf die von dem Patienten vorgetragenen Fragen kompetent Antwort geben können. Da die *Hydro- und Thermotherapien* auch im Rahmen der Kurortbehandlung einen hohen Stellenwert einnehmen (Agishi 2001), sollen diese „allgemeinmedizinischen" Aspekte in diesem Kapitel ausführlicher besprochen werden, obwohl sie nicht „Bechterew-spezifisch" sind.

Die Anwendung von *Wasser und Wärme* zu prophylaktischen und kurativen Zwecken ist die älteste Methode zur Gesundheitsförderung. Wasser wird mit multiplen – positiven wie negativen – Aspekten assoziiert. In der *traditionellen europäischen Medizin (TEM)* spielt Wasser als Therapiefaktor eine äußerst wichtige Rolle und darf in diesem Zusammenhang als wichtiger kultureller Faktor für die allgemeine Bevölkerung in der Betrachtung von Krankheit und Gesundheit angesehen werden (Karagülle et al. 1995; Falkenbach 2001). Vor diesem Hintergrund wird auch die große Bedeutung von Wasser, Warm– oder Kaltanwendungen für einen chronisch kranken Patienten mit Morbus Bechterew eher verständlich – obwohl die wissenschaftliche Medizin sie kaum mehr als „klinisch relevant" erachtet.

Die Schulmedizin schenkt diesen traditionellen *„Wasserbehandlungen"* (Haven 1898) seit Jahren nur mehr wenig Beachtung (Goldby und Scott 1993). An den Universitäten wird allenfalls in der *Medizingeschichte* über *Hydrotherapie* berichtet. Demgegenüber erlebt dieses traditionelle Naturheilverfahren in der Allgemeinbevölkerung eine Renaissance. Immer mehr Menschen in den Industrienationen wenden sich den Naturheilverfahren zu und zeigen zu diesen mehr Vertrauen als zur klassischen Schulmedizin (Eisenberg et al. 2001). Hierfür ist der eindeutige Glaube an ein *günstigeres Risikoprofil* und ein besseres Nutzen-Risiko-Verhältnis verantwortlich. Insbesondere zur Gesunderhaltung, zur Behandlung von Befindlichkeitsstörungen und bei chronischen Leiden findet die *Hydro- und Thermotherapie* eine immer größer werdende Anhängerschaft.

Dabei werden die Grenzen zwischen einem hygienischen Grundbedürfnis, dem Ziel der Entspannung und Befindlichkeitsverbesserung, dem Aspekt der Abhärtung und den medizinisch indizierten Interventionen sowie der Freizeitgestaltung fließend. Physikalische Therapie und *Wellness*-Bewegung, medizinische Kur- und Wohlfühlbehandlung, seriöse medizinische Therapie und Scharlatanerie sowie Kurmittelhaus und Freizeitparks mit Bäderlandschaft finden immer mehr Probleme, sich gegeneinander abzugrenzen (Ebnöther 2001). Dies ist z.T. verständlich, da auch die Bedeutung allgemeiner Befindlichkeits- und Funktionsstörungen für die Entwicklung einer definierten Erkrankung und die damit im Zusammenhang stehende Aktivitäts- und Partizipationsstörung zunehmend deutlicher wird.

Die Schulmedizin zeigt noch immer zu wenig Interesse an *klassischen Naturheilverfahren* wie der Hydrotherapie und sieht keine Notwendigkeit, sich mit diesem Verfahren aus der Volksmedizin in Wissenschaft oder Lehre näher auseinander zu setzen. Dies hat zur Folge, dass insbesondere junge Ärzte den diesbezüglichen Fragen von Seiten der Patienten recht hilflos ausgesetzt sind. Der *Patient* sieht in diesen Anwendungen jedoch durchaus einen bedeutenden *Faktor für seine Gesundheit* und sucht Beratung bei den von ihm als Kompetenzzentrum in Gesundheitsfragen angesehenen Stellen, das heißt, primär in der ärztlichen Praxis. Wenn der beratende Arzt nun nicht auf die für den Patienten relevanten Fragen eingehen will oder kann, erscheinen sie auch noch so banal, wird sich der Patient andere Ansprechpartner suchen. Hier wird er insbesondere bei selbsternannten Gesundheitsberatern und Homöopathen fündig.

Nicht zuletzt aus Gründen einer ungetrübten und *vertrauensvollen Arzt-Patient-Beziehung* erscheint es deshalb sinnvoll, sich (erneut) solchen Themen wie der *Hydro- und Thermotherapie* vermehrt zuzuwenden. Auch sei an dieser Stelle darauf hingewiesen, dass mit einer falschen oder falsch dosierten Anwendung durchaus auch ein Risiko verbunden sein kann (z.B. Nagasawa et al. 2001; Falkenbach et al. 1994), das der Arzt durch eine kompetente Beratung vermindern kann.

5.2. Taktile Reize

Bei der *Hydrotherapie* kommt das Wasser primär mit der Haut in Berührung. Dieser *taktile Reiz* ist nicht nur für die krankengymnastische Behandlung (Besuden 2003), sondern auch für die Hydro- und Thermotherapie überaus bedeutsam. Der Hautreiz löst sensorische Qualitäten aus, die über das subjektive Erleben bereits Einfluss auf die Akzeptanz oder Ablehnung durch den Patienten nehmen können.

Als Beispiel für die *„klinische Relevanz"* seien die unterschiedlichen Applikationsformen indifferenten Wassers wie das Wannenbad, die Unterwasserdruckstrahlmassage, das Duschen, die Bürstenmassage oder die Druckstrahlanwendung im Schwimmbad genannt. Diese verschiedenen Anwendungsformen werden von den Patienten unterschiedlich erlebt. Hinsichtlich der medizinischen Bedeutung, evtl. sogar unter differentialtherapeutischem Aspekt, kann bei der Auswahl nicht auf kontrollierte klinische Studien zurückgegriffen werden, sondern die Beratung muss sich auf die Erfahrung stützen. Die genannten fünf Anwendungsformen des Wassers müssen mit Sicherheit unterschiedlich gesehen werden, wenn ein gestresster Patient mit Morbus Bechterew und Einschlafstörungen, ein Patient mit nächtlichen Ruheschmerzen oder ein Patient mit ausgeprägter Morgensteifigkeit einen Weg suchen, ihre Beschwerden mit hydrotherapeutischen Maßnahmen zu lindern und ihren Arzt um Rat fragen.

Es sei nochmals daran erinnert, dass hier nicht diskutiert werden soll, ob diese Aspekte wissenschaftliche Medizin im Sinne der *Evidenz based medicine* darstellen – aber Patienten werden in der täglichen Praxis ihren Arzt mit solchen Fragestellungen konfrontieren. Aus diesem Grunde müssen solche *„differentialtherapeutischen" Überlegungen* gestattet sein und der beratende Arzt muss eine plausible Antwort geben können, will er nicht vor dem Patienten seine medizinische Kompetenz infrage stellen.

Generell sind die Anwendungsmöglichkeiten in der Hydrotherapie äußerst vielfältig. Wasser kann mit Tüchern in Form von Waschungen, Wickel, Packungen oder Auflagen, als fließendes Wasser in Form von Güssen oder Duschen oder unter Einbeziehung des hydrostatischen Drucks in Form von Voll- oder Teilbädern Anwendung finden. Beim Baden (Immersion) kommen mechanische, thermische, chemische und potentiell auch radioaktive oder elektrische Einflussfaktoren zur Geltung.

Unter den *mechanischen* Einflussfaktoren sind der *Auftrieb*, die *Viskosität* und der *hydrostatische Druck* zu beachten. In respiratorischer Mittellage hat der Körper ein *spezifisches Gewicht* von etwa 1,025 und ist somit etwas schwerer als Wasser (spezifisches Gewicht 1). Dabei sind die gasgefüllten Teile des Rumpfes deutlich leichter, die Extremitäten schwerer als das Wasser. Selbstverständlich darf bei diesen Überlegungen die Schwere des aus dem Wasser ragenden Kopfes nicht vergessen werden. Da sich das *spezifische Gewicht* des Körpers und des Wassers nicht viel unterscheiden, ist der Aufenthalt in einem Bad der Schwerelosigkeit sehr ähnlich. Dies bedeutet eine Entspannung der Muskulatur, was für einen Patienten mit Morbus Bechterew und seine häufig verspannten tonischen Muskeln schon alleine eine angenehme Erfahrung sein kann. Sie wird gleichzeitig auch für die *entspannende psychische Wirkung* des Bades mitverantwortlich gemacht.

Da auch die Belastung der Gelenke im Bad vermindert wird, sind generell positive Effekte bei Patienten mit Beschwerden im Bereich des Bewegungsapparates zu erwarten. Der Auftrieb des Körpers wird vermehrt, wenn Inhaltsstoffe das spezifische Gewicht des Wassers anheben. *Hochkonzentriertes Salzwasser* (Sole) hat ein spezifisches Gewicht von etwa 1,1, *Peloidbäder* ein spezifisches Gewicht von 1,3. Der *größere Unterschied* zwischen dem spezifischen Gewicht des Körpers und der umgebenden Flüssigkeit bedeutet dann jedoch aufgrund des weiter zunehmenden Auftriebs, dass Muskelarbeit aufzuwenden ist, um *Dysbalancen* auszugleichen. Die Verhältnisse entfernen sich zunehmend von dem der Schwerelosigkeit und der muskeldetonisierende Effekt wird bei zunehmendem spezifischem Gewicht der umgebenden Flüssigkeit weiter vermindert. Ist das Ziel also eine *Entlastung* von Muskeln und Gelenken, so ist am ehesten die Immersion in *Wasser* oder *schwacher Sole* zu empfehlen.

Dieser *muskeldetonisierende Effekt* der Immersion stellt eine gute Voraussetzung für gezielte Bewegungsübungen dar und wird bei der physiotherapeutischen Unterwassertherapie ausgenutzt. Gerade Patienten mit ausgeprägten Muskelverspannungen oder verminderter Belastungsfähigkeit aufgrund von Fehlhaltungen profitieren von diesen *Effekten des Auftriebs*, die wiederum ein gezielteres Training einzelner Muskelgruppen erlauben.

Kohärenz und *Viskosität* des Wassers setzen der *Bewegung* einen gut dosierbaren *Widerstand* entgegen. Bei langsamen Bewegungen steigt der Widerstand *linear* mit der *Geschwindigkeit der Bewegung*. Bei schnellen Bewegungen entstehen *Wirbel*, die mit einem exponentiell ansteigenden Widerstand einhergehen. Zur Behandlung der Muskelschwäche bieten sich somit optimale Bedingungen einer gut dosierbaren, wiederkehrenden Belastung unter Vermeidung von Spitzendrucken.

Bewegung im Wasser führt zudem zur Reizung *kutaner Afferenzen*, die möglicherweise zu einer verbesserten *Körperwahrnehmung* und einem damit verbundenen Training der bewussten *Wahrnehmung der Körperhaltung* beitragen können. Durch die indirekte Wahrnehmung von Haltung und Bewegung aufgrund der gleichzeitigen Hautreizung soll der Patient mit Morbus Bechterew wieder lernen, Fehlhaltungen des Körpers möglichst präzise bewusst wahrzunehmen, was die Grundvoraussetzung für eine selbständige *Haltungskorrektur* darstellt.

Mit zunehmender Wassertiefe steigt der *hydrostatische Druck*, der therapeutisch ausgenutzt werden kann, aber auch Risiken birgt. Der hydrostatische Druck während der Immersion wirkt sich insbesondere auf das Niederdrucksystem mit einer Zunahme des venösen Rückflusses zum Herzen aus. Beim *Wannenbad in Liegeposition* und bei einer Wasserhöhe *bis zum Beckenkamm im Stehen* besteht jedoch kaum eine klinisch relevante Belastung des Herzens. Wenn der Patient auch außerhalb des Wassers flach liegen kann, sind hierbei keine Beschwerden zu befürchten. Durch die mit der Immersion verbundene *Steigerung des Gewebsdruckes* sind eine Verminderung der interzellulären Flüssigkeit im Gewebe und ein vermehrter Abfluss aus der Peripherie zu erwarten. In Abhängigkeit von bestehenden Begleiterkrankungen können somit periphere Ödeme und periphere Venenerkrankungen unterstützend behandelt werden. Eine Umfangminderung der unteren Extremitäten und des Abdomens ist regelmäßig zu registrieren.

Größere Eintauchtiefen lassen dementsprechend größere *Volumenverschiebun-*

gen erwarten. Es kommt zu einem *Anstieg des zentralvenösen und pulmonalkapillären Drucks*. In stehender Position ist bei einem Wasserstand bis zum Kinn mit einer Verschiebung von etwa 700 ml Blut und einem dementsprechenden Anstieg des zentralvenösen Drucks zu rechnen. Dennoch hat die inzwischen lange Erfahrung in der kardiologischen Rehabilitation gezeigt, dass auch Patienten mit moderaten Herzerkrankungen ohne großes Risiko baden können. Bei geübten Schwimmern besteht auch im NYHA-Stadium 1 und 2 kein übermäßiges Risiko. Im Zweifelsfall sollte vor dem Beginn einer Behandlung im Wasser ein *Belastungs-EKG* durchgeführt werden.

Eine *übermäßige Belastung* ist mit dem *Eintauchen des Kopfes* unter Wasser verbunden, der Patienten mit Morbus Bechterew aber beim Brust- oder Kraulschwimmen empfohlen werden muss, um die Hyperlordosierung der HWS nicht noch weiter zu forcieren. Dabei zeigt der *pulmonalkapilläre Druck* einen Anstieg von mehr als 100%, was eine *kardiale Dekompensation* und *Rhythmusstörungen* induzieren kann. Bei Rhythmusstörungen und speziellen angeborenen oder erworbenen Herzfehlern ist eine individuelle Abwägung von Nutzen und Risiko notwendig.

Durch die intravasale Verschiebung der Gewebsflüssigkeit steigt das Plasmavolumen, die Blutviskosität nimmt ab. Damit verbunden ist ein Anstieg des *atrialen natriuretischen Faktors (ANP)*, der maßgeblich für die *„Badediurese"* verantwortlich ist. Diese *„ausschwemmende"* Wirkung des Bades kann somit auch therapeutisch genutzt werden. Positive Ergebnisse wurden insbesondere bei der Hydrotherapie (z.B. auch in Schwefelwasser, Mancini et al. 2003) der chronisch venöser Insuffizienz berichtet. Diese Effekte sind für die Behandlung von Symptomen des Morbus Bechterew primär nicht relevant, können bei Begleiterkrankungen aber sinnvoll eingesetzt werden. Auf eine *ausreichende Flüssigkeitszufuhr* nach einem längeren Bad ist zu achten.

5.3. Thermotherapie

Die *Hydrotherapie* ist in der Regel immer im Zusammenhang mit der Anwendung von *Wärme* und *Kälte* zu sehen. *Wasser* ist der am einfachsten zu handhabende *Wärme- oder Kälteträger*. Die Temperaturkomponente spielt auch für den Patienten die größte Rolle.

Die Applikation von Wärme oder Kälte stellt einen Reiz für den Körper dar. *Kalt- und Warmrezeptoren* sind an der Haut klar definiert und neurophysiologisch sehr gut untersucht. Sie finden sich insbesondere am Rumpf und im Gesicht, weniger im Bereich der Extremitäten. Kaltrezeptoren sind etwa zehnmal häufiger als Warmrezeptoren. Die frühzeitige Rezeptormeldung von Wärme oder Kälte induziert bereits regulative Körperreaktionen, die auf den Erhalt der *Homöostase* abzielen. Diesbezüglich am wichtigsten ist der Erhalt der Körperkerntemperatur, die bei dem *homöothermen* Menschen nur in einem relativ engen Bereich um 37°C optimale Körperfunktionen ermöglicht. *Thermosensoren* als Messfühler sind im Gehirn, im Ösophagus und Magen, im Bereich des Peritoneums sowie auch in der Muskulatur zumindest funktionell nachgewiesen worden. Jegliche Applikation von Wärme und Kälte stellt somit eine Anforderung an die Thermoregulation dar (Simon und Kosaka 2001). Bei dem Therapieziel sind in erster Linie *lokale* und *systemische Auswirkungen* zu unterscheiden.

Lokale Kälte kann in Form von Eisbeuteln, Eisabtupfung, Eismassage, gefrorenen Frottiertüchern (im Salzwasserbad eingetauchte Tücher), Eisteilbädern, Kältepackungen, Kältesprays, Kaltluft, kalten Güssen und kalten Wickeln appliziert werden. Für die rasche analgetische und muskelrelaxierende Wirkung sind in erster Linie reflektorische Mechanismen verantwortlich. Eine direkte Unterdrückung der Schmerzrezeption und Schmerzleitung ist erst nach längerfristiger und ausgeprägterer Kühlung des Gewebes zu erwarten. Auch wenn allgemein die Anwendung von Kälte bei Entzündungen empfohlen wird, so berichten gerade Patienten mit Morbus Bechterew nur äußerst selten von einer Beschwerdelinderung nach Kälte. *Patienten mit Morbus Bechterew bevorzugen* fast ausnahmslos die *Wärme*.

Ausgedehnte Kaltapplikationen sind aber durchaus auch bei Morbus Bechterew durchführbar, insbesondere nach vorausgegangener Wärmeanwendung oder körperlichem Training. *Wechselduschen* oder die kalte Dusche nach einem heißen Bad sind einfache Anwendungsformen. Am meisten verbreitet und in verschiedensten Modifikationen angeboten sind die bei Patienten mit Morbus Bechterew überaus beliebten *Saunaanwendungen*. Hierbei ist es die vorangegangene Erwärmung, die einen ausgeprägten Kaltreiz, z.B. in einem kalten Tauchbecken, ermöglicht und sogar mit einem angenehmen Erleben verbunden ist. Nach regelmäßiger Saunaanwendung ist ein abhärtender Effekt mit verminderter Infekthäufigkeit und -ausprägung wiederholt berichtet worden.

Kontraindiziert ist die Kaltanwendung bei arterieller Verschlusskrankheit im Stadium III und IV sowie bei Kälteagglutinationskrankheiten und bei Morbus Raynaud. Bei Einschränkung der Herzleistungsfähigkeit sollte ebenfalls auf großflächige Kälteanwendungen verzichtet werden, da damit eine Erhöhung des arteriellen Drucks verbunden ist. Dies gilt insbesondere für die Benutzung des Tauchbeckens nach Saunaanwendungen, die zu einer ausgeprägten Erhöhung des arteriellen Drucks und der Herzfrequenz führt (Hannuksela und Ellaham 2001).

Bei Verzicht auf die Anwendung des Kaltbeckens ist die Saunatherapie auch bei Herzpatienten grundsätzlich möglich und bei vernünftiger Dosierung mit einem geringen Risiko behaftet. Zur besseren Beurteilung sollte vorher ein *Belastungs-EKG* durchgeführt werden, wobei die Befunde während der körperlichen Belastung jedoch häufig nicht mit den Befunden in der Sauna übereinstimmen (Stammen et al. 1990). Dies gilt sowohl für die Ischämiereaktionen als auch für die Rhythmusstörungen.

Für die *Warmanwendungen*, bei denen ebenfalls lokale und systemische Auswirkungen unterschieden werden müssen, stehen als Anwendungsformen feuchtheiße Auflagen, Wickel, „heiße Rolle", Packungen (Moor, Fango, Schlick, Paraffin), Dampf- und Wasserduschen, Heißluft, Teil- und Vollbäder, Dampfbad, Sauna, Whirlpool, Kurz-, Dezimeter- und Mikrowelle, Infrarotbestrahlung und Ultraschallbehandlung zur Verfügung. Auch hier werden thermoregulatorische Reaktionen ausgelöst, die auf den Erhalt der Körperkerntemperatur abzielen.

Physiologisch ist ein innerer Wärmetransport (Konduktion und vor allem Konvektion) von einem äußeren Wärmetransport (Konduktion, Konvektion, Strahlung, Evaporation) zu unterscheiden, die beide zum Erhalt der *Homöostase* beitragen. Bei den Störfaktoren sind die Komponenten der Raumluft (Lufttemperatur, Windgeschwindigkeit, Strahlungstemperatur, Luftfeuchte) zu beachten. Bei der Vielzahl der offensichtlich gegebenen Einflussfaktoren kommt somit dem subjektiven Gefühl des Patienten die größte Bedeutung zu, der die Anwendung als angenehm empfinden sollte.

Warmanwendungen gehen mit einer Mehrdurchblutung der erwärmten Hautregionen einher. Die Gesamtdurchblutung der Haut, die im thermoneutralen Bereich zwischen 0,2 und 0,5 l/min liegt, kann in Extremsituationen bis zu 4 l und darüber hinaus ansteigen. Damit verbunden ist eine Erhöhung des Herzzeitvolumens und zumeist ein Abfall des Blutdrucks (Nagasawa et al. 2001).

Die lokale Wärmebehandlung wirkt reflektorisch *analgesierend*. Der *muskelrelaxierende* Effekt ist eindeutig nachgewiesen. Bei der Wahl der Applikationsform sollte – wie bei jeder Behandlung – das Therapieziel klar definiert sein. Dementsprechend sind Wärmeapplikationen von außen (z.B. Packungen) von Wärmetherapien zu unterscheiden, die auf der Umwandlung von elektrischer oder kinetischer Energie in Wärmeenergie im Gewebsinneren beruhen.

Eine immunstimulierende Wirkung von Überwärmungstherapien wird immer wieder postuliert. Zweifellos ist ein immunmodulierender Effekt vorhanden. Die klinische Relevanz jedoch wird weiterhin kontrovers diskutiert. In *Arthritis*-Modellen zeigte sich in

Tierversuchen bei einer *milden Ganzkörperhyperthermie* eher ein *entzündungsverstärkender*, bei *ausgeprägter* Hyperthermie ein *entzündungshemmender* Einfluss (Schmidt und Simon 2001). Auf extreme Überwärmungsformen, die in der Krebstherapie eingesetzt werden, soll hier nicht eingegangen werden, da sie für die Behandlung des Morbus Bechterew keine Rolle spielen.

Bei Ausgangsbedingungen im thermoneutralen Bereich bedeutet jede Wärme- oder Kaltanwendung eine *Störung der Homöostase* und ruft regulatorische Reaktionen des Körpers hervor. Diese Provokation körpereigener Reizantworten ist zumeist gewünscht und das Grundprinzip der positiven Effekte eines adaptativen Trainings. Dieses Prinzip setzt grundsätzlich eine ausreichende *Reaktionsfähigkeit* des Körpers voraus. Bei kranken und älteren Patienten ist die Fähigkeit zur adäquaten Reaktion auf den gewählten Reiz eingeschränkt und muss bei der Festlegung der Dosis Berücksichtigung finden.

Davon klar zu unterscheiden sind Wärme- oder Kaltanwendungen zur *Unterstützung* körpereigener Regulationsvorgänge. Patienten mit hohem Fieber können von kalten Waden- oder Oberschenkelwickel profitieren und eine Erleichterung erfahren, da sie dem Patienten bei der Entwärmung helfen. Umgekehrt unterstützt eine Wärmezufuhr von außen den Patienten mit Schüttelfrost, seinen neuen (erhöhten) Sollwert zu erreichen. Hier ist es offensichtlich, dass nicht thermoregulatorische Reaktionen provoziert werden sollen, sondern die körpereigene Thermoregulation Unterstützung erfährt.

Das Verständnis und die große Akzeptanz von Hydro- und Thermotherapie in der allgemeinen Bevölkerung kann nicht ohne die kulturellen Zusammenhänge gesehen werden. Es sei in Erinnerung gerufen, dass bis in das 18. Jahrhundert hinein die *humoralen* Prinzipien der Medizin auch an den Universitäten gelehrt wurden (Falkenbach 2001). Während sich die Schulmedizin jedoch von der *Dyskrasie* der *Humores* als Krankheitsursache schon lange verabschiedet hat, spielen diese Vorstellungen in der Volksmedizin weiterhin eine sehr große Rolle. Dies zeigt sich z.B. bei Saunabesuchern, die tief unglücklich sind, wenn sie nicht reichlich schwitzen, und bei der häufigen Anwendung purgierender Maßnahmen zur Behandlung von Beschwerden, auch von Patienten mit Morbus Bechterew (siehe Kap. 22). Überwärmungstherapien können einen ausgesprochen günstigen Effekt auf die *allgemeine Befindlichkeit* ausüben, insbesondere wenn natürliche Wärme genutzt wird (Falkenbach et al. 1997).

Auffallend ist die *Diskrepanz* zwischen den klaren Äußerungen der wissenschaftlichen Medizin, dass Thermo- und Hydrotherapien nicht wirklich helfen können und keine wissenschaftlichen Belege für deren Effektivität vorliegen (Robinson et al. 2003), und der zunehmenden Hinwendung der Bevölkerung zu solchen „unkonventionellen" Formen der Behandlung. Diese gute Akzeptanz leicht verständlicher und vermittelbarer klassischer Naturheilverfahren sollte bewusst in umfassendere Therapieplanungen einbezogen werden. Sinnvolle Empfehlungen und eine sachgerechte Beratung über Hydro- und Thermotherapie können *„vertrauensbildend"* wirken und auch vermehrtes Vertrauen schaffen hinsichtlich *„nicht-natürlicher" Therapiemittel*. Der Arzt in der täglichen Praxis sollte auf seine *Kompetenz in allen Gesundheitsfragen* bestehen, selbst bei der Erörterung „einfacher" Heilmethoden, um sich seinem Patienten auch für die Zukunft als primärer Ansprechpartner in allen Gesundheits- und Krankheitsfragen zu empfehlen.

6. Klimatologie

Die Klimatologie ist ein ungeliebtes Thema in der Rheumatologie und die Kenntnisse über die Zusammenhänge unzureichend (Latman 1987). Während *positive* Wettereinflüsse, z.B. die Vitamin D-Erhöhung nach Sonnenexposition (Falkenbach et al. 2001) kaum mehr beachtet werden, sind die *negativen* Wettereinflüsse ständig in der Diskussion, zumindest bei den Diskussionen der Patienten untereinander.

Obwohl mehr als *zwei Drittel* der Patienten mit rheumatologischen Erkrankungen von einer Beeinflussung ihrer Beschwerden durch die Wetterlage sprechen (Karagülle 2003), finden sich kaum aussagekräftige Untersuchungen zu den Wirkmechanismen der *„Wetterfühligkeit"* und der Verstärkung von Schmerzen im Bereich des Bewegungsapparates in Abhängigkeit von der aktuellen Wettersituation.

Diese Wetterabhängigkeit der Beschwerden beschränkt sich nicht auf *entzündlich-rheumatische* Erkrankungen, sondern wurde auch bei Fibromyalgie (Hagglund et al. 1994) und *Low-back-pain* (Machalek et al. 1980) angegeben. Weitbrecht und Simon (1989) berichteten über häufigere Krankenhausaufnahmen von Patienten mit einem lumbalen Bandscheibenvorfall bei *kaltem und nassem Wetter.* Schuh (1995) schätzt den Anteil der Patienten mit wetterabhängigen Beschwerden insgesamt auf 75–90%. Laut Dirnagl (1985) sind wetterabhängige rheumatische Beschwerden einer der Hauptgründe für das Aufsuchen einer allgemeinmedizinischen Praxis.

Bei der *rheumatoiden Arthritis* wird eine Wetterabhängigkeit der Beschwerden bei 69% (Dequeker und Wuestenraed 1986), 72% (Falkenbach et al. 1992) bzw. 83% (Thompson 1951) angegeben und auch saisonale Einflüsse berichtet (Patberg et al. 1985; Lawrence 1969). Konkret wird eine gleichzeitige *Abnahme der Temperatur* und *Zunahme der relativen Luftfeuchtigkeit* sowie *bestehende Kälte* als die Wetterbedingungen beschrieben, die die Beschwerden am häufigsten verschlechtern (Patberg et al. 1985). Von allen Schmerzpatienten zeigen die Patienten mit rheumatischen Erkrankungen die größte Sensitivität auf Wetterwechsel (Jamison et al. 1995).

Ein Wettereinfluss auf Laborparameter für die Entzündungsaktivität wurde nicht gefunden, auch nicht im Jahresverlauf (Latman 1981). In Klimakammerversuchen identifizierten Hollander und Yeostros (1963) einen *fallenden Luftdruck* und *ansteigende Luftfeuchte* als wichtigste Beschwerdeverstärker. Ein Wetter- oder Klimaeinfluss (Klima = durchschnittliche Wetterlage über mehrere Jahre) auf den *langfristigen Verlauf* rheumatischer Erkrankungen wurde nicht beschrieben (Hill 1972).

Die pathophysiologischen Erklärungsmodelle erscheinen noch immer weitgehend spekulativ. Diskutiert werden u.a. eine *Temperaturabnahme der Synovialflüssigkeit* als Ursache für eine vermehrte Steifigkeit (Hertel und Ingenpass 1974; Latman 1987), eine mit dem Luftdruckabfall einhergehende *Flüssigkeitsretention und Druckerhöhung in Entzündungszellen* (Hollander 1961), ein geänderter *Tonus* peripherer Gefäße (Latman 1987) sowie *elektromagnetische Phänomene* (Wiedemann 1987), ohne dass eines dieser Konzepte wirklich überzeugen könnte.

Bei Morbus Bechterew ist ebenfalls mit Wettereinflüssen zu rechnen, wie auch in einer rezenten Beobachtungsstudie gezeigt wurde (Challier et al. 2001). In einer eigenen Befragung (Falkenbach et al. 1998) gaben 73% der 158 befragten Patienten mit Morbus Bechterew eine *Wetterabhängigkeit* ihrer Beschwerden an. Von diesen Patienten litten 36% nach eigenen Angaben unter mehr Beschwerden *vor* einem Wechsel zu *nass-kaltem oder nassem* Wetter, 20% vor *jedem* Wetterwechsel. *Während nasskaltem* Wetter leiden 35% am meisten. 9% der Patienten haben vermehrte Schmerzen *vor oder während* einer *kalten* Wetterlage. Nur ein Patient gab an, dass seine Beschwerden bei *trocken-heißem* Wetter am größten sind.

Offensichtlich hat die Wetterlage also auch für die Patienten mit Morbus Bechterew eine große Bedeutung. Einzelne Patienten berichten, dass sie bei bestimmten Wetterlagen oder in bestimmten Klimata (langfristige durchschnittliche Wetterlage) sogar gänzlich *beschwerdefrei* sind, z.B. auch bei Aufenthalten im Ausland, wobei trocken-heiße Klimazonen am häufigsten genannt werden. Ein Einfluss auf den langfristigen *Outcome* wurde bei Morbus Bechterew nie nachgewiesen, wohl aber auch noch nie konkret in Hinblick auf diese Fragestellung untersucht.

Trotz der großen klinischen Bedeutung sind die therapeutischen Konsequenzen gering. Eine „vorbeugende" Gabe oder Dosiserhöhung von Analgetika oder NSAR bei bestimmten Ankündigungen in der Wettervorhersage erscheint möglich, wird jedoch bisher nicht praktiziert. Bei einer eindeutigen Abhängigkeit der Beschwerden von einer bestimmten Wetterlage wäre eine solche Verordnung und selbständige Dosisanpassung durch einen gut informierten Patienten jedoch in Erwägung zu ziehen.

Bei der Empfehlung zu Urlaubs- oder Kuraufenthalten erscheinen eher trockene Regionen mit stabilen Wetterlagen empfehlenswert, aber auch hier sollte die individuelle Erfahrung des Patienten wegweisend sein. Der Patient mit Morbus Bechterew sollte darüber aufgeklärt werden, dass es bisher keinen Hinweis darauf gibt, dass das Wetter oder das Klima den langfristigen Krankheitsverlauf beeinflussen könnte, Einflüsse auf sein aktuelles Befinden jedoch durchaus möglich sind.

10 Fragen zum Thema

1. Ist die „Kur" bei Morbus Bechterew noch zeitgemäß?

Die üblicherweise ambulant durchgeführte medizinische Kur umfasst die kombinierte Anwendung präventiver, kurativer und rehabilitativer Maßnahmen sowie natürlicher ortsgebundener Heilmittel. Moderne Kureinrichtungen können alle Maßnahmen anbieten wie sie in einer stationären Rehabilitationseinrichtung (Rehabilitationsklinik) üblich sind. Somit kann die medizinische Kur durchaus zeitgemäß sein, sofern die medizinische Kompetenz vorhanden ist und die notwendigen Einrichtungen zur Verfügung stehen. Da die ambulante Kur kostengünstiger angeboten werden kann als stationäre Maßnahmen, wächst sogar wieder das Interesse an dieser wohnortfernen ambulanten Behandlung. Unterschiede zwischen ambulanten und stationären Maßnahmen wurden bisher nicht nachgewiesen („es kann doch nicht so wichtig sein, wo der Patient schläft"). Entscheidend ist die Qualität der medizinischen Versorgung. Hier gibt es jedoch in vielen Kurorten noch Nachholbedarf.

2. Welche ortsgebundenen Heilmittel werden bei Morbus Bechterew in erster Linie empfohlen?

Radon, Schwefel, Sole, Peloide

3. Welche Vorteile bringt eine Terrainkur gegenüber einem Training in der Halle?

Die „Naturnähe" kann die Patienten oftmals zu einem regelmäßigeren Bewegungstraining motivieren. Darüber hinaus sollen Wettereinflüsse die Effektivität eines kardiopulmonalen Trainings erhöhen.

4. Ist eine hohe Entzündungsaktivität eine Kontraindikation für eine Kurmaßnahme?

Während im Falle einer akuten Entzündung bei anderen entzündlich-rheumatischen Erkrankungen zuerst die Wirkung der antiinflammatorischen medikamentösen Therapie abgewartet werden sollte, ist bei Morbus Bechterew eine medizinische Kur auch in akuten Krankheitsphasen sinnvoll und möglich. In einer Befragung berichtete die überwiegende Mehrheit der Patienten über eine Besserung nach einer Radonkur, auch wenn sie die Kur „im Schub" begonnen hatten.

5. Gibt es bei Morbus Bechterew Besonderheiten in der „Reizdosis" der Anwendungen?

Alle erfahrenen Kurmediziner und Rheumatologen empfehlen bei Morbus Bechterew eher reizintensive Anwendungen. Die Wirkkomponente „Schonung" sollte bei Morbus Bechterew nur eine geringe Rolle spielen.

6. Immersion in Wasser: in welchem Umfang ist mit einer kardialen Belastung zu rechnen?

Mit zunehmender Wassertiefe steigt der hydrostatische Druck und induziert einen vermehrten venösen Rückfluss zum Herzen. Beim Wannenbad in Liegeposition und bei einer Wasserhöhe bis zum Beckenkamm im Stehen ist die kardiale Belastung sehr gering. Größere Eintauchtiefen lassen größere Volumenverschiebungen und damit einen Anstieg des zentralvenösen und pulmonalkapillären Drucks erwarten. Dennoch zeigt die Erfahrung in der kardiologischen Rehabilitation, dass auch Patienten mit moderaten Herzerkrankungen ohne großes Risiko baden können. Bei geübten Patienten bestehen auch im NYHA-Stadium 1 und 2 keine großen Bedenken beim Schwimmen. Eine vermehrte kardiale Belastung ist mit dem Eintauchen des Kopfes verbunden. Dabei zeigt der pulmonalkapilläre Druck einen Anstieg von mehr als 100%, was bei einer Vorerkrankung eine kardiale Dekompensation und Rhythmusstörungen induzieren kann. Im Zweifelsfall sollte vor dem Beginn einer Behandlung im Wasser ein Belastungs-EKG zur Beurteilung der kardialen Leistungsfähigkeit durchgeführt werden.

7. Kann Wärme oder Kälte die Entzündung beeinflussen?

Im Tierversuch sind Einflüsse von Wärme oder Kälte in Abhängigkeit von dem Zeitbezug zum Entzündungsbeginn nachgewiesen worden. Es gibt bisher jedoch noch keine fundierten Therapieempfehlungen für die Patienten hinsichtlich der Anwendung von lokaler oder systemischer Wärme oder lokaler Kälte. Subjektiv dominiert bei Patienten mit Morbus Bechterew fast immer der Wunsch nach Wärme. Da ein Einfluss auf den Krankheitsverlauf bisher nicht wissenschaftlich belegt ist, sollte das subjektive Empfinden des Patienten (Schmerzlinderung) bei der Wahl von Wärme oder Kälte entscheidend sein.

8. Beeinflusst die Wetterlage das Ausmaß der Beschwerden bei Morbus Bechterew?

Beobachtungsstudien zeigen einen Einfluss der Wetterlage (Challier et al. 2001). In einer Befragung (Falkenbach et al. 1998) gaben 73% von 158 Patienten mit Morbus Bechterew eine *Wetterabhängigkeit* ihrer Beschwerden an. Von diesen Patienten litten 36% nach eigenen Angaben unter mehr Beschwerden *vor* einem Wechsel zu *nass-kaltem oder nassem* Wetter, 20% vor *jedem* Wetterwechsel. *Während nass-kaltem* Wetter leiden 35% am meisten. 9% der Patienten haben vermehrte Schmerzen *vor oder während* einer *kalten* Wetterlage. Nur ein Patient gab an, dass seine Beschwerden bei *trocken-heißem* Wetter am größten sind.

9. Urlaubsempfehlung bei Morbus Bechterew: welche Klimazone ist günstig?

Hierzu gibt es keine wissenschaftlichen Untersuchungen. Ein Klimawechsel ist nach Angaben der Patienten jedoch oftmals mit einer deutlichen Beschwerdelinderung, bis hin zur Beschwerdefreiheit, verbunden. Regionen mit einem warmen und trockenen Klima sowie eher stabilen Wetterlagen sind am ehesten zu empfehlen.

10. Gibt es die Kur als eine im Sozialgesetzbuch vorgesehene Versicherungsleistung?

Nach der letzten Novellierung wurde der Begriff „Kur" aus dem deutschen Sozialgesetzbuch (SGBV) verbannt. *Ambulante Vorsorgeleistung* und *Rehabilitationsmaßnahme* schließen heute das ein, was früher auch in den Gesetzbüchern *„Kur"* hieß.

Literatur

Agishi Y (2001) Clinical usefulness of long-term thermohydrotherapy (balneology). In: Kosaka M, Sugahara T, Schmidt KL, Simon E (eds) Thermotherapy for neoplasia, inflammation, and pain. Springer, Tokyo, pp 486–494

Allard P, Deligne J, van Bockstael V, Duquesnoy B (1998) Is spa therapy cost-effective in rheumatic disorders. Rev Rhum [Eng Ed] 65:173–180

Amelung W, Jungmann H (1986) Rheumatische Erkrankungen – Erkrankungen des Bewegungsapparates. In: Amelung W, Hildebrandt G (Hrsg) Balneologie und Medizinische Klimatologie, Band 3. Springer, Berlin, pp 98–104

Besuden F (2003) Berühren und Berührt-Werden in der Therapie. Z f Physiotherapeuten 55:2122–2132

Brefel-Courbon C, Desboeuf K, Thalamas C, Galitzky M, Senard J-M, Rascol O, Montastruc JL (2003) Clinical and economic analysis of spa therapy in Parkinson's disease. Mov Disord 18:578–584

Challier B, Urlacher F, Vancon G, Lemelle I, Pourel J, Guillemin F (2001) Is quality of life affected by season and weather conditions in ankylosing spondylitis? Clin Exp Rheumatol 19:277–281

Coccheri S, Nappi G, Valenti M, Diorio F, Altobelli E, De Luca S (2002) Changes in the use of heath resources by patients with chronic phlebopathies after thermal hydrotherapy. Int Angiol 21:196–200

Cronstedt H, Stenstrom CH (2002) Rehabilitation in temperate climate for persons with pelvospondylitis (Swed). Lakartidningen 99:793–796

Curda B, Luxl M, Glauninger P, Falkenbach A (2000) Häufigkeit der Anwendung konventioneller und unkonventioneller Therapiemaßnahmen bei Patienten mit Morbus Bechterew. Forsch Komplementärmed Klass Naturheilkd 7:85–88

Dequeker J, Wuestenraed L (1986) The effect of biometeorological factors on Ritchie articular index and pain in rheumatoid arthritis. Scand J Rheumatol 15:280–284

Dirnagl K (1985) Wettereinflüsse auf Befinden und Krankheit. In: Oepen I (Hrsg) An den Grenzen der Schulmedizin. Dtsch Ärzteverlag, München

Deutscher Heilbäderverband (2003) Deutscher Bäderkalender, Flöttmann, Gütersloh

Ebnöther E (2001) Balneologie – Fitness, Kur oder Rehabilitation. Primary Care 1:676–677

Eisenberg DM, Kessler RC, van Rompay MI, Kaptchuk TJ, Wilkey SA, Appel S, Davis RB (2001) Perceptions about complementary therapies relative to conventional therapies among adults who use both: results from a national survey. Ann Intern Med 135:344–351

Falkenbach A (2001) Medical balneology and climatology in Europe. Jap J Phys Fitness Sports Med 50:7–18

Falkenbach A, Brech A, Wendt Th (1994) Gefahr der Hautschädigung durch repetitive Kaltluftbehandlung. Phys Rehab Kur Med 4:87–88

Falkenbach A, Egghart B, Ziegler G, Griessmayer H (1997) Trockensauna, Momotherm und Thermalstollenbehandlung: Immediateffekte überwärmender Luftimmersionstherapien auf die Befindlichkeit. Thermol Österr 7:18–24

Falkenbach A, Gottschalk R, Hadji F, Kaltwasser JP (1992) Sensibilité aux conditions climatiques de la polyarthrite rhumatoide et de la polyarthrite psoriasique. Sem Hôp Paris 68:781–783

Falkenbach A, Herold M (1999) Unconventional medicine in Central Europe: a misuse of public health insurance? J Altern Compl Med 5:479–481

Falkenbach A, Schuh A, Wigand R (1998) Pain in ankylosing spondylitis – the impact of the weather. Int J Environm Health Res 8:85–89

Falkenbach A, Tripathi R, Sedlmeyer A, Staudinger M, Herold M (2001) Serum 25-hydroxyvitamin D and parathyroid hormone in patients with ankylosing spondylitis before and after a three-week rehabilitation treatment at high altitude during winter and spring. Wien Klin Wochenschr 113:328–332

Falkenbach A, Wolter NJGB (1997) Radonthermalstollen-Kur zur Behandlung des Morbus Bechterew. Forsch Komplementärmed 5:277–283

Feldtkeller E, Lemmel E-M (1999) Zur Situation von Spondyloarthritis-Patienten. Novartis Pharma Verlag, Nürnberg

Goldby LJ, Scott DL (1993) The way forward for hydrotherapy. Br J Rheumatol 32:771–773

Hafström I, Hallengren M (2003) Physiotherapy in subtropic climate improves functional capacity and health-related quality of life in Swedish patients with rheumatoid arthritis and spondylarthropathies still after 6 months. Scand J Rheumatol 32:108–113

Hagglund KJ, Deuser WE, Buckelew SP, Hewett J, Kay DR (1994) Weather, beliefs about weather, and disease severity among patients with fibromyalgia. Arthritis Care Res 7:130–135

Hannuksela M, Ellahham S (2001) Benefits and risks of sauna bathing. Am J Med 110:118–126

Hashkes PJ (2002) Beneficial effect of climatic therapy on inflammatory arthritis at Tiberias Hot Springs. Scand J Rheumatol 31:172–177

Haven AC (1898) Hydrotherapy. JAMA 33:499–500

Hertel E, Ingenpass G (1974) Die Viskosität der Gewebeflüssigkeit und ihre Bedeutung für rheumatische Arthropathien. Z Rheumatol 33: 379

Hill DF (1972) Climate and arthritis. In: Hollander JL, Mc Carty DJ (eds) Arthritis and allied conditions, 8th ed. Lea & Febiger, Philadelphia, pp 256–263

Hillebrand O, Weintögl G (Hrsg) Handbuch für den Kurarzt. Verlag der Österreichischen Ärztekammer, Wien

Hollander JL (1961) The controlled climate chamber. Trans N Y Acad Sci 24:167

Hollander JL, Yeostros SJ (1963) The effect of simultaneous variations of humidity and barometric pressure on arthritis. Bull Amer Meteorological Soc 44:489

Jamison RN, Anderson KO, Slater MA (1995) Weather changes and pain: perceived influence of local climate on pain complaints in chronic pain patients. Pain 61:309–315

Karagülle M (2003) Die Beziehung zwischen rheumatischen Erkrankungen und Klima. In: Karagülle MZ, Gutenbrunner C, Karagülle O (Hrsg) Balneologie und Medizinische Klimatologie bei Rheumatischen Erkrankungen. ISMH Verlag, Sarow, pp 67–72

Karagülle MZ, Tütüncü ZN, Özer N (1995) Die traditionellen und empirischen Kurortbehandlungsverfahren in der Türkei. Phys Rehab Kur Med 5:106–108

Karagülle MZ, Gutenbrunner C, Karagülle O (Hrsg) (2003) Balneologie und medizinische Klimatologie bei rheumatischen Erkrankungen. ISMH Verlag, Sarow

Kleinschmidt J, Dietrich J (2003) Die Moortherapie. In: Deutscher Heilbäderverband (Hrsg) Deutscher Bäderkalender, Flöttmann, Gütersloh, pp 121–125

Knüsel O (2001)Physikalisch-balneologische Therapie und Rehabilitation bei der ankylosierenden Spondylitis. In: Schmidt KL (Hrsg) Ankylosierende Spondylitis. Novartis Pharma Verlag, Nürnberg, pp 223–234

Kovacs R (1945) Spa treatment of rheumatic diseases in the United States. Arch Phys Med 567–573

Laschewski G, Jendritzky G (2003) Klimatherapie. In: Deutscher Heilbäderverband (Hrsg) Deutscher Bäderkalender, Flöttmann, Gütersloh, pp 110–113

Latman NS (1981) Annual fluctuations in rheumatoid arthritis. J Rheumatol 8:725–729

Latman NS (1987) Influence of atmospheric factors on the rheumatic diseases. Experientia 43:32

Lawrence JS (1969) Climate and arthritis. In: Licht S (ed) Arthritis and physical medicine. Waverly Press, Baltimore

Lind-Albrecht G (1999) Radoninhalation bei Morbus Bechterew. In: Deetjen P, Falkenbach A (Hrsg) Radon und Gesundheit, Radon and Health. Peter Lang, Frankfurt, pp 131–137

Machalek A, Tilscher H, Friedrich M, Polte E (1980) Der Einluss des Wetters auf den Verlauf von Lumbalsyndromen. Z Orthop 118:376–384

Mancini jr S, Piccinetti A, Nappi G, Mancini A, Camiato A, Coccheri S (2003) Clinical, functional and quality of life changes after balneokinesis with sulphurous water in patients with varicose veins. VASA 32:26–30

Meggeneder O (1999) Bewirken Kurbehandlungen eine Abnahme der Arbeitsfähigkeit? Heilbad und Kurort, pp 294–297

Nagasawa Y, Komori S, Sato M, Tsuboi Y, Umetami K, Watanabe Y, Tamura K (2001) Effects of hot bath immersion on autonomic activity and hemodynamics – comparison of the elderly patient and healthy young. Jpn Circ J 65:587–592

Patberg WR, Nienhuis RL, Veringa F (1985) Relation between meteorological factors and pain in rheumatoid arthritis in a marine climate. J Rheumatol 12:711–715

Pratzel HG, Schnizer W (1992) Handbuch der medizinischen Bäder. Haug, Stuttgart

Robinson V, Brosseau L, Casimiro L, Judd M, Shea B, Wells G, Tugwell P (2003) Thermotherapy for treating rheumatoid arthritis (Cochrane Review). In: The Cochrane Library, Issue 4, John Wiley & Sons, Chichester, UK

Schiffner R, Schiffner-Rohe J, Wolfl G, Landthaler M, Glassel A, Walther Th, Hofstadter F, Stolz W (2000) Evaluation of a multicentre study of synchronous application of narrowband ultraviolet B phototherapy (Tl-01) and bathing in Dead Sea salt solution for psoriasis vulgaris. Br J Dermatol 142: 740–747

Schmidt KL, Simon E (2001) Thermotherapy of pain, trauma, and inflammatory and degenerative rheumatic diseases. In: Kosaka M, Sugahara T, Schmidt KL, Simon E (eds) Thermotherapy for neoplasia, inflammation, and pain. Springer, Tokyo, pp 527–539

Schuh A (1995) Angewandte medizinische Klimatologie. Sonntag, Stuttgart, pp 39–44

Simon E, Kosaka M (2001) Application of heat and cold. Physiological responses and therapeutic implications. In: Kosaka M, Sugahara T, Schmidt KL, Simon E (eds) Thermotherapy for neoplasia, inflammation, and pain. Springer, Tokyo, pp 12–26

Stammen M, Wendt Th, Falkenbach A, Hopf R (1990) Sind Herzkranke durch Sauna gefährdet? Z Phys Med Baln Med Klim 19:232

Stoyke B (1997) Rentenversicherungsträger: Medizinische Prävention und Rehabilitation senken Lohnnebenkosten. Heilbad und Kurort 49:6

Strauss–Blasche G, Ekmekçioklu C, Veibetseder V, Melchart H, Marktl W (2002) Seasonal variation in effect of spa therapy on chronic pain. Chronobiology Int 19:483–495

Streicher W, Wenemoser A (2003) Die Kompaktkur. In: Deutscher Heilbäderverband (Hrsg) Deutscher Bäderkalender, Flöttmann, Gütersloh, pp 126–129

Tishler M, Brostovski Y, Yaron M (1995) Effect of spa therapy in Tiberias on patients with ankylosing spondylitis. Clin Rheumatol 14:21–25

Thompson HE (1951) Climate and rheumatic diseases. Ariz Med 8:31

van Tubergen A, Boonen A, Landewé R, Rutten-van Molken M, van der Heijde D, Hidding A, van der Linden S (2002) Cost-effectiveness of combined spa-exercise therapy in ankylosing spondylitis: a randomised controlled trial. Arthritis Rheum 47:459–467

van Tubergen A, Landewé R, van der Heijde D, Hidding A, Wolter N, Asscher M, Falkenbach A, Genth E, Goei Thè H, van der Linden S (2001) Combined spa-exercise therapy is effective in patients with ankylosing spondylitis: a randomized controlled trial. Arthritis Care Res 45:430–438

Weitbrecht WU, Simon F (1989) Einfluß von meteorologischen Parametern auf Akutaufnahmen von Patienten mit lumbalen Bandscheibenvorfällen. Z Orthop 127:650–652

Wiedemann E (1987) Physikalische Therapie (Klimatherapie). Walter de Gruyter, Berlin, pp 535–597

William B (1997) The rise of the German and the demise of the English spa industry: a critical analysis of business success and failure. Leisure Studies 16:173–187

Kapitel 36A

Consensus-Statement Deutsche Gesellschaft für Physikalische Medizin und Rehabilitation

Angela Schuh, Christoph Gutenbrunner

Hauptausschuß Balneologie und Medizinische Klimatologie Begriffsdefinitionen *Medizinische Balneologie – Medizinische Klimatologie – Kurortmedizin**

Vorbemerkung

Die therapeutischen Anwendungen der Medizinischen Balneologie und Medizinischen Klimatologie beinhalten neben spezifischen Wirkkomponenten, die sich z.B. aus Heilwasserzusammensetzung (Balneologie) oder der Luftqualität (Klimatologie) ergeben, zahlreiche Wirkfaktoren aus der Physikalischen Medizin. Diese Faktoren induzieren im menschlichen Organismus physiologische Veränderungen (Soforteffekte und Langzeiteffekte: z.B. Entlastung, Aktivierung und funktionelle Adaptation), die sowohl zur Prävention als auch zur Therapie und Rehabilitation genutzt werden. Der therapeutische Wert zahlreicher dieser Wirkfaktoren ist in kontrollierten klinischen Studien nachgewiesen. Aufgrund der vielen Gemeinsamkeiten der physiologischen Wirkungsmechanismen der Medizinischen Balneologie und Medizinischen Klimatologie einerseits und der Physikalischen Medizin andererseits ist es berechtigt, die Balneo- und Klimatherapie als Teilgebiete der Physikalischen Medizin aufzufassen (vgl. Konsensuskonferenz 1998).

Präventive, therapeutische und rehabilitative Maßmahmen am Kurort

Medizinische Kuren sind zeitlich begrenzte, ärztlich geleitete ambulante oder stationäre Maßnahmen, die in der Regel wohnortfern durchgeführt werden und die folgenden Therapiekomponenten enthalten:

- Ortswechsel (Klima- und Milieuwechsel)
- Balneotherapie
- Klimatherapie
- Hydrotherapie
- weitere Physikalische Therapieformen (Bewegungstherapie, Thermotherapie u.a.)
- Ernährung
- Psychologische Betreuung
- Gesundheitsbildung

Die Infrastruktur (Kurort, ortsgebundene Therapiemittel) muss dabei dem Krankheitsbild und den individuellen und sozialen Erfordernissen des Patienten entsprechen. Die wichtigsten Wirkprinzipien sind funktionelle Adaptation und Verhaltensumstellung. Kuren können sowohl unter präventiver, therapeutischer und rehabilitati-

* Begriffsdefinitionen, unterzeichnet von Prof. A. Schuh und Prof. Chr. Gutenbrunner. Erstveröffentlichung in: Phys Med Rehab Kuror (2002) 12:13–16 (blaue Seiten)

ver Zielsetzung durchgeführt werden. Ihre Effektivität ist in klinischen Studien nachgewiesen. Über die in der Regel am Heimatort bereits abgeschlossene fachspezifische Diagnostik hinaus ist im Hinblick auf die angewandten Therapieverfahren und die ausgelösten Adaptationen eine weiterführende Diagnostik notwendig.

Kurortmedizin, Kurortwissenschaften

Die Kurortmedizin umfasst alle an die speziellen Bedingungen des Kurortes gebundenen ärztlich geleiteten medizinischen Bereiche, insbesondere die

- Diagnostik in der Kurortmedizin (Funktionsdiagnostik, Reaktionsprognostik)
- Balneotherapie
- Klimatherapie
- Hydrotherapie
- Physikalische Therapie
- Ernährungsschulung
- Psychotherapeutische Verfahren
- Gesundheitsbildung (Patientenschulung)

Die Kurortmedizin stellt den medizinischen Teil der Kurortwissenschaften dar, welche darüber hinaus aus Kurortökonomie und -ökologie, Raumplanung u.a. bestehen. Auch die nichtmedizinischen Teile der Balneologie und Klimatologie (s.u.) können als Teil der Kurortwissenschaften angesehen werden.

Balneologie

Die Balneologie ist die Wissenschaft von den natürlichen Heilmitteln (Wässer, Gase, Peloide), entsprechend den Begriffsbestimmungen/Qualitätsstandards des Deutschen Heilbäderverbandes. Da diese in der Regel an Kurorten vorkommen oder hier eingesetzt werden, ist die Balneologie Teil der Kurortwissenschaften. Neben der Medizinischen Balneologie und Balneotherapie (Lehre der therapeutischen Anwendung dieser Heilmittel) gehören auch die Balneotechnik, die Balneochemie (Analytik) und die Balneophysik sowie die Wissenschaft der geologischen Voraussetzungen als Teil der Hydrogeologie zur Balneologie.

Im weiteren Sinne werden der Medizinischen Balneologie auch die Anwendungen natürlicher Heilmittel außerhalb der Kurorte sowie der medizinischen Bäder (Bäder mit Zusätzen von Medikamenten oder mit in natürlichen Heilmitteln vorkommenden Bestandteilen) zugerechnet.

Die kurörtliche Hydrotherapie nimmt aufgrund ihrer historischen Entwicklung eine Sonderstellung ein. Sie gehört auch zur Kurortmedizin, wird jedoch aufgrund des Fehlens von definierten Inhaltsstoffen nicht der Balneologie zugeordnet.

Medizinische Klimatologie

Die Medizinische Klimatologie beinhaltet die Forschung und Lehre über die Einflüsse des Wetters und des Klimas auf den Menschen. Sie untersucht sowohl die gesundheitsfördernden als auch die belastenden Effekte. Die Anwendung der natürlichen Klima- und Wetterfaktoren zu therapeutischen Zwecken wird als Klimatherapie bezeichnet. Im weitesten Sinne kann auch die Prävention und Behandlung von Krankheiten unter Einsatz von künstlich erzeugten Klimafaktoren zur Klimatherapie gerechnet werden. Unter dem Begriff der Medizinmeteorologie werden Wetter- und Klimaeinflüsse auf Befinden und Krankheiten zusammengefasst. Bei der Thalassotherapie (Anwendung von Elementen des Meeres und des Seeklimas) besteht eine übergreifende Verbindung zwischen Medizinischer Balneologie und Medizinischer Klimatologie.

Kapitel 37

Elektrotherapie und Ultraschallbehandlung

Kurt Ammer, Albrecht Falkenbach

1. Einleitung

Elektrotherapie umfasst – im deutschen Sprachraum – die *„Behandlung mit elektrischen Strömen“*. Diese Behandlungsform wird üblicherweise in *Niederfrequenztherapie*, *Mittelfrequenztherapie* und *Hochfrequenztherapie* unterteilt (Tabelle 1). Zur Elektrotherapie im weiteren Sinne wird auch die Ultraschallbehandlung gerechnet.

Physiologische Wirkungen, die auf dem Fließen eines elektrischen Stromes beruhen, sind nur bei nieder- und mittelfrequenten Strömen zu beobachten. Hochfrequente Ströme führen fast ausschließlich zur Wärmebildung im Gewebe. Ob darüber hinausgehende Auswirkungen auf die Syntheseleistung von Zellen erzielt werden, ist noch immer ein Thema kontroverser Diskussionen.

Schließlich beruht auch die moderne Informationstechnologie auf gebündelten hochfrequenten Strömen. Die aktuelle Diskussion um mögliche Schädigungen durch Mobiltelephone (z.B. in www.mobilfunk-information.de) verdeutlicht die Notwendigkeit weiterer Forschung auf diesem Gebiet.

Günstiger als die traditionelle Einteilung nach Frequenzen erscheint eine alternative Systematik, die sich an den Wirkungen orientiert. Folgt man dieser Idee, so kann man eine *schmerzdämpfende, muskelstimulierende, tonusregulierende, innervationsfördernde* und *trophikfördernde* Elektrotherapie unterscheiden (Konsensus ÖGPMR & BÖPMR 1997). Da jedoch bisher die Einteilung üblicherweise entsprechend der Stromformen vorgenommen wird, soll diese Unterscheidung auch hier beibehalten werden.

Tabelle 1. Typische Stromformen

	Frequ.-bereich (in Hz)	Stromform
Gleichstrom	0	Konstante Galvanisation Zellenbad Stangerbad Iontophorese
Niederfrequenter Strom	1–1000	Impulsströme Reizstrom nach Träbert diadynamische Ströme galvanische Hochvolttherapie transkutane elektrische Nervenstimulation (TENS) Schwellstrom Exponentialstrom
Mittelfrequenter Strom	1000–10000 (30000)	Interferenzstrom (nach Nemec, stereodynamischer Interferenzstrom) amplitudenmodulierte Mittelfrequenz
Hochfrequenter Strom	> 30000	Kurzwelle im Kondensatorfeld, Kurzwelle im Spulenfeld Kurzwelle im Strahlenfeld Dezimeterwelle Mikrowelle

2. Niederfrequenztherapie

2.1. Konstante Galvanisation

2.1.1. Schmerzlinderung

In der Therapie mit niederfrequenten Strömen wird die konstante Galvanisation von der Behandlung mit gepulsten Gleich- oder Wechselströmen unterschieden. Für den Patienten mit Morbus Bechterew stehen bei der Behandlung mit konstantem oder gepulstem Gleichstrom die *schmerzlindernden Effekte* im Vordergrund.

Neuere Auffassungen stellen das galvanische Erythem als Ursache der schmerzdämpfenden Wirkung in den Mittelpunkt ihrer Betrachtungen. Eine so genannte *„neurogene Entzündung"*, die durch die Freisetzung von Entzündungsmediatoren aus freien Nervenendigungen verursacht sein soll, wird als Wirkungsmechanismus diskutiert (Rusch et al. 1988).

Die *konstante Galvanisation* erwies sich in klinischen Untersuchungen als schmerzstillend in der Behandlung von Gon- und Coxarthrosen (Svarcova et al. 1990). Eine *„Querdurchflutung"* mit der Anode über dem dolenten Areal sollte dementsprechend möglicherweise auch bei entzündlich bzw. sekundär degenerativ veränderten Hüftgelenken eines Patienten mit Morbus Bechterew schmerzlindernd wirken können. Klinische Studien hierzu gibt es aber bisher nicht.

Eine Gleichstrombehandlung lässt sich – insbesondere bei bewegungseingeschränkten Patienten mit Morbus Bechterew – sehr gut auch im *hydrogalvanischen Bad („Stangerbad")* realisieren. Schmerzhafte Veränderungen im Bereich der Wirbelsäule und der großen Extremitätengelenke sind – aus klinischer Erfahrung – sinnvolle Indikationen. Der Auftrieb des Wassers unterstützt die schmerzlindernde Wirkung des Gleichstroms, dessen Dosierung individuell (*„gerade spürbar"*) eingestellt wird. Die Leitplatte in der Nähe des schmerzhaften Areals wird als Anode geschaltet, alle übrigen Platten werden als Kathode zusammengefasst. Kontrollierte klinische Studien zur schmerzlindernden Wirkung hydrogalvanischer Bäder bei Morbus Bechterew liegen bisher leider auch hier nicht vor.

In einer Befragung von Patienten mit Morbus Bechterew über positive und negative Therapieerfahrungen schnitten *Stangerbad* und die *Elektrotherapie* insgesamt eher *schlecht* ab (Engel et al. 1987). Nur 10 von 75 befragten Patienten geben spontan an, dass sie *Elektrotherapie* zur Behandlung des Morbus Bechterew nutzen oder genutzt haben (Curda et al. 2000). Patienten, die mit Elektrotherapie oder Ultraschall Erfahrung gemacht haben, wollen zu 35% bzw. 18% die jeweilige Behandlung auch weiterhin durchführen und beibehalten (Falkenbach et al. 2002). In den Augen der Patienten spielt die Elektrotherapie also offensichtlich keine allzu große Rolle, kommt aber als Therapieoption bei persistierenden Schmerzen durchaus in Betracht.

2.1.2. Behandlung der Hyperhydrosis

Patienten mit Morbus Bechterew klagen häufiger über ein extremes Schwitzen, besonders in der Nacht. In diesem Zusammenhang könnte auch an eine Behandlung mit hydrogalvanischen Bädern gedacht werden. Die *„Leitungswassergalvanisation"* ist bei einer Hyperhydrosis der Hände oder Füße eine gängige Form der Behandlung (Raulin et al. 1988; Reinauer et al. 1995), wobei der Wirkmechanismus noch immer ungeklärt ist.

Die Schweißdrüsen werden durch sympathische Nervenfasern innerviert und ihre Aktivierung steht normalerweise im Dienste der Wärmeregulation. Eine Veränderung des Schwellenwerts der Schweißdrüsen durch die Galvanisation ist wahrscheinlicher als eine Beeinflussung der Aktivität des sympathischen Nervensystems, da offensichtlich zwar die Schweißdrüsenfunktion verändert werden kann, aber andere Körperfunktionen, die vom Sympathikus modifiziert werden, keine der typischen Veränderungen zeigen.

Wissenschaftliche Untersuchungen zur Wirkung des hydrogalvanischen Bades bei extremem Schwitzen im Rahmen des Morbus Bechterew wurden bisher nicht veröffentlicht. Ein *Stangerbad* zur Verminderung des nächtlichen Schwitzens könnte allenfalls als *„Therapieversuch"* empfohlen werden.

2.1.3. Iontophorese

Bei der *Iontophorese* wird mittels *Gleichstrom* ein Medikament durch die Haut hindurch vermehrt in den Körper eingebracht. Dadurch sollen höhere Konzentrationen der Substanzen in dem schmerzhaften Gewebe erzielt werden. Wenn eine ausreichend hohe lokale Konzentration des Medikaments im Zielgewebe erreicht werden kann, stellt die Iontophorese eine gute Therapieoption dar, z.B. bei einer oberflächlichen Enthesiopathie.

Eine effektive *Iontophorese*-Behandlung ist jedoch nur bei Einsatz von medikamentösen Zubereitungen mit einer hohen Wirkstoffkonzentration (Vecchini und Grossi 1984) oder Behandlungszeiten von mehr als 60 Minuten Dauer möglich (Pratzel et al. 1986). Das einzubringende Medikament sollte entzündungshemmend wirken, d.h. es bieten sich bei Morbus Bechterew vor allem *nicht-steroidale Antirheumatika (NSAR)* bzw. *Cortikosteroide* an. Welche Polung für die Iontophorese zu wählen ist, ergibt sich aus den physikalischen Eigenschaften der verwendeten Substanz (Jantsch und Schufried 1981).

Eine klinische Untersuchung von Patienten mit Ansatztendinosen am Schulter- und Ellbogengelenk hat bei einer Dosierung von 150 mg Diclofenac/10ml pro Behandlung nach der Iontophorese signifikant bessere Ergebnisse aufgezeigt als nach einer alleinigen konstanten Galvanisation ohne pharmakologischen Zusatz (Vecchini und Grossi 1984).

Insgesamt gibt es jedoch kaum überzeugende, methodisch gut angelegte klinische Studien zur Effektivität der Iontophorese bei rheumatologischen Beschwerden. Pavelka et al. (1988) konnten keinen Unterschied zwischen einer Iontophorese mit einer antirheumatischen Salbe und der antirheumatischen Salbe in Kombination mit einer Schein-Iontophorese finden.

Eine einmalige Prokain-Iontophorese kann bei Kindern die Schmerzhaftigkeit einer Venenpunktion verringern (Squire et al. 2000). Bei Gesunden hat sie jedoch keinen Einfluss auf die Druckschmerzschwelle am radialen *Epicondylus humeri* gezeigt (Ammer und Schartelmüller 1994).

Da NSAR-haltige Salben alleine (ohne Iontophorese) bei *Arthrosen* (Ammer 1988) und *„lokalem Weichteilrheuma"*, d.h. bei Schmerzen, die von Muskeln, Sehnen, Schleimbeuteln, Sehnenscheiden, Periost oder Unterhautgewebe ausgehen, gut wirksam sind (Ammer 1991), erscheint eine zusätzliche Iontophorese entbehrlich.

Wenn eine Elektrotherapie durchgeführt werden soll, ist eher an eine zusätzliche *Quergalvanisation* zu denken. Dabei kann dann die Polung unabhängig von der einzubringenden Substanz gewählt werden. Die Erfahrung zeigt, dass über dem dolenten Gebiet am besten die Anode platziert werden sollte (Jenkner 1977).

2.1.4. Sonstige Wirkungen

Neben einer verstärkten *Hautdurchblutung* und der vielfach beobachteten Schmerzdämpfung ist auch eine Verbesserung der Gewebetrophik im Sinne einer rascheren Regeneration und Heilung von *Hautdefekten* durch die konstante Galvanisation wahrscheinlich. Dieser Effekt spielt bei Morbus Bechterew primär jedoch keine Rolle.

Die Auslösung eines *Aktionspotentials* an Nerv oder Muskel ist nur beim Ein- oder Ausschalten des Stromes zu beobachten. Während des Stromflusses im Rahmen der stabilen Galvanisation ist keine Erregung dieser Strukturen gegeben. Die *Öffnungs- bzw. Schließungszuckung* ist der wesentliche Wirkmechanismus der gepulsten Ströme (s.u.).

Traditionell wird einem *„aufsteigenden" Stangerbad* (Anode cranial, Kathode kaudal) eine *psychisch belebende* und *tonussteigernde*, einem *„absteigenden" Stangerbad* eine eher *beruhigende* und *relaxierende* Wirkung zugeschrieben (Holzer und Schminsky 1942; Holzer 1944; Edel 1983). In Konsequenz könnte bei einem ermüdeten Patienten (mit *fatigue*-Symptomatik) an die Verordnung *aufsteigender Stangerbäder* gedacht werden. Zur Förderung des Einschlafens wären dann *absteigende hydrogalvanische Bäder* indiziert. Hierzu gibt es bei Patienten mit Morbus Bechterew jedoch keine Studien. Bei jungen gesunden Probanden zeigten sich *keine* belebenden oder beruhigenden Effekte *auf-* oder *absteigender Stangerbäder* (Falkenbach 1997).

2.1.5. *Risiken und Nebenwirkungen*

Bei der stabilen Galvanisation sind Nebenwirkungen durch eine sachgerechte Durchführung der Therapie in der Regel vermeidbar. Bei ungenügender Elektrodentechnik (zu wenig Kontaktgel, Verrutschen der Elektroden) kann es ansonsten – durch eine lokale Erhöhung der Stromdichte – zu Verätzungen und umschriebenen Nekrosen (Strommarken) der Haut kommen. Die Gefahr ausgeprägter Läsionen besteht besonders bei Patienten mit Sensibilitätsstörungen, z.B. aufgrund einer Neuropathie.

Das Stromfeld einer Niederfrequenztherapie darf einen kardialen *Schrittmacher* nicht einschließen. Ob eine nieder- oder mittelfrequente Elektrotherapie am Rumpf – ohne dass der Schrittmacher im therapeutischen Stromfeld zu liegen kommt – gefährlicher als eine Behandlung am Kopf oder den Extremitäten ist (Crevenna et al 2001), bleibt vorerst noch in der Diskussion. Es muss jedoch darauf hingewiesen werden, dass bei Schrittmachern mit eingebauter Defibrillator-Funktion auch eine Impulsstrombehandlung an den Extremitäten von dem Sensor fehlbeurteilt und dann eine Defibrillation auslöst werden kann.

Zur Frage der Beeinflussung von *Endoprothesen* durch Elektrotherapie bzw. Ultraschall liegen ältere tierexperimentelle Untersuchungsreihen vor (Arnold und Langeheine 1976, 1977). Für *Ultraschall* (0,5 bzw. 1 Watt), *diadynamische Ströme* und den *Reizstrom nach Träbert* wurden keine Temperaturerhöhungen gemessen. Über die Beeinflussung von Endoprothesen durch *galvanischen Gleichstrom* finden sich keine Daten. Über mögliche Verätzungen an den Grenzschichten zwischen Gewebe und Endoprothese wurde spekuliert. Solange keine eindeutigen Untersuchungen vorliegen, sollte *aus Haftungsgründen* eine konstante Galvanisation bei vorhandenen Endoprothesen *nicht* durchgeführt werden.

2.2. Gepulste Gleichstrom- und Niederfrequenztherapie

2.2.1. *Nomenklatur*

In Abhängigkeit von der Polarität sowie der Pausendauer wird von *gepulstem Gleichstrom* oder bei Polaritätswechsel von *Wechselstrombehandlung* gesprochen. Für gepulsten Gleichstrom ist auch das Synonym *unidirektionaler Wechselstrom* in Verwendung.

Bei so genannten *nullliniensymmetrischen Stromformen*, bei denen die Flächen aus Zeit und Stromstärke an jeder Polung gleich groß sind, kommt es zu keinen Ionenverschiebungen. Damit besteht bei intakten Geräten auch keine Gefahr von Verätzungen. Hingegen bleiben bei asymmetrischen Stromformen die polaren Wirkungen des Gleichstroms erhalten und auf eine sorgsame Elektrodentechnik (nasser Schwamm, viel Gel, sichere Elektrodenplatzierung, etc.) ist zu achten.

2.2.2. *Muskelkontraktion*

Eine wesentliche Wirkung der gepulsten Gleichstrom- und Niederfrequenztherapie ist die Auslösung von *Aktionspotentialen* an den Nerven und damit die Erregung von Nerven und Muskeln. Da die *Reizschwelle* für Nervenfasern beträchtlich unterhalb jener von Muskelfasern liegt, erfolgt die Erregung eines Muskels *immer* über die Aktionspotentiale der muskelnahen oder intramuskulären Nervenfasern, also auch im Falle einer Nervendurchtrennung.

Die *Reizschwelle* ist durch das Verhältnis von Stromstärke und Impulsdauer gegeben, wobei eine minimale Zeitdauer von 5 bis 10 Mikrosekunden je Impuls nötig ist. Je dicker die Myelinscheide einer Nervenfaser, desto niedriger ist die Reizschwelle für den elektrischen Strom.

Die Auslösung wiederholter Muskelkontraktionen durch gepulsten Gleich- oder Niederfrequenzstrom kann auch zur *Kräftigung* der gereizten Muskeln genutzt werden (Kahanovitz et al. 1987). Bei Morbus Bechterew wäre z.B. an eine Stärkung der Rückenstrecker durch wiederkehrende Behandlungen zu denken, insbesondere wenn eine fortgeschrittene Ankylosierung der Wirbelsäule *aktiv-dynamischen Kräftigungsübungen* im Wege steht.

Bei dieser *„Elektrogymnastik"* müssen sich Zahl und Dauer der elektrisch induzierten Muskelkontraktionen an den Richtlinien der *medizinischen Trainingstherapie* orientieren. Aus diesem Grunde ist eine ständige Anpassung von Dauer und Intensität der Behandlung notwendig. Ein Muskelaufbau auf Basis der reinen Elektrostimulation ist zwar möglich, aber bedeutend zeitaufwendiger als durch Willkürkontraktionen (Kahanovitz et al. 1987), die grundsätzlich immer zu bevorzugen sind.

Innervierte Skelettmuskeln zeigen die Eigenschaft der *Akkomodation*, d.h. ein nur langsam ansteigender Strom führt nicht zur Auslösung einer Kontraktion. Bei Denervierung verliert der Muskel diese Eigenschaft. Damit kann man mit breiten, langsam ansteigenden Dreieckimpulsen selektiv den denervierten Muskel erregen. Elektrisch induzierte Muskelkontraktionen erfolgen also bei *innervierter* Skelettmuskulatur mit einer *Schwellstromtherapie*, bei *denervierten* Skelettmuskeln mit einer *Exponentialstrombehandlung*. Zur Muskelkräftigung bei Morbus Bechterew könnte also die *Schwellstromtherapie* zum Einsatz kommen.

Hinsichtlich der Muskelstimulation bei vorhandenen Metallimplantaten gilt, dass eine Behandlung mit niederfrequenten Wechselstromimpulsen gefahrlos möglich ist. Auch eine Therapie mit polaren Strömen einer niedrigen durchschnittlichen Stromintensität (sog. Hochvoltimpulsen) ist bei einer liegenden Prothese möglich.

2.2.3. *Schmerzbehandlung*

Häufiger als zur Muskelstimulation wird die gepulste Gleichstrom- und Niederfrequenztherapie bei Morbus Bechterew zur *Schmerzbehandlung* angewendet. Die *„Reizstrombehandlung"* lässt sich gut mit einer gleichzeitigen Ultraschalltherapie kombinieren (Edel 1983), z.B. zur Behandlung einer Enthesiopathie. Die Schmerzdämpfung ist eine sehr gut dokumentierte Wirkung der *Niederfrequenztherapie*, zu der auch die inzwischen weit verbreitete, mit kleinen tragbaren Geräten durchführbare *transkutane elektrische Nervenstimulation* (TENS) zu rechnen ist.

Als Wirkmechanismen der Schmerzdämpfung werden die Schmerzmodifikationen im Sinne der *Gate-Control-Theorie* diskutiert: die Reizung dicker Fasern hemmt die Fortleitung in dünnen Schmerzfasern auf spinaler Ebene bzw. die Reizung von Schmerzfasern hemmt retrograd die Schmerzleitung auf spinaler Ebene durch eine Erregung supraspinaler Kontrollzentren. Alternativ könnte die Wirkung durch eine direkte Hemmung der Erregungsleitung oder eine Modifikation der Nozizeptoren (freie Nervenfasern gelten als polymodale Rezeptoren für Schmerz) erklärt werden.

Eine Stimulation von unterschiedlichen Opiatrezeptoren durch niederfrequente (1–4 Hz) und hochfrequente (100 Hz) TENS ist durch tierexperimentelle Untersuchungen gesichert (Sluka et al. 1999, 2000).

Die klinischen Daten zur Wirksamkeit von TENS bei Morbus Bechterew sind spärlich. Eine kontrollierte Studie hat positive Effekte einer unterschwelligen TENS-Therapie bei Patienten mit Morbus Bechterew nachgewiesen (Saller et al. 1987), wobei durch die Behandlung eine Schmerzreduktion und ein geringerer Bedarf an Schmerzmedikamenten zu erzielen war. Ähnliche Ergebnisse hat diese Arbeitsgruppe auch bei der Indikation *„schmerzhafte Coxarthrose"* gefunden (Saller et al. 1988). Ein *Cochrane-Review* über die Effektivität von TENS bei Gonarthrosen unterstützt diese Aussagen einer schmerzdämpfenden Wirkung der Niederfrequenzbehandlung. TENS ist in Hinblick auf die Schmerzlinderung einer Plazebo-Behandlung überlegen (Osiri et al. 2000).

Dem stehen jedoch auch gegenteilige, eher negative Untersuchungsergebnisse gegenüber. Eine von Plazebo unterscheidbare Schmerzdämpfung nach Anwendung unterschwelliger TENS konnte in einer amerikanischen Studie bei Rückenschmerzpatienten nicht nachgewiesen werden (Deyo et al. 1990). Ein *Cochrane-Review* über die Wirksamkeit von TENS bei chronischen Rückenschmerzen konnte weder die Wirksamkeit noch die Unwirksamkeit dieser Therapie belegen (Brousseau et al. 2002).

3. Mittelfrequenz

Eine Behandlung mit Frequenzen zwischen 1000 und 10 000 Hz werden als *Mittelfrequenztherapie* bezeichnet. Es kommen entweder *amplitudenmodulierte sinusförmige* Ströme oder *überlagerte* Ströme unterschiedlicher Frequenz bzw. Phasenlage (*Interferenzströme*) zur Anwendung.

Die Auslösung von Aktionspotentialen am peripheren Nerven wird bei mittelfrequenten Strömen anders als bei der Reizung mit niederfrequenten Strömen vermittelt. Es kommt durch die wiederholten kurzen Impulse zu einer Labilisierung der erregbaren Membran und zu einer apolaren, d.h. von der Polung unabhängigen Erregungsauslösung.

Im Gegensatz zur niederfrequenten reizimpulssynchronen Reaktion antwortet bei *mittelfrequenter* Reizung jede motorische Einheit unabhängig von den anderen mit statistisch verteilten Aktionspotentialen, deren Häufigkeit keinen direkten Zusammenhang mit der Reizimpulsfrequenz erkennen lässt (Senn 1980). Die motorisch erregende Wirkung mittelfrequenter Ströme kann analog zur Schwellstrombehandlung für eine elektrisch induzierte *Muskelkräftigung* genutzt werden.

An der Haut wird bei Anwendung mittelfrequenter Ströme das Gefühl eines *„Schwirrens"* verspürt, das durch eine direkte reaktive Depolarisation sensibler Nervenendigungen bedingt ist. Dieses Phänomen ist nur bei einer Frequenz von weniger als 3000 Hz zu beobachten. Sie führt zu keiner Veränderung der kutanen Schmerzschwelle. Die immer wieder zu beobachtenden analgetischen Effekte der *Mittelfrequenztherapie* bei Schmerzsyndromen des Bewegungsapparates sind *nicht* durch eine Beeinflussung kutaner Nozizeptoren zu erklären, sondern müssen durch andere Mechanismen vermittelt werden.

In Abhängigkeit von dem Therapieziel kommen unterschiedliche Stromformen der Mittelfrequenzbehandlung zur Anwendung. *Analgetische* Effekte werden am besten bei einer rhythmischen Frequenz von 50–100 Hz oder einer konstanten Frequenz von 100 Hz erzielt. Zur *Muskelentspannung* wird eine Frequenz um 25 Hz empfohlen (Edel 1983).

Sowohl die Indikationen als auch die *Kontraindikationen* der Mittelfrequenztherapie sind dieselben wie die der Niederfrequenzbehandlung. Patienten mit Herzschrittmacher dürfen nicht behandelt werden.

4. Hochfrequenztherapie

4.1. Einleitung

Bei einer weiteren Verkürzung der Impulsdauer geht die erregende Wirkung des elektrischen Stroms verloren. Aus der Stromdurchflutung resultiert nur mehr eine *Erwärmung* des Gewebes. Das Ausmaß der Erwärmung wird maßgeblich von der Therapiefrequenz und den Materialkonstanten (Dielektrizitätskonstante, elektrische Leitfähigkeit) des durchfluteten Gewebes beeinflusst und wird vor allem durch dessen Wassergehalt bestimmt.

4.2. Athermische Wirkungen der Hochfrequenztherapie

Eine Rotation von polaren Molekülen, z.B. von Wasser- oder Eiweißmolekülen, kann bei der *Mikrowellenbehandlung* beobachtet werden. Das Ausmaß ist jedoch deutlich geringer als das der thermischen *Brown'schen Molekularbewegung*. Wie aus dem Einsatz der Magnetresonanzdarstellung bekannt ist, sind schon für eine Ausrichtung von Wasserstoffionen bedeutend stärkere Felder notwendig. Dieser Wirkung hochfrequenter Ströme, d.h. der induzierten Rotation polarer Moleküle, kommt also sehr wahrscheinlich *keine Bedeutung* für die therapeutischen Effekte zu.

4.3. Thermische Wirkung

Die verwendeten Hochfrequenztherapiegeräte – *Kurzwelle im Kondensator- oder Spulenfeld, Dezimeter- und Mikrowelle im Strahlenfeld* – haben eine unterschiedliche Erwärmung der durchfluteten Körpergewebe zur Folge. So wird im *Kondensatorfeld der Kurzwelle* das subkutane Fettgewebe stärker erwärmt als die Muskulatur oder die inneren Organe. Hingegen kann man mit *Kurzwelle im Spulenfeld* Haut und Muskulatur besser erwärmen als das subkutane Fettgewebe. Ähnliche Effekte sind im *Strahlenfeld* zu sehen, wobei – bedingt durch Reflexionsphänomene – durch *Dezimeterwelle* die Muskulatur deutlich besser erwärmt wird als durch *Mikrowelle*.

Die Wahl der jeweiligen Therapieform ist also davon abhängig, welches Gewebe vordringlich erwärmt werden soll. Umgekehrt betrachtet: wenn eine bestimmte Region erwärmt werden soll, gibt es eine optimale Applikationsform, so dass bei der konkreten Verordnung ausreichende Kenntnisse in der Physikalischen Therapie gefordert werden müssen.

Für eine klinisch relevante Wirkung der *Hochfrequenztherapie* ist eine Erwärmung des Zielgewebes auf eine Temperatur von 40–44 °C notwendig, die zumindest 3 bis 5 Minuten andauern sollte. Es gilt, bei einem raschen Temperaturanstieg eine Erwärmung und damit eine schmerzhafte Reizung oberflächlicher Körperschichten möglichst zu vermeiden.

Die immer wieder *postulierte* Durchblutungsförderung der Muskulatur durch die *Hochfrequenz-* oder *Ultraschallbehandlung* lässt sich nur dann nachweisen, wenn die Gewebstemperatur bis über 44°C ansteigt und diese Temperatur für zumindest 15 Minuten gehalten wird. Dabei werden jedoch bereits *Nozizeptoren* erregt, so dass eine solche Temperaturerhöhung in der Praxis kaum zu realisieren ist. Da derartig hohe Temperaturen in der klinischen Anwendung also nicht zu erreichen sind, kommt es in der Regel *nicht* zu einer *Durchblutungserhöhung* in der Muskulatur, die somit als Erklärung für die beobachteten Wirkungen einer Hochfrequenz- oder Ultraschallbehandlung keine Rolle spielt.

4.4. Indikationen

Die Hochfrequenztherapie induziert eine Temperaturerhöhung im Gewebe. Andere Wirkungen sind für die klinische Anwendung irrelevant (s.o.).

Somit ergibt sich bei der Besprechung der Indikationen die alleinige Frage, bei welcher Symptomatik eine Erwärmung des betroffenen Gewebes (z.B. eines Muskels, eines Gelenks oder einer Enthese) sinnvoll sein könnte, um auf diesem Wege den pathologischen Prozess günstig zu beeinflussen.

Ein Einfluss einer Temperaturerhöhung auf die Entzündungsaktivität im erwärmten Areal wurde – in Abhängigkeit von dem Zeitpunkt der Applikation – wiederholt experimentell nachgewiesen (Schmidt und Simon 2001). Hinsichtlich der klinischen Relevanz bestehen jedoch noch ein großes Wissensdefizit und eine große Unsicherheit.

In den gängigen rheumatologischen Lehrbüchern finden sich keine eindeutigen Antworten auf die Frage, ob ein akut oder chronisch entzündetes, mehr oder weniger schmerzhaftes Gewebe eher erwärmt oder eher gekühlt werden sollte, oder ob eine Veränderung der Temperatur möglicherweise überhaupt keine klinisch relevante Wirkung zu induzieren vermag. So gibt es beispielsweise auch keine wissenschaftlich fundierte Empfehlung, ob bei Sakroiliitis im Rahmen des Morbus Bechterew eine Erwärmung des Gelenks sinnvoll ist (die möglicherweise durch eine hochdosierte Ultraschallbehandlung zu erreichen wäre).

Die traditionelle Lehrmeinung, dass in einer akuten Entzündungsphase eine Kühlung, in chronischen Phasen eher eine Erwärmung anzustreben ist, erweist sich in der rheumatologischen Praxis oftmals als falsch (Falkenbach et al. 1990). Gerade bei Patienten mit Morbus Bechterew überwiegt ohnehin bei weitem der Wunsch nach *Wärme*. Nur sehr selten wird eine Beschwerdelinderung (z.B. bei einer Enthesiopathie der Schulter) nach Kaltanwendungen berichtet. Es gibt wahrscheinlich keinen Patienten mit Morbus Bechterew, der eine lokale Kühlung im Bereich des Sakroiliakalgelenkes durchführt, um seine Schmerzen zu lindern.

Angesichts dieser sehr unbefriedigenden Kenntnislage über den klinischen Einfluss der Hochfrequenztherapie auf Manifestationen des Morbus Bechterew ist es schwierig, Empfehlungen auszusprechen. Aus der Erfahrung sind es eher die degenerativen Gelenkveränderungen und die muskulär bedingten Schmerzsyndrome, die auf eine *Hochfrequenzbehandlung* positiv ansprechen.

4.5. Kontraindikationen

Implantierte Metallteile wie Osteosynthesematerial, Endoprothesen oder Geschosssplitter können im Körper durch hochfrequente elektromagnetische Wellen erwärmt werden und gelten als *Kontraindikation* dieser Therapie. Zur Frage der Beeinflussung von Endoprothesen durch Hochfrequenztherapie liegen tierexperimentelle Untersuchungsreihen vor (Arnold und Langeheine 1976, 1977). Bei der Mikrowelle beträgt die Erwärmung maximal 2,2°C. Nach Kurzwellenbehandlung kann es in Abhängigkeit von den verwendeten Elektroden und Intensitätsstufen zu einem Anstieg der Temperatur an den Implantaten um mehr als 45°C kommen. Damit ist die Kurzwellentherapie bei Metallimplantaten eindeutig kontraindiziert.

Hochfrequente Felder können mit niederfrequenten Feldern *Interferenzen* bilden und damit zu unerwünschten Stromspitzen mit der Konsequenz von Verätzungen führen (Verwendung von Hoch- und Niederfrequenzapparaten nur an getrennten Stromkreisen und bei einem Mindestabstand von sechs Metern!). Außerdem kann eine Hochfrequenztherapie durch die Interaktion mit dem niederfrequenten Feld eines *Schrittmachers* dessen *Funktion stören*.

5. Ultraschallbehandlung

Ähnlich wie bei der Hochfrequenztherapie ist die Situation bei dem *therapeutischen Ultraschall*. Auch seine Wirkung wird vor allem durch die Erwärmung des behandelten Gewebes bestimmt. Er wird zwar auch als Mechanotherapie bezeichnet; angesichts der hohen verwendeten Frequenzen dürften diese mechanischen Überlegungen – insbesondere bei der üblichen dynamischen Anwendung – für die klinischen Effekte aber keine Rolle spielen.

Oberflächliche Regionen sind sehr gut mit dem Ultraschall zu erreichen. Da die Erwärmung an Grenzschichten von Geweben mit unterschiedlichem Schallwellenwiderstand (*Schallimpedanz*) am größten ist (z.B. an der Grenzfläche Sehne/Knochenoberfläche) stellen beispielsweise *Enthesiopathien* eine sinnvolle Indikation für die Ultraschallbehandlung dar, sofern eine lokale Erwärmung angestrebt wird.

Insgesamt ist die Wirksamkeit einer alleinigen Ultraschallbehandlung bei muskuloskelettalen Beschwerden schlecht abgesichert und kaum von einer Plazebowirkung unterscheidbar (Feine und Lund 1997). Bei Fersenschmerzen, der typischen Manifestation einer Enthesiopathie bei Morbus Bechterew, hat eine Behandlung mit gepulstem Ultraschall niedriger Intensität (0,5 Watt, Impuls/Pausen-Verhältnis 1:4) keine Überlegenheit gegenüber einer Scheinbehandlung gezeigt.

Möglicherweise ist jedoch eine intensivere Anwendung von Ultraschall besser wirksam, worauf eine Studie von Ebenbichler et al. (1999) hinweist. Eine hochdosierte Ultraschallbehandlung bessert bei röntgenologisch nachgewiesener *Bursitis calcarea* des Schultergelenks die geklagten Schmerzen hochsignifikant (im Vergleich zu einer Plazebobehandlung).

Der Ultraschall kommt auch in Frage, wenn eine Erwärmung im Bereich des Sakroiliakalgelenkes und des sakroiliakalen Bandapparates erreicht werden soll. Diese

Therapieoption wurde bei Morbus Bechterew jedoch noch nie wissenschaftlich evaluiert.

Bei Patienten mit Morbus Bechterew führt eine 3-mal täglich durchgeführte Ultraschallbehandlung zu einer besseren Linderung von Rückenschmerzen als eine nur 2-malige Applikation pro Tag. Dabei ist eine geringgradige Schmerzerleichterung auch noch zwei Monate nach Therapieende nachweisbar (Dünkel et al. 1989).

Wie so oft bei den üblichen nicht-medikamentösen Behandlungen bestehen also auch beim Ultraschall Hinweise auf eine klinische Effektivität. Beweise im Sinne der *Evidence based medicine* liegen jedoch nicht vor. Kontrollierte klinische Studien sind notwendig.

6. Therapieempfehlungen für die Praxis

6.1. Vorbemerkung

Wenn nur wissenschaftlich im Sinne der EBM abgesicherte Behandlungen zulässig sind, sollte das Kapitel an dieser Stelle enden. Nachfolgend werden Therapien bei bestimmten Krankheitsbildern empfohlen, die sich aufgrund der Erfahrung der Autoren bewährt haben, für die aber keine kontrollierten Studien vorliegen.

Da die jeweilige konkrete wissenschaftliche Basis weitgehend fehlt, können diese Empfehlungen lediglich als Anregung für einen „Therapieversuch" nach gründlichen differentialtherapeutischen Überlegungen gewertet werden. Da die Wirkung nicht sicher vorhersehbar ist, sollte immer eine kurzfristige Wiedervorstellung des Patienten eingeplant werden.

Nachfolgend sind Beispiele möglicher elektrotherapeutischer Verordnungen bei typischen Symptomen des Morbus Bechterew (nach Ausschluss der Kontraindikationen!) angeführt.

6.2. Stammskelett

6.2.1. Schmerzhafte Sakroiliitis mit Ruheschmerzen

Stereodynator, Saug- oder Dreieckselektroden paravertebral 3–5 Querfinger neben dem Dornfortsatz, tägliche Behandlung für 10 Minuten, Kontrolluntersuchung nach der 5. Therapie; bei Wirksamkeit, aber noch vorhandenen Restbeschwerden 5 weitere Therapien,

Zusätzlich Ultraschall, 1 Watt, je 5 Minuten semistatisch über dem Kreuzdarmbeingelenk, tägliche Behandlung. Kontrolluntersuchung nach der 5. Therapie; bei Wirksamkeit, aber noch vorhandenen Restbeschwerden 5 weitere Therapien.

6.2.2. Entzündliche Wirbelsäulenschmerzen

Längsgalvanisation der Wirbelsäule (Jantsch und Schuhfried 1981): Anode (200–300 cm^2) an der Halswirbelsäule; Kathode (200–300 cm^2) über der Lumbalregion, Stromstärke 20–30 mA, tägliche Behandlung für 20 Minuten. Kontrolluntersuchung nach der 5.Therapie; bei Wirksamkeit, aber noch vorhandenen Restbeschwerden 5 weitere Therapien.

6.2.3. Lokale, segmentale Wirbelsäulenschmerzen

Impulsgalvanisation (50/70) im betroffenen Segment: Elektroden (20–50 cm^2) paravertebral, 2 Querfinger neben dem Dornfortsatz. Stromstärke sensibel deutlich schwellig, maximal 5 mA, tägliche Behandlung für 20 Minuten. Kontrolluntersuchung nach der 5. Therapie; bei Wirksamkeit, aber noch vorhandenen Restbeschwerden 5 weitere Therapien.

Alternativ: Stereodynator. Saug- oder Dreieckselektroden paravertebral, 3–5 Querfinger neben dem Dornfortsatz, tägliche Behandlung für 10 Minuten.

Kontrolluntersuchung nach der 5. Therapie; bei Wirksamkeit, aber noch vorhandenen Restbeschwerden 5 weitere Therapien.

6.2.4. Schmerzhaftes Interspinalband

Stereodynator. Saug- oder Dreieckselektroden paravertebral, 3–5 Querfinger neben dem Dornfortsatz, tägliche Behandlung für 10 Minuten. Kontrolluntersuchung nach der 5. Therapie; bei Wirksamkeit, aber noch vorhandenen Restbeschwerden 5 weitere Therapien.

6.3. Periphere Gelenke

6.3.1. Schmerzhafte aktive Sprunggelenkentzündung

Diadynamische Ströme, Stromform CP und DF, für jeweils 5 Minuten. Elektroden (je 100 cm²) seitlich des Sprunggelenkes. Stromstärke: Galvanische Basis 1–2 mA, sensibel deutlich schwellig. Kontrolluntersuchung nach der 5. Therapie; bei Wirksamkeit, aber noch vorhandenen Restbeschwerden 5 weitere Therapien.

6.3.2. Koxarthrose

Anode (200 cm²) an der ventralen Seite des Hüftgelenks und des proximalen Oberschenkels. Kathode (200 cm²): Patient liegt mit dem Gesäß auf der Elektrode. Stromstärke 15–20 mA; tägliche Behandlung für 20 Minuten. Kontrolluntersuchung nach der 5. Therapie, bei Wirksamkeit, aber noch vorhandenen Restbeschwerden 5 weitere Therapien.

6.4. Enthesiopathien

6.4.1. Oberflächliche entzündliche Enthesiopathie

Ultraschall kontinuierlich semistatisch, 0,5 Watt je 5 Minuten über dem Sehnen- oder Bandansatz. Zusätzlich Quergalvanisation oder Impulsgalvanisation oder Stereodynator oder diadynamische Ströme (DF und LP). Anode (20–100 cm²) über der schmerzhaften Insertion; Kathode (20–100 cm²) gegenüberliegend oder am Bauch des betroffenen Muskels. Behandlung täglich für 20 Minuten (Stereodynator 10 Minuten, diadynamische Ströme je 5 Minuten). Kontrolluntersuchung nach der 5. Therapie, bei Wirksamkeit, aber noch vorhandenen Restbeschwerden 5 weitere Therapien.

6.4.2. Oberflächliche Enthesiopathie ohne Entzündungszeichen

Ultraschall kontinuierlich semistatisch. 0,8 Watt je 5 Minuten über dem Sehnen- oder Bandansatz; oder Ultraschall gepulst 1:4, 2,5 Watt je 5 Minuten über dem Sehnen- oder Bandansatz semistatisch. Behandlung jeden 2. Tag, Kontrolluntersuchung nach der 5. Therapie. Bei Wirksamkeit, aber noch vorhandenen Restbeschwerden 5 weitere Therapien.

Zusätzlich Quergalvanisation oder Impulsgalvanisation oder Stereodynator. Anode (20–100cm²) über der schmerzhaften Insertion; Kathode (20–100cm²) gegenüberliegend oder am Bauch des betroffenen Muskels.

6.4.3. Tiefe Enthesiopathie

Ultraschall, gepulst 1:4; 2,5 Watt je 5 Minuten über dem Sehnen- oder Bandansatz, semistatisch, tägliche Behandlung. Kontrolluntersuchung nach der 5. Therapie; bei Wirksamkeit, aber noch vorhandenen Restbeschwerden 5 weitere Therapien.

6.5. Muskuläre Symptome

6.5.1. Durch Fehlbelastung schmerzhafte paravertebrale Muskulatur

Impulsgalvanisation Wirbelsäule längs. Anode (200–300 cm²) an der Halswirbelsäule; Kathode (200–300 cm²) über der Lumbalregion. Stromstärke 20–30 mA. Tägliche Behandlung für 20 Minuten, Kontrolluntersuchung nach der 5. Therapie. Bei Wirksamkeit, aber noch vorhandenen Restbeschwerden 5 weitere Therapien.

Zusätzlich Kurzwelle im Strahlenfeld. Intensität: Stufe 2 nach *Schliephake*, im maximal druckempfindlichen Bereich der Muskulatur. Tägliche Behandlung für 10 Minuten, Kontrolluntersuchung nach der 5. Therapie.

Bei Wirksamkeit, aber noch vorhandenen Restbeschwerden 5 weitere Therapien.

Alternativ zur Kurzwelle: Ultraschall kontinuierlich; 0,8 Watt für 5 Minuten je Wirbelsäulenabschnitt über der maximal druckempfindlichen Muskulatur.

6.5.2. Hypotrophe paravertebrale Muskulatur bei "Bambusstab"

Impulsgalvanisation Wirbelsäule längs, anschließend Schwellstrombehandlung. Anode (200–300 cm^2) an der Halswirbelsäule; Kathode (200–300 cm^2) über der Lumbalregion. Stromstärke 20–30 mA jeden 2. Tag, jede Behandlung für 20 Minuten, Kontrolluntersuchung nach der 10. Therapie.

10 Fragen zum Thema

1. Ist eine akute schmerzhafte Sakroiliitis mit Elektrotherapie behandelbar?

Bei Patienten mit lumbosakralen Schmerzen kann eine TENS eine deutliche Beschwerdelinderung bringen (Saller et al. 1987). Nicht-entzündliche Schmerzen im Bereich des Kreuzdarmbeingelenkes sprechen gut auf eine serielle Behandlung mit Interferenzströmen bzw. sog. Hochvoltimpulsen an (Ammer und Knechtsberger 1990).

2. Wie kommt die Schmerzlinderung nach einer Reizstromtherapie zustande?

Als Wirkmechanismen werden Modifikationen der Schmerzleitung im Sinne der *Gate-Control-Theorie* diskutiert: die Reizung dicker Fasern hemmt die Fortleitung von dünnen Schmerzfasern auf spinaler Ebene bzw. die Reizung von Schmerzfasern hemmt retrograd die Schmerzleitung auf spinaler Ebene durch eine Erregung von supraspinalen Kontrollzentren. Alternativ könnte die Wirkung durch eine direkte Hemmung der Erregungsleitung oder eine Modifikation der Nozizeptoren erklärt werden (freie Nervenfasern gelten als polymodale Rezeptoren für Schmerz).

3. Auf welcher direkten Wirkung beruhen die klinischen Effekte der Hochfrequenztherapie?

Die Hochfrequenzbehandlung entfaltet ihre Wirkung ausschließlich über die Wärmebildung im Gewebe.

4. Bei welchen Befunden ist TENS zur Schmerzbehandlung bei Morbus Bechterew indiziert?

Schmerzen im Bereich des Kreuzdarmbeigelenks, periphere Arthritiden an Knie und Sprunggelenken, eventuell die postarthritische Coxarthrose sind mögliche Indikationen für eine TENS-Therapie. Diese Indikationen gelten auch für große Standgeräte, die diadynamische (Valtonen und Lilius 1974) und andere gepulste Ströme (Jenkner 1977) abgeben.

5. Kann die elektrische Myostimulation dem Haltungsverlust entgegenwirken?

Eine Förderung der Muskelkraft der paravertebralen Muskulatur durch Elektrostimulation mit Schwellstrom ist möglich (Kahanovitz et al. 1987; McQuain et al. 1993). Eine Beeinflussung des Haltungsverlustes durch diese Maßnahme ist jedoch nicht untersucht, so dass eine sichere Beantwortung dieser Frage derzeit nicht möglich ist.

6. Welche Anwendungsform des Ultraschalls ist bei Enthesiopathie empfehlenswert?

Neuere Untersuchungen weisen darauf hin, dass bei der Ultraschallbehandlung höhere Intensitäten sinnvoll sind. Eine hochdosierte Ultraschallbehandlung (2,5 Watt, 1:4 gepulst, für 15 Minuten, 3-mal wöchentlich) kann bei röntgenologisch nachgewiesener Bursitis calcarea des Schultergelenks die geklagten Schmerzen im Vergleich zu einer Plazebobehandlung signifikant bessern. Üblich ist bisher jedoch noch immer eine Dosierung von 0,3 bis maximal 1 Watt. Bei einer Frequenz von 0,98 MHz sind im Rahmen einer fachgerechten dynamischen Applikation kaum Nebenwirkungen zu erwarten.

7. Ist bei Enthesiopathie eine Iontophorese-Behandlung sinnvoll?

Wenn eine ausreichend hohe lokale Konzentration des Medikaments im Zielgewebe erreicht werden kann, stellt die Iontophorese bei einer Enthesiopathie eine Therapieoption dar. Dies ist jedoch nur bei Einsatz von medikamentösen Zubereitungen mit einer hohen Wirkstoffkonzentration (Vecchini und Grossi 1984) oder bei Behandlungszeiten von mehr als 60 Minuten Dauer möglich (Pratzel et al. 1986). Darüber hinaus sollte das einzubringende Medikament entzündungshemmend wirken, d.h. es bieten sich vor allem NSAR bzw. Cortikosteroide an.

8. Elektrotherapie und Ultraschall in der Praxis: welche Fehler sollte man vermeiden?

Grundsätzlich sind ausreichende Kenntnisse in der Physikalischen Therapie zu fordern, damit eine fachgerechte Anwendung gegeben ist. Primär muss gewährleistet sein, dass durch eine geeignete Applikation und Intensität des Therapiemittels die pathologisch veränderte Zielstruktur auch wirklich erreicht wird. Eine exakte Elektrodenanlage ist eine wesentliche Voraussetzung für den Behandlungserfolg der Elektrotherapie. Sensibilitätsstörungen, z.B. bei Neuropathie, beschränken den Einsatz einer niederfrequenten Elektrotherapie, da wegen der verminderten und verzögerten nozizeptiven Empfindung eventuelle Stromverätzungen nicht oder zu spät wahrgenommen werden. Für den Ultraschall gilt, dass die Ausdehnung des Ultraschallfeldes in der behandelten Region vor allem von der Intensität des therapeutischen Ultraschalls und der Häufigkeit reflektierter Ultraschallwellen abhängt. Die Intensität muss ausreichend hoch sein. Bei niedriger Ultraschallintensität besteht kein Unterschied zu einer Plazebobehandlung.

9. Welche Kontraindikationen sind zu beachten?

Die Kurzwellentherapie ist bei Metallimplantaten wegen der deutlichen Erwärmung des Metalls eindeutig kontraindiziert. Hochfrequente Felder können mit niederfrequenten Feldern zur Interferenzbildung führen und so die Funktion von Schrittmachern stören. Ebenso darf das Stromfeld einer Niederfrequenztherapie nicht den Schrittmacher einschließen.

10. Können hydrogalvanische Therapien bei extremem Schwitzen sinnvoll eingesetzt werden?

Positive Ergebnisse der so genannten "Leitungswasseriontophorese" bei Hyperhydrose der Hände oder Füße wurden publiziert (Raulin et al. 1988; Reinauer et al. 1995). Analoge Untersuchungen zur Indikation des hydrogalvanischen Bades bei extremem Schwitzen von Patienten mit Morbus Bechterew liegen nicht vor.

Literatur

Ammer K (1988) Perkutane antirheumatische Therapie bei ambulanten Gonarthrose-Patienten. Therapiewoche Österreich 3:384–390

Ammer K (1991) Perkutane antirheumatische Behandlung beim Weichteilrheumatismus. Therapiewoche Österreich 6:412–421

Ammer K, Schartelmüller T (1994) Überprüfung der analgetischen Wirkung einer einmaligen Prokainiontophorese. Phys Rehab Kur Med 4:227–228

Ammer K, Knechtsberger P (1990) Elektrotherapie bei Beckenbandligamentose. Therapiewoche Österreich 5:160–163

Arnold W, Langeheine U (1976, 1977) Tierexperimentelle Untersuchungen über das thermische Verhalten chirurgischer Metallimplantate während der Einwirkung moderner Elektrotherapieverfahren mit therapeutischen Intensitäten.
1. Mitteilung Versuchsanordnung. Zschr Physiother 28:269–272
2. Mitteilung: Kurzwelle und Metallimplantat. Zschr Physiother 28:273–281
3. Mitteilung: Mikrowelle und Metallimplantat. Zschr Physiother 28:347–350
4. Mitteilung: Ultraschall und Metallimplantat. Zschr Physiother 28:441–447
5. Mitteilung: Diadynamischer Strom, Träbertscher Reizstrom und Metallimplantat. Zschr Physiother 29:95–99

Brosseau L, Milne S, Robinson V, Marchand S, Shea B, Wells G, Tugwell P (2002) Efficacy of the transcutaneous electrical nerve stimulation for the treatment of chronic low back pain: a meta-analysis. Spine 27:596–603

Crawford F, Snaith M (1996) How effective is therapeutic ultrasound in the treatment of heel pain? Ann Rheum Dis 55:265–267

Crevenna R, Quittan M, Wiesinger GF, Nuhr MJ, Nicolakis P, Pacher R, Fialka-Moser V (2001) Elektrostimulationstherapie bei Patienten mit Herzschrittmachern. Phys Med Rehab Kuro 11:159–164

Curda B, Luxl M, Glauninger P, Falkenbach A (2000) Häufigkeit der Anwendung konventioneller und unkonventioneller Therapiemaßnahmen bei Patienten mit Morbus Bechterew. Forsch Komplementärmed Klass Naturheilkd 7:85–88

Deyo RA, Walsh NE, Martin DC, Schoenfeld LS, Ramamurthy S (1990) A controlled trial of transcutaneous electrical nerve stimulation (TENS) and exercise for chronic low back pain. N Engl J Med 322:1627–34

Dünkel M, Tanner E, Uhlemann C, Callies R (1989) Untersuchungsmodell zwei- und dreimal täglicher Ultraschallapplikation bei Patienten mit Rheumatoid Arthritis und Spondylitis ankylosans unter stationären Bedingungen. Z Physiother 41:287–291

Ebenbichler GR, Erdogmus CB, Resch KL, Funovics MA, Kainberger F, Barisani G, Aringer M, Nicolakis P, Wiesinger GF, Baghestanian M, Preisinger E, Fialka-Moser V (1999) Ultrasound therapy for calcified tendinitis of the shoulder. N Eng J Med 340:1533–1538

Edel H (1983) Fibel der Elektrodiagnostik und Elektrotherapie, 5. Auflage. VEB Volk und Gesundheit, Berlin

Engel JM, Josenhans G, Höder J, Binzus G (1987) Wertigkeit physikalischer Therapie aus der Sicht des Patienten. Ergebnisse einer Fragebogenaktion. Z Rheumatol 46:250–255

Falkenbach A (1997) Stanger-bath, "ascending" or "descending"? J Jpn Ass Phys Med Baln Clim 60:101–110

Falkenbach A, Toennemann J, Mur E (2002) Von Patienten mit Morbus Bechterew beibehaltene und aufgegebene konventionelle und unkonventionelle Maßnahmen zur Beeinflussung der Erkrankung. Z Rheumatol 61:271–278

Falkenbach A, Wigand R, Kaltwasser P (1990) Hydrotherapie bei rheumatoider Arthritis – das Empfinden des Patienten als relevanter Faktor bei der Wahl von Wärme oder Kälte. Ärztezeitschr f Naturheilverf 31:647–651

Feine JS, Lund JP (1997) An assessment of the efficacy of physical therapy and physical modalities for the control of chronic musculoskeletal pain. Pain 71:5–23

Holzer W (1944) Physikalische Medizin in Diagnostik und Therapie. Maudrich, Wien

Holzer W, Scheminsky F (1942) Die funktionelle Polarität im Rückenmark des Menschen. Z Biol 101:101–108

Jantsch H, Schuhfried F (1981) Niederfrequente Ströme zur Diagnostik und Therapie. Maudrich, Wien

Jenkner FL (1977) Schmerzbehandlung durch transdermale Reizstrombehandlung. Wien Klin Wschr 127:126–131

Kahanovitz N, Nordin M, Verderame R, et al (1987) Normal trunk muscle strength and endurance in women and the effect of exercises and electrical stimulation. Part 2: Comparative analysis of electrical stimulation and exercises to increase trunk muscle strength and endurance. Spine 12:112–118

Konsensuskonferenz ÖGPMR & BÖPMR (1997) Leistungskatalog Physikalische Medizin und Rehabilitation. ÖZPMR 7:52–61

McQuain MT, Sinaki M, Shibley LD, et al (1993) Effect of electrical stimulation on lumbar paraspinal muscles. Spine 18:1787–1792

Osiri M, Welch V, Brosseau L, Shea B, McGowan J, Tugwell P, Wells G (2000) Transcutaneous electrical nerve stimulation for knee osteoarthritis. Cochrane Database Syst Rev (4) CD002823

Pavelka K Jr, Pavelka K Sr, Svarcova J, Vacha J, Trnavsky K (1988) Kann man die analgetische Wirkung der Mobilisin-Salbe durch die Iontophorese verstärken? Plazebokontrollierte Dreifach-cross-over-Doppelblindstudie. Z Rheumatol 47:233–237

Pratzel H, Dittrich P, Kukovetz W (1986) Spontaneous and forced cutaneous absorption of indomethacin in pigs and humans. J Rheumatol 13: 1122–1125

Raulin C, Rosing S, Petzoldt D (1988) Heimbehandlung der Hyperhidrosis manuum et pedum durch Leitungswasser-Iontophorese. Hautarzt 39:504–508

Reinauer S, Neußer A, Schauf G, Hölzle E (1995) Die gepulste Gleichstrom-Iontophorese als neue Behandlungsmöglichkeit der Hyperhidrosis. Hautarzt 46:543–547

Rusch D, Neeck G, Schmidt KL (1988) Über die Hemmung von Erythemen durch Capsaicin. 2. Zur Objektivierung des Capsaicin-Erythems mittels statischer und dynamischer Thermographie. Z Phys Med Baln Med Klim 17:18–24

Saller R, Göttl KH, Blumenthal E, Reuter H, Bührig M (1987) Placebo-kontrollierte Untersuchung über die analgetische Wirksamkeit von transdermaler elektrischer Nervenstimulation (TENS) in der Behandlung lumbosakraler Schmerzen bei Patienten mit nicht-infektiösen Spondylitiden. Z Phys Med Baln Med Klim 16:290–291

Saller R, Dierks C, Göttl KH, Blumenthal E, Kaltwasser JP, Bührig M (1988) Placebo-kontrollierte klinische Untersuchung der analgetischen Wirksamkeit unterschwelliger transdermaler elektrischer Nervenstimulation (TENS) bei Patienten mit Coxarthrose. Z Phys Med Baln Med Klim 17:290–291

Schmidt KL, Simon E (2001) Thermotherapy of pain, trauma, and inflammatory and degenerative rheumatic diseases. In: Kosaka M, Sugahara T, Schmidt KL, Simon E (eds) Thermotherapy for neoplasia, inflammation, and pain. Springer, Tokyo, pp 527–539

Senn E (1980) Die gezielte Wiedereinführung der Wechselstrom-Therapie. Eular, Basel

Sluka KA, Deacon M, Stibal A, Strissel S, Terpstra A (1999) Spinal blockade of opioid receptors prevents the analgesia produced by TENS in arthritic rats. J Pharmacol Exper Ther 289:840–846

Sluka KA, Judgea MA, McColleya MM, Reveiza PM, Taylor BM (2000) Low frequency TENS is less effective than high frequency TENS at reducing inflammation induced hyperalgesia in morphine-tolerant rats. Eur J Pain 4:185–193

Squire SJ, Kirchhoff KT, Hissong K (2000) Comparing two methods of topical anesthesia used before intravenous cannulation in pediatric patients. J Pediatr Health Care 14:68–72

Svarcova J, Zvarova J, Pichova A, Kouba A, Simacek K, Uhlemann C, Callies R (1990) Vergleich des analgetischen Effektes der Elektroakupunktur und des galvanischen Stromes bei Patienten mit aktivierter Osteoarthrosis. Z Physiother 42:375–378

Valtonen EJ, Lilius HG (1974) Doppelblindversuch über die Wirkung der diadynamischen (Bernardschen) Ströme bei verschiedenen Schmerzzuständen. Zschr Physiother 26:133–136

Vecchini L, Grossi E (1984) Ionization with diclofenac sodium in rheumatic disorders: A double blind placebo-controlled trial. J Int Med Res 12:346–350

Kapitel 38

Magnetfeldtherapie

Erich Mur, Michael Quittan

1. Geschichte der Magnetfeldtherapie

Die Anwendung von Magnetfeldern zu Heilzwecken reicht weit in die Geschichte der Menschheit zurück. So wurden etwa 600 v. Chr. auf dem indischen Subkontinent Magnete zur Wundbehandlung eingesetzt. Hippokrates von Kos versuchte, mit Hilfe der magnetischen Eigenschaften von Hämatit und Magnetit Blutungen zu stillen. In der Folge wurden Magnete in den unterschiedlichsten medizinischen Bereichen verwendet. Plinius der Ältere (23–79 n. Chr.) berichtet beispielsweise von der Behandlung von Verbrennungen mit Magnetpulver.

Auch *Paracelsus von Hohenheim* war der Auffassung, dass Magnete günstige therapeutische Effekte haben und Krankheiten aus dem Körper ziehen könnten. Eine große Anhängerschaft unter den Patienten in Wien und Paris hatte *Franz Anton Mesmer* (1734–1815), der die Existenz eines *„tierischen Magnetismus"* postulierte (*Mesmerismus*). Durch externe Beeinflussung dieses *„magnetischen Fluidums"* sollte auch ein therapeutischer Zugriff möglich sein (Eckart 2000).

Während der vergangenen Jahrzehnte erfuhr die Anwendung von magnetischen Feldern zu Therapiezwecken einen bedeutenden Aufschwung, seit Basset und Pawluk im Jahr 1960 pulsierende elektromagnetische Felder (PEMF) zur Knochenbruchheilung einsetzten (Bassett und Pawluk 1974). Auf Grund entsprechender Behandlungserfolge akzeptierte die *Food and Drug Administration* (FDA) 1979 den Einsatz der *Magnetfeldtherapie* (MFT) für die Indikation *„schlecht heilende Knochenbrüche"* (Andrew und Bassett 1993).

In der Folge kam es zu einer deutlichen Beschleunigung sowohl der technischen als auch der medizinischen Entwicklungen auf dem Gebiet der Magnetfeldtherapie. Parallel dazu nahm die Häufigkeit der therapeutischen Anwendung in zahlreichen Indikationsbereichen stark zu, vor allem bei Erkrankungen des rheumatischen Formenkreises.

Diese Entwicklung war begleitet von einer heftigen Kritik über den nicht ausreichenden wissenschaftlichen Beleg für den Einsatz der Magnetfeldtherapie bei diversen Indikationen. Zudem setzten einzelne Hersteller sehr offensive und häufig unseriöse Werbeaktivitäten bei den Patienten und propagierten eine zumeist nicht nachvollziehbare Wirksamkeit der in den verschiedensten Modalitäten angewandten Geräte.

2. Physikalische Grundlagen der Magnetfeldtherapie

Ein *Magnetfeld* entspricht einem *Kraftfeld*, das durch einen natürlichen Dauermagneten oder auch "künstlich" durch eine stromführende Spule aufgebaut werden kann. Zur Beschreibung eines Magnetfelds werden verschiedene Messgrößen herangezogen (Tabelle 1).

Die Intensität eines Magnetfelds wird durch die *magnetische Flussdichte* B bestimmt, die zur *magnetischen Feldstärke* H

Tabelle 1. Physikalische Einheiten des Magnetismus (Stemme 1992)

Größe	SI Einheit	Beziehung zur Basiseinheit
Magnetische Flußdichte B	1 T (Tesla) 1 G (Gauß) = 10^{-4} Tesla	Vsm^{-2}
Magnetische Feldstärke H	1 Oe (Oersted) = 79,6 Am^{-1}	Am^{-1}
Magnetischer Fluß Φ	1 Wb (Weber)	Vs

proportional ist und von der magnetischen Eigenschaft der Materie (*Permeabilität*) abhängt. Die *Feldstärke* vergrößert sich bei Zunahme der Stromstärke und verringert sich mit der Entfernung vom Stromleiter.

Der *magnetische Fluss* Φ wird durch die Anzahl der durch eine Fläche hindurchtretenden magnetischen Feldlinien beschrieben. Der magnetische Fluss kann einerseits durch die Größe des Magnetfeldes und andererseits durch die Größe der Fläche und derer Lage relativ zum Feld geändert werden (Leitgeb 1990).

Bei der Magnetfeldtherapie variiert die *magnetische Flussdichte* zwischen 7,5 x 10^{-12} T und 1,5 T, wobei am häufigsten Magnetfeldstärken zwischen 0,5 μT und 200 mT verwendet werden (Sandyk 1996; Courier et al. 1993). Als Bezugsgröße für die Bewertung der Intensität therapeutischer Magnetfelder bietet sich das natürliche Magnetfeld der Erde an, das durch elektrische Ströme im Erdinneren hervorgerufen wird und in Mitteleuropa etwa im Bereich um 50 μT liegt. Daraus resultiert eine Einteilung in Magnetfeldtherapie mit einer Intensität im Bereich des Erdmagnetfelds und einer solchen deutlich unter bzw. deutlich über dieser Intensität. Im Vergleich zur Magnetfeldtherapie werden bei der Kernspintomographie sehr hohe Feldstärken von bis zu 4 T zu diagnostischen Zwecken eingesetzt (Tabelle 2; Stepansky et al. 2000).

Neben der Intensität des Magnetfeldes, die beim Erdmagnetfeld oder bei Permanentmagneten immer weitgehend gleich bleibt, muss bei *Wechselstrom-induzierten Magnetfeldern* bzw. bei *gepulster Magnetfeldtherapie* zudem auch die *Frequenz*, das *Intervall* und die *Impulsdauer* hinsichtlich der Therapieplanung und der Beurteilung der Wirksamkeit beachtet werden.

Tabelle 2. Vergleich der Magnetfeldstärke medizinischer Anwendungen mit dem Magnetfeld der Erde (nach Stepansky et al. 2000; Sandyk 1996; Courier et al. 1993)

Magnetfeld der Erde	31–62 μT
MF-Therapiegeräte	7,5 x 10^{-12} T – 1,5 T
MRI	0,5–4 T

In einem modernen Umfeld ist der Mensch insbesondere aufgrund der Versorgung mit Wechselstrom von 50 Hz häufig auch Magnetfeldern dieser Frequenz ausgesetzt. Die Feldstärke einiger elektromagnetischer Einflüsse durch Gebrauchsgeräte des täglichen Lebens ist in Tabelle 3 angeführt. Bisher wurde kein Nachweis erbracht, dass diese Gegenstände oder auch der Gebrauch von Handys (oder Sendeanlagen) unter Einhaltung der empfohlenen Vorsorgemaßnahmen über elektromagnetische Wirkungen die Gesundheit des Menschen beeinflussen könnten (siehe auch Internet-Information des Deutschen Bundesamts für Strahlenschutz unter *http://www.bfs.de/elektro*).

Der Großteil der für therapeutische Zwecke eingesetzten Magnetfelder liegt im niederfrequenten Bereich (zumeist weniger als 300 Hz) und wird in der Literatur mit dem Begriff *elf-em fields* (extremely low frequency electromagnetic fields) benannt (Goodman et al. 1993). Da eine relevante Energie-

Tabelle 3. Magnetische Flussdichten in μT (gemessen in verschiedenen Abständen vom Gerät; nach Guglhör et al. 2001)

Gerät	Abstand 30 cm	Abstand 1 m
Bügeleisen	0,12–0,3	0,01–0,025
Kühlschrank	0,01–0,25	< 0,01
Haarfön	0,01–7	0,01–0,03
Fernseher	0,04–2	0,01–0,15

absorption in Körpergeweben und eine damit verbundene Wärmewirkung erst im hochfrequenten Bereich auftritt, ist bei den üblicherweise in der Magnetfeldtherapie eingesetzten Frequenzen und Intensitäten keine direkte Wärmewirkung zu erwarten (Stepansky et al. 2000).

3. Biologische Effekte

Ein pulsierendes Magnetfeld induziert in einem biologischen Gewebe ein elektrisches Feld und führt zum Fließen geringer elektrischer Ströme (Quittan et al. 2000). Die magnetischen Eigenschaften des menschlichen Körpers unterscheiden sich kaum von jenen der Luft, so dass magnetische Felder den Körper weitgehend ohne Abschwächung penetrieren können (Leitgeb 1990).

Die durch diese pulsierenden Magnetfelder im Gewebe hervorgerufene Wärmeentwicklung liegt in einem Größenbereich um 0,001 °C und bleibt daher ohne klinische Relevanz (Quittan et al. 2000). Auch die auftretende Teilchenenergie von ca. 10^{-14} eV ist zu gering, um molekulare Bindungen zu beeinflussen (Adair 1991).

Für mittelstarke elektromagnetische Felder (50 µT < B < 100 mT) wurden von Adair zahlreiche biologische Effekte beschrieben (Tabelle 4; Adair 2000). Darüber hinaus wurden zahlreiche weitere Wirkungen von Magnetfeldern genannt, die häufig jedoch allein in *in vitro*-Untersuchungen gefunden wurden und deren Relevanz für die klinische Anwendung der Magnetfeldtherapie äußerst fraglich erscheint.

Unter anderem wurde eine Induktion piezoelektrischer Effekte durch Magnetfelder postuliert (Andrew und Bassett 1993; Adair 2000; Trock et al. 1994). Da im Knochengewebe unter mechanischer Belastung ebenfalls elektrische Stromflüsse auftreten (Andrew et al. 1993), die in dieser Größenordnung auch durch *elf-em*-Felder hervorgerufen werden können, wird eine Beeinflussung des Knochengewebes durch die Magnetfeldtherapie für möglich gehalten (Trock et al. 1994), insbesondere wenn ein intrakorporaler (implantierter) Überträger das äußerlich applizierte Magnetfeld in elektrische Ströme umwandelt (Kröling und Schnizer 1985). Bekräftigt werden derartige Vermutungen auch durch die Beobachtung, dass elektromagnetische Felder dem Knochenabbau, der während einer Immobilisation oder Schwerelosigkeit auftritt, entgegenwirken können (Andrew und Bassett 1993).

Tabelle 4. Potentielle biologische Effekte mittelstarker elektromagnetischer Felder (50 µT < B < 100 mT; nach Adair 2000)

Beeinflussung der Zellwachstumsrate
Reduktion der Zellatmung
Beeinflussung des Stoffwechsels von Kohlenhydraten, Proteinen und Nukleinsäuren
Effekte auf Genexpression und Genregulation bei verschiedenen Zellfunktionen
Teratogene Effekte
Endokrinologische Veränderungen
Beeinflussung der Hormonantwort von Zellen und Geweben
Beeinflussung der Immunantwort auf Antigenstimulation

Als weiteren Hinweis für eine mögliche Beeinflussung knöcherner Strukturen durch pulsierende elektromagnetische Felder (PEMF) kann die Beobachtung gewertet werden, dass Osteoblasten nach einer 10 Minuten andauernden Exposition gegenüber einem *elf-em*-Feld (72 Hz) für die Dauer von 10 weiteren Minuten eine geänderte Ansprechbarkeit auf Parathormon (PTH) zeigen, womit eine Zunahme der Kollagensynthese durch Osteoblasten und eine verminderte Knochenresorption durch Osteoklasten verbunden sein sollen (Adey 1993; Luben 1991).

Bei Untersuchungen hinsichtlich einer möglichen Beeinflussung der Ausschüttung von Zytokinen durch pulsierende elektromagnetische Felder (PEMF) zeigte sich ein Anstieg von Interleukin 1 und Interleukin 6. Da diese Zytokine sowohl im Knorpel- und Knochengewebe als auch bei diversen immunologischen Prozessen (z.B. bei entzündlich-rheumatischen Erkrankungen) relevant sind, erscheint eine Wirkung der Magnetfeldtherapie über eine Beeinflussung der Zytokine theoretisch möglich (Cosarizza et al. 1993).

Auf weitere potenzielle Wirkmechanismen der Magnetfeldtherapie bei rheumatologischen Erkrankungen weist der Umstand hin, dass Kulturen von Synovialzellen nach Magnetfeldexposition eine Steigerung der Aktivität von Trypsin und Carboxydismutase sowie eine Abnahme der Aktivitäten von Lysozym, α-Amylase, Katalase und Peroxidase gezeigt haben (Mohamed-Ali et al. 1994).

Wie bereits weiter oben erwähnt, können die bisher erhobenen wissenschaftlichen Ergebnisse nur als Hinweise auf potentielle Wirkmechanismen der Magnetfeldtherapie bei rheumatologischen Erkrankungen gewertet werden. Da die Übertragbarkeit der *in vitro*-Ergebnisse für die klinische Anwendung von Magnetfeldtherapie vielfach als spekulativ anzusehen ist, sind weiterführende Untersuchungen dringend erforderlich.

4. Anwendungsformen der Magnetfeldtherapie

Magnetische Felder werden sowohl für Ganzkörper- als auch für Lokalanwendungen therapeutisch genutzt. Dabei werden am häufigsten *Matten- und Spulenapplikatoren* eingesetzt, die während der Behandlung von elektrischem Strom durchflossen werden. Bei den Matten sind ein oder mehrere Stromkreise, die das Magnetfeld induzieren, in die Matte selbst eingearbeitet. Darauf wird der zu behandelnde Körperteil, bei Morbus Bechterew zumeist die Wirbelsäule, während der Behandlung platziert. Für die lokale Therapie werden auch Kissen mit eingearbeiteter Spule oder diverse andere Bauformen eingesetzt, beispielsweise auch *Stabapplikatoren*.

Bei den größeren *Spulenapplikatoren* wird der zu behandelnde Körperteil oder auch der ganze Körper in der Spule selbst positioniert. *Röhrenapplikatoren* weisen eine größere Tiefenwirkung auf als Flachspulen. Dagegen erlauben die Flachspulen höhere Flussdichten, die aber mit zunehmender Körpertiefe rasch abnehmen.

Neben diesen Geräten, die das Magnetfeld mit Hilfe von stromdurchflossenen elektrischen Leitern induzieren, werden für die Magnetfeldtherapie auch Instrumente verschiedenster Bauart verwendet, in die *Permanentmagnete* eingearbeitet sind. Dabei kommen für die Ganzkörperbehandlung zumeist Matten zum Einsatz, während für lokale Anwendungen in der Regel magnetische Folien und Auflagen oder magnetische Halsketten und Armbänder benutzt werden.

Bei den Geräten mit *stromdurchflossenen Applikatoren* werden sehr unterschiedliche Intensitäten des Magnetfeldes angewandt, die sowohl im Bereich der Stärke des Magnetfelds der Erde von ca. 50 μT wie auch deutlich unterhalb oder deutlich oberhalb dieses Intensitätsbereichs liegen können. Die dabei genutzten Frequenzen sind zumeist dem *niederfrequenten* Bereich zuzurechnen. Nur einige wenige im Handel erhältliche Geräte bieten die Möglichkeit der Anwendung von Frequenzen bis zu 10.000 Hz. Die von den Geräten produzierten Impulsformen reichen von sinusförmigen über rechteckige bis hin zu sägezahnartig ausgeformten Impulsen bzw. Impulsserien.

Nach aktuellem Wissensstand ist weder für eine bestimmte Form der Applikation, noch für eine bestimmte Feldstärke, Frequenz oder Impulsform eine Überlegenheit gegenüber anderen Formen der Anwendung belegt.

5. Propagierte Indikationen

Die Befürworter der Magnetfeldtherapie empfehlen die Anwendung dieser Therapieform bei einer Vielzahl von Beschwerdebildern, insbesondere bei rheumatologischen Erkrankungen, wobei für die Mehrzahl der Indikationen jedoch kein befriedigender Beleg der Wirksamkeit dieser Behandlung vorliegt.

Eine von Quittan et al. (2000) durchgeführte Auswertung von klinischen Arbeiten zur Magnetfeldtherapie mit zumindest einer Kontrollgruppe zeigte für die Mehrzahl der untersuchten Indikationen (vor allem degenerative und entzündliche Erkrankungen des Bewegungsapparates) eine widersprüchliche Datenlage. Bezüglich der Indikation *Knochenheilung* fand sich aus Sicht der Autoren jedoch ein hinreichender Beleg für eine klinische Wirksamkeit *gepulster niedrigfrequenter magnetischer Felder.* Wenn auch unterschiedliche magnetische Flussdichten und Frequenzen verwendet wurden, so war allen einbezogenen Arbeiten eine tägliche Behandlungsdauer von 8 bis 12 Stunden gemeinsam, die sich nur mittels kleiner Spulen realisieren lässt, die in der gewünschten Position am Körper fixiert werden. Außerdem wurde die Anwendung der Magnetfeldtherapie zur Schmerzreduktion bei degenerativen Gelenkerkrankungen als einer Placebobehandlung überlegen beurteilt (Quittan et al. 2000).

Diese Bewertung findet eine Bestätigung in einer kürzlich veröffentlichten doppelblinden placebokontrollierten Untersuchung bei Patienten mit symptomatischer Kniearthrose (Nikolakis et al. 2002). Dabei wurde bei 32 Patienten nach 6 Wochen Behandlung mit einem pulsierenden Magnetfeld zweimal täglich für jeweils 30 Minuten eine Verbesserung der Kniegelenkfunktion sowie eine Reduktion der Behinderung des täglichen Lebens festgestellt.

6. Kontraindikationen

Als absolute *Kontraindikation* für die therapeutische Anwendung von Magnetfeldern werden von den meisten Anbietern elektrisch oder magnetisch beeinflussbare Implantate (Herzschrittmacher, Medikamentenpumpen, Neurostimulatoren, Cochleaimplantate, metallische Fremdkörper im Behandlungsgebiet) angeführt. Zudem werden Schwangerschaft sowie – wohl aus übertriebenem Sicherheitsstreben – verschiedene Krankheitsbilder wie Epilepsie, Hyperthyreose, ein rezenter Insult, Infektionen, Herzrhythmusstörungen und Zustand nach Organtransplantation als Kontraindikationen genannt.

Für die Mehrzahl dieser Angaben fehlen jedoch systematische wissenschaftliche Untersuchungen. Einige der angeführten Kontraindikationen sind den Sicherheitsstandards für die Magnetresonanztomographie (MRT) angelehnt (Shellok und Kanal 1994). Bei der Magnetfeldtherapie ist jedoch – aufgrund der wesentlich niedrigeren Feldstärken – das Behandlungsrisiko als sehr gering einzustufen.

Letztlich ist aber für jeden Patienten mit einer der angeführten Kontraindikationen insbesondere auch die Art der geplanten Anwendung zu berücksichtigen, z.B. die Stärke und Frequenz des Magnetfelds, die Art und Dauer der Applikation. Die potentiell negativen Auswirkungen für den Patienten (s.u.) sind den erhofften günstigen Effekten gegenüberzustellen. Diese Überlegungen lassen eine ärztliche Untersuchung und Beurteilung des Patienten vor Beginn einer Magnetfeldtherapie und eine nachfolgende ärztliche Kontrolle hinsichtlich erwünschter und unerwünschter Effekte der Behandlung sinnvoll und notwendig erscheinen.

7. Nebenwirkungen der Magnetfeldtherapie

In den bislang durchgeführten klinischen Studien wurden keine schweren Nebenwirkungen berichtet. Die beobachteten leichten Nebenwirkungen waren zumeist selten und nur geringgradig ausgeprägt. Derzeit liegen laut ICNIRP (Internationale Kommission für den Schutz gegen nicht-ionisierende Strahlung) auch keine Belege für kanzerogene Effekte elektromagnetischer Felder vor (Health Physics Society 1998).

Ebenso bestehen keine Hinweise auf eine Teratogenität elektromagnetischer Felder (Shellok und Kanal 1994). Dennoch wird Schwangeren aus Sicherheitsüberlegungen von einer Magnetfeldtherapie abgeraten. Diese zurückhaltende Empfehlung steht jedoch im Widerspruch zu den Aussagen von Radiologen, dass eine MRT zur Diagnostik auch während der Schwangerschaft (z.B. zur Pelvimetrie vor der Geburt) möglich ist (siehe Kap. 20).

Nach den Berichten über die fördernde Wirkung bei der Frakturheilung ist es vorstellbar, dass die ständig ablaufenden reparativen Prozesse im Rahmen des Morbus Bechterew durch die Magnetfeldtherapie verstärkt und die Ankylosierung dadurch vermehrt werden könnten. Dies sind bisher jedoch allein theoretische Überlegungen, für die es keine Hinweise aus den vorliegenden klinischen Studien gibt.

Grundsätzlich erscheint auf Grund des noch unbefriedigenden Kenntnisstandes eine genaue Erfassung von unerwünschten Wirkungen unter Magnetfeldtherapie durch den behandelnden Arzt sinnvoll und notwendig. Nur so könnte die Magnetfeldtherapie in Zukunft sicherer und fundierter anwendbar werden.

8. Anwendung bei Morbus Bechterew

Zum Einsatz der Magnetfeldtherapie bei Spondylitis ankylosans liegen derzeit die Ergebnisse von drei klinischen Untersuchungen vor. In einer placebokontrollierten *cross-over*-Untersuchung von Seichert et al. (1986) wurde ein sinusförmiges nicht-gepulstes Magnetfeld mit einer Frequenz von 20 Hz bei 24 Patienten mit Morbus Bechterew eingesetzt. Die tägliche Behandlungszeit mit einer effektiven Feldstärke von ca. 2 mT betrug 30 Minuten. Nach 4 Wochen wurden die Verum- gegen die Placebospulen (und umgekehrt) ausgetauscht, so dass nach weiteren 4 Wochen auch ein intraindividueller Vergleich der Effekte der angewendeten Magnetfeldtherapie möglich war. Als Zielparameter wurden täglich die Schmerzintensität sowie die Beweglichkeit und Dauer der Morgensteifigkeit vor und nach der Behandlung in einem Patientenfragebogen erfasst. Außerdem wurde vor, zu Mitte und am Ende der Behandlungsserie ein umfassender klinischer Befund erhoben. Beim intraindividuellen Vergleich war kein Unterschied zwischen Verum- und Placebospulen nachweisbar. Für *beide* Therapieformen (Verum *und* Plazebo) zeigte sich eine geringe Abnahme der Schmerzintensität und der Einschränkung der Beweglichkeit von im Mittel etwa 10–15% (Seichert et al. 1986).

In einer zweiten Untersuchung zur Magnetfeldtherapie bei Spondylitis ankylosans berichten Turk et al. (1990) über die Anwendung eines Geräts mit einer Frequenz von 2,5 bis 3 Hz und einer Feldstärke von 1 mT. In dieser Studie, die ohne Kontrollgruppe durchgeführt wurde, erfolgte die Behandlung bei 50 Patienten, die das Gerät für die Dauer von 4 Wochen anwendeten. Als Verlaufsparameter wurden das Ausmaß der Schmerzen und der morgendlichen Steifigkeit sowie die Beweglichkeit der Wirbelsäule, die Entwicklung des Mennell-Zeichens, ein *Severity-Index* der großen Gelenke sowie die BSG herangezogen. Bei 80% der Patienten wurde eine subjektive Besserung der Symptomatik von Seiten der Grunderkrankung beschrieben, während sich bei 20% keine Änderung des Befindens ergab. Bei 50% der Patienten wurde eine Verbesserung des Severity-Index gesehen. Das Menell-Zeichen wurde bei 30% der Patienten negativ. Demgegenüber zeigte sich hinsichtlich der sagittalen Beweglichkeit der Wirbelsäule und der BSG-Werte keine Veränderung. In Summe schlussfolgerten die Autoren, dass die Magnetfeldtherapie bei Patienten mit Spondylitis ankylosans als adjuvante Behandlung sinnvoll eingesetzt werden kann (Turk et al. 1990).

Im Rahmen einer weiteren doppelblinden placebokontrollierten Untersuchung von Patienten mit Morbus Bechterew wurde eine niederfrequente Magnetfeldtherapie in ansteigender Dosierung mit einer Intensität bis zu 3 mT angewendet. Die Behandlung (20–40 Minuten) wurde an 5 Tagen pro Woche für insgesamt 9 Wochen durchgeführt. Die Zielparameter waren neben den im Rahmen der physikalischen Untersuchung erhobenen Meßparametern der Beweglichkeit auch die Beurteilung der Krankheitsaktivität und des Therapieerfolgs durch den Patienten und den Behandler. In der Verumgruppe zeigte sich zu Therapieende im Vergleich zu den Ausgangswerten eine signifikante Zunahme des Kinn-Jugulum-Abstands ($p=0{,}027$). Eine Verbesserung der Beweglichkeit der Brustwirbelsäule (Ott'sches Zeichen) ergab sich in der Placebogruppe gegenüber der Verumgruppe zu den Zeitpunkten Therapieende (p=0,018) und 1 Monat nach Abschluss der Therapie (p=0,034). Die Atembreite in der Placebogruppe war gegenüber den Ausgangswerten zu Therapieende ebenfalls leicht gebessert (p=0,030). Bei insgesamt 29 auswertbaren Patienten wurde eine schubartige Verschlechterung im Rahmen der Grunderkrankung in der Verumgruppe (1 von 14 Patienten) seltener gesehen als in der Placebogruppe (4 von 15 Patienten), was von den Autoren als eine mögliche günstige Beeinflussung der Grunderkrankung durch die Magnetfeldtherapie interpretiert wurde (Mur et al. 2001).

9. Nutzen-Risiko- und Kosten-Nutzen-Abschätzung

Die Ergebnisse aus *in vitro*-Studien und die wenigen fundierten Tierversuche sowie die oben angeführten klinischen Studien lassen günstige Auswirkungen auf Krankheitsvorgänge bei Morbus Bechterew möglich erscheinen. In den plazebokontrollierten klinischen Untersuchungen unterscheiden sich die positiven Effekte der Magnetfeldtherapie jedoch nicht oder nur sehr gering von den Effekten der Plazebobehandlungen. Angesichts dieser ungenügenden wissenschaftlichen Absicherung der Magnetfeldtherapie bei Morbus Bechterew soll jedoch auch die eigene klinische Erfahrung berichtet werden, dass einzelne Patienten mit Morbus Bechterew sehr gute subjektive Erfolge der Magnetfeldbehandlung angeben, seien es nun Plazeboeffekte oder seien es individuell spezifische Reaktionen auf die Magnetfeldtherapie.

Hinsichtlich der Nebenwirkungsrate ist die Magnetfeldtherapie bei Morbus Bechterew nach den derzeit vorliegenden Informationen als eine weitgehend risikoarme Form der physikalischen Therapie anzusehen, deren Nutzen jedoch aus heutiger Sicht allgemein als gering anzusehen ist. Dies schließt allerdings im Einzelfall überraschend günstige Effekte nicht aus. Aus diesem Grund erscheint angesichts der geringen Nebenwirkungsrate bei Patienten mit Morbus Bechterew im Einzelfall ein „Behandlungsversuch" mit Magnetfeldtherapie vertretbar.

Hierbei ist zur Therapie der krankheitstypischen Symptomatik des Achsenskeletts eine großflächige Behandlung der Wirbelsäule und des Beckenbereiches gegenüber einer kleinflächigen Applikation zu bevorzugen. Da sich bislang keine Frequenz, Impulsform oder Intensität als besonders wirkungsvoll erwiesen hat, ist aus heutiger Sicht zu Therapiebeginn eine Anwendung in niedriger Intensität und Frequenz am ehesten zu empfehlen. In der Folge können Adaptierungen des Behandlungsmodus versucht werden. Für periphere Erscheinungen der Erkrankung, z.B. eine Enthesiopathie, erscheint eine lokale Anwendung der Magnetfeldtherapie mittels Kissen oder Spulenapplikatoren am sinnvollsten.

Den möglichen Effekten der Magnetfeldtherapie sind die nicht unbeträchtlichen Kosten der Anschaffung eines Magnetfeldgerätes für die Durchführung der Behandlung im häuslichen Umfeld (ca. 1000–2000 €) bzw. die Belastungen und Kosten einer Magnetfeldtherapie beim Arzt oder Therapeuten (ca. 10–50 €) gegenzurechnen.

Zusammenfassend ist aufgrund der aktuell vorliegenden Daten die Durchführung einer Magnetfeldtherapie innerhalb des Spektrums der physikalischen Therapieformen bei Morbus Bechterew sicherlich nicht unter die primären Therapieoptionen zu rechnen. Erst nach Ausschöpfung anderer – besser belegter – Behandlungsformen kann – besonders bei entsprechendem Behandlungswunsch des Patienten – ein Versuch mit der Magnetfeldtherapie angebracht erscheinen.

10. Zukunftsaussichten und Zukunftswünsche

Angesichts der aktuell bestehenden Unsicherheit hinsichtlich des möglichen Nutzens der Magnetfeldtherapie bei Patienten mit Morbus Bechterew erscheint die Durchführung weiterer klinischer Untersuchungen erforderlich. Dabei sollten unterschiedliche Formen der Therapie miteinander verglichen werden, um zu klären, welche Modalitäten der Behandlung für Patienten mit Spondylitis ankylosans am besten geeignet sein könnten. Nur langfristig angelegte kontrollierte Studien werden die Antwort geben können, ob die Magnetfeldtherapie überhaupt in der Lage ist, die Schmerzen und Bewegungseinschränkungen der Patienten mit Morbus Bechterew günstig zu beeinflussen.

10 Fragen zum Thema

1. Welche Symptome können durch die Magnetfeldtherapie gebessert werden?

Aus den vorliegenden Daten erscheinent durch den Einsatz der Magnetfeldtherapie bei Spondylitis ankylosans vor allem eine Besserung der Schmerzen und eine Verringerung der Zahl der Schübe von Seiten der Grunderkrankung möglich.

2. Kann die Magnetfeldtherapie die Ankylosierung beeinflussen?

Zur Progredienz der Ankylosierung gibt es keine klinischen Untersuchungen. Da die Magnetfeldtherapie bei schlecht heilenden Frakturen die Verknöcherung fördern kann, ist auch eine Förderung der reparativen Prozesse im Rahmen des Morbus Bechterew und somit eine Beschleunigung der Ankylosierung theoretisch möglich – was aber bisher nicht beschrieben wurde.

3. Ist eine periphere Arthritis oder Enthesitis eine Indikation für die Magnetfeldtherapie?

Einzellfallberichte lassen durch den Einsatz der Magnetfeldtherapie eine Besserung sowohl einer peripheren Arthritis als auch einer Enthesitis möglich erscheinen. Kontrollierte Untersuchungen liegen hierzu jedoch nicht vor.

4. Mindestanforderungen an die Geräte zur Magnetfeldtherapie bei Morbus Bechterew?

Da bisher noch nicht die erfolgversprechendste Intensität, Frequenz oder Impulsform sowie Art der Applikation der Magnetfeldtherapie bei Morbus Bechterew definiert wurden, können keine verbindlichen Anforderungen für die Geräte angegeben werden. Eine große Breite an Einstellungsoptionen ermöglicht es zumindest, verschiedene Anwendungsmodalitäten „auszuprobieren".

5. Welche Behandlungszeit und Häufigkeit der Therapie sind zu empfehlen?

Es gibt klinische Erfahrungen, dass bei Erkrankungen des rheumatischen Formenkreises eine längere Behandlungszeit bessere Therapieerfolge bringt. Aus diesem Grunde erscheint eine minimale Behandlungszeit von 20–30 Minuten pro Tag notwendig. Zumeist wird eine tägliche Durchführung der Behandlung empfohlen. Inwieweit in Anlehnung an die Verfahrensweise bei anderen Formen der physikalischen Therapie nach 3–4 Wochen eine Behandlungspause sinnvoll ist, kann derzeit nicht beantwortet werden.

6. Welche Kontraindikationen bestehen?

Als Kontraindikationen für die Anwendung der Magnetfeldtherapie gelten vor allem elektrisch oder magnetisch beeinflussbare Implantate wie Herzschrittmacher, Medikamentenpumpen, Neurostimulatoren und Cochleaimplantate, metallische Fremdkörper im Behandlungsgebiet sowie eine Schwangerschaft. Auch weitere Krankheitsbilder wie Epilepsie, Hyperthyreose, ein rezenter Insult, Infektionen, Herzrhythmusstörungen und „Zustand nach Organtransplantation" werden häufig als Kontraindikationen angeführt, wobei für die Mehrzahl dieser Angaben wissenschaftliche Belege fehlen.

7. Ist die gepulste oder die kontinuierliche Magnetfeldtherapie vorzuziehen?

Aus den bisher durchgeführten Untersuchungen lassen sich diesbezüglich keine fundierten Empfehlungen ableiten.

8. Ist vor einer Magnetfeldtherapie eine ärztliche Beratung sinnvoll?

Vor Beginn einer Magnetfeldtherapie sollte unbedingt eine ärztliche Kontrolle erfolgen, um das Vorliegen von Kontraindikationen abzuklären und eine Beratung hinsichtlich therapeutischer Alternativen bzw. weiterer zu empfehlender Therapiemaßnahmen durchführen zu können sowie die Magnetfeldtherapie optimal in ein umfassendes therapeutisches Konzept einbinden zu können. Nach etwa 4 bis 6 Wochen erscheint eine ärztliche Verlaufskontrolle sinnvoll, um erwünschte und unerwünschte Wirkungen zu erfassen. Dabei kann auch über die Sinnhaftigkeit einer Fortsetzung dieser Behandlung sowie eine allfällig notwendig erscheinende Änderung der therapeutischen Modalitäten entschieden werden. Unter diesen Rahmenbedingungen ist auch eine Selbstbehandlung des Patienten im häuslichen Umfeld vertretbar.

9. Kann die Magnetfeldtherapie mit allen Behandlungen des Morbus Bechterew kombiniert werden?

Die Magnetfeldtherapie kann mit jeder anderen Art von physikalischer oder medikamentöser Therapie kombiniert werden. Bisher liegen keine Hinweise auf eine Beeinflussung vor. Auf die og. Kontraindikationen ist aber zu achten.

10. Ein Patient mit Morbus Bechterew „wünscht" eine Magnetfeldtherapie: sinnvolle Beratung?

Ein Patient mit Morbus Bechterew, der eine Magnetfeldtherapie ins Auge fasst, sollte sich darüber im Klaren sein, dass von dieser Therapie (wie bei diversen anderen Behandlungsansätzen auch) keine sichere Wirksamkeit zu erwarten ist. Nach aktuellem Kenntnisstand kann die Magnetfeldtherapie lediglich als „Behandlungsversuch" angesehen werden. Vor Beginn einer Magnetfeldtherapie sollte eine ärztliche Abklärung hinsichtlich des Vorliegens von Kontraindikationen vorgenommen werden. Eine Verlaufskontrolle ist sehr sinnvoll, um erwünschte und unerwünschte Effekte zu erfassen.

Literatur

Adair RK (1991) Constraints on biological effects of weak extremely-low frequency electromagnetic fields. Phys Rev A 43:1039–1048

Adair RK (2000) Static and low-frequency magnetic field effects: health risks and therapies. Rep Prog Phys 63:415–454

Adey WR (1993) Biological effects of electromagnetic fields. J Cell Biochem 51:410–416

Andrew C, Bassett CA (1993) Beneficial effects of electromagnetic fields. J Cell Biochem 51: 387–393

Bassett CA, Pawluk RJ (1974) Augmentation of bone repair by inductively–coupled electromagnetic fields. Science 184:575–577

Cosarizza A, Angioni S, Petraglia F, Genazzani AR, Monti D, Capri M, Bersani F, Cadossi R, Franceschi C (1993) Exposure to low frequency pulsed electromagnetic fields increases Interleukin-1 and Interleukin-6 production by human peripheral blood mononuclear cells. Exp Cell Res 204:385–387

Courier DP, Ray JM, Nyland J, Rooney JG, Noteboom JT, Kellogg R (1993) Effects of electrical and electromagnetic stimulation after anterior cruciate ligament reconstruction. J Orthop Sports Phys Ther 17:177–184

Eckart WU (2000) Geschichte der Medizin. Springer, Berlin, pp 228–230

Goodman R, Chizmadzhev Y, Shirley-Henderson A (1993) Electromagnetic fields and cells. J Cell Biochem 51:436–441

Guglhör P, Leininger M, Schmidt G, Goldstein W, Hudel E, Vogel E (2001) Elektromagnetische Felder. 4. Geänderte Auflage

International Commision on Non-Ionizing Radiation Protection. (1998) Guidelines for limiting exposure to time varying electric, magnetic, and electromagnetic fields. Health Physics Society 1998

Kröling P, Schnizer W (1985) Zur Problematik der Magnetfeldtherapie. Z Phys Med Baln Med Klim 14:177–198

Leitgeb N (1990) Strahlen, Wellen, Felder. Thieme-Verlag, Stuttgart, pp 91–132

Luben RA (1991) Effects of low-energy electromagnetic fields (pulsed and DC) on membrane signal transduction processes in biological systems. Health Phys 61:15–28

Mohamed-Ali H, Kolkenbrock H, Ulbrich N, Sörensen H, Kramer KD, Merker HJ (1994) Influence of electromagnetic fields on the enzyme activity of rheumatoid synovial fluid cells in vitro. Clin Chem Clin Biochem 32: 319–321

Mur E, Oberguggenberger R, Hartig F, Gruber H, Eibl G, Ennemoser O (2001) Magnetfeldtherapie bei Spondylitis ankylosans; Tagungsband 2. Mitteleuropäischer Kongress für Physikalische Medizin und Rehabilitation in Salzburg vom 10.–13.5.2001

Nicolakis P, Kollmitzer J, Crevenna R, Bittner C, Erdogmus CB, Nicolakis J (2002) Pulsed magnetic field therapy for osteoarthritis of the knee – a double-blind sham-controlled trial. Wien Klin Wochenschr 114:678–684

Quittan M, Schuhfried O, Wiesinger GF, Fialka-Moser V (2000) Klinische Wirksamkeit der Magnetfeldtherapie – eine klinische Literaturübersicht. Acta Med Austriaca 27:61–68

Sandyk R (1996) Suicidal behaviour is attenuated in patients with multiple sclerosis by treatment with electromagnetic fields. Int J Neurosci 87:5–15

Seichert N, Schöps P, Zilk S, Schnizer W (1986) Doppelblind-Crossover-Studie zur Erfassung einer Magnetfeldtherapie bei Patienten mit Spondylitis ankylosans. Z Phys Med Baln Med Klim 15:332–333

Shellok FG, Kanal E (1994) Magnetic resonance: bio effects, safety and patient management. Raven Press, pp 41–48

Stemme O (1992) Physiologie der Magnetfeldbehandlung. Dr. Otto Stemme Verlag 67–68

Stepansky R, Jahn O, Windischbauer G, Zeitlhofer J (2000) Elektromagnetische Felder – Auswirkungen auf die Gesundheit. Acta Med Austriaca 27:69–77

Trock DH, Bollet AJ, Markoll R (1994) The effect of pulsed electromagnetic fields in the treatment of osteoarthritis of the knee and cervical spine. Report of randomized, double blind, placebo controlled trials. J Rheumatol. 21:1903–1911

Turk Z, Barovic J, Flis I (1990) Behandlung der ankolysierenden Spondylitis (Mb. Bechterew) mit Magnetfeldtherapie. Z Phys Med Baln Med Klim 19:222

Kapitel 39

Phytotherapie

Bernhard Uehleke

1. Einleitung

Phytotherapie ist die Behandlung mit ausgesuchten pflanzlichen Arzneimitteln, die das natürliche Vielstoffgemisch der Pflanze noch weitgehend enthalten. Demnach gehören isolierte Pflanzenstoffe, z.B. das Menthol aus dem (Pfeffer-)Minzöl, streng genommen nicht mehr zur Phytotherapie, sollen hier in Einzelfällen aber dennoch besprochen werden.

In der modernen Phytotherapie werden keine Pflanzen mit einer geringen therapeutischen Breite (Giftpflanzen) verwendet, sondern – im Gegensatz zu den traditionellen Medizinsystemen (z.B. Traditionelle Chinesische Medizin, Traditionelle Europäische Medizin) – ausschließlich so genannte *mild wirksame* Arzneipflanzen.

Das in der Pflanze enthaltene Vielstoffgemisch bildet das Charakteristische des Gebiets *„Besondere Therapierichtung Phytotherapie"*. Im Zuge des Arzneimittelgesetzes haben *Phytotherapie*, *Homöopathie* und *Anthroposophische Arzneimittel* als *„Besondere Therapierichtungen"* eigene (Nach-)Zulassungskommissionen erhalten. Für die Phytotherapie ist dies die *Kommission E*.

Die Anhänger der Phytotherapie gehen davon aus, dass dieses natürliche Vielstoffgemisch definierter Heilpflanzen grundsätzlich – bei ausgezeichneter Verträglichkeit – eine durch klinische Prüfung nachweisbare Wirksamkeit aufweist. Neben altbekannten Arzneipflanzen werden neuerdings auch Heilpflanzen aus anderen Medizinkulturen zur Anwendung bei rheumatologischen Erkrankungen geprüft, wobei teilweise – wie beim Weihrauch und neuerdings bei *Uncaria tomentosa* (Mur et al. 2002) – vielversprechende erste Ergebnisse berichtet werden.

Als Beispiel für die gute Verträglichkeit sei die Kamille genannt, bei der in der üblichen Dosierung und selbst bei einer 100-fachen Überdosierung keine Schädigung zu erwarten ist, aber dennoch eine antiphlogistische Wirkung zustande kommt. Dieser positive Effekt ist eher unspezifisch und wird durch eine Reihe von zusammenwirkenden Inhaltsstoffen erklärt, die auf verschiedenen Ebenen die Entzündung hemmen sollen. Allerdings muss bereits hier betont werden, dass die Akutwirkung der Kamille auch bei einer sehr hohen Dosierung *nicht* für eine Behandlung von akuten rheumatischen Beschwerden im Rahmen des Morbus Bechterew ausreicht und allenfalls als adjuvante Behandlung anzusehen ist.

In der Phytotherapie wird grundsätzlich die interne (systemische) Therapie von einer externen Behandlung unterschieden. Letztere kann bei einer ausreichenden transkutanen Resorption dann aber ebenfalls systemisch wirken. Zumeist handelt es sich bei den extern applizierten Antirheumatika jedoch um eine Reiz- oder Reflextherapie, bei der die Reizung der Haut bzw. der kutanen Rezeptoren für Wärme oder Kälte reflektorisch schmerzlindernd wirkt.

2. Pharmakologische Wirkung

2.1. Interne Phytopharmaka

Die antiphlogistische Wirkung einiger Phytopharmaka erfolgt – wie bei den NSAR –

durch eine Hemmung der Cyclooxygenase (COX). Eine Differenzierung in COX 1- und COX 2-Hemmung wird neuerdings auch für pflanzliche Wirkstoffe unternommen (Ringbom et al. 1998; Hong et al. 2002). Verschiedene Salicin-Verbindungen, die in Heilpflanzen wie Weidenrinde, Pappelrinde und Pappelblättern sowie in Mädesüß enthalten sind, scheinen eher unselektiv zu wirken.

Die typischen unerwünschten gastrointestinalen Nebenwirkungen der NSAR sind für die entsprechenden Phytopharmaka nicht bekannt geworden. Dies ist wohl weniger auf eine selektive COX2-Hemmung, sondern zunächst auf die niedrige Gesamtdosierung der Salicin-Verbindungen zurückzuführen. Die verfügbare Salicin-Menge erreicht selbst in angereicherten Extraktzubereitungen nur rund 20–40% einer 500 mg Acetylsalicylsäure-Tablette, nämlich für Weidenrindenextrakt laut ESCOP (European-Scientific Cooperative on Phytotherapy)-Monographie (ESCOP 1997) maximal 240 mg Salicin pro Tag. Die bioverfügbare Salicylsäuremenge entspricht nach Einmalgabe dieser Tagesdosis lediglich derjenigen nach Einnahme von 87 mg Acetylsalicylsäure (Schmid et al. 2001).

Ein weiterer möglicher Wirkmechanismus besteht in einer Hemmung der Leukotrien-Synthese durch die Inhibition der Cyclooxygenase. Neben den Boswelliasäuren des Weihrauchs und den Harpagosiden der Teufelskralle hemmen auch die Kaffeoyläpfelsäuren (u.a. in der Brennnessel) die Cyclooxygenase (Obertreis et al. 1996).

Zudem kann auch eine Hemmung des NFkb relevant sein. Für die Helenaline der Arnika wurde eine entsprechende pharmakologische Aktivität nachgewiesen (Schmidt et al. 2002).

Schließlich kann im Rahmen einer Phytotherapie durch doppelt ungesättigte Fettsäuren vom Omega-Typ das Spektrum der Prostaglandine und Leukotriene verändert werden. Die ungesättigten Fettsäuren kommen in Algen vor und gelangen über die Nahrungskette ins Fischöl, insbesondere von Nordmeerfischen. Durch Dauereinnahme von Fischöl erscheint somit eine gewisse Entzündungshemmung möglich, wobei die Dosierung bei einer höheren Arachidonsäurezufuhr (fettes Schweinefleisch!) anzupassen, dh. in diesem Falle zu erhöhen ist (siehe Kap. 46).

Verschiedenen Phytopharmaka, wie zum Beispiel dem Tausendgüldenkraut (Valentao et al. 2003) oder der Goldrute (Apati et al. 2003), wird eine Wirkung als Radikalfänger zugeschrieben. Einige der in der Rheumatologie verwendeten Heilpflanzen enthalten Vitamin E – ähnliche Verbindungen oder Vitamin A-ähnliche Carotinoide (z.B. Ringelblume, Schachtelhalm). Eine klinische Relevanz dieser antioxidativen Effekte ist jedoch angesichts der geringen Dosierung wenig wahrscheinlich.

Ebenso wird eine relevante Wirkung durch *pflanzliche Enzyme* postuliert. Pflanzliche Enzyme sind vorwiegend Proteasen. Sie sind beispielsweise in Bromelain (gefriergetrockneter Rohextrakt aus Ananas) enthalten. Proteasen weisen *in vitro* bzw. *in vivo* antiödematöse, entzündungshemmende, antithrombotische und fibrinolytische Wirkungen auf (Maurer 2001). Die Proteasen sollen im Blut zirkulierende Antikörper-Antigen-Komplexe abbauen, Adhäsionsmoleküle beeinflussen und somit immunmodulierend wirken. Die enzymatische Aktivität erstreckt sich über einen weiten pH-Bereich und das Substratspektrum ist sehr groß (Maurer 2002). Es bestehen jedoch an der quantitativ relevanten systemischen Verfügbarkeit von unzerstörten Enzymen erhebliche Zweifel. Eine immunmodulierende Wirkung ließe sich theoretisch auch bei fehlender Resorption durch eine Beeinflussung des gastrointestinalen Systems und des darmassoziierten Immunsystems erklären, was bisher jedoch noch nicht wissenschaftlich nachgewiesen wurde.

2.2. Externa

Die Schmerzlinderung durch extern applizierte Phytopharmaka wird in erster Linie mit einer Beeinflussung der Schmerzleitung sowie durch eine reflektorische Wirkung nach Reizung von Warm- oder Kaltrezeptoren in der Haut erklärt.

Die als Capsaicin bezeichnet Substanzgruppe des spanischen Pfeffers und der Paprika bewirkt bei externer Applikation nach initialer Reizung eine Anästhesie der oberflächlich laufenden schmerzleitenden C-Fasern (Sawynok und Sweeney 1989).

Lokale Erwärmungsmittel induzieren eine Hyperämie, die im Sinne einer Reflextherapie vielfältige Prozesse in Gang setzen und dann zu einer Veränderung der Schmerzwahrnehmung führen kann. Noch eindeutiger erscheint die Senkung des Muskeltonus nach der Applikation hyperämisierender Phytopharmaka. Analog zu physikalischen Wärmeapplikationen wird der Muskeltonus anhaltend gesenkt und insbesondere der Druck- und Muskelschmerz günstig beeinflusst (Fromy et al. 1998).

Umgekehrt kann auch eine Reizung der Kälterezeptoren reflektorisch analgesierend wirken. Einen Kühleffekt durch „Täuschung" der Kaltrezeptoren weist vor allem das in (Pfeffer-) Minzöl zu 30–50% enthaltene Menthol auf. Campher wirkt hingegen schwächer auf die Kälterezeptoren und wird von einer konsekutiv hyperämisierenden Wirkung überlagert.

3. Stellenwert der Phytotherapie

Eine phytotherapeutische Behandlung richtet sich vorwiegend mit externen Maßnahmen gegen Muskelverspannungen und neuralgiforme Schmerzen. Daneben kann versucht werden, die Entzündungsaktivität durch eine systemische antiphlogistische Phytotherapie mit Weihrauch, Teufelskralle oder Brennnessel zu vermindern.

Die *Evidence* für eine Wirksamkeit bei Morbus Bechterew ist äußerst dürftig. Die Therapieempfehlungen beruhen auf Einzelerfahrungen und insbesondere auf Übertragungen von Untersuchungen bei anderen rheumatologischen Krankheitsbildern, insbesondere bei unspezifischen Rückenschmerzen und muskulären Beschwerdebildern.

Einige Behandlungsempfehlungen sind dennoch sehr wahrscheinlich auch auf den Morbus Bechterew und seine typischen Symptome übertragbar. Gerade bei den externen Maßnahmen scheint die muskel(tonus)relaxierende Wirkung durch eine hyperämisierende Therapie genauso plausibel wie die kontrastimulierende Wirkung von lokal kühlenden Externa bei neuralgiformen Schmerzen.

Der Nutzen einer entzündungshemmenden innerlichen Phytotherapie bei Morbus Bechterew ist nicht in klinischen Studien untersucht. Untersuchungen bei anderen rheumatischen Leiden geben jedoch Hinweise darauf, dass ein günstiger Einfluss auf die Häufigkeit und die Schwere von Schüben bei entzündlich-rheumatischen Erkrankungen möglich sein könnte (Ernst 2003).

Dennoch sollten die Erfolgsaussichten eher zurückhaltend eingeschätzt werden. Unter keinen Umständen darf bei dem Patienten eine übermäßige Erwartungshaltung geweckt oder ihm eine aussichtsreichere andere Behandlung vorenthalten werden. Andererseits besteht häufig gerade *bei dem Patienten* der Wunsch nach einer *pflanzlichen* Therapie. Wenn der Patient also nach entsprechender Aufklärung über Nutzen und Risiko der möglichen „schulmedizinischen" bzw. „pflanzlichen" Behandlungen eine Phytotherapie zur Behandlung seines Morbus Bechterew präferiert, gibt es entsprechende pflanzliche Therapieoptionen, die in Analogie zur Behandlung allgemeiner rheumatischer Beschwerden ausgewählt werden können.

Auch kann die Kombination einer Phytotherapie mit einer „schulmedizinischen Basistherapie" in Erwägung gezogen werden. Die pflanzliche Behandlung führt bisweilen zu einer besseren Verträglichkeit der „Basistherapie" und insgesamt zu besseren Erfolgen, die aber – wie bereits besprochen – bisher nicht wissenschaftlich bewiesen wurden. Das gleiche gilt für die Therapieempfehlungen während eines Krankheitsschubes. Angesichts des offensichtlich mangelnden Effektivitätsnachweises der Phytotherapie bei Morbus Bechterew sei jedoch daran erinnert, dass diese Aussage auch auf die meisten allgemein anerkannten und akzeptierten „schulmedizinischen Behandlungen" zutrifft.

Grundsätzlich ist für die Gesamttherapie ein offenes und von Vertrauen geprägtes Arzt-Patienten-Verhältnis gerade bei einer chronischen Erkrankung wie dem Morbus Bechterew äußerst wichtig. Einem Patienten, der nach umfassender Information über die gegebenen Therapiemöglichkeiten eindeutig den Wunsch nach einer rein „pflanzlichen Behandlung" äußert, sollte diese dann auch nicht verweigert werden. Was für einen theoretischen Wissenschaftler unannehmbar scheint, ist für den Praktiker oftmals eine unabdingbare Voraussetzung für eine langfristig erfolgreiche Betreuung seines Patienten. Ein „Therapieversuch" mit Phytopharmaka ist bei einer Vielzahl von krankheitstypischen Symptomen aus den genannten Gründen häufig sinnvoll und gerechtfertigt.

In einer Befragungsstudie (Falkenbach et al. 2002) gaben 18 von 150 Patienten mit Morbus Bechterew an, dass sie in der Vergangenheit die Phytotherapie zur Behandlung ihrer Beschwerden genutzt hatten. 7 der Patienten berichteten über Erfahrungen mit einem *„Kräuterelexir"*, 11 hatten Heubäder durchgeführt.

4. Bei Morbus Bechterew anwendbare Heilpflanzen

4.1. Orale Phytotherapeutika

4.1.1. Teufelskralle (Harpagophytum procumbens)

Extrakte aus *Teufelskrallenwurzel* finden seit einigen Jahren ein zunehmendes Interesse in der Phytotherapie. Ausgangspunkt ist die positive Monographie der Kommission E von 1989, ergänzt durch die ESCOP (European-Scientific Cooperative on Phytotherapy)-Monographie von 1996 (ESCOP-Monographs 1996) mit der Indikation *„zur unterstützenden Therapie bei Verschleißerkrankungen des Bewegungsapparates"*.

Harpagoside gelten als eine wirksame Substanzgruppe, da sie auch im menschlichen Blut die 5-Lipoxygenase und die Cyclooxygenase hemmen. Die Inhibition der Leukotrienbiosynthese lässt sich auch beim Menschen nach Gabe von Extrakt mit 150 mg Harpagosid nachweisen, während sich hier kein Effekt auf die Thromboxan-B2-Biosynthese zeigt (Loew und Simmet 2000). Ferner hemmt ein alkoholischer Extrakt die TNFα-Bildung in humanen Monocyten (Fiebich et al. 2001).

Die empfohlene Tagesdosierung beträgt entsprechend der Monographie der Kommission E 4,5 g Droge. Mit dieser Dosis bzw. mit einem wässrigen Extrakt werden daher bei dem im Deutschen Arzneibuch vorgeschriebenem Mindestgehalt von 1% Harpagosid mindestens 45 mg Harpagosid zugeführt. Die Monographie der ESCOP empfiehlt höhere Tagesdosierungen bis zu 9 g Droge. Alkoholische Extrakte enthalten verhältnismäßig wenig Harpagosid.

In einer kontrollierten klinischen Studie (Chrubasik und Conrad 2000) bei Patienten mit unspezifischen chronischen Rückenschmerzen wurden die Effekte bei Dosierungen von 50 bzw. 100 mg Harpagosid untersucht. Das Hauptzielkriterium der Schmerzfreiheit nach 4 Wochen wurde nur bei 5% der Patienten in der Placebogruppe erreicht, hingegen bei 9% bzw. 15% in den beiden Verum-Gruppen, wobei vor allem diejenigen Patienten von der Behandlung profitierten, die innerhalb der vorangegangenen 6 Wochen eine akute Schmerzverstärkung erlitten hatten. In den Zielparametern *Schmerzverlauf* und *Arhuser Rückenschmerzindex* zeigte sich kein Unterschied zwischen den Behandlungsgruppen und der Plazebogruppe. Insofern lässt auch diese Studie zur Wirksamkeit von Harpagosid bei unspezifischen Rückenschmerzen keine eindeutigen Schlussfolgerungen zu.

Eine weitere placebo-kontrollierte Doppelblindstudie bei unspezifischen Rückenschmerzen mit 2 x 480 mg Trockenextrakt (Ethanol 60%, 4,4–5,0:1) zeigte einen hochsignifikanten Verlaufs- und Gruppeneffekt. Unter Placebo blieb die Muskelschmerzintensität praktisch konstant (Zunahme um 1,5%), während in der Verumgruppe die Intensität der Muskelschmerzen um 46% zurückging. Auch bezüglich der Druckalgometrie und einiger weiterer schmerzphysiologischer Parameter zeigte Verum einen signifikant besseren Effekt als Plazebo. Die

Good Global Impression-Scores (Test über subjektive Empfindungen in ihrer Wertigkeit [Schweregrad], z.B. 1 = Empfindung gleich, 5 = deutlich besser, 8 = gesund....) zeigten eine Überlegenheit der Verumtherapie. Effekte traten bereits nach 2 bzw. 4 Wochen der Behandlung auf (Göbel et al. 2000).

Einige weitere kontrollierte klinische Studien liegen zu definierten Harpagophytum-Extrakten bei unspezifischen Rückenschmerzen und Arthrosen der großen Gelenke vor (Chantre et al. 2000; Chrubasik et al. 1996; Schmelz et al. 1997). Die Studien zeigten nach einer Behandlung mit *Teufelskralle* eine Schmerzlinderung sowie einen verminderten Bedarf an Schmerzmitteln.

In einer Anwendungsbeobachtung bei 675 Patienten mit Schmerzen infolge von Arthrosen, Spondylosen oder Fibromyalgie ergab sich – unabhängig von der zugrunde liegenden Erkrankung – eine relevante Besserungen der Symptomatik nach einer durchschnittlich 60-tägigen Behandlung mit 480 bis 960 mg gereinigtem alkoholischem Teufelskrallenwurzelextrakt. Dabei konnte im Verlauf der Therapie mit dem Extrakt die Medikation mit NSAR und Cortison deutlich reduziert werden (Ribbat und Schakau 2001).

Ein Review von 19 placebo-kontrollierten Doppelblindstudien mit standardisierten Harpagophytum-Präparaten bei rheumatischen Schmerzen unterstützt die Vermutung, dass Harpagophytum im Vergleich zu den nebenwirkungsreicheren COX-Inhibitoren eine Alternative darstellen könnte (Ernst und Chrubasik 2000). Dabei liegen leider bisher keine Untersuchungen bei Patienten mit Morbus Bechterew vor. Eine Übertragung der Schlussfolgerung auf einige der typischen Beschwerden des Morbus Bechterew, z.B. die Muskelverspannung auf Grund der Fehlhaltung, erscheint jedoch plausibel.

4.1.2. Brennnessel

Brennnesselblätter sind insbesondere wegen ihrer nierenanregenden Wirkung bekannt. Zudem wurde ihnen in der Monographie der Kommission E von 1986 (publiziert im Bundesanzeiger) eine Verwendbarkeit *„zur unterstützenden Behandlung rheumatischer Beschwerden"* zugesprochen, wobei die vorsichtige Formulierung die schlechte *Evidence* und die nur sehr indirekte Plausibilität zum Zeitpunkt der Monographieerstellung widerspiegelt.

Erst nachdem mit den in der Brennnessel enthaltenen Kaffeoyläpfelsäuren Lipoxygenase-hemmende Wirkstoffe gefunden wurden, hat das Interesse der Rheumatologie an der Brennnessel deutlich zugenommen. Neuerdings wurde auch eine Hemmung des Transkriptionsfaktors NF-kappaB gefunden (Riehemann et al. 1999).

Es liegt eine Reihe von kontrollierten klinischen Studien (z.B. Randall et al. 2000) und Anwendungsbeoachtungen bei verschiedenen Formen rheumatischer Beschwerden vor. Übereinstimmend zeigte sich eine Abnahme der Schmerzen. Systematische Untersuchungen zur Wirksamkeit bei Morbus Bechterew gibt es jedoch nicht.

Wegen der ausgezeichneten Verträglichkeit und der guten Verfügbarkeit in allen möglichen Zubereitungsformen (Tee, Saft, Drogenpulverpräparate, Extrakte) kann die Brennnessel vor allem im Rahmen einer vom Patienten angestrebten Selbstmedikation mit Pflanzen empfohlen werden.

4.1.3. Weihrauch

Weihrauch wird in der ayurvedischen Medizin bei rheumatischen Beschwerden eingesetzt. Obwohl sich in einer orientierenden klinischen Untersuchung kein Hinweis auf eine Übertragbarkeit der ayurvedischen Krankheitsauffassung auf die westliche Sicht von degenerativen oder entzündlichen Rückenschmerzen zeigte (Falkenbach und Oberguggenberger 2003), erscheint eine Wirksamkeit des Weihrauchs bei Morbus Bechterew möglich.

Eine pharmakologische Untersuchung ergab eine Lipoxygenase-Hemmung, die auf die Gruppe der Boswelliasäuren zurückgeführt werden konnte (Ammon 2002). Die systemische Verfügbarkeit der Boswelliasäuren wird jedoch von einigen Autoren angezweifelt (Safayhi et al. 2000; Safayhi und Ammon 1997; Schweizer et al. 2000).

Allerdings reichten die vorgelegten klinischen Studien zur Wirksamkeit bei rheumatischen Beschwerden der Kommission E nicht für eine positive Bewertung aus (Sander et al. 1998), so dass die entsprechenden Arzneimittel in Deutschland nicht zugelassen sind. In Einzelfällen kann das Präparat H 15 über internationale Apotheken aus der Schweiz importiert werden.

Inzwischen sind weitere kontrollierte Studien vorgelegt worden, die eine symptomlindernde Wirkung bei rheumatischen Beschwerden unterschiedlicher Genese bestätigen. Die klinische Wirksamkeit von Weihrauch wurde in 11 Studien geprüft, die allerdings EBM-Kriterien der höheren Stufen nicht standhalten.

Eine multizentrische placebokontrollierte Doppelblindstudie überprüfte die Wirksamkeit des Trockenextraktes aus Weihrauch bei *rheumatoider Arthritis*. 81 Patienten mit langjährigen Beschwerden und deutlicher Entzündungsaktivität nahmen neben der laufenden Behandlung innerhalb von 12 Wochen 3 mal 400 mg (in der 1. Woche, nachfolgend mehr) Trockenextrakt-Tabletten ein. Die Beurteilungskriterien der Krankheitsaktivität waren Gelenkschwellungen, Gelenkschmerzhaftigkeit, Morgensteifigkeit, Blutkörpersenkungsgeschwindigkeit, Schmerzintensität und Verbrauch von NSAR. Untersucht wurden diese Parameter vor Beginn, nach 6 und nach 12 Wochen. Gelenkschwellungen und Gelenkschmerzhaftigkeit nahmen in der Verum-Gruppe (39 Patienten) signifikant stärker ab ($p< 0{,}05$) als in der Placebo-Gruppe (42 Patienten). Morgensteifigkeit, Blutkörpersenkungsgeschwindigkeit, Schmerzintensität und Allgemeinbefinden zeigten im Vergleich zu Plazebo eine tendenziell größere Besserung (Etzel 1996). Im Widerspruch zu diesem positiven Bericht kommen Sander et al. (1998) bei ihrer Analyse von 37 auswertbaren Patienten aus dem Hauptstudienzentrum zu dem Schluss, dass trotz einer hohen Dosierung von 3600 mg Extrakt keine Wirksamkeit erkennbar ist.

Kimmatkar (2003) hat anhand einer doppelblinden placebokontrollierten Cross-Over-Studie die klinische Relevanz von *Boswellia serrata* aufgezeigt. Bei 30 Patienten mit einer Gonarthrose war eine signifikante Schmerzminderung und Mobilitätssteigerung erkennbar. Der Röntgenbefund des Knies blieb dabei allerdings unverändert. Dennoch wird das Ergebnis als klinisch relevant eingestuft und das Weihrauchpräparat zur Anwendung empfohlen, auch in Kombination mit anderen Entzündungshemmern.

Ammon (2002) beschreibt eine Wirksamkeit des Weihrauchs bei den unterschiedlichsten Krankheitsbildern. Neben der *rheumatoiden Arthritis* sei eine Wirksamkeit auch bei Colitis ulcerosa, Morbus Crohn, Asthma bronchiale und peritumoralen Hirnödemen beobachtet worden. Für Morbus Bechterew liegen keine systematischen Untersuchungen vor.

4.1.4. Weidenrinde

Aus der Weidenrinde kann Salicylsäure gewonnen werden. In der Rheumatologie wird üblicherweise der künstlich hergestellte Acetyl-Ester verwendet. Extrakte aus Weidenrinde verfügen neuerdings durch bessere Extraktionsverfahren über zunehmende Mengen an Salicin-Verbindungen (Salicortin, Tremulacin, 2-O-Acetylsalicortin), die hydrolytisch zu Salicin abgebaut werden. Sie sollen gegenüber einer reinen (Acetyl-) Salicylsäure Vorteile haben, obwohl sie selbst *in vitro* keine Hemmwirkung auf die COX aufweisen (Wagner et al. 1987).

In vivo wirken die Salicin-Verbindungen der Weidenrinde wie eine *Prodrug* erst nach hydrolytischer Spaltung im Darm und Oxidierung in der Leber. Eine im Vergleich zur Acetylsalicylsäure bessere Verträglichkeit könnte durch die deutlich niedrigere Dosierung an Salicin und der daraus entstehenden Salicylsäure zu erklären sein: während Tee und ältere Zubereitungen Salicin-Tagesdosen von ca. 25 mg erreichen, kommen hochdosierte Extrakte auf 60–120 mg. Inzwischen können Tagesdosen bis maximal 1200 mg Weidenrindenextrakt verordnet werden.

Die Maximalspiegel und die Bioverfügbarkeit im Serum an Salicylat liegen dennoch weit unter Konzentrationen, die nach der Einnahme von 500 mg ASS erreicht werden (Schmid 1997). Somit erscheint es allein aus Gründen der Dosierung verständlich, dass keine unerwünschten Wirkungen auf den Magen-Darm-Trakt auftreten. Auch wird durch die pflanzlichen Zubereitungen keine Thrombozytenaggregationshemmung induziert, da hierfür die Acetylierung der Salicyläure ausschlaggebend ist.

Zur Wirksamkeit bei Cox- und Gonarthrose bzw. chronischen Rückenschmerzen liegen neuere kontrollierte Studien vor. Eine Studie von Schmid et al. (1998) zeigte bei 78 Patienten mit schmerzhafter Cox- oder Gonarthrose eine gegenüber Placebo signifikante Verbesserung nach 1360 mg Trockenextrakt (entsprechend 240 mg Salicin) im WOMAC-Schmerzindex, wobei jedoch ein Einfluss der erlaubten Rescue-Medikation und der physikalischen Therapie nicht auszuschließen ist.

In einer randomisierten doppelblinden plazebokontrollierten Untersuchung von 210 Patienten mit einer akuten Exazerbation chronischer Rückenschmerzen zeigte sich nach Weidenrinden-Extraktpräparaten (entsprechend 120 mg und 240 mg Salicin) ein dosisabhängig größerer Anteil schmerzfreier Patienten in den Verumgruppen. Nach einwöchiger Einnahme von 240 mg war dieser Unterschied signifikant zu Placebo (Chrubasik et al. 2000).

Eine weitere 3-armige Studie an 451 Patienten mit akuten Rückenschmerzen zeigte bei 40% der *High-dose*-Gruppe eine Schmerzfreiheit nach 4-wöchiger Behandlung, während mit der niedrigeren Dosis und nach nicht-medikamentösen Therapiemaßnahmen nur 19% bzw. 18% der Patienten schmerzfrei waren (Chrubasik et al. 2001).

Für Morbus Bechterew liegen auch hier keine systematischen Untersuchungen vor. Eine Übertragung der Erfahrungen mit Weidenrinden-Präparaten bei anderen rheumatologischen Indikationen auf den Morbus Bechterew erscheint möglich, sollte aber genauso zurückhaltend erfolgen wie bei Teufelskralle und Weihrauch.

4.1.5. Kombination aus Pappel/Goldrute/Eschenrinde

Eine Kombination aus Pappel, Goldrute und Eschenrinde ist als Phytodolor® im Handel und wird häufig angewandt. Dieses Kombinationsarzneimittel wurde pharmakologisch und klinisch wiederholt untersucht. Die Einzeldrogen und die Kombination zeigten dort eine Wirksamkeit, die der Effektivität der NSAR ähnlich war (Okpanyi et al. 1989; von Krüdener et al. 1995).

Es liegen sowohl unkontrollierte als auch placebo- bzw. referenzkontrollierte klinische Studien vor, die bei degenerativen Gelenkerkrankungen, Wirbelsäulenbeschwerden sowie bei *rheumatoider Arthritis* im Stadium II und III durchgeführt wurden. Phytodolor® war in diesen Studien Placebo überlegen und NSAR gegenüber weitgehend gleichwertig. Eine gute Verträglichkeit und geringe Abbruchraten wurden beschrieben. Nach einem systematischen Review ist die Wirksamkeit bei degenerativen Gelenkerkrankungen ausreichend belegt (Ernst 1999), Untersuchungen bei Morbus Bechterew gibt es jedoch nicht.

4.1.6. Enzyme

Die ödemhemmende Wirkung von Bromelain scheint gegenüber anderen antiphlogistischen Standardpharmaka besonders ausgeprägt und wurde in älteren klinischen Arbeiten auch nach oraler Gabe nachgewiesen (Übersicht bei Maurer 2002). Dennoch werden Enzympräparate (meist Kombinationen aus Bromelain und Papain sowie gegebenenfalls weiteren Enzymen) derzeit vorrangig bei weichteilrheumatischen Beschwerden eingesetzt.

4.2. Heilpflanzen zur äußerlichen Therapie

4.2.1. Capsicum

Capsicum ist ein Extrakt aus Paprika (Capsicum annuum) oder aus dem spanischen Pfeffer (Capsicum fructescens). Es enthält die scharf schmeckenden *Capsaicinoide*.

Die *Capsaicinoide* stellen ein Gemisch aus zumindest fünf – teils miteinander isomeren – Säureamiden dar. Etwa 70% des Gemisches bestehen aus dem Vanillylamid der 8-Methyl(trans)-nonen-6-säure, dem Capsaicin. Weitere Capsaicinoide sind Homo- und Nor-dihydro-Capsaicin.

Auf der Haut erregt Capsaicin die freien Nervenendigungen und erzeugt initial ein brennend-heißes Gefühl mit einem mehr oder weniger stark ausgeprägten Erythem. Danach folgt eine Phase der Unempfindlichkeit.

Capsaicin regt die Nozizeptoren und die Synapsen schmerzleitender Fasern (der dünnen nicht-myelinisierten C-Fasern) initial an. Dies führt zu Beginn der Behandlung zu einer schmerzhaften Reizung, die durch Wärme noch verstärkt wird, und einer nachfolgenden Hyperämie.

Die Hemmung von Neurotransmittern (z.B. Substanz P und Somatostatin) führt zu einer viele Stunden anhaltenden Analgesie (Ahluwalia et al. 2003; Forst et al. 2002). Aus diesem Grunde ist entgegen der Angabe in der Monographie der Kommission E von 1990 (Bundesanzeiger Nr. 22a) und somit auch entgegen der Gebrauchsinformation eine wiederholte Anwendung innerhalb von ca. 8 bis 12 Stunden sinnvoll, um die ansonsten erneut auftretende initiale Reizung zu vermeiden. Bei der externen Anwendung bestehen keine Bedenken vor einer irreversiblen Nervenschädigung (die nach intraperitonealer Applikation bei neugeborenen Ratten gefunden wurde), wie sich aufgrund eigener Beobachtungen zur Reversibilität des anaesthetischen Effektes zeigte.

Die Monographie der Kommission E nennt als Anwendungsgebiet für Capsicum *„Schmerzhafte Muskelverspannung im Schulter-Arm-Bereich sowie im Bereich der Wirbelsäule"*. Hierzu und zu anderen rheumatologischen Indikationen liegen jedoch nur wenig überzeugende klinische Studien vor (Deal et al. 1991; McCarthy und McCarthy 1992; Schnitzer et al. 1992). Demgegenüber gibt es inzwischen mehrere Studien, die bei nicht-rheumatologischen Krankheitsbildern wie Zoster-Schmerzen, Diabetes-Polyneuropathie, Trigeminus-Neuralgie oder Pruritus simplex eine gute Wirksamkeit belegen (Watson et al. 1993; Epstein und Marcoe 1994; Forst et al. 2002; Stander und Luger 2003). Die Dosierung kann je nach Salbengrundlage auch höher liegen als in der Monographie angegeben und bis zu 0,075% Capsaicin betragen.

Capsicum erscheint vor allem bei eher oberflächlich lokalisierten Schmerzen vielversprechend einsetzbar, während ein tiefsitzender Schmerz oder eine tiefer sitzende Muskelverspannung erfahrungsgemäß weniger günstig beeinflusst werden. Auch sind die Erfolgsaussichten eines Therapieversuches mit Capsicum zur Linderung tiefsitzender Kreuzschmerzen bei Morbus Bechterew als eher bescheiden anzusehen.

4.2.2. Durchblutungsfördernde ätherische Öle

Durchblutungsfördernde ätherische Öle sind zum Beispiel Terpentin, Konipherenöle, Campher- und Rosmarinöl. Lieferant des Terpentinöls sind verschiedene Pinusarten wie Pinus palustris, Pinus pinaster, Pinus sylvestris und Pinus nigra. Hauptbestandteile des gereinigten Terpentinöls sind (–)- oder (+)-a-Pinen (60–90%) sowie ß-Pinen. An Begleitterpenen enthält das Öl Limonen, Δ^3-Caren, Cadinen, p-Cymol, Terpinolen, Methylchavicol, Bornylacetat und Kampfer. Die Zusammensetzung des Terpentinöls ist stark von der Herkunft und der Gewinnungsweise des Terpentins abhängig. Unter dem Begriff der Konipherenöle werden die durch Wasserdampfdestillation gewonnenen ätherischen Öle der Pflanzen zusammengefasst.

Die genannten ätherischen Öle wirken mild hautreizend und hyperämisierend – vor allem in Verbindung mit Wärme. Dadurch wird reflektorisch eine Muskellockerung bzw. Tonussenkung induziert, wodurch Muskelschmerzen wesentlich gelindert werden können. Die Wirkung kann auch als *Counter-irritant*-Effekt interpretiert werden (Atkinson und Hicks 1975).

Neben der Applikation als Salbe sind ätherische Öle auch in sog. Rheumabädern enthalten. Soweit verträglich sollten die Badetemperaturen eher höher eingestellt werden als auf der Gebrauchsinformation mit 36–38°C angegeben.

Die klinische Relevanz der bei *in-vitro*-Versuchen gefundenen COX-Hemmung durch ätherische Öle (insbesondere Nelkenöl, Wagner 1989) wurde in der Wissenschaft nicht weiter verfolgt. Insofern bleibt offen, ob die klinisch beobachtete Symptomlinderung durch eine direkte entzündungshemmende Wirkung (weniger wahrscheinlich) oder indirekt-reflektorisch zustande kommt.

Es erscheint plausibel, dass eine entsprechende externe Anwendung ätherischer Öle auch bei Morbus Bechterew sinnvoll ist. Da sie zudem insgesamt ein sehr günstiges Nutzen/Risiko-Verhältnis aufweisen, sollten die Behandlungsmöglichkeiten ätherischer Öle bei Symptomen des Morbus Bechterew in der ärztlichen Beratung häufiger thematisiert werden.

4.2.3. Minzöl

(Pfeffer-)Minzöl, ebenfalls ein ätherisches Öl spielt wegen seines hohen Gehalts an Menthol (30–50%) eine ganz besondere Rolle für die Behandlung. Menthol reizt die Kälterezeptoren der Haut und setzt damit reflektorische Vorgänge im Sinne einer Reflextherapie in Gang. Es wird dabei eine durch die kältesensitiven neuronalen Aδ-Fasern induzierte Hemmung des über C-Fasern vermittelten Schmerzes im Bereich der *Substantia gelatinosa* postuliert (Melzak und Wall 1962). Durch eine Inhibition des Calcium-Kanals bzw. des Calmodulins könnte es außerdem zu einer Muskelrelaxation kommen, die allerdings im Bereich der glatten Muskulatur ausgeprägter ist (Göbel et al. 1994). Darüber hinaus kommt es bei geeigneter Dosierung in Abhängigkeit von dem behandelten Körperareal und der Umgebungstemperatur zu einer Hyperämie.

Die Anwendung von Minzöl hat sich bei Trigger-Punkten oder lokalisierter Neuralgie besonders gut bewährt. Gut untersucht ist die Wirksamkeit bei Spannungskopfschmerz. Während Minzöl bei einer begrenzten Applikation in der Regel als angenehm empfunden wird, ist eine großflächige Anwendung eher unangenehm. Der Zusatz geringer Mengen von (Pfeffer-)Minzöl bzw. Menthol in Kombinationspräparaten soll einer übermäßigen Hitzeempfindung bei der Anwendung hyperämisierender Wirkstoffe entgegenwirken.

4.2.4. Wintergrünöl/Methylsalicylat

Wintergrünöl besteht zu etwa 90% aus Methylsalicylat. Dieser Ester der Salicylsäure wird ausgezeichnet transdermal resorbiert und erreicht nach einem 20- bis 30-minütigen Bad in möglichst heißem Badewasser auch therapeutisch relevante systemische Plasmaspiegel. Die lokale externe Anwendung von Wintergrünöl induziert eine leichte kutane Hyperämie, insbesondere in Kombination mit heißem Badewasser.

Die systemische Wirkung von hochdosierten Bädern dürfte bezüglich der antiphlogistischen und schmerzlindernden Wirkung einfachen, niedrig dosierten Analgetika bzw. NSAR nicht grundsätzlich nachstehen, da durchaus relevante Plasmaspiegel an Salicylsäure nach dem Bad erreicht werden. Unerwünschte Wirkungen im Bereich des Magen-Darm-Trakts wurden bisher nach externer Anwendung nicht beobachtet. Eine Thrombozytenaggregationshemmung wird durch Methylsalicylat nicht induziert.

Bäder, die als Zusatz eine Kombination von *Wacholderöl* und *Wintergrünöl* enthielten wurden in einer randomisierten Doppelblindstudie gegen Placebobäder bei Patienten mit Rückenbeschwerden untersucht (Uehleke 1996). Es ergaben sich klinisch relevante, z.T. signifikante Verbesserungen der subjektiven Beschwerden, der Schmerzintensität bei der Druckalgometrie und der Beweglichkeit (Finger-Boden-Abstandes).

4.2.5. Heusack

Bei der Heusackbehandlung handelt es sich um eine Applikationsform feuchter Wärme in Verbindung mit pflanzlichen Wirkstoffen. Für Heublumen (Wiesenblume; lat. *flores graminis*) liegt eine positive Monographie zur lokalen Wärmetherapie bei degenerativen Erkrankungen des rheumatischen Formenkreises vor (Bundesanzeiger Nr. 85, 1988).

Durch die Erhitzung des Heusacks werden flüchtige Inhaltsstoffe der Wiesenblumen freigesetzt. Ätherische Öle und Cumarine sollen an der Haut eine durchblutungsfördernde Wirkung haben und reflektorisch Verspannungen in der Muskulatur lockern.

Elektromyographische Untersuchungen während einer Heusackanwendung zeigten eine Muskelrelaxierung, die der entsprechenden Wirkung von Moorpackungen zumindest ebenbürtig ist. Dennoch werden neuerdings Heusäcke als Medizinalprodukt und nicht mehr als Arzneimittel eingeordnet, da der physikalischen Wirkung der feuchten Wärme offensichtlich die größere Bedeutung zugemessen wird.

Ursprünglich sind Heublumen ein Nebenprodukt der Heugewinnung. Bei eigener Herstellung des Heusacks ist die Zusammensetzung der verschiedenen Blumen und Gräser nicht immer gleich. Gräser wie Ruchgras, Lolch, Fuchsschwanzgras, Trespe etc. stellen heute den größten Anteil. Der Anteil an Wiesenblumen bzw. ätherischen Ölen soll auf hochgelegenen Bergwiesen, die seltener gemäht werden, höher sein.

Die Anwendung von gedämpften Heusäcken spielt innerhalb der komplexen Kneipp-Kur eine bedeutende Rolle. Die Wirksamkeit und Verträglichkeit sowie der Stellenwert innerhalb der Kneipp-Kur wurden vor kurzem in einer Anwendungsbeobachtung an 274 Patienten untersucht. Schon nach der Erstanwendung des Heusacks kam es an allen behandelten Körperstellen, kategorisiert in LWS/BWS, HWS inklusive Schulter- und Armbereiche, Hüfte, Knie und Leib, zu einer erheblichen Besserung der Schmerzen und der Verspannungen. Ärzte und Patienten waren sich in den Wirksamkeitsbeurteilungen der seriellen Anwendung (sehr gut, mittel, mäßig, gar nicht) einig: 56% der Ärzte und 51% der Patienten beurteilten den Therapieerfolg des Heusacks als *sehr gut*. Unerwünschte Wirkungen traten bei 8,4% der Patienten auf. Diese waren in den meisten Fällen nur leicht ausgeprägt und gut tolerierbar, einige standen im Zusammenhang mit einer unsachgemäßen Applikationsweise des Heusacks (Verbrennungen). Global wurde die Verträglichkeit (mögliche Antworten: sehr gut, gut, mäßig, schlecht) von 98% der Ärzte und 96% der Patienten mit sehr gut oder gut bewertet. Die akute und serielle Heusack-Anwendung erscheint im Rahmen einer Gesamttherapie bei Patienten mit Muskelverspannungen, rheumatischen Gelenkschmerzen und Beschwerden im Abdominalbereich empfehlenswert (Uehleke und Wöhling 2004). Wenngleich es auch hier keine Untersuchungen zur Wirkung des Heusacks bei den typischen Beschwerden des Morbus Bechterew gibt, ist ein Behandlungsversuch bei muskulären Schmerzen durchaus zu empfehlen.

4.2.6. Arnika

Arnika enthält als antiphlogistische Wirkkomponente die Gruppe von Sesquiterpenlactonen, insbesondere Helenalin. Dieses zeigte in verschiedenen Tiermodellen eine deutliche antiphlogistische Wirkung (Willuhn 1981). Neuerdings konnte auch eine Hemmung von NFκB aufgezeigt werden (Lyss et al. 1997).

In der Traumatologie und bei venösen Stauungen haben sich Arnika-Externa sehr gut bewährt. Bei chronisch-venöser Insuffizienz liegen sogar positive placebo-kontrollierte Studien vor.

Insofern ist Arnika vor allem bei lokal-oberflächlichen Entzündungen und bei Stauungsneigung zu empfehlen. Leider sind bisher noch keine systematischen klinischen Untersuchungen bei rheumatologischen Krankheitsbildern durchgeführt worden.

5. Therapieempfehlungen für die Praxis

5.1. Durchschlafstörungen (bei nächtlichen Schmerzen)

Orale Dauertherapie mit Baldrian (Tee, Saft oder Extrakt) oder Kombinationen von Baldrian mit Hopfen, Melisse oder Passionsblume – Wirkungseintritt oft erst nach ca. 4 Wochen! Zur „Akuttherapie" warm-heißes Citronellölbad (mit 4–8 g ätherischem Öl pro 100 Liter Badewasser, passend emulgiert).

5.2. Müdigkeit am Tage (Fatigue)

Aromatherapie durch Einatmen von anregendem Rosmarinöl; Rosmarinölbad. Coffeinhaltige Getränke in Maßen (Kaffee, schwarzer bzw. grüner Tee, Cola).

Versuch der Schlafverbesserung durch abendliches Citronellölbad oder Dauermedikation mit Baldrian, Hopfen, Melisse und/ oder Passionsblume.

5.3. Depressive Verstimmung

Johanniskraut. *Cave*: hyperforinreiche Extraktzubereitungen beschleunigen erheblich die Cytochrom P 450 3A4 – abhängige Verstoffwechselung von anderen Pharmaka, darunter möglicherweise auch spezifischer Antirheumatika. Im Zweifel auf hyperforinarme bzw. -freie Präparate ausweichen. Maximale Wirkung nach ca. 6 Wochen!

5.4. Sakroiliitis

Die Sakroiliitis macht sich durch nächtliche tiefe bohrende unangenehme Kreuzschmerzen bemerkbar. Hier sind abendliche Rheumabäder sinnvoll oder die abendliche Applikation von durchblutungsfördernden Externa (Rheumasalben mit ätherischen Ölen). Bei Aufwachen kann ein Bad oder Salbenapplikation erfolgen, auch die Anwendung des Heusacks, mit dem ein Wiedereinschlafen durchaus gefördert werden kann.

5.5. Morgendliche Steifigkeit

Muskellockerung durch Rheumabad, Massage mit Rheumasalbe oder Heusackanwendung (siehe oben).

5.6. Muskelverspannungen aufgrund der Fehlhaltung

Muskellockerung durch Rheumabad, Massage mit Rheumasalbe oder Heusackanwendung (siehe oben).

5.7. Lokalisierte Enthesiopathie oder Bursitis

Entzündungshemmung und Ödemprotektion durch Arnika-Salbe oder Arnika-Gel, letzteres auch vorteilhaft gekühlt anzuwenden.

6. Zusammenfassung

Bei Patienten mit den typischen Beschwerden des Morbus Bechterew kann die Phytotherapie oftmals eine gute Linderung bewirken.

Bei den Rückenbeschwerden, insbesondere bei eher oberflächlich lokalisierten Schmerzen, stehen zunächst die topischen Anwendungen (z.B. Salben, Bäder) im Vordergrund.

Die entzündungshemmenden oralen Phytotherapeutika (Brennnessel, Teufelskralle, Weihrauch, Weidenrinde) stellen nur Behandlungsalternativen der zweiten Wahl dar und sollten erst nach sorgfältiger differentialtherapeutischer Abwägung (insbesondere gegenüber NSAR) eingesetzt werden. Dies gilt umso mehr, wenn Phytotherapeutika an die Stelle einer „Basistherapie" treten sollen.

Bei Patienten, bei denen keine aggressive „Basistherapie" indiziert oder gewünscht ist, bei denen unerwünschte Wirkungen auftreten oder Kontraindikationen bestehen, kann ein phytotherapeutischer „Ersatz" eher in Erwägung gezogen werden.

Zusammenfassend nehmen die lokalen Phytotherapeutika einen wichtigen Platz im Gesamtbehandlungskonzept von Patienten mit Morbus Bechterew ein. Sie können Beschwerden lindern und somit zur Lebensqualität des Patienten beitragen. Die systemischen Effekte der oralen Phytotherapeutika sind eher geringer einzuschätzen.

Trotz des noch immer unbefriedigenden Wirksamkeitsnachweises der meisten Phytotherapeutika besteht bei den Patienten mit Morbus Bechterew ein enorm großes Interesse an „pflanzlichen Therapien" und eine außergewöhnliche Akzeptanz, die nicht leichtfertig aus akademischen Überlegungen negativ kommentiert werden sollte, sondern möglichst positiv für die Umsetzung des gesamten Behandlungskonzeptes genutzt werden kann.

10 Fragen zum Thema

1. Ein Patient mit aktivem Morbus Bechterew verlangt „rein pflanzliche Therapie“: was tun?

Eine den Symptomen entsprechende lokale Therapie ist in jedem Falle sinnvoll – auch um dem Wunsch des Patienten zu entsprechen und seine Compliance und Eigenmotivation zu fördern. Eine alleinige orale Phytotherapie ist bei schweren Entzündungsformen in der Regel nicht ausreichend. In Einzelfällen (z.B. auch aus psychologischen Gründen) kann dennoch auch eine zusätzliche Phytotherapie, z.B. mit Teufelskralle, sinnvoll sein.

2. Ruheschmerzen bei Morbus Bechterew: welche Phytotherapie ist sinnvoll?

Lokale Wärmebehandlung mit Heusack oder Rheumabad ist empfehlenswert. Falls Wärme als unangenehm empfunden wird, bieten sich ätherische Öle oder das kühlend wahrgenommene (Pfeffer-)Minzöl an.

3. Ist die alleinige Verordnung von Phytotherapeutika bei Morbus Bechterew ethisch vertretbar?

Ja, sofern der Patient über das Nutzen/Risiko-Verhältnis der indizierten Phytotherapie und die alternativen Therapiemöglichkeiten umfassend informiert und aufgeklärt wurde. Bezüglich einer symptomatischen Therapie kann der mündige Patient besser als der Arzt entscheiden, ob diese ihm eine ausreichende Symptomlinderung bringt. Bei Bedarf sollten Analgetika oder NSAR selbstverständlich zusätzlich verordnet werden.

4. Können Weidenrindenextrakte bei bestehender Kontraindikation gegen NSAR gegeben werden?

Wegen der geringen verfügbaren Dosen können Weidenrindeextrakte auch bei Magen-Darm-empfindlichen Patienten gegeben werden. Eine Thrombozytenaggregationshemmung tritt bei Weidenrindenextrakt nicht auf.

5. Können Phytotherapeutika Müdigkeit und Abgeschlagenheit bei Morbus Bechterew lindern?

Pflanzliche coffeinhaltige Stimulantien können die Müdigkeit vermindern. Zusätzlich ist das anregende Rosmarinöl als Badezusatz oder Aromatherapie empfehlenswert. Ansonsten kann versucht werden, einen erholsamen Schlaf durch pflanzliche Sedativa und abendliche Citronellölbäder zu fördern.

6. Kann sich ein Patient mit Morbus Bechterew selbst ein Phytotherapeutikum in der Natur suchen und herstellen?

Der Kenner von Kräutern hat ausreichend botanische Kenntnisse für die Sammlung der richtigen Heilpflanzen und das Wissen über die sachgemäße Trocknung und Verarbeitung.

Beispielsweise kann die Brennnessel auch als Gemüsebrei eingenommen werden, die Einzeldosis beträgt dann etwa 30g. Ansonsten sind pflanzliche Zubereitungen aus dem Reformhaus oder Drogeriemarkt sowie aus der Apotheke erhältlich.

7. Störendes nächtliches Schwitzen bei Morbus Bechterew: empfehlenswerte Phytotherapeutika?

Gegen übermäßiges Schwitzen hilft erfahrungsgemäß Salbei, z.B. in Form regelmäßiger Teeeinnahme, z.B. 3 mal 1 Tasse pro Tag.

8. Wie wird Capsicum bei Morbus Bechterew sinnvollerweise angewandt?

Capsicumhaltige Externa mit 0,04 bis 0,075% Capsaicin werden bei solchen Schmerzformen angewandt, bei denen eine oberflächliche Schmerzleitung erwartet werden kann, durchaus auch bei einer oberflächlichen Enthesiopathie. Die Capsicum-Anwendung sollte einigermaßen regelmäßig vorgenommen werden, um das initial unangenehme Brennen zu vermeiden. Capsicum ist z.B. auch in Pflastern (ABC-Pflaster) enthalten. Bei weiter ausgedehnten Muskelschmerzen sind rein hyperämisierende lokale Maßnahmen vorzuziehen.

9. Heusackanwendungen: sinnvoll bei Schmerzen im Sakroiliakalgelenk?

Bei der Heusackanwendung kommt die feuchte Wärme zusammen mit aromatherapeutischen Effekten sowie eventuell einer pharmakologischen Durchblutungsanregung zur Anwendung. Der Heusack kann oftmals die reflektorisch verspannte Muskulatur wirkungsvoll lockern, ein direkter Einfluss auf die Sakroiliitis ist nicht zu erwarten.

10. Sind „Rheumabäder" noch zeitgemäß?

Rheumabäder enthalten durchblutungsfördernde ätherische Öle sowie Methylsalicylat chemischer Herkunft oder aus Wintergrünöl. Eine schmerzlindernde und bewegungsverbessernde Wirkung ist mit einer Kombination aus Konipherenöl und Wintergrünöl (z.B. Kneipp® Rheumabad) zu erreichen. Diese Wirkung wurde bei (degenerativen) Rückenbeschwerden in einer plazebo-kontrollierten Studie nachgewiesen. Für Morbus Bechterew liegen keine wissenschaftlichen Untersuchungen vor, die Effekte können jedoch auch hier erwartet werden.

Literatur

Ahluwalia J, Urban L, Bevan S, Nagy I (2003) Anandamide regulates neuropeptide release from capsaicin-sensitive primary sensory neurons by activating both the cannabinoid 1 receptor and the vanilloid receptor 1 in vitro. Eur J Neurosci 17:2611–2618

Ammon HP (2002) Boswelliasäuren (Inhaltsstoffe des Weihrauchs) als wirksame Prinzipien zur Behandlung chronisch entzündlicher Erkrankungen. Wien Med Wochenschr 152:373–378

Apati P, Szentmihalyi K, Kristo ST, Papp I, Vinkler P, Szoke E, Kery A (2003) Herbal remedies of Solidago – correlation of phytochemical characteristics and antioxidative properties. J Pharm Biomed Anal 32:1045–1053

Atkinson DC, Hicks R (1975) The antiinflammatory activity of irritants. Agents Actions 5:239–249

Chantre P, Cappelaere A, Leblan D, Guedon D, Vandermander J, Fournie B (2000) Efficacy and tolerance of Harpagophytum procumbens versus diacerhein in treatment of osteoarthritis. Phytomedicine 7:177–183

Chrubasik S, Conradt C (2000) Wirksamkeit eines Harpagophytum-Extrakts bei Patienten mit Rückenschmerzen. In: Rietbrock N (ed) Phytopharmaka VI. Steinkopf, Darmstadt, pp 94–98

Chrubasik S, Eisenberg E, Balan E, Weinberger T, Luzzati R, Conradt C (2000) Treatment of low back pain exacerbation with willow bark extract: a randomised double-blind study. Am J Med 109:9–12

Chrubasik S, Künzel O, Black A, Conradt C, Kerschbaumer F (2001) Potential economic impact of using a proprietary willow bark extract in outpatient treatment of low back pain: an open non-randomized study. Phytomedicine 8:241–251

Chrubasik S, Zimpfer C, Schütt U (1996) Effectiveness of Harpagophytum procumbens in treatment of acute low back pain. Phytomedicine 3:1–10

Deal CL, Schnitzer TJ, Lipstein E, Seibold JR, Stevens RM, Levy MD, Albert D, Renold F (1991) Treatment of arthritis with topical capsaicin: a double-blind trial. Clin Ther 13:383–395

Epstein JB, Marcoe JH (1994) Topical application of capsaicin for treatment of oral neuropathic pain and trigeminal neuralgia. Oral Surg Oral Med Oral Pathol 77:135–140

Ernst E (1999) The efficacy of Phytodolor for the treatment of muculosceletal pain – a systematic review of randomised clinical trials. Natural Medicine 5:14–18

Ernst E (2003) Complementary medicine. Curr Opin Rheumatol 15:151–155

Ernst E, Chrubasik S (2000) Phyto-anti-inflammatories. A systematic review of randomized, placebo-controlled, double-blind trials. Rheum Dis Clin North Am 26:13–27

ESCOP (1996) Monographs on the medicinal uses of plant drugs. European Scientific Cooperative on Phytotherapy, Exeter

ESCOP (1997) Monograph: Salicis cortex (Willow bark). Fascicule 4. European Scientific Cooperative on Phytotherapy, Exeter

Etzel R (1996) Special extract of Boswellia serrata (H15) in the treatment of rheumatoid arthritis. Phytomed 3:91–94

Falkenbach A, Oberguggenberger R (2003) Ayurveda in ankylosing spondylitis and low back pain. Ann Rheum Dis 62:276–277

Falkenbach A, Toennemann J, Mur E (2002) Von Patienten mit Morbus Bechterew beibehaltene und aufgegebene konventionelle und unkonventionelle Maßnahmen zur Beeinflussung der Erkrankung. Z Rheumatol 61:271–278

Fiebich BL, Heinrich M, Hiller KO, Kammerer N (2001) Inhibition of TNFalpha synthesis in LPS-stimulated primary human monocytes by Harpagophytum extract SteiHap 69. Phytomedicine 8:28–30

Fromy B, Abraham P, Saumet JL (1998) Non-nociceptive capsaicin-sensitive nerve terminal stimulation allows for an original vasodilatory reflex in the human skin. Brain Res 811:166–168.

Forst T, Pohlmann T, Kunt T, Goitom K, Schulz G, Lobig M, Engelbach M, Beyer J, Pfutzner A (2002) The influence of local capsaicin treatment on small nerve fibre function and neurovascular control in symptomatic diabetic neuropathy. Acta Diabetol 39:1–6

Göbel H, Schmidt G, Soyka D (1994) Effect of peppermint and eucalyptus oil preparations on neurophysiological and experimental algesimetric headache parameters. Cephalalgia 14:228–234

Göbel H, Heinze A, Ingwersen M, Niederberger U, Gerber D (2000) Wirkmechanismen von Harpagophytum-procumbens-Extrakt LI 174 bei der Behandlung von unspezifischen Rückenschmerzen. In: Rietbrock N (ed) Phytopharmaka VI. Steinkopf, Darmstadt, pp 99–115

Hong CH, Hur SK, Oh OJ, Kim SS, Nam KA, Lee SK (2002) Evaluation of natural products on inhibition of inducible cyclooxygenase (COX-2) and nitric oxide synthase (iNOS) in cultured mouse macrophage cells. J Ethnopharmacol 83:153–159

Kimmatkar N (2003) Efficacy and tolerability of Boswellia serrata extract in treatment of osteoarthritis of knee- a randomized double blind placebo controlled trial. Phytomedicine 10:3–7

Lyss G, Schmidt TJ, Merfort I, Pahl H (1997) Helenalin, an anti-inflammatory sesquiterpene lactone from Arnica, selectively inhibits transcription factor NF-kappaB. Biol Chem 378:951–62

Loew D, Simmet T (2000) Zur Pharmakokinetik und zum Einfluss von Harpagophytumextrakten auf den Arachidonsäurestoffwechsel. In: Rietbrock N (ed) Phytopharmaka VI. Steinkopf, Darmstadt, pp133–136

Maurer HR (2001) Bromelain: biochemistry, pharmacology and medical use. Cell Mol Life Sci 58:1234–1245

Maurer HR (2002) Bromelain: Biochemie, Pharmakologie und medizinische Anwendung. Erfahrungsheilkunde 51:223–235

McCarthy GM, McCarthy DJ (1992) Treatment of topical capsaicin in the therapy of painful osteoarthritis of hands. J Rheumatol 19:604–607

Melzak R, Wall P (1962) Pain mechanism: a new theory. Science 150:971–979

Mur E, Hartig F, Eibl G, Schirmer M (2002) Randomized double blind trial of an extract from the pentacyclic alkaloid-chemotype of uncaria tomentosa for the treatment of rheumatoid arthritis. J Rheumatol 29:656–658

Obertreis B, Giller K, Teucher T, Behnke B, Schmitz H (1996) Anti-inflammatory effect of

Urtica dioica folia extract in comparison to caffeic malic acid. Arzneimittelforschung 46:52–56
Okpanyi SN, Schirpke-von Paczensky R, Dickson D (1989) Anti-inflammatory, analgesic and antipyretic effect of various plant extracts and their combinations in an animal model. Arzneimittelforschung 39:698–703
Randall C, Randall H, Dobbs F, Hutton C, Sanders H (2000) Randomized controlled trial of nettle sting for treatment of base-of-thumb pain. J R Soc Med 93:305–309
Ribbat JM, Schakau D (2001) Behandlung chronisch aktivierter Schmerzen am Bewegungsapparat. NaturaMed 16:23–30
Riehemann K, Behnke B, Schulze-Osthoff K (1999) Plant extracts from stinging nettle (Urtica dioica), an antirheumatic remedy, inhibit the proinflammatory transcription factor NF-kappa B. FEBS Letters 442:89–94
Ringbom T, Segura L, Noreen Y, Perera P, Bohlin L (1998) Ursolic acid from Plantago major, a selective inhibitor of cyclooxygenase-2 catalyzed prostaglandin biosynthesis. J Nat Prod 61:1212–1215
Safayhi H, Boden SE, Schweizer S, Ammon HP (2000) Concentration-dependent potentiating and inhibitory effects of Boswellia extracts on 5-lipoxygenase product formation in stimulated PMNL. Planta Med 66:110–113
Safayhi H, Ammon HPT (1997) Pharmakologische Aspekte von Weihrauch und Boswelliasäuren. Pharmazeutische Zeitung 142:3277–3286
Sander O, Herborn G, Rau R (1998) Is H15 (resin extract of Boswellia serrata, "incense") a useful supplement to established drug therapy of chronic polyarthritis? Results of a double-blind pilot study. Z Rheumatol 57:11–16
Sawynok J, Sweeney MI (1989) The role of purines in nociception. Neuroscience 32:557–569
Schmelz H, Hämmerle HD, Springorum HW (1997) Analgetische Wirkung eines Teufelskrallenwurzel-Extraktes bei verschiedenen chronisch-degenerativen Gelenkerkrankungen. In: Chrubasik S, Wink K (eds) Rheumatherapie mit Phytopharmaka. Hippokrates, Stuttgart, pp 86–89
Schmid B (1997) Behandlung von Cox- und Gonathrosen mit einem Trockenextrakt aus Salix purpurea und S. daphnoides. Dissertation Universität Tübingen, Pharmazie, Tübingen
Schmid B, Tschirdewahn B, Kötter, I, Günaydin I, Lüdke R, Selbmann HK, Schaffner W, Heide L (1998) Analgesic effects of willow bark extract in osteoarthritis: results of a clinical double-blind trial. Fact 3:186
Schmid B, Kötter I, Heide L (2001) Pharmacokinetics of salicin after oral administration of a standardised willow bark extract. Eur J Clin Pharmacol 57:387–391
Schmidt TJ Brun R, Willuhn G, Khalid SA (2002) Anti-trypanosomal activity of helenalin and some structurally related sesquiterpene lactones. Planta Med 68:750–751
Schnitzer TJ, Morton C, Coker S, Flynn P (1992) Effectiveness of reduced applications of topical capsaicin (0,025%) in osteoarthritis. Arthritis Rheum 35:1239
Schweizer S, von Brocke AF, Boden SE, Bayer E, Ammon HP, Safayhi H (2000) Workup-dependent formation of 5-lipoxygenase inhibitory boswellic acid analogue J Nat Prod 63:1058–1061
Stander S, Luger TA (2003) Antipruritic effects of pimecrolimus and tacrolimus. Hautarzt 54:413–417
Uehleke B (1996) Phytobalneologie. Z Phytother 17:26–43
Uehleke B, Wöhling H (2004) Wirksamkeit und Verträglichkeit des Heusacks im Rahmen der Kneipp-Kur. Phys Med Rehab Kuror 14:97–101
Valentao P, Fernandes E, Carvalho F, Andrade PB, Seabra RM, Bastos ML (2003) Hydroxyl radical and hypochlorous acid scavenging activity of small centaury (Centaurium erythraea) infusion. A comparative study with green tea (Camellia sinensis). Phytomedicine 10:517–522
von Kruedener S, Schneider W, Elstner EF (1995) A combination of Populus tremula, Solidago virgaurea and Fraxinus excelsior as an anti-inflammatory and antirheumatic drug. A short review. Arzneimittelforschung 45:169–171
Wagner H, Fessler B, Knaus U, Wierer M (1987) Zum Wirknachweis antiphlogistisch wirksamer Arzneidrogen. Z Phytother 8:135–140
Wagner H (1989) Search for new potential plant constituents with antiphlogistic and antiallergic activity. Planta Med 55:235–241
Watson CP, Tyler KL, Bickers DR, Millikan LE, Smith S, Coleman E (1993) A randomized vehicle-controlled trial of topical capsaicin in the treatment of postherpetic neuralgia. Clin Ther 15:510–526
Willuhn G (1981) Neuere Ergebnisse der Arnikaforschung. Pharmazie in unserer Zeit 10:1f.

Kapitel 40

Massagetherapie

Irene Giner, Erich Mur, Albrecht Falkenbach

1. Definition

Unter Massage versteht man eine mechanische Einflussnahme auf Haut und Muskulatur sowie tiefer liegende Gewebe. Neben der direkten Wirkung auf diese Strukturen sind reflektorische Effekte anzunehmen, die auch innere Organe, Stoffwechselvorgänge sowie das Kreislauf- und Lymphsystem beeinflussen können.

Im Rahmen der verschiedenen Massagetechniken werden Griffe eingesetzt, die sich hinsichtlich Druck, Zug, Rhythmus, Bewegungsrichtung sowie Geschwindigkeit unterscheiden. Neben der manuellen Massage werden apparative Verfahren wie die Unterwasserdruckstrahlmassage oder die apparative Vibrationsmassage immer häufiger angewandt.

2. Wissenschaftlichkeit

Befriedigende Effektivitätsnachweise der Massagetherapie in Form kontrollierter Untersuchungen sind sehr selten. Sie geben Hinweise darauf, dass die Massage bei *Spannungskopfschmerzen*, bei *Fibrositis* und zur *Stimmungsaufhellung* hilfreich sein könnte (Walach und Brandmaier 1998). Auch bei dem *chronischen Kreuzschmerz* gibt es positive Berichte (Cherkin et al. 2001) zur Effektivität der Massage (Metaanalysen: Ernst 1999; Furlan et al. 2002), die zudem als weitgehend sichere und kostengünstige Behandlungsform einzustufen ist (Cherkin et al. 2003). Für die Massagebehandlung bei Morbus Bechterew liegen leider überhaupt keine klinischen Studien vor. Die nachfolgenden Ausführungen geben also in erster Linie die Erfahrungen der Autoren und die Lehrmeinung der Physikalischen Medizin sowie der Massageschulen wieder.

Der Vorteil der Massagetherapie ist die im Vordergrund stehende Individualisierung der Behandlung. Der Masseur orientiert sich bei der Variation der Griffe ständig an dem aktuell erhobenen Befund. Die Behandlungsgriffe geben ihm gleichzeitig die notwendigen Informationen zu dem empfehlenswerten weiteren Vorgehen. Massage stellt also letztlich eine andauernde Kombination aus Befunderhebung und daran angepasster Behandlung dar.

Dieser Vorteil bedeutet gleichzeitig einen Nachteil, wenn es um die wissenschaftliche Bearbeitung und Objektivierung der Effektivität einzelner Massageformen geht. Die Befunderhebung unterliegt ebenso wie die daraus resultierende Behandlung der subjektiven Einschätzung des Masseurs. Diese Beurteilung ist nicht objektivierbar, was als wichtigster Grund für die unbefriedigende Situation hinsichtlich des wissenschaftlichen Effektivitätsnachweises anzusehen ist.

Dieses Problem sollte jedoch nicht dazu führen, der Massage eine Effektivität abzusprechen. Gerade die Patienten mit Erkrankungen des Bewegungsapparates berichten sehr häufig über eine ausgeprägte und anhaltende Besserung ihrer Beschwerden nach einer Massagebehandlung. Da das wichtigste Ziel der Massagebehandlung die Schmerzlinderung ist, kommt der Beurteilung des Patienten in diesem Zusammenhang die größte Bedeutung zu. Die Rückmeldung des Patienten ist auch die Grundlage für die regelmäßige Überprüfung der Indikation. Eine Wiedervorstellung des Patienten bei dem verordnenden Arzt nach einigen Behandlungen sollte also immer vorgesehen werden.

3. Zielsetzung und Wirkung der Massagetherapie

Bei Morbus Bechterew bestehen die Ziele einer Massagebehandlung vor allem in der *Schmerzlinderung*, einer *Detonisierung* der Muskulatur und einer *Dehnung* verkürzter muskulärer Strukturen. In vielen Fällen kann durch eine Massagebehandlung eine verbesserte Ausgangssituation für eine nachfolgende Bewegungstherapie erreicht werden. Neben einer Beeinflussung des autonomen Nervensystems geht eine Massage in der Regel auch mit günstigen Effekten auf das psychische Befinden des Patienten einher.

Die Wirkmechanismen sind nicht ausreichend geklärt. Lokale Effekte sind eine reaktive Hyperämie mit potenziell damit verbesserter Nährstoffversorgung und einem vermehrten Abtransport von Stoffwechselendprodukten (Wallach 1995b). Durch ausstreichende Techniken sollen der venöse und lymphatische Fluss gefördert werden. Im Vordergrund stehen aber eher reflektorische Effekte, die sowohl muskuläre Regelkreise zur Tonusregulierung als auch zentrale Vorgänge betreffen. Die Schmerzlinderung wird wahrscheinlich durch *Counterirritation*, im Sinne der traditionellen Auffassungen der *Gate-controll theory* sowie über zusätzliche zentrale Effekte erzielt.

Auch die spezifischen Wirkungen sind nicht wissenschaftlich bewiesen, werden aber von den Therapeuten immer wieder eindeutig beschrieben. Während *Reizgriffe* mit einer *Tonisierung* der Muskulatur einhergehen, ist durch *detonisierende Griffe* eine *Entspannung* und sogar die Beseitigung von umschriebenen Verhärtungen (Myogelosen) zu erreichen. Diese Dehnung und Detonisierung gerade der kurzen paravertebralen Muskeln, die angesichts der Ankylosierung einer aktiven Bewegungstherapie nicht zugänglich sind, stellen nach Meinung der Autoren die wichtigsten Therapieziele der Massagebehandlung bei Morbus Bechterew dar. Diese Sichtweise widerspricht jedoch den Empfehlungen der Konsensuskonferenz innerhalb der Deutschen Gesellschaft für Rheumatologie (s.u., Engel et al. 2003), die bei chronischem Verlauf mit weitgehender Wirbelsäulenversteifung die Massagetherapie nicht anführt.

Eine vor allem mechanische Wirkung der Massage führt zur „Lockerung" des behandelten Gewebes bis hin zur Beseitigung von „Verklebungen" zwischen verschiedenen Gewebeschichten. Dafür werden vor allem dehnende und die Gewebeanteile verschiebende Techniken genutzt (Abb. 1, 2).

Durch ausstreichende, von peripher nach zentral gerichtete Griffe kann der Abtransport von Gewebeflüssigkeit über das Venen- und Lymphsystem unterstützt werden, was zu einer *„Entstauung"* in dieser Region beitragen kann. Für die typischen Symptome des Morbus Bechterew spielen diese Effekte jedoch keine Rolle.

In Abhängigkeit von den Grifftechniken wirkt die Massage eher beruhigend oder anregend auf den Patienten. Insbesondere die Bindegewebsmassage kann vegetative Vorgänge beeinflussen. Mit anregenden bzw. beruhigenden Griffen kann der Müdigkeit und den chronobiologischen Störungen entgegengewirkt werden. Hierbei wird die Massage ergänzend zu anderen Maßnahmen eingesetzt.

Durch entsprechende Griffführungen im Bereich des Thorax wird eine Lockerung der Atemmuskulatur sowie eine Verbesserung der Atemtätigkeit erzielt.

Eine Kräftigung der Muskulatur durch die Massage ist nicht zu erwarten, auch wenn tonussteigernde Griffe postuliert werden. Die Massage kann jedoch gezielt die Muskulatur für eine aktive Innervation vorbereiten. Eine kombinierte Anwendung von Massage und aktiver Anspannung der paravertebralen Muskulatur ist häufig gerade bei einer ankylosierten Wirbelsäule sehr sinnvoll. Die taktilen Reize der Massage können

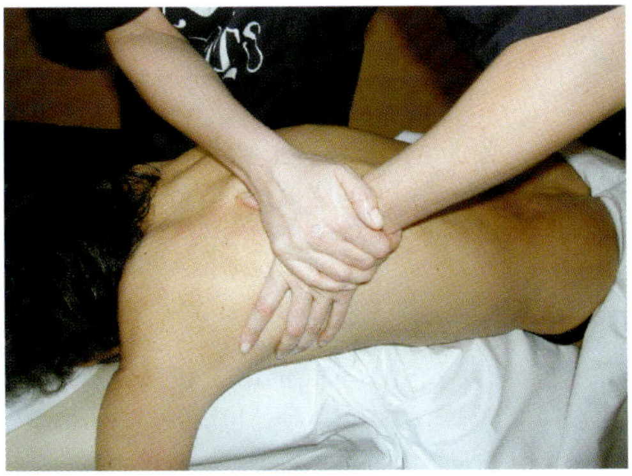

Abb. 1. Lockernde Massagen im Bereich der Zwischenrippenräume werden von den meisten Patienten als angenehm empfunden. Sie können auch für eine nachfolgende Atemtherapie vorbereiten. Der Patient berichtet nach der Massage oftmals, „besser durchatmen" zu können

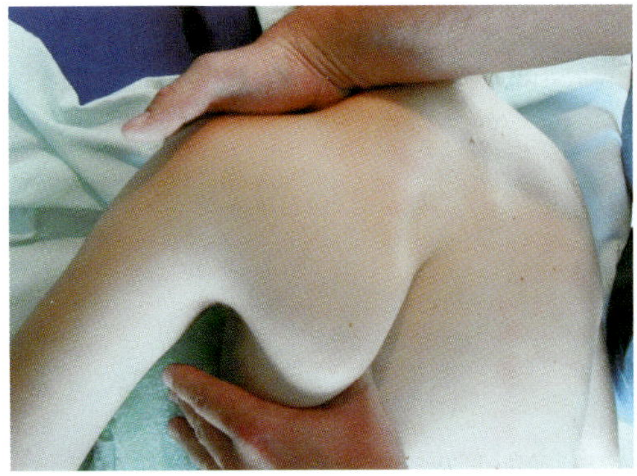

Abb. 2. Die Lösung von „Verklebungen" der Scapula sollte angestrebt werden, ist jedoch bei einer ausgeprägten Ankylosierung der Wirbelsäule oftmals nur schwer möglich

die Wahrnehmung und die Aufmerksamkeit des Patienten auf den anzuspannenden Muskel lenken und den Patienten somit unterstützen, einen bestimmten Muskel – im Sinne einer isometrischen Kontraktion – zu aktivieren, auch wenn die Versteifung der Wirbelsäule keine Längenänderung des Muskels mehr erlaubt. Es kann spekuliert werden, dass dieses *massageunterstützte* isometrische Training die paravertebrale Muskulatur effektiver kräftigt und somit der Kyphosierung langfristig entgegenwirkt.

Bei allem Bestreben, die spezifischen Effekte der Massage gezielt zur Therapie definierter Symptome einzusetzen, sollte nicht vergessen werden, dass die Massage allgemein von den meisten Patienten als angenehm empfunden wird. Früher war es üblich, diesen Effekt negativ zu kommentieren. Der Patient sah sich allzu häufig dem Vorwurf ausgesetzt, die Massage „nur" zur Verbesserung seines Wohlbefindens anzustreben.

Inzwischen werden diese allgemein günstigen Auswirkungen auf das Befinden eher positiv bewertet (Walach 1995a). Gerade ein Patient, der durch seine chronische Erkrankung fast ausschließlich negative Erfahrungen mit seinem Körper machen muss, kann von den positiven Empfindungen durch die Massage sehr profitieren. Oftmals ist dieses positive Körperempfinden auch eine Motivation für die regelmäßigere Durchführung spezifischer Bewegungsprogramme.

In einer Befragung an einem Kurort (Falkenbach et al. 2002) berichteten 148 von 150 Patienten mit Morbus Bechterew, dass sie Erfahrung mit der Massage haben. Mehr als 80% gehen weiterhin zur Massage oder beabsichtigen in Kürze eine erneute Massageserie durchzuführen. Der hohe Anteil der Patienten, die auch weiterhin eine Massagebehandlung anstreben, kann als Hinweis auf die große Bedeutung für den Patienten mit Morbus Bechterew gewertet werden. In einer Befragung unter Mitgliedern der Deutschen Vereinigung Morbus Bechterew gaben 20% der Patienten an, regelmäßig Massagebehandlungen durchzuführen (Feldtkeller und Lemmel 1999).

4. Massagetechniken

In der westlichen Welt wird am häufigsten die klassische Massage eingesetzt. Dabei werden – in Abhängigkeit von der Erkrankung des Patienten – die Grundgriffe Effleurage (Streichung), Petrissage (Knetung), Friktion (Reibung), Tapotement (Klopfung) und Vibration (Schüttelung) in verschiedenen Formen eingesetzt (Schoberth 1993). Auf eine optimale Lagerung des Patienten ist unbedingt zu achten (Abb. 3).

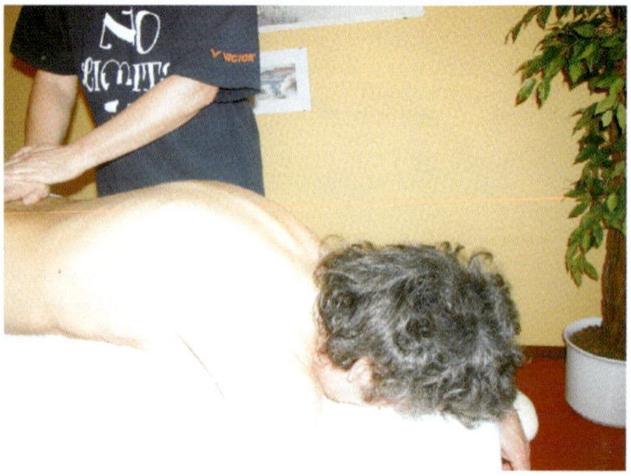

Abb. 3. Auch Patienten mit einer ausgeprägten fixierten BWS-Kyphose können durch verstellbare Tischebenen optimal gelagert werden. Eine möglichst entspannte Lagerung ist die Voraussetzung für den Erfolg einer Massagebehandlung

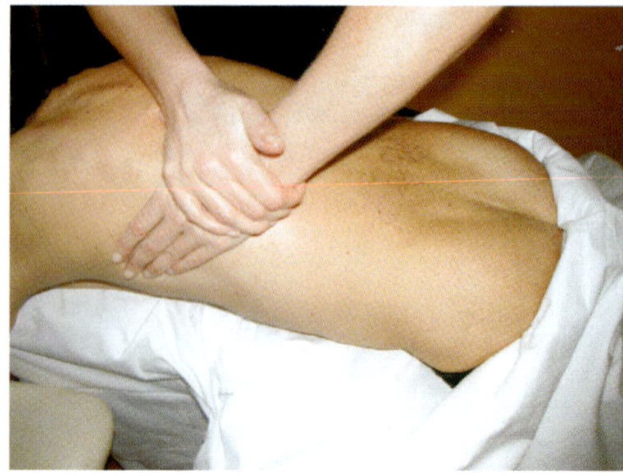

Abb. 4. Ausstreichende Massagen, die in der Regel als angenehm empfunden werden, sollten zu Beginn und zum Abschluss einer Massagetherapie durchgeführt werden. Sie fördern nicht nur die „Vertrauensbildung" zum Therapeuten, sondern können dem Patienten auch ein positives Körpergefühl vermitteln

Bei der *Effleurage* unterscheidet man an der Oberfläche des Körpers durchgeführte *flächige* von *tiefen dehnenden* Griffen, die in Form von Einhand- oder Zweihandstreichungen (Hand-über-Hand) appliziert werden. Die Streichung erfolgt zumeist von peripher nach zentral (*„herzwärts"*) und dient initial der wichtigen „Kontaktaufnahme" und „Vertrauensbildung" zwischen Therapeut und Patient. Streichungen werden häufig auch zur „Beruhigung" nach der Durchführung intensiver Griffe sowie als Abschluss einer Massagebehandlung eingesetzt. Diese Form der Massage wird von den Patienten in der Regel als sehr angenehm empfunden (Abb. 4).

Petrissagen (Knetungen) dienen vor allem der Dehnung verkürzter und verspannter Muskeln. Als Techniken finden Ein- und Zweihand- sowie Daumen- bzw. Fingerspitzen- aber auch Ganzhandknetungen Anwendung.

Friktionen (Reibungen) werden als stehende Kreise in die Tiefe ausgeführt und führen zu einer punktuellen Auflösung von Muskelhartspann und Myogelosen. Sie können während der Behandlung mit Schmerzen einhergehen, die aber nach den Griffen rasch wieder abnehmen sollten.

Beim *Tapotement* (Klopfung) werden quer zur Muskelfaser geführte Griffe (vor allem zur Tonussteigerung atropher Muskulatur) von rhythmisch durchgeführten Klopfungen (zur Senkung des Muskeltonus) unterschieden. Klopfungen werden auch in die komplexe Atemtherapie eingebaut.

Die *Vibration* soll das behandelte Gewebe, insbesondere aber die Muskulatur, lockern. Diese Form der Massage, die von den Patienten im Allgemeinen als sehr wohltuend empfunden wird, hat sich bei chronischen Schmerzen der Wirbelsäule, auch bei Morbus Bechterew, gut bewährt. Zur *Tonussenkung* werden senkrecht zur Muskelfaserrichtung gesetzte Impulse mit einer Frequenz von acht bis zehn pro Sekunde empfohlen (Eder und Tilscher 1988).

Die beschriebenen Techniken der klassischen Massage werden nur selten isoliert eingesetzt, sondern in der Regel kombiniert angewandt. Eine bei Morbus Bechterew für viele Indikationen sehr gut geeignete Variation der klassischen Massage stellt die *neurogen-reflektorische Tiefenmassage nach Marnitz* (Beschreibung: Werner 2000) dar. Dabei werden gezielt „Schlüsselzonen" der einzelnen Wirbelbewegungssegmente bzw. der Enthesen behandelt. Insbesondere die Abschnitte, die auf Grund einer Ankylosierung nicht im Rahmen einer Krankengymnastik gedehnt werden können, sind einer Massage nach Marnitz gut zugänglich.

Für lokale Beschwerden, wie beispielsweise bei einer *Enthesiopathie*, kommt vor allem die Querfriktion zum Einsatz. Dabei wird mit hoher Intensität eine intermittierende Druck-Zug-Bewegung mit großer Reichweite in die Tiefe vorgenommen. Während diese Therapie anfangs zumeist eher schmerzhaft ist, wird sie im weiteren Verlauf einer seriellen Behandlung in der Regel sehr gut toleriert. Langfristig ist oftmals eine komplette Beschwerdefreiheit zu erreichen.

Bei den *Reflexzonenmassagen* wird versucht, durch eine Behandlung im oberflächlichen Segment auch auf tiefer gelegen Strukturen und innere Organe Einfluss zu nehmen. Die *Segmentmassage nach Gläser und Dalicho* (Aslan 2001) erfasst alle Gewebsschichten zwischen Haut und Periost. Bei der *Muskelzonenmassage* werden einzelne Muskelbereiche oder Muskelgruppen massiert, die der erkrankten Struktur segmental zugeordnet sind. Beide Anwendungen erfolgen mit Griffen der klassischen Massage.

Weitere Behandlungsformen, die den Reflexzonenmassagen zugeordnet werden, sind die *Bindegewebsmassage* (wirkt mittels spezieller Strichtechniken im Unterhautbindegewebe, Rude 2000), die *Periostmassage* (wird punktförmig und rhythmisch mit Druck ausgeführt, Sohr 1999) sowie die *Fußreflexzonentherapie*.

Bei der *Extensionsmassage*, die am häufigsten im Schulter-Nackenbereich angewendet wird, erfolgt ein dehnender Zug in Längsrichtung der Muskulatur. Dadurch wird eine Dehnung und Lockerung muskulärer und bindegewebiger Strukturen erreicht.

Eine Kombination von Massage und passiver Bewegung stellt die *Manipulativmassage nach Terrier* (Werner 2000) dar, die vorwiegend bei degenerativen Erkrankungen des Bewegungsapparates eingesetzt wird, aber auch bei Morbus Bechterew sehr sinnvoll angewandt werden kann.

Bei der *Stäbchenmassage* wird mit abgerundeten Holz- oder Metallstäbchen ein reibend-bohrender Druck auf tiefer liegende Veränderungen im Muskel- bzw. Bindegewebe ausgeübt. Grundsätzlich sind jedoch die direkt manuell applizierten Griffe sicherer durchführbar und sollten vorgezogen werden. Gerade bei den typischen pathologischen Veränderungen im Rahmen des Morbus Bechterew (z.B. Enthesiopathie) ist die optimale Kontrolle der Griffe und die gleichzeitige tastende Analyse des lokalen Befundes unbedingt zu empfehlen.

Die Durchführung der *manuellen Lymphdrainage* ist durch die Ausführung von ausstreichenden und zum Teil auch pumpenden Griffen geprägt, die bei Lymphödemen angezeigt sein können (Werner 1998). Die typischen Symptome eines Morbus Bechterew stellen keine Indikation für eine manuelle Lymphdrainage dar.

Aus dem Bereich der apparativen Techniken der Massage finden vor allem die *Unterwasserdruckstrahlmassage*, die *Bürstenmassage* sowie die *apparative Vibrationsmassage* eine breitere Anwendung. Diese Formen der Massage sind zur „Lockerung" der Muskulatur bei Morbus Bechterew sehr gut geeignet.

Die *Unterwasserdruckstrahlmassage* (Werner 2000) stellt eine großflächige Behandlung der Körperdecke, der Muskulatur sowie des Bindegewebes dar, die in Spezialwannen mit Hilfe eines in seiner Flächen- und Druckwirkung regulierbaren Wasserstrahls ausgeführt wird. Dabei wird die Wirkung des Druckstrahls noch durch Zusatzfaktoren wie Wassertemperatur, Auftrieb und hydrostatischer Druck unterstützt. Die *Unterwasserdruckstrahlmassage* wird vor allem zur Behandlung muskulärer Schmerzzustände eingesetzt.

Für die *Bürstenmassage* werden spezielle Massagebürsten oder auch Massagehandschuhe verwendet. Sie wirkt lokal *hyperämisierend* und im Sinne einer *Counterirritation* schmerzlindernd.

Die *Saugwellenmassage* nutzt schröpfkopfartige Saugglocken, die im Behandlungsareal einen Unterdruck erzeugen. Durch den daraus resultierenden Sog wird die Haut etwas in die Glocke hineingezogen und stark hyperämisiert, womit eine „Lockerung oberflächlicher Verklebungen" in Haut und Unterhaut zu erzielen ist. Daneben werden reflektorische Wirkungen auf tiefere Gewebeschichten angenommen.

Zur Lockerung verspannter Muskulatur findet die *Vibrationsmassage* Anwendung. Die von den entsprechenden Geräten erzeugten Erschütterungen sind vor allem für großflächige Anwendungen (insbesondere am Rücken) geeignet. Bei der *apparativen Vibrationsmassage* werden Frequenzen um 100 Hz empfohlen (Gottschild und Kröling 2003). Die Dosierung sollte individuell erfolgen und sicher unterhalb der Schmerzschwelle liegen, da ansonsten reflektorische Anspannungen der Muskulatur ausgelöst werden. Die Vibrationsmassage ist auch zur Behandlung von Muskelverspannungen bei Morbus Bechterew geeignet. Ein negativer Einfluss der Vibration auf die Entzündungsaktivität benachbarter Gelenke oder Enthesen erscheint theoretisch möglich, wurde jedoch niemals in der Literatur beschrieben. Wie bei allen anderen Massageformen sollte der Patient auch bei der Vibrationsmassage kurzfristig zu einer erneuten Untersuchung gebeten werden. Dabei kann dann nach solchen potenziellen Nebenwirkungen gezielt gefahndet werden.

Im Rahmen der modernen Massagetherapie werden zunehmend häufig mobilisierende Techniken integriert. Gegen den Einsatz dieser Weichteiltechniken bestehen keine Bedenken. Mehr Zurückhaltung ist bei der Manipulationsbehandlung geboten (nur Ärzten erlaubt). Die durch Ankylosierung fixierten Gelenke und die häufige Osteoporose lassen keine Besserung erwarten bzw. bedeuten ein unvertretbares Risiko der Manipulation. Besonders in frühen Phasen der Erkrankung gibt es dagegen sehr oft Patienten, die bei Blockierungen in nicht entzündeten Gelenkbereichen durchaus von einer Mobilisation oder Manipulation profitieren können. Auch bei Morbus Bechterew ist die festgestellte funktionelle Blockierung die einzige Indikation für eine Manipulation. Im Gebiet von Entzündungen sollte sie jedoch nicht angewandt werden, da eine „feuchte Blockierung" als Kontraindikation anzusehen ist (Eder und Tilscher 1988). Eine große Erfahrung des Behandlers ist zu fordern.

Für weitere allgemeine Informationen zur Massagetherapie und zur Manuellen Therapie sei auf die entsprechenden Lehrbücher verwiesen (z.B. Aslan 2001; Augesky-Stocker 2001; Eder und Tilscher 1988; Rulffs 1995; Sadil und Sadil 2001; Vickers 1998; Walach 1995b).

5. Indikationen der Massage

Bei Vorliegen eines Morbus Bechterew stellen vor allem muskulär bedingte Schmerzen und Verspannungen der autochthonen sowie der oberflächlichen Rückenmuskulatur und der Gesäß- und Hüftmuskulatur eine Indikation für eine Massagebehandlung dar. Auch muskuläre Beschwerden, die sich auf die Extremitäten erstrecken, sollten in die Konzeption einer umfassenden Massagebehandlung integriert werden.

Bei *paravetrebralen Muskelhärten und Myalgien* empfehlen Engel und Ströbel (1985) die klassische Massage, vor allem Streichen und Kneten (Abb. 5), aber auch Zirkelungen und Vibrationen in Kombination mit aktiven Übungen.

Eine rezente Konsensuskonferenz der Projektgruppe Physikalische Medizin und Rehabilitation der Arbeitsgemeinschaft Regionaler Kooperativer Rheumazentren in der

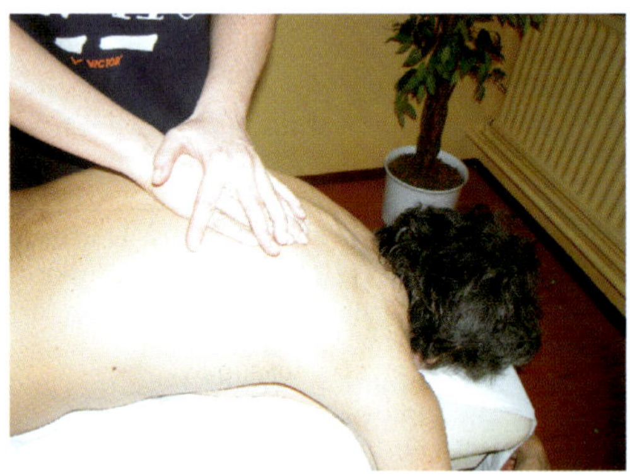

Abb. 5. Längs- und Querdehnungen sowie Zirkelungen können zur Lockerung der verspannten Muskulatur beitragen. Da der Patient mit einer fixierten Ankylosierung der Wirbelsäule die paravertebrale Muskulatur nicht dehnen kann, erscheint hier die Massagebehandlung besonders sinnvoll.

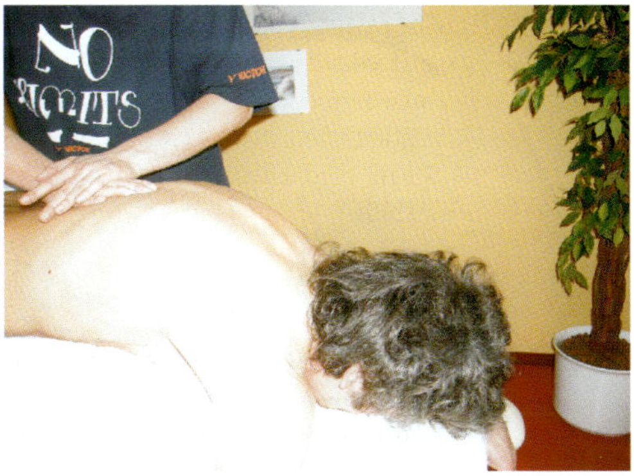

Abb. 6. Längsdehnung der paravertebralen Muskulatur bei kompletter Ankylose

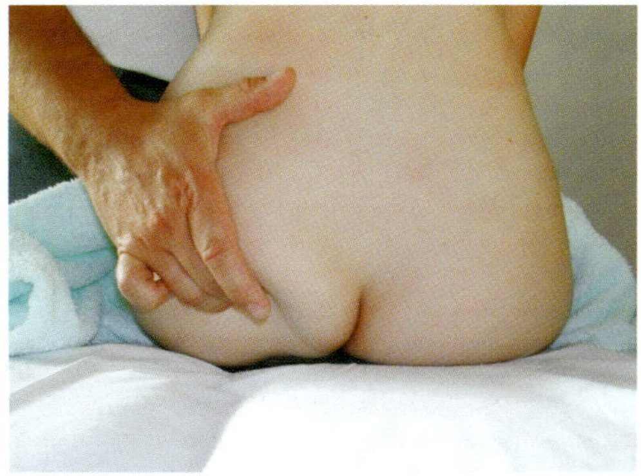

Abb. 7. Die Bindegewebsmassage ist als eine Reflextherapie anzusehen. Ausgeprägte vegetative Reaktionen sind nicht auszuschließen, z.B. auch Schwindelgefühl, Schwitzen oder Kopfschmerzen. Die Bindegewebsmassage ist als „Therapieversuch" bei tiefsitzenden Kreuzschmerzen einsetzbar

Deutschen Gesellschaft für Rheumatologie nennt bei Morbus Bechterew die *klassische Massage* als empfehlenswerte Therapie bei akutem/subakutem Schub mit vordergründiger stammnaher Arthritis bzw. bei vordergründiger Enthesitis/Insertionstendopathie sowie bei chronischem Verlauf mit Wirbelsäulenmanifestation ohne weitgehende Einsteifung oder mit vordergründigen Folgen einer Arthritis oder Enthesitis/Insertionstendopathie (Engel et al. 2003). Nach eigenen Erfahrungen zeigt die Massage jedoch auch bei fortgeschrittener Ankylosierung sehr gute Erfolge im Sinne einer Schmerzlinderung. Es kann argumentiert werden, dass die Patienten mit einer noch beweglichen Wirbelsäule die meisten Muskeln im Bereich der Wirbelsäule auch im Rahmen der Bewegungstherapie dehnen können. Dies ist einem Patienten mit ankylosierter Wirbelsäule nicht mehr möglich, so dass hier die gezielte Massagetherapie umso mehr indiziert ist (Abb. 6).

Eine *Bindegewebsmassage* (Abb. 7) wird bei Morbus Bechterew im Schub und bei chronischem Verlauf mit Arthritis angeraten (Engel et al. 2003).

Neben Griffen der klassischen Massage haben sich bei Patienten mit Morbus Bechterew vor allem die Anwendung von *Unterwasserdruckstrahlmassagen* sowie *Bürsten-* und *Bindegewebsmassagen* gut bewährt. *Extensionsmassagen* im Bereich der HWS sind nur möglich und sinnvoll, wenn dieser Abschnitt der Wirbelsäule noch nicht ankylosiert ist. Ansonsten sollten die kleinen Halsmuskeln gezielt behandelt werden, z.B. durch Friktionen.

Eine Entzündung im Bereich der Wirbelsäule stellt keine Indikation für eine Massage dar. Hier kann keine Besserung durch die Massage erreicht werden. Wenn aber die segmentale Muskulatur reflektorisch verspannt und schmerzhaft ist, kann eine Beschwerdelinderung durch die Massage angestrebt werden.

Generell kann bei Morbus Bechterew eine Massagetherapie selbst bei Vorliegen einer stark ausgeprägten Aktivität der Grunderkrankung und starken Schmerzen als adjuvante Behandlung „versucht" werden. Während bei anderen entzündlich-rheumatischen Erkrankungen in der akuten Phase eher von Behandlungen abgeraten wird, berichten Patienten mit Morbus Bechterew auch während der Krankheitsschübe oftmals von einer guten Beschwerdelinderung durch eine Massagetherapie. 10 von 100 befragten Patienten mit Morbus Bechterew gaben spontan an, dass sie die Massagetherapie während eines Krankheitsschubs als eine sinnvolle Therapiemaßnahme ansehen (Falkenbach und Curda 2001). Eine vorbereitende *Wärmetherapie* oder die

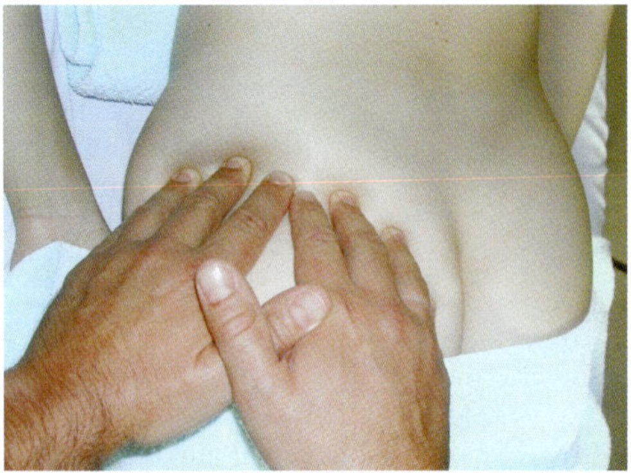

Abb. 8. Massagebehandlung dolenter Muskel- und Sehnenansätze am Beckenkamm

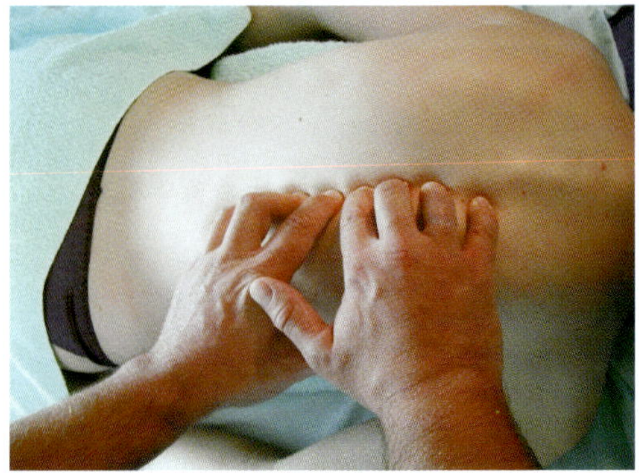

Abb. 9. Behandlungs-„Versuch" bei schmerzhaften Bänder- und Sehnenstrukturen im Bereich der Dornfortsätze

Unterwassermassage werden gerade in akuten Krankheitsphasen zumeist als angenehm empfunden. Die bessere Entspannungsfähigkeit der Muskulatur ist der nachfolgenden Massage sehr zuträglich.

Schwierig ist die Indikationsstellung bei der *Enthesiopathie*. Eine akute Enthesitis mit ausgeprägten Entzündungszeichen sollte eher ausgespart werden, im chronischen Stadium aber umso intensiver behandelt werden, zum Beispiel mit Querfriktionen sowie dehnenden und entspannenden Griffen im Bereich der zugehörigen Muskulatur. Hierbei kann die Massage auch unter Verwendung antiphlogistischer Salben durchgeführt werden. Eindeutige Empfehlungen zur Massagetherapie bei Enthesiopathie gibt es jedoch nicht, so dass eine kurzfristige Wiedervorstellung des Patienten zur Wahrnehmung von positiven oder negativen Entwicklungen ratsam erscheint (Abb. 8, 9).

6. Kontraindikationen

Als allgemeine Kontraindikationen für die Durchführung einer Massagebehandlung gelten insbesondere das Vorliegen einer fieberhaften Erkrankung, akute systemische und lokale Entzündungen (nicht des Morbus Bechterew), Blutungen sowie ein deutlich erhöhtes Blutungsrisiko, ausgeprägte Sensibilitätsstörungen und entzündliche Gefäßerkrankungen (z.B. Lymphangitis oder Phlebitis). Im Bereich einer Osteomyelitis, einer Myositis sowie von infektiösen Hauterkrankungen ist eine Massagebehandlung kontraindiziert. Warzen, polypöse Fibrome, Naevi und unklare, noch nicht abgeklärte Hautveränderungen sind auszusparen. Der Bereich von Frakturen, Distorsionen und anderen traumatischen Schädigungen ist von einer Massagebehandlung auszunehmen.

Bei Vorliegen einer Gravidität sollte vor allem in den ersten drei Monaten der Schwangerschaft von einer Massage Abstand genommen werden. Dagegen können im weiteren Verlauf der Schwangerschaft u.a. zur Vermeidung von *Striae gravidarum* oberflächliche manuelle Griffe bzw. eine behutsame Bürstenmassage der Bauchhaut sehr wohl durchgeführt werden, wobei zur Vermeidung eines *Vena-Cava-Syndroms* auf eine optimale Lagerung der Schwangeren geachtet werden muss, was bei Morbus Bechterew oftmals Schwierigkeiten bereitet. Eine Behandlung im Sitzen ist jedoch zumeist ohne Probleme möglich.

Selbst bei Vorliegen einer *hochgradigen Osteoporose* sind weiche und oberflächliche Griffe in der Regel anwendbar. Auch Massagegriffe, die mit einer stärkeren Druckbelastung einhergehen, sind in ihrer Krafteinwirkung auf den Knochen geringer einzustufen als die Kräfte, die im Rahmen von Alltagstätigkeiten zustande kommen. Das Risiko einer Frakturierung durch eine Massage ist somit als äußerst gering anzusehen, kann jedoch nicht generell ausgeschlossen werden, insbesondere bei Einsatz von Elementen der manuellen Therapie (z.B. Mobilisationstechniken).

Manipulationen (nur Ärzte!) sollten generell nur nach ausreichender Diagnostik bei sicherer Indikation und ausreichender Erfahrung durchgeführt werden.

Dem Therapeuten muss die Information immer weitergegeben werden, wenn der Patient unter einer extremen Osteoporose leidet. Die Indikationsstellung ist dann umso sorgfältiger zu überdenken.

Dies gilt auch für antikoagulierte Patienten. Hier sind tiefere und intensivere Griffe (z.B. Massage nach Marnitz, tiefe Friktionen, Periostmassage) kontraindiziert. Eine niedrig dosierte Therapie mit ASS oder NSAR stellt keine Kontraindikation dar, sollte dem Masseur jedoch ebenfalls mitgeteilt werden.

7. Allgemeine Hinweise zur Massagetherapie bei Morbus Bechterew

Voraussetzung für die Durchführung einer Massage ist ein gut gewärmter (ca. 25°) und belüftbarer, möglichst heller und lärmarmer Raum. Der Patient sollte seinem Krankheitsbild entsprechend gelagert und jene Areale, die nicht behandelt werden, mit einem Tuch bedeckt werden, um eine Auskühlung zu vermeiden. Gerade bei Morbus Bechterew ist eine vorbereitende Wärmebehandlung empfehlenswert, da die Griffe bei bereits vorgewärmten Strukturen erfolgreicher eingesetzt werden können.

Die Lagerung muss so erfolgen, dass eine optimale Entspannung der Muskulatur gegeben ist. Bei einer fixierten Kyphosierung haben sich spezielle Lagerungskissen bewährt. In seltenen Fällen muss die Behandlung in Seitenlage oder sitzend durchgeführt werden.

Dem Masseur müssen alle notwendigen Informationen mitgeteilt und die im Vordergrund stehenden Befunde, die die Indikation zur Massage begründen, in der Verordnung genannt werden. Ebenso ist es sinnvoll, auf der Verordnung die mit der Massagetherapie angestrebten Behandlungsziele zu formulieren.

Das therapeutische Vorgehen kann in der Regel dem Masseur überlassen bleiben, der entsprechend seinen Ausbildungen und Erfahrungen die erfolgversprechendsten Griffe einsetzt. Hierfür sind Zusatzausbildungen in Spezialtechniken zu begrüßen, damit der Therapeut entsprechend dem aktuellen Befund variieren kann.

Erfahrungsgemäß bevorzugen Patienten mit Morbus Bechterew von sich aus tiefere und festere Griffe. Dies könnte darauf zurückzuführen sein, dass vor allem die tiefen paravertebralen Muskeln reflektorisch am meisten verspannt sind und der Patient die Schmerzen mehr in die Tiefe (an die Wirbelsäule) lokalisiert. Als alternative Ursache kann jedoch auch eine besondere Persönlichkeitsstruktur dieser Patienten diskutiert werden, die sich häufig selbstsicher, eher fordernd und „hart im Nehmen" präsentieren und präsentieren wollen. Hierüber gibt es aber keine wissenschaftlichen Untersuchungen.

Die Massage sollte nicht auf nüchternen Magen, aber auch nicht ummittelbar nach einer umfangreichen Mahlzeit erfolgen. Bei der Wahl des Zeitpunkts der Therapie sollte auf den Tagesverlauf der Beschwerden Rücksicht genommen werden. Bei geringeren Beschwerden kann sich der Patient in der Regel besser entspannen, so dass auch erfolgreicher therapiert werden kann. Wenn mit der Massage jedoch eine Linderung der allgemeinen Steifigkeit angestrebt wird (zumeist in Kombination mit Bädern und Bewegungstherapie), ist jedoch auch eine Behandlung am Morgen möglich.

Der Beurteilung des Therapieerfolgs durch den Patienten sollte immer die größte Aufmerksamkeit geschenkt werden. Ein Beharren auf einer Verordnung bei negativen Rückmeldungen durch den Patienten oder gar bei der Angabe einer Schmerzverstärkung bedarf einer sicheren Begründung.

Nach der Massage sollte eine Nachruhe von zumindest 20 Minuten eingehalten werden. Insbesondere nach Massageanwendungen, die häufiger ausgeprägte vegetative

Reaktionen hervorrufen (z.B. Bindegewebsmassage), muss der Patient vom Masseur nachbeobachtet werden, bevor er entlassen wird.

Eine Massagebehandlung erscheint insbesondere bei Patienten mit schmerzhaften Verspannungen der Muskulatur angebracht. Auch bei Patienten mit einer fixierten Fehlhaltung kann eine Massagebehandlung zu einer wesentlichen Linderung der Beschwerden beitragen. Oftmals erleichtert eine Massage die nachfolgende Bewegungstherapie bzw. unterstützt den Erfolg einer krankengymnastischen Behandlung.

Bei fast jeder Form der Massage ist durch die Muskelentspannung, die Schmerzlinderung sowie die persönliche Zuwendung durch den Behandler eine günstige Beeinflussung der psychischen Verfassung des Patienten zu erwarten, was in ihrer Auswirkung auf das Gesamtbefinden nicht unterschätzt werden sollte.

Zur häuslichen Eigen- oder Partnerbehandlung eignen sich am ehesten Griffe der *Effleurage* sowie die Anwendung von *Vibrationsapparaten* (nach individuellem Bedarf, optimal wären ein- bis zweimal täglich für jeweils 10–20 Minuten). Dabei sind negative Auswirkungen der Behandlung weitgehend auszuschließen. Zuvor sollte dennoch eine Beratung durch den Rheumatologen und die einführende Schulung des Partners durch einen erfahrenen Masseur angestrebt werden. Die Bedeutung eines positiven Körpererlebens für einen Patienten mit Morbus Bechterew kann nicht genug betont werden (s.o.).

Wie bei den meisten Therapien sind die Erfolgsaussichten der Therapie nicht sicher vorhersehbar. Da die Verordnung einer Therapie in erster Linie von dem Nutzen/Risiko-Verhältnis abhängt, kann dem *Benefit* einer Massagebehandlung angesichts des geringen Risikos eine gute Chance gegeben werden. Dies entspricht nicht der Wissenschaftlichkeit im derzeit üblichen Sinne der *Evidence based medicine*, dürfte aber für den Patienten der sinnvollste Vorgehensweg sein. Manche Patienten können von der Massagetherapie außerordentlich profitieren.

10 Fragen zum Thema

1. Was sind die Ziele der Massagetherapie bei Morbus Bechterew?

Die Durchführung einer Massagebehandlung bei Morbus Bechterew zielt vor allem auf eine Detonisierung verspannter Muskulatur sowie eine Dehnung verkürzter Muskeln. Beide Effekte können die muskulären Schmerzen lindern. Außerdem stellt eine Massagetherapie eine gute Möglichkeit zur Vorbereitung des Patienten für eine Bewegungstherapie dar. Die Vermittlung eines positiven Körpergefühls durch die Massage ist für einen chronisch-kranken Patienten als äußerst wertvoll anzusehen.

2. Kann die Massagetherapie bei den tiefen nächtlichen Kreuzschmerzen helfen?

Da tiefsitzende Kreuzschmerzen oftmals mit einer ausgeprägten Verspannung der Muskulatur im Lenden-Becken-Hüftbereich einhergehen, ist eine günstige Beeinflussung dieser Symptomatik durch eine Massagetherapie (sinnvoll in Kombination mit Bewegungstherapie) zu erwarten. Selbst bei fehlender Muskelverspannung bewerten die Patienten die Massage zumeist positiv, was auf reflektorische Effekte zurückzuführen sein dürfte.

3. Welche Formen der Massage sind bei Muskelansatzschmerzen am Beckenkamm indiziert?

Bei Schmerzen der Muskelansätze am Beckenkamm sind alle Griffe der klassischen Massage angebracht. Gezieltere Behandlungen stellen die Querfriktionen und die Griffe nach Marnitz dar.

4. Sind bei schmerzhafter Enthesiopathie von Seiten eines Morbus Bechterew Querfriktionen sinnvoll?

Bei einer schmerzhaften Enthesiopathie kann eine Massagetherapie in Form von Querfriktionen versucht werden. Bei einer hochakuten Enthesitis mit eindeutigen klinischen Entzündungszeichen sollte dieser Bereich jedoch ausgespart und nur die umliegenden Strukturen behandelt werden.

5. Ist bei verspannter Rückenmuskulatur bei „inaktivem" Morbus Bechterew eine Unterwasserdruckstrahlmassage angebracht?

Bei Verspannungen der Rückenmuskulatur ist in der Regel die Anwendung einer Unterwasserdruckstrahlmassage zur „Detonisierung" sinnvoll, sowohl während aktiver als auch während inaktiver Krankheitsphasen. Der Auftrieb und die Wärme können die Entspannung fördern. Der Druck des Wasserstrahls ist sehr gut dosierbar.

6. Sind Vibrationsmassage-Apparate zur häuslichen Eigen- oder Partner-Behandlung geeignet?

Wenn bei einem entsprechenden Therapieversuch eine Besserung der Beschwerden erreicht werden kann, erscheint eine Weiterbehandlung durchaus sinnvoll. Dabei ist aber auf eine optimale Dosierung der Anwendung (ein bis zwei Mal täglich mit einer Dauer von jeweils 10 bis 20 Minuten) zu achten. Wissenschaftliche Untersuchungen zur Langzeitanwendung gibt es nicht. Die Beurteilung durch den Patienten sollte hinsichtlich Dosierung, Dauer, Intervall etc. wegweisend sein.

7. Welche tonisierenden bzw. detonisierenden Griffe sind vor der Gymnastik anzuraten?

Als Vorbereitung zu einer krankheitsspezifischen Gymnastik erscheinen vor allem Effleuragen (Streichungen) und Petrissagen (Knetungen) sowie Dehngriffe nach Marnitz sinnvoll. Passive und aktive Erwärmung sind zusätzlich anzuraten.

8. Sind „Extensionsmassagen" im Schulter-Nacken-Bereich bei Morbus Bechterew immer sinnvoll?

Extensionsmassagen im HWS-Bereich sind sinnvoll, sofern noch keine komplette Ankylosierung eingetreten ist. Selbstverständlich sollte – wie bei allen Massageformen – die Behandlung abgebrochen werden, wenn der Patient nach der Therapie über eine Verstärkung der Beschwerden berichtet.

9. Welche Massageformen sind am besten in Sinne einer „Counterirritation“ einzusetzen?

Für diese Aufgabenstellung erscheinen vor allem die Bürstenmassage und Bindegewebsmassage sowie die Marnitz- oder Periostmassage sinnvoll.

10. Ist eine Massagebehandlung bei Osteoporose im Rahmen eines Morbus Bechterew kontraindiziert?

Da auch Alltagstätigkeiten mit zum Teil ausgeprägten Belastungen des Bewegungsapparates einhergehen, ist die Gefahr von Frakturen im Rahmen einer Massagebehandlung generell als gering einzustufen. Dennoch sollte sich der Masseur bei einer ausgeprägten Osteoporose auf weichere Techniken mit einer geringen mechanischen Intensität beschränken. Gerade bei mobilisierenden Behandlungen kann bei größeren Hebeln doch eine Frakturierung drohen. Der verordnende Arzt muss den Masseur ausreichend informieren.

Literatur

Aslan A (2001) Physiologische Grundlagen der Mechanotherapie. In: Hillebrand O, Weintögl G (Hrsg) Handbuch für den Kurarzt. OAK-Verlag, Wien, pp 433–442

Augesky-Stocker D (2001) Reflexzonentherapie/Bindewebsmassage. In: Hillebrand O, Weintögl G (Hrsg) Handbuch für den Kurarzt. OAK-Verlag, Wien, pp 443–449

Cherkin DC, Eisenberg D, Sherman KJ, Barlow W, Kaptchuk TJ, Street J, Deyo RA (2001) Randomized trial comparing traditional Chinese medical acupuncture, therapeutic massage, and self-care education for chronic low back pain. Arch Intern Med 161:1081–1088

Cherkin DC, Sherman KJ, Deyo RA, Shekelle PG (2003) A review of the evidence for the effectiveness, safety, and cost of acupuncture, massage therapy, and spinal manipulation for back pain. Ann Intern Med 138:898–906

Eder M, Tilscher H (1988) Chirotherapie. Hippokrates, Stuttgart, p 65, p 74

Engel JM, Ströbel G (1985) Rheumatherapie. VCH Verlagsgesellschaft, Weinheim, p 120

Engel JM, Uhlemann C, Berg W, Lange U, für die Projektgruppe Physikalische Medizin und Rehabilitation der Arbeitsgemeinschaft Regionaler Kooperativer Rheumazentren in der DGRH (2003) Physikalische Medizin in der Rheumatologie – differenzialindikative Verordnung bei rheumatoider Arthritis, ankylosierender Spondylitis und progressiver systemischer Sklerose. Akt Rheumatol 28:218–224

Ernst E (1999) Massage therapy for low back pain: a systematic review. J Pain Symptom Manage 17:65–69

Falkenbach A, Curda B (2001) Aktiver Morbus Bechterew: Symptomatik, Einschränkung der Lebensqualität, Therapiebeurteilung und Therapieerwartung aus Sicht des Patienten. Rehabilitation 40:275–279

Falkenbach A, Toennemann J, Mur E (2002) Von Patienten mit Morbus Bechterew beibehaltene und aufgegebene konventionelle und unkonventionelle Maßnahmen zur Beeinflussung der Erkrankung. Z Rheumatol 61:271–278

Feldtkeller E, Lemmel E-M (1999) Zur Situation von Spondyloarthritis-Patienten. Novartis Pharma, Nürnberg, p 141

Furlan AD, Brosseau L, Imamura M, Irvin E (2002) Massage for low-back pain: a systematic review within the framework of the Cochrane Collaboration Back Review Group. Spine 27:1896–1910

Gottschild S, Kröling P (2003) Vibrationsmassage – Eine Literaturübersicht zu physiologischen Wirkungen und therapeutischer Wirksamkeit. Phys Med Rehab Kuror 13:85–95

Rude J (2000) Bindegewebsmassage. In: Bühring M, Kemper FH (Hrsg) Naturheilverfahren, Sektion 5, Massage, 05.08, Springer, Berlin, pp 1–29

Rulffs W (1995) Massage. In: Schmidt KL, Drexel H, Jochheim KA (Hrsg) Lehrbuch der Physikalischen Medizin und Rehabilitation. Gustav Fischer, Stuttgart, pp 84–95

Sadil V, Sadil S (2001) Massage. In: Hillebrand O, Weintögl G (Hrsg) Handbuch für den Kurarzt. OAK-Verlag, Wien, pp 463–474

Schoberth H (1993) Klassische Massage. In: Bühring M, Kemper FH (Hrsg) Naturheilverfahren, Sektion 5, Massage, 05.02, Teil 2, Springer, Berlin, pp 1–17

Sohr C (1999) Die Periostbehandlung. In: Bühring M, Kemper FH (Hrsg) Naturheilverfahren, Sektion 5, Massage, 05.07, Springer, Berlin, pp 1–13

Vickers A (1998) Massage and aromatherapy: a guide for health professionals. Stanley Thornes, Cheltenham

Walach H (1995a) Massage: Allgemeine Grundlagen: Psychologische Grundlagen. In: Bühring M, Kemper FH (Hrsg) Naturheilverfahren, Sektion 5, Massage, 05.04, Springer, Berlin, pp 1–33

Walach H (1995b) Massage: Allgemeine Grundlagen: Physiologische Effekte. In: Bühring M, Kemper FH (Hrsg) Naturheilverfahren, Sektion 5, Massage, 05.02, Teil 3, Springer, Berlin, pp 1–24

Walach H, Brandmaier R (1998) Gutachten zum Stand des Nachweises der Wirksamkeit der Klassischen Massage aufgrund klinischer Studien. In: Bühring M, Kemper FH (Hrsg) Naturheilverfahren, Sektion 5, Massage, 05.04, Springer, Berlin, pp 1–11

Werner GT (1998) Manuelle Lymphdrainage und entstauende physikalische Maßnahmen. In: Bühring M, Kemper FH (Hrsg) Naturheilverfahren, Sektion 5, Massage, 05.05, Springer, Berlin, pp 1–25

Werner GT (2000) Sonderformen der Massage: Manipulativmassage nach Terrier, manuelle Therapie nach Marnitz und Unterwassermassage. In: Bühring M, Kemper FH (Hrsg) Naturheilverfahren, Sektion 5, Massage, 05.09, Springer, Berlin, pp 1–8

Kapitel 41

Traditionelle Chinesische Medizin

Frank Hartig, Albrecht Falkenbach

1. Einleitung

Die **T**raditionelle **C**hinesische **M**edizin (TCM) wird in Europa immer populärer. Bereits mehr als 75% der Patienten mit rheumatologischen Erkrankungen haben Erfahrung mit der TCM (Ernst et al. 2002). Angesichts dieses wachsenden Interesses der Patienten ist es – selbst bei sehr kritischer Einstellung – für den betreuenden Arzt heute unumgänglich, sich über die Möglichkeiten, aber auch die Risiken der TCM zu informieren.

Die TCM ist eine 4000 Jahre alte, gut dokumentierte Heilkunst, die im heutigen China der westlichen Medizin gleichgestellt ist. Ein Drittel der medizinischen Versorgung geschieht in China durch TCM. Am bekanntesten ist im Westen die Akupunktur, die jedoch nur einen kleinen Teil der TCM ausmacht. In China selbst hat die Akupunktur deutlich weniger Bedeutung als zum Beispiel die Kräuterheilkunde.

Innerhalb der TCM gibt es außer den nachfolgend dargestellten noch eine Vielzahl weiterer – im Westen fast gänzlich unbekannter – Behandlungsmethoden, die bei rheumatischen Erkrankungen eingesetzt werden könnten, wie zum Beispiel die Hautreizungen mittels *Pflaumenblütenhämmerchen*, die dem westlichen *Baunscheidtieren* sehr ähnlich sind. Die Ausführungen dieses Kapitels konzentrieren sich jedoch ausschließlich auf die TCM-Methoden, die im Westen eine größere Verbreitung gefunden haben, nämlich die *Akupunktur* und *Moxibustion*, das *Schröpfen*, *Tai Chi*, *Qigong*, *Tui Na* sowie die *Chinesische Kräuterheilkunde*.

Bei der Besprechung asiatischer Heilmethoden zur Behandlung von Patienten mit einer klar definierten „westlichen" Diagnose besteht ein grundsätzliches Problem, nämlich die unterschiedlichen Theorien und Begriffe der westlichen und östlichen Medizin (siehe z.B. Falkenbach und Oberguggenberger 2003). So findet sich auch für die Diagnose Morbus Bechterew kein entsprechendes direktes Korrelat in der TCM. Daher ist es sehr schwierig, aus den unzähligen asiatischen Studien einen fundierten Wirkungsnachweis abzuleiten. Die nachfolgenden Behandlungsempfehlungen sind aus diesem Grunde keine direkte Übertragung aus der ursprünglichen TCM, sondern beruhen auf Ableitungen und Schlussfolgerungen aus traditionellen Richtlinien zur Behandlung von Krankheitsbildern, deren Beschreibung dem Beschwerdebild des Morbus Bechterew ähnlich ist.

Trotz dieser Problematik in der Kommunikation zwischen Ost und West soll im Folgenden versucht werden, dem Leser einen Überblick über die Möglichkeiten der TCM zur Behandlung von Patienten mit Morbus Bechterew zu geben, sei es als „Alternative" zur westlichen Medizin, sei es als Ergänzung. Ebenso sollen jedoch auch die Grenzen und die Risiken der TCM klar aufgezeigt werden.

2. Was ist traditionelle Chinesische Medizin?

2.1. Geschichte der TCM

Seit etwa 2000 v. Chr. wurden in China medizinische Werke verfasst. Das bekannteste wird dem sagenumwobenen dritten *Gelben Kaiser* aus der *Huang*-Dynastie (ca. 1000–220 v. Chr.) zugesprochen und heißt im Chinesischen *Nei Jing* („Klassiker der Inneren Medizin"). Hier werden bereits Akupunktur, Moxibustion, Schröpfen und Kräuterheilkunde ausführlich dargestellt. Im *Zhenjin Zhiaying* von *Huangfu Min* (214–282 n. Chr.) sind fast alle Akupunkturpunkte, die auch noch heute Verwendung finden, vollständig gelistet und erklärt. Das *Shen Nong Ban Cao Jing* („Arzneimittelklassiker") von *Zhong Zhongjing* (150–219 n. Chr.) beschreibt bereits über 8000 Kräuterrezepte, die noch heute unverändert angewendet werden.

Li Shizen (1518–1593) verfasste zwei „Meilensteine" der TCM, erstens die pharmakologische Enzyklopädie (*Bencao gan mu*) und zweitens die *Untersuchungen über die acht unpaaren Meridiane*.

In China werden die medizinhistorischen Schriften mit ihren umfangreichen Behandlungsanleitungen bis in die Gegenwart hinein weitgehend unverändert angewandt und gelehrt. Dies spricht für eine gewisse Wirksamkeit der beschriebenen Medizin sowohl in der Theorie als auch in der Praxis. Offensichtlich hat sich TCM bis heute bewährt, denn sie findet noch immer eine breite Akzeptanz in der chinesischen Bevölkerung. Als Fundament dieser traditionellen Medizin dient die komplexe taoistische Philosophie mit der ausführlichen Lehre über die Naturgesetze (*Yin* und *Yang*).

2.2. Grundlegende Theorie der TCM

Die TCM ist einem kybernetischen System vergleichbar. Es wird die Existenz energetischer Flüsse postuliert, die in Bahnen zyklisch im Individuum verlaufen und die Vitalkraft (Energie; chinesisch: *Chi*) mit sich führen. Gemäß der taoistischen Philosophie besteht die Vorstellung, dass dieses *Chi* für alle physiologischen und pathologischen Vorgänge verantwortlich ist. Ein harmonischer Fluß des *Chi* bedeutet Gesundheit, bei Disharmonie, d.h. bei einem lokalen oder systemischen Zuviel oder Zuwenig des *Chi*, kommt es zur Erkrankung. Das Gesamt-*Chi* eines Menschen nimmt langsam ab, so dass er mit zunehmendem Alter für Krankheiten anfälliger wird. Die gesamte Lebenskraft *Chi* kann grundsätzlich durch Nahrung, Atmung oder Wärmezufuhr wieder vermehrt werden.

Es gibt gemäß der taoistischen Philosophie verschiedene Manifestationen dieser energetischen Ströme (*Yin*- und *Yang-Meridiane*, *5 Wandlungsphasen*, äußere/innere Krankheiten etc.). Das *Chi* verläuft zyklisch in 12 paarigen Energieleitbahnen, den sog. Meridianen (chinesisch: *luo*). Ein solcher zyklischer Umlauf des *Chi* dauert 24 Stunden. Jeder der paarigen Meridiane hat eine zweistündige Maximalzeit und 12 Stunden später seine zweistündige Minimalzeit, in der er also maximal bzw. minimal von *Chi* durchströmt wird. Der *Chi*-Fluss ist also nicht immer konstant, zumal auch die Känale vielfach untereinander durch Querverbindungen gekoppelt sind. In den Maximal- bzw. Minimalzeiten des jeweiligen Meridians zeigen sich am häufigsten die ihm „zugehörigen" Symptome. Neben den 12 Meridianen gibt es noch zwei unpaare Leitbahnen. Sie dienen der Modifikation der anderen Meridiane und haben somit eine übergeordnete Steuerungsfunktion.

Nach Ansicht der TCM gilt es, quantitative oder qualitative Störungen des *Chi* zu beseitigen und das Gleichgewicht zwischen den Meridianen wiederherzustellen. Lokale oder systemische Mangelzustände, Füllezustände oder Umverteilungsstörungen müssen ausgeglichen werden. Diese Grundgedanken bezieht die TCM nicht nur auf manifeste Erkrankungen, sondern auch auf die Prävention. Oft sind Energiestörungen, die in der TCM behandelt werden, nach westlicher Anschauung noch keine manifesten Erkrankungen, sondern „nur" funktionelle oder Befindlichkeitsstörungen wie zum Beispiel vorübergehende Kopfschmerzen, Rückenschmerzen, „Antriebslosigkeit" oder „zu viel Sorge". Als Ursache für die Energiestörungen werden physische, seelische, ernährungsbedingte oder klimatische Einflüsse angesehen.

Die TCM unterscheidet allgemein innere und äußere Krankheiten. Auslöser von inneren Krankheiten können Störungen der *sieben Emotionen* (Freude, Kummer, Erschrecken, Sorge, Wut, Angst, Traurigkeit) oder Energiestörungen sein. Als Ursache der äußeren Krankheiten gelten insbesondere die *„fünf Übel"* (Wind, Kälte, Hitze, Feuchtigkeit, Trockenheit).

Chronische Erkrankungen werden – vereinfacht gesehen – durch einen *Chi*-Mangel verursacht und dementsprechend in erster Linie mit Energie zuführenden Methoden behandelt, z. B. mit Moxibustion, Qigong, Ernährung und „wärmenden" Kräutern. Bei akuten Krankheiten liegen dagegen oft lokale *Chi*-Überschüsse vor, die dann insbesondere mit „kühlenden" Kräutern, Akupunktur und Schröpfen behandelt werden. Ziel aller TCM-Therapieverfahren ist es, das energetische Gleichgewicht wiederherzustellen. Im Regelfall werden dazu mehrere TCM-Methoden gleichzeitig angewandt.

In der TCM tragen die Anamnese und die körperliche Untersuchung maßgeblich zur Diagnosefindung bei. Der Untersucher richtet sein Hauptaugenmerk auf Symptome und Befunde, die auf krankheitsauslösende Energiedisharmonien im Meridiansystem hinweisen. Zusätzliche Informationen über potentielle Energie- oder Energieverteilungsstörungen liefern die Begutachtung von Augen, Gesicht und Zunge sowie die Palpation des Radialispulses. Die in Europa TCM praktizierenden Ärzte bedienen sich jedoch nur selten dieser schwer zu erlernenden und zeitaufwendigen traditionellen TCM-Diagnostik, sondern folgen zumeist festgelegten Richtlinien zur TCM-Therapie einer definierten westlichen Diagnose (kritisierend Rezept- oder Kochbuchbehandlung genannt).

Es sei daran erinnert, dass sich für das komplexe energetische Modell der TCM keine Entsprechung in der westlichen Physiologie oder Pathophysiologie findet. Zudem ist auch, wie bereits erwähnt, keine Übertragbarkeit der westlichen Krankheitsbezeichnungen und der TCM-Diagnosen gegeben. So spricht die TCM beispielsweise von „mangelndem Nieren-*Yang*" (*shen yang xu*), was in unserer westlichen Medizin am besten mit „chronischen Rückenschmerzen" zu bezeichnen wäre, oder „feuchte Hitze sammelt sich in der Milz" (*pi yun shi re*), was in unserer Pathologie kein Korrelat findet und am ehesten mit „akuter Gastritis" übersetzt werden könnte. Dementsprechend findet sich umgekehrt auch für Morbus Bechterew kein direktes Korrelat in der TCM, sondern die jeweils dominierenden Symptome und Befunde müssen als eine bestimmte energetische Störung eines Meridians interpretiert werden, um deren Beseitigung sich die TCM dann bemüht.

Zur Behandlung von Patienten mit Beschwerden auf Grund eines Morbus Bechterew kommt im Westen die Anwendung von Akupunktur, Moxibustion, Akupressur, Schröpfen, Tai Chi, Qigong und Tui Na in Betracht. Der Gebrauch chinesischer Heilkräutermischungen ist kritisch zu sehen, da im Allgemeinen das potentielle Risiko für den Patienten größer ist als der mögliche Nutzen.

2.3. Akupunktur und Moxibustion

2.3.1. Grundlagen

Die TCM-Theorie besagt, dass die energetischen Leitungsbahnen Öffnungen aufweisen, die im Westen als Akupunkturpunkte bezeichnet werden. Im Chinesischen heißt Akupunktur *zhen jiu*, was Stechen und Brennen bedeutet. Insgesamt werden in der klassischen TCM 361 Akupunkturpunkte angegeben, hinzu kommen noch zusätzliche Extrapunkte. Anstechen oder Massieren dieser Punkte hat eine tonisierende oder sedierende Wirkung auf den Energiefluss des Meridians. Unterschieden werden die so genannten Nahpunkte von Fernpunkten. Fernpunkte sind Punkte, die anatomisch vom betroffenen Gebiet entfernt, aber auf den zu behandelnden Meridianen liegen. Die Nahpunkte sind oft mit Trigger-punkten identisch. Pro Sitzung werden zwischen 3 und 12 Nadeln gestochen. In Abhängigkeit von der Krankeitsaktivität werden sie zwischen 15 und 30 Minuten in der Haut belassen, wobei akute Erkrankungen eher für eine kürzere Behandlungsdauer sprechen. Drehen oder Kratzen der Nadeln soll die Wirkung erhöhen. Moxibustion der Akupunkturpunkte, d. h. das Abbrennen von gepresstem, getrocknetem Beifußkraut über diesen Punkten, soll Energie zuführen.

Die Patienten beschreiben oft taube, kribbelnde oder streifenförmige Sensationen, die während der Behandlung im Bereich der Akupunkturpunkte auftreten oder sich im Verlauf des jeweiligen Meridians ausbreiten, was der TCM-Therapeut mit *DeChi* bezeichnet. Wenn der Patient während der Akupunktursitzung überhaupt keine solcher Sensationen verspürt, so ist eine Beeinflussung des Krankheitsgeschehens sehr unwahrscheinlich.

Die Häufigkeit der Sitzungen variiert zwischen einmal pro Tag (bei akuten Fällen) und einmal pro Monat. Eine Vielzahl wissenschaftlicher Untersuchungen beschäftigt sich mit den möglichen Wirkmechanismen der Akupunktur. Sie konnten jedoch bisher keine definitive Klärung bringen. Wahrscheinlich spielt die durch die Akupunktur stimulierte Freisetzung intrazerebraler Neurotransmitter (z.B. Endorphine) eine wichtige Rolle.

2.3.2. Sonderformen

Sonderformen der Akupunktur sind die koreanische Handakupunktur, die Schädelakupunktur nach Yamamoto sowie die Mund- und Nasenakupunktur, auf die jedoch hier nicht eingegangen wird, da sie im Westen keine große Verbreitung gefunden haben. Zunehmende Popularität in Europa genießt dagegen die Ohrakupunktur, die der französische Arzt Nogier in den 1950er Jahren beschrieb und die ab 1959 in China weiter erforscht wurde. Ihre analgetische Wirkung ist relativ gut dokumentiert.

Weitere Abwandlungen sind die Laserakupunktur und die Elektroakupunktur. Bisher gibt es jedoch keine überzeugenden wissenschaftlichen Studien, die einen Vorteil einer dieser Methoden gegenüber der traditionellen Akupunktur bewiesen hätten. Auch die häufig postulierte Verwendung von Goldnadeln zur *„Tonisierung"* bzw. von Silbernadeln zur *„Sedierung"* bringt keine besseren Therapieergebnisse als die Behandlung mit den traditionellen Stahlnadeln.

2.3.3. Akupunktur bei Morbus Bechterew

Bei Beschwerden im Bereich des Bewegungsapparates werden *Ah Shi*-Punkte (Punkte mit maximaler Druckempfindlichkeit im schmerzhaften Gebiet) sowie Nahpunkte (Meridianpunkte in den betroffenen Regionen) gestochen. Die gleichzeitige Nadelung von Fernpunkten gemäß den traditionellen Regeln über die Meridianbeeinflussung ist empfehlenswert. Bei ausstrahlenden Schmerzen sollte mit Hilfe der TCM-Diagnostik der Meridian gesucht werden, der energetisch am meisten gestört ist. Die Nadelung von Punkten dieses Meridians sowie von Leitbahnen, die im Energiekreislauf vor- oder nachgeschaltet sind, zielt auf die Wiederherstellung eines harmonischen Energieflusses in diesem Bereich.

Die gleichzeitige Behandlung von übergeordneten Punkten, den so genannten Meisterpunkten (zum Beispiel GB 34 *Yanglingquan*; Meisterpunkt für Muskeln und Sehnen) erhöht die Erfolgschancen der Therapie. Ebenso sollten Punkte einbezogen werden, die als analgesierend (Di 4 *Hegu*, Ma 44 *Neiting*, Ohr-Punkt 55 *Shen Men*) oder harmonisierend (Di 11 *QuChi*, Ma 36 *Zusanli*, MP 6 *Sanyinjiao*) gelten. Bei Beschwerden im Bereich der Wirbelsäule kommen auch die paraspinalen Punkte (*Hua Tua Jiaji*-Punkte) für eine Nadelung in Frage.

Bewährt hat sich bei chronischen Rückenbeschwerden die Moxibustion, insbesondere bei bewegungsabhängigen Schmerzen, die dann jedoch zumeist nicht auf ein Entzündungsgeschehen im Rahmen des Morbus Bechterew zurückzuführen sind. Diese chronischen nicht-entzündlichen Rückenschmerzen werden in der TCM als *Chi*-Mangel des Blasenmeridians und des Nieren-*Chi* interpretiert, so dass die Moxibusti-

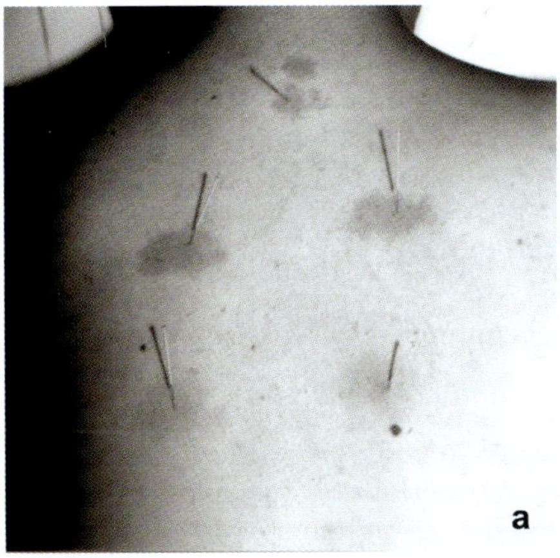

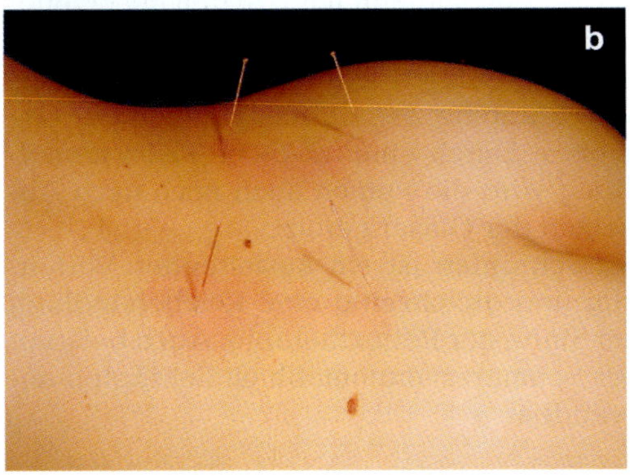

Abb. 1. a Akupunktur der Punkte des Blasenmeridians bei einem Patienten mit Morbus Bechterew, der unter andauernden Schmerzen im Bereich der HWS und BWS leidet. Gut sichtbar die kreisförmigen Rötungen um die Nadeln, die als Zeichen einer Reaktion prognostisch positiv zu werten sind. **b** Locus dolendi-Stechen bei beidseitigen sakroiliakalen und bei lumbalen Schmerzen

on zur „Energiezufuhr" angezeigt ist. Die nächtlichen Schmerzen sind nach traditionellen Regeln Ausdruck der verminderten Energiedurchflutung des Blasen- und Nierenmeridians, die in der Zeit von 4–8 Uhr am wenigsten Energie haben.

Die Bechterew-typischen Entzündungsschmerzen mit den charakteristischen dumpfen, tiefsitzenden Kreuzschmerzen sprechen dagegen für einen *Chi*-Überfluss, so dass sich die Moxibustion verbietet und eher eine spezielle Stimulation der Akupunkturnadeln anzuraten ist (im Gegenuhrzeigersinn unter leichtem Zug), was in der traditionellen TCM zur „Ausleitung" (sedierend) empfohlen wird.

Bei der Ohrakupunktur werden die schmerzhaften Zonen genadelt, die entsprechend einem weit verbreiteten Schema (bildlich ein in der Ohrmuschel liegender Foetus) den betroffenen Gelenken und Muskeln entsprechen. Häufig angewandte Kombinationen bei Beschwerden auf Grund des Morbus Bechterew sind Punkt Null, Punkt 55 (analgetischer Punkt) und ISG- oder ISCHIAS-Punkt. Wenn die im Vordergrund stehenden Beschwerden in kranialen Wirbelsäulenabschnitten oder anderen Körperbereichen lokalisiert sind, werden zusätzlich die Punkte HWS, BWS, Schulter, Ellenbogen, Ferse oder Knie behandelt. Genadelt wird zumeist einmal wöchentlich (nicht mehr als 6 Nadeln, keine Stimulation). Bei hartnäckigen Schmerzen kann auch eine Dauernadel eingesetzt werden. Leidet der Patient unter andauernden tiefsitzenden Kreuzschmerzen, so ist eine Dauernadel für maximal 10 Tage in den Punkten ISG und ISCHIAS empfehlenswert.

Wenn der Patient nach den ersten vier Sitzungen noch immer keine Veränderung seiner Beschwerden („anders", „besser", „schlechter") berichtet, so ist auch bei Weiterführung der Behandlung keine Besserung zu erwarten.

In einem akuten Schub des Morbus Bechterew sollte die Körperakupunktur, insbesondere die Moxibustion unterbrochen werden, während die Ohrakupunktur unverändert

Tabelle 1. Häufige Fehler bei Akupunktur und Moxibustion, die es zu vermeiden gilt

- Zu viele Punkte werden gestochen
- Moxibustion bei akuten Schmerzen
- Zu häufige Nadelung
- Zu viele Nahpunkte und *Ah shi*-Punkte, zu wenig energetisch wirksame Punkte und Fernpunkte
- Zu wenig Geduld bei Behandler und/oder Patient
- Alleinige TCM-Behandlung im akuten Schub
- Zu lange TCM Behandlung trotz unveränderter Beschwerden (non-responder)

weitergeführt werden kann. Bei unbefriedigenden Behandlungsergebnissen oder einer weiteren Verschlechterung des Krankheitsbildes sollte selbstverständlich auch die Notwendigkeit einer erneuten (westlichen) Diagnostik überdacht werden. Bei plötzlich auftretenden akuten Schmerzen muss immer vor Beginn der Akupunktur eine Abklärung mit Labor und Bildgebung zum Ausschluss von Kontraindikationen durchgeführt werden. Die Kontrollen beim Rheumatologen muss der Patient mit Morbus Bechterew unabhängig von der TCM-Therapie einhalten.

2.3.4. Wissenschaftliche Studien

Bisher gibt es keine überzeugende Studie, die die Effektivität von Akupunktur oder Moxibustion zur Behandlung chronischer, entzündlich-rheumatischer Erkrankungen belegen würde. Die meisten wissenschaftlichen Untersuchungen aus Asien haben degenerative Erkrankungen des Bewegungsapparates zum Thema, nicht aber die rheumatoide Arthritis oder ankylosierende Spondylitis. Im Westen wurden mehrere randomisierte kontrollierte Studien zur Akupunktur bei entzündlich-rheumatischen Erkrankungen durchgeführt, die jedoch keinen signifikanten Unterschied zwischen Verum- und Kontrollgruppe aufzeigten (David et al. 1999; Casomiro et al. 2002; Lautenschläger 1997).

Bei Morbus Bechterew gibt es bisher überhaupt keine randomisierten Studien, sondern lediglich einige wenige, durchweg positive Fallberichte. Positive Wirkungsnachweise liegen lediglich für die Akupunktur zur Therapie von schmerzhaften Enthesiopathien vor (Fink et al. 2002; Targino et al. 2002). In der Therapie von Rücken- und Nackenschmerzen liegen drei Metaanalysen vor, die jedoch zu widersprüchlichen Ergebnissen kommen (Ernst et al. 2002; Ezzo et al. 2000; Smith et al. 2000).

Auf Grund eigener Erfahrung erscheint es möglich, dass die Akupunktur bei Patienten mit Morbus Bechterew die Entzündungsschmerzen lindern und Enthesiopathien sowie Muskelverspannungen positiv beeinflussen kann. Eine Besserung der Gelenkentzündungen selbst, insbesondere der Sakroiliitis, ist aber nicht zu erwarten. Im akuten Schub des Morbus Bechterew mit im Vordergrund stehender Gelenkentzündung ist die Anwendung von Akupunktur somit nicht angezeigt. Hier ist allenfalls eine leichte Besserung des Allgemeinbefindens zu erwarten.

2.4. Schröpfen

2.4.1. Grundlagen

Die TCM-Technik des Schröpfens entspricht dem Verfahren, das auch in der Traditionellen Europäischen Medizin (TEM) weit verbreitet ist. Das Schröpfglas, in dem durch Ausflammen ein Unterdruck erzeugt wird, haftet nach dem Aufsetzen an der Haut. Hierdurch kommt es zu einer Mehrdurchblutung des darunter liegenden Gewebes. Durch eine mögliche Hämatombildung wird die Region auch noch nach Absetzen der Gläser gereizt.

Schröpfen ist ein ausleitendes Verfahren und gleichzeitig eine Reizbehandlung im Sinne der Reflextherapie. Auch bei akuter Schmerzsymptomatik ist Schröpfen anwendbar.

2.4.2. Schröpfen bei Morbus Bechterew

Bei Patienten mit akutem Morbus Bechterew empfiehlt sich eine großzügige paraverte-

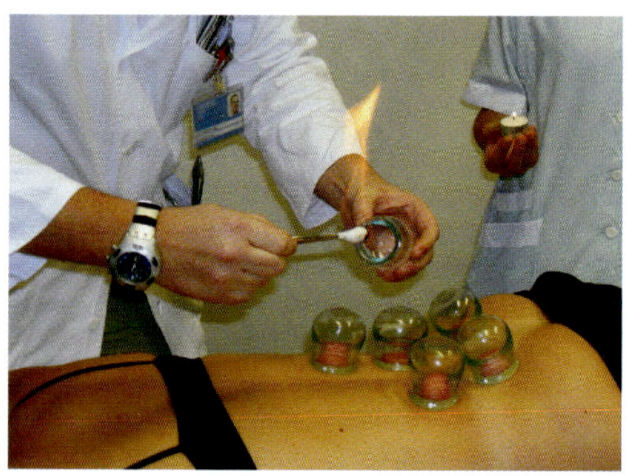

Abb. 2. Schröpfen im Bereich des Blasenmeridians bei einer Patientin mit Morbus Bechterew und den typischen nächtlichen tiefsitzenden Kreuzschmerzen, die am ehesten dem Bi-Syndrom der TCM entsprechen

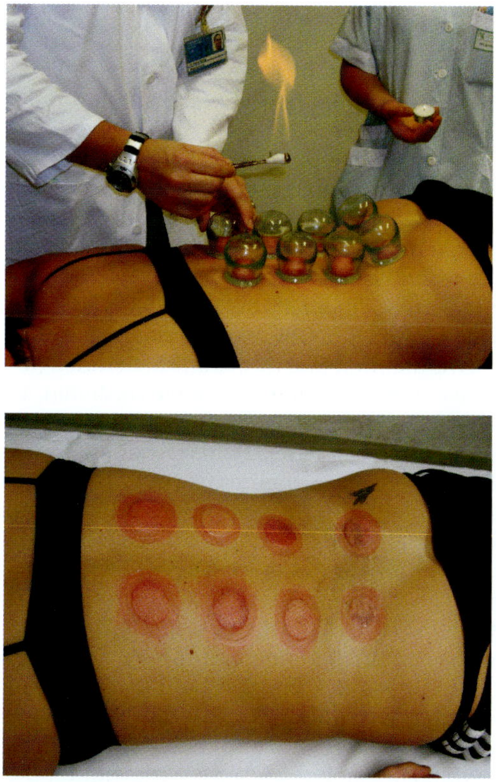

Abb. 3. a Schröpfgläser entlang des Blasenmeridians bei einer Patientin mit Morbus Bechterew. Sie leidet unter einer ausgeprägten Morgensteifigkeit und morgendlichen Bewegungsschmerzen des gesamten Rückens. **b** Nach Abnahme der Schröpfgläser sind die durch den Unterdruck erzeugten subkutanen und kutanen Reaktionen zu sehen, die einen anhaltenden Reiz der Zonen bedeuten und im Sinne einer Reflextherapie wirken sollen

brale Schröpfung über den Hauptpunkten des Blasenmeridians. Die blutige Schröpfung des Akupunkturpunktes Du 14 (*Dazhui*) bringt bei akuten Beschwerden im Halswirbelsäulenbereich mit Einschränkung der Rotation häufig eine deutliche Besserung. Dazu wird mit einer Blutlanzette der Akupunkturpunkt mehrfach angestochen und dann das Schröpfglas darüber aufgesetzt.

Als Sonderform des Schröpfens gibt es als weitere hautreizende Methode das so genannte *Pflaumenblütenhämmerchen*: Hier werden Akupunkturpunkte mit einem Hämmerchen, welches am Kopf mit 7 Nadeln versehen ist, beklopft, bis eine Hautreizung auftritt. Diese Methode erinnert stark an das westliche *Baunscheidtieren*.

2.5. Tai Chi

2.5.1. Grundlagen

Es gibt mehrere hundert verschiedene Stilrichtungen des *Tai Chi*, das im Deutschen oft als Schattenboxen bezeichnet wird. Die bekannteste Lehre ist der *Yang*-Stil (benannt nach Meister *Yang Lu Chang* (1799–1872) und dessen Enkel, Meister *Yang Chen Fu* (1883–1936). Hier werden langsame, fließende, geschmeidige Bewegungen (ursprünglich Kampfkunst mit Angriffs- und Abwehrtechniken) ausgeführt, die mit viel Körperspannung und Konzentration stetig zwischen Anspannung (*Yang*) und Entspannung (*Yin*) wechseln. Die Bewegungen erfordern Koordination und Gleichgewicht, sind aber für jeden leicht erlernbar, da die individuellen Fähigkeiten des Patienten selbst das Ausmaß und die Intensität der Bewegungen bestimmen. Zusätzlich wird durch Konzentration und Imagination (man wehrt einen unsichtbaren Angreifer ab) versucht, alle Muskelgruppen in einem geschmeidigen Bewegungsablauf einzubeziehen. Durch die vier Bewegungsprinzipien, die auf der chinesischen Philosophie beruhen (stetiger Wechsel von *Yin* und *Yang*) soll dem Ausübenden ein Einblick in die asiatische Denkweise gegeben werden.

2.5.2. Tai Chi bei Morbus Bechterew

Durch die koordinierte Bewegung und stetige, dynamisch vorgetragene Gewichtsverlagerung von einem Bein auf das andere kommt es zur Dehnung und Muskelkräftigung im Bereich der unteren Extremitäten. Die bewussten Streckübungen des Körpers fördern die Dehnung der thorakolumbalen und cervicothorakalen Übergänge, was der BWS-Kyphose entgegenwirkt. Die Dehnwirkung der ständig wechselnden Stoß- und Zugbewegungen kann zur Behandlung der nicht-akuten peripheren Enthesiopathien eingesetzt werden.

2.5.3. *Wissenschaftliche Studien*

Im Westen wurden etwa 90 wissenschaftliche Untersuchungen zu Tai Chi veröffentlicht, darunter mehrere kontrollierte Studien. Die vielen hundert Studien aus dem asiatischen Raum entsprechen leider nicht westlichen Qualitätsanforderungen und sind zum größten Teil allein Erfahrungsberichte. Nachfolgend sind die Ergebnisse einiger aussagekräftiger Studien zusammengefasst.

In einer randomisierten klinischen Studie mit 200 Probanden wurde belegt, dass durch Tai Chi die Muskelkraft um 20% und die Ausdauer um fast 50% verbessert werden kann, ebenso das Balancegefühl, die Koordination und die Propriozeption (Feinmotorik) (Wolf et al. 1997; Hong et al. 2000).

Li und Mitarbeiter konnten zeigen, dass sich die körperliche Funktion durch Tai Chi besonders bei den Probanden/Patienten verbessern kann, die von vornherein eine schlechtere Ausgangssituation haben (Li et al. 2001). Ob Tai Chi die so genannte posturale Stabilität verbessern kann, wird noch kontrovers diskutiert, in neueren Studien scheint jedoch keine Beeinflussung nachweisbar zu sein (Wolf et al. 1997).

In weiteren Studien wurde nachgewiesen, dass es durch Tai Chi zu einer Verbesserung von Kinästhetik, Balance und Muskelkraft kommt (Wolfson et al. 1996; Jacobson et al. 1997; Judge et al. 1993; Zwick 2000).

Ein durch Tai Chi vermindertes Sturzrisiko sowie eine Gleichgewichtsverbesserung wurde von mehreren Autoren beschrieben (Wolf et al. 1993; Wolf et al. 1996; Cumming 2002; Wong et al. 2001; Wu 2002; Gillespie et al. 2001).

Bei geriatrischen Patienten konnten eine Verbesserung der kardiorespiratorischen Funktion (Wolfson et al. 1996; Lan et al. 2001; Judge et al. 1993; Kutner et al. 1997; Channer et al. 1996), eine Verbesserung der kognitiven Fähigkeiten und eine signifikante Stressreduktion erreicht werden (Jin 1992; Brown et al. 1995; Lan et al. 1996). Auch eine Steigerung der Motivation zur Mitarbeit bei der Behandlung wurde beschrieben (Kutner et al. 1997).

Jin (1989) konnte signifikante Veränderungen von Herzfrequenz und Blutdruck sowie der Konzentrationen von Cortisol und Noradrenalin im Serum während und nach Tai Chi nachweisen.

Bei Patienten mit einer rheumatoiden Arthritis wurde durch Tai Chi eine im Vergleich zur Placebogruppe signifikant bessere Beweglichkeit der oberen Extremität erreicht (Wolfson et al. 1996). In einer weiteren Studie wurde – ebenfalls bei rheumatoider Arthritis – nach Tai Chi eine Verbesserung der Beweglichkeit und des Krankheitsindex (*disease index*) nachgewiesen (Nordemar et al. 1981; Ekblom et al. 1975a,b). Kirsteins und Mitarbeiter (1991) beschrieben sogar, dass Tai Chi bei rheumatoider Arthritis als Alternative zur Physiotherapie und als Teil der Rehabilitation eingesetzt werden sollte.

Wegen der guten klinischen Ergebnisse wird Tai Chi von der australischen Rheuma-Gesellschaft (Arthritis Foundation of Australia) unterstützt und empfohlen.

In Bezug auf wissenschaftliche Untersuchungen von Tai Chi bei Morbus Bechterew gibt es nur vereinzelte Fallberichte (Koh 1982). Die nachgewiesene Wirksamkeit bei anderen rheumatologischen Erkrankungen legt nahe, dass auch bei Morbus Bechterew gute Resultate erzielt werden könnten. Das Ziel der regelmäßigen Anwendung von Tai Chi bei Morbus Bechterew ist es, dem typischen langfristigen Haltungsverlust entgegenzuwirken, die Muskulatur sowohl zu dehnen als auch zu kräftigen sowie die koordinativen Fähigkeiten und die Ausdauerleistungsfähigkeit zu verbessern.

Hervorgehoben sei die gute Akzeptanz und Compliance der Patienten. Selbst drei Jahre nach der Instruktionsphase führten noch 80% der Patienten (mit koronarer Herzerkrankung) weiterhin regelmäßig Tai Chi durch (Channer et al. 1996). Betrachtet man demgegenüber Erhebungen bei Patienten mit Morbus Bechterew, die nur zu etwa 29% täglich ihre Bechterew-spezifischen Bewegungsübungen durchführen (Feldtkeller und Lemmel 1999; Falkenbach et al. 1997) und auch nur bei größerer funktionellen Einschränkung dazu motiviert sind (Falkenbach 2003), so ist Tai Chi mit Sicherheit al-

Tabelle 2. Häufige Fehler bei Tai Chi, die es zu vermeiden gilt

- Zu viel Ehrgeiz; Patient möchte gleich alle Bewegungen sofort können
- Der Patient kann keine geistige Konzentration aufbauen, da es ihm keinen Spaß macht
- Bewegungen werden vom Lehrer nicht ausreichend erklärt; der Patient versteht dann nicht den Sinn der Bewegungsabfolge
- Tai Chi nach Gymnastik oder Sport; Patient ist dann zu erschöpft für konzentrierte Bewegungsübungen

lein schon auf Grund der besseren Compliance eine sinnvolle Empfehlung für den Patienten mit Morbus Bechterew.

Da Tai Chi bei richtiger Anwendung zudem als nebenwirkungsfrei anzusehen ist und kein Verletzungsrisiko in sich birgt, verdient es einen größeren Stellenwert im Rahmen der Bewegungstherapie des Patienten mit Morbus Bechterew, insbesondere des älteren Menschen. Ob Tai Chi auch die gezielten Bechterew-spezifischen Übungen, wie sie derzeit empfohlen werden, ersetzen kann, muss angesichts fehlender Studien hier noch unbeantwortet bleiben.

Zumindest als Ergänzung zur herkömmlichen Therapie sollte Tai Chi den Patienten vermehrt nahegebracht werden. Die Instruktion könnte zum Beispiel auch in den Selbsthilfegruppen erfolgen, sofern geeignete Lehrer zur Verfügung stehen. Ansonsten ist Tai Chi für den Patienten mit Morbus Bechterew auch zusammen mit Gesunden oder Patienten mit anderen Erkrankungen in den öffentlich angebotenen Kursen (z. B. Volkshochschule) erlernbar.

2.6. Qigong

2.6.1. Grundlagen

Qigong, eigentlich *Chi Gong*, im Deutschen am besten mit Atemarbeit zu übersetzen, ist geprägt durch spezielle Atemübungen in Kombination mit langsamen Körperbewegungen. Es handelt sich um eine Kombination aus Bewegung und Meditation, die den Energiefluss harmonisieren und Meridianblockaden lösen soll. Ein postuliertes Überwiegen der Inspiration im Vergleich zur Exspiration soll das Gesamt-*Chi* des Körpers vermehren können, so dass bei allen Qigong-Übungen viel Wert auf die bewusste Ein- und Ausatmung gelegt wird.

Die verschiedenen Stilrichtungen beginnen alle mit der gleichen Eröffnungssequenz („Wecke das *Chi*!") und einer weitgehend festgelegten Abschlusssequenz. Dazwischen gibt es eine Fülle von Variationsmöglichkeiten. In den meisten Kliniken in China gibt es analog zu den Physiotherapie-Einrichtungen in westlichen Krankenhäusern eigene Qigong-Abteilungen, in denen die Patienten, ob bettlägerig oder nicht, in Qigong unterrichtet werden. Qigong ist auch bei schwerkranken Patienten anwendbar.

Die veröffentlichten wissenschaftlichen Studien betonen die sehr günstigen klinischen Effekte von Qigong. Durch Qigong wurden bei Patienten mit cystischer Fibrose alle untersuchten Lungenfunktionsparameter signifikant verbessert (Orlik und Sands 2001). Die Durchblutung der hinteren und mittleren A. cerebri konnte durch Qigong um bis zu 23% gesteigert werden (Litscher et al. 2001). Laborchemisch kommt es durch kurzzeitiges Ausüben von Qigong zu einem Absinken der Cortisolkonzentration im Plasma (Jones 2001). Blutdruck, Herzfrequenz und Atemfrequenz werden durch Qigong signifikant gesenkt (Lee et al. 2000). Ebenso wie Tai Chi wird auch Qigong als Möglichkeit diskutiert, die kardiorespiratorische Fitness zu verbessern (Luskin et al. 1998).

In der Schmerzbehandlung konnte in einer Placebo-kontrollierten klinischen Studie bei 91% der *Qigong* praktizierenden Patienten bei Sudeck-Syndrom eine Schmerzlinderung erreicht werden, verglichen mit nur 36% in der Placebogruppe (Wu et al. 1999).

Patienten mit Fibromyalgie berichten nach regelmäßiger Durchführung von Qigong-Übungen über eine Schmerzreduktion, ein gutes allgemeines Wohlbefinden und eine verbesserte Beweglichkeit sowie über weniger Müdigkeit und besseren Schlaf (Singh et al. 1998).

2.6.2. *Qigong bei Morbus Bechterew*

Der Einfluss von Qigong auf die Symptome des Morbus Bechterew wurde bisher nicht in kontrollierten Studien untersucht. Die wenigen Erfahrungsberichte sind aber stets positiv.

Die bewussten Atemübungen des Qigong können sinnvoll eingesetzt werden, um einer zunehmenden Thoraxstarre entgegenzuwirken. Die tiefen Atemexkursionen bedeuten eine Mobilisierung der Costotransversal- und Sternocostalgelenke. Möglicherweise könnten die konzentrativen Atemübungen auch bei schmerzhafter Enthesitis im Thoraxbereich hilfreich sein.

Kontrollierte klinische Untersuchungen von Patienten mit Morbus Bechterew gibt es nicht. Die postulierten günstigen Effekte auf die Thoraxbeweglichkeit erscheinen jedoch sehr plausibel. Wenn die Besserung von Schmerz, Müdigkeit und Schlaflosigkeit bei Morbus Bechterew ebenso wie bei der Fibromyalgie zu erreichen wäre, käme dem Qigong in der Zukunft sicherlich eine größere Bedeutung zu. Kontrollierte Studien zu diesem Thema wären aus klinischer Sicht sehr wünschenswert. Individuelle Behandlungs-„Versuche" sind angesichts der positiven Studienergebnisse bei Fibromyalgie (mit zugegeben fraglicher Übertragbarkeit) und der fehlenden oder zu vernachlässigenden Nebenwirkungen durchaus sinnvoll.

2.7. Tui Na

2.7.1. *Grundlagen*

Tui Na kombiniert manualtherapeutische und massageähnliche Techniken (großflächige Streichungen, Akupressur), die zur Gelenkmobilisation eingesetzt werden. Eine Unterform des Tui Na ist das so genannte *Bone setting*, bei dem teilweise sehr gefährliche Manipulationsmanöver ausgeführt werden und das deshalb strikt abzulehnen ist.

2.7.2. *Tui Na bei Morbus Bechterew*

Bei Patienten mit Morbus Bechterew können Streichungen des Blasen- und Gallenblasenmeridians häufig eine Besserung der Beschwerden bewirken. Drücken und Reiben der Punkte nach *Hua Tua* (Akupressur der paravertebralen *Jiaji*-Punkte) sollen Muskelverspannungen im Wirbelsäulenbereich lockern. Manipulationen sind bei Morbus Bechterew grundsätzlich abzulehnen.

2.8. Chinesische Kräuterheilkunde

2.8.1. *Grundlagen*

Die TCM weist unterschiedlichen Kräutern eine „wärmende" oder „kühlende" Wirkung zu. Diese Beschreibung darf selbstverständlich nicht mit den Augen der naturwissenschaftlichen Thermophysik gesehen werden, sondern ist im Sinne der TCM als Energiezufuhr bzw. Energieableitung zu interpretieren.

Bei *Chi*-Mangel, der in der Regel bei degenerativen Erkrankungen vorliegt, finden „wärmende" TCM-Mittel wie zum Beispiel Knoblauch Verwendung. Bei Hitzesymptomen (z. B. Fieber), die als Füllezustände interpretiert werden, sind „kühlende" Kräuter wie Scutellaria baicalensis (*huang qin*) angezeigt. Schließlich gibt es noch so genannte neutrale Kräuter (z.B. Dioscorea opposita – *Shan Yao*), die oft mit den *Chi*-zuführenden oder -ableitenden Mitteln kombiniert werden. Zumeist werden die Kräuter als Tee zubereitet, seltener in Form von Pulver oder Tabletten eingenommen. Überzeugende kontrollierte Studien zur chinesischen Kräuterbehandlung liegen nicht vor.

Die Kräuterheilkunde ist in China die wichtigste Säule der TCM, während sie in Europa nur mit größter Vorsicht angewandt werden sollte, da sie mit einem unverhältnismäßigen Risiko behaftet ist (Ernst 2002; Fugh-Berman 2000). So beschrieb Violon (1997) die katastrophalen Folgen einer Behandlung mit chinesischem Kräutertee in Belgien. Auf Grund von Übersetzungsfehlern und mangelnden Produktkontrollen wurden hochdosiert nierentoxische Kräuter für einen vermeintlichen Abmagerungstee verwendet. Mehr als 100 Patienten erlitten Nierenschäden (Nierenkarzinom, dialysepflichtige Niereninsuffizienz, Notwendigkeit der Nierentransplantation).

Dieses Beispiel soll vor der kritiklosen Verwendung chinesischer Kräuter warnen. Auch finden sich oft gesundheitsschädliche Verunreinigungen mit Schwermetallen und zugemischten Pharmaka (Ernst 2002) oder es kommt zu ungünstigen Wechselwirkungen zwischen Kräutern und Medikamenten (Fugh-Berman 2000).

Wenn dennoch eine Kräutertherapie geplant ist, dann sollten ausschließlich Pflanzen verwendet werden, die mit einem botanischen (lateinischen) Namen gekennzeichnet sind. Bei chinesischer Beschriftung ist größte Skepsis geboten. Ohnehin sind über die Apotheke zu beziehende Kräuter den Importen aus Asien vorzuziehen, zumal viele in Europa wohlbekannte Kräuter Verwendung finden können (z. B. Knoblauch, Walnuss, Melisse). Dass exotische Zubereitungen aus Tiergewebe (Hirschgeweih, Schlange, Gecko) hier nicht zur Behandlung in Frage kommen, bedarf keiner weiteren Erklärung.

2.8.2. Chinesische Kräuterheilkunde bei Morbus Bechterew

Grundsätzlich sollte selbstverständlich auch bei Morbus Bechterew die chinesische Kräuterheilkunde sehr zurückhaltend und dann nur mit größter Vorsicht angewandt werden. Wenn der Patient dennoch selbständig eine chinesische Kräuterbehandlung anstrebt, sollte der betreuende Arzt ihn aufklären, bei jeglichen „ungewöhnlichen" Symptomen die Therapie sofort zu beenden.

Für Patienten mit Morbus Bechterew haben sich einige Kräutermischungen bewährt die jedoch auf keinen Fall als Ersatz für eine Basistherapie oder sonstige vom Rheumatologen verordnete Medikation angesehen werden dürfen. Der behandelnde Arzt sollte immer davon in Kenntnis gesetzt werden, da die Kräuter auch die Ursache für pathologische Laborwerte sein können.

2.8.3. Abbruchkriterien

Eine besonders reichliche Flüssigkeitsaufnahme ist während der Phase der Kräutertherapie immer angezeigt. Bei Veränderungen von Laborwerten, die nicht durch die Grunderkrankung oder die Begleitmedikation erklärbar sind (z.B. Creatininerhöhung unter *Du Zhong = Guttaperchabaumrinde*), muss die Kräuterbehandlung sofort abgebrochen werden. Bei Übelkeit oder Erbrechen ist ein sofortiger Abbruch und Asservierung der Kräutermischung und des Erbrochenen unbedingt anzuraten.

Wenn nach 14 Tagen noch immer keine Wirkung zu verspüren ist, sollte die Kräutertherapie wegen Erfolglosigkeit beendet werden. Die hohe Flüssigkeitsaufnahme muss noch für mehrere Tage beibehalten werden.

2.9. Ernährung

Nach TCM-Theorie kann die richtige Nahrung das Gesamt-*Chi* vermehren. Die TCM-Lehren versuchen, die Nahrungsempfehlungen mehr zu individualisieren als es in der westlichen Medizin üblich ist, was durchaus lobenswert erscheint. Dabei bedient sich die TCM jedoch einfacher Regeln, die für eine Übertragung in unsere westliche Wohlstandsgesellschaft wenig geeignet sind. Nach den TCM-Regeln, konkretisiert in den *„Gesetzen der fünf Wandlungsphasen"*, sollte beispielsweise ein Mensch mit Disposition zu Nierenleiden Rindfleisch, Reis, süßen Geschmack und Datteln meiden und stattdessen Hühnerfleisch, Pfirsiche und Hirse sowie scharfe Geschmacksrichtungen bevorzugen. Bisher gibt es keine überzeugende Studie, die die Ernährungsempfehlungen der TCM untermauern würde.

Insgesamt erscheinen die TCM-Empfehlungen zur Ernährung auch für einen Patienten mit Morbus Bechterew nicht sehr hilfreich. Eine ausgeglichene und abwechslungsreiche „westliche" Diät ist sicherlich sinnvoller als die Befolgung von TCM-Regeln, die historischen Ursprungs sind und zumeist in Zeiten großer Hungersnot verfasst wurden.

3. TCM zur Behandlung des Morbus Bechterew

3.1. Die Durchführung einer TCM-Therapie

Die Diagnose Morbus Bechterew gibt es in der TCM nicht, auch keine Übersetzung oder Übertragung. Die TCM orientiert sich ausschließlich an den im Vordergrund stehenden Symptomen und Befunden. Beispielhaft sollen zwei typische Beschwerdebilder des Morbus Bechterew und die jeweils möglichen TCM-Maßnahmen – vereinfacht – dargestellt werden.

Betrachtet man einen Patienten mit akutem Morbus Bechterew, der unter tiefsitzenden nächtlichen Rückenschmerzen, geschwollenen peripheren Gelenken (mit Besserung auf Kälte) und Weichteilschmerzen sowie unter subfebrilen Temperaturen und Nachtschweiß leidet, so entspricht dieses klinische Bild der TCM-Diagnose eines so genannten *Bi*-Syndroms. Als Auslöser wird ein unglückliches Zusammentreffen von äußeren Einflüssen angeschuldigt, z.B. von Wind und Feuchtigkeit. Da alle Rücken- und Gelenkbeschwerden insbesondere mit einer Blasenmeridian- und Nierendisharmonie in Verbindung gebracht werden, ist im Falle der obigen Befundkonstellation von einem *Chi*-Überfluss im Blasenmeridian auszugehen. Therapeutisch kommen dementsprechend kühlende Kräutertees und eine Sedierung (*Chi*-Verminderung) des Blasenmeridians in Frage, zum Beispiel mit Hilfe der Akupunktur oder des Schröpfens. Die Moxibustion des Blasenmeridians wäre hier kontraindiziert, da ihr eine *Chi*-zuführende Wirkung zugesprochen wird. Tui Na dürfte in dieser Situation ebenfalls nur geringe Erfolgsaussichten haben, allenfalls könnten Streichungen des Blasenmeridians eingesetzt werden. Tai Chi und Qigong können selbstverständlich durchgeführt werden, sofern der Patienten dazu in der Lage ist. Wie schon bei der Besprechung der Maximal- und Minimalzeiten der Meridiane erwähnt, besitzt die Chronobiologie in der TCM einen hohen Stellenwert, so dass der Therapeut auch im vorliegenden Fall einen festgelegten Tagesplan erstellen würde, zum Beispiel Tai Chi und Qigong-Übungen am Morgen, Akupunktur oder Schröpfen am Vormittag (ein- bis zweimal pro Woche), regelmäßige Mahlzeiten und eine längere Ruhephase am frühen Nachmittag. Bei der Ernährung wird dem Patienten empfohlen, bestimmte Geschmacksrichtungen (z.B. *süß*) zu meiden. Zusätzlich werden Ratschläge zum Ausgleich der *„sieben Emotionen"* erteilt. Gespräche mit dem TCM-Therapeuten sollen zu einer spirituellen Weiterentwicklung und zu vermehrten Erkenntnissen über die Naturgesetze im Sinne des Taoismus führen.

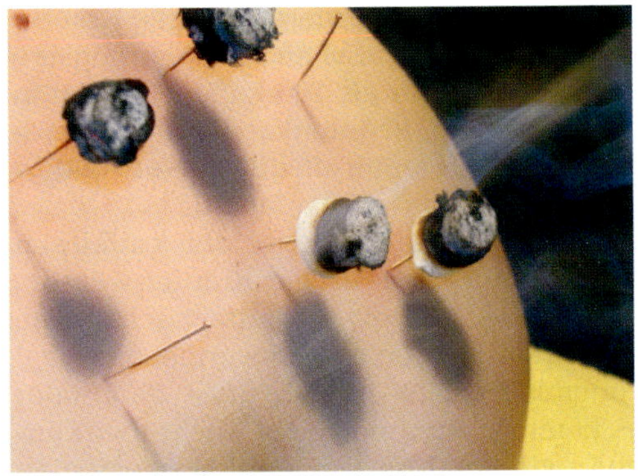

Abb. 4. Moxibustion des Blasenmeridians. Durch die vom Moxa erhitzten Nadeln soll die Wärmeenergie in die Tiefe gelangen und so energiespendend wirken (bei *Chi*-Mangel)

Bei einem Patienten mit Morbus Bechterew, der unter chronischen bewegungsabhängigen Rückenschmerzen ohne Hinweis auf eine akute Entzündung leidet und zusätzlich Allgemeinsymptome wie Müdigkeit, Kraftlosigkeit und Kälteempfindlichkeit (mit Besserung der Beschwerden auf Wärme) angibt, wäre – vereinfacht – von einem *Chi*-Mangel des Blasenmeridians und mangelndem Nieren-*Chi* auszugehen. Insgesamt werden die meisten Rückenschmerzen nach den traditionellen Regeln als Nierendisharmonien aufgefasst, so dass mit tonisierender Akupunktur (Aktivierung der Nieren- und Dünndarmleitbahn), Moxibustion sowie mit wärmenden Kräutern zur Stärkung des Nieren-*Chi* (sie-

Tabelle 3. Beispiel für ein Rezept gegen chronische Rückenschmerzen: Rezept Qing E Wan („die blauen Feen bei Rückenschmerz") zur Stärkung des Nieren-Chi

Bu Ghu Zhi	– *Psoralea corylifolia* – Malayische Teefrucht (Früchte und Samen)
Du Zhong	– *Eucommia ulmoides* Guttaperchabaum (Rinde)
Hu Tao Ren	– *Juglans regia* Walnuss
Da Suan	– *Allium sativum* Knoblauch

S: Zu je 9 Gramm zweimal täglich einnehmen

he Rezept *Qing E Wan*, Tabelle 3) behandelt wird. Das Schröpfen über Punkten des Blasenmeridians wäre kontraindiziert. Die allgemeinen Maßnahmen mit festgelegtem Tagesplan (Tai Chi, Qigong, regelmäßige Mahlzeiten und Ruhephasen, Meditation und Gespräche zur Verbesserung der geistigen Fähigkeiten) würden zusätzlich verordnet.

Diese vereinfachten *Fallbeispiele* sollen dem Leser einen Eindruck vermitteln, welche Behandlungen ein TCM-Therapeut bei einem Patienten mit Morbus Bechterew einsetzen könnte. Ob der betreuende Arzt TCM verordnet, hängt von dem individuellen Beschwerdebild und den vorhandenen Therapiemöglichkeiten, insbesondere aber von dem Wunsch des Patienten ab. Wenn die üblichen Behandlungen keinen befriedigenden Erfolg zeigen, so sollte auch bei einer eher kritischen Einstellung gegenüber TCM dem Patienten Verständnis entgegengebracht werden, dass er etwas „anderes" versuchen möchte. Eine sachliche Beratung, auch hinsichtlich der Risiken und zu erwartenden Kosten, ist einer vertrauensvollen Arzt-Patient-Beziehung mit Sicherheit zuträglicher als eine generelle Ablehnung alternativer Behandlungen, die der Patient dann ohne Wissen seines Arztes durchführt. Zudem trägt ein solches offenes Gespräch auch zu einer besseren zukünftigen Compliance hinsichtlich der weiterzuführenden „westlichen" Therapie bei.

Die Aufklärung des Patienten über die Risiken und Nebenwirkungen der Behandlung sowie die Therapiebegleitung obliegen selbstverständlich dem anwendenden Therapeuten. Während Akupunktur, Moxibustion und Schröpfen muss eine ständige Beaufsichtigung des Patienten gewährleistet sein. Die Kontraindikationen gilt es zu beachten (z.B. Akupunktur bei Schwangerschaft!).

3.2. Der TCM-Therapeut

Prinzipiell sollten nur ausreichend geschulte TCM-Therapeuten behandeln. Als zentraler Behandler sollte nach wie vor der Rheumatologe stehen, der den Patienten zum TCM-Spezialisten überweist. Bei der Auswahl eines ausgebildeten TCM-Therapeuten können die entsprechenden Ärztegesellschaften (Adressenliste im Anschluss) weiterhelfen, die durch Vergabe von Zeugnissen eine ausreichende Qualität des Behandlers bestätigen. Die von den Ärztekammern verliehenen Zusatzbezeichnungen bzw. Diplome sind eine gute Orientierungshilfe. In Deutschland ist es auch Heilpraktikern gestattet, TCM zu praktizieren.

Es ist das Ziel, nur seriöse Anbieter von TCM auszuwählen. Auf diese Weise sind unnötige Risiken für den Patienten (z.B. Infektionen durch Mehrfachnadeln, gefährliche Manipulationen bei Tui Na, etc.) weitgehend zu vermeiden. Eine besondere Vorsicht ist bei der chinesischen Kräutertherapie angebracht. Hier sollten unbedingt nur Behandler aufgesucht werden, deren Seriosität außer Frage steht. Die einzelnen Therapiemittel sind ausschließlich von einer Apotheke zu beziehen.

Der Patient muss wie bei jeder Therapieform umfangreich aufgeklärt werden. So können durch Akupunkturbehandlungen vorübergehend Übelkeit, Schmerzverstärkung oder Nadelstichschmerzen resultieren. Bei Moxibustion oder Schröpfanwendungen können Hautveränderungen kosmetisch störend für einige Wochen anhalten.

Allein bei Tai Chi und Qigong bedarf es keines spezialisierten TCM-Therapeuten. Die vielfachen Angebote von zum Beispiel Volkshochschulen, Universitäten oder Krankenkassen sollten großzügig genutzt werden. Angesichts des zu vernachlässigenden Risikos kann die Anwendung dieser Bewegungstherapien auch außerhalb medizinischer Einrichtungen sehr empfohlen werden.

3.3. Überlegungen zur Indikationsstellung

3.3.1. Akuter Schub des Morbus Bechterew

Bei schweren akuten Krankheitsbildern lässt die TCM kaum eine Besserung erwarten. Die übliche (westliche) medikamentöse Behandlung mit NSAR und Steroiden muss hierbei eindeutig im Vordergrund stehen. Allenfalls können die Schröpfbehandlung und Akupunktur von Fernpunkten sowie die Ohrakupunktur adjuvant eingesetzt werden. Wenn der Patient Tai Chi oder Qigong durchführen will und kann, können sie möglicherweise zur Besserung des Allgemeinbefindens beitragen. Sie vermitteln dem Patienten zumindest den Eindruck, dass er nicht passiv der Erkrankung ausgeliefert ist, sondern selbst aktiv dagegen angehen kann.

3.3.2. Junger/alter Patient

Es hat keine Konsequenzen für die Therapie, ob der Patient jung oder alt ist. Nicht wegen des Alters selbst, sondern wegen der

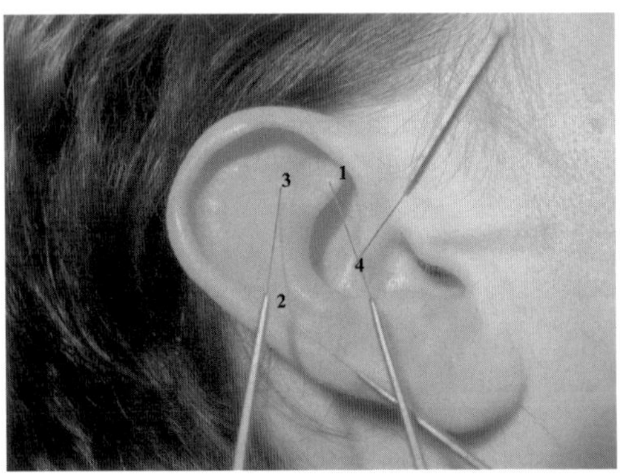

Abb. 5. Ohrakupunktur bei einem Patienten mit Morbus Bechterew, der an Ischialgien (Punkt 1) und Schulterschmerzen (Punkt 2) leidet. Punkt 3 und 4 werden zusätzlich zur Schmerzbehandlung genadelt

mit zunehmendem Alter häufigeren Begleiterkrankungen ist bei der Anwendung mancher TCM-Methoden erhöhte Vorsicht geboten. So sind zum Beispiel bei Patienten mit einer begleitenden Osteoporose die meisten *Tui Na*-Techniken kontraindiziert.

3.3.3. Männlicher/weiblicher Patient

Das Geschlecht spielt bei den differentialtherapeutischen Überlegungen im Allgemeinen keine Rolle. Lediglich bei Schwangerschaft ist eine größere Vorsicht angezeigt. Akupunktur und Moxibustion bestimmter Punkte sollen Wehen auslösen können.

3.3.4. Beschwerden ohne Hinweis auf akute Entzündung

Nach langem Krankheitsverlauf treten gehäuft Beschwerden auf Grund von Fehlstellungen und Fehlhaltungen auf. Diese in der Regel bewegungsabhängigen Schmerzen des Bewegungsapparates werden von der TCM als degenerative Erkrankungen und somit als „Kältekrankheiten" (Energiemangel) angesehen, so dass *Chi*-zuführende Verfahren angezeigt sind. Insbesondere Tai Chi sowie Moxibustion und Akupunktur sind sinnvolle Therapieoptionen.

3.3.5. „Ausgebrannter" Morbus Bechterew

Es bestehen keine Kontraindikationen. Insbesondere Tai Chi und Moxibustion sowie Akupunktur sind ergänzend einzusetzen. Man behandelt vor allem die Gelenke der unteren Extremität und die Schultern, die durch die eingesteifte Wirbelsäule vermehrt fehlbelastet werden.

3.3.6. Prävention

Eine Prävention des Morbus Bechterew durch TCM, zum Beispiel bei HLA-B27-positiven Kindern von Patienten, hat wenig Aussicht auf Erfolg. Moxibustion oder Schröpfkuren im Winter könnten in Erwägung gezogen werden, denn in der TCM ist der Winter für diese Personen die klimatisch ungünstigste

Zeit. Hier treten vermehrt funktionelle Beschwerden auf. Überhaupt keine Einwände bestehen gegen die frühzeitige Anwendung von Tai Chi, das auch für Gesunde sinnvoll ist. Wenn sich wirklich ein Morbus Bechterew entwickeln sollte, hat der Patient bereits die grundlegenden Therapiestrategien (Bewegung) erlernt und kann bereits frühzeitig die für ihn individuell am besten wirksamen Therapieoptionen auswählen.

3.3.7. Enthesiopathie

Enthesiopathien sprechen oft erstaunlich gut auf Akupunktur an. Diese kann gut mit Infiltrationen kombiniert werden. Tai Chi und Tui Na haben sich bei Enthesiopathien bewährt und führen zu einer Verminderung der Schonhaltung. Ein gänzliches Absetzen der NSAR-Therapie ist nur selten möglich. Oft gibt der Patient jedoch ein allgemein verbessertes Gesamtbefinden an.

3.3.8. Begleiterkrankungen

Die häufigen Begleiterkrankungen wie Iritis, Psoriasis, Urethritis, Uveitis oder Colitis sprechen nach eigenen Erfahrungen nicht auf eine TCM-Therapie an.

3.3.9. Zusammenfassung aussichtsreicher und weniger aussichtsreicher Indikationen

TCM-Verfahren können Schmerz, Beweglichkeit, Haltung, Enthesiopathien und allgemeines Wohlbefinden sowie Ausdauer, Kraft und kardiorespiratorische Funktion bessern. Wenig Aussicht auf Erfolg haben akute Krankheitszustände, die Sakroiliitis, Ankylosierungen sowie die typischen Begleiterkrankungen des Morbus Bechterew.

3.3.10. Reicht eine alleinige TCM-Therapie aus?

NSAR, intermittierend gegebene Steroide und Basistherapien sind meist unverzichtbarer Bestandteil der Therapie. Optimal ist sicherlich die Kombination von westlicher Medizin und TCM, da sie sich gegenseitig ergänzen können. Beispielsweise wird eine NSAR-Therapie oft besser vertragen, wenn in dieser Zeit auch regelmäßig Tai Chi oder Qigong praktiziert wird. Umgekehrt ermöglichen es häufig erst die NSAR, die *Tai Chi*-Übungen richtig auszuführen.

4. Kosten/Nutzen/Risiko-Analyse

Im deutschsprachigen Raum werden die TCM-Methoden in der Regel nicht von den Krankenkassen bewilligt. Die Kosten müssen von dem Patienten selbst getragen werden. Kostengünstig sind die chinesischen Bewegungsübungen, die in Gruppenkursen, zum Beispiel auch in den Selbsthilfegruppen, erlernt werden können.

Einen größeren finanziellen Aufwand erfordern die Akupunkturbehandlungen, die als ärztliche Therapie zwischen 40 und 80 Euro pro Sitzung kosten. Ökonomisch gesehen sind die TCM-Verfahren im Gesamtkonzept der Bechterew-Behandlung dennoch nur ein verschwindend geringer Posten. Einzelne TCM-Verfahren sind wesentlich preisgünstiger als eine kontinuierliche medikamentöse Behandlung über mehrere Jahre. Sollte es durch TCM gelingen, den Medikamentenbedarf und die Arbeitsausfallszeiten zu senken oder die Arbeitsfähigkeit des Patienten für einige Monate oder sogar Jahre zu verlängern, wäre die Kosten/Nutzen-Analyse immens positiv, selbst wenn dies nur in Einzelfällen gelänge. Leider gibt es zu dieser Thematik noch keine vergleichenden Studien.

Das Hauptrisiko der Anwendung von TCM besteht darin, daß der Patient die vom Rheumatologen initiierte Therapie nicht weiterführt. Hiergegen hilft vor allem eine durch Vertrauen geprägte Beziehung zu seinem Arzt, der informieren, aufklären, aber auch zur Vorsicht mahnen kann. Die TCM ist kein Ersatz für die „klassische" rheumatologische Behandlung des Morbus Bechterew.

Bei vernünftiger Anwendung durch einen seriösen Therapeuten birgt die TCM selbst relativ wenige Risiken. Da in Einzelfällen ein großer Nutzen für den Patienten erreicht werden kann, sollte die TCM als adjuvante Intervention durchaus häufiger in Erwägung gezogen werden. Anhaltspunkte, welcher Patient mit Morbus Bechterew von TCM profitieren kann, geben die oben angeführten Überlegungen zur Indikationsstellung. Einen sicheren Hinweis auf einen individuell erzielbaren Behandlungserfolg gibt es leider nicht.

5. Zukunftsausblick

Noch gibt es keine überzeugenden klinischen Studien über die Möglichkeiten der TCM zur Behandlung von Morbus Bechterew. Ein wirklicher Effektivitätsnachweis der TCM im Sinne der *Evidence based medicine* fehlt bis heute, genauso wie bei den meisten „etablierten" westlichen Therapiemethoden. Es ist jedoch ein zunehmendes Interesse sowohl bei den Patienten als auch bei den Ärzten festzustellen, so dass die Notwendigkeit solcher Studien offensichtlich wird. Zukünftige Studien sollten als langfristige kontrollierte Untersuchungen geplant werden, um aussagekräftig zu sein und wann immer möglich auch Kosten-Nutzen- und Kosten-Nutzwert-Analysen beinhalten.

Größeres Augenmerk verdient bereits jetzt die Qualität der TCM-Therapeuten. Der Gesetzgeber sollte für eine standardisierte Ausbildung Sorge tragen. Zudem müssen dem Patienten bessere Entscheidungshilfen an die Hand gegeben werden, um einen seriösen TCM-Therapeuten finden zu können. Bei sachgerechter und wissenschaftlich begleiteter Weiterentwicklung könnten einige Methoden der TCM, allen voran Tai Chi und Qigong, in Zukunft eine größere Rolle im Gesamtkonzept der Behandlung von Patienten mit Morbus Bechterew spielen.

6. Adressen für weitere Informationen

Deutschland

Bundesärztekammer
Herbert-Lewin-Str. 1
50931 Köln

Deutsches Forschungsinstitut
für Chinesische Medizin
Silberbachstr. 10
D-79100 Freiburg

Deutsche Ärztegesellschaft für Akupunktur
www.daegfa.de

Internationale Gesellschaft für Chinesische Medizin
Franz-Joseph-Str.38
80801 München

Österreich

Ärztekammer
Weihburggasse 10–12
A-1010 Wien

Österreichische Gesellschaft für Akupunktur
Kaiserin Elisabeth Spital
Huglgasse 1–3, 1150 Wien
Tel: 01/98104/5758, Fax: 01/98104/5759
aku@kes.magwien.gv.at

Österreichische wissenschaftliche
Ärztegesellschaft für Akupunktur
Schwindgasse 3/9
1040 Wien
Tel: 01/5050392, Fax: 01/5041502
office@akupunktur.org

Österreichische Gesellschaft für Kontrollierte Akupunktur
Kreuzgasse 21
8010 Graz
Tel: 0316/374050, Fax: 0316/374051
office@ogka.at

TCM Akademie
Grinzingerstrasse 79
1190 Wien
Tel: 01/6416738, Fax: 01/6416728
office@tcm-academy.edu

MED CHIN – Medizinische Gesellschaft
für chinesische Gesundheitspflege in Österreich
Weimarerstrasse 41
1180 Wien
Tel./Fax: 4707173
Med.chin@aon.at

Wiener Schule für TCM
Hasnerstrasse 29/7+9
1160 Wien
office@wstcm.at

Arbeitskreis für chinesische Phytotherapie
In Kooperation mit der ÖGA und ÖWAA
www.chinphyto.at

Schweiz

Schweizerische Ärztegesellschaft
für Akupunktur
Seestraße 115a
CH-8802 Kirchberg

FMH Verbindung der Schweizer Ärztinnen
und Ärzte
Elfenstraße 18
Postfach 293
CH – 3000 Bern 16
Tel. 0041/31/3591111
Fax: 0041/31/3591112

Internet-Adressen

www.nih.gov/consensus/statements/cdc/107/107-intro.html
www.acupuncture.com
www.mic.ki.se/China.html

10 Fragen zum Thema

1. Kann Akupunktur die NSAR bei Patienten mit Morbus Bechterew ersetzen?

Die Wirkung einer Akupunktur ist nicht vorherzusehen. Oft kann die Dosis der eingenommenen NSAR reduziert werden. Die antiphlogistische Komponente kann nur selten beeinflusst werden im Gegensatz zur analgetischen Wirkung, die in vielen Studien belegt ist.

2. Muss man zusätzlich zu Tai Chi noch Heilgymnastik betreiben?

Die positiven Wirkungen von Tai Chi auf rheumatische Erkrankungen sind gut dokumentiert. Einige Autoren empfehlen sogar Tai Chi als Ersatz für eine Physiotherapie. Nach derzeitigem Wissensstand sollte Tai Chi jedoch vorerst noch zusätzlich zur Bechterew-spezifischen Gymnastik ausgeübt werden.

3. Welche Verfahren können das Allgemeinbefinden verbessern?

Neuere Studien belegen eine Verbesserung des Allgemeinbefindens durch Akupunktur, Tai Chi und Qigong.

4. Darf im akuten Schub genadelt werden?

Akupunktur im akuten Schub eines Morbus Bechterew ist grundsätzlich nicht kontraindiziert, jedoch nach Meinung der meisten Autoren nur selten zielführend. Allenfalls die Ohrakupunktur kann zur Schmerzbehandlung adjuvant eingesetzt werden.

5. Welche Patienten mit Morbus Bechterew profitieren am meisten von der Chinesischen Medizin?

Die besten Wirkungen bei Patienten mit Morbus Bechterew haben diejenigen Patienten, die nicht im akuten Schub sind, die *„mehr Schmerzen als Entzündung"* aufweisen, denen bisher Heilgymnastik gut geholfen hat, die bisher keine Steroide benötigten und bei denen Enthesiopathien vorhanden sind.

6. Ist Qigong bei Thoraxstarre mit restriktiver Lungenfunktionsstörung sinnvoll einsetzbar?

Ja. Alle Lungenfunktionsparameter können durch Qigong verbessert werden.

7. Kann Tai Chi die Koordinationsfähigkeit (Sturzprophylaxe) bei alten Patienten verbessern?

Die positiven Wirkungen von Tai Chi auf die Koordination sind vielfach belegt worden. Zusätzlich können auch die kardiorespiratorischen Funktionen und eine Stressreduktion sowie ein besseres Allgemeinbefinden erreicht werden.

8. Ist Tuina bei Morbus Bechterew kontraindiziert?

Streichungen der Meridiane sowie Massage- und Mobilisationstechniken können die Schmerzen bei Morbus Bechterew lindern. Eine Unterform des Tui Na, das so genannte „*Bone setting*" ist strikt abzulehnen, da schwerwiegende Nebenwirkungen beobachtet wurden.

9. Schmerzhafte Enthesiopathie: ist Locus dolendi-Nadelung eine sinnvolle Therapieoption?

Enthesiopathien bei Patienten mit Morbus Bechterew sprechen oft sehr gut auf Akupunktur an. Allerdings gibt es Studien, in denen die klassische Akupunktur mit Einbeziehung von Fernpunkten bessere Resultate erzielt.

10. Welche Grundstörung (im Sinne der TCM) verursacht Beschwerden wie bei Morbus Bechterew?

Laut TCM-Auffassung sind chronische Rückenschmerzen durch ein mangelndes Nieren-Chi oder einen Energiemangel im Blasenmeridian bedingt. Je nach klinischer Symptomatik werden energieableitende Maßnahmen (bei z.B. heißen und geschwollenen Gelenken) oder energiezuführende Maßnahmen (z.B. bei Müdigkeit, Besserung auf Wärme) verwendet.

Literatur

Brown DR, Wang Y, Ward A, Ebbeling CB, Fortlage L, Puleo E, Benson H, Rippe JM (1995) Chronic psychological effects of exercise and exercise plus cognitive strategies. Med Sci Sports Exerc 27:765–75

Casimiro L, Brosseau L, Milne S, Robinson V, Wells G, Tugwell P (2002) Acupuncture and electroacupuncture for the treatment of RA (Cochrane review). Cochrane Database Syst Rev (3):CD003788

Channer KS, Barrow D, Barrow R, Osborne M, Ives G (1996) Changes in haemodynamic parameters following Tai Chi Chuan and aerobic exercise in patients recovering from acute myocardial infarction. Postgrad Med J 72:349–351

Cumming RG (2002) Intervention strategies and risk-factor modification for falls prevention. A review of recent intervention studies. Clin Geriatr Med 18:175–189

David J, Townsend S, Sathanathan R, Kriss S, Dore CJ (1999) The effect of acupuncture on patients with rheumatoid arthritis: a randomized, placebo-controlled, cross-over study. Rheumatology (Oxford) 38(9):864–869

Ekblom B, Lovgren O, Alderin M, Fridstrom M, Satterstrom G (1975) Effect of short-term physical training on patients with rheumatoid arthritis. A six-month follow-up study. Scand J Rheumatol 4:87–91

Ernst E (2002) Toxic heavy metals und undeclared drugs in Asian herbal medicines. Trends Pharmacol Sci 23:136–139

Ernst E, White AR, Wider B (2002) Akupunktur bei Rückenschmerzen. Schmerz 16:129–139

Ezzo J, Berman B, Hadhazy VA, Jadad AR, Lao L, Singh BB (2000) Is acupuncture effective for the treatment of chronic pain? A systematic review. Pain 86:217–225

Falkenbach A (2003) Disability motivates patients with ankylosing spondylitis for more frequent physical exercise. Arch Phys Med Rehabil 84:382–383

Falkenbach A, Oberguggenberger R (2003) Ayurveda in ankylosing spondylitis and low back pain. Ann Rheum Dis 62:276–277

Falkenbach A, Werny F, Gütl S, Wigand R (1997) Spezifische und unspezifische sportliche Aktivitäten von Patienten mit Morbus Bechterew. Rehabilitation 36:48–50

Feldtkeller E, Lemmel E-M (1999) Zur Situation von Spondyloarthritis-Patienten. Novartis Pharma Verlag, Nürnberg

Fink M, Wolkenstein E, Karst M, Gehrke A (2002) Acupuncture in chronic epicondylitis: a randomized controlled trial. Rheumatology (Oxford) 41:205–209

Fugh-Berman A (2000) Herb-drug interactions. Lancet 355:134–138

Gillespie LD, Gillespie WJ, Robertson MC, Lamb SE, Cumming RG, Rowe BH (2001) Interventions for preventing falls in elderly people. Cochrane Database Syst Rev (3):CD000340

Hong Y, Li JX, Robinson PD (2000) Balance control, flexibility, and cardiorespiratory fitness among older Tai Chi practitioners. Br J Sports Med 34:29–34

Jacobson BH, Chen HC, Cashel C, Guerrero L (1997) The effect of T´ai Chi Chuan training on balance, kinesthetic sense, and strength. Percept Mot Skills 84:27–33

Jin P (1989) Changes in heart rate, noradrenaline, cortisol and mood during Tai Chi. J Psychosom Res 33:197–206

Jin P (1992) Efficacy of Tai Chi, brisk walking, meditation, and reading in reducing mental and emotional stress. J Psychosom Res 36:361–370

Jones BM (2001) Changes in cytokine production in healthy subjects practicing Guolin Qigong:a pilot Study. BMC Complement Altern Med 1:8

Judge JO, Lindsey C, Underwood M, Winsemius D (1993) Balance improvements in older women: effects of exercise training. Phys Ther 73:254–262

Kirsteins AE, Dietz F, Hwang SM (1991) Evaluating the safety and potential use of a weightbearing exercise, Tai-Chi Chuan, for rheumatoid arthritis patients. Am J Phys Med Rehabil 70:136–141

Koh TC (1982) Tai Chi and ankylosing spondylitis–a personal experience. Am J Chin Med 10:59–61

Kutner NG, Barnhart H, Wolf SL, McNeely E, Xu T (1997) Self-report benefits of Tai Chi practice by older adults. J Gerontol B Psychol Sci Soc Sci 52:P242–246

Lan C, Chen SY, Lai JS, Wong MK (2001) Heart rate responses and oxygen consumption during Tai Chi Chuan practice. Am J Chin Med 29:403–410

Lan C, Lai JS, Chen SY (2002) Tai Chi Chuan: an ancient wisdom on exercise and health promotion. Sports Med 32:217–224

Lan C, Lai JS, Wong MK, Yu ML (1996) Cardiorespiratory function, flexibility, and body composition among geriatric Tai Chi Chuan practitioners. Arch Phys Med Rehabil 77:612–616

Lautenschläger J (1997) Akupunktur bei der Behandlung entzündlich-rheumatischer Erkrankungen. Z Rheumatol 56:8–20

Lee MS, Kim BG, Huh HJ, Ryu H, Lee HS, Chung HT (2000) Effect of Qi-training on blood pressure, heart rate and respiration rate. Clin Physiol 20:173–176

Li F, Harmer P, McAuley E, Duncan TE, Duncan SC, Chaumeton N, Fisher KJ (2001) An evaluation of the effects of Tai Chi exercise on physical function among older persons: a randomized contolled trial. Ann Behav Med 23:139–146

Litscher G, Wenzel G, Niederwieser G, Schwarz G (2001) Neurol Res 23:501–505

Luskin FM, Newell KA, Griffith M, Holmes M, Telles S, Marvasti FF, Pelletier KR, Haskell WL (1998) A review of mind-body therapies in the treatment of cardiovascular disease. Altern Ther Health Med 4:46–61

Nordemar R, Ekblom B, Zachrisson L, Lundqvist K (1981) Physical training in rheumatoid arthritis: a controlled long-term study. I. Scand J Rheumatol 10:17–23

Orlik T, Sands D (2001) Long-term evaluation of effectiveness for selected chest physiotherapy methods used in the treatment of cystic fibrosis. Med Wieku Rozwoj 5:245–257

Singh BB, Berman BM, Hadhazy VA, Creamer P (1998) A pilot study of cognitive behavioral therapy in fibromyalgia. Altern Ther Health Med 4:67–70

Smith LA, Oldman AD, McQuay HJ, Moore RA (2000) Teasing apart quality and validity in systematic reviews: an example from acupuncture trials in chronic neck and back pain. Pain 86:119–132

Targino RA, Imamura M, Kaziyama HH, Souza LP, Hsing WT, Imamura ST (2002) Pain treatment with acupuncture for patients with fibromyalgia. Curr Pain Headache Rep 6:379–383

Violon C (1997) Belgian (Chinese herb) nephropathy: why? J Pharm Belg 52:7–27
Wolf SL, Barnhart HX, Ellison GL, Coogler CE (1997) The effect of Tai Chi Quan and computerized balance training on postural stability in older subjects. Atlanta FICSIT Group. Frailty and Injuries:Cooperative Studies on Intervention Techniques. Phys Ther 77:371–381
Wolf SL, Barnhart HX, Kutner NG, McNeely E, Coogler C, Xu T (1996) Reducing frailty and falls in older persons: an investigation of Tai Chi and computerized balance training. Atlanta FICSIT Group. Frailty and Injuries: Cooperative Studies of Intervention Techniques. J Am Geriatr Soc 44:489–497
Wolf SL, Kutner NG, Green RC, McNeely E (1993) The Atlanta FICSIT study: two exercise interventions to reduce frailty in elders. J Am Geriatr Soc 41:329–332
Wolfson L, Whipple R, Derby C, Judge J, King M, Amerman P, Schmidt J, Smeyers D (1996) Balance and strength training in older adults: intervention gains and Tai Chi maintenance. J Am Geriatr Soc 44:599–600
Wong AM, Lin YC, Chou SW, Tang FT, Wong PY (2001) Coordination exercise and postural stability in elderly people: Effect of Tai Chi Chuan. Arch Phys Med Rehabil 82:608–612
Wu G (2002) Evaluation of the effectiveness of Tai Chi for improving balance and preventing falls in the older population–a review. J Am Geriatr Soc 50:746–754
Wu WH, Bandilla E, Ciccone DS, Yang J, Cheng SC, Carner N, Wu Y, Shen R (1999) Effects of qigong on late-stage complex regional pain syndrome. Altern Ther Haelth Med 5:45–54
Zwick D, Rochelle A, Choksi A, Domowicz J (2000) Evaluation and treatment of balance in the elderly: A review of the efficacy of the Berg Balance Test and Tai Chi Quan. NeuroRehabilitation 15:49–56

Notfalltherapie, orthopädisch-chirurgische Behandlung

Kapitel 42

Notfallbehandlung

Siegfried Seidl

Fallbeispiel

Ein 61-jähriger männlicher Patient mit einem Morbus Bechterew nimmt in einem Rehabilitationszentrum an der Gruppengymnastik teil. Nach ca. 20 Minuten klagt der Mann über Übelkeit und bricht vor den Augen der übrigen Gruppenteilnehmer zusammen. Er bleibt reglos liegen. Der Therapeut überprüft die Vitalfunktionen (Bewusstsein, Atmung, Kreislauf) und stellt einen Kreislaufstillstand mit Schnappatmung fest. Über Telefon wird ein Arzt in der Ambulanz verständigt. Dieser eilt mit einem halbautomatischen Defibrillator und mit dem Notfallkoffer zum Notfallort. In der Zwischenzeit lagert der Therapeut den Patienten auf den Rücken und unterpolstert die obere Brust- und die Halswirbelsäule mit Decken. Nach Eintreffen des Arztes werden an den Thorax des Patienten zwei Klebeelektroden des halbautomatischen Defibrillators angebracht. Nun analysiert das Gerät den Herzrhythmus des Patienten und empfiehlt eine Defibrillation. Ca. 3 Minuten nach Eintreten des Ereignisses wird die erste Defibrillation vom Arzt manuell ausgelöst. Da diese erfolglos bleibt, wird nach Analyse durch das Gerät eine weitere Defibrillation empfohlen und vom Arzt ausgelöst. Die zweite Defibrillation, die ca. 3,5 Minuten nach Eintreten des Ereignisses stattfindet, ist erfolgreich und der Arzt kann an der Halsschlagader den Puls des Patienten deutlich tasten.

Nun wird der Patient vom Arzt mittels eines Combitubes intubiert und mit einem Beatmungsbeutel (mit angeschlossenem Sauerstoff) beatmet. In weiterer Folge wird ein periphervenöser Zugang angelegt. Der Patient bleibt stabil und kann ca. 15 Minuten später dem zwischenzeitlich gerufenen Notarzt zum Abtransport ins Krankenhaus übergeben werden. Drei Wochen nach dem Ereignis verlässt der Patient die Klinik ohne neurologisches Defizit.

1. Einleitung

Der Verlauf des Morbus Bechterew ist sehr variabel und manifestiert sich in den unterschiedlichsten Beschwerdebildern. So gibt es Patienten, die kaum bewegungseingeschränkt sind bzw. deren Wirbelsäule kaum versteift ist, bis hin zu solchen, deren Wirbelsäule komplett versteift und deren Thorax starr ist. Die großen peripheren Gelenke können mehr oder weniger mit betroffen sein.

Empfehlungen bzw. Richtlinien zur Notfallbehandlung eines Patienten mit der Grunderkrankung Morbus Bechterew sind aus diesem Grunde nicht in jedem Falle gültig. Abweichungen zu den allgemeinen Empfehlungen für die Notfallbehandlung (European Resuscitation Council 2000) gibt es vor allem bei Patienten mit ankylosierter kyphotischer Wirbelsäule und mit starrem Thorax.

Die Besonderheiten, die es bei einem Patienten mit ausgeprägtem Morbus Bechterew zu beachten gilt, sollen im Folgenden besprochen werden. Letztlich stellt sich in diesem Zusammenhang vor allem die Frage, wie die Sicherung der Atemwege, der venöse Zugang sowie die Reanimation effektiv durchgeführt werden können, wenn die krankheitsbedingten Veränderungen der Wirbelsäule, des Brustkorbs und der Gelenke die übliche Vorgehensweise schwierig oder gar unmöglich machen.

Hinsichtlich der nachfolgenden Ausführungen muss darauf hingewiesen werden, dass sich in der wissenschaftlichen Literatur keine spezifischen Empfehlungen zur Notfallversorgung oder Reanimation bei Morbus Bechterew finden, die Empfehlungen also allein auf den allgemeinen Richtlinien, den eigenen Erfahrungen und der Plausibilität des Vorgehens beruhen.

2. Intubation und Beatmung

2.1. „Standard"-Intubation

Zur Intubation und damit zur Sicherung der Atemwege bzw. der Möglichkeit zur Beatmung sollte die Halswirbelsäule etwas noch vorne gebeugt und der Kopf des Patienten im Atlantooccipitalgelenk überstreckt werden. Dies wird im Allgemeinen durch ein etwa 7 cm hohes Polster und eine leichte Überstreckung des Kopfes erreicht. In dieser Stellung, auch *„Schnüffel- oder Jacksonposition"* genannt, lässt sich im Normalfall mit Hilfe eines Laryngoskops die Stimmritze am besten darstellen und die Trachea intubieren (ausführlich in Brandl 1998; Larsen 2001).

Da jedoch die Überstreckung im Atlantooccipitalgelenk bei einem Patienten mit Morbus Bechterew nicht selten eingeschränkt ist, kann die Intubation auf normalem Wege sehr schwierig bis unmöglich sein. Ob nun die Stimmritze beim jeweiligen Patienten mit Morbus Bechterew einzusehen und ob somit eine Intubation in der üblichen Weise möglich ist, kann man nicht

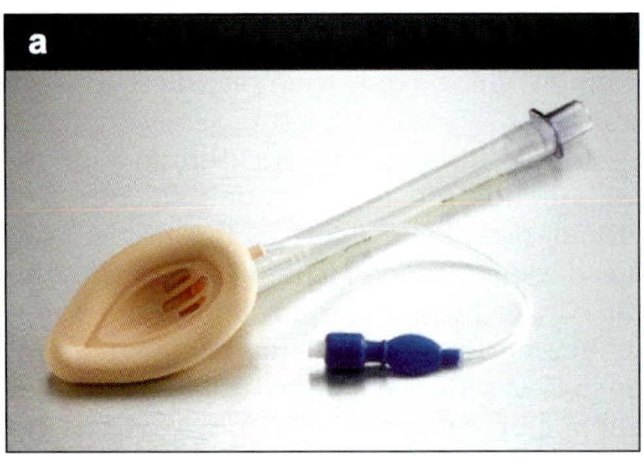

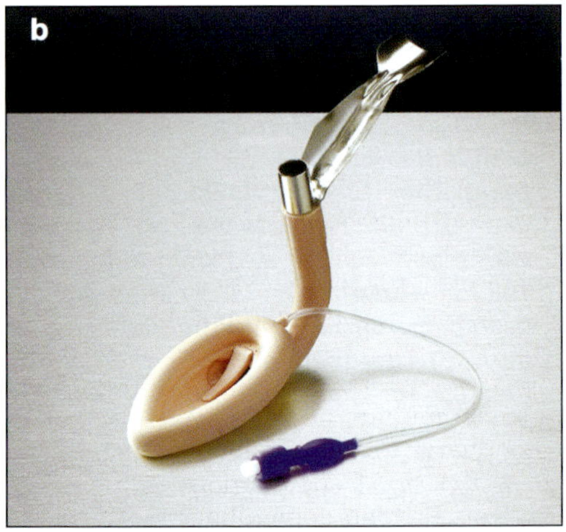

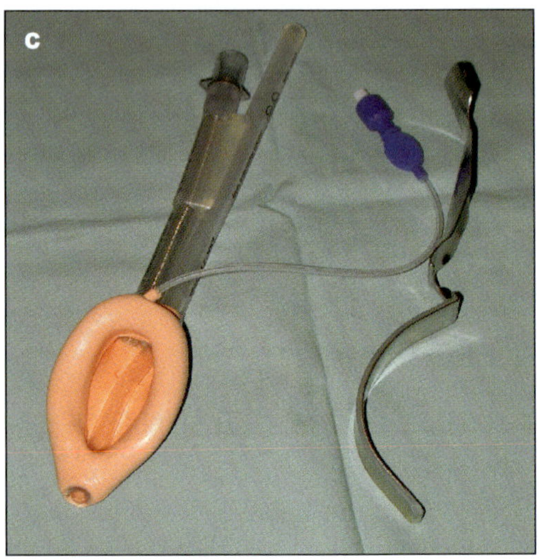

Abb. 1. Larynxmasken bestehen aus einem blockbaren ovalen Silikonkörper: **a** Classic, **b** Fastrach, **c** Pro-Seal

vorhersehen! Eine *geplante* Intubation (z.B. für eine Operation) sollte daher immer mit Hilfe einer Fiberoptik, am besten noch am wachen, aber ausreichend sedierten Patienten erfolgen (ausführlich in Kleemann 1997).

2.2. Notfallintubation bei „schwierigem Atemweg"

Wenn in einer Notfallsituation eine rasche Beatmung notwendig wird und die Intubation auf dem üblichen Wege nicht möglich ist, müssen für die *Notintubation* Alternativen bereitstehen (Chiari 2004).

Als Alternativen zur endotrachealen Intubation bieten sich an:

a) Larynxmaske oder eine deren Varianten: LMA-Fastrach und Pro-Seal (Abb.1a,b,c)
Die *Larynxmaske (LMA)* wurde 1985 in die Klinik eingeführt und ist ein integraler Bestandteil der Atemwegssicherung, vor allem auch beim *„schwierigen Atemweg"*.

Sie besteht aus einem blockbaren ovalförmigen Silikonkörper, der ohne weiteres Instrumentarium mit den Fingern bis in den Hypopharynx vorgeschoben werden kann (Abb. 2). Der Maskenkörper liegt dort dem Kehlkopfeingang gegenüber und dichtet in *gecufftem* Zustand die Larynxmaske nach außen ab. An dem Silikonkörper ist ein tubusartiger Schlauch mit *Normconnektor* befestigt, worüber der Patient beatmet werden kann. Für verschiedene Gewichtsklassen benötigt man unterschiedliche Maskengrößen. Das Einführen der Maske muss unter Anleitung geübt werden, zumindest am Phantom (Brain 1983; Brimacombe 1997; Handke und Krier 2001; Langenstein 2001).

Eine Variante der Larynxmaske–Classic ist die Intubationslarynxmaske, *LMA–Fastrach*. Nach Einführen des Maskenkörpers kann durch diese Larynxmaske ein spezieller Tubus blind eingeführt und der Atemweg endgültig gesichert werden. Dies gelingt in über 70% der Fälle.

Die jüngste Weiterentwicklung der Laraynxmaske ist die *LMA-ProSeal*. Mit dieser Larynxmaske wird aufgrund einer verbesserten *Cuffkonstruktion* eine größere Dichtigkeit und somit ein effektiverer Verschluss nach außen erreicht. Über einen zusätzlich zum Beatmungstubus angebrachten *zweiten Tubus*, der in der Maskenspitze endet, kann mit Hilfe einer Sonde der Magen *drainiert* werden. Diese beiden Veränderungen *verringern* zwar das Aspirationsrisiko, aber keine der erhältlichen Larynxmasken bietet einen sicheren Aspirationsschutz!

b) Combitube
Der *Combitube* ist ein Notfalltubus, der sowohl in ösophagealer Position als auch in trachealer Position verwendet werden kann (ausführlich in Frass 2001; Frass et al. 1987a,b, 1988). Es handelt sich dabei um einen *Doppellumentubus* (Abb. 3), der die Funktionen eines Ösophagusverschlusstubus und eines Endotrachealtubus in sich vereinigt. Das „ösophageale" Lumen hat ein offenes oberes Ende und ist am unteren Ende verschlossen. Im pharyngealen Bereich weist dieses Lumen Perforationen auf. Das „tracheale" Lumen hat ein oberes und ein unteres offenes Ende.

Die beiden Lumina sind durch eine *Zwischenwand* voneinander getrennt. Jedes Lu-

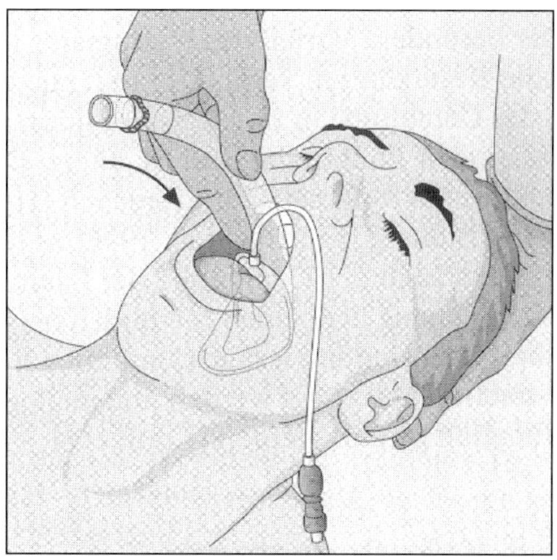

Abb. 2. Die klassische Larynxmaske wird mit den Fingern bis in den Hypopharynx vorgeschoben. Dort liegt der Maskenkörper dem Kehlkopfeingang gegenüber. In geblocktem Zustand dichtet die Larynxmaske nach außen ab. Der tubusartige Schlauch an dem Silikonkörper wird mit dem *Normconnektor* verbunden und der Patient hierüber beatmet

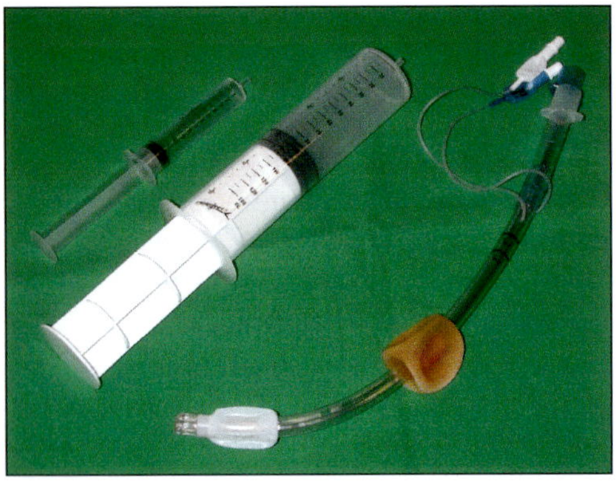

Abb. 3. Doppellumentubus (Combitube)

men ist durch einen kurzen Schlauch mit einem *Konnektor* verbunden. Oberhalb der pharyngealen Perforationen ist ein *Oropharyngealballon* angebracht, der nach dem Aufblasen Mund- und Nasenhöhle abdichtet. Am unteren Ende findet sich ein herkömmlicher Ballon, der zur *Abdichtung des Ösophagus* bzw. (seltener) *der Trachea* dient.

Nach Lagerung in Neutralposition (Kopf nicht unterpolstern) und Öffnen des Mundes wird der Tubus entweder blind oder (besser) mit Hilfe des Laryngoskops eingeführt bis die beiden Ringmarken zwischen den Zähnen zu liegen kommen. Beim blinden Einführen zieht die freie Hand Unterkiefer und Zunge nach ventral (Abb. 4a)

Es empfiehlt sich, die beiden *Cuffs* mit Gleitgel zu lubrifizieren. Nach dem Einführen, wird *zunächst der oropharyngeale Ballon* (blauer Satellit, Nr.1) mit 50–85 ml Luft *gecufft.* Der Tubus positioniert sich dadurch selbst. *Danach* wird der *distale Ballon* (weißer Satellit, Nr.2) mit ca. 12 ml Luft *gecufft* (Abb. 4b).

In über 95% der Fälle kommt der Combitube nach dem Einführen im Ösophagus zu liegen (Abb. 4c). Deshalb wird *zuerst über das ösophageale Lumen* (blauer Konnektor, Nr.1) *ventiliert* und über den Lungen auskultiert (Gegenprobe über dem Epigastrium).

Ist die Auskultation über den Lungen negativ und über dem Epigastrium positiv, dann liegt der Combitube in der Trachea und es wird über das kürzere tracheale Lumen (weißer Konnektor, Nr.2) beatmet (Abb. 4d).

2.3. Koniotomie

Wenn diese Maßnahmen versagen bzw. ineffektiv sind, bleibt nur mehr die *Koniotomie* übrig, um die Kontrolle der Atemwege sicher zu stellen (ausführlich in Schuss und Henn-Beilharz 2001).

Hierbei gibt es wiederum zwei Möglichkeiten:

a) Perkutane Punktionskoniotomie mittels vorgefertigten Punktionssets, z.B. Quicktrach

Dieses Gerät ist ähnlich konzipiert wie eine Venenverweilkanüle. Nach Austastung des *Ligamentum cricothyroideum* wird die Kanüle langsam bis zu einem Widerstandsverlust vorgeschoben. Jetzt wird eine mit Kochsalz gefüllte Spritze aufgesetzt und aspiriert. Aufsteigende *Luftblasen* zeigen die korrekte Lage der Kanüle in der Trachea an. Nun wird die Kanüle *über den Mandrin* in die endgültige Position vorgeschoben und anschließend der Mandrin entfernt, um dann den Patienten zu *beatmen.*

b) Chirurgische Koniotomie

Nach Austasten des *Ligamentum cricothyroideum* wird die Haut in der Medianen etwa 2–3 cm *längs* inzidiert. Danach wird das *Ligamentum cricothyroideum quer* inzidiert, ein dünner *Endotrachealtubus* über dieses Stoma in die *Trachea* vorgeschoben und anschließend *geblockt.*

Auch zur Koniotomie sollte der Betroffene mit überstrecktem Hals gelagert werden, um das *Ligamentum cricothyroideum* besser tasten zu können. Da dies bei vielen Patienten mit Morbus Bechterew nicht möglich ist und somit der Punktionsort unsicher ist, kann es bei beiden Formen der Koniotomie zu Verletzungen einerseits des *Thyroids* und andererseits des *ersten Trachealknorpels* kommen.

Da jedoch die Koniotomie nur dann durchgeführt wird, wenn alle anderen Versuche, die Atemwege zu beherrschen, misslingen, müssen wohl, in dieser verzweifelten Situation, Verletzungen wichtiger Strukturen

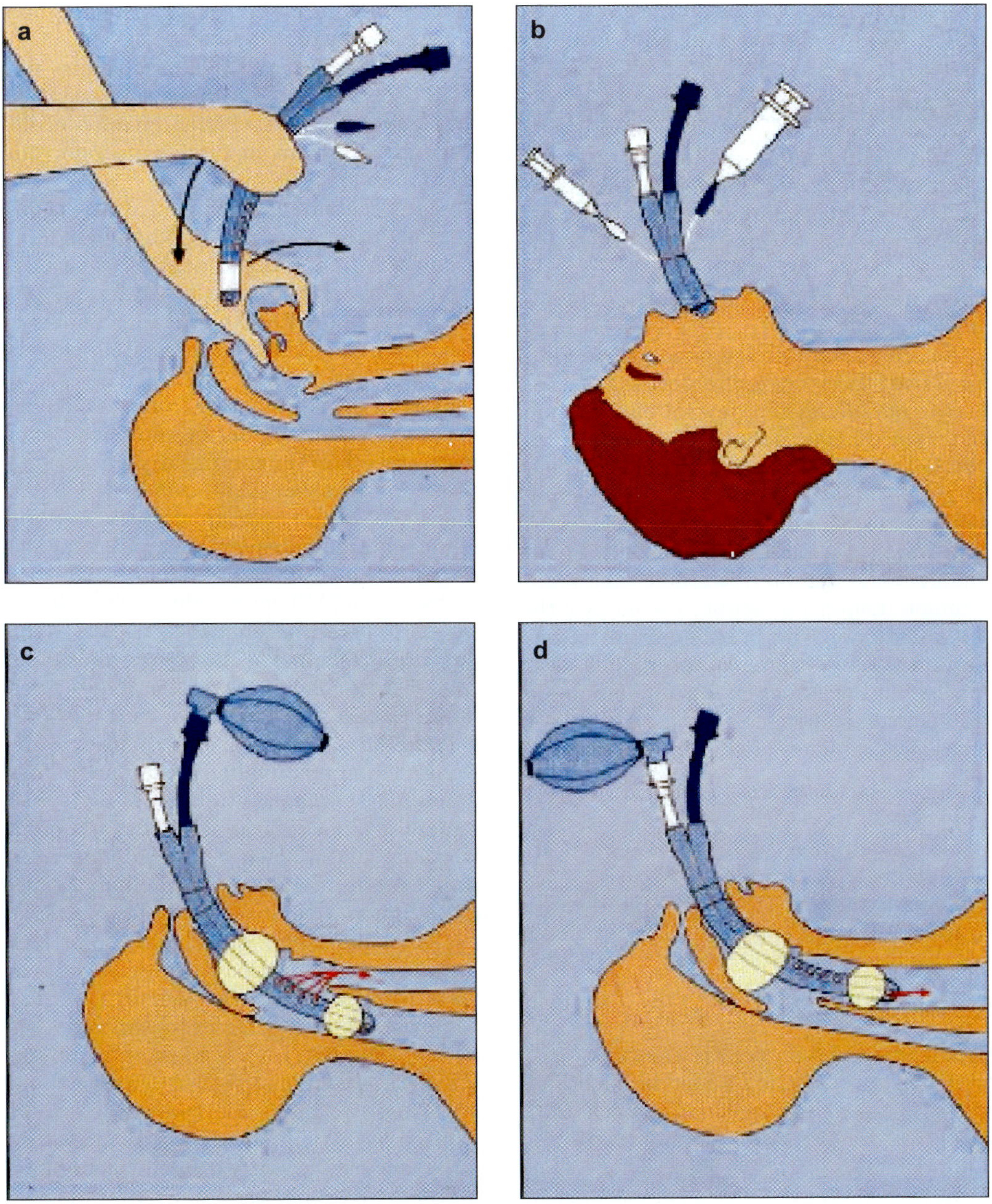

Abb. 4. Anwendung des Combitube: **a** Nach Lagerung in Neutralposition und Öffnen des Mundes wird der Tubus entweder blind oder (besser) mit Hilfe des Laryngoskops eingeführt bis die beiden Ringmarken zwischen den Zähnen zu liegen kommen. **b** Zunächst wird der oropharyngeale Ballon (blauer Satellit) mit 50–85 ml Luft geblockt. Der Tubus positioniert sich dadurch selbst. Danach wird der distale Ballon (weißer Satellit) mit ca. 12 ml Luft geblockt. **c** In über 95% der Fälle kommt der Combitube nach dem Einführen im Ösophagus zu liegen. Deshalb wird zuerst über das ösophageale Lumen (blauer Konnektor) ventiliert und über den Lungen auskultiert (Gegenprobe über dem Epigastrium). **d** Ist die Auskultation über den Lungen negativ und über dem Epigastrium positiv, dann liegt der Combitube in der Trachea und es wird über das kürzere tracheale Lumen (weißer Konnektor) beatmet

in Kauf genommen werden, um die Kontrolle über die Atemwege zu erlangen.

3. Venöser Zugang

Für die medikamentöse Therapie und die Volumenbehandlung eines Notfallpatienten reichen im Allgemeinen, auch bei einem Patienten mit Morbus Bechterew, peripher-venöse Zugänge aus. Es sei daran erinnert, dass zwei oder drei Zugänge die Sicherheit erhöhen.

Im klinischen Bereich benötigt ein Patient bisweilen einen zentralvenösen Katheter. Die am häufigsten gewählten Zugänge sind (bei Flach- oder Tieflagerung des Oberkörpers) der infraclaviculäre Zugang zur *V. subclavia* sowie einer der möglichen Zugänge zur *V. jugularis interna* am Hals. Zum Legen des Zugangs muss der Patient entsprechend gelagert werden, denn die optimale Lagerung senkt das Risiko für Fehlpunktionen. Hierbei können bei ausgeprägten Veränderungen aufgrund des Morbus Bechterew jedoch in Einzelfällen große Probleme entstehen.

Als Alternativen bieten sich dann an:

- der supraclaviculäre Zugang zur *V. subclavia*
- der Zugang zur *V. femoralis* (hohes Infektions- und Thromboserisiko)
- der Zugang zur *V. basilica* (Ellenbeuge medial)

4. Reanimation

Für die Reanimation bei Kreislaufstillstand, gelten im europäischen Raum die Richtlinien des *European Resuscitation Council* (ERC 2000), welche die jeweiligen Standards zusammenfassen.

Die mit Abstand häufigste Form des Kreislaufstillstands ist das *Kammerflimmern*, das eine *Defibrillation* erforderlich macht, eventuell zusätzlich eine medikamentöse Unterstützung.

Um den Zeitraum zu überbrücken, bis zu dem eine effektive Therapie durchgeführt werden kann, d.h. bis ein Defibrillator zur Verfügung steht, werden allgemein Basismaßnahmen in Form von *Atemspende* und *Herzdruckmassage* empfohlen.

Für eine effektive Beatmung muss der Kopf des Patienten überstreckt werden, was jedoch bei einem Patienten mit Morbus Bechterew oft nur unzureichend oder gar nicht möglich ist (s.o.).

Die nachfolgende Vorgangsweise ist daher bei einem reanimationspflichtigen Patienten mit einer ankylosierten Wirbelsäule, mit einem starren Thorax und/oder mit fehlender Überstreckbarkeit der HWS anzuraten, wenn die üblichen Methoden nicht anwendbar sind.

Der Erkrankte sollte so *früh* wie möglich *defibrilliert* werden, am besten noch bevor man mit einer Herzdruckmassage beginnt (Friedermutz 1998). Dafür stehen neben den üblichen Geräten *halbautomatische Defibrillatoren* mit eingebautem Computer für die *Rhythmusanalyse* zur Verfügung. Halbautomatische Defibrillatoren sind sehr leichte, tragbare, bedienerfreundliche Geräte. Nach dem Einschalten gibt das Gerät akustische Anweisungen zum weiteren Vorgehen. Auch medizinische Laien sind in der Lage, entsprechende durch das Gerät analysierte und zur Defibrillation empfohlene Rhythmen zu behandeln. Therapiezentren, in denen viele Patienten mit Morbus Bechterew behandelt werden, sollten solch einen *halbautomatischen Defibrillator* zur (schnellen) Verfügung haben.

Sollte ein Defibrillator nicht sofort zur Verfügung stehen oder die initiale Defibrillationsserie ohne Erfolg bleiben, muss mit *Atemspende* und *Herzdruckmassage* begonnen werden. Da die Maskenbeatmung schwierig bis unmöglich ist, müssen die Atemwege so rasch wie möglich gesichert werden (s.o.). Für die Herzdruckmassage muss der Teil der Wirbelsäule, welcher aufgrund der Kyphose nicht der Unterlage aufliegt mit Decken oder harten Polstern unterstützt werden. Bei Patienten mit starrem Thorax werden sich Rippenfrakturen leider nicht vermeiden lassen. Es muss ausdrücklich darauf hingewiesen werden, dass die Literatur auch hier keine speziellen Hinweise in Bezug auf die Reanimation eines Patienten mit Morbus Bechterew gibt.

10 Fragen zum Thema

1. Intubation eines Patienten mit Morbus Bechterew in einer Notfallsituation?

In der Regel kann auch ein Patient mit Morbus Bechterew auf normalem Wege intubiert werden. Wenn dies nicht gelingt, z.B. wegen mangelnder Überstreckbarkeit der oberen HWS, bieten sich als Alternativen zur endotrachealen Intubation die Larnxmaske oder eine ihrer Varianten (LMA-Fastrach, Pro-Seal) oder der „Combitube" an. Der Combitube nach Frass ist ein Doppellumentubus, der im Notfall auch ohne Laryngoskop eingeführt werden kann und mit dem es möglich ist, den Patienten sowohl in ösophagealer wie auch in trachealer Position des Tubus zu beatmen.

2. Der Patient ist nicht zu intubieren: was tun?

Wenn die üblichen Maßnahmen versagen, bleibt nur mehr die Koniotomie übrig, um die Atemwege zu sichern. Hier gibt es wiederum zwei Möglichkeiten: die perkutane Punktionskoniotomie unter Verwendung vorgefertigter Punktionssets, z.B. Quicktrach, oder die chirurgische Methode. Bei beiden Methoden sollte der Patient mit überstrecktem Hals gelagert werden. Es ist somit abhängig von der Anatomie bzw. Pathologie (z.B. starre, kyphotisch veränderte Wirbelsäule), ob eine dieser Maßnahmen überhaupt durchgeführt werden kann. Wenn alle Maßnahmen erfolglos waren, bleibt allein die Koniotomie, auch wenn bei fehlender Überstreckbarkeit der HWS das Risiko von Begleitverletzungen größer ist.

3. Reanimation bei Thoraxstarre und extremer Kyphose

Bei Herzflimmern sollte möglichst rasch defibrilliert werden, womit sich dann in der Regel die Notwendigkeit der Herzdruckmassage erübrigt. Hierzu eignet sich, besonders für Institutionen, in denen viele Patienten mit Morbus Bechterew behandelt werden, ein halbautomatischer Defibrillator. Diese Geräte können nach Anlage zweier Elektroden an den Thorax des Patienten dessen Herzrhythmus mit Hilfe eines integrierten Computers bestimmen und bei Bedarf eine Defibrillation empfehlen. Das Gerät kann, bei Abwesenheit eines Arztes, auch von einem geschulten Laien bedient werden. Wenn die erste Defibrillationsserie ohne Erfolg bleibt, muss unverzüglich eine Herzdruckmassage begonnen werden. Wichtig ist es dann, die Wirbelsäule des Patienten möglichst gut zu unterpolstern, um Wirbelsäulenverletzungen zu vermeiden. Weiters sind die Atemwege des Patienten baldmöglichst zu sichern (eine effiziente Maskenbeatmung ist bei starrer HWS äußerst schwierig).

4. Welcher zentrale Gefäßzugang ist anzustreben?

Die üblicherweise bevorzugten zentralen Gefäßzugänge wie V. subclavia (infraclaviculärer Zugang) bzw. V. jugularis interna sind möglicherweise aufgrund der ungünstigen Lagerungsmöglichkeiten bei einem Patienten mit Morbus Bechterew oftmals nur schwer bzw. mit hohem Risiko zu realisieren. Als Alternativen bieten sich die Punktion der V. subclavia (supraclaviculärer Zugang), der V. femoralis (hohes Infektions- und Thromboserisiko) oder der V. basilica (Ellenbeuge medial) an.

5. Besonderheiten der Notfallausrüstung, wenn viele Patienten mit Morbus Bechterew versorgt werden?

Als zusätzliche Ausrüstung sind zu empfehlen: Larynxmasken bzw. deren Varianten wie Fastrach und Pro-Seal, Combitube, percutanes Koniotomieset, halbautomatischer Defibrillator, verschiedene Lagerungspolster.

6. Geplanter operativer Eingriff in Narkose: was ist zu beachten?

Probleme bei einem Patienten mit Morbus Bechterew können die häufigeren Begleiterkrankungen wie ein „schwieriger Atemweg", eine Oberlappenfibrose oder Ventilationsstörung der Lungen, Herzrhythmusstörungen und Klappenfehler bereiten. Antirheumatika können die Gerinnung beeinflussen. Zur Beurteilung der Narkosetauglichkeit sind vor allem die Atemwege zu evaluieren (Mundöffnung, Beweglichkeit der HWS, etc.), bei entsprechender Klinik ist ein Lungenfunktionstest bzw. eine Echocardiographie zusätzlich zu den üblichen präoperativen Untersuchungen durchzuführen.

7. Müssen „Rheumamittel" vor einer Operation abgesetzt werden?

NSAR sollten – wenn irgend möglich – 24 Stunden, ASS 3–5 Tage vor dem Eingriff abgesetzt werden, da diese die Gerinnung beeinflussen können.

8. Wie sollte ein Patient mit Morbus Bechterew beatmet werden?

Um eine Überblähung der basalen Lungenabschnitte zu vermeiden, sollte eher mit kleineren Atemzugvolumina und höherer Atemfrequenz beatmet werden.

9. Lagerung während der OP eines Patienten mit extremer BWS-Kyphose

Wenn möglich sollte der Patient noch im Wachzustand endgültig gelagert werden, um ihn in die Lagerungsmaßnahmen mit einbeziehen zu können.

10. Sind bei einem Patienten mit Morbus Bechterew rückenmarksnahe Anästhesieverfahren möglich?

Die Spinal- aber auch die Periduralanästhesie ist bei einem Patienten mit Morbus Bechterew grundsätzlich möglich, aber oft erschwert, gelegentlich unmöglich. Besser als der mediane ist zumeist der laterale Zugang.

Literatur

Brain AIJ (1983) The lanyngeal mask- a new concept in airway management. Br J Anaesth 55:801–805

Brandl F (1998) Maßnahmen bei respiratorischer Insuffizienz. In: Madler C, Jauch K-W, Werdan K (Hrsg) Das NAW Buch, 2.Auflage. Urban & Schwarzenberg, München, pp 170–205

Brimacombe JR (1997) Difficult airway management with the intubating laryngeal mask. Anaesth Analg 85:1173–1175

Chiari A (2004) Der schwierige Atemweg. Wien Klin Wochenschr Magazin 11–12a:26–32

European Resuscitation Guidelines 2000, www. resus.org.uk

Frass M (2001) Combitube. In: Krier C, Georgi R (Hrsg) Airway-Management. Thieme, Stuttgart, pp 214–222

Frass M, Frenzer R, Rauscha F, Weber H, Pacher R, Leithner C (1987a). Evaluation of esophageal tracheal combitube in cardiopulmonary resuscitation. Crit Care Med 15:609–611

Frass M, Frenzer R, Zdrahal F, Hoflehner G, Porges P, Lackner F (1987b) The esophageal tracheal combitube: preliminary results with a new airway for CPR. Ann Emerg Med 16:768–772

Frass M, Frenzer R, Rauscha F, Schuster E, Glogar D (1988) Ventilation with the easophageal tracheal combitube in cardiopulmonary resuscitation: promtness and effectiveness.Chest 93: 781–784

Friedermutz M (1998) Frühdefibrillation. In: Madler C, Jauch K-W, Werdan K (Hrsg) Das NAW Buch, 2. Auflage. Urban & Schwarzenberg, München, pp 341–348

Handke U, Krier C (2001) Larynxmaske. In: Krier C, Georgi R (Hrsg) Airway-Management. Thieme, Stuttgart, pp 96–103

Kleemann PP, Hrsg (1997) Fiberoptische Intubation. Thieme, Stuttgart

Langenstein H (2001) Der Stellenwert der LMA bei schwieriger Intubation. In: Krier C, Georgi R (Hrsg) Airway-Management. Thieme, Stuttgart, pp 204–213

Larsen R (2001) Endotracheale Intubation und Larynxmaske. In: Larsen R (Hrsg) Anästhesie, 7. Auflage. Urban & Fischer, München, pp 449–503

Schuss U, Henn-Beilharz A (2001) Koniotomie. In: Krier C, Georgi R (Hrsg) Airway-Management. Thieme, Stuttgart, pp S223–227

Kapitel 43

Die operative Behandlung der Wirbelsäule

Cornelius Wimmer, Franz Rachbauer, Gerhart Handle

1. Einleitung

Selbst bei einer frühen Diagnosestellung des Morbus Bechterew und konsequenter medikamentöser und nicht-medikamentöser Behandlungen lassen sich fixierte Deformitäten der Wirbelsäule nicht immer vermeiden. Wenn dieser Haltungsverlust der Wirbelsäule die Funktion, Aktivität und Partizipation des Patienten massiv einschränkt, stellt sich oft die Frage, ob der orthopädische Chirurg durch korrigierende Eingriffe helfen kann. Weitere Indikationen für orthopädisch-chirurgische Interventionen an der Wirbelsäule sind inkurable Schmerzsituationen und Frakturen.

2. Haltungsverlust

Die Entlordosierung der LWS und die zunehmende Kyphosierung im thorakolumbalen und thorakalen Bereich führen zu einer Störung der Statik. Insbesondere die lumbale Abflachung bedeutet auf Grund der fehlenden Kompensationsmöglichkeiten in den oberen Abschnitten der Wirbelsäule eine deutliche Verschiebung des Schwerpunktes nach ventral (Abb. 1 und 2).

Sofern die Hüften gesund sind, können sie durch Überstreckung die gestörte Statik ausgleichen. Wenn diese Kompensationsmöglichkeit durch pathologische Veränderungen eingeschränkt ist oder überfordert wird, bleibt dem Patienten nur die Beugung in den Kniegelenken, um den Blick geradeaus richten zu können.

Kommt es jedoch zusätzlich zu einer vermehrten Kyphosierung im Bereich des cervicothorakalen Überganges, so ist trotz dieser Hüft- und Kniestellung eine Horizontalisierung der Blickachse nicht mehr möglich. Bei bereits bestehenden Hüft-Beugekontrakturen dekompensiert die Statik wesentlich früher.

Bei einer Restbeweglichkeit in der HWS oder BWS kann es zu äußerst schmerzhaften myoligamentären Überlastungssyndromen kommen. Dann stehen diese myoligamentären Schmerzen sehr oft im Vordergrund des Beschwerdebildes.

Durch die Einsteifung der kyphosierenden Wirbelsäule verliert der Patient mit

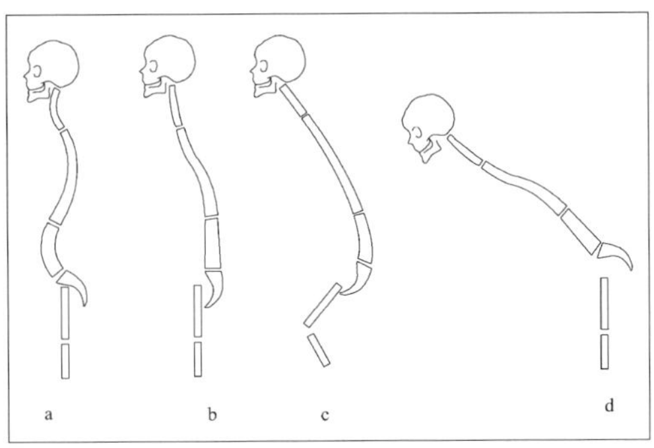

Abb. 1. Haltungsverlust durch progrediente Ankylosierung der Wirbelsäule: **a** aufrechte Haltung im jungen Erwachsenenalter; **b** Beckenkippung nach dorsal und Aufhebung der Lendenlordose, kompensatorische Überstreckung in den Hüftgelenken und der HWS; **c** Vollständige Ankylose der gesamten Wirbelsäule; nur die zusätzliche Kniebeugung ermöglich ein horizontales Blickfeld; **d** Kompletter Haltungsverlust. Der Blick ist gesenkt und kann nicht angehoben werden

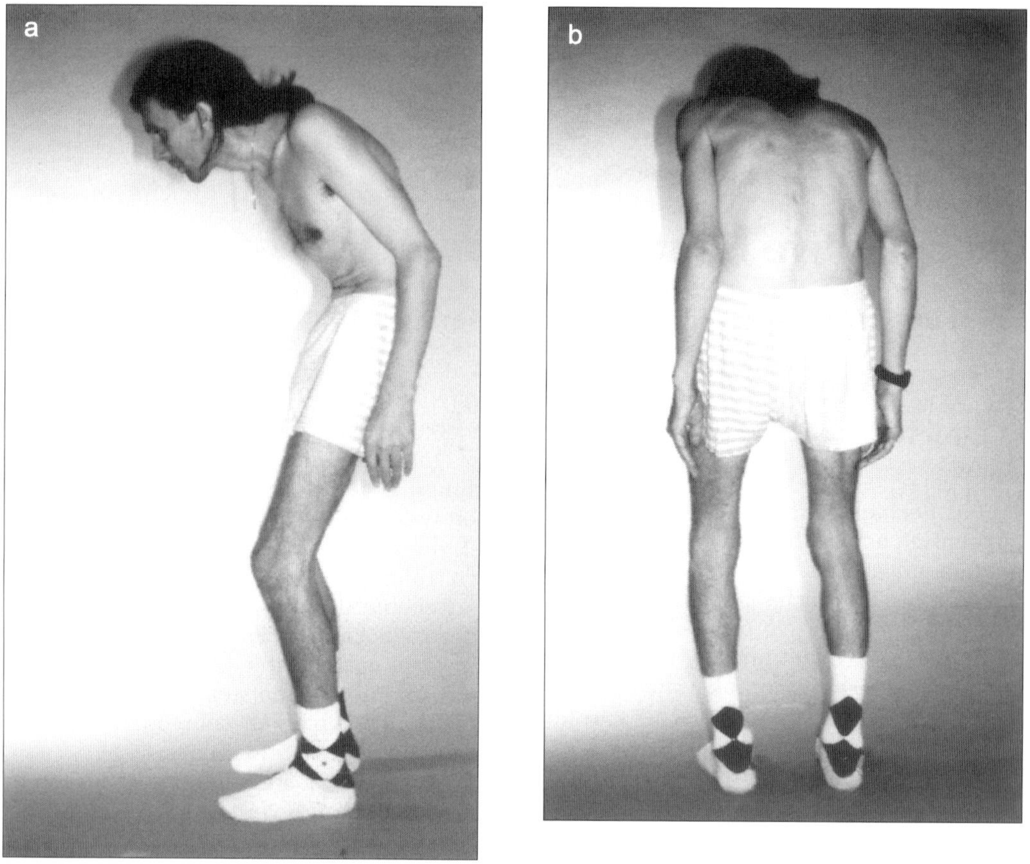

Abb. 2. Ausgeprägter Haltungsverlust durch Endlordosierung der LWS und fixierte Kyphosierung im thorakolumbalen Übergang und in der BWS. Die horizontale Blickrichtung ist nicht mehr möglich. Die Hüftbeugekontrakturen erzwingen zum Statikausgleich eine Knieflexion

Senken der Blickachse nicht nur die Fähigkeit, seinem Gegenüber gleichgestellt ins Gesicht zu blicken, sondern auch selbstverständlich erscheinende Aktivitäten des täglichen Lebens auszuführen, zum Beispiel ein Glas auszutrinken. Als Folge kommt es zu massiven Einschränkungen im gesellschaftlichen und im beruflichen Bereich.

Aufgrund des eingeschränkten Blickfeldes wächst auch die Gefahr von Unfällen. Nicht selten wird dabei eine Fraktur gesetzt, die die Ursache für eine weitere Kyphosierung – mit oder ohne schmerzhafte Spondylodiszitis – sein kann. Treten diese Verletzungen im Bereich der HWS auf, so kann es zu irreversiblen neurologischen Ausfällen kommen (Grisolia et al. 1967; Kiwerski et al. 1985).

3. Indikationen und Ziele der Operation bei Haltungsverlust der Wirbelsäule

3.1. Operationsindikation

Eine wichtige Operationsindikation stellen globale oder lokalisierte thorakale kyphotische Deformitäten ab 70° nach Cobb sowie fixierte lumbale kyphotische Deformitäten ab 20° nach Cobb dar.

Als absolute Indikation sind neurologische Störungen zu werten. Bei einer frisch aufgetretenen Lähmung – auch bei einer vermeintlich kompletten Querschnittslähmung – sollte der Patient ohne Verzögerung in ein Wirbelsäulenzentrum gebracht werden, wo unverzüglich die entsprechende chirurgische Behandlung erfolgen muss. Eine neu eingetretene Querschnittssymptomatik kann so häufig zur vollständigen Rückbildung gebracht werden (siehe Kap. 17).

Eine weitere Indikation stellen unbeherrschbare Schmerzen bei einer kyphotischen Deformität dar, sofern diese Schmerzen auf eine lokale Instabilität zurückzuführen sind. Dies gilt auch dann, wenn die Vorbeugung 70° nach Cobb noch nicht überschritten hat. Die vermehrte Beweglichkeit in einem Segment kann z. B. die Folge einer *Andersson-Läsion* oder einer *Spondylodiszitis* sein (Hehne et al. 1990a). Eine Instabilität im Segment C1/C2, wie sie bei der rheumatoiden Arthritis gefunden wird, ist bei Morbus Bechterew nur selten zu sehen, sollte dann aber ebenfalls einer operativen Behandlung zugeführt werden.

In gleicher Weise stellt eine Pseudarthrose im Ligamentum anterior/posterior eine Operationsindikation dar, wenn es für den Patienten im pseudarthrotischen Bewegungssegment zu unerträglichen Schmerzen kommt. Der Schmerz ist als ein Instabilitätsschmerz zu verstehen, der in der Regel erfolgreich durch eine Versteifung behandelt werden kann.

3.2. Operationsziele

Die Ziele der Aufrichtungsoperation sind:

- Wiederherstellung des Blickfeldes (mit zumindest horizontaler Blickrichtung)
- Rückverlagerung und Normalisierung des Körperschwerpunktes
- Erleichterung der Nahrungsaufnahme
- Verbesserung der Zwerchfellatmung
- Schmerzlinderung durch Entlastung der Rückenstreckmuskulatur
- „psychische Aufrichtung" durch Normalisierung des körperlichen Erscheinungsbildes

4. Operationsmethoden

4.1. Lumbale Korrekturmethoden

4.1.1. Monosegmentale Korrekturverfahren

Smith-Peterson et al. (1945) berichteten erstmals über ein Korrekturverfahren, bei dem eine V-förmige Osteotomie zwischen der Lamina bzw. den Gelenken durchgeführt wird, zumeist in Höhe L2/3 oder L1/2. Im Anschluss daran erfolgt ein Korrekturmanöver in Hyperextension. Dabei wird eine lordotische Knickung der LWS vorge-

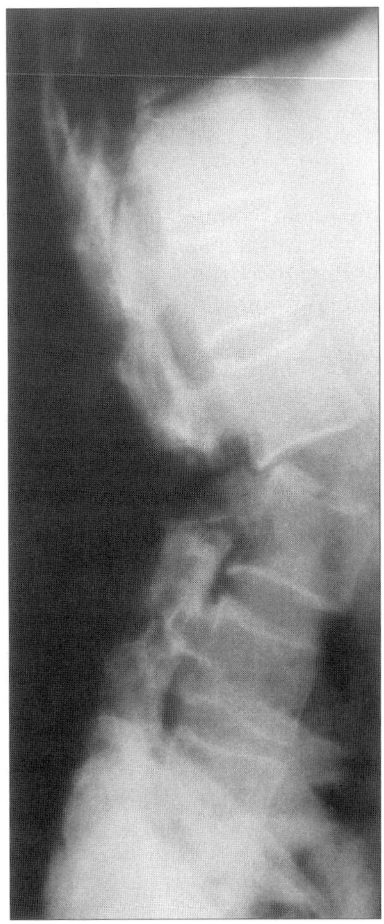

Abb. 3. Röntgenbild einer Osteotomie nach Smith-Peterson mit monosegmentaler Lordosierung im Bereich der LWS

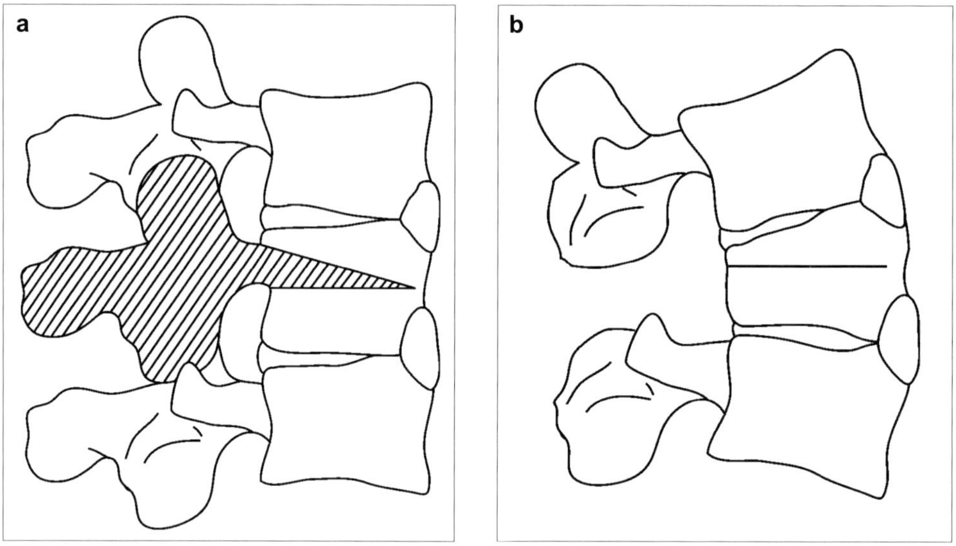

Abb. 4. Monosegmentale Osteotomie mit Defektsetzung und anguläre Korrektur durch Bildung eines Keilwirbels in LWK 3

nommen, wodurch eine Statikverbesserung erzielt werden kann (Abb. 3). Für die dorsale Spondylodese wird der bei der Osteotomie gewonnene Knochen verwendet. Die Nachbehandlung erfolgte früher in einem Gipsbett und einem Gipskorsett für die Dauer eines Jahres. Für weitere zwei Jahre wurde dann tagsüber ein Korsett getragen (La Chapelle 1946).

Diese Art der Behandlung aus den 1940er Jahren kommt auch noch heute zur Anwendung, jedoch wird in der Regel zusätzlich eine dorsale Instrumentation mit Pedikelschrauben verwendet, so dass auf eine Mobilisation im Gipskorsett verzichtet werden kann. Der Patient wird mit einem abnehmbaren Korsett versorgt. Wie lange das Korsett nach der Operation getragen werden muss, ist von dem knöchernen Durchbau abhängig. Die Immobilisationsdauer beträgt zumeist 6 bis 8 Monate. Bis zur knöchernen Festigung werden im Rahmen der Rehabilitation von dem Patienten nur isometrische Übungen durchgeführt. Ist die knöcherne Einheilung vollständig, so kann mit Übungen zum Auftrainieren der Bauch- und Rückenmuskulatur begonnen werden. Bei einer zu frühen Mobilisation der operierten Wirbelsäule besteht die Gefahr von Ausrissen des Implantates.

Bei der monosegmentalen dorsalen Korrektur nach Hsu-Yau-Leong (Leong et al. 1985) wird die Wirbelsäule durch eine Resektion eines Wirbelbogens einschließlich der Pedikel und eines Sektors aus der Hinterwand monosegmental osteotomiert und kurzbogig lordosiert (Operationsverfahren nach Hsu-Yau-Leong). Der Wirbelkörper wird dorsal verkürzt. Er erhält durch den Eingriff eine Keilform mit nach vorne offenem Winkel. Der Drehpunkt der Lordosierung liegt in der Mitte des Wirbelkörpers, wodurch verhindert wird, dass dessen Vorderwand zu stark lordotisch abknickt oder klafft (Abb. 4a, b). Die Osteotomiehöhe sollte sich an der Höhe des Kyphosescheitels orientieren. Im Gegensatz zur monosegmentalen Bogenosteotomie nach Smith Peterson werden hier die großen Körpergefäße und der Grenzstrang nur geringfügig gedehnt.

Für die Korrektur werden heutzutage Pedikelschrauben mit Stäben verwendet. Die Korrektur erfolgt durch eine Kompression zwischen den Pedikelschrauben. Die damit verbundenen Kräfte sind groß genug, um den Wirbelkörper dorsal zu stauchen. Die Korrektur ist mit dem Schluss der Wirbelkörperosteotomie beendet, das heißt die Wirbeldeckplatten stehen dann aufeinander und eine weitere Korrektur ist nicht mehr möglich. Dieses Operationsverfahren nach Hsu-Yau-Leong, das auch als *Subtraktionsosteotomie* bezeichnet wird, kann bis zu 30° korrigieren. Niemeyer et al. (2002) berichten über 12 Patienten mit einer durchschnittlichen segmentalen Relordosierung von 30° (25°–36°). Alle Patienten waren mit dem Operationsergebnis zufrieden und würden sich retrospektiv wieder operieren lassen. Die Korrekturmöglichkeit ist bei diesem Verfahren geringer als bei den polysegmentalen Osteotomien nach Zielke (s.u.).

Die Nachbehandlung erfolgt mit einem abnehmbaren Korsett, das – in Abhängigkeit von der knöchernen Fusion – etwa ein Jahr getragen wird. Zumeist kann das Korsett nach 3 Monaten in der Nacht bereits weggelassen werden, was für den Patienten eine deutliche Verbesserung seiner Lebensqualität bedeutet.

4.1.2. Polysegmentale Korrekturverfahren

Die hohe Rate an Komplikationen sowie die schlechte Kontrollierbarkeit der Korrektur veranlassten Zielke am Ende der 1970er Jahre, ein *polysegmentales* Korrekturverfahren zu entwickeln (Abb. 5). Für diese so genannte *Lordosierungsspondylodese* kamen anfänglich *Harrington-Kompressionssysteme*, in weiterer Folge dann *dorsale Kompressions-Spondylodesen* zur Anwendung (Zielke et al. 1986; Hehne et al. 1990b).

Für den Eingriff wird der Patient auf einem variablen Operationstisch auf dem Bauch gelagert. Während der Korrektur muss der Tisch automatisch stufenlos verstellbar

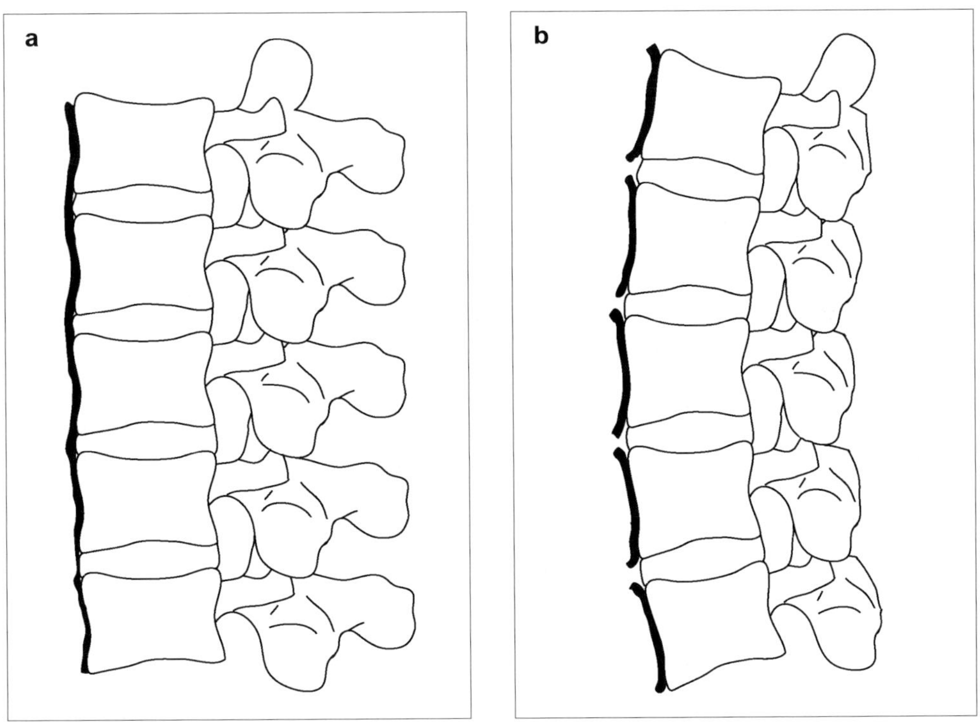

Abb. 5. a Polysegmentale dorsale Osteotomie, gegebenenfalls in Kombination mit einer ventralen Osteotomie; **b** Nach erfolgreicher dorsaler Osteotomie und Kompression von dorsal sieht man die Syndesmophyten gesprengt und den kompletten Schluss der Osteotomien zueinander, mit dem die Korrektur abgeschlossen ist

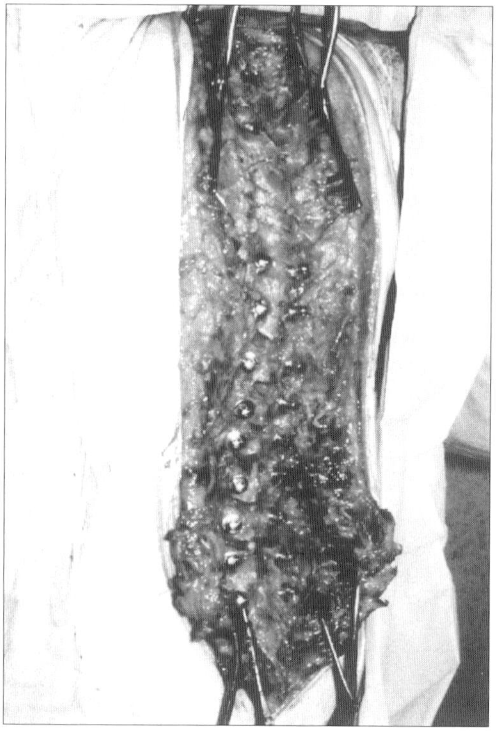

Abb. 6. Situs nach Freilegen der dorsalen Wirbelsäule mit eingebrachten Pedikelschrauben und polysegmentalen Osteotomien

sein. Die Leistenregion des Patienten liegt annähernd auf dem Scheitelpunkt des Tisches.

Es wird über einen dorsalen Zugang operiert. Die Präparation beginnt zweckmäßigerweise am Kyphosescheitel. Von hier aus wird nach kaudal und kranial vorgegangen. Die Wirbelsäule wird im Bereich der Wirbelbögen polysegmental osteotomiert und durch die dorsale konvexseitige Kontraktion großbogig harmonisch lordosiert (Abb. 6). Die Korrektur erfolgt heute mit Pedikelschrauben und Kompression der einzelnen Bewegungssegmente zueinander.

Während der Korrektur muss der Operationstisch stufenweise entknickt werden. Je nach dem Ausmaß der kyphotischen Deformität genügen im Allgemeinen 4 bis 6 Osteotomien. Zur Neutralisierung der Kräfte werden die endseitigen Schrauben 1 bis 2 Segmente über die Ostoeotomie hinaus implantiert. Die Korrektur kann in einem Ausmaß von 40°–60° erfolgen (Abb. 7a,b). Zusätzliche skoliotische Krümmungen können durch eine einseitig stärkere Kompression mitkorrigiert werden (Bauer et al. 1991). Das im Vordergrund stehende Ziel der Operation ist es auch hier, dem Patienten eine horizontale Blickachse zu ermöglichen.

Die Korrektur erfolgt lumbal und tief thorakal. Sie sollte möglichst den Kyphosescheitel einbeziehen. Die Stabilität der lumbalen Wirbel gestattet in der Regel besonders große Korrekturkräfte. Fixierte Rippen

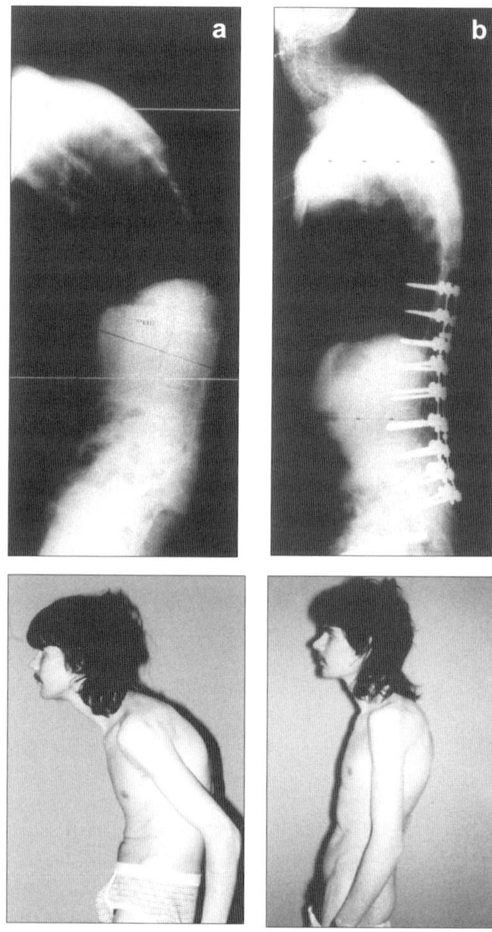

Abb. 7. a Röntgenbild vor der Korrektur: ausgeprägter ventraler Überhang mit einer Kyphose von 80 Grad nach Cobb; **b** nach polysegmentaler Korrektur der Statik ist eine horizontale Blickrichtung wieder möglich

stören die Korrektur nicht. Das Lähmungsrisiko ist bei überwiegend lumbalen Korrekturen am geringsten.

Die Osteotomien erfolgen zwischen Th12/L1 und L4/5, wahlweise kann in Abhängigkeit von der Lokalisation und dem Ausmaß der Kyphose L5/S1 und Th11/12 mit einbezogen werden. Eine *transpedikuläre Verschraubung* erfolgt zwischen Th9/10 und S1. Die gewonnenen Dornfortsatzreste, Wirbelbögen und Gelenkportionen werden im gesamten Instrumentationsbereich entsprechend der *Technik nach Risser Hips* (Bauer et al 1991) dekortiziert und angelagert.

Die Nachbehandlung erfolgt mit einem abnehmbaren Korsett. Neurologische Kontrollen sind postoperativ in halbstündlichen, später in stündlichen Intervallen durchzuführen. Das abnehmbare Korsett wird für 4 bis 6 Monate getragen. In der Regel erfolgt bei diesem Verfahren die Fusion und knöcherne Durchbauung rasch und sicher.

Böhm und El Saghir (2002) berichten über ein kombiniertes ventrales und dorsales Vorgehen. Zunächst wird im Bereich der Deformität eine V-förmige dorsale Osteotomie durchgeführt, wobei die nervalen Strukturen geschont werden. Ergänzend wird jetzt in einem zweiten Schritt von ventral *minimal invasiv* – endoskopisch – eine Mobilisierung und Abtragung der ventral gelegenen Syndesmophyten vorgenommen. Der durch das ventrale Aufklappen entstehende Defekt wird mit spongiösen Spänen oder Titanstützkörpern überbrückt. Abschließend wird von dorsal das Instrumentarium eingebracht. Die transpedikulär eingebrachten Schrauben werden mit zwei kyphotisch angebogenen Längsstäben verbunden. Bei der Korrektur ist darauf zu achten, dass nicht *zu* große Kräfte wirken, da es ansonsten zu einem Ausriss der Schrauben aus dem Knochen kommen kann. Eine Entfernung von eingebrachten Instrumentationen ist im Regelfall nicht vorgesehen, prinzipiell aber möglich.

Bei der ventralen Mobilisation besteht das Risiko größerer Blutungen, was unter Umständen eine rasche offene Versorgung der Gefäßverletzung notwendig machen kann. Dieser kombinierte Eingriff geht ohnehin zumeist mit einem hohen intraoperativen Blutverlust einher, wodurch eine lebensgefährliche Situation für den Patienten entstehen kann. Vor der Operation sollte in Zusammenarbeit mit dem Anästhesisten sorgfältig abgeklärt werden, ob der Patient für einen solchen kombinierten Eingriff in einer Sitzung überhaupt geeignet ist.

4.2. Cerviko-torakale Korrekturmethode

Die Indikation für korrigierende Eingriffe im cerviko-thorakalen Bereich ist die cervikale oder hochthorakale kyphotische Deformität mit vollkommener Ankylose (Abb. 8), insbesondere bei einer Behinderung der Mundöffnung durch einen zu geringen Kinn-Sternum-Abstand.

Der Patient erhält präoperativ einen Halofixateur. Am Rumpfkorsett werden im thorakalen Bereich ventral und dorsal je zwei mit Gewindelöchern versehene Aluminiumplatten befestigt. An diesen werden gelochte Metallbügel angeschraubt und beiderseits über die Schultern geführt. Die Bügel und der Haloring werden erst während der Operation – vor der Korrektur – durch je zwei Gewindestangen miteinander verbunden. Mit Hilfe dieser Stangen wird dann intraoperativ korrigiert und fixiert. Der Patient sitzt während des Eingriffs. Halo und Bügel werden nur dorsal abgedeckt, damit ein Assistent während der Operation von vorne an den Gewindestangen die Korrekturen vornehmen kann.

Der Operateur sitzt hinter dem Patienten, der Assistent steht links von ihm. Es wird eine dorsale Schnittführung im Bereich von C4 bis Th2 gewählt. Die Korrektur erfolgt ausschließlich dorsal im Segment C7/Th1 durch eine Osteotomie im Bereich der verknöcherten Interlaminaportion und der Gelenkportionen C7/Th1. Die kurzbogige Lordosierung erfolgt über die Gewindestangen zwischen Halo und Rumpfgips.

Während der Korrektur überwacht der Operateur die Osteotomie und die Spinalnerven. Droht eine Nervenkompression muss weiter nachreseziert werden. Die knöcherne Fusion erfolgt durch Auflegen von Osteotomiematerial auf die teilweise dekortizierte

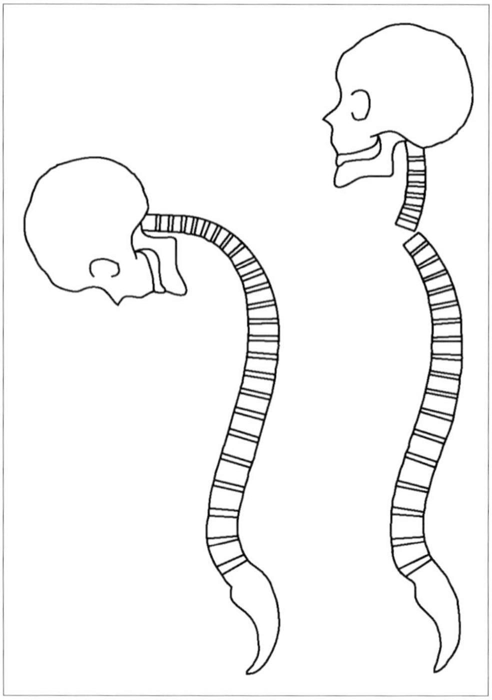

Abb. 8. Schematische Darstellung einer monosegmentalen Korrektur im cervico-thorakalen Übergang

Lamina von C7 und Th1. Nachdem der Halo mit seinen Gewindestäben fixiert ist, kann die Mobilisation bereits frühzeitig am ersten postoperativen Tag erfolgen. Die Halobehandlung muss für zumindest 6 Monate beibehalten werden. Vor Absetzen des Halo ist eine Tomographie zur Beurteilung der knöchernen Fusion erforderlich.

Die Weiterentwicklung von Titaninstrumentationen hat zu deutlichen Fortschritten geführt. Wenn intraoperativ eine ausreichende Stabilität geschaffen wurde, kann inzwischen oftmals auf eine Mobilisierung im Halofixateur verzichtet und der Patient bereits zwischen dem dritten und fünften postoperativen Tag mobilisiert werden.

4.3. Gefahren und Komplikationen

Todesfälle werden immer wieder berichtet, sind bei korrigierenden Wirbelsäuleneingriffen in unserem Zentrum aber erfreulicherweise bisher nicht aufgetreten. Die Mortalitätsrate liegt bei 2,3%, das Pneumonie- und Lungenembolierisiko beträgt etwa 5% (Bauer et al. 1991; Böhm et al. 1989; Hehne et al. 1990b).

Innerhalb der ersten 48 Stunden nach der Operation kann es aus vaskulären Gründen zur Ausbildung einer kompletten und irreversiblen Querschnittslähmung kommen. Neurologische Symptome sind unter Umständen auch auf Dura- oder Wurzelverletzungen nach unsachgemäßer Osteotomie oder falscher Platzierung der Pedikelschrauben zurückzuführen.

Bei Patienten mit cervikothorakaler Aufrichtung können die geänderten Lagebeziehungen irreversible radikuläre Störungen verursachen, zumeist in Höhe C8 bzw. C7. Bei der polysegmentalen Aufrichtungsoperation liegt die Häufigkeit irreversibler Schädigungen bei 2,3% (Paraplegien), reversible Schäden treten bei 18% der Patienten auf (Hehne et al.1990b). Leichte, fast ausschließlich sensible und dann zumeist rasch reversible Reizsyndrome zeigen ca. 30% der Patienten (Bauer et al. 1991).

Schraubenausrisse und -wanderungen sind intra- und postoperativ möglich, wenn bei porösen Knochen zu hohe Kräfte aufgebracht werden. Bei einer bestehenden Osteoporose stellt eine durchzuführende Osteosynthese hohe Ansprüche an den Operateur.

Wundheilungsstörungen treten bei bis zu 3% der Patienten auf und machen oftmals eine Revision notwendig. Böhm und El Saghir berichten, dass drei ihrer Patienten wegen Pseudarthrosen nachoperiert werden mussten (Böhm und El Saghir 2002). Die technischen Weiterentwicklungen haben in den letzten Jahren insgesamt zu deutlich besseren Ergebnissen der Aufrichtungsoperationen geführt (El Saghir und Böhm 2002).

Durch die moderne anästhesiologische Überwachung und intensivmedizinische Betreuung konnte das Operationsrisiko insgesamt deutlich verringert werden. Allgemein ist es dringend zu empfehlen, dass nur sehr erfahrene Operateure in spezialisierten Wirbelsäulenzentren mit ausgezeichneten anästhesiologischen Überwachungsmöglichkeiten diese anspruchsvollen Eingriffe an der Wirbelsäule vornehmen. Auch in den spezialisierten Zentren liegt die Frequenz nur bei etwa vier Eingriffen pro Jahr.

5. Wirbelsäulenfrakturen bei Morbus Bechterew

5.1. Traumafolgen

5.1.1. Lokalisation

Bei Patienten mit Morbus Bechterew treten die Frakturen vorwiegend im Bereich der Übergänge von Halswirbelsäule zur Brustwirbelsäule und von der Brustwirbelsäule zur Lendenwirbelsäule auf. Nur selten finden sich Frakturen, die alleine auf die Halswirbelsäule oder die Lendenwirbelsäule beschränkt sind (Bernd et al. 1992).

Die häufig vorhandene Osteoporose und die bei einer kompletten Ankylosierung extrem großen Hebelkräfte erhöhen auf Grund der veränderten Biomechanik der Wirbelsäule das Frakturrisiko beträchtlich. Ein *„Bambusstab"* verhält sich in Hinblick auf das Frakturrisiko biomechanisch wie ein langer Röhrenknochen.

Die Ursache der Frakturen bei Patienten mit Morbus Bechterew sind überwiegend häusliche Stürze (40%), insbesondere der nächtliche Gang zur Toilette bei ungenügenden Lichtverhältnissen, sowie Verkehrsunfälle (30%). Die Bedeutung präventiver Maßnahmen muss immer wieder betont und dem Patienten vermittelt werden (Bernd et al. 1992).

Konkrete (repräsentative) Häufigkeitsangaben über Wirbelsäulenfrakturen bei Morbus Bechterew sind in der Literatur nicht zu finden, es liegen lediglich kleinere Zahlen aus einzelnen Zentren vor (Bernd et al. 1992).

5.1.2. Frakturen im cervikalen und cervikothorakalen Bereich

Die ankylosierte Halswirbelsäule ist durch äußere Gewalteinwirkung besonders stark gefährdet. Oft führt bereits ein geringes Trauma zu einer Fraktur. Auch die *verkalkten Ligamenta* können frakturieren. Zwei Drittel der Patienten haben nach dem Trauma neurologische Ausfälle. Betroffen sind zumeist Männer im 5. oder 6. Lebensjahrzehnt.

Im Bereich der Halswirbelsäule liegt in der Regel ein Hyperextensionstrauma vor. Ursachen sind banale Stürze aus dem Stand, beim Aussteigen aus Fahrzeugen oder aus dem Bett. Zumeist handelt es sich um eine Flexion/Distraktionsverletzung oder um ein Hyperextensionsschärtrauma (Einsiedel et al. 1999).

Gerade Halswirbelsäulenfrakturen werden bei Patienten mit Morbus Bechterew oft übersehen (Hagglund et al. 1993). Das zugrunde liegende Bagatelltrauma lässt oft nicht an eine Halswirbelsäulenfraktur denken. Neurologische Ausfälle stellen sich dann häufig erst später ein. Eine Fraktur einer ankylosierten Wirbelsäule ist im Nativröntgen oftmals nur schwer zu erkennen, so dass die Indikation zur Computertomographie und vor allem zur Kernspintomographie der gesamten Wirbelsäule großzügig gestellt werden sollte. Durch frühzeitige Diagnostik und adäquate Therapie lassen sich die Komplikationen zumeist eingrenzen. Intensiv sollte in jedem Fall nach Hinweisen auf eine beginnende Myelomschädigung (Blasenentleerungsstörung, Schwäche in der Beinmuskulatur) gefahndet werden (Bernd et al 1992).

5.1.3. Lumbale und thorakale Frakturen

In analoger Weise können auch Frakturen im Bereich der Lendenwirbelsäule und der Brustwirbelsäule auftreten, die in der Regel zunächst extrem schmerzhaft verlaufen, aber – im Gegensatz zu den HWS-Frakturen – zumeist keine Lebensgefahr darstellen. Die nicht dislozierte Wirbelfraktur der Lenden- und Brustwirbelsäule heilt in der Regel ohne neurologische Ausfälle aus.

5.2. Konservative Behandlung

Generell gibt es bei Frakturen im Bereich der Halswirbelsäule und des cerviko-thorakalen Übergangs aufgrund der großen Ge-

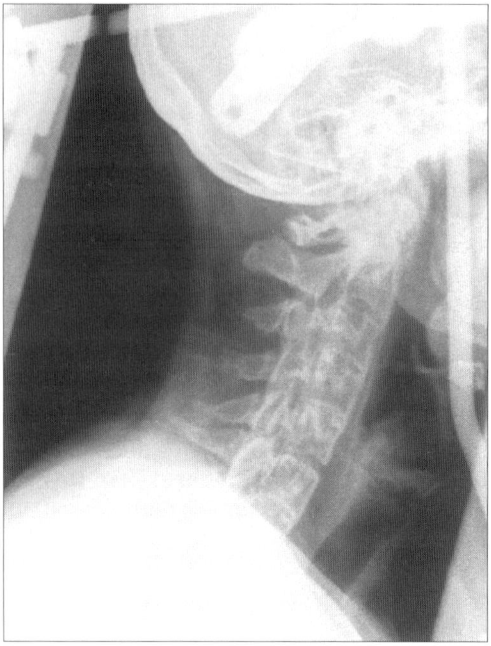

Abb. 9. C5/C6 Fraktur des Ligamentum anterior und posterior mit Fraktur der Gelenkfortsätze nach Skiunfall; konservative Behandlung durch Haloversorgung

fahr der sekundären Fraktur und der Dislokation mit neurologischen Folgen (Querschnitt) nur selten die Indikation zu einem konservativen Vorgehen. Dies kann nur im Einzelfall bei einem Patienten mit einer unverschobenen Fraktur gegeben sein (Abb. 9).

Die Therapie der Wahl bei konservativer Behandlung ist die Ruhigstellung in der *Cervicalstütze* oder gegebenenfalls die Versorgung mit einem *Halofixateur* (Secer et al. 1998). Im thoraken und lumbalen Bereich kann häufiger konservativ behandelt werden. Die Fixationsorthese wird 24 Stunden am Tage getragen. Ein Abtrainieren der Orthese kann erst dann erfolgen, wenn im CT eine knöcherne Fusion zu erkennen ist. Die Behandlungsdauer richtet sich nach der Fusionszeit. Im Regelfall muss das Korsett für zumindest 6 Monate, bisweilen jedoch sogar länger als ein Jahr getragen werden.

5.3. Operative Frakturbehandlung

5.3.1. Therapieverfahren

Vergleicht man im Rahmen von Nachuntersuchungen die operativen Therapieverfahren mit dem konservativen, dann ist heute – auf Grund der Weiterentwicklung von Stabilisierungssystemen – den operativen Möglichkeiten zumeist der Vorzug zu geben. Ein eindeutiger Vorteil besteht in der Möglichkeit einer schnelleren Mobilisierung des Patienten. Damit ist eine Verbesserung der Lebensqualität verbunden, die bei konservativer Versorgung oftmals längerfristig beträchtlich eingeschränkt ist (Bernd 1992).

Als operatives Standardverfahren gilt die *dorsoventrale Spondylodese*. Hierbei sollte die Fusionsstrecke ausreichend lang sein, d.h. kranial und kaudal der Bruchstelle zumindest *ein nicht frakturiertes Segment* übergreifen, um Refrakturen und Materialbruch zu verhindern. Zur Vermeidung von Ausrissen ist die übergreifende Einbeziehung von zwei oder sogar drei Segmenten zu empfehlen, was umso mehr bei einer begleitenden Osteoporose gilt.

5.3.2. Versorgung von Frakturen im HWS-Bereich

Bei angulären Fehlstellungen der Halswirbelsäule ist nach einer Fraktur die kombinierte dorsal-ventral-dorsale Operation das Verfahren der Wahl. Die Stabilisierung erfolgt durch dorsale Implantate, die im Pedikel oder in der *Massa lateralis* verankert werden. Die Verankerung muss in mehreren Punkten der bereits eingesteiften und häufig osteoporotischen Wirbelsäule erfolgen, um die einwirkenden Kräfte zu verteilen und einem Ausriss der Implantate vorzubeugen.

Bei einer extremen Fehlstellung mit nach vorn abgeknicktem Kopf besteht in wenigen Einzelfällen zwischen Kinn und Brustbein nicht genügend Raum für einen ventralen Zugang zur Mobilisation. Dann muss von dorsal nach ventral osteotomiert werden.

Die *intraoperative Navigation* kann hierbei äußerst hilfreich sein. In einigen Zentren ist es möglich, die Lagebeziehung des Meißels zu Rückenmark, Nervenwurzel, Vertebralarterie und Ösophagus im offenen Operations-MRT *online* zu kontrollieren. Postoperativ sollte eine etwa 6-wöchige Ruhigstellung des Patienten mit einer Cervikalstütze erfolgen (Arnold 1990; Einsiedel et al. 2001; Morscher et al. 1992).

5.3.3. Versorgung von Frakturen im BWS-LWS-Bereich

Ist eine Fraktur im Bereich der Brustwirbelsäule aufgetreten, so ist in einigen Fällen ein rein dorsales Vorgehen indiziert. Die Fusion erfolgt hier bis mindestens zwei Segmente kranial und kaudal der Fraktur (Abb. 10).

Ist es bereits zu einer massiven Fehlstellung gekommen, muss entweder ein zweiseitiges Vorgehen von ventral und dorsal oder eine *Egg-shell procedure* gewählt werden (Abb. 11). Hierbei wird nach dem Entfernen des Dornfortsatzes und Wirbelbogens von L3 der Wirbelkörper um den Rückenmarksack herum so destabilisiert, dass durch die Keilwirbelbildung in diesem Bereich eine knickförmige Lordosierung möglich wird. Der Vorteil dieses Verfahrens liegt darin, dass nicht durch den Brustraum/Bauchraum operiert werden muss (Böhm und El Saghir 2002).

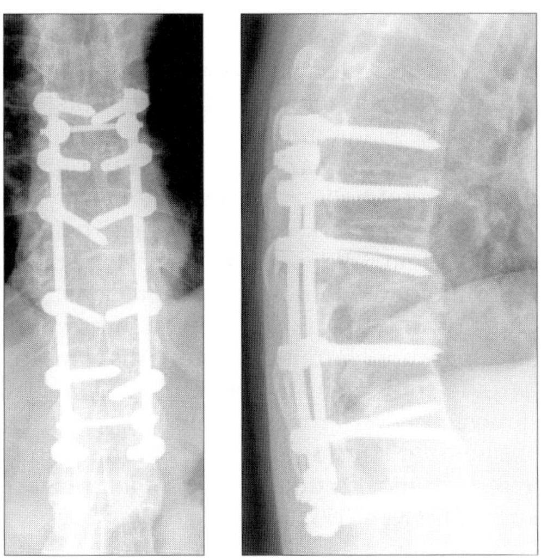

Abb. 10. BWK11-Fraktur nach Sturzverletzung: operative Behandlung durch ein dorsales Vorgehen mit transpedikulärer Verschraubung von Th 8 bis L2

5.3.4. Komplikationen

Nach Wirbelsäulenfrakturen besteht eine perioperative Mortalität von 30–57% (Bernd et al. 1992). Begründet wird diese hohe Mortalität durch die Prädisposition zu pulmonalen Komplikationen (insbesondere Pneumonien und Lungenembolien) sowie cerebralen Ischämien (Verletzungen der A. vertebralis) oder Epiduralblutungen durch Abrisse von *eingemauerten* Gefäßen. Häufig entsteht eine neurologische Symptomatik nach einer primär übersehenen Fraktur. Oftmals wird die Fraktur sogar erst dann diagnostiziert, wenn der neurologische Ausfall zu einer erneuten Abklärung veranlasst hat.

6. Andersson-Läsion, Spondylodiszitis

Bei der *Andersson-Läsion*, einer für Morbus Bechterew typischen Veränderung im Bereich der Vorderkanten des Wirbelkörpers an der Grenzfläche zur Bandscheibe, zeigen sich neben den vom Erstbeschreiber Anderson 1937 als Ursache favorisierten entzündlich-rheumatologischen Veränderungen bei vielen Patienten Hinweise auf einen Zusammenhang mit traumatischen Einwirkungen bzw. Ermüdungsfrakturen, zumeist im Scheitelbereich der Kyphose (Rasker et al. 1996). Unter der einwirkenden Schwerkraft kommt es in den am stärksten belasteten ventralen Arealen der Wirbelkörper zur Knochenresorption und reaktiven Knochenneubildung.

Typischerweise gibt der Patient massive bewegungs- und belastungsabhängige Beschwerden an. Diese *Instabilitätsschmerzen* lassen sich in der Regel nur mit konsequenter Ruhigstellung in einer *Orthese* beseitigen. In diesem Falle besteht dann auch die Indikation für eine Versteifungsoperation in dem betroffenen Segment. Bei Instabilität ist mit der *Spondylodese* in der Regel Schmerzfreiheit zu erzielen (Hehne et al. 1990a).

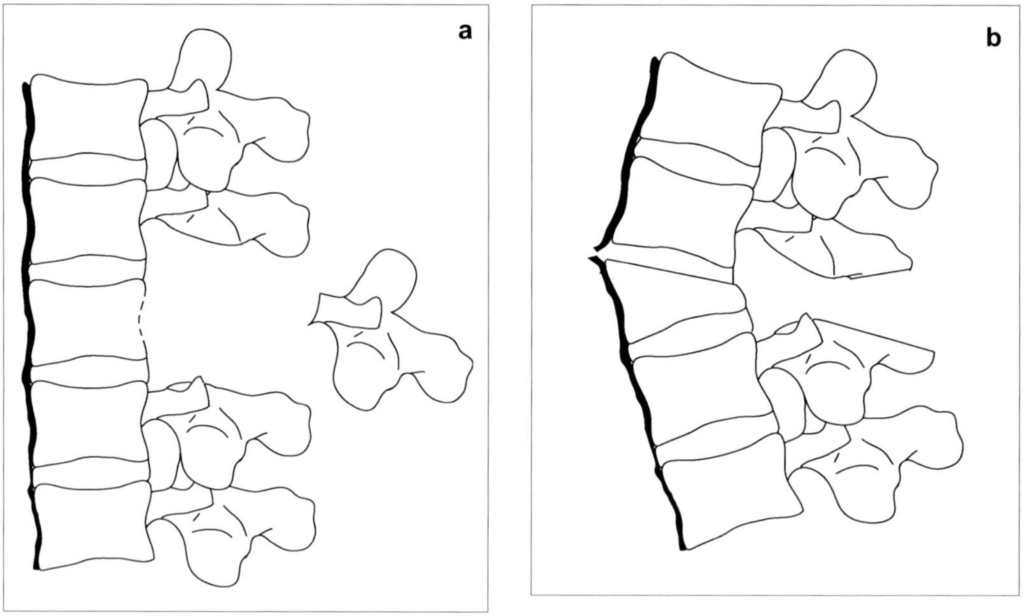

Abb. 11. Anguläre Korrektur durch *egg shell procedure* und Keilwirbelbildung. Nach dem Entfernen des Dornfortsatzes und Wirbelbogens von L3 wird der Wirbelkörper um den Rückenmarksack herum so destabilisiert, dass durch die Keilwirbelbildung in diesem Bereich eine knickförmige Lordosierung möglich wird

Eine weitere Ursache für Destruktionen im Bereich der Wirbelkörper und Bandscheiben ist die Spondylodiszitis. Sie lässt sich oft nicht von der *Andersson-Läsion* abgrenzen. Wie unterschiedlich die Ätiologie auch sein mag (Rasker et al. 1996), so uniform sind die Beschwerden mit im Vordergrund stehenden Belastungs- und Bewegungsschmerzen.

Hehne et al. (1990) beschreiben 33 Patienten mit Morbus Bechterew, bei denen Wirbelsäulensegmente wegen einer *Spondylodiszitis* durch eine alleinige dorsale Aufrichtungsoperation stabilisiert wurden. Alle Veränderungen an der Wirbelsäule waren gekennzeichnet durch Osteolysen, Sklerosen und das Fehlen von Syndesmophyten. In 5 Fällen lag zusätzlich eine Fraktur vor. Von Komplikationen wird nicht berichtet. Die Fusionsrate betrug nach 2 Jahren 98% (Hehne et al. 1990).

Je nach Ausmaß und Kompensationsmöglichkeiten des Rückenmarks können die begleitenden stenosierenden Veränderungen zu neurologischen Symptomen führen, von leichten Reflexverbreiterungen bis hin zur Spastik oder Querschnittslähmung. Die Folge der chronischen Irritation kann die schleichende Entwicklung einer thorakalen Myelopathie und einer zystischen Rückenmarksdegeneration (Syringomyelie) sein. Wenn diese neurologischen Komplikationen eingetreten sind, so ist der günstigste Zeitpunkt für eine stabilisierende Operation bereits vertan. Aus diesem Grunde sollte man bei Instabilität oder bei stenosierenden Prozessen mit der Indikationsstellung zur operativen Stabilisierung bzw. Haltungskorrektur *nicht zu lange* warten (siehe Kap. 17).

10 Fragen zum Thema

1. Wie kommt es zum Verlust der horizontalen Blickrichtung?

Die Entlordosierung der LWS und die kyphotische Ankylosierung der BWS führen zu einem Vornüberneigen des Oberkörpers.

2. Wie kann eine kyphotische Haltung kompensiert werden?

Hüftextension und Hyperlordose der HWS können die Kyphosierung in LWS und BWS funktionell teilweise kompensieren. Wenn die Überstreckung der Hüftgelenke und – als letzte Möglichkeit – die Kniebeugung diesen Haltungsverlust nicht ausgleichen können, verliert der Patienten die Möglichkeit geradeaus zu sehen. Funktionell bedeutsam sind in diesem Zusammenhang auch die Stellung und das Ausmaß der Ankylosierung der HWS.

3. Wann besteht die Indikation zur Aufrichtungsoperation?

Die Hauptindikationen sind fixierte großbogige, globale oder lokalisierte thorakale kyphotische Deformitäten ab 70° und lumbale Kyphosen ab 20° sowie neurologische Ausfälle. Die Einschränkung der Lebensqualität und der Leidensdruck des Patienten müssen bei der Indikationsstellung immer Berücksichtigung finden.

4. Welche operativen Möglichkeiten bestehen bei kyphotischem Haltungsverlust?

Monosegmentale und polysegmentale Korrektur-Operationen zur Aufrichtung kommen im LWS-und unteren BWS-Bereich zur Anwendung. Die dorsalen Operationsverfahren können durch ventrale mobilisierende Osteotomien unterstützt werden. Es gibt hier in jüngster Zeit auch minimal invasive endoskopische Methoden.

5. Wie hoch ist das Risiko bei Aufrichtungsoperationen?

Die perioperative Mortalität beträgt etwa 2%. Paraplegien treten in etwa 2%, reversible neurologische Symptome in etwa 18% auf. Das Pneumonie- und Embolierisiko liegt bei ca. 5%. Komplikationen mit dem Instrumentarium werden in 8% beschrieben, Infektionen im Operationsgebiet in 3%. Neurologische Komplikationen können durch Gefäß-, Dura- oder Wurzelverletzungen entstehen.

6. Ist eine Andersson-Läsion eine Operationsindikation?

Bei unbeherrschbaren Schmerzen auf Grund einer begleitenden Instabilität (auch bei Pseudarthrosen im Ligamentum anterior) besteht die Indikation für eine Spondylodese, die dann zumeist zur Schmerzfreiheit führt.

7. Fraktur der ankylosierten Wirbelsäule: bei welchen Unfällen?

Ursachen sind zumeist banale Stürze im häuslichen Umfeld und Verkehrsunfälle. Es handelt sich in der Regel um eine Flexions-/Distraktionsverletzung oder um ein Hyperextensionsschärtrauma. Auch bei kleineren Traumata sollte die Indikation zur umfassenden Diagnostik (MRT) großzügig gestellt werden. Im Nativröntgen kann die Fraktur einer ankylosierten Wirbelsäule leicht übersehen werden.

8. Können durch das Übersehen von Frakturen Spätschäden entstehen?

Häufig entstehen neurologische Komplikationen durch primär übersehene Frakturen. Die Fraktur wird oftmals erst durch den neurologischen Ausfall bemerkt, da erst dann eine umfassendere Abklärung erfolgt.

9. Fraktur der HWS bei M. Bechterew: konservativ oder operativ behandeln?

Auf Grund der großen Gefahr der sekundären Fraktur und von Dislokationen mit neurologischen Folgen (Querschnitt) besteht nur selten die Indikation für ein konservatives Vorgehen. Eine konservative Behandlung kommt nur in Einzelfällen bei einem Patienten mit einer unverschobenen Fraktur in Frage.

10. Welche Fortschritte ergeben sich aus der Weiterentwicklung der Instrumentarien?

Die Weiterentwicklung von Instrumentarien (z.B. Pedikelschrauben, Titanimplantate) hat es ermöglicht, dass die Patienten nach einer lordosierenden Spondylodese postoperativ ohne Gipskorsett mobilisiert werden können. Die Verordnung einer abnehmbaren lumbalen Orthese für drei Monate ist dennoch zumeist empfehlenswert.

Literatur

Andersson O (1937) Röntgenbilden vid Spondylarthritis ankylopoetica. Nord Med Tiedskr 14:2000–2006

Arnold W (1990) Erste klinische Erfahrungen mit der Halswirbelsäulen-Verriegelungsplatte aus reinem Titan. Unfallchirurg 93:559–561

Bauer R, Kerschbaumer F, Poisel S (1991) Die Orthopädische Operationslehre, Band I. Thieme, New York, Stuttgart

Bernd L, Bläsius K, Lukoschek M (1992) Wirbelsäulenfrakturen bei ankylosierender Spondylitis. Z Orthop Ihre Grenzgeb 130:59–63

Böhm H, Hehne HJ, Zielke K (1989) Die Korrektur der Bechterewkyphose. Orthopäde 18:142–154.

Böhm H, El Saghir H (2002) Operative Therapie der Spondylitis ankylosans. In: Braun J, Sieper J (Hrsg) Spondylitis ankylosans. UNI-MED, Bremen, pp 167–177

Einsiedel T, Nothofer W, Tonke N, Rieger H, Neugebauer R (1999) Spezifische Probleme, Therapie und typische postoperative Komplikationen bei Verletzungen der Halswirbelsäule mit vorbestehender Ankylosierung. In: Jahreskongress Osteosynthese Int. von 09.–11.09.1999, Frankfurt/Deutschland (Kongressband)

Einsiedel T, Kleinmann M, Nothofer W, Neugebauer R (2001) Besonderheiten bei der Therapie von Verletzungen der Halswirbelsäule bei Spondylitis ankylosans (M. Bechterew). Unfallchirurg 104:1129–1133

El Saghir H, Boehm H (2002) Surgical options in the treatment of the spinal disorders in ankylosing spondylitis. Clin Exp Rheumatol 20:101–105

Grisolia A, Bell RL, Peltier LL (1967) Fractures and dislocations of the spine complicating ankylosing spondylitis. J Bone Joint Surg Am 49:339–344

Hagglund G, Johnsson R, Stromqvist B (1993) Spinal fractures in Bechterew's disease. Injuries most likely underdiagnosed. Lakartidningen 90:364–366

Hehne HJ, Becker JH, Zielke K (1990a) Die Spondylodiscitis bei kyphotischer Deformität der Spondylitis ankylosans und ihre Ausheilung durch dorsale Korrekturosteotomien. Bericht über 33 Patienten. Z Orthop Ihre Grenzgeb 128:494–502

Hehne HJ, Zielke K, Böhm H (1990b) Polysegmental lumbar osteotomies and transpedicled fixation for correction of long-curve kyphotic deformities in ankylosing spondylitis. Report of 177 cases. Clin Orthop (258):49–55

Kiwerski J, Wieclawek K, Garwacka I (1985) Fractures of the cervical spine in ankylosing spondylitis. Int Orthop 8:243–246

Leong JCY, Yau LC, Hsu S (1985) Transpedicular osteotomy for correction of kyphosis in ankylosing spondylitis. 16th Int. Congress of Rheumatology (Kongressband), Sydney, 1985.

La Chapelle EH (1946) Osteotomy of the lumbar spine for correction of kyphosis in a case of ankylosing spondylarthritis. J Bone Joint Surg Am 28:851–861

Morscher E, Moulin P, Stoll T (1992) Neue Aspekte der vorderen Plattenosteosynthese der Halswirbelsäulenverletzungen. Chirurg 63:875–883

Niemeyeyer T, Hackenberg L, Bullmann V, Liljenqvist U, Halm H (2002) Technik und Ergebnisse der monosegmentalen transpedikulären Wirbelkörpersubtraktionsosteotomie bei Patienten mit Spondylitis ankylosans und fixierter kyphotischer Deformität. Z Orthop Ihre Grenzgeb 140:176–181

Rasker JJ, Prevo RL, Lanting PJ (1996) Spondylodiscitis in ankylosing spondylitis, inflammation or trauma? A description of six cases. Scan J Rheumatol 25:52–57

Secer S, Postpierch T, Stolke D (1998) Die operative Behandlung der instabilen Halswirbelsäulenverletzung. Akt Traumatol 28:85–89

Smith-Peterson MM, Larson CB, Aufrang OE (1945) Osteotomy of the spine for correction of flection deformity in rheumatoid arthritis. J Bone Joint Surg Am 27:1–11

Zielke K, Hehne HJ, Donk R (1986) Die dorsale Lordosierungsspondylodese bei Spondylitis ankylosans. Therapiewoche 36:4405–4412

Kapitel 43A

Trauma-Erfahrungen eines Patienten mit Morbus Bechterew

Heinz Baumberger*

Fallbericht

Im Alter von 49 Jahren und nach 37 Jahren Morbus Bechterew erlebe ich im Winter 1980/81 eine beglückende, fast schmerzfreie Periode, die ich zusammen mit meiner Frau zum intensiven Skilaufen in einem wunderbaren Skigebiet der Ostalpen benutze. An einem prachtvollen, warmen April-Morgen planen wir eine Sulzschnee-Abfahrt auf einem uns bestens bekannten, gleichmäßig steilen, nach Süden orientierten, recht langen Hang auf etwa 2500 m ü.M.. Schon beim ersten Schwung passiert es: Ich bleibe offenbar an einem gerade noch von etwas Schnee bedeckten Stein hängen, kippe Kopf voran nach unten, beginne zu rutschen, kann mich um 180° drehen und bremse die Fahrt mit dem zweiten Ski, der sich nicht gelöst hat, ab. Wie von Bergunfällen bestens bekannt, überschlage ich mich und verliere das Bewusstsein. Nach rund 200 m wird der Absturz durch einige Felsblöcke abrupt gestoppt.

Meine Frau findet mich bewusstlos und blutüberströmt. Als ich erwache, beklage ich mich darüber, dass sie mich aus einem wunderschönen, warmen und hellen Traum geweckt hat („Nahtoderlebnis"). Schließlich gelingt es ihr, einen Touristen herbeizurufen und ihn zu bitten, in der Zwischenstation der Bergbahn Hilfe zu holen. Der nach längerer Zeit eintreffende Rettungsdienst (mit Rettungsschlitten) erkennt sofort die prekäre Situation und alarmiert die Rettungsflugwacht. Der Helikopter kann im steilen Hang nicht landen und setzt den Notarzt mit einer Seilwinde ab. Meine Frau macht ihn auf den bestehenden Morbus Bechterew aufmerksam. Er lässt sofort den Helikopter erneut anfliegen und Halskragen und Vakuummatratze abwerfen. Anschließend werde ich – sorgsam verpackt – am Seil hängend abtransportiert und bei einer Zwischenlandung in den Helikopter gelegt.

Im nächsten Zentrumsspital werde ich in der Notfall-Aufnahmestation untersucht und in die Intensivstation verlegt. Es werden diagnostiziert: Rippenserienfrakturen links 7–11, rechts 8, Hämotothorax beidseits, Skapulafraktur links (mit späterer Pseudarthrose), Kontusion der gesamten Wirbelsäule und des Beckens, Rissquetschwunde und Impressionsfraktur der linken Stirn, Nasenbein-Fraktur. Nach zwei Tagen Verlegung auf die Station, ungenügende Schmerzlinderung, schwere Sehstörungen wegen Hirntrauma (unbeachtet), nach etwa einer Woche erste Physiotherapie im Gehbad: Ich

* Dr. Baumberger war von 1978 bis 1992 Präsident der Schweizerischen Vereinigung Morbus Bechterew.

krieche auf allen Vieren vom Rollstuhl ins Wasser, das mir wegen des Auftriebs sofort Erleichterung bringt, und mache darin zahlreiche mir wohlbekannte Übungen, bis ich erschöpft bin. Erstmals meldet sich nun die Therapeutin zu Wort: „So viele Übungen hätte ich nicht gewusst!"

Nach weiteren Tagen ohne rechte Betreuung und ohne Fortschritte nehme ich Kontakt mit dem Chefarzt eines Rheuma- und Rehabilitationszentrums auf. Dieser ordnet die sofortige Verlegung per Helikopter in seine Klinik an.

Dort beginnt eine sorgsame, vielfältige und individuelle Physiotherapie im Gehbad und mit zahlreichen Atemübungen. Aber leider nehmen die anfänglich recht gute Gehfähigkeit und der Allgemeinzustand rasch ab; Appetitlosigkeit und damit starker Gewichtsverlust folgen. Wegen der sich dramatisch verschlechternden Situation lässt der Chefarzt zur psychischen Unterstützung meine Frau in die Klinik rufen, wo sie ebenfalls einquartiert wird.

Nach fünf Wochen Klinik-Aufenthalt neue Röntgenbilder der Wirbelsäule. Nun entdeckt man (endlich!) eine Kompressionsfraktur Th10 mit Keilwirbel- und Gibbusbildung. Im Zentrumsspital hatte man diese Fraktur übersehen, weil die Stelle durch den Hämatothorax überschattet war und weil man annahm, dass die offensichtliche Hyperkyphose durch den Morbus Bechterew bedingt sei.

Planung einer Untersuchung mit einem der ersten damals verfügbaren Computer-Tomographen. Auf dem langen Transport dorthin erste Bauchkoliken. Zu Hause sich rasch steigernde Schmerzen, Einweisung in die lokale Klinik mit Verdacht auf Nierensteine. Eine Darm-Kontrastaufnahme zeigt aber eine Zwerchfell-Ruptur links mit Herniation des Colon, vermutlich ebenfalls unfallbedingt. Sofortige Operation. Gute Erholung. Wirbelsäulen-Fraktur inzwischen durch Kallusbildung stabilisiert. Bleibender Schaden: Um 30° verstärkte Hyperkyphose mit Gibbus-Bildung, starke Einengung der inneren Organe (Herzrhythmus-Störungen, Atemnot, Verdauungs-Störungen). Zu erwartendes Risiko bei einem Sturz auf den Rücken: Bruch des Gibbus und Querschnittslähmung.

Dezember 1993, zwölf Jahre später: Auf schneeglatter Straße rutsche ich beim raschen Gehen plötzlich aus und falle auf den Rücken. Ich höre das Geräusch brechender Knochen in meiner Wirbelsäule, habe zunächst keine Luft mehr, kann mich dann auf die Seite drehen und sofort die Beweglichkeit von Händen und Füssen testen: die befürchtete Querschnittslähmung ist ausgeblieben! Meine „Anweisung" an den Notarzt: *Achtung Morbus Bechterew*, nicht bewegen, liegen lassen, Rettungsflugwacht alarmieren.

Der Helikopter landet, die Crew will mich auf die Bahre legen. Ich protestiere und verlange Schaufelbahre, Vakuummatratze und Transport auf der Seite liegend, weil ich befürchte, dass eine abrupte Bewegung doch noch eine Lähmung auslösen könnte. Wird ohne weiteres nach meinem Wunsch gemacht.

Landung im gleichen Zentrumsspital wie 1981, Notfallaufnahme. Mein von der Polizei von der Unfallstelle aus angerufener Rheumatologe hat bereits den Notfallarzt im Spital über meine gesundheitliche Situation informiert. Man will mich auf den Röntgentisch hieven – ich protestiere und verlange den Einsatz der Schaufelbahre. Stattdessen merkt man, dass man die Bahre anheben und mich auf den Röntgentisch gleiten lassen kann. Die erste Aufnahme zeigt sofort eine transdiskale Fraktur, ein Segment höher als 1981. Besprechung mit dem Notfallarzt: Situation eindeutig. Transport auf die Station: äußerst unfreundlicher Empfang durch die Krankenschwester (vier Stunden nach dem Unfall: „Sie können doch nicht auf der Seite liegen bleiben, sonst bekommen Sie Dekubitus!"), keine Hilfe beim Essen oder beim Aufstehen.

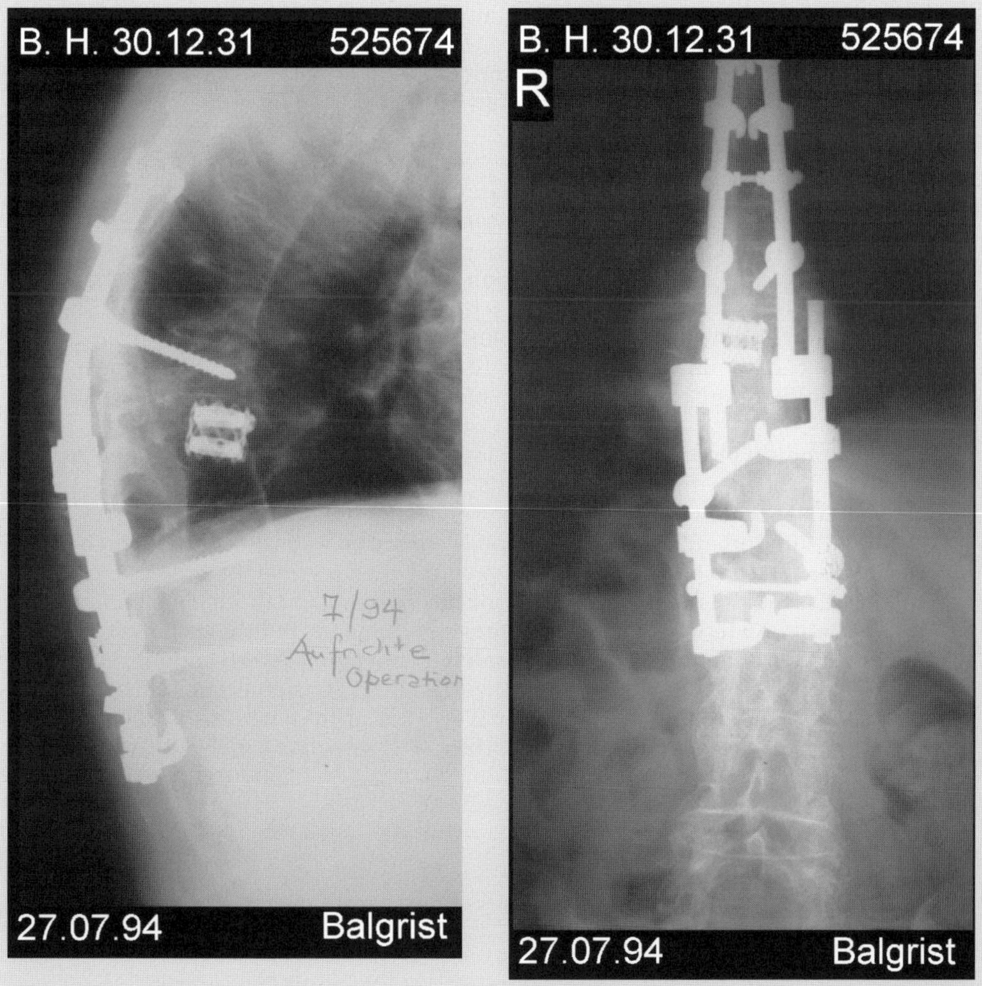

Abb. 1. *Morbus Bechterew: dorsoventraler Zugang mit Kostotransversektomie, ventrale Osteotomie mit Harms-Körbchen Th10 und dorsale Aufrichte-Spondylodese Th5-L2 bei Status nach BWS-Kyphose, alter Fraktur Th10 und intradiskaler Fraktur Th8/9.* ***a*** *BWS seitlich,* ***b*** *BWS a.-p.*

Am nächsten Tag Erstellung von konventionellen Tomogrammen der Wirbelsäule (trotz Vorhandensein eines Computer-Tomographen): Befund eindeutig: transdiskale Wirbelfraktur. Zwei Tage später: Kontroll-Aufnahme sitzend, leicht abgedreht: äußerst starke Schmerzen, die Aufnahmen gelingen erst nach mehreren Anläufen und nur unter Schmerzmitteln. Spät abends, bei meinen ersten Gehversuchen an Krücken, Kommentar des im Treppenhaus zufällig an mir vorbeigehenden Chefarztes: „Keine Fraktur sichtbar, absolute Bagatelle; Sie können heimgehen, wann Sie wollen." Entlassungs-Diagnose: reaktivierter Morbus Bechterew nach Sturz.

Meine Tochter holt mich am nächsten Tag ab und bringt mich nach Hause. Hier schwerste Schmerzschübe und große Atemnot. Der Hausarzt befürchtet eine Lungenentzündung und lässt mich mit dem Rettungswagen in die Ambulanz einer Spezial-Klinik bringen. Hier Computer-Tomographie: Transdiskale Fraktur Th8-9 und Deckplatteneinbruch Th9. Sogar leichte entspannende Physiotherapie verursacht unerträgliche Schmerzen. Anpassung eines Dreipunkte-Korsetts. Entlassung zur weiteren Beobachtung.

Wegen andauernder Schmerzen einige Wochen später MRT-Aufnahmen und Szintigraphie: gleiche Befunde, aber statt Zusammenwachsen der Bruchstelle Bildung einer Pseudarthrose. Entscheid: operative Fixation nötig.

Untersuchung durch einen Orthopäden, der eine große Erfahrung mit Morbus Bechterew hat; Besprechung der Operation, auf Termin warten. Am Vorabend der Operation der Besuch des Anästhesisten: Ich mache ihn darauf aufmerksam, dass bei Morbus Bechterew mit starker Hyperkyphose das Risiko besteht, bei der Intubation eine Wirbelfraktur mit u.U. fatalen Folgen zu provozieren; es sei eine fiberoptische Intubation empfohlen. Antwort: Das kann ich nicht und habe auch keine entsprechenden Instrumente.

Über 8-stündige Operation: Spondylodese (Th5–L2) und Osteotomie der Wirbelsäule (Th10) (Abb. 1). Größenzunahme rund 10 cm! Anschließend Rehabilitation in einer Spezialklinik, relativ rasche Erholung. Entscheidende Fortschritte: Die freie Sicht geradeaus ist wunderbar; Herz, Lungen und Magen sind entlastet; das Gehen bergauf und treppauf ist wieder ohne Hyperventilation möglich.

Ich habe das Skilaufen bleiben lassen, mache aber mit 72 Jahren noch immer 2- bis 4-stündige Bergwanderungen, arbeite intensiv in meinem Büro und genieße die gewonnenen und geretteten Lebensjahre zusammen mit meiner so oft leidgeprüften Gattin. Ich bin den vielen Ärzten, Krankenschwestern und Physiotherapeuten sehr dankbar, die sich in wunderbarer, aufopfernder Weise um mich gekümmert haben. Ich bedaure, dass es auch solche gab, die den Morbus Bechterew noch nicht so gut kannten – und solche, die alles besser wussten.

Kapitel 44

Die rheumaorthopädische Behandlung im Bereich der oberen Extremität

Gerhart Handle, Cornelius Wimmer, Franz Rachbauer

1. Einleitung

Etwa ein Drittel der Patienten mit Morbus Bechterew entwickelt im Laufe der Erkrankung eine Beteiligung peripherer Gelenke, wobei insbesondere die untere Extremität betroffen ist (siehe Kap. 8). Im Bereich der oberen Extremität ist vor allem die Schulter involviert (Emery et al. 1991; Law und Haftel 1998; Will et al. 2000; Vinje et al. 1985). Viel häufiger sind bei einem Patienten mit Morbus Bechterew schmerzhafte Enthesiopathien (siehe Kap. 9).

Im Falle einer Mono- oder Oligoarthritis gibt es eine Vielzahl konservativer und operativer orthopädischer Behandlungsmöglichkeiten, die im Folgenden besprochen werden.

2. Synovialektomie

2.1. Offene und arthroskopische Synovialektomie

Prinzipiell unterscheidet man eine *Frühsynovialektomie* (bei fehlender oder nur geringer sekundärer Gelenkdestruktion) von der *Spätsynovialektomie* (bei bereits erheblicher sekundärer Gelenkdestruktion).

Auch bei einem Patienten mit Morbus Bechterew kann eine therapieresistente chronische *Mono- oder Oligoarthritis* ohne oder bereits mit eingetretenen sekundären degenerativen Veränderungen klinisch im Vordergrund stehen. Sollte sich nun eine solche *chronische Synovialitis* unter einer konsequenten lokalen und systemischen medikamentösen Therapie nicht innerhalb von drei Monaten zurückbilden, so besteht die Indikation zur *Synovialektomie*.

Das vorrangige Ziel der *Synovialektomie* ist die Schmerzreduktion und die damit verbundene Funktionsverbesserung. Zudem soll die Überdehnung des Kapselbandapparates durch die rezidivierenden Gelenkergüsse vermieden werden. Auch wird der *Frühsynovialektomie* ein prophylaktischer Effekt hinsichtlich der Entstehung sekundärer degenerativer Veränderungen zugeschrieben. Nach der Synovialektomie bildet sich eine *Neosynovialis*, die klinisch und histologisch deutlich weniger Enzündungszeichen aufweist (Paus und Pahle 1991; Paus et al. 1992).

Neben der früher üblichen *offenen Synovialektomie* hat sich in den letzten Jahren zunehmend die *arthroskopische Synovialektomie* im Bereich der großen und mittelgroßen Gelenke etabliert. Die mittel- und langfristigen Ergebnisse lassen sich (bei *rheumatoider Arthritis* nachgewiesen) noch weiter verbessern, indem die operative Synovialektomie (arthroskopisch oder offen) mit einer nachfolgenden *Radiosynoviorthese* (6–8 Wochen postoperativ) kombiniert wird (Kerschbaumer und Herresthal 1996; Rittmeister et al. 1999).

Nur bei wenigen Gelenken ist eine Synovialektomie praktisch unmöglich (z.B. Sakroiliakalgelenk) oder zu riskant (z.B. Hüftgelenk; offene Synovialektomie mit dem hohen Risiko nachfolgender Durchblutungsstörungen; endoskopische Synovialektomie immer unvollständig).

Bei jeder Synovialektomie besteht postoperativ das Risiko der *„Einsteifung"* (vor allem bei der *Spät*synovialektomie). Dieses Risiko ist bei Patienten mit Morbus Bechterew vermutlich auf Grund der vermehrten Tendenz zur Ossifikation etwas höher einzustufen als bei Patienten mit *rheumatoider Arthritis*, aber hierzu gibt es bisher keine aussagekräftigen klinischen Studien.

Die Indikation für eine *offene* Synovialektomie ergibt sich vor allem dann, wenn nicht nur eine Synovialektomie im Bereich des Gelenkes selbst angestrebt wird, sondern z.B. auch eine zusätzliche Synovialektomie im Bereich der Strecksehnen notwendig ist.

Der Vorteil einer *arthroskopischen* Synovialektomie liegt einerseits im *minimalinvasiven Zugang* und dem meist doch deutlich *kürzeren Krankenhausaufenthalt* sowie der *kürzeren Rehabilitationszeit*. Zudem sind bei vielen Gelenken gewisse Gelenkkompartemente der *arthroskopischen* Synovialektomie besser zugänglich als der *offenen* Synovialektomie. Natürlich können im Rahmen der Synovialektomie eventuell bestehende Begleitschäden in der gleichen Sitzung saniert werden (Meniskusteilresektion, Entfernung freier Gelenkkörper, subacromiale Dekompression, etc.).

Bei der operativen Synovialektomie richtet sich die Dauer des stationären Aufenthaltes nach der Wundheilung und vor allem nach der Entwicklung der postoperativen Beweglichkeit. Intensive physiotherapeutische Maßnahmen sind unbedingt erforderlich, um einer Einsteifung des Gelenkes entgegenzuwirken.

Sollte es postoperativ zu einer stärkeren intraartikulären Einblutung kommen, muss das Blut unverzüglich – solange dies noch möglich ist – abpunktiert werden, um keine zusätzliche Knorpelschädigung oder Bewegungseinschränkung zu riskieren.

2.2. Radiosynoviorthese

Mit der *Radiosynoviorthese* können auch Areale erreicht werden, die weder einer offenen noch einer arthroskopischen Synovialektomie zugänglich sind. Die Wahl des verwendeten Radionuklids ist abhängig von dem zu behandelnden Gelenk und richtet sich hauptsächlich nach der Eindringtiefe der emittierten Strahlung (Tabelle 1). Aus der Eindringtiefe ergibt sich auch die Indikation bzw. Sinnhaftigkeit einer *alleinigen* Radiosynoviorthese. Besteht also eine Gelenkkapselverdickung in einem Ausmaß, das deutlich über der Eindringtiefe des üblicherweise verwendeten Radionuklids liegt, wird mit einer alleinigen Radiosynoviorthese kein besonders guter Erfolg zu erreichen

Tabelle 1. Übliche für die Radiosynoviorthese verwendete Radionuklide

	Yttrium-90	Rhenium-86	Erbium-169
Halbwertszeit [Tage]	2,7	3,7	9,5
Strahlung	Beta	Beta + Gamma	Beta
Max. Beta-Energie [MeV]	2,26	0,98	0,34
Gewebereichweite [mm]			
maximal	11,0	3,7	1,0
im Mittel	3,6	1,2	0,3
Indikation	Knie	Schulter Ellbogen Handgelenk Hüftgelenk oberes Sprunggelenk	Fingergelenke Zehengelenke Acromioclaviculargelenk

sein. Auch verhindern oftmals starke Verwachsungen und damit verbundene Kammerbildungen eine gleichmäßige Verteilung des Radionuklids im Gelenk. Gerade bei jüngeren Patienten sollte ein möglichst radikales und somit am ehesten ein kombiniertes Vorgehen gewählt werden (*operative Synovialektomie + Radiosynoviorthese*).

Bei Ablehnung eines *operativen* Vorgehens durch den Patienten, bei Vorliegen einer Kontraindikation für eine Operation und bei bereits deutlichen sekundären degenerativen Veränderungen (erhöhte Gefahr der Einsteifung nach operativer Synovialektomie!) besteht die Indikation für eine alleinige Radiosynoviorthese.

Auch bei rezidivierenden Ergüssen *nach Gelenkersatz* kommt die Anwendung der *Radiosynoviorthese* (nach Ausschluss einer mechanischen Ursache) in Frage. Die Indikation sollte jedoch wegen der Infektionsgefahr sehr zurückhaltend gestellt und nur endoprothetisch sehr erfahrenen Ärzten überlassen werden.

Nach durchgeführter Radiosynoviorthese muss das betroffene Gelenk für zwei Tage ruhiggestellt werden, um einen allzu raschen Abtransport des Radionuklids zu verhindern (Gratz et al. 2000). Dies bedeutet also bei Gelenken der unteren Extremität Bettruhe für zwei Tage, im Bereich der oberen Extremität die Anlage einer Schiene für zwei Tage. Somit kann die Radiosynoviorthese im Bereich der oberen Extremität auch *tagesklinisch/ambulant* vorgenommen werden. Bei der unteren Extremität wird die Radiosynoviorthese in der Regel unter *stationären* Bedingungen durchgeführt (jedoch von manchen Anwendern unter Anlage einer Schiene *auch ambulant*).

In weiterer Folge darf das therapierte Gelenk für drei Wochen nicht gezielt krankengymnastisch behandelt werden. Es sollte generell nicht größeren Belastungen ausgesetzt werden, wobei aber normale Alltagsbetätigungen durchaus erlaubt sind. Diese *Schonung* ist notwendig, da es in den ersten 50 Tagen nach der Radiosynoviorthese zu einer vermehrten Freisetzung *lysosomaler Enzyme* und einer Herabsetzung der *Synoviaviskosität* kommt, was bei einer vermehrten Belastung die Gefahr der Knorpelschädigung erhöht (Reichel 1984).

Um den Nutzen der Radiosynoviorthese abschließend beurteilen zu können, sollte zumindest ein halbes Jahr zugewartet werden. Bis zu diesem Zeitraum sind noch klinische Besserungen möglich.

Als *Nebenwirkung* ist neben dem bei allen invasiven Behandlungen potentiellen *Infektionsrisiko* insbesondere die *Strahlensynovialitis* zu erwähnen. Diese tritt typischerweise sofort (nach einigen Stunden) oder zwei bis drei Wochen nach der Applikation des Radionuklids auf. Sie wird durch lokale Kryotherapie und die vorübergehender Gabe von Antiphlogistika *lokal und systemisch* behandelt.

Potentiell besteht auch das Risiko des Auftretens einer *Strahlennekrose* im Bereich des Stichkanales. Falls diese – sehr seltene – Komplikation auftritt, bedarf sie auf Grund der schlechten Heilungstendenz zumeist einer operativen Sanierung.

Die Strahlenbelastung im Bereich der Gonaden liegt – selbst bei falscher Applikation – in der Größenordnung einer Hüftübersichtsaufnahme (Wagener et al. 1988; Manil et al. 2001; Stucki et al. 1993). Daher haben viele Anwender den vor einigen Jahren noch geforderten Ausschluss von Frauen im gebärfähigen Alter verlassen (Gratz et al. 2000). Dennoch muss vor einer Radiosynoviorthese eine bestehende Schwangerschaft ausgeschlossen werden und für die Dauer von zumindest sechs Monaten nach der Therapie eine sichere Kontrazeption gewährleistet sein. Bei strenger Indikationsstellung ist eine Radiosynoviorthese auch bei Kindern möglich.

3. Schultergelenk

3.1. Differentialdiagnostik

Grundsätzlich zu unterscheiden sind *Probleme* des *Glenohumeralgelenkes selbst* und Probleme des *subacromialen* Raumes. *Akute Schmerzen* treten meist in Folge einer akuten *Bursitis subacromialis* auf. *Chronische Schmerzen* sind – gerade bei einem Patienten mit Morbus Bechterew – vor allem auf

Sehnenansatztendinosen (bei längerem Verlauf auch mit Verkalkungen und sogar Rotatorenmanschettenrupturen) oder auf *degenerative Veränderungen* des Glenohumeralgelenkes selbst zurückzuführen. Wie bei jedem Gelenk kann auch eine *Arthrose* des Schultergelenks *aktiviert* sein und somit starke Schmerzen verursachen.

Die *Abklärung* erfolgt durch die klinische Untersuchung, Röntgen und Sonographie. Nur bei bestimmten Fragestellungen ist eine MRT-Untersuchung notwendig (Labrumläsion?, fettige Degeneration der Muskulatur?, etc.).

3.2. Konservative Therapie

Bei einer alleinigen *Ansatztendinose* sollte in jedem Falle primär konservativ vorgegangen werden. Neben der vorübergehenden Einnahme von NSAR und der lokalen Anwendung entsprechender Externa steht hier die *Physiotherapie* im Vordergrund (NSAR-Iontophorese, Kräftigung der Depressoren, tiefe Querfriktion, etc.). Zudem besteht die Möglichkeit einer subacromialen Infiltration (mit Cortisonzusatz) und – bei Beschwerdepersistenz über 6 Monate – die Indikation zur *extrakorporalen Stoßwellentherapie*, vor allem bei einer *Tendinitis calcarea*.

Bei einer ausgeprägten entzündlichen Verdickung der *Bursa subacromialis* oder der *Gelenkkapsel* selbst, bei *Begleitläsionen* (z.B. Rotatorenmanschettenruptur) und bei Versagen der konservativen Maßnahmen besteht die Indikation für ein *operatives Vorgehen*.

3.3. Synovialektomie

Eine *Synovialektomie des Schultergelenks* wird vorzugsweise *arthroskopisch* durchgeführt. Lediglich bei einer sehr ausgeprägten *Synovialitis* im Bereich der *Bursa subacromialis/subdeltoidea* sowie bei Begleitveränderungen (z.B. ausgedehnte Rotatorenmanschettenrupturen) ist ein offenes Vorgehen zu präferieren.

Nach einer reinen Synovialektomie mit kombinierter endoskopischer subacromialer Dekompression (d.h. Bursektomie, Abtragung kaudaler Osteophyten, Glättung des Acromionunterrandes) ist ein stationärer Aufenthalt von drei bis vier Tagen in der Regel ausreichend.

Mit der *aktiven und passiven Bewegungstherapie* kann sofort nach *Redonentfernung* begonnen werden, zumeist am zweiten postoperativen Tag. Wegen der Spaltung des *M. deltoideus* ist die Bewegungstherapie bei einem offenen Vorgehen zunächst auf passive Übungen zu beschränken. Bis zur Nahtentfernung wird ein *Schulter-Arm-Gurt* angelegt.

Bei einer erforderlichen *Rotatorenmanschettenrefixation* darf für *sechs Wochen* nur eine rein *passive* Bewegungstherapie durchgeführt werden. Für diesen Zeitraum wird ein *Schulter-Arm-Gurt* angelegt, der anschließend langsam *„abgebaut"* wird. Dabei erfolgt eine *aktiv-assistierte* Bewegungstherapie für etwa zwei Wochen, die dann zunehmend in eine rein *aktive* Krankengymnastik übergeht. Ohne durchgeführte Rotatorenmanschettenrefixation ist mit einer Rehabilitationsdauer von drei bis vier Monaten zu rechnen. Mit Rotatorenmanschettenrefixation erhöht sich die Dauer auf etwa vier bis sechs Monate.

Als mögliche *Komplikationen* sind neben dem Infektionsrisiko die Möglichkeit eines Rezidivs der Synovialitis sowie die Gefahr der Reruptur nach Rotatorenmanschettenrefixation zu erwähnen.

3.4. Endoprothetik bei Destruktion des Glenohumeralgelenks

Bei intakter Rotatorenmanschette besteht die Möglichkeit einer endoprothetischen Versorgung mittels „normaler" Hemiprothese oder – in ausgewählten Fällen – als Totalendoprothese (mit Glenoidersatz). Es sollte ein Prothesenmodell der 3. oder 4. Generation verwendet werden, um einen funktionell möglichst guten Gelenkersatz zu erreichen (optimale Positionierung des Prothesenkopfes etwa hinsichtlich *medialem Offset* durch *Doppel-Excenter*, Schonung der Rotatorenmanschette etc., z.B. bei Verwendung der „EPOCA", Abbildung 1).

Durch den operativen Zugang (Durchtrennung und Refixierung des *Musculus*

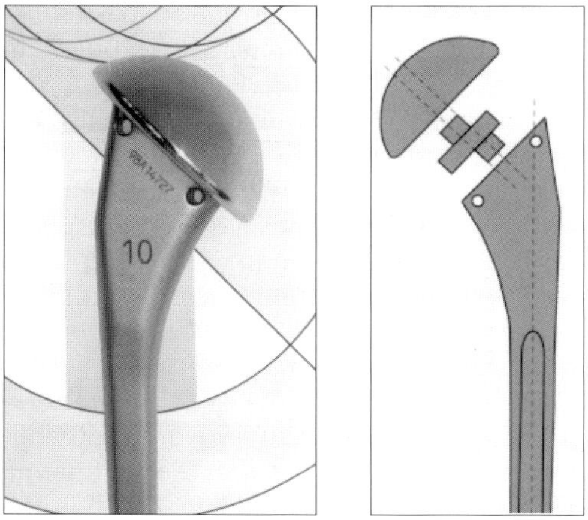

Abb. 1. EPOCA- Hemiprothese des Schultergelenks

subscapularis) ergibt sich der Modus der postoperativen Nachbehandlung: für sechs Wochen müssen Außenrotation sowie die aktive Innenrotation vermieden werden.

Im Falle einer kombinierten, nicht mehr rekonstruierbaren Rotatorenmanschettenruptur besteht die Möglichkeit der Versorgung mittels einer *inversen Schulterprothese* nach *Grammont* (Delta 3, Abbildung 2). Bei diesem inversen Modell (Humeruskomponente konkav, Glenoidkomponente konvex) wird mittels einer Medialisierung und Fixierung des Rotationszentrums durch eine Hebelarmvergrößerung des *Musculus deltoideus* eine Kraftzunahme von etwa 25% erreicht, womit auch bei funktionell verloren gegangener Rotatorenmanschette ein klinisch gutes Ergebnis zu erreichen ist. Bereits 14 Tage nach der Operation kann mit der aktiven Bewegungstherapie begonnen werden.

An *Komplikationen* ist neben dem Infektionsrisiko die Möglichkeit einer Luxation zu erwähnen. Nach einer wiederholten Luxation, d.h. bei instabilen Verhältnissen, ist ein *operativer Inlaywechsel* erforderlich.

Die funktionellen Erfolge sowie die mittelfristigen Ergebnisse hinsichtlich der Überlebensrate der Prothese sind bei dem Modell *Delta 3* ermutigend (Grammont und Baulot 1993), allerdings fehlen noch schlüssige Daten hinsichtlich der Langzeitergebnisse. Somit sollte die Indikation zur endoprothetischen Versorgung – vor allem bei der *inversen* Prothese – vorerst noch zurückhaltend gestellt und auf ältere Patienten beschränkt werden.

Üblicherweise werden bei der endoprothetischen Versorgung die *„Basistherapeu-*

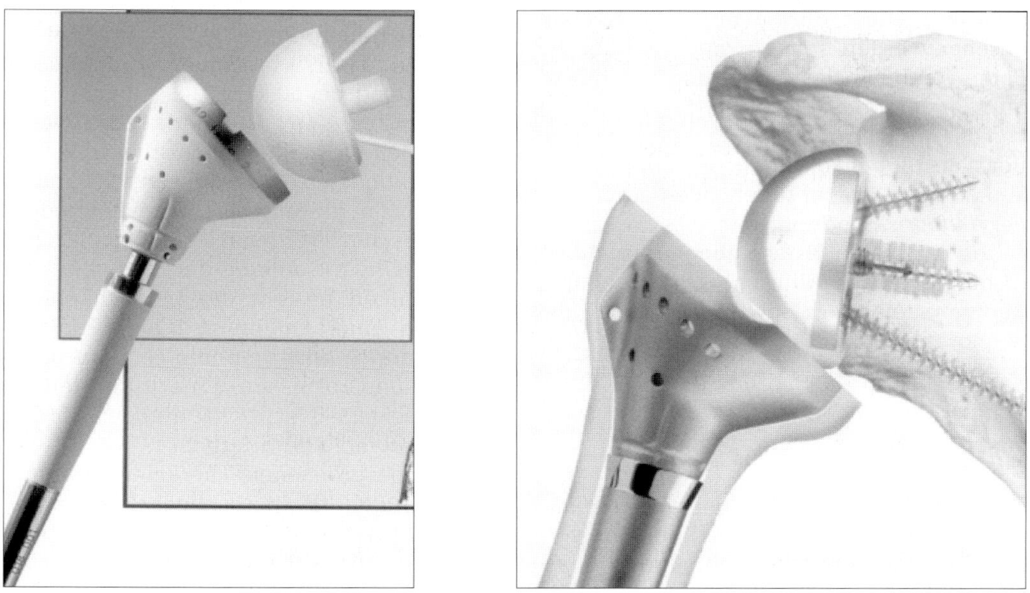

Abb. 2. Inverse Schulterprothese nach Grammont (Delta 3)

tika" nicht abgesetzt, um keinen Schub des Morbus Bechterew zu riskieren. Die Cortisondosis (falls vorhanden) wird zumeist kurzfristig erhöht. Aufgrund des erhöhten Infektrisikos erfolgt eine perioperative *antibiotische Abschirmung* (zumindest *„single shot"*).

Generell sollte man bei jedem Patienten, der mit einer Endoprothese versorgt wurde, bei Verdacht auf einen bakteriellen Infekt frühzeitig eine antibiotische Therapie beginnen. Dies gilt selbstverständlich vor allem für Patienten unter einer immunsupressiven Behandlung!

4. Ellbogengelenk

4.1. Differentialdiagnostik

Auch im Ellbogen können *Bewegungseinschränkung* und *Schmerzen* in Folge einer chronischen Synovialitis oder durch sekundäre degenerative Veränderungen auftreten.

Bei Patienten mit Morbus Bechterew stehen in dieser Region jedoch zumeist die zum Teil erheblichen Beschwerden aufgrund einer chronischen *Ansatztendinose* (*Epicondylitis radialis und ulnaris*) im Vordergrund. Diese dürfen nicht allein lokal gesehen werden, sondern sind häufiger die Folge von Fehlbelastungen und Fehlbewegungen der *„muskulären Kette"*, die schon von der HWS ihren Ausgang nehmen kann. Bei einer *Beugekontraktur* im Ellbogengelenk kommt es nicht selten zu einem *Sulcus nervi ulnaris*-Syndrom.

Auch im Bereich des Ellbogens erlauben in der Regel die klinische Untersuchung, Röntgenaufnahmen sowie ergänzend die Sonographie und das nur in seltenen Fällen notwendige MRT die Diagnosestellung.

4.2. Epicondylitis radialis

Zur Behandlung der *Epicondylitis radialis* empfiehlt sich im akuten Stadium eine vorübergehende *Ruhigstellung mittels Gipslonguette* (für wenige Tage) und die Gabe von NSAR.

Im akuten und im chronischen Stadium kommen NSAR zum Einsatz, sowohl systemisch als auch lokal. Mit Hilfe der *Iontophorese* kann die Einbringung der Antiphlogistika verbessert werden (NSAR-Gel-Iontophorese). *Infiltrationen* mit Lokalanästhetika bringen oftmals eine rasche Beschwerdelinderung. Zur langfristigen Besserung kann die *Physiotherapie* (tiefe Querfriktion, Muskeldehntechniken, etc.) maßgeblich beitragen.

Entscheidend für die Wahl der Therapie ist eine möglichst präzise Ursachenanalyse. Gerade bei einem Patienten mit Morbus Bechterew kann die Fehlhaltung und die damit geänderte biomechanische Beanspruchung auch der oberen Extremität eine ätiologisch wichtige Rolle spielen. Nach weiteren Auslösern und Begleitumständen (z.B. Verwendung von Stützkrücken wegen Coxarthrose) muss gefahndet werden. Sie können für die Entstehung derartiger Überlastungssyndrome mitverantwortlich sein.

Bei Therapieresistenz über 6 Monate unter Ausnutzung aller üblichen konservativen Maßnahmen (NSAR lokal + oral, vorübergehende Gipsruhigstellung, Physiotherapie, lokale Infiltration, etc.) ist der Einsatz der *extrakorporalen Stoßwellentherapie* in Erwägung zu ziehen. Verschiedene Autoren berichteten zwar von einer erfolgreichen Behandlung bei 50–60% der Patienten (z.B. Rompe et al. 1997), in einer kürzlich veröffentlichten prospektiven placebokontrollierten verblindeten Multicenterstudie konnte die damals postulierte Effektivität jedoch *nicht* bestätigt werden (Haake et al. 2002).

Bei Unwirksamkeit der konservativen Maßnahmen besteht die Möglichkeit, im Rahmen einer Operation (OP nach Hohmann) den Sehnenursprung vom *Epicondylus radialis* abzulösen. Eine Ruhigstellung oder spezielle Nachbehandlungen sind in der Regel nicht erforderlich.

Die besprochenen Therapieempfehlungen beruhen alle ausschließlich auf *allgemeinen* Erfahrungen und Studienergebnissen. Spezifische Untersuchungsergebnisse bei Patienten mit Morbus Bechterew liegen bisher nicht vor.

4.3. Epicondylitis ulnaris

Bei der *Epicondylitis ulnaris* ist prinzipiell das gleiche Vorgehen wie bei der *Epicondylitis radialis* empfehlenswert. Es muss jedoch unbedingt im Rahmen der Abklärung ein (eventuell auch begleitendes) *Sulcus nervi ulnaris*-Kompressionssyndrom ausgeschlossen bzw. entsprechend (s.u.) mitbehandelt werden.

4.4. Sulcus nervi ulnaris-Syndrom

Vor allem bei einer *Beugekontraktur* im Ellbogen tritt häufig ein Kompressionssyndrom des *Nervus ulnaris* im Bereich des *Sulcus nervi ulnaris* auf. In diesem Fall sollte nach entsprechender Abklärung (Röntgen des Ellbogens in zwei Ebenen, EMG/NLG, Sonographie) eine operative *Dekompression* des Nerven vorgenommen werden. Gerade aufgrund der Beugekontraktur ist meist auch eine *Ventralverlagerung* des *Nervus ulnaris* erforderlich. Für diesen Eingriff ist nur ein kurzer stationärer Aufenthalt von etwa zwei bis drei Tagen erforderlich. Das Gelenk sollte bis zur Nahtentfernung geschont werden. Eine spezielle Nachbehandlung ist zumeist nicht erforderlich.

4.5. Chronische Synovialitis

Bei einer *chronischen Synovialitis* des Ellbogengelenks sind sehr häufig allein durch eine *Radiosynoviorthese* eine deutliche Funktionsverbesserung und Schmerzreduktion zu erreichen. Sollten zusätzliche „Probleme" vorliegen, z.B. freie Gelenkkörper, ist eine vorhergehende Arthroskopie mit Entfernung des freien Gelenkkörpers notwendig. In diesem Fall kann die Synovialektomie selbstverständlich auch in einer Sitzung *arthroskopisch* erfolgen.

Bei der *arthroskopischen Synovialektomie* ist im Vergleich zur offenen Synovialektomie eine deutlich verkürzte Rehabilitationszeit zu verzeichnen, da bereits viel früher mit einer intensiven Physiotherapie begonnen werden kann.

Bei der *offenen Synovialektomie* ist – um diese suffizient durchführen zu können – eine Osteotomie und Reosteosynthese des *Epicondylus ulnaris* notwendig. Die Nachbehandlung erfolgt dann mit einer Oberarm-Gipslonguette oder – bei sehr kooperativen Patienten – mit einer Bewegungsorthese (gesperrt auf x – 30 – 0°) für drei bis vier Wochen. Der ebenfalls mögliche radiale Zugang macht eine Radiusköpfchenresektion erforderlich.

4.6. Sekundär degenerative Veränderungen

Bei ausgeprägten sekundär degenerativen Veränderungen mit Bewegungseinschränkung und Schmerzen bestehen prinzipiell drei chirurgische Behandlungmöglichkeiten, nämlich die *Arthrodese*, die *Arthroplastik* und die *endoprothetische Versorgung* des Ellbogengelenks.

Während die *Arthrodese* und die *Resektions-Interpositionsarthroplastik* nur noch in ausgewählten Fällen zur Anwendung kommen, hat sich inzwischen auch im Bereich des Ellbogengelenks die *Endoprothetik* als erfolgreicheres operatives Verfahren etabliert. Es können heute bereits ähnlich gute Langzeitergebnisse wie bei der Hüft – oder Knie-Endoprothetik erzielt werden (Gschwend et al. 1999).

Je nach Bauweise unterteilt man die Modelle in *linked*, *semi-linked* und *non-linked* (*linked* = verbunden). So gibt es Modelle, wo die Humerus- und Ulna-Komponente überhaupt nicht miteinander verbunden sind (z.B. die *Cudo-Prothese*). Hierbei besteht die geringste Kraftübertragung auf die knöcherne Verankerung (*non-strained*), allerdings ein erhöhtes Luxationsrisiko. Bei anderen Modellen mit einer fixen Verbindung zwischen der Humerus- und Ulna-Komponente besteht zwar kein Luxationsrisiko, jedoch aufgrund der großen Übertragung der Hebelkräfte auf die knöcherne Verankerung (*constrained*) ein hohes Risiko der Frühlockerung.

Durchgesetzt haben sich Modelle, die eine gewisse *„Führung"* aufweisen und dennoch soviel *„Spiel"* haben, dass die Hebelkräfte zu einem großen Teil von den Seitenbändern aufgenommen und nicht überwiegend auf die knöcherne Verankerung übertragen werden. Solche Modelle sind z.B. das *GSP-III* (Abbildung 3) oder – etwas

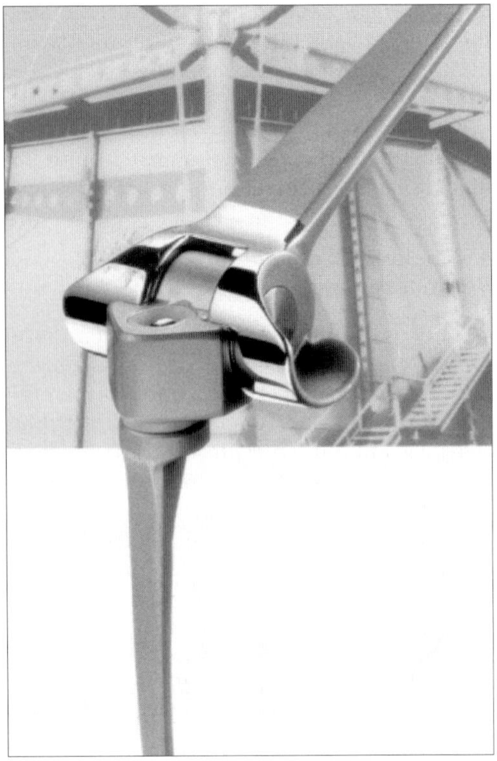

Abb. 3. GSB-III-Ellbogenprothese

„straffer" geführt – die *Coonrad-Morrey-Prothese* (Abbildung 4) (Herren et al. 2001).

Eine weitere Voraussetzung für die Verwendung des *GSP-III* ist das Vorhandensein *belastbarer Condylen*, da sich dieses Modell im Bereich der Humeruskomponente durch seitliche Halterungen an den Condylen abstützt.

Sollten bereits eine ausgeprägte knöcherne Destruktion (z.B. fehlende Condylen) oder sehr instabile Verhältnisse im Bereich des Bandapparats vorliegen, muss ein mehr geführtes Modell gewählt werden, z.B. eine *Coonrad-Morrey-Prothese* (Abbildung 4). Dieses Modell hat primär eine reine *Scharnierfunktion* (seit der Modifizierung mit 7° Scharnierlaxizität). Die Abstützung der Humeruskomponente erfolgt durch einen ventralen U-förmigen Haken.

Bei beiden Prothesenmodellen ist eine intensive *Nachbehandlung* notwendig, was sich aus der erforderlichen transossären Refixierung des *Musculus triceps humeri* ergibt. Um ein Anheilen der am *Olecranon* transossär refixierten Sehne zu ermöglichen, sollte anfänglich keine aktive Streckung und auch keine Beugung über 90° durchgeführt werden. Ein Bewegungsausmaß von 120/10/0° ist anzustreben und zumeist auch erreichbar. Lediglich bei einer bereits präoperativ schlechten Beweglichkeit wird dieses Ziel bisweilen verfehlt.

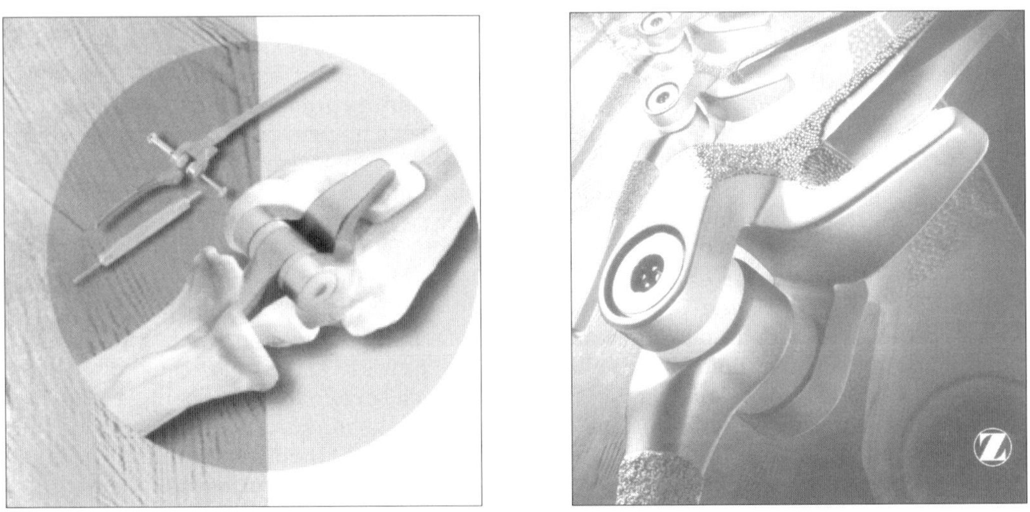

Abb. 4. Coonrad-Morrey-Ellbogenprothese

5. Handgelenk

5.1. Chronische Synovialitis

Wie bereits erwähnt, sind Hand- und Fingergelenke bei einem Patienten mit Morbus Bechterew nur sehr selten betroffen. Bei einer peripheren Beteiligung, z.B. im Rahmen einer Psoriasisarthritis, kommt es dagegen oftmals zu ausgeprägten, bisweilen sogar mutilierenden Veränderungen in diesem Bereich. Aus diesem Grunde sollen auch für die distalen Gelenke der oberen Extremität die *operativen Therapiemöglichkeiten* hier kurz dargestellt werden.

Wenn eine *Synovialitis* auf das Handgelenk beschränkt ist, genügt zumeist die Durchführung einer alleinigen *Radiosynoviorthese*. Bei Begleitveränderungen, etwa bei Diskusläsionen, bietet sich die Arthroskopie mit *arthroskopischer Synovialektomie* zur Behandlung an. Liegt jedoch gleichzeitig zudem eine Synovialitis im Bereich der Strecksehnen vor, ist eine offene Operation mit Synovialektomie im Bereich der Strecksehnen und auch des Radiokarpalgelenkes selbst vorzuziehen.

Bei Bedarf können verschiedene Operationen kombiniert werden, z.B. eine Synovialektomie im Bereich der Strecksehnen mit einer Ulnaköpfchenresektion bei destruiertem Ulnaköpfchen oder mit einer Operation nach *Souve Kapandji* (Arthrodese des distalen Radioulnargelenkes).

5.2. Sekundäre Arthrose

Bei ausgeprägten degenerativen Veränderungen mit Schmerzen und Funktionseinschränkungen ist die *Handgelenkarthrodese* noch immer die Methode der Wahl. Zumeist wird diese mit Hilfe einer entsprechenden *Handgelenkarthrodeseplatte* durchgeführt. Das Ulnaköpfchen wird in der Regel reseziert. Nur in Ausnahmefällen ist die zusätzliche Entnahme eines Beckenspanes erforderlich. Üblicherweise wird eine leichte Dorsalflexionsstellung gewählt, da dies die beste Kraftentwicklung ermöglicht. Nur bei einem beidseitigen Befall sollte zur Verbesserung der Gesamtfunktion (z.B. Frracktaschengriff) zumindest auf einer Seite eine leichte Flexionsstellung gewählt werden.

Es besteht natürlich auch im Bereich des Handgelenkes die Möglichkeit einer *endoprothetischen* Versorgung, allerdings hat sich dies im Bereich des Handgelenkes aufgrund einer deutlich höheren Komplikationsrate sowohl hinsichtlich Früh- als auch Spätergebnissen noch nicht verbreitet durchgesetzt.

5.3. Nervenkompressionssyndrome

Beim Kompressionssyndrom des *Nervus medianus* im Karpalkanal (Karpaltunnelsyndrom) kann bei Versagen der konservativen Maßnahmen (z.B. Nachtlagerungsschiene, NSAR oral und lokal, lokale Infiltration mit Cortisonzusatz) und nach entsprechender Abklärung (Röntgen, Sonographie, EMG/NLG) eine Spaltung des *Retinaculum flexorum* vorgenommen werden.

Die Spaltung kann sowohl *offen* als auch *endoskopisch* erfolgen. Bei beiden Verfahren zeigte sich in den vergangenen Jahren eine gleich hohe *Komplikationsrate*, wobei jedoch bei der *endoskopischen* Spaltung die *schwereren Komplikationen* beschrieben wurden. Wenn gleichzeitig eine *Tendovaginitis* vorliegt, sollte ein offenes Vorgehen gewählt werden. Sowohl nach der offenen als auch nach der endoskopischen Spaltung des *Retinaculum* ist in der Regel *keine* postoperative Ruhigstellung und auch keine spezielle Nachbehandlung erforderlich.

Bei einer Kompression des *Nervus ulnaris* im Bereich der *Loge de Gyon* erfolgt – nach entsprechender Abklärung (Röntgen, Sonographie, EMG/NLG) – die Dekompression immer im Rahmen einer offenen Operation.

6. Fingergelenke

6.1. Fingergrundgelenke

Bei nicht allzu stark verdickter Gelenkkapsel bzw. Pannusbildung kann auch bei einer Arthritis der Fingergelenke durch eine alleinige *Radiosynoviorthese* eine zufrieden stellende Befundbesserung erreicht werden. Bei ausgeprägter *Pannusbildung* und

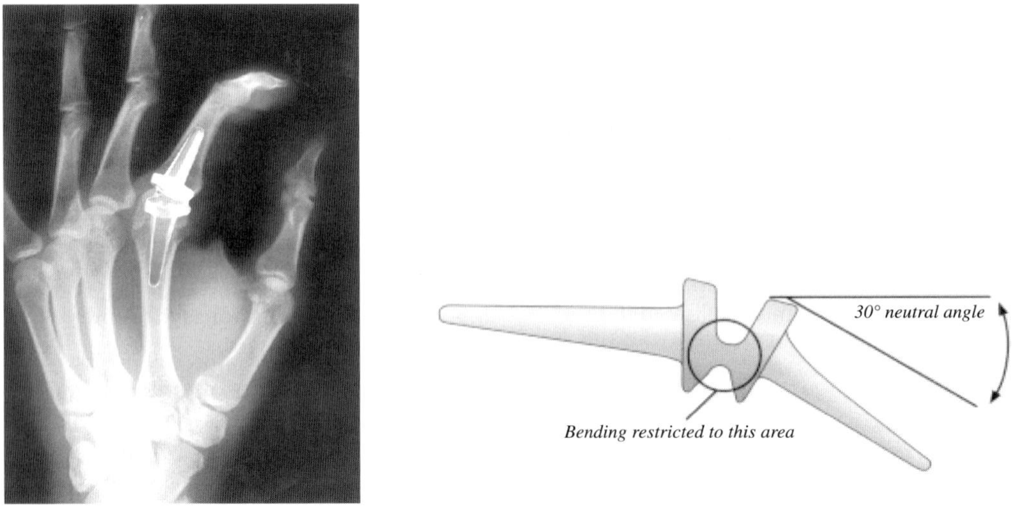

Abb. 5. MCP-Ersatz mittels Neuflex-Spacer mit einer Vorbeugung von 30°

vor allem bei der Notwendigkeit von Zusatzeingriffen muss eine *offene Synovialektomie* durchgeführt werden. Wenn beispielsweise zusätzlich eine stärkere Ulnardeviation im Bereich der Fingergrundgelenke vorliegt, kann diese durch Rezentrierung der Strecksehnen wieder behoben werden.

Vor allem nach einer *Strecksehnenrezentrierung* sollte postoperativ eine *Lagerungsschiene* mit Fingermittelstegen für zumindest sechs Wochen angelegt werden, um ein Ausheilen in orthograder Stellung zu unterstützen. Diese kann später auch als Nachtlagerungsschiene weiter verwendet werden. Ein frühzeitiger Beginn der physiotherapeutischen *Bewegungsübungen* ist unbedingt erforderlich. Die Krankengymnastik kann von Anfang an *aktiv und passiv* durchgeführt werden.

Bei ausgeprägten sekundär-degenerativen Veränderungen und/oder Subluxations-/Luxationsstellungen im Bereich der Fingergrundgelenke (*Metacarpophalangealgelenk*, MCP) wird in der Regel eine *Resektion* der Gelenke durchgeführt und ein *Silikonspacer* eingesetzt. Die Verwendung von *Neuflex-Spacern* hat sich als vorteilhaft erwiesen, da sie aufgrund ihrer Vorbeugung von 30° (Abbildung 5) eine deutlich bessere Beweglichkeit, insbesondere eine bessere Flexion, erlauben. In der Nachbehandlungsphase ist eine Versorgung mittels *Mannerfeld-Schiene* oder zumindest mittels einer *volaren Lagerungsschiene* notwendig. Damit wird in der Ausheilungsphase einer volaren Subluxation der Fingergrundgelenke und zugleich einer neuerlichen Ulnardeviation begegnet. Die Schienenversorgung sollte für zumindest sechs Wochen *Tag und Nacht* erfolgen, danach weiter als Nachtlagerungsschiene. Wichtig ist auch hier der frühzeitige Beginn von aktiver und passiver *Physiotherapie* ab dem ersten postoperativen Tag.

Alternativ zur Versorgung mittels *Silikonspacern* besteht die Möglichkeit einer *endoprothetischen* Versorgung. Hier sind viele verschiedene Produkte auf dem Markt, die bisher jedoch alle mit einer höheren Komplikationsrate sowohl hinsichtlich der Früh- als auch der Spätergebnisse behaftet sind.

6.2. Fingermittelgelenke

Im Bereich der *Fingermittelgelenke (proximales Interphalangealgelenk, PIP)* kommt bei sekundär-degenerativer Destruktion nach wie vor die *Arthrodese* häufig zur Anwendung, da hierdurch gute funktionelle Ergebnisse hinsichtlich der Handfunktion zu

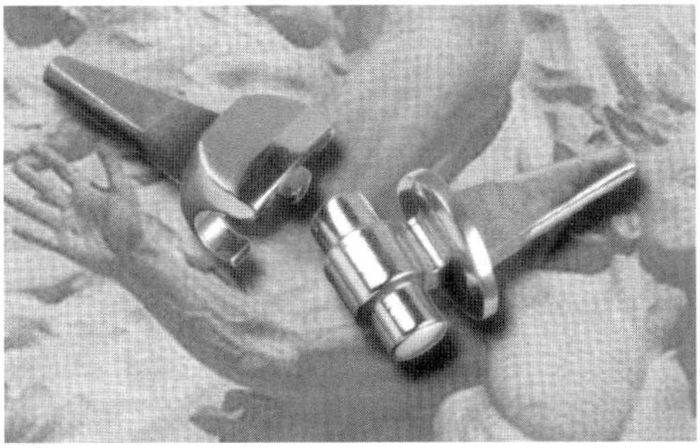

Abb. 6. LPM-Fingerprothese

erzielen sind. Vor allem manuell arbeitende Personen profitieren von dem – im Vergleich zu anderen Methoden – kräftigeren Faustschluss. Die *Arthrodese* wird mittels *Kirschnerdrähten* oder *Schraube* in einer Beugestellung von 20° (Zeigefinger) bis 40° (Kleinfinger) ausgeführt.

Die Verwendung eines *Silikonspacers* bringt im Bereich der *proximalen Interphalangealgelenke* funktionell schlechtere Ergebnisse als im Bereich der Fingergrundgelenke. Alternativ besteht auch hier die Möglichkeit der Versorgung mittels *Gelenkendoprothesen*, wobei wiederum sehr verschiedene Modelle zur Verfügung stehen, z.B. die *LPM-Fingerprothese* (Abbildung 6), die relativ gute funktionelle Ergebnisse bringt. Langzeitergebnisse liegen jedoch noch nicht vor.

Die Voraussetzung für eine endoprothetische Versorgung ist ein intakter Seitenbandapparat. Wenn dieser nicht intakt ist, muss er in jedem Fall im Rahmen des Eingriffs rekonstruiert werden. Nach der prothetischen Versorgung mit *Spacer* oder *Endoprothese* ist eine *frühe aktive und passive Physiotherapie* bereits ab dem ersten postoperativen Tag angezeigt, anfänglich aus einer volaren Lagerungsschiene heraus. Lediglich die Flexion sollte in den ersten Wochen nicht allzu sehr forciert werden, um ein Auseinanderweichen der intraoperativ längsgespaltenen und wieder vernähten Strecksehne zu vermeiden.

6.3. Distale Interphalangealgelenke

Im Bereich der distalen Interphalangealgelenke (DIP) bietet sich *operativ* lediglich eine Arthrodese an, die wiederum entweder mittels *Kirschnerdrähten* oder *Schraube* durchgeführt wird. Postoperativ ist eine Ruhigstellung mittels Gips oder Schiene bis zur vollständigen knöchernen Konsolidierung notwendig (5–6 Wochen).

10 Fragen zum Thema

1. Was bedeutet Frühsynovialektomie?

Dies ist eine Synovialektomie in einem Stadium, in dem das Gelenk noch nicht destruiert ist.

2. Wann ist eine Synovialektomie indiziert?

Wenn ein Gelenk oder einige wenige Gelenke ausgeprägte Entzündungszeichen aufweisen, die sich trotz suffizienter Therapie nach drei Monaten noch immer nicht zurückgebildet haben, sollte eine Synovialektomie in Erwägung gezogen werden.

3. Ist nach einer Radiosynoviorthese eine Ruhigstellung des Gelenks erforderlich?

Ja – das Gelenk sollte für zumindest zwei Tage konsequent ruhig gestellt werden, um die Durchblutung und den damit verbundenen rascheren Abtransport des Radionuklids möglichst gering zu halten.

4. Warum soll nach einer Radiosynoviorthese das Gelenk für einige Wochen geschont werden?

Da durch die vermehrte Freisetzung lysosomaler Enzyme potentiell eine zusätzliche Knorpelschädigung möglich ist, die durch eine Belastung des Gelenks verstärkt würde.

5. Ist bei nicht mehr rekonstruierbarer Rotatorenmanschettenruptur eine endoprothetische Versorgung möglich?

Ja – allerdings muss ein spezielles Konzept (inverses Modell) angewendet werden, um eine akzeptable Funktion zu erzielen.

6. Warum darf nach „normaler" endoprothetischer Versorgung des Schultergelenks anfangs nicht außenrotiert und nicht aktiv innenrotiert werden?

Weil beim operativen Zugang der *Musculus subscapularis* abgetrennt und wieder refixiert wird. Er muss somit postoperativ bis zur Einheilung geschont werden.

7. Kann es bei einer Ellbogen-Endopothese zu einer Luxation kommen?

Das hängt vor allem vom Modell ab. Insbesondere bei *non-linked* Modellen ist eine Luxation möglich, seltener jedoch auch bei *semi-linked* Modellen wie etwa der GSP-III.

8. Ist die Wirksamkeit der *extrakorparalen Stoßwellentherapie* bei *Epicondylitis radialis* wissenschaftlich gesichert?

Nein!

9. Ist bei Carpaltunnelsyndrom die Spaltung des *Retinaculum flexorum* auch endoskopisch möglich?

Prinzipiell ja. Bei einer begleitenden Synovialitis der Beugesehnen oder einer notwendigen Dekompression des motorischen Astes des *Nervus medianus* ist allerdings eine offene Operation indiziert, da dies endoskopisch nicht möglich ist.

10. Ist nach einem operativen Eingriff bei *Epicondylitis radialis* ein Rezidiv möglich?

Ja. Vor einer Operation sollten daher zuerst immer die konservativen Möglichkeiten voll ausgeschöpft werden.

Literatur

Emery RJ, Ho EK, Leong JC (1991) The shoulder girdle in ankylosing spondylitis. J Bone Joint Surg Am 73:1526–1531

Grammont PM, Baulot E (1993) Delta shoulder prosthesis for rotator cuff rupture. Orthopedics 16:65–68

Gratz S, Goebl D, Becker W (2000) Radiosynoviorthese bei entzündlichen Gelenkerkrankungen. Orthopäde 29:164–170

Gschwend N, Scheier NH, Baehler AR (1999) Long-term results of the GSB III elbow arthroplasty. J Bone Joint Surg Br 81:1005–1012

Haake M, Konig IR, Decker T, Riedel C, Busch M, Muller HH (2002) Extracorporeal shock wave therapy in the treatment of lateral epicondylitis. J Bone Joint Surg Am 84-A:1982–1991

Herren DB, O'Driscoll SW, An KN (2001) Role of collateral ligaments in the GSB-linked total elbow prosthesis. J Shoulder Elbow Surg 10:260–264

Kerschbaumer F, Herresthal J (1996) Arthroscopic synovectomy and radiosynoviorthesis. Z Rheumatol 55:388–393

Law LA, Haftel HM (1998) Shoulder, knee, and hip pain as initial symtoms of juvenile ankylosing spondylitis: a case report. J Orthop Sports Phys Ther 27:176–172

Manil L, Voisin P, Aubert B, Guerreau D, Verrier P, Lebegue L, Wargnies JP, Di Paola M, Barbier J, Chossat F, Menkes CJ, Tebib J, Devaux JY, Kahan A (2001) Physical and biological dosimetry in patients undergoing radiosynoviorthesis with erbium-169 and rhenium-186. Nucl Med Commun 22:405–416

Paus AC, Pahle JA (1991) Evaluation of knee joint cartilages and menisci in patients with chronic inflammatory joint diseases after open synovectomy. A prospective arthroscopic study before, six and twelve months after open synovectomy. Scand J Rheumatol 20:252–261

Paus AC, Pahle JA, Forre O, Refsum S, Mellbye O (1992) A prospective clinical five year follow up study after open synovectomy of the knee joint in patients with chronic inflammatory joint disease. The prognostic power of clinical, arthroscopic, histologic and immunohistologic variables. Scand J Rheumatol 21:248–253

Reichel W (1984) Der Einfluß der Synovektomie auf den Glykosaminoglykangehalt des Gelenkknorpels. Z Orthop Ihre Grenzgeb 122:335–340

Rittmeister M, Böhme T, Rehart S, Kerschbaumer F (1999) Treatment of the ankle joint in rheumatoid arthritis with surgical and radiation synovectomy. Orthopäde 28:785–791

Rompe JD, Eysel P, Hopf C, Krischek O, Vogl J, Burger R, Jage J, Heine J (1997) Extracorporeal shockwave therapy in orthopedics. Positive results in tennis elbow and tendinosis calcarea of the shoulder. Fortschr Med 115:26,29–33

Stucki G, Bozzone P, Treuer E, Wassmer P, Felder M (1993) Efficacy and safety of radiation synovectomy with Yttrium-90: a retrospective longterm analysis of 164 applications in 82 patients. Br J Rheumatol 32:383–386

Wagener P, Munch H, Junker D (1988) Scintigraphic studies of gonadal burden in radiosynoviortheses of the knee joint with yttrium 90. Z Rheumatol 47:201–204

Will R, Kennedy G, Ellswood J, Edmunds L, Wachjudi R, Erison G, Calin A (2000) Ankylosing spondylitis and the shoulder: commonly involved but infrequently disabling. J Rheumatol 27:177–182

Vinje O, Dale K, Moller P (1985) Radiographic evaluation of patients with Bechterew's syndrome (ankylosing spondylitis). Findings in peripheral joints, tendon insertions and the pubic symphysis and relations to nonradiographic findings. Scand J Rheumatol 14:279–288

Kapitel 45

Die orthopädisch-chirurgische Therapie im Bereich der unteren Extremität

Franz Rachbauer, Cornelius Wimmer, Gerhart Handle

1. Das Sakroiliakalgelenk

Die Sakroiliitis ist eines der Diagnosekriterien der Spondylitis ankylosans. Sie zeigt von radiologischer Seite das charakteristische bunte Bild. Dieses ist auf ein Nebeneinander von erosiven, sklerosierenden und ankylosierenden Veränderungen zurückzuführen. Diese *Simultantrias* (Dihlmann und Bandick 1995) besteht aus *erosiven*, Knochenabbau signalisierenden Konturveränderungen, polymorphen *subchondralen Knochenverdichtungen* und anfangs diskreten *Ankylosezeichen* in Form zarter intraartikulärer Knochenknospen und transartikulärer Knochenbrücken. Das bunte Krankheitsbild mündet in die knöcherne Totalankylose. Das Attribut *simultan* soll anzeigen, dass diese drei Reaktionen der Sakroiliakalgelenke gleichzeitig auftreten.

Die *Arthrodese* des Sakroiliakalgelenkes ist die klassische chirurgische Behandlungmethode schmerzhafter Destruktionen des Gelenkes nach unspezifischen oder spezifischen Infektionen (Kerschbauer 1994). Sie ist technisch anspruchsvoll und hat ein erhebliches Pseudoarthroserisiko.

Bei der Spondylitis ankylosans, die regelhaft zur Versteifung führt, ist dieser Eingriff im Allgemeinen nicht indiziert. Bei nicht behandelbarer Sakroiliitis kann ein Versteifungseingriff allerdings in Betracht gezogen werden (Berthelot et al. 2001), wenngleich nur als *ultima ratio*.

Das Sakroiliakalgelenk ist ein straffes Gelenk, eine Amphiarthrose, das sich alleine schon aus anatomischen Überlegungen nicht für eine Synovialektomie eignet. Darüber hinaus wäre ein solcher Eingriff aufgrund der Natur des Entzündungsprozesses mit gleichzeitigem Auftreten von Erosion, Sklerosierung und Ankylosierung nicht sinnvoll.

2. Therapiemöglichkeiten bei Beteiligung peripherer Gelenke

Bei Morbus Bechterew tritt eine periphere Arthritis im Laufe der Erkrankung bei etwa 30–50% der Patienten auf. Frauen sollen häufiger an einem Befall der peripheren Gelenke leiden, wenngleich dies kontrovers diskutiert wird (siehe Kap. 8).

Kandidaten für einen chirurgischen Eingriff sind Patienten mit *behindernden Schmerzen* und signifikanten *funktionellen Einschränkungen* trotz einer adäquaten konservativen Therapie. Das Krankheitsausmaß und der Krankheitsverlauf sind sehr variabel. Allgemein sind bei Morbus Bechterew chirurgische Eingriffe nur selten erforderlich.

Der *alloarthroplastische Ersatz* destruierter Hüft-, seltener Kniegelenke stellt die Domäne der chirurgischen Behandlung dar. Dabei können unter Berücksichtigung der Reaktivierungsmöglichkeiten der Muskulatur auch vollständig ankylosierte Hüftgelenke erfolgreich mobilisiert werden (Stewen 1990).

Wenn ein Gelenkersatz in Betracht gezogen wird, so ist zu bedenken, dass bei dem häufig noch jungen Alter der Patienten mit mehreren Revisionseingriffen und Austauschoperationen zu rechnen ist. Diese wiederholten Operationen führen aufgrund des damit einhergehenden Verlustes von Knochen und damit Muskelanheftung regelhaft zu einer Funktionsverschlechterung. Gelenkersatzoperationen müssen zudem den allgemeinen körperlichen aber auch den geistigen Zustand des Patienten berücksichtigen.

Synovialektomien sind – im Gegensatz zur *rheumatoiden Arthritis* – bei Morbus Bechterew nur selten indiziert. Lediglich bei einer exsudativ-proliferativen Verlaufsform können mit Synovialektomien günstige Effekte erreicht und z.B. auch eine frühzeitige Gelenkdestruktion vermieden werden. Die typischen, eher diskret und torpide verlaufenden Arthritiden der Spondylitis ankylosans sind operativ kaum zu beeinflussen.

Arthrodesen großer Gelenke sind bei der Spondylitis ankylosans kontraindiziert, da die benachbarten und kontralateralen Gelenke meist ebenfalls betroffen und in der Funktion eingeschränkt sind. Die Erhaltung und die Wiedergewinnung der Beweglichkeit müssen immer im Vordergrund stehen.

Auch von *Umstellungsosteotomien*, z.B. einer hüftnahen Streckosteotomie, sind kaum anhaltende therapeutische Erfolge zu erwarten. In jedem Fall ist – gemeinsam mit dem Patienten – eine individuelle Entscheidung zu treffen, die die zu erwartende Besserung der Lebensqualität und den zu erwartenden weiteren Verlauf der Erkrankung zu berücksichtigen hat.

Zu beachten sind zudem die anästhesiologischen Schwierigkeiten und Komplikationen, die sich im Rahmen der Intubation bei einer Flexionsdeformität der Halswirbelsäule in Kombination mit einer eingeschränkten Unterkieferbeweglichkeit ergeben können (siehe Kap. 42). Forcierte Reklinationsbewegungen müssen angesichts der Frakturgefahr, die nach eingeleiteter Muskelrelaxation durch die fehlende muskuläre Stabilisierung erhöht ist, vermieden werden. Die Punktion des Lumbalkanals zur Durchführung von Peridural- und Spinalanästhesien ist bei einer fortgeschrittenen Ankylosierung der Lendenwirbelsäule kaum möglich.

Grundsätzlich müssen vor orthopädisch-chirurgischen Eingriffen alle Medikamente abgesetzt werden, die die Gerinnungsbereitschaft herabsetzen, z.B. alle Antikoagulantien oder Thrombocytenaggregationshemmer. Wegen des erhöhten Thromboembolie-Risikos wird auch empfohlen, orale Antikonzeptiva abzusetzen.

Darüber hinaus müssen in der Regel keine Medikamente abgesetzt werden. Cortisonpräparate sind peri- und postoperativ sogar temporär zu steigern, da ein erhöhter Bedarf besteht. DMARDs, insbesondere das Methotrexat, brauchen nicht abgesetzt werden, wenngleich sie – wie auch das Cortison – die Infektbereitschaft geringgradig erhöhen und die Wundheilung etwas verzögern. In beiden Fällen sollte eine perioperative antibiotische Abschirmung erfolgen.

3. Das Hüftgelenk

3.1. Allgemeines

Das am häufigsten befallene periphere Gelenk ist das Hüftgelenk. Es ist bei 25–50% aller an Morbus Bechterew Erkrankten betroffen, wobei dann 50–90% an einem beidseitigen Befall leiden (Sochart und Porter 1997). Die Krankheit schreitet laut britischen Statistiken jedoch nur bei 6% der Patienten so weit fort, dass die Implantation von Hüftprothesen erforderlich wird. Andere chirurgische Eingriffe an der Hüfte spielen in der Praxis keine Rolle.

Im Vordergrund der Beschwerden steht zumeist die Einschränkung der Beweglichkeit, die in Verbindung mit der kyphotischen Einsteifung der Wirbelsäule für die langfristige Behinderung der Patienten verantwortlich ist. Wenngleich auch Ab-/Adduktions- und Rotationsbewegungen eingeschränkt sind, so stellt doch funktionell die meist bilaterale *Beugekontraktur* das Hauptproblem dar. Diese ist oft vergesellschaftet mit Knie-Beugekontrakturen, da bei eingesteiftem Kreuz-Darmbeingelenk und kyphotischer Deformität der Wirbelsäule der Rumpf nur durch eine zusätzliche Kniebeugung aufgerichtet werden kann, um den Blick in die Horizontale zu ermöglichen.

Pathogenetisch sind *Einsteifung* und *Verschleiß des Hüftgelenks* in erster Linie eine Folge entzündlicher und dann auch ossifizierender Vorgänge. Über die ursächliche Bedeutung der haltungsbedingten Fehlbelastung lässt sich nur spekulieren.

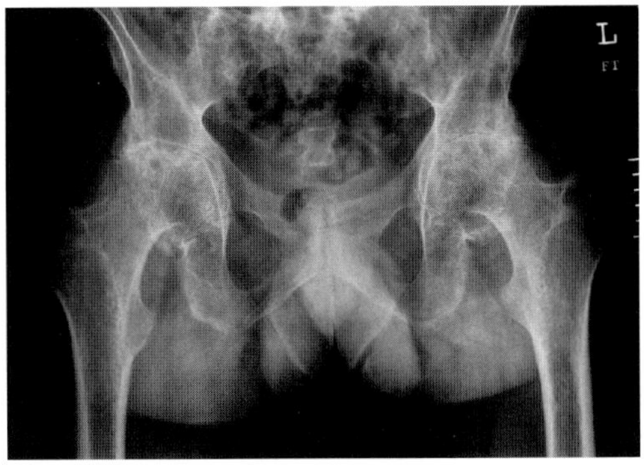

Abb. 1a. 41jähriger Mann mit beidseitiger sekundärer Coxarthrose auf Grund eines Morbus Bechterew

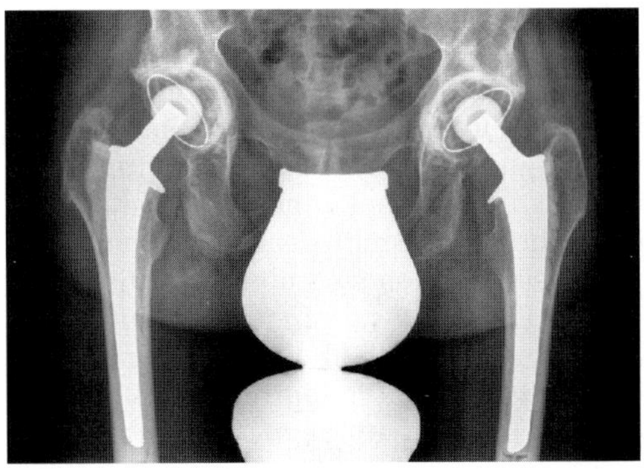

Abb. 1b. Gleichzeitige Implantation einer zementierten Hüftendoprothese beidseits. Ergebnis nach 2 Jahren

3.2. Gelenkersatz

3.2.1. Präoperative Überlegungen

Die Einschränkung der Beweglichkeit, im Besonderen die *Beugekontraktur* bis hin zur Ankylose, ist die häufigste Indikation für den Gelenkersatz. Wenn sie zudem mit schweren kyphotischen Veränderungen an der Wirbelsäule vergesellschaftet ist, so ist vor der Korrektur der Kyphose an die Implantation von Hüftendoprothesen zu denken.

Bei Patienten mit lange bestehender Ankylose sollte vor der Implantation einer Hüftendoprothese die *residuelle Funktion* der Muskulatur beurteilt werden, da diese für die dynamische Stabilisierung des künstlichen Gelenks erforderlich ist. Die Operation ist bei *ankylosierter Hüfte* technisch anspruchsvoll und mit einer verlängerten postoperativen Rehabilitation muss gerechnet werden (Kilgus und Amstutz 1991). Die chirurgische Technik unterscheidet sich nicht von dem Vorgehen bei Gelenkersatzoperationen aus anderer Indikation.

Viele orthopädische Chirurgen zögern vor einem endoprothetischen Ersatz, da sie befürchten, dass die hohen funktionellen Erwartungen dieser zumeist noch relativ jungen Patienten an die Implantate zu vorzeitigem Verschleiß und Auslockerung führen können. Diese Befürchtungen sind völlig unberechtigt, da aus eigenen Erfahrung gesagt werden kann und auch in mehreren Studien bewiesen werden konnte, dass sowohl *gute Resultate* wie auch eine *geringe Komplikationshäufigkeit* zu erwarten sind (Joshi et al. 2002; Kilgus et al. 1990). Neben Schmerzarmut bis -freiheit ist mit einer deutlichen Verbesserung der Beweglichkeit zu rechnen. Die Haltbarkeit der Prothese ist nicht schlechter als nach einer prothetischen Versorgung bei anderen zugrunde liegenden Erkrankungen. Die Funktion der Hüfte ist jedoch oftmals wegen der häufig schwierigeren Ausgangslage, der generell vermehrten Tendenz zur Einsteifung und der Komorbidität im Bereich des Bewegungsapparates etwas schlechter.

Sind beide Hüften betroffen, so sollte – da ansonsten eine ausreichende Mobilisierung des Patienten nicht möglich ist – der operative Eingriff auf beiden Seiten einzeitig oder kurz aufeinander folgend, d.h. im

Rahmen desselben stationären Aufenthaltes durchgeführt werden (Abbildung 1a,b).

Wenngleich hauptsächlich Langzeitresultate über in zementierter Technik implantierte Prothesen vorliegen, gibt es auch vereinzelte Berichte über die erfolgreiche Anwendung zementfreier Implantate (Brinker et al. 1996). Für eine zementierte Technik sprechen die bessere Primärstabilität, was für die Frühmobilisation wichtig ist, sowie die Möglichkeit des Einbringens eines Antibiotikaträgers (z.B. Gentamycin und eventuell zusätzlich Dalacin) zur Infektprophylaxe.

3.2.2. Spezifische Gefahren und Komplikationen

Allgemein besteht bei Patienten mit Morbus Bechterew eine erhöhte Wahrscheinlichkeit, *heterotope Ossifikationen* auszubilden (Ahrengart 1991), die postoperativ wieder zu einer deutlichen Bewegungseinschränkung führen können. Die wahre Inzidenz und das Ausmaß der Bildung heterotoper Ossifikationen sind aber nicht bekannt. Neben der Gabe von *Indomethacin* (Kienapfel et al. 1999) ist daher die *prophylaktische Bestrahlung* (Pellegrini et al. 1992; Kilgus und Namba 1991) zu rechtfertigen. In jedem Falle sollte dies bei Patienten mit bereits aufgetretener heterotoper Ossifikation im Operationsgebiet und bei Patienten mit vollständiger Hüftankylose erfolgen.

Eine höhere Infektgefährdung ist bei Patienten mit Morbus Bechterew nicht durch Studien belegt. Dennoch sollte eine perioperative *Antibiotikaprophylaxe* durchgeführt werden. Üblicherweise geht diese kaum über 48 Stunden nach dem chirurgischen Eingriff hinaus, bei Risikopatienten erstreckt sie sich jedoch vereinzelt bis zur Nahtentfernung. Neben einer entsprechenden perioperativen Antibiotikaprophylaxe sollte *antibiotikahaltiger Zement* verwendet werden. Darüber hinaus richtet sich die Notwendigkeit der perioperativen Antibiotikaprophylaxe (Gillespie und Walenkamp 2000) nach der Ausstattung der Operationsräumlichkeiten (Sterilzelt, *Laminar air flow*-Operationssäle) sowie nach weiteren Zusatzfaktoren (z.B. immunsuppressive Therapie).

Anhaltende Schmerzen oder Gelenkergüsse nach der Endoprothesenimplantation sind ungewöhnlich und in erster Linie auf mechanische Ursachen bzw. einen Infekt zurückzuführen (Knahr et al. 2001). Der Patient sollte dann zur Abklärung erneut dem behandelnden Chirurgen vorgestellt werden. Anhaltende Schmerzen können z.B. die Folge einer Fehlimplantation, der Wahl des falschen Implantats, des fehlenden Verbundes der Prothese mit dem Implantatlager, einer mangelhaften chirurgischen Technik etc. sein. Die entsprechende individuelle Abklärung setzt eine große Erfahrung des Hüftchirurgen voraus. Allgemeingültige Empfehlungen sind nicht möglich.

3.2.3. Postoperative Behandlung

Grundsätzlich unterscheidet sich die *postoperative Mobilisation* der Patienten mit Morbus Bechterew nicht von der postoperativen Therapie bei Patienten mit einer primären Arthrose, wenngleich aufgrund der Neigung zur Einsteifung ein gesteigertes Beweglichkeitstraining erforderlich ist. Unter der Vorraussetzung der entsprechenden Primärstabilität der verwendeten Endoprothese kann nach sechs Wochen Teilbelastung zur Schonung der Weichteilheilung die Hüftprothese voll belastet werden (Wirtz et al. 1998; Woolson und Adler 2002).

Generell sollten bei allen Gelenkendoprothesen *Sportarten* oder körperliche Belastungen vermieden werden, die zu Kraft- und Druckspitzen am künstlichen Gelenk führen, da dies zu einem vorzeitigen mechanischen Verschleiß mit Lockerung führen kann. Sportarten, die mit "*runden*" Bewegungen einhergehen, z.B. Schwimmen, Radfahren, Wandern, Gymnastik oder Golf sind zur Aufrechterhaltung der Beweglichkeit und Kraft, was ja beim Morbus Bechterew eine besondere Rolle spielt, unbedingt zu empfehlen.

Eine *Prophylaxe* mit oralen *Antibiotika* (Nasser et al. 1991) ist allen Patienten mit Endoprothesen anzuraten, die sich zahnärztlichen oder urogenitalen Eingriffen unterziehen müssen, die eine *Bakteriämie* erwarten lassen. Antibiotika sollten auch bei allen bakteriellen Erkrankungen oder bei Bakteriämie verabreicht werden, z.B. auch bei gastrointestinalen Erkrankungen wie Cholezystitis und Divertikulitis, Hautabszessen oder entzündlichen Veränderungen an den Extremitäten (z.B. eingewachsene Zehennägel). Im Allgemeinen sollten ähnliche Vorsichtsmaßnahmen angewandt werden wie bei künstlichen Herzklappen.

3.3. Gelenkerhaltende chirurgisch-orthopädische Therapie

Die offene chirurgische *Frühsynovialektomie* hat *keinen Stellenwert* in der Behandlung des Morbus Bechterew. Sie wird allgemein am Hüftgelenk nur äußerst selten durchgeführt. Grund hierfür ist vor allem die Gefahr einer Störung der Femurkopfdurchblutung mit sekundärer Nekrose bei allzu radikalem Vorgehen (Synovialektomie an der Dorsalseite des Schenkelhalses, Luxation des Hüftgelenkes).

Als neuer Behandlungsansatz soll hier die *arthroskopische Teilsynovialektomie* (Kim et al. 1998) erwähnt werden. Der Wert dieser noch relativ jungen Methode ist aber noch nicht abschließend zu beurteilen.

Die ebenfalls selten durchgeführte *Radiosynoviorthese* der Hüfte wird vorzugsweise mit dem Isotop *Rhenium-186* durchgeführt. Vorraussetzung ist eine vorangehende Arthrographie mit Röntgenkontrastmittel zur Sicherung des Punktionserfolgs (Mödder 1995).

4. Das Kniegelenk

4.1. Allgemeines

Neben dem Hüftgelenk zählt das Kniegelenk zu den bei Morbus Bechterew am häufigsten betroffenen peripheren Gelenken (in Serien in spezialisierten Zentren bis zu 70%), wenngleich chirurgische Eingriffe nur selten erforderlich werden (2 von 1000 Knieimplantationen, Parvizi et al. 2001).

4.2. Gelenkersatz

4.2.1. Präoperative Überlegungen

Wie beim Hüftgelenk besteht die Indikation zur Implantation einer Kniegelenkendoprothese bei *anhaltenden Schmerzen* und einer *Funktionseinschränkung* auf Grund einer Gelenkzerstörung durch die Erkrankung. Bei der Wahl des Prothesenmodells sollte zementierten Typen der Vorzug gegeben werden.

Kondylenersatzprothesen reichen zumeist aus, da die Erkrankung im Gegensatz zur *rheumatoiden Arthritis* nicht zu sekundären Instabilitäten oder starken Fehlstellungen neigt. Die chirurgische Technik unterscheidet sich bei Patienten mit Morbus Bechterew nicht von jener bei anderen Grunderkrankungen.

Liegt bei der Implantation einer Kniegelenkendoprothese eine nennenswerte *Synovialitis* vor, so wird zusätzlich synovialektomiert.

4.2.2. Erfolgsaussichten

Die Knieendoprothetik bei Patienten mit Morbus Bechterew liefert eine ausgezeichnete und vorhersehbare *Schmerzlinderung*. Gehfähigkeit und Funktion bessern sich in der Regel sehr gut. Das Ausmaß der Besserung der Beweglichkeit bleibt allerdings hinter dem bei primärer Gonarthrose zurück.

4.2.3. Spezifische Gefahren und Komplikationen

Der postoperativ eingeschränkte Bewegungsumfang dürfte auf drei Faktoren zurückzuführen sein, nämlich die Natur der Erkrankung, die zu *Kontrakturen* und *Ankylosen* führt, die schlechte präoperative Beweglichkeit sowie die relativ hohe Rate von *heterotopen Ossifikationen* (Parvizi et al. 2001). Letztere sollten Anlass zu einer routinemäßigen medikamentösen Prophylaxe mit beispielsweise Indomethacin geben.

Anhaltende Ergüsse oder Schmerzen nach einer endoprothetischen Versorgung des Kniegelenks sind ungewöhnlich und sollten wie bei Hüftendoprothesen Anlass geben, in erster Linie *mechanische Probleme* oder einen *Infekt* auszuschließen. Liegt ein bakterieller Infekt vor, muss dieser chirurgisch versorgt werden; liegt ein mechanisches Problem vor, muss es korrigiert werden.

Vor *intraartikulären Instillationen* in ein Kniegelenk mit liegender Knieprothese *muss gewarnt werden*. Diese Therapie gehört in die Hand des der Komplikationen mächtigen chirurgischen Orthopäden, da sie ein konservativ schwer bis nicht beherrschbares und deutlich erhöhtes Infektrisiko bergen. Die *Radiosynoviorthese* bei liegender Knieendoprothese (Mödder 1995) aufgrund persistierender Ergüsse gehört ebenfalls nur in die Hand des Erfahrenen.

4.2.4. Postoperative Behandlung

Nach dem Eingriff kann die Knieendoprothese teilbelastet werden. Eine volle Belastbarkeit ist aber erst nach circa 3 Monaten gegeben, so dass ein entlastendes Gehen mit 2 Stützkrücken mit allmählicher Belastungssteigerung während dieser Zeit vorgeschlagen wird.

Aufgrund der Neigung zur Bewegungseinschränkung muss besonders bei Patienten mit Morbus Bechterew eine intensive postoperative – *aktive und passive* – Bewegungstherapie eingeplant werden. Grundsätzlich ist während dieser Zeit zunächst auf die Wiedererlangung der Beweglichkeit zu achten, wobei als Minimum eine Beugefähigkeit von 90 Grad anzustreben ist. Erst nach ausreichender Weichteilheilung, d.h. nach frühestens sechs Wochen, können auch Kraft und Koordination trainiert werden.

4.3. Gelenkerhaltende chirurgisch-orthopädische Therapie

Die einfache *Synovialektomie*, die eine möglichst vollständige Entfernung der synovialen Innenschicht der Gelenkkapsel zum Ziele hat, ist in Frühfällen imstande, ein funktionell normales Gelenk wiederherzustellen. Dies gilt vor allem bei *erosiver Arthritis* mit nennenswerter Synovialitis und persistierenden Gelenkergüssen. Vorraussetzung ist neben einer atraumatischen Technik die systematische Nachbehandlung, um nach wenigen Wochen wieder eine weitgehend normale Gelenkfunktion zu erreichen.

Die Synovialektomie kann *chirurgisch offen* sowie *arthroskopisch* erfolgen, wobei jedoch arthroskopisch eine nennenswerte dorsale Synoviitis nicht entfernt werden kann. Der Vorteil der arthroskopischen Synovialektomie liegt in der verkürzten Rehabilitation. Auch in fortgeschritteneren Fällen hat die Synovialektomie noch einen Sinn (Spätsynovialektomie), wenn sie mit *Gelenktoilette* oder *Debridement* kombiniert wird. Dabei werden Menisci, erweichte Knorpelpartien, vorspringende Osteophyten und/ oder freie Gelenkkörper entfernt.

Die *Radiosynoviorthese* oder *Radioisotopen-Synovialektomie*, vorzugsweise mit *Yttrium-90*, kann in vielen Fällen anhaltende lokale Therapieerfolge erzielen (Fischer und Mödder 2002). Dies gilt vor allem dann, wenn die synovialen Wucherungen nicht allzu ausgeprägt sind. Eine Kombination mit der Synovialektomie – sei sie *offen* oder *arthroskopisch* – bietet sich nach dem Abheilen der Synovialektomiewunde, d.h. frühestens nach 6 Wochen, an und sollte insbesondere nach einer arthroskopischen Synovialektomie in Erwägung gezogen werden (Roch-Bras et al. 2002). Beide Verfahren haben die Entfernung der hypertrophierten Schleimhaut zum Ziel.

Im Widerspruch zu zahlreichen Veröffentlichungen ist die Radiosynoviorthese auch bei Vorliegen einer *Bakerzyste* sinnvoll und gefahrlos durchführbar, wobei allerdings zuvor eine sonographische Abklärung der Bakerzyste erfolgen sollte und der Patient eindringlich auf die notwendige Schonung nach der Instillation hinzuweisen ist (Mödder 1995). Größere Zysten und Zysten mit Ventilmechanismus sollten vorher punktiert werden. Grundsätzlich lässt sich die Radiosynoviorthese wiederholen, wobei ein Ansprechen bei der Ersttherapie als Erfolgsindikator anzusehen ist (Stucki et al. 1993). Diese Aussagen beruhen allein auf allgemeinen Erfahrungen und Untersuchungen. Spezifische Studienergebnisse bei Morbus Bechterew liegen nicht vor.

5. Das Sprunggelenk

Besonders bei jüngeren Patienten mit einer Spondylarthropathie kann es initial oftmals zu schmerzhaften serösen oder serofibrinösen therapieresistenten Ergüssen in einem oder beiden Knie- und/oder oberen Sprunggelenken kommen (Dihlmann und Bandick 1995). In diesen Fällen empfiehlt sich bei Versagen aller konservativen Behandlungen die *Synovialektomie*, die ebenfalls offen sowie arthroskopisch durchgeführt werden kann. Als Kombination oder als Einzeltherapie bietet sich eine Radiosynoviorthese mit *Rhenium-168* an.

6. Fersenschmerzen

Zu den häufigsten Beschwerden der Patienten mit Morbus Bechterew gehören Fersenschmerzen. Hier ist vor allem der Ansatz der Plantarfaszie am *Tuber calcanei* betroffen.

Neben der Verordnung von Einlagen mit *Weichbettung* der schmerzhaften Stelle kommen hier zuerst lokale *Kortison-Injektionen* in Frage. In zweiter Linie bietet sich neben der *Extrakorporalen Stoßwellentherapie* (ESWT) (Ogden et al. 2002) die *lokale Röntgenbestrahlung* (Seegenschmiedt et al. 1996) an.

Darüber hinaus können diese Beschwerden auch chirurgisch (McGarvey 1998) angegangen werden. Dabei kommen verschiedene Interventionen infrage, z.B. *plantar* die Neurolyse des ersten Astes des *N. plantaris lateralis*, Ablösen des *M. abductor hallucis* vom *Tuber calcanei*, Ablösen der Plantarfascie vom *Tuber calcanei*, Teilausschneidung der *Plantarfascie* und/oder Abtragen knöcherner Sporne bzw. *dorsal* die chirurgische Resektion der *präachillären Bursa*, Abtragen des knöchernen Spornes am Achillessehnenansatz und/oder Teilabtragung und Konturierung des Fersenbeines am Ansatz der Achillessehne. Die absolute und die relative Effektivität dieser Verfahren ist aber nicht oder wenig evaluiert, so dass keine eindeutige Therapieempfehlung möglich ist (Crawford et al. 2000).

10 Fragen zum Thema

1. Wann besteht bei Morbus Bechterew die Indikation zur chirurgischen Synovialektomie?

Synovialektomien sind bei Morbus Bechterew im Gegensatz zur rheumatoiden Arthritis nur selten indiziert. Lediglich bei der exsudativ-proliferativen Verlaufsform sind mit Synovialektomien günstige Effekte (z.B. Vermeidung einer frühzeitigen Gelenkdestruktion) zu erwarten. Die typischen, diskret und torpide verlaufenden Arthritiden der Spondylitis ankylosans sind operativ aber kaum zu beeinflussen.

2. Gibt es eine chirurgische Synovialektomie des Sakroiliakalgelenkes?

Nein. Das Sakroiliakalgelenk ist ein straffes Gelenk (Amphiarthrose), das sich aus anatomischen Überlegungen nicht für eine Synovialektomie eignet. Darüber hinaus wäre ein solcher Eingriff aufgrund der Natur des Entzündungsprozesses mit gleichzeitigem Auftreten von Erosion, Sklerosierung und Ankylosierung nicht sinnvoll.

3. Können rheumachirurgische Eingriffe bei Enthesiopathie helfen?

Ja. Die absolute und die relative Effektivität dieser Verfahren ist aber nicht oder wenig evaluiert, so dass keine eindeutige Therapieempfehlung möglich ist (Crawford et al. 2000).

4. Gelenkersatztherapie bei Morbus Bechterew: wie ist eine heterotope Ossifikation zu vermeiden?

In erster Linie durch die Gabe von Indomethacin, in zweiter Linie durch die prophylaktische Bestrahlung. Die Bestrahlung sollte auf jeden Fall bei Patienten mit bereits aufgetretener klinisch signifikanter heterotoper Ossifikation im Bereich des Hüftgelenks und bei Patienten mit vollständiger Hüftankylose erfolgen.

5. Sollten bei Morbus Bechterew zementierte Hüftendoprothesen bevorzugt werden?

Nicht notwendigerweise. *Für* eine zementierte Hüftprothese sprechen das Vorliegen eines schlechten Implantatlagers (Knochenqualität), die bessere Primärstabilität für die Frühmobilisierung, der Zement als Antibiotikaträger und die Langzeiterfahrungen von inzwischen mehr als 25 Jahren.

6. Welche Medikamente müssen vor/nach einem operativen Eingriff abgesetzt werden?

Nur Medikamente, die die Blutgerinnung vermindern (Antikoagulantien, Thrombocytenaggregationshemmer), müssen vor dem chirurgischen Eingriff abgesetzt werden.

7. Nach Hüftgelenkersatz: welche Bewegungen (z.B. bei der Gymnastik) sollte der Patient vermeiden?

Wie nach jeder Hüftendoprothesen-Operation sollten während der ersten 6 Wochen keine forcierten Außenrotationsbewegungen der Hüfte in Streckung und Adduktion durchgeführt werden. Weiters sind Innenrotationsbewegungen in Hüftbeugung und mit Adduktion zu meiden. Beide Manöver beinhalten ein erhöhtes Luxationsrisiko. Dieses vermindert sich erst nach Ausbildung einer narbigen Pseudokapsel um das Prothesengelenk.

8. Traumatische Oberschenkelfraktur bei Morbus Bechterew: gibt es Besonderheiten in der Behandlung?

Es sollte auf jeden Fall zumindest eine übungsstabile Osteosynthese angestrebt werden, um Einsteifungen des Kniegelenks und der Hüfte vorzubeugen. Bei einer bereits bestehenden Arthrose ist eher an eine chirurgische Behandlung mit einer Endoprothese zu denken.

9. Bei Haltungsverlust: kann eine Umstellungsosteotomie im Femur helfen?

Eine Umstellungsosteotomie kann nicht sicher helfen. Zudem wird dadurch eine später eventuell notwendige Implantation einer Hüftprothese erschwert.

10. Sind Ankylosierungen operativ zu "lösen"?

Dies ist für Hüfte und Knie zu bejahen. Unter Berücksichtigung der Reaktivierungsmöglichkeiten der Muskulatur können auch vollständig ankylosierte Hüft- und Knie-Gelenke erfolgreich mobilisiert werden.

Literatur

Ahrengart L (1991) Periarticular heterotopic ossification after total hip arthroplasty. Risk factors and consequences. Clin Orthop 263:49–58

Berthelot JM, Gouin F, Glemarec J, Maugars Y, Prost A (2001) Possible use of arthrodesis for intractable sacroiliitis in spondylarthropathy. Spine 26:2297–2299

Brinker MR, Rosenberg AG, Kull L, Cox DD (1996) Primary noncemented total hip arthroplasty in patients with ankylosing spondylitis. Clinical and radiographic results at an average follow-up period of 6 years. J Arthroplasty 11:802–812

Crawford F, Atkins D, Edwards J (2000) Interventions for treating plantar heel pain. Cochrane Database Syst Rev 3:CD000416

Dihlmann W, Bandick J (1995) Verschwörung von Konstitution (Erbgut) und Milieu (Mikroorganismen): die seronegative (HLA-B27-assoziierte) Spondylarthritis (seronegative Spondylarthropathie). In: Dihlmann W, Bandick J (Hrsg) Die Gelenksilhouette. Springer, Berlin, pp 478–535

Fischer M, Mödder G (2002) Radionuclide therapy of inflammatory joint diseases. Nucl Med Commun 23:829–831

Gillespie WJ, Walenkamp G (2000) Antibiotic prophylaxis for surgery for proximal femoral and other closed long bone fractures. Cochrane Database Syst Rev CD000244

Joshi AB, Markovic L, Hardinge K, Murphy JC (2002) Total hip arthroplasty in ankylosing spondylitis: an analysis of 181 hips. J Arthroplasty 17:427–433

Kerschbaumer F (1994) Operationen am Beckenskelett. Arthrodese des Iliosakralgelenkes. In: Bauer et al (Hrsg) Orthopädische Operationslehre. Becken und untere Extremität, Teil 1. Thieme, Stuttgart, pp 44–46

Kienapfel H, Koller M, Wust A, Sprey C, Merte H, Engenhart-Cabillic R, Griss P (1999) Prevention of heterotopic bone formation after total hip arthroplasty: a prospective randomised study comparing postoperative radiation therapy with indomethacin medication. Arch Orthop Trauma Surg 119:296–302

Kilgus DJ, Amstutz HC (1991) Conversion of ankylosed hips to total hip replacements. In: Amstutz HC (ed) Hip arthroplasty. Churchill Livingstone, New York, pp 799–811

Kilgus DJ, Namba R (1991) Ankylosing spondylitis. In: Amstutz HC (ed) Hip arthroplasty. Churchill Livingstone, New York, pp 767–773

Kilgus DJ, Namba RS, Gorek JE, Cracchiolo A 3rd, Amstutz HC (1990) Total hip replacement for patients who have ankylosing spondylitis. The importance of the formation of heterotopic bone and of the durability of fixation of cemented components. J Bone Joint Surg 72-A:834–839

Kim SJ, Choi NH, Kim HJ (1998) Operative hip arthroscopy. Clin Orthop 353:156–165

Knahr K, Schneider W, Krugluger J, Kaparek M (2001) The painful hip in a well-fixed total hip replacement. The British Editorial Society of Bone and Joint Surgery (European Instructional Course Lectures, Vol 5), London, pp 172–182

McGarvey WC (1998) Chronic heel pain: surgical management. In: Wülker et al (ed) An atlas of foot and ankle surgery. Martin Dunitz, London, pp 191–197

Mödder G (1995) Nuklearmedizinische Therapie (Radiosynoviorthese) in Rheumatologie und Orthopädie. Der Nuklearmediziner 18:2–27

Nasser S, Schmalzried TP, Amstutz HC (1991) Sepsis prevention. In: Amstutz HC (ed) Hip arthroplasty. Churchill Livingstone, New York, pp 767–773

Ogden JA, Alvarez RG, Marlow M (2002) Shockwave therapy for chronic proximal plantar fasciitis: a meta-analysis. Foot Ankle Int 23:301–308

Parvizi J, Duffy GP, Trousdale RT (2001) Total knee arthroplasty in patients with ankylosing spondylitis. J Bone Joint Surg 83-A:1312–1316

Pellegrini VD Jr, Konski AA, Gastel JA, Rubin P, Evarts CM (1992) Prevention of heterotopic ossification with irradiation after total hip arthroplasty. Radiation therapy with a single dose of eight hundred centigray administered to a limited field. J Bone Joint Surg Am 74:186–200

Roch-Bras F, Daures JP, Legouffe MC, Sany J, Combe B (2002) Treatment of chronic knee synovitis with arthroscopic synovectomy: longterm results. J Rheumatol 29:1171–1175

Seegenschmiedt MH, Keilholz L, Katalinic A, Stecken A, Sauer R (1996) Heel spur: radiation therapy for refractory pain–results with three treatment concepts. Radiology 200:271–276

Sochart DH, Porter ML (1997) Long-term results of total hip replacement in young patients who had ankylosing spondylitis. Eighteen to thirty-year results with survivorship analysis. J Bone Joint Surg 79-A:1181–1189

Stewen F (1990) Ankylosierende Spondylitis. In: Witt AN, Rettig H, Schlegel KF (Hrsg.) Orthopädie in Praxis und Klinik. Thieme, Stuttgart, pp 9.1–9.70

Stucki G, Bozzone P, Treuer E, Wassmer P, Felder M (1993) Efficacy and safety of radiation syn-

ovectomy with Yttrium-90: a retrospective long-term analysis of 164 applications in 82 patients. Br J Rheumatol 32:383–386
Wirtz DC, Heller KD, Niethard FU (1998) Biomechanical aspects of load-bearing capacity after total endoprosthesis replacement of the hip joint. An evaluation of current knowledge and review of the literature. Z Orthop Ihre Grenzgeb 136:310–316
Woolson ST, Adler NS (2002) The effect of partial or full weight bearing ambulation after cementless total hip arthroplasty. J Arthroplasty 17:820–825

Beratung und Schulung, soziale Fragen

Kapitel 46

Diätetische Beratung und Behandlung

Astrid Wächtershäuser, Albrecht Falkenbach, Jürgen Stein

1. Einleitung

Die Ernährung nimmt bei Patienten mit Morbus Bechterew einen hohen Stellenwert ein. Obwohl der Einfluss diätetischer Maßnahmen auf den Krankheitsverlauf geringer ist als bei anderen rheumatischen Erkrankungen, besteht dennoch die Möglichkeit, durch eine spezielle *diätetische Behandlung* – vor allem bei den Bechterew-Formen mit Beteiligung der peripheren Gelenke – den Entzündungsprozess zu vermindern und Medikamente einzusparen (Adam und Wollenhaupt 2002). Allerdings gibt es neben verschiedenen fundierten Ernährungsempfehlungen auch eine Reihe so genannter *Rheuma-Diäten*, die jeglicher wissenschaftlicher Grundlage entbehren und sogar zu Fehl- bzw. Mangelernährung führen können.

Eine allgemeine *Fehlernährung* umfasst laut Definition sowohl die Unter- als auch die Überernährung, die bei einem oder mehreren Nährstoffen deutliche Abweichungen von der optimalen Zufuhr aufweisen. Von Mangelernährung spricht man, wenn es aufgrund einer ungenügenden Zufuhr und/oder eines übermäßigen Verbrauchs an einem bestimmten Nährstoff zu Stoffwechselveränderungen bzw. manifesten Erkrankungen kommt (Beispiel: Jodmangelstruma).

Die Gefahr so genannter *Rheuma-Diäten* besteht darin, dass sie spezielle Lebensmittel (z.B. Fleisch, Zucker, Kakao, Schokolade) strikt eliminieren, was sich gerade bei Patienten mit einem ohnehin erhöhten Risiko einer Mangelernährung als zusätzlich problematisch erweist und die Gefahr eines selektiven Nährstoffmangels in sich birgt. Etwa 1/3 der befragten Patienten mit Morbus Bechterew geben an, bereits mindestens einmal eine dieser „Spezialdiäten" ausprobiert zu haben (Falkenbach et al. 2002).

Epidemiologische Studien lassen durchaus den Schluss zu, dass verschiedene Ernährungsweisen vor rheumatologischen Erkrankungen schützen könnten (Keyßer 2001). Zwar gibt es keine Hinweise darauf, dass der regelmäßige Genuss bestimmter Nahrungsmittel bei Patienten mit Morbus Bechterew einen Entzündungsschub auslösen kann, jedoch ist es denkbar, dass bestimmte Nahrungsinhaltsstoffe – so genannte *„arthritogene" Peptide* – aufgrund einer individuellen Überempfindlichkeit als *schubauslösendes Antigen* wirken (Keyßer 2001).

Dies gilt jedoch immer nur für den individuellen Patienten und sollte bei einem entsprechenden Verdacht (Anamnese/Ernährungs- und Beschwerdeprotokoll) durch einen *Auslass- und Reexpositionsversuch* geprüft werden. Da diese Überempfindlichkeit nur bei einigen wenigen Patienten mit Morbus Bechterew und dann auf unterschiedliche Nahrungsinhaltsstoffe besteht, lässt sich daraus keine spezifische, für alle Patienten mit Morbus Bechterew empfehlenswerte Diät ableiten, die auf die Elimination schubauslösender Allergene abzielt. Dabei werden neben der direkten Wirkung von Nahrungsbestandteilen auch indirekte Mechanismen, etwa eine Modulation der Darmflora, diskutiert (Keyßer 2001).

So soll z.B. auch – auf der Basis theoretischer Überlegungen – eine *stärkearme Kost* über eine Reduktion von Darmbakterien bei Morbus Bechterew günstig sein (Ebringer und Wilson 1996), wofür es aber bislang keine klinischen Belege in Form von Studien gibt.

Grundlegend besteht jedoch wahrscheinlich die Möglichkeit, durch eine gezielte *antiinflammatorische Ernährung* – begleitend zur medikamentösen Therapie – den Entzündungsprozess, die Krankheitsaktivität und die Häufigkeit von Krankheitsschüben zu vermindern.

Das wichtigste Ziel einer diätetischen Therapie bei Morbus Bechterew ist es, die Aktivität der Erkrankung zu mindern. Dies kann einerseits durch die *Vermeidung* der Nahrungsbestandteile geschehen, die die Krankheitssymptome verstärken oder sogar auslösen (Eliminationsdiät), andererseits durch die *Zufuhr* von Nährstoffen, die die Krankheitsaktivität verringern. Zudem sind *Mangelzustände auszugleichen*, die durch die Erkrankung oder Fehlernährung verursacht worden sind und einen eigenen Krankheitswert erlangen können. Ein weiteres Ziel der Ernährungstherapie ist die Verhütung oder Milderung möglicher Begleiterkrankungen, die mit dem Morbus Bechterew assoziiert sind.

2. Ernährungsstatus von Patienten mit entzündlich-rheumatischen Erkrankungen

2.1. Malnutrition

Etwa 10% der Patienten mit *entzündlich-rheumatischen Erkrankungen* sind im Vergleich zu gesunden Kontrollpersonen untergewichtig und weisen nicht selten eine mehr oder weniger ausgeprägte *Malnutrition* auf (Falkenbach et al. 1991). Spezielle Daten zu Morbus Bechterew liegen bisher nicht vor.

Gerade bei Patienten mit hoher Krankheitsaktivität und schlechtem Allgemeinzustand finden sich (*bei RA*) häufig zu niedrige Spiegel an Calcium, Folsäure (vor allem unter Therapie mit dem Folsäure-Antagonisten Methotrexat), Vitamin E, Vitamin C, Vitamin B6 sowie an Zink, Kupfer, Magnesium und Selen (Hernandez-Beriain et al. 1996). Ursache hierfür sind zum einen der aufgrund der chronischen Entzündung *erhöhte Energiebedarf*, zum anderen Veränderungen in der Nahrungsverwertung (Falkenbach et al. 1991).

2.2. Ursachen der verringerten Nahrungsaufnahme

Bei *rheumatoider Arthritis* kommt es durch *Appetitlosigkeit* bei aktiver Entzündung, durch entzündliche Beeinträchtigungen der *Kiefergelenke* (bei ca. 50% der Patienten mit RA beteiligt) und durch eine *Sicca-Symptomatik* zu einer Behinderung der Nahrungsaufnahme. Diese Befunde dürften – wahrscheinlich aber in geringerer Häufigkeit und Ausprägung – auch auf Patienten mit Morbus Bechterew übertragbar sein.

Störungen der Ösophagusmotilität und Entzündungen der Magen- und Duodenalschleimhaut, die im Schub nahezu regelhaft unter einer Therapie mit nicht-steroidalen Antirheumatika (NSAR) und/oder Glukokortikoiden vorkommen, schränken die Nahrungsaufnahme weiter ein. Diesbezüglich ist es sinnvoll, den Patienten mit Morbus Bechterew zur *Einnahme der Medikamente während der Mahlzeiten* anzuhalten, wodurch die Nebenwirkungen häufig verringert werden können.

Nicht selten kommt zur verminderten Nahrungszufuhr noch eine *Malabsorption*, die als Folge der Grunderkrankung oder der medikamentösen Therapie auftreten kann. Zudem induziert die antiinflammatorische Therapie (z. B. NSAR) bisweilen entzündliche Veränderungen im Darm, die in der Regel mit einer Diarrhoe einhergehen (siehe Kap. 12).

2.3. Veränderungen im Substratmetabolismus

Neben der verminderten Nährstoffzufuhr tragen Veränderungen im *Substrat-Metabolismus* bei Patienten mit Morbus Bechterew zur *negativen Energiebilanz* bei. Zum einen findet sich in der Phase der akuten

Entzündung durch eine Mehrsynthese von Akutphaseproteinen sowie eine vermehrte Phagozytose ein erhöhter Energiebedarf, zum anderen bedingt die anschließende anabole Reparaturphase einen Mehrbedarf an Energie- und Baustoffträgern (Falkenbach et al. 1991).

Auch der infolge von weitgehender Immobilität und hoher Entzündungsaktivität verursachte Muskelabbau erfordert eine *adäquate Energie- und Nährstoffzufuhr* in und nach einer aktiven Krankheitsphase. Zunächst wird im Verlauf des Krankheitsschubes Glykogen zur Deckung des erhöhten Energiebedarfs mobilisiert. Sind die Glykogenreserven verbraucht, werden körpereigene (Struktur-) Proteine zur Energiegewinnung herangezogen, die nur schwer wieder resynthetisiert werden können und deren Verlust zum allgemeinen Schwächegefühl während und nach der Entzündungsphase beiträgt. Diese *katabole Stoffwechselsituation* wird durch endogene und exogene Glukokortikoide verstärkt (Falkenbach et al. 1991).

Demnach sollte bei einem Patienten mit Morbus Bechterew auf eine *ausreichende und ausgewogene Energie- und Nährstoffzufuhr* geachtet werden. Dies gilt insbesondere auch vor geplanten operativen Eingriffen, die bei einer bestehenden Malnutrition mit einem größeren Komplikationsrisiko und sogar mit einer höheren Mortalität behaftet sind (Mullen et al. 1979).

3. Die Rolle der Entzündungsmediatoren

Die klinisch sichtbaren Zeichen einer Entzündung werden u.a. durch Mediatoren verursacht, die aus *membranständigen Phospholipiden* synthetisiert werden (Keyßer 2001). Die Synthese dieser Mediatoren (Eicosanoide) unterliegt maßgeblich dem Einfluß nutritiver Lipide, die in die Zellmembranen eingebaut werden. Dies eröffnet die Möglichkeit, durch gezielte diätetische Maßnahmen Einfluss auf den entzündlichen Prozess zu nehmen.

Die Gruppe der *Eicosanoide* umfasst die *Produkte der Cyclooxygenase* (Prostaglandine, Prostacycline, Thromboxane) sowie der *Lipoxygenase* (Leukotriene, Lipoxine, Hydroxyfettsäuren), die im Rahmen des Lipidmetabolismus aus *Arachidonsäure* gebildet werden. Zumindest für einige der *Eicosanoide* ist belegt, dass sie maßgeblich an der Entzündung von Gelenken beteiligt sind. So fanden sich in der Gelenkflüssigkeit von Patienten mit *rheumatoider Arthritis* signifikant erhöhte Konzentrationen des *Prostaglandins* E_2 sowie des entsprechenden Schlüsselenzyms der Prostaglandinsynthese, nämlich der *Cyclooxygenase-2* (Kojima et al. 2002).

Tabelle 1. Klassifizierung der mehrfach ungesättigten Fettsäuren und hauptsächliche Lebensmittelquellen

Omega-3-Fettsäuren	Omega-6-Fettsäuren
α-Linolensäure Soja, Raps-, Lein-, Wallnuss-, Weizenkeimöl; auch Früchte und Gemüse	*Arachidonsäure* tierische Lebensmittel, vor allem Fleisch-, Wurstwaren, Milch, Milchprodukte, Eier
γ-Linolensäure Borretsch, Nachtkerzenöl	*Linolsäure* Pflanzenöle wie Sonnenblumenöl, Distelöl, Getreidekeimöle; Nüsse; mageres Fleisch, Schweinefett, Eidotter
Eicosapentaensäure Tiefseefisch, vor allem Lachs, Makrele, Hering	

Bei der *Arachidonsäure* handelt es sich um eine mehrfach ungesättigte (Omega-6-) Fettsäure (siehe Tabelle 1), die ausschließlich in tierischen Nahrungsmitteln enthalten ist, z.B. in Fleisch- und Wurstwaren, Milch, Milchprodukten und Eiern. Arachidonsäure kann zwar auch endogen aus Linolsäure gebildet werden, die in zahlreichen Pflanzenölen vorkommt, die Hauptquelle sind jedoch die *tierischen Nahrungsmittel.*

Die *Eicosapentaensäure*, eine Omega-3-Fettsäure (siehe Tabelle 1), ist ebenfalls eine ungesättigte Fettsäure, die hauptsächlich in fetten Tiefseefischen (Lachs, Makrele, Hering, etc.) enthalten ist und sich lediglich durch eine zusätzliche Doppelbindung von der Arachidonsäure unterscheidet. Auch die *Docosahexaensäure* zählt zu dieser Fettsäuregruppe.

Eicosapentaensäure konkurriert mit *Arachidonsäure* um das gleiche Multienzymsystem von *Cyclooxygenasen* und *Lipoxygenasen* und hemmt somit kompetitiv die Bildung der entzündungsaktiven Arachidonsäure-Metaboliten. Folglich ist durch eine erhöhte Zufuhr von Omega-3-Fettsäuren eine für den Patienten mit Morbus Bechterew günstige Verschiebung in der Arachidonsäure-Kaskade zu erreichen. Die meisten der von der Eicosapentaensäure abgeleiteten Metaboliten haben im Gegensatz zu den Arachidonsäure-Abkömmlingen eine geringere biologische Aktivität, insbesondere Entzündungsaktivität, und entfalten auf diesem Wege eher eine antiinflammatorische Wirkung, die in ihrer Konsequenz somit dem Effekt einer Behandlung mit nicht-steroidalen Antirheumatika (NSAR) ähnlich ist.

Im Maus-Modell der rheumatoiden Arthritis konnte durch Fischölfütterung die Synthese der proinflammatorisch wirksamen Prostaglandine E_2 und I_2 sowie der entzündungsfördernden Zytokine (Interleukin-6, Tumornekrosefaktor-α) und von Akutphaseproteinen vermindert werden (Leslie et al. 1985; Venkatraman und Chu 1999; Cathcart et al. 1987). Bei Patienten mit rheumatoider Arthritis wurde durch eine hochdosierte Behandlung mit Omega-3-Fettsäuren der Spiegel von Interleukin 1β signifikant reduziert (Kremer et al. 1995).

Die bisherigen Untersuchungen zeigen, dass besonders Patienten mit einer entzündlich-rheumatischen Erkrankung und einer Beteiligung der peripheren Gelenke von einer entsprechenden antiinflammatorischen Kost profitieren können (Adam und Wollenhaupt 2002). Dabei spielt sowohl die Menge der einzelnen Fettsäuren wie auch das relative Verhältnis der Fettsäuren zueinander in der Nahrung eine Rolle (Adam und Stein 2003). Als ideal wird ein Verhältnis von Omega-6- zu Omega-3-Fettsäuren von 3–5 : 1 angesehen.

4. Verschiedene Ernährungsformen

4.1. Elimination von Lebensmitteln

Es finden sich immer wieder Hinweise darauf, dass bestimmte Nährstoffe einen Entzündungsschub auslösen können, was in der Folge zur Inkriminierung einzelner *„entzündungsauslösender"* Nahrungsmittel führt (Darlington 1994). Eine Befragung von 60 Patienten mit *rheumatoider Arthritis* ergab, dass die Hälfte der Befragten *Fleisch*, insbesondere *Schweinefleisch*, als *entzündungsfördernd* einstufen und folglich meiden (Falkenbach et al. 1991).

In der Literatur wird die Häufigkeit von Nahrungsmittelunverträglichkeiten mit 5 bis 25% angegeben (Adam und Stein 2003). Bei Morbus Bechterew sind ähnliche Zahlen zu erwarten, es liegen jedoch keine konkreten Untersuchungsergebnisse vor.

Allgemein ist ein kausaler Zusammenhang zwischen dem Verzehr von bestimmten Lebensmitteln und dem Verlauf entzündlicher Gelenkerkrankungen nur schwer nachzuweisen. Bei einer vermuteten *Nahrungsmittelintoleranz* ist es empfehlenswert, ein strukturiertes Ernährungs- und Beschwerdeprotokoll über einen Zeitraum von zumindest vier Wochen zu führen. Ergibt sich hieraus ein begründeter Verdacht, so wird der vermutete Zusammenhang mit einem ausreichend langen *Auslass- und Reexpositionsversuch* (je nach Schubfrequenz) weiter abgeklärt. Erst wenn damit keine zufriedenstellende Zuordnung gelingt, sollte eine *Ausschlussdiät* versucht werden. Auf diese Weise lässt sich das Risiko einer Mangelernährung weitgehend vermeiden.

Aus solchen individuellen Beobachtungen lassen sich keine generellen Empfehlungen ableiten, da die möglichen Auslöser bei jedem Patienten verschieden sind. Der längerfristige, möglicherweise unbegründete Ausschluss spezieller Nahrungsmittel oder die Durchführung von Extremdiäten durch den Patienten können leicht zu einer deutlich eingeschränkten Lebensmittelauswahl und damit zu einer *Fehlernährung* führen (DGE 1998). Diesem Risiko sollte durch eine entsprechende Beratung des Patienten begegnet werden.

4.2. Vegane und vegetarische Diäten

Der Nutzen *veganer* bzw. *vegetarischer Kostformen* wurde in verschiedenen Studien dokumentiert. Die umfassendste Arbeit zu diesen Diätformen wurde von Kjeldsen-Kragh et al. (1991, 1994) veröffentlicht. Dabei erhielten 53 Patienten mit *rheumatoider Arthritis* (RA) für die Dauer von einem Jahr entweder eine Dreistufen-Kost (7-10 Tage totales Fasten, 3–5 Monate vegane Diät, anschließend lactovegetabile Kost) oder behielten die normale Ernährung bei. Dabei kam es bei den diätetisch behandelten Patienten vor allem in der Fastenphase zu signifikanten Verbesserungen der Entzündungszeichen sowie der Gelenkschmerzen, was sich auch über die weitere Behandlungsdauer fortsetzte (Kjeldsen-Kragh et al. 1994). In einem Fallbericht wurde eine Remission einer HLA-B27-positiven Sakroiliitis nach Umstellung auf eine vegane Ernährung beschrieben (Huber et al. 2001).

Allerdings bleibt anzumerken, dass eine *strikt vegetarische oder vegane Ernährung* längerfristig nicht notwendig und sogar *eher ungünstig* ist, da eine gewisse Zufuhr tierischer Produkte empfehlenswert ist, um eine ausreichende Versorgung mit Proteinen, Vitaminen und Spurenelementen zu gewährleisten. Aufgrund der Tatsache, dass rheumatische Erkrankungen bei Vegetariern weitaus seltener auftreten als bei Nicht-Vegetariern, erscheint jedoch die Empfehlung einer *überwiegend ovo-laktovegetabilen* Kost durchaus gerechtfertigt (Fraser 1999).

4.3. Elementardiäten

Elementardiäten bestehen aus einer hypoallergenen Flüssignahrung, die anstelle von intakten Proteinen *Peptid-Hydrolysate* enthält, *lactosefrei* und mit Vitaminen und Spurenelementen *angereichert* ist (Holst-Jensen et al. 1998). In mehreren Studien wurde der Einfluss von Nahrungsallergenen auf den Krankheitsverlauf (bei RA) untersucht (Holst-Jensen et al. 1998; Kavanaghi et al. 1995; Haugen et al. 1994b). Zwar kam es in einer der Studien zu einer Verbesserung der Schmerzsymptomatik, die objektiven Krankheitsparameter blieben jedoch unverändert (Holst-Jensen et al. 1998).

Auch ist die Akzeptanz dieser Diäten in der Regel schlecht und sie sollten – wenn überhaupt – dann nur für kurze Zeit angewandt werden. Insgesamt kann nicht ausgeschlossen werden, dass bestimmte Substanzen in den Elementardiäten die Erkrankungsaktivität bei einigen wenigen Patienten sogar verstärken können (Keyßer 2001). Für eine langfristige Anwendung sind Elementardiäten nicht geeignet, zumal die Resultate auch keinen eindeutigen Benefit zeigen.

4.4. Totales Fasten

Über die *Fastenbehandlung* bei entzündlich-rheumatischen Erkrankungen liegen nur wenige überzeugende Studienergebnisse vor. In der bereits oben zitierten norwegischen Studie kam es bei einem Teil der Patienten zu einer deutlichen Verbesserung der Entzündungswerte (Haugen et al. 1994a; Kjeldsen-Kragh et al. 1994). Dabei setzt die Besserung häufig sehr schnell ein, zumeist innerhalb von 2 Tagen. Sie ist wahrscheinlich auf die fehlende Zufuhr der Arachidonsäure und deren geringere Freisetzung aus dem Fettgewebe sowie auf die erhöhten endogenen Kortisolspiegel und die immunmodulierende Wirkung des totalen Fastens zurückzuführen (Adam 2000; Adam und Stein 2003). Bei der anschließenden Umstellung auf eine vegane Ernährung lässt sich dieser positive Effekt bis zu einem Jahr ausdehnen (Kjeldsen-Kragh et al. 1994).

Dennoch können derzeit keine allgemein gültigen Empfehlungen bezüglich des Fastens bei entzündlich-rheumatischen Erkrankungen ausgesprochen werden. Insbesondere bei Morbus Bechterew fehlen fundierte Untersuchungsergebnisse zur Effektivität von Fastenbehandlungen. Zudem wird die bei entzündlich-rheumatischen Erkrankungen ohnehin vorhandene katabole Stoffwechselsituation, die mit dem Ausmaß der inflammatorischen Aktivität korreliert, noch weiter verstärkt (Roubenoff et al. 1994). Ärztlich kontrolliertes Fasten ist derzeit mit ausreichender Sicherheit nur bei übergewichtigen Patienten sowie in ausgewählten Einzelfällen über einen kurzen Zeitraum zu empfehlen (Adam und Stein 2003). Für länger als 10 Tage andauernde Fastenkuren existieren bei Patienten mit rheumatologischen Erkrankungen keine systematischen Untersuchungen (Keyßer 2001). Ist aus medizinischer Sicht eine längere Fastenperiode erforderlich, so sollte aufgrund des starken Eiweißverlustes bei totaler Nahrungskarenz ein modifiziertes Fasten mit *Formulanahrung* auf Soja- oder Milcheiweißbasis durchgeführt werden (Keyßer 2001).

5. Ernährungsrichtlinien

5.1. Allgemeine Ernährungsempfehlungen

Eine *Bechterew-Diät* im engeren Sinne gibt es nicht. Dennoch ist es wahrscheinlich möglich, durch eine *antiinflammatorische Kost* (s.o.) den Entzündungsprozess auch bei Patienten mit Morbus Bechterew günstig zu beeinflussen und so möglicherweise den Krankheitsverlauf langfristig zu bessern und die Beschwerden zu mildern.

Grundsätzlich ist bei allen Arten rheumatologischer Erkrankungen, also auch bei Morbus Bechterew, auf eine vollwertige Kost nach den Regeln der Deutschen Gesellschaft für Ernährung (DGE) zu achten. Sie sollte sich an einer ausgewogenen, sprich abwechslungsreichen, überwiegend lakto-vegetabilen Mischkost mit reichlichem Verzehr von Obst, Gemüse, Fisch, Milchprodukten und Getreide orientieren.

Die Frage, ob sich ein vermehrter Einsatz von Ballaststoffen für Patienten mit Morbus Bechterew positiv oder negativ auswirkt, ist noch immer nicht wissenschaftlich geklärt. Im Einzelfall muss der Patient seine eigenen Erfahrungen einbringen bzw. den individuellen Krankheitsverlauf nach ballaststoffreicher bzw. –armer Kost über mehrere Wochen bewusst beobachten (Ernährungs- und Beschwerdeprotokoll), um die für ihn beste Kostform zu identifizieren.

5.2. Körpergewicht und Energiebedarf

Durch eine bedarfsgerechte Nährstoffzufuhr gilt es zunächst, Über- bzw. Untergewicht zu beseitigen. Als Richtwert zur Beurteilung des Körpergewichts wird der *body mass index* (BMI) herangezogen, der als Quotient aus Körpergewicht [kg] und Quadrat der Körperlänge [m] berechnet und in kg/m^2 angegeben wird. Von einem Normalgewicht spricht man bei einem BMI zwischen 19 und 24,9 kg/m^2. Bei extrem vorgebeugten Patienten kann die Körperlänge mit einem flexiblen Maßband erfasst werden.

Bei untergewichtigen Patienten (BMI $< 19\ kg/m^2$) steigt das Risiko der Osteoporose. Übergewicht (BMI $> 25\ kg/m^2$) führt dagegen zu einer verstärkten Belastung der Gelenke und zur Einschränkung der Zwerchfellatmung. Bei übergewichtigen Patienten mit Morbus Bechterew sollte eine Gewichtsnormalisierung unter ärztlicher Betreuung angestrebt werden.

Bei Patienten mit einem BMI von $< 19\ kg/m^2$ sollte die Ernährungsberatung intensiviert und gegebenenfalls eine Zusatznahrung gegeben werden. Bei einer manifesten Mangelernährung (BMI $< 17\ kg/m^2$, $> 15\%$ Gewichtsverlust, Serum-Albumin < 30 g/l) muss auch die Möglichkeit einer parenteralen Ernährung in Erwägung gezogen werden. Bei einer geplanten Operation ist in diesem Ernährungszustand eine prä- und perioperative künstliche Ernährung unerlässlich.

Dem erhöhten Energiebedarf bei aktivem Morbus Bechterew wird am besten durch eine kalorienreiche, kohlenhydratbetonte Kost Rechnung getragen, wodurch auch der Abbau von Strukturproteinen vermindert wird. Generell sind häufige, kleine Mahlzeiten ratsam. Die durch Immobilität und erhöhte Glukokortikoidkonzentrationen bedingte katabole Stoffwechsellage erfordert ein zusätzliches Angebot an Proteinen in der Nahrung.

Demzufolge wirkt sich eine weitgehende Ablehnung von Fleisch ohne kompensatorische Erhöhung anderer Eiweißquellen (z. B. Milchprodukte, Soja) besonders negativ aus. So begünstigt eine Proteinmangelernährung das Auftreten intestinaler Infektionen (Law et al. 1973) sowie von Wundheilungsstörungen (Dreblow et al. 1981; Gordon und Scrimshaw 1970; Gottschlich et al. 1990), insbesondere dann, wenn zusätzliche Faktoren wie z. B. Verletzungen oder chirurgische Eingriffe hinzukommen (Falkenbach et al. 1991).

Einen guten Parameter für den Ernährungsstatus stellt die *Albuminkonzentration* im Serum, aber auch *Präalbumin* und *Retinol-bindendes Protein* (RBP) dar (Law et al. 1974; Mullen et al. 1979; Falkenbach et al. 1992). Da vor allem mangelernährte Patienten nachweislich von einer präoperativ optimierten Ernährung profitieren, sollte die Möglichkeit einer prä- bzw. perioperativen enteralen oder auch parenteralen Ernährung erwogen werden (Bolder und Jauch 2003). Ausschlaggebend für diese Entscheidung sollte neben dem Serumalbumin und dem *body mass index* (BMI, s.o.) der Gewichtsverlauf der letzten Monate sein.

Bezüglich des Einsatzes einzelner Mikronährstoffe (z.B. Eisen, Zink, Selen, Kupfer) bei Morbus Bechterew sind die meisten Ernährungsempfehlungen derzeit noch weitgehend spekulativ. Zwar weisen Patienten mit rheumatoider Arthritis verminderte Zinkspiegel im peripheren Blut auf (Weinstein 1998), jedoch gibt es für einen therapeutischen Effekt einer Zinktherapie bisher keine überzeugenden Daten (Keyßer 2001). Lediglich hinsichtlich der Verminderung von Medikamentennebenwirkungen scheint die Supplementierung im Einzelfall sinnvoll, z.B. mit Folsäure bei einer Therapie mit Methotrexat (Morgan et al. 1990).

5.3. Ungesättigte Fettsäuren

5.3.1. Zufuhrempfehlungen

Vor dem Hintergrund der Beeinflussbarkeit der Entzündungsmediatoren durch mehrfach ungesättigte Fettsäuren (s.o.) sollte bei Morbus Bechterew die tägliche Aufnahme der *proinflammatorischen* Omega-6- (Arachidonsäure) zugunsten der *antiinflammatorisch* wirkenden Omega-3-Fettsäuren reduziert werden (siehe Tabelle 1).

Bislang wurde der positive Effekt der *Omega-3-Fettsäuren* bei rheumatologischen Erkrankungen (nicht bei Morbus Bechterew!) in mehreren Studien bestätigt. Die in den meisten Studien verwendete Dosierung lag zwischen 2 und 12 g hochdosierten *Fischöls* pro Tag, die Patientenzahl lag zwischen 12 und 67 und die Behandlungsdauer betrug 6–52 Wochen.

Trotz der unterschiedlichen Studienprotokolle zeigte sich einheitlich nach 4 Wochen ein deutlich positiver Effekt der Fischölsupplementierung. Nach 8–12 Wochen waren mehrere klinisch relevante Parameter signifikant gebessert, z. B. wurde eine Verminderung der Zahl schmerzender und geschwollener Gelenke, eine Verminderung der Dauer der Morgensteife sowie eine Verbesserung des Allgemeinzustands und der Arbeitsfähigkeit nachgewiesen (Fortin et al. 1992; Adam und Stein 2003). Auch konnte durch die Fischölgabe in einigen Studien eine signifikante Abnahme des Bedarfs an NSAR dokumentiert werden (Skoldstam et al. 1992).

Die erforderliche Dosis für *Eicosapentaensäure* wird mit 2–3 g/24 h angegeben (Adam und Wollenhaupt 2002). Diese Menge kann bei gleichzeitiger Gabe einer Arachidonsäure-reduzierten Kost auf 0,9 g Eicosapentaensäure pro Tag vermindert werden. Nach etwa 2 Monaten kann die Dosis weiter auf 0,3 g/d reduziert werden (Adam und Wollenhaupt 2002). Dabei nimmt die Wirkung der Ernährungsumstellung in den ersten 6 Monaten aufgrund der Anreicherung der entzündungshemmenden Omega-3-Fettsäuren stetig zu (Adam und Stein 2003).

Neben der direkten Zufuhr von Fischölen besteht die Möglichkeit, durch eine vermehrte Gabe von *α-Linolensäure*, aus der endogen Eicosapentaensäure synthetisiert wird, die Konzentration der Eicosapentaensäure zu erhöhen. Die empfehlenswerte Dosierung liegt bei ca. 4 g α-Linolensäure pro Tag.

Zudem scheint die *Gamma-Linolensäure (GLA)*, die in Nachtkerzenöl, Borretschöl (beides in Kapselform erhältlich) oder dem Kernöl der Schwarzen Johannisbeere sowie in bestimmten Primelarten (Primel-Öl) vorkommt, ähnlich positive Effekte wie Eicosapentaensäure auf die entzündliche Aktivität bei rheumatologischen Erkrankungen zu entfalten. Gamma-Linolensäure ist eine essentielle Omega-6-Fettsäure, die im menschlichen Körper rasch zur Dihomo-Gammalinolensäure umgewandelt wird und ähnlich wie die Eicosapentaensäure kompetitiv die Synthese der Arachidonsäuremetaboliten hemmt. Zusätzlich werden aus der Dihomo-Gammalinolensäure Eicosanoide synthetisiert, die eine antiinflammatorische Wirkung besitzen (s.o.).

Die in der Literatur zu findenden 5 doppelblinden randomisierten plazebokontrollierten Studien mit *Gamma-Linolensäure* bei Patienten mit *rheumatoider Arthritis* zeigen durchweg eine Besserung der Krankheitssymptome durch die Gabe von 0,36–2,8 g/24 h Gamma-Linolensäure über 12–52 Wochen (Belch und Hill 2000; Adam und Stein 2003). In einer Studie konnte eine deutliche Verbesserung durch die Kombination von Dihomo-Gammalinolensäure und Eisocapentaensäure erzielt werden (Belch und Hill 2000). Die erforderliche Dosis liegt bei 1–2 g/d, d.h. bei einer Menge, die mit einer herkömmlichen Kost nicht zu erreichen ist (Adam und Wollenhaupt 2002).

Aufgrund der geringen Patientenzahlen in den Studien lassen sich aus den publizierten Untersuchungen bisher leider keine zuverlässigen Empfehlungen ableiten. Zudem ist die Übertragbarkeit der Schlussfolgerungen auf Patienten mit Morbus Bechterew noch weitgehend spekulativ.

Tabelle 2. Empfohlene Zufuhr der mehrfach ungesättigten Fettsäuren bei entzündlich-rheumatischen Erkrankungen (Adam und Stein 2003)

Fettsäure	Beginn [g/d]	Nach 2–4 Monaten [g/d]
Linolsäure	< 10	
α-Linolensäure	4	4
Arachidonsäure	0,05	0,05
Eicosapentaensäure	0,8–1,0	0,3

Dennoch stellt die Verwendung von *Ölen* mit *einem hohen Gehalt an mehrfach ungesättigten Fettsäuren* eine sinnvolle und plausible Option bei der diätetischen Behandlung von Patienten mit Morbus Bechterew dar. In Tabelle 2 sind die derzeit geltenden Empfehlungen für die Zufuhr der mehrfach ungesättigten Fettsäuren bei entzündlich-rheumatischen Erkrankungen aufgeführt. Gesonderte Empfehlungen wissenschaftlicher Gesellschaften für Patienten mit Morbus Bechterew gibt es bisher nicht.

5.3.2. *Tipps für die Praxis*

Als wichtigste Maßnahme im Rahmen einer „entzündungshemmenden" Kost gilt die *Reduktion der Arachidonsäure* in der Nahrung. Demzufolge sollten nicht mehr als 50 mg Arachidonsäure pro Tag zugeführt werden. Der durchschnittliche Verzehr liegt in Mitteleuropa jedoch bei ca. 200–300 mg Arachidonsäure pro Tag (Adam und Wollenhaupt 2002). Umgesetzt bedeutet dies, dass pro Woche nicht mehr als zwei Fleischmahlzeiten verzehrt werden sollten (siehe Tabelle 3).

Ein vollständiger Verzicht auf Fleisch wird von den Patienten oft abgelehnt und ist auch nicht erforderlich (Adam und Stein 2003). Aufgrund des relativ hohen Gehaltes an Arachidonsäure in Vollmilch (40 mg/l) sollte *fettreduzierter Milch* (20 mg/l) der Vorzug gegeben werden. Als Calcium-Lieferanten sind Milchprodukte jedoch unerlässlich und sollten unbedingt im Speiseplan enthalten sein.

Zudem ist eine Umstellung auf Fette und Öle, die reich an *α-Linolensäure* sind (Soja-, Raps-, Lein-, Wallnussöl), ratsam, da hieraus die günstigen Omega-3-Fettsäuren generiert werden. Im Hinblick auf eine ausreichende Zufuhr von Zink (10–15 mg/24h), Eisen (10–15 mg/24h) und Kupfer (1,5–3 mg/24h) ist eine ausgewogene, abwechslungsreiche Kost empfehlenswert und in der Regel auch ausreichend. In Tabelle 3 sind die wichtigsten Punkte hinsichtlich der praktischen Umsetzung der Ernährungsempfehlungen für Patienten mit Morbus Bechterew zusammengefasst.

Tabelle 3. Tipps für die praktische Umsetzung der Ernährungsempfehlungen für Patienten mit Morbus Bechterew

Lakto-vegetabil orientierte Kost; maximal 2 Fleischmahlzeiten pro Woche
Zumindest 2 Fischmahlzeiten pro Woche; Einbeziehen von Sojagerichten
Verwendung von Pflanzenfetten statt tierischer Fette: z.B. Soja-, Lein-, Wallnuss-, Rapsöl
½ Liter fettreduzierte Milch und Milchprodukte täglich
Nikotinverzicht, Stressabbau
Alkohol bis zu 40g/24 h ist erlaubt (entspricht 2 Gläsern Rotwein)
Ausreichend Vitamine und Antioxidantien: auf schonende Zubereitung achten; Obst und/oder Obstsäfte; ggf. Vitamin E und Selen supplementieren
Bewegung an der frischen Luft (Sonnenlichtexposition); ggf. Vitamin D supplementieren

Quelle: www.bechterew.de; Adam und Stein 2003

Allerdings bleibt anzumerken, dass nicht alle Patienten in gleicher Weise von einer Ernährungsumstellung profitieren. Auf jeden Fall ist es sinnvoll, einzelne Ernährungsempfehlungen über einen Zeitraum von zumindest 4–6 Wochen „auszutesten" und anhand eines Tagebuchs oder Protokolls dann zu entscheiden, welche Richtlinien im Einzelfall positive Effekte zeigen und zudem mit dem individuellen Lebensstil vereinbar sind.

5.4. Tocopherol (Vitamin E)

In einer Untersuchung von 70 Patienten mit RA wurden signifikant verminderte Selenkonzentrationen im Vergleich zu einem gesunden Vergleichskollektiv gefunden (Heinle et al. 1997). Nicht zuletzt hieraus wurden zahlreiche Empfehlungen zur *Substitution von antioxidativ wirkenden Substanzen*, vor allem von Tocopherol (Vitamin E), abgeleitet.

Bei progredient verlaufenden Gelenkerkrankungen wie der rheumatoiden Arthritis oder der Osteoarthrose kommt es zu entzündlichen, immunologischen und auch degenerativen Prozessen, die u.a. mit einer überschießenden Phagozytose und sukzessiv vermehrter Bildung von reaktiven Sauerstoff- und Stickstoff-Spezies einhergehen. Diese wiederum können zu einer Membranschädigung und -destabilisierung sowie zur Freisetzung von intrazellulären lysosomalen Enzymen führen. Lokaler oxidativer Stress durch Hypoxie und Reperfusion verstärken die Gewebe- und Knorpelschäden (Ghosh und Smith 2002).

Theoretisch könnte folglich durch die Gabe *antioxidativer Vitamine*, insbesondere dem RRR-α-Tocopherol, der Gelenkentzündung bei Morbus Bechterew entgegengewirkt werden. Beim Elektronentransfer in der Redoxkette sind allerdings weitere Antioxidantien (Vitamin C, Glutathionperoxidase, NADPH, Ubichinone, Flavonoide) wirksam, so dass die Supplementierung mit einem Antioxidans allein ineffektiv ist.

Tocopherol besitzt (siehe Tabelle 4) zum einen Radikalfängerfunktion, wodurch es die zytotoxischen Sauerstoffverbindungen entschärft (Bässler et al. 2002; van Staden et al. 1993), zum anderen hemmt es nachweislich die Phospholipase A_2 des Arachidonsäure-Stoffwechsels, wodurch weniger proinflammatorische Prostaglandine und Leukotriene generiert werden (Sies 1989). Des Weiteren reduziert Tocopherol den Anstieg proinflammatorischer Zytokine (IL-1, IL-6) und über Inhibierung des nuklearen Faktors κ B (NFκB) den Tumornekrosefaktor α (TNFα) (Liu et al. 1995). Vitamin E fördert zusätzlich die positiven Effekte einer diätetischen Behandlung mit Fischölen (Venkatraman und Chu 1999).

In mehreren klinischen Studien wurde die analgetische Wirkung von Tocopherol bestätigt. So führte der Einsatz von 270–540 mg Tocopherol (entpricht 400–800 I.E.) über einen Zeitraum von 4–6 Wochen zu einer Abnahme proinflammatorischer Interleukine (van Tits et al. 2000) und zur Besserung der Symptome Ruhe-, Druck- und Bewegungsschmerz (Meydani et al. 1990; Sangha und Stucki 1998).

Für den Einsatz von Tocopherol spricht auch, dass der Spiegel von Tocopherol im

Tabelle 4. Das therapeutische Potential von Vitamin E bei Erkrankungen des rheumatischen Formenkreises (nach: Bässler et al. 2002)

Substitution eines Defizits im Plasma bzw. in der Synovialflüssigkeit

Radikalenfänger
zytotoxischer Sauerstoffverbindungen im entzündeten Gelenk
→ lokaler „oxidativer Stress" ↓
→ Gewebe- und Knorpelschäden ↓

Antioxidans
Peroxidation von Membranlipiden ↓
→ Schäden der Zellwand ↓

Hemmung der Proteinkinase C
Leukozyten-Adhäsion ↓
→ Entzündung ↓

Immunstimulans
humoral
IgE ↑, IgA ↓, IgE ↓, IgM ↑
α_2-, β_2-Globuline ↑
Komplementfaktor C3 ↑
CRP ↓
zellvermittelt
T-Helferzell-Aktivität ↑
NK-Aktivität ↑
Lymphozyten-Proliferation ↑
Phagozytosefunktion ↑
Botenstoffe
IL-2 ↑
IL-1 ↓, IL-4 ↓
IL-6 ↓, IL-8 ↓, IL-1β ↓
TNFα ↓, IFN-γ ↑
NK-κB ↓
in PMN
PGE_2 ↓
Leukotrien ↓
LOOH ↓

Beeinflussung des Arachidonsäure-Stoffwechsels durch Hemmung bzw. Aktivierung der Phospholipase A_2
Prostaglandin E_2 ↓
Leukotrien B4 ↓
Thromboxan A2 ↓
Prostacyclin I2
→ Entzündung ↓

Regulation der Bindegewebszellproliferation durch Hemmung der Proteinkinase C
→ Fibroblasten-Wucherung ↓

Plasma von Patienten mit rheumatischen Erkrankungen, besonders aber in der Gelenkflüssigkeit (Synovia), nahezu regelhaft vermindert ist (Fairburn et al. 1992).

Allerdings schränkt die zumindest *in-vitro* nachgewiesene immunstimulierende Wirkung des Tocopherols (Erhöhung der Aktivität der T-Lymphozyten, vermehrte Bildung von Immunglobulinen) den therapeutischen Nutzen möglicherweise ein (Adam 2000), so dass von einer allzu hohen Supplementierung mit Tocopherol bei Autoimmunerkrankungen abzuraten ist.

Endgültige Empfehlungen zum Einsatz von Tocopherol bei Morbus Bechterew werden noch nicht ausgesprochen. Derzeit geht man bei einer aktiven Gelenkentzündung von einer Supplementierung von 200 mg pro Tag aus, in den beschwerdeärmeren Phasen genügen 100 mg RRR-α-Tocopherol (Adam und Wollenhaupt 2002). Auch hat sich eine Kombination von Tocopherol (200 mg/d) mit Selen (200 μg/d), einem wesentlichen Bestandteil der Glutathionperoxidase in der Redoxkette, als effektiv hinsichtlich einer Abnahme der klinischen Entzündungszeichen und –parameter erwiesen (Heinle et al. 1997). Aufgrund der geringen therapeutischen Breite sollte die Supplementierung mit Selen jedoch nicht unkontrolliert erfolgen und dauerhaft nicht über 100 μg pro Tag liegen (Adam und Wollenhaupt 2002).

Häufig besteht zudem die Möglichkeit – nicht zuletzt aufgrund der sehr guten Verträglichkeit des Vitamins –, bei einer Kombination von Tocopherol mit nicht-steroidalen Antirheumatika deren Dosierung zu reduzieren und auf diesem Wege die häufigen Nebenwirkungen dieser Medikamente zu vermindern.

Bei Patienten mit Vitamin K-Mangel oder unter einer *Antikoagulanzientherapie* ist aufgrund der zusätzlichen antikoagulativen Wirkung von Tocopherol von einer hohen *medikamentösen* Vitamin E-Therapie abzuraten (Sangha und Stucki 1998). In *natürlicher* Form ist Tocopherol vor allem in pflanzlichen Ölen wie Weizenkeim-, Sonnenblumen- und Olivenöl enthalten. In dieser Dosierung, wie sie mit der Nahrungszufuhr erreichbar ist, muss kein relevanter Effekt auf die Blutgerinnung befürchtet werden.

Zu den *selenreichen Lebensmitteln* gehören u.a Schweine- und Rindernieren, Fisch, Weizenkleie und -keime, Vollkornprodukte

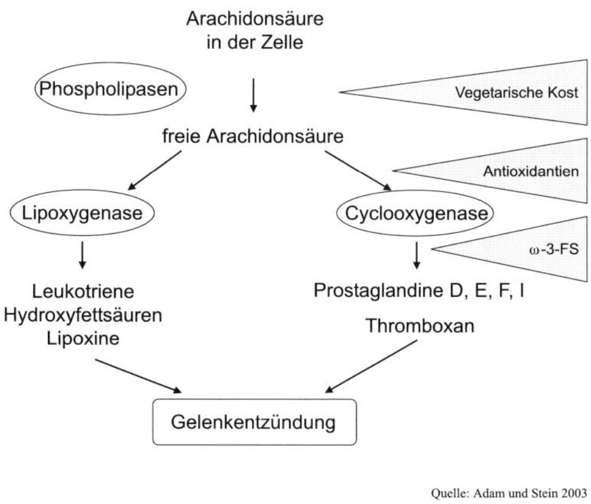

Abb. 1. Molekulare Abläufe bei der entzündlichen Reaktion und Ansätze einer entsprechenden diätetischen Intervention (nach: Adam und Stein 2003)

und Sojabohnen. Weitere Antioxidantien sind die Ascorbinsäure (Vitamin C) und β-Carotin, wofür es jedoch aufgrund mangelnder klinischer Daten noch keine Zufuhrempfehlungen gibt.

Insgesamt gibt es also – auf Grund der biochemischen Zusammenhänge in der Redoxkette – Hinweise darauf, dass die kombinierte Gabe verschiedener Antioxidantien sinnvoll sein könnte. In Abbildung 1 sind die Zusammenhänge zwischen der Bildung von Entzündungsmediatoren und den Ansätzen diätetischer Maßnahmen zur Entzündungshemmung dargestellt (Adam und Stein 2003).

Es sei jedoch erwähnt, dass es auch eindeutig negative Stellungnahmen zur Behandlung rheumatologischer Erkrankungen mit Vitamin E gibt (Deutsche Gesellschaft für Rheumatologie 2003; Reiter 1998). Diese beruhen auf dem noch immer unbefriedigenden Effektivitätsnachweis in Form klinischer Studien.

Auch zur Frage, ob der bei Patienten mit rheumatologischen Erkrankungen verminderte Plasma-Selenspiegel mit der entzündlichen Aktivität der Erkrankung korreliert und sich daraus Konsequenzen für diätetische Empfehlungen ergeben könnten, existieren widersprüchliche Aussagen (Honkanen 1991; Peretz et al. 1987).

6. Ernährung bei assoziierten Erkrankungen

6.1. Osteoporose

6.1.1. Allgemeine Kriterien der Prävention und Therapie

Die Prävention von Knochenstoffwechselstörungen liegt zunächst in dem Wissen um das Bestehen einer Beziehung zwischen der Grunderkrankung und Knochenstoffwechselstörungen (siehe Kap. 16). Von weiterer Bedeutung sind die Abschätzung zusätzlicher Risikofaktoren (Tabelle 5) sowie die Behebung bereits bestehender Mangelzustände (Calcium, Vitamin D). Eine Therapieindikation ergibt sich aus den ermittelten Risikofaktoren, wobei der Glukokortikoidtherapie, der Malnutrition und dem Hypogonadismus die größte Bedeutung zukommt.

Eine *absolute Therapieindikation* ergibt sich bei einem Knochen T- Score von < –2,5, eine relative bei einem T- Score von –1 bis –2,5. Die heute verfügbaren bzw. in der klinischen Prüfung befindlichen Therapeutika

Tabelle 5. Risikofaktoren der Osteoporose

Genetische Faktoren	weibliches Geschlecht positive Familienanamnese Graziler Habitus
Hormonelle Faktoren	Östrogenmangel Amenorrhoe frühe Menopause Ovarektomie Hypogonadismus Nullipara
Resorptionsstörungen	Vitamin D Mangel Calcium-/Phosphatmangel
Malnutrition	
Exogene Faktoren	Bewegungsmangel geringe UV-Exposition (Vitamin-D-Mangel) Nikotinabusus Medikamente, z.B. Kortikoide Colestyramin Heparin Laxantien

lassen sich grundsätzlich in zwei Hauptgruppen einteilen, die Inhibitoren der Knochenresorption und die Stimulatoren der Knochenneubildung (siehe Kap. 16).

6.1.2. Ernährungstherapeutische Maßnahmen

Ernährungsmaßnahmen spielen insbesondere in der *Prävention der Osteoporose* eine wichtige Rolle. Eine ausreichende Basisversorgung mit Calcium und Vitamin D ist eine unbedingte Grundvoraussetzung einer jeden Prävention oder Behandlung der Osteoporose (Adam und Stein 2003).

Die empfehlenswerte Calciumzufuhr ist altersabhängig (Tabelle 6). Eine Überdosierung ist bei der oralen Gabe nicht zu befürchten, da rasche Anpassungen in der intestinalen Resorption sowie der renalen und intestinalen Ausscheidung einer Hyperkalziämie entgegenwirken.

Tabelle 6. Empfohlene Referenzwerte für die Zufuhr von Calcium in Abhängigkeit vom Lebensalter (nach: Adam und Stein 2003)

Altersgruppe	Empfohlene tägliche Aufnahme (mg Calcium)
Geburt bis zum 6. Monat	400
6. Monat bis 12. Monat	600
1.–5. Lebensjahr	800
6.–10. Lebensjahr	800–1200
Heranwachsende, 11.–20. Lebensjahr	1200–1500
Männer:	
25.–65. Lebensjahr	1000
> 65 Jahre	1500
Frauen:	
25.65. Lebensjahr	1000
50 Jahre (postmenopausal)	
ohne Östrogensubstitution	1500
mit Östrogensubstitution	1000
> 65 Jahre	1500
Schwangerschaft/Stillzeit	1200

Tabelle 7. Prävention der Osteoporose durch Ernährung

- Calciumreiche Ernährung auf der Basis einer vollwertigen ausgewogenen Mischkost; Milch und Milchprodukte sind in jedem Lebensalter gute Calciumquellen
- Bei älteren Menschen eine ausreichende Vitamin-D-Zufuhr sicherstellen. 1–2 Fischmahlzeiten pro Woche sind ausreichend (besonders fettreiche Tiefseefische wie Hering, Lachs, Heilbutt, Sardine und Thunfisch)
- Ausreichende Bewegung, vor allem im Freien (Vitamin D!)
- Bedarfsgerechte Energie- und Proteinzufuhr

Milch- und Milchprodukte sind – sofern keine Laktosemalabsorption vorliegt – nach wie vor die bedeutendsten und effektivsten (gute Bioverfügbarkeit) Calciumquellen (100 ml enthalten ca. 100 mg Calcium). Aus Milch und Milchprodukten werden etwa 30% des Calciums aufgenommen, da sie kaum hemmende Begleitstoffe, dafür aber fördernde Faktoren wie Milchzucker und Proteine enthalten. Der Gefahr einer zu hohen Aufnahme von ungesättigten Fettsäuren kann durch den Genuss fettreduzierter Produkte begegnet werden (Tabelle 7).

Als zunehmend genutzte und in ihrer Wirksamkeit belegte Alternative erweisen sich *natriumarme* (< 200 mg/l), *calciumreiche* (> 500 mg/l) Mineral- und Heilwässer (Böhmer et al. 2000). *Vitamin D* verbessert die intestinale Calciumabsorption und ergänzt die orale Calciumtherapie insbesondere dann sinnvoll, wenn ein latenter Vitamin-D-Mangel vorliegt oder das Risiko für einen solchen groß ist.

Dies gilt vor allem für ältere Menschen mit zusätzlichen Erkrankungen, insbesondere bei Patienten mit entzündlich-rheumatischen Krankheiten (Falkenbach et al. 1997) und chronischer Niereninsuffizienz. Die Synthese des Vitamin D in der Haut ist infolge der häufigen Immobilität und der dadurch bedingten Verminderung der UV-Licht-Exposition eingeschränkt (Falkenbach 2001). Da auch die Nahrung zumeist unzureichende Mengen an Vitamin D enthält, muss bei diesen Patienten eine *Supplementierung* mit etwa 1000 I.U. (500–2000 I.U.) Vitamin D pro

Tag erfolgen (z.B. Vigantoletten 500/1000, Ospur D3). Eine Behandlung mit Vitamin D in höheren Dosierungen ist bei der Osteoporose nur dann indiziert, wenn begleitend eine Knochenmineralisationsstörung im Sinne einer Osteomalazie vorliegt.

Personen über 60 Jahre haben häufig eine eingeschränkte Nierenfunktion, die bei Patienten mit entzündlich-rheumatischen Erkrankungen durch die chronische Behandlung mit nicht-steroidalen Antirheumatika zusätzlich verschlechtert wird. Die renale Aktivierung des Vitamin D ist dadurch vermindert. Bei diesen Patienten ist die Gabe von 1-alpha-hydroxylierten D-Metaboliten wie Calcitriol (z.B. *Rocaltrol*) oder Alfacalcidol (z.B. *Doss*) in einer Dosis von 1µg/Tag angezeigt. Zur erfolgreichen Prophylaxe der Osteoporose ist eine ausreichende körperliche Belastung erforderlich, die bei Patienten mit einer chronisch-entzündlichen rheumatologischen Erkrankung die intensive Krankengymnastik, physikalische Therapie und Ergotherapie begleiten sollte (Adam und Stein 2003).

Tabelle 8. Praxis der Ernährung bei manifester Osteoporose

- Orale Calciumzufuhr von 1200–1500 mg/Tag (individuell anpassen), möglichst durch erhöhte Zufuhr von Milch und Milchprodukten, eventuell durch die orale Gabe von 500–1000 mg Calcium pro Tag, zusätzlich zur täglichen Aufnahme mit der Nahrung
- Gabe von Vitamin D: 1000–3000 I.E. = 25–75 µg Calciferol/Tag, oder 0,25 mg Calcitriol 2x täglich (Überwachung des Calciumhaushaltes!)
- Calciumzufuhr auf mehrere Mahlzeiten verteilen; auf eine calciumreiche Spätmahlzeit achten
- Koffeinhaltige Getränke nur in Maßen (Koffein steigert die renale Calciumausscheidung)
- Oxalsäurereiche Lebensmittel nur in eingeschränktem Maße (Rhabarber, Spinat, Mangold, rote Beete)
- Kochsalzaufnahme auf 6 g pro Tag beschränken, da Kochsalz dosisabhängig die renale Calciumausscheidung erhöht (gilt nicht für Natriumhydrogenkarbonat oder Natriumzitrat)

6.1.3. Therapie der manifesten Osteoporose

Die *Behandlung der manifesten Osteoporose* erfolgt heute zusätzlich durch Bisphosphonate. Hierdurch lässt sich bei Patienten mit rheumatologischen Erkrankungen – selbst unter der Therapie mit Glukokortikoiden – eine Zunahme der Knochenmasse erzielen. Auch unter einer solchen Behandlung sind die beschriebenen Maßnahmen der Prophylaxe weiterhin erforderlich, um ausreichend Calcium zum Einbau in den Knochen bereit zu stellen (Tabelle 8).

Die Behandlung der manifesten Osteoporose sollte immer aus einem sinnvollen Zusammenspiel von Ernährungsmaßnahmen, physiotherapeutischen Maßnahmen und medikamentöser Behandlung bestehen. Zur Förderung des Knochenaufbaus ist eine ausreichende körperliche Betätigung zusammen mit einer calciumreichen Ernährung immer empfehlenswert (DGE 1998; Falkenbach 2001).

6.2. Gastrointestinale Erkrankungen

6.2.1. Chronisch-entzündliche Darmerkrankungen

Bei ca. 2–7% der Patienten mit chronisch-entzündlichen Darmerkrankungen (Colitis ulcerosa, Morbus Crohn) tritt ein Morbus Bechterew auf (Mielants und Veys 1998; Wigand 2000). Umgekehrt leiden ca. 4–5% der Patienten mit einer Spondylitis ankylosans unter einer *Colitis ulcerosa*, die zumeist jedoch milde verläuft (Wigand 2000). Beide Krankheitsbilder sind gehäuft bei HLA-B27 positiven Personen zu finden (Kankonkar et al. 1998). Mit Abklingen der entzündlichen Veränderungen im Gastrointestinaltrakt kommt es in vielen Fällen auch zu einer Besserung der Gelenkbeschwerden (De Vos et al. 1996).

Hinsichtlich einer ernährungstherapeutischen Intervention gibt es für diese Patienten mit einer chronisch-entzündlichen Darmerkrankung und gleichzeitigem Morbus Bechterew keine speziellen Empfehlungen. Vielmehr sind die allgemeinen Ernährungsempfehlungen für Patienten mit Morbus Crohn bzw. Colitis ulcerosa einzuhalten. Immer gilt es jedoch, durch eine adäquate Ernährung Mangelerscheinungen vorzubeugen bzw. individuelle Nährstoffmängel auszugleichen (siehe Kap. 12).

6.2.2. *Sprue*

Die Häufigkeit der *Sprue* bei Patienten mit rheumatischen Beschwerden wurde mit 1:243 beschrieben (Collin et al. 1992). Zahlen zur Glutenunverträglichkeit bei Patienten mit Morbus Bechterew liegen nicht vor. In einer Untersuchung aus Estland fand sich unter 74 Patienten mit Spondylarthropathie ein Patient mit einer Sprue (Kallikorm et al. 2000).

Die Gelenkbeschwerden – durchaus auch mit Entzündungszeichen – im Rahmen einer Sprue betreffen insbesondere die Lendenwirbelsäule, die Hüften und die Knie (Bourne et al. 1985), können also den Symptomen des Morbus Bechterew ähnlich sein. Unter einer glutenfreien Ernährung kommt es bei den meisten der betroffenen Patienten zu einer deutlichen Besserung der Gelenksymptome (Collin et al. 1992), so dass auch bei Patienten mit Morbus Bechterew und einer Sprue selbstverständlich eine streng glutenfreie Ernährung anzuraten ist.

Hinsichtlich der Sprue-Diagnostik ist neben der Anamnese die Bestimmung der Gliadin- und Retikulinantikörper im Serum wegweisend. Zur Diagnosesicherung ist jedoch eine Dünndarmbiopsie erforderlich (Holtmeier und Stein 1999). Die Gelenksymptomatik kann den Sprue-Beschwerden um mehrere Jahre vorausgehen (Bourne et al. 1985). Komplizierend kommt hinzu, dass die Sprue in manchen Fällen von Seiten des Intestinums auch asymptomatisch verlaufen kann (Chakravarty und Scott 1992) (siehe Kap. 12).

7. Schlussfolgerungen

Eine nachhaltige Beeinflussung des Krankheitsverlaufs ist durch die besprochenen diätetischen Maßnahmen nicht möglich. Vielmehr sind sie als Ergänzung zu den üblichen therapeutischen Maßnahmen zu sehen.

Bei Verdacht auf Symptomverstärkung durch bestimmte Nahrungsmittel sollten entsprechende Auslass- und Reexpositionsversuche, ggf. auch Untersuchungen auf Nahrungsmittelallergien durchgeführt werden.

Bei der Ernährung ist *generell empfehlenswert*:

- Ovo-lactovegetabile Kost
- weniger tierisches Protein
- mind. 2 x pro Woche Seefisch
- pflanzliche Fette bevorzugen
- ausreichend Calcium, Vitamine und Spurenelemente (s. Tab. 9)
- „Fastenkuren" nur bei ausgewählten Patienten und unter ärztlicher Betreuung

Tabelle 9. Vitamine, Mineralstoffe und Spurenelemente. Empfohlene diätetische Mindestmengen für Erwachsene pro Tag (RDA)

Vitamin A	800–1000 µg Retinol-Äquivalent
Vitamin C	60 mg
Vitamin D	400 IE, entsprechend 10 µg Cholecalciferol
Vitamin E	10–12 mg α-Tocopherol-Äquivalent
Folsäure	180–200 µg
Calcium, Phosphor	800–1200 mg
Magnesium	280–350 mg
Zink	15 mg
Selen	55–70 µg
Eisen	10–15 mg

Quelle: Keyßer et al., 2001 (modif. nach MSD 1993)

Weitere Informationen zur Ernährung finden sich im Internet

http://www.bechterew.ch/de/shop/schwerpunktsbeitraege/vertical_7.html
http://www.dvmb.rheumanet.org/bv/index.htm

http://www.bechterew.de/buch-nahr.htm
http://www.dge.de/
http://www.amazon.de/exec/obidos/ASIN/3830420110/medizisbn/302-5996838-7398422
http://www.rheuma-online.de/ernaehrung.php3
http://www.hgu.de/zim/medklinik2/eambul.htm

10 Fragen zum Thema

1. Ernährungsempfehlungen bei Morbus Bechterew: was ist anders als bei Gesunden?

Empfehlenswert sind eine betont ovo-lactovegetabile Kost, weniger tierisches Protein, zweimal pro Woche Seefisch, pflanzliche Fette bevorzugen, ausreichend Calcium, Vitamine und Spurenelemente (ausgewogene, abwechslungsreiche Kost)

2. Diagnostik individueller Nahrungsmittelabhängigkeit der Krankheitsaktivität?

Ernährungs- und Beschwerdeprotokoll für zumindest 4 Wochen; bei Verdacht dann Auslass- und Reexpositionsversuch (je nach Schubfrequenz); Versuch einer Ausschlussdiät

3. Ist einem normalgewichtigen Patienten vorübergehendes Fasten (Nulldiät?) zu empfehlen?

Kein totales Fasten bei Normalgewichtigen. Der Versuch einer „Nulldiät" sollte bei Patienten mit Morbus Bechterew nur im Einzelfall und dann nur über einen kurzen Zeitraum unter ärztlicher Kontrolle erfolgen.

4. Ist bei Morbus Bechterew ballaststoffarme oder -reiche Ernährung anzuraten?

Den individuellen Benefit einer ballaststoffreichen bzw. –armen Kost kann der Patient durchaus „ausprobieren". Ein Zeitraum von zumindest vier Wochen erscheint zur Beurteilung des Nutzens notwendig. Es gibt keine Empfehlung wissenschaftlicher Gesellschaften hinsichtlich ballaststoffarmer bzw. -reicher Kost.

5. Wieviel Arachidonsäure in der Nahrung sollte nicht überschritten werden?

Maximal sollten 50 mg Arachidonsäure pro Tag zugeführt werden.

6. Ist eine vermehrte Zufuhr von Fischöl zu empfehlen?

Die Zufuhr von Omega-3-Fettsäuren ist generell empfehlenswert. Eine Dosierung von 2–3 g Eicosapentaensäure/24 h bzw. 0,9 g bei gleichzeitiger Arachidonsäure-armer Kost erscheint sinnvoll. Nach 2 Monaten ist eine Reduzierung auf 0,3 g möglich. Das Verhältnis Omega-6- zu Omega-3-Fettsäuren sollte etwa 4 : 1 betragen.

7. Sollten bei Morbus Bechterew Spurenelemente immer zusätzlich verordnet werden?

Auf eine ausreichende Zufuhr von Spurenelementen entsprechend der allgemeinen Empfehlungen ist zu achten, Mängel sind auszugleichen. Die Gabe extrem hoher Dosen bringt keine Vorteile, sondern ist eher mit Risiken verbunden.

8. Vitamin E bei Morbus Bechterew: was ist gesichert?

Eine Tocopherol-Supplementierung von 200 mg/d, ggf. in Kombination mit anderen Antioxidantien (z.B. Selen 100 µg/d) erscheint sinnvoll. Allerdings gibt es sehr widersprüchliche Daten und Empfehlungen in der Literatur.

9. Diätetische Empfehlungen zur Osteoporoseprophylaxe bei Morbus Bechterew?

Calcium- und Vitamin-D-Supplementierung sowie körperliche Aktivität sind die Grundlage. Es gibt keine Besonderheiten in der Osteoporoseprophylaxe bei Morbus Bechterew. Der Morbus Bechterew erhöht allerdings das Osteoporoserisiko beträchtlich.

10. Diätetik bei enteropathischer Spondylarthropathie: wie bei Darmerkrankung ohne Spondylarthropathie?

Ja, es gibt keine Besonderheiten der diätetischen Behandlung der Enteropathie, auch wenn der Patient zusätzlich unter einer Spondylitis leidet.

Literatur

Adam O (2000) Rationalisierungsschema. Akt Ernähr Med 25:267–269

Adam O, Stein J (2003) Ernährung bei Krankheiten des Skeletts und der Gelenke. In: Stein J, Jauch KW (Hrsg.) Praxishandbuch klinische Ernährung und Infusionstherapie. Springer, Berlin, pp 757–776

Adam O, Wollenhaupt J (2002) Ernährung bei Spondylitis ankylosans. In: Braun J, Sieper J (Hrsg). Spondylitis ankylosans. Uni-Med, Bremen, pp 193–199

Bässler KH, Golly I, Loew D, Pietrzik K (2002) Vitamin-Lexikon. Urban & Fischer, München, pp 431–436

Belch JJF, Hill A (2000) Evening primrose oil and borage oil in rheumatologic conditions. Am J Clin Nutr 71(Suppl): 3528–3568

Böhmer H, Müller H, Resch KL (2000) Calcium supplementation with calcium-rich mineral waters: a systematic review and meta-analysis of its bioavailability. Osteoporos Int 11:938–943

Bolder U, Jauch KW (2003) Perioperative Ernährung. In: Stein J, Jauch KW (Hrsg.) Praxishandbuch klinische Ernährung und Infusionstherapie. Springer Berlin, pp 467–476

Bourne JT, Kumar P, Huskisson EC, Mageed R, Unsworth DJ, Wojtulewski JA (1985) Arthritis and coeliac disease. Ann Rheum Dis 44:592–598

Cathcart ES, Mortensen RF, Leslie CA, Conte JM, Gonnerman WA (1987) A fish oil diet inhibits amyloid P component (AP) acute phase responses in arthritis susceptible mice. J Immunol 139:89–91

Chakravarty K, Scott DG (1992) Oligoarthritis – a presenting feature of occult coeliac disease. Br J Rheumatol 31:349–350

Collin P, Korpela M, Hallstrom O, Viander M, Keyrilainen O, Maki M (1992) Rheumatic complaints as a presenting symptom in patients with coeliac disease. Scand J Rheumatol 21:20–23

Darlington LG (1994) Dietary therapy for rheumatoid arthritis. Clin Exp Rheumatol 12:235–239

de Vos M, Mielants H, Cuvelier C, Elewaut A, Veys E (1996) Long-term evolution of gut inflammation in patients with spondylathropathy. Gastroenterology 110:1696–1703

DGE-Beratungs-Standards (1998) Adam O: Rheumatische Erkrankungen. Deutsche Gesellschaft für Ernährung e. V., V:6.1–6.2

Deutsche Gesellschaft für Rheumatologie (2003) Kommission Pharmakotherapie. www.dgrh.de/mitteilungen/Vitamin E

Dreblow DM, Anderson CF, Moxness K (1981) Nutritional assessment of orthopedic patients. Mayo Clin Proc 56:51–54

Ebringer A, Wilson C (1996) The use of low starch diet in the treatment of patients suffering from ankylosing spondylitis. Clin Rheumatol 15, Suppl 1:62–66

Fairburn K, Grootveld M, Ward RJ, Abiuka C, Kus M, Williams RB, Winyard PG, Blake DR (1992) Alpha-tocopherol, lipids and lipoproteins in knee-joint synovial fluid and serum from patients with inflammatory joint disease. Clin Sci 83:657–661

Falkenbach A (2001) Körperliche Belastung, Ernährung und Sonnenexposition zur Prävention der Osteoporose. Forsch Komplementärmed Klass Naturheilkd 8:196–204

Falkenbach A, Toennemann J, Mur E (2002) Von Patienten mit Morbus Bechterew beibehaltene und aufgegebene konventionelle und unkonventionelle Maßnahmen zur Beeinflussung der Erkrankung. Z Rheumatol 61:271–278

Falkenbach A, Wigand R, Lehnen-Holtum V (1991) Ernährung bei Patienten mit rheumatoider Arthritis. Münch Med Wschr 24:384–387

Falkenbach A, Wigand R, Stein J, Kaltwasser JP (1997) Serum-Konzentrationen von 25-Hydroxy-Vitamin D bei älteren Patienten mit rheumatoider Arthritis. Geriat Forsch 7:129–133

Falkenbach A, Wigand R, Unkelbach U, Seiffert UB, Gottschalk R, Kaltwasser JP (1992) Präalbumin und Retinol bindendes Protein (RBP) bei Patienten mit systemischem Lupus erythematodes (sLE). Klin Wochenschr 69, Suppl XXIII:39

Fortin PR, Liang MH, Beckett LA et al. (1992) A meta-analysis of the efficacy of fish oil in rheumatoid arthritis. Arthritis Rheum 35:201

Fraser GE (1999) Associations between diet and cancer, ischemic heart disease, and all-cause mortality in non-Hispanic white California Seventh-day Adventists. Am J Clin Nutr 70:532S–538S

Ghosh P, Smith M (2002) Osteoarthritis, genetic and molecular mechanisms. Biogerontology 3:85–88

Gordon JE, Scrimshaw NS (1970) Infectious disease in the malnourished. Med Clin North Am 54:1495–508

Gottschlich MM, Jenkins M, Warden GD, Baumer T, Havens P, Snook JT, Alexander JW (1990) Differential effects of three enteral dietary regimens on selected outcome variables in burn patients. J Parenter Enteral Nutr 14:225–236

Haugen MA, Kjeldsen-Kragh J, Bjerve KS, Hostmark AT, Forre O (1994a) Changes in plasma phospholipid fatty acids and their relationship to disease activity in rheumatoid arthritis patients treated with a vegetarian diet. Br J Nutr 72:555–566

Haugen MA, Kjeldsen-Kragh J, Forre O (1994b) A pilot study of the effect of an elemental diet in the management of rheumatoid arthritis. Clin Exp Rheumatol 12:275–9

Heinle K, Adam A, Gradl M, Wiseman M, Adam O (1997) Selenkonzentration in Erythrozyten. Klinische und laborchemische Entzündungszeichen bei Patienten mit rheumatoider Arthritis unter Supplementierung mit Selen. Med Klin 92:35–40

Hernandez-Beriain JA, Segura-Garcia C, Rodriguez-Lozano B, Bustabad S, Gantes M, Gonzalez T (1996) Undernutrition in rheumatoid arthritis patients with disability. Scand J Rheumatol 25:383–387

Holst-Jensen SE, Pfeiffer-Jensen M, Monsrud M, Tarp U, Bus A, Hessov I, Thorling E, Stenggaard-Pedersen K (1998) Treatment of rheumatoid arthritis with a peptide diet: a randomized, controlled trial. Scand J Rheumatol 27:329–336

Holtmeier W, Stein J (1999) Sprue/Zöliakie. In: Caspary WF, Stein J (Hrsg) Darmkrankheiten. Springer, Berlin, pp 283–294

Honkanen VE (1991) The factors affecting plasma glutathione peroxidase and selenium in rheumatoid arthritis: a multiple linear regression analysis. Scand J Rheumatol 20:385–91

Huber R, Herdrich A, Rostock M, Vogel T (2001) Klinische Remission einer HLA-B27-positiven Sakroilitis unter veganer Kost. Forsch Komplementärmed Klass Naturheilkd 8:228–231

Kallikorm R, Uibo O, Uibo R (2000) Coeliac disease in spondyloarthropathy: usefulness of serologic screening. Clin Rheumatol 19:118–122

Kankonkar SR, Raikar SC, Joshi SV, Tijoriwala SJ (1998) Association of HLA B27 antigen in Indian patients of ankylosing spondylitis and other autoimmune diseases. J Assoc Physicians India 46:345–350

Kavanaghi R, Workman E, Nash P, Smith M, Hazleman BL, Hunter JO (1995) The effects of elemental diet and subsequent food reintroduction on rheumatoid arthritis. Br J Rheumatol 34:270–273

Keyßer G (2001) Gibt es sinnvolle Diätvorschläge für Patienten mit rheumatoider Arthritis? Z Rheumatol 60: 17–27

Kjeldsen-Kragh J, Haugen M, Borchgrevink CF, Forre O (1994) Vegetarian diet for patients with rheumatoid arthritis–status: two years after introduction of the diet. Clin Rheumatol 13:475–482

Kjeldsen-Kragh J, Haugen M, Borchgrevink CF, Laerum E, Eek M, Mowinkel P, Hovi K, Forre O (1991) Controlled trial of fasting and one-year vegetarian diet in rheumatoid arthritis. Lancet 338:899–902

Kojima F, Naraba H, Sasaki Y, Okamoto R, Koshino T, Kawai S (2002) Coexpression of microsomal prostaglandin E synthase with cyclooxygenase-2 in human rheumatoid synovial cells. J Rheumatol. 29:1836–42

Kremer JM, Lawrence DA, Petrillo GF, Litts LL, Mullaly PM, Rynes RI, Stocker RP, Parhami N, Greenstein NS, Fuchs BR, et al. (1995) Effects of high-dose fish oil on rheumatoid arthritis after stopping nonsteroidal antiinflammatory drugs. Clinical and immune correlates. Arthritis Rheum 38:1107–1114

Law DK, Dudrick SJ, Abdou NI (1973) Immunocompetence of patients with protein-calorie malnutrition. The effects of nutritional repletion. Ann Intern Med 79:545–550

Law DK, Dudrick SJ, Abdou NI (1974) The effects of protein calorie malnutrition on immune competence of the surgical patient. Surg Gynecol Obstet 139:257–66

Leslie CA, Gonnerman WA, Ullman MD, Hayes KC, Franzblau C, Cathcart ES (1985) Dietary fish oil modulates macrophage fatty acids and decreases arthritis susceptibility in mice. J Exp Med. 162:1336–1149

Liu SL, Degli Esposti S, Yao T, Diehl AM, Zern MA (1995) Vitamin E therapy of acute CCl4-induced hepatic injury in mice is associated with inhibition of nuclear factor kappa B binding. Hepatology 22:1474–1481

Meydani SN, Barklund MP, Liu S, Meydani M, Miller RA, Cannon JG, Morrow FD,

Rocklin R, Blumberg JB (1990) Vitamin E supplementation enhances cell-mediated immunity in healthy elderly subjects. Am J Clin Nutr 52:557–563

Mielants H, Veys EM (1998) The bowel and spondyloarthritis: a clinical approach. In: Calin A, Taurog JD (eds) The Spondylarthritis. Oxford University Press, Oxford, pp 129–157

Morgan SL, Baggott JE, Vaughn WH, Young PK, Austin JV, Krumdieck CL, Alarcon GS (1990) The effect of folic acid supplementation on the toxicity of low-dose methotrexate in patients with rheumatoid arthritis. Arthritis Rheum 33:9–18

MSD Sharp & Dohme GmbH (1993) Ernährungsbedingte und metabolische Störungen. In: MSD-Manual. 5. Auflage, S 257–400, Urban & Schwarzenberg, München Wien Baltimore

Mullen JL, Gertner MH, Buzby GP, Goodhart GL, Rosato EF (1979) Implications of malnutrition in the surgical patient. Arch Surg 114:121–125

Peretz A, Neve J, Vertongen F, Famaey JP, Molle L (1987) Selenium status in relation to clinical variables and corticosteroid treatment in rheumatoid arthritis. J Rheumatol. 14:1104–7

Reiter S (1998) Anwendung von Vitamin E bei rheumatischen Erkrankungen? Bundesgesundheitsbl 10:438–441

Roubenoff R, Roubenoff RA, Cannon JG, Kehayias JJ, Zhuang H, Dawson-Hughes B, Dinarello CA, Rosenberg IH (1994) Rheumatoid cachexia: cytokine-driven hypermetabolism accompanying reduced body cell mass in chronic inflammation. J Clin Invest. 93:2379–86

Sangha O, Stucki G (1998) Vitamin E in der Therapie rheumatischer Erkrankungen. Z Rheumatol 57:207–214

Sies H (1989) Relationship between free radicals and vitamins: an overview. Int J Vitam Nutr Res (Suppl) 30:215–223

Skoldstam L, Borjesson O, Kjallman A, Seiving B, Akesson B (1992) Effect of six months of fish oil supplementation in stable rheumatoid arthritis. A double-blind, controlled study. Scand J Rheumatol 21:178–185

van Staden AM, van Rensburg CE, Anderson R (1993) Vitamin E protects mononuclear leucocyte DNA against damage mediated by phagocyte-derived oxidants. Mutat Res 288:257–262

van Tits LJ, Hak-Lemmers HL, Demacker PN, Stalenhoef AF, Willems PH (2000) Oxidized low-density lipoprotein induces calcium influx in polymorphonuclear leukocytes. Free Radic Biol Med 29:747–755

Venkatraman JT, Chu WC (1999) Effects of dietary omega-3 and omega-6 lipids and vitamin E on serum cytokines, lipid mediators and anti-DNA antibodies in a mouse model for rheumatoid arthritis. J Am Coll Nutr. 18:602–13

Weinstein A (1998). Low plasma zinc levels in active rheumatoid arthritis. J Rheumatol. 25: 187–8

Wigand R (2000) Bewegungsapparat – Rheumatische Manifestationen. In: Dignass A, Stein J (Hrsg.) Chronisch entzündliche Darmerkrankungen. Springer, Berlin, pp 28–36

Kapitel 47

Psychologische Betreuung und Behandlung

Verena Günther

1. Die Bedeutung psychologischer Probleme bei Patienten mit Morbus Bechterew

Psychische Probleme von Patienten mit chronischen Erkrankungen können maßgeblich für die Einschränkung ihrer Aktivität und Partizipation verantwortlich sein und verdienen deshalb eine größere Aufmerksamkeit. Dies gilt selbstverständlich auch für Patienten mit Morbus Bechterew.

Die Medline-Datenbank nennt im Zeitraum 1984–2002 bei den Suchbegriffen *„ankylosing spondylitis"* und *„psychology"* jedoch nur 66, bei *„rheumatoid arthritis"* und *„psychology"* dagegen mehr als 1000 Zitierungen. Auch in bekannten psychologischen Schmerzbüchern (z.B. Basler et al. 1999) wird der rheumatoiden Arthritis bedeutend mehr Aufmerksamkeit geschenkt (20 Seiten) als dem Morbus Bechterew (20 Zeilen).

Die Gründe für das nur mäßige Interesse der Psychologie an dieser Patientengruppe sind spekulativ. Die unterschätzte Prävalenz des Morbus Bechterew könnte eine Rolle spielen. Häufig präsentieren sich Patienten mit Morbus Bechterew im klinischen Alltag bewusst psychisch stabil und sozial aktiv (Günther et al. 1994), so dass der betreuende Arzt in der Regel keine Notwendigkeit sieht, sich intensiver um die psychischen Belange des Patienten zu kümmern. Zudem imponieren Patienten mit Morbus Bechterew mit ihrem gut funktionierenden Selbsthilfenetzwerk eindrucksvoll als selbstbestimmende, einflussnehmende Patientengruppe (Volle et al. 1990; siehe Kap. 53). Klinisch tätige Rheumatologen bestätigen in der Regel den deutlichen Unterschied zwischen dem im Allgemeinen *handlungskompetenten, aktiven Patienten mit Morbus Bechterew* und dem mehr zurückhaltenden Patienten mit rheumatoider Arthritis.

Möglicherweise könnte auch der geringere sozialpolitische und sozialökonomische Stellenwert des Morbus Bechterew eine Rolle spielen. Dieser ist darauf zurückzuführen, dass diese Patienten trotz der Erkrankung viel länger im Arbeitsprozess verbleiben als Patienten mit anderen rheumatologischen Erkrankungen. Gemäß einer groß angelegten Evaluationsstudie (Zink et al. 2000), die auf dem *Datenpool* von annähernd 9.000 Patienten mit Morbus Bechterew beruht, gehen mehr als 70% der unter 60-jährigen Patienten einer geregelten Arbeit nach (bei RA nur etwa 50%). Sogar von den weiblichen Patienten mit Morbus Bechterew sind etwa 60% berufstätig, bei guter Ausbildung ist der Anteil noch höher (siehe auch Barlow et al. 2001; Roussou et al. 1997). Nach diesen oberflächlichen klinischen und sozialpolitischen Betrachtungen scheint den psychischen Problemen also in der Tat keine große Relevanz zuzukommen.

Differenziertere Patientenbefragungen ergeben jedoch ein anderes Bild. Sie zeigen, dass mindestens 40% der betroffenen Frauen und 25% der betroffenen Männer mit physischen und psychosozialen Belastungsmomenten zu kämpfen haben. So beurteilen in der Untersuchung von Zink et al.

(2000) etwa 44% der unter 40-jährigen Patienten ihren allgemeinen Gesundheitszustand als *„nicht sehr gut"* bis *„schlecht"*. 44% der Frauen und 28% der Männer geben an, sich im Alltag *schwer behindert* zu fühlen. Unabhängig von der Erkrankungsdauer nehmen diese Beeinträchtigungen mit dem Alter zu. *„Starke Schmerzen in der letzten Woche"* beklagen etwa ein Drittel der befragten Personen. Der Prozentsatz steigt ebenfalls mit dem Alter, so dass unter den über 70-Jährigen fast 80% der Frauen und 58% der Männer über starke Schmerzen klagen. Bei Ward (1999) sind die Prozentzahlen bei einigen Symptomen noch höher und betragen für Steifheit 90%, Schmerzen 83%, Fatigue 62%, Schlafstörungen 54%, Probleme mit dem Aussehen 51%, Zukunftssorgen 50% und bei den Medikamentennebenwirkungen 41% (Zahlen gerundet). Personen mit schlechterer Schulbildung signalisieren mehr Leidensdruck und Beeinträchtigung der Lebensqualität als Personen mit mehr als 12 Jahren Ausbildung. Ein- und Durchschlafstörungen verbunden mit Ermüdbarkeit und Abgeschlagenheit werden von Frauen (80%) deutlich häufiger wahrgenommen als von Männern (50%) (Hultgren et al. 2000; van Tubergen et al. 2002).

Uneinheitlich sind die Angaben über *Stimmungsbeeinträchtigungen*. Während in den Studien von Ward (1999) oder auch Falkenbach und Curda (2001) den affektiven Belastungen im Urteil der Patienten eine eher untergeordnete Bedeutung zukommt, berichten Barlow et al. (1993) bei einem Drittel ihrer Patienten von *depressiven Syndromen*. Dieser Anteil entspricht der Punktprävalenz für Depression von 22–35% bei anderen chronischen Erkrankungen (Raspe und Rehfisch 1999). Wie in der Allgemeinbevölkerung auch, leiden Frauen mehr unter depressiven Beschwerden als Männer.

Depressive Stimmungen gehen mit Selbstentmutigung und negativer Selbstkommunikation einher. Hinzu kommen *„irrationale Einstellungen"*, d.h. Erfolg wird äußeren Faktoren oder dem Glück zugeschrieben, Misserfolg dagegen der eigenen Unfähigkeit zugeordnet. Klages (1994) zog diese psychologischen Parameter, nämlich irrationale Einstellungen, Selbstkommunikation, die affektive Schmerzdimension sowie auch das Stressreaktionsverhalten heran und versuchte, mittels *Clusteranalysen* eine psychologische Klassifikation von Patienten mit Morbus Bechterew vorzunehmen. Diese Untersuchung ist *bis dato* wohl die einzige ihrer Art. Er konnte 5 Gruppen definieren, die klar voneinander differenzierbar waren und durch eine Reklassifikationsrate von 91% gut bestätigt wurden. Fast 40% der Patienten berichteten über eine ausgeprägte psychische Belastung durch die Erkrankung. Von diesen waren 10% durch besonders auffällige Werte in den irrationalen Einstellungen und der negativen Selbstkommunikation gekennzeichnet und gaben eine sehr hohe Krankheitsaktivität an. Dabei ist zu vermuten, dass die Beurteilung der Krankheitsaktivität durch die negativ getönte Affektivität geprägt ist (siehe auch Hidding et al. 1994). Speziell bei diesen Patienten verdient also das depressive Geschehen auch in Hinblick auf die Therapie eine größere Beachtung.

Bei 62% der von Klages (1994) untersuchten Patienten zeigten sich in den gemessenen Parametern keine psychologisch relevanten Auffälligkeiten. Interessant ist unter diesen Patienten ein kleiner Cluster von etwa 12% der insgesamt untersuchten Personen, die zwar subjektiv eine hohe Krankheitsaktivität beschrieben, gleichzeitig jedoch angaben, daß sie das Krankheitsleiden selbst als nur gering belastend empfinden. Sie scheinen – so der Autor – die Herausforderungen ihrer Erkrankung optimal zu bewältigen. Vor dem Hintergrund einer eigenen Untersuchung (Günther et al. 1994) erscheint jedoch auch eine andere, nicht so positive Interpretation der Ergebnisse möglich, nämlich dass die hohe Krankheitsaktivität gerade das (negative) Resultat von diesem so optimal wirkenden *Krankheitscoping* ist. *„Sich erst recht zusammenreißen"*, wenn der Schmerz zunimmt, könnte ja den Krankheitsprozess möglicherweise auch negativ beeinflussen.

Die bisherigen Befunde verdeutlichen, welche Patienten mit Morbus Bechterew aus Sicht der Psychologie eine besondere Aufmerksamkeit verdienen. Es sind dies insbesondere ältere Patienten mit eher schlechter Schulbildung, die sich in der Praxis mit einer überwiegend negativen Grundhaltung präsentieren, worauf zum Beispiel auch ein negativ getönter und pessimistischer Kommunikationsstil hinweist. Sie nehmen subjektiv eine hohe Krankheitsaktivität wahr, ihr Schmerzerleben ist stark affektiv getönt („der Schmerz ist quälend, beängstigend ...") und sie beklagen eine hohe vegetative Begleitsymptomatik (Fatigue, Schlaflosigkeit etc.). Die klinisch relevanten psychischen Probleme, insbesondere depressive Stimmungen, finden sich bei den Frauen mit Morbus Bechterew besonders häufig.

Es ist also offensichtlich doch notwendig, dass der betreuende Arzt sein Augenmerk auch auf die psychischen und psychosozialen Probleme des Patienten mit Morbus Bechterew richtet, selbst wenn diese nicht von dem Patienten vorgebracht werden.

2. Psychosoziale Exploration

2.1. Krankheitsauslösende Faktoren aus Sicht des Patienten

Die nachfolgenden Ausführungen sollen helfen, in der Praxis diejenigen Patienten zu identifizieren, die von gezielten psychotherapeutischen Interventionen am meisten profitieren könnten. Grundlegend werden im Rahmen der Anamneseerhebung Erinnerungen an die ersten Schmerzschübe erfragt und die subjektiven Erklärungen des Patienten über den Ausbruch seiner Erkrankung erfasst. Ein in der Literatur bei Patienten mit Morbus Bechterew weitgehend vernachlässigter Aspekt ist dabei die Frage, inwiefern *„life events"* für den Ausbruch des Morbus Bechterew mitverursachend sein könnten.

Feldtkeller und Lemmel (1999) befragten 1.458 Patienten, von denen immerhin 28% der Ansicht waren, dass *psychische Belastungen* (familiärer oder beruflicher Art sowie auch Verluste) zur *Auslösung* ihrer Erkrankung beigetragen hätten. Zu dieser Thematik wären wissenschaftliche Studien mit psychologisch differenzierteren Erhebungsinstrumenten sehr wünschenswert (siehe auch Haller et al. 1997).

Generell sind diese subjektiven Vorstellungen über die Krankheitsursachen und -auslöser von höchstem diagnostischen Wert. Wird dabei ein bestimmter erlebter *„life event"* angeschuldigt, so kann dies ein Hinweis darauf sein, dass die vom Patienten zur Bewältigung dieses *„life events"* eingesetzten Strategien nicht konstruktiv waren. Gerade diese Patienten sollten – nicht zuletzt im Sinne einer Prävention – neues Verhalten und konstruktive Bewältigungsstrategien erlernen. Hierbei können sie durchaus von psychologischer Hilfe profitieren.

2.2. Schmerzverhalten und Müdigkeit

In einem weiteren Schritt der Exploration werden die *Schmerzen im Tagesverlauf* analysiert. Insbesondere wird der Patient nach speziellen Schmerzauslösern befragt und die durch seinen Schmerz bedingten Aktivitätsänderungen erfasst, sowohl bei ihm selbst als auch bei seiner Familie (Berwald 1996). Große Beachtung verdienen *Nachtschmerz* und *Schlaflosigkeit* sowie der Umgang mit *Fatigue*. Folgende beispielhafte Fragen können zum besseren Verständnis der Beeinträchtigungen und möglicher psychologischer Verstärker beitragen: „Stehen Sie auf, wenn Sie nicht schlafen können? Steht Ihre Partnerin mit Ihnen auf? Wenn Sie nicht aufstehen, plagen Sie dann irgendwelche belastenden Gedanken? Versuchen Sie, nach durchwachter Nacht, das Schlafdefizit nachzuholen, beispielsweise durch einen Mittagsschlaf? Gelingt es Ihnen trotz schlechter Nacht, ihre geplanten Tätigkeiten am nächsten Tag durchzuführen?" Wenn sich dabei Hinweise auf psychologisch belastende Gedankengänge oder psychische Konflikte ergeben, erscheint eine gezielte Untersuchung und Behandlung durch einen Psychologen sehr sinnvoll.

2.3. Schmerzerleben und Umgebungsbedingungen

Im Rahmen der Betreuung des Patienten ist es auch wichtig, sich einen Eindruck über mögliche von der Umgebung geförderte Verstärkungen eines nicht empfehlenswerten Schmerzverhaltens zu machen. Folgende Gesprächsanregungen (Beispiele) sollen dieses Thema ansprechen: „Wer steht Ihnen am meisten bei, wenn Sie Schmerzen haben? Ich könnte mir vorstellen, dass Ihre Frau versucht, Ihnen viele Aufgaben abzunehmen." Diese Informationen verdeutlichen, ob der Patient in schmerzfreieren Zeiten möglicherweise zu viel Schonung durch seine Angehörigen erfährt und dadurch seine Eigeninitiative unterbunden werden könnte.

2.4. Depressivität und Angst

Während der Exploration sollte auch nach Hinweisen auf eine Depression gefahndet werden. Wenn über mehr als zwei Wochen bestimmte Gefühle fast ständig berichtet werden, liegen alle klassischen Symptome einer *Depression* vor. Diese Symptome sind Hoffnungslosigkeit und Niedergeschlagenheit, Interessenlosigkeit, körperliche Beschwerden (kann sich durch deutlich stärkere Schmerzwahrnehmung ausdrücken), Ein- und Durchschlafstörungen, Libidoverlust (v.a. wenn früher trotz Bechterewerkrankung dieser nicht vorhanden war), Gedächtnis- und Konzentrationsstörungen, Selbstvorwürfe, Gedanken an den Tod bzw. Suizidideen.

Im Rahmen des Gesprächs können folgende Fragen dazu beitragen, die Gefühlslage des Patienten besser zu verstehen: „Welche Gefühle hatten Sie in der letzten Zeit am meisten? Was konnten Sie bisher selbst tun, um mit den Folgen Ihrer Erkrankung besser umzugehen bzw. was würden Sie anderen Betroffenen raten, selbst zu unternehmen?" Die Antworten können Hinweise geben, ob mit der Erkrankung hauptsächlich negative Gefühle bzw. das Gefühl des völligen Ausgeliefertseins verbunden sind oder der Patient über eine gewisse optimistische Haltung und eine hohe Selbstwirksamkeitserwartung verfügt. Grundlegender Optimismus ist gerade auch für den Rehabilitationsprozess von einem hohen prognostischen Stellenwert (Walter et al. 1999). Zusätzlich helfen im klinischen Alltag validierte Depressionsskalen, das depressive Geschehen besser zu erfassen. Ein kurzer, praktikabler Depressionsfragebogen ist unter der Internetadresse *www.kompetenznetz-depression.de* zu finden. Bei Anzeichen einer Depression sollte eine psychologische Behandlung angestrebt werden.

Gewinnt man während der Exploration dagegen den Eindruck, dass Patienten sich psychisch sehr stabil darstellen, obwohl eine hohe Krankheitsaktivität vorliegt, dann muss hinterfragt werden, ob diese präsentierte Stärke, die vordergründig so kompetent und konstruktiv wirkt, negative Gefühlswelt total verbietet und damit krankheitsfördernd wirken kann (Günther et al. 1994). Gerade bei diesen Patienten wäre folglich besonderer Wert darauf zu legen, die eigenen Emotionen wahrzunehmen, Schmerz nicht immer nur mit Stärke zu begegnen, sondern auch einmal die Gefühle der Schwäche zuzulassen und sich Schonung zu gewähren.

Bei all den vom Patienten geschilderten psychischen Begleiterscheinungen sollte eine Klärung der Frage versucht werden, ob diese erst im Zuge der Erkrankung auftraten oder aber schon vorher beobachtbar waren. Gerade depressive Syndrome sind in der Allgemeinbevölkerung mit einer Prävalenz von 4,5% (Verhältnis Frauen zu Männer 2:1) relativ weit verbreitet und können mit völlig anderen Faktoren als der Erkrankung zusammenhängen.

2.5. Körperliche Attraktivität und Sexualität

Insgesamt ist es überraschend, dass dem Thema Sexualität bei Patienten mit Morbus Bechterew ein nur geringer Stellenwert zugemessen wird und wie wenig dazu publiziert wurde (Hidding et al. 1994; Elst et al. 1984, siehe Kap. 48).

Aus einer eigenen Untersuchung an Frauen mit *rheumatoider Arthritis* konnten wir den Schluss ziehen, dass das subjektiv wahrgenommene *handicap* weit mehr die

Beurteilung der eigenen Attraktivität bestimmt als objektive Parameter (z.B. die Stadien nach Steinbrocker). Dieser Zusammenhang, der auch auf Patienten mit Morbus Bechterew übertragbar erscheint, ist sehr wichtig, da ein hohes subjektiv wahrgenommenes Behinderungsausmaß auch mit sexuellen Problemen einhergeht (Gutweniger et al. 1999). Im Rahmen der gesamten Exploration sollte daher den subjektiven Behinderungseinschätzungen eine entsprechende Aufmerksamkeit zuteil werden.

2.6. Soziales Netzwerk

In der Anamneseerhebung nicht zu vergessen sind Fragen nach dem sozialen Netzwerk, einem aus gesundheitspsychologischer Sicht höchst protektivem Faktor (Buske-Kirschbaum et al. 1997). Auf diesen Aspekt zielen beispielsweise die Fragen: „Wer lebt im gleichen Haushalt? Wer ist Ihnen am hilfreichsten im Alltag? Wem können Sie sich am ehesten mitteilen, wenn Sie einmal seelisch ganz schlecht drauf sind?" Die Antworten können Aufschluss geben, ob der Patient eher vereinsamt ist, was als zusätzlicher Risikofaktor für eine psychische Entgleisung im Auge zu behalten ist.

3. Die Gestaltung der Diagnosemitteilung – der Diagnoseschock

So wichtig es im Rahmen der Diagnosemitteilung ist, den Patienten über den Morbus Bechterew aufzuklären, so darf er doch nicht mit Sachinformation „erschlagen" werden. Für den Patienten erleichternd ist es vielmehr, ihn nach seinen Gedanken, Gefühlen und Phantasien zu befragen, wenn er sich mit der Diagnose einer chronischen Rheumaerkrankung konfrontiert sieht: „Ich könnte mir vorstellen, dass Sie zum einen erleichtert sind, dass wir nun eine Erklärung für Ihre Beschwerden haben und eine klare Diagnose vorliegt, zum anderen plagen Sie jetzt vielleicht Sorgen und Ängste, was diese Erkrankung für Ihr weiteres Leben bedeuten wird."

Eine ausgewogene Kombination von beruhigender Information und Ansprechen der Gefühlswelt des Patienten ist die optimale Vorgehensweise. Darüber hinaus sollte dem Patienten und eventuell der/dem Partner(in) unbedingt ein weiterer Termin zeitnah angeboten werden, um die erst im Laufe der nächsten Tage aufkommenden Fragen und Sorgen zu besprechen.

4. Psychologische Behandlungsstrategien

4.1. Entspannungstechniken

Entspannungsprogramme wie die *Progressive Muskelrelaxation nach Jacobson* oder das *Autogene Training* stellen das Kernstück einer jeden psychologischen Schmerztherapie (und auch Schlaftherapie!) dar. Zum einen unterbrechen *Entspannungsverfahren* den Schmerz-Spannungskreislauf, zum anderen ermöglichen sie eine kognitive Umschaltung, es wird also auch auf gedanklicher Ebene eine Beruhigung herbeigeführt. Ihre Effektivität bei chronischem Schmerz ist empirisch äußerst gut belegt (Rehfisch und Basler 1999). Die Akzeptanz bei den Patienten ist sehr hoch. Eine praxisnahe Anleitung zum *Autogenen Training* findet sich bei Krapf (1991).

Ähnlich positiv werden von den Patienten Imaginationstechniken wie die verschiedenen *„Fantasiereisen"* (Anleitung bei Rehfisch et al. 1989b) oder die *„Temperaturimagination"* aufgenommen. Letztgenannte Intervention eignet sich besonders gut für Patienten mit zusätzlichem peripheren Gelenkbefall, die ihre Gelenke aufgrund des Entzündungsprozesses als überwärmt wahrnehmen. Durch die entsprechende Kältevorstellung kann der Patient häufig eine deutliche Schmerzlinderung erreichen.

Prinzipiell gibt es keine speziellen Kontraindikationen für Entspannungstechniken bei Patienten mit Morbus Bechterew, am ehesten behindern zu starke aktuelle Schmerzen das Erlernen der Übungen. Erfahrene Therapeuten werden deshalb einzelne Übungen den individuellen Notwendigkeiten entsprechend anpassen und modifizieren.

Tabelle 1. Kognitives Umstrukturieren – ein Beispiel

Situation	physische Empfindung	Gedanke	Gefühle	umgeformte Gedanken
Sehe einen Patienten mit Morbus Bechterew im Rollstuhl	Spüre, dass sich mein Magen verkrampft	Hoffentlich bleibt mir dieses Schicksal erspart	Angst Depressivität	Bleib ganz ruhig; es ist ungerechtfertigt, von anderen auf sich zu schließen; ich bin in guter Behandlung, der Bechterew wurde frühzeitig erkannt; es gibt keinen Grund, das Schlimmste anzunehmen

4.2. Programme zur Schmerz- und Krankheitsbewältigung

Im deutschen Sprachraum sind es vor allem die Arbeitsgruppen von Basler und Rehfisch (1991, Rehfisch und Basler 1989a) sowie Jungnitsch et al. (1992, Jungnitsch und Stöveken 1994), die sich mit der Konzeption und Evaluation psychologischer Gruppenprogramme zur Schmerz- und Krankheitsbewältigung für Patienten mit Morbus Bechterew beschäftigt haben. Das vordringliche Ziel dieser Therapieangebote ist es, innerhalb von etwa 12 Behandlungseinheiten die oft zu starren und „eingefahrenen" Bewältigungsstrategien zu lockern und durch neue Lernerfahrungen zu erweitern.

Das Programm von Basler und Rehfisch (1991) beinhaltet *kognitiv-verhaltenstherapeutische Interventionen*, wobei Informationsvermittlung, Entspannungsverfahren, verschiedene Techniken zur Schmerzablenkung sowie Aktivierung eingesetzt werden. Mit der Technik des *„kognitiven Umstrukturierens"* werden negativ getönte Gedanken zu ändern versucht. Dazu protokolliert der Patient Situationen, die Angst und negative Gedanken erzeugen. Mit therapeutischer Hilfe werden diese auf ihren Realitätsgehalt überprüft und in der Folge durch positive Gedanken ersetzt (Tabelle 1).

In Evaluationsstudien konnte unmittelbar nach Therapieende eine signifikante Reduktion der Schmerzintensität und Depressivität sowie der psychosomatischen Beschwerden nachgewiesen werden. Auch nach einem halben Jahr bestand noch eine Schmerzreduktion von 14%. Das von Jungnitsch und Stöveken (1994) an Patienten mit Morbus Bechterew angewandte Trainingsprogramm kombiniert Information, Entspannungstraining und Fantasiereisen mit speziellen Bausteinen, die die *Compliance* zur Krankengymnastik erhöhen sollen.

Dieser Aspekt verdient eine große Beachtung, da nur 29% der befragten Patienten die von den Rheumatologen empfohlenen Bechterew-spezifischen Übungen täglich durchführen (Falkenbach et al. 1997; Feldtkeller und Lemmel 1999; siehe auch Barlow 1998). Von den Patienten wird dies mit Zeit- und Motivationsproblemen begründet. Jungnitsch und Stöveken (1994) widmen in ihrem Programm dieser Thematik eine besondere Aufmerksamkeit. Es wird bei jedem Patienten hinterfragt, was ihn daran hindert, die Übungen durchzuführen, die Widerstände und Motivationshindernisse werden individuell herausgearbeitet. So kann in der Folge ein Übungspensum ausgehandelt werden, das für den Patienten attraktiv und seinem Lebenskontext angepasst gestaltet ist. Die Prä-/Postevaluation mit Kontrollgruppendesign zeigte, dass sich dieses Programm besonders positiv auf gesundheitsbezogene Kontrollüberzeugungen und Krankheitsbewältigung auswirkte, nicht jedoch auf Beweglichkeitsmaße. Es wurde leider nicht beschrieben, ob das Programm die *Compliance* der Patienten, die Krankengymnastik im erforderlichen Ausmaß durchzuführen, steigerte.

Erste Ergebnisse eines von Bönisch und Ehlebracht-König (2001) ausgearbeiteten Patientenschulungsprogrammes, das Module zu Information, Schmerz- und Krankheitsbewältigung sowie zu wirbelsäulengerechtem Verhalten im Alltag beinhaltet, lassen vermuten, dass Patienten mit stärkeren Schmerzen subjektiv mehr von den psychologischen Inhalten (besonders den vermittelten Schmerzbewältigungstechniken) profitieren als weniger beeinträchtigte Patienten (siehe Kap. 50).

4.3. Psychologische Beratung bei Schlafstörungen

Kaum Beachtung in den dargestellten Therapieangeboten finden die *Schlafstörungen* und die *Fatigue-Symptomatik*. Grundlegend ist differentialdiagnostisch zu klären, ob die Schlafstörung rein schmerzbedingt und somit als „Insomnie im Zusammenhang mit der körperlichen Erkrankung" zu werten ist oder andere Konflikte (im Sinne einer „psychoreaktiven Insomnie") bzw. auch eine depressive Symptomatik ursächlich beteiligt sind. Fragen nach dem Inhalt der Gedanken, die den Patienten in den Wachzeiten plagen, können aufschlussreiche Informationen über mögliche psychische Konfliktstoffe bieten.

Wenn die Schlafstörung vorwiegend schmerzbedingt ist, dann sind neben einer Optimierung der medikamentösen Schmerztherapie in erster Linie Entspannungstechniken empfehlenswert. Zudem sollte eine Veränderung der Einstellung zur Schlaflosigkeit und eine Änderung der Lebensweise am Tag angestrebt werden. Der Patient sollte eine Einstellung erwerben, die „Wachsein bejaht". Er sollte nicht stündlich nachrechnen, wieweit das in unserer Kultur übliche Schlafsoll von 8 Stunden bereits unterschritten ist. Zu vermeiden sind *„wenn → dann – Katastrophisierungen"* wie zum Beispiel „Wenn ich jetzt nicht gleich einschlafe, dann schaffe ich den nächsten Tag nicht".

Auch nach einer Nacht mit „wenig" Schlaf (in der Kommunikation mit dem Patienten sollte der Begriff „schlechter Schlaf" möglichst durch „wenig" Schlaf ersetzt werden) ist dem Patienten anzuraten, prompt – wie geplant – aufzustehen, Mittagsschlaf und *Vor-sich-Hindösen* eher zu vermeiden und die vorgenommenen Aktivitäten auszuführen (praktikable Anleitungen bei Friebel 1997).

4.4. Psychologische Beratung bei Fatigue

Dem Prinzip *„working to quota instead of working to tolerance"* folgend, schlug der Altmeister der psychologischen Schmerztherapie Wilbert E. Fordyce (1976) eine Strategie vor, mit deren Hilfe chronische Schmerzpatienten ein vorteilhaftes Management ihrer schlechten Belastbarkeit erlernen können. Gemäß diesem Leitsatz sollen Aktivitäten nie so lange durchgeführt werden, bis Schmerz oder Ermattung zur Unterbrechung der Tätigkeit zwingen. Statt dessen sollte der Patient vor jeder Tätigkeit wahrnehmen, wie lange diese dauern darf, um sie mit 100%iger Wahrscheinlichkeit absolvieren zu können. Patienten lernen also, realistisch einzuschätzen, was sie sich zumuten und trotz Schwäche und Ermüdbarkeit schaffen können. Das Pensum, das sich der Patient vornimmt, sollte dann in jedem Fall ausgeführt und abgeschlossen werden. Auf diese Weise wird verhindert, dass eine Aktivität ständig durch Schmerz und Ermüdung beendet und vom Patienten als Misserfolg wahrgenommen wird. Wenn möglich werden dann – stetig und in kleinen Schritten – die Intensität und Dauer der Aktivität gesteigert.

4.5. Einzelbehandlung oder Gruppenbehandlung

Die meisten der beschriebenen psychologischen Behandlungsstrategien lassen sich im *Gruppensetting* (höchstens 10–12 Patienten pro Gruppe) durchführen. Nicht für eine Gruppenbehandlung geeignet sind Patienten, die erst seit kurzem erkrankt sind, die den Diagnoseschock noch nicht verarbeitet haben, schwer depressive Patienten sowie Patienten mit Medikamentenmissbrauch. Sie sind einer Einzelbetreuung, die sich auf die individuellen Ängste und Bedürfnisse ausrichten kann, zuzuweisen und der Einsatz psychiatrisch-pharmakologischer Hilfe ist zu überlegen. Auch sensible persönliche Themen wie Partnerschaft und Sexualität sollten nur im *Einzelsetting* besprochen werden.

5. Psychologische und psychotherapeutische Versorgung im medizinischen Alltag

Im optimalen Fall sind klinische Psychologen, Psychotherapeuten oder Ärzte mit psychosomatischer/psychotherapeutischer Zusatzqualifikation festes Mitglied des *interdisziplinären Teams*, das Patienten mit Morbus Bechterew in ambulanten oder stationären Institutionen behandelt. Zumindest sollte eine konsiliarische Betreuung gewährleistet sein. Diese *Versorgungssettings* schützen am besten vor den *„klassischen Fehlern"*, die im Rahmen der interdisziplinären Zusammenarbeit ansonsten auftreten könnten. Es sollte beispielsweise nicht geschehen, dass der Arzt ein neues Analgetikum einsetzt und der Psychologe gerade mit dem Entspannungstraining beginnt. Auch sollte der Arzt kein Medikament verordnen, das müde macht, während der Psychologe mit dem Aktivitätsaufbau beginnt. Es darf generell nicht vorkommen, dass ärztliches und psychologisches Krankheitsmodell unterschiedlich sind und nicht miteinander abgesprochen wurden, so dass der Patient dann nicht weiß, wem er glauben soll (Kröner-Herwig 2000).

Da psychologisch und psychotherapeutisch geschulte Berufsgruppen im stationären, besonders aber auch im ambulanten Versorgungsbereich noch immer unterrepräsentiert sind, verbleibt die Überweisung zu den niedergelassenen Psychologen oder Psychotherapeuten. Es wird also üblicherweise dem betreuenden Arzt die Aufgabe zukommen, den Patienten zu motivieren, eine psychotherapeutische Hilfe anzunehmen.

Der Arzt kann mit folgenden Botschaften dem Patienten den manchmal emotional belastenden Weg zu einem Psychologen erleichtern: „Schmerz hat immer und bei allen Menschen auch eine psychische Komponente, da er angstbesetzte und negative Gefühle sowie Gedanken auslöst, welche wiederum das Schmerzerleben potenzieren. Insofern kann jeder Patient von psychologischen Hilfen profitieren, auch wenn der Schmerz körperliche Ursachen hat. Der Patient kann dadurch lernen, die Abhängigkeit von Medikamenten und Ärzten deutlich zu verringern. Üblicherweise ist eine Therapie, die medizinische und psychologische Behandlung kombiniert, die wirksamste" (aus Kröner-Herwig 2000).

Zusätzlich muss die Angst des Patienten vor einer möglichen Stigmatisierung unbedingt angesprochen werden. Auch hier ist der Arzt aufgefordert, Zeit für diese sensiblen Themen bereitzustellen. Adressen für weitere Informationen und Kontakte finden sich am Ende dieses Kapitels.

6. Zusammenfassung und Ausblick

Das bisherige Wissen und die bestehende psychologische und psychosomatische Befundlage bei Patienten mit Morbus Bechterew lassen die Annahme zu, dass etwa 40% dieser Patienten unter einem hohen Leidensdruck stehen, der insbesondere durch die unterschiedlichsten physischen Folgen der Erkrankung wie Schmerz, Steifigkeit, Fatigue und Schlaflosigkeit bedingt ist. Bei etwa 10% der Patienten sind gravierende emotionale Belastungen, vor allem Depressivität, und die damit zusammenhängenden Kognitionen wie geringe internale Selbstkontrolle und negative Selbstkommunikation zu erwarten.

Welcher der unterschiedlichen Belastungsfaktoren im Einzelfall die größte Bedeutung hat, kann nur durch eine genaue Exploration, in die medizinische und psychosoziale Informationen gleichermaßen einfließen, herausgearbeitet werden. Bei der kleinen Gruppe von Patienten mit ausgeprägter depressiver Symptomatik sollte eine psychiatrische Abklärung erfolgen und eine entsprechende psychologische bzw. psychotherapeutische Unterstützung zum Behandlungsangebot gehören.

In einer Umfrage von Falkenbach et al. (2002) gaben 27 von 150 Patienten (18%) an, bereits psychotherapeutische Hilfe in Anspruch genommen zu haben bzw. sich noch in einer derartigen Behandlung zu befinden. Ob dies genau diejenigen Patienten sind, die einer Psychotherapie am dringlichsten bedürfen, sei dahingestellt.

Auch psychisch nicht beeinträchtigte Patienten profitieren von kognitiv-verhaltenstherapeutisch orientierten Gruppenprogrammen. Die Teilnehmer erweitern ihr Verhaltensspektrum im Umgang mit krankheitsbedingten Problemen in jedem Fall. Diese Programme gelten als die derzeit empirisch am besten abgesicherten psychologischen Interventionen bei Morbus Bechterew. Sie weiterzuentwickeln und zu optimieren, wäre die vordringlichste Aufgabe zukünftiger psychologischer Forschung. Insbesondere sollten zusätzliche Behandlungsmodule den so häufig beklagten Schlafstörungen und der Fatigue-Symptomatik Rechnung tragen.

Adressen für weitere Informationen

In Deutschland

Berufsverband Deutscher Psychologinnen und Psychologen e. V. Oberer Lindweg 2
D-53129 Bonn

Vereinigung der Kassenpsychotherapeuten.
Finanzstr. 8, D-46145 Oberhausen

In Österreich

Berufsverband Österreichischer Psychologinnen und Psychologen
Möllwaldplatz 4/4/39, A-1040 Wien
- informiert über Adressen niedergelassener Psychologen

Österreichischer Bundesverband für Psychotherapie
Löwengasse 3/5/6, A-1030 Wien
- informiert über Adressen niedergelassener Psychotherapeuten

Österreichische Gesellschaft für Verhaltenstherapie
Kolingasse 11/9, A-1090 Wien
- Psychotherapieschule, ihr Curriulum beinhaltet auch verhaltensmedizinische Module

Institut für Verhaltenstherapie
Vierthaler Straße 8/2/8, A- 5020 Salzburg
- Psychotherapieschule, ihr Curriulum beinhaltet auch verhaltensmedizinische Module

In der Schweiz

Föderation der Schweizer Psychologinnen und Psychologen (FSP), Choisystr.11,
Ch-Pf. 3000 Bern 14.

10 Fragen zum Thema

1. Welche psychischen Beschwerden dominieren bei Morbus Bechterew?

Etwa 1/3 der Patienten mit Morbus Bechterew leidet unter depressiven Verstimmungen. Bei mindestens 10% der Betroffenen nehmen diese ein behandlungsbedürftiges Ausmaß an.

2. Welcher Patient mit Morbus Bechterew hat das höchste Risiko für gravierende psychische Beschwerden?

Zu den Risikopatienten zählen ältere, vor allem Frauen mit schlechter Schulbildung, die sich mit einer sehr negativen, pessimistischen Grundhaltung präsentieren.

3. Wie wird eine klinisch relevante Depression diagnostiziert und behandelt?

Wenn über mehr als zwei Wochen die folgenden Symptome vorliegen, ist an eine klassische Depression zu denken: Hoffnungslosigkeit, Niedergeschlagenheit, Antriebs- und Interessenlosigkeit, Ein- und Durchschlafstörungen, Libidoverlust, Gedächtnis- und Konzentrationsstörungen, Selbstvorwürfe, Gedanken an den Tod bzw. Suizidideen. Weiters imponieren diese Patient durch appellatives, klagsames Schmerzverhalten. Sie sollten zur weiteren Therapie (z.B. psychopharmakologischer Einstellung) in jedem Fall einem Psychiater vorgestellt werden.

4. Gibt es „Standardfragen", die relevante psychische Probleme aufdecken helfen?

Fragen zum Schmerzerleben und -verhalten, zum subjektiven Krankheitsmodell, zu den Reaktionen der Umwelt und zum sozialen Netzwerk zählen zur „Standardexploration".

5. Wie sind Bechterew-bedingte Ursachen von anderen Ursachen zu unterscheiden?

Nur eine ausführliche Exploration über den psychischen Zustand des Patienten vor Ausbruch der Bechterew-Erkrankung und eine ausführliche Erhebung der momentanen Lebenssituation können zur Ursachenklärung der psychischen Belastungen beitragen. Oft ist es die Kombination von prämorbiden psychischen Vulnerabilitätsfaktoren mit den Belastungen der Bechterew-Erkrankung, die zur psychischen Destabilisierung führt.

6. Schmerz oder Angst vor Schmerz: die psychologische Betreuung in der rheumatologischen Praxis?

Oberste Priorität haben die genaue Informationsvermittlung (z.B. Erklärung des Schmerz-Spannungs-Depressionskreislaufs) und die Zuweisung zu einem Entspannungstraining.

7. Psychologische Beratung und Betreuung nach Diagnosestellung: was ist empfehlenswert?

Der Patient sollte darüber informiert werden, dass Schmerz immer mit einer psychischen Komponente verbunden ist, da er angstbesetzte und negative Gefühle sowie Gedanken auslöst. Daraus leitet sich ab, dass jeder Mensch von psychologischen Hilfen profitieren kann, auch wenn der Schmerz körperliche Ursachen hat. Optimal wäre die Zuweisung zu einer Schmerzbewältigungsgruppe.

8. Welche Patienten mit Morbus Bechterew profitieren am meisten von Entspannungstherapien?

Prinzipiell kann jeder Patient von Entspannungstherapien profitieren. Zu starke aktuelle Schmerzen können das Erlernen der Übungen behindern.

9. Psychische Auswirkungen von Müdigkeit und Abgeschlagenheit: was ist dem Patienten zu raten?

Der Patient sollte trotz Müdigkeit und Fatigue ein gewisses Ausmaß an Tagesaktivität einhalten, Ruhezeiten möglichst als Belohnung für absolviertes Aktivitätspensum einsetzen und während des Tages nicht schlafen, da sich daraus gerne nächtliche Schlafstörungen entwickeln.

10. Wann sollte ein Patient zu einem Spezialisten überwiesen werden?

Bei unerwartet hoher Schmerzintensität, welche sehr appellativ und klagsam geäußert wird, sowie bei depressiver Symptomatik.

Literatur

Barlow JH, Macey SJ, Struthers GR (1993) Gender, depression, and ankylosing spondylitis. Arthritis Care Res 6:45–51

Barlow JH (1998) Understanding exercise in the context of chronic disease: an exploratory investigation of self-efficacy. Percept Mot Skills 87:439–46

Barlow JH, Wright CC, Williams B, Keat A (2001) Work disability among people with ankylosing spondylitis. Arthritis Rheum 45:424–9

Basler HD, Rehfisch HP (1991) Cognitive-behavioral therapy in patients with ankylosing spondylitis in a German self-help organization. J Psychosom Res 35:345–54

Basler HD, Franz C, Kröner-Herwig B, Rehfisch HP, Seemann H (1999) Psychologische Schmerztherapie. Springer, Berlin

Berwald HG (1996) Die Anamnese des Patienten mit chronischen Schmerzen. In: Basler HD, Franz C, Kröner-Herwig B, Rehfisch HP, Seemann H (Hrsg.) Psychologische Schmerztherapie. Springer, Berlin, pp 231–266

Bönisch A, Ehlebracht-König I (2001) Evaluation eines Patientenschulungsprogramms für Patienten mit Spondylitis ankylosans. Design und erste Zwischenergebnisse zur Akzeptanz der Schulung. In: Casper S, Dorn M, Höffler KW, König I, Scharnhorst J (Hrsg) Anpassungsstörungen – Veränderungspotenziale. Deutscher Psychologen Verlag, Bonn, pp 356–368

Buske-Kirschbaum A, Kirschbaum C, Hellhammer D (1997) Psychoneuroimmunologie. In: Schwarzer R (Hrsg) Gesundheitspsychologie. Verlag für Psychologie, Hogrefe, Göttingen, pp 35–43

Elst P, Sybesma T, van der Stadt RJ, Prins AP, Muller WH, den Butter A (1984) Sexual problems in rheumatoid arthritis and ankylosing spondylitis. Arthritis Rheum 27:217–220

Falkenbach A, Werny F, Gütl S, Wigand R (1997) Spezifische und unspezifische sportliche Aktivitäten von Patienten mit Morbus Bechterew. Rehabilitation 36:48–50

Falkenbach A, Curda B (2001) Aktiver Morbus Bechterew: Symptomatik, Einschränkung der Lebensqualität, Therapiebeurteilung und Therapieerwartung aus Sicht des Patienten. Rehabilitation 40:275–279

Falkenbach A, Toennemann J, Mur E (2002) Von Patienten mit Morbus Bechterew beibehaltene und aufgegebene konventionelle und unkonventionelle Maßnahmen zur Beeinflussung der Erkrankung. Z Rheumatol 61:271–278

Feldtkeller E, Lemmel EM (1999) Zur Situation von Spondyloarthritis-Patienten. Rheumatologie Orthopädie 9, Novartis Pharma, Nürnberg

Fordyce WE (1976) Behavioral methods for chronic pain and illness. The C.V.Mosby Company, St. Louis

Friebel V (1997) Was tun bei Schlafstörungen? Trias Verlag, Stuttgart

Günther V, Mur E., Traweger CH, Hawel R (1994) Stress coping of patients with ankylosing spondylitis. J Psychosom Res 38:419–427

Gutweniger SM, Kopp M, Mur E, Günther V (1999) Body image of women with rheumatoid arthritis. Clin Exp Rheumatol 17:413–417

Haller C, Holzner B, Mur E, Günther V (1997) The impact of life events on patients with rheumatoid arthritis: a psychological myth? Clin Exp Rheumatol 15:175–179

Hidding A, de Witte L, van der Linden S (1994) Determinants of self-reported health status in ankylosing spondylitis. J Rheumatol 21:275–278

Hultgren S, Broman JE, Gudbjornsson B, Hetta J, Lindqvist U (2000) Sleep disturbances in outpatients with ankylosing spondylitis: a questionnaire study with gender implications. Scand J Rheumatol 29:365–369

Jungnitsch G, Schmitz J, Stöveken D, Winkler G, Geissner E (1992) Stationäre Gruppenprogramme zur Schmerz- und Krankheitsbewältigung bei Patienten mit rheumatischen Erkrankungen. In: Geissner E, Jungnitsch G (Hrsg) Psychologie des Schmerzes. Diagnose und Therapie. Psychologie Verlags Union, Weinheim, pp 265–294

Jungnitsch G, Stöveken D (1994) Entwicklung und empirische Überprüfung eines psychologischen Schmerz- und Krankheitsbewältigungstrainings für Patienten mit Morbus Bechterew. In: Wahl R, Hautzinger M (Hrsg.) Psychotherapeutische Medizin bei chronischem Schmerz. Deutscher Ärzte-Verlag, Köln, pp 405–417

Klages U (1994) Zur psychologischen Klassifikation von Patienten mit Spondylitis ankylosans. Psychother Psychosom Med Psychol 44:65–71

Krapf G (1991) Autogenes Training aus der Praxis. Springer, Berlin

Kröner-Herwig B (2000) Rückenschmerz. Hogrefe, Göttingen

Raspe HH, Rehfisch HP (1999) Entzündlich-rheumatische Erkrankungen. In: Basler HD, Franz C, Kröner-Herwig B, Rehfisch HP, Seemann H (Hrsg.) Psychologische Schmerztherapie. Springer, Berlin, pp 445–469

Rehfisch HP, Basler HD (1989a) Kognitive Verhaltenstherapie bei Patienten mit ankylosierender Spondylitis. Z Rheumatol 48:79–85

Rehfisch HP, Basler HD, Seemann H (1989b) Psychologische Schmerzbehandlung bei Rheuma. Springer, Berlin

Rehfisch HP, Basler HD (1999) Entspannung und Imagination. In Basler HD, Franz C, Kröner-Herwig B, Rehfisch HP, Seemann H (Hrsg) Psychologische Schmerztherapie. Springer, Berlin, pp 601–626

Roussou E, Kennedy LG, Garrett S, Calin A (1997) Socioeconomic status in ankylosing spondylitis: relationship between occupation and disease activity. J Rheumatol 24:908–911

van Tubergen A, Coenen J, Landewe R, Spoorenberg A, Chorus A, Boonen A, van der Linden S, van der Heijde E (2002) Assessment of fatigue in patients with ankylosing spondylitis: a psychometric analysis. Arthritis Rheum 47:8–16

Volle B, Wiedebusch S, Lohaus A (1990) Psychologische Korrelate der Selbsthilfegruppenzugehörigkeit bei Erkrankungen des rheumatischen Formenkreises. Psychother Psychosom Med Psychol 40:230–237

Walter B, Frank R, Vaitl D (1999) Prognose des Erfolgs konservativer Behandlungen bei Patienten mit lumbalem Rückenschmerz. Abstracts zum 7. Kongreß der deutschen Gesellschaft für Verhaltensmedizin und Verhaltensmodifikation. Verhaltenstherapie 9:79

Ward MM (1999) Health-related quality of life in ankylosing spondylitis: a survey of 175 patients. Arthritis Care Res 12:247–55

Zink A, Braun J, Listing J, Wollenhaupt J (2000) Disability and handicap in rheumatoid arthritis and ankylosing spondylitis – results from the German rheumatological database. J Rheumatol 27:613–22

Kapitel 48

Partnerschaft und Sexualität

Johann F. Kinzl, Ernestine Trefalt

1. Einleitung

Die Sexualität spielt in viele Bereiche der menschlichen Existenz hinein und ist für die meisten Menschen nicht nur ein peripherer, sondern ein zentraler Aspekt ihrer Existenz. Sexualität hat aber nicht nur eine hohe Bedeutung für die geschlechtliche Identität und Fortpflanzung, sondern sie ist auch eine Quelle für besonderen Lustgewinn, ist wichtig für das Selbstwertgefühl und die Beziehungsgestaltung, und dient auch der Nähe-Distanz-Regulierung, der Spannungsabfuhr und der Machtausübung (Kinzl 1997). Sexualität ist die treibende Kraft sowohl für das Eingehen als auch für die Aufrechterhaltung einer intimen Beziehung zwischen zwei Menschen.

Voraussetzung für eine befriedigende Sexualität ist einerseits eine positive Einstellung gegenüber der Sexualität und zum eigenen Körper, andererseits eine einigermaßen zufrieden stellende körperliche und seelische Gesundheit. Die Einstellung zur Sexualität und das Sexualverhalten sind in einem starken Ausmaß von frühen Beziehungserfahrungen, vor allem zu den wichtigsten Bezugspersonen, und deren Einstellung zur Sexualität abhängig. Aus diesen Erfahrungen und den späteren positiven und negativen Erfahrungen mit Sexualpartnern resultiert ein interindividuell unterschiedliches Sexualverhalten.

Sexualität bei älteren oder kranken Menschen wird noch vielfach sowohl von Ärzten als auch den Betroffenen tabuisiert, obwohl es für viele, nicht nur jüngere Patienten ein wichtiges Thema darstellt. Viele sind verunsichert, aber nur wenige reden darüber (Dannecker 1992).

2. Funktionelle Sexualstörungen

Unter sexuellen Funktionsstörungen verstehen wir die Unfähigkeit, aufgrund ausbleibender oder verminderter physiologischer und psychischer Reaktionen auf übliche sexuelle Reize zu einem für beide Partner befriedigenden Sexualleben zu gelangen.

Die sexuelle Reaktion ist ein psychosomatischer Prozess und die einzelnen Stadien (Lust-, Appetenz-, Erregungs-, Orgasmus- und Entspannungsphase) sind physiologisch und psychologisch eng miteinander verbunden. Eine Störung in einem dieser Bereiche hat häufig eine Beeinträchtigung eines anderen Bereiches des sexuellen Reaktionszyklus zur Folge.

Folgende sexuelle Störungen werden in Abhängigkeit vom sexuellen Reaktionszyklus unterschieden:

- Störungen der sexuellen Appetenz oder Mangel an sexuellem Verlangen
- Störungen der sexuellen Erregung oder Versagen genitaler Reaktionen
- Orgasmusstörungen wie gehemmter Orgasmus oder vorzeitiger Samenerguss
- Dyspareunie (Schmerzen beim Geschlechtsverkehr)
- gesteigertes sexuelles Verlangen bis hin zur Sexualsucht.

Sexuelle Funktionsstörungen sind stets multifaktoriell bedingt, wobei die einzelnen Faktoren (biologische, psychische, psychosoziale) in einem engen Wechselverhältnis zueinander stehen und ihnen eine individuell unterschiedliche Bedeutung zukommt.

Grundsätzlich unterscheidet man folgende Entstehungsbedingungen:

- *auslösende Bedingungen*: Partnerproblematik, streng religiöse Erziehung, mangelnde Sexualaufklärung, körperliche Leiden, Medikamente, psychosexuelle Traumata, ungünstige Rahmenbedingungen für Sexualität;
- *aufrechterhaltende Bedingungen*: Persönlichkeitsvariablen (Unerfahrenheit, Selbstunsicherheit, Leistungsbezogenheit), Selbstbeobachtung, Angst vor sexuellem Versagen, Reaktion des Partners.

Einige Menschen berührt die sexuelle Störung nur sehr peripher und sie sind in ihrer Lebensentfaltung nicht behindert. Bei anderen wird die ganze Persönlichkeit sehr davon geprägt und es kann ein tiefgreifender Konflikt vorliegen oder entstehen.

Gerade die sexuellen Funktionsstörungen sind ein gutes Beispiel dafür, dass deren Auftreten nicht unbedingt ein Hinweis auf eine schwerere psychische Störung ist, weil es auch bei völlig gesunden Menschen zu gelegentlichen Problemen im Geschlechtsleben kommen kann. Einige Menschen leiden kaum unter ihrer sexuellen Erlebnis- oder Funktionsstörung, während andere in ihrem Selbstwertgefühl und in ihrer psychosexuellen Identität dadurch stark betroffen sind.

Für einen Großteil der Sexualstörungen kann man annehmen, dass sie im Rahmen einer kurz- oder langfristigen körperlichen Beeinträchtigung aufgetreten sind, dann aber durch psychische Faktoren aufrechterhalten werden. Unabhängig von der auslösenden Ursache kommt der Erwartungs- bzw. Versagensangst und dem daraus resultierenden Vermeidungsverhalten bei der Aufrechterhaltung sexueller Funktionsstörungen eine entscheidende Rolle zu.

3. Morbus Bechterew und Sexualität

Jede schwere Krankheit, besonders jene, die mit Schmerzen und anderen körperlichen Beeinträchtigungen verbunden sind, erfordert ein hohes Maß an Anpassungsleistungen und Bewältigungsstrategien. Anpassungsstörungen mit intensiven emotionalen Symptomen, vor allem Angst und Depression, aber auch verhaltensmäßige Symptome (z. B. mangelnde Compliance) sind auch bei Patienten mit einem Morbus Bechterew zu finden. Diese führen wiederum zu einer Beeinträchtigung der Lebensqualität und sind häufig mit einer Verminderung des Antriebs und des sexuellen Verlangens verbunden.

Die Patienten mit einer ankylosierenden Spondylitis sind im psychischen Sinne eine sehr heterogene Gruppe, d.h. es gibt nicht *„den Bechterew-Patienten"*. Viele werden als psychisch weitgehend unauffällige Patienten mit einem geringen subjektiven Krankheitserleben bei stabiler Selbstwertregulation beschrieben, die auch bei einer hohen Krankheitsaktivität gut mit ihrer Erkrankung umgehen können. Andere wiederum gelten als sehr angepasst, arbeitsam, ehrgeizig und in der Therapie sehr kooperativ (Deter 1997). Einige Patienten mit Morbus Bechterew werden als „agile Machertypen" beschrieben, die ungeduldig sind und auch die Einschränkungen und Schmerzen schlecht erdulden.

Gerade die Spondylitis ankylosans ist eine Erkrankung, welche häufig nicht nur mit starken Schmerzen sondern auch mit Veränderungen des Bewegungsapparates einher geht, welche wiederum zu einer interindividuell unterschiedlichen Bewegungsbeeinträchtigung führen können. Diese Einschränkungen können sekundär zu einer Beeinträchtigung des Selbstwertgefühls beitragen, wobei bei Frauen zusätzlich eher die Angst besteht, nicht mehr attraktiv genug für den Partner zu sein, bei Männern eher die Angst, nicht mehr ausreichend potent zu sein.

Einige psychosoziale Mechanismen, welche sich im Kontext chronischer Erkrankungen oft finden lassen, sind in Tabelle 1 dar-

Tabelle 1. Psychosoziale Mechanismen im Kontext chronischer Erkrankungen (nach Strauß 2001)

- Veränderungen des Körperbildes
- Veränderungen des Selbsterlebens und des Selbstbildes
- Gefühl verminderter Attraktivität
- Beeinträchtigungen der Geschlechtsidentität
- Fehlvorstellungen und Wissensdefizite
- Depressive Krankheitsverarbeitung
- Versagensängste
- Angst vor Verlust der körperlichen Integrität und Autonomie
- Partnerschaftskonflikte, welche durch die Krankheit aktiviert oder verstärkt werden
- Krankheit als Rückzugsmöglichkeit (aus der Beziehung, der körperlichen Aktivität)

gestellt. Die einzelnen Reaktionsmuster sind abhängig von der jeweiligen Persönlichkeitsstruktur und der Lebenssituation.

Alle Zustände, welche die Vitalität und das Allgemeinbefinden beeinträchtigen, können auch das sexuelle Erleben und Verhalten einschränken oder hemmen (Strauß 2001). Generell ist besonders bei Erwachsenen mit chronischen körperlichen Erkrankungen die Häufigkeit sexueller Beeinträchtigungen im Vergleich zu Gesunden deutlich erhöht (Bancroft 1985).

Die Sexualität kann in diesem Zusammenhang ganz unterschiedlich erlebt werden, in dem Sinne, dass sie entweder ganz in den Hintergrund tritt und angesichts der Belastung eher bedeutungslos wird, oder dass sie für andere wiederum Geborgenheit, Lebendigkeit und Hoffnung symbolisiert (Zettl und Hartlapp 1997).

Das Vorhandensein von Schmerzen ist häufig damit verbunden, dass der Betroffene gar keine Lust auf Sexualität hat, auch weil ein gewisses Maß an Schmerz mit Lust unvereinbar ist. Auch führt Schmerz dazu, dass der Betroffene mehr mit sich als mit seiner Umwelt beschäftigt ist. Dazu kommt die Angst, dass durch eine „unglückliche Bewegung" beim Geschlechtsverkehr sich die Schmerzsymptomatik verschlechtern könnte.

Die meisten rheumatischen Krankheiten verlaufen schubweise; wegen der starken Schmerzen und der Steifigkeit der Gelenke ist dann eine befriedigende Sexualität nicht möglich. Besonders dann ist vom Partner Verständnis, Rücksichtnahme und Verzicht gefragt (Baumberger 2002).

Für das Erleben einer befriedigenden Sexualität trotz Morbus Bechterew bei einem Partner ist es für die Betroffenen wichtig herauszufinden, welche Form der Sexualität und welche Positionen beim Geschlechtsverkehr für sie am günstigsten sind. So berichten viele Patienten mit Morbus Bechterew, dass vor allem die so genannte „Normalstellung", bei der die Frau auf dem Rücken liegt, für die Männer kaum mehr möglich ist. Andererseits wird von den meisten die Kräfte schonende „Löffelstellung", bei der Mann und Frau mit angewinkelten Hüften und Knien in Seitenlage liegen, als die rückenfreundlichste Position angesehen (Dargatz 2002).

Auch die „Reiterstellung", bei welcher der Mann mit angewinkelten Beinen auf dem Rücken liegt, wird von vielen Paaren bevorzugt. Diese Stellungen werden meist von beiden Sexualpartnern als sehr befriedigend erlebt (Leserbrief Nr. 64 und Nr. 68, Schriftenreihe der Deutschen Vereinigung Morbus Bechterew Heft 9, 2002). Dies setzt natürlich eine gewisse Experimentierfreudigkeit und die Bereitschaft von beiden Partnern voraus, sich auf die neue Situation einzustellen.

Einige Kranke mit Morbus Bechterew benützen aber auch die Krankheit, um Sexualität vermeiden zu können. Bei diesen stellt die Krankheit eine Möglichkeit und Chance dar, der Sexualität mit dem Partner/der Partnerin zu entkommen, ohne sich wesentlich mit den anderen Ursachen wie z. B. einer meist vorher schon unbefriedigenden Sexualität auseinandersetzen zu müssen.

Von vielen Medikamenten ist bekannt, dass sie sich negativ auf verschiedene Aspekte der Sexualität, vor allem auf das sexuelle Verlangen und die sexuelle Erregung auswirken können (Zettl und Hartlapp 1997; Sigusch 2001). Der negative Einfluss auf die sexuelle Gesundheit ist nur für wenige Medikamente gut untersucht und dokumentiert. Auch ist der Zusammenhang zwischen

Tabelle 2. Arzneimittel, die sexuelle Dysfunktionen (mit)bedingen können

- Psychopharmaka (Antidepressiva, Antipsychotika, Tranquilizer)
- Kortikoide
- Magen-Darm-Mittel (z.B. H_2-Rezeptor-Antagonisten)
- Antirheumatika (z.B. Naproxen)
- Muskelrelaxantien (z.B. Baclofen)

dem Auftreten einer sexuellen Dysfunktion und der Einnahme eines bestimmten Arzneistoffes nicht immer eindeutig. Im Extrem zeigt der eine Patient überhaupt keine Beeinträchtigung der sexuellen Funktion, während der andere eine Vielzahl sexueller Symptome aufweist (Sigusch 2001).

In der Tabelle 2 sind die Medikamentengruppen erwähnt, die bei Patienten mit Morbus Bechterew gelegentlich oder häufig verabreicht werden und die eine Sexualstörung bedingen oder mitbedingen können.

Vieles spricht dafür, dass die meisten Substanzen bei beiden Geschlechtern sexuelle Funktionsstörungen (mit)bedingen können, aber die meisten Substanzen wurden nur bei männlichen Patienten untersucht (Sigusch 2001). Bei vielen Medikamenten ist nicht bekannt, warum sie zu einer Beeinträchtigung der sexuellen Funktion oder des sexuellen Erlebens führen. Ein Eingriff in den Hormonhaushalt wird bei einigen Medikamenten angenommen. Die besonders häufig verwendeten Antidepressiva vom SSRI-Typ (Selektive Serotonin-Reuptake-Inhibitoren, z. B. Fluoxetin, Paroxetin) bedingen besonders häufig sexuelle Dysfunktionen, vor allem Appetenz- und Orgasmusstörungen und eine vorzeitige oder verzögerte Ejakulation.

Wenn ein Zusammenhang zwischen einem bestimmten Medikament und dem Auftreten einer sexuellen Funktionsstörung wahrscheinlich ist, wird folgendes Vorgehen empfohlen (Sigusch 2001):

- Patient und Arzt beobachten den weiteren Verlauf und warten ab, ob die sexuelle Beeinträchtigung wieder verschwindet oder erträglich ist,
- Reduktion der Medikamentendosis,
- Absetzen des Medikaments und Ersatz durch ein anderes, oder
- Aussetzen des Medikaments für kurze Zeit, sofern die Erkrankung dies erlaubt („Drug Holidays").

Die britische Morbus Bechterew-Vereinigung NASS (National Ankylosing Spondylitis Society) stellt in ihrem Mitteilungsblatt vom Sommer 1994 eine Umfrage vor, die in einer Rheumaklinik (Royal National Hospital for Rheumatic Diseases) im südenglischen Bath bei Patienten mit Morbus Bechterew durchgeführt wurde (erwähnt bei Dargatz 2002):

- bei mehr als zwei Drittel der Patienten verringerte sich durch die Krankheit die Häufigkeit ihrer sexuellen Kontakte;
- bei 81% der Patienten war die sexuelle Aktivität durch die Steifheit, bei 72% durch Schmerzen begrenzt;
- Müdigkeit beeinträchtigte die sexuellen Beziehungen in fast der Hälfte der Fälle
- verschiedene Positionen wurden ausprobiert, wobei bestimmte Stellungen schmerzhafter waren als andere;
- bei etwa einem Viertel der Patienten war die sexuelle Beziehung weniger freudvoll, bei niemandem scheiterte aber die Beziehung daran;
- bei der Mehrzahl der Befragten zeigte der Partner Verständnis für die sexuellen Probleme aufgrund der Erkrankung und die Partner konnten darüber reden;
- die Krankheit führte bei der Hälfte der Befragten zu einer Verminderung der sozialen Kontakte und des Selbstwertgefühls.

4. Diagnostik der Sexualstörungen

Die wichtigste diagnostische Maßnahme zur Erfassung eines sexuellen Problems ist das Gespräch. Die Initiative, das oft heikle Thema der Sexualität wenigstens gelegentlich aufzugreifen, wird meist von den behandelnden Ärzten ausgehen müssen, weil die Patienten dazu oft zu gehemmt sind. Diese Gespräche sind notwendig, um mögliche Fehlentwicklungen im Sexualverhalten verhindern bzw. bestehende und nicht genützte Möglichkeiten der Behandlung aufgreifen zu können.

Viele Kranke mit Morbus Bechterew berichten aber, dass sie von ihren behandelnden Ärzten nicht auf eventuell mögliche negative Auswirkungen der Erkrankung auf die Sexualität angesprochen werden und meinen, dass dahinter die Haltung stehen könnte, dass ein Kranker keine Sexualität braucht. Dies stimmt aber nur für die Zeit starker Schmerzen. Im Gegenteil dazu berichten einige Patienten mit Morbus Bechterew, dass sich eine befriedigende Sexualität durch die damit verbundene körperliche und seelische Entspannung und durch die Erfahrung, trotz der Erkrankung vom Partner begehrt und geliebt zu werden, positiv auf ihre Beschwerden auswirkt.

Für eine genaue Abgrenzung zwischen den Ursachen, welche auf den Morbus Bechterew zurückzuführen und welche durch andere Faktoren bedingt sind, ist eine genaue Anamnese notwendig. Diese sollte sowohl körperliche als auch psychosoziale und psychische Faktoren umfassen.

Abhängig von der Art der Sexualstörung muss der medizinische Krankheitsfaktor, der die Sexualstörung ausgelöst oder mitbedingt hat, abgeklärt werden, z. B. bei einer Dyspareunie durch eine gynäkologische Untersuchung, bei einer erektilen Impotenz durch eine andrologisch-urologische Untersuchung. Sollten Hinweise auf eine psychische Ursache bestehen, wäre eine Zuweisung an einen Psychosomatiker, Psychologen oder Psychotherapeuten sinnvoll. Nicht selten berichten Patienten mit Morbus Bechterew, dass es gelegentlich während des Geschlechtsverkehrs aufgrund einer ungünstigen Stellung zum Auftreten von Schmerzen gekommen sei und in weiterer Folge Sexualität auch deswegen vermieden wurde.

5. Beratung und Therapie von Sexualstörungen

Grundsätzlich sollte der Partner des Patienten wenigstens gelegentlich in die Beratung einbezogen werden, da sowohl das Vorhandensein einer schweren körperlichen Erkrankung als auch das Vorliegen einer Sexualstörung beide Partner direkt oder indirekt betreffen.

Besonders was die Sexualität betrifft bestehen häufig Unklarheiten und Unsicherheiten darüber, was dem Kranken gut tut oder was ihm schaden könnte, z. B. hinsichtlich günstiger oder ungünstiger Sexualstellungen. So berichten viele Patienten mit Morbus Bechterew, dass die Partner oft Hemmungen hätten, sie zu berühren, aus Angst, ihnen weh zu tun.

Das Paar sollte dazu angehalten werden, die Sexualität nicht nur auf den Geschlechtsverkehr zu reduzieren, sondern auch andere Bereiche der Sexualität wie z. B. Zärtlichkeit, Streicheln usw. zu pflegen, die trotz der Schmerzen möglich sind.

Zur Vermeidung vieler Missverständnisse ist es gerade für Paare, bei denen einer durch eine Krankheit mehr oder weniger schwer in seinem Wohlbefinden beeinträchtigt ist, notwendig, viel über ihre sexuellen und nicht-sexuellen Wünsche und Bedürfnisse zu kommunizieren. Dieses Verhalten ist aber gerade bei Paaren mit einem Kranken häufig unterentwickelt. So löst gelegentlich der Wunsch des Kranken mit Morbus Bechterew Unverständnis beim Partner aus, wenn er am Tag durch Schmerzen sehr beeinträchtigt war und am Abend dann den Wunsch nach Geschlechtsverkehr hat. Dies kann beim Partner dazu führen, dass er dem Kranken seine Schmerzen nicht ganz glaubt, „weil er dann, wenn er wirklich solche Schmerzen hätte oder hat, er sicherlich keine Lust auf Sex hätte".

Man muss miteinander reden, sich seine Wünsche und Nöte mitteilen, gemeinsam nach möglichen Lösungen suchen und vor allem vermeiden, dass sich ein Partner für den anderen „aufopfert" (Baumberger 2002). Der nicht durch die Krankheit eingeschränkte Partner braucht viel Rückmeldung vom kranken Partner, damit er sich auf die Bedürfnisse und Notwendigkeiten des Betroffenen gerade in dem sensiblen und leicht störbaren Bereich der Sexualität einstellen kann.

Bei der Beratung in sexuellen Fragestellungen sind einige Punkte zu berücksichtigen:

- ein Mindestmaß an vertrauensvoller Arzt-Patienten-Beziehung und Sympathie muss gegeben sein;
- die Erhebung der Intimsphäre muss behutsam angegangen werden, auch sind Geduld und Vorsicht geboten;
- das eigene Sexualverhalten und die eigene Sexualeinstellung, auch bezüglich des Sexualverhaltens körperlich Kranker, muss vom Behandler ausreichend reflektiert werden (z. B. eigene Normen, Ängste, Probleme, Vorurteile);
- die eigene Fähigkeit, über Sexualität zu reden, muss überprüft werden. Dies ist wichtig, da der Arzt in diesem Bereich auch als Modell für den Patienten dient. Gleichzeitig darf dem Betroffenen aber vermittelt werden, dass es vielen Menschen schwer fällt, sich frei über Sexualität zu äußern;
- die Schwierigkeit der Patienten, über Sexualität zu sprechen, muss beachtet und respektiert werden (z. B. viele Menschen haben Probleme, sich entsprechend auszudrücken; Beachtung des Schamgefühls; Vermeiden von Peinlichkeit; Beachtung des Gefühls der Kränkung, welche eine Sexualstörung, vor allem für Männer, bedeutet; oft besteht ein sehr geringer Informationsstand über Sexualität).
- negative Bewertungen gegenüber Aussagen und Verhalten des Patienten müssen vermieden werden (z. B. bezüglich bestimmter sexueller Vorlieben und Praktiken);
- es sollen nicht nur die Einschränkungen im Sexualbereich erörtert werden, sondern auch jene Möglichkeiten, welche trotz der Einschränkungen noch möglich sind (z. B. andere Sexualstellungen);
- wenn eine sexuelle Störung besteht, sollte diese genau erfasst werden; erst dann sollen andere Problembereiche wie eine Selbstunsicherheitsproblematik, Defizite in der sozialen Kompetenz, Partnerschaftsprobleme usw. herausgearbeitet werden;
- der Anamnese der Beziehungserfahrungen, der psychosexuellen Entwicklung und der Intimsphäre soll ausreichend Platz gegeben werden, wie z. B. Zufriedenheit mit dem Sexualleben, Ängste, Probleme, Liebe, Treue, Eifersucht, außerpartnerschaftliche Beziehungen, sexuelles und nicht-sexuelles Kommunikations- und Interaktionsverhalten, Kinder (Erziehung, Beziehung), Bedeutung der Sexualität und der sexuellen Störung für die Beziehung usw.

Ziel der Sexualberatung ist:

- Vermittlung von Wissen über die Sexualität und ihre Veränderungen wie z. B. durch Krankheit, Alter usw.;
- Informationen zum Abbau und zur Korrektur von Fehlvorstellungen und Hemmungen;
- Ermunterung zum Reden über Sexualität und zur Mitteilung sexueller Wünsche gegenüber dem Partner;
- Erteilung spezifischer Vorschläge: Techniken der Selbststimulation; Erprobung verschiedener Stellungen; Empfehlung eines vorübergehenden Koitusverbots mit gleichzeitiger Anweisung zu einem verstärkten nicht-sexuellen Körperkontakt und Zärtlichkeitsaustausch mit dem Ziel, Erwartungsangst und genitale Fixierung abzubauen sowie prägenitales Verhalten (z. B. Austausch von Zärtlichkeiten) zu verstärken.

Wie erwähnt, spielen Erwartungsängste als mitbedingende oder aufrechterhaltende Faktoren für jede Störung der sexuellen Erlebnisfähigkeit und Funktion eine wichtige Rolle, unabhängig davon, ob weitere Konflikte oder körperliche Störungen eine ursächliche Bedeutung haben. Oft löst sich die Störung von der auslösenden Ursache und besteht funktionell autonom weiter. Aufgrund der Versagensängste kommt es zu einem zunehmenden sexuellen Vermeidungsverhalten, wodurch wohl kurzfristig die phobischen Ängste reduziert werden, langfristig aber die Angst bestehen bleibt und eine Korrektur der Ängste durch die Überprüfung in der Realität nicht mehr möglich ist.

10 Fragen zum Thema

1. Wodurch kann es beim Morbus Bechterew zu Störungen der sexuellen Funktion kommen?

Die Ursachen für die Beeinträchtigung der sexuellen Funktion beim Morbus Bechterew sind vielfältig. Neben den Schmerzen und Steifigkeit kommt der generellen Beeinträchtigung der physischen und psychischen Funktion und den Nebenwirkungen der medikamentösen Therapie eine besondere Bedeutung zu.

2. Wie sind relevante sexuelle Funktionsstörungen erkennbar?

Relevante sexuelle Funktionsstörungen sind durch Veränderungen im sexuellen Verlangen und der Erregbarkeit, im Ausbleiben des Orgasmus und der Entspannung erkennbar. Eine nicht selten schleichende Entwicklung der sexuellen Dysfunktion wird oft spät und häufig nur vom Partner bemerkt.

3. Welche Diagnostik ist zur Abklärung der Ursache für sexuelle Funktionsstörungen sinnvoll?

Die wichtigste diagnostische Maßnahme zur Erfassung und Abklärung der sexuellen Funktionsstörung ist das Gespräch. Daraus ergeben sich eventuell weitere diagnostische Schritte wie z. B. Abklärung von Durchblutungsstörungen, des Hormonstatus etc.

4. Wie sind Bechterew-bedingte Ursachen von anderen Ursachen zu unterscheiden?

Bei sexuellen Funktionsstörungen gibt es selten eine einzelne Ursache, sondern meist ein komplexes Zusammenspiel verschiedener somatischer, psychosozialer und psychischer Ursachen. Eine psychologische und anamnestische Untersuchung kann Hinweise auf eine psychogene (Mit-)Verursachung der sexuellen Störung geben. Auch sollte darauf geachtet werden, ob ein zeitlicher Zusammenhang zwischen den Schmerzen oder der Medikation und der sexuellen Dysfunktion besteht.

5. Welche Rolle spielen Angst und Depression als Ursache für eine sexuelle Dysfunktion?

Angst und Depression gehen bei fast allen Menschen mit einer Verminderung des sexuellen Verlangens einher. Angst kann sich bei Patienten mit Morbus Bechterew in mehrfacher Hinsicht negativ auf die Sexualität auswirken. So kann die Erwartungs- und Versagensangst die sexuelle Erregung blockieren oder die Angst vor dem Auftreten von Schmerzen beim Geschlechtsverkehr die Lust an der sexuellen Betätigung beeinträchtigen.

6. Schmerz und Steifheit als Ursachen sexueller Dysfunktion – was sind sinnvolle Empfehlungen?

Wichtig ist, dass der Patient auch weiß, welche Stellungen beim Geschlechtsverkehr am wenigsten mit Schmerzen verbunden sind. Weiters wäre es sinnvoll, nicht nur Geschlechtsverkehr als *einzige* sexuelle Handlung anzusehen, sondern auch andere sexuelle Verhaltensweisen wie z. B. Austausch von Zärtlichkeiten und Streicheln zu pflegen, die auch bei Steifheit und Schmerzen möglich sind.

7. Welche Medikamente zur Behandlung des Morbus Bechterew können eine Impotenz induzieren?

Es können mehrere Medikamente, die beim Morbus Bechterew gelegentlich oder häufig zur Anwendung kommen, die Sexualität negativ beeinflussen. Bei den Antirheumatika wurden vor allem bei Naproxen sexuelle Dysfunktionen gefunden. Es kann aber immer nur individuell in der Zusammenarbeit von Arzt und Patient herausgefunden werden, welches Medikament gut verträglich ist und welches nicht und welche Dosis nicht allzu negative Auswirkungen auf die Sexualität hat.

8. Wann sollte der Partner des Patienten mit Morbus Bechterew in die Beratung einbezogen werden?

Gerade wenn es um sexuelle Probleme geht, sollte der Partner unbedingt und eher frühzeitig in die Beratung einbezogen werden, da er einerseits mitbetroffen ist und andererseits durch sein Verhalten die sexuelle Problematik verschärfen oder positiv beeinflussen kann.

9. Können Hüft-Endoprothesen die sexuelle Funktion beeinträchtigen?

Über wesentliche negative Beeinträchtigungen der Sexualität ist bei einer guten Funktion der Hüft-Endoprothesen nichts bekannt.

10. Wann sollte ein Patient (mit Partner?) zu welchem Spezialisten überwiesen werden?

Eine Überweisung an einen Psychologen, Psychotherapeuten oder Sexualtherapeuten ist dann sinnvoll, wenn

- eine ausgeprägtere Anpassungsstörung (mit Angst und Depression) besteht,
- ein ausgeprägteres Partnerproblem über einen längeren Zeitraum existiert, welches sich durch den Morbus Bechterew verschärft,
- die Sexualproblematik unverändert über ein halbes Jahr besteht,
- eine ausgeprägte Versagensangst oder ein Vermeidungsverhalten vorliegen,
- eine intensive Sexualberatung keine Veränderung der sexuellen Problematik erbracht hat, oder
- eine Sexualstörung vorliegt, welche sich durch Beratungsgespräche nicht lösen lässt, oder welche Ausdruck eines partnerdynamischen Prozesses ist (Delegation, Arrangement, Wendung gegen den Partner, Ambivalenzmanagement) (Arentewicz und Schmidt 1993).

Literatur

Arentewicz G, Schmidt G (1993) Sexuell gestörte Beziehungen. Konzept und Technik der Paartherapie (3. bearb. Aufl.). Enke, Stuttgart

Bancroft J (1985) Grundlagen und Probleme menschlicher Sexualität. Enke, Stuttgart

Baumberger H (2002) Partnerschaft und Intimität. In: Oestensen M, Fuhrer L (Hrsg) Elternsein mit Rheuma. Beratungsstelle RIA, Rheumaklinik, Inselspital, Bern, pp 22–27

Dannecker M (1992) Das Drama der Sexualität. Europäische Verlagsanstalt, Hamburg

Dargatz T (2002) Morbus Bechterew und Sexualität. Schriftenreihe der Deutschen Vereinigung Morbus Bechterew, Heft 9, Schweinfurt, pp 17–20

Deter HC (1997) Angewandte Psychosomatik. Thieme, Stuttgart

Kinzl J (1997) Sexualstörungen. In: Hinterhuber H, Fleischhacker WW (Hrsg) Lehrbuch der Psychiatrie. Thieme, Stuttgart, pp 146–156

Sigusch V (2001) Organogenese sexueller Funktionsstörungen. In: Sigusch V (Hrsg) Sexuelle Störungen und ihre Behandlung. Thieme, Stuttgart, pp 224–260

Strauß B (2001) Chronische körperliche Erkrankungen und Sexualität. In: Sigusch V (Hrsg) Sexuelle Störungen und ihre Behandlung. Thieme, Stuttgart, pp 395–406

Zettl S, Hartlapp J (1997) Sexualstörungen durch Krankheit und Therapie, Springer, Berlin

Kapitel 49

Genetische Beratung

Ernst Feldtkeller, Albrecht Falkenbach

Fallbericht

Antwort auf den Brief einer 75-jährigen Patientin mit AS, die sich nachträglich Vorwürfe machte, zwei Kindern das Leben geschenkt zu haben, von denen eines später selbst erkrankte (Østensen 2000, Nachdruck mit Genehmigung der Verfasserin und der DVMB):

Für eine Mutter ist das Erlebnis, ein Kind mit einer chronischen Krankheit zu haben, eine sehr schmerzliche Erfahrung. Bedeutet das, dass sich Patienten mit einem HLA-B27-positiven Morbus Bechterew Kinder versagen sollten? Müsste ich Morbus-Bechterew-Patientinnen, die meine Beratungsstelle für Mütter mit rheumatischen Krankheiten aufsuchen, weil sie Kinderwunsch haben, antworten: Auf keinen Fall?

Ich glaube nicht. Sich Kinder zu wünschen, ist ein natürlicher und legitimer Wunsch eines Paares, und jeder Mensch, auch der mit einem Handicap, kann eine Bereicherung für seine Umwelt sein. „Ein Leben ohne Kinder war für mich unvorstellbar", so eine Morbus-Bechterew-Patientin. Wenn aber das Risiko für Vererbung besteht, stellt sich die Frage dann anders?

Sehr hoch ist das Risiko nicht: für ein Kind eines HLA-B27-positiven Morbus-Bechterew-Patienten beträgt das Risiko, jemals eine Spondyloarthritis zu entwickeln, maximal 20%, bei HLA-B27-Negativität maximal 11%. Die meisten Kinder von Morbus-Bechterew-Patienten sind also gesund und bleiben gesund. Die wenigen, die erkranken, müssen keineswegs die gleichen Symptome entwickeln wie der betroffene Elternteil. Die Verlaufsformen des Morbus Bechterew sind verschieden: manche sehr mild und kaum bemerkt, andere ernster und schmerzhaft.

Doch für die letzteren birgt die Zukunft absolut Hoffnung. In der Forschung tut sich was und die Möglichkeit besteht, dass in kommenden Jahren entweder der Ausbruch eines Morbus Bechterew verhindert oder die Krankheit weitaus effektiver behandelt werden kann als heute.

Erbfaktoren wie das HLA-B27 sollten auch nicht nur unter dem negativen Aspekt eines erhöhten Krankheitsrisikos gesehen werden. Die Tatsache, dass das HLA-B27 in manchen Bevölkerungsgruppen so gehäuft auftritt, legt die Vermutung nahe, dass es vielleicht ein sehr wichtiger und wertvoller Faktor für das Überleben bei Epidemien ist.

Das Erbe, das wir an unsere Kinder weitergeben (ebenso wie das, was wir von den eigenen Eltern bekommen haben), ist vielfältig und keineswegs nur negativ oder positiv. Es ist die Herausforderung des Lebens an uns.

1. Einleitung

Die Diagnose einer ankylosierenden Spondylitis trifft die Patientin bzw. den Patienten zumeist in einer Lebensphase, in der die Familienplanung noch nicht abgeschlossen ist. Die Diagnosestellung und das Wissen um die Erblichkeit der *Erkrankungssuszeptibilität* rufen Sorgen und Ängste hervor, die auch die Frage des Erkrankungsrisikos der eigenen Kinder umfasst. Bei bereits bestehender Schwangerschaft oder bei bereits geborenen Kindern stehen Fragen der Eltern nach Präventionsmöglichkeiten im Vordergrund.

Die Beratung von Patienten/innen und deren Partnern hinsichtlich der Frage, ob sie überhaupt Kinder haben sollten und wie hoch das Erkrankungsrisiko für die Kinder ist, erfordert ein großes Einfühlungsvermögen und selbstverständlich grundlegende Kenntnisse über den *Vererbungsweg der Erkrankungssuszeptibilität* und die *Erblichkeit der Schwere der Erkrankung*.

2. HLA-B27 und andere Suszeptibilitätsantigene

2.1. Histokompatibilitäts-Antigene

Aus der Transplantationsmedizin ist bekannt, dass mehrere Gene, die auf dem kurzen Arm des Chromosom 6 lokalisiert sind, bestimmte Gewebe- und Zellmerkmale determinieren und in der Bevölkerung in unterschiedlichen Allelen (Varianten) vorkommen. Bei Übereinstimmung zwischen Spender und Empfänger sind Transplantatabstoßungen seltener als bei unterschiedlichen Merkmalen. Von diesen Erfahrungen ausgehend wurden diese für den Erfolg einer Transplantation maßgeblichen Gewebe- und Zellmerkmale *Histokompatibilitäts-Antigene* genannt. Ihre Gene sind im Haupthistokompatibilitätskomplex (*major histocompatibility complex*, MHC) auf Chromosom 6 lokalisiert. Die MHC-Region umfasst etwa 0,1% des gesamten menschlichen Genoms.

2.2. HLA-B27

Eines dieser Histokompatibilitäts-Antigene, das von einem Gen im MHC determinert wird, ist das HLA-B (ein Glykoprotein). Da jedes Individuum zwei Chromosomensätze in den Zellkernen trägt, besitzt es auch zwei (gleiche oder unterschiedliche) Allele des HLA-B. Welche Allele bei einem Individuum vorliegen, ist – wie für andere HLA-Merkmale auch – auf Leukozyten nachweisbar. Daher die Bezeichnung *Humanes Leukocyten Antigen* (HLA).

1973 entdeckten Brewerton et al. (1973) und Schlosstein et al. (1973) unabhängig voneinander, dass die Spondylitis ankylosans (AS) mit dem Allel *HLA-B27* des Histokompatibilitäts-Antigens HLA-B assoziiert ist. Mehr als 90% aller Patienten mit AS tragen dieses Merkmal auf ihren Körperzellen, während in der mitteleuropäischen Gesamtbevölkerung nur etwa 8% dieses Erbmerkmal besitzen. Auch bei den übrigen Spondyloarthritiden findet man eine Häufung des HLA-B27 (Tabelle 1), wenn auch nicht in

Tabelle 1. HLA-B27-Prävalenz bei bestimmten Erkrankungen im Vergleich zu Gesunden in der mitteleuropäischen Bevölkerung (gerundet), aus Khan 2002a

	Ungefähre Prävalenz von HLA-B27 (in%)
Spondylitis ankylosans	90
Reaktive Arthritis	40–80
Juvenile Spondyloarthritis	70
Enteropathische Spondyloarthritis	35–75
Spondyloarthritis bei Psoriasis	40–50
Undifferenzierte Spondyloarthritis	70
Akute Iritis	50
Aorteninsuffizienz mit Leitungsblock	80
Mitteleuropäische Bevölkerung	8

dem Ausmaß wie bei der AS (Al Khonizy und Reveille 1998).

Zeigt ein Individuum das Merkmal HLA-B27, so hat es (bei unbekannter Familienanamnese) im Vergleich zu einem HLA-B27-negativen Menschen ein rund 100-mal höheres Risiko, an Morbus Bechterew zu erkranken: Obwohl B27-positive Individuen in der kaukasischen Bevölkerung etwa um den Faktor 12 seltener sind als B27-negative, gibt es etwa 9-mal mehr B27-positive Patienten mit AS als B27-negative.

Homozygot HLA-B27-Positive haben *kein* höheres Erkrankungsrisiko als Heterozygote (Suarez-Almazor und Russell 1987). Die Bestimmung des HLA-B27-*Subtypus*, von dem bisher 25 bekannt sind (Khan und Ball 2002), erlaubt (bei Kaukasiern) *keine* genauere Einschätzung des AS-Erkrankungsrisikos (Brown et al. 1996; Kellner et al. 1996).

Schon vor 1973 war bekannt, dass die AS familiär gehäuft auftritt. In welchem Ausmaß *gemeinsame Erbfaktoren* zu der familiären Häufung beitragen und in welchem Ausmaß *gemeinsame Umweltfaktoren* innerhalb einer Familie von Bedeutung sind, konnte erst durch jüngste Zwillingsstudien weitgehend geklärt werden.

Zwillingsstudien (Järvinen 1995; Brown et al. 1997; Höhler et al. 1999) ergaben, dass das Erkrankungsrisiko zu mehr als 95% genetisch bedingt ist, wobei das HLA-B27 nur etwa 15–50% zum genetischen Erkrankungsrisiko beiträgt (Höhler et al. 2000; Reveille et al. 2001; Brown und Rudwaleit 2002; Brown et al. 2002). Nach einer dänischen Zwillingsstudie ist der genetische Anteil am Erkrankungsrisiko allerdings wesentlich geringer (Pedersen et al. 2002). Die Gene auf dem X-Chromosom scheinen keinen Einfluss zu haben (Hoyle et al. 2000). Bei zusammenfassender Betrachtung deuten alle jüngeren Studienergebnisse darauf hin, dass fast ausschließlich die genetische Prädisposition das Erkrankungsrisiko bestimmt, während Umweltfaktoren nur eine geringe Rolle spielen.

Hinsichtlich des HLA-B27 ist bei der genetischen Beratung generell darauf hinzuweisen, dass das HLA-B27 möglicherweise *nicht nur eine schlechte* Erbanlage sein muss. Unter den vielen Varianten auf dem HLA-B-Locus des 6. Chromosoms ist die Variante HLA-B27 auf der Nordhalbkugel relativ häufig. Sie ist umso häufiger, je weiter nördlich die Population zu Hause ist (was auch die höhere AS-Prävalenz im Norden Europas erklärt). Die Variabilität der MHC-Gene spielt bei der Infektabwehr eine wichtige Rolle. Es gibt Hinweise darauf, dass das HLA-B27 bei der Abwehr bestimmter Erreger von Vorteil ist und deshalb im Rahmen der menschlichen Evolution seinen Platz bekommen hat (Khare et al 1998; Bowness 2002).

2.3. Andere Suszeptibilitätsantigene

Nach Brown et al. (1997, 2002) beträgt die Konkordanzrate für HLA-B27-positive *eineiige* Zwillingspaare 63%, für HLA-B27-positive *zweieiige* Zwillingspaare dagegen nur 23%. Umfangreiche Zwillings- und Genmapping-Studien weisen auf eine ganze Reihe weiterer Gene innerhalb des MHC – z.B. HLA-B60 (Robinson et al. 1989) – und außerhalb des MHC – z.B. auf den Cromosomen 1p, 2q, 6p, 9q, 10q, 16q, 19q (Laval et al. 2001) – hin, die möglicherweise zum Erkrankungsrisiko beitragen (zur Übersicht: Brown und Rudwaleit 2002).

Insgesamt zeigt die MHC-Region den bedeutendsten Einfluss auf die Suszeptibilität der AS (Rubin et al. 1994; Khan und Ball 2002), wobei dem HLA-B27 eindeutig die größte Bedeutung zukommt (Martinez-Borra et al. 2000; Reveille et al. 1994). Unter den nicht-MHC-Loci ist die Region auf Chromosom 16q am bedeutsamsten (Laval et al. 2001). Das am besten passende Erklärungsmodell für die AS-Wiederholungsrate bei Verwandten ersten Grades von Patienten mit AS ist ein multigenetischer Vererbungsweg mit fünf relevanten Regionen und mehrfachen Interaktionen zwischen den Loci (Brown et al. 2000).

Nach öffentlichkeitswirksamen Präsentationen erster klinischer Anwendungen gentherapeutischer Maßnahmen bei anderen Erkrankungen stellen die Patienten mit AS zunehmend häufig die Frage, ob Aussicht auf Heilung der AS durch Gentherapie bestehen könnte. Diese Frage ist derzeit und wohl auch für das kommende Jahrzehnt – vielleicht sogar Jahrzehnte – zu verneinen. Angesichts der noch weitgehend unklaren pathogenetischen Zusammenhänge und der noch nicht eindeutig identifizierten Suszeptibilitäts-Gene sind hier derzeit keine konkreten Ansätze zu sehen.

3. Erkrankungs-Risiko der Nachkommen von AS-Patienten

Kinder eines heterozygot HLA-B27-positiven Elternteils (nur eines der beiden Chromosomen Nr. 6 trägt das HLA-B27-Gen) und eines HLA-B27-negativen Elternteils sind mit 50% Wahrscheinlichkeit HLA-B27-positiv. Kinder zweier heterozygot HLA-B27-positiver Eltern sind mit 75% Wahrscheinlichkeit ebenfalls HLA-B27-positiv. In dem seltenen Fall eines homozygot HLA-B27-positiven Elternteils (beide Chromosomen Nr. 6 tragen das HLA-B27-Gen) beträgt die Wahrscheinlichkeit 100%.

Wie bereits erwähnt, ist die Erkrankungsrate bei HLA-B27-positiven Personen etwa 100-mal höher als bei HLA-B27-negativen Personen. Bei HLA-B27-positiven Verwandten ersten Grades von Patienten mit AS ist die Erkrankungsrate darüber hinaus 10-mal höher als bei HLA-B27-positiven Menschen ohne positive Familienanamnese für AS (Tabelle 2). Mit einem abnehmenden Grad der Verwandtschaft vom Patienten nimmt das Wiederholungsrisiko (*Recurrence risk*) der AS-Erkrankung ebenfalls ab (Risch 1990). Für das Wiederholungsrisiko spielt es keine Rolle, ob das Kind eines erkrankten Elternteils männlich oder weiblich ist (Amos et al. 1997).

Überhaupt ist die AS bei Männern und Frauen gleich häufig. Sie wurde allerdings bei Frauen in früheren Jahrzehnten oftmals nicht erkannt (Feldtkeller 1998a, 1999). Geschlechtsunterschiede gibt es lediglich beim Krankheitsverlauf: Die Wirbelsäule ankylosiert bei männlichen Patienten mit AS im Mittel schneller und vollständiger als bei weiblichen (Feldtkeller 1998b).

Die in Tabelle 2 angeführten Zahlen spiegeln die große Bedeutung des HLA-B27

Tabelle 2. Häufigkeit einer im Rahmen klinikbasierter Studien diagnostizierten Spondylitis ankylosans in Mitteleuropa (teilweise nach: van der Linden et al. 1984; van der Linden und Khan 1984; Khan und van der Linden 1990; Khan 1991; van der Linden 1991). Im Gegensatz zu den klinikbasierten Studien finden sich bei systematischer Suche nach AS-Fällen in der Allgemeinbevölkerung (einschließlich milder und untypisch verlaufender Fälle) höhere Prävalenzen (Braun et al. 1998; Bruges-Armas et al. 2002)

Population	Häufigkeit (in%)
HLA-B27-negative Personen	0,01–0,02
Gesamtbevölkerung	0,1–0,2
HLA-B27-positive Personen	1–2
HLA-B27-negative Kinder von Patienten mit AS	< 1
Kinder von Patienten mit AS	5–15
HLA-B27-positive Kinder von Patienten mit AS	10–30

und der Familienanamnese für die Krankheits-Suszeptibilität wider. Sie zeigen aber auch, dass unter den HLA-B27-positiven Kindern eines Patienten mit AS die meisten *nicht* an AS erkranken. Nur ca. 20–30% der Verwandten ersten Grades bekommen eine ankylosierende Spondylitis. In noch höherem Maße gilt dies für die HLA-B27-negativen Kinder eines Patienten mit AS. Fasst man die Erkrankungswahrscheinlichkeit aller Kinder eines an AS erkrankten heterozygot HLA-B27-positiven Elternteils und eines nicht erkrankten HLA-B27-negativen Elternteils zu einer Zahl zusammen (siehe Abbildung 1), so ergeben sich aus obigen Werten AS-Wiederholungsrisiken zwischen 10,5% und 16,5%.

Calin et al. (1999) kamen auf Grund einer Untersuchung von Kindern von Patienten mit AS zu dem Schluss, dass das Erkrankungsrisiko höher ist, wenn die Mutter an AS erkrankt ist als wenn der Vater an AS erkrankt ist. Diese Ergebnisse sind allerdings umstritten (Feldtkeller und Braun 2000; Miceli-Richard et al. 2000).

Auch die Schlussfolgerung einer anderen Forschergruppe, dass das Erkrankungs-

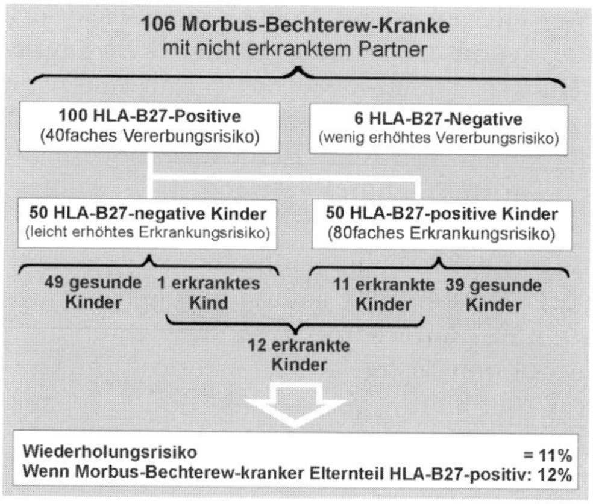

Abb. 1. Erblichkeit der Disposition zur AS und Wahrscheinlichkeit der Erkrankung. Im Durchschnitt beträgt das Erkrankungsrisiko der Kinder eines heterozygot HLA-B27-positiven Patienten mit AS und eines HLA-B27-negativen Elternteils nach diesem Schema etwa 12% (nach Brauns 1995)

risiko unter Erstgeborenen höher ist als unter Nachgeborenen (Baudoin et al. 2000), ist umstritten (Said-Nahal et al. 2001), denn die nachgeborenen Kinder der untersuchten Patienten mit AS sind im Mittel jünger als die erstgeborenen, so dass für sie eine größere Wahrscheinlichkeit besteht, dass die Krankheit bei ihnen erst noch ausbrechen könnte (James 2001, 2002). Dementsprechend fand sich in einer jüngeren Analyse auch kein Effekt der Reihenfolge der Geburt auf das Erkrankungsrisiko (Brophy et al. 2002).

4. Erblichkeit der Erkrankungsschwere

Die Krankheitsaktivität und die Schwere der Behinderung ist unter eineiigen Zwillingen ähnlicher als unter zweieiigen Zwillingen (Brown et al. 1997). Offensichtlich unterliegt also auch die Schwere der Erkrankung einem erblichen Einfluss.

Hamersma et al. (2001) bestimmten für den BASDAI eine Erblichkeit von 51% und für den BASFI eine Erblichkeit von 68%. Selbstverständlich kann die Schwere der Erkrankung im individuellen Fall trotzdem von einer Generation zur nächsten deutlich zu- oder abnehmen.

Von der Anwesenheit des Erbfaktors HLA-B27 hängt die Schwere der Erkrankung jedoch nicht oder allenfalls nur geringfügig ab (Brown und Rudwaleit 2002). Es zeigt sich auch kein Unterschied in der Schwere der Erkrankung zwischen homo- und heterozygot HLA-B27-positiven Patienten (Albert et al. 1979; Khan et al. 1978), oder zwischen HLA-B27-positiven- und HLA-B27-negativen Patienten (Khan et al. 1977). Lediglich eine Augenbeteiligung (Uveitis) ist bei HLA-B27-positiven Patienten mit AS signifikant häufiger als bei HLA-B27-negativen Patienten mit AS (Khan et al 1977, 1980; Khan 1991; Feldtkeller et al. 2003). Bezüglich der Erkrankungsschwere müssen also neben dem HLA-B27 noch andere Erbfaktoren im Spiel sein.

Dass die AS bei positiver Familienanamnese einen leichteren Verlauf nimmt (Calin et al. 1993), ließ sich für Patienten aus Mitteleuropa nicht bestätigen (Falkenbach et al. 1998). Die Beteiligung peripherer Gelenke ausgenommen, zeigt sich – neben den typischen axialen Krankheitszeichen – keine familiäre Häufung bestimmter Manifestationen der Erkrankung (Said-Nahal et al. 2000). Diese Studienergebnisse weisen darauf hin, dass bestimmte Krankheitsmerkmale oder Begleiterkrankungen der AS (z.B. Iritis) offensichtlich keiner zusätzlichen Erblichkeit unterliegen. Dies wurde für Patienten aus Deutschland auch im Rahmen einer Mitgliederbefragung der DVMB bestätigt (Feldtkeller und Lemmel 1999).

5. HLA-B27-Test bei Kindern von Patienten mit AS?

Die häufige Frage von Patienten mit AS, ob sie ihre Kinder auf HLA-B27 testen lassen sollten, ist in der Regel zu verneinen, solange keine Symptome vorliegen, die auf eine Spondyloarthritis hinweisen. Die Begründung ist (Khan 2002b; Khan und Ball 2002): (1.) Die Kenntnis des HLA-B27-Status bei einem asymptomatischen Kind ist von sehr geringem praktischen Wert, denn es gibt zurzeit keine Möglichkeit, der Krankheit vorzubeugen. (2.) Bei positivem Ergebnis würde das Kind als Erkrankungskandidat abgestempelt, obwohl die überwiegende Mehrheit solcher Fälle (ca. 80%) lebenslang nicht an AS erkrankt. Darüber hinaus könnte das Ergebnis eine „HLA-B27-itis" erzeugen, d.h. die Eltern oder im Gesundheitswesen Tätige könnten hinter jedem noch so bedeutungslosen Symptom den Beginn einer AS vermuten. (3.) Auch das Kind selbst könnte, obwohl es nur ein in der Bevölkerung weit verbreitetes Erbmerkmal trägt, Nachteile bekommen, z.B. wenn das in den Akten dokumentierte Testergebnis einer Lebensversicherung oder einem potenziellen Arbeitgeber bekannt wird.

Wenn das Kind eines Patienten mit AS Symptome entwickelt, die den Verdacht auf eine Spondyloarthritis nahe legen, ist es immer noch Zeit, das Kind einem Kinderrheumatologen vorzustellen. Dieser kann dann bei Bedarf den HLA-B27-Status bestimmen lassen, wenn es für die Diagnostik sinnvoll ist. Anders könnte die Antwort in Zukunft lauten, wenn es der Forschung gelingen sollte, Vorbeugemaßnahmen gegen den Ausbruch der Erkrankung zu entwickeln.

6. Sollte man Pa,tienten mit AS abraten, Kinder zu haben?

Da die Schwangerschaft in der Regel problemlos verläuft (siehe Kapitel 20), ergeben sich hieraus zumeist keine Bedenken hinsichtlich einer Schwangerschaft einer Patientin mit AS. Bei einer Beteiligung peripherer Gelenke ist sogar mit einer Besserung der Symptomatik während der Schwangerschaft zu rechnen (Østensen und Østensen 1998). Die medikamentösen Therapiemöglichkeiten während der Schwangerschaft sind ausführlich in Kapitel 20 dargestellt.

Die Ängste und Sorgen der Eltern, dass sie ihrem Kind eine „unheilbare Krankheit" vererben könnten, sollten sachlich besprochen werden. Die Analyse von Patientenerfahrungen (Østensen 1991; Barlow und Cullen 1996) hat ergeben, dass bei einer starken Behinderung einer *Mutter in spe* die von der Mutter *erwünschte* Anzahl von Kindern von der Krankheitsaktivität und den Krankheitsbewältigungsstrategien der Patientin, den Möglichkeiten fremder Hilfe und auch von den finanziellen Ressourcen der Familie abhängig ist. Die Intensität des Kinderwunsches der Eltern und die Bereitschaft des gesunden Partners, den kranken Partner zu entlasten, sind grundsätzlich bei der Beratung zu berücksichtigen.

Nach derzeitigem Kenntnisstand ist – unter Berücksichtigung der individuellen Lebensumstände (auch Begleiterkrankungen) und der Wünsche der potentiellen Eltern – ein Abraten aus medizinischen Gründen mit Sicherheit *nicht* gerechtfertigt. Die positiven Aussagen, wie im eingangs angeführten „Fallbericht" wiedergegeben, erscheinen plausibel und stellen eine gute Grundlage für ein Beratungsgespräch dar. Zusätzlich sollte den ratsuchenden potenziellen Eltern die Kontaktaufnahme mit einer Selbsthilfegruppe empfohlen werden, um ihre Sorgen und Ängste auch mit älteren Patienten besprechen zu können, die bereits Kinder haben.

10 Fragen zum Thema

1. Wie hoch ist das AS-Erkrankungsrisiko für ein Kind eines Patienten mit AS?

Das Wiederholungsrisiko beträgt etwa 10–20%.

2. Besteht auch für weibliche Kinder eines Patienten mit AS ein höheres Erkrankungsrisiko?

Ja. Das Erkrankungsrisiko zeigt keinen Unterschied zwischen Mädchen und Jungen.

3. Welche Rolle spielen genetische, welche Umweltfaktoren für das Erkrankungsrisiko?

Die genetischen Faktoren tragen etwa 95% zum Erkrankungsrisiko bei. Umweltfaktoren spielen nur eine untergeordnete Rolle.

4. Wie ist der Vererbungsweg des Erkrankungsrisikos?

Das am besten passende Berechnungsmodell für die AS-Wiederholungsrate bei Verwandten ersten Grades von Patienten mit AS ist ein multigenetischer Vererbungsweg mit fünf relevanten Regionen und mehrfachen Interaktionen zwischen den Loci.

5. Welche Rolle spielt HLA-B27 für das Erkrankungsrisiko?

Der MHC-Region kommt für die AS-Suszeptibilität die größte Bedeutung zu, wobei HLA-B27 wiederum die wichtigste Rolle spielt. HLA-B27-Positivität erhöht das AS-Erkrankungsrisiko von 0,1–0,2% auf 1–3%. Wenn ein Verwandter 1. Grades an AS erkrankt ist, ist das Risiko nochmals 10-fach höher.

6. Sollte ein Kind eines Elternteils mit AS auf HLA-B27 getestet werden?

Das ist in der Regel nicht sinnvoll, da es keine Vorbeugemaßnahmen gegen den Ausbruch der Erkrankung gibt und im Falle eines positiven Ergebnisses alle noch so kleinen Symptome mit einer AS in Zusammenhang gebracht würden. Zudem könnten dem Kind bei Kenntnis der HLA-B27-Positivität Nachteile (z.B. bei Arbeitgebern oder Versicherungen) entstehen. Das Kind würde immer als „AS-Kandidat" abgestempelt, obwohl die Mehrzahl (ca. 80%) der HLA-B27-positiven Kinder eines AS-erkrankten Elternteils keine AS entwickelt.

7. Welche Rolle spielen die Gene auf dem X-Chromosom für die Vererbung der Veranlagung zur AS?

Keine

8. Wird auch die Schwere der AS vererbt?

Krankheitsaktivität und Krankheitsschwere sind unter eineiigen Zwillingen ähnlicher als unter zweieiigen Zwillingen, was für eine Erblichkeit spricht. Nach Ergebnissen von Familienuntersuchungen unterliegt der BASDAI zu 51%, der BASFI zu 68% einer Erblichkeit.

9. Wird auch die Neigung zu häufigen Begleitsymptomen „vererbt"?

Hierzu gibt es widersprüchliche Berichte in der Literatur. Die meisten Publikationen sprechen von einer Erblichkeit der peripheren Gelenkbeteiligung, während die übrigen häufig assoziierten Symptome der AS in den meisten Untersuchungen keine familiäre Häufung zeigen.

10. Besteht in Zukunft Aussicht auf eine Heilung der AS durch Gentherapie?

Derzeit gibt es keine sinnvollen Ansatzpunkte für gentherapeutische Maßnahmen, so dass für das nächste Jahrzehnt, wahrscheinlich die nächsten Jahrzehnte, hier keine Hoffnung besteht. Die Diagnose- und Therapiemöglichkeiten haben sich aber in letzter Zeit dramatisch verbessert, und weitere Verbesserungen sind für die nahe Zukunft zu erwarten.

Literatur

Albert ED, Scholz S, Christ V (1979) Genetics of B27-associated disease. Ann Rheum Dis 38S:142

Al Khonizy W, Reveille JD (1998) The immunogenetics of the seronegative spondyloarthropathies. Baillieres Clin Rheumatol 12:567–88

Amos CI, Wan Y, Siminovitch KA, Rubin LA (1997) Estimating the strength of genetic effects: a comparison of maximum likelihood and transmission disequilibrium methods in the study of ankylosing spondylitis. Hum Immunol 57:44–50

Barlow J, Cullen L (1996) Parenting and ankylosing spondylitis. Disability, Pregnancy & Parenthood International 15:4–5

Baudoin P, van der Horst-Bruinsma IE, Dekker-Saeys AJ, Weinreich S, Bezemer PD, Dijkmans BAC (2000) Increased risk of developing ankylosing spondylitis among first-born children. Arthritis Rheum 43:2818–2822

Bowness P (2002) HLA B27 in health and disease: a double-edged sword? Rheumatology (Oxford) 41:857–868

Braun J, Bollow M, Remlinger G, Eggens U, Rudwaleit M, Distler A, Sieper J (1998) Prevalence of spondylarthropathies in HLA-B27 positive and negative blood donors. Arthritis Rheum 41:58–67

Brauns K (1995) Der Morbus Bechterew in den Lebensphasen der Frau. Familienplanung – Schwangerschaft – Klimakterium. Bechterew-Brief (Deutsche Vereinigung Morbus Bechterew) Nr. 62 (Sept), pp 10–19

Brewerton DA, Hart FD, Nicholls A, Caffrey M, James DCO, Sturrock RD (1973) Ankylosing spondylitis and HL-A 27. Lancet I:904

Brophy S, Taylor G, Calin A (2002) Birth order and ankylosing spondylitis: no increased risk of developing ankylosing spondylitis among first-born children. J Rheumatol 29:527–529

Brown MA, Pile KD, Kennedy LG, Calin A, Darke C, Bell J, Wordsworth BP, Cornelis F (1996) HLA class I associations of ankylosing spondylitis in the white population in the United Kingdom. Ann Rheum Dis 55:268–270

Brown MA, Kennedy LG, MacGregor AJ, Darke C, Duncan E, Shatford JL, Taylor A, Calin A, Wordsworth P (1997) Susceptibility to ankylosing spondylitis in twins: the role of genes, HLA, and the environment. Arthritis Rheum 40:1823–1828

Brown MA, Laval SH, Brophy S, Calin A (2000) Recurrence risk modelling of the genetic susceptibility to ankylosing spondylitis. Ann Rheum Dis 59:883–886

Brown MA, Rudwaleit M (2002) Bedeutung genetischer Faktoren für Entstehung und Verlauf der Spondylitis ankylosans. In: Braun J, Sieper J (Hrsg) Spondylitis ankylosans. UNI-MED, Bremen, pp. 56–63

Brown MA, Wordsworth BP, Reveille JD (2002) Genetics of ankylosing spondylitis. Clin Exp Rheumatol 20 (Suppl 28):43–49

Bruges-Armas J, Lima C, Peixoto MJ, Santos P, Mendonça D, Martins da Silva B, Herrero-Beaumont G, Calin A (2002) Prevalence of spondyloarthritis in Terceira, Azores: a population based study. Ann Rheum Dis 61:551–553

Calin A, Kennedy LG, Edmunds L, Will R (1993) Familial versus sporadic ankylosing spondylitis. Two different diseases? Arthritis Rheum 36:676–681

Calin A, Brophy S, Blake D (1999) Impact of sex on inheritance of ankylosing spondylitis: a cohort study. Lancet 354:1687–1690

Falkenbach A, Griessmayer H, Tripathi R (1998) Einfluß einer positiven Familienanamnese auf die Prognose bei Patienten mit Morbus Bechterew. Wien Klin Wschr 110:20–22

Feldtkeller E (1998a) Unterschiede im Krankheitsverlauf männlicher und weiblicher Spondylarthritis-Patienten. Akt Rheumatol 23:145–153

Feldtkeller E (1998b) Rückgang von Spondylarthritis-Schmerzen nach langer Krankheitsdauer begünstigt männliche Patienten. Akt Rheumatol 23:176–181

Feldtkeller E (1999) Erkrankungsalter und Diagnoseverzögerung bei Spondylarthropathien. Z Rheumatol 58:21–30

Feldtkeller E, Lemmel E-M (1999) Zur Situation von Spondyloarthritis-Patienten. Ergebnisse einer Repräsentativbefragung der DVMB. Novartis Pharma Verlag, Nürnberg, 1. Aufl. 1999, 2. Aufl. 2000

Feldtkeller E, Braun J (2000) Impact of sex on inheritance of ankylosing spondylitis. Lancet 355:1096–1097

Feldtkeller E, Khan MA, van der Heijde D, van der Linden S, Braun J (2003) Age at disease onset and diagnosis delay in HLA-B27 negative vs. positive patients with ankylosing spondylitis. Rheumatol Int 23:61–66

Hamersma J, Cardon LR, Bradbury L, Brophy S, van der Horst-Bruinsma I, Calin A, Brown MA (2001) Is disease severity in ankylosing spondylitis genetically determined? Arthritis Rheum 44:1396–1400

Höhler T, Hug R, Schneider PM, Krummenauer F, Gripenberg-Lerche C, Märker-Hermann E (1999) Ankylosing spondylitis in monozygotic twins: studies on immunological parameters. Ann Rheum Dis 58:435–440

Höhler T, Kaluza W, Märker-Hermann E (2000) Genetik der Spondylarthropathien. Akt Rheumatol 25:5–12

Hoyle E, Laval SH, Calin A, Wordsworth BP, Brown MA (2000) The X-chromosome and susceptibility to ankylosing spondylitis. Arthritis Rheum 43:1353–1355

James WH (2001) Ankylosing spondylitis, birth order, and hormones: comment on the article by Baudoin et al. Arthritis Rheum 44:1476

James WH (2002) The difficulty in establishing a birth order or maternal age effect in ankylosing spondylitis: comment on the article by Baudoin et al. Arthritis Rheum 45:563–564

Järvinen P (1995) Occurrence of ankylosing spondylitis in a nationwide series of twins. Arthritis Rheum. 38:381–383

Kellner H, Frankenberger B, Breitkopf St, Weiss EH, Schattenkirchner M (1996) HLA-B27 Subtypenfrequenz bei Spondylitis ankylosans (AS) und seronegativen Spondylarthropathien (sSpA). Z Rheumatol 55, Suppl 1:86

Khan MA, Kushner I, Braun WE (1977) Comparison of clinical features in HLA-B27 positive and negative patients with ankylosing spondylitis. Arthritis Rheum 20:909–912

Khan MA, Kushner I, Braun WE, Zachary AA, Steinberg AG (1978) HLA-B27 homozygosity in ankylosing spondylitis: relationship to risk and severity. Tissue Antigens 11:434–438

Khan MA, Kushner I, Braun WE (1980) Genetic heterogeneity in primary ankylosing spondylitis. J Rheumatol 7:383–386

Khan MA, van der Linden S (1990) Ankylosing spondylitis and other spondyloarthropathies. Rheum Dis Clin N Am 16:551–579

Khan MA (1991) Heterogeneity and a wider spectrum of ankylosing spondylitis and related disorders. In: Lipsky PE, Taurog JD (eds) HLA-B27[+] Spondylarthropathies. New York: Elsevier Science, New York, pp 133–141

Khan MA (2002a) Thoughts concerning early diagnosis of ankylosing spondylitis and related diseases. Clin Exp Rheumatol 20, Suppl 28:S6–S10

Khan MA (2002b) Ankylosing spondylitis – the facts. Oxford University Press, Oxford

Khan MA, Ball EJ (2002) Genetic aspects of ankylosing spondylitis. Best Pract Res Clin Rheumatol 16:675–690

Khare S, Luthra H, David C (1998) HLA-B27 and other predisposing factors in spondyloarthropathies. Curr Opin Rheumatol 10:282–291

Laval SH, Timms A, Edwards S, Bradbury L, Brophy S, Milicic A, Rubin L, Siminovitch KA, Weeks DE, Calin A, Wordsworth BP, Brown MA (2001) Whole-genome screening in ankylosing spondylitis: evidence of non-MHC genetic-susceptibility loci. Am J Hum Genet 68:918–926

Martinez-Borra J, Gonzalez S, Lopez-Vazquez A, Gelaz MA, Armas JB, Kanga U, Mehra NK, Lopez-Larrea C (2000) HLA-B27 alone rather than B27-related class I haplotypes contributes to ankylosing spondylitis susceptibility. Hum Immunol 61:131–139

Miceli-Richard C, Said-Nahal R, Breban M (2000) Impact of sex on inheritance of ankylosing spondylitis. Lancet 355:1097–1098

Østensen M (1991) Counselling women with rheumatic disease – How many children are desirable? Scand J Rheumatol 20:121–126

Østensen M, Østensen H (1998) Ankylosing spondylitis – the female aspect. J Rheumatol 25:120–124

Østensen M (2000) Antwort auf einen Leserbrief. Bechterew-Brief (Deutsche Vereinigung Morbus Bechterew e.V.) Nr. 83, pp 84–85

Pedersen OB, Svendsen AJ, Ejstrup I, Junker P (2002) A national twin study on ankylosing spondylitis and psoriatic arthritis – preliminary report. Clin Exp Rheumatol 20:605

Reveille JD, Suarez Almazor ME, Russell AS, Go RC, Appleyard J, Barger BO, Acton RT, Koopman WJ, McDaniel DO (1994) HLA in ankylosing spondylitis: is HLA-B27 the only MHC gene involved in disease pathogenesis? Semin Arthritis Rheum 23:295–309

Reveille JD, Ball EJ, Khan MA (2001) HLA-B27 and genetic predisposing factors in spondyloarthropathies. Curr Opin Rheumatol 13:265–272

Risch N (1990) Linkage strategies for genetically complex traits. I. Multilocus models. Am J Hum Genet 46:222–228

Robinson WP, van der Linden SM, Khan MA, Rentsch HU, Cats A, Russell A, Thomson G (1989) HLA-Bw60 increases susceptibility to ankylosing spondylitis in HLA-B27+ patients. Arthritis Rheum 39:943–949

Rubin LA, Amos CI, Wade JA, Martin JR, Bale SJ, Little AH, Gladman DD, Bonney GE, Rubenstein JD, Siminovitch KA (1994) Investigating the genetic basis for ankylosing spondylitis. Linkage studies with the major histocompatibility complex region. Arthritis Rheum 37:1212–1220

Said-Nahal R, Miceli-Richard C, Berthelot J-M, Duché A, Dernis-Labous E, Le Blévec G, Saraux A, Perdriger A, Guis S, Claudepierre P, Sibilia J, Amor B, Dougados M, Breban M on behalf of Groupe Français d'Etude Génétique des Spondylarthropathies (2000) The familial form of spondylarthropathy: a clinical study of 115 multiplex families. Arthritis Rheum 43:1356–1365

Said-Nahal R, Miceli-Richard C, Dougados M, Breban M (2001) Increased risk of ankylosing spondylitis among first-born children: comment on the article by Baudoin et al. Arthritis Rheum 44:1964–1965

Schlosstein L, Terasaki PI, Bluestone R, Pearson CM (1973) High association of an HL-A antigen, W27, with ankylosing spondylitis. N Engl J Med 288:704

Suarez-Almazor ME, Russell AS (1987) B27 homozygosity and ankylosing spondylitis. J Rheumatol 14:302–304

van der Linden SM, Valkenburg HA, de Jong BM, Cats A (1984) The risk of developing ankylosing spondylitis in HLA-B27 positive individuals. A comparison of relatives of spondylitis patients with the general population. Arthritis Rheum 27:241–249

van der Linden SM, Khan MA (1984) The risk of developing ankylosing spondylitis in HLA-B27 positive individuals: a reappraisal. J Rheumatol 11:727–728

van der Linden SM (1991) Newer clinical, epidemiology and genetical findings in ankylosing spondylitis and related spondylarthropathies. In: Lipsky PE, Taurog JD (Hrsg): HLA-B27+ Spondylarthropathies. Elsevier, New York, pp 145–151

Kapitel 50

Patientenschulung

Inge Ehlebracht-König, Angelika Bönisch

1. Modell der Wirksamkeit

Von Bott (2000) wurde ein Modell der Wirksamkeit von Patientenschulung bei Diabetes mellitus entwickelt. Dies lässt sich auch auf die Erkrankungen des rheumatischen Formenkreises übertragen.

Man geht dabei davon aus, dass der primäre Focus der *Patientenschulung* im Bereich der *Wissensverbesserung in Hinblick auf die Erkrankung* und in einem Anstieg der *Fertigkeiten* im Umgang mit der Erkrankung zu sehen ist. Darüber hinaus ist ein weiteres primäres Ziel die Veränderung der *Einstellungen* des Patienten zur Erkrankung. Aus den gestiegenen Kompetenzen ergibt sich ein günstigeres *Selbstmanagement* sowie eine *geringere Funktionseinschränkung* und *Krankheitsaktivität*. Letztendlich sind durch eine Patientenschulung eine verbesserte *Lebensqualität* und eine *Reduktion krankheitsbedingter Kosten* zu erwarten.

2. Begriffsdefinition

Nach Richter (1998) wird zwischen *Patienteninformation* und *Patientenschulung* unterschieden.

Patientenschulung ist auf mehrere Dimensionen ausgerichtet. Sie beinhaltet kognitive, psychomotorische und emotionale Elemente. Sie zielt neben der Wissensvermittlung und dem praktischen Training auf die Veränderung von krankheitsbezogenen oder therapeutisch relevanten Einstellungen

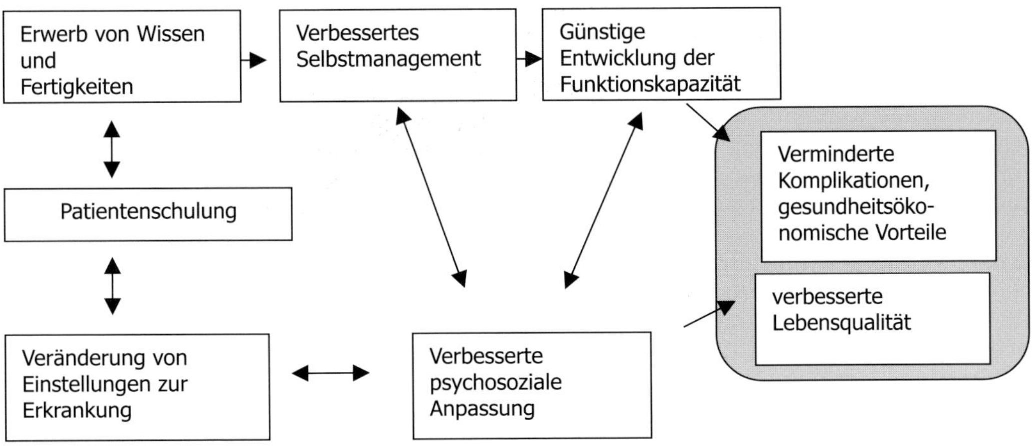

Abb. 1. Modell der Wirksamkeit von Patientenschulung im rheumatologischen Krankheitsprozess (modifiziert nach Bott 2000)

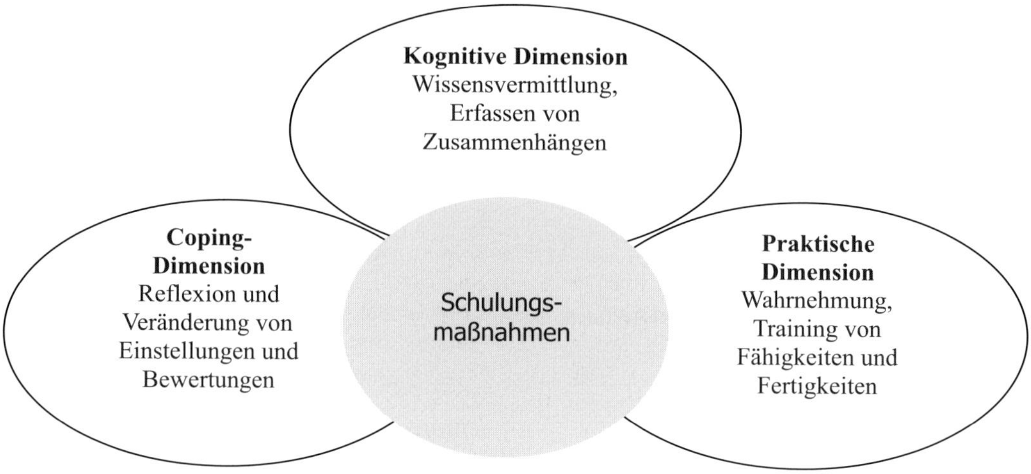

Abb. 2. Mehrdimensionalität der Patientenschulung

(Abbildung 2). Unter Patientenschulung werden alle systematisch geplanten, methodisch und didaktisch aufbereiteten Maßnahmen verstanden, die Einstellungen und Verhaltensweisen von Patienten im positiven Sinne beeinflussen.

Patienteninformation zeichnet sich durch eine Begrenzung auf den kognitiven Bereich – also die Wissensvermittlung – aus. Darüber hinaus besteht überwiegend ein unidirektionaler Informationsfluss vom Experten zum Patienten (z.B. in Form eines Vortrags). *Patientenberatung* ergibt sich oft situationsbedingt im Arzt-Patienten-Gespräch z.B. durch eine anstehende Therapieanpassung.

Diese Abgrenzungen sind im Alltag schwierig und werden häufig auch sehr unscharf verwendet. Richter (1998) schreibt zum Beispiel, „So werden sowohl Frontalvorlesungen vor zum Beispiel 50 Patienten (Gruppenschulung) als auch das normale ärztliche Gespräch (Einzelschulung) als Patientenschulung deklariert. Für den Erfolg eines strukturierten Therapieprogrammes ist es aber gerade wichtig, dass eine effektive Interaktion der Teilnehmer in einer überschaubaren und beschützenden Kleingruppe möglich ist". Hier wird deutlich, dass die Definition von Patientenschulung in vielen Bereichen nicht exakt vorgenommen wird und die Umsetzung von ‚Patientenschulung' heterogen ist. Teilweise werden strukturierte Programme in der Durchführung stark abgewandelt, so dass in der Folge die Wirksamkeit dieser Programme fraglich ist.

3. Ziele der Patientenschulung

3.1. Allgemeine Ziele

Durch *Patientenschulung* sollen chronisch Kranke in die Lage versetzt werden, ihre Erkrankung und die damit verbundenen Belastungen eigenverantwortlicher zu bewältigen. Patientenschulung dient der *„Hilfe zur Selbsthilfe"* oder – moderner ausgedrückt – dem *Selbstmanagement* (Petermann 1997) und stellt eine Schnittstelle zur Selbsthilfebewegung dar. Chronisch Kranke werden zum Experten für ihre Lebenssituation. Ihre Bedürfnisse, Sorgen, Ängste und Vorbehalte haben Raum in der Konzeption und Gestaltung von Schulungsprogrammen.

3.2. Ziele für Patienten mit Spondylitis ankylosans

3.2.1. Die kognitive Ebene

Ziel: Patienten mit Spondylitis ankylosans wissen über die wichtigsten Grundzüge der

Erkrankung und deren Behandlungsmöglichkeiten Bescheid. Dazu erhalten sie spezifische Informationen zur Erkrankung selbst, zu den Krankheitsursachen, -verläufen und -folgen aber auch zu medikamentösen und nicht-medikamentösen Therapieansätzen.

Beispiel: Informationen zum Aufbau der Wirbelsäule und den dort ablaufenden pathophysiologischen Veränderungen werden mit Hilfe von Demonstrationsmaterial (Skelett, Folienabbildungen) vermittelt. Es wird auf die möglichen Entzündungsprozesse im Bereich der Brustwirbelsäule mit Beteiligung der Costotransversalgelenke eingegangen. Empfundene Thoraxschmerzen beim Husten, Niesen oder tiefen Einatmen können so für die Betroffenen verstehbar werden.

3.2.2. Die Ebene der Wahrnehmung von krankheitstypischen Signalen

Ziel: Erkrankte erkennen Krankheitssymptome oder Warnsignale, die unter Umständen sofortige professionelle Hilfe erforderlich machen. Sie lernen die eigenen Belastungsgrenzen kennen und wissen um erwünschte und unerwünschte Therapieeffekte.

Beispiel: Die Iritis als Notfall im Rahmen der Spondylarthritiden wird erklärt. Die typischen Warnsignale werden möglichst durch einen erfahrenen Betroffenen geschildert. Das Lernziel wird mit einem Merksatz abgeschlossen („Ein rotes Auge ist solange eine Iritis bis der Augenarzt das Gegenteil sagt!").

3.2.3. Die Ebene des Selbstmanagements

Die praktische Dimension

Ziel: Chronisch Kranke beherrschen krankheitsbezogene Fertigkeiten.

Beispiel: Patienten mit einer Spondylitis ankylosans beherrschen die richtige Lagerung. Sie können sich schmerzfrei lagern und wissen, wie sie Fehlhaltungen dabei möglichst vermeiden.

Die Entscheidungsdimension

Ziel: Betroffene sind in der Lage, selbstständig eine Anpassung von bestimmten Medikamenten vorzunehmen, Entscheidungen bei der Auswahl und Anwendung physikalischer Therapieformen oder im Einsatz von Hilfsmitteln selbst zu treffen.

Beispiel: Der Umgang mit *nicht-steroidalen Antirheumatika* als Bedarfsmedikation wird besprochen. Betroffene wissen, dass sie nicht über die empfohlene Höchstdosis hinaus Medikamente nehmen dürfen. Sie wissen, dass Retardpräparate, wenn sie im Bedarfsfall eingenommenen werden, wegen der Verzögerung des Wirkungseintrittes eher ungünstig sind.

Die Handlungsdimension

Ziel: Betroffene nehmen Warnsignale wahr und handeln adäquat. Dies kann der Einsatz von Selbstbehandlungsmöglichkeiten sein oder aber auch in Krisensituationen das sofortige Aufsuchen eines Arztes.

Beispiel: Der Betroffene nimmt die bei einer Iritis auftretenden Symptome wahr und sucht sofort einen Augenarzt auf.

3.2.4. Die Ebene der Einstellungen und Bewertungen

Ziel: Chronisch Kranke reflektieren ihre Bewertungen und Einstellungen bezüglich der Erkrankung und können sie verändern. Sie erhöhen ihre Selbstwirksamkeit und Eigenverantwortlichkeit im Umgang mit der Erkrankung. Sie nehmen einen aktiven Part im Therapieregime ein und erlangen kommunikative und soziale Kompetenzen bezüglich des privaten, beruflichen und medizinischen Umfeldes.

Beispiel: Patienten mit Spondylitis ankylosans erleben gerade zu Beginn ihrer Erkrankung Kränkungen durch das private und berufliche Umfeld. Im Schulungsprogramm für Patienten mit Spondylitis ankylosans wird ausführlich darauf eingegangen, dass es notwendig ist, Mitmenschen bezüglich der Erkrankung zu informieren. Der Umgang mit erlebten Kränkungen, die Möglichkeiten aber auch Grenzen von Verständnis für die Erkrankung werden diskutiert und reflektiert. Für den Erfahrungsaustausch zwischen den Patienten ist an dieser

Stelle eine heterogene Gruppenzusammensetzung bezüglich der Erkrankungsdauer von Vorteil. So können kürzer erkrankte von bereits länger erkrankten Teilnehmern lernen.

4. Internationale Studien zur Effektivität von Patientenschulung

Für Krankheitsbilder wie z.B. Diabetes mellitus und Asthma bronchiale konnten in der Vergangenheit eine Reihe positiver Einflüsse einer *Schulung* auf den Umgang mit einer chronischen Erkrankung nachgewiesen werden (Berger et al. 1983; Cohen 1981; Levine und Green 1985; Mühlhauser 1987). Es konnten sowohl kurz- als auch langfristige Effekte gemessen werden. Neben einem Zuwachs an Wissen lassen sich Einstellungs- und Verhaltensänderungen sowie eine teilweise eindrucksvolle Kostenreduktion aufzeigen. So verringerte sich in verschiedenen Studien die Zahl der stationären Behandlungstage, die Häufigkeit Diabetes-bedingter Amputationen und die Zahl der Arztbesuche (Petro 1989; Davidson et al. 1981; Assal et al. 1993).

Im Vergleich zu den Erfahrungen aus anderen Disziplinen sind in der Rheumatologie die Kenntnisse über die therapeutische Bedeutung von Patientenschulungsmaßnahmen geringer. Kontrollierte Studien liegen überwiegend für Patienten mit einer *chronischen Polyarthritis* vor (Ahlmen et al. 1985; Cohen et al. 1986; Kaplan und Kozin 1981; Lamparter-Lang 1992; Lorig und Holmann 1993; Parker et al. 1988). Bei den genannten Untersuchungen sind Verbesserungen des Wissensstandes, Verhaltensänderungen und Befindlichkeitsverbesserungen nachweisbar. Für Patienten mit einer chronischen Gelenkerkrankung konnten Lorig et al. (1993) eine Kosten-Nutzen-Analyse vorlegen, aus der hervorgeht, dass pro Patient über einen Zeitraum von vier Jahren 647 Dollar eingespart wurden. Die Kosten für die Schulung betrugen nur 54 Dollar.

In Deutschland wurde im Bereich der Rheumatologie das Schulungsprogramm ‚Chronische Polyarthritis' des Arbeitskreises Patientenschulung der Deutschen Gesellschaft für Rheumatologie in einer prospektiven randomisierten Multicenterstudie evaluiert (Langer et al. 1998). Die Schulung wurde dabei in zwei Rehabilitationskliniken und einer akut-rheumatologischen Klinik eingesetzt. Auf verschiedenen Ebenen konnten Effekte nachgewiesen werden: Teilnehmer des Schulungsprogrammes zeigten kurz- und mittelfristig (3–6 Monate nach Rehabilitation) eine geringere Schmerzintensität und geringere subjektiv empfundene Einschränkungen durch den Schmerz. Als langfristige Effekte (12 Monate) blieben im Vergleich zur Kontrollgruppe ein erhöhtes Krankheits- und Behandlungswissen, eine höhere Selbstwirksamkeit sowie mehr Selbsthilfeaktivitäten zur Schmerzbewältigung (Entspannung, Ablenkung) erhalten. Außerdem konnte die Steroiddosis verringert werden. Die Wirkung der Schulung zeigte sich auch im Erhalt der Berufstätigkeit: Teilnehmer der Interventionsgruppe blieben häufiger erwerbstätig als Teilnehmer der Kontrollgruppe. Diese Ergebnisse lassen sich auch noch bis zu fünf Jahren nach der Schulung nachweisen (Mau et al. 2002).

Bei Patienten mit einer Spondylitis ankylosans konnten Rehfisch und Basler (1989) durch ein kognitiv-behavioral ausgerichtetes Schmerzbewältigungsprogramm mit 12 Sitzungen von je 90 Minuten Dauer im Vergleich zur Kontrollgruppe signifikante Minderungen der Schmerzen, der Beeinträchtigung durch die Schmerzen, der Angst und der Schlafbeschwerden erzielen.

Ergebnisse zur Evaluation eines Schulungsprogrammes für Patienten mit Spondylitis ankylosans werden von Barlow und Barefoot (1996) berichtet. Die 24 Teilnehmer der Interventionsgruppe nahmen an einer 12 Stunden dauernden Schulung – verteilt auf zwei Tage – teil. Die Kontrollgruppe (N=28) bestand aus potentiellen Teilnehmern und erhielt keinerlei Intervention. Beide Gruppen waren hinsichtlich Alter und Diagnosedauer vergleichbar. *Schmerzintensität, körperliche Funktion, Depressivität, Selbstwirksamkeit* (allgemein und symptomorientiert), *Eigenaktivitäten im Hinblick auf kran-*

kengymnastische Übungen wurden erfragt. Die Teilnehmer der Interventionsgruppe zeigten 6 Monate nach der Intervention im Vergleich zur Kontrollgruppe niedrigere Werte für *Depressivität* und höhere Werte für die allgemeine und symptomorientierte *Selbstwirksamkeit*. Für die körperliche *Funktion* zeigten sich zwischen beiden Gruppen keine Unterschiede. Im Bereich Schmerz lag ein Trend zugunsten der Interventionsgruppe vor. Zusammenfassend kann festgehalten werden, dass die Verbesserungen durch die Schulung vor allem im Bereich der *Einstellungen* und des *psychischen Befindens* liegen, während sich keine langfristigen Verbesserungen auf der *Handlungsebene* (Übungsfrequenz Krankengymnastik) zeigen.

5. Aufbau des Schulungsprogramms für Patienten mit Spondylarthropathien

5.1. Die Entwicklung

Das Schulungsprogramm wurde 1998 durch eine Projektgruppe des Arbeitskreises Patientenschulung der *Deutschen Gesellschaft für Rheumatologie* (Arbeitskreis Patientenschulung der *Deutschen Gesellschaft für Rheumatologie* 1998) fertig gestellt. Die Erarbeitung des Programms erfolgte überregional und interdisziplinär unter Einbeziehung der an der Versorgung der Patienten beteiligten Therapeuten (Ärzte, Ergotherapeuten, Krankengymnasten und Psychologen). Von Beginn an waren Betroffene mit eingebunden (Mitglieder der *Deutschen Vereinigung Morbus Bechterew* e.V.). Die Schwerpunkte des Schulungsprogramms entstanden aus der langjährigen Erfahrung in der Behandlung von Patienten mit dieser Erkrankung und aus Diskussionen mit den Betroffenen selbst. Der letzte Teil des Schulungsprogramms sieht die Einbeziehung von Betroffenen als Co-Trainer vor, was im Vergleich zum Programm für *chronische Polyarthritis* (Arbeitskreis Patientenschulung der *Deutschen Gesellschaft für Rheumatologie* 1993) eine Neuerung darstellt.

5.2. Die Zielgruppe

Das Programm ist in erster Linie auf Patienten mit Morbus Bechterew abgestimmt. Darüber hinaus ist es auch für Patienten mit anderen Spondylarthropathien geeignet. Für die Zuweisung werden die entsprechenden internationalen Klassifikationskriterien zugrunde gelegt: die modifizierten New York-Kriterien (van der Linden et al. 1984), die Frühdiagnosekriterien (Mau et al. 1990) und die ESSG-Kriterien (Dougados et al. 1991). Bei den Teilnehmern soll ein gewisses Grundverständnis dafür vorhanden sein, dass es sich um eine chronische Erkrankung handelt. Dies ist am ehesten gegeben, wenn die Beschwerden schon mindestens 3–6 Monate andauern. Für die Teilnahme an der Gruppe sind zusätzlich eine ausreichende Motivation und Gruppeneignung wünschenswert, dies kann in einem kurzen Vorgespräch (einzeln oder in der Gruppe) ermittelt werden.

Eine eingeschränkte Indikation besteht für Betroffene in einer ausgeprägten Schubsituation; hier können die Beeinträchtigungen beispielsweise durch die Schmerzen so stark sein, dass eine Konzentration auf schulungsbezogene Inhalte nicht möglich ist. Eine ähnliche Situation liegt bei psychischen Belastungen, wie z.B. durch einen Todesfall in der Familie vor. Die Schulung dieser Patienten sollte dann besser erst *nach Stabilisierung* zu einem späteren Zeitpunkt erfolgen.

Bei einer nicht korrigierbaren Seh- oder Hörschwäche und bei manifesten psychiatrischen Erkrankungen (Suchterkrankungen, Psychosen usw.) ist die Teilnahme an der Schulung kontraindiziert. Insgesamt ist jeweils individuell über die Teilnahme am Schulungsprogramm zu entscheiden.

Das Schulungsprogramm ist offen für die *Teilnahme von Angehörigen* der Patienten. Bislang gibt es für die Spondylitis ankylosans jedoch noch keine Erfahrungen, inwieweit die Teilnahme von Angehörigen für die Krankheitsbewältigung der Patienten hilfreich ist.

Modul 1:	Krankheitsverlauf, Ursachen und Diagnostik	(Arzt/Ärztin)
Modul 2:	Krankengymnastik	(KrankengymastIn)
Modul 3:	Hilfen zur Bewältigung chronischer Schmerzen	(PsychologIn)
Modul 4:	Medikamentöse und operative Behandlungsmöglichkeiten	(Arzt/Ärztin)
Modul 5:	Wirbelsäulengerechtes Verhalten im Alltag	(ErgotherapeutIn)
Modul 6:	Alltags- und Krankheitsbewältigung	(PsychologIn+Co-Trainer)

Abb. 3. Aufbau des Schulungsprogramms der Deutschen Gesellschaft für Rheumatologie für Patienten mit Morbus Bechterew und verwandten Erkrankungen

5.3. Aufbau des Schulungsprogramms

Es handelt sich um insgesamt sechs Module mit speziellen inhaltlichen Schwerpunkten (Abbildung 3). Die Reihenfolge der einzelnen Module hat sich in der Praxis bewährt, ist jedoch nicht zwingend vorgegeben. Bei Änderungen der Reihenfolge müssen Modul 1 und 6 an ihrem Platz verbleiben. Die Lernziele und Inhalte für die einzelnen Module sind in einem Trainerhandbuch beschrieben. Dort werden auch Methoden, Medien und mögliche Stolpersteine im Ablauf aufgeführt. Folienvorlagen ergänzen die Unterlagen. Für die Patienten sind schriftliche Teilnehmerinformationen für jedes Modul vorgesehen, die am Ende der einzelnen Seminarteile ausgegeben werden. Jedes Modul ist auf eine Dauer von 90 Minuten zuzüglich Pausen angelegt.

5.4. Die Rahmenbedingungen

Das Schulungsprogramm ist für eine Kleingruppe konzipiert, am besten mit *7 bis 10 Teilnehmern*. Größere Gruppen bieten nicht mehr die Möglichkeit, persönliche Vorerfahrungen miteinander auszutauschen; die Interaktionen verringern sich oder beschränken sich auf einzelne Teilnehmer.

Es handelt sich um eine *geschlossene* Kleingruppe, d.h. die Gruppe durchläuft alle Seminarsitzungen gemeinsam. So kann eine *Vertrauensbasis* entstehen, in der sich die Betroffenen eher öffnen und ihre Vorbehalte oder Sorgen äußern mögen. Eine solche Runde kann und soll auch Spaß machen. Eine *positive Lernatmosphäre* fördert die Akzeptanz der Schulung und ist eine Voraussetzung dafür, dass Lernen überhaupt stattfinden kann.

Das Schulungsprogramm setzt sich aus den oben genannten Bausteinen zusammen. Im stationären Rahmen können die einzelnen Module auf zwei Wochen (drei Module pro Woche) verteilt werden, im ambulanten Bereich sind Wochenendveranstaltungen praktikabel oder wöchentliche Veranstaltungen über insgesamt sechs Wochen. Die Schulung ist so zu organisieren und die Räumlichkeiten sind so zu wählen, dass günstige Lernbedingungen bestehen.

Nachfolgend sind einige Aspekte genannt, die den Erfolg der Schulung unterstützen können:

- Einladungsschreiben mit Überblick über die einzelnen Termine
- Termine möglichst nicht direkt nach dem Mittagessen
- gut belüfteter und bestuhlter Raum
- keine akustischen Störelemente
- günstige Medienausstattung (Overheadprojektor, Wandtafel, usw.)
- Pausenregelung
- Stuhlkreis statt Stuhlreihen

5.5. Das Schulungsteam

Für die Durchführung ist ein *Schulungsteam* nötig, das aus einem in der Rheumatologie erfahrenen Arzt, Ergotherapeuten, Physiotherapeuten, Psychologen und möglichst einem Betroffenen bestehen sollte. Um sich in die bestehenden Probleme der Patienten einfühlen zu können, ist eine ausreichende Erfahrung im Umgang mit rheumakranken Patienten als wichtige Voraussetzung anzusehen (Langer et al. 2000). Vom *Arbeitskreis Patientenschulung* werden entsprechende Trainer-Seminare zur Qualifizierung angeboten. Inzwischen wurde ein Zertifizierungsprogramm für Trainer und Schulungseinrichtungen umgesetzt.

5.6. Didaktische Aspekte

Bei der Patientenschulung sind pädagogische und lernpsychologische Grundlagen zu berücksichtigen (Ehlebracht-König und Bönisch 2002). Das Schulungsprogramm für Patienten mit Morbus Bechterew umfasst aus diesem Grunde ein umfangreiches Curriculum, in dem die Lernziele (Abbildung 4), die zu transportierenden Inhalte und die dafür geeigneten Methoden angeführt sind.

Entsprechendes Folienmaterial steht den Trainern zur Verfügung, wobei zwischen obligatorischen Arbeitsmaterialien und fakultativen Folien unterschieden wird. Ein Beispiel für eine obligatorisch einzusetzende Folie ist in Abbildung 5 dargestellt.

Das Curriculum bietet ein Grundgerüst, das jedoch an jede Gruppe speziell adaptiert werden kann und muss. Jede Patientengruppe hat ihre eigenen Schwerpunkte. Aktives Zuhören, Anregung der Teilnehmer zur aktiven Mitarbeit und die Schaffung eines angenehmen sozioemotionalen Klimas in der Gruppe sind Fähigkeiten, über die ein Trainer verfügen sollte. Dazu gehört neben dem Verzicht auf Statussymbole (z.B. weißer Kittel) eine einfache, gut verständliche Sprache ohne viele Fachausdrücke. Zur Verbesserung der rhetorischen Fähigkeiten sowie zur Sensibilisierung hinsichtlich möglicher gruppendynamischer Prozesse werden spezielle Trainerseminare zur Vorbereitung angeboten *(„train-the-trainer"-Seminare)*. Insgesamt handelt es sich im Rahmen der Methodik und Didaktik um eine themenzentrierte und patientenorientierte Vorgehensweise.

Lernziele

1. Die Teilnehmer lernen Gruppenleiter, Trainer und die anderen Teilnehmer kennen sowie das Konzept und den Ablauf der Schulung.
2. Die Teilnehmer kennen den Aufbau der Wirbelsäule, die Besonderheiten einzelner Wirbelsäulenabschnitte sowie den Ablauf und die Lokalisation von Entzündungsprozessen.
3. Die Teilnehmer können ihre eigenen subjektiven Krankheitstheorien darstellen. Sie lernen die wissenschaftlich gesicherten Faktoren zur Krankheitsentstehung kennen und können diese von weiteren individuellen Erfahrungen hinsichtlich der Einflussfaktoren auf die Erkrankung abgrenzen.
4. Die Teilnehmer können verschiedene Krankheitsverläufe bei vertebraler und extravertebraler Manifestation ihrer Erkrankung differenzieren.

...

Abb. 4. Beispiel für Lernziele aus dem Modul 1; aus: Arbeitskreis Patientenschulung der DGRh, Schulungsprogramm für Morbus Bechterew (1998), Trainerhinweise

Morbus Bechterew

- □ ankylosierende (verknöchernde)
- □ Spondyl- (Wirbelsäule)
- □ - itis (entzündlich)

Der Morbus Bechterew ist eine chronische, entzündlich rheumatische Erkrankung, die über entzündliche Vorgänge zu einer knöchernen Versteifung der Wirbelsäule führen kann.

Abb. 5. Beispiel für eine zusammenfassende Folie zum Thema Krankheitsbild; aus: Arbeitskreis Patientenschulung der DGRh, Schulungsprogramm für Morbus Bechterew (1998), Modul 1, Folie 4a

6. Wirksamkeit von Patientenschulung bei Morbus Bechterew

Das Schulungsprogramm der *Deutschen Gesellschaft für Rheumatologie* für Patien-

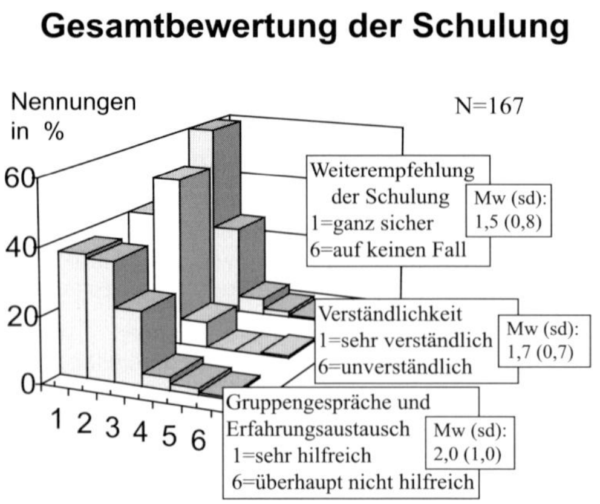

Abb. 6. Gesamtbewertung der Schulung bei t1 – Häufigkeitsangaben in%

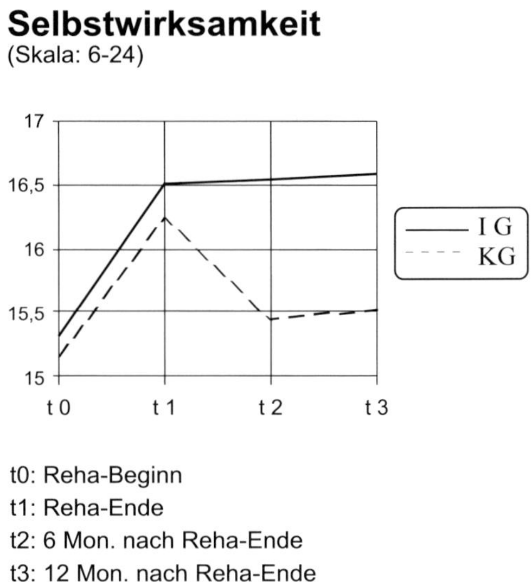

Abb. 7. Veränderungen im Verlauf über die Zeit t0 nach t3, Selbstwirksamkeit; getrennt für Interventionsgruppe und Kontrollgruppe, Mittelwerte

ten mit Morbus Bechterew wurde in einer umfassenden multizentrischen* kontrollierten Studie evaluiert (Bönisch und Ehlebracht-König 2002). Es wurde während einer stationären Rehabilitationsmaßnahme bei 167 Patienten eingesetzt (Interventionsgruppe), 156 Patienten absolvierten eine stationäre Rehabilitationsmaßnahme nach traditionellem Muster (Kontrollgruppe). Die Zuweisung zu den Gruppen erfolgte zufällig (nach Anreiseterminen). Um informelle Kontakte zwischen den Patienten auszuschließen, gab es in den Kliniken zwischen den Gruppen keine zeitlichen Überlappungen. Die Teilnehmer der beiden Gruppen unterschieden sich in den erhobenen Ausgangswerten bei *Reha-Beginn* im Wesentlichen nicht. Die Studienteilnehmer wurden 6 und 12 Monate nach *Reha-Ende* postalisch nachbefragt, wobei die Rücklaufquote 80,2% betrug.

Zunächst erfolgte eine Überprüfung der Akzeptanz des Schulungsprogramms durch die Patienten. Die Schulung wurde auf einer schulnotenäquivalenten Skala als verständlich (Mw 1,70 ± 0,70) und empfehlenswert (Mw 1,48 ± 0,81) beurteilt. Die Gruppengespräche und der Erfahrungsaustausch mit anderen Patienten wurden als hilfreich bewertet (Mw 2,01 ± 1,0). Die Häufigkeitsverteilung ist Abbildung 6 zu entnehmen.

Außerdem wurde die Ergebniswirksamkeit in verschiedenen Merkmalsbereichen überprüft (Ehlebracht-König und Bönisch, in Vorbereitung).

Die geschulte Gruppe zeigte im Vergleich zur Kontrollgruppe bei *Reha-Ende* einen stärkeren Anstieg im *Krankheits- und Behandlungswissen*. Die Werte waren auch 12 Monate nach der Rehabilitationsmaßnahme noch signifikant höher. International wird neben einer *Wissenssteigerung* als zweite primäre Zielgröße für die Patientenschulung die *Selbstwirksamkeit* betrachtet. In der vorliegenden Studie konnte die Selbstwirksamkeit gesteigert werden. Wie aus Abbildung 7 ersichtlich ist, sind von *Reha-Beginn* bis *Reha-Ende* in beiden Gruppen die Werte für die *Selbstwirksamkeit* gleichermaßen angestiegen. Nach Reha-Ende entwickelten sich beide Gruppen jedoch unterschiedlich: während in der Kontrollgruppe

* Wir bedanken uns herzlich bei den beiden Kooperationskliniken, der Karl-Aschoff-Rheinpfalz-Klinik Bad Kreuznach (Dr. U. Droste) sowie der Rheumaklinik Bad Bramstedt (Dr. K. Heinrichs).

die Werte bereits 6 Monate nach der Rehabilitationsmaßnahme wieder auf das Ausgangsniveau abgesunken waren, blieben in der Interventionsgruppe die Werte auf dem Niveau von *Reha-Ende* bestehen. Hier scheint es sich nach DeVellis und Blalock (1993) um einen ‚*Sleeper-Effekt*' zu handeln, der beschreibt, dass gerade bei psychoedukativen Interventionen die Effekte erst nach einer gewissen Zeitperiode zum Tragen kommen.

Während einer Rehabilitationsmaßnahme nehmen die übenden Anteile wie Physio- und Sporttherapie immer einen großen Raum ein. Für alle Patienten – unabhängig ob in der Interventions- oder in der Kontrollgruppe – bestanden aus diesem Grunde Trainingseffekte und offensichtliche Motivationserfolge, denn die Patienten beider Gruppen (Patienten mit bzw. ohne zusätzliche Schulung) führten nach der Rehabilitation mehr Krankengymnastik durch.

Auf der *Verhaltensebene* ließen sich weiterhin zusätzliche Effekte für die Interventionsgruppe im häufigeren Einsatz von Ablenkungstechniken zur Schmerzbewältigung, in der häufigeren Anschaffung von ergonomischen Sitzmöbeln und im verstärkten Wahrnehmen von sozialen Kontakten nachweisen. Bereits vor der Rehabilitation waren 27% der gesamten Stichprobe Mitglieder einer Selbsthilfegruppe, weitere 13% sind im Jahr nach der Rehabilitation neu einer Selbsthilfeorganisation beigetreten. Unterschiede zwischen Kontroll- und Interventionsgruppe zeigten sich hierbei nicht.

Entsprechend der eingangs beschriebenen modellhaften Betrachtung wurde für diese Untersuchung erwartet, dass es durch die zusätzliche Patientenschulung über *Einstellungsveränderungen,* die *Verbesserung von Fertigkeiten* und durch eine *Erhöhung des krankheitsbezogenen Wissens* zu positiven Sekundäreffekten in den Bereichen Krankheitsaktivität/Schmerzen, Funktionskapazität, Lebensqualität und Gesundheitsökonomie kommt.

Für die Funktionskapazität zeigte sich folgendes Ergebnis: während die Interventionsgruppe ihre *Funktionskapazität* im Zeitraum von einem Jahr *halten* konnte, haben sich die Werte für die Kontrollgruppe verschlechtert. Geschulte Patienten hatten bei Entlassung aus der Rehabilitation niedrigere Werte für den Bereich *Krankheitsaktivität/Schmerzen.* Dieser Effekt hielt für die Schulungsgruppe bis zu 6 Monate nach der Rehabilitation an, ist aber nach 12 Monaten nicht mehr nachweisbar. Bezüglich der *Lebensqualität* war für beide Gruppen die *körperbezogene Lebensqualität* nach einem Jahr konstant geblieben, die *psychische Lebensqualität* hatte sich nach einem Jahr geringfügig verbessert. Unterschiede zwischen geschulten und ungeschulten Patienten fanden sich hierbei nicht.

Auf sozialmedizinischer Ebene entwickelten sich die beiden Gruppen unterschiedlich. Geschulte Patienten wiesen 12 Monate nach der Rehabilitation signifikant *weniger Arbeitsunfähigkeitstage* und *weniger Rentenantragstellungen* auf. Hieraus ergaben sich deutliche gesundheitsökonomische Vorteile (Krauth et al. in Druck). Die Analyse der Patientenangaben bezüglich der Arbeitsunfähigkeitszeiten zeigt in der geschulten Patientengruppe im Jahr nach der Rehabilitation eine Reduktion der Fehltage, während sich die Fehltage in der ungeschulten Gruppe nicht änderten. Bei einer Bewertung eines Arbeitsausfalltages mit 88 Euro – entsprechend den durchschnittlichen gesamtwirtschaftlichen Lohnkosten je Kalendertag – entsteht durch das Schulungsprogramm im Jahr nach der Rehabilitation allein durch die Reduktion der Arbeitsunfähigkeitstage (aus gesellschaftlicher Perspektive) eine Einsparung von ca. 2.555 Euro pro Patient. Bei 143 Euro Schulungskosten pro Patient führt dies zu einem Kosten-Nutzen-Verhältnis von 1:17 zugunsten der Schulung.

7. Probleme der Umsetzung

In der Vergangenheit konnte nachgewiesen werden, dass Schulungsmaßnahmen einen günstigen Einfluss auf die Krankheitsbewältigung haben und zusätzlich volkswirtschaftlich positive Effekte aufweisen. Folgekrankheiten gehen zurück, stationäre Aufenthalte, Arbeitsunfähigkeitstage und Arztbesuche nehmen ab. Gleichzeitig konnte eine Verbesserung des Gesundheitsstatus festgestellt werden.

In der Patientenschulung wird den Betroffenen ein kognitives Modell für die komplexen und interdisziplinären Behandlungsstrategien bei einer chronischen Erkrankung vermittelt. Ein Vorteil der Patientenschulung stellt das *Modell-Lernen* im Rahmen eines strukturierten Vorgehens in einer Gruppe dar. Bandura (1986) bezeichnet dieses auch als *„stellvertretende Erfahrung"*, wenn durch die Beobachtung anderer Personen Verhaltensänderungen unterstützt werden. Dieses außerordentlich wichtige Element wird häufig unterschätzt und findet in Behandlungskonzepten kaum Berücksichtigung.

Modell-Lernen findet jedoch auch in unstrukturiertem Rahmen statt und kann dann ungünstige Effekte hervorrufen. Durch spontanen Erfahrungsaustausch zwischen den Patienten über die Erkrankung – z.B. bei den Therapien oder in der Freizeit – können Ängste ausgelöst und falsche Informationen unkorrigiert weitergegeben werden. So ist es nicht verwunderlich, dass ungeschulte Patienten 6 Monate nach einer Rehabilitation den damals erfolgten Erfahrungsaustausch seltener als hilfreich und häufiger als belastend erlebten als geschulte Patienten (Bönisch und Ehlebracht-König 2003).

Trotz der seit Jahren vorliegenden Schulungsprogramme für verschiedene Krankheitsbilder des rheumatischen Formenkreises wurden nach den neuesten Veröffentlichungen des *Deutschen Rheuma-Forschungszentrum Berlin* (Zink et al. 2002) Patienten mit Morbus Bechterew nur zu einem kleinen Teil *geschult*. Der Anteil der geschulten Patienten liegt im Jahr 2000 im ambulanten Bereich bei 1,9%, bei Patienten, die eine stationäre Rehabilitationsmaßnahme erhielten, immerhin bei 32%.

Ein Defizit ist zum jetzigen Zeitpunkt kaum im konzeptionellen Bereich der Schulungsprogramme zu sehen. Die Konzeption der existierenden Programme entspricht den formulierten qualitativen Ansprüchen und zeigt auf Patientenseite eine hohe Akzeptanz. Die Umsetzung dieser Programme in die klinische Routinearbeit ist unvergleichlich schwieriger. Auf Seiten der Ärzte bestehen bei der Definition und den Konzepten von Patientenschulung nach wie vor Unklarheiten sowie Unkenntnisse bezüglich der Effekte.

Die Durchführung der Schulungen in geschlossenen Gruppen erfordert hinsichtlich der Organisation innerhalb einer Klinik oder Praxis einen zusätzlichen Aufwand. Bekannt ist aber, dass die Erfolge der Patientenschulung gerade auf diese erwachsenenpädagogische Gesamtkonzeption zurückzuführen sind (Richter 1998).

Erschwerend kommt hinzu, dass durch den immer größer werdenden finanziellen Druck auf Kliniken und Praxen eine erhebliche Verdichtung der Arbeit stattgefunden hat. Dieser Druck führt dazu, dass zusätzliche neue Konzepte z.B. Patientenschulung – unabhängig von ihrer Sinnhaftigkeit – erst einmal abgewehrt werden. Von daher ist es als günstig zu bewerten, wenn andere Institutionen und Selbsthilfeorganisationen der Patienten die Organisation von Schulungen und die Teambildung unterstützen (Mattussek 2001). Sie können mit niedergelassenen Ärzten und Kliniken kooperieren und die Patienten oftmals besser zur Teilnahme an der Schulung motivieren. Diese Kooperationsmodelle können gerade im ambulanten Versorgungsbereich ausgesprochen hilfreich sein und die wohnortnahe Versorgung optimieren.

Im ambulanten Bereich zeichnet sich eine weitere Schwierigkeit ab. Da hier insgesamt relativ viel Eigeninitiative gefragt ist, melden sich für die Schulungsmaßnahmen überwiegend hochmotivierte Patienten, die insgesamt schon einen guten Wissenstand haben. Häufig sind dies Patienten, die bereits auch über eine hohe Selbstwirksamkeit verfügen. Betroffene mit einer indifferenten oder geringen Motivationslage sind im ambulanten Bereich nur schwer zu erreichen. Hier kann die Schulung selbst der Motivationsförderung dienen. Dies kann jedoch leichter in einem stationären Setting geleistet werden. In Zukunft wird es darum gehen, diese verschiedenen Gruppen zu erkennen und in solche Kliniken einzuweisen, die auch Schulungen anbieten. So werden langfristig stationäre und ambulante Schulungsmaßnahmen ihre Berechtigung in einem parallelen Angebot haben.

Ein weiterer erschwerender Faktor ist die bisher unklare finanzielle Situation. Bisher wurden Schulungsmaßnahmen im stationären Bereich über den Pflegesatz der Klinik finanziert. Für ambulante Schulungen sind einzelne Projekt-bezogene Finanzierungen vorhanden, eine Regelfinanzierung besteht zur Zeit nicht. Hier besteht nach wie vor Klärungs- und Handlungsbedarf.

10 Fragen zum Thema

1. Was sind die Ziele einer „Schulung" von Patienten mit Morbus Bechterew?

In einer Schulung geht es erstens um Wissensvermittlung, zweitens stehen Verbesserungen der praktischen Kompetenz im Mittelpunkt. Als drittes ist die Unterstützung der Betroffenen im Rahmen der Krankheitsbewältigung nicht zu vernachlässigen.

2. Für welche Patienten mit Morbus Bechterew ist eine Patientenschulung sinnvoll/ bzw. wenig sinnvoll?

Grundsätzlich ist die Schulung für alle Patienten mit Morbus Bechterew sinnvoll. Es gibt jedoch auch Ausnahmen. Patienten, die sich in einer Schubsituation befinden und unter sehr starken Schmerzen leiden, sind oft durch den Schmerz so sehr beeinträchtigt, dass sie sich nicht auf die Schulungsinhalte konzentrieren können. Diese sollten zu einem späteren Zeitpunkt – nach Abklingen der Schubsituation – geschult werden. Ebenso ist zu verfahren, wenn andere Ereignisse z.B. ein Todesfall in der Familie die Betroffenen stark absorbiert. Oft schränken andere Erkrankungen die Teilnahme an einer Schulung ein. Beispiele sind psychiatrische Krankheitsbilder mit fehlender Gruppenfähigkeit oder unkorrigierbare Seh- oder Hörschwäche. Eine starre Altersbegrenzung gibt es nicht, da das Interesse und die Aufnahmefähigkeit nicht vom biologischen Alter abhängig gemacht werden können. Hier ist individuell zu verfahren.

3. Gibt es ein „Standardschulungsprogramm"?

Im deutschen Sprachraum gibt es das *Schulungsprogramm für Patienten mit Morbus Bechterew der Deutschen Gesellschaft für Rheumatologie*. Für dieses Programm liegt ein Curriculum vor. Es ist in der Praxis erprobt und wurde darüber hinaus auch wissenschaftlich evaluiert.

4. Was sind Mindestanforderungen an ein „gutes" Patientenschulungsprogramm bei Morbus Bechterew?

Entscheidend ist die Integration der verschiedenen Dimensionen des Lernens. *Wissensvermittlung* allein verändert auf der Verhaltensebene kaum etwas. Deshalb dürfen Informationsvermittlung und Schulung nicht gleichgesetzt werden. *Praktische Elemente* zur Verbesserung der Kompetenz sind ebenso notwendig wie *Reflexion und Erfahrungsaustausch* über die Erkrankung mit gleichermaßen Betroffenen. Diese drei Bereiche müssen auf die Zielgruppe mit ihren Bedürfnissen (hier Patienten mit einer entzündlichen Wirbelsäulenerkrankung) abgestimmt sein. Aus erwachsenenpädagogischer Sicht ist dabei eine *patientenorientierte* und *themenzentrierte* Vorgehensweise zu wählen.

5. Wann sollte eine Patientenschulung durchgeführt werden?

Patienten sollten eine Vorstellung davon haben, dass sie an einer chronischen Erkrankung leiden. Dies bedeutet, frisch Erkrankte nicht sofort in einen Schulungskurs zu schicken, sondern erst dann, wenn ihnen bewusst wird, dass die Erkrankung sie ein Leben lang begleiten wird. Als ungefähres Zeitmaß werden dabei 3–6 Monate angegeben. Ein solcher Prozess ist jedoch nicht nur durch ein Zeitmaß festzulegen, sondern hängt auch im hohen Maße von den Krankheitsbewältigungsstrategien des Betroffenen ab. Dies kann durch vorgeschaltete Einzelgespräche mit dem Schulungsleiter ermittelt werden. Zu einem späteren Zeitpunkt der Erkrankung kann jederzeit eine Teilnahme an einem Schulungsprogramm sinnvoll sein. Auch Patienten mit einem langen Krankheitsverlauf profitieren noch von einer Schulung, darüber hinaus sind sie für die Gruppe im Hinblick auf ihren Erfahrungsschatz eine Bereicherung.

6. Spezifische Bechterew-Schulung versus allgemeines Rheuma-Schulungsprogramm?

Ein allgemeines Rheuma-Schulungsprogramm richtet sich an eine sehr heterogene Zielgruppe. Patienten mit unterschiedlichen chronischen Gelenk- und Wirbelsäulenerkrankungen befinden sich in einer Gruppe. Sowohl Informationen als auch praktische Übungen und Erfahrungsaustausch können nicht in dem Maße krankheitsspezifisch abgehandelt werden wie es in einem Diagnose-bezogenen Schulungsprogramm möglich ist. Der Nutzen für den Betroffenen ist geringer. Andererseits kann die Rekrutierung der Patienten für ein allgemeines Programm leichter erfolgen. Gruppen lassen sich leichter regional bilden, da genügend Interessenten zu finden sind. Der organisatorische Aufwand ist bei Diagnose-bezogenen Schulungsprogrammen höher.

7. Sollte bei Morbus Bechterew eine Patientenschulung regelmäßig wiederholt werden?

Im Bereich der Rheumatologie liegen keine wissenschaftlichen Untersuchungen zu der Frage vor, zu welchem Zeitpunkt eine Wiederholungsschulung sinnvoll ist. Eigene Arbeiten zeigen, dass eine Vielzahl der Effekte noch nach einem Jahr nachzuweisen ist, die im weiteren Verlauf jedoch abnehmen. Nach 4 Jahren ist zumindest ein gesundheitsökonomischer Effekt nicht mehr nachzuweisen. Es ist deshalb zu empfehlen, nach 2–3 Jahren erneut eine Schulung durchzuführen.

8. Sollten Angehörige gleichzeitig an der Patientenschulung teilnehmen?

Die standardisierte Schulung für Patienten mit Morbus Bechterew der Deutschen Gesellschaft für Rheumatologie ist grundsätzlich offen für Angehörige. Ein limitierender Faktor ist die Gruppengröße. Im deutschen Sprachraum gibt es für Erwachsene keine Untersuchung zu den Schulungseffekten, die sich aus der Teilnahme der Partner ergeben. Ergebnisse aus den Niederlanden bei der Schulung von Patienten mit einer Chronischen Polyarthritis mit ihren Angehörigen lassen jedoch eher nachteilige Effekte durch die Teilnahme der Partner erwarten.

9. Patientenschulung bei Morbus Bechterew: Welche Fehler gilt es zu vermeiden?

(1.) Eine Schulung umfasst ein standardisiertes Curriculum für eine *geschlossene Kleingruppe*. Auf keinen Fall sollte die Gruppengröße erhöht werden, z.B. 12 Personen überschreiten. Darüber hinaus sind aus organisatorischen Gründen offene Gruppen leichter zusammenzustellen. Dann gehen jedoch häufig wesentliche Elemente der Schulung verloren. (2.) Experten neigen dazu, möglichst vollständige *Informationen* weitergeben zu wollen. Hierdurch kann es zu Überfrachtungen der Inhalte kommen. Ein wesentliches Motto der Patientenschulung ist: „Weniger ist mehr!" (3.) Das therapeutische Personal benötigt spezielle Ausbildungen in Hinblick auf Kommunikation, Gruppendynamik und Erwachsenenpädagogik, um effektiv in der Patientenschulung arbeiten zu können. Diese *Ausbildung* dient auch der Motivation. Es sollte kein ungeschultes Personal Schulungen durchführen *(train the trainer!)*. (4.) Bei der Einführung von Schulungen empfiehlt es sich, Kooperationen mit Mitgliedern der Selbsthilfeorganisation und Kostenträgern einzugehen. Dies hilft bei der Organisation und Rekrutierung insbesondere im ambulanten Bereich.

10. Können die Schulungsinhalte auch in den wohnortnahen „Bechterew-Gruppen" vermittelt werden?

Es ist durchaus möglich, in einer Gruppe vor Ort ein Schulungsprogramm anzubieten. Voraussetzung ist eine genügend große Kleingruppe, geeignete Räumlichkeiten und ein ausgebildetes Schulungsteam.

Literatur

Ahlmen M, Sullivan M, Bjelle A (1985) Team versus non-team outpatient care in rheumatoid arthritis: A comprehensive outcome evaluation including an overall health measure. Arthritis Rheum 31:471–479

Arbeitskreis Patientenschulung der Deutschen Gesellschaft für Rheumatologie (1993) Chronische Polyarthritis – Ein Schulungsprogramm in 6 Modulen. Verlag Patients' Care Mainz, Oppenheim

Arbeitskreis Patientenschulung der Deutschen Gesellschaft für Rheumatologie (1998) Morbus Bechterew und andere Spondylarthropathien – Ein Schulungsprogramm in 6 Modulen. Verlag Patients' Care Mainz, Oppenheim

Assal JP, Albeanu A, Peter-Riesch B, Vaucher J (1993) Cost of training a diabetes mellitus patient. Effects on the prevention of amputation. Diabètes et Metabolisme 19 (Suppl.5):491–495

Bandura A (1986) Social foundations of thought and action. Englewood Cliffs, Prentice

Barlow JH, Barefoot J (1996) Group education for people with arthritis. Pat Educ Couns 27:257–267

Berger M, Jörgens V, Mühlhauser I, Zimmermann H (1983) Die Bedeutung der Diabetikerschulung in der Therapie des Typ-I-Diabetes. Dtsch Med Wochenschr 108:424–430

Bönisch A, Ehlebracht-König I unter Mitarbeit von Rieger J (2002) Evaluation eines Schulungsprogrammes für Patienten mit Spondylitis ankylosans. Projekt A1 im Rehabilitationswissenschaftlichen Forschungsverbund Niedersachsen/Bremen – 1. Förderphase. Unveröffentlichter Abschlussbericht, Bad Eilsen

Bönisch A, Ehlebracht-König I (2003) Die Akzeptanz des Schulungsprogrammes der DGRh für Patienten mit Spondylitis ankylosans und verwandten Spondylarthropathien. Akt Rheumatol 28:254–263

Bott U (2000) Didaktische Konzeption der Patientenschulung. P KlinVerh Reh 51:16–26

Cohen SA (1981) Patient education: A review of the literature. J Adv Nurs 6:11–18

Cohen JL, Sauter SV, de Vellis RF, de Vellis BM (1986) Evaluation of arthritis self-management courses led by laypersons and professionals. Arthritis Rheum 29:388–393

Davidson JK, Alogna M, Goldsmith M, Borden J (1981) Assessment of programme effectiveness at Grady Memorial Hospital-Atlanta. In Steiner G, Lawence AP (eds): Educating Diabetic Patients, Springer, New York

De Vellis RF, Blalock SJ (1993) Psychological and educational interventions to reduce arthritis disability. Ballierère's Clin Rheumatol 7:397–415

Dougados M, van der Linden S, Juhlin R, Huitfeld B, Amor B, Calin A, Cats A, Dijkmans B, Olivieri I, Pasero G (1991) The European Spondylarthropathy Study Group. Preliminary criteria for the classification of spondylarthropathies. Arthritis Rheum 34:1218–1227

Ehlebracht-König I, Bönisch A (2002) Grundlagen der rheumatologischen Patientenschulung. Theoretische Grundlagen und Didaktik. Z Rheumatol 61:39–47

Ehlebracht-König I, Bönisch A (in Vorbereitung) Langzeiteffekte des Schulungsprogrammes

für Patienten mit Spondylitis ankylosans und verwandten Erkrankungen.
Kaplan S, Kozin F (1981). A controlled study of group counseling in rheumatoid arthritis. J Rheumatol 8:91–99
Krauth C, Rieger J, Bönisch A, Ehlebracht-König I, Schwartz FW (in Druck) Gesundheitsökonomische Evaluation eines Patientenschulungsprogrammes bei Spondylitis ankylosans in der stationären Rehabilitation. In Petermann F (Hrsg) Prädiktion, Verfahrensoptimierung und Kosten in der medizinischen Rehabilitation. Roderer, Regensburg
Lamparter-Lang R (1992) Ambulante Behandlung von Patienten mit chronischen Gelenk- und Rückenschmerzen. In: Geissner E, Jungnitsch G (Hrsg) Psychologie des Schmerzes. Psychologie Verlags-Union, Weinheim, pp 295–310
Langer HE, Ehlebracht-König I, Josenhans J (1998) Evaluation des Patientenkurses ‚Chronische Polyarthritis'. Deutsche Rentenversicherung 3–4: 239–264
Langer HE, Ehlebracht-König I, Mattussek S (2000) Qualitätsstandards in der rheumatologischen Patientenschulung. Z Rheumatol 59: 272–290
Levine DM, Green LQ (1985) State of the art in research and evaluation. Bull N Q Acad Med 61:135–143
Lorig K, Holmann H (1993) Arthritis self-management studies: a twelve-year-review. Health Educ Q 20:17–23
Lorig K, Mazonson PD, Holman H (1993) Evidence suggesting that health education for self-management in patients with chronic arthritis has sustained health benefits while reducing health care costs. Arthritis Rheum 36:439–446
Mattussek S (2001) Kooperationsmodell Rheumazentrum Hannover – Rheuma-Liga Niedersachsen: Patientenschulung im ambulanten Bereich. Symposium Medical 12:15–16
Mau W, Bräuer W, Merkesdal S, Ehlebracht-König I, Josenhans, J Rieger, J Krauth, C (2002) Langfristige Verzögerung der Erwerbsunfähigkeit und Verminderung indirekter Kosten nach einer Schulung von Patienten mit Chronischer Polyarthritis im Rahmen stationärer Rehabilitationsmaßnahmen. DRV-Schriften 33:343–345
Mau W, Zeidler H, Majewski A, Freyschmidt J, Stangel W, Deicher H (1990) Evaluation of early diagnostic criteria for ankylosing spondylitis in a 10 year followup. Z Rheumatol 49:82–87
Mühlhauser I (1987) Die Bedeutung der Patientenschulung in der Behandlung chronischer Krankheiten: Diabetes mellitus, Hypertonie, Asthma bronchiale. Internist Welt 8:1–14
Parker JC, Frank RG, Beck NL, Smarr KL, Buescher KL, Phillips LR, Smith EI, Andersson SK, Walker SE (1988) Pain management in rheumatoid arthritis patients. Arthritis Rheum 31:593–601
Petermann F (1997) Patientenschulung und Patientenberatung – Ziele, Grundlagen und Perspektiven. In: Petermann F (Hrsg) Patientenschulung und Patientenberatung. Hogrefe, Göttingen, pp 3–21
Petro W (1989) Patientenschulung. Aktuelle Standortbestimmung. In: Petro W (Hrsg) Patientenschulung für Atemwegserkrankte. Dustri-Verlag, München, 1–8
Rehfisch HP, Basler H-D (1989) Kognitive Verhaltenstherapie bei Patienten mit ankylosierender Spondylitits. Z Rheumatol 48:79–85
Richter B (1998) Einfluß strukturierter Therapieprogramme auf das Selbstmanagement erwachsener Asthmatiker. In: Petermann F (Hrsg) Compliance und Selbstmanagement. Hogrefe, Göttingen, pp 257–272
Van der Linden S, Valkenburg HA, Cats A (1984) Evaluation of diagnostic criteria for ankylosing spondylitis. A proposal for modification of the New York criteria. Arthritis Rheum 27:361–368
Zink A, Huscher D, Thiele K, Otto S, Ziemer S, Listing J und Arbeitsgemeinschaft Regionaler Kooperativer Rheumazentren in der Deutschen Gesellschaft für Rheumatologie (2002) Rheumatologische Kerndokumentation der Regionalen Kooperativen Rheumazentren in den Jahren 1999 und 2000. Epi-Report No 16, Berlin

Kapitel 51

Medizinische Rehabilitation

Otto Knüsel, Stefan Bachmann

1. Einleitung

Die Rehabilitation ist der koordinierte Einsatz medizinischer, sozialer, beruflicher, technischer und pädagogischer Maßnahmen zur Funktionsverbesserung, zum Erreichen einer größtmöglichen Eigenaktivität und zur weitestgehend unabhängigen Partizipation in allen Lebensbereichen. Der Betroffene soll in seiner Lebensgestaltung so frei wie möglich sein. Die medizinische Rehabilitation konzentriert sich – im Unterschied z.B. zur beruflichen Rehabilitation – auf medizinische Maßnahmen zum Erreichen dieser Ziele.

Für die komplexen Rehabilitationsmaßnahmen ist personell ein multidisziplinäres Team aus verschiedenen Fachpersonen notwendig, das klassische *Reha-Team*. Zu dem Team gehören der Facharzt für Physikalische Medizin und Rehabilitation, Physiotherapeuten, Ergotherapeuten, klinische Psychologen und Psychiater, Rehabilitationspfleger, Sporttherapeuten, Ergonomiespezialisten, Orthopädietechniker, Sozialarbeiter, Neuropsychologen, Logopäden und Rekreationstherapeuten. Diese Auflistung ist nicht vollständig und in ihrer Reihenfolge nicht wertend. Die Rehabilitationsmedizin hat – ebenso wie die kurative oder die präventive Medizin – ihre spezifischen Gesetzmäßigkeiten und Methoden.

Grundsätzlich befasst sich die Rehabilitation mit den *Folgen und Auswirkungen* von Krankheiten und Unfällen. Dabei geht es um die Beurteilung und Betreuung von Menschen mit Behinderungen auf der Basis von gestörten Körperfunktionen und Körperstrukturen sowie von Störungen der Aktivität und Partizipation.

Rehabilitationsziele bei Morbus Bechterew sind

- die Folgen von Schädigungen auf der Körperfunktions- und Körperstrukturebene und die Auswirkungen auf die Aktivität und Partizipation rückgängig zu machen (z.B. die Auswirkungen einer verminderten Beweglichkeit der Wirbelsäule oder der Gelenke)
- Aktivitätsstörungen durch Training möglichst zu normalisieren bzw. zusammen mit dem Patienten funktionelle Kompensationsmöglichkeiten zu erschließen (bei Verlust der Selbstständigkeit im Alltag)
- Minderung der Partizipationsstörung durch Anpassung der Umwelt an den Patienten in einem ökonomisch vernünftigen Maß (z.B. durch Hilfsmittel)
- Miteinbezug von Kontextfaktoren (Knüsel 2002), d.h. psychosozialer und Umgebungsfaktoren, auf allen Ebenen der ICF-Klassifikation; Berücksichtigung und Einflussnahme sowohl auf fazilitierende als auch auf Barriere-bildende Kontextfaktoren
- Vermitteln präventiver Strategien

2. Gesetzliche Grundlagen

2.1. Gesetzliche Grundlagen der Rehabilitation in der Schweiz

Das bis zum 31.12.1995 gültige Kranken- und Unfallversicherungsgesetz kannte den Begriff *Rehabilitation* nicht. Erst seit 01.01.1996 sind nach Artikel 25, Absatz 2 lit d des Krankenversicherungsgesetzes (KVG) die „ärztlich durchgeführten oder angeordneten Maßnahmen der medizinischen Rehabilitation" eine Grundleistung der sozialen Krankenversicherung. Diese können stationär, teilstationär (Artikel 25, Absatz 2 lit e und f KVG) oder ambulant durchgeführt werden. Werden sie stationär durchgeführt, so ist dies nach Artikel 39, Absatz 1 KVG in kantonal zugelassenen stationären Einrichtungen möglich, in denen auch der Aufenthalt in der allgemeinen Abteilung nach der Grundversicherung des KVG leistungspflichtig ist.

Die in der Schweiz obligatorische Unfallversicherung kann im Rahmen des Unfallversicherungsgesetzes (UVG) – aufgrund des Naturalleistungsprinzips – Leistungen der stationären und ambulanten Rehabilitation dann vergüten, wenn diese wirtschaftlich und zweckmässig sind.

Das Invalidenversicherungsgesetz (IVG) legt die rechtlichen Grundlagen für Maßnahmen zur Wiedereingliederung in den Beruf und die Arbeitstätigkeit. Dabei können in geringem Umfang auch medizinische Maßnahmen und die Bereitstellung von Hilfsmitteln gewährleistet werden.

Anlaufstellen für den Patienten sind neben der *Selbsthilfeorganisation Morbus Bechterew* die kantonalen Sozialversicherungsanstalten (Invaliden-Stelle) sowie die lokalen Geschäftsstellen der Kranken- und Unfallversicherer.

2.2. Gesetzliche Grundlagen der Rehabilitation in Deutschland

Die Leistungen zur medizinischen, beruflichen und sozialen Rehabilitation werden in Deutschland von verschiedenen Trägern erbracht. Dies sind vor allem die Kranken- und Rentenversicherungen, die Bundesanstalt für Arbeit, die Unfallversicherung und die Sozialhilfe.

Die gesetzlichen Regelungen zur medizinischen Rehabilitation finden sich insbesondere in den Sozialgesetzbüchern, z.B. in SGB V für den Bereich der gesetzlichen Krankenversicherung, in SGB VI für Rehabilitationmaßnahmen durch die gesetzliche Rentenversicherung, in SGB IX für die Regelung der Rehabilitation, der Teilhaberechte und der Schwerbehinderung und in SGB XI für die Rehabilitationsmaßnahmen nach den Bestimmungen der gesetzlichen Pflegeversicherung.

Daneben spielt noch das Gesetz über die Altersbeihilfe für Landwirte (ALG), das Bundesversorgungsgesetz (BVG) und das Bundessozialhilfegesetz (BSHG) für die Rehabilitation eine Rolle. Im Gesetz über die Angleichung der Leistung zur Rehabilitation (RehaAnglG) vom 07. August 1974 sind die Ziele und Aufgaben der Rehabilitation formuliert. Sie entsprechen der WHO-Definition der Rehabilitation. Die üblichen Anlaufstellen für den Patienten sind die lokalen Geschäftsstellen der Kostenträger.

2.3. Gesetzliche Grundlagen der Rehabilitation in Österreich

Die Hauptträger der Rehabilitation in Österreich sind die Pensions- und Unfallversicherungen. Die Rehabilitation ist eine Pflichtaufgabe, wobei jedoch kein individueller Rechtsanspruch besteht. Das Vorgehen bei Rehabilitationsbedürftigkeit wird in Zusammenarbeit der Landesgeschäftsstellen des Arbeitsmarktservice, der Bundessozialämter nach dem Kriegsopferversorgungsgesetz (KOVG) und der Sozialreferate der Länder nach dem Landesbehinderten- bzw. Sozialhilfegesetz festgelegt. Wenn Berufs- oder Arbeitsunfähigkeit drohen oder bereits eingetreten sind, kommen Rehabilitationsmaßnahmen von Seiten der Pensionsversicherung zur Anwendung. Die Unfallversicherung veranlasst die Rehabilitation von Versicherten nach einem Arbeitsunfall oder bei einer berufsbedingten Krankheit. Die Krankenversicherung ist zuständig für Rehabilitationsmaßnahmen bei Pensionisten und Mitversicherten.

3. Besonderheiten der Rehabilitation von Patienten mit Morbus Bechterew

3.1. Indikation und Ziel

Bisher gibt es keine kausale Therapie des Morbus Bechterew. Behandlung und Rehabilitation zielen auf die Verminderung der Schmerzen und der Entzündungsaktivität, auf die Kontrolle der extraskelettalen Manifestationen und Komplikationen, auf die Verbesserung der Beweglichkeit und die Vermeidung des Haltungsverlustes sowie auf eine umfassende Schulung und Information des Patienten, letztlich auf eine möglichst uneingeschränkte Aktivität und Partizipation, was auch den Erhalt bzw. die Wiederherstellung der Erwerbsfähigkeit einschließt (Miehle 1999).

Die medikamentöse Therapie kann die Schmerzen und die Entzündungsaktivität vermindern. Die gezielte funktionelle Behandlung der Wirbelsäule, des Thorax und der Gelenke ist jedoch die Aufgabe der physikalischen und rehabilitativen Medizin sowie der Physiotherapie (Knüsel 2001).

Die Bewegungstherapie hat das Ziel, die Versteifung der Bewegungssegmente im Bereich der Wirbelsäule, des Thorax und der eventuell mitbetroffenen Extremitätengelenke zu verhindern bzw. zu verzögern und dem Haltungsverlust und der Dekonditionierung entgegenzuwirken. Das täglich durchzuführende Bewegungstraining soll insbesondere die Kraft der Rumpfmuskulatur und der Kniestrecker sowie die kardiopulmonale Leistungsfähigkeit verbessern bzw. erhalten. Dem Patienten sollte die große Bedeutung der Fitness, der körperlichen sowie sekundär auch der geistigen Leistungsfähigkeit klargemacht werden (Spring 1989; Spring et al. 1986; Spring et Pirlet 1995). Insgesamt können diese Maßnahmen wahrscheinlich auch zu einer Dämpfung der Schmerzempfindung beitragen und sich positiv auf die Lebensqualität des Patienten auswirken (Heyse et al. 1995; Hidding und van der Linden 1995).

3.2. Versorgungsform

Das Rehabilitationsteam ist multidisziplinär (Physikalische Medizin und Rehabilitation [Facharzt], Physiotherapeut, Ergotherapeut, Sozialberater, Psychologe, Psychiater u.a) zusammengesetzt und arbeitet interdisziplinär im Sinne eines Teamworks zusammen. Die *Selbsthilfegruppen* können als Teil einer umfassenderen Rehabilitation angesehen werden.

Die Behandlung und Rehabilitation kann bei Morbus Bechterew häufig wohnortnah ambulant durchgeführt werden, vor allem bei einer vorübergehenden Verschlechterung der Funktion und einer akuten Zunahme der Beschwerden. Sofortmaßnahmen zielen dann auf eine rasche Verbesserung dieses Zustandes (Schmerzlinderung, Beweglichkeit) und die umgehende Beseitigung von neu aufgetretenen funktionellen Defiziten. Die Verminderung der begleitenden negativen Auswirkungen auf die Aktivität und Teilhabe des Patienten ist das Bestreben der bei Bedarf zusätzlich einzuleitenden rehabilitativen Interventionen. Therapie und Rehabilitation müssen immer Hand in Hand gehen.

Auch kann wohnortnah ambulant eine Langzeitbehandlung durchgeführt werden (Kraag et al. 1990), indem spezielle Trockengymnastik-Gruppenprogramme oder Wassergymnastik-Programme – zumeist von den Selbsthilfeorganisationen – lokal angeboten werden. Gerade die Selbsthilfeorganisationen erfüllen viele Aufgaben im Bereich der Rehabilitation.

Während bei einer begrenzten funktionellen Einschränkung eine gezielte Einzelbehandlung, z.B. eine Physiotherapie, ausreicht, sind bei umfassenderen Störungen komplexe Rehabilitationsmaßnahmen indiziert.

Teilstationäre Rehabilitationsmaßnahmen (Tagesklinik) werden häufig als sinnvolle Form der Rehabilitation diskutiert (Bührlen und Jäckel 2002), sind jedoch bisher versicherungstechnisch bezüglich der Kostenübernahme oftmals noch nicht geregelt. Hierbei nimmt der Patient tagsüber in einer Institution an einem Rehabilitationsprogramm teil, übernachtet aber zu Hause oder außerhalb der Behandlungsinstitution.

Komplexe *wohnortferne* Maßnahmen am Kurort unter Einschluss balneologischer Behandlungen haben sich gerade in der Rehabilitation von Patienten mit Morbus Bechterew bewährt (van Tubergen et al. 2001; Tishler et al. 1995; van der Linden et al. 2002).

Die *stationären* Maßnahmen in spezialisierten Rheuma-Rehabilitationskliniken sind dann indiziert, wenn die ambulanten Interventionen keinen befriedigenden Erfolg zeigen bzw. die Entzündungsaktivität und die Symptomatik so ausgeprägt sind, dass ein umfassenderes interdisziplinäres Behandlungs- und Rehabilitationskonzept notwendig wird (Stucki und Kroeling 2000). Die Dauer eines solchen stationären Rehabilitationsaufenthaltes ist abhängig vom klinischen Zustand und der Befindlichkeit des Patienten. Sie dauert in der Regel drei bis vier Wochen. Auch die Immobilität des Patienten oder Kontextfaktoren (psychosoziale und Umgebungsfaktoren) können eine *stationäre* Rehabilitationsmaßnahme notwendig machen.

Indikationen für eine *stationäre* Rehabilitationsmaßnahme sind also:

- Ausgeprägte oder rasch zunehmende Progression der Aktivitäts- und Partizipationseinschränkung (z.B. bei drohender Invalidisierung)
- Ambulante Behandlung ohne befriedigenden Erfolg
- Organisatorische Schwierigkeiten für ein ambulantes Behandlungskonzept (z.B. eingeschränkte Mobilität)

Ein hochspezialisiertes Zentrum, eventuell auch mit Anbindung an eine Akutklinik, ist in der Regel nur bei Multimorbidität oder schweren Verlaufsformen notwendig. Patienten mit zusätzlichen Erkrankungen innerer Organe (Herz, Lunge, Niere) oder mit rasch invalidisierendem Verlauf gehören in solche personell und strukturell besser ausgestattete spezialisierte Zentren.

Wenig Sinn macht eine Hospitalisierung in einem spezialisierten Zentrum bei Patienten mit weit fortgeschrittener Erkrankung (Stadium IV mit kompletter Ankylosierung). Dann ist zumeist eine Versorgung am Wohnort des Patienten mit jeweils an die aktuellen Störungen adaptierten Interventionen besser geeignet.

Patienten im Stadium I können ebenfalls ambulant behandelt und rehabilitiert werden. Oftmals ist jedoch ein kompaktes Programm unter Betonung von Schulungsinhalten *wohnortfern* – mit vorübergehender Entpflichtung von beruflichen oder familiären Aufgaben – leichter durchführbar und erfolgversprechender.

Die ambulanten Therapieformen, sei es als Einzeltherapie (in ausgewählten Fällen) oder als Gruppentherapie, müssen neben dem täglichen Heimprogramm lebenslang regelmäßig durchgeführt werden. Sie zielen primär auf den Erhalt der Beweglichkeit und die Vermeidung des Haltungsverlustes und der Dekonditionierung. Im Sinne der Rehabilitationsmedizin ist der Erhalt dieser Körperfunktionen bei einem Patienten mit Morbus Bechterew die Vorraussetzung für eine uneingeschränkte Aktivität und Teilhabe.

4. Problemerfassung, Zieldefinition und Planung der Rehabilitationsmaßnahmen

4.1. Individuelle Beurteilung

Die Grundlage für eine erfolgreiche Rehabilitation ist das Erkennen der individuell im Vordergrund stehenden funktionellen Defizite und deren Bedeutung für die Aktivität und Partizipation des einzelnen Patienten (unter Berücksichtigung von Kontextfaktoren). Nach der Zuweisung des Patienten erfasst das Rehabilitationsteam die relevanten funktionellen Defizite und beurteilt das *Potenzial der Reversibilität*. Wenn die Defizite *irreversibel* erscheinen, muss die Möglichkeit der Kompensation durch erlernbare Verhaltensänderungen oder Hilfsmittel erörtert werden. Die *erreichbaren* Ziele der Rehabilitation sollten immer klar definiert werden. Erst dann können *zielgerichtete* Interventionen festgelegt und das entsprechende Fachpersonal möglichst erfolgversprechend eingesetzt werden.

Es ist wünschenswert, dass die notwendigen diagnostischen Maßnahmen bereits vor der Zuweisung zur Rehabilitation durchgeführt werden und die Befunde dem Rehabilitationsteam rechtzeitig und komplett zur Verfügung stehen. Ergänzende Befunde, die für die konkrete Rehabilitationsplanung notwendig sind, können zwar auch in den Rehabilitationseinrichtungen erhoben werden, die in der Regel strukturell und personell dafür ausgerüstet sind; eine bereits am Wohnort erfolgte Optimierung der medikamentösen Therapie und die rechtzeitige (!) Übergabe der erhobenen Befunde ermöglichen jedoch eine bessere Planung und raschere Einleitung der individuell sinnvollen Rehabilitationsmaßnahmen.

Derzeit liegen Wunsch und Wirklichkeit noch weit auseinander. Auf Grund inhaltlicher und organisatorischer Defizite liegen dem Reha-Team zumeist nicht alle notwendigen Informationen und Befunde vor, so dass doch zuerst die Diagnostik komplettiert werden muss.

4.2. Standardisierte Assessment-Systeme

Zur Beurteilung von Körperstruktur und -funktion (siehe auch Kap. 6) werden bei Morbus Bechterew vor allem die Thoraxexkursion, die Schober- und Ott-Maße, der Kopf-Wand-Abstand (Flèche-Zeichen) und die Rotationsfähigkeit des Kopfes sowie der Finger-Boden-Abstand herangezogen. Die Schmerzintensität wird zumeist mit der visuellen Analogskala (VAS) quantifiziert. Bezüglich des Ausmaßes der peripheren Arthritis wird die Anzahl der geschwollenen Gelenke erfasst. Die Dauer und Intensität der Morgensteifigkeit werden von dem Patienten erfragt (siehe Tabelle 1).

Zur Analyse der Aktivitäts-Einschränkung des Patienten haben der Bath Ankylosing Spondylitis Functional Index (BASFI, Calin et al. 1994) und der Dougados Functional Index (DFI, Dougados et al. 1988) die größe Verbreitung gefunden.

Der 1994 publizierte BASFI (Calin et al. 1994) beurteilt mit zehn Items Aktivitäten des täglichen Lebens. Der Patient markiert das subjektiv empfundene Ausmaß der Einschränkung in den einzelnen Aktivitäten jeweils in einer Zehnzentimeter-VAS.

Tabelle 1. Beurteilung von Körperstruktur- und funktion, Schmerzintensität und Aktivitätseinschränkung

Körperliche Untersuchung
– Thoraxexkursion
– Schober-Maß
– Ott-Maß
– Kopf-Wand-Abstand
– Rotationsfähigkeit des Kopfes
– Finger-Boden-Abstand
– Anzahl geschwollener Gelenke
Patientenbeurteilung
– Schmerzintensität (VAS)
– Aktivitätseinschränkung (BASFI, DFI)
– Krankheitsaktivität (BASDAI)

Der Dougados Functional Index (DFI, Dougados et al. 1988) beinhaltet 20 Items, die Alltagsaktivitäten erfassen. Hier werden die Antworten mittels 0 (ohne Schwierigkeiten), 1 (möglich, doch mit Schwierigkeiten) und 2 (unmöglich) quantifiziert.

Ruof und Stucki (1999) haben die Unterschiede und Grenzen dieser beiden Assessment-Systeme in einer Literaturübersicht zusammengestellt und bewertet.

Erste Untersuchungen belegen die Anwendbarkeit des WHO-Disability Assessment Schedule II (WHO-DASS II) zur Beurteilung der Aktivitäts-Einschränkungen auch bei Morbus Bechterew (van Tubergen et al. 2003).

Als Instrument zur Beurteilung der Krankheitsaktivität hat sich der Bath Ankylosing Spondylitis Disease Activity Index (BASDAI, Garrett et al. 1994) als ein brauchbares System herausgestellt. Er erfasst mittels VAS (1.) die Müdigkeit und Erschöpfung, die Schmerzintensität im Bereich der (2.) Wirbelsäule und Hüfte sowie der (3.) peripheren Gelenke, (4.) berührungs- und druckempfindliche Körperstellen und (5.) die Morgensteifigkeit. Die Einzelwerte aller 5 *Items* werden addiert und durch 5 dividiert. Somit kann der Gesamtwert des BASDAI zwischen 0 (keine Krankheitsaktivität) und 10 (stärkste Krankheitsaktivität) liegen. Ob dieses Instrument, das zur Verlaufsbeurteilung und Therapieplanung häufiger herangezogen wird, auch für die Rehabilitation bedeutsam ist, wird kontrovers diskutiert. Eine Abhängigkeit des Rehabilitationserfolgs von der mit dem BASDAI quantifizierten Krankheitsaktivität ist wissenschaftlich nicht belegt.

4.3. Rehabilitationsplanung

Die Planung zielführender Rehabilitationsmaßnahmen muss sich immer an den individuellen Gegebenheiten und Zielvorgaben orientieren. Vereinfacht betrachtet, stehen in den verschiedenen Krankheitsstadien des Morbus Bechterew die nachfolgend genannten Behandlungen und Interventionsziele im Vordergrund (Tabelle 2). Diese beruhen auf Erfahrungen und Schlussfolgerungen, sind jedoch nicht wissenschaftlich bewiesen. Sie können jedoch mit großer Wahrscheinlichkeit indirekt helfen, das festgelegte Rehabilitationsziel zu erreichen.

Tabelle 2. Allgemeine Maßnahmen und Ziele der Rehabilitation in den verschiedenen Krankheitsstadien

Stadium I
- Schmerzlinderung
- Verbessern/Erhalten der Wirbelsäulenbeweglichkeit
- Dehnung bzw. Kräftigung der Muskulatur
- Präventive Rückenschulung inklusive Ergonomie
- Ausdauer/Kraftausdauertraining
- Patientenschulung

Stadium II/III
- Schmerzlinderung in entlastender Ausgangsstellung
- Mobilisation der Wirbelsäule und der stammnahen Gelenke
- Korrektur der muskulären Dysbalance
- Verbesserung des Atemvolumens und der Thoraxbeweglichkeit
- Schulung der Koordination und der Ergonomie

Stadium IV
- Verbessern/Erhalten der HWS–Funktion
- Forcierte Mobilisation der stammnahen Gelenke
- Korrektur der muskulären Dysbalance
- Verbesserung/Erhaltung des Atemvolumens
- Ausdauertraining
- Verbesserung kompensatorischer Funktionen
- Hilfsmittelberatung und –training

In Stadium I ist neben der *optimalen Schmerzbekämpfung* der Haltungsschulung und dem Ausdauertraining eine große Bedeutung zuzumessen. Bereits in diesem Stadium wird die Ergotherapie zur Verbesserung der Aktivitäten des täglichen Lebens sinnvoll eingesetzt. Auch die ergonomische Beratung und Schulung hat im Sinne der Prävention einen hohen Stellenwert. Hier gibt es selbstverständlich in vielen Aspekten Überschneidungen zwischen der medizinischen und der beruflichen Rehabilitation. Gerade bei jungen Patienten, die noch in der Ausbildung stehen, sollte immer auch ein Gespräch mit dem Sozialarbeiter oder Berufsberater eingeplant werden.

In Stadium II und III stehen die physiotherapeutischen Interventionen zum Erhalt oder zur Verbesserung der Beweglichkeit im Vordergrund. Reversibel bewegungseingeschränkte Wirbelsäulensegmente werden gezielt mobilisiert, die stammnahen Extremitätengelenke werden gedehnt und die Muskulatur gekräftigt. Die individuelle Problemanalyse weist den Weg für eine erfolgversprechende Physiotherapie. Die Dehnung und Kräftigung der entsprechenden Muskulatur wie auch die Verbesserung des Atemvolumens und der Atemverschieblichkeit gehören zu den primären Aufgaben der Physiotherapie. Die Koordinationsschulung und das Ausdauertraining unter Leitung eines Sportphysiotherapeuten haben dieselbe Indikation wie in Stadium I.

In Stadium IV mit vollständiger Ankylosierung der Sakroiliakalgelenke und der Wirbelsäule stehen der Erhalt der Restbeweglichkeit und die Einübung kompensatorischer Bewegungsmuster sowie die Nutzung von geeigneten Hilfsmitteln im Vordergrund der Rehabilitation. Ziel ist es, dass der Patient den Alltag möglichst selbstständig zu bewältigen lernt. Die stammnahen Gelenke können durch muskuläre Dysbalancen, andererseits aber auch durch entzündliche und sekundär degenerative Gelenkveränderungen in ihrer Funktion massiv eingeschränkt sein, so dass deren Mobilisierung einen hohen Stellenwert einnimmt, zumal sie auch die Bewegungseinschränkung der Wirbelsäule kompensieren müssen. Hier sind gezielte *ergotherapeutische* Ansätze im Sinne der Funktionsverbesserung und Schulung im Alltag notwendig und müssen im Rehabilitationsplan Berücksichtigung finden. Die Analyse und Schulung der *Ergonomie* sind auch in diesem fortgeschrittenen Stadium sinnvoll.

Aus Arbeiten zum Thema *Ergonomie und chronischer Rückenschmerz* (Bachmann et al. 2000, 2003; Mayer et al. 1987) kann abgeleitet werden, dass auch bei Morbus Bechterew die individuelle arbeitsergonomische Abklärung und Intervention eine wichtige Voraussetzung für eine erfolgreiche Rehabilitation darstellen. Dies wurde auch in Untersuchungen zur Arbeitsfähigkeit bei Patienten mit Morbus Bechterew inzwischen bestätigt (Chorus et al. 2002). Die ergonomische Diagnostik erfasst einerseits die behinderungsbezogene körperliche Leistungsfähigkeit mittels psychophysischen Belastungstests, z.B. nach dem System von S. Isernhagen (Isernhagen 1995), und andererseits die bisherige Arbeitstätigkeit des Patienten und die Gegebenheiten seines Arbeitsplatzes. Ein optimales Zusammenspiel zwischen medizinischer und beruflicher Rehabilitation ist in allen Krankheitsstadien zu fordern.

Auf Grund dieser Untersuchungsresultate können dem Patienten dann gezielt physikalische und krankengymnastische Therapien empfohlen werden, um seine körperlichen Defizite konkret anzugehen und seine Funktion zu verbessern. Zudem können gezielte Anpassungen des Arbeitsplatzes vorgenommen oder Umschulungsmaßnahmen geplant werden. Die ergonomischen Assessments und die daraus abgeleiteten gezielten Interventionen haben somit einen direkten Einfluss auf die Aktivität und Partizipation des Patienten.

Erst die korrekte Erfassung der individuellen Problematik, des Rehabilitationspotenzials und der Rehabilitationsfähigkeit erlaubt auch bei Patienten mit Morbus Bechterew den optimalen Einsatz der heutzutage zunehmend begrenzten finanziellen Ressourcen für die Rehabilitation.

4.4. Bedarfsgerechte Zuweisung

Vor dem Hintergrund der noch immer weit verbreiteten falschen Auffassung von Rehabilitation sei nochmals betont, dass es primär *nicht* darum geht, einen klinischen Befund zu behandeln, sondern die Auswirkungen der Erkrankung, d.h. die individuellen Störungen der Körperfunktionen und –strukturen, die Aktivitätsstörungen und die Einschränkungen in der Partizipation anzugehen.

Es ist dabei nicht von Bedeutung, ob es sich um eine Patientin oder um einen Patienten handelt, um einen jüngeren oder älteren Patienten mit einer kürzeren oder längeren Krankheitsdauer. Vielmehr sind die individuellen funktionellen Defizite und die Probleme im Alltag richtungsweisend. Insbesondere nach den *reversiblen* Defiziten in Funktion, Aktivität und Partizipation muss der betreuende Arzt bewusst suchen (vgl. Kap. 21) und im gegebenen Falle die Indikation für eine Rehabilitationsmaßnahme stellen.

Die konkreten Maßnahmen bei einem Patienten mit Morbus Bechterew müssen im Verlaufe eines Jahres aufgrund der ständig wechselnden unterschiedlichen Störungen im Bereich der Körperfunktion und -struktur, der Aktivität und der Partizipation wiederholt überprüft und – individuell angepasst – eingeleitet werden. Nur durch eine regelmäßig wiederholte gezielte Analyse der Alltagsverrichtungen, die körperliche Untersuchung sowie die ergänzend notwendige weiterführende Diagnostik kann gewährleistet werden, dass der Patient diejenige Rehabilitationsmaßnahme erhält, die in der jeweiligen Phase der Erkrankung notwendig und sinnvoll ist.

Da es sich bei Morbus Bechterew um eine entzündlich-rheumatische Erkrankung mit schubförmigem Verlauf handelt, können sich die Prioritäten in der Rehabilitation innerhalb von Monaten schnell und deutlich ändern. Es lohnt sich daher, den Patienten zumindest halbjährlich ausführlich zu befragen und zu untersuchen, was nur der betreuende Hausarzt oder der regelmäßig konsultierte Facharzt leisten kann. Dieser muss die Notwendigkeit einer Rehabilitationsmaßnahme erkennen und das Rehabilitationspotenzial einschätzen können, um dann die geeignete Form der Rehabilitation zu veranlassen.

Obwohl es sich bei Morbus Bechterew um eine *chronische* Erkrankung handelt, sind *kontinuierliche* Rehabilitationsmaßnahmen in der Regel *nicht nötig* und auch *nicht sinnvoll*. Die Rehabilitationsmaßnahmen erhalten ihre Indikation durch den aktuellen klinischen Zustand und durch die dominierenden Funktionsdefizite. Dementsprechend werden die Maßnahmen nur dann eingesetzt, wenn sie auch benötigt werden und erfolgversprechend sind.

Die individuellen Gegebenheiten und Kontextfaktoren müssen bestimmen, *welche Form* der Rehabilitation sinnvoll ist, d.h. ob eine stationäre, eine teilstationäre oder eine ambulante Maßnahme am besten geeignet ist. Ein gut motivierter Patient mit der geographischen Nähe zu einem Rehabilitationszentrum kann in der Regel ambulant rehabilitiert werden. Wenn er zudem die Möglichkeit hat, diese Rehabilitation neben seiner Arbeitszeit – ohne allzu großen Verlust seiner Freizeit – durchzuführen, dürfte diese Form der Rehabilitation die kostengünstigste Variante darstellen (Bürger et al. 2002). Wenn zeitlich intensivere Interventionen notwendig sind, kommt auch eine teilstationäre Rehabilitation in Betracht.

Stationäre Rehabilitationsmaßnahmen sind bei Patienten mit komplexen klinischen Krankheitsbildern und Funktionsdefiziten notwendig, wenn sie ambulant nicht mehr rehabilitierbar sind. Frustran verlaufende ambulante Maßnahmen sind sowohl für den Patienten als auch für die behandelnden Therapeuten belastend und demotivierend. Nach einer gewissen Dauer und Anzahl rehabilitativer Maßnahmen sollten daher die Weiterführung der ambulanten Interventionen bzw. die Indikation für eine stationäre Rehabilitation erneut überdacht werden. Regelmäßige Vorstellungen bei dem verordnenden Arzt sind also auch zur Erfassung des Fortschritts der Rehabilitation notwendig.

Für die kostenintensive stationäre Rehabilitation sind eine gute Compliance des Patienten sowie eine günstige Ausgangslage bezüglich der Prädiktoren für den Erfolg der Rehabilitation zu fordern. Der Patient sollte keine Zeichen einer Aggravierung oder Symptomausweitung zeigen und ausreichend belastbar sein.

Bei Patienten mit chronischen unspezifischen Rückenschmerzen wurden durch Evaluationen vor und im Anschluss an die stationäre Rehabilitationsmaßnahme Prädiktoren (Tabelle 3) für den Rehabilitationserfolg und für eine nicht veränderte Arbeitstätigkeit identifiziert (Oesch et al. 1997). Die Wertigkeit dieser Prädiktoren wurde für eine symptom- und schmerzorientierte Behandlung (Kool et al. 2001) und für ein Ergonomietraining (Bachmann et al. 2003) bestätigt. Eine Übertragbarkeit auf Patienten mit Morbus Bechterew erscheint gut möglich, muss jedoch erst noch wissenschaftlich bewiesen werden.

Medizinische Rehabilitation darf nicht mit einer alleinigen Physiotherapie gleichgesetzt werden. So ist ein Facharzt für Rheumatologie zusammen mit einer Krankengymnastin nicht in der Lage, eine medizinische Rehabilitation im klassischen Sinne durchzuführen. Die medizinische Rehabilitation erfordert *per definitionem* ein multidisziplinäres Vorgehen, das nur durch engen interdisziplinären Kontakt zum erhofften Ziel führt. Dementsprechend ist die medizinische Rehabilitation auch von der Nachsorge bzw. Nachbehandlung (Anschlussheilbehandlung) zu unterscheiden.

4.5. Erhalt und Wiedererlangung der Arbeitsfähigkeit

Die Rehabilitationsmaßnahmen beziehen sich nicht nur auf Körperschaden- und funktion, die Befindlichkeit des Patienten und die klinischen Untersuchungsbefunde, sondern auch auf die Kontextfaktoren und die Störungen der Partizipation. Dies schließt auch die Arbeitsfähigkeit ein.

Bei drohender Arbeitsunfähigkeit besteht eine Indikation für eine Rehabilitationsmaßnahme. Es gilt dann zu klären, ob eine medizinische oder eine berufliche Rehabilitation oder eine Kombination aus beiden den größten Erfolg verspricht.

Tabelle 3. Prädiktive Faktoren für ein negatives Rehabilitationsergebnis und eine unveränderte (nicht verbesserte) Arbeitstätigkeit bei Patienten mit *chronischen unspezifischen Rückenschmerzen* (Die Validität dieser Faktoren für *Morbus Bechterew* ist nicht bewiesen). Wenn 2 oder mehr der Einzel-Tests positiv sind („2 out of 4") ist ein Rehabilitationserfolg wenig wahrscheinlich. Diese Patienten weisen dann kein Rehabilitationspotential für eine in erster Linie somatisch orientierte Rehabilitation auf und zeigen nach einem Jahr in der Regel eine unveränderte (dh. nicht verbesserte) Arbeitstätigkeit. Für ein symptom- und schmerzorientiertes Programm beträgt der positive prädiktive Wert (PPV) dieses Tests für eine unveränderte (nicht verbesserte) Arbeitstätigkeit nach einem Jahr 0.91. In einem funktionsorientierten Programm ist der positive prädiktive Wert 0.86 für eine unveränderte Arbeitstätigkeit nach einem Jahr (Kool et al. 2001; Bachmann et al. 2003)

1	*Schmerzintensität* Der momentane Schmerz wird mittels einer numerischen Beurteilungsskala von 0–10 erfasst (0= keine Schmerzen, 10 = unerträgliche Schmerzen) Positives Testresultat *bei Schmerzintensität 9 und 10.*
2	*Leistungsbereitschaft (Stufentest)* Der Proband steigt während 3 Minuten mit einer vorgegebenen Schrittkadenz von 24 Schritten pro Minute auf eine 30 cm hohe Kiste. Eine niedrigere Schrittkadenz ist ebenfalls erlaubt. Postives Testresultat *bei Testabbruch vor Ablauf der 3 Minuten.*
3	*Non-organic physical signs nach Waddell* (Waddell et al. 1980, siehe Tabelle 4): Die Beobachtung von ≥ *3 Waddell-Zeichen* weist auf eine nicht organische Störung hin und der Test ist positiv zu werten.
4	*Pseudokraft-Test (sincerity of effort)* Der Proband hält in Rückenlage mit beiden Armen je zwei 3 kg schwere Hanteln sekrecht während 2 Minuten gegen die Schwerkraft. Diese Aufgabe kann auch bei lumbalen Rückenproblemen problemlos durchgeführt werden. Ein *vorzeitiger Testabbruch vor Ablauf der 2 Minuten* gilt als positiv.

Positives Ergebnis bei Vorliegen von ≥ 2 der 4 Tests

In der Regel sind Patienten mit Morbus Bechterew sehr darum bemüht, ihre Arbeitsfähigkeit zu erhalten. Die Erfahrung zeigt, dass die Patienten eher dissimulieren als auf Grund eines Rentenbegehrens zu aggravieren. Die medizinische Rehabilitation kann häufig eine drohende Arbeitsunfähigkeit und damit eine Berentung hinauszögern. Insgesamt ist bei Patienten mit Morbus Bechterew die Rate der Arbeitsunfähigkeit deutlich geringer als z.B. bei Patienten mit einer *rheumatoiden Arthritis* (Boonen et al. 2001a,b).

5. Effektivität und Kosten-Nutzen-Analyse

5.1. Effektivität der medizinischen Rehabilitation

Eine dreiwöchige wohnortferne Intervention mit Sport, allgemeinen Bewegungsprogrammen, gezielter Wassergymnastik und Bewegungstherapie, Haltungskorrektur und Wärmeanwendungen (Radonthermalstollen bzw. Saunaanwendungen) führt bei Patienten mit Morbus Bechterew zu einem signifikant besseren Zustand (Funktion, Wohlbefinden, Schmerz, Morgensteife) als die alleinige Fortführung der wöchentlichen Gruppentherapie am Wohnort. Diese positiven Effekte waren zum Teil auch noch 40 Wochen nach der Rehabilitationsmaßnahme nachweisbar (van Tubergen et al. 2001).

Ein ähnlich positives Resultat konnten auch Kessler et al. (2003) über teilstationäre Rehabilitationsmaßnahmen bei Patienten mit Morbus Bechterew berichten. In ihrer Patientengruppe war nach einer durchschnittlich acht Tage dauernden multimodalen Therapie mit krankengymnastischen und physikalischen Interventionen eine deutliche Verbesserung der Wirbelsäulenbeweglichkeit (gemessen mit dem Finger-

Tabelle 4. Waddell-Zeichen (Waddell et al. 1980), siehe Tabelle 3

1	– *Axiale Kompression* im Stehen *Positiv* bei Angabe lumbaler Schmerzen *Negativ*, wenn keine Schmerzen oder Angabe von HWS-Schmerzen – *Rotation* „en bloc" im Stehen *Positiv* bei Angabe lumbaler Schmerzen *Negativ*, wenn keine Schmerzen oder in das Bein ausstrahlende Schmerzen (radikuläre Symptomatik)	*eines von beiden oder beide positiv = 1* *beide negativ = 0*
2	– *Sensibilitätsausfall* in einem nicht-dermatomartigen Muster (außer nach operativem Eingriff oder bei Spinalstenose) – *Schwäche* bei resistivem Test Nachgeben (manchmal wie Zahnrad) in vielen Muskelgruppen, was nicht durch lokale Ursachen erklärbar ist	*eines von beiden oder beide positiv = 1* *beide negativ = 0*
3	– *Hautschmerzen* beim Abheben von Hautfalten in einem ausgedehnten Gebiet am Rücken (außer bei Übereinstimmung mit dem Areal eines Hautnerven) – *Druckschmerzen* in einem ausgedehnten Gebiet des Rückens	*eines von beiden oder beide positiv = 1* *beide negativ = 0*
4	– *Übermäßige Reaktionen* bei Untersuchung z.B. verbale oder mimische Äußerungen – *ostentative Abwehrreaktionen* (Muskelanspannen, ostentativer Tremor, Ohnmacht, starkes Schwitzen)	*eines von beiden oder beide positiv = 1* *beide negativ = 0*
5	– *Flip-Test* (Lasegue im Sitzen und im Liegen) Größere Schmerzangabe bei Lasegue-Test im Liegen als im Sitzen mit Ablenkung (z.B. gleichzeitige Sensibilitätsprüfung bei gestrecktem Bein im Sitzen)	*Diskrepanz = 1* *beide gleich = 0*

Boden-Abstand und dem Schoberzeichen) und der Atemexkursion nachweisbar.

Diese beiden klinischen Studien bestätigen somit die Resultate früherer Arbeiten (Tishler et al. 1995; Viitanen et al. 1992, 1995). Die Untersuchung von Tishler et al. (1995) zeigte ebenfalls eine deutliche Verbesserung der Morgensteifigkeit, des Finger-Boden-Abstandes und des allgemeinen Wohlbefindens nach einer komplexen Rehabilitationsmaßnahme bei einer allerdings sehr kleinen Patientenzahl. Viitanen et al. (1992, 1995) konnten in ihrer Studie belegen, dass eine intensivierte Physiotherapie unter stationären Bedingungen und ein daran anschließendes Trainingsprogramm einen über 15 Monate anhaltenden positiven Einfluss auf den Finger-Boden-Abstand, die Beweglichkeit der Halswirbelsäule und die allgemeine körperliche Fitness ausüben können.

Zusammenfassend weisen die vorliegenden klinischen Untersuchungsergebnisse darauf hin, dass eine intensive Rehabilitation bei Morbus Bechterew mit einem deutlichen positiven Effekt auf die Körperfunktionen und die Symptomatik einhergeht. Dabei hat es sich in Hinblick auf die Effektivität der Rehabilitation bei Erkrankungen des Bewegungsapparates (bisher nicht bei Morbus Bechterew untersucht) als wenig bedeutsam erwiesen, ob die Maßnahmen ambulant, teilstationär oder stationär durchgeführt wurden (Bürger et al. 2002).

5.2. Effektivität in Bezug auf Arbeitsfähigkeit

In der Literatur existieren leider keine prospektiven kontrollierten Untersuchungen, die einen positiven Effekt einer medizinischen Rehabilitation bei Patienten mit Morbus Bechterew in Bezug auf die Arbeitsfähigkeit beweisen könnten.

Gut belegt ist, dass die Arbeitsunfähigkeit den Patienten mit Morbus Bechterew in einem hohen Maße betrifft. In einer Untersuchung aus den Niederlanden war sie 3,1-fach höher als in der allgemeinen Bevölkerung (Boonen et al. 2001a). Neben dem Alter und dem Bildungsstand ist die Körperfunktion ein wichtiger Einflussfaktor auf die Arbeitsfähigkeit (Boonen et al. 2001b).

Da sich durch eine medizinische Rehabilitation bei Morbus Bechterew sowohl die körperlichen Funktionen als auch die krankheitsspezifischen Funktionsindizes bessern lassen und positive Effekte auch noch bis 40 Wochen bzw. 15 Monate nach durchgeführter Rehabilitationsmaßnahme nachweisbar sind (s.o.), erscheint ein Benefit bezüglich Arbeitsfähigkeit und effektiver Arbeitstätigkeit sehr wahrscheinlich.

Nach unveröffentlichten Daten der Bundesversicherungsanstalt für Angestellte (BfA) von 2316 Männern und 1139 Frauen mit Morbus Bechterew bleiben 71% der Männer und 72% der Frauen in einem Zeitraum von zwei Jahren nach einer stationären Rehabilitationsleistung lückenlos erwerbstätig. 10% der Männer und 12% der Frauen werden in diesem Zeitraum vorzeitig berentet (zit. n. Jäckel und Farin 2002).

5.3. Kosten-Nutzen-Analysen

Die Bundesversicherungsanstalt für Angestellte (BfA) hat *allgemein* für Rehabilitanden berechnet, dass jeder in die Erwerbsfähigkeit des Versicherten investierte Euro innerhalb von 5 Jahren ca. 2 Euro einspart. Angesichts der im BfA-Bereich in Rehabilitationsleistungen investierten ca. 2,7 Milliarden DM (1997) wurde durch den Erhalt der Beitragsleistungen der Versicherten und durch Minderausgaben für Berufsunfähigkeits- bzw. Erwerbsunfähigkeitsrenten eine Einsparung von ca. 4,9 Milliarden DM erzielt. Diese Zahlen belegen, dass Rehabilitationsleistungen eine lohnende Investition in das „Humankapital" darstellen. Wenn die Leistungsausgaben für Rehabilitationsmaßnahmen, die im Durchschnitt 3600 Euro betragen, zu einer Verlängerung der Arbeitstätigkeit und damit der Beitragszahlung von 3 bis 4 Monaten führen, „rechnet" sich die Investition (Herbert Rische, zit. n. Clade 2003). Es gibt Hinweise darauf, dass die ambulanten Maßnahmen kostengünstiger sind als die stationären (Bührlen und Jäckel 2002).

Bisher sind nur zwei prospektive kontrollierte Studien publiziert worden, die die Kosteneffektivität einer intensiven physikalischen Therapie bzw. Rehabilitationsmaßnahme bei Morbus Bechterew belegen.

Hidding et al. (1993, 1994) verglichen eine geleitete Gruppentherapie mit einem Heimübungsprogramm über einen Zeitraum von neun Monaten und die Weiterführung des Gruppenprogramms für weitere neun Monate. Nur die direkten Kosten wurden ermittelt. Nach neun Monaten wurde festgehalten, dass die Mehrkosten der Gruppentherapie ca. 400 Euro betrugen. Mit diesen Kosten ging eine 7%-ige Verbesserung der Wirbelsäulenbeweglichkeit, eine 27%-ige Verbesserung der allgemeinen aeroben Fitness und eine 28%-ige Verbesserung der Lebensqualität einher.

Die auf ein Jahr hochgerechneten Kosten-Nutzen- bzw. Kosten-Nutzwert-Analysen der og. Untersuchung von van Tubergen et al. (2002) ergaben für die Interventionsgruppen mit dreiwöchiger wohnortferner Rehabilitation im Vergleich zu der zu Hause gebliebenen Kontrollgruppe (Netto)-Zusatzkosten (direkte und indirekte Kosten) pro BASFI (1 Einheit) bzw. pro QALY von 1.269 bis 2.477 Euro bzw. 7.465 bis 18.575 Euro.

6. Zukunftsaussichten

Durch die in naher Zukunft vermehrt einsetzbare medikamentöse Behandlung mit TNF-Alpha-Hemmern bzw. anderen Biologicals ist zu erhoffen, dass die Zahl derjenigen Patienten mit einer schweren und rasch progredienten Verlaufsform des Morbus Bechterew und ausgeprägten Einschränkungen in Aktivität und Partizipation, die eine stationäre Rehabilitation benötigen, – analog den Erfahrungen bei der rheumatoiden Arthritis – abnehmen wird. Die ambulante Rehabilitation sowie die ergonomischen Interventionen werden dagegen an Stellenwert gewinnen.

Durch die verbesserte medikamentöse Behandlung erscheint es in Zukunft möglich, dass Patienten mit Morbus Bechterew länger und ohne größere Einschränkungen im Arbeitsprozess bleiben können. Da die Krankheit aber weiterhin einen schubförmigen Verlauf aufweist und die Belastbarkeit des Patienten immer wieder einschränkt, werden die arbeitsergonomischen Abklärungen und Beratungen immer wichtiger werden.

Die volkswirtschaftlichen Gesamtkosten, welche durch den Morbus Bechterew entstehen, werden trotz der sehr teuren neuen medikamentösen Behandlungen und trotz der gezielteren arbeitsspezifischen Interventionen insgesamt eher abnehmen. Die Kostenreduktion ist vor allem durch eine geringere Zahl von Arbeitsausfallszeiten und durch eine Verringerung der Kosten für frühzeitige Berentung zu erwarten. Vor allem wird jedoch durch die Weiterentwicklung der medikamentösen Therapie und die Verbesserung der rehabilitativen Versorgung der Patienten mit Morbus Bechterew eine bessere Lebensqualität erreicht werden können. Die medizinische Rehabilitation verdient in diesem Zusammenhang eine weitaus größere Beachtung als bisher.

10 Fragen zum Thema

1. Medizinische Rehabilitation bei M. Bechterew: für welchen Patienten sinnvoll/ nicht sinnvoll?

Da die medizinische Rehabilitation sehr aufwändig und kostenintensiv ist, sollte sie für Patienten mit Morbus Bechterew vorbehalten sein, die prognostisch am meisten von einer solchen komplexen Intervention profitieren können. Dies gilt vor allem für den jungen Patienten, der aufgrund der weitgehend uneingeschränkten Lebenserwartung sehr lange mit der Krankheit leben muss und der insbesondere auch von Schulungsprogrammen profitieren kann. Ferner gehören hierzu Patienten, die neu aufgetretene und als reversibel eingestufte Defizite in Funktion, Aktivität und Partizipation zeigen. Im fortgeschrittenen Stadium IV stehen das Erlernen funktioneller Kompensationen und der Gebrauch von Hilfsmitteln im Vordergrund. In hochakuten Phasen mit einer therapierefraktären akuten Entzündung sind Rehabilitationsmaßnahmen wenig sinnvoll. Zuerst müssen diese Entzündungsaktivitäten behandelt werden, bevor dann die komplexe Rehabilitation einsetzen kann.

2. Wer definiert die individuell erreichbaren Ziele der medizinischen Rehabilitation?

Die Indikation und die Erfolgsaussichten der medizinischen Rehabilitation müssen immer individuell beurteilt werden. Die Indikation für eine Rehabilitationsmaßnahme stellt zumeist der betreuende Haus- oder Facharzt zusammen mit dem Patienten. Gemeinsam mit dem Rehabilitationsmediziner sollten dann die Erfolgsaussichten und die erreichbaren Ziele erörtert und festgelegt werden. Die Einschränkungen in Funktion, Aktivität und Partizipation – und nicht der einzelne klinische Befund – stehen im Mittelpunkt der ärztlichen Beurteilung der Rehabilitationsnotwendigkeit.

3. Individuelle Problemanalyse vor Rehabilitation: gibt es standardisierte Verfahren?

Es gibt keine standardisierten Verfahren. Die im Vordergrund stehenden Probleme des Patienten sind durch Gespräche, Untersuchungen und Analysen des Kontextes zu erfassen und die Beeinflussbarkeit zu beurteilen. Erst unter Beachtung aller Befunde und der individuellen Einschränkungen in Körperstruktur und –funktion sowie Aktivität und Partizipation können sinnvolle Rehabilitationsmaßnahmen zum Erreichen definierter Ziele geplant werden.

4. Welche Kriterien sprechen für eine wohnortnahe, welche für wohnortferne Rehabilitation?

Die Rehabilitation ist immer eine komplexe Maßnahme, die verschiedene Interventionen koordiniert. Dementsprechend ist die Rehabilitation an eine gut ausgestattete Institution gebunden. Diese kann im Einzelfall wohnortnah sein, so dass die Rehabilitation auch ambulant durchgeführt werden kann. Leider ist es in der Regel so, dass die meisten Rehabilitationszentren wohnortfern sind, d.h. sie liegen weit von den großen Bevölkerungzentren entfernt. Somit entscheiden vorwiegend geographische und organisatorische Gründe bei der Wahl einer wohnortnahen oder wohnortfernen Rehabilitation. Entscheidend ist, ob diese Institution auch eine kompetente interdisziplinäre und multidisziplinäre Rehabilitation bieten kann.

5. Die optimale Zusammensetzung des Reha-Teams?

Zu einem Rehabilitationsteam gehören neben dem Facharzt für Physikalische Medizin und Rehabilitation Physiotherapeuten, Ergotherapeuten, klinische Psychologen und Psychiater, Sporttherapeuten, Ergonomiespezialisten, bei Bedarf Rehabilitationspfleger, Orthopädietechniker und Sozialarbeiter. Im Einzelfall können noch weitere Therapeuten wie Neuropsychologen oder Rekreationstherapeuten hinzukommen. Die Zusammensetzung ist einerseits abhängig von der Größe der Infrastruktur der einzelnen Institution, andererseits auch vom Bedarf des einzelnen Patienten. Die Wahl des entsprechenden Rehabilitationszentrums sollte aufgrund der zur Verfügung stehenden personellen und strukturellen Ausstattung und des notwendigen Rehabilitationsbedarfs getroffen werden.

6. Was kann die Ergotherapie im Rahmen der medizinischen Rehabilitation leisten?

Die Ergotherapie zielt vor allem auf die Wiedererlangung und Schulung der Aktivitäten des täglichen Lebens. Dazu gehören das An- und Ausziehen, die Hygiene, das Duschen, Waschen, einfache Verrichtungen im Haushalt. Gerade hier findet der Slogan „Hilfe zur Selbsthilfe" seinen Widerhall. Eine Hilfsmittelversorgung und Hilfsmittelschulung ist bei Patienten mit Morbus Bechterew eher selten indiziert, kann jedoch im Einzelfall notwendig sein. Eine Schienenversorgung braucht der Patient mit Morbus Bechterew in der Regel nicht. Spezialisierte Ergotherapeuten (aber auch Physiotherapeuten) spielen als Ergonomiespezialisten in der beruflichen Rehabilitation und Wiedereingliederung eine wichtige Rolle. Durch ihre speziellen Kenntnisse der Assessmentsysteme zur Beurteilung der allgemeinen körperlichen Belastbarkeit und der Arbeitsplätze können sie den Patienten in diesen speziellen Fragen kompetent beraten.

7. Ist die Hilfsmittelversorgung Teil der medizinischen Rehabilitation?

Die Hilfsmittelversorgung gehört im Rahmen der Ergotherapie ebenfalls zur medizinischen Rehabilitation.

8. Stationäre medizinische Rehabilitation bei Morbus Bechterew: wie häufig ist eine Wiederholung sinnvoll?

Die großen interindividuellen Unterschiede und der wechselvolle Verlauf der Erkrankung erlauben kein festgelegtes zeitliches Vorgehen. Die Rehabilitation ist eine individuelle Maßnahme, die aufgrund individueller Funktionsdefizite und Beschwerden durchgeführt wird. Dementsprechend ist eine Wiederholung dann sinnvoll, wenn es zu einer Zunahme der Funktionsdefizite und zu einem Verlust von Aktivitäten des täglichen Lebens zu kommen droht oder gekommen ist. Dies kann im Einzelfall nach 3 Jahren notwendig sein, in einem anderen Fall bereits nach 6 Monaten.

9. Gibt es Kosten-Nutzen (Nutzwert)-Analysen für die medizinische Rehabilitation bei Morbus Bechterew?

Die auf ein Jahr hochgerechneten Kosten-Nutzen- bzw. Kosten-Nutzwert-Analysen einer dreiwöchigen Rehabilitationsmaßnahme ergaben für die Interventionsgruppen im Vergleich zu der zu Hause gebliebenen Kontrollgruppe (Netto)-Zusatzkosten (direkte und indirekte Kosten) von 1269 Euro (mit Radonthermalstollenbehandlung) bis 2477 (mit Saunaanwendung) Euro pro BASFI (1 Einheit)-Verbesserung bzw. 7465 Euro bis 18575 Euro pro QALY-Verbesserung.

10. Was sollte in der medizinischen Rehabilitation bei Morbus Bechterew in Zukunft verbessert werden?

Nach der Diagnosestellung sollte jeder Patient einem Rehabilitationsteam vorgestellt werden, um die aktuell bestehenden Funktionsdefizite zu erfassen und deren Reversibilität zu beurteilen. Nach dieser Analyse wird der individuell angepasste Rehabilitationsplan erstellt. Leider werden Patienten mit Morbus Bechterew oftmals zu spät der medizinischen Rehabilitation zugewiesen. Dem Rehabilitationsmediziner sollten alle klinisch relevanten Befunde vorliegen. Dann kann sich das Rehabilitationsteam rascher auf seine eigentliche Aufgabe, nämlich die Rehabilitation des Patienten, konzentrieren.

Literatur

Bachmann St, Oesch P, Gehrig W, Knüsel O (2000) Ein interdisziplinäres stationäres Ergonomietrainingsprogramm als neues Therapiekonzept beim chronischen Rückenschmerz. Oesterr Z Phys Med Rehabil 10:7–17

Bachmann St, Oesch P, Kool J, Persili S, Knüsel O (2003) Behandlung von Patienten mit chronischen lumbalen Rückenschmerzen in einem Ergonomietrainingsprogramm: Wie verändern sich arbeitsbezogene Funktionsparameter, Schmerzparameter und die Arbeitstätigkeit nach 12 Monaten? Phys Med Rehab Kuror 13:263–270

Boonen A, de Vet H, van der Heijde D, van der Linden S (2001b) Work status and its determinants among patients with ankylosing spondylitis. A systematic literatur review. J Rheumatol 28:1056–1062

Boonen A, Chorus A, Miedema H, van der Heijde D, Landewe R, Schouten H, van der Tempel H, van der Linden S (2001a) Withdrawal from labour force due to work disability in patients with ankylosing spondylitis. Ann Rheum Dis 60:1033–1039

Bührlen B, Jäckel WH (2002) Teilstationäre orthopädische Rehabilitation: Therapeutische Leistungen, Behandlungsergebnis und Kosten im Vergleich zur stationären Rehabilitation. Rehabilitation (Stuttg.) 41:148–159

Bürger W, Dietsche S, Morfeld M, Koch U (2002) Ambulante und stationäre orthopädische Rehabilitation – Ergebnisse zum Vergleich der Behandlungsergebnisse und Kosten. Rehabilitation (Stuttg.) 41:92–102

Calin A, Garrett S, Whitelock H, Kennedy LG, O'Hea J, Mallorie P, Jenkinson T (1994) A new approach to defining functional ability in ankylosing spondylitis: the development of the Bath Ankylosing Spondylitis Functional Index. J Rheumatol 21:2281–2285

Chorus AM, Boonen A, Miedema HS, van der Linden S (2002) Employment perspectives of patients with ankylosing spondylitis. Ann Rheum Dis 61:693–699

Clade H (2003) Rehabilitaton. Von der Versorgung zum „Empowerment". Dtsch Ärzteblatt C658–C660

Dougados M, Gueguen A, Nakache JP, Ngueyn M, Mery C, Amor B (1988) Evaluation of a functional index and an articular index in ankylosing spondylitis. J Rheumatol 15:302–307

Garrett S, Jenkinson T, Kennedy LG, Whitelock H, Gaisford P, Calin A (1994) A new approach to defining disease status in ankylosing spondylitis: the Bath Ankylosing Spondylitis Disease Activity Index. J Rheumatol 21:2286–2291

Heyse B, Maier P, Miehle W, Ockl C, Rudolph K, Schickers S (1995) Funktionsorientierte Krankengymnastik der Spondylitis ankylosans. Akt Rheumatol 20:184–196

Hidding A, van der Linden S (1995) Factors related to change in global health after group physical therapy in ankylosing spondylitis. Clin Rheumatol 14:347–351

Hidding A, van der Linden S, Boers M, Gielen X, de Witte L, Koster A, Dijkmas B, Moolenburgh D (1993) Is group therapy superior to individualized therapy in ankylosing spondylitis? Arthritis Care Res 6:117–125

Hidding A, van der Linden S, Gielen X, De Witte L, Dijkmans B, Mollenburgh D (1994) Continuation of group physical therapy is necessary in ankylosing spondylitis. Arthritis Care Res 7:90–96

Isernhagen SJ (1995) Contemporary issues in functional capacity evaluation. In: Isernhagen SJ (ed) The comprehensive guide to work injury management. Aspen Publishers, Aspen, pp 410–429

Jäckel WH, Farin E (2002) Wirksamkeit der Rehabilitation bei muskuloskelettalen Krankheiten. Z Rheumatol 61, Suppl 2:26–28

Kessler U, Möller B, Wölfer S, Behrens F, Kaltwasser JP (2003) Teilstationäre Versorgung von Patienten mit Spondylitis ankylosans und anderen Spondylarthropathien. Akt Rheumatol 28:36–42

Kool J, Oesch P, de Bie R (2001) Predictive tests for non-return to work in patients with chronic low back pain. Eur Spine J 3:258–266.

Knüsel O (2001) Physikalisch-balneologische Therapie und Rehabilitation bei der ankylosierenden Spondylitis. In: Schmidt KL (Hrsg) Ankylosierende Spondylitis. Novartis Pharma Verlag, Nürnberg, pp 223–234

Knüsel O (2002) ALVR – Grundlagen der Rehabilitation. Schweizerische Ärztezeitung 37: 1923–1924

Kraag G, Stokes B, Groh J, Helewa H, Goldsmith C (1990) The effect of comprehensive home physiotherapy and supervision on patients with ankylosing spondylitis – A randomised controlled trial. J Rheumatol 17: 228–233

Mayer TG, Gatchel RJ, Mayer H, Kishino ND, Keeley J, Mooney V (1987) A prospective two-year study of functional restoration in industrial low back injury: an objective assessment procedere. JAMA 258:1763–1767

Miehle W (1999) Systemische entzündliche Gelenk- und Wirbelsäulenerkrankungen. In: Fehr K, Miehle W, Schattenkirchner M, Tillmann K (Hrsg) Rheumatologie in Klinik und Praxis 2. Auflage. Thieme, Stuttgart, pp 629–679

Oesch P, Kool J, Wunderlin B, Knüsel O (1997) Rehabilitation von Patienten mit chronischen Rückenbeschwerden: Assessment, Ergebnis und prädiktive Faktoren Phys Rehab Kur Med 7:224–230

Ruof J, Stucki C (1999) A comparison of the Dougados Functional Index and the Bath Ankylosing Spondylitis Functional Index. A literature review. J Rheumatol 26:955–960

Spring H (1989) Funktionsorientierte Gymnastik und Sport bei der Spondylitis ankylosans. In: Fellmann N, Spring H (Hrsg) Spondylitis ankylosans, Morbus Bechterew. Huber, Bern, pp 117–132

Spring H, Illi U, Kunz HR, Röthlin K, Schneider W, Tritschler T (1986) Dehn- und Kräftigungsgymnastik. Thieme, Stuttgart

Spring H, Pirlet A (1995) Morbus Bechterew. Gymnastik und Sport. Thieme, Stuttgart

Stucki G, Kroeling P (2000) Physical therapy and rehabilitation in the management of rheumatic disorders. Baillieres Best Pract Res Clin Rheumatol 14:751–771

Tishler M, Brotovski Y, Yaron M (1995) Effect of spa therapy in Tiberias on patients with ankylosing spondylitis. Clin Rheumatol 14:21–25

van der Linden S, van Tubergen A, Hidding A (2002) Physiotherapy in ankylosing spondylitis: What is the evidence? Clin Exp Rheumatol 20, Suppl 28:60–64

van Tubergen A, Landewé R, van der Heijde D, Hidding A, Wolter N, Asscher M, Falkenbach A, Genth E, Goei Thè H, van der Linden S (2001) Comined spa-exercise therapy is effective in patients with ankyloising spondylitis: a randomized controlled trial. Arthritis Care Res 45:430–438

van Tubergen A, Boonen A, Landewé R, Rutten-van Mollen M, van der Heijde D, Hidding A, van der Linden S (2002) Cost-effectiveness of combined spa-exercise therapy in ankylosing spondylitis: a randomised controlled trial. Arthritis Rheum 47:459–467

van Tubergen A, Landewé R, Heuft-Dorenbosch L, Spoorenberg A, van der Heijde D, van der Tempel H, van der Linden S (2003) Assessment of disability with the World Health Orangisation Disability Assessment Schedule II in patients with ankylosing Spondylitis. Ann Rheum Dis 62:140–145

Viitanen JV, Lehtinen K, Suni J, Kautiainen H (1995) Fifteen months' follow-up of intensive inpatient physiotherapy and exercise in ankylosing spondylitis. Clin Rheumatol 14:413–419

Viitanen JV, Suni J, Kautiainen H, Liimatainen M, Takala H (1992) Effect of physiotherapy on spinal mobility in ankylosing spondylitis. Scand J Rheumatol 21:38–41

Waddell G, Mc Culloch JA, Kummel E, Venner RM (1980) Nonorganic physical signs in low-back pain. spine 5:117–125

Kapitel 52

Berufliche Rehabilitation und Berufsberatung

Kay Jörgens, Albrecht Falkenbach

Fallbericht 1

Die unerwartete Schilderung eines Patienten mit Morbus Bechterew, die den gängigen Empfehlungen bei Wirbelsäulenerkrankungen widerspricht, möglicherweise aber auch auf Besonderheiten bei Morbus Bechterew hinweist.

V.H., 37 Jahre, männlich:
Die Diagnose Morbus Bechterew wurde vor 6 Jahren gestellt. Ich leide jedoch schon seit 18 Jahren – nach einem schweren Motorradunfall – unter mehr oder weniger starken Schmerzen im Rückenbereich.

Seit nunmehr 11 Jahren arbeite ich als Monteur im trockenen Innenausbau. Mein Hauptaufgabenbereich besteht in der Montage von verschiedenen Deckenarten (Mineralfaser, Metall, Gipsplatten).

Nach Rücksprache mit meinem behandelnden Arzt bezüglich meines Berufes riet mir dieser, diese Arbeit so lange wie möglich auszuüben, da sich diese Tätigkeit „therapeutisch positiv" auswirkt.

Der Grund dafür ist die Arbeit „über Kopf", wobei die Wirbelsäule, die bei der Erkrankung typisch nach vorne gebeugt ist, nach hinten durchgestreckt wird. Sozusagen Therapie während der Arbeit.

Da ich zu Hause eher selten die so wichtige Gymnastik ausübe, bin ich mir sicher, dass mein Beruf für mich die beste Therapie ist, und ich wahrscheinlich nicht mehr einen so aufrechten Gang hätte, wenn ich zum Beispiel einen sitzenden Beruf ausüben würde.

Fallbericht 2

Schilderung einer erfolgreichen beruflichen Rehabilitation

Versicherte: 35 Jahre, weiblich, geschieden.– Diagnosen: Zustand nach Nukleotomie C6/7 Januar 1999, Diagnosestellung undifferenzierte Spondyloarthropathie August 1999.– Berufliche Situation: erlernte Bekleidungsfertigerin; tätig als Wicklerin in der Elektromotorenproduktion, ganztägiges Sitzen, Zwangshaltung, ständige Vorbeugung. Innerbetriebliche Umsetzungen ohne Erfolg. Durchgehend arbeitsunfähig seit August 1999. Gute Motivation zur Fortführung einer geeigneten Tätigkeit.– Rehabilitationsmaßnahme (Kostenträger LVA Baden-Württemberg): Stationäres medizinisches Heilverfahren in der Rosentrittklinik Bad Rappenau im Februar 2000. Insgesamt mäßige Linderung der Wirbelsäulen-Dauerschmerzen mit Ausstrahlung in beide Arme.

Integrierte einwöchige Berufsorientierung im Berufsförderungswerk Heidelberg mit der Beurteilung: Gute Bildungsvoraussetzungen, Interesse an konstruktiv-zeichnerischer Qualifizierung, sehr motiviert. Am ergonomisch eingerichteten Arbeitsplatz gute Mitarbeit, ausreichende körperliche Leistungsfähigkeit für einen technisch- zeichnerischen Beruf. Alternative: Kaufmännischer Bereich. – Umschulung zur technischen Zeichnerin (ab Juli 2000) mit sehr positivem Verlauf hinsichtlich Motivation, Arbeitsergebnissen und körperlichen Beschwerden (keine krankheitsbedingten Fehltage!). – Im Juni 2002 erfolgreicher Abschluss der Ausbildung als Technische Zeichnerin. Seit Juli 2002 Festanstellung als Detailkonstrukteurin. – Subjektives Befinden: hohe Zufriedenheit mit der erreichten beruflichen Situation. Nur noch gelegentliche Nackenschmerzen ohne Ausstrahlung, derzeit keine Dauerschmerzen!

1. Grundlagen der sozialen Absicherung

Für Patienten mit Behinderungen gibt es ein engmaschiges Netz sozialer Absicherungen. Ziel ist es, dem Kranken und Behinderten eine möglichst unbeschränkte Teilhabe am sozialen und beruflichen Leben zu ermöglichen und krankheitsbedingte Nachteile abzubauen bzw. auszugleichen. Die entsprechenden Maßnahmen sind in den Sozialgesetzbüchern geregelt. Wesentliche Bestandteile sind das Schwerbehindertengesetz, die Leistungen zur medizinischen und beruflichen Rehabilitation sowie die Renten wegen verminderter Erwerbsfähigkeit. *Die wichtigsten gesetzlichen Regelungen in Österreich und der Schweiz sind in Kapitel 54 angeführt.*

Alle Leistungen müssen vom Betroffenen beantragt werden, die Gewährung erfolgt nach ärztlicher Begutachtung. Entscheidungskriterium für die Leistungsgewährung ist weniger der zugrunde liegende Schaden als vielmehr die daraus resultierende *Funktionseinschränkung*. Dies gilt selbstverständlich auch für einen Patienten mit der Diagnose Morbus Bechterew.

Wesentlich für die *Teilhabe am Arbeitsleben* von Behinderten ist die berufliche Rehabilitation, die in diesem Kapitel abgehandelt wird. Daneben beinhaltet das Schwerbehindertenrecht noch weitere für Patienten mit Morbus Bechterew relevante Themen, z.B. die Sicherung eines bestehenden Arbeitsplatzes (siehe auch Kap. 54). Bei nicht-erfolgversprechender beruflicher Rehabilitation kommt das Rentenrecht zur Anwendung.

Maßgeblich für die im Schwerbehindertenrecht (§§ 68ff SGB IX) geregelte Sicherung des Arbeitsplatzes ist der *Grad der Behinderung* (GdB). Bei einem GdB von 50 oder mehr besteht der *Kündigungsschutz für Schwerbehinderte*. Wenn ein GdB von 30 bis 50 vorliegt, kann der Arbeitnehmer denselben Kündigungsschutz über einen *Gleichstellungsantrag* erlangen. Die Anhaltszahlen des GdB bei Morbus Bechterew sind aus Tabelle 1 ersichtlich.

Die Festlegung des GdB erfolgt durch die zuständige Versorgungsverwaltung nach ärztlicher Begutachtung. Das Schwerbehindertengesetz sieht ergänzend Nachteilsausgleiche vor. Für Patienten mit Morbus Bechterew ist insbesondere die Beeinträchtigung der Bewegungsfähigkeit im Straßenverkehr (Merkzeichen „G" bzw. „aG") von Bedeutung. Als in seiner Bewegungsfähigkeit im Straßenverkehr wesentlich eingeschränkt gilt, wer Wegstrecken im Ortsverkehr, die üblicherweise zu Fuß zurückgelegt werden, nicht bewältigen kann (etwa 2 km in einer halben Stunde). Nach Anerkennung des Merkzeichen „G" durch die Versorgungsverwaltung hat der Patient beispielsweise auch Anspruch auf einen Behindertenparkplatz in unmittelbarer Nähe seines Arbeitsplatzes.

Eine Rente wegen Erwerbsminderung wird bei Erfüllung der persönlichen und der versicherungsrechtlichen Voraussetzungen (z.B. Warte-, Beitragszeiten; §§ 43 und 50 SGB VI) gewährt.

Das Rentenrecht wegen verminderter Erwerbsfähigkeit ist zum 01.01.2001 neu

Tabelle 1. Anhaltszahlen des GdB bei Morbus Bechterew* (nach Sozialverband VdK Deutschland)

Funktionseinschränkung	GdB-Grad
ohne wesentliche Funktionseinschränkung: mit leichten Beschwerden	10
mit geringen Auswirkungen: leichtgradige Funktionseinbußen und Beschwerden, je nach Art und Umfang des Gelenkbefalls, geringe Krankheitsaktivität	20–40
mit mittelgradigen Auswirkungen: dauernde erhebliche Funktionseinbußen und Beschwerden, therapeutisch schwer beeinflussbare Krankheitsaktivität	50–70
mit schweren Auswirkungen: irreversible Funktionseinbußen, hochgradige Progredienz	80–100

* Auswirkungen einer medikamentösen Basis-Dauertherapie sind gegebenenfalls zusätzlich zu berücksichtigen.

geordnet worden. Es gibt nun im Wesentlichen drei für die sozialmedizinische Praxis bedeutsame Renten:

- Rente wegen voller Erwerbsminderung (§ 43, Abs. 2, SGB VI)
- Rente wegen teilweiser Erwerbsminderung (§ 43, Abs. 1, SGB VI)
- Rente wegen teilweiser Erwerbsminderung bei Berufsunfähigkeit (§ 240, SGB VI)

Eine Erwerbsunfähigkeitsrente (= Rente wegen voller Erwerbsminderung) erhält, wer aus gesundheitlichen Gründen in absehbarer Zeit (mehr als 6 Monate) keine regelmäßige oder wirtschaftlich sinnvolle Tätigkeit auf dem allgemeinen Arbeitsmarkt erbringen kann.

Allgemein gilt in Bezug auf die Teilhabe am Arbeitsleben jedoch der Grundsatz *„Reha vor Rente“*, d.h. alle geeigneten medizinischen und beruflichen Rehabilitationsmaßnahmen sind vor der Bewilligung einer Erwerbsminderungsrente auszuschöpfen.

SGB VI regelt die sozialmedizinischen Zugangsbedingungen für diese Rehabilitationsmaßnahmen. Voraussetzungen sind *Rehabilitationsbedürftigkeit*, *Rehabilitationsfähigkeit* und eine *positive Rehabilitationsprognose*.

Medizinische Leistungen zur Rehabilitation (§ 15 SGB VI) beziehen sich auf das gesamte Spektrum der Partizipationseinschränkungen, während die *berufliche Rehabilitation* in erster Linie auf die *Teilhabe am Arbeitsleben* ausgerichtet ist.

2. Arbeitsmedizinische Aspekte

Krankheitsspezifische Probleme am Arbeitsplatz müssen bei Patienten mit Morbus Bechterew insbesondere aus den folgenden Beeinträchtigungen erwartet werden:

- Schmerzen in Ruhe (vorwiegend bei längerem Sitzen, Schreibtischarbeit)
- Schmerzen bei Belastung (mit Einschränkungen bei körperlicher Arbeit)
- Einschränkung der Mobilität (insbesondere bei Befall der großen Gelenke der unteren Extremität)
- Morgensteifigkeit (Auswirkung insbesondere bei Tätigkeit in Frühschicht)
- Fatigue-Symptomatik (mit Einschränkung der Ausdauer und der Notwendigkeit regelmäßiger Arbeitspausen)

Daneben sind gegebenenfalls Einschränkungen bei Befall der Augen und/oder des Darmes zu berücksichtigen. Problematisch in der Beurteilung, insbesondere bei medizinischen Untersuchungen im Rahmen einer Begutachtung, ist die Abhängigkeit funktioneller Einschränkungen von der Tageszeit und der aktuellen Entzündungsaktivität bei einem sehr wechselhaften Krankheitsverlauf. Der Gutachter muss sich bei der Wertung der Untersuchungsergebnisse im Klaren sein, ob die Befunde als repräsentativ anzusehen sind oder der Patient aktuell in einer schlechteren oder besseren Verfassung als zu anderen Zeiten ist.

3. Berufliche Situation der Patienten

Im Rahmen einer Patientenbefragung in der Schweiz gaben 62,2% der (antwortenden) Patienten mit Morbus Bechterew an, dass sie während ihrer Arbeit unter Schmerzen leiden (Fellmann et al. 1996). Obwohl sich jeder zweite erwerbstätige Patient in der Ausübung seiner derzeitigen beruflichen Tätigkeit beeinträchtigt fühlt – jeder fünfte spricht sogar von einer starken Beeinträchtigung – sind Patienten mit Spondyloarthritis dennoch *kaum* weniger erwerbstätig als die Gesamtbevölkerung mit dem gleichen Altersdurchschnitt (59% versus 63%; Feldtkeller und Lemmel 1999).

Das Haushaltsnettoeinkommen der Patienten (befragte Mitglieder der DVMB) liegt sogar über dem Durchschnitt der Gesamtbevölkerung, was eine Folge einer überdurchschnittlichen beruflichen Qualifikation der Patienten mit Morbus Bechterew ist (bei den befragten DVMB-Mitgliedern kann eine Selektion aber nicht ausgeschlossen werden). Schwerwiegendere Krankheitsverläufe gehen jedoch mit einer deutlichen Minderung des Nettoeinkommens einher (Feldtkeller und Lemmel 1999).

Während frühere Untersuchungen auf eine eher günstige Prognose bezüglich der langfristigen Arbeitsfähigkeit bei Morbus Bechterew hinwiesen (Mc Guigan et al. 1984), belegen jüngere Analysen doch gravierende Einschränkungen im Arbeitsleben (zur Übersicht: Boonen 2002; Boonen et al. 2001b). Diese können mit Einkommenseinbußen verbunden sein, was sich wiederum negativ auf die Lebensqualität des Patienten auswirken kann (Boonen et al 2003). Der Verlust der Produktivität macht bei Morbus Bechterew den insgesamt größten Anteil der krankheitsbedingten Kosten aus (Boonen und Severens 2002).

Die Fehltage der erwerbstätigen Patienten liegen um ca. 50% über den durchschnittlichen Fehlzeiten aller Arbeitnehmer. Dies ist u.a. das Resultat der hier mit einfließenden Fehlzeiten wegen stationärer medizinischer Rehabilitationsmaßnahmen. Dagegen liegen die Fehlzeiten, die nicht direkt Folge der Grunderkrankung sind, niedriger als in der Gesamtbevölkerung. Auf die Fehlzeiten negativ wirken sich eine periphere Gelenkbeteiligung und die Schwere der körperlichen Arbeit aus (Feldtkeller und Lemmel 1999; Chorus et al. 2002; Boonen et al. 2002b).

Auch wenn das durchschnittliche Renteneintrittsalter (unter Mitgliedern der DVMB) mit etwa 56 Jahren nur wenig unter demjenigen aller Erwerbstätigen (Westdeutschland: 60 Jahre; Ostdeutschland: 58 Jahre) liegt (Feldtkeller und Lemmel 1999), so ist der vorzeitige Eintritt der Berentung nach einer Untersuchung aus den Niederlanden etwa um den Faktor 3 höher als bei der Normalbevölkerung (Boonen et al. 2001a). In einer Studie aus England (Barlow et al. 2001) zeigte sich bei Morbus Bechterew eine höhere Arbeitsunfähigkeitsrate bei höherem Alter, längerer Krankheitsdauer, schlechterer Ausbildung, Begleiterkrankungen, größerer körperlicher Behinderung, Schmerz, Müdigkeit, Steifigkeit, Angst und depressiver Stimmung sowie bei niedrigerem Selbstwertgefühl.

In Frankreich wurden die prognostischen Faktoren für das Ausmaß der Behinderung und eine lang dauernde Arbeitsunfähigkeit bei 182 Patienten mit Morbus Bechterew identifiziert (Guillemin et al. 1990), was auch indirekte Rückschlüsse auf den Bedarf und den Nutzen beruflicher Rehabilitationsmaßnahmen zulässt. Eine langfristig größere Behinderung in Alltagsaktivitäten (erfasst mittels *Health Assessment Questionnaire, HAQ*) wurde vor allem bei Patienten mit einer Arbeit in kalter Umgebung gesehen (Relatives Risiko, RR=2,01). Während langes Stehen bei der Arbeit das Risiko erhöhte (RR=1,34), ist das Risiko bei einer sitzenden beruflichen Tätigkeit niedriger als im Durchschnitt (RR=0,35). Langdauernde Arbeitsunfähigkeitszeiten sind insbesondere bei peripherer Gelenkbeteiligung sowie bei Arbeiten zu erwarten, die auch das Tragen schwerer Gegenstände einschließt. Überzeugend sind die Ergebnisse beruflicher Rehabilitationsmaßnahmen, die offensichtlich einer lang dauernden Behinderung (und damit wohl auch einer Arbeitsunfähigkeit) vorbeugen können (RR=0,57).

In einer Gruppe von 85 Patienten mit Morbus Bechterew im Alter von mehr als 65 Jahren, die sich zur Behandlung in Bad Gastein (Kranken- und Kuranstalt Gasteiner Heilstollen) vorstellten, berichteten 44 von einer vorzeitigen Berentung. Obwohl 39% dieser Patienten ihren ursprünglichen Beruf wechselten, waren sie nicht in der Lage, bis zum üblichen Rentenalter zu arbeiten. 45% aller vorzeitig berenteten Patienten, aber nur 27% der Patienten, die bis zum üblichen Rentenalter arbeiten konnten, waren während ihrer beruflichen Tätigkeit Nässe und Kälte ausgesetzt (Falkenbach und Herold 1999). Dieses letztgenannte Ergebnis bestätigte die oben bereits angeführte Untersuchung aus der Schweiz (Fellmann et al. 1996), die neben den bekanntermaßen bedeutsamen Wetter- und Klimaeinflüssen (Falkenbach et al. 1998) zudem auch sehr lang dauernde Arbeitszeiten und eine ungünstige Körperhaltung während der Arbeit als relevante Einflussfaktoren aufzeigte.

In der Analyse der Daten aus den deutschen Rheumazentren war der Anteil berufstätiger Patienten mit Morbus Bechterew mit 71,3% deutlich höher als bei der *rheumatoiden Arthritis* (49,5%). Gut ausgebildete Patienten hatten mit 79% eine signifikant höhere Arbeitsrate als schlecht ausgebildete Patienten. Die Arbeitsmarktsituation hat dabei einen wesentlichen Einfluss auf den Anteil der berufstätigen Patienten mit Morbus Bechterew (Zink et al. 2000).

Allgemein anwendbare individuelle Prädiktoren für eine vorzeitige Berentung sind nicht validiert. Prospektive Untersuchungen zu den Prädiktoren bei Morbus Bechterew liegen nicht vor. Generell erscheint bei *muskuloskelettalen Erkrankungen* der *SF36-Fragebogen* einsetzbar (Atroshi et al. 2002). Bei *Morbus Bechterew* dürfte z.B. der *BASFI* zur orientierenden Beurteilung der langfristigen Arbeitsfähigkeit geeignet sein, da das Ausmaß der funktionellen Einschränkungen als wichtiger Risikofaktor für Arbeitsausfallszeiten und vorzeitige Berentung und damit auch für hohe Kosten anzusehen ist (Boonen et al. 2001b; Ward 2002).

Die vorliegenden Untersuchungen zu dem Thema nennen nachfolgend angeführte Risikofaktoren für eine frühzeitige Berentung (nach: Barlow et al. 2001; Boonen 2002; Boonen et al. 2002c; Falkenbach und Herold 1999; Gran und Skomsvoll 1997; Grazio et al. 1997; Guillemin et al. 1990; Ringsdal und Helin 1991; Roussou et al. 1997; Ward und Kuzis 2001):

- *Unbeeinflussbares Risiko*
  - Lebensalter (frühere Berentung bei höherem Lebensalter bei Diagnosestellung)
- *Therapeutisch beeinflussbare Risiken*
  - hohe Krankheitsaktivität
  - Schweregrad der Funktionseinschränkungen
  - periphere Arthritis
  - Begleiterkrankungen (z.B. Iritis, Colitis)
- *Durch berufliche Rehabilitationsmaßnahmen beeinflussbare Risiken*
  - schlechtere Ausbildung
  - schwere körperliche Arbeit

Somit ergibt sich aus der Beurteilung der individuellen Beeinträchtigungen und der Arbeitsplatzsituation des Patienten gegebenenfalls die Notwendigkeit, neben der optimalen medizinischen Betreuung zudem noch geeignete berufliche Rehabilitationsmaßnahmen zu gewähren.

4. Berufsberatung, geeignete Arbeitsplatzbedingungen

Angesichts des zumeist frühen Erkrankungsalters sind die finanziellen Auswirkungen der Berentung eines noch jungen Patienten mit Morbus Bechterew als beträchtlich anzusehen (Boonen und Severens 2002). Dies verdeutlicht die Notwendigkeit und den potenziellen Nutzen einer kompetenten Beratung vor der Berufswahl oder vor Umschulungsmaßnahmen. In einer – allerdings mehr als 10 Jahre zurückliegenden – Untersuchung beklagten jedoch viele junge Patienten mit rheumatologischen Erkrankungen das häufig mangelnde Wissen des Berufsberaters über die jeweilige Erkrankung (Kriegel et al. 1992).

Die Berufswahl ist für den Patienten, für den Krankheitsverlauf, für die langfristige

Arbeitsfähigkeit und somit auch für die Gesellschaft von so großer Bedeutung, dass sich hier ein *hoher Aufwand* mit Sicherheit lohnt.

Beispielhaft sei der Beruf eines Kraftfahrers besprochen. Zu Beginn des Morbus Bechterew bestehen kaum Einschränkungen, die – bei Unkenntnis des möglichen Verlaufs – gegen die Tätigkeit eines Berufskraftfahrers sprechen könnten. Das lange Sitzen in Zwangshaltung und die Vibrationen bedeuten jedoch eine Belastung der Wirbelsäule und haben wahrscheinlich negative Auswirkungen auf den Langzeitverlauf der Erkrankung. Zudem ist langfristig eine Einschränkung des Blickfelds auf Grund einer HWS-Ankylosierung nicht auszuschließen, was dann mit Sicherheit eine Beeinträchtigung der Fahrfähigkeit darstellt (Wordsworth und Mowat 1986).

Eine kompetente Berufsberatung ist also nur bei ausreichenden Kenntnissen über das Krankheitsbild, den möglichen Krankheitsverlauf und die Prognose möglich. Die Erfahrung zeigt, dass bei Morbus Bechterew oftmals nur der Rheumatologe diese Kenntnisse einbringen kann, so dass er hinzugezogen werden sollte.

Ein geeigneter Arbeitsplatz hat grundsätzlich den Kriterien der *Ausführbarkeit*, der *Schädigungslosigkeit* und der *Zumutbarkeit* gerecht zu werden. Dies bedeutet, dass die körperlichen Voraussetzungen des Arbeitenden und die technischen Voraussetzungen des Arbeitsplatzes übereinstimmen sollten. Kurzfristig sind erhebliche Beeinträchtigungen durch die Arbeit zu meiden. Langfristig soll weiteren Gesundheitsschäden vorgebeugt werden. Generell kann eine abwechslungsreiche und durch Selbstbestimmung geprägte berufliche Tätigkeit bei Patienten mit Schmerzen auch langfristig das Risiko einer Behinderung vermindern (Teasell und Bombardier 2001).

Dennoch sei hier nochmals die Bedeutung einer *individuellen* Beratung betont. Nach einer sorgfältigen Analyse der im Vordergrund stehenden Beeinträchtigungen lassen sich oftmals überraschend erfolgreiche Lösungen erzielen. So konnte ein junger Mann mit Morbus Bechterew, der vor allem über eine ausgeprägte Morgensteifigkeit und Schmerzen bei nass-kaltem Wetter klagte, ohne größere Schwierigkeiten langfristig den Beruf des Bäckers ausüben. Die extrem frühen Arbeitszeiten und die Wärme am Arbeitsplatz wirkten sich nach Angaben des Patienten positiv auf seine Beschwerden aus. Chronobiologische Aspekte gilt es also mit zu berücksichtigen, gerade bei Beratungen im Zusammenhang mit Schichtarbeit.

Die Berufsberatung hat das primäre Ziel, den Beruf zu finden, den der Patient entsprechend seinen Neigungen und seinen körperlichen Fähigkeiten langfristig ausüben kann. Bei Morbus Bechterew sollten Berufe vermieden werden, die *große* oder später *allzu große* Anforderungen an die Funktion des Bewegungsapparates stellen. Nach Rücksprache und im Konsens mit dem Patienten kann im Einzelfall jedoch auch die Wahl eines Berufes ins Auge gefasst werden, der bewusst eine Beanspruchung von Funktionen des Bewegungsapparates bedeutet. Hierbei wird also in erster Linie nicht – wie üblicherweise erforderlich – auf die *Schädigungslosigkeit* des Berufs geachtet, sondern der Beruf als positiver Einflussfaktor auf den Krankheitsverlauf ins Spiel gebracht. Solche Überlegungen dürfen jedoch nicht der *Zumutbarkeit* für den Patienten widersprechen und können nur mit voller Zustimmung durch den Patienten erfolgreich in die Realität umgesetzt werden (siehe Fallbericht 1).

Der Abgleich zwischen den Kompetenzen des Arbeitenden und den Anforderungen an seinem Arbeitsplatz ist immer individuell vorzunehmen. Bei erheblicher Diskrepanz zwischen den gegebenen Arbeitsplatzbedingungen und den Möglichkeiten des Patienten sollten möglichst frühzeitig berufliche Rehabilitationsmaßnahmen eingeleitet werden. Bei Patienten mit einer Spondyloarthritis sind vor allem die in Tabelle 2 angeführten Rahmenbedingungen zu beachten. Bei einem *bestehenden Arbeitsverhältnis* hat die *Anpassung des Arbeitsplatzes* entsprechend der funktionellen Beeinträchtigungen des Patienten von allen möglichen Interventionen die größte Aussicht auf Erfolg (Allaire 2001).

Tabelle 2. Allgemein günstige bzw. ungünstige Arbeitsplatzbedingungen bei Morbus Bechterew (nach Falkenbach und Herold 1999; Feldtkeller und Lemmel 1999; Hartmann 2000; Bundesarbeitsgemeinschaft für Rehabilitation 1993). Selbstverständlich ist eine *individuelle* Beurteilung in den gegebenen Funktionseinschränkungen und Krankheitsstadien notwendig. Diese Angaben sollten auch die Basis für die Berufsberatung eines jungen Patienten mit Morbus Becherew sein, wobei Ausnahmen jedoch grundsätzlich möglich sind

Günstige Arbeitsplatzbedingungen	Ungünstige Arbeitsplatzbedingungen
Leichte bis mittelschwere körperliche Arbeit*	mittelschwere bis schwere körperliche Arbeit*
Aufrechte Körperhaltung	Häufiges Bücken, Vorbeugung, Zwangshaltungen, Teil- und Ganzkörperschwingungen
Aufrechte Kopfhaltung, schräge Tischplatte, verstellbarer Pultaufsatz etc.	Häufige Überkopfarbeiten
Wechsel zwischen Sitzen, Stehen, Gehen	nur Sitzen oder Stehen oder Gehen
Verstellbare Sitzneigung, luftgefederter Fahrzeugsitz	Laufen auf unebenem Boden, Sturzgefahr, langer Weg zur Arbeit, Vibrationen
Heben von Lasten grundsätzlich körpernah, aus der Hocke, beidhändig	Überwiegend statische Muskelarbeit, einhändiges Heben aus der Vorbeugung
Trockene, warme, zugfreie Umgebung	Feuchte, kalte Umgebung; schlechte Beleuchtung,
Zwischenzeitliche Möglichkeit zur Entspannung bzw. Pause; Möglichkeit eigener Zeiteinteilung	häufige Überstunden, Schichtarbeit, Akkord- und Fließbandarbeit, hoher Zeitdruck, andere Form des psychosozialen Stresses

* Schweregrad der körperlichen Arbeit entsprechend der Beschreibungen durch den Verband Deutscher Rentenversicherungsträger (2000): a) Leichte Arbeit: Tragen < 10 kg, leichte Werkstücke, bis 5% der Arbeitszeit mittelschwere Arbeitsanteile; b) Leichte bis mittelschwere Arbeit: mittelschwere Arbeit höchstens 50% der Zeit; c) Mittelschwere Arbeit: Heben > 15 kg, häufiges unbelastendes Gehen auf Treppen und Leitern, Haltearbeit mäßigen Grades, bis 5% der Arbeitszeit schwere Arbeitsanteile; d) Schwere Arbeit: Tragen bis 40 kg, Steigen unter mittleren Lasten, Handhaben von Werkzeugen über 3 kg Gewicht, Schaufeln, Graben, Hacken, mittelschwere Arbeiten in angespannter Körperhaltung

5. Zugangsweg zur beruflichen Rehabilitation

Die rechtlichen Voraussetzungen für die Gewährung von Leistungen zur Teilhabe am Arbeitsleben ergeben sich aus den §§ 10,11 SGB VI sowie § 33 SGB IX. Die Leistungen werden nur auf Antrag gewährt – zumeist durch BfA bzw. LVA – gemäß § 6, Abs. 1, Nr. 2 bis 5, SGB IX.

Die entsprechenden Antragsvordrucke sind bei den jeweiligen Rentenversicherungsträgern, bei den gesetzlichen Krankenkassen, den Servicestellen für Rehabilitation, den Versicherungsämtern und den Versicherungsältesten erhältlich. Als eine der wichtigsten Neuerungen des Sozialgesetzbuches IX bestehen als zentrale Anlaufstellen gemeinsame *Servicestellen* aller Rehabilitationsträger in allen Landkreisen und kreisfreien Städten (§ 23, Abs. 1, SGB IX). Dem ausgefüllten und unterschriebenen Antrag des Betroffenen ist ein ärztliches Gutachten bzw. ein Befundbericht beizufügen.

Alternativ können im Anschluss an eine medizinische Rehabilitationsmaßnahme Leistungen zur Teilhabe am Arbeitsleben veranlasst werden.

Der Abgleich zwischen den bestehenden Arbeitsplatzbedingungen und den vorliegenden Funktionseinschränkungen erfolgt durch den Sozialversicherungsträger anhand der Antragsunterlagen, einer prüfärztlichen Begutachtung und gegebenenfalls einer Anfrage an den Betriebsarzt.

Die im folgenden Kapitel dargestellten gestuften Formen der *Leistungen zur Teilhabe am Arbeitsleben* können bei Erfüllung der Voraussetzungen bewilligt werden. Bei Ablehnung von beruflichen Rehabilitationsmaßnahmen wegen fehlender Notwendigkeit kann der Betroffene ein Widerspruchsverfahren einleiten. Bei Ablehnung wegen fehlender Erfolgsprognose kommt gegebenenfalls die Gewährung einer Erwerbsminderungsrente in Betracht.

6. Das Spektrum berufsfördernder Leistungen

Gemäß § 33 SGB IX umfassen die *Leistungen zur Teilhabe am Arbeitsleben* auch medizinische, psychologische und pädagogische Hilfen, um die Leistungsfähigkeit zu erhalten und zu verbessern oder wieder herzustellen und so die Teilhabe am Arbeitsleben möglichst auf Dauer zu sichern.

Folgende Maßnahmen können durchgeführt werden (aus LVA Baden-Württemberg 2002):

- Leistungen an Arbeitgeber gemäß § 34 SGB IX
  - Zuschüsse zur betrieblichen Ausbildung
  - Eingliederungszuschüsse
  - Zuschüsse für Arbeitshilfen im Betrieb
  - Teilweise oder volle Kostenerstattung für eine befristete Probebeschäftigung
  - Berufsvorbereitung (z.B. zum berufsspezifischen Grundwissen)
  - Wegen der Behinderung erforderliche Grundausbildung
  - Berufliche Anpassung, Ausbildung, Weiterbildung, z.B. Fortbildung oder Umschulung (§ 33, Abs. 3, SGB IX)
- Leistungen in Einrichtungen der beruflichen Rehabilitation (Berufsbildungswerke, Berufsförderungswerke, vergleichbare Einrichtungen) gemäß § 35, SGB IX
  - Berufsvorbereitung (z.B. zum berufsspezifischen Grundwissen)
  - Wegen der Behinderung erforderliche Grundausbildung
  - Berufliche Anpassung, Ausbildung, Weiterbildung, z.B. Fortbildung oder Umschulung (§ 33, Abs. 3, SGB IX)
- Weitere Leistungen
  - Kostenbeteiligung beim Erwerb der Fahrerlaubnis
  - Kostenzuschuss zur Anschaffung eines behindertengerechten PKW
  - Überbrückungsgeld bei Aufnahme einer selbständigen Tätigkeit

Eine Umschulung stellt die Maximalleistung zur Teilhabe am Arbeitsleben dar, die Altersgrenze wird hier aus Arbeitsmarkt- und Rentabilitätsgründen etwa im 40. Lebensjahr gesehen. Die sonstigen kostengünstigeren Maßnahmen, insbesondere die innerbetrieblichen Hilfen, werden nicht so restriktiv und in der Regel auch nicht altersbezogen gewährt.

7. Zusammenfassung

Nicht immer gelingt es, einem Patienten mit Morbus Bechterew durch alleinige medizinische Maßnahmen dauerhaft die Teilhabe am Erwerbsleben zu ermöglichen. In diesem Fall kann der zuständige Sozialversicherungsträger Leistungen zur Teilhabe am Arbeitsleben bewilligen. Fehlt die Perspektive einer wesentlichen Besserung der Erwerbsfähigkeit, kommen zunächst Leistungen zur Anpassung und Sicherung des vorhandenen Arbeitsplatzes in Betracht. Wenn dennoch eine Rückkehr in das bisherige Arbeitsfeld nicht möglich ist, kann durch qualifizierende berufliche Rehabilitationsleistungen ein neuer Berufsweg eröffnet werden.

Bei Diagnosestellung eines Morbus Bechterew und im weiteren Krankheitsverlauf ist neben den medizinischen Maßnahmen stets auch die Notwendigkeit der Berufsberatung bzw. beruflicher Rehabilitationsleistungen zu überprüfen. Durch die individuelle Abklärung der Belastbarkeit und den Einsatz der vielfältigen Leistungen zur Teilhabe am Arbeitsleben wird so einerseits den Wünschen und Erwartungen des Betroffenen und andererseits dem volkswirtschaftlichen Nutzen einer möglichst langen beruflichen Leistungsfähigkeit Genüge getan.

Wissenschaftliche Untersuchungen weisen auf die Effektivität beruflicher Rehabilitationsmaßnahmen bei chronisch-rheumatologischen Erkrankungen hin. In einer Literaturübersicht nennen de Buck et al. (2002) 5 von 6 Arbeiten, die positive Ergebnisse berichten. Dennoch ist der wissenschaftliche Effektivitätsnachweis noch immer unbefriedigend. Bei Morbus Bechterew gibt es keine prospektiven Untersuchungen zur Effektivität der beruflichen Rehabilitation, was aber auch auf die notwendige Individualisierung aller Maßnahmen zurückzuführen ist. Dennoch lassen die im Einzelfall überragenden Erfolge (siehe Fallbericht 2), die Plausibilität der Interventionen und die Erfahrungen von Patienten und Ärzten den hohen Aufwand beruflicher Rehabilitationsmaßnahmen bei geeigneten Patienten mit Morbus Bechterew gerechtfertigt erscheinen.

10 Fragen zum Thema

1. Was ist einem jungen Patienten mit Morbus Bechterew zur Berufswahl zu raten?

Dem Patienten ist eine qualifizierte Berufsausbildung mit Abschluss für eine Tätigkeit mit leichten bis mittelschweren körperlichen Belastungen in wechselnden Körperhaltungen in Innentätigkeit anzuraten (siehe Tabelle 2).

2. Welche Manifestationen des Morbus Bechterew limitieren welche beruflichen Tätigkeiten?

Belastungsschmerzen des Bewegungsapparates und/oder Bewegungseinschränkungen der Wirbelsäule und der Gelenke bedeuten Einschränkungen für stärkere körperliche Belastungen, für einseitige Tätigkeiten und für die Mobilität. Eine ausgeprägte Morgensteifigkeit steht einer Tätigkeit in der Frühschicht entgegen. Ruheschmerzen und eine Fatigue-Symptomatik stehen Akkord- oder Fließbandarbeiten, hohem Zeitdruck, häufigen Überstunden und einer 3-Schichtarbeit entgegen. Ein Befall der Augen kann Bildschirmtätigkeiten, Feinarbeiten und längeres Lesen erschweren, Blendeffekte sind zu meiden. Die Mitbeteiligung des Darmes kann zur Notwendigkeit häufigerer Arbeitspausen führen.

3. Kann ein Patient mit Morbus Bechterew Schichtarbeit verrichten?

Bei einer deutlichen Tagesrhythmik der Schmerzsymptomatik sollte die Arbeitszeit entsprechend angepasst werden und Schichtarbeit vermieden werden. Eine ausgeprägte Morgensteifigkeit steht einer Tätigkeit in der Frühschicht entgegen. Die individuelle Beschwerdesymptomatik sollte bei der Arbeitszeitplanung berücksichtigt werden.

4. Welche Arbeitsplatzanpassungen sind bei einer überwiegend sitzenden Tätigkeit empfehlenswert?

Ein wirbelsäulengerechter Drehstuhl mit hoher infrascapulärer Abstützung und variabler Sitzflächenneigung ist die Basis einer krankheitsgerechten Sitz- bzw. Stuhlversorgung. Bei Fahrtätigkeiten mit LKW oder Stapler sind luftgefederte Sitze zur Unterdrückung der Vibrationen sinnvoll.

5. Ist für einen Patient mit Morbus Bechterew ein stehender Beruf generell nicht geeignet?

Sofern regelmäßige Stellungswechsel und zeitweiliges Sitzen oder Laufen gewährleistet sind, können auch Tätigkeiten überwiegend im Stehen vollschichtig erbracht werden. Auf eine optimale Höhenanpassung der Arbeitsfläche ist zu achten.

6. Kann ein Patient mit eingeschränkter Wirbelsäulenbeweglichkeit als Kraftfahrer arbeiten?

Durch entsprechende Herrichtung des Sitzes und der Spiegel kann auch bei einer weitgehenden Einschränkung der Wirbelsäulenbeweglichkeit in der Regel eine Tätigkeit als Kraftfahrer fortgeführt werden. Wenn eine deutliche Einschränkung der Wirbelsäulenbeweglichkeit absehbar ist, sollte aber bei einer *neu anstehenden Berufswahl* eine Tätigkeit als Kraftfahrer nicht empfohlen werden.

7. Wo wird ein Antrag auf berufliche Rehabilitation gestellt?

Zuständig für berufliche Rehabilitationsmaßnahmen bei Patienten mit Morbus Bechterew ist in der Regel der Rentenversicherungsträger. Die entsprechenden Antragsformulare sind bei allen Sozialträgern erhältlich. Auf Grund des Sozialgesetzbuches IX werden zudem als neue zentrale Anlaufstellen die gemeinsamen Servicestellen aller Rehabilitationsträger in allen Landkreisen und kreisfreien Städten eingerichtet, die für die Weiterleitung des Antrags an den zuständigen Träger sorgen.

8. Wer beurteilt die Notwendigkeit und die Erfolgsaussichten beruflicher Umschulungsmaßnahmen?

Die Leistungen zur Teilhabe am Arbeitsleben werden vom zuständigen Versicherungsträger, in der Regel dem Rentenversicherungsträger, anhand der Antragsunterlagen und einer prüfärztlichen Begutachtung hinsichtlich der Notwendigkeit und Erfolgsaussichten geprüft.

9. Was sind die gesetzlichen Grundlagen für Leistungen zur Teilhabe am Arbeitsleben?

In den Sozialgesetzbüchern VI und IX sind die Rahmenbedingungen für Leistungen zur Teilhabe am Arbeitsleben festgelegt.

10. Krankheitsbedingte Probleme am Arbeitsplatz: Wo findet der Patient kompetente Beratung?

Bei krankheitsbedingten Problemen am Arbeitsplatz sind der Betriebsarzt/Werksarzt und der Hausarzt (unter Einbeziehung des behandelnden Rheumatologen) die ersten Ansprechpartner. Weitergehende Orientierungshilfen können in den gemeinsamen Servicestellen aller Rehabilitationsträger und über die Deutsche Vereinigung Morbus Bechterew e.V. erhalten werden. Beratungen zum Antrag auf Leistungen zur Teilhabe am Arbeitsleben erfolgen auch im Rahmen medizinischer Rehabilitationsmaßnahmen durch den Rehabilitationsberater der zuständigen Rentenversicherung. Zur umfassenden Belastungserprobung und Berufsorientierung können mehrwöchige Maßnahmen in einem Berufsförderungswerk veranlasst werden.

Literatur

Allaire SH (2001) Update on work disability in rheumatic diseases. Curr Opin Rheumatol 13:93–98

Atroshi I, Andersson IH, Gummesson C, Leden I, Odenbring S, Ornstein E (2002) Primary care patients with musculoskeletal pain. Value of health-status and sense-of-coherence measures in predicting long-term work disability. Scand J Rheumatol 31:239–244

Barlow JH, Wright CC, Williams B, Keat A (2001) Work disability among people with ankylosing spondylitis. Arthritis Rheum 45:424–429

Boonen A (2002) Socioeconomic consequences of ankylosing spondylitis. Clin Exp Rheumatol 20, Suppl 28, S23–S26

Boonen A, van der Heijde D, Landewe R et al (2002a) Workstatus and productivity costs due to ankylosing spondylitis: comparison of three European countries. Ann Rheum Dis 61:429–437

Boonen A, Chorus A, Landewe R, van der Heijde D, Miedema H, van der Tempel H, van der Linden S (2002b) Manual jobs increase the risk of patients with ankylosing spondylitis withdrawing from the labour force, also when adjusted for job related withdrawel in the general population (letter). Ann Rheum Dis 61:658

Boonen A, Chorus A, Miedema H, van der Heijde D, Landewe R, Schouten H, van der Tempel H, van der Linden S (2001a) Withdrawal from labour force due to work disability in patients with ankylosing spondylitis. Ann Rheum Dis 60:1033–1039

Boonen A, Dagnelie PC, Feleus A, Hesselink MA, Muris JW, Stockbrugger RW, Russel MG (2002c) The impact of inflammatory bowel disease on labor force participation: results of a population sampled case-control study. Inflamm Bowel Dis 8:382–389

Boonen A, de Vet H, van der Heijde D, van der Linden S (2001b) Work status and its determinants among patients with ankylosing spondylitis. A systematic literature review. J Rheumatol 28:1056–1062

Boonen A, Severens JL (2002) Ankylosing spondylitis: what is the cost to society, and can it be reduced? Best Pract Res Clin Rheumatol 16:691–705

Boonen A, van der Heijde D, Landewe R, Guillemin F, Spoorenberg A, Schouten H, Rutten-van Molken M, Dougados M, Mielants H, de Vlam K, van der Tempel H, van der Linden S (2003) Costs of ankylosing spondylitis in three European countries: the patient's perspective. Ann Rheum Dis 62:741–747

Bundesarbeitsgemeinschaft für Rehabilitation, BAR (1993) Arbeitshilfe für die Rehabilitation von Rheumakranken. Schriftenreihe der Bundesarbeitsgemeinschaft für Rehabilitation, Heft 5

Chorus AM, Boonen A, Miedema HS, van der Linden S (2002) Employment perspectives of patients with ankylosing spondylitis. Ann Rheum Dis 61:693–699

de Buck PD, Schoones JW, Allaire SH, Vliet Vlieland TP (2002) Vocational rehabilitation in patients with chronic rheumatic diseases: a systematic literature review. Semin Arthritis Rheum 32:196–203

Falkenbach A, Herold M (1999) Working conditions in patients with spondyloarthropathy with and without early retirement (abstract). Ann Rheum Dis 58:157

Falkenbach A, Schuh A, Wigand R (1998) Pain in ankylosing spondylitis – the impact of the weather. Int J Environ Health Res 8:85–89

Feldtkeller E, Lemmel EM (1999) Zur Situation von Spondyloarthritis-Patienten. Novartis Pharmaverlag, Nürnberg

Fellmann J, Kissling R, Baumberger H (1996) Socio-professionelle Aspekte der Spondylitis ankylosans in der Schweiz. Z Rheumatol 55:105–113

Gran JT, Skomsvoll JF (1997) The outcome of ankylosing spondylitis: a study of 100 patients. Br J Rheumatol 36:766–771

Grazio S, Jajic Z, Memcic T, Jajic I (1997) Work capacity evaluation in patients with ankylosing spondylitis. Rheumatizam 45:1–5

Guillemin F, Briancon S, Pourel J, Gaucher A (1990) Long-term disability and prolonged sick leaves as outcome measurements in ankylosing spondylitis. Possible predictive factors. Arthritis Rheum 33:1001–1006

Hartmann B (2000) Prävention arbeitsbedingter Rücken- und Gelenkerkrankungen. ecomed-Verlag, Landsberg

Kriegel W, Ropers G, Sangha O, Konietzny G (1992) Special problems of young rheumatic patients with occupational placement. Z. Rheumatol 51, Suppl.1:7–13

Landesversicherungsanstalt (LVA) Baden-Württemberg (2002) Die Rehabilitation. Informationsreihe Rentenversicherung, Heft 11

Mc Guigan LE, Hart HH, Gow PJ, Kidd BL, Grigor RR, Moore TE (1984) Employment in ankylosing spondylitis. Ann Rheum Dis 43:604–606

Ringsdal VS, Helin P (1991) Ankylosing spondylitis – education, employment and invalidity. Dan Med Bull 38:282–284

Roussou E, Kennedy LG, Garrett S, Calin A (1997) Socioeconomic status in ankylosing spondyli-

tis: relationship between occupation and disease activity. J Rheumatol 24:908–911
Sozialverband VdK Deutschland (2002) Schwerbehindertenrecht, Anhaltspunkte für die ärztliche Gutachtertätigkeit. 2. Auflage, Sozialmedizinischer Verlag, Mönchengladbach
Teasell RW, Bombardier C (2001) Employment-related factors in chronic pain and chronic pain disability. Clin J Pain 17, Suppl, S39–S45
Verband Deutscher Rentenversicherungsträger, VDR (2000) Das ärztliches Gutachten für die gesetzliche Rentenversicherung
Ward MM (2002) Functional disability predicts total costs in patients with ankylosing spondylitis. Arthritis Rheum 46:223–231
Ward MM, Kuzis S (2001) Risk factors for work disability in patients with ankylosing spondylitis. J Rheumatol 28:315–321
Wordsworth BP, Mowat AG (1986) A review of 100 patients with ankylosing spondylitis with particular reference to socio-economic effects. Br J Rheumatol 25:175–180
Zink A, Braun J, Listing J, Wollenhaupt J (2000) Disability and handicap in rheumatoid arthritis and ankylosing spondylitis – results from the German rheumatological database. German Collaborative Arthritis Centers. J Rheumatol 27:613–622

Kapitel 53

Selbsthilfegruppen

Franz Gadenz, Walter Huber, Peter Meglic

1. Entstehung der Patientenvereinigungen im deutschsprachigen Raum

Werden Menschen akut mit bleibenden Folgen krank oder stellt man bei ihnen eine chronische Krankheit fest, tritt bei den meisten eine tiefe Betroffenheit ein. Die Patienten sehen sich mit der Tatsache konfrontiert, dass sie für den Rest ihres Lebens mit diesem Leiden zurechtkommen müssen. Je nach Mentalität dauert die Verarbeitungsphase verschieden lang. Zeiten der tiefen Verzweiflung, der teilweisen Resignation und des Aufbäumens gegen die Krankheit gehen über in die Auseinandersetzung mit ihr. Es folgt eine Phase, in der die Betroffenen möglichst viel über die Krankheit erfahren wollen. Die vertiefte Auseinandersetzung mit ihr führt dann häufig dazu, dass die Krankheit akzeptiert wird. Den Kampf gegen die Erkrankung nehmen die Patienten allerdings in völlig unterschiedlicher Intensität auf.

Aus der Erkenntnis der Betroffenen, dass sie völlig alleine mit ihrem Leiden fertig werden müssen, haben sich hauptsächlich in den 1970er Jahren viele Selbsthilfegruppen auf örtlicher Ebene gebildet, die sich in der Folge zu Selbsthilfeorganisationen bzw. Patientenvereinigungen für die jeweiligen Krankheiten zusammenschlossen. Heute gibt es kaum noch einen Bereich unseres täglichen Lebens, für den keine Selbsthilfegruppe zu finden ist.

Bis in die 1970er Jahre konnten sich Patienten mit Spondylitis ankylosans nur mit großem Aufwand über ihre Krankheit informieren, weil zumeist das Angebot an patientenorientierter Literatur fehlte. Nur wenige Ärzte waren in der Lage, fundiert Auskunft zu geben. Gleichbetroffene traf man bestenfalls während einer Rehabilitationsmaßnahme.

Aus diesem „Notstand" heraus wurden im deutschsprachigen Raum 1978 die *Schweizerische Vereinigung Morbus Bechterew* (SVMB), 1980 die *Deutsche Vereinigung Morbus Bechterew* (DVMB) und 1984 die *Österreichische Vereinigung Morbus Bechterew* (ÖVMB) gegründet. Vorher waren schon ähnliche Patientenorganisationen in Dänemark (1973) und Großbritannien (1976) entstanden. In 20 weiteren europäischen und überseeischen Ländern gibt es inzwischen Selbsthilfeorganisationen für Patienten mit Morbus Bechterew, die sich 1988 in der *Ankylosing Spondylitis International Federation* (ASIF) zusammengeschlossen haben.

2. Selbstverständnis der Selbsthilfeorganisationen für Morbus Bechterew

Morbus Bechterew lässt sich alleine schwer bewältigen. Als eine noch immer unheilbare, chronisch verlaufende Krankheit kann sie das Leben der Patienten grundlegend verändern. Die Patienten brauchen Verständnis für ihre Situation, Information und Hilfe, um mit den äußeren und inneren Belastungen besser fertig werden zu können.

Aus diesen Erkenntnissen heraus hat die DVMB ihre Ziele formuliert, die auch in ihrer Satzung zum Ausdruck kommen, in der es heißt:

„Die Vereinigung ist eine Selbsthilfeorganisation der Patienten mit Spondylitis ankylosans (Morbus Bechterew) oder verwandten entzündlichen Wirbelsäulenerkrankungen mit dem Ziel, die gemeinsamen Interessen der Patienten zu wahren. Sie bezweckt im Besonderen:

- *freundschaftliche Beziehungen und den Erfahrungsaustausch unter den Betroffenen zu vermitteln und das Zusammengehörigkeitsgefühl zu stärken,*
- *zur Verbesserung der körperlichen und seelischen Gesundheit, der Lebenstüchtigkeit sowie der Arbeits- und Erwerbsfähigkeit der Betroffenen beizutragen, insbesondere junge Betroffene im Frühstadium ihrer Erkrankung zu fördern,*
- *die Interessen der Betroffenen allein oder gemeinsam mit ähnlichen Selbsthilfe- und Behindertenorganisationen gegenüber der Gesellschaft und dem Gesetzgeber zu vertreten,*
- *Informationen über medizinische, sozial- und versicherungsrechtliche Fragen zu vermitteln sowie in Problemfällen ihre Mitglieder individuell zu beraten,*
- *die Zusammenarbeit mit Ärzten und Therapeuten, mit Vereinigungen ähnlicher Art sowie mit Organisationen des Sozial- oder Gesundheitswesens zu pflegen,*
- *die wissenschaftliche Erforschung der Erkrankung zu fördern und die Forschungsergebnisse den Betroffenen bekannt zu machen."*

Die Ziele der SVMB und der ÖVMB sind ähnlich formuliert.

3. Organisationsstrukturen

3.1. In Deutschland

Die DVMB gliedert sich in den Bundesverband, die Landesverbände in den einzelnen Bundesländern und die Therapiegruppen. Bundesverband und Landesverbände sind selbständige eingetragene Vereine, die gemeinnützige Zwecke verfolgen. Die Therapiegruppen gehören den Landesverbänden als unselbständige Untergliederungen oder, in sehr seltenen Fällen, als rechtsfähige Vereine an. Die Mitglieder der DVMB sind gleichzeitig Mitglieder im Bundesverband und in dem jeweils zuständigen Landesverband.

Als übergreifendes Organ fungiert der Beirat, bestehend aus Vertretern der Landesverbände und dem Bundesvorstand. Der Vorstand des Bundesverbandes, der – im Gegensatz zu anderen Patientenvereinigungen – überwiegend aus Patienten bestehen muss, wird von einer Delegiertenversammlung gewählt, die aus Vertretern der Landesverbände und dem amtierenden Vorstand besteht. Die Landesmitglieder- oder Landesdelegiertenversammlung wählt den Landesvorstand nach den Regeln der Satzung des jeweiligen Landesverbandes.

Die Therapiegruppen leitet eine Gruppensprecherin oder ein Gruppensprecher, die – nach der *Geschäftsordnung für Therapiegruppen* des jeweiligen Landesverbandes – von den Gruppenmitgliedern gewählt werden. Bei größeren Gruppen können, je nach Bedarf, weitere Mitglieder in Vorstandsfunktionen gewählt werden.

Die Bundesgeschäftsstelle in Schweinfurt verwaltet den Bundesverband und stellt das organisatorische Bindeglied zu den Landesverbänden dar. Ihr obliegen auch die Mitgliederverwaltung und der Beitragseinzug. Die Landesverbände haben, je nach Größe, selten eine hauptamtliche, überwiegend eine ehrenamtlich geführte Geschäftsstelle, oder die Verwaltungsaufgaben werden von einzelnen Mitgliedern ehrenamtlich wahrgenommen.

3.2. In der Schweiz

Die SVMB hat die Rechtsform eines Vereins. Die Therapiegruppen haben keine eigene Rechtsform.

3.3. In Österreich

Die ÖVMB mit Sitz in Wien ist eine gemeinnützige, parteipolitisch und religiös neutrale, eingetragene Selbsthilfeorganisation. Ihre Tätigkeit erstreckt sich auf ganz Österreich. Die neun Landesstellen mit ihren derzeit 40 Therapiegruppen sind unselbständige Organisationen innerhalb der Vereinigung.

4. Finanzierung

4.1. Finanzierung der Verbände und Gruppen

4.1.1. In Deutschland

Die Finanzierung des Bundesverbandes und der Landesverbände erfolgt überwiegend aus Mitgliedsbeiträgen und Spenden. Der Mitgliedsbeitrag beträgt derzeit (Stand 2004) € 28,63 pro Jahr. Bei zwei Mitgliedern im selben Haushalt oder gleichzeitiger Mitgliedschaft in einem Selbsthilfeverband, mit dem ein Ermäßigungsabkommen besteht, beträgt der Beitrag € 23,52. Bedürftige Mitglieder können von der Beitragszahlung befreit werden. Der Jahresbeitrag und etwaige Spenden können bei der Steuererklärung als Sonderausgaben für gemeinnützige Zwecke geltend gemacht werden.

Die Landesverbände erhalten einen Beitragsanteil, der in der Satzung des Bundesverbandes festgelegt ist. Meist werden sie durch das Land und verschiedentlich auch durch die Rentenversicherungsträger gefördert, wobei ganz unterschiedliche Kriterien Anwendung finden. Seit 1995 sind nach § 20 Abs. 4 SGB V auch die Krankenkassen verpflichtet, die Selbsthilfe zu fördern. Nutznießer sind, je nach Kasse, die verschiedenen Verbandsgliederungen.

Die Finanzierung der Therapiegruppen ist von Landesverband zu Landesverband unterschiedlich. Neben der Förderung durch die Krankenkassen und verschiedentlich durch die Länder, für die Anträge gestellt werden müssen, erhalten sie teilweise einen Beitragsrückfluss nach den Regeln des jeweiligen Landesverbandes. Die Kreativität der Gruppen bei der Mittelbeschaffung kennt kaum Grenzen, sie reicht von Zuschussanträgen bei den Kommunen über Spendeneinwerbung bis zur Umlage bei den Mitgliedern.

4.1.2. In der Schweiz

Die SVMB finanziert sich aus verschiedenen Quellen, z.B. staatlichen Zahlungen aus Leistungsverträgen, Mitgliedsbeiträgen, Spenden und Sponsorenbeiträgen sowie Dienstleistungserträgen.

4.1.3. In Österreich

Die Vereinigung mit ihren Landesstellen finanziert sich vorwiegend aus Mitgliedsbeiträgen sowie aus Spenden, Einnahmen aus Inseraten und durch Sponsorengelder. Die einzelnen Landesstellen erhalten aliquot ihrer Mitgliederzahl einen Anteil aus dem Mitgliedsbeitrag zurück, der dann in den Therapiegruppen für besondere Ausgaben Verwendung findet.

4.2. Finanzierung der Therapie

4.2.1. In Deutschland

Es gibt im Wesentlichen drei Arten der Finanzierung der Therapie:

- Die Eigenfinanzierung durch die Mitglieder
- Über Verordnungen nach dem Heilmittelkatalog
- Über Rehabilitationssport/Funktionstraining

Die Eigenfinanzierung, d.h. die Mitglieder finanzieren die Aufwendungen für die Therapie voll selbst, wenden derzeit nur wenige Gruppen an. Voraussetzung hierfür ist eine relativ hohe Teilnehmerzahl und besonders günstige finanzielle Voraussetzungen bei den Therapieräumen und Therapeuten.

Viele Gruppen arbeiten zur Zeit noch mit Verordnungen nach dem Heilmittelkatalog gemäß SGB V. Nach der Änderung 2004 kann der Arzt dreimal je sechs Einheiten verordnen. Danach muss eine Pause von 12 Wochen erfolgen, wenn nicht von der Krankenkasse eine längerfristige Verordnung mit entsprechender Begründung genehmigt wird. Die Patienten zahlen je Verordnung € 10 Gebühr und 10% der Kosten der Therapie selbst. Die Abrechnung führt die Praxis durch, in der die Therapie absolviert wird. Die in der Verordnung aufgeführten Leistungen (z.B. *Gymnastik in der Gruppe)* müssen in den Räumen dieser Praxis erbracht werden. Die Verordnungen belasten das Ausgabenbudget der Ärzte.

Die Therapie auf der Grundlage von *Rehabilitationssport/Funktionstraining*, nach der etwa die Hälfte der Gruppen der DVMB abrechnet, regelte sich früher nach der *Gesamtvereinbarung über den Rehabilitationssport und das Funktionstraining* vom 01. Januar 1994. Inzwischen gilt die *Rahmenvereinbarung über den Rehabilitationssport und das Funktionstraining*. Hierbei handelt es sich um eine Vereinbarung zwischen den Rehabilitationsträgern zur Sicherstellung von einheitlichen Grundsätzen bei der Erbringung von ergänzenden Leistungen nach § 44 Abs. 1 Nr. 3 und 4 SGB IX.

Die Rehabilitationsträger sind in der *Bundesarbeitsgemeinschaft für Rehabilitation* (BAR) zu dem Zweck zusammengeschlossen, „die Maßnahmen der medizinischen, schulischen, beruflichen und sozialen Rehabilitation zu koordinieren und zu fördern". Die zuständigen Sportverbände und Selbsthilfeorganisationen wurden bei der Erarbeitung der Rahmenvereinbarung gehört und sind bei späteren Änderungen ebenfalls zu beteiligen.

Die Abrechnungsvoraussetzungen für Rehabilitationssport und Funktionstraining sind etwas unterschiedlich. *Reha-Sport* läuft auf der Schiene der Sportverbände, während das *Funktionstraining* über Vereinbarungen der Selbsthilfeorganisationen mit den Krankenkassen geregelt ist. Grundsätzlich können auch Gruppen, die bei Reha-Sport keinem der zuständigen Verbände und bei Funktionstraining keiner Selbsthilfeorganisation angehören, anerkannt werden, sofern sie die festgelegten Voraussetzungen erfüllen. Für die Zulassung zu Reha-Sport und Funktionstraining sind besondere Bedingungen bei den Räumlichkeiten und der Qualifikation der Übungsleiter bzw. Therapeuten zu erfüllen. Therapieanbieter ist die Gruppe bzw. der Landesverband, und diese rechnen auch mit den Krankenkassen ab.

Die Rahmenvereinbarung vom *1. Oktober 2003* sieht vor, dass bei Reha-Sport 120 Übungseinheiten innerhalb von 36 Monaten und bei Funktionstraining die Therapie für die Dauer von 24 Monaten bezahlt werden. Nach dieser Zeit sollen die Patienten die Übungen in Eigenverantwortung durchführen.

Die über Reha-Sport oder Funktionstraining absolvierte Therapie ist für die Kassen preiswerter als nach dem Heilmittelkatalog. Wenn man davon ausgeht, dass bei Morbus Bechterew die zumindest einmal wöchentlich durchgeführte, fachlich überwachte Therapie medizinisch indiziert ist, so ist die in der neuen Rahmenvereinbarung vorgesehene Begrenzung der Therapieeinheiten unverständlich. Die Verordnungen belasten das Budget der Ärzte nicht.

4.2.2. In der Schweiz

Wird die vom Arzt verschriebene Bechterew-Therapie an einem Spital oder bei einem Physiotherapeuten durchgeführt, übernehmen die Krankenkassen die Kosten. Bei der von der SVMB organisierten Bechterew-Gruppentherapie müssen die Teilnehmer einen größeren Anteil selbst finanzieren.

4.2.3. In Österreich

Wird von einem Arzt eine Therapie zur Behandlung des Morbus Bechterew verschrieben, so kann diese in einem dafür eingerichteten Krankenhaus oder in Therapie-Zentren der Gebietskrankenkassen kostenlos durchgeführt werden. Die Finanzierung der Behandlung im Rahmen der ÖVMB-Therapiegruppen erfolgt teilweise durch die ÖVMB (Rücklauf von Geldern aus den Mitgliedsbeiträgen), durch Eigenfinanzierung durch die Patienten und/oder durch Sponsoren wie z.B. Gemeinden, Behörden oder Vereine.

5. Mitgliederstärke und Anzahl der Gruppen

Nach ihrer Gründung nahmen die Selbsthilfeorganisationen für Morbus Bechterew einen lebhaften Aufschwung. In Deutschland war eine jährliche Mitgliederzunahme von über 1000 Patienten die Regel. Zu Beginn der 90er Jahre flachte in Deutschland und Österreich die Zunahme stark ab und pendelte sich auf eine langsam steigende Linie ein. In der Schweiz ist die prozentuale Zunahme auch heute noch wesentlich höher als in den beiden anderen deutschsprachigen Ländern. Die aktuelle Mitgliedersituation kann der Tabelle 1 entnommen werden.

Etwa 1,9% der erwachsenen Bevölkerung in Mitteleuropa leiden an einer Spondylarthropathie (Braun et al. 1998), ca. 0,9% haben eine ankylosierende Spondylitis. Allerdings wird nach einer Hochrechnung (Feldtkeller und Lemmel 1999) nur bei etwa 0,25% der erwachsenen Bevölkerung ein Morbus Bechterew diagnostiziert, die übrigen Fälle bleiben ein Leben lang unerkannt. Ausgehend von diesen Erkenntnissen und den derzeitigen Mitgliederzahlen ist in der Schweiz jeder vierte von einer Spondyloarthritis betroffene Patient Mitglied der SVMB. Der DVMB gehört nur jeder siebte und der ÖVMB sogar nur jeder elfte Patient mit Morbus Bechterew an.

Tabelle 1. Mitglieder und Therapiegruppen der deutschsprachigen Patientenvereinigungen (Stand 1. Januar 2003)

	DVMB	SVMB	ÖVMB
Patientenmitglieder männlich	10.026	1462	834
Patientenmitglieder weiblich	5.639	821	357
Patientenmitglieder gesamt	*15.665*	*2283*	*1.191*
Fördermitglieder/ Passivmitglieder	1.322	940	113
Mitglieder gesamt	*16.987*	*3223*	*1304*
Patientenmitglieder pro Mill. Einwohner	191	317	149
Fördermitglieder pro Mill. Einwohner	16	130	14
Mitglieder pro Mill. Einwohner	207	447	163
Therapiegruppen	405	86	40

Das Ziel, ein flächendeckendes Netz von Therapiegruppen aufzubauen, ist noch in keinem der deutschsprachigen Länder lückenlos erreicht. In Deutschland konnten zwar seit der Wiedervereinigung auch in den östlichen Bundesländern viele neue Gruppen gegründet werden, aber es gibt leider immer noch „weiße Flecken". Auch in den westlichen Bundesländern konnte in den letzten Jahren eine Reihe neuer Gruppen ins Leben gerufen werden, eine weitere Verdichtung ist aber wünschenswert. Bei der Betrachtung der Gruppenanzahl ist allerdings zu berücksichtigen, dass in größeren Orten von einer Selbsthilfegruppe der DVMB oft mehrere, ja sogar bis zu zehn, parallele Gymnastikgruppen eingerichtet sind, um allen interessierten Mitgliedern die Teilnahme zu ermöglichen.

6. Aufgaben und Leistungen der Selbsthilfeorganisationen

6.1. Therapiegruppen

Die örtlichen Therapiegruppen stellen die Basis der Selbsthilfeorganisationen für Morbus Bechterew dar, sie sind quasi das Herz der ganzen Selbsthilfegemeinschaft. Als wesentliche Aufgabe organisieren sie die wöchentliche krankheitsspezifische Gymnastik unter fachkundiger Anleitung. Diese ergänzt die täglichen Bewegungsübungen zu Hause, wobei durch die fachkundige Leitung sich *einschleichende Nachlässigkeiten* korrigiert und die Übungen dem jeweiligen Schmerzzustand angepasst werden. Es ist nicht zuletzt auch das Ziel der Gruppentherapie, den Patienten zur Durchführung der täglichen Gymnastik zu Hause zu motivieren.

Für viele Patienten ist es geradezu ein Bedürfnis an der Therapie teilzunehmen, nicht nur wegen der Gymnastik, sondern auch, weil sie mit Gleichbetroffenen zusammenkommen, sich mit ihnen austauschen können und die Gemeinschaft genießen. Manche Patienten nehmen dafür lange Anfahrtswege in Kauf.

Aus grundsätzlichen Überlegungen und zudem wegen der staatlichen Zuschüsse können auch Nichtmitglieder an der Therapie teilnehmen, wobei man allerdings davon ausgeht, dass sie sich im Laufe der Zeit zur Mitgliedschaft entschließen.

Neben der wöchentlichen krankheitsspezifischen Gymnastik pflegen aber auch viele Gruppen sportliche Aktivitäten, die für Patienten mit Morbus Bechterew geeignet sind, z. B. Volleyball, Schilanglauf, Wandern, Schwimmen und Rad fahren. *Bechterew'ler brauchen Bewegung* ist zum Motto geworden.

Patienten, welche die Diagnose Morbus Bechterew erhalten haben, durchlaufen eine schwierige Phase. In der Selbsthilfegruppe erfahren sie schnell mehr über die Krankheit, und sie finden vor allem Halt und Unterstützung bei ihren Leidensgenossen.

Die Gruppe leistet also weit mehr als nur die Organisation von Gymnastik oder Sport. Sie bietet durch die Gemeinschaft einen starken sozialen Rückhalt. Dies bestätigt eine Untersuchung von Patienten mit Spondylitis ankylosans aus Coventry (Barlow et al. 1992). Zur Stärkung des Gemeinschaftsgefühls tragen sicher auch die vielfältigen Freizeitaktivitäten der Gruppen bei.

Darüber hinaus beginnen die Patienten durch die eigene Erfahrung mit der Krankheit, durch die Gespräche mit Mitpatienten, mit Therapeuten und dem beratenden Arzt, verbunden mit fundierten schriftlichen Informationen, ihre Krankheit besser zu verstehen, und lernen mit ihr umzugehen. Sie entwickeln im Laufe der Zeit eine eigene *Kompetenz für ihre Krankheit*, die durch Patientenschulungen noch weiter verbessert werden kann (siehe Kap. 50).

Die meisten Therapiegruppen haben einen beratenden Arzt, der bei der Beratungs- und Informationsarbeit behilflich ist, vor allem dann, wenn ärztliche Fachkompetenz notwendig wird, z.B. bei Fachvorträgen und „Gesundheitstagen".

Die Gruppen sollen auch die Öffentlichkeitsarbeit vor Ort übernehmen, um die Bevölkerung über die Krankheit Morbus Bechterew aufzuklären. Auch in der Gesundheits- und Sozialpolitik auf kommunaler Ebene sollte die Therapiegruppe die Interessen der Betroffenen vertreten, was sich allerdings nicht immer ganz einfach gestaltet.

6.2. Landesverbände

6.2.1. In Deutschland

Die Landesverbände fungieren als Bindeglied zwischen den einzelnen Therapiegruppen und dem Bundesverband und nehmen die Aufgaben wahr, die der Bundesverband wegen der Größe des Gebietes nicht leisten kann. Da sie aber eigenständige Vereine sind, handeln sie auch eigenverantwortlich nach ihren Vorstellungen und den Gegebenheiten ihres Bundeslandes.

Eine der wichtigsten Aufgaben der Landesverbände ist die Gründung von Gruppen und deren Betreuung sowie, da diese juristisch unselbständig sind, deren Überwachung. Gut funktionierende Gruppen sichern eine optimale Versorgung der Mitglieder. Deshalb legen die Landesverbände großen Wert auf die Aus- und Fortbildung der Gruppensprecher. Meist findet zumindest einmal im Jahr ein Treffen der Gruppensprecher mit entsprechender Schulung in allen relevanten Sachgebieten statt.

Um eine hohe Qualität der Therapie sicherzustellen, bieten die Landesverbände regelmäßig Fortbildungen für Therapeuten an, die von besonders qualifizierten Ärzten und Therapeuten durchgeführt werden. Bei den jährlich stattfindenden Mitglieder- bzw. Delegiertenversammlungen steht meist auch ein Arztvortrag oder ein Symposium auf der Tagesordnung. Dabei und auch in der Beratung der Mitglieder stehen den Landesverbänden ein oder mehrere *ärztliche Berater* zur Seite.

Immer öfter veranstalten die Verbände Seminare auf Landesebene zu den verschiedensten Themenbereichen, von Presseseminaren über Frauen- und Familienseminare bis zu Ernährungs- und Computerseminaren. Im Rahmen von gemeinsamen Mehrtagesfahrten werden die Geselligkeit und die Gemeinschaft gepflegt. Das jeweilige Angebot richtet sich natürlich auch nach der Größe der Landesverbände und deren personellen Möglichkeiten.

Eine weitere Aufgabe der Landesverbände ist es, die Voraussetzungen für die Therapiefinanzierung über *Rehabilitationssport/Funktionstraining* zu schaffen und die Abrechnungsmodalitäten zu regeln. So wie die Gruppen auf örtlicher Ebene sind die Landesverbände für die Öffentlichkeitsarbeit und die Gesundheits- und Sozialpolitik auf Landesebene zuständig. Dies schließt natürlich auch die Kontakte zu den entsprechenden staatlichen Stellen und den Krankenkassen ein. Im Internetauftritt der DVMB (s.u.) haben die Landesverbände eigene Seiten, in denen sie ihren Verband und ihre Aktivitäten darstellen.

Die meisten Landesverbände sind Mitglieder in der *Landesarbeitsgemeinschaft Hilfe für Behinderte (LAGH)* und arbeiten dort teilweise aktiv mit. Soweit die Therapie über *Rehabilitationssport* abgerechnet wird, engagieren sich die Landesverbände auch in den verschiedenen Ebenen der Sportverbände.

6.2.2. In der Schweiz

In der Schweiz gibt es keine kantonalen Verbände, die mit den deutschen oder österreichischen Landesverbänden vergleichbar wären.

6.2.3. In Österreich

Die neun Landesstellen sind unselbständige Organisationen innerhalb der Vereinigung.

6.3. Bundesverband

6.3.1. In Deutschland

6.3.1.1. Vorstand und Geschäftsstelle

Der ehrenamtlich arbeitende Bundesvorstand als oberstes Gremium der DVMB leitet die Geschicke des Verbandes. Dies erfolgt in enger Zusammenarbeit mit der Bundesgeschäftstelle, der der hauptberuflich tätige Bundesgeschäftsführer vorsteht. Der Vorstand vertritt den Verband nach innen und außen. Die Pflege der guten Zusammenarbeit mit den Landesverbänden gehört ebenso dazu wie die Kontaktpflege zu Verbänden und zur Politik. Ein weibliches Mitglied des Vorstandes ist für das *„Frauennetzwerk"* zuständig. Sie unterhält zusammen mit den Ansprechpartnerinnen in den Landesverbänden ein Kompetenznetz zur Beratung von Frauen mit Morbus Bechterew.

Die DVMB ist „Mitgliedsverband" des *Bundesverbandes der Deutschen Rheuma-Liga* (DRL). Außerdem ist die DVMB Mitglied in der *Bundesarbeitsgemeinschaft „Hilfe für Behinderte e.V."* (BAG-H), des *Deutschen Paritätischen Wohlfahrtsverbandes* (DPWV), der *Gesellschaft medizinischer Assistenzberufe für Rheumatologie e.V.* (GmAR) und der *Ankylosing Spondylitis International Federation* (ASIF).

Da die *Deutsche Rheuma-Liga* als größte Patientenvereinigung in Deutschland natürlich in der Politik und im Gesundheitswesen leichter Gehör findet als die DVMB, ist es wichtig, in der *Deutschen Rheuma-Liga* mitzuarbeiten und die sozialpolitischen Entscheidungen dadurch mitzugestalten. Der Vorstand und der Bundesgeschäftsführer nehmen diese Aufgabe wahr. Auch in den übrigen Verbänden arbeitet die DVMB mit und vertritt dort die Interessen ihrer Mitglieder.

Aber auch der direkte Kontakt zu Politik und den Gremien des Gesundheitswesens wird gepflegt und ist mitunter sehr erfolgreich. So konnte beispielsweise 1996/97 mit Förderung des *Bundesministeriums für Gesundheit* eine Repräsentativumfrage unter den Mitgliedern durchgeführt werden, die wichtige und auch neue Erkenntnisse brachte (Feldkeller und Lemmel 1999).

Die Bundesgeschäftsstelle ist Verwaltungsmittelpunkt und organisiert und koordiniert die laufenden Aktivitäten. Sie ist Anlaufstelle für Mitglieder, Gruppen und Landesverbände. Wöchentlich gehen weit über hundert Telefonanrufe, eMails und Briefe von Auskunft- und Hilfesuchenden ein, werden fachkundig beantwortet oder an entsprechende Experten weitergeleitet. Eine von den Mitgliedern gerne angenommene Einrichtung ist die monatliche telefonische Abendsprechstunde.

6.3.1.2. Medizinische und juristische Beratung, Patientenschulung

Die *Ärztlichen Berater* der DVMB übernehmen nicht nur Fachvorträge, sondern beantworten auch die medizinischen Anfragen der Mitglieder.

Für die Beratung der Mitglieder und des Vorstandes in sozialrechtlichen Fragen steht ein eigener Justiziar zur Verfügung, der gerade im gegenwärtigen Zustand unseres Gesundheitswesens viel beschäftigt wird. Die DVMB ist eine der wenigen Selbsthilfeorganisationen in Deutschland, die ihren Mitgliedern eine juristische Beratung in dieser Form bieten kann.

Da die Patientenschulung ein wichtiger Bestandteil der umfassenden Therapie ist, hat die Deutsche Gesellschaft für Rheumatologie zusammen mit der DVMB die *Patientenschulung in der Rheumatologie*, bestehend aus sechs Modulen, erarbeitet und herausgegeben. Durch die Patientenschulung sollen die Patienten, wie in Kap. 6.1 erwähnt, den Umgang mit ihrer Krankheit lernen und die besagte *Kompetenz für ihre Krankheit* erhalten. Eine breitere Anwendung dieser Schulungsprogramme wäre wünschenswert (siehe Kap. 50).

6.3.1.3. Mitgliederzeitschrift, Schriftenreihe und Internet

Die wichtigste Informationsquelle der DVMB-Mitglieder war bis September 2003 der *Bechterew-Brief* (seit 1980), das Mitteilungsblatt der Vereinigung, das seit Bestehen der DVMB vierteljährlich erschien. Ab der Septemberausgabe 2003 erhält die Mitgliederzeitschrift eine neue Gestalt und heißt nun *Morbus-Bechterew-Journal*.

Am fachlichen Inhalt hat sich nichts geändert. In der Zeitschrift informiert die Redaktion in einer patientenverständlichen Sprache über neue medizinische und psychologische Erkenntnisse. Das Sozialrecht, Buchbesprechungen und Berichte über besonders interessante Aktivitäten von Gruppen gehören ebenso zum Inhalt wie allgemein interessierende Leserbriefe und deren Beantwortung durch Fachleute. Als Informationsblatt der Landesverbände fügen diese – ständig oder in Intervallen – der Mitgliederzeitschrift einen *Einhefter* bei.

Im Laufe der Jahre ist eine umfangreiche Schriftenreihe über relevante Themen entstanden, deren Titel in jeder Ausgabe der Mitgliederzeitschrift aufgeführt sind. Den *Leitfaden für Patienten* (Feldtkeller 1999), erschienen als Heft 1 der Reihe, erhalten alle Neumitglieder als „Begrüßungsgeschenk".

Dem Zug der Zeit folgend hat die DVMB einen eigenen Internetauftritt (www.bechterew.de). Neben dem Bundesverband sind auch die Landesverbände und verschiedene Gruppen mit eigenen Seiten vertreten. Interessierte können sich umfassend über die Krankheit und die DVMB informieren. Außerdem werden die aktuellen Termine bekannt gegeben und in einem Forum können Fragen und Antworten hinterlegt werden.

6.3.1.4. Seminare und Forschungsförderung

Die DVMB bietet – allein oder in Zusammenarbeit mit anderen Veranstaltern – eine Reihe von Seminaren zu den verschiedensten Themen und Aktivitäten an, die alle in der Mitgliederzeitschrift veröffentlicht werden. Besonders hervorzuheben sind die *Seminare für Frischdiagnostizierte*, bei denen den Betroffenen und ihren Partnern ein erstes Grundwissen über die Krankheit und die entsprechenden Verhaltensregeln vermittelt werden. Die Seminare bedeuten einen ersten Schritt hin zur *Kompetenz für die Krankheit*.

Durch die Ausschreibung eines Preises für die beste deutschsprachige Forschungsarbeit, mittlerweile alle zwei Jahre, möchte die DVMB die in der Forschung tätigen Rheumatologen motivieren und das Wissen über die Krankheit vermehren. Bei verschiedenen Forschungsprojekten mit Patientenbefragungen ist die DVMB Kooperationspartner der Wissenschaftler. Die Mitglieder der DVMB werden dann über die Zeitschrift oder das Internet zum Mitmachen aufgerufen und tun dies zumeist auch in erfreulicher Anzahl.

6.3.2. In der Schweiz

6.3.2.1. Vorstand und Geschäftsstelle

Der Vorstand besteht aus dem Präsidenten und höchstens sechs weiteren Mitgliedern. Er arbeitet ehrenamtlich und bildet das strategische Führungsorgan der Vereinigung. Für die operativen Geschäfte ist der Geschäftsleiter, welcher auch die Geschäftsstelle führt, zuständig. Die SVMB ist Mitglied der *Rheumaliga Schweiz* und der *Ankylosing Spondylitis International Federation* (ASIF).

6.3.2.2. Beratung und Patientenschulung

Anfragen aller Art werden übers Telefon an die Geschäftsstelle gerichtet und dort auch fachkundig beantwortet. Bei schwierigen juristischen Fällen werden die Hilfesuchenden an die dafür zuständigen Institutionen verwiesen. Im Internet wird eine spezifische medizinische Beratung angeboten.

Kurse zur Patientenschulung werden in allen Regionen der Schweiz angeboten. Als Grundlage dient das Programm, das in Deutschland entwickelt wurde, welches jedoch auf die spezifischen schweizerischen Verhältnisse angepasst wurde.

6.3.2.3. Information

Mit der Fachzeitschrift «vertical», der Schriftenreihe Morbus Bechterew und mit einer eigenen Website (www.bechterew.ch) informiert die SVMB die eigenen Mitglieder und die interessierte Öffentlichkeit über neue Entwicklungen in der Medizin, im Verein und generell über alle Angelegenheiten, die für Patienten mit Morbus Bechterew von Bedeutung sind.

6.3.2.4. Seminare und Forschungsförderung

Die SVMB organisiert zahlreiche Seminare und Informationsveranstaltungen zu verschiedenen Themen. Zu den wichtigen Veranstaltungen gehören die Seminare für Neudiagnostizierte und die Weiterbildungskurse für Physiotherapeuten, die Therapiegruppen leiten.

Im Bereich der Forschung wird immer wieder die Zusammenarbeit mit interessierten Wissenschaftlern gesucht. Im Rahmen ihrer Möglichkeiten unterstützt die SVMB sinnvolle Forschungsprojekte, indem sie insbesondere ihre Mitglieder zur Teilnahme an den Studien motiviert.

6.3.3. In Österreich

Der Bundesvorstand (Präsident, Kassierer, Schriftführer sowie die neun Landesstellenleiter) ist das oberste Gremium der ÖVMB. Er führt die Vereinigung in enger Zusammenarbeit mit der Geschäftsstellenleitung. Der Vorstand vertritt die Vereinigung nach innen und außen. Die Geschäftsstelle in Wien ist das organisatorische Zentrum und Anlaufstelle für die Mitglieder, die Landesstellen und die Therapiegruppen.

Eine Informationsquelle für die Mitglieder der ÖVMB ist die Mitgliederzeitung BECHTEREW AKTIV, welche vierteljährlich erscheint. Der Inhalt besteht aus aktuellen medizinischen Berichten zum Thema Morbus Bechterew, aus Forschungsnachrichten, bringt Lokales aus den Landesstellen sowie Informationen und Internes aus der ÖVMB. Die Homepage der ÖVMB bietet weitere Informationen via Internet (http://www.bechterew.at).

7. Kosten/Nutzen-Rechnung und Ausblick

Leider gibt es im deutschsprachigen Raum keine Untersuchungen über den Nutzen der Selbsthilfegruppen und die damit verbundene Kosteneinsparung. Aus der Erfahrung der Selbsthilfeorganisationen für Morbus Bechterew kann aber festgestellt werden, dass Patienten, die gleich nach der Diagnosestellung zu den Selbsthilfegruppen kommen und dort regelmäßig an der Therapie teilnehmen, deutlich weniger Einschränkungen in Funktion, Aktivität und Partizipation haben als andere Patienten, die nicht den Weg zu einer Therapiegruppe finden.

Angesichts der eher geringen Gesamtkosten für die Aktivitäten der Selbsthilfegruppen ist von einem äußerst günstigen Kosten/Nutzen- und Kosten/Nutzwert-Verhältnis auszugehen. Diesbezügliche wissenschaftliche Analysen wären äußerst wünschenswert.

8. Anschriften

Deutschland

Deutsche Vereinigung Morbus Bechterew e.V.
Metzgergasse 16, D-97421 Schweinfurt
Tel.: +49-9721/22033, Fax: +49-9721/22955
http://www.bechterew.de,
e.mail: dvmb@bechterew.de

Schweiz

Schweizerische Vereinigung Morbus Bechterew
Röntgenstr. 22, CH-8005 Zürich
Tel.: +41-1/2727866, Fax:+41-1/272-7875
http://www.bechterew.ch,
e-mail: mail@bechterew.ch

Österreich

Österreichische Vereinigung Morbus Bechterew
Obere Augartenstr. 26-28, A-1020 Wien
Tel.: +43-01/3322810, Fax: +43-01/3322810
http://www.bechterew.at,
e-mail: office@bechterew.at

10 Fragen zum Thema

1. Welche Rechtsform haben die DVMB, SVMB bzw. ÖVMB?

DVMB: Der Bundesverband und die Landesverbände sind gemeinnützige eingetragene Vereine. Die Therapiegruppen können – in Ausnahmefällen – ebenfalls eingetragene Vereine sein. In der Regel sind die Therapiegruppen jedoch unselbstständige Untergliederungen der Landesverbände.

SVMB: Die SVMB hat die Rechtsform eines Vereins. Die Therapiegruppen haben keine eigene Rechtsform.

ÖVMB: Die ÖVMB mit Sitz in Wien ist eine gemeinnützige, parteipolitisch und religiös neutrale eingetragene Selbsthilfeorganisation. Ihre Tätigkeit erstreckt sich auf ganz Österreich. Die neun Landesstellen mit ihren derzeit 40 Therapiegruppen sind unselbständige Organisationen innerhalb der Vereinigung.

2. Wie finanzieren sich die Patientenvereinigung bzw. die einzelne Selbsthilfegruppe?

DVMB: Der Bundesverband und die Landesverbände finanzieren sich überwiegend aus Mitgliedsbeiträgen sowie aus Förderungen der Krankenkassen und teilweise der Rentenversicherungsträger und aus Spenden. Die Gruppen erhalten ebenfalls Förderungen und Spenden, in manchen Ländern auch einen Beitragsanteil von den Landesverbänden.

SVMB: Die Finanzierung erfolgt aus verschiedenen Quellen wie zum Beispiel staatlichen Zahlungen aus Leistungsverträgen, Mitgliedsbeiträgen, Spenden und Sponsorenbeiträgen sowie Dienstleistungserträgen.

ÖVMB: Die Vereinigung mit ihren Landesstellen finanziert sich vorwiegend aus Mitgliedsbeiträgen sowie aus Spenden, Einnahmen aus Inseraten und aus Sponsorengeldern. Die einzelnen Landesstellen erhalten aliquot ihrer Mitgliederzahl einen Anteil der Mitgliedsbeiträge zurück, der dann in den Therapiegruppen für besondere Ausgaben Verwendung findet.

3. Wie groß ist der finanzielle Aufwand für den Patienten?

DVMB: Der Jahresbeitrag beträgt € 28,63, bei zwei und mehr Mitgliedern in einer Familie oder bei gleichzeitiger Mitgliedschaft in bestimmten anderen Selbsthilfeorganisationen € 23,52. Bei besonderer Hilfsbedürftigkeit ist eine Beitragsreduzierung oder -befreiung möglich. Der Beitrag ist als Sonderausgabe steuerlich absetzbar.

SVMB: Der Jahresbeitrag beträgt Fr. 50.– und ist steuerlich nicht absetzbar. Spenden an die SVMB sind bei den Steuern abzugsberechtigt.

ÖVMB: Der Jahresbeitrag beträgt derzeit für Patienten € 24.00, für Patienten zusammen mit der Familie € 28.00, für Fördermitglieder € 24.00. Schwer betroffene und bedürftige Mitglieder können teilweise oder ganz vom Mitgliedsbeitrag befreit werden. Der Mitgliedsbeitrag ist steuerlich nicht absetzbar.

4. Was bietet die Selbsthilfetherapiegruppe außer der Gymnastik dem einzelnen Mitglied?

DVMB: In vielen Gruppen gibt es sportliche Angebote wie Volleyball und Schilanglauf. Eine wichtige Rolle spielen auch das Gespräch und der Erfahrungsaustausch. Neben Vorträgen und Informationsveranstaltungen kommen auch gemeinsame Freizeitaktivitäten nicht zu kurz.

SVMB: Die Therapiegruppen ermöglichen ihren Mitgliedern einen Erfahrungsaustausch, und sie bieten wertvolle soziale Kontakte. In vielen Therapiegruppen werden auch gemeinsame Freizeitaktivitäten organisiert.

ÖVMB: Angeboten werden die ¼-jährlich erscheinende Mitgliederzeitung BECHTEREW AKTIV; Beratung der Mitglieder durch intensive Zusammenarbeit mit Ärzten, Therapeuten, anderen Bechterew-Vereinigungen sowie mit Organisationen des Sozial- und Gesundheitswesens; Information bei medizinischen, sozial- und versicherungsrechtlichen Fragen; zudem ein medizinisch/wissenschaftliches Archiv, das jedem Mitglied über die Landesstellen kostenlos zur Verfügung steht.

5. Darf die Patientenvereinigung bzw. Selbsthilfegruppe sozialmedizinisch und juristisch beraten?

DVMB: Die DVMB darf sozialmedizinisch und juristisch beraten. Die sozialmedizinische Beratung erfolgt im Rahmen einer monatlich stattfindenden telefonischen Abendsprechstunde. Für die juristische Beratung steht der Justiziar der DVMB zur Verfügung.

SVMB: Die sozialmedizinische Beratung erfolgt in der Regel telefonisch über die Geschäftsstelle der SVMB. Sehr wichtige Auskunftspersonen sind darüber hinaus die Kontaktpersonen der Therapiegruppen. Für ausführliche juristische Beratungen bei schwierigeren Fragestellungen werden die Mitglieder an spezialisierte Institutionen vermittelt.

ÖVMB: Innerhalb der ÖVMB gibt es eine sozialmedizinische Beratung, zumeist durch die Vorstandsmitglieder und Landesstellenleiter.

6. Wie informiert die Patientenvereinigung ihre Mitglieder/die Öffentlichkeit?

DVMB: Die Information der Mitglieder erfolgt durch die Mitgliederzeitschrift „Morbus-Bechterew-Journal". Die Landesverbände fügen ihr nach Bedarf eigene „Einhefter" bei. Für die Mitglieder und alle Interessierten stehen eine umfangreiche Schriftenreihe und Informationsbroschüren zur Verfügung. Durch gezielte Pressearbeit wird zusätzlich versucht, die Öffentlichkeit zu informieren.

SVMB: Die Information der Mitglieder und der Öffentlichkeit erfolgt über die Fachzeitschrift <<vertical>>, die Schriftenreihe, gezielte Pressearbeit sowie über spezielle Informationsveranstaltungen.

ÖVMB: Die Mitglieder werden hauptsächlich über die Mitgliederzeitung BECHTEREW AKTIV informiert, bei Sonderaktionen (Fragebögen u.ä.) werden die Mitglieder persönlich angeschrieben. Die Öffentlichkeitsinformation erfolgt vorwiegend von der Bundesstelle (Präsident) aus, in den Bundesländern obliegt dies den einzelnen Landesstellenleitern.

7. Nehmen die Selbsthilfegruppen nur Mitglieder mit einem gesicherten Morbus Bechterew auf?

DVMB: Die DVMB nimmt Patienten- und Fördermitglieder auf. Neben Patienten mit Morbus Bechterew können auch Patienten mit anderen Spondyloarthritiden beitreten. Für die Aufnahme als Patientenmitglied genügt der Verdacht auf eine dieser Krankheiten.

SVMB: Nein. Auch Patienten mit verwandten Krankheiten sowie solche, bei denen der Verdacht auf eine Spondyloarthritis besteht, werden in die Gruppen aufgenommen. Es muss aber eine (ärztliche) Diagnose vorliegen, bevor der Patient an der Gruppentherapie teilnehmen kann.

ÖVMB: Die Vereinigung nimmt Patienten mit Morbus Bechterew, Patienten mit verwandten rheumatologischen Erkrankungen, Familienangehörige und Fördermitglieder auf. Ebenso können auch Patienten mit Verdacht auf Morbus Bechterew beitreten.

8. Welche Verpflichtungen bestehen für ein Mitglied der Patientenvereinigung?

DVMB: Außer der Beitragszahlung gehen die Patienten keine Verpflichtung ein, sie dürfen sich allerdings nicht „vereinsschädigend" verhalten.

SVMB: Bezahlung des Mitgliedsbeitrages

ÖVMB: Keine, außer der Zahlung des Mitgliedsbeitrages. Bei „unehrenhaftem Verhalten" oder Verstoß gegen die Statuten des Vereins kann auf Beschluss des Vorstandes ein Mitglied ausgeschlossen werden.

9. Wer leitet die Gruppengymnastik? Ist immer ein Arzt erreichbar?

DVMB: Bei den meisten Therapiegruppen wird die Gymnastik von Physiotherapeuten geleitet. In seltenen Fällen kommen speziell ausgebildete Übungsleiter zum Einsatz. Bei Abwicklung der Therapie auf der Basis „Rehabilitationssport" muss ein Arzt erreichbar sein, bei „Funktionstraining" nicht. Bei allen anderen Abrechnungsarten muss ebenfalls kein Arzt anwesend bzw. erreichbar sein.

SVMB: In der Regel leitet eine Physiotherapeutin oder ein Physiotherapeut die Therapiegruppen. Ein Arzt ist nicht anwesend, in den meisten Fällen aber leicht erreichbar.

ÖVMB: Die Therapiegruppen werden von Physiotherapeuten und ausgebildeten Übungsleitern betreut, ein Arzt ist in der Regel nicht präsent. Für persönliche Fachfragen stehen den Patienten in jedem Bundesland ärztliche Berater zur Verfügung.

10. Was will/kann die Patientenvereinigung *nicht* sein?

DVMB, SVMB, ÖVMB: Die Patientenvereinigungen können keinen Ersatz für ärztliche Betreuung bieten. Sie ersetzen auch nicht die notwendige Eigeninitiative der Patienten.

Literatur

Barlow JH, Macey SJ, Struthers G (1992) Psychosocial factors and self-help in ankylosing spondylitis patients. Clin Rheum 11:220–225

Bechterew-Brief, Mitteilungsblatt der Deutschen Vereinigung Morbus Bechterew, Schweinfurt, erscheint vierteljährlich seit Juni 1980

Braun J, Bollow M, Remlinger G, Eggens U, Rudwaleit M, Distler A, Sieper J (1998) Prevalence of spondylarthropathies in HLA-B27 positive and negative blood donors. Arthritis Rheum 41:58–67

Feldtkeller E (1999) Morbus Bechterew – ein Leitfaden für Patienten. Heft 1 der DVMB – Schriftenreihe, Novartis Pharma Verlag, 3. Auflage

Feldtkeller E, Lemmel EM (1999) Zur Situation von Spondyloarthritis-Patienten. Ergebnisse einer Repräsentativbefragung der DVMB. Novartis Pharma Verlag, Nürnberg

Schermelleh-Engel K, Ehlert-Lerche S (1991) Bewältigung von chronischen Schmerzen. Bechterew-Brief Nr. 44 (März), pp 19–23

Kapitel 54

Soziale Beratung*

Ludwig Hammel, Peter Meglic, Rene Bräm

1. Gesetzliche Grundlagen

Die chronische Erkrankung *Morbus Bechterew* kann das private alltägliche, berufliche und gesellschaftliche Leben und auch das Leben des Patienten in speziellen Situationen beeinflussen. Aus diesem Grunde sind für den Patienten die sozialrechtlichen Belange von großem Interesse. Sie sind in verschiedenen Gesetzbüchern verankert.

Neben dem Sozialgesetzbuch (SGB) existieren weitere Gesetze, die für ihn wichtig sind. Zur systematischen Übersicht nimmt der Gesetzgeber diese anders lautenden Gesetze seit den 1970er Jahren in das SGB auf, indem neue Bücher des SGB gegründet werden.

Aus dieser Intention heraus sind inzwischen zehn Bücher des Sozialgesetzbuches entstanden, die jeweils unterschiedliche sozialrechtliche Aspekte regeln. Insbesondere relevant sind für den Patienten mit Morbus Bechterew das *Arbeitsförderungsgesetz (SGB III)*, das Gesetz über die Regelung der *gesetzlichen Krankenversicherung (SGB V)*, das Gesetz über die Regelung der *gesetzlichen Rentenversicherung (SGB VI)*, das Gesetz über die Regelung der *Rehabilitation*, der *Teilhaberechte* und der *Schwerbehinderung (SGB IX)* und das Gesetz über die *gesetzliche Pflegeversicherung (SGB XI)*.

* Stand Februar 2004

2. Anlaufstellen, Antragsstellen, Beratungsstellen, Widerspruchsstellen

Die *Anlaufstelle* für den Patienten ist in der Regel die jeweilige gesetzliche Versicherung, die für sein Anliegen zuständig ist. Da zum Teil erst unter den gesetzlichen Versicherungen untereinander abgeklärt werden muss, welche Zuständigkeit sich für die Belange des Patienten ergibt, wurden mit Einführung des SGB IX am 1. Juli 2001 so genannte gemeinsame Servicestellen errichtet. Durch die wohnortnahen Servicestellen soll gewährleistet werden, dass alle gesetzlichen Rehabilitationsträger – unter Beteiligung der Verbände behinderter Menschen einschließlich der Verbände der freien Wohlfahrtspflege, der Selbsthilfegruppen und der Interessenvertretungen behinderter Frauen – bei der Erstberatung des Patienten *unmittelbar* und *zügig* beraten. Über den örtlichen Standpunkt der nächstgelegenen gemeinsamen *Servicestelle* informieren die gesetzlichen Rehabilitationsträger (Krankenkassen, Rentenversicherungen, Integrationsämter, Arbeitsämter). Wenn der die Rehabilitation betreffende Antrag nicht an die hierfür zuständige Stelle gerichtet und eingereicht wurde, muss er innerhalb von zwei Wochen an denjenigen Rehabilitationsträger weitergegeben werden, der nach Ansicht des primär kontaktierten Trägers zuständig ist.

Die Beratung des Patienten mit Morbus Bechterew in sozialrechtlichen Fragen erfolgt durch die Sozialleistungsträger wie Rentenversicherung, Krankenversicherung, Arbeitsagenturen, die zur Beratung verpflichtet sind. Sie kann aber auch durch die Selbsthilfeorganisationen erfolgen, sofern diese, wie im Falle der DVMB (mit z.B. Justitiar), hierzu organisatorisch in der Lage sind. Diese *nicht-profitorientierten* Organisationen setzen sich in der Regel vereinsrechtlich zusammen. Diese Organisationen bieten auf Grund ihres gebündelten Erfahrungswissens und ihrer unabhängigen Beratung Gewähr für eine fundierte und objektive Beratung.

Aufgrund der angespannten Finanzlage bei den Sozialversicherungsträgern werden Anträge immer häufiger abgelehnt. Nach Ablehnung eines Antrags kann, sofern ein Rechtsbehelf anbei ist, innerhalb eines Monats nach der Zustellung Widerspruch eingelegt werden. Dann muss die den Bescheid erlassende Behörde erneut entscheiden. Der Widerspruch wird bei der Ausgangsbehörde erhoben, die den (ersten) Antrag abgelehnt hatte.

Wenn diese Behörde erneut ablehnt und dem Widerspruchsantrag nicht stattgibt, wird der Widerspruchsantrag an die Widerspruchsbehörde weitergegeben. Die Widerspruchsbehörden stellen somit als übergeordnete Stellen eine Rechtsaufsicht in der behördlichen Hierarchie dar.

3. Grad der Behinderung

Das *Schwerbehindertengesetz* ist mit Inkrafttreten des SGB IX aufgehoben worden. Es floss fast wortgleich in dieses Buch des SGB ein. Das Ausmaß einer Schwerbehinderung wird in Graden von 0 bis 100 bewertet. Für den schwerbehinderten Menschen soll die Schwerbehinderung so genannte *Nachteilsausgleiche* erwirken. Hiermit ist gemeint, dass er als Schwerbehinderter einen besonderen Kündigungsschutz genießt und sich die Chancen auf einen neuen Arbeitsplatz bei einer Arbeitsplatzsuche erhöhen sollen. Der besondere Kündigungsschutz soll durchgesetzt werden, indem das Intergrationsamt der Kündigung zustimmen muss.

Aufgrund der *Beschäftigungspflicht* (§§ 71–78 SGB IX) müssen alle privaten und öffentlichen Arbeitgeber mit mindestens 20 Arbeitsplätzen im Sinne des (Paragraphen) § 73 SGB IX wenigstens fünf Prozent der Arbeitsplätze mit schwerbehinderten Menschen besetzen. Behinderte Frauen sind dabei besonders zu berücksichtigen. Geschieht dies nicht, muss der Arbeitgeber eine Ausgleichsabgabe (§ 77 SGB IX) an das Integrationsamt bezahlen. Die Höhe der Ausgleichsabgabe ist gestaffelt und richtet sich nach der prozentualen Besetzung der *„Pflichtarbeitsplätze"*.

Der *Grad der Behinderung (GdB)* wird durch das zuständige Versorgungsamt festgestellt. Der behinderte Mensch muss hierzu zunächst einen Antrag auf Feststellung einer Schwerbehinderung stellen. Dabei wird er aufgefordert, alle Ärzte anzuführen, die ihn in den letzten zwei Jahren behandelt haben, und auch die Klinikaufenthalte anzugeben. Das Versorgungsamt fordert dann die Befundberichte und unter Umständen auch die Abschlussberichte der medizinischen Rehabilitationsmaßnahmen bei den Ärzten und Kliniken an. Es stellt dann nach Maßgabe der so genannten *„Anhaltspunkte für die ärztliche Gutachtertätigkeit im sozialen Entschädigungsrecht und nach dem SGB IX"* den Grad der Behinderung fest. Es kann jederzeit ein *Neufeststellungsantrag* gestellt werden (*„Verschlimmerungsantrag"*).

Die Anerkennung als schwerbehinderter Mensch (so die Formulierung im Gesetz) kann für diesen Patienten mit Morbus Bechterew – in Abhängigkeit von dem erstrebten Arbeitsplatz – Vorteile bringen. Einige Arbeitgeber sind tatsächlich daran interessiert, schwerbehinderte Personen einzustellen. Das Interesse liegt zum einen an der Ersparnis der Ausgleichsabgabe und zum anderen an speziellen Förderungsprojekten des Arbeitsamtes.

Die Anerkennung einer Behinderung kann sich für den behinderten Menschen aber auch nachteilig auswirken. Dies gilt insbesondere dann, wenn der Arbeitgeber seine „Schwerbehindertenquote" bereits erfüllt hat oder er befürchtet, durch die Einstellung von schwerbehinderten Menschen finanzielle Verluste zu erleiden. Es sollte daher grundsätzlich vor der Beantragung der Schwerbehinderung im Einzelfall geprüft werden, ob der Antrag auf Anerkennung wirklich gestellt werden sollte. Die Selbsthilfeorganisationen, bei Patienten mit Morbus Bechterew insbesondere die DVMB, bietet hierzu gerne eine entsprechende Beratung an.

4. Kündigungsschutz

Neben dem für alle Beschäftigten geltenden *allgemeinen Kündigungsschutz* steht dem schwerbehinderten Menschen der *besondere Kündigungsschutz* gemäß §§ 85 bis 92 SGB IX zu. Dieser Kündigungsschutz greift gemäß § 90 Abs. 1 Nr. 1 SGB IX erst nach sechsmonatiger ununterbrochener Betriebszugehörigkeit. Maßgeblich ist der Zeitpunkt des Zugangs, d.h. des Erhalts der Kündigungserklärung.

Der Arbeitgeber eines schwerbehinderten Menschen muss vor einer Kündigung die Zustimmung des Integrationsamtes einholen. Erst wenn das Integrationsamt der Kündigung zustimmt, darf diese ausgesprochen werden. Gegen eine Zustimmung des Integrationsamtes sind der Widerspruch und der Rechtsweg vor die Sozialgerichte gegeben. Gegen die daraufhin vom Arbeitgeber ausgesprochene Kündigung muss innerhalb von 3 Wochen zudem Kündigungsschutzklage vor dem Arbeitsgericht erhoben werden, unabhängig vom Vorgehen gegen die Zustimmung des Integrationsamtes, ansonsten ist die Kündigung rechtlich nicht mehr angreifbar.

5. Parkausweis

Das Versorgungsamt kann bei der Feststellung der Schwerbehinderung auch besondere Merkzeichen anerkennen. Für einen aufgrund seiner Schwerbehinderung in seiner Mobilität behinderten Menschen, wie einem Morbus-Bechterew-Patienten im fortgeschrittenen Stadium der Erkrankung, sind besonders die *Merkzeichen G und aG* interessant. Das Merkzeichen G wird an schwerbehinderte Menschen erteilt, die üblicherweise zu Fuß zurückzulegende Strecken nicht mehr bewältigen können, anders ausgedrückt, nicht mehr als 30 Minuten bzw. 2 km zu Fuß zurücklegen können. Das Merkzeichen aG wird bei einer Schwerbehinderung mit *außergewöhnlicher Gehbehinderung* zuerkannt. Voraussetzung ist, dass die Gehfähigkeit wie bei einem Doppeloberschenkelamputierten bzw. Rollstuhlfahrer so erheblich eingeschränkt ist, dass der schwerbehinderte Mensch außerhalb seines Kraftfahrzeuges nur kurze Strecken und nur unter größter Anstrengung zurücklegen kann. Das *Merkzeichen aG* berechtigt in Deutschland, bei der Straßenverkehrsbehörde einen *Parkausweis* für schwerbehinderte Menschen zu beantragen. Mit diesen Parkausweisen besteht eine Sondergenehmigung für das Parken auf den besonders gekennzeichneten Parkplätzen.

In einigen Bundesländern gibt es Sonderregelungen: Bereits bei *Merkzeichen „G"* in Verbindung mit einem Grad der Behinderung (GdB) von 70 und mehr wird eine Sondergenehmigung erteilt, die ausschließlich für jenes Bundesland gilt, in dem der Antragsteller gemeldet ist.

6. Steuer

Nach § 33b Einkommenssteuergesetz (EStG) werden *Freibeträge* bei der Einkommensermittlung des Behinderten im Rahmen der Lohn- und Einkommensteuer unabhängig von der Höhe des Einkommens anerkannt. Die Freibeträge werden ohne jeden Abzug auf der Lohnsteuerkarte eingetragen oder bei der Ermittlung der Einkommensteuer berücksichtigt.

Die *Pauschbeträge* beginnen bei einem GdB von 25 und steigen in einer Abstufung von fünf Graden, angefangen von €310.– bis zu €1.420.– bei einem GdB von 95–100.

Bei einem GdB von 25, aber unter 50, wird der Pauschbetrag nur gewährt, wenn die Behinderung entweder (a) zu einer dauerhaften Einbuße der körperlichen Beweglichkeit geführt hat oder (b) durch eine typische Berufskrankheit verursacht wurde oder (c) zum Bezug einer Rente berechtigt, z.B. einer Erwerbsminderungsrente. Nähere Angaben und die regelmäßigen Änderungen können dem jährlich vom Finanzamt mit den Lohnsteuerunterlagen übersandten „Kleinen Ratgeber für Lohnsteuerzahler" entnommen werden.

7. Benutzung der öffentlichen Verkehrsmittel/Pkw-Steuerermäßigung

Die Benutzung des öffentlichen Personennahverkehrs gegen eine jährliche Gebühr von €60.– ist für diejenigen Personen möglich, die das Merkzeichen „G" für erhebliche Gehbehinderung haben (§ 145–147 SGB IX). Damit können die aufschlagsfreien Züge bis zu einem Umkreis von 50 Kilometern um den Wohnort der schwerbehinderten Person benutzt werden. Die Benutzung aller aufschlagsfreien Verkehrsmittel des öffentlichen Personennahverkehrs in Verkehrsverbünden wird ermöglicht.

Die schwerbehinderten Menschen können aber auch statt der ermäßigten Benutzung des öffentlichen Personennahverkehrs eine Pkw-*Steuerermäßigung von 50%* wählen (§ 3a Abs. 2 Satz 1 Kraftfahrzeugsteuergesetz).Voraussetzung ist die Benutzung des Pkw's durch den Berechtigten selbst, oder im Auftrag des Berechtigten im Zusammenhang mit notwendigen Besorgungen für den Berechtigten bzw. dessen Haushalt.

8. Leistungsanspruch aus der gesetzlichen Krankenversicherung

Die Leistungsansprüche aus der gesetzlichen Krankenversicherung sind im dritten Kapitel des SGB V geregelt (§§ 11–66 SGB V).

Erster Abschnitt: Übersicht über die Leistungen	§ 11
Zweiter Abschnitt: Gemeinsame Vorschriften	§§ 12 bis 19
Dritter Abschnitt: Leistungen zur Verhütung von Krankheiten	§§ 20 bis 24b
Vierter Abschnitt: Leistungen zur Früherkennung von Krankheiten	§§ 25 und 26
Fünfter Abschnitt: Leistungen bei Krankheit	
Erster Titel: Krankenbehandlung	§§ 27 bis 43b
Zweiter Titel: Krankengeld	§§ 44 bis 51
Dritter Titel: Leistungsbeschränkungen	§ 52
Sechster Abschnitt: Selbstbehalt, Beitragsrückzahlung	§§ 53 bis 54
Siebter Abschnitt: Zahnersatz	§§ 55 und 59
Achter Abschnitt: Fahrtkosten	§ 60
Neunter Abschnitt: Zuzahlungen, Belastungsgrenzen	§§ 61 und 62
Zehnter Abschnitt: Weiterentwicklung der Versorgung	§§ 63 bis 68

Für Patienten mit Morbus Bechterew ist besonders die Bewegungstherapie wichtig. Die physikalische Therapie wird als *Heilmittel* durch die Heilmittel-Richtlinie nebst Heilmittelkatalog, jeweils auf die vorliegende Diagnose und Leitsymptomatik bezogen, geregelt. Die *Gruppentherapie*, als Funktionstraining oder Rehabilitationssport ausgerichtet, fällt unter die Kategorie der *ergänzenden Leistungen zur Rehabilitation (§ 43 SGB V)*.

Besonders ausgestaltet wird diese Gruppenbehandlung durch die Gesamtvereinbarung zu *Funktionstraining und Rehabilitationssport*, einer zwischen den Sozialministerien der Länder und den Krankenkassen-Bundesvereinigungen vereinbarten Verordnung.

Grundsätzlich sind alle Leistungen der gesetzlichen Krankenversicherung abhängig von der *medizinischen Notwendigkeit*. Sie müssen von einem Vertragsarzt verordnet werden.

9. Zuzahlungen

Mit dem GKV-Modernisierungsgesetz, das zum 01.01.2004 in Kraft getreten ist, sind auch die Zuzahlungen neu geregelt worden. Anders als bisher müssen alle Versicherten, auch die chronisch Kranken, jedes Jahr Zuzahlungen leisten – bis zur Höhe der

Tabelle 1. Höhe der Zuzahlungen (Stand Februar 2004)

Zuzahlungen	Höhe der Zuzahlungen	Ausnahmen/Anmerkungen
beim Arztbesuch	Praxisgebühr 10 € pro Quartal beim Arzt und Zahnarzt	Fällt nur beim ersten Arztbesuch im Quartal an, wenn die weiteren Arztbesuche auf Überweisung erfolgen. Der Arztbesuch für zahnärztliche Kontrolle, Vorsorge- und Früherkennungstermine und Schutzimpfungen, die gesetzlich vorgesehen sind, bleibt zuzahlungsfrei.
bei verschreibungspflichtigen Arznei- und Verbandmitteln	10% des Preises, mindestens aber 5 und höchstens 10 € pro Arzneimittel, nicht mehr als die Kosten für das Arzneimittel	
bei Heilmitteln und häuslicher Krankenpflege	10% der Kosten zuzüglich 10 € pro Verordnung, bei häuslicher Krankenpflege auf 28 Tage pro Kalenderjahr beschränkt	
bei Hilfsmitteln	10% für jedes Hilfsmittel, mindestens 5 € und höchstens 10 €, nicht mehr als die Kosten des Mittels; bei Hilfsmitteln, die zum Verbrauch bestimmt sind, 10% je Verbrauchseinheit, maximal 10 € pro Monat	Bei Hilfsmitteln, die den festgelegten Festbetrag übersteigen, werden die Kosten weiterhin grundsätzlich nur in Höhe des Festbetrags getragen.
bei der stationären Vorsorge und Rehabilitation und im Krankenhaus	Zuzahlungen von 10 € pro Tag, bei Anschlussheilbehandlungen und im Krankenhaus begrenzt auf maximal 28 Tage	

Belastungsgrenze. Diese beträgt allgemein 2% des Bruttoeinkommens. Für chronisch Kranke, die an schwerwiegenden Erkrankungen leiden, wird die Belastungsgrenze auf 1% des Bruttoeinkommens gesenkt. Welche Erkrankungen offiziell als schwerwiegende Erkrankungen anerkannt werden, muss erst noch vom *Gemeinsamen Bundesausschuss* festgelegt werden. Die vollständige Befreiung von Zuzahlungen, die bisher für diejenigen galt, die ein besonders geringes Einkommen hatten, ist abgeschafft worden. Nur Kinder und Jugendliche, die das 18. Lebensjahr noch nicht vollendet haben, sind von den Zuzahlungen befreit.

Dies bedeutet, dass alle Versicherten seit dem 01. Januar 2004 zunächst einmal Zuzahlungen leisten und sich diese Beträge quittieren lassen müssen. Die Quittungen müssen gesammelt werden, um bei Überschreiten der Belastungsgrenze von der Krankenkasse die Befreiung zu erhalten. Zukünftig werden nicht nur Zuzahlungen für Arznei- und Heilmittel bei der Berechnung der Belastungsgrenze eingerechnet werden, sondern auch die Zuzahlungen bei stationären Krankenhaus- und Rehabilitationsleistungen.

Genauere Informationen zur Höhe der Zuzahlungen sind in Tabelle 1 Kasten aufgeführt. Auskünfte zu den Neuregelungen erteilt u.a. das Beratungstelefon des *Bundesministeriums für Gesundheit und Soziale Sicherung* zur Gesetzlichen Krankenversicherung: 0800-1515159.

10. Budgetierung des Ärztehonorars

Die Vergütung der Vertragsärzte, d.h. die Auszahlung der Gesamtvergütung an die abrechnenden Ärzte, erfolgt nach dem Honorarverteilungsmaßstab der *kassenärztlichen Vereinigung*. Dieser ist autonomes Satzungsrecht der kassenärztlichen Vereinigung. Nach § 85 Abs. 4 Satz 3 SGB V sind bei der Verteilung *Art und Umfang der Leistungen* des Vertragsarztes zugrunde zu legen. Auch lässt § 85 Abs. 4 Satz 5 SGB V so genannte Mengenbegrenzungsregelungen zu, die einer übermäßigen Ausdehnung der Tätigkeit des Vertragsarztes entgegenwirken sollen.

Da nach der Rechtsprechung im Honorarverteilungsmaßstab weitergehende Regelungsmöglichkeiten zulässig sind, ist es durchaus möglich, für bestimmte Fachgruppen einzelne Honorarbudgets („Töpfe") zu bilden. Für den Patienten kann dies bedeuten, dass gegen Ende des Abrechnungsjahres, wenn die Ärzte bereits ihr im Rahmen des Honorarverteilungsmaßstabes zustehendes Honorar erhalten haben, Behandlungen ablehnen, da diese ihnen nicht mehr vergütet werden. Die Ärzte *müssen* jedoch Maßnahmen, soweit sie medizinisch erforderlich sind, durchführen. Sollten Sie dies verweigern, so kann der Patient dieses Verhalten der zuständigen Ärztekammer melden.

11. Medizinische Rehabilitationen

Die *medizinische Rehabilitation* wird von der *Rentenversicherung* als eine *Teilhabeleistung* gewährt, soweit eine Mitgliedschaft besteht und die versicherungsrechtlichen Voraussetzungen vorliegen. Eine *medizinische Rehabilitation* im Rahmen der Zuständigkeit der gesetzlichen *Rentenversicherung* hat das Ziel, den Auswirkungen einer Krankheit oder einer körperlichen, geistigen oder seelischen Behinderung auf die *Erwerbsfähigkeit* der Versicherten entgegenzuwirken oder sie zu überwinden und dadurch Beeinträchtigungen der Erwerbsfähigkeit der Versicherten oder ihr vorzeitiges Ausscheiden aus dem Erwerbsleben zu verhindern oder sie möglichst dauerhaft in das Erwerbsleben einzugliedern. Nur wenn die Krankheit geeignet ist, die Erwerbsfähigkeit zu bedrohen und wenn die Teilhabeleistung dieser Bedrohung entgegenwirken kann, ist die *medizinische Rehabilitation* von den *gesetzlichen Rentenversicherungen* zu bewilligen.

In anderen Fällen, wenn es der Gesundheitszustand des Patienten erfordert, ist die *gesetzliche Krankenversicherung* für die medizinische Rehabilitation zuständig. In der Regel ist bei Morbus Bechterew sogar eine vorzeitige – d.h. vor dem Erreichen des vierjährigen Regelabstandes – Rehabilitationsmaßnahme gerechtfertigt, da es sich um eine progrediente und in Schüben verlaufende Erkrankung handelt. Hier entscheidet einzig und allein die *„medizinische Notwendigkeit" (§ 12 SGB VI).*

12. Wohnortnahe/wohnortferne ambulante/stationäre Rehabilitation

Im gesamten SGB gilt der Grundsatz, dass die *wirtschaftlichere* Leistung vorrangig ist. Dies gilt auch für alle Arten der medizinischen Rehabilitation. Solange also ambulante Rehabilitationsmaßnahmen am Wohnort des Patienten ausreichend sind, ist die Notwendigkeit einer stationären Rehabilitation nicht gegeben.

Die ambulante Rehabilitation kann aber bei schweren Erkrankungen gerade deshalb nicht ausreichend sein, da intensivere Maßnahmen erforderlich sind oder eine Entpflichtung des Patienten von seinen häuslichen und beruflichen Aufgaben indiziert ist. Für die Mehrzahl der Patienten mit Morbus Bechterew eignet sich erfahrungsgemäß vor allem eine wohnortferne komplexe Rehabilitationsmaßnahme unter Einschluss balneotherapeutischer Anwendungen im Sinne von § 14 SGB VI.

13. Haushaltshilfe

Eine *Haushaltshilfe* ist eine fremde oder verwandte Person, die die tägliche Arbeit im Haushalt erledigt. Sie übernimmt alle zur Weiterführung des Haushalts notwendigen Arbeiten, z.B. Einkauf, Kochen, Waschen oder Kinderbetreuung. Sie wird unter bestimmten Voraussetzungen von der Krankenversicherung (§ 38 SGB V i.V.m. §§ 44,

54 SGB IX), der Unfallversicherung (§ 42 SGB VII i.V. mit §§ 44, 54 SGB IX) oder der Rentenversicherung (§ 28 SGB VI i.V.m. §§ 44, 54 SGB IX) gestellt oder bezahlt.

Bei *Gering-Verdienenden* oder *Nicht-Versicherten* kommt unter Umständen das Sozialamt für die Kosten auf. Es orientiert sich dabei an den Leistungen der gesetzlichen Krankenversicherung.

14. Wohnungsanpassung

Zuschüsse für Maßnahmen zur Verbesserung und Anpassung des *Wohnumfelds* an die Behinderung oder Pflegebedürftigkeit des Patienten können gemäß § 40 Abs. 4 SGB XI von der *Pflegeversicherung* geleistet werden.

Beispiele für bezuschussungsfähige Maßnahmen sind: Einbau einer Dusche, Einbau und Anbringung von Treppenliften, Türverbreiterungen, Installation von Wasseranschlüssen, Ein- und Umbau von Mobiliar entsprechend den individuellen Bedürfnissen der Pflegesituation, statische Gutachten, Antragsgebühren, Kosten der Bauüberwachung, nachgewiesene Fahrtkosten und Verdienstausfall von am Umbau mithelfenden Angehörigen und Bekannten.

Die Leistung ist *„gedeckelt"* auf maximal 2.557,00 € je Maßnahme und bedarf einer Selbstbeteiligung in Höhe von 10% der Kosten der Maßnahme, höchstens jedoch 50% der monatlichen Bruttoeinnahmen zum Lebensunterhalt. Eine Befreiung von dem Eigenanteil ist entsprechend der Härtefallregelung der gesetzlichen Krankenversicherung möglich.

15. Hilfsmittelversorgung

Gesetzestext (§ 33 SGB V):

(1) Versicherte haben Anspruch auf Versorgung mit Seh- und Hörhilfen, Körperersatzstücken, orthopädischen und anderen Hilfsmitteln, die im Einzelfall erforderlich sind, um den Erfolg der Krankenbehandlung zu sichern oder eine Behinderung auszugleichen, soweit die Hilfsmittel nicht als allgemeine Gebrauchsgegenstände des täglichen Lebens anzusehen oder nach § 34 Abs. 4 ausgeschlossen sind. Der Anspruch umfasst auch die notwendige Änderung, Instandsetzung und Ersatzbeschaffung von Hilfsmitteln sowie die Ausbildung in ihrem Gebrauch.

(2) Ist für ein erforderliches Hilfsmittel ein Festbetrag nach § 36 festgesetzt, trägt die Krankenkasse die Kosten bis zur Höhe dieses Betrags. Für andere Hilfsmittel übernimmt sie die jeweils vertraglich vereinbarten Preise. Versicherte, die das 18. Lebensjahr vollendet haben, haben zu den Kosten von Bandagen, Einlagen und Hilfsmitteln zur Kompressionstherapie eine Zuzahlung von 20 vom Hundert des von der Krankenkasse zu übernehmenden Betrages an die abgebende Stelle zu leisten; der Vergütungsanspruch nach den Sätzen 1 und 2 verringert sich um diesen Betrag.

(3) Anspruch auf Versorgung mit Kontaktlinsen besteht nur in medizinisch zwingend erforderlichen Ausnahmefällen. Der Bundesausschuss der Ärzte und Krankenkassen bestimmt in den Richtlinien nach § 92, bei welchen Indikationen Kontaktlinsen verordnet werden. Wählen Versicherte statt einer erforderlichen Brille Kontaktlinsen und liegen die Voraussetzungen des Satzes 1 nicht vor, zahlt die Krankenkasse als Zuschuss zu den Kosten von Kontaktlinsen höchstens den Betrag, den sie für eine erforderliche Brille aufzuwenden hätte. Die Kosten für Pflegemittel werden nicht übernommen.

(4) Ein erneuter Anspruch auf Versorgung mit Sehhilfen nach Absatz 1 besteht für Versicherte, die das vierzehnte Lebensjahr vollendet haben, nur bei einer Änderung der Sehfähigkeit um mindestens 0,5 Dioptrien; für medizinisch zwingend erforderliche Fälle kann der Bundesausschuss der Ärzte und Krankenkassen in den Richtlinien nach § 92 Ausnahmen zulassen.

(5) Die Krankenkasse kann den Versicherten die erforderlichen Hilfsmittel auch leihweise überlassen. Sie kann die Bewilligung von Hilfsmitteln davon abhängig machen, dass die Versicherten sich das Hilfsmittel anpassen oder sich in seinem Gebrauch ausbilden lassen.

Als *„unabdingbares Hilfsmittel"* für einen Patienten mit Morbus Bechterew ist eine gute, d.h. sich dem Körper anpassende Matratze bzw. ein geeignetes Lagerungskissen anzusehen. Gerade, wenn man eine „nicht normale" Wirbelsäule hat, ist es wichtig, dass sich die Matratze dem Körper und nicht der Körper der Matratze anpasst. Bisher ist es nach eigenen Erfahrungen jedoch noch keinem Patienten mit Morbus Bechterew gelungen, auf Grund seiner Erkrankung eine Matratze oder ein Lagerungskissen von der Krankenkasse erstattet zu bekommen. Die Argumentation lautet üblicherweise: „Eine Matratze oder ein Lagerungskissen gehört zu einer normalen Lebensführung und ist somit auch von jedem selbst zu bezahlen".

Bei schon starken Einschränkungen der Wirbelsäule, insbesondere der Halswirbelsäule, eignen sich als Autorückspiegel so genannte *„Behördenspiegel"*, die auch bei eingeschränkter Kopfbewegung einen Blick in die Seitenstraßen oder den *„toten Winkel"* ermöglichen.

Wer viel mit dem Auto unterwegs ist, z.B. beruflich, für den empfiehlt sich ein spezieller Autositz, der von einigen wenigen Firmen (z.B. König, Ilsfeld) hergestellt wird. Diese Autositze sind individuell einstellbar, damit sich auch hier der Sitz an den Körper und nicht der Körper an den Sitz anpasst. Beim Autospiegel und Autositz gibt es die Möglichkeit einer Bezuschussung bis hin zur völligen Kostenübernahme. Nachdem die Voraussetzungen aber an einige Bedingungen (festgestellte Schwerbehinderung, Notwendigkeit eines Kfz., usw.) geknüpft sind und diese wiederum in den einzelnen Bundesländern unterschiedlich ausgelegt werden, empfiehlt es sich, den Kontakt mit einem Kostenträger, z.B. dem Integrationsamt oder der Krankenkasse zu suchen und vorab zu klären, wer zuständig ist und welche Voraussetzungen gegeben sein müssen.

Einige wenige Patienten mit Morbus Bechterew empfinden eine so genannte *Kyphose-Brille* als überaus angenehm, da diese Art der Brille ein (indirektes) Sehen in die Horizontale ermöglicht. Wenn ein Rheumatologe oder Hausarzt in Zusammenarbeit mit dem Augenarzt eine Kyphose-Brille verordnet, werden die Kosten in aller Regel von der Krankenkasse übernommen – notfalls erst nach eingelegtem Widerspruch des Antragstellers.

16. Medizinischer Dienst der Krankenversicherungen (MDK)

Die Aufgaben des *Medizinischen Dienstes der Krankenversicherungen* sind in den §§ 275–277 SGB V geregelt. Die gesetzlichen Krankenkassen müssen in den gesetzlich bestimmten Fällen oder wenn es nach Art, Schwere, Dauer oder Häufigkeit der Erkrankung oder nach dem Krankheitsverlauf erforderlich ist, eine gutachterliche Stellungnahme des Medizinischen Dienstes der Krankenversicherung einholen und zwar

– bei Erbringung von Leistungen, insbesondere zur Prüfung der Voraussetzung, Art und Umfang der Leistung
– zur Leitung von Maßnahmen zur Rehabilitation
– bei Arbeitsunfähigkeit, insbesondere zur Beseitigung von Zweifeln an der Arbeitsunfähigkeit.

In fraglichen Fällen können die Krankenkassen durch den Medizinischen Dienst der Krankenkassen klären lassen,

– ob die medizinischen Voraussetzungen für die Durchführung einer kieferorthopädischen Behandlung vorliegen
– ob ein Hilfsmittel erforderlich ist (vor Bewilligung des Hilfsmittels)
– bei Dialysebehandlung: welche Form der ambulanten Dialysebehandlung notwendig und wirtschaftlich ist

Die Krankenkassen haben im Rahmen eines Modellvorhabens die Notwendigkeit der Krankenhausaufnahme durch den Medizinischen Dienst prüfen zu lassen (§ 275 a SGB V).

17. Pflegeversicherung

Das *Recht der Pflege* stellt den jüngsten Zweig der rechts- und sozialstaatlichen Entwicklung der deutschen Sozialversicherungssysteme dar. Am 20.12.1988 wurde der gesetzliche Anspruch auf *Hilfe bei Pflegebedürftigkeit* zunächst in den §§ 52 ff. SGB V alte Fassung und vom 1.4.1995 mit dem elften Buch des Sozialgesetzbuches eingeführt.

Die Pflegebedürftigkeit wird in drei Pflegestufen eingeteilt, abhängig von dem Pflegeaufwand in verschiedenen Pflegebereichen. Die Einstufung durch die Pflegekasse erfolgt nach Maßgabe der Richtlinien für die gesetzliche Pflegeversicherung. Der Pflegebedürftige hat Anspruch auf Pflegegeld und/oder Sachleistungen.

18. Renten- und Pensionsversicherung

Die *gesetzliche Rentenversicherung* ist im SGB VI geregelt. Neben den Altersrenten existieren noch besondere Renten für die Erwerbsminderung, Witwenrente und andere. Zu den Rentenversicherungsanstalten gehören z.B. die Landesversicherungsanstalten für Arbeiter (LVA) und die Bundesversicherungsanstalt für Angestellte (BfA), die Bundesknappschaft, die Seekasse und die Landwirtschaftliche Alterskasse.

Neben der Erwerbsminderungsrente ist für den Patienten mit Morbus Bechterew die *Altersrente* für schwerbehinderte Menschen von Interesse. Während die Regelaltersrente mit dem 65. Lebensjahr bezogen werden kann, gilt die Altersrente für schwerbehinderte Menschen bereits mit dem 63. Lebensjahr. Eine Übergangsregelung besteht für Versicherte, die am 16.11.2000 bereits schwerbehindert gewesen sind und am 1.1.2001 bereits das 50. Lebensjahr überschritten haben.

Die aktuelle Diskussion über die Verlängerung der Lebensarbeitszeit lässt befürchten, dass die (möglichen) Änderungen in den nächsten Jahren auch Auswirkungen auf schwerbehinderte Menschen haben könnten, z.B. dass ein vorzeitiger Rentenbezug vor dem 63. Lebensjahr mit einer prozentualen Minderung der Rente „bestraft" wird. Neben der gesetzlichen Rente beziehen einige Personen – bei entsprechenden arbeitsrechtlichen Vereinbarungen – zudem noch eine Betriebsrente.

19. Teilhabe am Arbeitsleben

Die ursprünglich *„berufliche Rehabilitation"* genannte Leistung wird jetzt als *„Leistung zur Teilhabe am Arbeitsleben"* im SGB IX geregelt. Leistungsträger ist das Arbeitsamt. Diese Leistung kann vielfältig ausgestaltet sein (z.B. als Umschulung, Förderung, besondere Projekte des Arbeitsamtes). Diesbezügliche Regelungen finden sich zusätzlich im SGB III.

20. Berufsberatung

Die übliche Anlaufstelle für eine *Berufsberatung* ist die Agentur für Arbeit. Die Agenturen für Arbeit bieten in ihren Berufsberatungszentren Schriften, audiovisuelle Medien und auch persönliche Beratung durch Berufsberater für Personen an, die auf dem allgemeinen Arbeitsmarkt arbeitssuchend sind. Wenn bei einem Patienten mit Morbus Bechterew Unsicherheiten hinsichtlich der in Zukunft zu erwartenden krankheitsspezifischen Einschränkungen bestehen, sollte auch im Rahmen der Berufsberatung ein *Rheumatologe* hinzu gezogen werden.

Eine interessante Neuerung bietet zudem das Internet. Hier hält die Agentur für Arbeit ein vielschichtiges Angebot an informativen Seiten bereit. Der schwerbehinderte Mensch sollte daher auf diesem oder anderem Wege Kontakt zur Agentur für Arbeit aufnehmen, um sich bei Bedarf beraten zu lassen.

21. Private Versicherungen

Sowohl *private Risikoversicherungen* als auch *Kapitalversicherungen* verlangen von dem Antragsteller Angaben über seinen Gesundheitszustand. Alle Fragen müssen im Rahmen einer Obliegenheitsverpflichtung wahrheitsgemäß beantwortet werden. Sollte dies nicht erfolgen, so verliert die Versicherung unter Umständen ihre Leistungspflicht. Wichtig ist, dass der Antragsteller nicht nur bereits diagnostizierte Erkrankungen mitteilt, sondern auch Beschwerden, die einen Arztbesuch erforderlich machten. Der Antragsteller muss darauf achten, dass seine Angaben zu den vorliegenden Diagnosen (Morbus Bechterew u.a.) bzw. seinen genannten Beschwerden auch wirklich alle auf dem Antragsformular niedergeschrieben sind.

Patienten mit Morbus Bechterew, die einen solchen Versicherungsabschluss in Erwägung ziehen, sollten daher in jedem Falle ihre Erkrankung der Versicherung melden. Es gibt keinen nachvollziehbaren Grund, dass ein Versicherer bei einer Kapitalversicherung dem Patienten mit Morbus Bechterew Zuschläge aufbürdet. Auch Wartezeiten oder Prämienzuschläge sollten nicht akzeptiert werden. Mittlerweile gibt es zahlreiche Versicherer, die den Morbus Bechterew nicht als zusätzliches Risiko betrachten.

Anders sieht die Situation bei Berufsunfähigkeitsversicherungen oder bei privaten Krankenversicherungen aus. Diese Versicherungen sind derzeit einem Patienten mit Morbus Bechterew in der Regel nicht zugänglich oder mit beträchtlichen Zuschlägen belegt.

22. Begutachtungspraxis

Die *Begutachtung* durch den Medizinischen Dienst der Krankenversicherungen oder einen beauftragten Facharzt wird für den Patienten mit Morbus Bechterew oft notwendig, um die gesetzlichen Voraussetzungen für Leistungen zu überprüfen. Hierbei sollte auch der Patient selbst darauf achten, dass der Arzt fachlich geeignet ist, die vorliegenden Erkrankungen bzw. Funktionsstörungen zu bewerten. Sollte der Gutachter nicht geeignete oder unverhältnismäßige Untersuchungsmethoden anwenden, so sollte sich der Patient nicht scheuen, Dienstaufsichtsbeschwerde zu erheben.

Das Ergebnis der Begutachtung kann in dem anschließenden Verwaltungsverfahren angegriffen werden. Es ist zu berücksichtigen, dass viele Begutachtungen durch spezielle Richtlinien geregelt sind. Für die Überprüfung, ob die Begutachtung ordnungsgemäß erfolgt ist, sollte ein Facharzt und/oder ein Rechtsanwalt hinzugezogen werden. Die Selbsthilfevereinigungen können beratend weiterhelfen.

Weitere Informationen zu Rehabilitations- und Teilhaberechte, z.B.:
www.sgb-ix-umsetzen.de

Deutsche Vereinigung Morbus Bechterew
www.Bechterew.de

Österreich

Soziale Anlauf-, Antrags- und Beratungsstellen in Österreich

Allgemeines

Generell ist in Österreich die *gesetzliche Sozialversicherung* Anlaufstelle für alle Bürger, da diese Versicherung eine *Pflichtversicherung* ist. Die Sozialversicherung bietet als bedeutendster Träger der sozialen Sicherheit in Österreich Schutz für den weitaus größten Teil der Bevölkerung.

Das System der Sozialversicherung mit ihren Trägern ist historisch gewachsen. Es besteht daher auch heute noch neben der örtlichen zudem eine berufsständische Gliederung. Nach zum Teil unterschiedlichen gesetzlichen Bestimmungen und Richtlinien werden Leistungen der Unfall-, Kranken- und Pensionsversicherung gewährleistet.

Alle diese Versicherungsträger sind im *Hauptverband der österreichischen Sozialversicherungsträger* zusammengefasst, dem die Wahrnehmung der allgemeinen Interessen der Sozialversicherung und die Vertretung der Sozialversicherungsträger in gemeinsamen Anliegen obliegen.

Der Patient mit Morbus Bechterew sollte sich mit allen offenen Fragen zur sozialen Beratung direkt an die für sein Anliegen zuständige Sozialversicherung wenden.

Die österreichischen Versicherungsträger

Unfallversicherung

- Allgemeine Unfallversicherungsanstalt
- Versicherungsanstalt der österreichischen Eisenbahnen
- Sozialversicherungsanstalt der Bauern
- Versicherungsanstalt öffentlich Bediensteter

Krankenversicherung

- 9 Gebietskrankenkassen
- 10 Betriebskrankenkassen
- Versicherungsanstalt des österreichischen Bergbaues
- Sozialversicherungsanstalt der gewerblichen Wirtschaft
- Versicherungsanstalt der österreichischen Eisenbahnen
- Sozialversicherungsanstalt der Bauern
- Versicherungsanstalt öffentlicher Bediensteter

Pensionsversicherung

- Pensionsversicherungsanstalt (PVA)
- Versicherungsanstalt des österreichischen Bergbaues
- Sozialversicherungsanstalt der gewerblichen Wirtschaft
- Versicherungsanstalt der österreichischen Eisenbahnen
- Sozialversicherungsanstalt der Bauern
- Versicherungsanstalt des österreichischen Notariats

Leistungen der Sozialversicherungsträger in Österreich

Unfallversicherung

- Verhütung von Arbeitsunfällen und Berufskrankheiten
- Arbeitsmedizinische Betreuung
- Erste Hilfe bei Arbeitsunfällen
- Unfallheilbehandlung
- Rehabilitation
- Entschädigung nach Arbeitsunfällen und Berufskrankheiten
- Pflegegeld

Krankenversicherung

- Vorsorge, (Mutter-Kind-Pass-Untersuchungen, Jugendlichenuntersuchung, Vorsorgeuntersuchung, Gesundheitsförderung)
- Krankheit (ärztliche Hilfe, Medikamente, medizinische Hauskrankenpflege, Psychotherapie und psychologische Behandlung)

Pensionsversicherung

- Alterspension
- vorzeitige Alterspension bei langer Versicherungsdauer
- vorzeitige Alterspension bei Arbeitslosigkeit
- vorzeitige Alterspension wegen geminderter Arbeitsfähigkeit
- Gleitpension
- Pension wegen geminderter Arbeitsfähigkeit
- Hinterbliebenenpension
- Pflegegeld
- Maßnahmen der Rehabilitation
- Gesundenvorsorge (medizinische Rehabilitation, Ergotherapie, Spitalspflege, Krankengeld)
- Mutterschaft (Spitalspflege und Wochengeld)

Allgemeiner Sozialbereich

Bundessozialämter

Menschen mit Behinderung sehen sich häufiger krankheitsbedingten Hürden und Schwierigkeiten gegenüber. Als erste Anlaufstelle für Beratungen stehen ihnen die Mitarbeiter der Bundessozialämter zur Verfügung. Diese Bundessozialämter gibt es in allen Landeshauptstädten. Hier werden Fragen beantwortet, z.B. betreffend

- Ausstellung eines Behindertenpasses
- Behinderung und Arbeit
- die Auswirkung der Behinderung auf die Arbeitsfähigkeit
- wie werde ich begünstigter Behinderter
- was ist ein geschützter Arbeitsplatz
- wohin wende ich mich mit welchem Anliegen
- als begünstigter Behinderter – was bedeutet das für meine Stellung im Betrieb?

Arbeitsmarktservice

Der Arbeitsmarktservice (AMS) richtet sein Leistungsangebot sowohl an nicht-behinderte als auch an behinderte Menschen. Es ist allerdings vorgesehen, dass Personen mit besonderen Schwierigkeiten am Arbeitsmarkt – wie Menschen mit einer Behinderung – bei der Lösung ihrer Ausbildungs- und Beschäftigungsprobleme besonders unterstützt werden.

Magistrate und Bezirkshauptmannschaften

In diesen Behörden werden nach entsprechender Antragstellung z.B. der Parkausweis nach § 29b der StVO ausgestellt. Hier kann auch erfragt werden, wo die zuständigen Ansprechpartner für die jeweiligen Anliegen zu erreichen sind.

Selbsthilfegruppen

Selbsthilfegruppen sind aus der österreichischen „Gesundheitsszene" nicht mehr wegzudenken. Aufgrund ihrer speziellen, auf die jeweiligen Krankheiten der Patienten abgestimmten Arbeits- und Organisationsstrukturen haben sie eine äußerst wichtige Ergänzungsfunktion bei der gesundheitlichen Versorgung sowie bei der Beratung der Patienten. Für Patienten mit Morbus Bechterew ist die ÖSTERREICHISCHE VEREINIGUNG MORBUS BECHTEREW (ÖVMB) die wichtigste Anlaufstelle (siehe Kap. 53).

Anlauf- und Informationsstellen der ÖVMB

Internet homepage: http://www.bechterew.at

Geschäftsstelle der Österreichischen Vereinigung Morbus Bechterew,
Obere Augartenstrasse 26–28, 1020 Wien, Tel. und Fax: 01/3322810, E-Mail: office@bechterew.at, Bürozeiten: Jeden Mittwoch von 17–19 Uhr

Landesstellenleitungen in den Bundesländern (Adressen sind in der Geschäftsstelle der ÖVMB zu erfragen)

Schweiz

Besonderheiten in der Schweiz

Allgemeines

Als einzelne Personen können wir große finanzielle Risiken nicht selbst tragen. Wir versichern deshalb gewisse Ereignisse, wie z.B. eine Krankheit oder den Lohnausfall bei Arbeitsunfähigkeit, und bezahlen dafür Prämien. Solange wir gesund sind, ist der Abschluss einer Versicherung kein Problem. Sind wir aber krank, so verändert sich die Situation. Je größer das Risiko eines künftig eintretenden Schadensfalles ist, umso kleiner wird die Möglichkeit, eine neue Versicherung abschließen zu können.

Dies ist jedoch nur im Bereich der so genannten *Privatversicherungen* der Fall, wo die Vertragsparteien selbst entscheiden, ob und zu welchen Bedingungen sie einen Vertrag abschließen wollen. In der Regel wird es so sein, dass der Versicherer die Aufnahme des Interessenten wegen gesundheitlichen Risiken ablehnt. Anders ist die Situation im Bereich der *Sozialversicherungen*. Hier besteht für den Versicherer grundsätzlich auch bei bestehender Krankheit *eine Pflicht*, mit dem Bewerber einen Vertrag abzuschliessen.

Krankenversicherung

Jede Person mit Wohnsitz in der Schweiz ist verpflichtet, sich gegen die Folgen einer Krankheit zu versichern. Dafür kann sie

Tabelle 2. Grundversicherungen und Zusatzversicherungen

Sozialversicherungen Grundlage ist das jeweilige Gesetz	*Privatversicherungen* Grundlagen sind das Versicherungsvertragsgesetz VVG und die allgemeinen Versicherungsbedingungen
Grundversicherung der Krankenkassen (KVG)	Zusatzversicherungen der Krankenkassen
Taggeldversicherung nach Krankenversicherungsgesetz (KVG)	Taggeldversicherung nach Versicherungsvertragsgesetz (VVG)
Invalidenversicherung (IVG)	Erwerbsausfall-, Lebensversicherungen
Berufsvorsorge (BVG), gesetzliches Minimum	Berufsvorsorge, Versicherungsteil über dem gesetzlichen Minimum

[Beispiele von Sozial- und Privatversicherungen]

sich bei einer der verschiedenen Krankenkassen anmelden. Bei der obligatorischen Grundversicherung darf die Krankenkasse keinen Vorbehalt anbringen. Ein Wechsel der Kasse (z.B. wegen günstigerer Prämien) ist also auch für Menschen mit Morbus Bechterew bei Einhaltung der Kündigungsfristen möglich. Bei den Zusatzversicherungen gilt hingegen das Privatversicherungsrecht mit wesentlich strengeren Bestimmungen für den Antragssteller.

Arbeitsunfähigkeit und Krankentaggeld

Kann ein Angestellter wegen einer Krankheit nicht mehr arbeiten, so ist es möglich, dass ihm der Lohn nicht mehr lange weiterbezahlt wird. Eine obligatorische Versicherung gegen Erwerbsausfall gibt es in der Schweiz üblicherweise nur für die Folgen eines Unfalles. Wie lange der Lohn wegen einer Krankheit weiterbezahlt wird, ergibt sich aus den Bestimmungen des Arbeitsvertrages. Bestehen keine Vereinbarungen, so muss der Arbeitgeber nach dem Gesetz den Lohn nur noch für wenige Wochen bezahlen. Im ersten Anstellungsjahr beträgt diese Lohnfortzahlungspflicht nach dem Obligationenrecht (OR) drei Wochen, danach eine angemessen längere Zeit, was in der Gerichtspraxis durch die so genannten Basler, Berner und Zürcher Skalen unterschiedlich präzisiert wird.

Eine weitergehende Versicherungsdeckung besteht nur, wenn eine so genannte Taggeldversicherung abgeschlossen wurde. Eine Taggeldversicherung nach Privatversicherungsrecht kann aber die Aufnahme verweigern, einen Vorbehalt wegen der vorbestehenden Krankheit machen oder höhere Prämien verlangen.

Befristeter Kündigungsschutz bei Krankheit

Nach der Probezeit genießen krankgeschriebene Arbeitnehmende einen gesetzlichen Schutz vor Kündigung. Dieser Schutz ist allerdings befristet. Im ersten Anstellungsjahr darf der Arbeitgeber während 30 Tagen nach dem Beginn der Arbeitsunfähigkeit keine Kündigung aussprechen. Ab dem zweiten bis und mit dem fünften Anstellungsjahr verlängert sich diese Schutzfrist auf 90 Tage, ab dem sechsten Dienstjahr auf 180 Tage. Wird eine Kündigung während dieser Zeit ausgesprochen, so entfaltet sie keine rechtlichen Wirkungen und muss nach Ablauf der Sperrfrist nochmals ausgesprochen werden.

Invalidenversicherung

Die Invalidenversicherung soll Menschen vor den wirtschaftlichen Folgen der Invalidität schützen. Alle Personen mit Wohnsitz in der Schweiz, also auch Hausfrauen und Hausmänner, sind versichert. Ist eine Person invalid oder von einer Invalidität unmittelbar bedroht, so hat sie ein Anrecht auf Leistungen der Invalidenversicherung. Dazu gehört auch die Kostenübernahme von Hilfsmitteln. Bevor ein Anspruch auf eine Rente entsteht, wird geprüft, ob Eingliederungsmaßnahmen

Tabelle 3. Lohnfortzahlungspflicht besteht nach dem Obligationenrecht (OR) für drei Wochen, danach eine angemessene längere Zeit, was in der Gerichtspraxis durch die so genannten Basler, Berner und Zürcher Skalen geregelt wird

Dauer des Arbeitsverhältnisses	Lohnfortzahlungspflicht		
	Basler Skala	Berner Skala	Zürcher Skala
4. bis 12. Monat	3 Wochen	3 Wochen	3 Wochen
2. Jahr	8 Wochen	4 Wochen	8 Wochen
3. Jahr	8 Wochen	8 Wochen	9 Wochen
4. Jahr	12 Wochen	8 Wochen	10 Wochen

wie zum Beispiel eine Berufsberatung, eine Umschulung oder eine Arbeitsvermittlung erfolgsversprechend sind.

Invalidenrente der Pensionskasse

Alle Arbeitnehmerinnen und Arbeitnehmer ab einem bestimmten Mindestjahreseinkommen sind vom Arbeitgeber im Rahmen der Pensionskasse obligatorisch gegen die Folgen einer Invalidität zu versichern. Hausfrauen sowie Erwerbstätige, die das Mindestjahreseinkommen nicht erreichen, sind also nicht versichert.

Weiterführende Informationen

In manchen Fällen kann es hilfreich sein, sich an Beratungsstellen zu wenden oder weiterführende Literatur zu konsultieren. Folgende Organisationen helfen weiter:

Schweizerische Vereinigung Morbus Bechterew, Röntgenstrasse 22, CH-8005 Zürich

Rechtsdienst für Behinderte SAEB, Bürglistrasse 11, CH-8002 Zürich

Ausführlichere Texte zu versicherungsrechtlichen Fragen bei Morbus Bechterew
www.bechterew.ch

Gesetze zu den Sozialversicherungen sind abrufbar unter
www.admin.ch

Merkblätter zur Invalidenversicherung sind abrufbar unter
www.iv-stelle.ch

10 Fragen zum Thema

1. Wo kann sich ein Patient mit Morbus Bechterew über für ihn sozialrechtlich Relevantes informieren?

Die Deutsche Vereinigung Morbus Bechterew e.V. steht allen an Morbus Bechterew Erkrankten für Informationen und Beratungen zur Verfügung. Grundsätzlich sind auch alle Sozialversicherungen (z.B. in den Servicestellen) zur persönlichen Beratung verpflichtet.

2. Kann ein Patient nach der Diagnosestellung irgendwelche Fristen versäumen?

Nein. Die Diagnose Morbus Bechterew bedeutet nicht grundsätzlich, dass diese Krankheit das Leben langfristig beeinträchtigen wird. Der größte Teil der diagnostizierten Patienten haben eine Verlaufsform, die problemlos so zu beeinflussen ist, dass Themen wie Schwerbehinderung für sie keine Relevanz erhalten. Für die Festsetzung des Grades der Behinderung ist nicht die Diagnose, sondern das Ausmaß der Behinderung entscheidend.

3. Wer legt bei einem Patienten mit Morbus Bechterew den Grad der Behinderung fest?

Anträge zur Feststellung einer vorhandenen Schwerbehinderung mit Einstufung eines Grades der Behinderung (GdB) sind an das zuständige Versorgungsamt zu stellen. Aus der langjährigen Erfahrung weisen wir aber jeden Patienten mit Morbus Bechterew darauf hin, dass er sich diesen Schritt – Feststellung der Schwerbehinderung – sehr gut überlegen sollte. Ursprünglich sollte der Schwerbehinderten-Ausweis eine gewisse Schutzfunktion, z.B. im Arbeitsleben ausüben. Die Realität sieht aber zumeist anders aus, so dass der Patient sich diesen Schritt wirklich sehr gut überlegen sollte, da mit der Anerkennung der Behinderung häufig auch Nachteile verbunden sind, z.B. bei der Arbeitssuche.

4. Welcher Patient mit Morbus Bechterew kann Rehabilitationsleistungen beantragen?

Den Antrag auf eine Rehabilitationsmaßnahme stellt der Patient (mit einer Bestätigung der Notwendigkeit durch den Haus- oder Facharzt) bei der lokalen Geschäftsstelle des zuständigen Rehabilitationsträgers oder einer der neu eingerichteten Servicestellen der Sozialversicherungen. Eine Rehabilitationsleistung ist grundsätzlich alle vier Jahre möglich. Bei Morbus Bechterew handelt es sich aber um eine progrediente und in Schüben verlaufende Erkrankung, so dass der vierjährige Regelabstand hier nicht greift. Einzig und allein die medizinische Notwendigkeit entscheidet, ob der vierjährige Abstand oder kürzere Intervalle anzuwenden sind. Zunehmend häufig ist festzustellen, dass Kostenträger berechtigte Anträge mit der lapidaren Aussage „laut Gesetz ist eine medizinische Rehabilitation nur im vierjährigen Regelabstand möglich" verhindern wollen. In diesem Fall bedarf es eines Widerspruchs mit der Richtigstellung dieser Angelegenheit. Die DVMB kann hierbei beratend zur Seite stehen.

5. Wo werden berufliche Umschulungsmaßnahmen beantragt?

Die erste Anlaufadresse bei Angelegenheiten, die die Arbeit oder den Arbeitsplatz betreffen, ist das Arbeitsamt. Sollte das Arbeitsamt wider Erwarten nicht der zuständige Partner sein, ist dieses verpflichtet, den Antrag an die richtige Stelle weiterzuleiten. In aller Regel werden die individuellen Einschränkungen mit einem Arbeitsmediziner besprochen, der bei der Suche nach einem geeigneten Beruf berät.

6. Besteht für einen berufstätigen Patienten mit Morbus Bechterew Kündigungsschutz?

Die Diagnose allein führt nicht zu einem – wie auch immer gearteten – Kündigungsschutz. Kündigungsschutz erhält nur derjenige, bei dem eine Behinderung festgestellt ist. In der Realität sieht es aber leider so aus, dass dieser so genannte Kündigungsschutz oftmals ignoriert oder umgangen wird. Hier ist es dann in der Regel notwendig, um sein Recht zu kämpfen (Arbeitsgericht).

7. Einschränkung der Bewegungsfähigkeit: Kfz steuerlich absetzbar?

Auch hier gilt: Die Diagnose Morbus Bechterew alleine bedeutet keinen rechtlichen Anspruch. Erst eine festgestellte Schwerbehinderung ermöglicht steuerliche Vergünstigungen, unter anderem auch bei der Kraftfahrzeug-Steuer, sofern eine erhebliche Gehbehinderung (Merkmal G) festgestellt wird. Dies berechtigt alternativ zur kostenlosen Benutzung der öffentlichen Nahverkehrsmittel gegen eine Jahresgebühr von 60 €.

8. Wer übernimmt die Berufsberatung bei einem Patienten mit Morbus Bechterew?

Anlaufstelle ist in der Regel das Arbeitsamt. Es empfiehlt sich, dass der Patient sich vorab Gedanken darüber macht, welche Fähigkeiten und Neigungen vorhanden sind. Bei sehr vielen Patienten war eine berufliche Umorientierung, begründet durch den vorhandenen Morbus Bechterew, die Initialzündung für den beruflichen und sozialen Erfolg.

9. Private Krankenversicherung: müssen alle Patienten mit Morbus Bechterew höhere Prämien zahlen?

Bis heute gibt es keine private Krankenversicherung, die Patienten mit Morbus Bechterew als Antragsteller in vollem Umfang akzeptiert. Vereinzelt bieten Versicherer eine Krankenversicherung unter Ausschluss der „Folgen des Morbus Bechterew“ an. Wir empfehlen, diese Versicherung auf keinen Fall zu akzeptieren, da es in einem Leistungsfall kaum zu beweisen ist, dass die jeweilige Erkrankung nicht mit dem Morbus Bechterew zusammenhängt. Wichtig ist, dass bei Antragstellung die Diagnose angegeben und diese auch vom Versicherer akzeptiert wird – und sei es auch nur mit einem Zuschlag. Sehr oft geht die Diagnose auf der Strecke vom Vermittler zum Versicherer verlustig. Im Schadensfall sind Streitigkeiten auf der Basis einer „vorvertraglichen Anzeigenpflichtverletzung“ zu erwarten. Reisekostenversicherungen dagegen werden auch bei bestehendem Morbus Bechterew von den meisten Versicherungen ohne Zuschläge akzeptieren. Auch hier ist darauf zu achten, dass die Diagnose im Antrag angeführt ist.

10. Haben Patienten mit Morbus Bechterew schlechtere Konditionen bei Lebensversicherungen?

Vor etwa zehn Jahren war es noch üblich, dass die Diagnose Morbus Bechterew bei den Lebensversicherungen dazu führte, dass entweder der Antrag abgelehnt oder mit unverhältnismäßig hohem Zuschlag belegt wurde. Mittlerweile gibt es eine Reihe von Lebensversicherern, die es verstanden haben, dass der Morbus Bechterew nicht zum vorzeitigen Ableben, also auch nicht zu einem erhöhten Risiko führt. In Deutschland gibt es einen Versicherer (unseres Wissens auch der Einzige im europäischen Raum), der bei Vorhandensein der Diagnose Morbus Bechterew auch eine Lebensversicherung mit Erwerbsunfähigkeitsrente anbietet.

Kapitel 55

Begutachtungsfragen

Christian Burchardi, Herbert Kellner

1. Einleitung

Im Gerichtsverfahren ist die gutachterliche Tätigkeit gesetzlich in der Zivilprozessordung geregelt (ZPO, §§ 402 ff.). Der § 407a der ZPO legt fest:

(1) Der Sachverständige hat unverzüglich zu prüfen, ob der Auftrag in sein Fachgebiet fällt und ohne die Hinzuziehung weiterer Sachverständiger erledigt werden kann. Ist das nicht der Fall, so hat der Sachverständige das Gericht unverzüglich zu verständigen.
(2) Der Sachverständige ist nicht befugt, den Auftrag auf einen anderen zu übertragen. Soweit er sich der Mitarbeit einer anderen Person bedient, hat er diese namhaft zu machen und den Umfang ihrer Tätigkeit anzugeben, falls es sich nicht um Hilfsdienste von untergeordneter Bedeutung handelt.
(3) Hat der Sachverständige Zweifel an Inhalt und Umfang des Auftrages, so hat er unverzüglich eine Klärung durch das Gericht herbeizuführen. Erwachsen voraussichtlich Kosten, die erkennbar außer Verhältnis zum Wert des Streitgegenstandes stehen oder einen angeforderten Kostenvorschuss erheblich übersteigen, so hat der Sachverständige rechtzeitig hierauf hinzuweisen.
(4) Der Sachverständige hat auf Verlangen des Gerichts die Akten und sonstige für die Begutachtung beigezogene Unterlagen sowie Untersuchungsergebnisse unverzüglich herauszugeben oder mitzuteilen. Kommt er dieser Pflicht nicht nach, so ordnet das Gericht die Herausgabe an.
(5) Das Gericht soll den Sachverständigen auf seine Pflichten hinweisen.

Ferner heißt es in § 410 ZPO Abs. 1:

Der Sachverständige wird vor oder nach Erstattung des Gutachtens beeidigt. Die Eidesnorm geht dahin, dass der Sachverständige das von ihm erforderte Gutachten unparteiisch und nach bestem Wissen und Gewissen erstatten werde oder erstattet habe.

Die Entschädigung ist im Zeugen- und Sachverständigenentschädigungsgesetz (ZSEG) festgehalten. Nach §1 Abs. 1 des ZSEG gilt:

Nach diesem Gesetz werden Zeugen und Sachverständige entschädigt, die von dem Gericht oder dem Staatsanwalt zu Beweiszwecken herangezogen werden.

Sämtliche Gesetzestexte sind frei im Internet unter „http://bundesrecht.juris.de/bundesrecht“ einsehbar.

Bei der Erstellung eines Gutachtens gilt es zu beachten, das nach der Rechtsprechung des Bundessozialgerichts die *„Anhaltspunkte für die ärztliche Gutachtertätigkeit im sozialen Entschädigungsrecht und nach dem Schwerbehindertengesetz“* rechtsnormähnliche Wirkung haben und in Verfahren zur Bewertung von Gesundheitsstörungen nach dem Schwerbehindertengesetz wie untergesetzliche Normen anzuwenden sind. Sie sind in der Fassung von 1996 beim *Bundesministerium für Gesundheit und Soziale Si-*

cherung erhältlich und sind im Internet unter „www.uwendler.de“ veröffentlicht.

Diese betreffen die Bewertung von medizinischen Sachverhalten wie MdE/GdB, von den gesundheitlichen Voraussetzungen zur Inanspruchnahme von Nachteilsausgleichen und von der Kausalitätsbeurteilung. Keine normähnliche Bedeutung haben sie bei der Beurteilung sonstiger im sozialen Entschädigungsrecht und Schwerbehindertenrecht verwandter Begriffe, wie z.B. Pflegezulagestufen, Vorschaden und Nachschaden und im privaten Versicherungswesen. Im privaten Versicherungswesen gelten eigene Bestimmungen. Zum Beispiel gelten bei den privaten Unfallversicherungen – soweit nicht gesondert vereinbart – die *„allgemeinen Unfallversicherungs-Bedingungen“ (AUB)* und die Entschädigung erfolgt nach festgelegten Invaliditätsgraden.

Für den Patienten mit Morbus Bechterew relevant sind insbesondere die im *Sozialgesetzbuch* zusammengefassten Gesetze (siehe auch Kap. 54). Die *Bundesarbeitsgemeinschaft für Rehabilitation (BAR)* gibt Empfehlungen für die Leistungserbringer heraus, welche über das Internet unter „www.bar-frankfurt.de“ abgerufen werden können.

Bei der gutachterlichen Beurteilung der Verkehrstüchtigkeit ist das Gutachten *„Krankheit und Kraftverkehr“* zu beachten, welches durch den *Gemeinsamen Beirat für Verkehrsmedizin* beim *Bundesministerium für Verkehr, Bau- und Wohnungswesen* und das *Bundesministerium für Gesundheit* erstellt wird. Wenngleich der Patient mit Morbus Bechterew nicht explizit aufgeführt wird, finden sich allgemeine *„Begutachtungs-Leitlinien zur Kraftfahrereignung“*.

2. Begutachtung und Begutachtungsfragen

Die mit dem Gutachtenauftrag gestellten Fragen bestimmen das weitere Vorgehen. Vor der Annahme eines Gutachtenauftrages gilt es die Frage zu beantworten, ob man über die speziell geforderten Kenntnisse und die ausreichende Erfahrung verfügt.

In der Regel ist zur erschöpfenden Beantwortung der Begutachtungsfragen in Ergänzung zu einem gründlichen Studium des meist umfassenden Aktenmaterials die Einbestellung des Patienten zur ausführlichen Anamnese und Erhebung des klinischen Untersuchungsbefundes erforderlich. Wurde hierzu nicht eindeutig der Auftrag erteilt, ist im Zweifelsfall vorher das Einverständnis des Auftraggebers einzuholen.

Die Anamnese sollte sowohl problemorientiert als auch im Überblick erfolgen und mögliche Widersprüche aus dem Aktenstudium berücksichtigen. Die körperliche Untersuchung erfolgt unter Berücksichtigung der besonderen Gegebenheiten bei Morbus Bechterew. Ergänzend können bildgebende Verfahren erforderlich werden. Bei kostenaufwändigen Untersuchungen (z.B. MRT) ist gegebenenfalls auch vorher das Einverständnis des Auftraggebers einzuholen.

Bei der ärztlichen Beurteilung des Gutachtens ist der bestellte Sachverständige unabhängig und keinen Weisungen unterworfen. Zu beachten sind die *„Anhaltspunkte für die ärztliche Gutachtertätigkeit im sozialen Entschädigungsrecht und nach dem Schwerbehindertengesetz“*. Sie sind bei der Beurteilung zugrunde zu legen, entbinden jedoch nicht von der eigenverantwortlichen kritischen Würdigung des Einzelfalls. Das Gutachten sollte sachlich hergeleitet, soweit möglich wissenschaftlich begründet und auch für den Nicht-Arzt verständlich formuliert werden.

Im Mittelpunkt der Begutachtungsfragen stehen beim Patienten mit Morbus Bechterew häufig die Feststellung der Diagnose, der Organmanifestationen (z.B. Iritis, Hautbeteiligung, Aorteninsuffizienz, Aortitis, etc.), von assoziierten Erkrankungen (z.B. IgA-Nephritis) und von Folgeerkrankungen (z.B. Osteoporose, Frakturen, Amyloidose, etc.), Fragen zur Kausalität, zur Aussicht von Rehabilitationsmaßnahmen, zur Zumutbarkeit von beruflichen Tätigkeiten und zur Erwerbsfähigkeit sowie zur Prognose.

Die Diagnose sollte sich auf international anerkannte Kriterien wie die *„modifizierten New York Kriterien“* von 1984 (van der Linden et al. 1984) bzw. die *„Frühdiag-*

nosekriterien nach Mau" von 1990 stützen (Mau et al. 1990).

Der Morbus Bechterew ist eine ätiologisch bislang ungeklärte Erkrankung mit genetischer Prädisposition. Hieraus leitet sich die Antwort auf die Frage nach der Kausalität von äußeren Einflüssen auf die Entwicklung eines Morbus Bechterew ab. Die häufig gestellte Frage nach der Kausalität zwischen beruflich bedingten Einflüssen oder Witterungsumständen (z.B. Nässe und Kälte im Rahmen des Wehrdienstes, schwere körperliche Arbeit oder Arbeit unter ungünstigen Haltungsbedingungen) und einem Morbus Bechterew muss verneint werden.

Bei Morbus Bechterew liegt zwar eine Zustimmung durch das damalige *Bundesministerium für Arbeit und Soziales* zur Anerkennung als *Wehrdienstbeschädigung* vor, dies aber nur unter der Voraussetzung, dass infektiöse und andere Erkrankungen die Immunitätslage nachhaltig verändern oder körperliche Belastungen nach Art, Dauer und Schwere geeignet sind, die Resistenz herabzusetzen.

In einem Urteil des *Landessozialgerichts Baden-Württemberg* vom 12.06.2002 wurde jedoch der ablehnenden Stellungnahme des Gutachters gefolgt, der in seiner Begründung anführt: Wenn die üblichen Tätigkeiten bei der Bundeswehr allgemein geeignet wären, einen Morbus Bechterew auszulösen, müsste dieser bei Bundeswehrangehörigen signifikant häufiger auftreten. Dies ist jedoch nicht der Fall.

Eine Kausalität nachzuweisen, dürfte im Einzelfall somit schwierig sein. Ähnliches trifft auch auf andere Berufsgruppen zu. Anders kann sich der Sachverhalt im Falle einer *reaktiven Arthritis* mit chronischem Verlauf darstellen, die es also abzugrenzen gilt.

Ein Zusammenhang zwischen Witterungsumständen oder ungünstiger bzw. schwerer körperlicher Arbeit und einer *Verschlimmerung des Morbus Bechterew* ist hingegen als erwiesen anzusehen. Diese ist bei der Beurteilung der Zumutbarkeit von beruflichen Tätigkeiten und bei der beruflichen Rehabilitation zu berücksichtigen.

Ferner sind allgemein von ungünstiger prognostischer Bedeutung (und somit bei Begutachtungen zu berücksichtigen) ein früher Erkrankungsbeginn, deutlich erhöhte Entzündungsparameter, eine Coxitis und eine frühzeitige Einsteifung der Wirbelsäule. Die Vorhersage der Prognose im individuellen Fall dürfte sich als schwierig erweisen.

3. Grad der Behinderung (GdB) und Minderung der Erwerbsfähigkeit (MdE)

Der GdB und die MdE werden nach gleichen Grundsätzen bemessen. Die beiden Begriffe unterscheiden sich lediglich darin, dass sich der GdB auf alle Gesundheitsstörungen und die MdE nur auf Schädigungsfolgen bezieht. Nachfolgend wird nur noch vom GdB die Rede sein.

Für den GdB ausschlaggebend ist nicht die Diagnose. Zu bewerten ist allein das Ausmaß *sämtlicher tatsächlich vorhandener Funktionsbeeinträchtigungen* in allen Lebensbereichen.

Bei Patienten mit Morbus Bechterew sind somit nicht nur die Funktionseinschränkungen der Wirbelsäule, der peripheren Gelenke und durch Enthesiopathien, sondern auch durch weitere Organmanifestationen wie zum Beispiel Sehstörungen infolge einer Iritis, Funktionseinschränkungen durch Folgeerkrankungen wie Frakturen oder einer Amyloidose und deren Auswirkungen auf den Allgemeinzustand zu berücksichtigen. Bei der Beurteilung der Funktionseinschränkung nimmt der körperliche Untersuchungsbefund eine zentrale Stellung ein. Bildgebende Verfahren können zur Diagnosesicherung und differentialdiagnostisch von Bedeutung sein, liefern jedoch nicht die Grundlage der tatsächlichen Funktionsbeurteilung.

Die Erhebung klinischer Untersuchungsbefunde sollte im entkleideten Zustand erfolgen. Die Funktionsuntersuchung der Wirbelsäule muss objektivierbare Parameter berücksichtigen (Finger-Boden-Abstand, Schober, Ott, Neigung, Rotation, Hinterhaupt-Wand-Abstand bzw. Tragus-Wand-Abstand, Kinn-Sternum-Abstand, Menell'sches Zeichen, 3-Phasen-Test, etc.). Als reproduzierbarer Parameter hat sich der *Bath Ankylosing Spondylitis Metrology Index* (BASMI) erwiesen. Eine Klopfschmerzhaftigkeit der Wirbelsäule kann auf eventuell zusätzlich vorhandene osteoporotische Veränderungen hinweisen. Die Erfassung von Funktionseinschränkungen der peripheren Gelenke hat nach der *Neutral-Null-Methode* zu erfolgen sowie auch Gelenkdeformationen zu erfassen

Bildgebende Verfahren können im Rahmen der pathogenetischen Abklärung der vorgefundenen Funktionseinschränkungen den körperlichen Untersuchungsbefund untermauern sowie Hinweise darauf liefern, ob eher muskuläre, entzündliche, postentzündliche oder knöcherne (inklusive osteoporotische) Ursachen für die Funktionseinschränkungen verantwortlich sind. Beispielsweise kann bei einer kompletten Einsteifung der Wirbelsäule, also bei einem hochgradigen Funktionsverlust, durch den radiologischen Nachweis des „Bambusstabes" nicht nur die Ursache, sondern auch die *Irreversibilität* der Funktionseinschränkung dokumentiert werden.

Insbesondere frühe Funktionseinschränkungen der Wirbelsäule und der peripheren Gelenke werden häufig durch konventionelle Röntgenverfahren nicht erfasst. Die MRT-Untersuchung hat eine hohe Sensitivität für entzündliche Veränderungen und kann somit bei einer entsprechenden Fragestellung weiterhelfen. Umgekehrt lässt sich jedoch aus dem MRT-Befund nicht auf die tatsächliche Funktionseinschränkung schließen.

Laborbefunden kommt in der Funktionsbeurteilung und somit bei der Erhebung des GdB *keine Bedeutung* zu. Sie können jedoch für die Diagnosesicherung (z.B. HLA-B27) und als prognostische Faktoren (CRP, BSG) eine Rolle spielen.

Der *Grad der Behinderung (GdB)* setzt eine nicht nur vorübergehende, sondern eine sich über einen Zeitraum von *mehr als sechs Monate* erstreckende Gesundheitsstörung voraus. Bei Schwankungen in der Funktionseinschränkung, z.B. infolge von Entzündungsschüben, ist ein *Durchschnittswert* anzugeben.

Die bereits erwähnten *„Anhaltspunkte für die ärztliche Gutachtertätigkeit im sozialen Entschädigungsrecht und nach dem Schwerbehindertengesetz"* von 1996 liefern – nach Organsystemen gegliedert – in Form von Tabellen Anhaltpunkte zum GdB. Die Angabe erfolgt in Zehnergraden. Die angegebenen Werte berücksichtigen den *üblicherweise* vorhandenen Schmerz und *erfahrungsgemäß besonders schmerzhafte Zustände*. Auch übliche seelische Begleiterscheinungen sind berücksichtigt. Außergewöhnliche seelische Störungen sind dann anzunehmen, wenn diese anhaltend sind und eine spezielle ärztliche Behandlung erfordern. In diesem Fall ist mit ausführlicher Begründung eine höhere Bewertung des GdB berechtigt. Der Gesamt-GdB ist keine Addition der Einzel-GdB, sondern die Gesamtheit der Funktionsbeeinträchtigungen unter Berücksichtigung ihrer wechselseitigen Beziehungen zueinander.

4. Merkzeichen „G" (Gehbehinderung) und „aG" (außergewöhnliche Gehbehinderung)

In den *„Anhaltspunkten für die ärztliche Gutachtertätigkeit im sozialen Entschädigungsrecht und nach dem Schwerbehindertengesetz"* ist eine Person in seiner Bewegungsfähigkeit im Straßenverkehr erheblich beeinträchtigt (*Merkzeichen „G"*), der eine üblicherweise zu Fuß zurücklegbare Wegstrecke im Ortsverkehr nicht ohne Gefahren für sich oder andere zurückzulegen vermag. Als ortsübliche Wegstrecke gilt in diesem Sinne eine Strecke von ca. zwei Kilometern, welche in etwa einer halben Stunde zurückgelegt wird. Eine außergewöhnliche Gehbehinderung (*Merkzeichen „aG"*) liegt vor, wenn sich die Person *„wegen der Schwere ihres Leidens dauernd nur mit fremder Hilfe oder nur mit großer Anstrengung außerhalb ihres Kraftfahrzeuges bewegen"* kann.

Als konkretes Fallbeispiel wurde in einem Urteil des *Sozialgerichts Aachen* vom 08.09.2003 festgestellt, das der Nachteilsausgleich „aG" gerechtfertigt ist, wenn die

Fortbewegungsfähigkeit – bei Benutzung zweier Unterarmgehstützen und bei erheblichen Schmerzen bereits schon bei den ersten Schritten – auf ca. 55 Meter in zwei Minuten eingeschränkt ist.

Weitere konkrete Ausführungen finden sich in den *„Anhaltspunkten für die ärztliche Gutachtertätigkeit im sozialen Entschädigungsrecht und nach dem Schwerbehindertengesetz"* und sind dort nachzulesen (siehe auch Kap. 52 und 54).

5. Erwerbsunfähigkeit und Schwerbeschädigter nach dem sozialen Entschädigungsrecht

Das soziale Entschädigungsrecht regelt Schädigungsfolgen. Wie bereits aufgeführt, ist dies bei Patienten mit Morbus Bechterew bezüglich der Kausalität unbedeutend, könnte jedoch im Sinne der Verschlimmerung eine Rolle spielen.

Für die Beurteilung der Erwerbsunfähigkeit nach dem sozialen Entschädigungsrecht ausschlaggebend ist die *Minderung der Erwerbsfähigkeit* (MdE). Im Bundesversorgungsgesetz § 31 Abs. 3 heißt es: *Schwerbeschädigter ist, wer in seiner Erwerbsfähigkeit um mindestens 50 vom Hundert beeinträchtigt ist; ... Wer in seiner Erwerbsfähigkeit um mehr als 90 vom Hundert beeinträchtigt ist, gilt als erwerbsunfähig.*

6. Erwerbsunfähigkeit und Berufsunfähigkeit in der gesetzlichen Rentenversicherung

Anders als im *sozialen* Entschädigungsrecht ist in der *gesetzlichen* Rentenversicherung die *Erwerbsunfähigkeit* von der MdE und dem GdB unabhängig. Hier ist die krankheits- oder behindertenbedingte *zeitliche Einschränkung* der täglichen Erwerbstätigkeit ausschlaggebend.

Nach dem Rentenreformgesetz von 1999 wurde die Berufsunfähigkeitsrente im Jahre 2001 abgeschafft und durch eine *Rente wegen Teilerwerbsunfähigkeit* ersetzt. Sie wird im Sozialgesetzbuch § 43 geregelt. Dabei gilt das alte Recht für jene weiter, welche vor dem 02.01.1961 geboren sind. Nach der neuen Regelung wurden die Rentenansprüche bei Berufsunfähigkeit oder Erwerbsunfähigkeit in *Renten wegen Erwerbsminderung* geändert.

Die *„teilweise Erwerbsminderungsrente"* setzt eine krankheits- oder behindertenbedingte Einschränkung der täglich Erwerbstätigkeit auf dem allgemeinen Arbeitsmarkt auf unter sechs Stunden, jedoch über drei Stunden voraus, die *„volle Erwerbsminderungsrente"* ein Einschränkung auf unter drei Stunden.

Für Personen, die vor dem 2. Januar 1961 geboren wurden, gilt weiter die Regelung der *Berufsunfähigkeit.* Sie haben *bei Berufsunfähigkeit* Anspruch auf eine *Rente wegen teilweiser Erwerbsminderung.* Diese wird im Sozialgesetzbuch 6 § 240 Abs. 2 wie folgt festgelegt: *Berufsunfähig sind Versicherte, deren Erwerbsfähigkeit wegen Krankheit oder Behinderung im Vergleich zur Erwerbsfähigkeit von körperlich, geistig und seelisch gesunden Versicherten mit ähnlicher Ausbildung und gleichwertigen Kenntnissen und Fähigkeiten auf weniger als sechs Stunden gesunken ist. Der Kreis der Tätigkeiten, nach denen die Erwerbsfähigkeit von Versicherten zu beurteilen ist, umfasst alle Tätigkeiten, die ihren Kräften und Fähigkeiten entsprechen und ihnen unter Berücksichtigung der Dauer und des Umfangs ihrer Ausbildung sowie ihres bisherigen Berufs und der besonderen Anforderungen ihrer bisherigen Berufstätigkeit zugemutet werden können. Zumutbar ist stets eine Tätigkeit, für die die Versicherten durch Leistungen zur Teilhabe am Arbeitsleben mit Erfolg ausgebildet oder umgeschult worden sind. Berufsunfähig ist nicht, wer eine zumutbare Tätigkeit mindestens sechs Stunden täglich ausüben kann; dabei ist die jeweilige Arbeitsmarktlage nicht zu berücksichtigen.*

Bei der Prüfung der Zumutbarkeit ist der bisherige Beruf des Versicherten Ausgangspunkt. Die soziale Zumutbarkeit einer Verweisungstätigkeit richtet sich nach der Wertigkeit des bisherigen Berufs. Nach der Rechtsprechung des *Bundessozialgerichts (BSG)* wurde ein Mehrstufenschema für Arbeiter und Angestellte entwickelt, das die Berufe der Versicherten in Gruppen einteilt, die sich aus der Bedeutung, der Dauer und dem Umfangs der Ausbildung für die Qualität des jeweiligen Berufs ergibt.

7. Medizinische und berufsfördernde Rehabilitation

Es gilt der Grundsatz *„Rehabilitation vor Rente"*. Wesentliches Ziel der Rehabilitation ist also der Erhalt der Arbeitskraft. Dieses muss bei der gutachterlichen Stellungnahme zur Rehabilitationsbedürftigkeit oder Rehabilitationsfähigkeit berücksichtigt werden.

Mittels der medizinischen Rehabilitation wird eine Linderung oder Heilung der vorhandenen Gesundheitsstörung angestrebt. Sie kann ambulant, teilstationär oder stationär erfolgen. Die medizinische Rehabilitation umfasst unter anderem – in Ergänzung zur ärztlichen Behandlung – Maßnahmen wie Krankengymnastik, Bewegungstherapie, Sprachtherapie, Beschäftigungstherapie, Hilfsmittelversorgung, Prothesenversorgung, etc.

Das spezielle Ziel der berufsfördernden Rehabilitation ist der dauerhafte Erhalt der Arbeitskraft oder die dauerhafte Wiedereingliederung in das Arbeitsleben. Sie kann alleine oder in Ergänzung zur medizinischen Rehabilitation erfolgen. Für sie sind im Wesentlichen die Rententräger verantwortlich. Die gesetzliche Regelung zur beruflichen Rehabilitation findet sich im Sozialgesetzbuch (SGB IX, *„Rehabilitation und Teilhabe behinderter Menschen"*).

Die berufsfördernde Rehabilitation beinhaltet zum Beispiel die Berufsfindung, Hilfen zur Erlangung eines Arbeitsplatzes, die Berufsvorbereitung und Berufserprobung, die berufliche Anpassung, Ausbildung und Weiterbildung sowie das Arbeitstraining. Die medizinisch-beruflichen Rehabilitationsmaßnahmen sollen eine Lücke schließen zwischen der Akutbehandlung und Erstversorgung (Phase I) und der beruflichen Rehabilitation, die der Ausbildung oder Umschulung dient (Phase III).

Im Fall von Patienten mit Morbus Bechterew sind nach einem stationären Rehabilitationsverfahren etwa 70% der Patienten über zwei Jahre lückenlos erwerbsfähig (Jäckel und Farin 2002).

Eine Liste der Einrichtungen zur *Medizinisch-beruflichen Rehabilitation* in Deutschland findet sich auf der Internet-Seite des Bundesministeriums für Gesundheit und Soziale Sicherung unter „www.bmgs.bund.de".

8. Gesetzliche Krankenversicherung/private Krankenversicherung

Beispiele für Begutachtungsanlässe durch die Krankenversicherungen sind die Fragen zur Klärung von Zuständigkeiten der Sozialversicherungen (Arbeitsunfall – Unfallversicherung, Rentenansprüche – Rentenversicherungen, Pflegebedürftigkeit – Pflegeversicherung), zu medizinischen Vorsorge- und Rehabilitationsmaßnahmen sowie zu Indikationen von medizinischen Maßnahmen.

9. Pflegeversicherung

Die bei der Begutachtung relevanten Grundlagen zur *gesetzlichen Pflegeversicherung* sind im *elften Sozialgesetzbuch* festgelegt. Zu berücksichtigen sind die Begutachtungsrichtlinien der *Spitzenverbände der Pflegekassen* zur *Begutachtung von Pflegebedürftigkeit*. Bei der Begutachtung, ob die Voraussetzungen zur Pflegebedürftigkeit erfüllt sind, ist ein verbindliches Formular zu verwenden.

10. Renten- und Pensionsversicherung

Aufträge von den *Renten- und Pensionsversicherungen* zur gutachterlichen Stellungnahme erfolgen in der Regel zur Beurteilung von dem Einfluss einer Erkrankung oder Behinderung auf die *Arbeitsfähigkeit*. Inhalt der Begutachtungsfragen sind in der Regel Indikationen zu Rehabilitationsmaßnahmen und die Beurteilungen des Gesundheitszustandes zur Gewährung von Rentenansprüchen. Die Regelungen zur gesetzlichen Rentenversicherung finden sich im *sechsten Sozialgesetzbuch* (siehe Kap. 54).

11. Gesetzliche Unfallversicherung

Die Regelungen zur gesetzlichen Unfallversicherung finden sich im *siebten Sozialgesetzbuch*. Darin heißt es nach § 1: *Aufgabe der Unfallversicherung ist es, nach Maßgabe der Vorschriften dieses Buches (1.) mit allen geeigneten Mitteln Arbeitsunfälle und Berufskrankheiten sowie arbeitsbedingte Gesundheitsgefahren zu verhüten, (2.) nach Eintritt von Arbeitsunfällen oder Berufskrankheiten die Gesundheit und die Leistungsfähigkeit der Versicherten mit allen geeigneten Mitteln wiederherzustellen und sie oder ihre Hinterbliebenen durch Geldleistungen zu entschädigen.*

Hieraus lassen sich bereits die Anfragen der *gesetzlichen Unfallversicherung* zur gutachterlichen Stellungnahme erkennen. In der Regel ist der Inhalt der Begutachtungsfragen, ob es sich bei dem gegebenen Leiden um eine arbeitsbedingte Schädigungsfolge handelt oder ob die Indikation zu einem Rehabilitationsverfahren besteht sowie bei Entschädigungsfällen die Festlegung der *unfallbedingten Minderung der Erwerbstätigkeit*.

Wie bereits im Abschnitt der Begutachtungsfragen am Beispiel des Bundeswehrmitarbeiters ausgeführt wurde (s.o.), zählt der Morbus Bechterew nicht zu den Berufskrankheiten. Vielmehr ist bei Patienten mit Wirbelsäulenbeschwerden in Rahmen eines Anerkennungsverfahrens als Berufskrankheit ein Morbus Bechterew differentialdiagnostisch auszuschließen. Leidet ein Patient an einem Morbus Bechterew, wären Beispiele für Begutachtungsfragen die differentialdiagnostische Zuordnung von Beschwerden zu einer möglichen Berufskrankheit wie einer Fraktur als arbeitsbedingte Unfallfolge. In diesem Fall lässt sich sowohl die Frage der Kausalitätsklärung zwischen Unfall und Fraktur bei der frakturgefährdeten Person mit Morbus Bechterew aufzeigen als auch die Zuordnung der Beschwerdesymptomatik zur Fraktur oder der Grunderkrankung.

12. Begutachtungspraxis

Die Begutachtung eines Patienten erfolgt in der Regel im Rahmen eines Gutachtenauftrages. Bei einer Begutachtung aufgrund der Aktenlage werden die im Gutachtenauftrag genannten Fragen anhand der Aktenlage beantwortet. In den meisten Fällen schließt das Begutachtungsverfahren jedoch eine ambulante oder stationäre Untersuchung ein.

Dem Patienten ist der Termin für eine Begutachtung rechtzeitig zu benennen. Das Einladungsschreiben zum Begutachtungstermin sollte das Datum, die Uhrzeit und den Ort der Begutachtung beinhalten. Es hat sich als vorteilhaft erwiesen, wenn der Patient per Rückantwort (z.B. mit beiliegendem Faxformular, telefonisch oder in brieflicher Form) den Termin bestätigen muss.

Die Begutachtung von Patienten mit Morbus Bechterew kann zu jeder Tageszeit erfolgen. Es muß jedoch eine *tageszeitliche Schwankung* von Gelenk- und Wirbelsäulenschmerzen sowie der Steifigkeit in der Gutachtungsfindung berücksichtigt werden. In den meisten Fällen wird der Patient mit Morbus Bechterew bei einer Begutachtung am frühen Morgen ein ausgeprägteres Schmerzsyndrom und insbesondere eine stärker ausgeprägte Steifigkeit aufweisen als im weiteren Tagesverlauf. Berücksichtigt werden muss auch, ob der Patient seine *üblichen Medikamente* vor der Begutachtung zu sich genommen hat oder ob er sich in völlig nüchternem Zustand vorstellt.

Eine *gutachterlicherseits* schwer zu beurteilende Frage stellt der *aktuelle Aktivitätsgrad* der entzündlich-rheumatischen Erkrankung dar. Das Wesen entzündlich-rheumatischer Erkrankungen, insbesondere auch des Morbus Bechterew, ist ein häufig schubweiser Verlauf mit Phasen geringer Krankheitsaktivität und mehr oder weniger akuten Exacerbationen.

Eine weitere Herausforderung stellt die Beurteilung des weiteren Verlaufs und der Gesamtprognose dar. Der Gutachter kann in seiner Bewertung in der Regel nur auf den bisherigen Krankheitsverlauf und den gegenwärtigen Krankheitszustand des Patienten eingehen. Häufig werden jedoch vom Gutachter Aussagen hinsichtlich des zukünftigen kurz-, mittel- und langfristigen Verlaufs sowie zur Gesamtprognose erwartet. Hierbei muss der Gutachter auf seine eigenen klinischen Erfahrungen mit dem Morbus Bechterew zurückgreifen und diese mit den Ergebnissen von *Langzeituntersuchungen* und *Outcome-Studien* verknüpfen.

Der Untersuchungstermin eines Patienten zur Begutachtung wird sich in der Praxis nur selten am Krankheitsverlauf und der aktuellen Beschwerdesymptomatik orientieren. Aus diesem Grunde ist eine ausführliche Anamnese und eine möglichst objektive klinische Untersuchung unter Einschluss anerkannter Funktionstests (Schobertest, Fingerbodenabstand, Hinterhauptwandabstand, Kinn-Brustabstand, etc.) essentiell. Im Gutachten sollte vermerkt werden, ob der jetzige Krankheitszustand des Patienten einer geringen oder einer sehr ausgeprägten Phase der individuellen Krankheitsaktivität entspricht. Bei Patienten mit geringer Krankheitsaktivität zum Zeitpunkt der Begutachtung können nachgewiesene Funktionseinschränkungen, vor allem im Bereich der Wirbelsäule, oder auch anamnestische Angaben zum Ausmaß und Umfang der Erkrankung (z.B. periphere Gelenkbeteiligung, Augenbeteiligung etc.) auf die gutachterliche Beurteilung Einfluss nehmen. Umgekehrt sollten bei einem eventuell unbehandelten Patienten, der sich im akuten Krankheitsstadium vorstellt, die Möglichkeiten der therapeutischen Verbesserung des Beschwerdezustandes durch eine suffiziente Therapie in der Begründung des Gutachtenurteils Platz finden.

Im Einzelfall kann eine Begutachtung zu zwei verschiedenen Zeitpunkten stattfinden. Im klinischen Alltag ist jedoch aufgrund der Terminvorgaben und der Kostenerstattungssituation bei den meisten Patienten nur eine einmalige Untersuchung und Begutachtung möglich. Der Gutachter kann jedoch eine *Nachbegutachtung* nach einem von ihm vorgegebenen Zeitintervall (z.B. 6 Monate, 12 Monate, 24 Monate) vorschlagen. Diesem Vorschlag wird in den meisten Fällen vom Gutachtenauftraggeber entsprochen.

Zur Frage der Berufsunfähigkeit wird – insbesondere bei jüngeren Patienten – nicht selten eine *Berufsunfähigkeit auf Zeit* ausgesprochen. Hier ist vor Ablauf des Berentungszeitraumes rechtzeitig eine erneute Begutachtung durchzuführen.

Bei der Begutachtung sollte das Alter des Patienten immer Berücksichtigung finden. Patienten in jüngerem Lebensalter weisen häufig eine höhere klinische Aktivität und mehr Schmerzen vom *entzündlichen Wirbelsäulentyp* auf. Nach jahre- oder jahrzehntelangem Verlauf können die Einschränkungen der Wirbelsäulenfunktion und die damit verbundene Beschwerdesymptomatik oftmals durch die Folgen der vorangegangenen jahrelangen Spondylitis und Sakroiliitis geprägt sein.

Daneben ist zu berücksichtigen, dass insbesondere bei Patienten mit langjährigem Krankheitsverlauf und ggf. weiteren Risikofaktoren auch eine Minderung der Knochendichte im Sinne einer Osteoporose vorliegen kann.

Geschlechtsspezifische Unterschiede gibt es hinsichtlich des Ausprägungsgrades, d.h. des Phänotyps der Erkrankung. Tendenziell neigen Männer eher zu einer zunehmenden und vollständigen Einsteifung der Wirbelsäule, während bei Frauen über Jahre hinweg die Schmerzkomponente aufgrund der Wirbelsäulen-Entzündung im Vordergrund stehen kann.

Wenngleich Patienten mit Morbus Bechterew zumeist ihren Hauptbefund im sakroiliakalen bzw. lumbosakralen Bereich aufweisen, kann eine Erstmanifestation einer Spondylitis ankylosans durchaus ebenso überwiegend die Halswirbelsäule und/oder die Brustwirbelsäule betreffen. Im Krankheitsverlauf selbst kann auch nach völliger Ankylose der Sakroiliakalgelenke plötzlich eine klinisch äußerst schmerzhafte und die Lebensqualität nachhaltig einschränkende HWS-Manifestation auftreten. Aus diesem Grunde muss gefordert werden, dass der Gutachter die *Gesamtfunktion* der Wirbelsäule in all ihren Abschnitten und Segmenten beurteilt und erst dann zu einer Aussage hinsichtlich der Gesamtfunktionseinschränkung der Wirbelsäule kommt.

Neben Aktenlage und ausführlicher Anamnese stellt die körperliche Untersuchung den wesentlichen Bestandteil der Begutachtung eines Patienten dar.

13. Klinische Untersuchung

Die klinische Untersuchung des Patienten sollte im entkleideten Zustand vorgenommen werden. Der Gutachter sollte dabei das gesamte Erscheinungsbild des Patienten und dessen Mitarbeit bei der Begutachtung würdigen. Die Untersuchung des muskuloskelettalen Apparates steht bei Fragen der Begutachtung seronegativer Spondylarthropathien im Zentrum des Interesses.

Die Untersuchung der Wirbelsäule sollte Funktionsuntersuchungen (Schober'sches Zeichen, Ott'sches Zeichen) ebenso beinhalten wie den Fingerbodenabstand, den Hinterhauptwandabstand und die Differenz der maximalen Thoraxexpansion in Expirations- und Inspirationslage. Ein Klopfschmerz an der Wirbelsäule kann möglicherweise auf eine gleichzeitig bestehende Osteoporose hinweisen.

Bei der Begutachtung peripherer Gelenke sollte ein genauer Gelenkstatus erhoben werden, um dann das vorhandene Gelenkbefallsmuster zu dokumentieren. Bei betroffenen Gelenken ist deren Funktionseinschränkung (Neutral-Null-Methode) zu erfassen. Die Untersuchung des Integuments schließt die Suche nach Hautmanifestationen einer *Psoriasis vulgaris* und deren klinischer Ausprägung sowie mögliche andere Hautveränderungen im Rahmen der Grunderkrankung (z.B. *Keratoderma blenorrhagicum* bei *Reiter-Syndrom*, *Erythema nodosum* bei *Morbus Crohn*) mit ein (siehe Kap. 11).

14. Laboruntersuchungen

Die Bestimmung der unspezifischen Entzündungsparameter BSG und CRP dient der Einschätzung der systemischen Aktivität der zu begutachtenden seronegativen Spondylarthropathie und gegebenenfalls deren Komplikationen. Darüber hinaus können einzelne Laborparameter bei Verdacht auf medikamentös bedingte Nebenwirkungen von Interesse sein.

Der Nachweis des HLA-B27-Antigens stellt für die meisten der seronegativen Spondylarthropathien ein wichtiges diagnostisches Kriterium dar. Berücksichtigt werden sollte jedoch, dass der Nachweis dieses genetischen Markers für sich keine Diagnose aus diesem Formenkreis erlaubt. Nur bei gleichzeitig vorliegenden Symptomen einer seronegativen Spondylarthropathie kommt dem HLA-B27 eine differentialdiagnostische Bedeutung zu.

Weitere rheuma- und immunserologische Untersuchungen können allenfalls zur differentialdiagnostischen Abgrenzung, die bereits aufgrund der Anamnese und des klinischen Untersuchungsbefundes erfolgt sein sollte, durchgeführt werden. Bei chronischem Verlauf mit viszeraler Beteiligung können weitere Laboruntersuchungen veranlasst werden.

Serologische Untersuchungen auf arthritogene Erreger ergeben in der Regel nur positive Befunde für IgG. Ihre klinische Relevanz hängt in der Regel von der Anamnese des Patienten ab. Serologische Untersuchungen auf arthritogene Erreger ohne anamnestische Hinweise für eine auslösende Infektion sind meist differentialdiagnostisch wenig aussagekräftig.

15. Bildgebende Untersuchungsverfahren

15.1. Arthrosonographie

Die Gelenk- und Weichteil-Sonographie kommt insbesondere bei einer Beteiligung peripherer Gelenke zum Einsatz. Sie ermöglicht eine qualitative Aussage zum Vorliegen oder Nicht- Vorliegen einer *Arthritis* mit oder ohne *Ergussbildung*. Sie dient zum Nachweis einer *Synovialitis* wie auch *synovialer Zysten (z.B. Bakerzyste)* und kann die Frage nach einer eher selten vorliegenden *Bursitis* oder *Tenosynovitis* beantworten. Die Sonographie eignet sich im Wesentlichen *nicht* zur Beurteilung der Wirbelsäulenmanifestation.

15.2. Röntgenuntersuchungen der Gelenke und der Wirbelsäule

Die Basis der Bildgebung in der Begutachtung seronegativer Spondylarthropathien stellen in der Regel konventionelle Röntgenaufnahmen der Wirbelsäule und betroffener peripherer Gelenke dar. Nach den Vorgaben der *Deutschen Gesellschaft für Rheumatologie* zur Qualitätssicherung sollte die Untersuchung einzelner Wirbelsäulenabschnitte (HWS, BWS und LWS) in jeweils zwei aufeinander senkrecht stehenden Projektionen erfolgen (ap. und seitlich).

Zur Beurteilung der Sakroiliakalgelenke kann eine spezielle Sakroiliakalgelenk-Zielaufnahme herangezogen werden. In diesem Falle ist jedoch bereits eher an ein MRT zu denken (siehe Kap. 4). Die *konventionelle Tomographie der Sakroiliakalgelenke* zum Nachweis einer Sakroiliitis ist heute ebenso *obsolet* wie die Durchführung von Schrägaufnahmen. Die betroffenen *peripheren Gelenke* sollten ebenfalls in zwei Ebenen und seitenvergleichend untersucht werden. Insbesondere der Röntgendiagnostik der Wirbelsäule kommt eine erhebliche differentialdiagnostische Bedeutung zu. So kann der Gutachter aufgrund typischer Befunde die Diagnose sichern und zum anderen das Ausmaß der krankheitsbedingten Änderungen einschätzen.

15.3. Kernspintomographie

Die *Kernspintomographie (MRT)* ist in der Lage, frühzeitig eine Sakroiliitis nachzuweisen. Insbesondere der gelenknahe Nachweis eines subchondralen Knochenmarködems wird als verlässliches Korrelat einer manifesten Sakroiliitis angesehen. Das ist insbesondere in Frühstadien der Erkrankung, bei denen ein radiologisches Korrelat der Sakroiliitis noch fehlt, für die gutachterliche Beurteilung von eminenter Bedeutung. Darüber hinaus kann die Kernspintomographie mit großer Sicherheit den Nachweis einer Spondylitis führen. In der Regel ist vor Durchführung dieser kostenintensiven diagnostischen Methoden eine Zusage der Kostenübernahme beim Auftraggeber des Gutachtens einzuholen.

16. Technische Untersuchungen

Weitere technische Untersuchungen wie EKG, Echokardiographie, Abdomensonographie und andere sind für die Begutachtung von Patienten mit Morbus Bechterew in der Regel nicht erforderlich. Nur bei begründetem Verdacht auf eine kardiovaskuläre, pulmonale oder gastrointestinale Mitbeteiligung einer seronegativen Spondylarthropathie kommt ihnen eine gutachtenrelevante Bedeutung zu.

17. Bedeutung von Begleiterkrankungen

Neben der Beurteilung des muskuloskelettalen Apparates ist vom Gutachter darauf zu achten, auch andere Organmanifestationen des Morbus Bechterew bei der Begutachtung zu erfassen und in die Gesamtbeurteilung einzubeziehen. Bei Morbus Bechterew muss vor allem an eine Beteiligung der Lunge, des Herzens (Aorteninsuffizienz, Reizleitungsstörungen), des Darmes (Colitis ulcerosa, Morbus Crohn) und des Auges (Iritis) gedacht werden. Sollten solche Organmanifestationen aktuell vorhanden sein oder sich aus der Anamnese Hinweise dafür ergeben, so ist ggf. auch eine Zusatzbegutachtung in dem jeweiligen Fachgebiet (Pulmonologie, Kardiologie, Ophthalmologie) zu veranlassen.

Bei einem chronischen Verlauf kann es in einzelnen Fällen auch zur Ausbildung einer Amyloidose als Folge der chronischen Entzündung kommen. In den vergangenen Jahren ist jedoch die Anzahl der klinisch apparenten und nachweisbaren Fälle mit Amyloidose deutlich rückläufig gewesen. Dies mag auch die Folge einer besseren und nachhaltigeren medikamentösen Therapie sein.

Neben Organmanifestationen im Rahmen eines Morbus Bechterew ist von gutachterlicher Seite auch immer zu hinterfragen, ob bei dem zu begutachtenden Patienten nicht eine andere Form der seronegativen Spondylarthropathie vorliegt. Dazu ist dem gastrointestinalen Bereich eine besondere Aufmerksamkeit zu schenken, insbesondere mit Hinblick auf eine möglicherweise vorhandene chronisch-entzündliche Darmerkrankung. So kann z.B. eine *enteropathische Arthropathie* als Frühsymptom oder aber auch im weiteren Krankheitsverlauf eine *Sakroiliitis* oder *Spondylitis* als führendes klinisches Symptom aufweisen (siehe Kap. 12).

Darüber hinaus gibt es klinische Manifestationen auf dem Gebiet des Stütz- und Bewegungsapparates (aseptische Knochennekrosen, Osteomyelitiden, etc.). Auch kann eine *Spondylitis psoriatica* in ihrer klinischen Ausprägung dem Morbus Bechterew sehr ähnlich sein. Hier ist zu beachten, dass bei 10–15% der Patienten mit einer *Psoriasis vulgaris* zunächst eine Gelenk- oder Wirbelsäulenmanifestation beobachtet wird, bevor die typischen Hautveränderungen auftreten.

In der Regel sollte aufgrund des klinischen Verlaufs, des Untersuchungsbefundes und vor allem aufgrund der Befunde bildgebender Verfahren (z.B. pathognomonische Röntgenbefunde) eine Abgrenzung des Morbus Bechterew von den übrigen seronegativen Spondylarthropathien möglich sein.

Sollten sich Hinweise für das Vorliegen eines Morbus Bechterew und darüber hinaus klinische Anhaltspunkte für das Vorliegen anderer seronegativer Spondylarthropathien ergeben, so ist dies bei der differentialdiagnostischen Betrachtung im Gutachten zu diskutieren.

10 Fragen zum Thema

1. Durchfall beim Wehrdienst: Ursache für einen später diagnostizierten Morbus Bechterew?

Selten wird dem Gutachter die Frage vorgelegt, ob ein Morbus Bechterew ursächlich auf eine gastrointestinale oder urogenitale Infektion zurückzuführen ist. Dies kann unter anderem dann versorgungsrechtliche Probleme aufwerfen, wenn eine solche Infektion im Rahmen des Wehrdienstes aufgetreten ist. Bis heute ist ein gesicherter Zusammenhang zwischen einer gastrointestinalen oder urogenitalen Infektion und der Manifestation eines Morbus Bechterew äußerst umstritten. Ein Zusammenhang zwischen Infektion und Auftreten einer entzündlich-rheumatischen Gelenk- oder Wirbelsäulenerkrankung ist bislang nur für die reaktive Arthritis bzw. das Reitersyndrom gesichert. Aus diesem Grunde kann bei einer Begutachtung in der Regel allenfalls eine chronische reaktive Arthritis bzw. ein Reitersyndrom als Folge einer solchen Infektion im Rahmen eines Wehrdienstes als versorgungsrelevantes Leiden anerkannt werden. Für den Gutachter ist es deshalb wesentlich zu differenzieren, ob es sich bei dem zu begutachtenden Fall möglicherweise nicht um einen Morbus Bechterew, sondern um eine chronisch-rezidivierende oder chronische Form einer reaktiven Arthritis bzw. eines Reitersyndroms handelt. Sollte der Patient jedoch die Diagnosekriterien für einen Morbus Bechterew erfüllen, so ist hier nicht von einem kausalen Zusammenhang mit einer im Wehrdienst erlittenen Infektion auszugehen.

2. Welche „Auslöser" eines Morbus Bechterew können anerkannt werden („Kausalzusammenhang"!)?

Für die Manifestation eines Morbus Bechterew ist bislang nur die genetische Prädisposition in Form des Nachweises eines positiven HLA-B27 als gesichert anzusehen. Darüber hinaus sind mit Sicherheit weitere genetische und/oder exogene Faktoren für die Krankheitsmanifestation erforderlich. Gesicherte Zusammenhänge mit äußeren Einflüssen, z.B. dem Einfluss von Kälte, schweren körperlichen Tätigkeiten (insbesondere im Freien), können als die Krankheit bzw. den Krankheitsverlauf verschlimmernde Faktoren bei der Begutachtung berücksichtigt werden, sind jedoch nicht im Sinne einer Krankheitsursache (Kausalität) wissenschaftlich anerkannt. Vollständigkeitshalber sollte darauf hingewiesen werden, dass die Wahrscheinlichkeit der Manifestation eines Morbus Bechterew um den Faktor 10 gesteigert wird, wenn sich unter den erstgradig Verwandten eine Krankheitsmanifestation aus dem Formenkreis der seronegativen Spondylarthropathien vorliegt. Bei der Begutachtung ist aus diesem Grunde bei der Bewertung äußerer Einflüsse (z.B. Witterung, psychischer Stress) in den meisten Fällen allenfalls von einer „krankheitsfördernden", jedoch nicht von einer „auslösenden" Situation auszugehen.

3. Unfallfolge nach Trauma bei ankylosierter Wirbelsäule: Besonderheiten?

Durch die progrediente Einsteifung der Wirbelsäule kommt es im Krankheitsverlauf zu einer zunehmenden Funktionseinschränkung der Wirbelsäule. Diese macht sich nicht nur bei Verrichtungen des Alltags bemerkbar, sondern z.B. auch bei Sturzsituationen. Der Gutachter muss berücksichtigen, ob bei einer solchen Verletzung oder Unfallsituation die verminderte Elastizität und Festigkeit der Wirbelsäule dazu beigetragen hat, dass Unfall- bzw. Verletzungsfolgen stärker ausgeprägt sind als sie bei einer gesunden Wirbelsäule zu erwarten wären. Darüber hinaus muss berücksichtigt werden, dass insbesondere bei jahre- und jahrzehntelangem Verlauf in der Regel durch die chronische Entzündung der Wirbelsäule eine verminderte Knochendichte der Wirbelkörper vorhanden ist. Auch dies trägt häufig zu umfangreicheren und schwerwiegenderen Folgen einer Verletzung bzw. eines Sturzes bei. Aus diesem Grunde muss der Gutachter über den Unfallhergang und die dadurch bedingten Verletzungen informiert sein. Im Einzelfall muss hier auch auf das Fachwissen eines zusätzlichen Gutachters aus dem unfallchirurgischen Bereich zurückgegriffen werden. Auch sollte der Gutachter über den Krankheitszustand, insbesondere die Funktion und Form der Wirbelsäule vor der eingetretenen Verletzung genauestens Bescheid wissen (Voraufnahmen!!).

4. Berufliche Belastung (Stehen, Heben, Tragen; in Nässe, Kälte): Für eine junge Frau mit Morbus Bechterew (Stadium I) zumutbar?

Die berufliche Belastbarkeit einer jungen Frau mit Morbus Bechterew im Stadium I ist im Individualfall zu prüfen. Sie hängt sehr stark vom beruflichen Tätigkeitsprofil ab. Generell ist jedoch davon auszugehen, dass insbesondere Tätigkeiten in ungünstigen Witterungsverhältnissen, z.B. Nässe oder Kälte, in jedem Falle zu vermeiden sind. In der Regel sind Tätigkeiten mit Wechsel von Sitzen, Stehen und Gehen anzustreben. Die Belastbarkeit der Wirbelsäule mit Hinblick auf Heben und Tragen ist in den meisten Fällen, insbesondere bei Beteiligung der Lendenwirbelsäule, als eingeschränkt anzusehen. Im Stadium I ist jedoch von einer Restbelastbarkeit auszugehen. Hier können zeitliche Beschränkungen hinsichtlich der Dauer des Stehens, Hebens und Tragens vom Gutachter festgesetzt werden.

5. Wie sind Bechterew-bedingte Schmerzen von Schmerzen anderer Genese zu unterscheiden?

Die Differenzierung unterschiedlicher Schmerzursachen wird insbesondere nach einem langjährigen Krankheitsverlauf immer schwerer möglich sein. Bei Patienten mit kurzer Krankheitsdauer sind in der Regel die typischen Symptome des entzündlichen Wirbelsäulenschmerzes (Dauer >3 Monate, Steifigkeit, Besserung durch Bewegung, nächtliche Schmerzspitzen) zu erfassen. Nach jahrelangem Krankheitsverlauf kann es darüber hinaus zu Schmerzen aufgrund einer aufgetretenen Osteoporose oder aber auch zu statisch bedingten Beschwerden im Rahmen der Wirbelsäulenfehlstellung kommen. Hier muss der Gutachter bei der klinischen Untersuchung sein Hauptaugenmerk auf das Herausarbeiten des Schmerzcharakters, der Schmerzlokalisation und der Schmerzverursachung richten. Auch Schmerzen, die bei einer Osteoporose im Rahmen eines Morbus Bechterew aufgetreten sind, sind als Folgen der Erkrankung anzusehen und diesbezüglich gutachterlich zu werten. Bildgebende Verfahren sollten „zur Objektivierung" ein entsprechendes Korrelat für den angegebenen Schmerz zeigen, z.B. Entzündungszeichen im MRT bei „Entzündungsschmerzen".

6. Welche Bedeutung haben Röntgenbefunde zur Beurteilung des Grades der Behinderung?

Für eine suffiziente Begutachtung sind aktuelle Ergebnisse bildgebender Verfahren von ausschlaggebender Bedeutung. Röntgenuntersuchungen zeigen in der Regel die Folgen der Erkrankung mit Hinblick auf ihre Morphologie an, erlauben jedoch nur im Einzelfall Aussagen zur Beurteilung des Grades der Behinderung. Sind im Röntgenbild typische Langzeitfolgen des Morbus Bechterew (Bambusstab-Wirbelsäule, Längsbandverkalkung, etc.) nachzuweisen, so ist dies zur Untermauerung des völligen (irreversiblen) Funktionsverlustes, z.B. der Halswirbelsäulenfunktion, heranzuziehen. Durch den Einsatz moderner bildgebender Verfahren, wie z.B. der Kernspintomographie ist es möglich, entzündliche Veränderungen an Wirbelkörpern bzw. den Sakroiliakalgelenken nachzuweisen, noch lange bevor röntgenmorphologische Veränderungen auftreten. Die Beurteilung des Grades der Behinderung sollte durch den Gutachter aber in erster Linie aufgrund des klinischen Untersuchungsbefundes und der dabei untersuchten Funktionsparameter (Schobertest etc.) erfolgen.

7. Einschränkung der Bewegungsfähigkeit: reicht die körperliche Untersuchung aus?

Wird gutachterlicherseits eine suffiziente klinische Untersuchung durchgeführt, so kann davon ausgegangen werden, dass die Funktion der Wirbelsäule sehr gut durch die vorhandenen Messparameter zu beurteilen ist. Bestehen Diskrepanzen zwischen Anamnese, dem klinischen Gesamtbefund und den Ergebnissen bildgebender Verfahren sowie der Laboruntersuchungen, so ist zu prüfen, inwieweit der Patient seine Beschwerden möglicherweise aggraviert oder minimiert.

8. Kann ein Berufskraftfahrer mit Morbus Bechterew ganztägig arbeiten?

Ein Berufskraftfahrer mit Morbus Bechterew ist durchaus in der Lage, ganztägig als Berufskraftfahrer tätig zu sein. Dies hängt natürlich vom Krankheitsstadium und der Krankheitsaktivität ab. In jedem Falle sind die gesetzlichen Ruhezeiten einzuhalten. Darüber hinaus können zusätzliche Pausen vom Gutachter festgelegt werden. Sollten weitere Organmanifestationen (z.B. eine rezidivierende Iritis) vorliegen, so muss die Eignung als Kraftfahrer generell überprüft werden.

9. Ist Autofahren bei „Bambusstab" mit kompletter Ankylosierung der HWS akzeptabel?

Sollte es zu einer vollkommenen Ankylosierung der Halswirbelsäule kommen, so muss von einer verminderten Fähigkeit ein KFZ zu führen, ausgegangen werden. Gutachterlicherseits muss geprüft werden, inwieweit der Funktionsverlust der Halswirbelsäule durch die Funktion der übrigen Wirbelsäulenabschnitte kompensiert werden kann (durch Drehung des gesamten Oberkörpers anstelle einer Wendung im Halswirbelsäulenbereich). Darüber hinaus kann von Seiten des Gutachters das Anbringen zusätzlicher Hilfsmittel (z.B. Spiegel) empfohlen bzw. gefordert werden. Hier ist die enge Zusammenarbeit mit den Kollegen vom

TÜV zu suchen und im Einzelfall so zu entscheiden, dass der Patient – soweit möglich – seine Mobilität auch im Straßenverkehr behält.

10. Wann sollte der Patient mit Morbus Bechterew untersucht werden?

Der Patient mit Morbus Bechterew kann zu jeder Tageszeit und in jeder Phase seiner Erkrankung untersucht werden. Der Gutachter muss jedoch bei der Begutachtung berücksichtigen, inwieweit die Tageszeit bzw. der aktuelle Krankheitszustand des Patienten das Gutachtenergebnis beeinflusst.

Literatur

Jäckel WH, Farin E (2002) Wirksamkeit der Rehabilitation bei muskuloskelettalen Erkrankungen. Z Rheumatol 61,Suppl 2:II/26–28)

Mau W, Zeidler H, Mau R, Majewski A, Freyschmidt J, Stangel W, Deicher H (1990) Evaluation of early diagnostic criteria for ankylosing spondylitis in a 10 year follow-up. Z Rheumatol 49:82–87

Van der Linden SM, Valkenburg HA, Cats A (1984) Evaluation of the diagnostic criteria for ankylosing spondylitis. A proposal for modification of the New York criteria. Arthritis Rheum 27:361–368

Sachverzeichnis